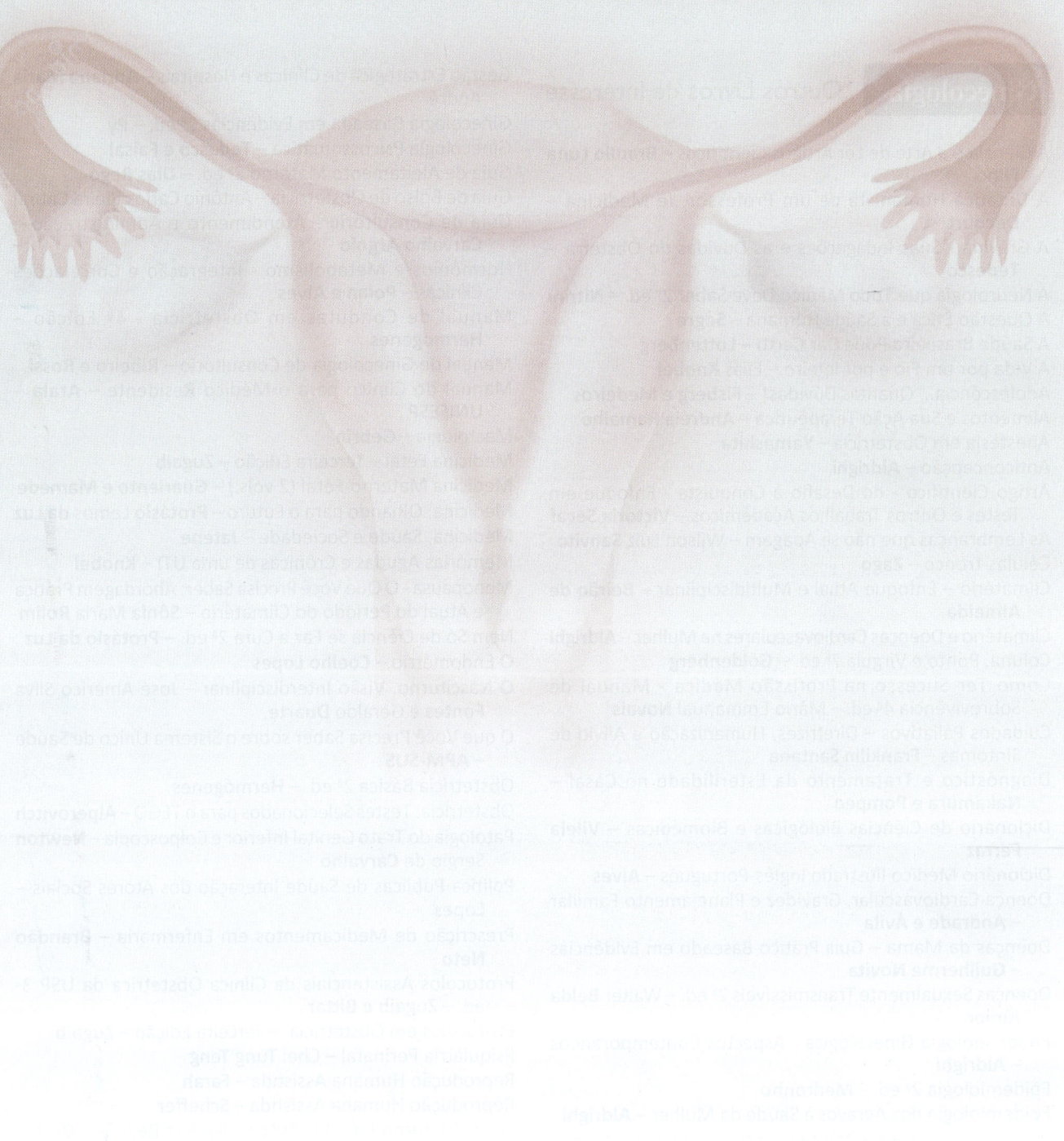

Tratado de
Ginecologia

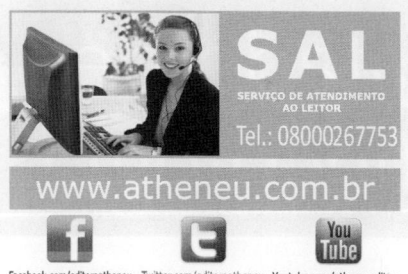

Tratado de Ginecologia

Volume 2

Editores

Manoel João Batista Castello Girão

Edmund Chada Baracat

Geraldo Rodrigues de Lima

Editores associados

Afonso Celso Pinto Nazário

Gil Facina

Marair Gracio Ferreira Sartori

Zsuzsanna Ilona Katalin de Jármy Di Bella

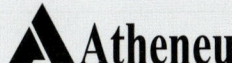

EDITORA ATHENEU

São Paulo — Rua Jesuíno Pascoal, 30
Tel.: (11) 2858-8750
Fax: (11) 2858-8766
E-mail: atheneu@atheneu.com.br

Rio de Janeiro — Rua Bambina, 74
Tel.: (21)3094-1295
Fax: (21)3094-1284
E-mail: atheneu@atheneu.com.br

Belo Horizonte — Rua Domingos Vieira, 319 — conj. 1.104

PRODUÇÃO EDITORIAL/CAPA: Equipe Atheneu
PROJETO GRÁFICO/DIAGRAMAÇÃO: Triall Editorial Ltda.

CIP-BRASIL. CATALOGAÇÃO NA PUBLICAÇÃO
SINDICATO NACIONAL DOS EDITORES DE LIVROS, RJ

G433t

Girão, Manoel João Batista Castelo
    Tratado de ginecologia / Manoel João Batista Castello Girão, Edmund Chada Baracat,
Geraldo Rodrigues de Lima, editores associados Afonso Celso Pinto Nazário...[et al.]. - 1. ed. -
Rio de Janeiro : Atheneu, 2017.
    il.

    Inclui bibliografia
    ISBN 978-85-388-0822-0

    1. Ginecologia. 2. Aparelho genital feminino - Ultrassonografia. I. Baracat, Edmund Chada. II. Lima,
Geraldo Rodrigues de. III. Nazário, Afonso Celso Pinto. I. Título.

17-43947   CDD: 618.1
                                                   CD: 618.1

07/08/2017 08/08/2017

Girão, M. J. B. C; Baracat, E. C.; Lima, G. R.
Tratado de Ginecologia

© EDITORA ATHENEU
São Paulo, Rio de Janeiro, Belo Horizonte, 2017

Editores

Manoel João Batista Castello Girão

Professor Titular do Departamento de Ginecologia da Escola Paulista de Medicina da Universidade Federal de São Paulo (EPM/Unifesp).

Edmund Chada Baracat

Professor Titular da Disciplina de Ginecologia do Departamento de Obstetrícia e Ginecologia da Faculdade de Medicina da Universidade de São Paulo (FMUSP). Professor Titular Aposentado da Escola Paulista de Medicina da Universidade Federal de São Paulo (EPM/Unifesp).

Geraldo Rodrigues de Lima

Professor Titular Aposentado do Departamento de Ginecologia da Escola Paulista de Medicina da Universidade Federal de São Paulo (EPM/Unifesp).

Editores associados

Gil Facina

Professor Adjunto, Livre-Docente da Disciplina de Mastologia do Departamento de Ginecologia da Escola Paulista de Medicina da Universidade Federal de São Paulo (EPM/Unifesp).

Afonso Celso Pinto Nazário

Professor-Associado Livre-Docente da Disciplina de Mastologia do Departamento de Ginecologia da Escola Paulista de Medicina da Universidade Federal de São Paulo (EPM/Unifesp).

Marair Gracio Ferreira Sartori

Professora-Associada Livre-Docente do Departamento de Ginecologia da Escola Paulista de Medicina da Universidade Federal de São Paulo (EPM/Unifesp).

Zsuzsanna Ilona Katalin de Jármy Di Bella

Mestre e Doutora pela Escola Paulista de Medicina da Universidade Federal de São Paulo (EPM/Unifesp). Professora Adjunta Livre-Docente do Departamento de Ginecologia da EPM/Unifesp.

Sobre os Colaboradores

Acary Souza Bulle Oliveira

Professor Afiliado da Disciplina de Neurologia da Escola Paulista de Medicina da Universidade Federal de São Paulo (EPM/Unifesp). Mestrado e Doutorado em Neurologia pela EPM/Unifesp. Pós-doutorado na Columbia University (EUA). Responsável pelo Setor de Investigação em Doenças Neuromusculares da EPM/Unifesp.

Adriana Bitencourt Campaner

Mestre e Doutora em Tocoginecologia pela Faculdade de Ciências Médicas da Santa Casa de São Paulo (FCMSCSP). Médica Chefe da Clínica de Patologia do Trato Genital Inferior e Colposcopia da Santa Casa de São Paulo. Diretora Científica da Associação Brasileira de Patologia do Trato Genital Inferior e Colposcopia (ABPTGIC).

Agnaldo Pereira Cedenho

Professor Titular da Disciplina de Urologia e Coordenador do Setor de Reprodução Humana da Escola Paulista de Medicina da Universidade Federal de São Paulo (EPM/Unifesp).

Alexander Kopelman

Doutor em Ginecologia pela Escola Paulista de Medicina da Universidade Federal de São Paulo (EPM/Unifesp). Membro do Setor de Algia Pélvica e Endometriose do Departamento de Ginecologia da EPM/Unifesp.

Alexandra Raffaini Luba

Anestesista com Área de atuação em Dor – Associação Médica Brasileira (AMB). Assistente da Equipe do Centro Multiprofissional de Tratamento de Dor do Instituto do Câncer do Estado de São Paulo (ICESP). Assistente da Equipe de Tratamento da Dor da Santa Casa de Misericórdia de São Paulo (SCMSP).

Alexandre Guilherme Rossi

Doutor em Medicina pela Disciplina de Endocrinologia Ginecológica do Departamento de Ginecologia da Escola Paulista de Medicina da Universidade Federal de São Paulo (EPM/Unifesp).

Alexandre Vicente de Andrade

Professor-Assistente da Disciplina de Ginecologia da Faculdade de Medicina da Pontifícia Universidade Católica de São Paulo (PUC-SP). Membro da Comissão Nacional Especializada de Mamografia da Federação Brasileira das Associações de Ginecologia e Obstetrícia (Febrasgo). Diretor Técnico da Pró-Femme Diagnósticos.

Amanda Begatti Victorino

Biomédica formada pela FMU. Doutora em Ciências pela Escola Paulista de Medicina da Universidade Federal de São Paulo (EPM/Unifesp). Embriologista responsável pelo Serviço de Reprodução Humana da Sociedade Paulista para o Desenvolvimento da Medicina/Hospital São Paulo.

Amanda Neves Machado

Graduada em Medicina pela Universidade Federal do Triângulo Mineiro (UFTM). Médica Mastologista – Especialista pela Sociedade Brasileira de Mastologia (SBM). Mestre em Ginecologia pela Escola Paulista de Medicina da Universidade Federal de São Paulo (EPM/Unifesp).

Ana Carolina Carvalho Scopin

Graduação e Residência Médica em Obstetrícia e Ginecologia pela Faculdade de Medicina de Ribeirão Preto da Universidade de São Paulo (FMRP/USP). Especialista em Patologia do Trato Genital Inferior e Colposcopia pela Escola Paulista de Medicina da Universidade Federal de São Paulo (EPM/Unifesp). Pós-Graduanda, Nível de Mestrado em do Departamento de Ginecologia da EPM/Unifesp.

Ana Carolina Silva Chuery

Mestre e Doutor em Ciências pela Escola Paulista de Medicina da Universidade Federal de São Paulo (EPM/Unifesp). Médica Colaboradora, Responsável pelo Ambulatório da Vulva do Núcleo de Prevenção de Doenças Ginecológicas do Departamento de Ginecologia da EPM/Unifesp.

Ana Claudia Quintana Arantes

Medica Formada pela Escola Paulista de Medicina da Universidade Federal de São Paulo (EPM/Unifesp). Residência em Geriatria e Gerontologia pelo Hospital das Clínicas da Faculdade de Medicina da Universidade de São Paulo (HCFMUSP). Formada em Cuidados Paliativos pelo Instituto Pallium e Universidade de Oxford. Sócia Fundadora da Associação Casa do Cuidar – Prática e Ensino em Cuidados Paliativos. Autora do Livro – *A morte é um dia que vale a pena viver* – Casa da Palavra, 2016.

Ana Flávia Araujo Litwinczuk

Ginecologista. Pós-Graduanda da Disciplina de Ginecologia Oncológica da Escola Paulista de Medicina da Universidade Federal de São Paulo (EPM/Unifesp).

Ana Katherine Gonçalves

Professora-Associada do Departamento de Tocoginecologia da Universidade Federal do Rio Grande do Norte (UFRN). Doutorado, Pós-Doutorado e Livre-Docência pela Universidade Estadual de Campinas (Unicamp).

Ana Lívia Garcia Pascom

Pós-Graduanda pela Escola Paulista de Medicina da Universidade Federal de São Paulo (EPM/Unifesp), Departamento de Ginecologia, Setor de Uroginecologia e Cirurgia Vaginal.

Ana Maria Homen de Mello Bianchi

Doutora em Ciências pela Escola Paulista de Medicina da Universidade Federal de São Paulo (EPM/Unifesp). Atualmente, atua como Pesquisadora no Departamento de Ginecologia da EPM/Unifesp, Setor de Uroginecologia e Cirurgia Vaginal. Especialista em Ginecologia e Obstetrícia pela Federação Brasileira de Ginecologia e Obstetrícia (Febrasgo 2007) e Certificado de Atuação na Área de Endoscopia Ginecológica – Histeroscopia e Laparoscopia. Especialista em Acupuntura.

Ana Maria Kemp

Graduada em Medicina pela Faculdade de Ciências Médicas da Santa Casa de São Paulo (FCMSCSP). Especialista em Ginecologia e Obstetrícia pela Federação Brasileira das Associações de Ginecologia e Obstetrícia (Febrasgo). Especialista em Mastologia pela Sociedade Brasileira de Mastologia (SBM). Mestranda em Mastologia pela Escola Paulista de Medicina da Universidade Federal de São Paulo (EPM/Unifesp).

Ana Paula Spadella

Pós-graduanda, Nível de Doutorado, na Disciplina de Endocrinologia Ginecológica do Departamento de Ginecologia da Escola Paulista de Medicina da Universidade Federal de São Paulo (EPM/Unifesp).

Anamaria da Silva Facina

Professora Afiliada do Departamento de Dermatologia da Escola Paulista de Medicina da Universidade Federal de São Paulo (EPM/Unifesp). Doutora em Dermatologia pela EPM/Unifesp.

Anastasio Berrettini Junior

Professor Convidado pela Universidade São Francisco (USF). Especialista em Mastologia pelo Centro de Referência de Saúde da Mulher (CRSM) – Hospital Pérola Byington – São Paulo – SP. *Fellow* pelo European Institute of Oncology.

Andrea Yumi Watanabe

Médica Mastologista. Graduada em Medicina, Especialista em Mastologia e Mestre em Ciências Médicas pela Escola Paulista de Medicina da Universidade Federal de São Paulo (EPM/Unifesp).

Andrei Alves de Queiroz

Graduação em Medicina pela Universidade Federal de Santa Catarina (UFSC). Residência Médica em Ginecologia e Obs-

tetrícia na Maternidade Carmela Dutra – Florianópolis – SC. Residência Médica em Mastologia na Escola Paulista de Medicina da Universidade Federal de São Paulo (EPM/Unifesp). Pós-graduando da Disciplina de Mastologia do Departamento de Ginecologia da EPM/Unifesp.

Andressa Melina Severino Teixeira

Doutora em Ciências pela Disciplina de Ginecologia Oncológica da Escola Paulista de Medicina da Universidade Federal de São Paulo (EPM/Unifesp).

Ângela Flavia Logullo Waitzberg

Médica Patologista. Graduada em Medicina pela Faculdade de Ciências Médicas de Santos (FCMS). Especialista em Patologia pela Sociedade Brasileira de Patologia (SBP). Doutora em Patologia pela Faculdade de Medicina da Universidade de São Paulo (FMUSP). Professora Adjunta do Departamento de Patologia da Escola Paulista de Medicina da Universidade Federal de São Paulo (EPM/Unifesp).

Angélica Medeiros Claudino

Mestre e Doutora em Ciências pela Escola Paulista de Medicina da Universidade Federal de São Paulo (EPM/Unifesp). Pós-doutoramento no King's College London, Reino Unido. Professora do Programa de Pós-Graduação do Departamento de Psiquiatria da EPM/Unifesp. Coordenadora do Programa de Atenção aos Transtornos Alimentares (Proata).

Arlley Cleverson Belo da Silva

Médico Residente do Programa de Obstetrícia/Ginecologia Escola Paulista de Medicina da Universidade Federal de São Paulo (EPM/Unifesp). Graduado em Medicina pela Universidade Federal do Maranhão (UFMA). Aluno do Programa de Pós-graduação em Tecnologias e Atenção à Saúde, Saúde Materno-Infantil. Nível Mestrado Profissional na EPM/Unifesp.

Augusta Morgado Ribeiro

Médica formada pela Escola Paulista de Medicina da Universidade Federal de São Paulo (EPM/Unifesp). Especialista em Tocoginecologia pela Federação Brasileira de Ginecologia e Obstetrícia (Febrasgo). Residência em Ginecologia e Obstetrícia e ano opcional com enfoque em Uroginecologia e Cirurgia Vaginal pela EPM/Unifesp.

Auro del Giglio

Professor Titular de Hematologia e Oncologia da Faculdade de Medicina do ABC (FMABC). Livre-Docente pela Faculdade de Medicina da Universidade de São Paulo (FMUSP).

Beatriz Daou Verenhitach

Médica Mastologista. Graduada em Medicina e Especialista em Ginecologia e Obstetrícia pela Universidade Estadual de Londrina (UEL). Especialista em Mastologia e Mestre em Ginecologia pela Escola Paulista de Medicina da Universidade Federal de São Paulo (EPM/Unifesp). Membro Titular da Sociedade Brasileira de Mastologia (SBM).

Benedito Borges da Silva

Professor Titular da Universidade Federal do Piauí (UFPI). Especialista em Mastologia e Ginecologia. Doutorado em Medicina pela Escola Paulista de Medicina da Universidade Federal de São Paulo (EPM/Unifesp). Pós-Doutorado em Medicina pela Universidade Estadual de Campinas (Unicamp). Professor e Orientador do Programa de Pós-Graduação em Ciências e Saúde/UFPI e do Doutorado em Biotecnologia da Rede Nordeste de Biotecnologia (RENORBIO). Bolsista de Produtividade do CNPq nível 1B.

Benedito de Sousa Almeida Filho

Professor Substituto do Departamento de Ginecologia, Obstetrícia e Mastologia e Doutorando do Programa de Pós-graduação em Ginecologia, Obstetrícia e Mastologia da Faculdade de Medicina de Botucatu da Universidade Estadual Paulista Júlio de Mesquita Filho.

Bernardo Peres Salvajoli

Rádio-Oncologista do Hospital do Coração (HCor) – Associação do Sanatório Sírio e do Instituto do Câncer do Estado de São Paulo (ICESP).

Bruna Salani Mota

Doutora em Medicina Baseada em Evidências pela Escola Paulista de Medicina da Universidade Federal de São Paulo (EPM/Unifesp). Mastologista do Setor de Mastologia do Hospital das Clínicas do Instituto do Câncer do Estado de São Paulo (HC/ICESP). Mastologista pela Sociedade Brasileira de Mastologia (SBM).

Bruno Eduardo Pereira Laporte

Médico Mastologista. Graduado em Medicina pela Universidade Federal de Juiz de Fora (UFJF). Especialista em Mastologia pela Sociedade Brasileira de Mastologia (SBM) e Associação Médica Brasileira (AMB). Residência Médica em Mastologia no Hospital Santa Marcelina – SP. *Fellowship* do Departamento de Mastologia do Instituto Europeu de Oncologia – Milão – Itália. Mestre em Saúde Brasileira pela UFJF.

Carla Delascio Lopes

Ginecologia e Obstetrícia Nutrologia.

Carla Ferreira Kikuchi Fernandes

Mestrado em Ciências da Saúde pela Escola Paulista de Medicina da Universidade Federal de São Paulo (EPM/Unifesp)

Carlos Antonio Del Roy

Doutor em Ciências da Saúde pela Escola Paulista de Medicina da Universidade Federal de São Paulo (EPM/Unifesp). Coordenador GO Hospital e Maternidade Sepaco. Núcleo de Disfunções do Assoalho Pélvico HM Santa Joana. Hospital Ipiranga.

Carolina Carvalho Ambrogini

Médica Ginecologista e Obstetra. Especialista em Sexualidade Feminina. Mestre em Ginecologia pela Escola Paulista de Medicina da Universidade Federal de São Paulo (EPM/Unifesp). Médica Coordenadora do Projeto Afrodite – Centro de Sexualidade Feminina da Disciplina de Ginecologia Endocrinológica da EPM/Unifesp.

Caroline Ferreira do Nascimento Neri

Fisioterapeuta, Mestre em Ciências pela Escola Paulista de Medicina da Universidade Federal de São Paulo (EPM/Unifesp).

Celia Regina Barbosa Sakano

Especialista em Ginecologia pela Federação Brasileira das Associações Brasileiras de Ginecologia e Obstetrícia (Febrasgo/ Associação Médica Brasileira (AMB). Mestre em Ginecologia pela Escola Paulista de Medicina da Universidade Federal de São Paulo (EPM/Unifesp). Título de Especialista em Citopatologia pela Sociedade Brasileira de Patologistas /AMB. Citopatologista do Departamento de Patologia da EPM/Unifesp.

Celso Kazuto Taniguchi

Graduado em Medicina pela Faculdade de Ciências Médicas de Santos (FCMS). Médico Mastologista – Especialista pela Sociedade Brasileira de Mastologia (SBM). Mestre em Ginecologia pela Escola Paulista de Medicina da Universidade Federal de São Paulo (EPM/Unifesp). Médico Assistente do Centro de Referência da Mulher (CRSM) do Hospital Pérola Byington, São Paulo – SP.

César Augusto Alvarenga

Título de Doutorado em Tocoginecologia na Área de Patologia Mamária pela Universidade Estadual de Campinas (Unicamp).

Cesar Cabello dos Santos

Professor-Associado Livre-Docente do Departamento de Tocoginecologia (DTG) da Faculdade de Ciências Médicas (FCM) da Universidade Estadual de Campinas (Unicamp). Coordenador da Área de Mastologia do DTG-FCM-Unicamp – Hospital da Mulher Prof. Dr. José Aristodemo Pinotti – Centro de Atenção Integral à Saúde da Mulher (CAISM).

Cesar Eduardo Fernandes

Professor Titular da Disciplina de Ginecologia da Faculdade de Medicina do ABC (FMABC). Presidente da pela Federação Brasileira das Associações Brasileiras de Ginecologia e Obstetrícia (Febrasgo).

Christine Plöger-Schor

Fisioterapeuta. Doutoranda do Departamento de Ginecologia da Escola Paulista de Medicina da Universidade Federal de São Paulo (EPM/Unifesp). Mestre em Ciências da Saúde pelo Departamento de Ginecologia da EPM/Unifesp, Especialização em Reabilitação do Assoalho Pélvico pelo Departamento de Ginecologia da EPM/Unifesp.

Cicero Urban

Cirurgião Oncológico e Mastologista (TEMa). Chefe do Serviço de Cirurgia do Hospital Nossa Senhora das Graças e Coordenador Acadêmico do Curso de Medicina na Universidade Positivo – Curitiba – PR.

Cinira Assad Simão Haddad

Fisioterapeuta. Doutorado em Ciências da Saúde pela Disciplina de Mastologia da Escola Paulista de Medicina da Faculdade de Medicina da Universidade de São Paulo (EPM/Unifesp). Mestrado em Ciências da Saúde pela Disciplina de Vascular da EPM/Unifesp. Especialista em Fisioterapia na Saúde da Mulher pela Associação Brasileira de Fisioterapia em Saúde da Mulher (ABRAFISM). Coordenadora da Especialização de Fisioterapia em Ginecologia da EPM/Unifesp. Coordenadora do Ambulatório de Fisioterapia em Mastologia da EPM/Unifesp. Coordenadora do Setor de Fisioterapia da Disciplina de Vascular e Endovascular da EPM/Unifesp. Docente no Curso de Graduação em Fisioterapia – UNILUS – Centro Universitário Lusíada.

Cintia Irene Parellada

Médica Titulada pela Federação Brasileira de Ginecologia e Obstetrícia e pela Associação Brasileira de Patologia do Trato Genital Inferior e Colposcopia. Doutorado em Ciências pela Escola Paulista de Medicina da Faculdade de Medicina da Universidade de São Paulo (EPM/Unifesp). Gerente Médica da MSD.

Claudia Cristina Takano

Mestre em Ginecologia e Doutora em Ciências pela Escola Paulista de Medicina da Universidade Federal de São Paulo (EPM/Unifesp). Coordenadora do Setor de Malformações Genitais do Departamento de Ginecologia da EPM/Unifesp.

Claudia de Carvalho Ramos Bortoletto

Doutora em Ciências pelo Departamento de Ginecologia da Escola Paulista de Medicina da Universidade Federal de São Paulo (EPM/Unifesp). Mestre em Ginecologia pelo Departamento de Ginecologia da EPM/Unifesp. Médica Assistente da Disciplina de Ginecologia Oncológica da EPM/Unifesp. Coordenadora de Ambulatório e Centro Cirúrgico da Disciplina de Ginecologia Oncológica da EPM/Unifesp.

Cláudia Lima Rocha

Especialista em Endoscopia Ginecológica e Pós-graduanda do Setor de Mioma Uterino do Departamento de Ginecologia da Escola Paulista de Medicina da Universidade Federal de São Paulo (EPM/Unifesp).

Claudinei Alves Rodrigues

Médico. Doutorado em Ginecologia pela Escola Paulista de Medicina da Universidade Federal de São Paulo (EPM/Unifesp).

Claudio Emilio Bonduki

Professor-Adjunto Doutor do Departamento de Ginecologia da Escola Paulista de Medicina da Universidade Federal de São Paulo (EPM/Unifesp). Coordenador do Setor de Endocrinologia Ginecológica e Corresponsável pelo Setor de Leiomioma Uterino do Departamento de Ginecologia da EPM/Unifesp.

Claudio Rodrigues Pires

Mestrado e Doutorado pela Escola Paulista de Medicina da Universidade Federal de São Paulo (EPM/Unifesp). Professor e Diretor do Centro de Ensino em Tomografia, Ressonância e Ultrassonografia (CETRUS).

Cristiane Decat Bergerot

Graduada em Psicologia pelo Centro Universitário de Brasília (UniCEUB). Especialista em Psicologia da Saúde e Hospitalar pela Associação de Combate ao Câncer de Goiás (ACCG). Mestre e Doutora em Psicologia da Saúde pela Universidade de Brasília (UnB). Pós-Doutora pela Escola Paulista de Medicina da Universidade Federal de São Paulo (EPM/Unifesp) e *Fellowship* no City of Hope Comprehensive Cancer Center. Preceptora/Tutora do Programa de Residência Multiprofissional em Oncologia (Área: Psicologia) da EPM/Unifesp.

Cristiane Nimir

Patologista formada pela Universidade Federal de Goiás (UFG) com Residência Médica pelo Hospital das Clínicas da Faculdade de Medicina da Universidade de São Paulo (HCFMUSP). Patologista do Laboratório PhD.

Cristina Aparecida Falbo Guazzelli

Professora-Associada Livre-Docente em Obstetrícia pela Escola Paulista de Medicina da Universidade Federal de São Paulo (EPM/Unifesp).

Daniel Guimarães Tiezzi

Professor-Associado Livre-Docente da Faculdade de Medicina de Ribeirão Preto da Universidade de São Paulo (FMRPUSP), Departamento de Ginecologia e Obstetrícia – Divisão de Mastologia e Oncologia Ginecológica.

Daniel Luiz Gimenes

Pós-graduação em Ciências pelo Centro de Tratamento e Pesquisa do Hospital do Câncer AC. Camargo. Médico Supervisor Oncologista Clínico na Casa de Saúde Santa Marcelina. Médico Titular do Centro de Tratamento e Pesquisa do Hospital do Câncer AC. Camargo.

Daniel Suslik Zylbersztejn

Urologista Titular da Sociedade Brasileira de Urologia desde 2008. Especialista em Reprodução Humana em 2008 pela Escola Paulista de Medicina da Universidade Federal de São Paulo (EPM/Unifesp). Doutor em Ciências pelo Programa de Pós-Graduação da Urologia pela EPM/Unifesp em 2011. Médico responsável pelo Laboratório de Análise Seminal do Grupo Fleury desde 2012. Médico do Setor Integrado de Reprodução Humana da EPM/Unifesp desde 2009.

Daniela Francescato Veiga

Professora Afiliada, Livre-Docente da Disciplina de Cirurgia Plástica da Escola Paulista de Medicina da Universidade Federal de São Paulo (EPM/Unifesp). Orientadora do Programa de Cirurgia Translacional da EPM/Unifesp. Bolsista de Produtividade em Pesquisa CNPq Nível 2. Membro Titular da Sociedade Brasileira de Cirurgia Plástica (SBCP).

Danielle Ramos Martin

Graduada em Medicina pela Escola Paulista de Medicina da Universidade Federal de São Paulo (EPM/Unifesp). Especialista em Ginecologia, Obstetrícia e Mastologia pela EPM/Unifesp. Doutoranda em Medicina pela EPM/Unifesp.

Débora Garcia y Narvaiza

Graduada em Medicina pela Faculdade de Ciências Médicas da Santa Casa de São Paulo (FCMSCSP). Médica Mastologista, Especialista pela Sociedade Brasileira de Mastologia (SBM). Mestre em Ginecologia e Doutora em Ciências pela Escola Paulista de Medicina da Universidade Federal de São Paulo (EPM/Unifesp). Médica Colaboradora do Ambulatório de Mastologia do Hospital Universitário – Hospital São Paulo – Associação Paulista para o Desenvolvimento da Medicina (HU-HSP/SPDM).

Denise Belleza Haiek

Pós-Graduanda em nível de Doutorado do Departamento de Ginecologia da Escola Paulista de Medicina da Universidade Federal de São Paulo (EPM/Unifesp).

Diego Adão Fanti Silva

Mestrado pela Escola Paulista de Medicina da Universidade Federal de São Paulo (EPM/Unifesp). Preceptor da Residência de Emergência e Cirurgia Geral da EPM/Unifesp.

Donato Callegaro

Médico Oncologista Clínico, Titular do Centro de Oncologia e Hematologia do Hospital Albert Einstein – São Paulo – SP.

Ediléia Bagatin

Professora Adjunta do Departamento de Dermatologia da Escola Paulista de Medicina da Universidade Federal de São Paulo (EPM/Unifesp). Mestre e Doutora pelo Departamento de Dermatologia da EPM/Unifesp. Graduada em Medicina pela Pontifícia Universidade Católica de São Paulo (PUC-SP). Especializada em Dermatologia pela EPM/Unifesp.

Edson Guimarães Lo Turco

Médico Veterinário formado pela Universidade Estadual de Londrina (UEL). Mestre em Reprodução Animal pela Universidade Estadual Paulista "Júlio de Mesquita Filho" (Unesp). Doutor em Ciências pela Escola Paulista de Medicina da Universidade Federal de São Paulo (EPM/Unifesp). Responsável pelo Laboratório Experimental de Fertilização *in vitro* e Células-Tronco do Centro de Pesquisa em Urologia da EPM/Unifesp.

Eduardo Borges Coscia

Professor-Assistente da Disciplina de Ginecologia da Faculdade de Medicina da Pontifícia Universidade Católica de São Paulo (PUC-SP).

Eduardo Carneiro De Lyra

Professor-Associado da Disciplina de Ginecologia do Departamento de Cirurgia da Faculdade de Ciências Medicas e da Saúde de Sorocaba PUC-SP. Doutor pelo Departamento de Radiologia e da Faculdade de Medicina da Universidade de São Paulo – USP. Coordenador da Residência de Mastologia do IBCC

Eduardo Carvalho Pessoa

Doutor em Mastologia pela Universidade Estadual Paulista "Júlio de Mesquita Filho" (Unesp).

Eduardo Cordioli

Mestre em Ciências pela Escola Paulista de Medicina da Universidade Federal de São Paulo (EPM/Unifesp).

Eduardo Leme Alves da Motta

Professor-Adjunto Doutor do Departamento de Ginecologia da Escola Paulista de Medicina da Universidade Federal de São Paulo (EPM/Unifesp). Corresponsável pelo Setor Integrado de Reprodução Humana da Escola Paulista de Medicina da Universidade de São Paulo (EPM/Unifesp). Médico da Huntington Medicina Reprodutiva

Eduardo Martella

Rádio-oncologista do Hospital do Coração (HCor Onco) e da Escola Paulista de Medicina da Universidade Federal de São Paulo (EPM/Unifesp) (Disciplina de Mastologia). Doutor em Medicina pela Faculdade de Medicina da Universidade de São Paulo (FMUSP).

Eduardo Schor

Professor Livre-Docente, Professor Afiliado do Departamento de Ginecologia

Eduardo Yukio Tanaka

Médico Assistente do Grupo de Uro-Oncologia da Escola Paulista de Medicina da Universidade de São Paulo (EPM/Unifesp).

Edvaldo Cavalcante

Doutor em Ginecologia pela Escola Paulista de Medicina da Universidade Federal de São Paulo (EPM/Unifesp). Mestre em Ginecologia pela Universidade de Santo Amaro (Unisa).

Edvane Birelo Lopes de Domenico

Doutora em Enfermagem pela Escola de Enfermagem da Universidade de São Paulo (EE/USP). Professora-associada do Departamento de Enfermagem Clínica e Cirúrgica da Escola Paulista de Medicina da Universidade Federal de São Paulo (EPM/Unifesp).

Eiko Fukazawa

Mestranda do Departamento de Ginecologia no Setor de Infecções do Trato Genital e Imunologia do Hospital das Clínicas da Faculdade de Medicina da Universidade de São Paulo (HC/FMUSP).

Elesiário Marques Caetano Jr.

Mestrado e Doutorado pela Escola Paulista de Medicina da Universidade de São Paulo (EPM/Unifesp). Médico do Setor de Coloproctologia da EPM/Unifesp.

Eliana Suolotto Machado Fonseca

Enfermeira Mestre em Ciências da Saúde da Mulher pelo Departamento de Ginecologia da Escola Paulista de Medicina da Universidade de São Paulo (EPM/Unifesp). Enfermeira Responsável pelos Ambulatórios de Uroginecologia e Cirurgia Vaginal, Oncoginecologia e Algia Pélvica do Departamento de Ginecologia da EPM/Unifesp.

Eliana Viana Monteiro Zucchi

Mestre em Ginecologia e Doutora em Medicina pela Escola Paulista de Medicina da Universidade de São Paulo (EPM/Unifesp).

Eline Maria Stafuzza Gonçalves

Ginecologista, Doutora em Ciências da Saúde pela Escola Paulista de Medicina da Universidade de São Paulo (EPM/Unifesp).

Elisa Kokuba

Mestre em Ciências pelo Programa de Cirurgia Translacional da Escola Paulista de Medicina da Universidade de São Paulo (EPM/Unifesp). Aluna de Doutorado do Programa de Cirurgia Translacional da EPM/UNIFESP. Colaboradora do Setor de Cirurgia das Mamas da Disciplina de Cirurgia Plástica da EPM/Unifesp. Membro Titular da Sociedade Brasileira de Cirurgia Plástica (SBCP).

Elisabeth Hirth

Arquiteta, Professora, Especialista em Arquitetura Hospitalar em Gestão de Projetos.

Elizabeth Deak

Médica Cirurgiã Gastroenterológica e Mestre em Ciências pela Escola Paulista de Medicina da Universidade de São Paulo (EPM/Unifesp). Preceptora do Ambulatório de Combate às Doenças Sexualmente Transmissíveis da EPM/UNIFESP.

Fabiano Callegari

Graduado em Medicina pela Universidade do Espírito Santo (UFES). Médico Patologista do Departamento de Patologia da Escola Paulista de Medicina da Universidade de São Paulo (EPM/Unifesp). Especialista em Anatomia Patológica e em Punção Aspirativa com Agulha Fina (PAAF) pela EPM/Unifesp. Estágio Observacional pela Oslo University, Ulleval Hospital, Noruega.

Fabio Fernando Araujo

Professor Adjunto Aposentado do Departamento de Ginecologia da Escola Paulista de Medicina da Universidade Federal de São Paulo (EPM/Unifesp).

Fabio Fernando de Araujo

Professor Adjunto Aposentado do Departamento de Ginecologia da Escola Paulista de Medicina da Universidade de São Paulo da Universidade Federal de São Paulo (EPM/Unifesp).

Fabio Luiz Malisano

Médico Anestesiologista do Corpo Clínico do Hospital Israelita Albert Einstein (HIAE).

Fábio Oliveira Bitencourt Filho

Arquiteto, Professor, Doutor em Ciências da Arquitetura, Mestre em Conforto Ambiental.

Fátima Faní Fitz

Doutoranda em Ciências da Saúde pela Escola Paulista de Medicina da Universidade de São Paulo da Universidade Federal de São Paulo (EPM/Unifesp). Fisioterapeuta. Mestre em Ciências da Saúde pela EPM/Unifesp.

Felipe Paraventi

Médico e Psiquiatra pela Escola Paulista de Medicina da Universidade Federal de São Paulo (EPM/Unifesp). Mestre em Psiquiatria e Psicologia Médica pela EPM/Unifesp. Preceptor da Residência Médica em Psiquiatria EPM/Unifesp.

Fernanda Cristina Antunes de Araujo Pepicelli

Pós-Graduanda pelo Departamento de Ginecologia da Escola Paulista de Medicina da Universidade Federal de São Paulo (EPM/Unifesp). Especialista em Acupuntura pela Associação Médica Brasileira de Acupuntura (AMBA).

Fernanda de Paula Rodrigues

Pós-Graduanda da Disciplina de Endocrinologia Ginecológica do Departamento de Ginecologia da Escola Paulista de Medicina da Universidade Federal de São Paulo (EPM/Unifesp). Médica da Huntington Medicina Reprodutiva.

Fernanda Kesserling Tso

Médica Ginecologista e Doutor em Ciências pela Escola Paulista de Medicina da Universidade Federal de São Paulo (EPM/Unifesp). Médica Assistente do Núcleo de Prevenção às Doenças Ginecológicas do Departamento de Ginecologia da EPM/Unifesp. Preceptora do Ambulatório de Combate às Doenças Sexualmente Transmissíveis da EPM/Unifesp.

Fernanda Teresa de Lima

Geneticista Clínica. Responsável pelo Setor de Oncogenética do Departamento de Mastologia da Disciplina de Ginecologia da Escola Paulista de Medicina da Universidade Federal de São Paulo (EPM/Unifesp). Geneticista Clínica do Centro de Aconselhamento Genético do Hospital Israelita Albert Einstein – São Paulo – SP.

Fernando Franciolli Guastella

Residência Médica em Ginecologia e Obstetrícia pelo Hospital das Clínicas da Faculdade de Medicina da Universidade de São Paulo (HC-FMUSP). Título de Especialista em Medicina Fetal pela Federação Brasileira das Associações Brasileiras de Ginecologia e Obstetrícia (Febrasgo). Membro Titular do Colégio Brasileiro de Radiologia e Diagnóstico por Imagem (CBR) com área de atuação em Ultrassonografia.

Fernando Prado Ferreira

Doutor pela Escola Paulista de Medicina da Universidade Federal de São Paulo (EPM/Unifesp) e pelo Imperial College London, Reino Unido. Médico Colaborador do Departamento de Ginecologia da EPM/Unifesp.

Fernando Y. Asanuma

Pós-Graduando (Mestrado). Membro do Setor de Algia Pélvica e Endometriose do Departamento de Ginecologia da Escola Paulista de Medicina da Universidade Federal de São Paulo (EPM/Unifesp).

Filomena Marino Carvalho

Professora Livre-Docente da Disciplina de Patologia Ginecológica do Departamento de Patologia da Faculdade de Medicina da Universidade de São Paulo (FMUSP).

Flavia Gabrielli

Rádio-Oncologista do Instituto do Câncer do Estado de São Paulo (ICESP) e da Rede D'Or.

Flávia Kuroda

Mastologista (TEMa) na Unidade de Mama do Hospital Nossa Senhora das Graças. Mestre em Biotecnologia na Universidade Positivo – Curitiba – PR.

Franciele Vigo

Pós-Graduanda do Setor Integrado de Reprodução Humana da Escola Paulista de Medicina da Universidade Federal de São Paulo (EPM/Unifesp).

Francisco Pimentel Cavalcante

Mastologista Titular do Hospital Geral de Fortaleza (HGF). Presidente da Sociedade Brasileira de Mastologia – Regional Ceará. Membro da Comissão do Título de Especialista em Mastologia (TEMa) da Sociedade Brasileira de Mastologia (SBM). Membro da Comissão de Oncoplastia da SBM. Membro da Comissão de Mastologia da Medicina Fetal pela Federação Brasileira das Associações Brasileiras de Ginecologia e Obstetrícia (Febrasgo).

Franco Loeb Chazan

Médico. Especialização em Perinatologia pelo Instituto de Ensino e Pesquisa (IEP) do Hospital Albert Einstein – São Paulo – SP. Pós-Graduando, Nível de Doutorado, da Disciplina de Endocrinologia Ginecológica da Escola Paulista de Medicina da Universidade Federal de São Paulo (EPM/Unifesp).

Gabriela Halpern

Nutricionista Pós-Graduanda. Membro do Setor de Algia Pélvica e Endometriose do Departamento de Ginecologia da Escola Paulista de Medicina da Universidade Federal de São Paulo (EPM/Unifesp).

Gabriela Possa

Nutricionista. Mestre em Ciências da Saúde pela Universidade Federal de Ciências da Saúde de Porto Alegre (UFCSPA).

Georgia Mouzinho

Qualificação em Patologia do Trato Genital Inferior e Colposcopia pela Associação Brasileira de Patologia do Trato Genital Inferior e Colposcopia (ABPTGIC). Especialização em Patologia Genital e Colposcopia no Núcleo de Prevenção de Doenças Ginecológicas (NUPREV) da Escola Paulista de Medicina da Universidade Federal de São Paulo (EPM/Unifesp). Médica Ginecologista e Obstetra do Hospital Universitário da Universidade Federal do Maranhão (HUUFMA). Médica Ginecologista do Hospital São Domingos – São Luís – MA.

Giancarlo Cavalli Polesello

Professor Adjunto Doutor da Faculdade de Ciências Médicas da Santa Casa de São Paulo (FCMSCSP). Associate Master Instructor da Arthroscopy Association of North America (AANA). Membro Fundador da (International Society for Hip Arthroscopy (ISHA). Membro do Corpo Diretivo da Sociedade Brasileira do Quadril (SBQ). Membro da Sociedade Brasileira de Artroscopia e Trauma do Esporte (SBRATE).

Gil Kamergorodsky

Mestre em Tocoginecologia pela Faculdade de Ciências Médicas da Santa Casa de São Paulo (FCMSCSP). Doutor em Ginecologia pela Escola Paulista de Medicina da Universidade Federal de São Paulo (EPM/Unifesp). Colaborador do Setor de Algia Pélvica do Departamento de Ginecologia e Obstetrícia da EPM/Unifesp.

Gisela Rodrigues da Silva Sasso

Pós-Doutoranda do Departamento de Ginecologia da Escola Paulista de Medicina da Universidade Federal de São Paulo (EPM/Unifesp).

Giselle Guedes Netto de Mello

Médica Radiologista, Especialista pelo Colégio Brasileiro de Radiologia e Diagnóstico por Imagem (CBR). Coordenadora do Setor de Mama do Departamento de Diagnóstico por Imagem da Escola Paulista de Medicina da Universidade Federal de São Paulo (EPM/Unifesp).

Giselly Encinas

Doutora em Ciências pelo Departamento de Radiologia e Oncologia da Faculdade de Medicina da Universidade de São Paulo (FMUSP).

Guilherme Bicudo Barbosa

Especialista em Ginecologia Oncológica pela Escola Paulista de Medicina da Universidade Federal de São Paulo (EPM/Unifesp). Médico Assistente da Ginecologia Oncológica do Centro de Referência da Saúde da Mulher (CRSM) do Hospital Pérola Byington – São Paulo – SP.

Gustavo Anderman Silva Barison

Especialista em Endoscopia Ginecológica e Pós-Graduando do Setor de Mioma Uterino do Departamento de Ginecologia da Escola Paulista de Medicina da Universidade Federal de São Paulo (EPM/Unifesp).

Gustavo Arantes Rosa Maciel

Professor Livre-Docente pela Faculdade de Medicina da Universidade de São Paulo (FMUSP). Responsável pelo Laboratório de Ginecologia Estrutural e Molecular (LIM58) da Disciplina de Ginecologia da FMUSP.

Gustavo Rubino de Azevedo Focchi

Professor Adjunto Doutor do Departamento de Patologia da Escola Paulista de Medicina da Universidade Federal de São Paulo (EPM/Unifesp). Médico Patologista da Divisão de Citopatologia Ginecológica do Laboratório Salomão & Zoppi Diagnósticos.

Gustavo Zucca-Matthes

Breast Unit Barretos (BUB). Coordenador do Departamento de Mastologia do Hospital de Câncer Barretos (HCB). Coordenador do Centro de Treinamento em Oncoplástica Mamária (HCB). Head of Breast Surgery Department. Barretos Cancer Hospital. Breast Unit - Barretos (BUB). Coordinator of Breast Unit Barretos - BUB of Barretos Cancer Hospital (HCB). Head of Breast Surgery and Reconstruction Department (HCB). Coordinator of Oncoplastic Training Center (HCB). Coordinator of Oncoplastic Training in Mastotrainer Course.

Helena Regina Comodo Segreto

Professora-Associada do Departamento de Oncologia Clínica e Experimental, Setor de Radioterapia da Escola Paulista de Medicina da Universidade Federal de São Paulo (EPM/Unifesp).

Hélio S. A. Camargo Jr.

Especialista em Imagenologia Mamária. Título de Especialista em Radiodiagnóstico – Colégio Brasileiro de Radiologia e Diagnóstico por Imagem (CBR). Especialista em Mastologia pela Sociedade Brasileira de Mastologia (SBM). Especialista em Ginecologia e Obstetrícia pela Federação Brasileira das Associações Brasileiras de Ginecologia e Obstetrícia (Febrasgo). Diretor do CDE Breast Center em Campinas, SP.

Henrique Andrade Sayeg

Graduado em Medicina pela Universidade de Santo Amaro (UNISA). Pós-graduação em Ginecologia Oncológica pela Escola Paulista de Medicina da Universidade Federal de São Paulo (EPM/Unifesp).

Iara Moreno Linhares

Livre-Docente do Departamento de Obstetrícia e Ginecologia da Escola Paulista de Medicina da Universidade Federal de São Paulo (EPM/Unifesp).

Isa de Pádua Cintra

Nutricionista, Professora Adjunta do Setor de Medicina do Adolescente do Departamento de Pediatria da Escola Paulista de Medicina da Universidade Federal de São Paulo (EPM/Unifesp).

Isabel Cristina Espósito Sorpreso

Professora Adjunta da Disciplina de Ginecologia do Departamento de Obstetrícia e Ginecologia, Hospital das Clínicas da Faculdade de Medicina da Universidade de São Paulo (HC-FMUSP) e Coordenadora do Ambulatório de Climatério e de Atenção Primária da Disciplina de Ginecologia do Departamento de Obstetrícia e Ginecologia do HC-FMUSP.

Ismael Dale Cotrim Guerreiro da Silva

Professor Adjunto Livre-Docente do Departamento de Ginecologia da Escola Paulista de Medicina da Universidade Federal de São Paulo (EPM/Unifesp). Pós-Doutorado em Biologia Molecular aplicada ao Câncer pelo Fox Chase Center – Filadélfia, Pensilvânia – EUA. Coordenador do Laboratório de Ginecologia Experimental e Molecular (Biologia Molecular, Cultura de Células e Proteômica) da EPM/Unifesp.

Ivaldo Silva

Professor Adjunto Livre-Docente do Departamento de Ginecologia da Escola Paulista de Medicina da Universidade Federal de São Paulo (EPM/Unifesp). Pós-Doutorado pela Yale University (EUA). Doutorado pela EPM/Unifesp/Yale University. Mestrado pela EPM/Unifesp. MBA em Administração Hospitalar e Gestão em Saúde pela UniSãoPaulo.

Jade Cury Martins

Médica Dermatologista e Doutor em Ciências pela Escola Paulista de Medicina da Universidade Federal de São Paulo (EPM/Unifesp). Preceptora do Ambulatório de Combate às Doenças Sexualmente Transmissíveis da EPM/Unifesp.

Japy Angelini Oliveira Filho

Professor-Associado da Escola Paulista de Medicina da Universidade Federal de São Paulo (EPM/Unifesp). Livre-Docente em Cardiologia. Chefe do Setor de Ergometria e Exercício da Disciplina de Cardiologia. Chefe do Ambulatório de Cardiologia do Esporte da Disciplina de Medicina Esportiva. Full Professor and Associated Professor of Federal University of São Paulo/ Paulista School of Medicine. Chief of Exercise Testing Laboratory and Sports Cardiology Clinics.

João Henrique Rodrigues Castello Girão

Aluno da Faculdade de Ciências Médicas da Santa Casa de São Paulo (FCMSCSP) e Bolsista de Iniciação Científica do CNPq pela Universidade Federal de São Paulo/Escola Paulista de Medicina (PIBIC) (EPM/Unifesp).

João Norberto Stávale

Professor Afiliado do Departamento de Patologia da Escola Paulista de Medicina da Universidade Federal de São Paulo (EPM/Unifesp). Médico do Serviço de Anatomia Patológica do Hospital Israelita Albert Einstein (HIAE).

João Pádua Manzano

Professor Afiliado do Departamento de Urologia da Escola Paulista de Medicina da Universidade Federal de São Paulo (EPM/Unifesp).

João Victor Salvajoli

Coordenador Médico dos Serviços de Radioterapia do Hospital do Coração do Instituto do Câncer do Estado de São Paulo (ICESP), do Instituto de Radiologia do Hospital das Clínicas da Faculdade de Medicina da Universidade de São Paulo (InRad – HCFMUSP).

Joaquim Teodoro de Araujo Neto

Graduação em Medicina na Universidade Federal de Uberlândia (UFU). Residência Médica de Obstetrícia/Ginecologia e Mastologia no Hospital do Servidor Público Estadual (IAMSPE/SP. Mestrado em Ciências da Saúde pela Disciplina de Mastologia da Escola Paulista de Medicina da Universidade Federal de São Paulo (EPM/Unifesp). Título de Especialista de Ginecologia e Obstetrícia da Federação Brasileira de Associações de Ginecologia e Obstetrícia (TEGO/Febrasgo) e Título de Especialista em Mastologia da Sociedade Brasileira de Mastologia (TEMa/SBM). Coordenador do Ambulatório de Patologia Benigna e Alto Risco da Disciplina de Mastologia da EPM/UNIFESP. Coordenador do Centro de Estudos do Instituto Brasileiro de Controle do Câncer (IBCC).

Joji Ueno

Doutor em Medicina pela Faculdade de Medicina da Universidade de São Paulo (FMUSP).

José Carlos Truzzi

Doutor em Urologia pela Escola Paulista de Medicina da Universidade Federal de São Paulo (EPM/Unifesp). Chefe do Departamento de Uroneurologia da Sociedade Brasileira de Urologia (SBU). Chefe do Setor de Urologia da Fleury Medicina e Saúde.

José Eleutério Jr.

Professor-Associado do Departamento de Saúde Materno-Infantil da Faculdade de Medicina da Universidade Federal do Ceará (UFC). Mestre em Patologia pela UFC. Doutor em Tocoginecologia pela Universidade Estadual de Campinas (Unicamp). Membro da Academia Internacional de Citologia.

José Focchi

Professor Adjunto Doutor do Departamento de Ginecologia da Escola Paulista de Medicina da Universidade Federal de São Paulo (EPM-Unifesp). Membro Honorário do Núcleo de Prevenção de Doenças Ginecológicas (NUPREV). Consultor na Área de Patologia do Trato Genital Inferior da Empresa Salomão & Zoppi Diagnósticos.

José Maria Cordeiro Ruano

Doutorado em Medicina pelo Departamento de Ginecologia da Escola Paulista de Medicina da Universidade Federal de São Paulo (EPM/Unifesp).

José Maria Soares Júnior

Professor-Associado da Disciplina de Ginecologia do Departamento de Obstetrícia e Ginecologia, Hospital das Clínicas da Faculdade de Medicina da Universidade de São Paulo (HC-FMUSP). Supervisor do Setor de Ginecologia Endócrina e Climatério da Disciplina de Ginecologia do Departamento de Obstetrícia e Ginecologia do HC-FMUSP. Vice-Chefe do Departamento de Obstetrícia e Ginecologia (HC-FMUSP).

José Roberto Filassi

Chefe do Setor de Mastologia do Hospital das Clínicas do Instituto do Câncer do Estado de São Paulo (HC/ICESP). Disciplina de Ginecologia da Faculdade de Medicina da Universidade de São Paulo (FMUSP).

José Tadeu Nunes Tamanini

Mestre e Doutor em Urologia pela Universidade Estadual de Campinas (Unicamp). Professor Adjunto VI do Departamento de Medicina da Universidade de São Carlos (UFSCar). Professor PG em Uroginecologia e Cirurgia Reconstrutiva Pélvica da Escola Paulista de Medicina da Universidade Federal de São Paulo (EPM/Unifesp).

Joziani Beghini Junqueira de Carvalho Ferreira

Doutoranda em Tocoginecologia pela Faculdade de Ciências Médicas da Universidade Estadual de Campinas (FCM/Unicamp). Médica Ginecologista Assistente do Ambulatório de Infecções Genitais Femininas do Centro de Atenção Integral à Saúde da Mulher/Universidade Estadual de Campinas (CAISM/Unicamp). Realiza pesquisas na Área de Imunologia Vaginal e Higiene Genital.

Juarez Antônio de Sousa

Mestrado e Doutorado pela Escola Paulista de Medicina da Universidade Federal de São Paulo (EPM/Unifesp). Médico Mastologista e Ginecologista.

Juliana Aoki Fuziy

Mestranda do Departamento de Ginecologia da Escola Paulista de Medicina da Universidade Federal de São Paulo (EPM-Unifesp).

Juliana Barros do Valle

Mestranda em Saúde e Meio Ambiente pela Universidade da Região de Joinville (UNIVILLE).

Juliana da Silva Fernandes

Graduada em Medicina pelo Centro Universitário Lusíada (UNILUS). Residência Médica em Ginecologia & Obstetrícia e Mastologia na da Escola Paulista de Medicina da Universidade Federal de São Paulo (EPM/Unifesp). Especialista em Ginecologia e Obstetrícia pela Federação Brasileira de Associações de Ginecologia e Obstetrícia (Febrasgo). Especialista em Mastologia pela Sociedade Brasileira de Mastologia (SBM).

Juliana Moyses Leite Abdalla

Médica Palestrante do Cetrus.

Juliana Nonato Medeiros

Graduada em Medicina pela Escola Paulista de Medicina da Universidade Federal de São Paulo (EPM/Unifesp). Médica Ginecologista, Obstetra e Mastologista pela EPM/Unifesp. Especialista em Sexualidade Humana pela Faculdade de Medicina da Universidade do Estado de São Paulo (FMUSP).

Juliana Rocha

Oncologista Clínica e ex-residente de Oncologia Clínica da Faculdade de Medicina do ABC (FMABC).

Julio Elito Junior

Mestre em Obstetrícia pela Escola Paulista de Medicina da Universidade Federal de São Paulo (EPM-Unifesp). Doutor em Obstetrícia pela EPM/Unifesp. Professor Livre-Docente em Obstetrícia pela EPM/Unifesp. Professor-Associado do Departamento de Obstetrícia da EPM/Unifesp. Chefe do Setor de Gravidez Ectópica e Gravidez Múltipla da EPM/Unifesp.

Julisa Chamorro Lascasas Ribalta

Professor Sênior, Livre-Docente do Departamento de Ginecologia. Membro Colaborador do Núcleo de Prevenção de Doenças Ginecológicas (NUPREV) da Disciplina de Ginecologia Geral do Departamento de Ginecologia da Escola Paulista de Medicina da Universidade Federal de São Paulo (EPM-Unifesp).

Jurandyr Moreira de Andrade

Professor Titular de Ginecologia da Faculdade de Medicina de Ribeirão Preto da Universidade de São Paulo (FMRP/USP). Coordenador da Divisão de Mastologia e Oncologia Ginecológica do Hospital das Clínicas da FMRP/USP.

Karen Borrelli Ferreira Alves

Graduada em Medicina pela Escola Paulista de Medicina da Universidade Federal de São Paulo (EPM/Unifesp). Médica Mastologista, Especialista pela Sociedade Brasileira de Mastologia (SBM). Mestre em Ciências pela EPM/Unifesp. Médica Colaboradora do Ambulatório de Mastologia do Hospital Universitário – Hospital São Paulo – Associação Paulista para o Desenvolvimento da Medicina (HU-HSP/SPDM).

Karen Gerencer

Membro do Setor de Algia Pélvica e Endometriose do Departamento de Ginecologia da Escola Paulista de Medicina da Universidade Federal de São Paulo (EPM/Unifesp).

Karla Calaça Kabbach Prigenzi

Médica graduada pela Faculdade de Ciências Médicas de Santos (FCMS). Especialista em Anatomia Patológica e Citopatologia pela Escola Paulista de Medicina da Universidade Federal de São Paulo (EPM/Unifesp). Titulada pela Sociedade Brasileira de Patologia e Sociedade Brasileira de Citopatologia.

Katia Franco Quaresma de Moura

Pós-Graduanda do Departamento de Ginecologia, na Disciplina de Ginecologia Endocrinológica

Laíse Veloso Veras e Silva

Especializada em Fisioterapia em Ginecologia pela Escola Paulista de Medicina da Universidade Federal de São Paulo (EPM/Unifesp). Especializada em Sexualidade Humana pela Faculdade de Medicina da Universidade de São Paulo (FMUSP). Fisioterapeuta do Setor de Neurodisfunções Pélvicas da Unifesp. Fisioterapeuta do Setor de Sexualidade Feminina da EPM/Unifesp. Preceptora do Curso de Especialização em Fisioterapia em Ginecologia da EPM/Unifesp. Fisioterapeuta Pélvica do Instituto de Cuidados, Reabilitação e Assistência em Neuropelveologia e Ginecologia – Increasing.

Lea Mina Kati

Graduação em Medicina pela Escola Paulista de Medicina da Universidade Federal de São Paulo (EPM/Unifesp). Residência Médica em Ginecologia e Obstetrícia pela EPM/Unifesp. Título de Especialista em Ginecologia e Obstetrícia (TEGO-1999). Mestre em Ginecologia pelo Setor de Uroginecologia do Departamento de Ginecologia da EPM/Unifesp. Membro do Setor de Videoendoscopia Ginecológica do Departamento de Ginecologia da EPM/Unifesp.

Leniza Claro de Andrade

Residência Médica em Ginecologia e Obstetrícia pela Universidade São Francisco – Bragança Paulista – SP. Especialização em Patologia Genital e Colposcopia no Núcleo de Prevenção de Doenças Ginecológicas (NUPREV) da Escola Paulista de Medicina da Universidade Federal de São Paulo (EPM/Unifesp).

Leonardo Ribeiro Soares

Médico do Departamento de Ginecologia e Obstetrícia do Hospital das Clínicas da Universidade Federal de Goiás (UFG). Médico Assistente do Instituto de Mastologia e Oncologia, Goiânia – GO.

Leopoldo de Oliveira Tso

Mestrado em Ginecologia pela Escola Paulista de Medicina da Universidade Federal de São Paulo (EPM/Unifesp). Especialização em Reprodução Humana pela EPM/Unifesp.

Letícia Maria de Oliveira

Mestre em Ginecologia e Doutora em Ciências pela Escola Paulista de Medicina da Universidade Federal de São Paulo (EPM/Unifesp). Médica do Setor de Uroginecologia do Departamento de Ginecologia da EPM/Unifesp.

Liliana Stüpp

Doutorado pelo Departamento de Ginecologia da Escola Paulista de Medicina da Universidade Federal de São Paulo (EPM/Unifesp). Especialização em Fisioterapia nas Disfunções do Assoalho Pélvico.

Liliane Costa Rodrigues

Doutor em Ciências pela Escola Paulista de Medicina da Universidade Federal de São Paulo (EPM/Unifesp). Médica Colaboradora do Núcleo de Prevenção de Doenças Ginecológica do Departamento de Ginecologia da EPM/Unifesp.

Luciana Cintra

Mestrado em Patologia Experimental e Comparada pela Faculdade de Medicina da Universidade de São Paulo (FMUSP).

Luciano de Melo Pompei

Professor Auxiliar da Disciplina de Ginecologia da Faculdade de Medicina do ABC (FMABC). Livre-Docente pela Faculdade de Medicina da Universidade de São Paulo (FMUSP).

Luis Carlos Zeferino

Professor Titular de Ginecologia pela Universidade Estadual de Campinas. Diretor da Divisão de Oncologia do Hospital da Mulher Prof. Dr. José Aristodemo Pinotti – Centro de Atenção Integral à Saúde da Mulher – CAISM da Universidade Estadual de Campinas (Unicamp).

Luis Felipe Barreiras Carbone

Residente de Ginecologia do Departamento Ginecologia da Escola Paulista de Medicina da Universidade Federal de São Paulo (EPM/Unifesp).

Luiz Alberto Sobral Vieira Jr.

Professor de Ginecologia do Departamento de Ginecologia e Obstetrícia da Universidade Federal do Espirito Santo (UFES). Doutorado em Ginecologia pela Escola Paulista de Medicina da Universidade Federal de São Paulo (EPM/Unifesp). Superintendente do Hospital Universitário Cassiano Antonio Moraes.

Lydia Masako Ferreira

Professora Titular da Disciplina de Cirurgia Plástica da Escola Paulista de Medicina da Universidade Federal de São Paulo (EPM/Unifesp). Coordenadora da MED 3 da CAPES. Pesquisadora CNPq 1A. Membro Titular da Sociedade Brasileira de Cirurgia Plástica (SBCP).

Maíta Poli de Araujo

Professora da Faculdade de Medicina da Universidade Anhembi Morumbi. Chefe do Setor de Ginecologia do Esporte da Escola Paulista de Medicina da Universidade Federal de São Paulo (EPM/Unifesp). Pós-Doutorado pela Universidade do Porto – Portugal.

Manuel de Jesus Simões

Professor Titular de Histologia e Biologia Estrutural do Departamento de Morfologia e Genética da Escola Paulista de Medicina da Universidade Federal de São Paulo (EPM/Unifesp).

Mara Alicia Huidobro Navarrete

Graduada em Medicina pela Organização Santamarense de Educação e Cultura (OSEC) da Faculdade de Medicina de Santo Amaro. Especialista em Ginecologia e Obstetrícia e em Mastologia pelo Hospital Ipiranga. Mestre em Ginecologia e Doutora em Medicina pela Escola Paulista de Medicina da Universidade Federal de São Paulo (EPM/Unifesp). Médica Colaboradora do Ambulatório de Mastologia do Hospital São Paulo – Hospital Universitário de Unifesp – Associação Paulista para o Desenvolvimento da Medicina (HSP/HU/SPDM).

Marcela Balseiro de Freitas

Graduada em Medicina pela Faculdade de Medicina de Botucatu (FMB). Especialista em Ginecologia e Obstetrícia pela Federaçao Brasileira das Associações de Ginecologia e Obstetricia (Febrasgo). Especialista em Mastologia pela Sociedade Brasileira de Medicina (SBM). Certificado de Atuação na Área de Mamografia - CBR

Marcela Balseiro de Freitas

Graduada em Medicina pela Faculdade de Medicina de Botucatu (FMB). Especialista em Ginecologia e Obstetrícia pela Federação Brasileira das Associações de Ginecologia e Obstetrícia (Febrasgo). Especialista em Mastologia pela Sociedade Brasileira de Mastologia (SBM). Certificado de Atuação na Área de Mamografia do Colégio Brasileiro de Radiologia e Diagnóstico por Imagem (CBR).

Marcelo Alvarenga

Professor Titular de Ginecologia e Obstetrícia da Faculdade de Medicina do Centro Universitario São Camilo. Mestre e Doutor em Ciências da Saúde pelo Departamento de Ginecologia da Escola Paulista de Medicina da Universidade Federal de São Paulo (EPM/Unifesp).

Marcelo Cavalheiro de Queiroz

Mestre pela Faculdade de Ciências Médicas da Santa Casa de São Paulo (FCMSCSP). Médico Ortopedista, Assistente do Grupo de Quadril do Departamento de Ortopedia da Irmandade da Santa Casa de São Paulo.

Marcelo Cunio Machado Fonseca

Professor Afiliado do Departamento de Ginecologia da Escola Paulista de Medicina da Universidade Federal de São Paulo (EPM/Unifesp). Doutor em Medicina pelo Departamento de Ginecologia da EPM/Unifesp. Mestre em Economia e Gestão da Saúde pela EPM/Unifesp. Coordenador do Núcleo de Avaliação de Tecnologias em Saúde da Mulher do Departamento de Ginecologia da EPM/Unifesp, membro da Rede Brasileira de Avaliação de Tecnologias em Saúde (Rebrats).

Marcelo Tanaka

Médico Oncologista. Graduado em Medicina e Especialista em Oncologia Clínica pela Escola Paulista de Medicina da Universidade Federal de São Paulo (EPM/Unifesp). Preceptor de Oncologia da EPM/Unifesp. Diretor Médico da Clínica Oncologistas Associados – Centro Integrado de Oncologia.

Márcia Barbieri

Professora Afiliada do Departamento de Enfermagem na Saúde da Mulher da Escola Paulista de Medicina da Universidade Federal de São Paulo (EPM/Unifesp).

Marcia Fernanda Roque da Silva

Professora I da Faculdade Santa Marcelina e Médica Mastologista da Associação Paulista para o Desenvolvimento da Medicina (SPDM).

Marcia Gaspar Nunes

Ginecologista, Doutor em Ciências da Saúde pela Escola Paulista de Medicina da Universidade Federal de São Paulo (EPM/Unifesp). Coordenadora do Ambulatório de Ginecologia da Infância e Adolescência da EPM/Unifesp.

Márcia Lika Yamamura

Mestre em Ciências, Supervisora do Programa de Residência em Acupuntura da Escola Paulista de Medicina da Universidade Federal de São Paulo (EPM/Unifesp).

Marcia Maria Dias

Doutorado em Ciências pela Escola Paulista de Medicina da Universidade Federal de São Paulo (EPM/Unifesp).

Marcia Maria Gimenez

Fisioterapeuta, Mestre em Ciências na Saúde pela Escola Paulista de Medicina da Universidade Federal de São Paulo (EPM/Unifesp). Especializada no Tratamento da Incontinência Urinária e Disfunções do Assoalho Pélvico para Fisioterapeutas pela EPM/Unifesp.

Marcia Soares de Melo

Advogada formada pela Universidade de São Paulo (USP). Ex-Juíza do Tribunal de Impostos e Taxas da Secretaria da Fazenda do Estado de São Paulo (2010/2011). Especialista em Direito Processual Civil pelo Centro de Extensão Universitária do Instituto Internacional de Ciências Sociais (CEU-IICS). Professora dos Cursos de Especialização da Coordenadoria Geral de Especialização, Aperfeiçoamento e Extensão da Pontifícia Universidade Católica de São Paulo (COGEAE/PUC). Autora de diversos artigos em matéria tributária.

Marco Antônio Barão

Ginecologista Obstetra. Mestre em Ciências pela Escola Paulista de Medicina da Universidade Federal de São Paulo (EPM/Unifesp).

Marco Antônio Pereira

Médico Assistente da Disciplina de Ginecologia Oncológica do Departamento de Ginecologia da Escola Paulista de Medicina da Universidade Federal de São Paulo (EPM/Unifesp).

Marcos Desiderio Ricci

Professor Livre-Docente pela Faculdade de Medicina da Universidade de São Paulo (FMUSP). Doutor e Mestre pela FMUSP. Mastologista do Setor de Mastologia do Hospital das Clínicas do Instituto do Câncer do Estado de São Paulo (HC/ICESP).

Marcos Fernando de Lima Docema

Graduado em Medicina pela Escola Paulista de Medicina da Universidade Federal de São Paulo (EPM/Unifesp). Especialista em Radiologia pelo Colégio Brasileiro de Radiologia. Doutor em Ciências pela EPM-Unifesp. Médico Colaborador do Ambulatório de Mastologia do Hospital Universitário – Hospital São Paulo – Associação Paulista para o Desenvolvimento da Medicina (HU-HSP/SPDM).

Marcus Nascimento Borges

Médico graduado pela Faculdade de Medicina da Universidade Federal do Rio de Janeiro (UFRJ). Doutor em Ciências da Saúde pelo Programa de Pós-Graduação em Medicina (Ginecologia), da Escola Paulista de Medicina da Universidade Federal de São Paulo (EPM/Unifesp). Membro Titular da Federação Brasileira de Ginecologia e Obstetrícia (Febrasgo). Membro Titular da Sociedade Brasileira de Mastologia (SBM). Título de Habilitação em Mamografia pela SBM, Febrasgo e Colégio Brasileiro de Radiologia (CBR). Ex-Presidente da SBM-Regional de Goiás. Diretor Clínico do Hospital do Policial Militar do Estado de Goiás.

Marcus Vinicius de Nigro Corpa

Médico Patologista do Hospital Israelita Albert Einstein (HIAE).

Maria Alicia de la Luz Huidobro Navarrete

Médica Colaboradora da Disciplina de Mastologia do Departamento de Ginecologia da Escola Paulista de Medicina da Universidade Federal de São Paulo (EPM/Unifesp). Mestre em Ginecologia e Doutor em Ciências pela EPM/Unifesp.

Maria Aparecida Azevedo Koike Folgueira

Professora-Associada do Departamento de Radiologia e Oncologia da Faculdade de Medicina da Universidade de São Paulo (FMUSP).

Maria Augusta Tezelli Bortolini

Professora Afiliada do Departamento de Ginecologia da Escola Paulista de Medicina da Universidade Federal de São Paulo (EPM/Unifesp). Pós-Doutora em Ciências pela EPM/Unifesp. Ex-*Fellow* em Medicina Pélvica Feminina e Cirurgia Pélvica Reconstrutiva do Mount Sinai Hospital, Universidade de Toronto – Canadá.

Maria Candida Pinheiro Baracat

Assistente da Disciplina de Ginecologia do Departamento de Obstetrícia e Ginecologia do Hospital das Clínica da Faculdade de Medicina da Universidade de São Paulo (HC-FMUSP). Pós-graduanda do Programa de Pós-graduação em Obstetrícia e Ginecologia da FMUSP.

Maria Christina dos Santos Rizzi

Médica Palestrante no Cetrus.

Maria Claudia de Oliveira Lordello

Psicóloga e Sexóloga. Especialista em Psicoterapia Psicanalítica pela Universidade de São Paulo (USP). Mestre em Ciências da Saúde pela Escola Paulista de Medicina da Universidade Federal de São Paulo (EPM/Unifesp), com tese em Sexualidade Humana. Docente de Psicologia da Universidade Nove de Julho (Uninove). Colaboradora do Projeto Afrodite do Ambulatório de Sexualidade da UNIFESP e Psicóloga em consultório particular.

Maria Gabriela Baumgarten Kuster Uyeda

Graduada em Medicina pela Universidade Federal do Espírito Santo (Ufes). Doutoranda do Departamento de Ginecologia da Escola Paulista de Medicina da Universidade Federal de São Paulo (EPM/Unifesp).

Maria Helena Louveira

Médica Radiologista. Membro Titular do Colégio Brasileiro de Radiologia e Diagnóstico por Imagem (CBRM). Doutora em medicina pela Escola Paulista de Medicina da Universidade Federal de São Paulo (EPM/Unifesp). Médica Radiologista responsável pelo Setor de Mama do Hospital de Clínicas da Universidade Federal do Paraná (UFPR) e da Clínica Cetac – Diagnóstico por Imagem, Curitiba – PR.

Maria Marta Martins

Professora Adjunta da Faculdade de Ciências Médicas da Santa Casa de São Paulo (FCMSCSP). Mastologista do Setor de Mastologia do Departamento de Ginecologia e Obstetrícia da Irmandade da Santa Casa de Misericórdia de São Paulo.

Maria Tereza Costa

Médica, doutora em Saúde Pública IFF /Fiocruz. Professora da Graduação em Medicina e do Mestrado de Saúde da Família da Universidade Estácio de Sá, Rio de Janeiro.

Mariano Tamura Vieira Gomes

Doutor pelo Departamento de Ginecologia da Escola Paulista de Medicina da Universidade Federal de São Paulo (EPM/Unifesp). Responsável pelo Setor de Mioma Uterino do Departamento de Ginecologia da EPM/Unifesp.

Marina Silva Fernandes

Mestranda em Ginecologia pela Escola Paulista de Medicina da Universidade Federal de São Paulo (EPM/Unifesp).

Mario Luiz Vieira Castiglioni

Médico Especialista em Medicina Nuclear pelo Colégio Brasileiro de Radiologia e Diagnóstico por Imagem (CBR) e pela Sociedade Brasileira de Medicina Nuclear e Imagem Molecular (SBMNIM). Chefe da Coordenadoria de Medicina Nuclear do Departamento de Diagnóstico por Imagem da EPM-Unifesp

Marisa Teresinha Patriarca

Médica Assistente Doutora do Departamento de Ginecologia da Escola Paulista de Medicina da Universidade Federal de São Paulo (EPM/Unifesp).

Marise Samama

Doutora em Medicina pela Escola Paulista de Medicina da Universidade Federal de São Paulo (EPM/Unifesp) e Universidade de Paris-França. Mestre em Ginecologia pela EPM/Unifesp.

Marta Maria Kemp

Médica Ginecologista/Obstetra do Departamento de Ginecologia da Escola Paulista de Medicina da Universidade Federal de São Paulo (EPM/Unifesp). Pós-graduanda do Programa de Pós-Graduação do Departamento de Ginecologia da EPM-UNIFESP

Mauricio de Aquino Resende

Mastologista do Hospital Universitário da Universidade Federal de Sergipe (UFS). Coordenador do Curso de Oncoplastia e Reconstrução Mamária da Sociedade Brasileira de Mastologia (SBM-Jaú. Ex-Coordenador do Curso de Oncoplastia e Reconstrução Mamária da SBM-Brasília. Ex-Presidente do Congresso Latino-Americano de Oncoplastia Mamária – 2011.

Maurício Magalhães Costa

Mestre e Doutor em Ginecologia pela Universidade Federal do Rio de Janeiro (UFRJ). Coordenador do Núcleo de Oncologia Mamária do Americas Centro de Oncologia Integrado. Especialização em Oncologia Ginecológica no Instituto Karolinska – Suécia. Ex-Presidente da Federação Latino-Americana de Mastologia (FLAM). Presidente Eleito da Senologic International Society (SIS). International Delegate e Membro do Liaison Committee National Consortium of Breast Centers. Board of Directors International Gynecologic Cancer Society (IGCS).

Mauro Abi Haidar

Professor Livre-Docente do Departamento de Ginecologia da Escola Paulista de Medicina da Universidade Federal de São Paulo (EPM/Unifesp).

Mauro Fisberg

Professor-Associado Doutor do Setor de Medicina do Adolescente do Departamento de Pediatria da Escola Paulista de Medicina da Universidade Federal de São Paulo (EPM/Unifesp). Coordenador do Centro de Nutrologia e Dificuldades Alimentares do Instituto Pensi – Fundação Jose Luiz Setubal – Sabará Hospital Infantil. Coordenador da Força-Tarefa Estilos de Vida Saudável ILSI Brasil. Membro dos Departamentos de Nutrologia da Sociedade Paulista e Brasileira de Pediatria.

Max Manno

Professor-Assistente do Departamento de Radiologia e Oncologia da Faculdade de Medicina da Universidade de São Paulo (FMUSP). Chefe do Grupo de Câncer de Mama do Instituto do Câncer do Estado de São Paulo (ICESP). Oncologista Titular, Hospital Sírio-Libanês – São Paulo – SP.

Mayara Karla Figueiredo Facundo

Doutora em Ciências pela Escola Paulista de Medicina da Universidade Federal de São Paulo (EPM/Unifesp). Especialista em Ginecologia e Obstetrícia pela Federação Brasileira de Ginecologia e Obstetrícia (Febrasgo). Especialista em Patologia do Trato Genital Inferior e em Histeroscopia pela EPM/Unifesp. Médica Colaboradora e Responsável pelo Ambulatório de Infecções Genitais do Núcleo de Prevenção de Doenças Ginecológicas (NUPREV) do Departamento de Ginecologia da EPM-Unifesp.

Miguel Sabino Neto

Professor Adjunto Livre-Docente da Disciplina de Cirurgia Plástica da Escola Paulista de Medicina da Universidade Federal de São Paulo (EPM/Unifesp). Coordenador do PPG de Cirurgia Translacional da EPM/Unifesp. Coordenador do Setor de Cirurgia das Mamas da Disciplina de Cirurgia Plástica da EPM/Unifesp. Membro Titular da Sociedade Brasileira de Cirurgia Plástica (SBCP).

Mônica Leite Grinbaum

Mestre em Ginecologia e Obstetrícia pela Faculdade de Ciências Médicas da Santa Casa de São Paulo (FCMSCSP).

Morgana Domingues da Silva

Residente de Ginecologia do Departamento de Ginecologia da Escola Paulista de Medicina da Universidade Federal de São Paulo (EPM/Unifesp).

Nathalia Franco de Godoy Pereira

Especialista em Ginecologia e Obstetrícia pela Escola Paulista de Medicina da Universidade Federal de São Paulo (EPM/Unifesp). Pós-graduanda do Departamento de Ginecologia da EPM/Unifesp.

Neila Maria de Góis Speck

Professor Adjunto Doutor do Departamento de Ginecologia da Escola Paulista de Medicina da Universidade Federal de São Paulo (EPM/Unifesp). Especialista em Ginecologia e Obstetrícia pela Federação Brasileira das Sociedades de Ginecologia e Obstetrícia (Febrasgo/AMB). Qualificada em Patologia do Trato Genital Inferior e Colposcopia pela Associação Brasileira de Patologia do Trato Genital Inferior e Copolcospia (ABPTGIC). Especialização em Laserterapia em Patologia do Trato Genital Inferior pelo Instituto de Tumori di Milano (ITM), Itália. Presidente da Comissão Nacional Especializada (CNE) de Trato Genital Inferior pela Febrasgo. Coordenadora do Núcleo de Prevenção de Doenças Ginecológicas (NUPREV) da Disciplina de Ginecologia Geral do Departamento de Ginecologia da EPM/Unifesp.

Nilciza Maria de Carvalho Tavares Calux

Médica Graduada em Medicina pela Faculdade de Medicina de São José do Rio Preto (FAMERP). Especialista em Ginecologia e Obstetrícia pela Federação Brasileira das Sociedades de Ginecologia e Obstetrícia (Febrasgo). Mestre e Doutora em Medicina (Ginecologia) pela Escola Paulista de Medicina da Universidade Federal de São Paulo (EPM/Unifesp).

Nilson Roberto de Melo

Professor Livre-Docente da Faculdade de Medicina da Universidade de São Paulo (FMUSP). Presidente da Federação Brasileira das Sociedades de Ginecologia e Obstetrícia (Febrasgo), e Presidente da Federação Latinoamericana das Sociedades de Ginecologia e Obstetrícia (FLASOG).

Nucelio Luiz de Barros Moreira Lemos

Professor-Associado do Departamento de Obstetrícia e Ginecologia da Faculdade de Medicina da Universidade de Toronto. Chefe do Setor de Neurodisfunções Pélvicas do Departamento de Ginecologia da Escola Paulista de Medicina da Universidade Federal de São Paulo (EPM/Unifesp). Presidente do Comitê Científico e de Educação da Associação Latino-Americana de Piso Pélvico (ALAPP).

Omero Benedicto Poli Neto

Professor-Associado do Departamento de Ginecologia e Obstetrícia da Faculdade de Medicina de Ribeirão Preto da Universidade de São paulo (FMRP/USP). Diretor Geral do Centro de Referência da Saúde da Mulher de Ribeirão Preto (CRSMRP-MATER).

Patricia Napoli Belfort

Mestre e Doutor em Ciências pela Escola Paulista de Medicina da Universidade Federal de São Paulo (EPM/Unifesp). Médica Colaboradora do Núcleo de Prevenção de Doenças Ginecológicas do Departamento de Ginecologia da EPM/Unifesp.

Paula de Azevedo Brant Saldanha

Mastologista pelo Hospital Universitário Clementino Fraga Filho da Universidade Federal do Rio de Janeiro (HCFF/UFRJ). Mastologista do Núcleo de Oncologia Mamária do Americas Centro de Oncologia Integrado.

Paula Fernanda Santos Pallone Dutra

Especialista em Ginecologia e Obstetrícia pela Federação Brasileira das Sociedades de Ginecologia e Obstetrícia (Febrasgo) e Qualificada em Patologia do Trato Genital Inferior pela Associação Brasileira de Patologia do Trato Genital Inferior e Copolcospia (ABPTGIC). Médica Colaboradora do Núcleo de Prevenção de Doenças Ginecológicas do Departamento de Ginecologia da Escola Paulista de Medicina da Universidade Federal de São Paulo (EPM/Unifesp).

Paulo Cesar Giraldo

Professor Titular de Ginecologia do Departamento de Tocoginecologia da Universidade Estadual de Campinas (Unicamp). Presidente da Sociedade de Obstetrícia e Ginecologia do Estado de São Paulo (SOGESP).

Paulo Cezar Feldner Jr.

Professor Afiliado do Departamento Ginecologia da Escola Paulista de Medicina da Universidade Federal de São Paulo (EPM/Unifesp).

Paulo Cossi

Ultrassonografista. Membro do Setor de Algia Pélvica e Endometriose do Departamento de Ginecologia da Escola Paulista de Medicina da Universidade Federal de São Paulo (EPM/Unifesp).

Paulo Roberto Pirozzi

Professor de Mastologia da Faculdade de Medicina do ABC (FMABC). Doutorado em Medicina, na Área de Concentração em Tocoginecologia pela Faculdade de Ciências Médicas da Santa Casa de São Paulo.

Pedro Luiz Lacordia

Médico Assistente da Disciplina de Ginecologia Oncológica do Departamento de Ginecologia da Escola Paulista de Medicina da Universidade Federal de São Paulo (EPM/Unifesp). Mestre em Ciências Medicas pela EPM/Unifesp.

Pedro Vitor Lopes Costa

Professor Adjunto da Universidade Federal do Piauí (UFPI). Especialista em Mastologia e Ginecologia. Mestrado em Ciências e Saúde pela UFPI. Doutorado em Biotecnologia e Saúde pela Rede Nordeste de Biotecnologia (Renorbio). Professor e Orientador do Mestrado em Ciências e Saúde da UFPI.

Priscila Beatriz Oliveros dos Santos

Graduada em Medicina e Residência Médica na Escola Paulista de Medicina da Universidade Federal de São Paulo (EPM/Unifesp). Especialista em Ginecologia e Obstetrícia pela Federação Brasileira das Associações de Ginecologia e Obstetrícia (Febrasgo). Especialista em Mastologia pela Sociedade Brasileira de Mastologia (SBM). Certificado de Atuação na Área de Mamografia pelo Colégio Brasileiro de Radiologia e Diagnóstico por Imagem (CBR).

Priscila de Paulo Giacon

Medica Colaboradora da Disciplina de Ginecologia Oncológica da Escola Paulista de Medicina da Universidade Federal de São Paulo (EPM/Unifesp). Médica Assistente do Setor de Oncologia Cirúrgica Pélvica do Hospital Perola Byington. Médica do Setor de Ginecologia do Hospital AC Camargo.

Rafael Calil Salim

Medico Graduado pela Universidade Federal do Espírito Santo (UFES). Residência em Patologia pela Escola Paulista de Medicina da Universidade Federal de São Paulo (EPM/Unifesp). Especialista em Patologia pela Sociedade Brasileira de Patologia (SBP) da Associação Médica Brasileira (AMB).

Raquel Martins Arruda

Doutora em Ciências da Saúde pela Escola Paulista de Medicina da Universidade Federal de São Paulo (EPM/Unifesp). Encarregada do Setor de Uroginecologia e Cirurgia Vaginal do Hospital do Servidor Público Estadual de São Paulo Francisco Morato de Oliveira.

Rebecca Sotelo

Graduação em Medicina pela Universidade Federal do Rio de Janeiro (UNIRIO). Residência Médica em Ginecologia e Obstetrícia no Hospital Universitário Clementino Fraga Filho da Universidade Federal do Rio de Janeiro (HUCFF/UFRJ). Título de Especialista em Ginecologia e Obstetrícia pela Federação pela Federação Brasileira das Sociedades de Ginecologia e Obstetrícia (Febrasgo). Pós-Graduação em Uroginecologia pelo Instituto Fernandes Figueira da Fundação Oswaldo Cruz (IFF/Fiocruz).

Régis Resende Paulinelli

Sócio Titular da Sociedade Brasileira de Mastologia (SBM). Mestre e Doutor em Ciências da Saúde pela Universidade de Brasília (UnB). Preceptor da Residência Médica em Mastologia no Hospital das Clínicas da Universidade Federal de Goiás (UFG). Organizador do Programa Teórico-Prático em Oncoplastia e Reconstrução Mamária da SBM no Hospital Araújo Jorge da Associação de Combate ao Câncer em Goiás.

Renata G. Martello dos Santos

Médica. Mestre em Ciências pela Escola Paulista de Medicina da Universidade Federal de São Paulo (EPM/Unifesp).

Renata Robial

Mestre em Ciências pela Faculdade de Medicina da Universidade de São Paulo (FMUSP) e Médica da Fundação Faculdade de Medicina.

Renata Sobreira Brito

Residência Médica no Hospital Pérola Byington. Especialista em Ginecologia e Obstetrícia pela Federação Brasileira das Sociedades de Ginecologia e Obstetrícia (Febrasgo). Qualificação em Patologia do Trato Genital Inferior e Colposcopia pela Associação Brasileira de Patologia do Trato Genital Inferior e Copolcospia (ABPTGIC). Especialização em Patologia Genital e Colposcopia no Núcleo de Prevenção de Doenças Ginecológicas (NUPREV) da Escola Paulista de Medicina da Universidade Federal de São Paulo (EPM/Unifesp).

Renato Fraietta

Urologista, Doutor, Médico Assistente do Setor Integrado de Reprodução Humana e Professor Afiliado do Departamento de Cirurgia da Escola Paulista de Medicina da Universidade Federal de São Paulo (EPM/Unifersp).

Renato Moretti Marques

Doutor em Ciências pela Disciplina de Ginecologia Oncológica da Escola Paulista de Medicina da Universidade Federal de São Paulo (EPM/Unifesp) e Cirurgião Ginecológico do Centro de Oncologia e do Programa de Cirurgia Robótica do Hospital Albert Einstein – São Paulo – SP.

Renato Zucchi

Médico Ginecologista e Obstetra, Especialista em Endoscopia Ginecológica pela Associação de Medicina Brasileira (AMB).

René Aloisio da Costa Vieira

Diagnóstico em Mastologia; Imaginológico; Rastreamento; População Geral.

Ricardo Caponero

Médico Oncologista Clínico. Mestre em Oncologia Molecular. Coordenador do Centro Avançado em Terapia de Suporte e Medicina Integrativa. Centro de Oncologia – Hospital Alemão Oswaldo Cruz – São Paulo – SP. Membro do Corpo Docente da European Society for Medical Oncology (ESMO) para Cuidados Paliativos e de Suporte para o período de 2017-2018. Editor Associado do site http://qualityoflife.elsevierresource.com/. Presidente do Conselho Técnico-Científico da FEMAMA.

Ricardo Costa Pinto

Mastologista. Sócio Titular da Sociedade Brasileira de Mastologia e Responsável pelo Serviço de Cirurgia Reparadora da Disciplina de Mastologia Escola Paulista de Medicina da Universidade Federal de São Paulo (EPM/Unifesp).

Ricardo dos Santos Simões

Médico Assistente, Doutor, do Departamento de Ginecologia e Obstetrícia da Faculdade de Medicina da Universidade de São Paulo (FMUSP).

Ricardo Shiratsu

Coordenador do Serviço de Combate às Doenças Sexualmente Transmissíveis da Escola Paulista de Medicina da Universidade Federal de São Paulo (EPM/Unifesp). Vice-Presidente da Sociedade Brasileira de Dermatologia – Regional São Paulo.

Rinaldo Flôrencio da Silva

Pós-Doutoranda do Departamento de Morfologia e Genética da Escola Paulista de Medicina da Universidade Federal de São Paulo (EPM/Unifesp).

Rita de Cassia de Maio Dardes

Professora Adjunta da Disciplina de Endocrinologia Ginecológica/Climatério da Escola Paulista de Medicina da Universidade Federal de São Paulo (EPM/Unifesp). Coordenadora do Ambulatório de Alto Risco do Climatério da EPM/Unifesp.

Rita Oliveira da Silva

Mestre em Ciências pelo Departamento de Ginecologia da Escola Paulista de Medicina da Universidade Federal de São Paulo (EPM/Unifesp).

Roberta de Lucena Ferretti

Nutricionista. Doutorado (em andamento) em Oncologia Pediátrica no Instituto de Oncologia Pediátrica da Escola Paulista de Medicina da Universidade Federal de São Paulo (IOP/EPM/Unifesp). Mestrado em Pediatria e Ciências Aplicadas à Pediatria (EPM/Unifesp). Especialização em Adolescência para Equipe Multidisciplinar pelo Centro de Atendimento e Apoio ao Adolescente (CAAA/EPM/Unifesp). Docente do Curso de Nutrição da Universidade de Taubaté/Hospital Universitário. Docente em Cursos de Pós-Graduação em Nutrição Clínica e de Ciências da Saúde.

Roberto Araujo Segreto

Professor-Associado, Livre-Docente do Departamento de Oncologia Clínica e Experimental, Setor de Radioterapia da Escola Paulista de Medicina da Universidade Federal de São Paulo (EPM/Unifesp). Médico Rádio-Oncologista do Hospital Alemão Oswaldo Cruz e do Hospital Albert Einsten – São Paulo – SP.

Roberto Zamith

Professor Adjunto Doutor da Disciplina de Ginecologia Geral do Departamento de Ginecologia da Escola Paulista de Medicina da Universidade Federal de São Paulo (EPM/Unifesp).

Rodrigo Cerqueira de Souza

Mestre pela Escola Paulista de Medicina da Universidade Federal de São Paulo (EPM/Unifesp). Professor-Assistente do Departamento de Saúde da Mulher, Disciplina de Ginecologia, da Faculdade Santa Marcelina. Preceptor em Uroginecologia e Cirurgia Vaginal no Conjunto Hospitalar do Mandaqui.

Rodrigo de Aquino Castro

Professor-Associado Livre-Docente do Departamento de Ginecologia da Escola Paulista de Medicina da Universidade Federal de São Paulo (EPM/Unifesp).

Rodrigo de Morais Hanriot

Diretor do Serviço de Radioterapia do Hospital Alemão Oswaldo Cruz. Membro Internacional das Sociedades Americana e Europeia de Radioterapia.

Rodrigo Gregório Brandão

Médico Mastologista – Especialista pela Escola Paulista de Medicina da Universidade Federal de São Paulo (EPM/Unifesp)/ Sociedade Brasileira de Mastologia/SBM. Mestre em Ciências pela EPM/Unifesp. Médico Colaborador do Ambulatório de Mastologia do Hospital São Paulo – Hospital Universitário da Unifesp – Associação Paulista para o Desenvolvimento da Medicina (HSP/HU/SPDM).

Rodrigo Souza Dias

Médico Rádio-Oncologista. Graduado em Medicina, especialista em Rádio-Oncologia. Mestre e Doutor em Radiologia Clínica pela Escola Paulista de Medicina da Universidade Federal de São Paulo (EPM/Unifesp). Chefe do Setor de Radioterapia do Departamento de Oncologia Clínica e Experimental da EPM/Unifesp.

Rogério Fenile

Doutorado em Ciências Médicas e Biológicas pela Escola Paulista de Medicina da Universidade Federal de São Paulo (EPM/Unifesp). Médico Mastologista do Centro de Referência da Saúde da Mulher.

Rogério Grossmann

Mestre e Doutor FFFCMPOA. Chefe do Centro de Mama do Hospital Santa Rita – Santa Casa de Misericórdia de Porto Alegre. Preceptor em Mastologia do Hospital Materno-Infantil Presidente Vargas.

Roney Cesar Signorini Filho

Doutor em Ginecologia Oncológica pela Escola Paulista de Medicina da Universidade Federal de São Paulo (EPM/Unifesp). Diretor da Oncologia Cirúrgica do Centro de Referência da Saúde da Mulher (CRSM) do Hospital Pérola Byington – São Paulo – SP.

Rosangela Tiengo Marino

Médica da Faculdade de Medicina do ABC (FMABC).

Rosemar Macedo Sousa Rahal

Professora Adjunta do Departamento de Ginecologia e Obstetrícia da Universidade Federal de Goiás (UFG).

Rosemary Aparecida Villela de Freitas

Psicóloga Clínica. Mestre em Ciências da Saúde pela Escola Paulista de Medicina da Universidade Federal de São Paulo (EPM/Unifesp). Especialista em Sexualidade Humana, Terapia Corporal reichiana e EMDR. Coordenadora e Professora do Curso de Sexualidade Humana e Corpo em Movimento pelo Instituto Sedes Sapientiae.

Rudinei Diogo Marques Linck

Médico Residente em Oncologia Clínica pelo Hospital Sírio Libanês (HSL). Residência em Clínica Médica pela Escola Paulista de Medicina da Universidade Federal de São Paulo (EPM/Unifesp). Graduação em Medicina pela Universidade de Passo Fundo (UPF).

Ruffo de Freitas Jr.

Professor-Associado 2 da Universidade Federal de Goiás (UFG). Coordenador do Programa de Mastologia da UFG. Médico Titular do Serviço de Ginecologia e Mama do Hospital Araújo Jorge da Associação de Combate ao Câncer em Goiás.

Samantha Karlla Lopes de Almeida Rizzi

Fisioterapeuta graduada pela Universidade Federal de São Carlos (UFSc). Doutoranda em Ciências da Saúde pela Disciplina de Mastologia da Escola Paulista de Medicina da Universidade Federal de São Paulo (EPM/Unifesp). Mestre em Ciências da Saúde pela Disciplina de Mastologia da EPM/Unifesp. Especialista em Fisioterapia em Oncologia pela Associação Brasileira de Fisioterapia em Oncologia/Conselho Federal de Fisioterapia e Terapia Ocupacional (ABFO/COFFITO). Especializada em Fisioterapia em Uroginecologia pelo CBES. Coordenadora da Especialização de Fisioterapia em Ginecologia pela EPM/Unifesp. Coordenadora do Ambulatório de Fisioterapia em Mastologia da EPM/Unifesp. Fisioterapeuta do Hospital Universitário da EPM/Unifesp.

Sarhan Sydney Saad

Professor-Associado Livre-Docente da Disciplina de Gastroenterologia Cirúrgica da Escola Paulista de Medicina da Universidade Federal de São Paulo (EPM/Unifesp). Chefe do Grupo de Coloproctologia da Disciplina de Gastroenterologia Cirúrgica da EPM/Unifesp. Membro Titular da Sociedade Brasileira de Coloproctologia. Membro Associado da American Society of Colon and Rectal Surgeons.

Sebastião Marques Zanforlin Filho

Médico Palestrante do Cetrus.

Sérgio Augusto Matsumoto Senaga

Especialista em Ginecologia e Obstetrícia pela Federaçao Brasileira das Associações de Ginecologia e Obstetrícia (FEBRASGO). Videolaparoscopia Ginecológica pela Escola Paulista de Medicina da Universidade Federal de São Paulo (EPM/Unifesp)

Sergio Brasileiro Martins

Mestre e Doutor pela Escola Paulista de Medicina da Universidade Federal de São Paulo (EPM/Unifesp).

Sergio Elias Nassar De Marchi

Especialização em Medicina Interna na Escola Paulista de Medicina da Universidade Federal de São Paulo (EPM/Unifesp). Especialista em Radiologia e Diagnóstico por Imagem pelo Colégio Brasileiro de Radiologia (CBR). Especialização em Radiologia e Diagnóstico por Imagem no Hospital do Servidor Público Estadual (IAMSPE). Graduação em Medicina pela Faculdade de Ciências Médicas de Santos – Centro Universitário Lusíada.

Sergio Mancini Nicolau

Professor Adjunto Livre-Docente e Chefe da Disciplina de Ginecologia Oncológica do Departamento de Ginecologia da Escola Paulista de Medicina da Universidade Federal de São Paulo (EPM/Unifesp).

Sergio Podgaec

Professor Livre-Docente pela Universidade de São Paulo (USP).

Sheila R. Niskier

Mestre em Pediatria. Pós-Graduanda, Nível Doutorado em Pediatria na Escola Paulista de Medicina da Universidade Federal de São Paulo (EPM/Unifesp).

Silmara da Costa Pereira Cestari

Professora-Associada do Departamento de Dermatologia da Escola Paulista de Medicina da Universidade Federal de São Paulo (EPM/Unifesp).

Silvana Maria Silva Fernandes

Médica Especialista em Ginecologia e Obstetrícia pela Federação Brasileira de Ginecologia e Obstetrícia (Febrasgo)/Associação Médica Brasileira (AMB). Médica Especialista em Patologia do Trato Genital Inferior e Colposcopia pela Associação Brasileira de Patologia do Trato Genital Inferior e Colposcopia (ABPTGIC). Médica especialista em Histeroscopia e Videolaparoscopia pela Febrasgo/AMB. Médica Especialista em Acupuntura pelo Colégio Médico Brasileiro de Acupuntura (CMBA)/AMB. Médica Preceptora do Setor de Acupuntura do Departamento de Ortopedia e Traumatologia da EPM/Unifesp. Pós-Graduanda, Nível Doutorado, do Departamento de Ginecologia da EPM/Unifesp.

Silvio Eduardo Bromberg

Professor Afiliado da Disciplina de Mastologia da Escola Paulista de Medicina da Universidade Federal de São Paulo (EPM/Unifesp). Pós-Doutorado em Mastologia pela EPM-Unifesp. Doutorado em Cirurgia pela Faculdade de Medicina da Universidade de São Paulo (FMUSP). Mastologista do Centro de Oncologia do Hospital Israelita - São Paulo – SP. Einstein. Autor: *Aperfeiçoamento em Mastologia* pelo I.N.T. – Milão – Itália.

Simone Elias

Médica Mastologista, Especialista pela SBM. Mestre em Ginecologia, Doutora em Medicina e Pós-Doutora em Radiologia Clínica pela Escola Paulista de Medicina da Universidade Federal de São Paulo (EPM/Unifesp). Professora Adjunta do Departamento de Ginecologia da EPM/Unifesp. Coordenadora do Ambulatório de Mastologia Hospital Universitário – Hospital São Paulo – Associação Paulista para o Desenvolvimento da Medicina (HU-HSP/SPDM).

Suzan Menasce Goldman

Professora-Associada Livre-Docente da Escola Paulista de Medicina da Universidade Federal de São Paulo (EPM/Unifesp). Responsável Técnica – Ressonância Magnética do CURA – Imagem e Diagnóstico.

Suzan Menasce Goldman

Professora-Associada Livre-Docente da Escola Paulista de Medicina da Universidade Federal de São Paulo (EPM/Unifesp). Responsável Técnica – Ressonância Magnética do CURA – Imagem e Diagnóstico.

Tatiana Carvalho de Souza Bonetti

Professora Afiliada da Disciplina de Endocrinologia Ginecológica do Departamento de Ginecologia - UNIFESP. Coordenadora Científica da Huntington Medicina Reprodutiva.

Tatiana Megale

Especialista em Ginecologia e Obstetrícia pela da Escola Paulista de Medicina da Universidade Federal de São Paulo (EPM/Unifesp) (Federação Brasileira de Ginecologia e Obstetrícia – Febrasgo). Qualificação em Patologia do Trato Genital Inferior e Colposcopia pela Associação Brasileira de Patologia do Trato Genital Inferior e Colposcopia (ABPTGIC). Doutoranda pelo Departamento de Ginecologia da Escola Paulista de Medicina da Universidade Federal de São Paulo (EPM/Unifesp).

Tatila Ferreira Sanches Arduino

Graduação em Medicina pela Escola Paulista de Medicina da Universidade Federal de São Paulo (EPM/Unifesp). Residência Médica em Ginecologia e Obstetrícia EPM/Unifesp. Título de Especialista em Ginecologia e Obstetrícia pela Federação Brasileira das Associações de Ginecologia e Obstetricia (FEBRASGO). Médica Colaboradora do Setor de Videolaparoscopia do Departamento de Ginecologia da EPM/Unifesp.

Teresa Raquel Embiruçu de Araújo Gonzaga

Doutorado em Ginecologia pela Escola Paulista de Medicina da Universidade Federal de São Paulo (EPM/Unifesp).

Thais Heinke

Professor Adjunto Doutor do Departamento de Patologia da Escola Paulista de Medicina da Universidade Federal de São Paulo (EPM/Unifesp). Gerente Técnica da Colpocitologia da Salomão Zoppi Diagnósticos.

Thais Koch

Pós-Graduanda (Mestrado). Membro do Setor de Algia Pélvica e Endometriose da Escola Paulista de Medicina da Universidade Federal de São Paulo (EPM/Unifesp).

Thais Sanches Domingues

Médica da Disciplina de Endocrinologia Ginecológica do Departamento de Ginecologia da Escola Paulista de Medicina da Universidade Federal de São Paulo (EPM/Unifesp). Médica da Huntington Medicina Reprodutiva.

Thais Suelotto Machado Fonseca

Acadêmica de Medicina da Faculdade de Medicina do ABC (FMABC).

Thiago Kreutz Grossmann

Discente do Curso de Medicina da Universidade Federal de Ciências da Saúde de Porto Alegre (UFCSPA)

Thiers Deda Goncalves

Professor Adjunto do Departamento de Medicina da Universidade Federal de Sergipe (UFS). Doutor em Medicina pela Escola Paulista de Medicina da Universidade Federal de São Paulo (EPM/Unifesp). Título de Especialista em Mastologia – TEMa. Título de Especialista em Ginecologia e Obstetrícia – TEGO. Residência Médica em Ginecologia e Obstetrícia pela EPM/Unifesp. Especialização em Mastologia pela EPM/Unifesp. Ex-Presidente da Regional Sergipe da Sociedade Brasileira de Mastologia (SBM). Ex-Membro da Comissão de Mastologia da Federação Brasileira de Ginecologia e Obstetrícia (Febrasgo).

Valeria Grisolia de Freitas

Mestre em Medicina (Ginecologia) pela Escola Paulista de Medicina da Universidade Federal de São Paulo (EPM/Unifesp). Especialista em Ginecologia e Obstetrícia pela da Escola Paulista de Medicina da Universidade Federal de São Paulo (EPM/Unifesp) (Federação Brasileira de Ginecologia e Obstetrícia – Febrasgo)/Associação Médica Brasileira – AMB). Qualificação em Patologia do Trato Genital Inferior e Colposcopia pela Associação Brasileira de Patologia do Trato Genital Inferior e Colposcopia (ABPTGIC). Medica Colaboradora do Núcleo de Prevenção de Doenças Ginecológicas da EPM-Unifesp.

Valéria Petri

Professora Titular do Departamento de Dermatologia da Escola Paulista de Medicina da Universidade Federal de São Paulo (EPM/Unifesp).

Valéria Vieira Chida

Mestrado em Patologia Experimental e Comparada pela Faculdade de Medicina da Universidade de São Paulo (FMUSP).

Vamberto Oliveira de Azevedo Maia Filho

Doutor pela Escola Paulista de Medicina da Universidade Federal de São Paulo (EPM/Unifesp). Médico do Setor de Ginecologia Endócrina da EPM/Unifesp. Responsável pelo Ambulatório de Hirsutismo do Setor de Ginecologia Endócrina da EPM/Unifesp.

Vanessa Mollaco da Cruz

Médica Palestrante do Cetrus.

Vanessa Monteiro Sanvido

Graduada em Medicina pela Faculdade de Medicina de Ribeirão Preto da Universidade de São Paulo (FMUSP). Especialista em Ginecologia e Obstetrícia e em Mastologia pela Escola Paulista de Medicina da Universidade Federal de São Paulo (EPM/Unifesp). Mestre em Ginecologia pela EPM/Unifesp. Pós-graduanda Nível Doutorado pela EPM/Unifesp.

Vanessa Rodrigues Apfel

Mestre em Ciências pela Escola Paulista de Medicina da Universidade Federal de São Paulo (EPM/Unifesp).

Vera Lucia da Cruz

Membro da Disciplina de Ginecologia e Obstetrícia da Faculdade de Medicina do ABC (FMABC). Mestre em Ciências pela FMABC. Preceptora da Residência Médica de Mastologia da Fundação Universitária do ABC.

Vinicius Adami Vayego Fornazari

Doutorando do Departamento de Radiologia e Diagnóstico por Imagem (DDI) da Escola Paulista de Medicina da Universidade Federal de São Paulo (EPM/Unifesp).

Vinicius Milani Budel

Professor-Associado Doutor do Departamento de Ginecologia da Universidade Federal do Paraná (UFPR). Oncologista pela Universidade Livre De Bruxelas Instituto Jules Bordet-Belgica. Chefe do Serviço e Disciplina de Mastologia da UFPR. Membro Titular da Sociedade Brasileira de Medicina (SBM). Presidente da Escola Brasileira de Mastologia.

Vivian Ferreira do Amaral

Professora Titular de Ginecologia da Escola de Medicina da Pontifícia Universidade Católica do Paraná (PUC-PR).

Wagner Horst

Mestrado em Saúde e Meio Ambiente na Universidade da Região de Joinville – Univille.

Walter Ricioli Junior

Mestre pela Faculdade de Ciências Médicas da Santa Casa de São Paulo (FCMSCP). Médico Ortopedista, Assistente do Grupo de Quadril do Departamento de Ortopedia da Irmandade da Santa Casa de São Paulo.

Wendel Ferreira Costa

Graduado em Medicina na Universidade Federal de Campina Grande (UFCG). Residência de Clínica Médica no Hospital Universitário Onofre Lopes – Universidade Federal do Rio Grande do Norte (UFRN). Especialista em Cancerologia Clínica pela Escola Paulista de Medicina da Universidade Federal de São Paulo (EPM/Unifesp)/Liga Contra o Câncer do Rio Grande do Norte. Especialização em Medicina da Família pela EPM/Unifesp.

Wesley Pereira Andrade

Mestre e Doutor em Oncologia. Mastologista e Cirurgião Oncologista. Médico Titular da Sociedade Brasileira de Mastologia (SBM). Médico Titular da Sociedade Brasileira de Cirurgia Oncológica (SBCO). Coordenador do Comitê de Oncologia Mamária da SBCO. Membro da Sociedade Americana de Cirurgia Oncológica | Society of Surgical Oncology – SSO. Membro da Sociedade Europeia de Cirurgia Oncológica | European Society of Surgical Oncology – ESSO.

Ysao Yamamura

Professor Afiliado Livre-Docente e Chefe do Setor de Medicina Chinesa – Acupuntura do Departamento de Ortopedia e Traumatologia da DOT/EPM/UNIFESP.

Apresentação

A Ginecologia apresentou, nas últimas décadas, grande evolução no diagnóstico e na terapêutica das diferentes afecções.

Ao aceitarmos o desafio e idealizarmos este *Tratado de Ginecologia*, procuramos elaborar um livro moderno, com linguagem simples e direta e que fosse o mais abrangente possível. Além disso, que tivesse como foco a prática de nossa especialidade.

Aprendemos muito durante a sua elaboração, procurando incorporar novos temas e os avanços diagnósticos e terapêuticos, sempre com uma visão holística. Buscamos a imparcialidade e a visão mais plural possível de cada assunto.

Esperamos que nosso *Tratado de Ginecologia* possa contribuir de modo significativo com a disseminação do conhecimento de nossa especialidade.

Assim, dedicamos este livro a todos os ginecologistas de nosso país.

Os Editores

Sumário

Seção 2 Mastologia 129

■ Gil Facina ■ Simone Elias

Seção 3 Uroginecologia 567

▪ Rodrigo de Aquino Castro ▪ Sergio Brasileiro Martins

Seção 4   Dor Pélvica Crônica 639

■ Eduardo Shor ■ Nucelio Luiz de Barros Moreira Lemos

Seção 5   Endometriose 713

■ Alexander Kopelman ■ Eduardo Schor

Seção 6   Ginecologia Oncológica 815

▪ Auro Del Giglio ▪ Cláudia de Carvalho Ramos Bortoletto

VOLUME 2

Seção 7   Transição Menopausal 893

■ Ivaldo Silva ■ Mauro Abi Haidar

Seção 8   Ginecologia Endócrina 901

■ Claudio Emilio Bonduki

Seção 11   Planejamento Familiar 1263

■ Zsuzsanna Ilona Katalin de Jármy Di Bella ■ Fabio Fernando de Araujo

Seção 12 Leiomioma Uterino 1399

▪ Mariano Tamura Vieira Gomes

Seção 13   Videoendoscopia Ginecológica 1481

- José Maria Cordeiro Ruano ▪ Lea Mina Kati

Seção 14 Reprodução Humana 1543

▪ Eduardo Leme Alves da Motta ▪ Renato Fraietta

Seção 15 Malformações Genitais 1595

▪ Claudia Cristina Takano ▪ Vanessa Rodrigues Apfel

Seção 16   Infecções Genitais 1647

▪ Maria Augusta Tezzeli Bortolini ▪ Roberto Zamith

Seção 17   Pele e Afecções Ginecológicas 1695

▪ Marisa Teresinha Patriarca

Transição Menopausal

- Ivaldo Silva
- Mauro Abi Haidar

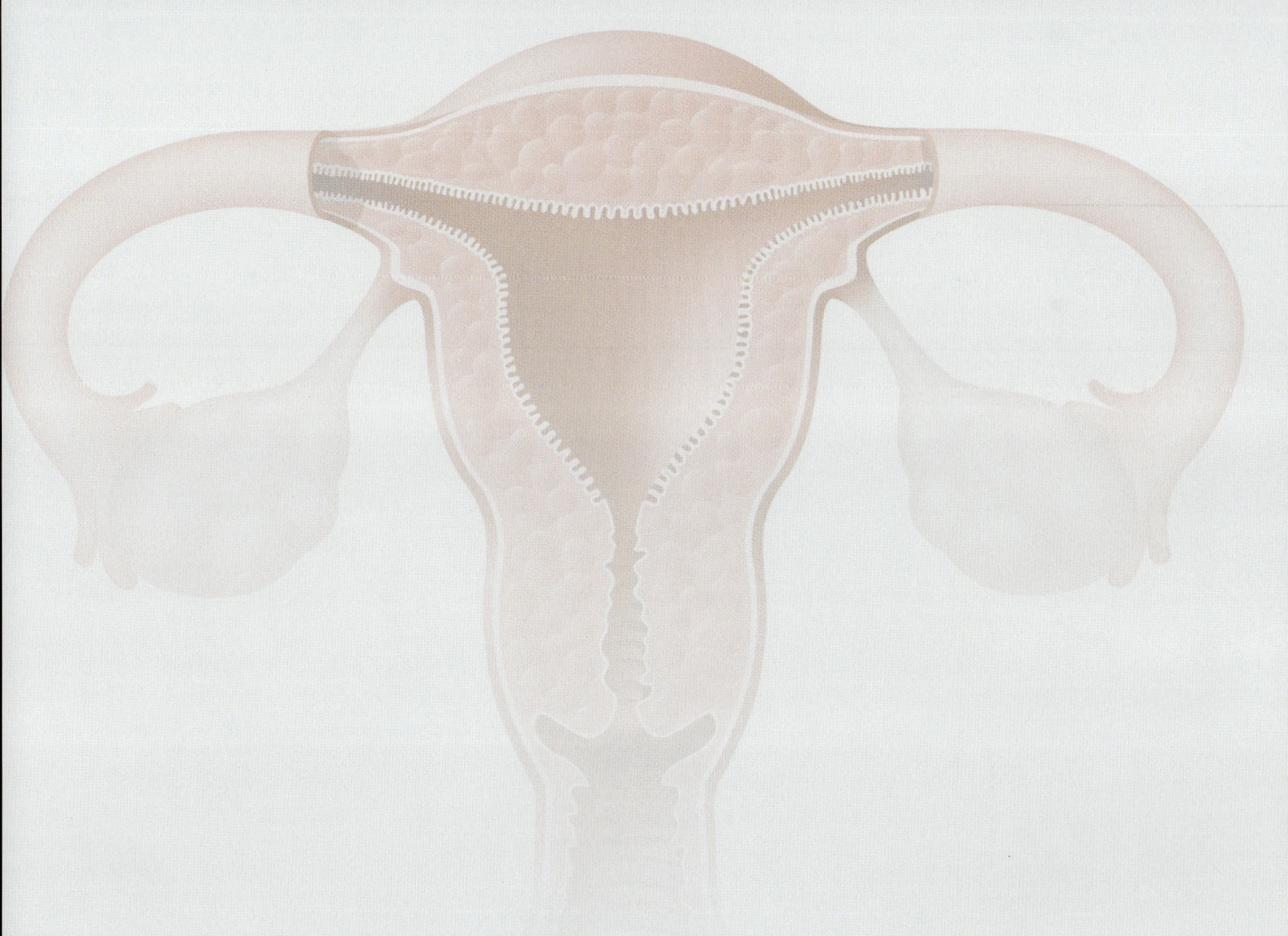

Transição Menopausal

Capítulo 61

Transição Menopausal

■ Mauro Abi Haidar   ■ Ivaldo Silva   ■ Rita de Cassia de Maio Dardes

■ CONCEITO

Decorrente do aumento de expectativa de vida da mulher, houve crescente interesse pelo estudo da fase do climatério, que hoje denominamos como transição menopausal e pós-menopausa, a qual compreende a transição do período reprodutivo para o não reprodutivo, a última menstruação (menopausa), o período de um ano após a última menstruação (perimenopausa/transição menopausal) e a pós-menopausa. Essa pode ser dividida em recente (até cinco anos da data da última menstruação) ou tardia (acima de cinco anos). A menopausa, definida como 12 meses de amenorreia, ocorre, em geral, entre os 45 e 55 anos. Antes dos 40, é chamada de menopausa precoce, e após os 55 anos, de tardia.

■ FISIOPATOLOGIA

O cessar das menstruações espontâneas ocorre em virtude da grande redução na atividade dos ovários, que deixam de liberar óvulos mensalmente. Ao mesmo tempo, os estrogênios começam a ser secretados em menor quantidade. O organismo fica exposto a um novo ambiente hormonal, designado por hipoestrogenismo. A fisiopatogenia dos sintomas vasomotores é pouco conhecida. Acredita-se que a deprivação estrogênica esteja ligada à instabilidade no centro termorregulador hipotalâmico, além de alterações nos níveis de serotonina e norepinefrina, que se apresentam reduzidos nas mulheres hipoestrogenizadas.

Por razões desconhecidas, o ovário perde a maior parte dos seus folículos até a menarca, chegando à menopausa com um número reduzido. Nessa altura, a primeira expressão da queda significativa dos folículos é, como se disse, o aparecimento das irregularidades menstruais, que podem durar vários anos. Numa primeira fase, os ciclos tornam-se mais curtos, por maturação folicular acelerada, mantendo alguma regularidade; mais tarde, tornam-se irregulares, sucedendo-se ciclos de duração muito variável e com sangramento não estrutural do útero. A amenorreia definitiva surge quando ocorre a falência ovariana, pelo consumo quase total dos seus folículos. Sob o ponto de vista endócrino, no estroma do ovário há aumento da produção de androgênios, e no tecido adiposo periférico eles são convertidos principalmente em estrona e estradiol (que circulam em baixas concentrações). Há também diminuição da síntese da inibina e de estradiol que, por sua vez, estimulam a hipófise, que passa a produzir níveis crescentes de FSH. A elevação do FSH, do LH e a produção irregular de inibina levam ao aparecimento de ciclos anovulatórios. A característica endócrina mais importante dessa fase é o déficit de progesterona. Os ciclos tornam-se mais curtos e, posteriormente, mais longos.

Existem vários fatores que podem influenciar a menopausa: (1) o tabagismo pode antecipá-la em cerca de 1,5 ano; (2) a nuliparidade, a exposição a químicos tóxicos, o tratamento com antidepressivos, a epilepsia (principalmente se as crises são frequentes) são fatores que se associam à menopausa precoce; (3) fatores familiares, como polimorfismos genéticos dos receptores de estrogênio; (4) a multiparidade, o excesso de massa corporal e o elevado QI na infância estão relacionados com a idade mais tardia da menopausa. Não foi encontrada qualquer relação entre a idade da menopausa e a idade da menarca, uso de anticonceptivos orais, nível socioeconômico ou raça.

■ PROPEDÊUTICA

O diagnóstico de menopausa é eminentemente clínico. Na verdade, o diagnóstico só pode ser feito *a posteriori*, depois que a mulher passou 12 meses sem menstruar. Já o diagnóstico laboratorial do período de transição menopausal pode ser observado pela elevação do FSH (maior que 35 U/L). Quando estabelecida a menopausa, temos níveis baixos de estradiol (menores que 20 a 30 pg/mL).

QUADRO CLÍNICO DA TRANSIÇÃO MENOPAUSAL

Em alguns casos, essa transição pode ser assintomática. No entanto, a maioria das mulheres começa a apresentar sintomas de intensidade variável já no início da transição menopausal, que se intensificam com a diminuição progressiva das concentrações dos hormônios sexuais. Os mais comuns são: (1) ondas de calor ou fogachos: episódios súbitos de sensação de calor na face, pescoço e parte superior do tronco, geralmente acompanhados de rubor facial, sudorese, palpitações cardíacas, vertigens e fadiga muscular. Quando mais intensos, podem impor limitações nas tarefas do dia a dia; (2) irregularidades na duração dos ciclos menstruais e na quantidade do fluxo sanguíneo; (3) sintomas psíquicos: a redução dos níveis de estrogênio e de progesterona interfere com a liberação de neurotransmissores essenciais para o funcionamento harmonioso do sistema nervoso central. Como consequência, aumentam as queixas de irritabilidade, labilidade emocional, choro descontrolado, depressão, distúrbios de ansiedade, melancolia, perda da memória e insônia.

CONTEXTO DO TRATAMENTO MEDICAMENTOSO CONVENCIONAL

A terapia hormonal (TH) tem a vantagem de aliviar os sintomas físicos (fogachos), psíquicos (depressão, irritabilidade) e os relacionados com os órgãos genitais (secura vaginal, incontinência urinária) na transição menopausal e após a menopausa. Além disso, funciona como proteção contra a osteoporose e assegura melhor qualidade de vida. No entanto, existem contraindicações que devem ser criteriosamente avaliadas, tais como o risco de doenças cardiovasculares, trombose, câncer de mama e de endométrio, distúrbios hepáticos e sangramento vaginal de origem desconhecida.

Alimentação saudável, atividade física regular, evitar o tabagismo e o consumo excessivo de álcool, cuidar da saúde bucal; essas são algumas medidas simples que, se incorporadas aos hábitos diários de vida, podem ser úteis para minimizar os sintomas.

A terapia estrogênica surgiu como opção de tratamento amplamente divulgado na década de 1970, como a terapia ideal para melhorar a qualidade de vida, a saúde cardiovascular e os aspectos estéticos na transição menopausal. As ondas de calor são os sintomas mais comuns nessa fase. Geralmente acompanhados de sudorese, são referidos por 68% a 82% das mulheres com menopausa natural. Aquelas que se submeteram a ooforectomia bilateral apresentam índices ainda mais elevados, que chegam a 90%.

Notou-se a necessidade de associação do progestagênio para proteção endometrial do efeito proliferativo estrogênico. As mulheres que não haviam sido submetidas à histerectomia total passaram a utilizar um progestagênio de forma cíclica, mimetizando o ciclo menstrual usual, para prevenir a hiperplasia e o câncer de endométrio.

Foi nesse contexto que a TH ganhou grande parte dos receituários médicos ao redor do mundo. As pacientes estavam satisfeitas com o bem-estar que o tratamento proporcionava, com o alívio dos sintomas, a melhora do ato sexual e, depois, da qualidade de vida em geral. Os resultados de estudos observacionais mostraram redução de risco de alterações crônicas como osteoporose, capacidade cognitiva e doença cardiovascular. Estima-se que 42% da população norte-americana na pós-menopausa utilizava alguma forma de TH em 2001.

Esses conceitos foram avaliados por estudos prospectivos bem conduzidos, controlados e placebo-controlados. Especulava-se que os resultados dos novos estudos minimizariam os prováveis fatores de confusão dos estudos observacionais, como a ideia de que as usuárias de TH seriam mais preocupadas com a saúde, teriam hábitos de vida mais saudáveis, incluindo alimentação balanceada, prática regular de exercícios físicos e cuidados com o corpo e a mente. Essa população seria, portanto, mais "saudável" e com menor propensão a desenvolver doenças cardiovasculares e osteoporose.

Os resultados dos recentes estudos, entretanto, levaram a uma mudança no rumo da TH. O aumento dos casos de câncer de mama, doenças cardiovasculares e tromboembólicas associadas à TH modificaram os hábitos prescritivos e o rumo das pesquisas. Além disso, as opções crescentes de outras terapias, tanto para o controle dos sintomas quanto para a prevenção de doença cardiovascular e de osteoporose, surgiram com alguma evidência científica. Médicos e pacientes deixaram de optar pela TH e buscaram terapias específicas (para a osteoporose, bisfosfonatos e raloxifeno; para os sintomas menopausais, fito-hormônios e outras alternativas) e terapias comportamentais. Com os resultados dos estudos prospectivos HERS, HERS II e a primeira publicação do WHI, o mundo experimentou a queda vertiginosa das prescrições de TH. No entanto, UTIAN *et al.* (2007) citam as prováveis consequências para a população que, na época da publicação desses estudos, estava na transição menopausal e na pós-menopausa recente, e não foi e não está sendo beneficiada, por exemplo, com a redução na progressão da perda de massa óssea ou até com a possível prevenção de eventos coronarianos.

A partir desses conceitos, surgiu o termo "janela terapêutica", período compreendido entre a transição menopausal e a pós-menopausa recente (até 60 anos), no qual o uso de hormônios em geral é considerado benéfico para mulheres saudáveis.

A partir dos conhecimentos adquiridos nos últimos anos, a terapêutica estrogênica sugerida para o tratamento da transição menopausal e da pós-menopausa em pacientes sintomáticas é a de doses baixas. A associação progestagênica é preferível em mulheres com útero, pelo risco de proliferação endometrial. Entretanto, nessas, os resultados dos estudos do WHI mostraram piora no perfil de risco, quando comparadas às usuárias de terapia estrogênica (TE). Adicionalmente, o *Million Women Study* (estudo *Um Milhão de Mulheres*) mostrou diferença significativa no risco de câncer de mama nas usuárias de TE (RR = 1,30, CI = 1,22 para 1,40) e nas de progestagênios associados a estrogênios (RR = 2,0, CI = 1,88 para 2,12).

Apesar de ser assunto controverso, são considerados tratamentos com baixas doses de estrogênios aqueles que equivalem a 0,3 mg de estrogênios conjugados. Alguns autores advogam que os estrogênios conjugados na dose de 0,45 mg também deveriam ser incluídos nesse grupo; entretanto, as doses mais frequentemente estudadas como terapia estrogênica de baixa dose estão sumarizadas na Tabela 61.1.

Baixas doses de estrogênios são eficazes na redução dos sintomas vasomotores. Quando a dose tradicional de estrogênios conjugados (0,625 mg) é comparada à baixa dose (0,3 mg), observa-se que a redução média da frequência de fogachos é de 83% e 63%, respectivamente. Essa diferença é mostrada no Gráfico 61.1. Além disso, baixas doses de estrogênio estão associadas à diminuição de eventos adversos, como sangramento vaginal e dor mamária.

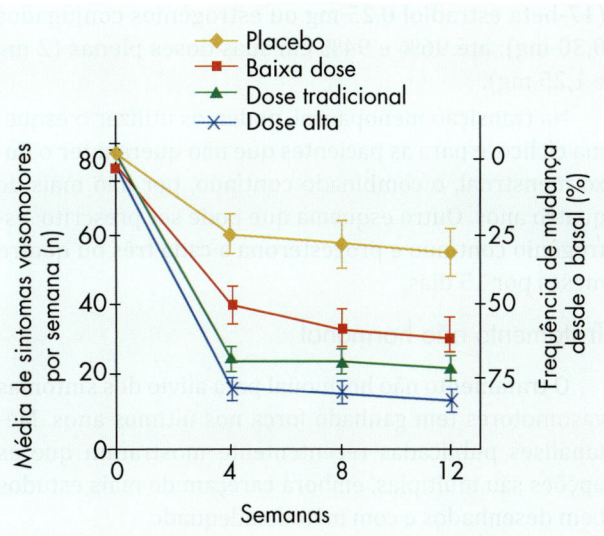

Gráfico 61.1   Esquema de mudanças no padrão de sintomas menopausais classificados como graves de acordo com a dose utilizada de estrogênios.

Também se observa a prevenção da perda de massa óssea em usuárias de baixas doses de estrogênios. Há evidências de redução no *turnover* ósseo de aproximadamente 25% a 30% com o uso de baixas doses (*versus* 40% a 50% com doses tradicionais). O *Million Women Study* encontrou índices de fraturas semelhantes entre usuárias de terapia estrogênica de baixa dose e de dose tradicional.

■ TRATAMENTO

Sintomas vasomotores

Tratamento hormonal

O tratamento hormonal é o mais efetivo para ondas de calor em mulheres saudáveis, variando de 59% a 78% com o uso de estrogênios em doses reduzidas

Tabela 61.1 Classificação de estrogênios orais e transdérmicos em baixa, tradicional e alta dose.			
	Dose baixa	Dose padrão	Dose alta
Estrogênios conjugados (MG)	0,3	0,625	1,25
17β-estradiol (mg) micronizado	0,5 a 1	1 a 2	4
Valerato de estradiol	0,5 a 1	1 a 2	
17β-estradiol (µg) transdérmico	25	50	100

Adaptada de Peeyananjarassri & Baber, 2005.

(17-beta estradiol 0,25 mg ou estrogênios conjugados 0,30 mg); até 96% e 94% em suas doses plenas (2 mg e 1,25 mg).

Na transição menopausal, podemos utilizar o esquema cíclico, e para as pacientes que não querem ter o fluxo menstrual, o combinado contínuo, por não mais de quatro anos. Outro esquema que pode ser prescrito: estrogênio contínuo e progesterona a cada três ou quatro meses por 15 dias.

Tratamento não hormonal

O tratamento não hormonal para alívio dos sintomas vasomotores tem ganhado força nos últimos anos. Metanálises publicadas recentemente mostraram que as opções são múltiplas, embora careçam de mais estudos bem desenhados e com método adequado.

Antidepressivos

Os inibidores seletivos da recaptação da serotonina (ISRS) e os inibidores da recaptação da norepinefrina e serotonina (IRNS) têm sido amplamente usados no tratamento de sintomas vasomotores em mulheres com câncer de mama. Vários desses compostos, considerados novos antidepressivos, tiveram sua eficácia comprovada em estudos clínicos placebo controlados de curta duração. São eles: os ISRS fluoxetina, paroxetina, citalopram; e também os IRNS venlafaxina e desvenlafaxina.

A fluoxetina, na dose de 20 mg/dia, reduziu os sintomas vasomotores em 50% *versus* 36% do grupo-placebo. Mulheres com câncer de mama e usando paroxetina, nas doses de 10 a 25 mg/dia, mostraram melhora de até 65%. Os dados disponíveis até o momento apontam que a sertralina parece não ser tão efetiva quanto outros antidepressivos para o tratamento dos sintomas vasomotores, carecendo de mais estudos para que essa indicação seja comprovada.

Há diversos estudos comparativos entre os agentes antidepressivos. O citalopran na dose de 10 a 20 mg/dia e a desvenlafaxina reduziram os sintomas vasomotores tanto quanto a venlafaxina e a paroxetina. Outro estudo verificou que 20 mg/dia de fluoxetina atenuou os sintomas vasomotores mais do que o placebo, mas com menor efetividade do que a venlafaxina e a paroxetina.

A venlafaxina reduziu as ondas de calor em 60% na dose de 75 mg e 37% na dose de 37,5 mg, comparados aos 27% de melhora vista com o placebo. A dose ideal para o início do tratamento parece ser de 37,5 mg, com aumento para 75 mg se necessário, não sendo recomendado o uso de 150 mg devido ao aumento expressivo de efeitos colaterais.

Os efeitos colaterais descritos com o uso de antidepressivos são: cefaleia, visão turva, boca seca e disfunção sexual. Pequenas diferenças entre as diferentes substâncias podem ser notadas: doses mais altas de venlafaxina parecem estar associadas à maior ocorrência de boca seca, diminuição do apetite, náusea e constipação; a fluoxetina parece gerar mais queixas de boca seca; já usuárias de paroxetina relataram mais queixas de tontura. Uma das queixas que mais preocupa é a disfunção sexual.

Os antidepressivos parecem ser eficazes, bem tolerados e seguros para o tratamento das pacientes com câncer de mama. Entretanto, a grande maioria desses estudos teve duração de 4 a 12 semanas, o que pode limitar a indicação dessa terapêutica. A nossa experiência clínica na resolução dos fogachos tanto no tocante à intensidade quanto à frequência dos sintomas vasomotores é mais evidente com o uso de paroxetina na dose de 20 mg/dia, venlafaxina na dose de 75 mg/dia e, mais recentemente, os proeminentes resultados com desvenlafaxina na dose de 50 mg/dia.

Atenção especial deve ser dada às pacientes em uso de tamoxifeno que têm indicação para antidepressivos. Alguns deles são inibidores potentes da enzima 2D6 do citocromo P450 – que converte o tamoxifeno em seu metabólito ativo, o endoxifeno. A inibição dessa enzima leva à diminuição dos níveis séricos do metabólito ativo e, portanto, diminui a eficácia do tamoxifeno. Alguns estudos demonstraram que, nas pacientes que usaram fluoxetina e paroxetina, a chance de recidiva do câncer de mama aumentou, quando comparadas às não usuárias dessas medicações. Já o citalopran, a sertralina, a venlafaxina e a desvenlafaxina são inibidores fracos ou não inibem a CYP2D6. Como o citalopran e a venlafaxina foram relatados como tendo menor efeito na inibição da concentração do endoxifeno, há sua preferência em mulheres que estejam em tratamento com tamoxifeno.

Agentes neuroendócrinos

O reconhecimento de possível causa neuroendócrina na gênese dos sintomas vasomotores levou ao estudo de agentes antidopaminérgicos (metildopa e veraliprida), agonistas alfa-adrenérgicos (clonidina) e gabapentina para tratamento alternativo dessas queixas. A clonidina é um agonista alfa-adrenérgico empregado nas doses de 0,1 a 0,9 mg/dia para o tratamento da hipertensão arterial e redução da reatividade vascular. Em metanálise recente, concluiu-se que o uso do medicamento diminui, em média, uma onda de calor ao dia em pacientes saudáveis. Em usuárias de tamoxifeno, a melhora dos sintomas vasomotores foi verificada com a dose de 0,1 mg/dia, administrada tanto por via oral quanto transdérmica. Houve queda de aproximadamente 46% nas queixas inicialmente relatadas. É importante notar que as doses preconizadas para o tratamento dos sintomas menopausais não reduzem a pressão arterial. A clonidina traz, entretanto, efeitos colaterais, como sensação de boca seca, insônia e sonolência, o que pode limitar o tratamento.

A gabapentina, um fármaco registrado para epilepsia e dor neuropática crônica, é usada no tratamento dos sintomas vasomotores de mulheres com câncer de mama. Os achados iniciais foram promissores e mostraram a redução de ondas de calor em 54% em estudos piloto, o que fez com que uma série de estudos clínicos randomizados e controlados fossem desenvolvidos.

A gabapentina foi avaliada em outro estudo placebo-controlado envolvendo 420 mulheres com câncer de mama. Os grupos de intervenção utilizaram gabapentina 100 mg ou 300 mg três vezes ao dia. Os resultados mostraram atenuação das ondas de calor de 18%, 30% e 45,6% – nos grupos-placebo, gabapentina 100 mg e gabapentina 300 mg, respectivamente. Os efeitos colaterais mais comumente relatados estão descritos na Tabela 61.2.

Terapias complementares

Fitoterápicos

Os estudos realizados com fitoterápicos para alívio dos sintomas vasomotores demonstram bons resultados, porém inferiores à TH convencional. As plantas mais estudadas são a *Cimicifuga racemosa*, o *Glycine max* (soja) e o *Trifolium pratense*. A *C. racemosa* parece estar envolvida no controle central, via serotonina, dos sintomas vasomotores. Já as duas últimas são consideradas fitoestrogênios e contêm grande quantidade de isoflavonas, compostos polifenólicos com estrutura similar ao 17-beta estradiol, que apresentam ação estimulatória fraca nos receptores de estrogênio.

Os fitoestrogênios presentes no *Glycine max* (soja) e no *Trifolium pratense* parecem apresentar atividade estrogênica fraca. O consumo periódico da soja mostrou estar associado à menor incidência de câncer de mama em populações asiáticas. Entretanto, não há evidências de que o consumo de uma das suas principais substâncias, as isoflavonas (genisteína), como parte da dieta ou sob a forma de medicamento, diminua o risco para a doença. Grandes estudos realizados têm resultados contraditórios quanto ao efeito das isoflavonas no controle dos sintomas vasomotores em mulheres saudáveis, apesar de serem muito utilizadas na prática clínica. Pela atividade nos receptores hormonais, parece pouco provável que as isoflavonas sejam seguras para o tratamento de sintomas vasomotores em mulheres com câncer de mama.

Tratamentos não farmacológicos e mudanças no estilo de vida

A maioria dos estudos que avaliaram terapias comportamentais para o controle dos sintomas vasomotores foram estudos piloto. Sabe-se que o entendimento

Tabela 61.2 Classificação de estrogênios orais e transdérmicos em baixa, tradicional e alta dose.

	Clonidina	ISRS/IRNS	Gabapentina
Eficácia (diferença na média no número de fogachos ao dia *versus* placebo) IC 95%	–0,95 (–1,44 a –0,47)	–1,13 (–1,70 a –0,57)	–2,05 (–2,80 a –1,30)
Tempo para ação	Rápida (menor que uma semana)	Rápida (menor que uma semana)	Rápida (menor que uma semana)
Duração da ação	Até oito semanas	Até seis semanas	Até 12 semanas
Taxa de descontinuação devido a efeitos colaterais	40%	10% a 20%	10%
Efeitos colaterais comuns	Boca seca, insônia e sonolência	Boca seca, visão turva e disfunção sexual	Tontura, sonolência e falta de equilíbrio
Eficácia no tratamento de depressão associada	Não estabelecida	Boa	Não estabelecida
Eficácia no tratamento de dor neuropática associada	Não estabelecida	Não estabelecida	Boa

Adaptada de Peeyananjarassri e Baber, 2005.

da mulher a respeito do que está sentindo é de fundamental importância para o sucesso do tratamento. Num estudo realizado em enfermeiras, houve melhora na sintomatologia vasomotora e dos distúrbios sexuais após orientação educacional e estímulo à mudança nos hábitos de vida.

Estudos clínicos com acupuntura mostraram resultados contraditórios. Alguns mostraram seu benefício sobre o placebo e a ausência de efeitos colaterais. Essa parece ser uma terapêutica segura e bem aceita pelas pacientes. Técnicas que incluem massagem e relaxamento parecem melhorar os sintomas vasomotores. Faltam, contudo, estudos controlados a respeito.

A hipnose no tratamento dos sintomas vasomotores foi avaliada em estudo piloto e mostrou alívio dos sintomas em 60%. Foi relatado também redução de 70% na intensidade e quantidade dos fogachos após quatro sessões de terapias chamadas auto-hipnose. Faltam, entretanto, estudos controlados para que essas terapêuticas sejam colocadas à disposição dessa população de mulheres com eficácia estabelecida.

Atrofia vaginal

O aconselhamento sexual e o autoconhecimento são imprescindíveis para o sucesso no tratamento da atrofia da mucosa vaginal. O tratamento consagrado para essas queixas em mulheres saudáveis é feito com estrogênios isolados e/ou testosterona tópicos. Os estrogênios tópicos disponíveis no mercado são: estrogênio conjugado (Premarin®), estriol (Ovestriol®, Stele®) e promestrieno (Colpotrofine®), sendo o último considerado o mais seguro para aquelas com contraindicação à TH por ter absorção sérica insignificante. Esquema terapêutico do tratamento local: dose de ataque: uma vez ao dia via vaginal e na região periuretral, ao deitar, por 20 dias; dose de manutenção: duas vezes por semana via vaginal e na região periuretral, ao deitar à noite.

Os lubrificantes vaginais não hormonais proporcionam eficácia moderada nas queixas de secura vaginal e dispareunia, sendo considerados tratamentos de primeira linha nas pacientes com contraindicação à TH.

Alguns hidratantes vaginais à base de policarbofil mostraram bom padrão de lubrificação devido à característica da substância de se ligar aos tecidos, causando uma película lubrificante duradoura. Além disso, a prática de exercícios pélvicos, como os de Kegel, pode ser associada, com resultados promissores; não esquecer dos lubrificantes íntimos no momento das relações sexuais.

REFERÊNCIAS BIBLIOGRÁFICAS

1. Liu JH, et al. Tratamento da Perimenopausa: percursos práticos em obstetrícia e ginecologia. São Paulo: McGraw-Hill; 2007.
2. Hersh AL, et al. National use of postmenopausal hormone therapy: annual trends and response to recent evidence. JAMA 2004;291(1):47-53.
3. Grady D, et al. Cardiovascular disease outcomes during 6.8 years of hormone therapy. JAMA 2002;288(1):49-57.
4. Risk and benefits of estrogens plus progestin in healthy postmenopausal women: principal results from the Women's Health Initiative Randomized Controlled Trial. JAMA 2002;288(3):321-33.
5. The Women's Health Initiative Steering Committee. Effects of Conjugated Equine Estrogen in Postmenopausal Women with Hysterectomy JAMA 2004; 291(14):1701-12.
6. Utian WH, et al. Estrogen and progestogen use in postmenopausal women: July 2008 position statement of The North American Menopause Society. Menopause 2008;15(4):584-602.
7. Rossouw JE. Postmenopausal hormone therapy for disease prevention: have we learned any lessons from the past? Clin Pharmacol Ther 2008;83(1):14-16.
8. Gray S. Breast cancer and hormone replacement therapy in the Million Women Study. Lancet 2003;362(9392):1332
9. Ettinger B. Rationale for use of lower estrogen doses for postmenopausal hormone therapy. Maturitas 2007;57(1):81-4.
10. Grady D. Management of Menopausal Symptoms. N Engl J Med 2006;355(22): 2338-47.
11. Bassuk SS et al. Menopausal Hormone Therapy and Cardiovascular Disease Risk: Utility of Biomarkers and Clinical Factors for Risk Stratification. Clin Chem. 2014;60(1):68-77

Seção 8

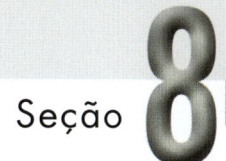

Ginecologia Endócrina

- Claudio Emilio Bonduki
- José Maria Soares Júnior

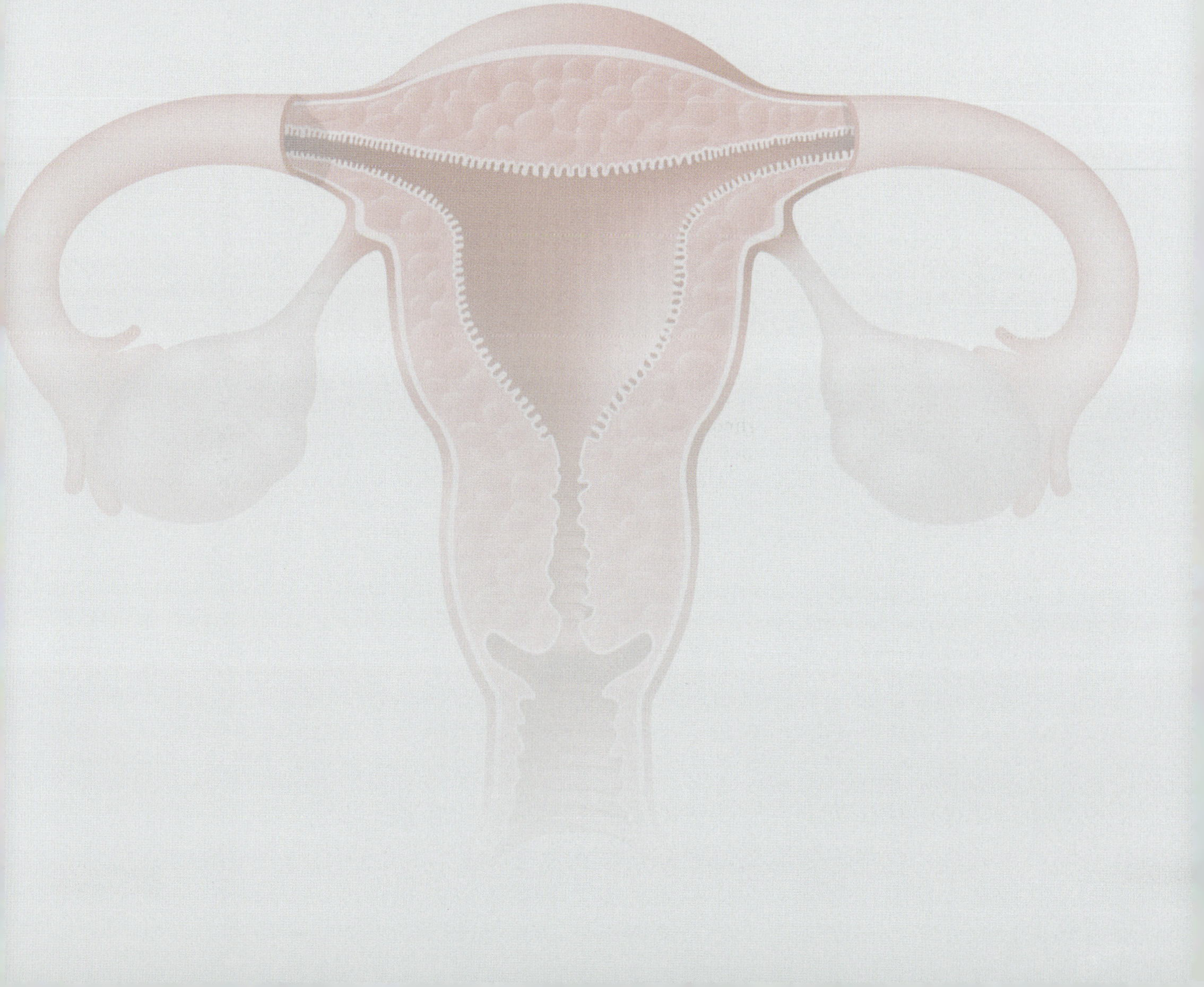

Secção

8

Ginecologia Endócrina

Temas de Endocrinologia

■ HORMÔNIOS, RECEPTORES, SINALIZAÇÃO MOLECULAR

Transdução é um processo no qual determinado hormônio transfere (por sinalização em cascata) uma informação específica de fora para dentro da célula, onde efetuará uma resposta biológica. Para tanto, o hormônio deverá se acoplar a uma molécula dita receptora ou receptor. A ação de determinado hormônio dependerá de sua interação que, aliás, é muito específica, com receptores existentes nas células-alvo (uma célula pode possuir diferentes e numerosos receptores).[1] O mecanismo de "cascata" permite a amplificação do sinal do primeiro mensageiro (hormônios ou outras moléculas), de tal forma que, mesmo nas baixíssimas e usuais concentrações, o desfecho é sempre bastante significativo.[2]

A resposta final (metabólica, secreção, proliferação, mobilidade, invasão, sobrevivência, apoptose etc.) dependerá da especificidade, da afinidade, da concentração e da estrutura (sem haver mutações genéticas) de receptores nas células, além dos modos de comunicação local (intermolecular).[3,4] Dentre os vários tipos de receptores, analisaremos aqui, de forma panorâmica, os de membrana, de atividade enzimática, de canais iônicos e, por fim, os nucleares.

Receptores de membrana

São os usados pelos hormônios tróficos originados no hipotálamo, como os polipeptídeos liberadores (GnRH, TRH, CRH, GHRH, DA, PRFs), pelos vários hormônios tróficos glicoproteicos (LH, FSH, TSH, ACTH, GH, PRL) secretados pela hipófise, além do hCG placentário, das catecolaminas, da ocitocina, alguns fatores de crescimento, neurotransmissores, odores, de fótons de luz etc. Os hormônios glicoproteicos, por possuírem a mesma subunidade alfa, podem se acoplar a distintos receptores (hCG/LH, hCG/TSH, TSH/FSH etc.).

A proteína G (proteína ligadora de GTD ou só G) possui sete domínios (componentes), que se estendem na membrana celular, um terminal carboxílico e outro amínico. Este se encontra fora da célula, e é nele que se liga a maioria dos hormônios peptídicos e glicoproteicos. O terminal carboxílico acha-se no interior da célula e contém muitos pontos de fosforilação.

Para que se dê a transdução, o hormônio se liga ao receptor, que sofre uma alteração estrutural e daí recruta a proteína G para a membrana e ativa-a; liga-se a ela formando o complexo receptor proteína G (*guanyl nucleotide binding protein)*, localizado na porção citosólica da membrana. A proteína G possui três subunidades: alfa, beta e gama. São classificadas de acordo com a alfa, em Gs, que é estimuladora, e Gi, inibidora. Quando o hormônio (ligante) se une à proteína G, altera a sua conformação e dá origem ao Complexo Receptor proteína G ou GPCR (*G protein coupled complex*), que é classificado em três grupos (1, 2, 3), dos quais apenas o primeiro nos interessa porque é nele que peptídeos, neuropeptídios e hormônios glicoproteicos se acoplam. Em situações basais (não estimuladas), a subunidade alfa da Gs se acha ligada ao Nucleotídeo Difosfato de Guanosina (GDT); porém, quando se une ao hormônio, sofre alterações estruturais e é substituída pelo Trifosfato de Guanosina (GTP). A subunidade alfa ativada (ligada ao GTD) pode estimular ou inibir enzimas efetoras localizadas na membrana e responsáveis pela produção de segundos mensageiros como o AMPc, o diacilglicerol, e o trifosfato de inositol. Esses mensageiros ativam quinases e/ou fosfatases, que fosforilam ou desfosforilam proteínas. Por exemplo: o complexo receptor ativa a adenilato ciclase (unidade catalítica) que, por sua vez, induz a síntese de um segundo mensageiro, a Adenosina-Monofosfato-Cíclica (AMPc) a partir da adenosina trifosfato (ATP). Grande parte desses efeitos se faz pelo estímulo da Proteína-Quinase A (PKA), mediante o AMPc. Ao se associar às subunidades regulatórias da PKA, a AMPc permite a dissociação de suas subunidades catalíticas que, por sua vez, fosforilam resíduos de serina e treonina de inúmeras proteínas citoplasmáticas, como enzimas e proteínas mitocondriais, microssomais e cromatínicas liberando energia necessária para os processos celulares (metabolismo energético, síntese de proteínas, divisão, permeabilidade, diferenciação e outros). A adenilato ciclase pode produzir numerosas AMPc justamente para amplificar a resposta hormonal[3,4] (Figura 63.1A).

Além disso, em algumas células, a AMPc sinaliza a transcrição de genes específicos por meio da ativação do elemento de resposta (do DNA) ao AMPc ou CRE (*cyclic AMP responsive element*). Algumas proteínas G podem se acoplar aos canais de íons e dar início à permeabilidade iônica, mudando o potencial elétrico da membrana celular; idem para receptores estrogênicos de membrana.[2-4]

A outra via de sinalização mediada pelo receptor de proteína G (GPCR) denominada Gp, controla a atividade de fosfolipases. O complexo receptor GPCR hidrolisa a GTP associada à proteína Gp, que aciona outra proteína citoplasmática, a fosfolipase C (PLC) gerando, como segundos mensageiros, o inositol trifosfato 1,4,5 (IP3) e o 1,2-diacilglicerol (DAG). O IP3 é liberado para o citosol e se liga a um receptor específico no retículo endoplasmático, libera o íon cálcio, elevando a sua concentração intracelular; o cálcio, por seu turno, aciona várias proteínas, inclusive a proteína-quinase calmodulina; ao se juntar ao DAG ativa a proteína-quinase C (PKC), que se encontra na superfície interna da membrana citoplasmática. Esta, por sua vez, fosforila inúmeras proteínas regulatórias para diferentes funções específicas[1-4] (Figura 62.1B).

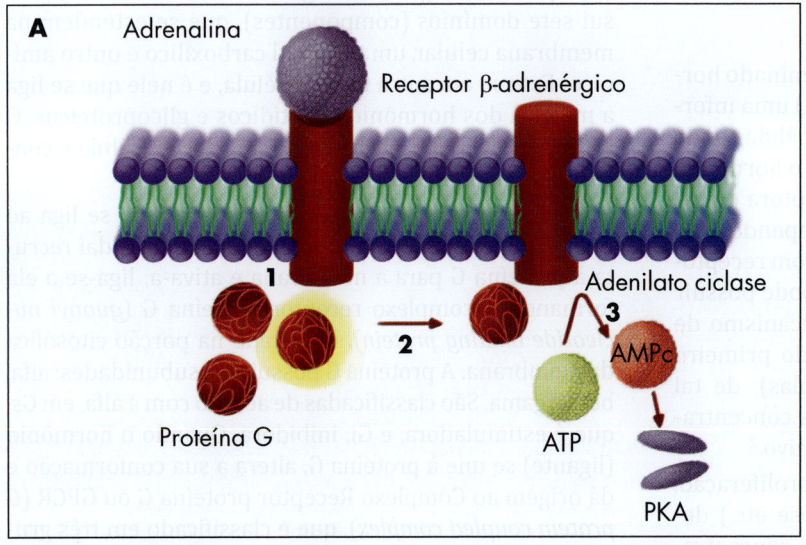

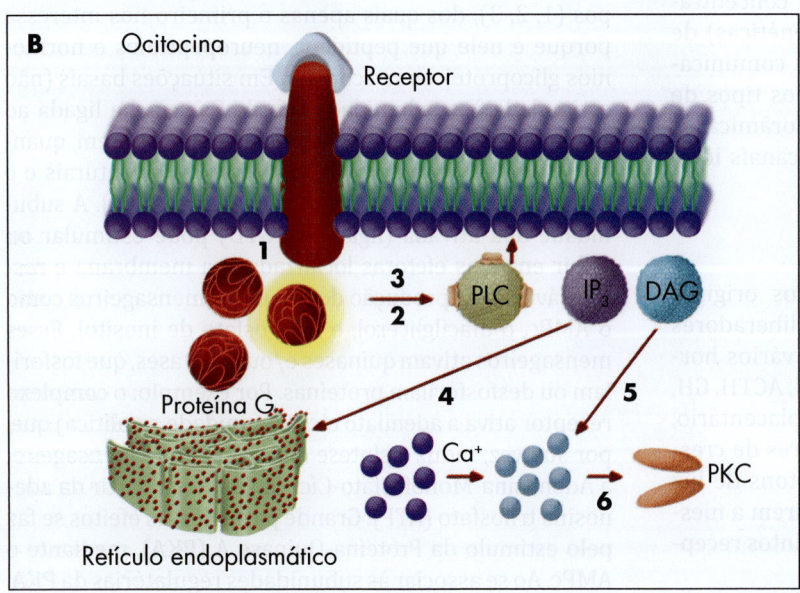

Figura 62.1 Sinalização mediada por proteína G. **(A)** Via de sinalização da adrenalina com o receptor β-adrenérgico. 1: Com a ligação da adrenalina, o receptor muda a conformação, permitindo a ligação do receptor com a proteína G. 2: trisfosfato de guanosina (GTP) é clivado em difosfato de guanosina (GDP), permitindo o deslocamento da subunidade α da proteína G. A subunidade ativa adenilato ciclase. 3: Adenilato ciclase produz adenosina monofosfato cíclico (AMPc), que ativa proteína quinase A (PKA). **(B)** Via de sinalização da ocitocina. 1: Ligação da ocitocina ao receptor muda a conformação do receptor, permitindo a ligação do receptor com a proteína G. 2: A proteína G cliva GTP em GDP e ativa fosfolipase C (PLC). 3: A PLC cliva fosfatidilinositol-4,5-bisfosfato presente na membrana plasmática em inositol trifosfato (IP$_3$) e diacilglicerol (DAG). 4: IP$_3$ se liga a um receptor do retículo endoplasmático; essa ligação faz com que cálcio (Ca$^+$) seja liberado. 5: DAG se liga ao Ca$^+$ liberado pelo retículo endoplasmático e ativa proteína quinase C (PKC).

A atividade de sinalização da proteína G é interrompida pela conversão enzimática da GTP em GDP pela sua subunidade alfa. Também o é pela dessensibilização, ou seja, processo de inativação do receptor que o impede de acoplar-se à proteína G. Isto se dá pela fosforilação do receptor por quinases da própria proteína G (GRKs). Quando adequadamente fosforilado (com o auxílio importante de proteínas tipo beta-arrestinas), o complexo receptor sofre a internalização (endocitose) e, nesse processo, há desfosforilação, degradação (nos lisossomas e proteossomas) ou reciclagem, isto é, retorna à membrana para ser de novo aproveitado.[2,3] Também a AMPc sofre ação da fosfodiesterase-5, que converte a AMPc em 5'AMP, fenômeno que inativa a sinalização de outros hormônios não peptídicos.[4]

Receptores com atividade enzimática (tirosina quinase)

Outros hormônios se acoplam a receptores de membrana que não a proteína G, mas a enzimas que fosforilam proteínas intracelulares específicas, como é o caso dos receptores tirosina quinase. Todos guardam a mesma estrutura, isto é, três domínios: um extracelular, um transmembrana e outro citoplasmático. O componente citoplasmático contém um sítio catalítico com atividade tirosina quinase; esta, ao ser ativada (após a ligação do hormônio), muda de conformação, se dimeriza, e os domínios intracelulares se aproximam e fosforilam os resíduos de tirosina (autofosforilam), assim como também fosforilam outras proteínas. A fosforilação intensifica a atividade enzimática e se responsabiliza pela formação de um complexo de proteínas sinalizadoras que transmite a informação trazida pelo hormônio de fora para dentro da célula. É o caso dos vários fatores de crescimento (epidermal, plaquetário, neurotrófico, vasculoendotelial, insulinoides), do GH, citocinas, insulina e da prolactina[1,3,4] (Figura 62.2). Alguns fatores de crescimento (PDGF, EGFR) atuam à mercê da transdução em cascata da família MAPK (*Mitogen Activated Protein Kinases*). As proteínas MEK e ERK são membros dessa família, e o ERK entra no núcleo e fosforila vários fatores de transcrição.[1]

Receptores iônicos

Os canais iônicos regulam a atividade de neurônios e de fibras musculares. Situam-se na membrana mitocondrial e no retículo endoplasmático e estão envolvidos nos processos que exigem rápida sinalização, como a neurotransmissão. O receptor é, na verdade, um canal que se abre ou se fecha, permitindo o fluxo de íons como potássio, cálcio e sódio para dentro ou para fora das células, modulando suas concentrações no seu interior. O mais importante é o cálcio, cujos teores regulam os da

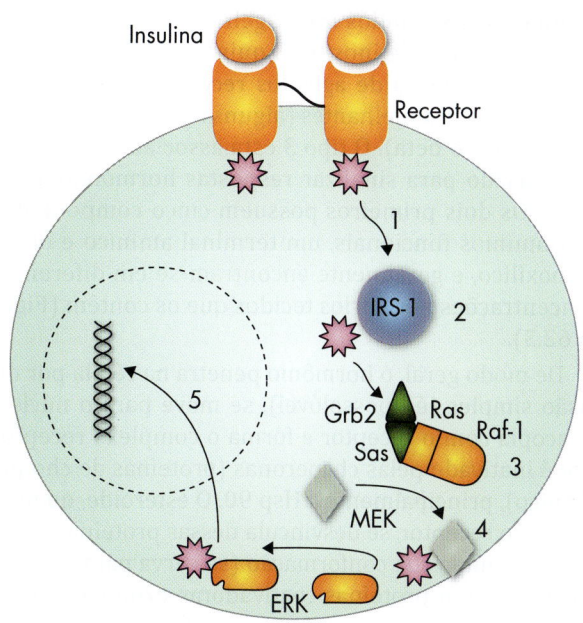

Figura 62.2 Sinalização mediada por receptores enzimáticos. Via de sinalização da insulina. 1: A ligação da insulina ao receptor específico desencadeia a ativação deste por autofosforilação em resíduos de tirosina na porção citoplasmática; 2: A ativação do receptor insulínico fosforila INRS-1 (*insulin receptor substrate*); 3: INRS-1 fosforilado reconhece Grb2 (*growth factor receptor-bound protein 2*). Grb2 interage com a proteína Sos (*son of sevenless*), que catalisa a troca de nucleotídeos GDP por GTP na proteína Ras. A ligação de GTP à proteína Ras ativa a proteína quinase Raf-1; 4: Raf-1 ativada promove fosforilação de MEK. MEK é uma proteína quinase que apresenta dupla especificidade, que pode fosforilar resíduo de treonina ou tirosina em ERK (*extracellular signal-regulated kinase*); 5: ERK fosforilada (ativada) entra no núcleo e promove a fosforilação de fatores de transição, modulando a transcrição de centenas de genes.

AMPc. Em concentrações acima das normais, o cálcio citosólico ativa proteínas ligadoras de cálcio (a principal é a calmodulina) que, por sua vez, desencadeiam cascatas de sinalização.[2,4] O complexo cálcio/modulina se une a outras proteínas-alvo alterando sua atividade.[2,4]

Receptores nucleares

Formam uma família que atua como fatores de transcrição, regulando a expressão gênica. Existem três subfamílias e nos interessa nesse contexto apenas a terceira, que incorpora os receptores de glicocorticoides (RG), de estrogênios (RE) e de androgênios (RA). Há vários tipos de RE: o alfa, o beta, o GPR30 (*G protein coupled receptor*) e outro ligado à membrana sem se associar, porém, à proteína G.[5,6] Atuam mediante diferentes segundos mensageiros, tais como: AMPc, cálcio, trifosfato de inositol-3 quinase, MAPK etc. Analisamos a maneira de agir dos receptores alfa e beta, que são muito semelhantes (alguns ligantes preferem o alfa, outros, o beta). O tipo 3 está associado à proteína G e é usado para sinalizar respostas hormonais rápidas.[5,6] Os dois primeiros possuem cinco componentes ou domínios funcionais, um terminal amínico e outro carboxílico, e geralmente encontram-se em diferentes concentrações nos vários tecidos que os contêm (Figura 62.3).

De modo geral, o hormônio penetra na célula por difusão simples (é lipossolúvel), se move para o núcleo, se acopla com o receptor e forma o complexo receptor que é inativado pelas chaperonas (proteínas de choque térmico), principalmente a Hsp 90. O esteroide, quando se liga ao receptor, se desvincula dessas proteínas inativadoras, muda sua conformação (se curva para facilitar o contato com proteínas coativadoras e/ou correpressoras da expressão genética, que estão envolvidas no processo), ativa-se e se liga ao sítio promotor do DNA pelo domínio C. Forma-se, então, o elemento de resposta hormonal (sequência específica de DNA) que, ao ativar RNA-polimerases (I, II e III) proporciona a transcrição,

isto é, a síntese do RNA mensageiro (RNAm ou transcrito). Fatores de transcrição são polipeptídios que atuam em parceria com o complexo receptor junto à polimerase, modulando a transcrição no sítio promotor ou em uma sequência ascendente do DNA. Fatores adaptadores ou correguladores são peptídios que ativam a transcrição, ou seja, promovem interação entre o RE e o aparelho de transcrição, garantindo esse processo. Já os fatores correpressivos retêm o receptor no complexo proteína/DNA, não permitindo a transcrição.

O RNA-mensageiro, chegando aos ribossomas, organiza os aminoácidos contidos no citoplasma para a síntese de proteínas (de diversas funções), inclusive o próprio receptor hormonal (autorreposição). É o fenômeno da tradução (Figura 63.4). Denominam-se TAFs (função de ativação de transcrição) 1 e 2 a parte do receptor que ativa a transcrição genética após a ligação ao DNA. TAF-1 (domínio AB) pode estimular a transcrição na ausência do estrogênio. FAT-2 (domínio E) só aciona a transcrição quando está ligado ao hormônio (Figura 63.4). Chama-se aparelho de transcrição o RE ativado + proteínas ativadoras + RNA + polimerases; isto facilita o acesso à cromatina e a coordenação dinâmica dos passos da transcrição.[4,5,7]

Receptor de estrogênio alfa

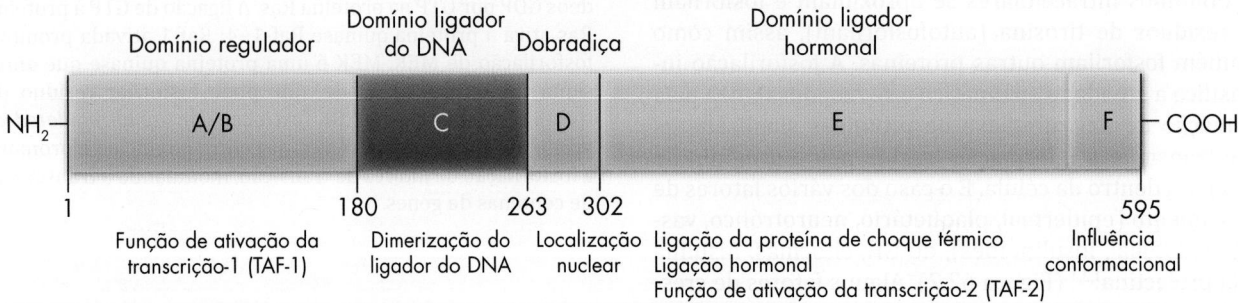

Receptor de estrogênio beta

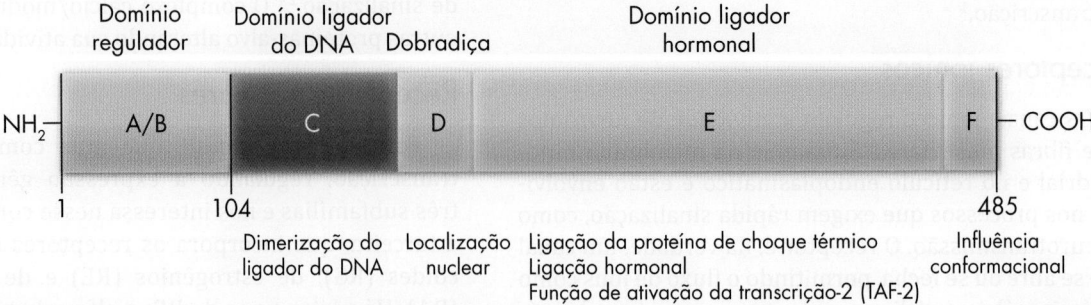

Figura 62.3 Representação esquemática dos receptores de estrogênio.

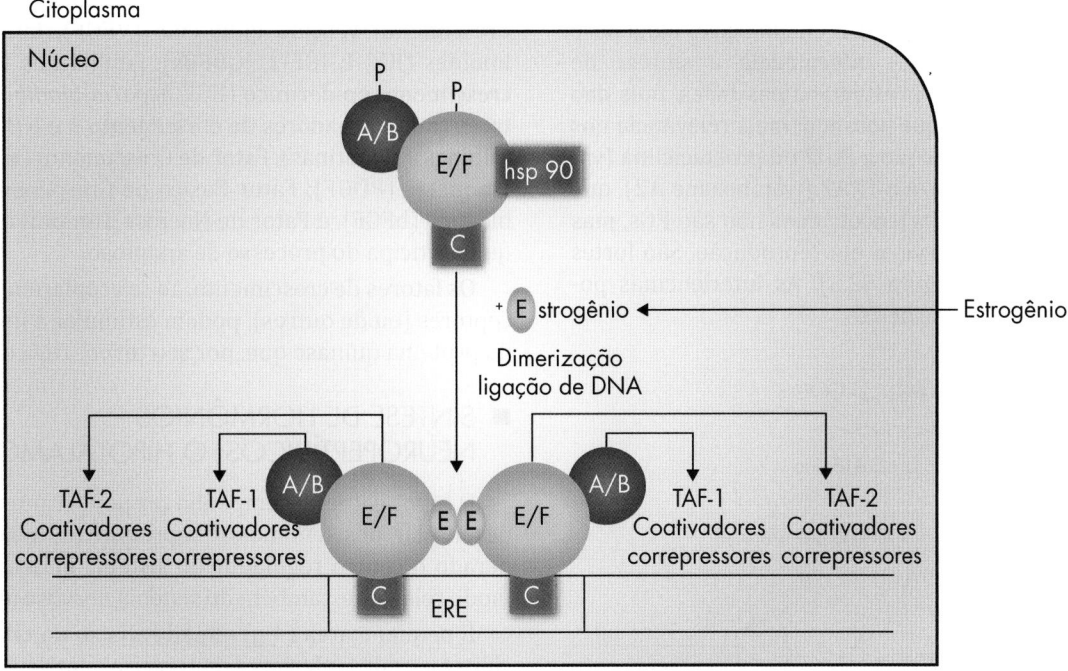

Figura 62.4 Receptores de estrogênio; mecanismo de ação. (Adaptada de Fritz & Speroff, 2015.)

Muitos esteroides (mineralocorticoides e glicocorticoides) permanecem no citosol ligados a chaperonas (proteínas inativadoras) e, quando ativados, movem-se ao núcleo (o receptor de estrogênio está sempre no núcleo, quer na presença ou na ausência do hormônio). Não obstante, pode-se translocar para o citosol e vice-versa, de forma assaz rápida para não sofrer danos. Essa mobilização se faz à custa do domínio dobradiça.

Existem três formas de receptor de progesterona (RP), o A, o B e o C, das quais destacam-se as duas primeiras. De forma geral, as etapas funcionais são parecidas com as do RE; o RPB estimula a transcrição e o RPA inibe a atividade do receptor B. Os estrogênios amplificam a produção de RP ao nível transcricional; a progesterona declina os receptores de estrogênios, mas exacerba sua própria síntese agindo sobre a transcrição e a tradução. Os receptores de androgênios existem sob duas formas, A e B, com diferentes funções. A testosterona circulante se difunde pela membrana e vai ao núcleo, onde executa a transcrição e a tradução. Pode, no entanto, sofrer no citosol a ação da 5α-redutase e se converter em di-hidrotestosterona (tem maior afinidade com o receptor), que fará a mesma tarefa no núcleo. Além disso, pode sofrer aromatização a depender do tecido. Os androgênios, assim como os progestagênios também aproveitam a via não genômica para exercer seus efeitos, como pela proteína ativadora mitógeno-quinase (MAPK) e pela ativação das proteína-quinases A e C (PKA e PKC).[8]

As vias de sinalização mediadas pelos esteroides sexuais são influenciadas por mecanismos epigenéticos (onde não há alteração sequencial no DNA), como modificação de histonas, metilação do DNA, microRNAs etc.[4]

Os hormônios são, pois, agentes químicos de regulação e de sinalização. Produzidos por tecidos específicos (glândulas), caem na corrente circulatória e vão exercer suas ações em lugares distantes. Todavia, há ainda a necessidade da comunicação local entre as células, e isto se faz por diferentes maneiras; a comunicação parácrina (difusão de moléculas reguladoras de uma célula para outra vizinha); autócrina (comunicação intracelular onde uma substância produzida na célula atua em receptores dentro ou fora dela, na membrana); comunicação intrácrina, onde os fatores reguladores atuam na própria célula que os secreta, por meio de receptores intrínsecos.[4]

Prostaglandinas (PG) são hormônios autocoides, isto é, fatores de comunicação celular autócrinos e parácrinos e intrácrinos produzidos por quase todas as células do organismo. Estruturalmente, todas as PG são compostos icosanoides (20 átomos de carbono) com um núcleo ciclopentanone e duas cadeias laterais, e as mais ativas derivam-se do ácido araquidônico, um ácido graxo. A fosfolipase A2 é importante ativadora da síntese de PGs, que seguem dois possíveis caminhos: o da ciclo-oxigenase e o da lipo-oxigenase. Por esta última via formam-se vários subprodutos, sendo os principais os leucotrienos, por conversão do 5-HIPETE (ácido hidroperoxieicosetetraenoicos). A enzima ciclo-oxigenase (prostaglandina-sintetase) intermedia a síntese de PGG2 e PGH2, que são prostaglandinas-mães, pois dão origem às demais. As que possuem mais relevância nos processos reprodutivos são a PGI2 ou prostaciclina (vasodilatadora), a PGF2a, e o TXA2 (tramboxane A2), que são vasoconstritores. Os leucotrienos não são PGs, mas exercem relevantes serviços em reprodução. São fortes vasoconstritores[4,9] (Figura 62.5). As interleucinas podem estimular a síntese de PG.

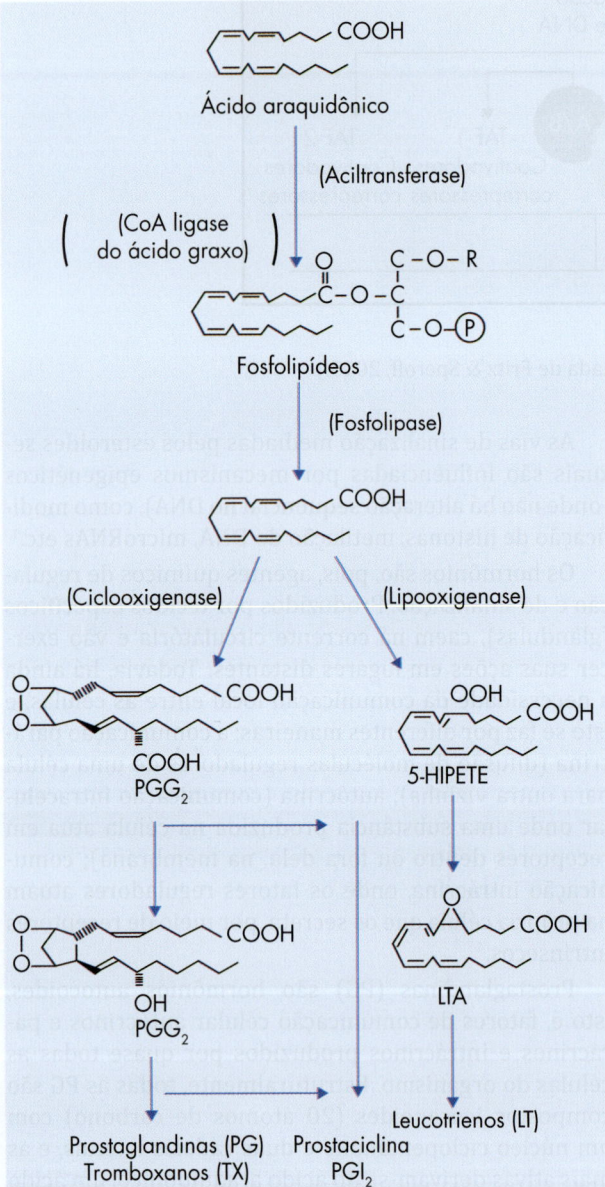

Figura 62.5 Etapas do metabolismo do ácido araquidônico.

Fatores de crescimento. Os principais são: Fator de Crescimento Vasculo endotelial (VEGF); fatores insulinoides (IGF-1, IGF-2, IGBFBs); família dos fatores de crescimento epidérmico (EGF, *heparin-binding* EGF), fatores transformadores de crescimento α e o β (ativinas, inibinas, folistatinas), Fator de Crescimento Derivado de Plaquetas (PDGF); Fator Básico de Crescimento Fibroblástico (bFGF), e Fator de Necrose Tumoral α (TNF-α), que participa do processo de apoptose.

Os fatores de crescimento, ao se acoplarem a seus receptores (ou de outros), podem estimular a fosforilação da proteína quinase que, por seu turno, ativa os genes.

■ SÍNTESE DE HORMÔNIOS NEUROPEPTÍDICOS: O HIPOTÁLAMO

O hipotálamo desempenha preponderante papel no desenrolar dos fenômenos reprodutivos, sendo considerado o centro regulador do sistema endócrino e, de modo relevante, também do sistema nervoso autônomo.

É pequena área (4 g) situada abaixo do tálamo e inclui as paredes inferiores do terceiro ventrículo. O hipotálamo se limita, na frente, por um plano perpendicular, que passa na porção anterior do quiasma óptico, e, atrás, por outro que tangencia posteriormente os corpúsculos mamilares. É exatamente entre o quiasma óptico e a região mamilar que as paredes do terceiro ventrículo, na sua parte inferior, se afunilam dando origem ao infundíbulo ou *tuber cinereum* (tubérculo cinzento), do qual nascem a haste e o processo infundibular. A sua porção mais proeminente, junto à origem da haste infundibular, chama-se eminência média.

Um corte sagital na porção central do diencéfalo mostra o contorno do terceiro ventrículo, limitado na frente pela *lamina terminalis*, que se dirige do quiasma óptico à comissura anterior. Por trás do fórnice e do forame de Monro, vê-se a porção dorsal do terceiro ventrículo, o corpo pineal e a comissura posterior.[10,11]

O conjunto: eminência média, haste e processo infundibular constitui a principal porção da neuro-hipófise *(pars neuralis)* ou hipófise posterior; ela é nada mais do que uma projeção do assoalho do diencéfalo. A adeno-hipófise ou hipófise anterior é formada, por sua vez, pela *pars distalis* ou lobo anterior, pela *pars tuberalis*, e pela *pars intermedia* (Figura 62.6). Dá-se o nome de núcleo a um conglomerado de neurônios peptidérgicos (produzem os neuro-hormônios), e/ou aminérgicos (sintetizam os neurotransmissores).

Em corte frontal, o hipotálamo se divide em duas porções principais: a medial e a lateral. Na parte medial encontram-se três importantes grupos de núcleos: o anterior, o medial (tuberal) e o posterior. No grupo anterior estão os núcleos pré-óptico, supraquiasmático e para-

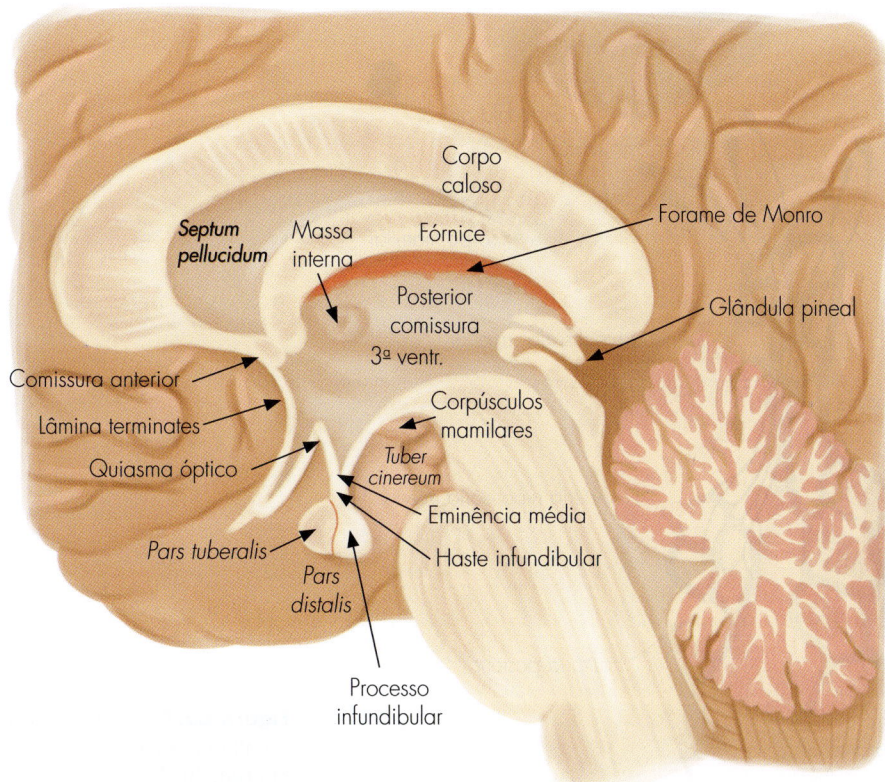

Figura 62.6   Corte sagital do hipotálamo humano. Adaptado de Lloyd (1964).

ventricular/supraóptico. Na frente do núcleo pré-óptico existe a área pré-óptica, que se estende até a *lamina terminalis.* Integram o grupo tuberal, os núcleos arqueados, o ventromedial e o dorsomedial, a cada lado do terceiro ventrículo. Por fim, o grupo posterior inclui os núcleos mamilares (Figura 62.7). No hipotálamo lateral passam feixes neuronais (feixe prosencefálico médio) que o conectam a outras regiões do sistema nervoso.

O sistema nervoso se integra com o endócrino (função hipofisária), pelo hipotálamo e pelo sistema límbico. Várias estruturas compõem esse sistema, que circunda o pedúnculo cerebral; giro do cíngulo, núcleo pré-óptico, área septal, hipocampo, giro para-hipocampal, corpo amigdaloide etc. Essas porções trabalham em consonância com o hipotálamo, daí porque muitos autores preferem o conceito de sistema límbico-hipotalâmico. Esse trabalho conjunto se deve às múltiplas sinapses neuronais entre as diversas estruturas do sistema límbico com os núcleos hipotalâmicos, e também com outras partes do sistema nervoso.

Pelo trato hipofisário, as secreções dos neurônios dos núcleos paraventricular e supraóptico (citocina, vasopressina e neurofisinas) são levadas pelas neurofisinas ao longo dos axônios, diretamente à neuro-hipófise, e daí à circulação. O mesmo não acontece com as hipofisiotrofinas, porque os axônios dos neurônios que as sintetizam não têm comunicação direta com a hipófise anterior.

Existem numerosos capilares fenestrados provenientes da artéria hipofisária superior, junto à eminência média (plexo primário), que se comunicam com as longas veias porto-hipofisária, que dele se originam e capilarizam-se de novo na hipófise (plexo secundário). Os neurônios fazem sinapse com os capilares do plexo primário e, pelas veias, as neurossecreções (GnRH, TRH, CRH, GHRH, PRFs, dopamina) atingem as diferentes células da pituitária, acoplando-se aos seus receptores específicos. Desse modo, estimulam (ou inibem) as células a secretarem e a liberarem os hormônios pituitários (LH, FSH, TSH, ACTH, GH). Esses hormônios ganham a circulação geral pela veia hipofisária coletora lateral e acoplam-se aos receptores das células-alvo periféricas[11-13] (Figura 62.8).

Os neurônios que sintetizam a dopamina inibem a secreção de prolactina. Eles formam o trato dopaminérgico, que se origina no núcleo paraventricular e, principalmente, no da região medial do hipotálamo. Esses neurônios terminam na eminência média, onde fazem sinapses com os vasos capilares, e pelas veias portas

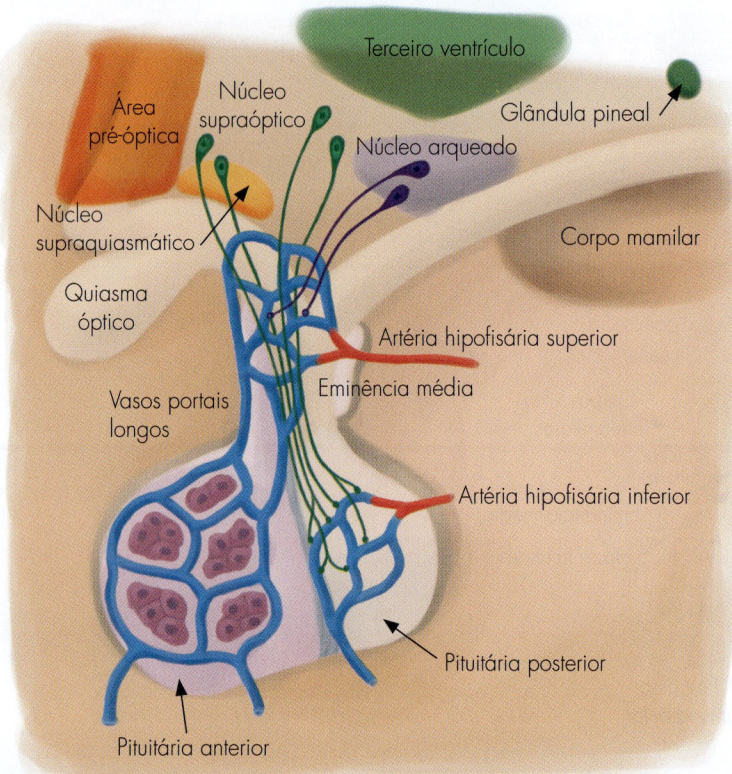

Figura 62.7 Representação das estruturas hipotalâmicas e hipofisárias. (Modificada de Fritz Speroff, 2011.)

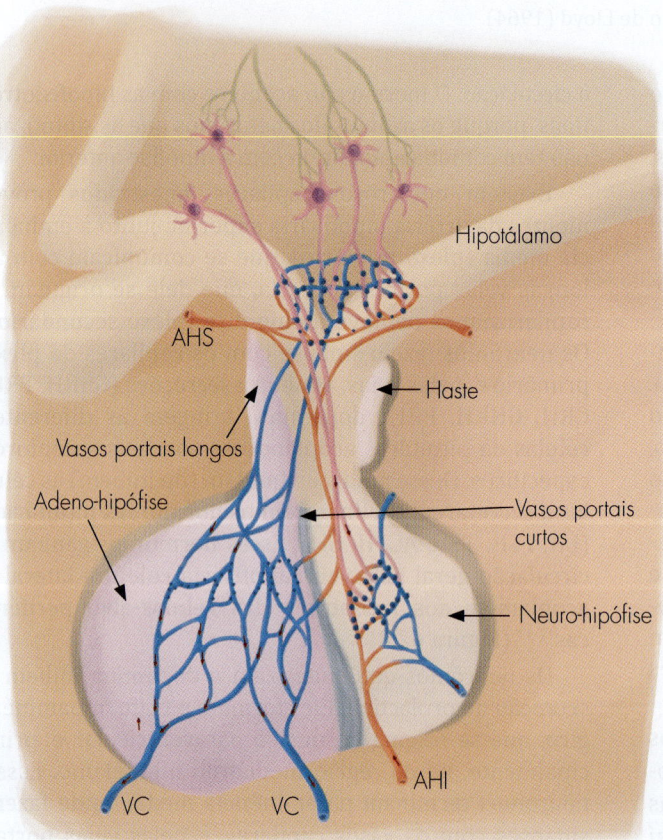

Figura 62.8 Desenho esquemático mostrando a relação entre neurônios hipotalâmicos, vasos hipofisários tipo porta e as células da hipófise. (AHS) Artéria hipofisária superior. (VC) Veia coletora. (AH1) Artéria hipofisária inferior. (Modificada de Gay, 1972.)

chegam ao lactótropo, onde bloqueiam a secreção de prolactina. A dopamina funciona como verdadeira hipofisiotrofina e também é liberada em pulsos; só que em vez de estimular ela exerce excepcional inibição do lactótrofo. A prolactina controla a atividade dopaminérgica por um retrocontrole positivo. Assim, níveis elevados de prolactina estimulam os neurônios do trato dopaminérgico a secretarem e a liberarem mais dopamina: em outros termos, a prolactina solicita um reforço de dopamina para diminuir sua própria síntese (autocontrole), fenômeno que, até segundo autores, poderia ser efetuado por retrocontrole negativo curto entre a hipófise e o hipotálamo (Figura 62.9).

Outra alternativa para os hormônios chegarem à adeno-hipófise é pelos tanicitos, que são células existentes nas paredes do terceiro ventrículo, cujos axônios longos fazem sinapses com os capilares na eminência média; transportam substâncias depositadas no terceiro ventrículo para os vasos portais e, pois, à pituitária.

Os neurônios peptidérgicos sintetizam os hormônios no epicário (corpo) e nos dendritos (pericário) e, depois, chegam ao terminal axônico por microtúbulos sob a forma de vesículas que são liberadas por exocitose na fenda pré-sináptica. Os neurônios monaminérgicos sintetizam os neurotransmissores no próprio axônio, a partir de elementos do sangue. Esses neurônios nascem em outras regiões do encéfalo, longe do hipotálamo, e fazem sinapses tipo axodendríticas ou axoaxônicas com os neurônios peptidérgicos, com os capilares do sistema porta-hipofisário ou, ainda, na luz do terceiro ventrículo, onde depositam suas secreções.[12,13]

O GnRH (hormônio liberador das gonadotrofinas) é um decapeptídio sintetizado por numerosos neurônios (1 mil a 3 mil) localizados no núcleo arqueado ventromedial do hipotálamo. São chamados neurônios GnRH-1, porque existem outros.[11,13] Esses neurônios se originam, na embriogênese, na placa olfatória (assim como os neurônios olfatórios), e migram ao longo do nervo craniano *terminalis* da lâmina crivosa para o sistema nervoso central. Os axônios dos neurônios olfatórios se estendem na direção do hipotálamo para formar o bulbo e o trato olfatório, orientando a migração dos neurônios GnRH-1, principalmente para a região ventromedial do hipotálamo (o gene Kal codifica a anosmina-1 que está envolvida na migração dos neurônios GnRH). Ali o GnRH forma uma complexa rede de axônios que fazem sinapses com outros neurônios e se projetam na eminência média onde, agora, fazem sinapses com os capilares. É o importante trato tuberoinfundibular (noradrenérgico).

Os neurônios GnRH-1 têm a capacidade intrínseca de, espontaneamente, produzir pulsos rítmicos de secreção com determinada frequência e amplitude. O complexo novelo desses neurônios no núcleo arqueado

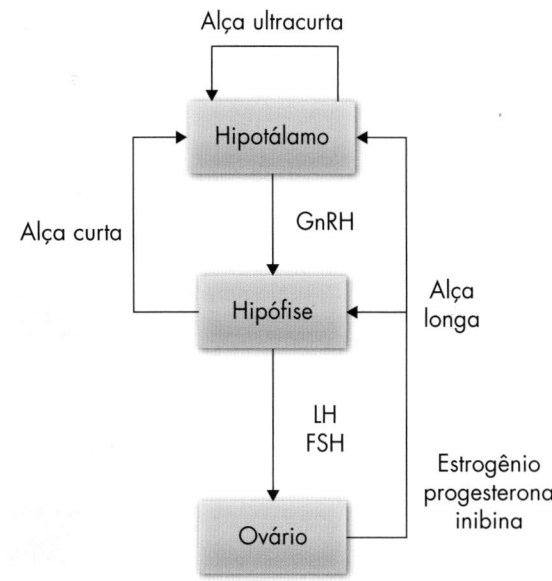

Figura 62.9 Inter-relações entre hipotálamo, hipófise e ovário.

ventromedial pode ser considerado um "gerador de pulsos". Os pulsos se fazem próximos à rede de capilares da iminência média. A hipófise somente responde ao núcleo ventromedial se os estímulos forem pulsáteis, e é a frequência de pulsos que regula o número de receptores na membrana do gonadótropo e, pois, a sua função. Veremos isso adiante, com mais detalhes.

Embora a capacidade pulsátil seja espontânea (um pulso por hora), a formação dos pulsos sofre influência dos vários neurotransmissores (estimuladores ou inibidores), sendo a noradrenalina o mais importante. Ela é forte indutora de pulsos, e também kisspeptinas, óxido nítrico, aminoácidos (glutamatos e aspartatos), insulina, histamina, neurotensina e o neuropeptídio Y, que na infância é inibidor. A dopamina, a prolactina, as endorfinas, GABA, a serotonina, CRH e a melatonina são inibidoras dos pulsos de GnRH. Essas estimulações ou inibições são feitas por meio dos neurônios noradrenérgicos, quer intensificando a síntese de noradrenalina, quer reduzindo seu catabolismo. Quando predominam os fatores inibitórios, não há formação de pulsos.

Mecanismos de retrocontrole: os pulsos são influenciados pelos hormônios hipofisários e mais ainda pelos esteroides ovarianos circulantes (em especial pelo estradiol) e por peptídios formados no folículo dominante. Essas ações se fazem por retrocontrole positivo ou negativo tipo longo (esteroides sexuais ovarianos sobre o hipotálamo), tipo curto da hipófise anterior sobre o hipotálamo e a hipófise, ou ultracurto, no próprio neurônio. O sentido positivo ou negativo se faz a depender no momento endócrino[10,11] (Figuras 62.9 e 62.10).

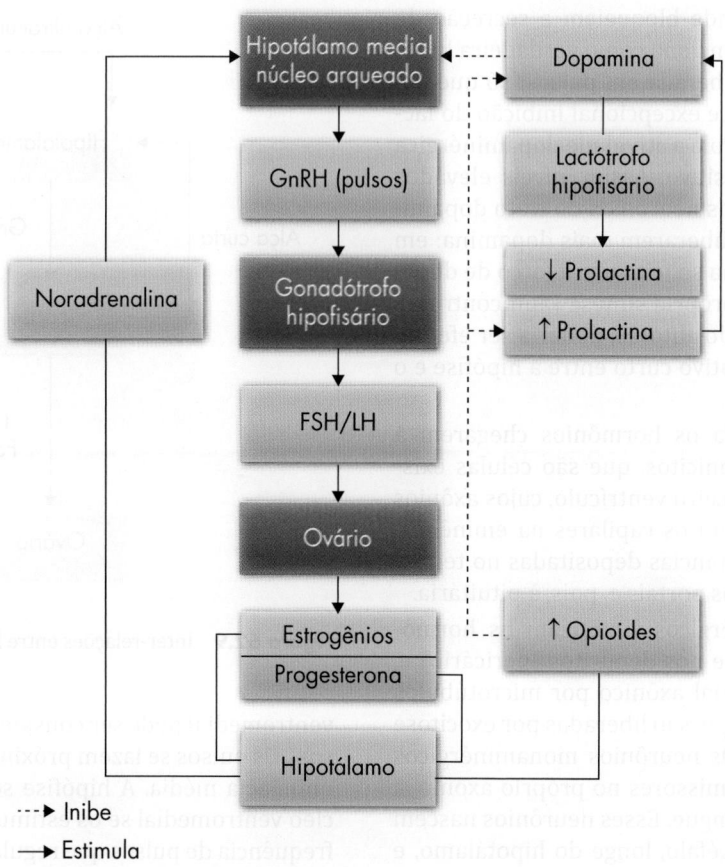

Figura 62.10 Mecanismos de regulação neuroendócrina.

Durante o ciclo menstrual, os hormônios gonadais vão modulando o gerador de pulsos, de tal modo que sua frequência e sua amplitude oscilam a cada dia. Assim, sua frequência é maior no meio do ciclo, o que favorece a síntese e a liberação de LH para a ovulação. Na segunda fase, os pulsos são menos frequentes e mais amplos, e isso permite maior síntese e liberação de FSH, que fará crescer folículos logo no início do próximo ciclo, na transição luteo-folicular.

Os neurotransmissores: a ação do estradiol sobre o gerador de pulsos pode ser feita mediante os catecolestrogênios. Esses compostos resultam da atividade de 2-hidroxilase, e eles têm duas faces, a da catecolamina e a do estradiol. Por isso, interagem com ambos os sistemas. Tanto podem inibir a tirosina hidroxilase, com menor síntese de catecolaminas (adrenalina e noradrenalina), como podem competir com a enzima catecol-O-metil-transferase, diminuindo a metabolização de noradrenalina, portanto, diminuindo ou incrementando, respectivamente, seus teores. A tirosina se converte, à custa da tirosina hidroxilase, em dopamina;

esta se transforma em noradrenalina e em adrenalina.[10,11] (Figura 62.11).

A noradrenalina facilita a entrada do triptofano no pinealócito e por ação da hidroxi-indol-O-metiltransferase (só encontrada nessas células) e da N-acetiltransferase se converte em melatonina. A melatonina, que se eleva no escuro, inibe os pulsos de GnRH e vice-versa; a elevação da melatonina no escuro se faz por meio da atividade adrenérgica, e o núcleo supraquiasmático é importante mediador (relógio biológico) entre a retina e a pineal para que isso possa acontecer[11-13] (Figura 62.12).

Os opioides originam-se da pró-opiomelanocortina (POMC), sintetizada no núcleo arqueado. As proencefalinas dão origem às encefalinas, e a prodinorfina gera as dinorfinas. A POMC se separa em dois fragmentos: o ACTH e β-lipotrofina que, entre outras moléculas, fornece as endorfinas α, y e β, esta a mais potente.

O estradiol e a progesterona aumentam as endorfinas. Assim, no ciclo menstrual, as endorfinas se elevam da fase folicular para a lútea, havendo o nadir durante

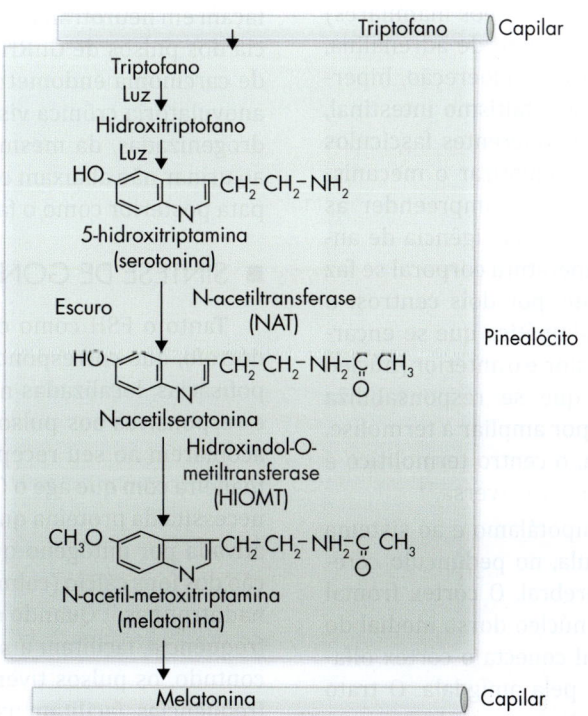

Figura 62.11 Formação da dopamina e da adrenalina.

Figura 62.12 Biossíntese da melatonina. A síntese da hidroxitriptamina a partir do triptofano está estimulada pela luz, no entanto a atividade da enzima N-acetiltransferase (NAT) é estimulada pelo escuro.

o fluxo. Os opioides endógenos suprimem os pulsos de GnRH e, pois, a secreção pulsátil de gonadotrofinas. A inibição do eixo hipotálamo-hipófise feito pelos anticoncepcionais hormonais, por exemplo, se faz em parte pela ativação do sistema opioide. No processo ovulatório há

redução do tônus opioidérgico, permitindo que os pulsos do GnRH se façam de maneira mais livre e fácil.[11]

O sistema límbico-hipotalâmico contém áreas que se responsabilizam por diferentes funções, e quando estimuladas causam inúmeros sintomas, que desaparecem ao serem destruídas. A área pré-frontal (sensitiva), a área septal (sensação de prazer), cíngulo pré-cuneal (afeição), núcleo paraventricular (agressividade, medo), núcleos pré-ópticos e supraquiasmáticos (estimulação sexual, estimulação autonômica, perda térmica), área pré-óptica (atividade de desejo), corpúsculos mamilares (consciência, sono, cinesia, preservação térmica, orgasmo, ejaculação), hipotálamo lateral e anterior (ingestão de alimentos e de água); hipotálamo anterior (sono); hipotálamo posterior (vigília), áreas vizinhas ao núcleo ventromedial ou feixe adrenérgico ventromedial (saciedade); corpo amigdaloide (comportamento emocional); hipocampo (memória); núcleo arqueado ventromedial e eminência média (secreção e liberação de GnRH, CRH, GHRH e de dopamina).

O hipotálamo é o mais importante centro vegetativo cerebral. Modula o sistema nervoso autônomo; os núcleos anteriores estimulam o parassimpático (bradicardia, miose, aumento da secreção de saliva e do peristaltismo intestinal, hipotensão arterial, bradicardia, efeito termolítico). Os posteriores (núcleos mamilares) acionam o sistema simpático (aumento de adrenalina, taquicardia, hiperglicemia, midríase, piloereção, hipertensão arterial, diminuição do peristaltismo intestinal, efeito termogênico), por meio de diferentes fascículos neuronais.[10] Torna-se importante enfatizar o mecanismo de regulação térmica para bem compreender as suas variações após a menopausa e na vigência de antiestrogênios. O controle da temperatura corporal se faz no hipotálamo, automaticamente, por dois centros: o posterior (corpos mamilares), simpático que se encarrega de produzir e conservar o calor, e o anterior (núcleo supraóptico), parassimpático, que se responsabiliza pela redução da temperatura e por ampliar a termólise. Quando a temperatura se eleva, o centro termolítico é ativado e o termogênico, inibido; e vice-versa.[14]

Diferentes vias chegam ao hipotálamo e ao sistema límbico, tendo origem na medula, no pedúnculo cerebral, no tálamo e no córtex cerebral. O córtex frontal se conecta ao hipotálamo pelo núcleo dorso medial do tálamo. A estria olfatória lateral conecta o córtex olfatório ao hipotálamo, passando pela amígdala. O trato retino-hipotalâmico conecta a retina aos núcleos supraquiasmático e paraventricular, regulando o ritmo circadiano e interferindo na sexualidade. O fórnix conecta o hipocampo aos núcleos do hipotálamo anterior. O feixe prosencefálico medial, situado na área lateral do hipotálamo, liga a área septal à formação reticular do mesencéfalo. Por outras vias, estímulos nas inúmeras regiões erógenas (mamilos, genitais), odor, visão etc. chegam ao hipotálamo (área pré-óptica, núcleos supraquiasmático e paraventricular) e modulam a atividade de desejo sexual. O hipotálamo recebe informações das vísceras pelo trato solidário-hipotalâmico. Não é muito relevante, sob o ponto de vista clínico, saber quais os fascículos neuronais utilizados pelos estímulos; o que de fato importa é reconhecer que o hipotálamo e o sistema límbico se conectam com as diferentes regiões do SNC e com a medula (e daí ao sistema nervoso autônomo), recebendo informações e respondendo, quase sempre por meio de um mecanismo endócrino ou neurovegetativo.[15]

Influência do hipotálamo no comportamento sexual: ratas em estro permanente obtido pela injeção de testosterona, no fim da prenhez ou logo ao nascer, apresentam-se com ovários policísticos e certa hiperplasia estromal porque nunca ovulam (a citologia vaginal seriada mostra somente células superficiais queratinizadas). Copulam só com fêmeas e rejeitam os machos. Acredita-se que a testosterona aplicada na fase de plasticidade hipotalâmica cause algumas modificações nos núcleos tuberais e na área pré-óptica (núcleo sexual dimórfico), que se responsabilizam pelo estro permanente e pelo comportamento sexual. É plausível que as alterações se façam em neurotransmissores, por aumento da frequência dos pulsos de GnRH. Essas ratas acabam morrendo de carcinoma endometrial. É uma réplica da síndrome anovulatória crônica vista em mulheres.[16,17] Cadelas androgenizadas, da mesma forma, rejeitam os machos e ao urinar não abaixam o trem posterior, mas levantam a pata posterior como o fazem os machos.[18]

■ SÍNTESE DE GONADOTROFINAS

Tanto o FSH como o LH são secretados pelo gonadótrofo, que corresponde de 5% a 10% das células hipofisárias, localizadas nas porções laterais da glândula e responsivas aos pulsos de GnRH, que atuam após se acoplarem ao seu receptor de membrana (GnRH-R). A maneira com que age o GnRH na membrana é complexa; necessita da proteína quinase C, que estimula a proteína ativada por mitógeno-quinase (MAPTK) e da mobilização dos íons cálcio (calmodulina), e daí a secreção de gonadotrofinas.[19] Quando os pulsos de GnRH são de maior frequência, facilitam a secreção e a liberação de LH; se, contudo, os pulsos tiverem mais amplitude e menores frequências, facilitam as de FSH, como se vê na fase luteínica do ciclo menstrual.

Os receptores de GnRH são regulados por inúmeros agentes, incluindo esteroides sexuais, inibinas, ativinas, folistatina e, principalmente, pelo próprio GnRH. A quantidade de receptores de GnRH é determinada pela frequência de seus pulsos no núcleo arqueado. Se não existirem pulsos, não haverá receptores disponíveis.[20]

A cada pulso, o GnRH se acopla ao receptor de membrana; após atravessá-la e por internalização e endocitose, o receptor leva o GnRH aos lisossomas, onde ele sofre degradação, lá deixando o hormônio. Depois, pelo menos parte dele é reinserida na membrana e, assim, permite que novo pulso de GnRH se faça e com ele se acople. Mas deve haver um tempo hábil (variável) para o receptor completar o mecanismo intracelular e, de novo, retornar à membrana (reciclagem). Esse processo se chama dessensibilização.[21]

O principal motivo da secreção do GnRH ser pulsátil é para dar um tempo para que o receptor retorne à membrana, evitando a sua internalização. Esse é um mecanismo que o GnRH possui para controlar sua própria atividade (*down-regulation*).[20]

Quando se administra, por exemplo, um agonista de GnRH em doses muito frequentes ou de ação prolongada, os receptores ficam internalizados enquanto durar a medicação (*down-regulation* prolongado); não há mais pulsos e a função pituitária é completamente anulada. Após a ligação do GnRH aos receptores interage com as proteínas G e ativam os segundos mensageiros: há estímulo da proteína quinase C (PKC), a ativação de inúmeras vias de sinalização intracelular, entre elas a Proteína Ativada por Mitógenos (MAPK), que de par com a fosforilação de proteínas citoplasmáticas e nucleares iniciam a transcrição dos genes relacionados à síntese de gonadotrofinas. O GnRH mobiliza os íons cálcio, que são importantes para esta síntese que se faz no retículo endoplasmático; formam-se grânulos de secreção que paulatinamente são estocados desde o início do ciclo e maturados no aparelho de Golgi, chamado *pool* de reserva. A liberação estimulada pelo GnRH (ativação do *pool*) faz com que os grânulos se mobilizem para a membrana celular; um aumento na permeabilidade dessa membrana (pelos estrogênios) permite que as gonadotrofinas logo sejam liberadas (exitose), sempre em resposta ao GnRH e de modo pulsátil, embora elas tenham também uma inerente peculiaridade de produzir pulsos.[20,21] A liberação do *pool* de reserva de FSH e de LH, como veremos, é importante para o processo ovulatório.

Diferentes peptídeos influenciam a função hipofisária, sendo importantes, como já foi referido, as activinas (A e B), as inibinas e a folistatina. A activina e a inibina são membros da família de *transforming growth factor*. A inibina é secretada pelas células granulosas, mas também pelo gonadótrofo. Inibe seletivamente a secreção de FSH (provavelmente por competir com o receptor de activina). A activina, também derivada das células granulosas, facilita a resposta pituitária de GnRH por aumentar a formação de seus receptores. A folistatina, sintetizada por inúmeras células hipofisárias, inclusive as gonadotróficas, inibe primordialmente a síntese de FSH; a inibina e a folistatina bloqueiam a ação da activina.[20]

O LH atua nas células ovarianas (granulosas e tecais) promovendo a síntese dos esteroides sexuais (estrogênios, androgênios e progesterona), ou seja, executa a esteroidogênese.[20]

■ ESTEROIDOGÊNESE

A matéria-prima para a formação dos esteroides sexuais é o colesterol produzido no fígado e disponível na corrente sanguínea ou já existente na célula. Os ésteres do colesterol adentram a célula após se acoplarem com receptores específicos de membrana. No interior da célula, sofrem hidrólise e se transformam em colesterol livre; este precisa atravessar a membrana da mitocôndria para, dentro dela, dar início à esteroidogênese; aí sofre a ação do P450CSS, que forma a pregnenolona. Todos esses passos dependem do estímulo gonadotrófico (LH), e se fazem de forma lenta. Uma esteroidogênese rápida pode ser executada por meio de uma proteína reguladora da esteroidogênese (StAR), que é formada pelo estímulo da AMP-cíclica. Essa proteína faz com que o colesterol entre rapidamente para dentro da mitocôndria; daí a esteroidogênese (só ocorre nas gônadas). P450 é um termo genérico que engloba uma família de enzimas oxidativas, com inúmeras funções na esteroidogênese.[22]

O colesterol, nas mitocôndrias, encontra todas as enzimas e proteínas associadas necessárias para a sua progressão a estrogênios, passando por compostos intermediários que são os progestagênios e os androgênios. Entre várias enzimas, a 17 β-hidroxiesteroide desidrogenase se responsabiliza pela conversão de androstenediona em testosterona, de estrona em estradiol, e vice-versa. A aromatase é única e codificada por um único gene; é encontrada no retículo endoplasmático das células de inúmeros tecidos e sua transcrição depende de diversos agentes promotores (gonadotrofinas, glucocorticoides, citocinas, ácidos nucleicos etc.). Estes variam de acordo com os diferentes tecidos, nos quais a aromatização ocorre. Por exemplo, no tecido adiposo é a PGE2 e no folículo é o FSH. Sua função básica é converter a androstenediona em estrona, e a testosterona em estradiol.

No ovário faltam a 21-hidroxilase e a 11 β-hidroxilase, existentes só nas suprarrenais; por via de consequência, não há formação de glucocorticoides e nem de mineralocorticoides, respectivamente[22] (Figura 62.13)

■ O CICLO MENSTRUAL

O ovário tem, por excelência, duas funções que se inter-relacionam. A primeira é expulsar do folículo maduro, de maneira espontânea e periódica, o ovócito pronto para ser fertilizado; a segunda, como referido, é produzir esteroides sexuais (esteroidogênese).

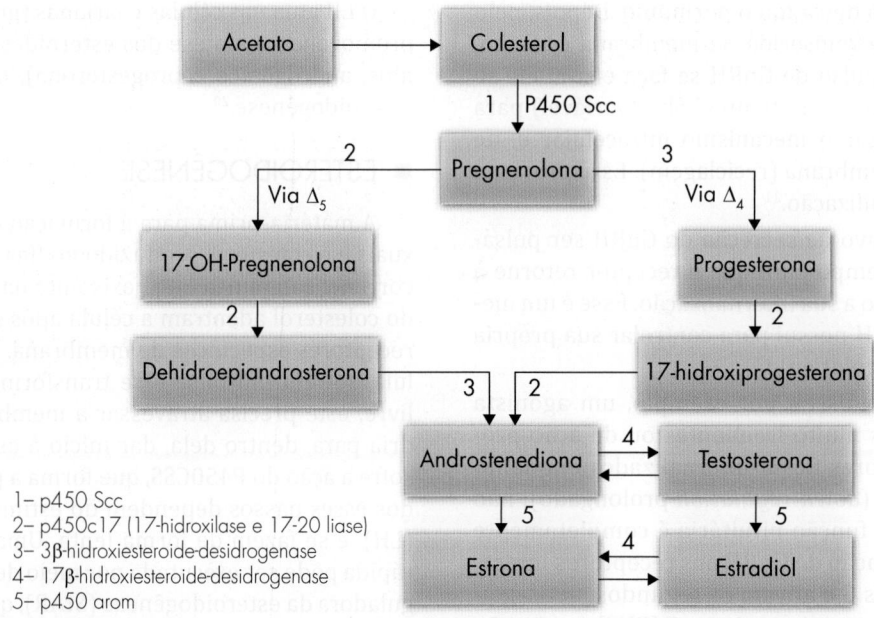

Figura 62.13 Esteroidogênese.

1– p450 Scc
2– p450c17 (17-hidroxilase e 17-20 liase)
3– 3β-hidroxiesteroide-desidrogenase
4– 17β-hidroxiesteroide-desidrogenase
5– p450 arom

É a ovulação que dá a cadência ao que chamamos de ciclo menstrual. Este apresenta-se com três fases: a folicular (proliferativa ou pré-ovulatória), a ovulatória e a luteínica (secretora ou pós-ovulatória), que se finda com a menstruação. Essa ciclicidade só é perdida (em condições saudáveis) quando houver a fertilização do oócito e sua implantação no endométrio, já adequadamente preparado (*pabulum uteri*). É desnecessário afirmar que para que o ciclo menstrual seja perfeito deverá haver o funcionamento harmônico entre o hipotálamo, a hipófise e os ovários (retrocontroles), e que a esteroidogênese normalmente ocorra.[23]

A fase proliferativa: (maturação folicular). Na transição lúteo-folicular, nos primeiros dias do novo ciclo (5º ao 7º), uma coorte de folículos primordiais (uma camada de células granulosas envolvendo o oócito) já exibe alguns sinais de desenvolvimento, obtidos em ciclos anteriores: esse desenvolvimento não depende de hormônios, mas de vários fatores de crescimento (IGF1, EGF, TGFα, TGFβ). Têm de 2 a 3 mm de diâmetro. O FSH, demais relevante para o desenvolvimento folicular, já começa a se elevar (pela queda da inibina-A) no segundo dia do ciclo (aumento de 30%) e, pois, a recrutar folículos. Os pulsos de FSH, da ordem de uma a cada quatro horas, no fim da fase lútea, passam para um a cada 90 minutos no início da fase folicular. Estimula todos os folículos convocados (porque já possuem receptores de FSH), mas apenas um é selecionado para progredir até a ovulação, fato que ocorre a partir do sétimo dia (diâme-

tro de 10 mm). É o folículo dominante, que cresce de 1 a 2 mm ao dia até atingir mais ou menos 20 mm de diâmetro antes de se romper, como se verá adiante. As demais unidades foliculares da coorte se desenvolvem só até certo ponto, 10 mm ou menos (pré-antrais e antrais). O folículo primordial, para evoluir a pré-ovulatório, demora mais ou menos 85 dias, incluindo 15 dias do ciclo, no qual vai chegar à maturação completa. Portanto, ele já vem sendo preparado ou pré-selecionado a mais tempo[24-27] (Figuras 62.14 e 62.15).

A razão básica para haver a dominância está no número de receptores de FSH. O folículo predestinado a se tornar ovulatório, entre os inúmeros recrutados, tem muito mais receptores de FSH, que induz a síntese de aromatase pelas células granulosas, a qual converte os androgênios tecais em estrogênios. É a teoria das duas células: as tecais produzem androgênios para se converter em estrogênios pela aromatase sintetizada nas células granulosas, para alcançar um desfecho único, isto é, produção de estrogênios. Os folículos que não possuem essas propriedades regridem por um processo apoptótico conhecido como atresia (há participação do Bcl-2 e de alterações do RNAms e, pois, das proteínas necessárias para a manutenção folicular). Além disso, as células granulosas de todos os folículos que não o dominante (pré-antrais e antrais) fabricam o hormônio antimülleriano (HAM), cuja função maior é controlar o número de folículos a serem recrutados e interromper o crescimento folicular. Há relação entre o HAM e a reserva de

Tabela 62.1 Nova nomenclatura para os sangramentos endometriais.

Nomenclatura antiga	Nomenclatura nova
Oligomenorreia e hipomenorreia	Menstruação escassa. Espaniomenorreia, por menstruação infrequente.
Hipermenorreia e menorragia	Menstruação exagerada ou abundante.
Polimenorreia	Menstruações muito frequentes.
Manchas pré-menstruais	Pós-menstruais e perda sanguínea do meio, por sangramentos intermenstruais.
Menóstase	É a parada brusca do fluxo (o termo permanece).
Amenorreia	É a falta de menstruação por seis meses ou por um período que corresponda à soma da duração de três ciclos consecutivos.

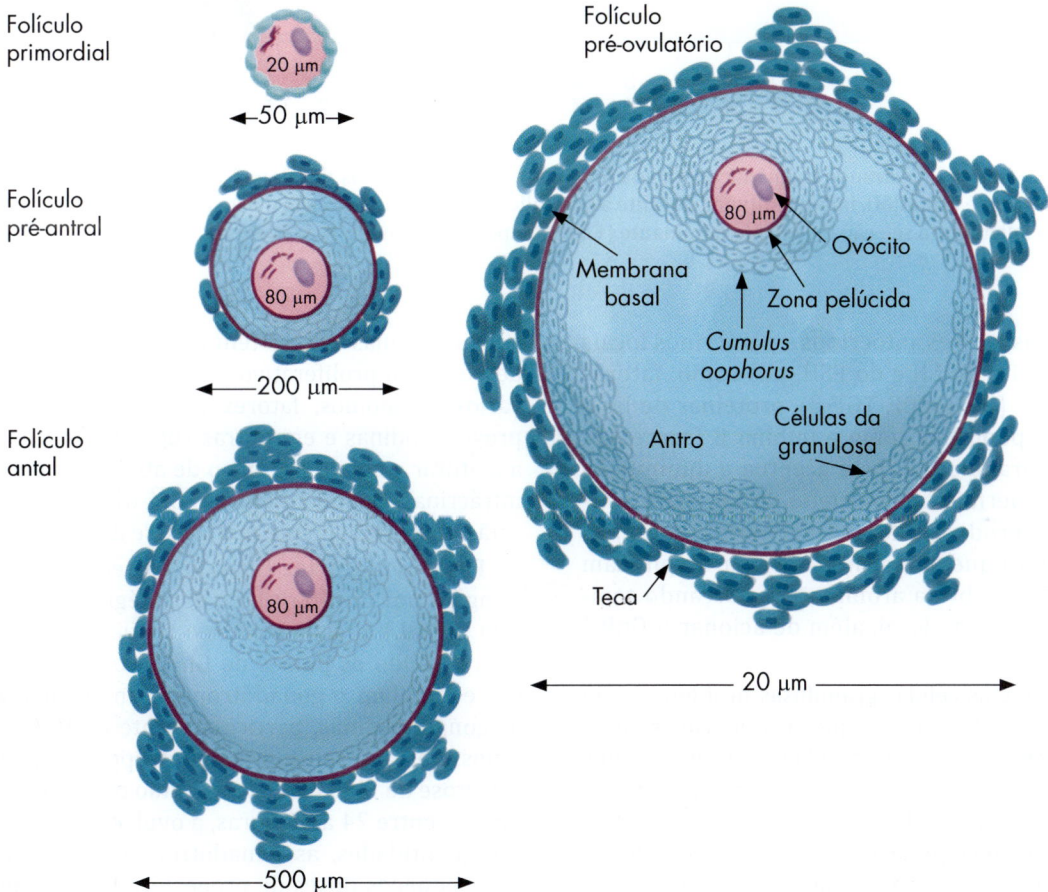

Figura 62.14 Foliculogênese. (Adaptada de Fritz & Speroff, 2015.)

folículos antrais e pré-antrais. O HAM pode ser medido no sangue em qualquer fase do ciclo e é ótimo indicador daquele conteúdo folicular. Seus níveis variam entre 0,5 e 1,1 ng/mL.[24]

No folículo selecionado, o microambiente é estrogênico, e nos que sofrerão atresia, é androgênico. No sexto ou sétimo dia, o FSH plasmático começa a cair,

e então acaba por vez qualquer possibilidade de crescimento folicular, que não a dominante. No folículo dominante, as células granulosas continuam a proliferar e, nelas, o FSH sintetiza mais aromatase que, por sua vez, converterá mais androgênios em estrogênios. O número de receptores de LH é elevado pelo FSH e pelo estradiol e, pois, mais estrogênios se for-

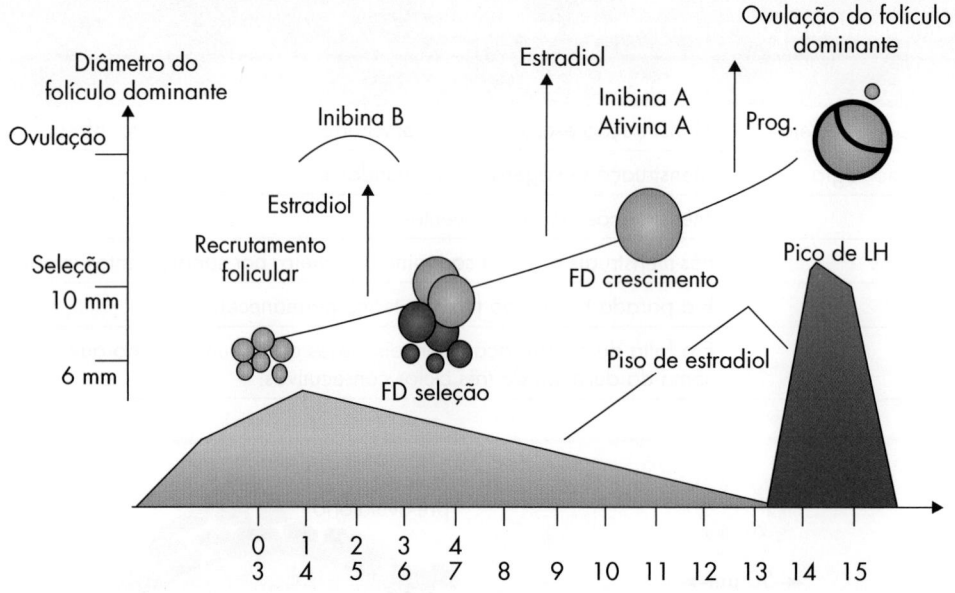

Figura 62.15 Esquema mostrando a dinâmica da onda folicular e os níveis séricos das gonadotrofinas (FSH e LH), esteroides (Prog = progesterona e estradiol), inibina e ativina durante a fase folicular da mulher no ciclo mestrual. Notar a relação do FSH com o recrutamento folicular e a seleção do folículo dominante (FD). (Adaptada de Simões, R. S. *et al.*)

mam. Inúmeros fatores autócrinos e parácrinos locais modulam o efeito do LH e do FSH, tais como: fatores de crescimento (IGFs, EGF, TGF-β), proteínas de ligação (IGFBPs), peptídios como a inibina B (secretada pelas células granulosas). Esta acentua a diminuição do FSH, o que permite maior efeito do LH, incrementando, pois, a produção de androgênios; por fim, as activinas (A e B) que, por ação parácrina, amplificam o efeito do FSH sobre a aromatase, reforçando também a estrogenização local, além de acionar o GnRH e, pois, aumentar o FSH.[24]

À medida que as células granulosas proliferam, vão secretando o líquido folicular que, aos poucos, se acumula para formar pequenas cavidades ou antros que, depois, se unem em *pool* único. Quase ao mesmo tempo, formam-se a zona pelúcida ao redor do oócito (sua formação é iniciada pelo próprio oócito) e os canais de comunicação (formados por proteínas, as conexinas) entre o oócito e as células granulosas (*gap junctions);* por eles o oócito troca informações bioquímicas sincronizadas com as células granulosas, necessárias para a sua maturação. A teca interna começa a se formar a partir das células estromais, que se condensam ao redor do folículo secundário ou pré-antrais. O folículo pré-ovulatório é um pequeno cisto atapetado por células granulosas. No seu interior, o oócito se acha envolvido pela zona pelúcida e por algumas camadas de células granulosas mais diferenciadas, formando a coroa radiada e o *cumulus*

oophorus, cujas células têm mais mitoses e, pois, grande potencial proliferativo. O líquido folicular é rico em vários hormônios, fatores de crescimento, citocinas, prostaglandinas e em outras substâncias que ajudarão a maturar o oócito por meio de atividades parácrinas e intrácrinas. Quando o folículo pré-ovulatório e o oócito estão apropriadamente maturos, se dá a ovulação.[27,28]

Fase ovulatória: Quando os teores de estradiol atingem um nível crítico e estratégico (400 pg/mL a 600 pg/mL), ativam o núcleo arqueado ventromedial que, gerando os pulsos de GnRH com maior frequência, estimulam o gonadótropo a sintetizar e a liberar as gonadotrofinas, particularmente o LH. O estradiol, é possível, age sobre o gonadótropo, intensificando a exocitose de LH e FSH. Dá-se então o pico de LH/FSH e, depois, entre 24 a 36 horas, a ovulação. Além de maiores quantidades, as gonadotrofinas são mais bioativas. Pequenas doses de progesterona provenientes de células antecipadamente luteinizadas, em particular aquelas que circundam o oócito (adquirem receptores de LH), são indispensáveis para haver o pico ovulatório; a progesterona já surge entre 24 e 48 horas antes da ovulação. Após o pico, os teores de gonadotrofinas caem repentinamente por mecanismos diversos, incluindo o retrocontrole negativo pela progesterona e o esgotamento hipofisário (Figura 62.16).

O folículo bem distendido pela ação local da progesterona se aproxima da superfície do ovário e se exterio-

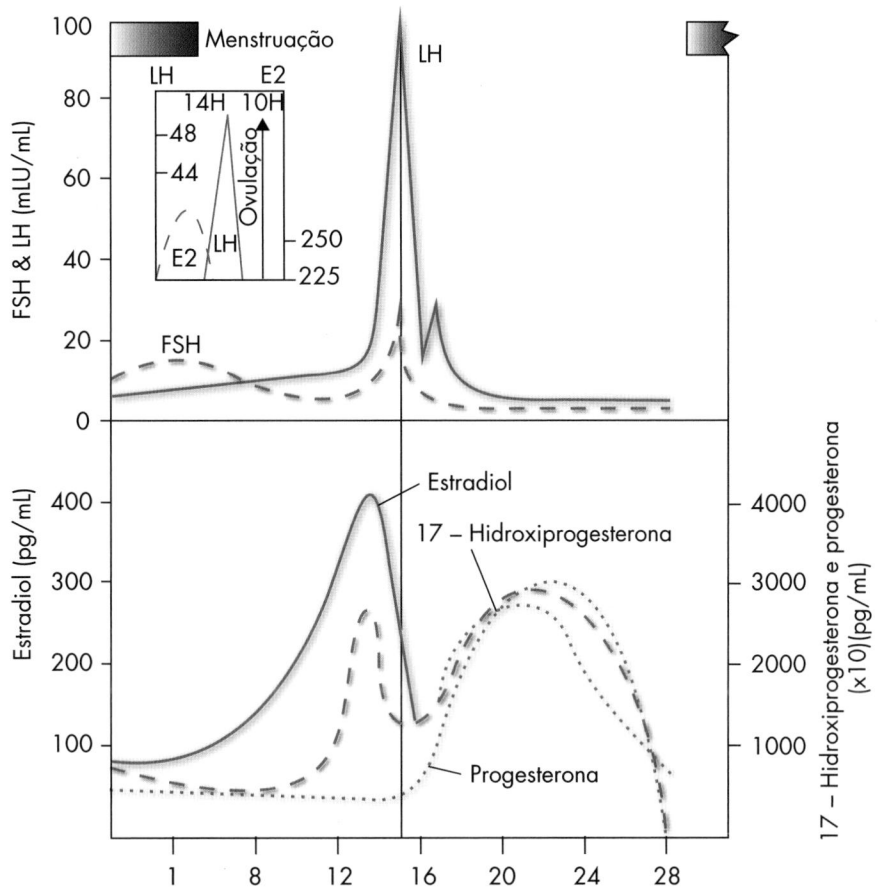

Figura 62.16 Comportamento hormonal no ciclo mestrual.

riza em pequena área dita apical (estigma ovulatório): nesta, há dissolução do colágeno da parede folicular por enzimas proteolíticas (metaloproteinases, plasmina, prostaglandinas e pela progesterona). Os elevados valores de LH estimulam a meiose ao inibir o fator inibidor da maturação do oócito e, também, o fator inibidor da luteinização. Assim, o oócito completa a primeira divisão meiótica formando o primeiro corpúsculo polar; permanece na metáfase da meiose II e esse processo só se finalizará com a fertilização.[24,26]

Dissolvido o colágeno, as prostaglandinas fazem a contração de fibras musculares lisas que envolvem o folículo bem distendido, e daí a expulsão do oócito junto com o *cumulus oophorus*, a coroa radiada e o líquido folicular (Figura 62.17). Completada a ovulação, uma nova glândula endócrina se forma na gônada. É o corpo lúteo, de cor amarela por causa da luteína, pigmento de cor amarela.

A rotura não é repentina, mas lenta, porque há inúmeros eventos no folículo pré-ovulatório, preparando-o para esse fenômeno. A rotura folicular se dá entre 10 e 12 horas após o pico de LH; este, por sua vez, ocorre entre 24 a 36 horas após o pico de estradiol. As tubas uterinas se aproximam do estigma para captar o tão esperado oócito.[24,26]

Junto à ovulação, a paciente pode sentir dor no baixo ventre (rotura folicular e reação peritoneal ao líquido folicular), sangramento (descamação endometrial por privação estrogênica) e leucorreia tipo clara de ovo (estímulo estrogênico das glândulas endocervicais). É a síndrome periovulatória. Não é obrigatório que exista, muito menos com os três elementos. É um sinal clínico de ovulação. E, obviamente, é o melhor momento para o intercurso sexual em busca de gravidez.

Fase lútea. Da ovulação forma-se o corpo lúteo, que resulta de modificações morfológicas das células granulosas e tecais que restaram do folículo roto, por estímulo do LH. Há invasão da camada de células granulosas por vasos sanguíneos (à custa de VEGFs e de angiopoetinas), e a vascularização aumentada permite maior chegada de colesterol e, pois, de síntese hormonal.

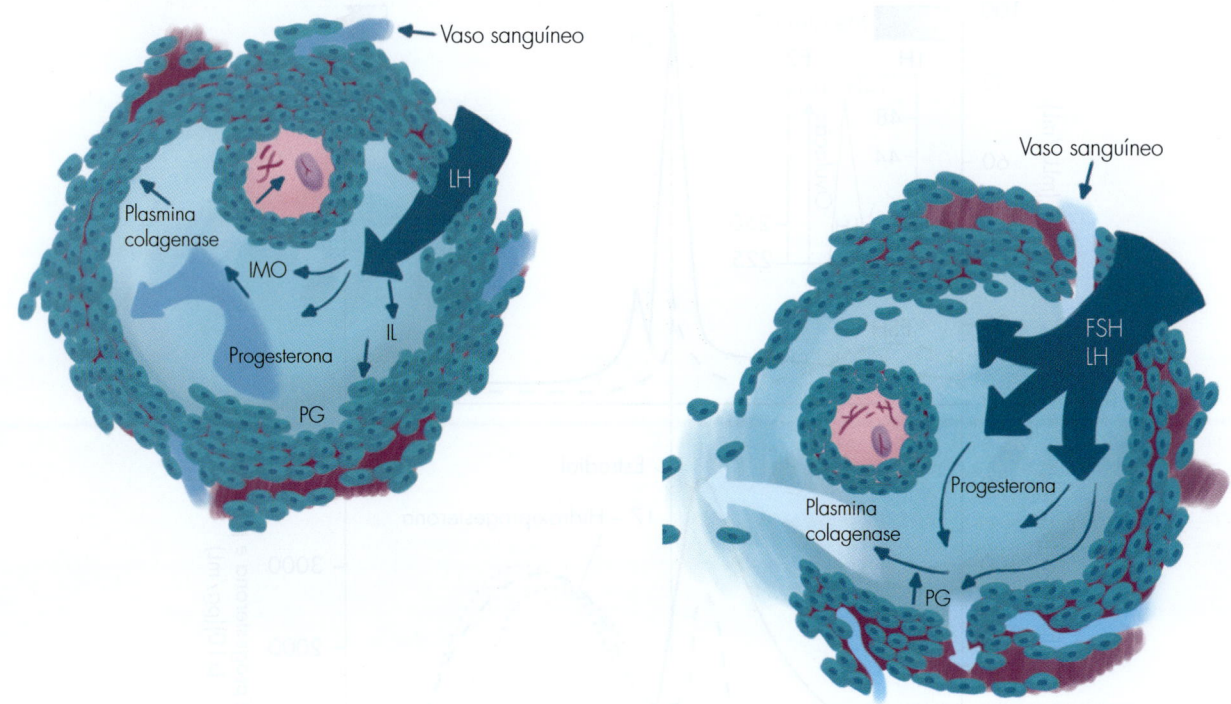

Figura 62.17 Fatores que favorecem a rotura folicular. (Adaptada de Frittz & Speroff, 2015.)

As células granulosas se avolumam e se enchem com um pigmento amarelo (luteína); é a luteinização e, nesse processo, adquirem as enzimas necessárias para a síntese de estradiol, principalmente de progesterona sob o estímulo de LH, de FSH e da inibina A.

A função do corpo lúteo é fundamental para construir um endométrio apropriado (secretor) para o aninhamento do ovo. É órgão endócrino muito importante (sem ele não há gravidez), porém transitório, porque inevitavelmente regride em ciclos não fertilizados. Dura entre 9 e 11 dias, e em seu lugar fica uma cicatriz conhecida como corpo albicante. Na fase lútea, há aumento da temperatura corpórea, provocada pela progesterona nos centros térmicos mamilares posteriores (hipotálamo posterior) da ordem de 0,56 °C.[24,26]

O corpo lúteo é extremamente vascularizado. Isso tem importância clínica porque os vasos podem se romper com facilidade, principalmente em mulheres que, tentando a gravidez, não usam contraceptivos hormonais. Caso usem anticoagulantes (inclusive ácido acetilsalicílico) pode, o corpo lúteo, sangrar. Portanto, a contracepção hormonal é obrigatória em mulheres que usam anticoagulantes. Outro dado de importância clínica: as mulheres que querem engravidar não devem receber inibidores de prostaglandinas, porque podem interferir no processo da rotura folicular (luteinização sem postura ovular ou LUF *luteinized unruptured follicle*).

O corpo lúteo regride por autodestruição e esse processo complexo ainda não é de todo conhecido. É complicado porque envolve numerosas moléculas que interagem para desfazer o corpo amarelo. Assim, há participação do próprio estradiol, que estimula a síntese de óxido nítrico, que é apoptótico; da $PGF_2\alpha$ que estimula a endotelina 1, que inibe a esteroidogênese por um lado, e reforça a apoptose, por outro, está à mercê do FNT-α. As metaloproteinases são fundamentais no processo luteolítico, porque degradam a matriz extracelular.

Quando há implantação, as metaloproteinases são inibidas pela inibina A que é, por sua vez, estimulada pelo hCG; assim, o corpo lúteo permanece funcionando (corpo lúteo gravídico).

A fase lútea dura sempre entre 11 e 17 dias, em média 14. As variações do intervalo do ciclo se fazem por alongamento ou encurtamento da fase folicular, pois, como se disse, a lútea é relativamente fixa.[24]

Aspectos endometriais: O endométrio se refaz depressa, logo após a menstruação, de tal maneira que após 72 horas praticamente toda a superfície endouterina se encontra reepitelizada, as glândulas refeitas, e os vasos neoformados. No início, as glândulas exibem epitélio cuboide e progressivamente adquire a forma cilíndrica, permanecendo o núcleo na posição basal. De par com o aumento de mitoses, há evolutiva pseudoestratificação; o estroma torna-se cada vez mais compacto. É pouco espesso no início da fase proliferativa (1 mm) e chega a ter 2 a 3 mm na periovulatória (endométrio proliferativo). As glândulas ampliam-se em volume e começam a exibir atividade secretora (glicogênio), vista pelos vacúolos citoplasmáticos, e esse achado é bastante precoce (36 a 48h) após a ovulação. Os vacúolos vão se mobilizando da base celular para sua posição apical, deslocando o núcleo para baixo (terceiro dia). A pseudoestratificação desaparece no terceiro dia e, no quarto, o núcleo volta à posição basal e perde as mitoses. Entre o sétimo e o nono dia, a secreção intraluminar é expressiva e as bordas celulares são muito irregulares; as glândulas tornam-se tortuosas e serrilhadas. O estroma, por sua vez, se edemacia, edema esse que vai sendo substituído pela pseudodecídua; as células vão nascendo dos fibroblastos estromais, mais evidentes na superfície endometrial (Figura 62.18). A luteólise se encarrega de frear a síntese de estradiol, de progesterona e de inibina A, que davam suporte anatomofuncional ao endométrio secretor. Havendo a privação estroprogestativa, acaba automaticamente aquele suporte e o endométrio é destruído e eliminado. É a menstruação que compreende endométrio autolizado, células inflamatórias, hemácias (sangue venoso) e enzimas proteolíticas.[24,25,28] No tocante à citologia vaginal, observa-se aumento das células superficiais, com picnose expressiva na primeira fase; predomínio absoluto de células intermediárias aglutinadas na segunda fase do ciclo. Tem serventia para se ter ideia dos níveis de estrogênio e de progesterona, respectivamente.

Menstruação: No fim da fase lútea, o endométrio apresenta-se tomado por um processo inflamatório que pode envolver até 50% de seu estroma. Há infiltração de neutrófilos, eosinófilos e de macrófagos que ali vieram pela atração exercida por interleucinas, que estavam inibidas pela progesterona. Assim, com sua queda, esse controle se perde, e as interleucinas, particularmente a 8 (IL-8), ficam muito ativadas e provocam a grande chegada de células brancas ao estroma endometrial.[24]

No começo da fase lútea, a fosfatase ácida, as hidrolases e outras potentes proteases estão confinadas nos lisossomos. A progesterona conserva as membranas lisossomais. A sua queda desestabiliza essas membranas, e as enzimas são então liberadas no citoplasma das células epiteliais, estromais, endoteliais e também para o espaço intercelular. A queda da progesterona também ativa o plasminogênio, que se converte em plasmina, potente lítico tecidual.

O processo proteolítico (inclui apoptose) destrói o cimento intercelular (caderinas) e as membranas celulares. A desintegração do endométrio lesa também o endotélio dos vasos, provoca liberação de prostaglandinas, aglutinação de plaquetas, trombose, necrose da parede dos vasos e extravasamento de hemácias.[28]

Esse processo lítico é bastante reforçado pelas metaloproteinases (colagenases, gelatinases, estromelisinas 1 e 2 etc.) que estavam inibidas pelos vários fatores teciduais inibidores e pela progesterona mediada pelo TFG-β. Havendo desinibição dos fatores inibidores pela queda da progesterona, amplifica-se, e muito, a atividade dessas enzimas altamente líticas para a matriz extracelular, que igualmente se desintegra. Descreve-se igualmente a importância do Fator do Sangramento

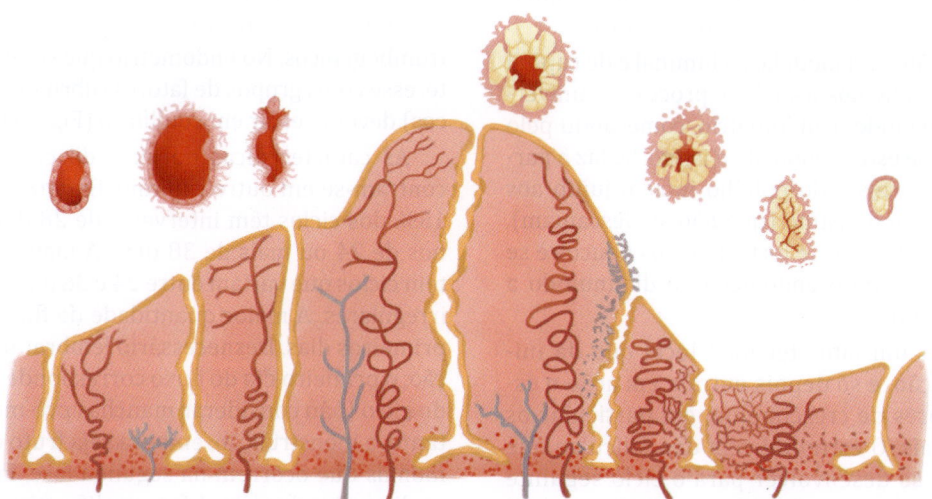

Figura 62.18 Diagrama mostrando as modificações morfológicas cíclicas no ovário e no endométrio.

Endometrial (EBAF), que é também inibido pela progesterona.

A luteólise se inicia no fundo do útero e, devagar, se estende até o istmo. É um sangramento proveniente de uma descamação universal da cavidade uterina. Seria incontrolável se não existissem mecanismos aptos à hemostasia e que permitem ser, o sangramento, autolimitante. A degradação tecidual aprofunda-se até a basal, que é protegida por uma camada mucinosa formada de carboidratos, produtos de restos de glândulas e de estroma.

A hemostasia se faz pela trombose, arterioespasmos e pela remodelação tecidual. Formam-se localmente substâncias vasoativas, sejam constritoras (endotelinas, PGF_2-α, tromboxanos) ou dilatadoras (óxido nítrico, PGE, PGI). Para efeito didático, poder-se-ia imaginar que a progesterona ativaria a vasoconstrição, e o estradiol, a vasodilatação. A trombose das arteríolas espiraladas é fundamental para a hemostasia. As enzimas citolíticas, ao lesarem o endotélio, aglutinam as plaquetas para formar o trombo. Este, quando bem formado, é essencial para coibir o sangramento arteriolar. A prostaglandina PGF_2-α e o tromboxano (potentíssimo vasoconstritor) estimulam a aglutinação de plaquetas, dando início à formação dos trombos, além de provocar o vasoespasmo sinergicamente com as endotelinas[24] (Figura 62.19). A PGF2α provoca, de modo simultâneo, contrações miometriais que corroboram para controlar a perda de fluxo.[29]

Auxiliando o controle da perda sanguínea, inicia-se importante processo restritivo da proteólise por inibidores locais (citocinas), derivados de células endometriais, estromais e endoteliais, assim como a maior formação de fator tecidual inibidor de metaloproteinases, todos fazendo cessar o processo proteolítico.

A reepitelização ou remodelação luminal é de capital importância para a hemostasia. Esse processo é universal, isto é, abrange todo o endométrio, começando pelo fundo do útero e se estendendo até o istmo. Se faz a partir de glândulas basais e do epitélio intacto junto aos orifícios das tubas e do istmo (que não se descamam). Ilhotas de tecido novo vão se formando aos poucos e se unindo, reestruturando o endométrio e diminuindo a área de sangramento.

Parece existir um fator tecidual local que dá início à reepitelização, e só depois entram em ação o estradiol e os fatores de crescimento, em particular os vasculoendoteliais. O estradiol vem dos folículos que já começaram a se desenvolver para o ciclo seguinte (transição lútea-folicular). Depois do epitélio, é a vez do estroma se refazer à custa da proliferação de células residuais (células-tronco, epiteliais e estromais),

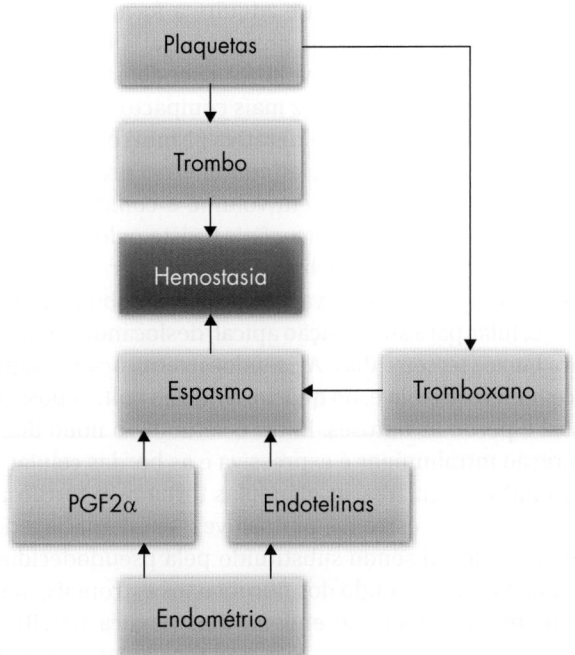

Figura 62.19 Mecanismo de hemostasia.

e, então, novos vasos se formarão pelos vários fatores angiogênicos.

A trombose tem de ser equilibrada; se for deficiente, permitirá maior perda sanguínea; se exagerada, perturbará a expulsão dos restos endometriais e futuras alterações dessa mucosa.

A plasmina, proveniente da ativação do plasminogênio pelo fator ativador, é trombolítica. O inibidor tecidual estromal específico impede a degradação da matriz; ele e o inibidor da ativação do plasminogênio (PAI)-1 são trombogênicos. No endométrio que se refaz normalmente, esses dois grupos de fatores (fibrinolíticos e trombóticos) deverão estar em equilíbrio (Figura 62.20).

As características normais do ciclo menstrual encontram-se em outro capítulo. Enfatize-se que somente 15% dos ciclos têm intervalos de 28 dias; 1% tem menos de 24 ou mais de 38 dias. A maioria das mulheres tem ciclos que variam entre 24 e 38 dias; 20% têm ciclos irregulares. A maior quantidade de fluxo se dá nos três primeiros dias. Desnecessário lembrar que, por convenção, o primeiro dia do fluxo corresponde ao primeiro dia do ciclo (não considerar manchas pré-menstruais). Portanto, a menstruação, embora seja fruto de eventos hormonais que ocorrem na segunda fase, faz parte da fase proliferativa do ciclo. A fase proliferativa termina um dia antes do pico de LH, e a luteínica inicia-se no dia do pico de LH e acaba no primeiro dia do fluxo.

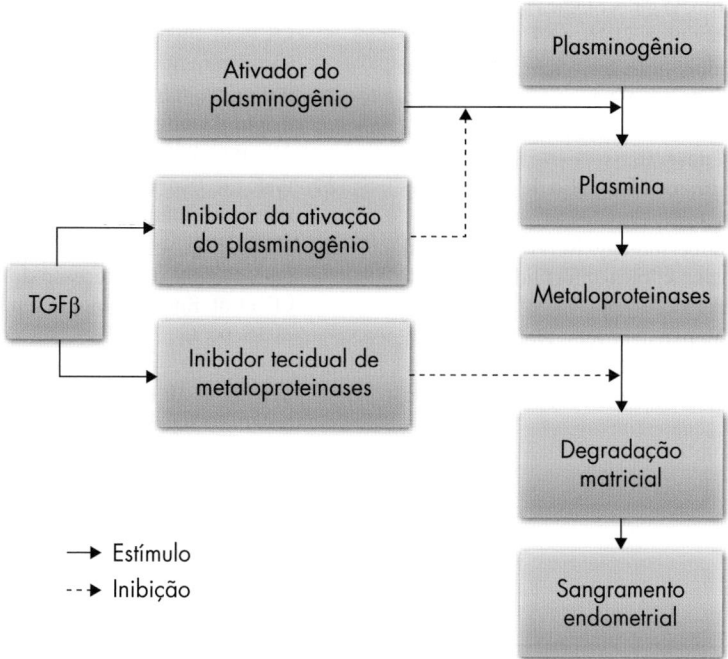

Figura 62.20 Controle do sangramento endometrial. (*Apud* Frittz & Speroff, 2011.)

Em essência, a menstruação, apesar de seu mecanismo complexo, só tem valor para avisar uma mulher saudável, que não usa método contraceptivo eficaz e que tem relações sexuais frequentes, que ela ainda não está grávida. Ademais, ao faltar, tem valor especial para determinar a data aproximada do parto e aquilatar as várias etapas da gravidez.

REFERÊNCIAS BIBLIOGRÁFICAS

1. Pinhal MA, et al Hormônios: conceito, classificação, biossíntese, ações e metabolismo. In: Fernandes CE, et al. Endocrinlogia feminina. Barueri (SP): Manole; 2015. p.3

2. Chiavegatti T, et al. Mecanismos de sinalização hormonal. In: Ribeiro E, editor. Fisiologia endócrina. Barueri (SP): Manole; 2012. p.33

3. Liddle RA. Peptide hormone: signal transdution and regulation. Philadelphia: Wolthers Kluver; 2015.

4. Fritz MA, et al. Receptores hormonais. In: Endocrinologia ginecológica Clínica e Infertilidade. Rio de Janeiro: Revinter; 2015. p.51,100.

5. Hewitt SC, et al. Molecular biology and physiology of estrogen action. Philadelphia: Wolthers Kluver; 2015.

6. Soares Júnior JM, et al. Bases moleculares de ação do estrogênio. In: Baracat EC, et al. Investigação clínica e molecular em ginecologia. São Paulo: Atheneu; 2015. p.41.

7. Carvalho KC, et al. Hormônio liberador de gonadotrofinas. In: Baracat EC, et al. Investigação clínica e molecular em ginecologia. Barueri (SP): Manole, São Paulo; 2015. p.1.

8. Simoes RS, et al. Esteroides sexuais: androgênios. In: Investigação clínica e molecular em ginecologia. São Paulo: Atheneu; 2015. p.33.

9. Ferriani R, et al. Prostaglandinasem reprodução humana. In: Ginecologia Endócrina, Rodrigues de Lima G Baracat EC (eds), Atheneu, São Paulo, 1975, p.63

10. Baracat EC, et al. Função hipotálamo-hipofisária. In: Lima LG, et al. Ginecologia endócrina. São Paulo: Atheneu; 1995. p.1.

11. Macéa JR, et al. Morfofisiologia do hipotálamo. In: Aldrighi JM, editor. Endocrinologia ginecológica: aspectos contemporâneos. São Paulo: Atheneu; 2005.

12. Fritz MA, et al. Endocrinologia ginecológica clínica, infertilidade. Rio de Janeiro: Revinter; 2015. p.161.

13. Weet CK Hypothalamic pituitary axis. Philadelphia: Wolthers Kluver; 2014.

14. Sobota B. Atlas de Anatomia. Rio de Janeiro,1977. p.2-4.

15. Valença MM, et al. Anatomia e fisiologia do hipotálamo e da glândula pituitária. In: Cukiert A, et al. Neuroendocrinologia clínica e cirúrgica. São Paulo: Atheneu; 2002. p.71.

16. Lima GR. Contribuição para o estudo da contração uterina em ratas em estro permanente. Tese (Doutorado) - Escola Paulista de Medicina, 1966.

17. Soares Júnior JM, et al. Estro-permanente: modelo experimental. In: Baracat EC, et al. Investigação clínica e molecular em ginecologia. São Paulo: Atheneu; 2015. p.71.

18. Ribero do Valle J Comunicação pessoal.

19. Telles MM, et al. A unidade hipotálamo hipófise. In: Ribeiro EB, editor. Fisiologia endócrina. Barueri (SP): Manole; 2012. p.1.

20. Fritz MA, et al. Endocrinologia ginecológica clínica, Infertilidade. Rio de Janeiro: Revinter; 2015. p.87.

21. Simões RS, et al. Hormônios gonadotróficos. In: Baracat EC, et al. Investigação clínica e molecular em ginecologia. São Paulo: Atheneu; 2015. p.11.

22. Frtz M, et al. Esteroidogênese. In: ----------- Endocrinologia, Ginecologia Cínica e Infertilidade. Rio de Janeiro: Revinter; 2015. p.36.

23. Fritz MC, et al. Neuroendocrinology. In: Fritz MA, et al. Endocrinologia ginecológica clínica infertilidade. Rio de Janeiro: Revinter; 2015. p.159.

24. Welt CK. Physiology of menstrual cycle. Wolters Kluwer, UpToDate. https://www.uptodate. com/contents/evaluation-of-the-menstrual-cycle-and-timing-of-ovulation. (Acessed July 2017)

25. Simões RS, et al. Hormônios gonadotróficos. In: Baracat CE, et al. Investigação clínica e molecular em ginecologia. São Paulo: Atheneu; 2015. p.11.

26. Vieira CS, et al. Endocrinologia do ciclo menstrual. In: Aldrighi JM, editor. Endocrinologia ginecológica. São Paulo: Atheneu; 2005. p. 77.

27. Welt CK. Ovarian development and failure (menopause) in normal women. Wolters Kluver, UpToDate, January, 2015.

28. Baracat MC, et al. Ação dos hormônios sobre o útero e o endométrio, e o processo da menstruação. In: Fernandes CE, et al. Endocrinologia feminina. Barueri (SP): Manole; 2015. p.73.

29. Bonassi RB, et al. Ciclo menstrual normal. In: In: Fernandes CE, et al. Endocrinologia feminina. Barueri (SP): Manole; 2015. p.31.

Capítulo **63**

■ **Márcia Gaspar Nunes** ■ **Mauro Abi Haidar**

Síndrome da Tensão Pré-menstrual

■ INTRODUÇÃO

Descrições de sintomas físicos e psicológicos afligindo a mulher no período pré-menstrual têm uma longa história, desde o tempo de Hipócrates. Naquela época, acreditava-se que o sangramento menstrual da mulher tinha como objetivo "purgar os seus maus humores". Em 1931, Robert Frank fez a primeira descrição moderna do que caracterizou como um estado de indescritível tensão, designando-a de tensão pré-menstrual, termo consagrado na literatura desde então.

Atualmente, a síndrome de tensão pré-menstrual (SPM) é caracterizada por um complexo de sintomas físicos e/ou emocionais que se manifestam de forma cíclica e recorrente alguns dias antes do período menstrual.[1] Clinicamente, a síndrome é diagnosticada se os sintomas interferirem em algum aspecto da vida da mulher, caso ocorram apenas durante a fase lútea do ciclo menstrual e se outros diagnósticos que possam explicar os sintomas forem excluídos.

O quadro clínico da SPM é bastante variado, sendo descritos mais de 150 sintomas diversos. A Tabela 63.1 lista os mais prevalentes sintomas físicos, psicológicos e comportamentais associados à SPM. Contudo, nenhum desses sintomas é patognomônico da síndrome. Os sintomas podem reaparecer a cada ciclo ovulatório até a menopausa, embora a intensidade e frequência possam variar ao longo do tempo. Em média, a sintomatologia tem duração de seis dias, com um pico de gravidade dois dias antes do primeiro dia do fluxo menstrual e rápido alívio após o seu início.

Algumas mulheres padecem de sintomas graves o suficiente para desequilibrar suas vidas social, familiar e/ou profissional, com consequências importantes tanto do ponto de vista pessoal quanto econômico. A variante mais graves ou extrema da SPM é designada como

transtorno disfórico pré-menstrual (TDPM). O TDPM foi incluído pela Associação Americana de Psiquiatria como uma categoria de diagnóstico provisório no apêndice do seu Manual de Diagnóstico e Estatística dos Transtornos Mentais, terceira edição (DSM-III), e assim permaneceu no apêndice na quarta edição (DSM-IV). Com o lançamento da quinta edição (DSM-V), tornou-se um diagnóstico oficial, inserido no capítulo de transtornos depressivos.[2] Os critérios para o diagnóstico do TDPM encontram-se na Tabela 63.2.

Tabela 63.1 Sintomas associados à síndrome pré-menstrual.

Físicos	Psicológicos e comportamentais
Distensão abdominal	Raiva, irritabilidade
Dores corporais	Ansiedade
Mastalgia	Alterações da libido
Cólicas abdominais	Dificuldade de concentração
Fadiga	Humor depressivo
Cefaleia	Sentimentos de perda de controle
Náuseas	Mudanças de humor
Edema extremidades	Insônia ou hipersonia
Ganho de peso	Afastamento das atividades habituais
Alterações gastrintestinais	Tensão
Palpitações acne	Alterações apetite (preferência por alimentos doces)

Tabela 63.2 Critérios diagnósticos para o transtorno disfórico pré-menstrual (DSM-5).
1. Na maioria dos ciclos menstruais, pelo menos, cinco sintomas devem estar presentes na última semana antes do início da menstruação, devem começar a melhorar dentro de poucos dias após o início da menstruação e tornam-se mínimos ou ausentes na semana após a menstruação.
2. Um ou mais dos seguintes sintomas devem estar presentes: labilidade afetiva acentuada (por exemplo, alterações de humor, sensação repentina de tristeza ou choro, ou aumento da sensibilidade à rejeição). Irritabilidade ou raiva acentuada, ou aumento dos conflitos interpessoais. Humor depressivo acentuado, sentimentos de desesperança ou pensamentos de autodepreciação. Ansiedade acentuada, tensão e/ou sentimentos de estar no limite.
3. Um ou mais dos seguintes sintomas devem estar presentes, adicionalmente, para chegar a um total de cinco sintomas quando combinados com os sintomas do item 2 acima: diminuição do interesse em atividades usuais (por exemplo, trabalho, escola, amigos, passatempos). Letargia, fadiga ou falta de energia marcante. Mudança significativa no apetite, comer em excesso ou desejos por alimentos específicos. Hipersonia ou insônia. Sentimento de estar oprimido ou fora de controle. Sintomas físicos, tais como: inchaço ou sensibilidade mamária, dores articulares ou musculares, sensação de inchaço ou ganho de peso. Os sintomas acima devem ter estado presentes na maioria dos ciclos menstruais que ocorreram no ano anterior.
4. Os sintomas estão associados a sofrimento clinicamente significativo ou quaisquer interferências com o trabalho, escola, atividades sociais habituais ou relacionamentos com os outros (por exemplo, evitar atividades sociais, diminuição da produtividade e eficiência no trabalho, escola ou casa).
5. O distúrbio não é meramente uma exacerbação dos sintomas de outro transtorno, tais como transtorno depressivo maior, transtorno de pânico, transtorno depressivo persistente (distimia) ou um transtorno de personalidade (embora possa co-ocorrer com qualquer um desses distúrbios).
6. O primeiro critério (item 1) deve ser confirmado por diário prospectivo de avaliação durante pelo menos dois ciclos sintomáticos.
7. Os sintomas não são atribuíveis aos efeitos fisiológicos de uma substância ou de outra condição médica.

■ EPIDEMIOLOGIA

A real prevalência da SPM não é conhecida, visto que os sintomas são múltiplos e sua intensidade difere muito de uma pessoa para outra, dependendo, ainda, do estado psíquico. Assim, há grande variação na incidência da síndrome entre os estudos. Em geral, a maioria dos pesquisadores concorda que a SPM atinge aproximadamente 30% a 40% das mulheres com ciclos menstruais regulares. Já a forma mais grave da sua manifestação, TDPM, acomete de 3% a 8% das mulheres em idade fértil.[1] Inicialmente acreditou-se que a SPM estava limitada a mulheres de culturas ocidentais, contudo estudos mais recentes demonstram que sua incidência é semelhante internacionalmente.

■ ETIOPATOGENIA

A etiologia da SPM não está devidamente esclarecida, sendo que várias teorias têm sido postuladas, porém sem conclusão definitiva, uma vez que um único fator não é capaz de explicar sua rica sintomatologia. Atualmente acredita-se que a flutuação hormonal observada durante o ciclo menstrual normal – e não algum desequilíbrio hormonal – em mulheres suscetíveis seja o desencadeador dos eventos bioquímicos tanto no sistema nervoso central quanto em outros tecidos que levam ao aparecimento dos sintomas.[3]

Estudos com gêmeos sugerem uma predisposição genética. Observa-se correlação entre o polimorfismo do gene transportador de serotonina e a intensidade dos sintomas de TDPM.[4] Além disso, há variações do gene receptor alfa-estrogênio em mulheres com esse transtorno.

Aumento da aldosterona e da atividade da renina plasmática são os mecanismos hipotéticos associados à retenção de líquidos e às queixas de edema.[3]

O estrogênio, a progesterona e os metabólitos ativos da progesterona (como a pregnanolona e a alopregnanolona) influenciam a neurotransmissão no sistema nervoso central, nas vias serotoninérgicas, noradrenérgicas, dopaminérgicas e gabaérgicas. A serotonina tem papel importante na regulação do humor e da ansiedade, como também na regulação do apetite, do sono e da excitação. O ácido gama-aminobutírico (GABA) é considerado um regulador primário de afeto e do funcionamento cognitivo. No hipotálamo, o estrogênio induz à flutuação diária da serotonina, enquanto a progesterona aumenta o seu metabolismo. Mulheres com transtorno de humor no período pré-menstrual têm comprovadamente níveis menores de serotonina[3], havendo maior sensibilidade ao receptor 5-HT$_{1a}$[4] e exacerbação dos sintomas quando ocorre depleção do triptofano, precursor da serotonina. O GABA, por sua vez, tem seus níveis plasmáticos reduzidos na fase lútea do ciclo menstrual em mulheres com TDPM. A relevância dessa condição, contudo, está ainda pouco esclarecida.[3]

Finalmente, fatores ambientais, como dieta e estresse, podem também estar relacionados à SPM. Mulheres com TDPM apresentam maior vulnerabilidade/exposição a fatores estressantes. Portanto, têm menos recursos para lidar com o estresse. Recentemente, em exames de tomografia computadorizada por emissão de pósitrons (PET) e ressonância magnética funcional (fRMI), observou-se ativação do córtex dorsolateral pré-frontal em portadoras de TDPM.[5] Deficiência de vitamina B6 (coenzima para a biossíntese de dopamina e serotonina), de cálcio e de magnésio foi relacionada a possíveis fatores etiopatogênicos.[6]

■ DIAGNÓSTICO

A história clínica é a chave para o diagnóstico da SPM ou TDPM. Outros transtornos afetivos, como depressão e ansiedade podem se exacerbar no período pré-menstrual. Contudo, essas condições não apresentam intervalo livre de sintomas durante a fase folicular média (6º ao 10º dia do ciclo menstrual), o que é absolutamente necessário para o diagnóstico clínico da SPM ou TDPM. Algumas condições médicas, como hipotireoidismo, anemia, endometriose ou perimenopausa, podem ser acompanhadas de sintomas físicos semelhantes aos da SPM. O diagnóstico de exclusão é feito após minuciosa anamnese e exame físico, em que não é constatada a presença de outras condições. O papel dos estudos laboratoriais se limita à triagem das condições clínicas consideradas no diagnóstico diferencial. Testes desnecessários podem ser contraproducentes, tornando a paciente mais ansiosa.

O Colégio Americano de Ginecologia e Obstetrícia sugere que o diagnóstico da SPM se baseie em diários prospectivos de sintomas. O exame desses registros revela que muitas mulheres terão sintomas fora da fase lútea consistentes com outros transtornos médicos ou psicológicos. Segundo o DSM-5, o diagnóstico do TDPM deve ser realizado de forma prospectiva em dois ciclos sintomáticos, não havendo mais a necessidade que esses ciclos sejam consecutivos. Essa alteração visa tornar o diagnóstico mais fácil.

■ TRATAMENTO

Como a etiologia da SPM e do TDPM não é clara, o alívio dos sintomas é o objetivo do tratamento. Assim, ele deve ser individualizado, levando-se em consideração a gravidade dos sintomas. Podem instituir-se medidas não farmacológicas e farmacológicas. Dentre as medidas não farmacológicas, incluem-se modificações do estilo de vida, suplementação de vitaminas e minerais, e preparados herbários. As estratégias farmacológicas visam suprimir a flutuação hormonal, com o bloqueio da ovulação, ou visam agir nos neurotransmissores que afetam o humor (antidepressivos).

Medidas não farmacológicas

Modificações no estilo de vida

Práticas de exercícios físicos, supressão do tabaco, uso moderado de bebida alcoólica e redução da ingesta de cafeína, sal e açúcar refinado têm sido recomendados para alívio dos sintomas da SPM. Entretanto, nenhuma evidência atual confirma essas recomendações. Uma revisão da literatura encontrou apenas um pequeno estudo randomizado, publicado nos últimos 25 anos, avaliando o impacto dos exercícios sobre os sintomas da SPM. Melhora da dieta e exercícios devem ser recomendados para promoção de saúde, mas não como tratamento baseado em evidências para a SPM ou TDPM.

No entanto, a dieta rica em cálcio pode desempenhar um papel nos sintomas da síndrome. Mulheres com uma alta ingesta de cálcio na dieta (em média 1.283 mg/dia) foram 30% menos propensas a ter os sintomas em comparação com as mulheres com baixa ingesta (média: 529 mg/dia; risco relativo = 0,70; intervalo de confiança 95%: de 0,50 a 0,97).[7]

Suplementação de vitaminas e minerais

Diversos suplementos vitamínicos e minerais foram utilizados para alívio dos sintomas da SPM; evidências, contudo, justificam a prescrição somente de cálcio, magnésio e vitamina B6.

■ **Cálcio.** Suplementação com cálcio promove alívio dos sintomas da SPM (nível de evidência B). Estudo duplo-cego, randomizado, placebo controlado, com 466 mulheres com SPM demonstrou que as que receberam suplementação com carbonato de cálcio 1.200 mg/dia, por três ciclos menstruais consecutivos, apresentaram pontuação de sintomas significativamente menores no segundo e terceiro ciclos de tratamento em comparação com placebo (redução de 48% *versus* 30%, respectivamente).[8] Outro ensaio clínico randomizado, placebo controlado, analisou o uso de carbonato de cálcio na dose de 1,0 g/dia, por três meses, em mulheres com SPM. Observou-se melhora significativa nos sintomas de fadiga e alterações do apetite (36% *versus* 52,3% e 52,7% *versus* 75% para uso do cálcio e placebo, respectivamente).[9] Entretanto, para as queixas de cefaleia, ansiedade, agitação e irritabilidade não foram observadas alterações significativas.

- **Magnésio.** Estudos randomizados, placebo controlados correlacionam a suplementação de magnésio com alívio dos sintomas de retenção hídrica, alterações de humor e ansiedade (nível de evidência B).[10-12]
- **Vitamina B6.** Uma revisão sistemática de nove ensaios clínicos sugere que a suplementação de piridoxina (vitamina B6) alivia os sintomas da SPM em mais do que o dobro em comparação com placebo (*odds ratio* = 2,32; intervalo de confiança 95%: 1,95 a 2,54).[13] Doses superiores a 100 mg/dia não mostraram maior resposta em comparação a doses inferiores a 100 mg/dia. Altas doses de piridoxina (acima de 300 mg) podem se associar à neuropatia periférica (nível de evidência B).
- **Preparados herbários.** De forma similar ao uso de suplementos vitamínicos, diversos preparados herbários (*Vitex agnus-castus, Hypericum perforatum, Ginkgo biloba, Oenothera biennis*) foram utilizados para alívios dos sintomas da SPM, contudo poucos estudos científicos comprovam seus efeitos. A utilização do extrato etanólico de *Vitex agnus-castus* demonstrou ser eficaz no alívio dos sintomas da SPM (nível de evidência B). Quanto aos outros fitoterápicos, observa-se uma escassez de evidências que justifique sua utilização no tratamento dos sintomas da SPM.

Vitex agnus-castus

Vitex agnus-castus é arbusto originário da região mediterrânea, seu mecanismo de ação ainda não está devidamente esclarecido, mas acredita-se que module o sistema dopaminérgico. Estudo clínico randomizado avaliou 170 mulheres com SPM tratadas com 20 mg de *Vitex agnus-castus* por dia. Resultados demonstraram diminuição dos sintomas de irritabilidade, alteração de humor, raiva, cefaleia e mastalgia em relação ao placebo (52% *versus* 24%, respectivamente, p = 0,001).[14]

Medidas farmacológicas

Supressão da ovulação

Contraceptivos hormonais

A falha na identificação de um distúrbio específico, que explique todos os sintomas, sugere que alterações hormonais fisiológicas – em mulheres suscetíveis – atuem como um gatilho para a variedade de manifestações observadas na SPM. Por essa razão, a eliminação da flutuação hormonal parece representar uma alternativa razoável ao tratamento.

Boa parte dos contraceptivos hormonais combinados possui como componente progestacional derivados da 19-nortestosterona, o que possibilita o surgimento de eventos adversos similares aos observados na SPM, como retenção hídrica e irritabilidade. Assim, apesar de estabilizar as variações hormonais, o uso dos anticoncepcionais hormonais combinados é acompanhado de resultados conflitantes.

Um pequeno estudo clínico randomizado com uso de contracepcional oral trifásico (35 mcg de etinilestradiol e 0,5 mg, 1,0 mg, 0,5 mg de noretindrona semanal) *versus* placebo demonstrou melhora na sensibilidade e intumescimento mamário pré-menstrual, mas não sobre os sintomas de humor.[15]

Contraceptivos hormonais contendo drospirenona – um derivado da espironolactona – são mais eficazes no alívio dos sintomas da SPM e TDPM em comparação com placebo. Cartelas contendo drospirenona 3 mg/etinilestradiol 20 mcg, e utilizados em ciclos de 24 dias (pausa hormonal de quatro dias) melhoram o humor e os sintomas físicos de mulheres com TDPM[16], ao passo que mesmas doses de drospirenona/etinilestradiol, em ciclos de 21 dias (pausa hormonal de sete dias), durante três ciclos, não demonstraram melhora significativa no humor.[17] Supressão da função ovariana com o uso de contraceptivos hormonais orais de forma contínua pode teoricamente melhorar os sintomas. A utilização de drospirenona 3 mg/etinilestradiol 30 mcg, por 42 a 168 dias, diminuiu os sintomas físicos da DPM como edema, sensibilidade e intumescimento mamário, em comparação com um ciclo padrão de 28 dias.[18]

Anticoncepcionais hormonais combinados, contendo drospirenona como componente progestogênico, demonstraram melhora nos sintomas pré-menstruais (nível de evidência A). Outras formulações de contraceptivos hormonais não têm estudos recentemente publicados que tratem especificamente dos sintomas da SPM.

Agonistas do GnRH

Como bloqueiam a função ovariana, agonistas do GnRH como goserelina, histrelina, leuprolide e nafarelina foram utilizados para reduzir os sintomas graves da SPM e do TDPM.[19] No entanto, eventos adversos, especialmente fogachos e redução da densidade mineral óssea, limitam sua utilização por apenas alguns meses. Estrogênio pode ser adicionado, mas isso pode acarretar recorrência dos sintomas. Por essas limitações, e seu custo substancial, os agonistas do GnRH não parecem ser agentes adequados para o tratamento convencional da SPM e do TDPM.

Antidepressivos

Medicamentos que afetam a serotonina são os tratamentos farmacológicos de primeira linha para SPM graves ou TDPM (nível de evidência A). A Tabela 63.3 apresenta os diferentes antidepressivos utilizados para tratar o TDPM.

Inibidores seletivos da recaptação da serotonina (ISRS), como citalopram, escitalopram, paroxetina, fluoxetina e sertralina, promovem a remissão dos sintomas somáticos e adequam o humor significativamente quando comparados ao placebo.[20] Em 2005, a agência reguladora americana (*Food and Drug Administration* – FDA) classificou a paroxetina como categoria D para gestação baseada em estudos que demonstraram aumento do risco de defeitos congênitos cardíacos maiores com a exposição no terceiro trimestre de gestação. Assim, paroxetina não deve ser prescrita para mulheres em idade reprodutiva que não façam uso de contracepção eficaz.

Da mesma forma que os ISRS, a venlafaxina – inibidor da recaptação de serotonina e noradrenalina (IRSN) também se mostrou eficaz para o tratamento dos sintomas do TDPM.[21] As pontuações dos sintomas foram reduzidas, ao menos pela metade, em 60% das participantes tratadas com venlafaxina (50 a 200 mg/dia), em comparação com as participantes do grupo placebo; 80% da redução dos sintomas da SPM com venlafaxina ocorreu durante o primeiro mês de tratamento.[21]

ISRS e IRSN precisam ser administrados durante três a quatro semanas para afetar os sintomas do transtorno depressivo, contudo, agem mais incisiva e rapidamente no TDPM, portanto, podem ser administrados apenas durante 14 dias, na fase lútea. De fato, fluoxetina, paroxetina, sertralina e citalopram apresentam eficácia com uso intermitente, durante a fase lútea. Mas, apesar de o uso intermitente apresentar efetividade, uma metanálise comprovou a superioridade do regime contínuo.[22]

Náuseas, insônia, cefaleia e diminuição da libido são os efeitos adversos comuns de ISRS e IRSN, e o benefício do alívio de sintomas deve ser balanceado contra esses efeitos potenciais.

Outras medicações

Para pacientes com sintomas de ansiedade, podemos considerar o tratamento com alprazolam, na dose de 0,25 mg, de forma intermitente, até três ou quatro vezes por dia, durante a fase lútea, mas o seu uso deve ser limitado a pacientes cuidadosamente selecionadas, pela dependência, tolerância e abuso potencial.[23]

Quando usada continuamente, a buspirona diminuiu apenas a irritabilidade, mas não os sintomas físicos da SPM quando comparado com placebo (83% *versus* 54%, diminuição na escala analógica visual na linha de base, respectivamente, p = 0,03).[24]

A espironolactona, diurético poupador de potássio com efeitos antiandrogênicos, melhorou significativamente os sintomas de sensibilidade mamária, edema, ganho de peso e humor deprimido em comparação com placebo, podendo ser considerada uma opção farmacológica para o tratamento dos sintomas da SPM.[25]

Tabela 63.3 Antidepressivos para o tratamento do transtorno disfórico pré-menstrual.		
	Doses	Eventos adversos
Citalopram	20 a 40 mg/dia ou na fase lútea	Inibição da libido
Escitalopram	10 a 20 mg/dia ou na fase lútea	Náusea
Fluoxetina	20 a 60 mg/dia ou na fase lútea	Inquietação
Paroxetina	20 a 30 mg/dia ou na fase lútea	Boca seca
Paroxetina-CR	12,5 a 25 mg/dia ou na fase lútea	
Sertralina	50 a 150 mg/dia ou na fase lútea	
Venlafaxina	50 a 200 mg/dia ou na fase lútea	

REFERÊNCIAS BIBLIOGRÁFICAS

1. Nunes MG, et al. Síndrome pré-menstrual: etiopatogenia e fisiopatologia. Femina; 1999; 27(1):25
2. American Psychiatric Association. Diagnostic and statistical manual of mental disorders, Fifth Edition (DVM-5). Arlington, VA: American Psychiatric Association; 2013
3. Rapkin Aj, Akopians Al. Pathophysiology of premenstrual syndrome and premenstrual dysphoric disorder. Menopause Int 2012; 18(2):52
4. Dhingra V, et al. Serotonin receptor 1A C(-1019)G polymorphism associated with premenstrual dysphoric disorder. Obstet Gynecol 2007; 110(4):788
5. Baller EB, et al. Abnormalities of dorsolateral prefrontal function in women with premenstrual dysphoric disorder: a multimodal neuroimaging study. Am J Psychiatry 2013; 170(3):305
6. Pearlstein T, Steiner m. Non-antidepressant treatment of premenstrual syndrome. J Clin Psychiatry 2000; 61(12):22

7. Bertone-Johnson ER, et al. Calcium and vitamin D intake and risk of incident premenstrual syndrome. Arch Intern Med 2005; 165(11):1246

8. Thus-Jacobs S, et al. Calcium carbonate and the premenstrual syndrome: effects on premenstrual and menstrual symptoms. Premenstrual Syndrome Study Group. Am J Obstet Gynecol 1998; 179(2):444

9. Ghanbari Z, et al. Effects of calcium supplement therapy in women with premenstrual syndrome. Taiwan J Obstet Gynecol 2009; 48:124

10. Walker AF, et al. Magnesium supplementation alleviates premenstrual symptoms of fluid retention. J Womens Health 1998; 7:1157

11. Facchinetti F, et al. Oral magnesium successfully relieves premenstrual mood changes. Obstet Gynecol 1991; 78:177

12. De Souza MC, et al. A synergistic effect of a daily supplement for 1 month of 100 mg magnesium plus 50 mg vitamin B6 for the relieve of anxiety-related premenstrual symptoms: a randomized, double-blind, crossover study. J Womens Health Gend Based Med 2000; 9:131

13. Wyatt KM, et al. Efficacy of vitamin B6 in the treatment of premenstrual syndrome: systematic review. BMJ 1999; 318(7195):1375

14. Schellenberg R. Treatment for the premenstrual syndrome with agnus castus fruit extract: prospective, randomized, placebo-controlled study. BMJ 2001; 322(7279): 134

15. Graham CA, Sherwin BB. A prospective treatment study of premenstrual syndrome using a triphasic oral contraceptive. J Psychosom Res 1992; 36(3):257

16. Yonkers KA, et al. Efficacy of a new dose oral contraceptive with drospirenone in premenstrual dysphoric disorder. Obstet Gynecol 2005; 106(3):492

17. Megivern D. Evaluatin of a unique oral contraceptive in the treatment of premenstrual dysphoric disorder. J Womens Health Gend Based Med 2002; 11(2):96

18. Coffee Al, et al. Oral contraceptives and premenstrual symptoms: comparison of a 21/7 and extended regimen. Am J Obstet Gynecol 2006; 195(5):1311

19. Jarvis CI, et al. Management strategies for premenstrual syndrome/premenstrual dysphoric disorder. Ann Pharmacother 2008; 42(7):967

20. Brown J, et al. Selective serotonin reuptake inhibitors for premenstrual syndrome. Cochrane Database Syst Rev. (2):CD001396, 2009

21. Freeman EW, et al. Venlafaxine in the treatment of premenstrual dysphoric disorder. Obstet Gynecol; 2001; 98(5):737

22. Shah NR, et al. Selective serotonin reuptake inhibitors for premenstrual syndrome and premenstrual dysphoric disorder: a meta-analysis. Obstet Gynecol 2008; 111(5):1175

23. Freeman EW, et al. A double-blind trial of oral progesterone, alprazolam, and placebo in treatment of severe premenstrual syndrome. JAMA 1995; 274(1):51

24. Landén M, et al. Compounds with affinity for serotonergic receptors in the treatment of pré-menstrual dysphoria: a comparison of buspirone, nefazodone and placebo. Psychopharmacology 2001; 155(3):292.

25. Wang M, et al. Treatment of premenstrual syndrome by spironolactone: a double-blind, placebo-controlled study. Acta Obstet Gynecol Scand 1995; 74(10):803.

Fernando Prado Ferreira ■ **Claudio Emilio Bonduki**

Sangramento Genital Anormal

■ INTRODUÇÃO

Desde 2005, a FIGO (Federação Internacional de Ginecologia e Obstetrícia) vem revisando a terminologia para o sangramento uterino. Por longos anos, observou-se uma série de terminologias diferentes, não padronizadas e ambíguas, com raízes gregas ou latinas.[1]

Recomendou-se que as seguintes terminologias fossem descartadas e passassem a não mais ser utilizadas (o termo "amenorreia" foi mantido)[2] (Tabela 64.1):

Tabela 64.1 Nomenclaturas abandonadas pela FIGO.

Menorragia	Hipermenorreia	Hipomenorreia
Menometrorragia	Polimenorreia	Polimenorragia
Epimenorreia	Epimenorragia	Hemorragia uterina
Sangramento uterino disfuncional	Sangramento uterino funcional	Oligomenorreia

Foram também redefinidos os limites normais da menstruação (Tabela 64.2).

■ TERMINOLOGIA RECOMENDADA, DEFINIÇÕES E CLASSIFICAÇÕES DO SANGRAMENTO UTERINO ANORMAL:

Distúrbios da regularidade

- **Sangramento Menstrual Irregular:** sangramento por mais de 20 dias de duração em um ciclo individual no período de um ano;
- **Sangramento Menstrual Ausente (Amenorreia):** ausência de sangramento por um período de 90 dias.

Distúrbios de frequência

- **Sangramento Menstrual Não Frequente:** um ou dois episódios em um período de 90 dias;
- **Sangramento Menstrual Frequente:** mais de quatro episódios em um período de 90 dias.

Tabela 64.2 Nomenclatura dos limites normais da menstruação.

Frequência menstrual	Frequente	< 24 dias
	Normal	24 a 38 dias
	Não frequente	> 38 dias
Regularidade menstrual (ciclo a ciclo): variação em 12 meses	Ausente	Sem sangramento
	Regular	Variação de ± 2 a 20 dias
	Irregular	Variação > 20 dias
Duração do fluxo	Prolongado	> 8 dias
	Normal	4,5 a 8 dias
	Curto	< 4,5 dias

Distúrbios da intensidade do fluxo

- **Sangramento Menstrual Intenso:** perda excessiva de sangue menstrual que interfere na qualidade de vida física, emocional, social e material da mulher e pode ocorrer sozinha ou em combinação com outros sintomas;
- **Sangramento Menstrual Intenso e Prolongado:** menos comum que o anterior. Importante fazer a diferenciação, pois as etiologias e tratamentos podem ser diferentes;
- **Sangramento Menstrual Leve:** baseado na queixa da paciente, raramente relacionado a alguma doença.

Distúrbios da duração do fluxo

- **Sangramento Menstrual Prolongado:** fluxo menstrual que excede 8 dias;
- **Sangramento Menstrual Curto:** definido por fluxo por não mais que 2 dias.

Sangramento irregular não menstrual

Episódios irregulares de sangramento, geralmente leves e curtos, ocorrendo entre os ciclos menstruais normais. Muitas vezes associados com lesões estruturais benignas ou malignas. Pode ocorrer durante ou após as relações sexuais.

Sangramento fora da idade reprodutiva

- **Sangramento Pós-Menopausa:** sangramento que ocorre após mais de um ano da menopausa;
- **Menstruação Precoce:** geralmente associada com outros sinais de puberdade precoce, que ocorre antes dos 9 anos de idade.

Padrão de sangramento

É o "formato" do volume do padrão de sangramento ao longo do ciclo menstrual. Geralmente 90% de todo o fluxo menstrual é perdido nos 3 primeiros dias do ciclo, sendo mais intenso no primeiro ou segundo dias. Em mulheres com sangramento uterino anormal esse padrão é variável.

Sangramento uterino anormal crônico, agudo e intermenstrual

O Sangramento Uterino Anormal (SUA) crônico pode ser definido como sangramento do corpo uterino que é anormal em termos de volume, regularidade e/ou duração, e que esteve presente nos últimos 6 meses. O SUA crônico não requer intervenção imediata.

Por outro lado, o SUA agudo foi definido como um episódio de sangramento intenso que é de quantidade suficiente para exigir intervenção médica imediata, a fim de evitar uma maior perda sanguínea. O SUA agudo pode ocorrer no contexto do SUA crônico ou de maneira isolada.

Já o Sangramento Intermenstrual (SIM) é o que ocorre entre os ciclos menstruais esperados. Pode ocorrer hemorragia em momentos aleatórios ou pode manifestar-se de uma forma previsível no mesmo dia em cada ciclo. Essa designação foi projetada para substituir a palavra "metrorragia", que é um dos termos recomendados a ser abandonados.

■ O SISTEMA PALM-COEIN

Em 2011, a FIGO padronizou também a nomenclatura utilizada para descrever o Sangramento Uterino Anormal. Deu-se o nome a esse sistema de classificação de PALM-COEIN(2) (Pólipo, Adenomiose, Leiomioma, Malignidade e Hiperplasia – Coagulopatia, Ovulatória disfuncional, Endometrial, Iatrogênico e Não classificado). O acrônimo PALM-COEIN em Inglês, remete às palavras "palma" e "moeda", como representadas na Figura 64.1.

Pela classificação PALM-COEIN, temos quatro causas estruturais (Pólipo, Adenomiose, Leiomioma e Malignidade e Hiperplasia), quatro não estruturais (Coagulopatia, Ovulatória disfuncional, Endometrial e Iatrogênica) e uma Não classificada.

As causas estruturais são entidades que podem ser verificadas visualmente por técnicas de imagem ou histopatologicamente. Já no grupo não estrutural, isso não é possível.

O termo "Sangramento Uterino Disfuncional" (SUD) era anteriormente utilizado quando não se identificava uma causa orgânica ou sistêmica para o sangramento. Ele não existe mais nessa classificação e é aconselhado pela FIGO que o abandonemos, passando a utilizar apenas o termo SUA: Sangramento Uterino Anormal.

■ CARACTERÍSTICAS DOS COMPONENTES DO SISTEMA PALM-COEIN

Pólipos

São proliferações epiteliais que compreendem componentes vascular, glandular e fibromuscular do tecido conjuntivo e são muitas vezes assintomáticos. No entanto, a depender do seu grau de proliferação, podem gerar sangramentos.

Adenomiose

A adenomiose corresponde à invasão do componente endometrial no miométrio, levando-se em conta que no útero não há uma camada basal separando o epitélio do músculo.

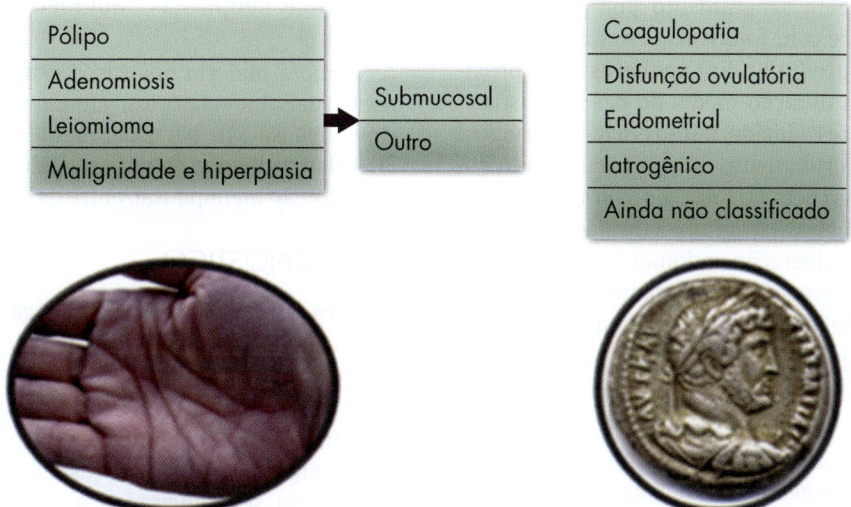

Pólipo		Coagulopatia
Adenomiosis		Disfunção ovulatória
Leiomioma	Submucosal	Endometrial
	Outro	Iatrogênico
Malignidade e hiperplasia		Ainda não classificado

Figura 64.1 Sistema de classificação PALM-COEIN da FIGO para o sangramento uterino anormal. O leiomioma é subdividido em submucoso e outros que não atingem a cavidade endometrial.

Setenta por cento das mulheres com adenomiose podem ter sintomas de SUA; 30% têm dismenorreia e 19%, ambos.

Seu diagnóstico de certeza é pela ressonância magnética.

Leiomiomas

Os miomas uterinos são tumores benignos fibromusculares do miométrio. Sua prevalência é alta, atingindo 70% das mulheres caucasianas e até 80% das afrodescendentes. Deve-se considerar seu tamanho, localização e número. Todos esses fatores interferem nas chances de um mioma ser a gênese do sangramento uterino anormal.

Malignidade ou hiperplasia

Embora lesões malignas e hiperplasia atípica sejam relativamente incomuns, são importantes causas potenciais de SUA e devem ser consideradas e descartadas em quase todas as mulheres em idade reprodutiva.

Coagulopatias

Um distúrbio de coagulação deve ser considerado quando uma paciente tem algum dos seguintes sintomas:

- Sangramento menstrual intenso desde a menarca;
- História familiar de distúrbios hemorrágicos;
- História pessoal de um ou mais dos seguintes: hematomas sem lesões conhecidas; sangramento da cavidade oral ou do trato gastrintestinal, sem lesão conhecida; quadros de epistaxe com duração de mais de 10 minutos.

Se houver suspeita de um distúrbio de coagulação, um hematologista deve ser chamado a acompanhar o caso.

Ovulatória disfuncional

As pacientes com SUA do tipo ovulatória disfuncional (não há ovulação) apresentam níveis constantes de estrogênio estimulando o crescimento do endométrio.[3] Essa proliferação sem a descamação periódica subsequente faz com que o endométrio cresça além dos limites possíveis do fornecimento de sangue pela vascularização normal. Assim, o tecido endometrial rompe e se descola do útero, sem um padrão típico, irregular e sincronizado.

A estimulação crônica e com baixos níveis de estrogênio resultará em sangramento reduzido em volume e com intervalos prolongados. Já na estimulação crônica com níveis mais altos de estrogênio, teremos episódios de sangramento mais frequentes e intensos.

Em ciclos ovulatórios, a produção de progesterona pelo corpo lúteo transforma o endométrio proliferativo (anteriormente preparado por estrogênios) em endométrio secretor, que descama de maneira previsível e cíclica, quando a gravidez não ocorre.

Ciclos anovulatórios, como vimos, estão associados a uma variedade de manifestações de sangramento. Nesses ciclos não há formação do corpo lúteo e, assim, a progesterona não é produzida e o endométrio continua a proliferar apenas sob a influência do estrogênio, sem oposição. Esse endométrio descama de forma irregular, podendo ocasionar um sangramento intenso e prolongado. É o que ocorre na SOP.

Pode haver também sangramento por privação de estrogênio. Ele ocorre com frequência em mulheres nos extremos da vida reprodutiva. Em mulheres mais próximas à menopausa, a duração média do ciclo menstrual fica significativamente reduzida, muito em parte devido a uma disfunção no recrutamento folicular, resultando em fase proliferativa mais curta. Os folículos ovarianos nessas mulheres secretam menos estradiol e a flutuação em seus níveis pode levar à proliferação endometrial insuficiente. Ocorre descamação irregular, e o sangramento resultante pode se manifestar de forma leve, curta ou irregular.

Com o tempo, a fase lútea também encurta, e, finalmente, a ovulação para, chegando a menopausa.

Em adolescentes, o defeito primário é também um sangramento anovulatório. O corpo lúteo não é formado e os níveis de progesterona permanecem baixos. O endométrio não se torna secretor e, ao invés disso, continua a proliferar sob a influência do estrogênio sem oposição. De maneira análoga ao descrito acima, esse endométrio descama de forma irregular o que pode ocasionar um sangramento intenso e prolongado.

Endometrial

Geralmente decorrentes de uma desordem da hemostasia endometrial, se apresentam como sangramentos intensos. Já nos casos secundários a inflamação, infecção ou respostas inflamatórias anormais, o padrão é o de sangramento irregular.

Iatrogênicas

É o Sangramento Uterino Anormal associado com esteroides gonadais exógenos, sistemas ou dispositivos intrauterinos ou com outros agentes sistêmicos ou locais.

Não classificados

Esta categoria foi criada para acomodar as entidades que são raramente encontradas ou ainda não definidas.

■ EPIDEMIOLOGIA

É estimado que o SUA compreenda de 5% a 10% das queixas de mulheres atendidas nos consultórios ginecológicos.[4,5]

A morbimortalidade diz respeito principalmente à anemia por deficiência de ferro, que pode chegar a 30% dos casos. As adolescentes são especialmente mais suscetíveis a esse quadro.[6]

Sangramentos de grande monta podem requerer hospitalização para suporte hidreletrolítico ou mesmo transfusão e terapia hormonal intravenosa.

A proliferação endometrial crônica sem a oposição de progesterona pode levar à hiperplasia endometrial e risco de neoplasias endometriais e (1% a 2% dos casos).

Como a maioria dos casos está associada com ciclos menstruais anovulatórios, adolescentes e mulheres na perimenopausa são particularmente vulneráveis. Cerca de 20% das mulheres afetadas são adolescentes e 50% estão na transição menopausal, entre os 40 e 50 anos de idade.[5]

■ DIAGNÓSTICO

Para conhecermos causas orgânicas, sistêmicas ou gestacionais, podemos nos valer de vasto arsenal diagnóstico, seja ele laboratorial, de exames de imagem ou mesmo histológico e anatomopatológico.

Cumpre ressaltar que o raciocínio clínico deve nortear sempre a escolha dos testes diagnósticos, que apenas devem ser solicitados quando da dúvida sobre a mudança de conduta ou na definição do diagnóstico de certeza que não pôde ser obtido apenas clinicamente.

Testes laboratoriais

- **Dosagem da fração beta da gonadotrofina coriônica humana (β-hCG):** exame fundamental na suspeita de gestação, mesmo que a paciente não tenha atraso menstrual. A causa mais comum de sangramento uterino anormal durante os anos reprodutivos é a gravidez anormal. Descartar ameaça de aborto, aborto incompleto e gravidez ectópica;
- **Hemograma completo:** documenta a perda sanguínea. Determinar o número de absorventes consumidos por dia ou manter um calendário menstrual é de grande valia. Deve-se descartar a anemia e realizar contagem de plaquetas se houver suspeita de doença hematológica;
- **Dosagem do hormônio estimulador tireoidiano (TSH), prolactina e testes da função hepática:** hipertireoidismo, hipotireoidismo e hiperprolactinemia estão associados à disfunção ovulatória. Deve-se identificar e tratar estas condições. Na suspeita de alcoolismo ou hepatite, devem-se obter provas de função hepática. Qualquer doença que afete o metabolismo do estrogênio no fígado pode estar associada com o sangramento uterino anormal;
- **Dosagem de fatores de coagulação:** deficiência do Fator de Von Willebrand[7] e do Fator XI: inicialmente pode se manifestar durante a adolescência. Trombocitopenia primária ou secundária pode ser encontrada em pacientes mais velhas. De um modo geral, quando estão presentes as coagulopatias, temos hemorragia intensa e regular e associada com ciclos ovulatórios (sangramento menstrual intenso e prolongado);

- **Outras dosagens hormonais, quando necessárias:** para a paciente com sangramento anovulatório, o objetivo é o tratamento da doença de base. Deve-se obter uma avaliação hormonal completa em mulheres com sinais de hiperandrogenismo, tais como aquelas com SOP, deficiência da 21-hidroxilase ou na suspeita de tumores de suprarrenal ou ovarianos. Mulheres na transição menopausal geralmente podem ser acompanhadas sem uma extensa avaliação hormonal.

Exames de imagem

- Ultrassonografia pélvica (de preferência transvaginal, quando possível): pode identificar miomas, pólipos, hiperplasias endometriais, carcinoma etc.

Exames histológico e anatomopatológico

- **Citologia oncológica:** deve estar sempre atualizada. O câncer cervical é ainda a neoplasia ginecológica mais comum a afetar mulheres em idade reprodutiva na população mundial;
- **Biópsia endometrial (por _Pipelle_, histeroscopia ou mesmo curetagem de prova):** pode-se realizar uma biópsia para descartar hiperplasia endometrial ou câncer em mulheres de alto risco (com mais de 35 anos) e em mulheres mais jovens em situação de risco extremo para a hiperplasia e/ou carcinoma endometrial. Mulheres com anovulação crônica, obesidade, hirsutismo, diabetes ou hipertensão crônica são grupos de risco.

A maioria das biópsias irá confirmar a ausência de endométrio secretor quando da disfunção ovulatória.

■ TRATAMENTO

Tratamento farmacológico

O tratamento farmacológico envolve uma série de medicações, em sua essência hormonais, e apresenta ótima resposta terapêutica.

Estrogênios, progesterona, androgênios, drogas anti-inflamatórias não esteróides (AINEs),[8] antifibrinolíticos e análogos e agonistas do GnRH podem ser usados para tratar o sangramento uterino anormal. Mais recentemente, a desmopressina[9] foi usada para controlar hemorragias que não respondem completamente aos tratamentos convencionais.

No início do período menstrual, o endométrio secretor contém elevada concentração de ativador de plasminogênio. Este, por sua vez, é uma protease sérica que converte o plasminogênio em plasmina, uma enzima fibrinolítica.

Assim, o uso de antifibrinolíticos como o ácido tranexâmico,[6] ácido épsilon aminocaproico ou ácido trans-4--amino-metil-ciclohexano carboxílico reduzem a perda de sangue menstrual. No entanto, esse efeito terapêutico não foi maior do que o observado com a terapia convencional com contraceptivos orais. Os antifibrinolíticos estão associados com efeitos colaterais significativos, tais como náuseas, diarreia, dor de cabeça e manifestações alérgicas; não podem ser utilizados em pacientes com insuficiência renal.

Temos como destaque na modalidade de tratamento farmacológico, os anticoncepcionais orais (ACOs). Eles suprimem o crescimento endometrial, permitem a ciclicidade e a redução do sangramento uterino, e atenuam os riscos de anemia por deficiência de ferro.

Os ACOs podem ser prescritos de forma eficaz em regime cíclico ou contínuo para controlar o sangramento anormal. Os episódios agudos de perda de sangue intensa sugerem um ambiente de exposição prolongada estrogênica e consequente crescimento endometrial. O sangramento geralmente é controlado dentro das primeiras 24 horas, quando o endométrio passa a ficar pseudodecidualizado.

Outro importante agente farmacológico é o estrogênio isolado. Com sua ação proliferativa endometrial, ele estimula rápido desenvolvimento desse tecido, recobrindo os vasos epiteliais e subepiteliais endometriais que estavam desnudos e sangrantes. O estrogênio também induz a formação de receptores de progesterona, tornando o tratamento subsequente com progestagênios mais eficazes.[10]

Os progestagênios atuam com papel relevante, seja em esquema contínuo ou episódico, neste caso restabelecendo o padrão cíclico de sangramento (e controlando seu volume, por contenção da proliferação endometrial).

Em pacientes com contraindicação para a pílula combinada, o progestagênio cíclico por 12 dias por mês (acetato de medroxiprogesterona na dose de 10 mg/dia ou acetato de noretisterona de 2,5 a 5 mg/dia) retoma o sangramento cíclico endometrial, mas não é contracepção.[11] A progesterona natural micronizada (na dose de 200 mg/dia) deve ser usada em mulheres suscetíveis à gravidez, mas pode provocar mais sonolência e náuseas, além de não diminuir tanto a perda de sangue quanto as progesteronas sintéticas.

Em algumas mulheres, incluindo aquelas que são intolerantes a progestagênios sistêmicos ou aquelas que têm contraindicações para estrogênios, o DIU liberador de progesterona pode ser considerado. Ele reduz o sangramento pela ação endometrial do levonorgestrel, evitando níveis sistêmicos elevados.[12]

Drogas androgênicas têm sido utilizadas historicamente para tratar hemorragias leves ou moderadas. Essas drogas não oferecem vantagens reais sobre outros regimes e podem causar masculinização na paciente. São raramente utilizadas com esta indicação nos dias de hoje. O uso de androgênios pode estimular a eritropoiese e a eficiência de coagulação. Além disso, os andrógenos alteram o tecido endometrial, tornando-o inativo e atrófico.

Os anti-inflamatórios não hormonais (ou esteroidais) inibem a formação de prostaciclina no sangue e aumentam os leucotrienos e podem efetivamente diminuir o fluxo sanguíneo uterino.

A prostaciclina é antagonista do tromboxano, este uma substância que acelera a agregação plaquetária e dá início à coagulação. A prostaciclina é produzida em quantidades aumentadas no endométrio hemorrágico.

Os análogos agonistas do GnRH suprimem a liberação de gonadotrofinas pela hipófise, depois de uma liberação inicial (efeito *flare up*), que leva a um aumento rápido dos níveis de estradiol. Logo a seguir, os níveis de gonadotrofinas caem para níveis de hipogonadismo, resultante da ocupação dos seus receptores. Essa forma de castração química é muito eficaz na indução de amenorreia, quebrando assim o ciclo contínuo de sangramento anormal em muitas pacientes anovulatórias.[13] Como a terapia prolongada com análogos do GnRH está associada com osteoporose e outros efeitos secundários do hipoestrogenismo, a sua utilização é muitas vezes limitada.

Histerectomia

As pacientes que não responderam ao tratamento medicamentoso ou que não podem ser submetidas a ele, reserva-se a histerectomia.[14] Ela pode ser tanto por via vaginal como abdominal, por laparotomia ou laparoscopia. Pacientes com anemias intensas, alterações na qualidade de vida ou sangramentos persistentes, podem valer-se desta técnica.

Curetagem

A curetagem é uma intervenção de diagnóstico interessante em pacientes que não respondem ao tratamento hormonal,[11] principalmente na fase aguda. A histeroscopia associada pode ajudar no tratamento de pólipos endometriais ou na realização de biópsias uterinas dirigidas.

Ablação endometrial

É uma opção para pacientes com impedimentos para a histerectomia, seja por desejo próprio ou por risco cirúrgico.[14]

De maneira análoga à histerectomia e, se realizada de maneira agressiva, pode levar à esterilidade permanente e a paciente deve ser orientada quanto a isso.

A ablação endometrial é uma alternativa para aquelas pacientes que desejam evitar a histerectomia ou que não são candidatas a uma cirurgia de maior porte. As técnicas de ablação são variadas e compreendem o *laser*, o *rollerball*, ressectoscópio, ou balão térmico.[15,16]

O procedimento de ablação é mais conservador do que a histerectomia e tem um tempo de recuperação mais curto.

REFERÊNCIAS BIBLIOGRÁFICAS

1. Woolcock JG, et al. Review of the confusion in current and historical terminology and definitions for disturbances of menstrual bleeding. Fertil Steril 2008; 90(6):2269-80.
2. Deneris A. Palm-Coein nomenclature for abnormal uterine bleeding. J Midwifery Womens Health. 2016;61(3):376-9.
3. Management of acute abnormal uterine bleeding in nonpregnant reproductive-aged women. Obstet Gynecol 2013; 121(4):891-6.
4. Kjerulff KH, et al. Chronic gynecological conditions reported by US women: findings from the National Health Interview Survey, 1984 to 1992. Am J Public Health 1996; 86(2):195-9.
5. Pitkin J. Dysfunctional uterine bleeding. BMJ 2007; 334(7603):1110-1.
6. Marret H, et al. Clinical practice guidelines on menorrhagia: management of abnormal uterine bleeding before menopause. Eur J Obstet Gynecol Reprod Biol 2010; 152(2):133-7.
7. Bennett AR, et al. What to do when she's bleeding through: the recognition, evaluation, and management of abnormal uterine bleeding in adolescents. Curr Opin Pediatr 2014; 26(4):413-9.
8. Lethaby A, et al. Non-steroidal anti-inflammatory drugs for heavy menstrual bleeding. Cochrane Database Syst Rev 2013; 1:CD000400.
9. Mullins TL, et al. Evaluation and Management of Adolescents with Abnormal Uterine Bleeding. Pediatr Ann 2015; 44(9):e218-e22.
10. Rafie S, et al. Novel oral contraceptive for heavy menstrual bleeding: estradiol valerate and dienogest. Int J Womens Health 2013; 5:313-21.
11. Mesci-Haftaci S, et al. Endometrial curettage in abnormal uterine bleeding and efficacy of progestins for control in cases of hyperplasia. Asian Pac J Cancer Prev 2014;15(8):3737-40.
12. Morelli M, et al. Efficacy of the levonorgestrel intrauterine system (LNG-IUS) in the prevention of the atypical endometrial hyperplasia and endometrial cancer: retrospective data from selected obese menopausal symptomatic women. Gynecol Endocrinol 2013; 29(2):156-9.

13. Lethaby A, et al. Pre-operative GnRH analogue therapy before hysterectomy or myomectomy for uterine fibroids. Cochrane Database Syst Rev 2001;(2):CD000547.

14. Bonafede MM, et al. Comparison of direct and indirect costs of abnormal uterine bleeding treatment with global endometrial ablation and hysterectomy. J Comp Eff Res 2015; 4(2):115-22.

15. Hokenstad AN, et al. Endometrial ablation in women with abnormal uterine bleeding related to ovulatory dysfunction: a cohort study. J Minim Invasive Gynecol 2015; 22(7):1225-30.

16. Lethaby A, et al. Endometrial destruction techniques for heavy menstrual bleeding: a Cochrane review. Hum Reprod 2002; 17(11):2795-806.

Amenorreia

■ INTRODUÇÃO

O ciclo menstrual é regulado por complexas interações de *feedback* entre os ovários, hipófise e hipotálamo, e também da integridade da via canalicular genital (corpo e colo do útero, vagina e vulva). O sangramento menstrual regular é reflexo da integridade do eixo gonadal; a ocorrência de uma ruptura em qualquer um desses pontos pode levar à irregularidade ou ausência do ciclo menstrual.[1]

Amenorreia é a ausência ou cessação anormal da menstruação de forma temporária ou definitiva durante o período reprodutivo. Pode ser fisiológica, quando é decorrente de situações naturais como a gravidez e lactação. Outra situação que merece menção é a chamada criptomenorreia ou falsa amenorreia, quando as menstruações ocorrem, porém não se exteriorizam por obstrução canalicular causada por agenesia de porção mülleriana da vagina ou defeito do seio urogenital, como o hímen imperfurado, por exemplo, ficando o material menstrual retido à montante do ponto de obstrução.[1]

■ CLASSIFICAÇÃO E CONCEITO

A amenorreia pode ser primária ou secundária. A primária se caracteriza pela ausência de menstruação espontânea aos 14 anos, em pacientes sem caracteres sexuais secundários, ou aos 16 anos naquelas com desenvolvimento normal dos caracteres sexuais secundários.

A amenorreia secundária é caracterizada pela ausência de menstruação por pelo menos seis meses em mulheres com ciclos irregulares ou por um período equivalente a três ciclos menstruais prévios em pacientes que anteriormente menstruavam de forma regular.[2]

■ EPIDEMIOLOGIA

A prevalência da amenorreia primária é baixa, variando de 0,3% a 0,5% nas mulheres púberes. Já a da amenorreia secundária, é de aproximadamente 5% nos Estados Unidos. Mundialmente, não há evidências sólidas que indiquem maior incidência em determinados grupos étnicos ou regional, contudo, fatores ambientais, nutricionais e comportamentais podem estar relacionados à amenorreia e ao aparecimento de doenças sistêmicas e crônicas.[3, 4]

■ AMENORREIA PRIMÁRIA

Etiologia

Para entendermos as causas da amenorreia primária, dividimos naquelas de origem central (sistema nervoso central e hipotalâmicas); hipofisárias; gonadais e do trato canalicular. As causas centrais podem ser anatômicas ou funcionais. Das anatômicas, destacam-se: Síndrome de Frölich (obesidade com imaturidade sexual); tumores (exemplo: craniofaringioma); síndrome de Kallmann (hipogonadismo hipogonadotrofo, com hipo ou nanosmia); infecções; traumatismo; cirurgia ou radioterapia. As de fundo funcional são representadas pelas doenças crônicas; puberdade tardia – fator familiar; psicogênica; atletas competitivas ou bailarinas; uso de medicamentos e distúrbios nutricionais (anorexia nervosa e bulimia).[1,2]

As causas hipofisárias são os tumores (adenomas), principalmente os micro ou macroprolactinomas; síndrome da sela túrcica vazia; infecções; traumatismo; cirurgias ou radioterapia.[1,2,4]

As de origem gonadal (hipogonadismo hipergonadotrófico) ressaltam as disgenesias (síndrome de Turner; disgenesia gonadal pura ou mista, e testículo disgenético – Síndrome de Swyer); síndrome dos ovários resistentes; destruição do parênquima ovariano (cirurgia, infecção, radio ou quimioterapia); pseudo-hermafroditismo masculino ou hermafroditismo verdadeiro.[1,2,4-7]

Destacam-se dos distúrbios canaliculares a agenesia mülleriana, anomalias de drenagem do fluxo menstrual (síndrome de Mayer-Rokitansky-Küster-Hauser; agenesia cervical; septos vaginais) e alterações do seio urogenital (hímen imperfurado).[1,2,4]

Fatores extra eixo gonadal também podem ocasionar amenorreia, como alterações tireoidianas (hipo ou hipertireoidismo); acromegalia; síndrome de Cushing; tumores suprarrenais; hiperplasia suprarrenal congênita (pseudo-hermafroditismo feminino); doenças crônicas; distúrbios nutricionais (desnutrição ou obesidade).[1,2,4,7]

O quadro abaixo mostra as principais causas de amenorreia primária:

Hipotálamo	▪ Doenças crônicas ▪ Puberdade tardia – fator familiar ▪ Psicogênica ▪ Atleta competitiva ▪ Obesidade (Frölich) ▪ Síndrome de Kallmann ▪ Medicamentos ▪ Neoplasias ▪ Radioterapia
Hipófise	▪ Idiopáticos ▪ Neoplasias (adenomas) ▪ Hemocromatose ▪ Infarto ▪ Radioterapia
Tireoide	▪ Hipo ou hipertireoidismo
Suprarrenal	▪ Hiperplasia congênita da suprarrenal ▪ (Pseudo-hermafroditismo feminino) ▪ Doença de Cushing ▪ Doença de Addison ▪ Neoplasias
Ovário	▪ Disgenesia gonadal Pseudo-hermafroditismo masculino (síndrome de Morris; formas intermediárias de insensibilidade androgênica; deficiência da 5 alfa-redutase) ▪ Ooforite autoimune ▪ Neoplasia ▪ Cirurgia ▪ Químio ou radioterapia
Corpo do útero	▪ Agenesia (síndrome de Mayer-Rokitansky-Küster-Hauser)
Colo do útero	▪ Agenesia
Vagina	▪ Agenesia ▪ Septo transverso
Hímen	▪ Imperfurado

■ DIAGNÓSTICO

Na anamnese de mulheres com amenorreia primária, deve-se coletar dados sobre o desenvolvimento dos caracteres sexuais secundários (mamas, pelos axilares e púbicos). Deve-se, também, questionar a paciente sobre nódulos nas regiões inguinais, que podem representar as gônadas de indivíduos com a síndrome de Morris ou feminilização testicular (síndrome de insensibilidade androgênica – pseudo-hermafroditismo masculino).[1,2,4,7]

A avaliação do desenvolvimento pôndero-estatural é importante, principalmente quando há suspeita de disgenesia gonadal. Deve-se, ainda, pesquisar os antecedentes prévios de traumas, cirurgias e químio ou radioterapia.[1,2,4]

Em pacientes com anormalidade do sistema de drenagem do fluxo menstrual, deve-se verificar a ocorrência de dor pélvica periódica. Em muitos casos, o diagnóstico de criptomenorreia é realizado na consulta de urgência, visto que a dor pode ser intensa.[1,2,7]

Já no exame físico, devem ser observados o fenótipo e a presença de caracteres sexuais secundários de acordo com os estágios de Tanner.[1,2]

Avaliar também a estatura e a envergadura, o estado nutricional e presença de acne, hirsutismo e *acantosis nigricans*.[4,7]

A avaliação dos órgãos genitais externos e internos também é fundamental. Caso a paciente seja virgem, realiza-se a vaginometria. A procura de estigmas turnerianos (cúbito valgo, *pterígio colli*, implantação baixa das orelhas, tórax em escudo) é importante para diagnosticar a disgenesia gonadal.[1,2]

Os exames complementares são essenciais para determinar a etiologia, como cromatina sexual e cariótipo, quando se suspeita de distúrbios da diferenciação sexual - DDS (disgenesias gonadais e pseudo-hermafroditismo masculino ou feminino). As dosagens de gonadotrofinas, principalmente do hormônio folículo-estimulante (FSH), devem ser realizadas.[1,2,4,7]

Quando o quadro clínico é de hiperandrogenismo ou de virilização, as dosagens de testosterona total e livre, sulfato de deidroepiandrostenediona (S-DHEA) e 17 hidroxiprogesterona (17-OH-P) são essenciais para o diagnóstico de deficiência enzimática da suprarrenal ou de tumores ovarianos ou suprarrenais.[1,2,4-7]

Caso esses valores das dosagens hormonais isoladas forem limítrofes, pode-se aplicar os testes hormonais funcionais, como por exemplo, a da cortrosina. Em alguns casos, dosa-se o hormônio estimulante da tireoide (TSH) e os hormônios tireoideanos, principalmente o T4 livre.[1,2]

Os exames por imagem nos casos de amenorreia, especialmente a ultrassonografia e a ressonância magnética, são de grande valia nas malformações müllerianas, na disgenesia gonadal e nas afecções da suprarrenal. A ressonância magnética é útil na avaliação do sistema nervoso central (SNC), principalmente nas alterações de hipófise, como a síndrome da sela túrcica vazia.[1,2,4,7]

■ AMENORREIA SECUNDÁRIA

A amenorreia secundária não fisiológica é frequente em consulta em atenção primária.[3,4] É um desafio diagnóstico para o médico pelas muitas disfunções que podem causá-la. Por essa razão, sua avaliação precisa ser sistematizada para que sejam evitados procedimentos onerosos e desnecessários.[5]

Gestação é a causa mais corriqueira da amenorreia secundária. Depois de excluída essa possibilidade, as causas mais comuns são: ovarianas (40%), disfunção hipotalâmica (35%), doença pituitária (19%), uterinas (5%) e outras (1%).[6]

Amenorreia não é um diagnóstico, mas um sintoma que, quando patológico, indica anormalidade neuroendócrina, genética ou anatômica.[7]

A avaliação diagnóstica da amenorreia secundária inclui anamnese, exame físico, exames laboratoriais e de imagem.[6]

A anamnese deve abordar a prática de exercícios físicos intensos, perda de peso, atividade sexual, uso de medicações (anticoncepcionais orais, antipsicóticos, antidepressivos, anti-hipertensivos, opioides, entre outros), doenças prévias, antecedentes de manipulação uterina, passado de radiação pélvica, história de quimioterapia ou de irradiação do sistema nervoso central (SNC), fatores estressores, galactorreia, sintomas vasomotores, distúrbios visuais e cefaleia, e o que é indispensável, as desordens emocionais.[8-11]

As pacientes que suspendem o uso de anticoncepcional hormonal, após uso prolongado, podem não ter o retorno imediato da função hipotalâmica, pelo bloqueio do eixo hipotálamo-hipófise por longo período de tempo. Nestas, pode ocorrer amenorreia fisiológica por até seis meses após o último comprimido ou 12 meses após a última administração da injeção de acetato de medroxiprogesterona.[2]

O exame físico deve incluir: a pele, em busca de sinais de hiperandrogenismo (hirsutismo, acne), acantose nigricante (hiperinsulinemia); sinais de deficiência estrogênica (pele fina, atrofia urogenital); galactorreia; medidas de peso e altura (sobrepeso/obesidade) e exame da tireoide (presença ou não de bócio).[8,9]

A maioria dos casos se apresenta com exame físico normal. Um teste de gravidez (β-hCG) é o primeiro passo na avaliação laboratorial da paciente com amenor-

reia. Descartada a gestação, solicita-se a dosagem de prolactina e realiza-se o teste de progestagênio.[6]

A secreção de prolactina pode ser transitoriamente elevada pelo estresse ou pela alimentação. Por essa razão, recomenda-se que a dosagem seja pelo menos repetida antes da solicitação do exame de imagem do sistema nervoso central, principalmente naquelas pacientes com elevação discreta (< 50 ng/mL). Valores acima de 100 ng/ml sugerem prolactinoma.[8] Os medicamentos como metoclopramida, verapamil, risperidona, fenotiazidas (clorpromazina) e butirofenonas (Haloperidol) podem levar a níveis de prolactina superiores a 100 ng/mL. Inibidores de recaptação de serotonina podem causar hiperprolactinemia; porém, os níveis do hormônio raramente excedem a normalidade. Inibidores da monoaminoxidase e antidepressivos tricíclicos também podem aumentar os níveis de prolactina.[12-14] A magnitude da elevação dos níveis de prolactina induzida por drogas é variável e os níveis retornam ao normal dentro de alguns dias após sua cessação.[14]

Sobre a dosagem de prolactina, deve-se lembrar a possibilidade de condições que podem levar a valores de prolactina falsamente baixos, particularmente o chamado efeito gancho (ou efeito *hook*), que se constitui em verdadeira armadilha para o correto diagnóstico das causas subjacentes. O efeito gancho se caracteriza por níveis falsamente baixos de prolactina, quando se empregam imunoensaios de dois sítios em pacientes com grandes prolactinomas e hiperprolactinemia muito acentuada. O efeito gancho pode ser identificado pela nova dosagem da prolactina após diluição do soro a 1:100, quando se observará aumento dramático do valor da PRL. A possibilidade desse artefato de dosagem deve ser considerada em toda paciente com quadro clínico exuberante ou com grandes adenomas hipofisários, e com níveis de prolactina dentro da faixa de normalidade ou apenas moderadamente elevados. Na incompatibilidade entre a clínica e os valores de prolactina, deve-se suspeitar desse efeito e repetir as dosagens com a amostra diluída.[12,13,15,16]

Outra possibilidade que não pode ser esquecida na dosagem de prolactina é a macroprolactinemia, que responde por cerca de 10% dos casos de hiperprolactinemia. Resulta de um excesso de PRL polimérica (macroprolactina ou *big big prolactin*), cuja biodisponibilidade é diminuída e, por essa razão, a maioria dos pacientes com macroprolactinemia não exibe os sintomas clássicos da hiperprolactinemia e, habitualmente, não requer tratamento.[17]

Além disso, devem ser descartadas doença tireoidiana (hipotireoidismo) e insuficiência renal, e causas conhecidas de hiperprolactinemia.[9,14,18] Caso não seja encontrada uma explicação para o aumento da prolactina, deve ser realizado exame de imagem no seguimento da investigação (radiografia de sela túrcica, ressonância magnética, tomografia computadorizada).[19,20] O objetivo do exame é descartar um tumor de hipófise ou hipotálamo. Porém, um prolactinoma pode existir, mas ser tão pequeno que pode não ser detectado radiograficamente.[14,21] Embora a tomografia computadorizada (TC) seja aceitável, a ressonância magnética (RM) fornece melhor visão da área hipófise-hipotalâmica, sendo mais efetiva em identificar microadenomas (tumores < 10 mm) e a extensão de tumores maiores.[9,14] Estudos pioneiros já reforçavam a necessidade de extensa avaliação em pacientes com amenorreia associada à hiperprolactinemia.[12,13] Em mulheres com hiperprolactinemia, a prevalência de tumor de hipófise é de 50% a 60%.[4]

O teste do progestogênio consiste na administração de 10 mg de acetato de medroxiprogesterona uma vez ao dia, durante 7 a 10 dias. O teste é considerado positivo caso ocorra sangramento dentro de dois a sete dias do término do curso de progesterona, e significa que: existem níveis adequados de estrogênios endógenos para estimular a proliferação endometrial; as gonadotrofinas estão estimulando o funcionamento ovariano e o trato genital é permeável.[4,5,8] Em outras palavras, trata-se de um quadro de anovulação crônica estrogênica. Quando a paciente com anovulação crônica apresenta sinais de excesso de androgênios, a causa mais comum é a síndrome dos ovários policísticos (SOP).[5,22] Os critérios mínimos para o diagnóstico são dois dos seguintes: hiperandrogenismo (clinicamente manifestado como acne e/ou hirsutismo e laboratorialmente como elevação de pelo menos um androgênio), oligomenorreia ou amenorreia e identificação de múltiplos cistos em ovário na ecografia endovaginal.[9]

Essa definição está sujeita a mudanças, pois no mínimo um estudo que mostrou que o critério ultrassonográfico para o diagnóstico de SOP não é útil, já que 20% das mulheres com ciclos regulares apresentam ovários em que aparecem policistos.[23] Além disso, outros parâmetros ultrassonográficos da morfologia ovariana vêm sendo utilizados para identificar a SOP. Em estudo retrospectivo, pacientes com a síndrome apresentaram volume ovariano aumentado, assim como o estroma, área e relação estroma/área total, quando em comparação com controles que apresentavam múltiplos folículos ovarianos.[24] Menos frequentemente, em cerca de 20% dos casos, a amenorreia resulta de doenças da suprarrenal, como hiperplasia e síndrome de Cushing ou de tumores produtores de androgênios. Esses correspondem à causa mais comum de etiologia suprarrenal (90% dos casos).[4,6]

Caso a paciente não tenha sangramento ao teste da progesterona, faz-se o teste de estrogênio e progestagê-nio, utilizando-se 1,25 mg de estrogênios equinos conjugados por 21 dias com adição de 10 mg de acetato de medroxiprogesterona nos últimos 10 dias.[8,22] Podem ser utilizados outros esquemas de estrogênio, seguido de estrogênio com adição de progestogênio. Uma vez que também não ocorra o sangramento, a causa da amenorreia é uterina.

A síndrome de Asherman é a causa uterina mais comum de amenorreia secundária.[9] São cicatrizes e sinéquias intrauterinas, usualmente provenientes de curetagem ou infecção[8], e correspondem a 5% das causas de amenorreia secundária, depois de excluída a gestação.[6] Para avaliar as sinéquias intrauterinas, estão indicados procedimentos de imagem, como histerossalpingografia ou histeroscopia. Outro fator endometrial que não podemos esquecer é a infecção por tuberculose (endometrite).[4,9]

Nas pacientes que apresentam sangramento após o teste de estrogênio e progestogênio, fica confirmada a integridade endometrial e entende-se que pode estar ocorrendo hipoestrogenismo. O próximo passo é a solicitação da dosagem de gonadotrofinas. Porém, deve-se aguardar duas semanas para a coleta pelos efeitos de *feedback* negativo do estrogênio e progestogênio exógeno sobre o eixo hipotálamo-hipofisário.[19]

Níveis elevados de FSH marcam insuficiência ovariana.[25,26] Nesses casos, deve ser solicitado cariótipo em mulheres com menos de 30 anos para excluir anormalidade cromossômica, incluindo a presença de cromossomo Y ou apenas na fração SRY, que pode ser visto na síndrome de Turner ou na síndrome de Swyer.

Nas mulheres acima de 30 anos, devem ser afastadas anormalidades autoimunes, como tireoidite, já que estas estão presentes em mais de 40% das pacientes com insuficiência ovariana prematura.[4]

Amenorreia sem desenvolvimento dos caracteres sexuais com níveis de FSH baixos ou normais está associada com alteração hipofisária ou hipotalâmica, ou seja, hipogonadismo hipogonadotrófico. A avaliação adicional deve incluir exame de imagem do SNC para excluir lesão hipotalâmica ou hipofisária.[4,22]

Todas as pacientes sem uma explicação clara para os achados de hipogonadismo hipogonadotrófico, e também aquelas que tiverem exames laboratoriais inalterados e sintomas como cefaleia, alterações de campo visual ou outro indicativo de disfunção hipotálamo-hipofisária, devem ser submetidas à ressonância magnética (RM) de crânio, preferencialmente, ou tomografia computadorizada (TC).[9] É recomendada a RNM como o melhor procedimento de imagem, caso esteja disponível.[27]

Esses exames de imagem podem evidenciar lesões, tumorais ou não, do sistema nervoso central e, mais especificamente, da região do hipotálamo e da própria hipófise. Apenas para citar, pode-se encontrar doenças infiltrativas e neoplasias primárias ou metastáticas. Entre os tumores que podem ser diagnosticados, estão os gliomas e os craniofaringeomas, estes, os mais comuns. Os craniofaringeomas estão localizados na região supra-selar e os pacientes cursam frequentemente com cefaleia e alterações visuais.

Quando, de outra parte, a RNM mostrar normalidade da região do hipotálamo e da hipófise, as causas disfuncionais ganham força entre as hipóteses diagnósticas. Se presente uma hiperprolactinemia sem causas secundárias identificáveis, o diagnóstico de hiperprolactinemia idiopática deve ser considerado.[21]

Tratamento

O tratamento pode ser específico ou inespecífico, quando não se diagnostica a causa. É inespecífico quando a amenorreia, geralmente secundária, não tem qualquer diagnóstico de base e a paciente precisa ser medicada. Assim, recomenda-se a ministração cíclica de estrogênio com progestagênio e apoio psicológico.[8,9]

Quando a causa é anatômica, o tratamento geralmente é cirúrgico. Nos casos de defeitos de drenagem do fluxo menstrual (amenorreia oculta, criptomenorreia ou pseudoamenorreia), deve-se fazer a correção cirúrgica do trajeto (himenectomia, ressecção de septo vaginal transversal, neovagina, dilatação vaginal, lise de sinéquias vaginais ou desobstrução do canal do colo do útero).[8,9,22]

Nos casos de agenesia vaginal, pode-se construir a neovagina por técnicas não cruentas (método de Frank) ou cruentas (métodos de Davydov ou McIndoe). Contudo, para a agenesia uterina não há tratamento.[8,9,22]

Nas sinéquias uterinas (síndrome de Asherman), faz-se a dilatação cervical e a lise das sinéquias por vídeo-histeroscopia e colocação de dispositivo intrauterino (para evitar recidiva). Já nas causas ovarianas, como nas ovulações crônicas, caso a paciente deseje engravidar, recomenda-se induzir a ovulação. Caso contrário, pode-se empregar a terapia estroprogestativa.[8,9]

Nas disgenesias gonadais, deve-se administrar hormônios com a finalidade de desenvolver os caracteres sexuais secundários em um esquema que se assemelha ao dos eventos hormonais próprios do desenvolvimento pubertário normal. Dessa forma, inicia-se com doses mais baixas e, posteriormente, elas sofrem aumentos progressivos até atingirem valores de 2,5 mg/dia de estrogênios equinos conjugados ou de 2 a 4 mg/dia de valerato de estradiol, continuamente. Todavia, após três a seis meses, dependendo do desenvolvimento das mamas e dos pelos púbicos, passa-se a administrar estrogênios e progestagênios ciclicamente para que haja descamação endometrial regular.[8,9,22]

Com a presença do cromossomo Y na análise cariotípica, impõe-se a retirada das gônadas. Alguns autores recomendam a exérese de todas as gônadas independentemente do cariótipo, em razão do elevado potencial de malignização.[2,8,9]

Na síndrome de feminização testicular, a conduta consiste na retirada das gônadas (testículos) após o desenvolvimento dos caracteres sexuais secundários, pois o risco de malignização é elevado. Após a cirurgia, administra-se estrogênios com a finalidade de corrigir a deficiência estrogênica causada pela ablação das gônadas. A vagina destas pacientes, apesar de curta, permite o ato sexual e, com o tempo, alongam-se, com essa própria prática ou, se necessário, com moldes.[8,9,22,28]

Nas pacientes com ovários resistentes, que podem cursar com amenorreia primária ou secundária, a terapêutica também consiste na administração cíclica estroprogestativa para corrigir a amenorreia e desenvolver e manter os caracteres sexuais secundários.[2,8,9,28]

Nas amenorreias de origem hipofisária (síndrome de Sheehan), recomenda-se a terapia hormonal (suprarrenal e ovariana). Em caso de desejo de nova gravidez, recomenda-se induzir a ovulação. Já nos casos de adenomas hipofisários, o tratamento pode ser medicamentoso (drogas dopaminérgicas), cirúrgico ou radioterápico, dependendo do tamanho do adenoma.[14,21,22,27,28]

A síndrome da sela túrcica vazia deve ser tratada com terapia estroprogestativa e antiprolactinêmicos. É possível empregar drogas indutoras da ovulação, desde que a paciente deseje uma gestação. A mesma terapêutica deve ser administrada para as pacientes com hipogonadismo hipogonadotrófico (eunucoidismo).[14,21,27,28]

Na amenorreia pós-parto, é possível usar drogas antiprolactinêmicas ou hormonioterapia estroprogestativa. Já na variante pós-pílula, a disfunção costuma ser autolimitada. Todavia, quando há pressa no retorno da função hipotálamo-hipofisária, indica-se o citrato de clomifeno ou similares.[14,21,27,28]

Nos casos de amenorreia relacionada aos exercícios, a readequação da atividade física e do peso corpóreo pode levar à normalização dos fluxos menstruais. As pacientes com síndrome dos ovários policísticos são beneficiadas com o aumento de atividades físicas e com a perda de peso.[2,13,20,21,28,29]

A amenorreia que acompanha a perda excessiva de peso (anorexia nervosa) necessita do acompanhamento psiquiátrico.

Na menopausa prematura, a terapêutica se assemelha à da fisiológica, ou seja, administração cíclica estroprogestativa com os controles necessários. Nessas pacientes, pode haver associação com doenças autoimunes, como tireoidite, doença de Addison, artrite reumatoide e miastenia grave; por isso, há necessidade de avaliação anual.[2,13,20,21,28,29]

Nos casos de amenorreia de origem tireoideana e suprarrenal, ou nas diabéticas, recomenda-se o tratamento específico para corrigir a disfunção.[2,13,20,21,28,29]

Ressalta-se, ainda, que o apoio psicológico é fundamental para o êxito do tratamento.[2,13,20,21,28,29]

REFERÊNCIAS BIBLIOGRÁFICAS

1. Warren MP, et al. The genetics, diagnosis and treatment of amenorrhea. Minerva Ginecol 2004; 56(5):437-55. Review.

2. Speroff LS, et al. Amenorrhea. Clinical gynecologic endocrinology and infertility. 6th ed. Philadelphia: Lippincott William & Wilkins; 1999. p.421.

3. Goroll AH, et al. Evaluation of secondary amenorrhea. Primary care medicine: office evaluation and management of the adult patient. 5th ed. Philadelphia: Lippincott Williams & Wilkins; 2006. p.780.

4. The Practice Committee of the American Society for Reproductive Medicine. Current evaluation of amenorrhea. Fertil Steril 2004; 82(1):266-72.

5. Malo JW, et al. Secondary amenorrhea. A protocol for pinpoiting the underlying cause. Postgrad Med 1986; 79(3):86-95.

6. Reindollar RH, et al. Adult-onset amenorrhea: a study of 262 patients. Am J Obstet Gynecol 1986; 155(3):531-43.

7. Crosignani PG, et al. A practical guide to the diagnosis and management of amenorrhea. Drugs 1996; ;52(5):671-81.

8. Master-Hunter T, et al. Amenorrhea: evaluation and treatment. Am Fam Physician 2006; 73(8):1374-82.

9. Welt C, et al. Etiology, diagnosis and treatment of secondary amenorrhea. UpToDate: http://www.uptodate. com (Acessado em 13/11/2006)

10. Warren MP, Goodman LR. Exercise-induced endocrine pathologies. J Endocrinol Invest 2003; 26: 873.

11. Facchinetti F, et al. Stressful life events and affective disorders inhibit pulsatile LH secretion in hypothalamic amenorrhea. Psychoneuroendocrinology 1993;18(5-6):397-404.

12. Wiebe RH, et al. Prolactin-secreting pituitary microadenoma: detection and evaluation. Fertil Steril 1978; 29(3):282-6.

13. Wiebe RH, et al. Diagnosis of prolactin-secreting pituitary adenoma. Am J Obstet Gynecol 1976; 126(8):993-6.

14. Schlechte J. Prolactinoma [Clinical practice]. N Engl J Med. 2003;349(21):2035-41.

15. Molitch ME. Disorders of prolactin secretion. Endocrinol Metab Clin 2001; 30(3):585-610..

16. Musolino NR, et al. Macroprolactinoma masquerading as pseudoprolactinoma: The hook effect. Arq Bras Endocrinol Metab1995;39(Suppl 1):46-9.

17. Vilar L, et al. Armadilhas no diagnóstico da hiperprolactinemia. Arq Bras Endocrinol Metab 2003;47(4):347-58.

18. Grubb MR, et al. Patients with primary hypothyroidism presenting as prolactinomas. Am J Med 1987; 83(4):765-9.

19. Freitas F, et al. Amenorréias. Rotinas em ginecologia. 5 ed. Porto Alegre: Artmed; 2006. p.504.

20. Amenorrhea. Dynamed: http://dynamed102.epnet.com/Detail.aspx?id=116009. (Acessado em 05/12/2006)

21. Snyder P. Clinical manifestations and diagnosis of hyperprolactinemia. UpToDate: http://www.uptodate.com, (Acessado em 13/11/2006)

22. Lemcke D, et al. Current care of women: diagnosis & treatment. 2th ed. New York: McGraw-Hill; 2004. p.488.

23. Dunaif A, et al. Current concepts in the polycystic ovary syndrome. Annu Rev Med 2001; 401-19. Review.

24. Fulghesu AM, et al. A new ultrasound criterion for the diagnosis of polycystic ovary syndrome: the ovarian stroma/total area ratio. Fertil Steril. 2001 Aug; 76 (2): 326-34.

25. Alzubaidi NH, et al. Meeting the needs of young women with secondary amenorrhes and spontaneous premature ovarian failure. Obstet Gynecol 2002; 99(5 Pt 1):720-5.

26. Aiman J, et al. Premature ovarian failure. Obstet Gynecol 1985; 66(1):9-14.

27. Snyder P. Causes, presentation, and evaluation of sellar masses. UpToDate: http://www.uptodate.com, (Acessado em 13/11/2006)

28. Projeto Diretrizes. Associação Médica Brasileira/Conselho Federal de Medicina. http://www.bibliomed.com. br/diretrizes/ (Acessado em 17/07/2017)

29. Duncan, BB, et al. Amenorréia. In: Medicina ambulatorial: condutas de atenção primária baseada em evidências. 3 ed. Porto Alegre: Artmed; 2004. p.439.

Capítulo **66** ■ Luciano de Melo Pompei ■ César Eduardo Fernandes ■ Nilson Roberto de Melo

Síndrome de Anovulação Crônica

■ INTRODUÇÃO

A síndrome da anovulação crônica (SAC), também conhecida como dos ovários policísticos (SOP), é a endocrinopatia mais frequente na idade reprodutiva.[1] Sua prevalência atinge facilmente 6% a 20% das mulheres,[1,2] todavia a taxa exata é influenciada pelo critério diagnóstico adotado.[1]

Muito se discute se a denominação SOP é apropriada. Talvez essa terminologia fosse uma "distração" a impedir o progresso, na medida em que não reflete as interações complexas que caracterizam essa síndrome.[1] Entretanto, trata-se de denominação consagrada e muito empregada.

Essa síndrome tem implicações na fertilidade, na qualidade de vida, consequências psicológicas e apresenta-se como fator de risco para diversas outras doenças,[1,3] o que faz com que sua compreensão e tratamento adequados ganhem grande importância.

■ ETIOLOGIA E PATOGENIA

Não há certezas quanto à etiologia da SOP. É possível a existência de fatores genéticos, entretanto, não parece haver um defeito genético único e sim, provavelmente, poligênicos. Além disso, a exposição intrauterina ao excesso de androgênios promove o fenótipo de SOP em modelos animais.[4]

Há também a hipótese de que a SOP se originaria da hipersecreção androgênica ovariana com início na puberdade. Outra explicação seria a origem metabólica consequente à elevada resistência insulínica, o que acarretaria a hipersecreção androgênica. É possível, ainda, a adrenarca prematura se associar a fenótipos de SOP.[1,3]

Portanto, a etiologia dessa síndrome permanece desconhecida e provavelmente decorre da interação de múltiplos fatores. Há também que se considerar que os critérios diagnósticos permanecem controversos, não havendo consenso sobre características patognomônicas, o que reflete a variedade de fenótipos e,[4] possivelmente, diferentes gêneses.

A camada da teca é espessa e suas células parecem mais eficazes na produção androgênica sob estímulo do LH, o que é chamado de distúrbio intrínseco da esteroidogênese, sendo pela maior atividade das enzimas 17α-hidroxilase e 17,20-liase.[5,6,7] Isso poderia indicar uma ligação entre alterações genéticas e a gênese do distúrbio; entretanto, como se viu, a importância desse fator genético não está clara.[4] Por outro lado, há maior incidência da síndrome em parentes de primeiro grau e em gêmeos dizigóticos e monozigóticos.[8,9]

Outro achado comum é a maior pulsatilidade do GnRH, o que acarretaria maior secreção de LH e, consequentemente, maior estímulo das células da teca e maior produção androgênica.[7] A alteração da pulsatilidade do GnRH também diminui os níveis de FSH.[10] A favor dessa teoria, há o achado frequente de taxas de LH superiores às de FSH, embora não seja critério diagnóstico.[11]

Por causa da androgenemia elevada, os níveis de globulina transportadora de esteroides sexuais (SHBG) se encontram diminuídos, o que propicia taxas mais elevadas de testosterona e estradiol livres. O estradiol e a estrona, esta proveniente da conversão periférica a partir do estradiol, suprimem os níveis de FSH, o que contribui para dificultar o crescimento folicular.[7]

A insulina também pode estar implicada na gênese, pois aumenta a responsividade das células da teca ao LH, portanto, incrementando a síntese androgênica. Além disso, o hiperinsulinismo reduz a produção hepática de SHBG, com as consequências já mencionadas.[6] O aumento dos androgênios livres baixa ainda mais a SHBG e paralelamente agrava a resistência insulínica, gerando, portanto, um ciclo vicioso.[10]

Interessante notar que a resistência insulínica não é mera consequência do hiperandrogenismo, pois tratamento com análogo do GnRH pode normalizar a androgenemia, sem melhorar a resistência insulínica, o mesmo acontecendo com a bilateral cauterização dos folículos ovarianos.[10]

Apesar da aparente importância da participação da resistência insulínica na SOP, é pertinente ressaltar que nem todas as portadoras da síndrome apresentam-na e nem todas com resistência desenvolvem SOP.[10]

A obesidade parece ser, também, um fator de risco para a SOP. Há associação entre obesidade, especialmente a visceral, e resistência insulínica. Entretanto, nem todas as mulheres com a síndrome são obesas ou têm sobrepeso. A obesidade está presente em 30% a 75%, dependendo da população.[6] Provavelmente a obesidade não é a causa da SOP, mas por certo piora a resistência insulínica, trazendo suas consequências já discutidas.[8]

Outra possível via patogenética é a maior produção de androgênios pelas suprarrenais. Não se sabe exatamente o porquê, mas muitas mulheres com SOP apresentam níveis mais elevados desses androgênios que, apesar de biologicamente fracos, podem sofrer conversão periférica a formas mais potentes e participar do surgimento da doença.[5,7,10]

Em resumo, há diversas possibilidades para explicar a patogenia da SOP, o que indica ser ela resultado da interação de vários fatores.

■ QUADRO CLÍNICO

As três características clínicas da SOP são o hiperandrogenismo clínico ou laboratorial, a anovulação crônica ou disfunção menstrual e o aspecto policístico dos ovários.[1] A *Androgen Excess Society*, por sua vez, considera quatro características que coexistem na SOP. Essencialmente são as mesmas três características previamente citadas, todavia essa associação separa o hiperandrogenismo em duas características distintas: a hiperandrogenemia e o hiperandrogenismo clínico.[11]

As manifestações hiperandrogênicas são tipicamente cutâneas, expressas como acne e hirsutismo. O hirsutismo traduz a existência de pelos de distribuição masculina e pode ser graduado de acordo com a escala de Ferriman-Gallwey. O grau para definir hirsutismo varia conforme a população, entretanto, normalmente adotamos valores de oito ou mais para defini-lo em populações ocidentais; porém, para aquelas de origem mediterrânea, esse valor de corte pode ser mais elevado.[12]

Acne é outra importante manifestação clínica do hiperandrogenismo. Na adolescência, é frequente a ocorrência de acne na forma de comedão, entretanto, apenas pequena parcela das jovens apresenta a forma moderada ou grave, e, nelas, deve-se suspeitar de hiperandrogenismo, assim como naquelas resistentes ao tratamento.[13]

Outras manifestações hiperandrogênicas, ex. calvície, não são usuais na SOP, assim como sinais de franca virilização, e devem suscitar a investigação de outras causas, especialmente quando o tempo de evolução for curto.

Os distúrbios menstruais tipicamente começam pouco após a menarca, este podendo sofrer atraso. O padrão menstrual típico é de espaniomenorreia, que na literatura estrangeira é denominada oligomenorreia, ou seja, com menstruações em intervalos maiores do que os normais. Amenorreia também pode ocorrer. Em grandes séries de casos de SOP, cerca de 75% apresentam disfunções menstruais.[11]

O aspecto policístico ovariano é também bastante comum, cerca de 75% das mulheres com SOP o apresentam.[11] O aspecto policístico aparentemente corresponde à falha em selecionar um folículo dominante, acarretando no acúmulo de folículos antrais com 2 a 8 mm de diâmetro, acreditando-se ser isso decorrente da interrupção do desenvolvimento folicular por ação androgênica.[14] O Consenso de Rotterdam, um dos critérios diagnósticos mais usados, considera que basta um ou ambos os ovários terem 12 ou mais folículos de 2 a 9 mm, ou volume acima de 10 cm³, para considerarmos um ovário com aspecto policístico à ultrassonografia transvaginal,[15] entretanto, mais recentemente, outros estudos sugeriram como valor de corte 19 ou até 26 folículos.[16,17]

Há quatro fenótipos da SOP a serem reconhecidos e são resultado das múltiplas combinações das características fundamentais da síndrome (Figura 66.1):[1]

a) Hiperandrogenismo clínico ou bioquímico e anovulação crônica;
b) Hiperandrogenismo associado a ovários com padrão policístico à ultrassonografia, porém com ciclos ovulatórios;
c) Anovulação crônica associada a ovários com padrão policístico à ultrassonografia, porém sem hiperandrogenismo;
d) Anovulação crônica, hiperandrogenismo e ovários com padrão policístico à ultrassonografia.

Além dos aspectos-chave citados acima, há outros a se considerar. Sobrepeso ou obesidade são frequentes em portadoras de SOP. Assim como a resistência insulínica, que pode existir presente também em portadoras da síndrome sem obesidade ou sobrepeso.[18]

Metade a três quartos das portadoras de SOP podem apresentar resistência insulínica. Em comparação a controles, intolerância à glicose e síndrome metabólica são cerca de 2,5 vezes mais prevalentes em portadoras de SOP, e diabetes *mellitus* tipo 2 chega a ser mais de quatro vezes mais comum (Figura 66.2).[19]

As portadoras da síndrome possuem maior prevalência de fatores de risco clássicos para doença cardiovascular tais como dislipidemia, hipertensão arterial, obesidade e diabetes. Também maior frequência de fatores não clássicos, tais como proteína C reativa e homocisteína elevada.[20]

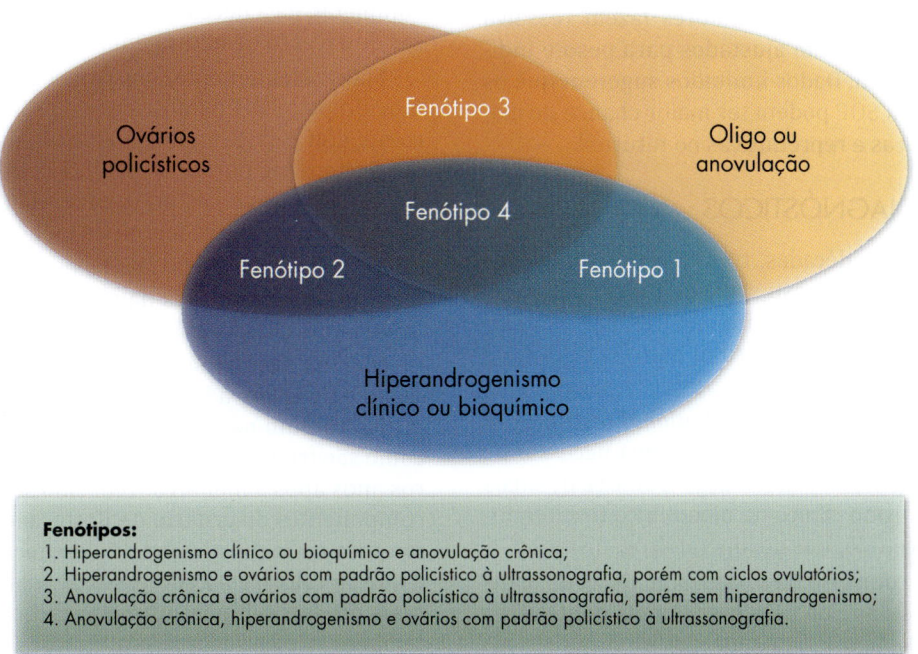

Fenótipos:
1. Hiperandrogenismo clínico ou bioquímico e anovulação crônica;
2. Hiperandrogenismo e ovários com padrão policístico à ultrassonografia, porém com ciclos ovulatórios;
3. Anovulação crônica e ovários com padrão policístico à ultrassonografia, porém sem hiperandrogenismo;
4. Anovulação crônica, hiperandrogenismo e ovários com padrão policístico à ultrassonografia.

Figura 66.1 Fenótipos da SOP de acordo com as manifestações clínicas presentes.[1]

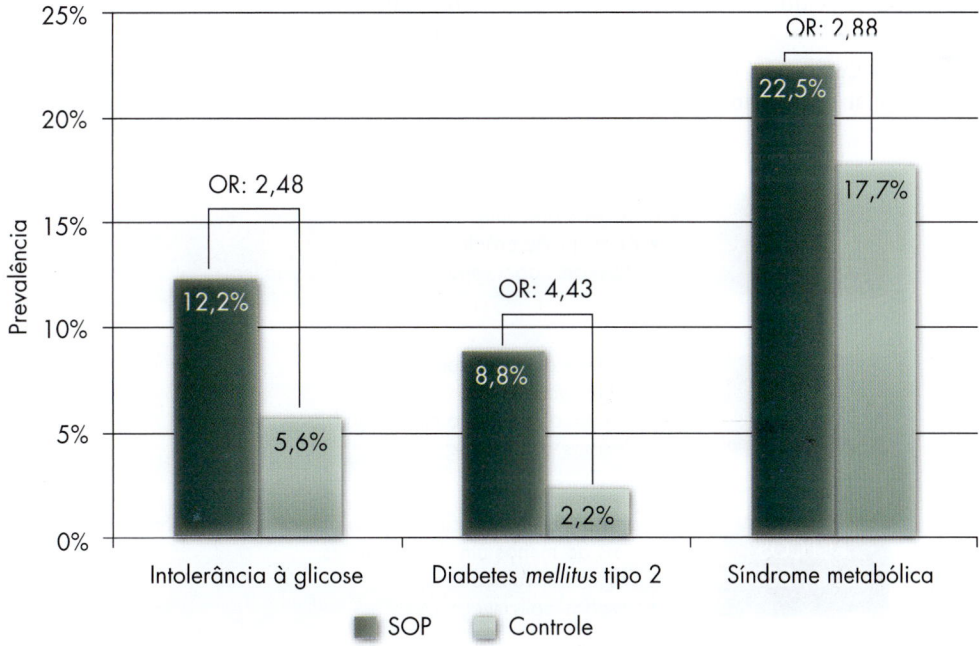

Figura 66.2 Prevalência de intolerância à glicose, diabetes *mellitus* tipo 2 e síndrome metabólica em comparação a controles e respectivas *odds ratio* (OR) conforme metanálise.[19]

Mulheres com SOP também tendem a ter mais alterações de humor, especialmente depressão e ansiedade.[3]

Essa síndrome ainda acarreta maiores riscos gestacionais. Uma revisão sistematizada revelou maior probabilidade de pré-eclâmpsia, diabetes gestacional e prematuridade; entretanto, os autores fazem ressalva de que os dados não foram ajustados para peso e índice de massa corpórea. Dados limitados sugerem que os filhos de mães com SOP podem ter maior chance de disfunções metabólicas e reprodutivas no futuro.[21]

■ CRITÉRIOS DIAGNÓSTICOS

Nas últimas duas décadas, três critérios diagnósticos principais foram propostos, sendo difícil mensurar o papel de cada um dos seus componentes, não estando claro como cada um deles contribui para os desfechos de saúde considerados (Figura 66.3).[22]

O critério do norte-americano *National Institutes of Health* (NIH), datado de 1990, considerava necessários ambos os componentes: a) anovulação crônica e b) sinais de hiperandrogenismo clínico ou bioquímico (excluindo-se outras causas etiológicas de hiperandrogenismo).[22]

O critério do consenso de Rotterdam, de 2003, considerava a necessidade de pelo menos dois dentre três componentes: a) oligo ou anovulação; b) sinais de hiperandrogenismo clínico ou bioquímico (excluindo-se outras causas etiológicas de hiperandrogenismo); c) ovários com aspecto policísticos. Portanto, segundo esse critério, havendo o primeiro e o terceiro componentes, o diagnóstico estaria estabelecido, mesmo na ausência de hiperandrogenismo.[15]

Por fim, a *Androgen Excess and Polycystic Ovary Society* considera essencial o critério de hiperandroge-nismo e afirma que o diagnóstico de SOP não pode ser claramente estabelecido sem evidência de hiperandrogenismo clínico ou bioquímico. Além desse componente, há a necessidade de disfunção ovariana, caracterizada por oligo/anovulação ou por ovários policísticos. Para completar, há a necessidade de se excluírem outras causas de excesso de androgênios.[11]

Mais recentemente, um painel de especialistas promovido pelo NIH para discutir o assunto concluiu e recomendou o critério diagnóstico mais amplo proposto em Rotterdam, porém, com o cuidado de se categorizar as participantes de estudos e em relatos científicos dentro de um dos quatro fenótipos mencionados acima.[22]

Embora a relação LH/FSH elevada esteja presente na maioria das portadoras da síndrome, isso não deve ser levado em consideração para firmar o diagnóstico.[11]

Não há concordância global quanto aos critérios diagnósticos na adolescência. Primeiramente porque acne é comum na adolescência, com ou sem SOP, assim como são frequentes os ciclos anovulatórios nos primeiros anos após a menarca. Tem sido sugerido que os três componentes do critério de Rotterdam estejam presentes para o diagnóstico na adolescência. Outra proposta é que se valorize na adolescência a hiperandrogenemia mais do que o hiperandrogenismo clínico. Por fim, há também a defesa de que as alterações menstruais (ciclos oligoespaniomenorreicos) devam estar presentes por dois anos ou mais, ou a existência de amenorreia primária aos 16 anos de idade. Portanto, como antecipado, não há concordância geral para os critérios diagnósticos na adolescência, mas há acordo de que eles devem ser diferenciados daqueles para a mulher adulta.[23]

A SOP corresponde à grande maioria das síndromes hiperandrogênicas,[12] entretanto, outras causas

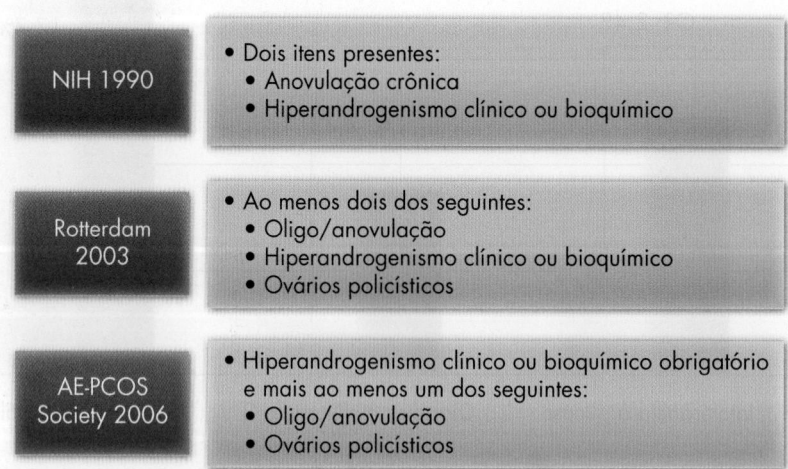

Obs.: NIH: *National Institutes of Health*; AE-PCOS Society: *Androgen Excess and Polycystic Ovary Society*.

Figura 66.3 Critérios diagnósticos para SOP.[22]

devem ser lembradas, tais como a síndrome congênita de manifestação tardia (ou não clássica); a síndrome de HAIR-AN (hiperandrogenismo, resistência insulínica e acantose nigricante); os tumores produtores de androgênios e as idiopáticas (Figura 66.4).[24]

Os tumores produtores de androgênios geralmente se associam a manifestações intensas e com rápida evolução, porém são raros. A hiperplasia suprarrenal congênita não clássica é pouco frequente, mas deve ser

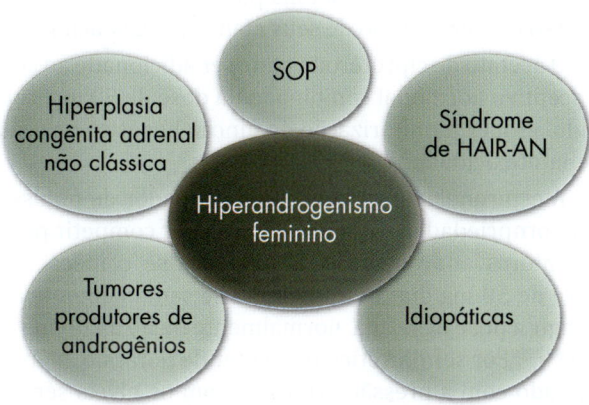

Obs.: SOP: síndrome dos ovários policísticos; HAIR-AN: hiperandrogenismo, resistência insulínica e *acantose nigricans*.

Figura 66.4 Síndromes hiperandrogênicas femininas.[24]

lembrada e o diagnóstico se faz por meio da dosagem da 17-hidroxiprogesterona plasmática cedo pela manhã; em caso de dúvida, a dosagem é repetida após a estimulação com ACTH sintético. Todavia, a pesquisa rotineira da hiperplasia suprarrenal congênita depende da prevalência da afecção em cada população. Quanto à síndrome de HAIR-AN, muitos a incluem como um espectro da própria SOP.[12]

No diagnóstico diferencial, também se deve lembrar outras afecções que podem causar quadro clínico de alguma forma similar ao da SOP, porém, geralmente são diferenciadas com certa facilidade por meio do quadro clínico ou de dosagens hormonais apropriadas (Tabela 66.1).[24,25]

■ TRATAMENTO

Como a causa exata da SOP não é conhecida, o tratamento é dirigido às manifestações e para evitar as complicações. Assim, são objetivos do tratamento:[26]

a) Alívio das manifestações hiperandrogênicas;
b) Controle das anormalidades metabólicas;
c) Prevenção da hiperplasia e câncer de endométrio;
d) Contracepção para aquelas não desejosas de gravidez;
e) Estimulação da ovulação para as que desejam engravidar.

Tabela 66.1 Outras condições clínicas que devem ser levadas em conta no diagnóstico diferencial da SOP, conforme recomendação do *The American Congress of Obstetricians and Gynecologists*.[24,25]	
Condição	Características clínicas e meios para diagnóstico diferencial
Disfunção tireoidiana	Dosagem do TSH sérico
Hiperprolactinemia	Galactorreia pode estar presente. Dosagem dos níveis séricos de prolactina
Insuficiência ovariana prematura	Além da oligo ou amenorreia, podem estar presentes sintomas vasomotores. Dosagem de FSH e estradiol séricos
Amenorreia hipotalâmica	Pode haver história de perda de peso acentuada, alterações dietéticas ou atividade física intensa, entre outros. Dosagem de FSH e estradiol séricos
Hiperplasia congênita adrenal não clássica	Dosagem sérica de 17-hidroxiprogesterona
Síndrome de Cushing	Estigmas de Cushing (hipertensão, estrias abdominais, equimoses), início tardio do quadro SOP-símile. Dosagem do cortisol livre em urina de 24 horas ou teste da supressão com baixa dose de dexametasona
Neoplasia ovariana ou suprarrenal virilizante	Manifestações de virilização de rápida evolução (clitoromegalia, hirsutismo extremo, alopecia em padrão masculino). Dosagem de testosterona e DHEA-S séricos
Acromegalia	Quadro clínico sugestivo. Dosagem do fator de crescimento semelhante à insulina tipo 1 (IGF-1) sérico
Administração de androgênios exógenos	Diagnóstico pela anamnese

Obs.: DHEA-S: sulfato de dehidroepiandrosterona.

A modificação no estilo de vida é considerada parte importante da terapêutica, especialmente nos casos com obesidade ou sobrepeso. Importante recordar que o hiperandrogenismo favorece a deposição de gordura abdominal e esta agrava a resistência insulínica, que por sua vez aumenta a secreção androgênica ovariana, gerando um ciclo vicioso, daí a importância em se preocupar com o controle de peso. Apesar da ausência de grandes estudos randomizados em SOP, dieta e exercícios físicos ajudam na perda de peso e reduzem os fatores para risco cardiovascular e diabetes na população geral e, portanto, devem ser recomendados.[1,7,26]

A redução do hiperandrogenismo é ponto-chave no tratamento e qualquer abordagem nessa direção promove melhora da doença.[7]

Previamente ao tratamento do hiperandrogenismo clínico, é importante informar à paciente que a reversão das manifestações pode ser demorada, algo em torno de quatro a seis meses e, para melhorar a adesão, pode-se associar métodos estéticos durante esse período, por exemplo, a depilação no caso do hirsutismo.[8]

A anticoncepção hormonal, especialmente os contraceptivos combinados, é considerada tratamento de primeira linha, pois o progestagênio causa supressão do LH com consequente redução na produção androgênica ovariana e o estrogênio eleva os níveis plasmáticos de SHBG, reduzindo a biodisponibilidade androgênica.[12,26]

Recente publicação de um consórcio de três sociedades médicas voltadas ao assunto também considera os contraceptivos orais combinados como primeira linha de tratamento para as manifestações hiperandrogênicas dessa síndrome. Importante considerar que, embora qualquer anticoncepcional hormonal combinado possa ser recomendado, pois tem propriedades antiandrogênicas, há também formulações mais específicas, que contêm progestagênios antiandrogênicos.[13]

Logicamente, antes da prescrição dessa modalidade terapêutica, deve-se confirmar a inexistência de contraindicações, recomendando-se para tanto os Critérios de Elegibilidade Médica para Métodos Anticoncepcionais da Organização Mundial de Saúde.[27]

Os anticoncepcionais hormonais combinados propiciam, além do controle das manifestações hiperandrogênicas, regularização do "ciclo menstrual", redução do risco de hiperplasia e, pois, de câncer de endométrio.[1]

Não havendo resposta suficiente, pode-se acrescentar medicações antiandrogênicas. Os antiandrogênios podem agir como bloqueadores do receptor de androgênio ou por meio da inibição da enzima 5α-redutase, que converte a testosterona em diidrotestosterona. Há vários fármacos antiandrogênicos, destacando-se

acetato de ciproterona, espironolactona, finasterida e flutamida.[12]

É importante enfatizar que os antiandrogênios não podem ser administrados a mulheres com risco de engravidar, pois podem provocar feminização do feto. Assim, devem ser limitados a mulheres sem atividade sexual ou àquelas que concomitantemente utilizem métodos anticoncepcionais de elevada eficácia. Portanto, o ideal é sua administração em concomitância aos anticoncepcionais hormonais. Além disso, o acetato de ciproterona e a espironolactona podem causar distúrbios menstruais em função de seus efeitos progestacionais.[12]

O acetato de ciproterona pode ser adicionado ao contraceptivo hormonal combinado na dose de 50 mg, contudo, requer monitorização da função hepática pela sua hepatotoxicidade.[8]

A espironolactona é diurético poupador de potássio com propriedades antiandrogênicas por competir pelos receptores androgênicos. Geralmente se começa com dose de 50 mg diários e aumenta-se semanalmente até atingir a dose desejada, normalmente de 50 a 200 mg ao dia.[8,12,28] Por ser diurético poupador de potássio, merece cuidado com a pressão arterial e com os níveis séricos de potássio.[8]

A finasterida é inibidor da 5α-redutase e tem sido utilizada na dose de 5 mg ao dia, todavia, talvez seja menos eficaz do que outros antiandrogênios, embora isso não esteja claro.[12]

A flutamida é um antiandrogênio não esteroidal, mas em virtude de alguns casos de hepatite fulminante e taxa reportada de hospitalização por hepatite tóxica de 0,03%, não está autorizado seu uso no Brasil, onde sua prescrição só é permitida para o tratamento do câncer de próstata. Portanto, não deve ser utilizada no tratamento da SOP.[8,28]

Uma revisão sistematizada da *Cochrane Library* sobre tratamentos para hirsutismo concluiu que, de forma geral, os estudos são pequenos e de baixa qualidade. Além de confirmar a eficácia do anticoncepcional hormonal combinado oral, também reportou efetividade da espironolactona na dose de 100 mg ao dia. A adição de acetato de ciproterona ao esquema de pílula combinada pareceu aumentar a eficácia do tratamento. Essa revisão também concluiu pela existência de resultados inconsistentes em relação à finasterida (5 mg/dia), impedindo conclusões definitivas. Avaliou o eventual efeito da metformina e concluiu pela falta de eficácia para tratar o hirsutismo; entretanto, ressalvou que as evidências eram de baixa qualidade. Ainda segundo essa revisão, os benefícios ótimos dos tratamentos estudados podem levar até 12 meses para serem atingidos, o que reforça a oportunidade de procedimentos estéticos não medicamentosos concomitantes, tais como depilação, fotodepilação etc.[29]

Quanto à regularização do "ciclo menstrual", os anticoncepcionais combinados são bastante efetivos, além disso, os orais combinados de terceira geração ou com compostos antiandrogênicos não provocam efeitos adversos significativos no perfil metabólico e podem até mesmo melhorá-lo.[1,30] Entretanto, havendo contraindicação e frente à necessidade de contracepção, os métodos apenas de progestagênio ou os dispositivos intrauterinos são alternativas, embora não regularizem o ciclo. Os de progestagênios em regime cíclico, ou seja, 10 a 14 dias por mês são uma forma de provocar o refluxo, entretanto, não conferem anticoncepção.[8]

Os sensibilizadores insulínicos têm sido empregados no tratamento da SOP, dentre eles, a metformina é o fármaco mais estudado. No que tange ao hirsutismo, a maioria dos estudos mostra efeitos similares ao placebo.[12] Em revisão sistematizada da Cochrane Library, a metformina também não se mostrou eficaz para o hirsutismo.[29]

Da mesma forma, a metformina é inferior aos anticoncepcionais combinados na regularização do ciclo menstrual. Por outro lado, esse fármaco reduz os níveis de insulina de jejum e de triglicerídeos.[30] A Endocrine Society recomenda esse medicamento para os casos de SOP em que haja diabetes mellitus tipo 2 ou intolerância à glicose nos quais falhou a tentativa de modificação do estilo de vida. Ressalve-se que não está claro se essa droga previne intolerância à glicose e o diabetes.[26]

As doses de metformina variam entre 1.000 e 2.000 mg/dia. Recomenda-se começar com doses baixas, 250 a 500 mg/dia administradas à noite e aumentá-las gradualmente. A acidose lática é um efeito adverso temido, porém raro em mulheres com funções renal e hepática normais.[7,8]

Quando se deseja a gravidez, deve-se estimular a ovulação. A Endocrine Society recomenda o citrato de clomifeno como primeira linha de tratamento para a infertilidade associada à SOP.[26] Esse fármaco é efetivo em aumentar as taxas de ovulação e de gravidez, com relatos de taxa de ovulação entre 60% e 85% por ciclo e taxas de nascidos vivos de 50% a 60% para tratamento por até seis meses. A dose inicial é de 50 mg/dia por cinco dias, iniciando-se nos dias dois a cinco do ciclo. Em caso de falha de ovulação, a dose pode ser aumentada em 50 mg/dia a cada ciclo até o máximo de 150 mg/dia, embora doses acima de 100 mg/dia adicionam pouco à efetividade do tratamento. Normalmente o tratamento não ultrapassa quatro a seis ciclos.[9,31,32] O risco principal associado a essa medicação é de gemelaridade (< 10%).[9,32,33] Em função desse risco, há quem recomende a monitorização ultrassonográfica do ciclo sempre que este for estimulado farmacologicamente,[34] o que também permite verificar a resposta ao tratamento.[1,32]

Por outro lado, descrevem-se taxas de resistência a essa substância variando entre 15% e 40%, segundo revisão sistematizada da Cochrane Library.[31]

Uma revisão da Cochrane Library mostrou que a metformina aumenta a taxa de gestações, porém, isso não se reflete em maiores taxas de nascidos vivos, o que fez concluir que o resultado da metformina quanto aos aspectos reprodutivos é limitado.[35] Entretanto, uma revisão sistematizada concluiu que nos casos de resistência ao citrato de clomifeno, a adição de metformina pode melhorar a resposta.[36]

Outro papel para a metformina é reduzir o risco de desenvolvimento da síndrome do hiperestímulo ovariano em mulheres com SOP submetidas a técnicas para fertilização in vitro.[37] A Endocrine Society sugere a administração da substância nesses casos para diminuir as chances da complicação.[26]

Uma forma alternativa de estimulação ovariana que se tem estudado é por meio do letrozol, um inibidor da aromatase utilizado no tratamento adjuvante do câncer de mama.[26] Uma revisão da Cochrane Library, com dados atualizados até setembro de 2014, reportou que a substância parece aumentar as taxas de nascidos vivos em comparação ao clomifeno, porém, ressalvou-se que a qualidade da evidência era baixa e os resultados deveriam ser vistos com cautela.[38] Importante destacar que essa indicação não está prevista na bula do produto.

As gonadotrofinas também podem ser utilizadas para estimular a ovulação, entretanto, não serão abordadas neste capítulo.

Por fim, o drilling ovariano consiste em procedimento cirúrgico no qual são feitas perfurações na cápsula ovariana, podendo ser considerado nos casos de resistência ao citrato de clomifeno, especialmente nas pacientes com outras indicações para laparoscopia, devendo-se considerar o risco cirúrgico inerente ao procedimento.[26,32]

■ CONCLUSÕES

A síndrome da anovulação crônica ou dos ovários policísticos é a endocrinopatia mais frequente em mulheres em idade reprodutiva. É caracterizada por hiperandrogenismo, distúrbios menstruais e aspecto policístico ovariano.

Há controvérsias nos critérios diagnósticos, porém o critério do Consenso de Rotterdam parece ser o mais utilizado, consistindo na presença de ao menos dois dos três aspectos clínicos supramencionados.

Essa síndrome se associa a aumento de risco para algumas doenças, especialmente intolerância à glicose, diabetes, síndrome metabólica e cardiovasculares.

O tratamento deve focar nas principais manifestações de cada fenótipo e na prevenção de complicações, levando em conta o desejo ou não de gravidez.

REFERÊNCIAS BIBLIOGRÁFICAS

1. Conway G et al. The polycystic ovary syndrome: a position statement from the European Society of Endocrinology. Eur J Endocrinol. 2014;171(4):1-11.

2. Azziz R et al. The prevalence and features of the polycystic ovary syndrome in an unselected population. J Clin Endocrinol Metab. 2004;89(6):2745-63.

3. Ferreira JA et al. Síndrome da anovulação crônica hiperandrogênica e transtornos psíquicos. Rev Psiq Clin. 2006;33 (3):145-53.

4. Franks S, et al. Does PCOS have developmental origins? Fertil Steril. 2012;97(1):2-9.

5. Norman RJ, et al. Polycystic ovary syndrome. Lancet. 2007;370(9588):685-7.

6. Ehrmann DA. Polycystic ovary syndrome. N Engl J Med. 2005;352(12):1223-9.

7. Lima GR et al. Síndromes hiperandrogênicas. In: ---------- Ginecologia clínica. São Paulo: Atheneu; 2015.

8. Aldrighi JM, et al. Síndrome anovulatória crônica (síndrome dos ovários policísticos). In: Fernandes CE, et al. Endocrinologia feminina. Barueri (SP): Manole; 2015.

9. Sirmans SM, et al. Epidemiology, diagnosis, and management of polycystic ovary syndrome. Clin Epidemiol. 2014;6: 1-13.

10. Fritz MA, et al. Endocrinologia ginecológica clínica e infertilidade. 8. ed. Rio de Janeiro: Revinter; 2015.

11. Azziz R, et al. Positions statement: criteria for defining polycystic ovary syndrome as a predominantly hyperandrogenic syndrome: an Androgen Excess Society guideline. J Clin Endocrinol Metab. 2006;91(11):4237-43.

12. Escobar-Morreale HF, et al. Epidemiology, diagnosis and management of hirsutism: a consensus statement by the Androgen Excess and Polycystic Ovary Syndrome Society. Hum Reprod Update. 2012;18(2):146-9.

13. Goodman NF, et al. American Association Of Clinical Endocrinologists, American College Of Endocrinology, and Androgen Excess and PCOS Society disease state clinical review: guide to the best practices in the evaluation and treatment of polycystic ovary syndrome - part 1. Endocr Pract. 2015;21(11):1291-9.

14. Franks S, et al. Follicle dynamics and anovulation in polycystic ovary syndrome. Hum Reprod Update. 2008;14(4):367-75.

15. Revised 2003 consensus on diagnostic criteria and long--term health risks related to polycystic ovary syndrome (PCOS). Hum Reprod. 2004;19(1):41-9.

16. Dewailly D, et al. Diagnosis of polycystic ovary syndrome (PCOS): revisiting the threshold values of follicle count on ultrasound and of the serum AMH level for the definition of polycystic ovaries. Hum Reprod. 2011;26(11):3123-33.

17. Lujan ME, et al. Updated ultrasound criteria for polycystic ovary syndrome: reliable thresholds for elevated follicle population and ovarian volume. Hum Reprod. 2013;28(5):1361-8.

18. Randeva HS, et al. Cardiometabolic aspects of the polycystic ovary syndrome. Endocr Rev 2012; 33(5):812-41.

19. Moran LJ, et al. Impaired glucose tolerance, type 2 diabetes and metabolic syndrome in polycystic ovary syndrome: a systematic review and meta-analysis. Hum Reprod Update. 2010;16(4):347-54.

20. Palomba S, et al. Complications and challenges associated with polycystic ovary syndrome: current perspectives. Int J Womens Health. 2015;7:745-63.

21. Palomba S, et al. Pregnancy complications in women with polycystic ovary syndrome. Hum Reprod Update. 2015;21(5):575-86.

22. Evidence-based Methodology Workshop on Polycystic Ovary Syndrome December 3–5, 2012. Final Report. Disponível em: https://prevention.nih.gov/docs /programs/ pcos/Final Report.pdf. (Acesso: 12/11/2015)

23. Fauser BC, et al. Consensus on women's health aspects of polycystic ovary syndrome (PCOS): the Amsterdam ESHRE/ASRM-Sponsored 3rd PCOS Consensus Workshop Group. Fertil Steril. 2012;97(1):28-38.

24. Lee TT, et al. Polycystic ovarian syndrome: role of imaging in diagnosis. Radiographics. 2012;32(6):1643-54.

25. ACOG Committee on Practice Bulletins--Gynecology. ACOG Practice Bulletin No. 108: Polycystic ovary syndrome. Obstet Gynecol. 2009;114(4):936-9.

26. Legro RS, et al. Diagnosis and treatment of polycystic ovary syndrome: an Endocrine Society clinical practice guideline. J Clin Endocrinol Metab. 2013;98(12):4565-71.

27. World Health Organization. Department of Reproductive Health WHO. Medical eligibility criteria for contraceptive use. 5th ed. World Health Organization, 2015. Disponível em: http://www.who.int/reproductivehealth/publications. (Acesso em: 20/11/2015)

28. Schmidt TH, et al. Evidence-based approach to cutaneous hyperandrogenism in women. J Am Acad Dermatol. 2015;73(4):672-9.

29. van Zuuren EJ, et al. Interventions for hirsutism (excluding laser and photoepilation therapy alone). Cochrane Database of Systematic Reviews. In: The Cochrane Library. 2015;10:CD010334.

30. Costello MF, et al. Insulin-sensitising drugs versus the combined oral contraceptive pill for hirsutism, acne and risk of diabetes, cardiovascular disease, and endometrial cancer in polycystic ovary syndrome. Cochrane Database of Systematic Reviews. In: The Cochrane Library. 2015;10: CD005552.

31. Brown J, et al. Clomiphene and anti-oestrogens for ovulation induction in PCOS. Cochrane Database of Systematic Reviews. In: The Cochrane Library. 2015;10:CD002249.

32. Vause TD, et al. Ovulation induction in polycystic ovary syndrome: No. 242, May 2010. Int J Gynaecol Obstet. 2010;111(1):95-9.

33. Use of clomiphene citrate in infertile women: a committee opinion. Fertil Steril. 2013;100(2):341-54.

34. Ueno J. Técnicas de reprodução assistida de baixa complexidade. In: Fernandes CE, et al. Endocrinologia feminina. Barueri (SP): Manole; 2015.

35. Tang T, et al. Insulin-sensitising drugs (metformin, rosiglitazone, pioglitazone, D-chiro-inositol) for women with polycystic ovary syndrome, oligo amenorrhoea and subfertility. Cochrane Database of Systematic Reviews. In: The Cochrane Library. 2015;10:CD003053.

36. Moll E, et al. The role of metformin in polycystic ovary syndrome: a systematic review. Hum Reprod Update. 2007;13(6):527-35.

37. Tso LO, et al. Metformin treatment before and during IVF or ICSI in women with polycystic ovary syndrome. Cochrane Database of Systematic Reviews. In: The Cochrane Library. 2015;10: CD006105.

38. Franik S, et al. Aromatase inhibitors for subfertile women with polycystic ovary syndrome. Cochrane Database of Systematic Reviews. In: The Cochrane Library. 2015;10:CD010287.

Capítulo 67

■ Vamberto Oliveira de Azevedo Maia Filho ■ Marisa Patriarca ■ Claudio Emilio Bonduki

Hirsutismo/Síndromes Hiperandrogênicas

■ INTRODUÇÃO

Hiperandrogenismo é um termo usado para descrever os sinais clínicos mais comuns relacionados ao aumento anormal de androgênios (hirsutismo, acne e alopecia). Nas mulheres em idade reprodutiva, a condição mais diagnosticada e associada ao hiperandrogenismo é a síndrome dos ovários policísticos (SOP). Estima-se que a SOP afete 5% a 10% das mulheres na mecnama.[1] As manifestações de hiperandrogenismo são detectadas por diversas especialidades médicas: o dermatologista pode notar que algumas das manifestações cutâneas (acne, hirsutismo e alopecia); o ginecologista aborda a disfunção menstrual e a ovariana subjacente (disovulias, policistose ovariana e infertilidade); o pediatra lida com a hiperplasia suprarrenal congênita (HAC) ou a genitália ambígua; clínico geral diagnostica dislipidemias, hipertensão e intolerância à glicose e o endocrinologista geralmente encontra pacientes com hiperandrogenismo que têm sintomas e sinais de hirsutismo, acne e resistência à insulina. De forma geral, temos produção excessiva de androgênios pelos ovários, glândulas suprarrenais ou por ambos. Hiperandrogenismo causado por anormalidades no metabolismo periférico dos esteroides nos receptores de androgênios na célula-alvo é incomum.

■ SINAIS E SINTOMAS DE HIPERANDROGENISMO

Acne

Acne é comum em adolescentes do sexo feminino, ocorrendo em quase 50% delas. Contudo, a persistência da acne após os 20 anos (surgimento tardio) e em quadros mais graves podem alertar para a possibilidade de hiperandrogenismo, principalmente quando ela é resistente às estratégias habituais de tratamento der-

matológico ou quando é associada com hirsutismo ou disfunção menstrual. Nessas circunstâncias, a acne deve ser considerada um sinal de hiperandrogenismo que exige investigação e diagnóstico apropriado.[2,3] A variabilidade genética do receptor de androgênio determina as diferentes formas de expressão clínica do hiperandrogenismo.[4] Assim, mulheres com acne isolada ou associada ao hirsutismo podem ter níveis plasmáticos de testosterona total semelhantes (Figura 67.1). Do mesmo

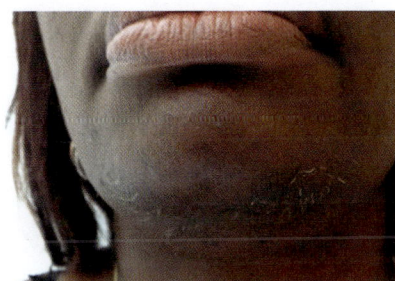

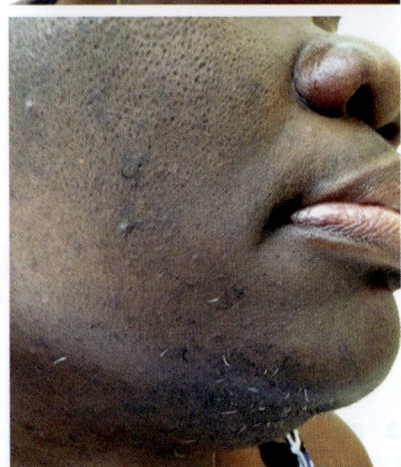

Figura 67.1 Paciente com acne associada a importante hirsutismo.

modo, não existe nenhuma correlação entre a gravidade da acne e os níveis plasmáticos de testosterona livre.[5] Dentre as causas de hiperandrogenismo em mulheres jovens com acne, a mais comum é a síndrome dos ovários policísticos (SOP), presente em 45% delas.

Hirsutismo

O hirsutismo é o crescimento excessivo de pelos em áreas corporais onde há maior sensibilidade a androgênios.[6] Esses hormônios transformam o pelo tipo velo (fino, macio, não pigmentado) em pelo terminal em áreas andrógeno-dependentes. A quantidade, distribuição e progressão dos pelos no corpo humano têm influências raciais, familiares, genéticas e hormonais.[7,8] A presença de numerosos pelos terminais na parte inferior das costas, esterno, abdome, ombros, nádegas e coxas internas é considerado anormal.[9,10,11] O grau e extensão do hirsutismo são clinicamente avaliados pela escala de Ferriman-Gallwey[12] ou modificada[13,14] (Figura 67.2 e Tabela 67.1). Esse método é útil para diagnóstico, avaliação e acompanhamento da resposta à terapia. O grau e a intensidade do hirsutismo dependem da sensibilidade do receptor androgênico, da quantidade de testosterona disponível e de sua metabolização pela 5α-redutase em di-hidrotestosterona (DHT), forma ativa da testosterona na unidade pilossebácea (UPS). A variabilidade na sensibilidade aos androgênios é demonstrada pelo fato de que, embora os níveis de testosterona no plasma possam estar substancialmente aumentados, a paciente pode não apresentar hirsutismo apreciável.[15]

O rápido desenvolvimento do hirsutismo pode estar associado com hiperandrogenismo grave, com outras

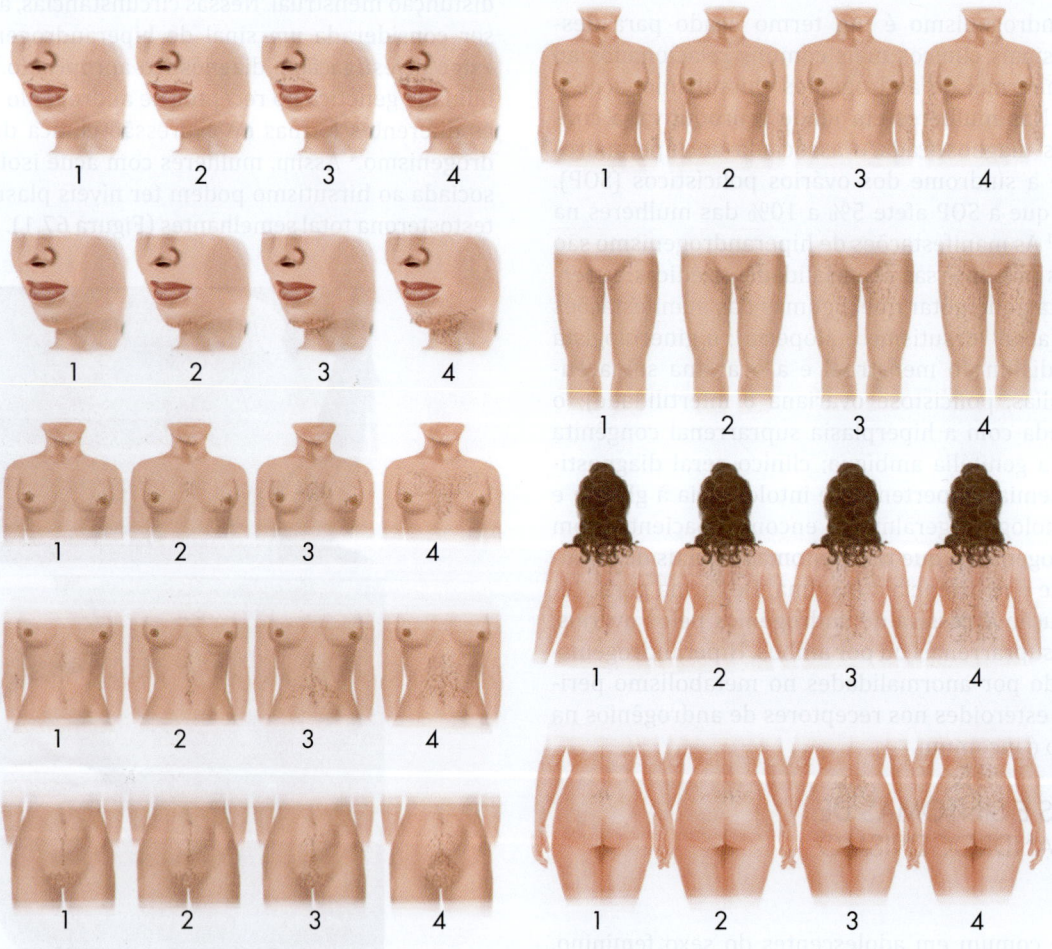

Figura 67.2 Escala modificada de Ferriman-Gallwey para o hirsutismo. Cada uma das nove áreas mais sensíveis aos androgênios apresenta a possibilidade de escore de 0 (ausência de pelos) até 4 (padrão masculinizado). Tem sido proposto pela *The Endocrine Society* o escore de 8 pontos como corte para o hirsutismo leve, 15 para o hirsutismo moderado e grave acima de 19. Já a *Androgen Excess and Polycystic Ovary Syndrome Society* preconiza valores de até 15 para o hirsutismo leve, moderado de 16 a 25 e grave acima de 25.

Tabela 67.1 Escala Ferriman-Gallwey (modificada)

Região	Pontos	Definição
Lábio superior	1	Poucos pelos nas margens externas
	2	Pequeno bigode na margem externa
	3	Bigode que se estende até a metade da margem exterior
	4	Bigode estendendo-se para linha média
Mento	1	Poucos pelos espalhados
	2	Pelos espalhados com pequenas concentrações
	3 & 4	Cobertura completa
Tórax	1	Pelos periareolar
	2	Pelos além da linha média
	3	Fusão dessas áreas, com cobertura de três quartos
	4	Cobertura completa
Abdome superior	1	Alguns pelos na linha média
	2	Envolvimento maior da linha média
	3 & 4	Cobertura total
Abdome inferior	1	Alguns pelos da linha média
	2	Banda em linha média
	3	Banda mais acentuada na linha média
	4	Crescimento em forma de V invertido
Braço superior	1	Pelo sem afetar mais de um quarto da superfície do membro
	2	Cobertura incompleta
	3 & 4	Cobertura completa
Dorso	1	Poucos pelos espalhados
	2	Maior cobertura, ainda dispersos
	3 & 4	Cobertura completa
Lombar	1	Tufo de cabelo sacral
	2	Com alguma extensão lateral
	3	Três quartos da cobertura
	4	Cobertura completa
Pernas	1	Tufo de cabelo sacral
	2	Com alguma extensão lateral
	3	Três quartos da cobertura
	4	Cobertura completa

alterações na UPS e com disfunção ovariana. Rápido no início e progressão aliados a níveis de androgênios muito elevados devem indicar a possibilidade de neoplasia (suprarrenal ou ovariana).

Alopecia androgênica

Alopecia (perda de cabelo) pode resultar de excesso de androgênios; 15% das mulheres em idade reprodutiva que apresentam apenas alopecia têm hiperandrogenismo.[16] Tipicamente, a perda de cabelo ocorre nas entradas da cabeça, mas pode afetar a região posterior e, eventualmente, haver perda difusa. Em quadros de hiperandrogenismo importantes (virilização), a calvície atinge padrão tipicamente masculino, com frequência associada a manifestações cutâneas graves, hipertrofia clitoriana e anovulia. Outros fatores, como predisposição genética, deficiências nutricionais, perda de peso recente, anemia e disfunção da tireoide são responsáveis pela alopecia em mulheres sem hiperandrogenismo. Certas drogas, incluindo danazol, agentes anabólicos e isotretinoína, também podem causar queda de cabelo (Figura 67.3).

Virilização

Tipicamente é caracterizada por hipertrofia do clitóris, engrossamento da voz, desenvolvimento muscular com padrão masculino, atrofia de mamas, hirsutismo grave e alopecia androgênica. Está associada com hiperandrogenismo grave atribuível aos tumores suprarrenais ou ovarianos, hipertecose ou HAC. O quadro é de rápida progressão, geralmente com menstruações infrequentes ou amenorreia.[17]

Disfunção ovulatória

Mulheres com hiperandrogenismo têm graus variados de disfunção ovulatória,[18] o que pode levar à infertilidade.[19,20] Na avaliação inicial, uma parte considerável das mulheres com hiperandrogenismo pode ter menstruações regulares (em intervalos de 4 semanas),[6] ocorrendo ovulação espontânea e gestação.[21] As alterações ovulatórias são classicamente expressas por alterações menstruais (fluxos infrequentes ou abundantes, sangramentos intermenstrual a amenorreia), dor pélvica e tensão pré-menstrual. Tipicamente, as mulheres com disfunção ovulatória associada ao hiperandrogenismo podem ter a menarca normal ou retardada,[22] mas frequentemente é seguida por menstruações irregulares e episódios de amenorreia. Além do hiperandrogenismo, outros fatores podem ter influência sobre a atividade ovulatória. Exemplos incluem a obesidade, distúrbios alimentares (anorexia ou bulimia), hiperprolactinemia, disfunções hipotalâmicas ou por medicamentos. Todas essas condições podem e devem ser excluídas, não se esquecendo do estresse emocional.

Consequências metabólicas e cardiovasculares

O excesso de androgênios nas doentes com SOP é fator fisiopatológico fundamental para a maior frequência de distúrbios metabólicos. Existe uma correlação positiva

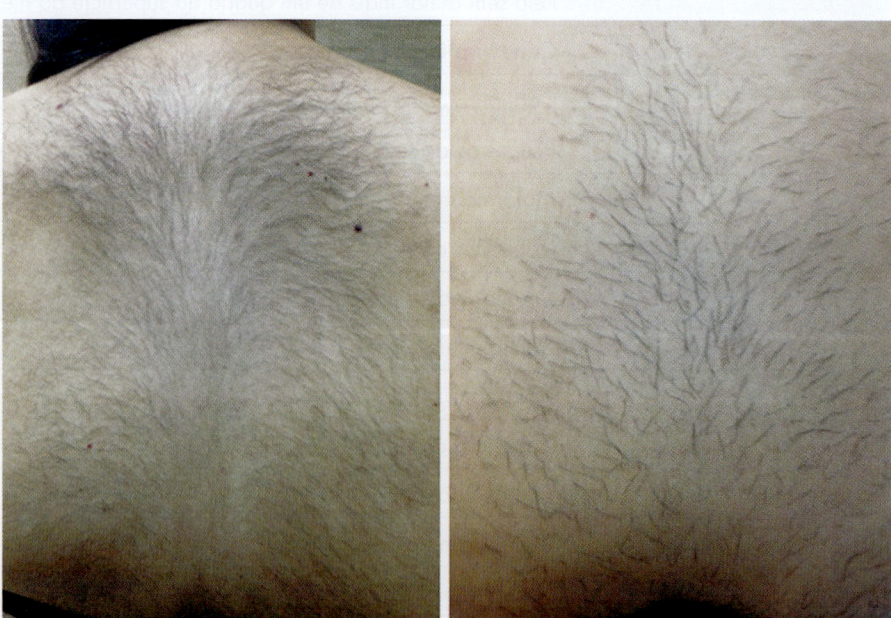

Figura 67.3 Paciente com importante hirsutismo em regiões bastante androgenéticas: dorso e abdome superior.

entre os níveis dos androgênios e a gravidade dos distúrbios metabólicos. A relação entre SOP e desordens metabólicas é atualmente bem reconhecida (resistência à insulina, diabetes *mellitus* tipo 2, dislipidemias, HAS).[23-25] Os dados recentes demonstram claro papel da resistência à insulina e hiperinsulinemia na fisiopatologia da SOP.[26] O conjunto desses fatores têm sido implicado no desenvolvimento da aterosclerose e predisposição à doença coronariana e ao diabetes *mellitus* tipo 2.[27]

Intolerância à glicose e diabetes *mellitus* tipo 2 são encontrados em 40% a 45% das pacientes com SOP no momento do exame inicial.[28,29] Frequentemente, os achados clínicos e bioquímicos de hiperandrogenismo em mulheres são precursores de distúrbios metabólicos que têm efeito importante sobre a sua saúde.[30] A associação com a obesidade também potencializa a probabilidade de sua ocorrência. Alguns estudos também descobriram hiperinsulinemia e resistência à insulina em mulheres magras com SOP,[31] particularmente naquelas com menstruações infrequentes. Assim, o diagnostico precoce de SOP pode evitar complicações metabólicas a ela relacionadas. As características da síndrome dismetabólica estão listadas na Tabela 67.2.

Desordem psicológica

Acne, hirsutismo e alopecia, as expressões clínicas de hiperandrogenismo, podem ter devastador efeito psico-

Tabela 67.2 Características da síndrome metabólica.

Componentes da síndrome metabólica

Dislipidemia
Triglicérides > 140 mg/dL ou
lipoproteína de alta densidade colesterol < 40 mg/dL ou
lipoproteína de baixa densidade partículas
< 260 angstroms (26 nm)

Resistência à insulina
Glicemia de jejum no plasma > 110 mg/dL ou
diabetes *mellitus* tipo 2

Obesidade
Índice de massa corporal > 25 kg/m² ou
Relação cintura-quadril > 0,85 ou
Circunferência da cintura > 100 cm

Hipertensão
Pressão arterial ≥140/90 mmHg

Outras anormalidades
Altos níveis de ácido úrico
Altos níveis de ativador de plasminogênio inibidor-1

lógico nas mulheres em idade reprodutiva. Essas manifestações podem estar associadas com ansiedade grave e depressão. Além disso, sintomas semelhantes aos classificados como parte da síndrome pré-menstrual, tais como disforia, são queixas frequentes de pacientes com disfunção ovulatória, particularmente quando associada a hiperandrogenismo.[32]

Obesidade junto com hiperandrogenismo pode ter um efeito ainda mais negativo na autoestima e autoimagem. O medo da rejeição social pode fazer algumas mulheres se tornarem reclusas e pode retardar o desenvolvimento de habilidades sociais, abalando a autoconfiança. Correção do estado fisiopatológico subjacente pode melhorar a disfunção psicológica.

Avaliação diagnóstica

Os sintomas de hiperandrogenismo (hirsutismo, disfunção menstrual e infertilidade) podem demorar a ser reconhecidos como patológicos porque são frequentes e inespecíficos. Logo no inicio da adolescência, já são perceptíveis os sintomas mais comuns, portanto, quanto antes diagnosticá-lo e tratá-lo, melhores resultados serão obtidos.[33,34]

O diagnóstico do hiperandrogenismo deverá dar informações sobre quais são os androgênios específicos envolvidos (por exemplo, testosterona, testosterona livre e sulfato de dehidroepiandrosterona [SDHEA]), os órgãos de origem do excesso de androgênios (ovários ou suprarrenais). Além disso, a avaliação tem de determinar se a produção excessiva dos androgênios é pela disfunção de órgãos, hiperplasias ou a neoplasia. Avaliação clínica completa é fundamental para desnudar os efeitos do hiperandrogenismo sobre os diversos sistemas como a pele, aparelho reprodutor, sistema cardiovascular e metabolismo.

História e exame físico

História completa e exame físico cuidadoso fornecem informações suficientes para o diagnóstico inicial, enquanto testes de laboratório devem servir para confirmar o hiperandrogenismo. A história deve incluir informações sobre a idade da telarca, adrenarca e menarca. Se há obesidade, o tempo de aparecimento e a progressão devem ser observados. O caráter dos ciclos menstruais (a sua frequência, duração e ocorrência de dismenorreia), juntamente com a história reprodutiva, incluindo aborto, deve ser avaliado. A paciente deve ser questionada sobre a idade de início e a progressão dos seguintes fatores: hirsutismo, acne, oleosidade da pele, seborreia e alopecia. Deve-se questionar também a respeito do uso de medicamentos e seus efeitos sobre a acne e hirsutismo. A história da família é importante para determinar se outros membros têm hirsutismo, acne, infertilidade, diabetes *mellitus*, doença cardiovascular, dislipidemia ou obesidade. Calvície prematura (< 35 anos) em irmãos de mulheres com hiperandrogenismo já foi descrita.[35]

São necessários os exames físico e pélvico completos e mais a ultrassonografia pélvica e endovaginal. Além da medição de altura, peso e circunferência da cintura, a do índice de massa corporal e a relação cintura-quadril (RCQ) são essenciais.[36] A RCQ (mulheres normais, < 0,8) e índice de massa corporal são importantes para avaliar o grau de obesidade. O acompanhamento longitudinal por quatro anos de 32.898 mulheres entre 55 a 69 anos de idade que tiveram um aumento da RCQ revelou elevação significativa do risco de mortalidade por doença arterial coronariana.[37]

Particular atenção deve ser dada ao grau e distribuição de manifestações cutâneas (hirsutismo, acne e alopecia). O grau de hirsutismo deve ser bem documentado e graduado segundo a escala de Ferriman-Gallwey. Na inspeção, procurar por sinais de *Acantose Nigricans* (Figura 67.4). O exame da tireoide e das mamas (presença de galactorreia) deve ser realizado. O exame ginecológico completo inclui a vulva, para observar o tamanho do clitóris, e muco cervical, para avaliar a atividade estrogênia. Este último pode ser de grande utilidade na determinação do estado ovulatório.

Embora o ultrassom pélvico demonstre que a presença de cistos ovarianos subcorticais (de 5 a 10 mm) e

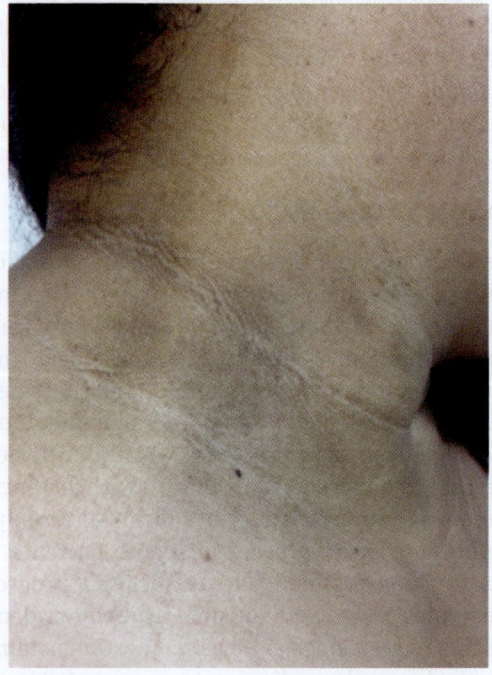

Figura 67.4 Paciente com *Acantose Nigricans*.

aumento do estroma estejam presentes na maioria das mulheres com SOP, esses achados não são patognomônicos e podem ser encontrados em outras doenças (HAC, tireoidopatias, hiperprolactinemia e em meninas próximas à menarca) ou mesmo em mulheres normais.[38]

Avaliação laboratorial

Esta avaliação exige conhecimento endócrinológico específico. Além disso, cuidados especiais devem ser tomados para selecionar qual laboratório irá executar as análises, já que muitos não fornecem determinações hormonais precisas, sensíveis e reprodutíveis, em particular para androgênios.[39,40] Assim, um laboratório deve fornecer resultados precisos, um intervalo de referência confiável e controle de qualidade que garanta valores estáveis. Esses recursos são cruciais porque a terapia de longo prazo para hiperandrogenismo é frequentemente necessária.

A amostra de sangue deve ser obtida em jejum e entre o segundo ou terceiro dias do ciclo menstrual para dosar as testosteronas total e livre, SDHEA, DHEA, progesterona, estradiol, androstenediona, prolactina, LH e FSH e a 17-hidroxiprogesterona (17-OHP).

A determinação de testosterona livre no plasma pode detectar hiperandrogenismo sutil em algumas pacientes em que o nível total é normal. Mulheres obesas podem ter alto valor de testosterona livre por causa da redução da SHBG atribuíveis à hiperinsulinemia.[41] Níveis altos de SDHEA podem indicar produção androgênica suprarrenal e, se substancialmente elevados, um neoplasma. A utilidade de um nível elevado de LH ou uma proporção elevada de LH/FSH (> 2,5) para diagnosticar SOP em mulheres com hiperandrogenismo é limitada, porque menos de um terço das pacientes com SOP demonstram essa anormalidade.[42] Em referência à função reprodutiva, no entanto, nível de LH alto está associado com dificuldade de indução da ovulação e aumento do risco de aborto.[43]

Nível basal elevado de 17-OHP (> 5,0 ng/mL) é útil no diagnóstico de hiperandrogenismo suprarrenal como resultado da deficiência de 21-hidroxilase. Quando há dificuldade no diagnóstico, ou seja, 17OHP 1,5 a 5,0 ng/mL, o teste de estimulação com a cortrosina pode ser necessário para excluir ou confirmar essa deficiência enzimática.[44] Se em 60 minutos após o estímulo a 17OHP estiver acima de 10 ng/dL é feito o diagnóstico da deficiência da 21-hidroxilase.

Do ponto de vista metabólico o aumento da resistência à insulina pode causar intolerância à glicose e, finalmente, diabetes *mellitus* tipo 2. Embora existam testes mais fidedignos para a definição de resistência à insulina (clamp euglicêmico-hiperinsulinêmico), os testes de tolerância à glicose oral são bons e práticos. Uma razão de jejum de glicose/insulina < 4,5 foi proposta como indicador de resistência à insulina.[45]

Terapia

A terapêutica deve ser dirigida para os principais sintomas: acne, hirsutismo, alopecia, disfunção menstrual, infertilidade ou desordens metabólicas associadas. O tratamento precoce pode reduzir o desenvolvimento posterior de complicações metabólicas e cardiovasculares.[33]

A terapia visa a causa do hiperandrogenismo: suprarrenal (supressão de androgênios pela administração de glicocorticoides, dexametasona ou prednisona, em doses fisiológicas); ovariano (supressão de androgênios com contraceptivos hormonais ou por agonistas do GnRH com adição de estrogênio *add-back*) ou formas incomuns de hiperandrogenismo (tumores suprarrenais ováarianos; hipertecose).

As opções de tratamento farmacológico dos principais sintomas do hiperandrogenismo são: drogas de ação antiandrogênica (por exemplo, ciproterona e espironolactona); agentes sensibilizadores do receptor de insulina (metformina e tiazolidinedionas); agentes que inibem a 5α-redutase (finasterida) e agonistas dopaminérgicos (bromocriptina ou cabergolina). Lembrando que essas drogas estão contraindicadas durante a gravidez. E intervenções não farmacológicas que incluem: (1) a redução do peso com dieta adequada e modificação de estilo de vida; (2) a remoção cirúrgica dos tumores suprarrenais ou ovarianos; e (3) a electrocauterização (*drilling*) ovariano em pacientes com SOP.

Glicorticoides

Hiperandrogenismo suprarrenal responde bem à corticoterapia com prednisona ou dexametasona.[46-48] Geralmente, 5 a 7,5 mg de prednisona ou 0,25 a 0,5 mg de dexametasona são administrados diariamente.[48] O tratamento resulta na atenuação da acne e do hirsutismo. Melhoria da ovulação com o retorno da fertilidade e aumento da sensibilidade ao citrato de clomifeno.[46,48]

Contraceptivos orais

Contraceptivos orais (CO) são amplamente prescritos para o tratamento de hiperandrogenismo.[49-51] O uso de contraceptivos orais de terceira geração (desogestrel e norgestimato) para acne e hirsutismo leve são geralmente bem aceitos e tem bons resultados.[52] A combinação de contraceptivos orais e agentes antiandrogénicos (p. ex. espironolactona) é frequentemente utilizada em pacientes com hirsutismo ou alopecia de moderada a grave.[53] Uma grande vantagem é a redução da incidência do câncer do endométrio e do ovário em pacientes que usam COs.[54]

Antiandrogênios

Espironolactona

A espironolactona é um antiandrogênio que compete com a testosterona e a DHT no receptor de androgênio. A dose mínima deve ser de 50 mg/dia e pode ser aumentada até 200 mg/dia, conforme a tolerância. A combinação de espironolactona e COs é usada com frequência.[55] O efeito supressor proporcionado pelos COs torna esse tratamento combinado mais eficaz do que a monoterapia, além de reduzir a alteração menstrual causada quando a espironolactona é usada sozinha. Alguns dos efeitos colaterais incluem tonturas, fadiga, alterações de humor, redução da atividade de desejo, dores de cabeça e mastalgia. Em pacientes com alopecia androgenética, a espironolactona é eficaz para prevenir a perda de cabelo.

Inibidores da 5α-redutase

Finasterida é um inibidor de 5α-redutase que bloqueia a conversão intracelular de testosterona em DHT; assim, a quantidade de DHT disponível para interagir com o receptor de androgênio é reduzida. Finasterida afeta especificamente a atividade da glândula sebácea e os resultados parecem comparáveis aos da espironolactona. Provoca mínimos efeitos colaterais gastrintestinais e não altera a ciclicidade menstrual. Os níveis plasmáticos de testosterona durante o tratamento podem aumentar, ao passo que o de DHT diminui.[56,57] Deve-se evitar a gravidez durante o tratamento com finasterida, por causar potencialmente genitália ambígua em feto do sexo masculino.

Agentes sensibilizadores de receptores insulina

Metformina

Redução nas manifestações de hiperandrogenismo e melhora da função menstrual têm sido relatados com a administração de metformina, principalmente em pacientes obesas e com SOP.[58] Quando a metformina é administrada com indutores de ovulação (citrato de clomifeno), há melhora dos resultados e mais gestações são conseguidas, sem relatos de teratogenicidade.[59]

A dose inicial recomendada é de 500 a 850 mg (um comprimido) pela manhã, e, em seguida, aumento gradativo da dose após duas a três semanas para duas a três vezes ao dia, conforme a tolerância. Os efeitos colaterais mais comuns são gastrintestinais que consistem em distensão abdominal, náuseas, vómitos e diarreia e, frequentemente, ocorrem durante o início do tratamento. A ocorrência de acidose láctica é muito rara e é mais provável em doentes com insuficiência renal.[60]

Agonistas GnRH

São, os agonistas de GnRH, mais eficazes nas formas graves de hiperandrogenismo ovariano. Em administrações mensais ou trimestrais, causam grave hipoestrogenismo, por isso, uma terapia adicional com estrogênios torna-se necessária.[61,62]

Redução de peso

A obesidade está presente em 55% a 65% das pacientes com SOP. É frequentemente associada com resistência à insulina e hiperinsulinemia, a insulina age sinergicamente com LH para intensificar o hiperandrogenismo ovariano, diminuir a produção hepática de SHBG e reduzir IGF-1.[63] Além disso, a obesidade reforça a predisposição genética para distúrbios hormonais e ovulatórios na SOP. Complicações metabólicas são mais comuns em pacientes obesas com SOP (tolerância à glicose diminuída em aproximadamente 40% dos indivíduos com obesidade, hipertensão, dislipidemias e possível desenvolvimento de tumores dependentes de estrogênio) do que em magras.

A perda de peso em pacientes com hiperandrogenismo, com ou sem SOP, deve ser a primeira opção terapêutica, já que diminui os níveis de androgênios, aumenta a SHBG e pode restaurar a ovulação. A redução de 7% no peso corporal pode, de fato, restaurar a fertilidade, diminuir hirsutismo e melhorar a resposta à indução da ovulação.[64,65]

■ CONCLUSÃO

A principal responsabilidade do médico na avaliação de uma paciente com hiperandrogenismo é determinar a sua causa. O diagnóstico precoce é essencial para que a terapêutica seja eficaz. Muitas mulheres jovens são tratadas com contraceptivos orais para "regular os ciclos menstruais" ou para "melhorar a acne", sem uma determinação cuidadosa da origem do hiperandrogenismo e seleção da terapia mais adequada para maximizar os benefícios de longo prazo.[37,38] Os tratamentos geralmente começam a ter efeito em três a seis meses, e o objetivo inicial é reduzir os níveis de androgênios evitando o desenvolvimento de consequências metabólicas, incluindo diabetes *mellitus*, hipertensão arterial, dislipidemia e aterosclerose.

■ REFERÊNCIAS BIBLIOGRÁFICAS

1. Haseltine F, et al. Androgens and women's health. Clinician (NICHD)1994;12(3):1-32.

2. Held BL, et al. Acne and hyperandrogenism. J Am Acad Dermatol. 1984;10(2 Pt 1):223-6.

3. Lucky AW. Hormonal correlates of acne and hirsutism. Am J Med. 1995;98(1A):89S-94S.

4. Rosenfield RL, et al. Role of androgens in the developmental biology of the pilosebaceous unit. Am J Med 1995;98(1A):80S-88S.

5. Slayden SM, et al. The role of androgen excess in acne. In: Azziz R, et al. Androgen excess disorders in women. Philadelphia: Lippincott- Raven; 1997. p.131-40.

6. Steinberger E, et al. The menstrual cycle and plasma testosterone levels in women with acne. J Am Acad Dermatol. 1981; 4(1):54-8.

7. Peserico A, et al. Prevalence of polycystic ovaries in women with acne. Arch Dermatol Res. 1989;281:502-503.

8. Ravin JG, et al. Hypertrichosis portrayed in art. JAMA. 1969; 207(3):533-4.

9. Ewing JA, et al. Hirsutism, race and testosterone levels: comparison of East Asians and Euroamericans. Hum Biol. 1978;50(2):209-15.

10. Balducci R, et al. Bioactive and peripheral androgens in prepubertal simple hypertrichosis. Clin Endocrinol (Oxf). 1990;33(3):407-14.

11. Lunde O. A study of body hair density and distribution in normal women. Am J Phys Anthropol. 1984;64(2):179-84.

12. Ferriman D, et al. Clinical assessment of body hair growth in women. J Clin Endocrinol Metab. 1961; 21:1440-7.

13. Hatch R, et al. Hirsutism: implications, etiology, and management. Am J Obstet Gynecol. 1981; 140(7):815-30.

14. Redmond GP. Androgenic disorders. New York: Raven Press; 1995. P.611-28.

15. Goldzieher JW, et al. Selected aspects of polycystic ovarian disease. Endocrinol Metab Clin North Am. 1992; 21(1):141-71.

16. Futterweit W, et al. The prevalence of hyperandrogenism in 109 consecutive female patients with diffuse alopecia. J Am Acad Dermatol. 1988;19(5 Pt 1):831-6.

17. Futterweit W. Clinical evaluation of androgen excess. In: Azziz R, et al. Androgen excess disorders in women. Philadelphia: Lippincott-Raven; 1997. p.625-31.

18. Steinberger E, et al. Testosterone, dehydroepiandrosterone, and dehydroepiandrosterone sulfate in hyperandrogenic women. J Clin Endocrinol Metab 1984; 59(3):471-7.

19. Smith KD, et al. The relation between plasma testosterone levels and the lengths of phases of the menstrual cycle. Fertil Steril. 1979; 32(4):403-7.

20. Steinberger E, et al. Testosterone levels in female partners of infertile couples: relationship between androgen levels in the woman, the male factor, and the incidence of pregnancy. Am J Obstet Gynecol. 1979; 133(2):133-8.

21. Goldzieher JW, et al. The polycystic ovary. I. Clinical and histological findings. J Clin Endocrinol Metab. 1962; 22:425-30.

22. Futterweit W. Polycystic ovary syndrome: clinical perspectives and management. Obstet Gynecol Surv. 1999; 54(6):403-13.

23. Wild RA. Obesity, lipids, cardiovascular risk, and androgen excess. Am J Med. 1995;98(1A):27S-32S.

24. Dunaif A. Hyperandrogenic anovulation (PCOS): a unique disorder of insulin action associated with an increased risk of non-insulin-dependent diabetes mellitus. Am J Med. 1995;98(1A):33S-39S.

25. Ayala C, et al. The relationship of serum androgens and ovulatory status to blood pressure in reproductive-age women. Am J Hypertens. 1999;12(8 Pt 1):772-7.

26. Dunaif A, et al. Profound peripheral insulin resistance, independent of obesity, in polycystic ovary syndrome. Diabetes. 1989;38(9):1165-74.

27. Conway GS, et al. Risk factors for coronary artery disease in lean and obese women with the polycystic ovary syndrome. Clin Endocrinol (Oxf). 1992;37(2):119-25.

28. Legro RS, et al. Prevalence and predictors of risk for type 2 diabetes mellitus and impaired glucose tolerance in polycystic ovary syndrome: a prospective, controlled study in 254 affected women. J Clin Endocrinol Metab. 1999;84(1):165-9.

29. Ehrmann DA, et al. Prevalence of impaired glucose tolerance and diabetes in women with polycystic ovary syndrome. Diabetes Care. 1999; 22(1):141-6.

30. Dahlgren E, et al. Women with polycystic ovary syndrome wedge resected in 1956 to 1965: a long-term follow-up focusing on natural history and circulating hormones. Fertil Steril. 1992; 57(3):505-13.

31. Nestler JE, et al. Lean women with polycystic ovary syndrome respond to insulin reduction with decreases in ovarian P450c17 alpha activity and serum androgens. J Clin Endocrinol Metab. 1997; 82(12):4075-9.

32. Cronin L, et al. Development of ahealth-related quality-of-life questionnaire (PCOSQ) for women with the polycystic ovary syndrome (PCOS). JClin Endocrinol Metab. 1998; 83(6):1976-87.

33. Smith KD, et al. Preventive reproductive medicine. In: Steinberger E, et al. Reproductive medicine: New York: Raven Press; 1986. p. 337-44.

34. Steinberger E, et al. Consequences of hyperandrogenism during adolescence on the ovarian function of the adult female. In: Steinberger E, et al. Reproductive Medicine. New York: Raven Press; 1986. p. 253-64.

35. Ferriman D, et al. The inheritance of polycystic ovarian disease and possible relationship to premature balding. Clin Endocrinol (Oxf). 1979;11(3):291-300.

36. AACE/ACE position statement on the prevention, diagnosis, and treatment of obesity (1998 revision). Endocr Pract. 1998;4(5):297-350.

37. Prineas RJ, et al. Central adiposity and increased risk of coronary artery disease mortality in older women. Ann Epidemiol. 1993; 3(1):35-41.

38. Polson DW, et al. Polycystic ovaries--a common finding in normal women. Lancet 1988; 1(8590):870-2.

39. Steinberger E, et al. Utilization of commercial laboratory results in management of hyperandrogenism in women. Endocr Pract. 1998; 4(1):1-10.

40. Ayala C, et al. Serum testosterone levels and reference ranges in reproductive-age women. Endocr Pract. 1999; 5(6):322-9.

41. Penttila TL, et al. Obesity regulates bioavailable testosterone levels in women with or without polycystic ovary syndrome. Fertil Steril. 1999; 71(3):457-61.

42. Steinberger E, et al. Hyperandrogenism and female infertility. In: Crogsignani PG, et al. Endocrinology of human infertility: new aspects. London: Academic Press; 1981. p.327-42.

43. Shoham Z, et al. Luteinizing hormone: its role, mechanism of action, and detrimental effects when hypersecreted during the follicular phase. Fertil Steril. 1993; 59(6):1153-61.

44. New MI, et al. Genotyping steroid 21-hydroxylase deficiency: hormonal reference data. J Clin Endocrinol Metab. 1983; 57(2):320-6.

45. Legro RS, et al. A fasting glucose to insulin ratio is a useful measure of insulin sensitivity in women with polycystic ovary syndrome. J Clin Endocrinol Metab. 1998;83(8):2694-8.

46. Rodriguez-Rigau LJ, et al. Effect of prednisone on plasma testosterone levels and on duration of phases of the menstrual cycle in hyperandrogenic women. Fertil Steril.1979; 32(4):408-13.

47. Nader S, et al. Acne and hyperandrogenism: impact of lowering androgen levels with glucocorticoid treatment. J Am Acad Dermatol. 1984;11(2 Pt 1):256-259.

48. Steinberger E, et al. Glucocorticoid therapy in hyperandrogenism. Baillieres Clin Obstet Gynaecol 1990; 4(3):457-71.

49. Azziz R, et al. The treatment of hyperandrogenism with oral contraceptives. Semin Reprod Endocrinol. 1989; 78(6):530-3.

50. van der Vange N, et al. Effects of seven low-dose combined oral contraceptives on sex hormone binding globulin, corticosteroid binding globulin, total and free testosterone. Contraception. 1990; 41(4):345-52.

51. London RS, et al. Comparative contraceptive efficacy and mechanism of action of the norgestimate-containing triphasic oral contraceptive. Acta Obstet Gynecol Scand Suppl. 1992; 156:9-14.

52. Redmond GP, et al. Norgestimate and ethinyl estradiol in the treatment of acne vulgaris: a randomized, placebocontrolled trial. Obstet Gynecol. 1997; 89(4):615-22.

53. Cumming DC, et al. Treatment of hirsutism with spironolactone. JAMA.1982; 247(9):1295-8.

54. Redmond GP. Treatment of androgenic disorders. In: Redmond GP, editor. Androgenic disorders. New York: Raven Press; 1995. p.279-99.

55. Pittaway DE, et al. Spironolactone in combination drug . Fertil Steril. 1985;43(6):878-82.

56. Castello R, et al. Outcome of long-term treatment with the 5 alpha-reductase inhibitor finasteride in idiopathic hirsutism: clinical and hormonal effects during a 1-year course of therapy and 1-year follow-up. Fertil Steril. 1996; 66(5):734-40.

57. Ciotta L, et al. Clinical and endocrine effects of finasteride, a 5 alpha-reductase inhibitor, in women with idiopathic hirsutism. Fertil Steril. 1995; 64(2):299-306.

58. Moghetti P, et al. Metformin effects on clinical features, endocrine and metabolic profiles, and insulin sensitivity in polycystic ovary syndrome: a randomized, double-blind, placebo-controlled 6-month trial, followed by open, long--term clinical evaluation. J Clin Endocrinol Metab. 2000; 85(1):139-46. .

59. Nestler JE, et al. Effects of metformin on spontaneous and clomipheneinduced ovulation in the polycystic ovary syndrome. N Engl J Med. 1998; 338(26):1876-80.

60. Thomsen HS, et al. Contrast media and metformin: guidelines to diminish the risk of lactic acidosis in noninsulin--dependent diabetics after administration of contrast media. Eur Radiol. 1999; 9(4):738-40.

61. Lemay A, et al. Sequential estrogen-progestin addition to gonadotropin-releasing hormone agonist suppression for the chronic treatment of ovarian hyperandrogenism: a pilot study. J Clin Endocrinol Metab. 1994; 79(6):1716-22.

62. Halikias I, et al. Combined oral contraceptives and gonadotropin releasing hormone agonistic analogs in polycystic ovary syndrome: clinical and experimental studies. Eur J Contracept Reprod Health Care. 1997; 2(4):213-24.

63. Futterweit W. An endocrine approach to obesity. In: Simopoulos AP, et al. Obesity: new directions in assessment and management. New York: Charles Press; 1994. p.96-121.

64. Kiddy DS, et al. Improvement in endocrine and ovarian function during dietary treatment of obese women with polycystic ovary syndrome. Clin Endocrinol (Oxf). 1992; 36(1):105-11.

65. Pasquali R, et al. Clinical and hormonal characteristics of obese amenorrheic hyperandrogenic women before and after weight loss. J Clin Endocrinol Metab. 1989; 68(1):173-9.

Capítulo **68**

■ **Ana Paula Spadella** ■ **Mauro Abi Haidar**

Disfunção da Tireoide na Transição Menopausal e na Pós-menopausa

■ INTRODUÇÃO

A transição menopausal e a pós-menopausa são períodos de vida nos quais a mulher sofre grandes modificações endócrinas, metabólicas e psíquicas, decorrentes da falta de ovulação; há *déficit* na síntese de hormônios esteroídicos ovarianos, em especial da progesterona e, depois, dos estrogênios. Representam a transição do período reprodutivo (menacme) ao não reprodutivo (senectude). Segundo a OMS, a menopausa ocorre entre os 40 e os 65 anos de idade. Ela é um marco da transição menopausal e representa a última menstruação (após ausência de 12 meses consecutivos).[1]

A transição para a menopausa começa com menstruações irregulares, em geral, com diminuição do fluxo e alongamento do ciclo, que se estende até a menopausa. A pós-menopausa inicia-se um ano após a última menstruação.[1]

A deficiência estrogênica está associada a sintomas vasomotores que podem acometer de 68% a 80% das mulheres, e a outros sintomas, tais como: insônia, alteração do humor e dores articulares que podem durar em torno de sete anos da transição ou permanecer por tempo indeterminado.[2]

A disfunção tireoidiana é muito comum na população, mais em mulheres do que em homens, e principalmente após os 50 anos de idade.[3,4,5] Alguns estudos relacionados às alterações da função tireoidiana evidenciaram uma incidência do hipotireoidismo em torno de 16% em mulheres de 65 a 74 anos de idade, e até 21% nas com mais de 74 anos.[6] Uma revisão de Ghianda *et al.* mostrou:[3]

- O *status* tireoidiano não influencia significativamente nessa síndrome;

- A menopausa pode modificar a expressão clínica das doenças tireoidianas, particularmente das autoimunes.

Em *Women's Health Across the Nation*, um estudo multiétnico da história natural da transição menopausal, houve prevalência de 9,6% de pacientes com níveis séricos de TSH fora dos padrões de eutireoidismo.[7]

A função tireoidiana é essencial ao controle do metabolismo celular e da termogênese. Os hormônios tireoidianos têm efeitos disseminados nas células, desempenhando importante papel no crescimento, na diferenciação e na maturação celular. São essenciais ao crescimento e à maturação óssea e neuronal. Regulam o metabolismo de carboidratos, proteínas e lipídeos, estimulando processos anabólicos e catabólicos. Ativam a lipólise e a lipogênese. Estimulam a frequência e a força de contração cardíaca e promovem a vasodilatação e a redução da resistência vascular periférica. O iodo circulante proveniente da alimentação é a fonte para a síntese hormonal. A unidade histofuncional da tireoide é o folículo tireoidiano, no qual se acumula o coloide. No folículo ocorre a síntese e a secreção dos hormônios tireoidianos. As células foliculares sintetizam a tireoglobulina (rica em resíduos de tirosina), a principal constituinte do coloide. A síntese dos hormônios se dá a partir da incorporação de iodo (na forma de iodeto na circulação) aos resíduos de tirosina da molécula da tireoglobulina. Os hormônios produzidos pela tireoide são T3 (triiodotironina) e T4 (tiroxina). O principal hormônio ativo é T3. Cerca de 80% dos hormônios produzidos estão na forma de T4, apenas 20% na forma de T3. Esses hormônios são hidrofóbicos e são transportados na circulação por proteínas carreadoras como a TBG (*thyroxine binding-globulin*), principal proteína ligadora. Apenas 0,04% de T4 total e 0,4% de T3 total estão na forma livre, que irá expressar sua atividade biológica. No interior das células-alvo, eles sofrem ação das enzimas desiodases, que metabolizam T4 em T3 (hormônio ativo) ou rT3 (triiodotironina reversa, hormônio inativo). Um sistema de retroalimentação negativa clássico de alça fechada controla a secreção dos hormônios pela tireoide. O TRH (hormônio liberador da tireotrofina) produzido no hipotálamo estimula a adeno-hipófise a sintetizar o TSH (tirotrofina), que faz a tireoide fabricar e liberar os hormônios tireoidianos. O teor circulante dos hormônios tireoidianos livres controla a retroalimentação negativa no hipotálamo (principalmente T3) (Figura 68.1) e na hipófise, afetando a secreção de TRH e TSH.[8,9]

A dosagem do TSH é o método mais preciso para avaliar a função tireoidiana. Se o TSH não estiver nos limites da normalidade, dosa-se a T4 livre. Os valores normais para o TSH são 4 a 4,5 µU/mL e para a T4 livre, 0,8 a 2,3 ng/dL.[4]

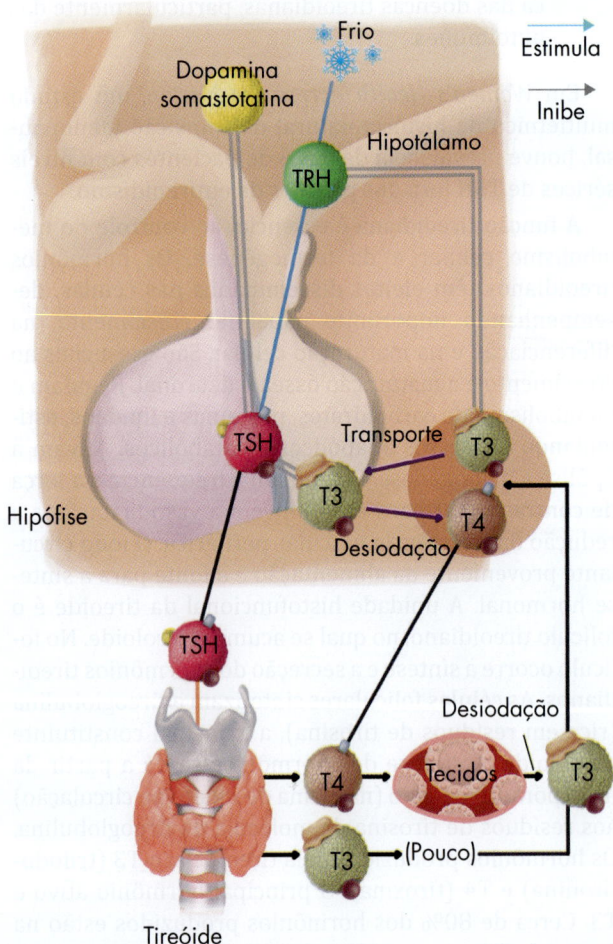

Figura 68.1 Retroalimentação negativa de controle da secreção dos hormônios tireoidianos. Adaptada de Levy *et al.* (2005).

Existe mútua relação entre o sistema gonadal e o tireoidiano, afetando direta e indiretamente a função reprodutiva por meio das seguintes ações (Figura 68.2):[10]

- Aumentam a síntese do SHBG (proteínas ligadoras dos hormônios sexuais), testosterona e da androstenediona;
- Reduzem o *clearance* de estrogênio e androgênios;
- Aumentam a conversão de androgênios em estrona.

A ação direta se dá por meio de receptores de hormônios tireoidianos nos folículos, onde vão agir sinergicamente com o FSH para a maturação folicular e a ovulação; daí a síntese de progesterona. É por isso que disfunções de tireoide podem prejudicar a fertilidade.[3,11]

O principal papel dos estrogênios na fisiologia tireoidiana está relacionado com o aumento das concentrações de TBG, proteína sintetizada no fígado, com cadeias de oligossacarídeos reforçadas do tipo N-acetilgalactosamina, pela elevação da quantidade de ácido siálico, reduzindo a sua depuração no plasma e alongando sua meia-vida.[3,8,9]

Aumentos significativos da concentração de TBG ocorrem durante a gravidez (aumento dos níveis circulantes do T4 total com redução do T4 livre) ou quando se utiliza anticoncepção hormonal.[3]

Os níveis séricos de TBG podem mudar na transição menopausal e na pós-menopausa. Esse fenômeno é atribuído ao envelhecimento e irá compensar a deficiência estrogênica.[3]

As principais mudanças da função tireoidiana no envelhecimento, presentes em ambos os sexos, são:[3, 12,13]

- Redução da captação do iodo pela tireoide, da síntese de T3 livre e T4 livre e do catabolismo do T4 livre;
- Aumento da rT3;
- TSH pode estar normal ou com tendência ao limite superior.

Muitas manifestações vistas na transição menopausal são similares aos sintomas sugestivos de disfunção tireoidiana. Por exemplo: fogachos/intolerância ao calor, sudorese, palpitações, irritabilidade, insônia e rápidas mudanças no humor são sintomas de hipertireoidismo, enquanto pele seca e atrófica, constipação, cabelo quebradiço, edema periorbital e aumento de peso, do hipotireoidismo.[3,12]

Consequentemente, surge certa dificuldade em diferenciar os sintomas menopausais dos das disfunções tireoidianas.

No hipotireoidismo, há níveis aumentados de TSH. O hipotireoidismo subclínico é condição de moderada fa-

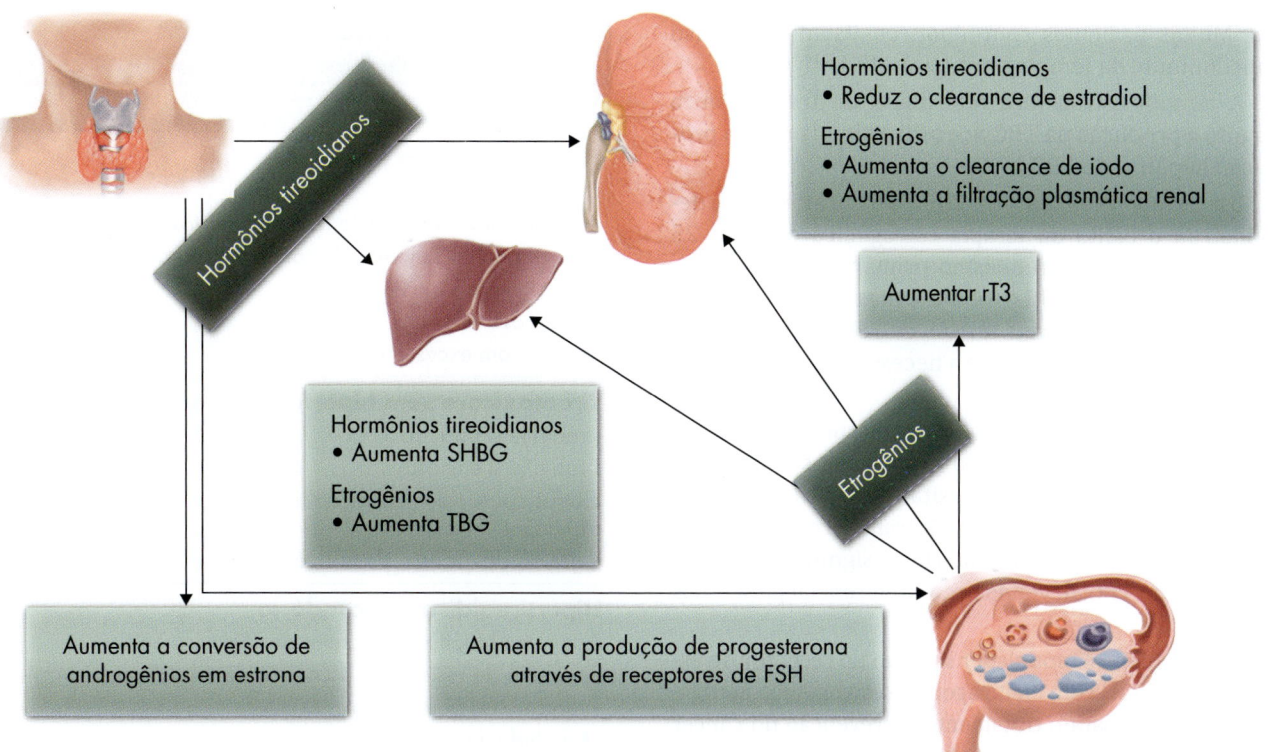

Figura 68.2 Relação entre tireoide, ovário, fígado e rim, ações dos hormônios tireoidianos, estrogênios, T3 (triiodotironina), SHBG (proteínas ligadoras dos hormônios sexuais), TBG (proteínas ligadoras da tiroxina) e FSH (hormônio folículo-estimulante). Adaptada de Ghianda *et al.* (2015).

lência tireoidiana, caracterizado por níveis normais de hormônios tireoidianos com TSH elevado, enquanto no hipotireoidismo clínico, T3 e T4 livres, especialmente T4L, estão abaixo do valor normal.[14]

A causa mais comum de hipotireoidismo no mundo é a deficiência de iodo.[15] Nas áreas onde a população recebe adequada reposição de iodo e nas pessoas idosas, o hipotireoidismo é secundário às tireoidites autoimunes.[3,16]

Em populações de áreas com suficiente aporte de iodo, o hipotireoidismo é a disfunção tireoidiana mais comum. A prevalência clínica do hipotireoidismo aumenta com a idade, especialmente em mulheres.[3,5]

Os sintomas do hipotireoidismo em geral não são específicos e podem ser insidiosos, especialmente nas idosas e no hipotireoidismo subclínico. No período da transição menopausal e na pós-menopausa, os principais sintomas do hipotireoidismo moderado a grave são: fadiga, câimbras musculares, maior sensibilidade ao frio, ganho de peso, constipação intestinal, pele ressecada, fácies ofegante, voz rouca e diminuição dos reflexos.[3]

No hipotireoidismo clínico ou subclínico prolongado sem tratamento, a paciente pode adquirir aumento da resistência vascular, diminuição da contratilidade cardíaca e dislipidemia, aumentando o risco para a aterosclerose e doença coronariana.[17]

Na pós-menopausa, vê-se uma perda da massa óssea em razão de hipoestrogenismo, que pode ser agravada pelo hipotireoidismo clínico ou subclínico.[3]

A levotiroxina (LT4) é o tratamento de escolha.[3,4] A dose inicial deve ser individualizada de acordo com a idade. Em mulheres entre 40 e 60 anos de idade, sem outras comorbidades, a dose inicial é de 50 μg/dia, podendo ser paulatinamente aumentada em 25 μg a cada três semanas. Nas idosas, a dose inicial deve ser menor, ou seja, 25 μg/dia, com aumento gradual a cada quatro semanas. Nas cardiopatas, a dose inicial é menor ainda, isto é, de 12,5 μg/dia com progressivo aumento a cada seis ou oito semanas.[3] O tratamento com LT4 pode levar a perda de massa óssea; quando a dose estiver excessiva, provoca hipertireoidismo farmacológico e consequente aumento da reabsorção óssea. Algumas drogas como sulfato ferroso, carbonato de cálcio, colestiramina, sucralfatos e inibidores da bomba de prótons podem interferir na absorção da LT4.[3]

As isoflavonas podem reduzir a absorção da LT4, necessitando o ajuste da dose. Uma opção para tentar minimizar o efeito dessa interação é ingerir os medicamentos em horários diferentes.[18]

A reposição hormonal não se deixa influenciar pela doença tireoidiana, podendo seguir as diretrizes vigentes. Muitas pacientes com hipotireoidismo fazem uso concomitante da terapia hormonal e LT4.[3,19]

A terapia estrogênica oral difere da transdérmica quanto à produção da TBG A; a oral estimula mais a produção hepática da TBG.[3,19]

Um estudo realizado em 2001 por Arafah *et al.* demonstrou o efeito da terapia estrogênica oral em 25 mulheres com hipotireoidismo primário. Houve acréscimo nos níveis de TBG e T4 total, mas com decréscimo dos de T4 livre. Os níveis séricos de TSH aumentaram e em 40% das mulheres houve a necessidade de ajuste da dose da LT4.[20]

Por essa razão, a hormonioterapia por via oral requer constante monitorização (a cada seis semanas) do TSH e T4 livre, podendo necessitar de múltiplos ajustes da dose da LT4. A terapia por via transdérmica (com ou sem progestagênio) não interfere significativamente nos níveis de TBG, devendo ser a preferencial para essas pacientes.[3,19,21]

O tamoxifeno é modulador seletivo do receptor do estrogênio (SERM) com efeito agonista estrogênico no fígado; é utilizado para o tratamento e prevenção do câncer de mama. Alguns estudos mostram o incremento da TBG com seu uso na pós-menopausa. Porém, seu efeito sobre a função tireoidiana ainda é controverso; é caracterizada por leve redução no teor de T3 e T4 livres e aumento do TSH, geralmente dentro da normalidade. Já outros SERM como droloxifeno e o raloxifeno, este último também aprovado para o tratamento da osteoporose e prevenção de câncer de mama invasivo, causam aumento significativo na TBG e também reduzem o LT4.[3]

O hipertireoidismo é definido por níveis séricos muito baixos ou indetectáveis de TSH e teores aumentados de T3, mas principalmente aumento de T4 livre. No hipertireoidismo subclínico, os níveis de TSH são baixos, porém os de T3 e T4 livres estão dentro da normalidade. A principal causa do hipertireoidismo sem deficiência de iodo é a doença de Graves. Em áreas com deficiência de iodo, a principal etiologia se deve ao adenoma tóxico ou bócio multinodular tóxico.[3,4,8,9]

A tireotoxicose se caracteriza por excesso de hormônios tireoidianos, mas não é sinônimo de hipertireoidismo. A doença de Graves é uma tireoidite autoimune que pode surgir entre a segunda e quarta décadas de vida. A tireotoxicose pode se desenvolver em pacientes com adenoma tóxico ou bócio multinodular tóxico, geralmente na quinta ou sexta décadas de vida.[3]

O hipertireoidismo é menos prevalente do que o hipotireoidismo.

É dez vezes mais comum em mulheres do que em homens. Em áreas sem deficiência de iodo, há prevalência de 2%; já a do hipertireoidismo subclínico, em torno de

Tabela 68.1 Causas de tireotoxicose.

Causas de tireotoxicose
Hipertireoidismo primário
Doença de Graves
Adenoma tóxico ou bócio multinodular tóxico
Metástases funcionantes de carcinoma tireoidiano
Síndrome McCune Albright
Struma ovarii
Drogas com excesso de iodo
Tireotoxicose sem hipertireoidismo
Tireoidite subaguda
Tireoidite silenciosa
Outras causas de destruição tireoidiana (amiodarona, radiação)
Ingestão de excesso de hormônio tireoidiano
Hipertireoidismo secundário
Adenoma hipofisário secretor de TSH
Síndrome de resistência do hormônio tireoidiano
Tireotoxicose gestacional
Mola hidatiforme

10%. Numa população acima de 60 anos de idade, no estudo Framingham, 4% das mulheres tinham hipertireoidismo, enquanto metade delas fazia uso de LT4.[3,22] Em outro estudo, com 3.242 mulheres na transição menopausal, houve uma prevalência de 3,2% de hipertireoidismo subclínico.[3]

Muitas manifestações clínicas do hipertireoidismo podem ser confundidas com as do hipoestrogenismo, tais como: palpitações, nervosismo, insônia, fadiga, sudorese excessiva e intolerância ao calor. Os sintomas mais específicos do hipertireoidismo são: diarreia, perda de peso e diminuição do apetite, hipertensão sistólica, tremor, hiper-reflexia e espasmo muscular. Paciente com Graves pode apresentar bócio e sintomas oftálmicos. Em pacientes acima de 60 anos de idade, predominam os sintomas cardiovasculares e miopáticos.[3]

No hipertireoidismo subclínico pode existir pouco sintoma, porém estudos mostram comprometimento cardíaco e maior incidência de fibrilação atrial.[3]

Na pós-menopausa, a tireotoxicose está associada ao aumento de reabsorção óssea e possíveis fraturas.[23]

O hipertireoidismo clínico deve ser tratado. A terapêutica pode ser feita com as tionamidas (metimazol ou propiltiouracil), que reduzem a síntese de hormônios tireoidianos. O tratamento é feito por 12 a 18 meses e resulta em remissão da doença de Graves em 40% das pacientes. Não deve ser prolongado por causa dos efeitos colaterais.

As tionamidas também podem ser usadas em pacientes com bócio nodular tóxico. O tratamento definitivo dessas afecções é a terapia de iodo ou a tireoidectomia, e está indicada quando a paciente apresenta o bócio multinodular ou quando há importante oftalmopatia, como na doença de Graves. O efeito adverso mais comum da tireoidectomia é a retirada das paratireoides, resultando em hipocalcemia, depois a lesão do nervo laríngeo recorrente, podendo ocasionar rouquidão. Os betabloqueadores podem ser usados para o tratamento dos tremores e das palpitações.[24]

O tratamento do hipertireoidismo subclínico é controverso, porém em pacientes com níveis constantes de TSH abaixo do limite da normalidade, nas cardiopatas e acima de 65 anos de idade, ele pode reduzir o risco de fibrilação atrial e o de reabsorção óssea.[24]

Alguns estudos têm mostrado que a função tireoidiana influencia o risco de câncer de mama. Altos níveis de T4 livre e baixos níveis de anticorpo anti-TPO (antitireoperoxidase) podem aumentar esse risco. Os hormônios tireoidianos podem imitar os efeitos do estradiol, induzindo a expressão de receptores de progesterona. Um valor mais alto de TSH está associado com baixo risco de câncer de mama (receptor de estrogênio positivo). Por isso, os altos teores de anticorpo anti-TPO estão associados a baixos riscos desse câncer, provavelmente em razão de uma tireoidite autoimune, que consequentemente levará a níveis aumentados de TSH. Porém, mais estudos serão necessários para confirmar essas associações.[25]

REFERÊNCIAS BIBLIOGRÁFICAS

1. Haidar MA, et al. Transição menopausal. In: Prado R et al. Atualização terapêutica: diagnóstico e tratamento. 12 ed. São Paulo: Artes Médicas; 2014. p.1-102.

2. Avis NE. Duration of menopausal vasomotor syntoms over the menopause transition. JAMA. 2015; 175(4):531-9.

3. Ghianda S, et al. Thyroid and menopause. Climateric 2014; 17(3):225-34.

4. Lima GR. Doença da tiroide: importância em ginecologia. In: Lima GR. Ginecologia clínica. São Paulo: Atheneu; 2015. p. 391-5.

5. Aoki Y, et al. Serum TSH and total T4 in the United States population and their association with participants characteristics:National Healthy and Nutrition Examination Survey (NHANES1999-2002). Thyroid 2007;17(12):1211-23.

6. Canaris GJ, et al. The Colorado thyroid disease prevalence study. Arch Intern Med 2000;160 (4):526-34

7. Sowers M, et al. Thyroid stimulating hormone (TSH) concentrations and menopausal status in women et the mid-life: SWAN. Clean Endocrinol (Oxf) 2003; 58:340-7.

8. Ribeiro EB. Glandula Tireoide. In: Ribeiro EB, editor. Fisiologia endócrina. Barueri (SP): Manole; 2012. p.51-75.

9. Levy M et al. Berne e Levy princípios de fisiologia. 4 ed. Rio de Janeiro: Elsevier; 2005.

10. Burrow GN. The thyroid gland and reproduction. In: Yen SS, et al. Reproctive endocrinology. Philadelphia: WB Saunders; 1986. p.424-40.

11. Cecconi S. Thyroid hormone effects on mouse oocyte maturation and granulose cell aromatase activity. Endocrinology 1999;140(4):1783-8.

12. Stachowiak G, et al. Metabolic disorders in menopause. Prz Menopuzalny 2015;14(1):59-64.

13. Jones CM, et al. The endocrinology of ageing: a mini-review. Gerontology 2015; 61(4):291-300.

14. Cooper DS. Clinical practice: subclinical hyporthyroidism. N Engl J Med 2001; 345(4):260-5. Review.

15. Zimmermann MB, et al. Assessment of iodine nutrition in populations past, present, and future. Nutr Rev 2012; 70(10):553-70.

16. Vanderpump MP, et al. The incidence of thyroid disorders in the comunity:a twenty-year follow upo f the Whickham Suevey. Clin Endocrinol (Ofx)1995;33(5):854-9.

17. Danzi S, et al. Thyroid hormone anda the cardiovascular system. Med Clin North Am 2012; 96(2):257-68.

18. Bell DS, et al. Use of soy protein supplement and resultant need for increased dose of levothyroxine. Endocr Pract 2001; 7(3):193-4. Review.

19. Bhavnani BR, et al. Comparison of pharmacokinets of a conjugated equine estrogen preparation (Premarin) and a synthetic mixture of estrogens (C.E.S) in postmenopausal women. J Soc Gynecol Investig 2000;7(3):175-83.

20. Arafab BM. Increased need for thyroxine in women with hypothyroidism during estrogen therapy. N Engl J Med 2001; 344(23):1743-9.

21. Mazer NA. Interaction of estrogen therapy and thyroid hormone replacementin postmenopausal women. Thyroid 2004;14(Suppl 1):S27-34.

22. Sawin CT, et al. The aging thyroid. Thyroid deficiency in the Framinghan study. Arch Inter Med 1985; 145(8):1386-8.

23. Ross DS. Hyperthydoidsm, thyroid hormone therapy, and bone. Thyroid 1994; 4(3):319-26.

24. Bahn RS, et al. Hyperthyroidsm and other causes of thyrotoxicoses: management guidelines of the American Thyriod Association and American Association of Clinical Endocrinologists. Endocr Pract 2011; 17(3):456-520.

25. Brandt Jet al. Prospectively measured thyroid hormones and thyroid peroxidane antibodies in relation to risk of diferente breast câncer subgroups: a Malmö Diet and Cander Study. Cancer Causes Control 2015; 26(8):1093-104.

Capítulo 69

■ **Rita de Cassia de Maio Dardes** ■ **Alexandre Guilherme Rossi**

Síndromes Hiperprolactinêmicas

■ CONCEITO

A hiperprolactinemia representa uma das alterações hipotálamo-hipofisárias mais frequentes em Ginecologia Endocrinológica, sendo observada em até 30% das pacientes jovens com amenorreia secundária e infertilidade. Seu reconhecimento é fundamental para o tratamento e controle de estados hipogonadais.

A hiperprolactinemia patológica é definida como a elevação persistente dos níveis séricos de prolactina (PRL) na ausência de situações fisiológicas, como a gravidez ou a lactação.

A sua prevalência é de 0,4% na população adulta geral, variando de 9% a 17% em mulheres com distúrbios reprodutivos. Os prolactinomas compreendem 50% das etiologias da hiperprolactinemia. São os mais comuns, podendo representar 50% dos tumores hipofisários secretores de hormônios. São classificados como microprolactinomas (diâmetro menor que 10 mm) ou macroprolactinomas (diâmetro maior que 10 mm). São quase sempre benignos e, geralmente, de crescimento lento. Ocorrem mais frequentemente em mulheres, entre 20 e 50 anos de idade. A grande maioria (95%) é prolactinoma.

■ CAUSAS DE HIPERPROLACTINEMIA

(Tabela 69.1.)

■ QUADRO CLÍNICO

Os sintomas mais frequentes relacionados ao aumento de prolactina são: galactorreia, amenorreia, oligomenorreia, infertilidade, diminuição da libido, dispareunia, osteoporose, acne/hirsutismo e ganho de peso.

Entre as manifestações clínicas, assinalam-se a galactorreia, as alterações menstruais e a infertilidade. A galactorreia é encontrada em 30% a 80% dos casos,

Tabela 69.1 Causas de hiperprolactinemia.

Fisiológicas

- Gravidez
- Amamentação (lactação)
- Estresse
- Manipulação mamária
- Coito
- Sono
- Exercício físico
- Período neonatal

Farmacológicas

- Antagonistas dopaminérgicos
- Fenotiazinas (clorpromazina), butirofenonas (haloperidol), benzamidas (metoclopramida, sulpirida, veraliprida)
- Drogas que causam depleção da dopamina
- Alfametildopa, reserpina
- Outros mecanismos
- Estrogênios, TRH (hormônio tireotrófico), antidepressivos (tricíclicos, inibidores da MAO)
- Opiáceos, cocaína

Patológicas

- Doenças hipofisárias
- Prolactinomas, acromegalia, síndrome da sela túrcica vazia, doença de Cushing
- Doenças hipotalâmicas
- Tumores (craniofaringioma, meningioma, disgerminoma), histiocitose, sarcoidose, secção da haste hipofisária, radioterapia)
- Doenças endocrinometabólicas
- Hipotireoidismo, insuficiência renal crônica e suprarrenal, hepatopatias crônicas, ovários policísticos
- Neurogênica
- Lesões da parede torácica (herpes Zoster, mastectomias, queimaduras, lesão medular)

sendo mais comumente apenas achado de exame físico. Os distúrbios menstruais são os mais diversos, variando desde alterações do intervalo, curto ou longo, até amenorreia. A infertilidade decorre, sobretudo, do estado de anovulação crônica.

Em casos mais graves de hipoestrogenismo, é possível ocorrer diminuição do trofismo dos genitais e da libido, com dispaurenia, pela atrofia e secura vaginal. Pode existir, também, maior predisposição para osteoporose precoce.

Os sintomas neuro-oftálmicos, como cefaleia e alterações do campo visual (hemianopsia bitemporal), são comuns em casos de macroprolactinomas, decorrentes da compressão de estruturas vizinhas pela massa tumoral, como o quiasma óptico.

■ DIAGNÓSTICO

O diagnóstico baseia-se, fundamentalmente, no quadro clínico e na dosagem de PRL basal. Algumas pacientes necessitam de recursos radiológicos.

Diagnóstico clínico

Deve-se proceder à anamnese e ao exame físico para caracterizar bem os sintomas, como alterações menstruais, afastar o uso de medicações e pesquisar galactorreia, alterações do trofismo vaginal, neuro-oftálmicas e outras relacionadas ao estado de hiperprolactinemia.

Diagnóstico laboratorial

A coleta para dosagem de PRL deve ser feita pela manhã, cerca de duas a três horas após o despertar, em jejum, de preferência na fase folicular do ciclo menstrual. Deve-se lembrar que os níveis basais de PRL estão um pouco mais elevados na fase secretora e que muitas condições fisiológicas alteram sua dosagem. Não esquecer que pode aumentar durante a gravidez.

Valores normais de PRL situam-se entre 5 e 25 ng/mL. Níveis acima de 100 ng/mL são sugestivos de tumores e acima de 200 ng/mL são praticamente confirmatórios. Geralmente quando temos aumento da prolactina os níveis de FSH, LH estão inibidos, E2 e progesterona em geral estão diminuídos também.

Em níveis inferiores a 100 ng/mL, não se deve esquecer de pesquisar doenças que também cursam com alteração da PRL, como o hipotireoidismo primário (dosagem de TSH). Em casos de hirsutismo, pesquisar presença de ovários policísticos e defeitos enzimáticos da suprarrenal.

Salienta-se, ainda, que a detecção de altos níveis de PRL pode ser prejudicada pelo efeito gancho (*hook effect*) dos testes de detecção hormonal. Nesses casos, há necessidade de diluição do soro para adequada avaliação da concentração sérica da PRL.

Investigar função hipofisária em caso de suspeita de hipopituitarismo relacionado a efeito de massa por tumor hipofisário não funcionante; testes de estímulo só seriam necessários se os basais não forem conclusivos; testosterona, DHT, DHEA (em mulheres com SOP) geralmente com E2, FSH e LH elevados. Em face de um quadro de hiperparatireoidismo associado à hiperprolactinemia temos que pensar em NEM-1 (neoplasias endócrinas múltiplas).

Conhecidas pela sigla NEM, as neoplasias endócrinas múltiplas são um grupo de doenças familiares geneticamente distintas, caracterizadas por hiperplasias adenomatosas e formação de tumores em diversas glândulas endócrinas. A denominada NEM-1 é uma doença de ocorrência familiar ou esporádica. Quando familiar, expressa uma predisposição com herança autossômica dominante. O diagnóstico clínico é feito com a presença de dois dos três tumores na hipófise, pâncreas – endócrino/duodeno – ou paratireoide. Para a caracterização de doença familiar, é necessário o histórico de ao menos um parente com uma das três manifestações da NEM-1. Na manifestação mais comum da NEM-1, nas paratireoides, há desenvolvimento de hiperparatireoidismo, presente em 80% a 100% dos casos. O diagnóstico laboratorial não a diferencia do hiperparatireoidismo isolado. As dosagens de PTH e cálcio séricos apresentam-se elevadas. O tratamento definitivo é o cirúrgico, com paratireoidectomia total ou parcial. A NEM-1 se manifesta na hipófise, com o desenvolvimento de adenomas que apresentam as mesmas características de adenomas primários. O mais comum é o tumor produtor de prolactina, denominado prolactinoma, cuja prevalência é de 76%. Tais tumores são detectados, usualmente, na quarta década de vida. Em 10% a 25% dos casos, podem ser a primeira manifestação da NEM-1. Portanto, no paciente com hipercalcemia confirmada, complementar com: PTH, gastrina, insulina, polipeptídeo pancreático.

Diagnóstico radiológico

Pacientes que apresentam valores de PRL maiores que 100 ng/mL devem ter suas selas túrcicas investigadas radiologicamente. E isso pode ser feito por radiografias simples, tomografia computadorizada ou ressonância magnética. O objetivo dessa avaliação é o diagnóstico diferencial entre a hiperprolactinemia funcional e a secundária a tumores de hipófise.

Em casos de tumores de hipófise, a hiperprolactinemia pode ser primária por causa de tumores produtores de PRL (microadenomas menores ou iguais a 1 cm, e macroadenomas maiores que 1 cm) ou secundária pela compressão por outros tumores (craniofaringioma, meningioma, disgerminoma).

As radiografias simples têm valor muito limitado, pois detectam apenas tumores de grande extensão, maiores que 2 cm.

A ressonância magnética é o método que fornece a melhor avaliação da hipófise, porém, pelo seu alto custo, pode ser reservada apenas para os casos duvidosos ou não conclusivos à tomografia computadorizada.

- **RM de hipófise:** T1 e T2 sem contraste e T1 com contraste – vantagem: delineia melhor os limites do macroadenoma (invasão parasselar), diferencia conteúdo cístico de hemorrágico, determina relação do adenoma com o quiasma óptico;
- **TC de hipófise com cortes coronais:** (sem e com contraste) – tríade hipocaptação focal de contraste + desvio da haste + assimetria do assoalho selar (melhor visualização de estrutura óssea).

Em casos de macroprolactinomas, deve-se proceder, também, ao exame neuro-oftalmológico e do campo visual (campimetria).

- **Avaliação oftalmológica:** necessária em pacientes com macroadenoma hipofisário com expansão suprasselar para determinação do tratamento e acompanhamento. Mandatório na gestação (campimetria visual e fundo de olho).

■ TRATAMENTO

1. **Induzido por fármacos:** suspensão da medicação;
2. **Hipotireoidismo:** reposição com L-tiroxina;
3. **Idiopática:** agonistas dopaminérgicos;
4. **Pseuprolactinomas:** cirurgia;
5. **Prolactinomas:** agonistas dopaminérgicos, cirurgia e radioterapia;
6. **Agonistas dopaminérgicos:** atuam sobre os receptores D2 da dopamina nos lactótrofos, inibindo a síntese e a secreção de PRL, e diminuindo a síntese de DNA celular e crescimento do tumor;

    Principais fármacos: bromocriptina (BRC) – Parlodel®, Bagren®; lisurida – Dopergin®; pergolida – Permax®; cabergolina – Dostinex®; quinagolida – Norprolac®.

Tratamento clínico

É o tratamento de eleição. Outras formas de tratamento devem ser indicadas apenas em casos de intolerância ou ineficácia do tratamento clínico. Consiste na administração de drogas agonistas dopaminérgicas, entre as quais se destacam:

- Bromoergocriptina 1,25 a 10 mg/dia, VO, 1 a 3 vezes/dia. Iniciar com 1,25 mg/dia e aumentar a dose até normalizar os níveis de PRL. As dosagens de controle devem ser realizadas depois de 20 a 30 dias da elevação da dose.
  - **Eficácia e tolerabilidade:** normalização da PRL (70% a 80%); retorno de menstruações ovulatórias (80% a 90%); redução tumoral (75%); efeitos colaterais (até 30%); intolerância (5% a 10%); resistência (5% a 18%).
  - **Efeitos colaterais:** náuseas, vômitos, cefaleia, fadiga, congestão nasal, hipotensão postural, constipação, dor abdominal. Raros: depressão, psicose, rinoliquorreia.
- Cabergolina 0,25 a 2 mg/semana, VO, 1 a 2 vezes/semana. A dose inicial é de 0,5 mg/semana dividida em uma a duas tomadas. Apresenta maior comodidade e eficácia no controle da PRL, além de maior tolerabilidade que as outras drogas.
  - Maior afinidade pelos receptores D2 nas células lactotróficas e meia-vida prolongada, podendo ser administrada uma ou duas vezes por semana;
  - Opção nos casos de intolerância ou resistência à BRC ou a outros AD;
  - **Efeitos colaterais:** semelhantes aos da BRC, porém com frequência significativamente menor (3% a 4% dos pacientes).
  - **Desvantagem:** custo elevado.

Após a normalização da PRL, deve-se reavaliar a cada seis meses. Nos casos de hiperprolactinemia funcional ou microadenomas, pode-se tentar a retirada da terapia medicamentosa, de seis meses a dois anos de PRL normal. Caso os níveis de PRL voltem a aumentar, deve-se reiniciar o tratamento.

Tratamento cirúrgico

Reservado aos grandes adenomas que não respondem bem ao tratamento clínico ou quando há compressão de outras estruturas. A cirurgia de eleição é a ressecção transesfenoidal seletiva do adenoma hipofisário, cujas complicações incluem as fístulas liquóricas e o pan-hipopituitarismo. Os resultados são bem inferiores aos do tratamento clínico.

Tratamento radioterápico

Raramente utilizado, restringindo-se aos tumores que não foram completamente extirpados pela cirurgia e com má resposta ao tratamento clínico. A resposta é lenta ou incompleta (2 a 15 anos) e há risco elevado de hipopituitarismo (30% a 50% dos pacientes) e carcinogênese cerebral. A dose utilizada é de 4.500 cGy.

A radiocirurgia *gamma-knife* (administração de altas doses de radiação guiada por estereotaxia por imagem): remissão em 30% a 40% dos pacientes em dois anos.

■ CASOS ESPECIAIS

Hiperprolactinemia e gestação

Na gestação (controle com campimetria e fundo de olho), o tratamento pode ser mantido nos casos de macroprolactinoma (ocorre aumento tumoral em 16% a 25% dos casos) e mais raramente nos microprolactinomas (aumento tumoral em 1,4% a 6% dos casos).

Normalmente, deve-se suspender a terapia medicamentosa após a confirmação de gestação, nos casos de hiperprolactinemia funcional e microadenomas, uma vez que as complicações decorrentes dessa interrupção são pouco frequentes. A amamentação também não está contraindicada. A respeito dos macroadenomas, porém, não há consenso quanto à conduta a ser adotada. A melhor opção parece ser a manutenção do tratamento e contraindicação da amamentação (Figura 69.1).

REFERÊNCIAS BIBLIOGRÁFICAS

1. Kaiser UB. Hyperprolactinemia and infertility: new insights. J Clin Invest 2012;122(10):3667-8.
2. Melmed S, et al. Endrocine Society. J Clin Endocrinol Metab 2011; 96(2):273-8.
3. Al Sifri SN, et al. The hook effect in prolactin immunoassays. Saudi Med J 2004; 25(5):656-9.
4. Ben-Jonathan N, et al. Dopamine as a prolactin (PRL) inhibitor. Endocr Rev 2001; 22(6): 724-9.
5. Bernard V, et al. New insights in prolactin: pathological implications. Nat Rev Endocrinol 2015;11(5):265-75..
6. Buhimschi CS. Endocrinology of lactation. Obstet Gynecol Clin North Am 200 ;31(4):963-79
7. Colao A. The prolactinoma. Best Practice. Res Clin Endocrinol Metabol 2009; 23:575-82.
8. Copinschi G, et al. Biologic rhythms. Nyctemeral variation in man. Presse Med 1999; 28(17):942-6. Review.
9. Cunha-Filho JS, et al. Hyperprolactinemia and luteal insufficiency in infertile patients with mild and minimal endometriosis. Horm Metab Res 2001; 33(4):216-20.
10. Imran SA, et al. Managing prolactin-secreting adenomas during pregnancy. Can Farm Physician 2007;53(4):653-9.
11. Dekkers OM, et al. Recurrence of hyperprolactinemia after withdrawal of dopamine agonists: systematic review and meta-analysis. J Clin Endocrinol Metab 2010; 95: 432010.

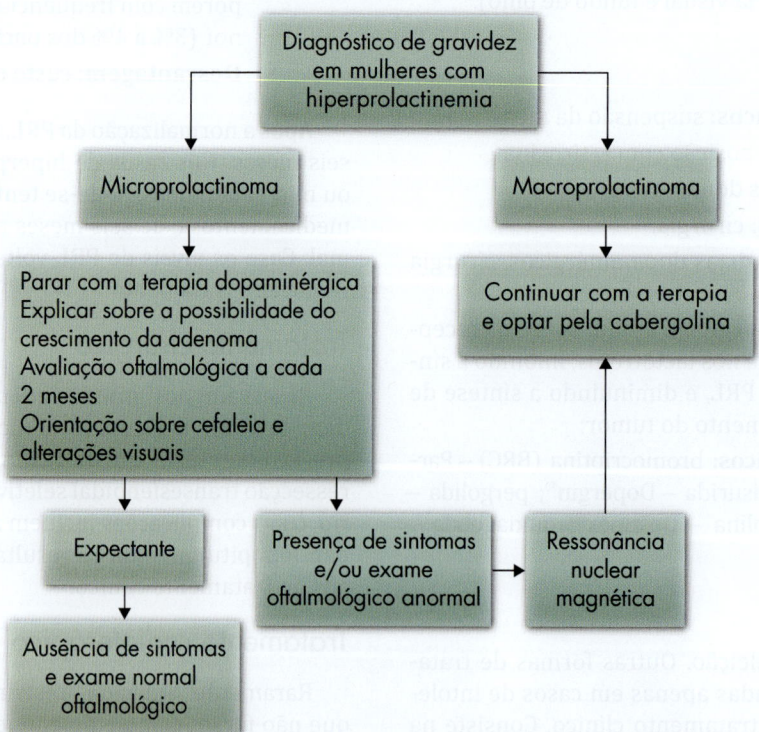

Figura 69.1 Algoritmo de acompanhamento de gestantes com tratamento prévio para hiperprolactinemia.

12. Johnston JD. Photoperiodic regulation of prolactin secretion: changes in intra-pituitary signalling and lactotroph heterogeneity. J Endocrinol 2004; 180(3):351-9.

13. Majumdar A, et al. Hyperprolactinemia. J Hum Reprod Sci.6(3):168-75.

14. Matsuzaki T, et al. Physiology and action of prolactin. Nippon Rinsho 1997; 55:2871.

15. Panzan MQ, et al. Evaluation of FAS and caspase-3 in the endometrial tissue of patients with idiopathic infertility and recurrent pregnancy loss. Eur J Obstet Gynecol Reprod Biol. 2013;167(1):47-52.

16. Patel SS, et al. Hyperprolactinaemia. J Obstet Gynaecol 2007; 27:455.

17. Practice Committee of the American Society for Reproductive Medicine. Current evaluation of amenorrhea. Fertil Steril 2006; 86(Suppl):S148-53.

18. Prabhakar VK, et al. Hyperprolactinaemia. Best Pract Res Clin Obstet Gynaecol 2008; 22(2):341-11.

19. Rossi AG, et al. Hiperprolactinemia. Barueri (SP): Manole; 2005; p.377.

20. Rossi AG, et al. Hiperprolactinemia. In: Ginecologia-UNIFESP/Escola Paulista de Medicina. Barueri (SP): Manole; 2009.

21. Rossi AG, et al. Effects of metoclopramide-induced hyperprolactinemia on the prolactin receptor of murine endometrium. Fertil Steril 2010; 15;93(5):1643-9.

22. Rossi AG, et al. Hiperprolactinemia. In: Girão MBC, et al. Terapêutica em Ginecologia Protocolos de assistência do Departamento de Ginecologia da EPM-UNIFESP. Barueri (SP): Manole; 2012. p.131.

23. Salazar-López-Ortiz CG, et al. Clinical practice guideline for the diagnosis and treatment of hyperprolactinemia. Ginecol Obstet Mex. 2014;82(2):123-8.

24. Smith MV, et al. Magnetic resonance imaging measurements of pituitary stalk compression and deviation in patients with nonprolactin-secreting intrasellar and parasellar tumors: lack of correlation with serum prolactin levels. Neurosurgery 1994; 34(5):834-9.

Capítulo 70

- Márcia Gaspar Nunes ■ Franco Loeb Chazan ■ Katia Franco Quaresma de Moura

Testes Laboratoriais e Funcionais em Endocrinologia Ginecológica

■ INTRODUÇÃO

A viabilização do uso rotineiro das dosagens hormonais tornou-se realidade com a introdução dos imunoensaios. O primeiro ensaio desse tipo descrito foi um radioimunoensaio para insulina plasmática, sendo uma reação imunológica *in vitro* entre antígeno e anticorpo, por método dito de "competição". O princípio desse método baseia-se em uma competição entre uma quantidade fixa e limitada de hormônio marcado e o hormônio existente numa amostra por ligação com uma quantidade limitada de anticorpos específicos.[1] As quantidades de antígeno marcado e do anticorpo são mantidas constantes, construindo-se uma curva padrão. A partir dessa curva padrão, pode-se quantificar o hormônio na amostra da paciente. Esse princípio constituiu a base para o desenvolvimento da endocrinologia moderna e incluiu os hormônios esteroides, a princípio considerados não imunogênicos e, portanto, incapazes de induzir a produção de anticorpos. O problema foi contornado pelo acoplamento dos esteroides a macromoléculas, como a albumina.

A produção de anticorpos monoclonais ensejou uma revolução na área dos imunoensaios, sendo desenvolvido o conceito de ensaio imunométrico não competitivo, baseado em excesso de anticorpos. Esse ensaio é conhecido como técnica de "sanduíche", ou ensaios imunométricos de dois sítios. Nesses ensaios são utilizados dois anticorpos, um de fase sólida (captura) e um de fase líquida (sinalizador) que formam "complexos sanduíches" com o antígeno (o hormônio a ser detectado). Assim, o antígeno liga-se a dois anticorpos simultaneamente, o que além de permitir dupla identificação torna mais rápido o equilíbrio da reação. Isso possibilitou ensaios imunométricos de alta sensibilidade e menor tempo de execução.

O uso de substâncias radioativas nos imunoensaios suscitou preocupações relacionadas ao meio ambiente, como manutenção de rejeitos radioativos, periculosidade e tempo de decaimento. Assim, como evolução do método, ocorreu substituição dos marcadores radioativos por marcadores fluorescentes e quimioluminescentes. A imunofluorescência apresenta como vantagem maior sensibilidade e menor tempo de ensaio. A quimioluminescência apresenta maior capacidade de geração de sinal, o que contribui para maior precisão do método.

Os esteroides sexuais também podem ser quantificados pelos métodos imunofluorimétrico e quimioluminescência.[2] Infelizmente o ensaio não competitivo, ou técnica de duplo anticorpo, não pode ser aplicado aos hormônios de baixo peso molecular, como os esteroides, pois sua pequena estrutura não permite o acoplamento simultâneo de dois anticorpos. A técnica competitiva continua, assim, sendo utilizada para os esteroides. Método baseado em cromatografia líquida de alta *performance*, associada à espectrometria de massa (HPLC-MS/MS),[3] cujo emprego ainda está limitado pela complexidade técnica e custo dos equipamentos, contudo, poderá poderá vir a revolucionar os ensaios dos esteroides no século 21.

Assim, o desenvolvimento e a validação das dosagens hormonais, com ensaios mais confiáveis, específicos e sensíveis, levam a diagnósticos mais precoces e melhoria das intervenções terapêuticas.

■ VARIAÇÕES FISIOLÓGICAS QUE PODEM AFETAR A INTERPRETAÇÃO DOS RESULTADOS

Um quesito fundamental para a análise do resultado de uma dosagem hormonal é que os valores de referência utilizados (faixa de normalidade) sejam compatíveis com o paciente em estudo. Como exemplo, no caso das dosagens hormonais de cortisol, devemos sempre considerar a variação circadiana; no caso do sulfato de dehidroepiandrosterona, a variação decorrente da idade; e no caso da progesterona, a fase do ciclo menstrual.[4]

Alguns hormônios apresentam variações significativas com a ingesta alimentar, sendo os mais marcantes a insulina e o hormônio do crescimento. O cortisol também apresenta uma elevação significativa após uma refeição, bem como o paratormônio após a ingestão de quantidades significativas de cálcio, mas a maioria das dosagens hormonais é pouco ou nada afetada pelo jejum.

Quanto às variações circadianas, a mais conhecida e nítida é aquela do sistema ACTH/cortisol, que exige cuidadosa avaliação do horário da coleta antes da avaliação do resultado.

Com relação às variações decorrentes do ciclo menstrual, são muito marcantes, em especial nos níveis dos hormônios diretamente relacionados com o mesmo, como LH, FSH, estradiol e progesterona. Outros esteroides de produção ovariana, como a testosterona e a androstenediona (que aumentam na fase lútea e, principalmente, com o pico ovulatório) e a 17 α-hidroxi-progesterona (que aumenta na fase lútea) também apresentam flutuações significativas e devem ser interpretados levando-se em conta a época do ciclo em que foram colhidas as amostras. Recomenda-se que a coleta das amostras seja efetuada no início da fase folicular (até o 5º dia do ciclo). Para as mulheres em amenorreia, a coleta pode ser feita a qualquer momento. Ressalta-se que a dosagem de progesterona deve ser efetuada sempre na fase lútea.

As variações circanuais são menos importantes, mas não devemos esquecer que os níveis de vitamina D são menores no final do inverno.

■ DOSAGENS HORMONAIS BASAIS

Dosagens das gonadotrofinas

As dosagens das gonadotrofinas sempre foram muito complexas devido às suas estruturas diméricas, com uma subunidade β específica e uma subunidade α idêntica. Esse fato leva a problemas, como a reatividade cruzada com outros hormônios. Nas últimas décadas, com o desenvolvimento da técnica de duplo anticorpo, surgiram os primeiros ensaios específicos para LH e FSH, dosados tanto por imunofluorescência quanto pela quimioluminescência. Vários *kits* comerciais estão disponíveis, utilizando diferentes anticorpos. Assim, devemos sempre considerar os valores normais do laboratório ou do serviço que realiza o exame.

Devemos ter em mente que a secreção das gonadotrofinas possui caráter pulsátil, e que uma dosagem única reflete apenas um instante da secreção. Assim, a dosagem das gonadotrofinas (LH e FSH) será informativa apenas quando seus valores forem claramente alterados: FSH elevado > 20 mUI/mL sugere defeito primário ovariano; níveis de FSH e LH reduzidos em relação aos valores de referência sugerem origem central (hipotálamo-hipofisária).

A dosagem de FSH no 3º dia do ciclo vem sendo utilizada, ainda, para a avaliação da reserva folicular e para predizer o sucesso do tratamento de infertilidade. Como existe grande variabilidade entre os diversos ensaios de FSH disponíveis, tem sido difícil estabelecer um nível de corte universal, mas valores > 10 mUI/mL têm sido associados à baixa resposta à indução de ovulação, apesar de não preverem incapacidade de concepção.[5]

Hormônio antimülleriano

O hormônio antimülleriano (HAM) é uma glicoproteína da superfamília do fator de crescimento TGF-β. É expresso, em mulheres, pelas células da granulosa de folículos em crescimento. Esse hormônio não pode ser detectado no sangue periférico ao nascimento sendo, entretanto, dosado quando o potencial reprodutivo é atingido, durante a puberdade. Mulheres na pós-menopausa e ooforectomizadas apresentam níveis indetectáveis de HAM.

As mulheres apresentam concentrações decrescentes de HAM com o passar da idade, sendo essas mudanças detectadas mais precocemente que outras alterações hormonais, como o aumento do FSH e a baixa da inibina-B.[6]

O HAM também apresenta a vantagem da pequena variabilidade de suas concentrações ao longo do ciclo menstrual, o que lhe confere confiabilidade de resultados e facilidade de coleta às pacientes, pois pode ser dosado em qualquer dia do ciclo.

Esse marcador tem sido utilizado na avaliação de pacientes que serão submetidas a tratamentos de infertilidade (para identificação de potenciais más respondedoras) e como marcador da capacidade reprodutiva de mulheres jovens que serão submetidas a tratamento para neoplasias.

Mulheres na pós-menopausa ou com insuficiência ovariana prematura de qualquer etiologia, têm baixos níveis de HAM, em geral abaixo do limite de detecção do método (< 0,1 ng/mL). Em pacientes com síndrome dos ovários policísticos, as concentrações de HAM podem ser duas a cinco vezes maiores do que o intervalo de referência adequado à idade. As concentrações ideais para prever a resposta à fertilização *in vitro* ainda estão sendo estabelecidas, mas valores < 1 ng/mL são de mau prognóstico. Em contraste, quando as concentrações de HAM excederem 3 ng/mL, há maior risco de síndrome de hiperestímulo ovariano. Em crianças, com estados intersexuais, nível de HAM acima dos parâmetros para o sexo feminino é preditivo para presença de tecido testicular, enquanto valor indetectável sugere a sua ausência.

Prolactina

Esta dosagem é fundamental no diagnóstico etiológico dos distúrbios menstruais, amenorreia com ou sem galactorreia e infertilidade.

Nas pacientes com macroprolactinomas, os níveis séricos de PRL usualmente são > 200 ng/mL, enquanto naquelas com microprolactinomas, geralmente situam-se entre 100 e 200 ng/mL, mas, não raramente, podem ser < 100 ng/mL.

No diagnóstico da hiperprolactinemia, duas armadilhas merecem atenção especial: o efeito gancho e a macroprolactinemia.

O efeito gancho se caracteriza pela presença de níveis falsamente baixos de prolactina (PRL), quando se empregam imunoensaios de dois sítios em pacientes com grandes prolactinomas e hiperprolactinemia muito acentuada. Na presença de níveis muito elevados de PRL, após ligação da PRL ao anticorpo de captura, o excesso de PRL impede a ligação do segundo anticorpo, o sinalizador, não havendo a formação dos referidos "complexos sanduíches". O efeito gancho pode ser identificado por meio de uma nova dosagem da PRL após diluição do soro a 1:100, quando se observa um aumento dramático do valor da PRL.[7]

A PRL é um hormônio bastante heterogêneo e, do ponto de vista de peso molecular, existem três formas principais em circulação: monômero de 23 kDa, dímero (big prolactin) de 45 kDa e macroprolactina (big-big prolactin) de peso molecular acima de 150 kDa. Em condições normais, predomina em circulação a forma monomérica. A macroprolactinemia é constituída, na maioria dos casos, por uma associação entre uma molécula de prolactina e uma de imunoglobulina (IgG), o que leva a uma meia-vida mais longa e atividade biológica menor. A caracterização das três formas é idealmente realizada em estudos de cromatografia em colunas de gel de filtração, onde a distinção se dá em função do peso molecular. Contudo, esse método é trabalhoso, demorado e de alto custo. O método de triagem mais empregado, por sua simplicidade, boa reprodutibilidade e correlação com o método de referência, é a precipitação com polietilenoglicol (PEG). O teste tem como base a observação de que a exposição de imunoglobulinas a concentrações definidas de PEG levam à sua insolubilidade. O PEG precipita a macroprolactinemia, cujos níveis no sobrenadante, portanto, se reduzem. A quantidade de prolactina existente no sobrenadante é medida com o mesmo ensaio empregado, e a recuperação calculada com base no valor inicial da amostra. Recuperações > 65% classificam a amostra como tendo predomínio de formas monoméricas e recuperações ≤ 30%, como predomínio de formas de alto peso molecular (macroprolactinemia). Os valores entre 30% e 65% de recuperação são classificados como indeterminados e devem ser submetidos à cromatografia numa coluna de gel filtração para melhor definição.[8]

Estrogênios

O estradiol (E2) é o principal estrogênio produzido pelos ovários durante a vida reprodutiva, e seus valores são praticamente indetectáveis na pós-menopausa. Apresenta variação significativa ao longo do ciclo menstrual, atingindo pico por ocasião da ovulação. Seus níveis séricos elevam-se por estímulo com gonadotrofinas exógenas em protocolos de indução de ovulação. Sua dosagem tem utilidade no caso das amenorreias hipotalâmicas e retardo sexual, no diagnóstico e no seguimento de meninas com puberdade precoce e como marcador de tumores secretores de estrogênios.

A estrona (E1) adquire importância na pós-menopausa por ter origem na conversão periférica de androgênios. As dosagens de E1 se restringem a algumas situações especiais, como a avaliação da produção estrogênica na pós-menopausa.

Progesterona

A progesterona atinge, durante a fase lútea do ciclo menstrual, valores cerca de 10 a 20 vezes mais elevados que os da fase folicular. Sua dosagem pode ser utilizada como critério de ovulação. Cabe ressaltar que a curva de secreção de progesterona na fase lútea é variável e depende do momento da ovulação. Assim, uma única coleta pode não coincidir com o período de maior secreção de progesterona, e coletas seriadas podem ajudar na elucidação do quadro.

17 α-hidroxiprogesterona

A 17-OH progesterona é um esteroide secretado pela adrenal e pelas gônadas. São considerados normais níveis < 200 ng/dL. Sua dosagem é indicada para o diagnóstico da deficiência da 21-hidroxilase, o defeito de síntese suprarrenal mais comum, apresentando níveis francamente elevados (> 1000 ng/dL) no estado basal na forma clássica. A forma não clássica pode ocorrer na criança e no adulto e está associada a manifestações de hiperandrogenismo mais leves que a da forma clássica, podendo não ser suficiente dosagem isolada da 17-OH progesterona, e sendo necessário teste de estímulo com ACTH.

Androgênios

A dosagem dos androgênios é utilizada para o diagnóstico e manejo das mulheres com hiperandrogenismo.

Os níveis circulantes de testosterona total são decorrentes da síntese realizada pelos ovários (25%), suprarrenal (25%) e conversão periférica (50%). Seus valores oscilam durante o ciclo menstrual, tendo um pico no meio do ciclo. Níveis aumentados de testosterona total, entre 80 e 200 ng/dL, em mulheres com ciclos menstruais de intervalos longos (> 45 dias), nos faz suspeitar de anovulação crônica por retrocontrole inadequado. Níveis de testosterona total > 200 ng/dL fazem a suspeita de tumores funcionantes, de origem ovariana ou suprarrenal. Aumento de testosterona total (> 200 ng/dL) associado ao aumento dos níveis de sulfato de dehidroepiandrosterona (DHEA-S), cujos níveis circulantes são quase totalmente oriundos das suprarrenais, sugerem o diagnóstico de tumor suprarrenal.

A testosterona encontrada no soro apresenta-se basicamente ligada a proteínas, sendo a fração livre (biologicamente ativa) da ordem de apenas 1% em mulheres normais. Os imunoensaios disponíveis atualmente nos permitem dosar as concentrações séricas de testosterona livre, por método direto. Contudo, esse método apresenta baixa acurácia, em especial em baixas concentrações (mulheres e crianças), e deve, portanto, ser evitada. Métodos indiretos baseados na determinação de testosterona total e da globulina ligadora de hormônios sexuais (SHBG) apresentam maior acurácia.

Recentemente várias publicações fundamentadas em HPLC-MS/MS foram apresentadas e demonstraram sua superioridade em relação aos métodos tradicionais para dosagem de testosterona.[9]

■ TESTES FUNCIONAIS EM ENDOCRINOLOGIA GINECOLÓGICA

Distúrbios endócrinos são usualmente diagnosticados por meio de determinações hormonais. Entretanto, em algumas situações clínicas, determinações isoladas de parâmetros bioquímicos ou dosagens hormonais mostram-se insuficientes. Uma vez que o sistema endócrino se caracteriza por sua habilidade em responder a mecanismos regulatórios e contra-regulatórios (*feedback* positivo e negativo), que permitem atender rapidamente às mudanças requeridas, o emprego de testes dinâmicos representa importante recurso diagnóstico na investigação endocrinológica. Esses testes, também conhecidos como provas funcionais, consistem em avaliações hormonais seriadas, em resposta a administração de um fator estimulatório ou inibitório exógeno. Descreveremos os principais testes funcionais utilizados na endocrinologia ginecológica.

Teste do GnRH

Indicado no estudo da ativação do eixo hipotálamo-hipófise-gonadal em crianças com suspeita de puberdade precoce, na monitorização de terapia com análogo de GnRH e na avaliação da reserva hipofisária de LH e FSH.

Modo de execução: cateterizar veia periférica com *scalp* 19 a 21, mantê-la com solução fisiológica e aplicar 100 mg GnRH em bólus após colher o tempo 0' (basal). Realizar coletas seriadas a cada 15 minutos, até 60 minutos da aplicação do GnRH.

Pico de resposta para LH ocorre entre 15 a 30 minutos. Pico de resposta para FSH ocorre entre 45 a 60 minutos.

Na investigação da puberdade precoce, em meninas o valor de LH basal > 0,6 U/L (método imunofluorimétrico – IFMA) ou > 0,2 U/L (método quimioluminescência – ICMA) confirmam o diagnóstico de puberdade precoce central. Valores de LH basal < 0,6 U/L (IFMA) ou < 0,2 U/L (ICMA), contudo, não excluem o diagnóstico de puberdade precoce central, havendo necessidade de executar o teste de estímulo com GnRH, sendo este considerado como padrão-ouro para demonstrar a origem central da afecção, assim como para monitorizar a eficácia do tratamento com análogos do GnRH.

Os valores de pico de LH > 6,9 U/L (IFMA)[10] ou > 3,3 U/L (ICMA)[11] em meninas após teste de GnRH indicam ativação do eixo gonadotrófico (puberdade precoce central).

A dosagem de FSH basal ou após estímulo com GnRH não é útil para o diagnóstico de puberdade precoce central.

Na monitorização do tratamento da puberdade precoce com análogos GnRH, considera-se bloqueado o eixo gonadotrófico quando LH basal < 0,6 U/L (IFMA) e LH pico < 2,3 U/L (IFMA).

Para a avaliação da reserva gonadotrófica em indivíduos com retardo puberal ou hipogonadismo hipogonadotrófico, considera-se como resposta normal: [12]

- Pico de LH > 10 UI/L (IFMA) ou incremento > 5 UI/L acima do basal;
- Pico FSH: incremento máximo 3 ± 1 UI/L, contudo o FSH pode não aumentar durante a prova, mesmo em indivíduos normais.

Teste de estímulo com análogo do GnRH

Os valores de LH obtidos após teste clássico de estímulo com GnRH de ação curta são significativamente correlacionados aos obtidos após o estímulo com os análogos do GnRH (a-GnRH)[13]. Assim, em crianças, esse teste pode substituir o teste com GnRH para o diagnóstico de puberdade precoce central e para avaliação do tratamento de puberdade precoce com a-GnRH.

Modo de execução: após coleta de exame no tempo zero (basal) de LH e estradiol, é feita a administração intramuscular de acetato de leuprolida *depot* 3,75 mg. Duas horas após aplicação a-GnRH *depot*, faz-se coleta para determinação de LH; 24 horas após aplicação a-GnRH, realiza-se coleta para determinação de LH e estradiol.

Os valores de pico de LH > 10 U/L (IFMA)[12] em meninas após teste de a-GnRH indicam ativação do eixo gonadotrófico (puberdade precoce central).

Megateste

A avaliação da integridade funcional do eixo hipotálamo-hipófise-órgãos-alvo é útil na avaliação de hipopituitarismo decorrente de diversas doenças (tumores, malformações, infecções, trauma, isquemia, autoimune, após cirurgias ou radioterapia). O ginecologista costuma solicitá-lo na suspeita da síndrome de Sheehan.

O megateste tem como objetivo realizar o estudo integral da função hipofisária, ou seja, analisar a capacidade de secreção de LH, FSH, TSH, GH e da função hipotálamo-hipófise-adrenal num único teste, pelo emprego simultâneo dos estímulos com GnRH, TRH e hipoglicemia induzida por insulina.[14] O GnRH ativa a síntese e secreção do LH e FSH, o TRH ativa a liberação de TSH e prolactina, ao passo que a hipoglicemia induzida pela insulina estimula a secreção de GH, ACTH e corticosteroides.

Esse teste não deve ser realizado se o paciente não tiver acesso venoso adequado, tiver antecedente de crises convulsivas, doença coronariana ou pesar menos do que 20 kg. Esse teste deve ser executado sempre na presença do médico dado o risco de coma hipoglicêmico e crises convulsivas.

● Modo de execução

- Cateterizar veia com *scalp* 19 a 21 e mantê-la com solução fisiológica. No tempo zero (basal), são realizadas coletas para TSH, FSH, LH, GH, PRL e cortisol. Após a coleta dos exames basais, administra-se por via endovenosa, sequencialmente: TRH = 7 mg/kg de peso até uma dose máxima de 200 mg; GnRH = 100 mg; insulina simples (regular) = 0,05 (suspeita pan-hipopituitarismo) a 0,1 UI/Kg de peso.

- Deve-se deixar sempre glicose a 25% ou 50% preparada antes da aplicação de insulina, para o caso de hipoglicemia grave. O médico deve permanecer ao lado do paciente durante todo o teste e não deixar o paciente adormecer. Se houver hipoglicemia grave, deve-se aplicar glicose intravenosa (IV). No caso de hipoglicemia grave e perda de acesso venoso, deve-se aplicar Glucagon intramuscular (IM), uma ampola para adultos;

- Determinações hormonais seriadas são realizadas: 15, 30, 45, 60 e 90 minutos;

- Pico de resposta após aplicação GnRH: pico de resposta para LH ocorre entre 15 a 30 minutos; pico de resposta para FSH ocorre entre 45 a 60 minutos;

- Pico de resposta após aplicação de TRH: pico de resposta para TSH e prolactina entre 15 a 30 minutos;

- Pico de resposta após aplicação de insulina simples: pico de resposta para GH e cortisol entre 45 a 90 minutos.

● Interpretação

Em indivíduos normais, a administração de GnRH provoca aumento de duas a três vezes do valor basal das gonadotrofinas (FSH, LH).

Em indivíduos normais, a administração de TRH provoca rápido aumento no nível sérico de TSH acima de três a cinco vezes (dentro de 30 minutos) e estende-se por volta de duas a três horas. Em pacientes com hipotireoidismo primário, há uma resposta exagerada. Em pacientes com hipotireoidismo hipofisário, a elevação de TSH após o estímulo está reduzida ou ausente.

Em indivíduos normais, a hipoglicemia sintomática (glicemia < 40 mg/dL) estimula a secreção de GH (pico de GH > 5,1 ng/mL) e de cortisol (pico de cortisol > 18 a 20 mg/dL).

Teste da cortrosina para avaliação de defeitos de síntese de esteroides

O teste da cortrosina, além de avaliar reserva suprarrenal, identifica defeitos de síntese das enzimas 21-hidroxilase,[15] 11-hidroxilase[16] e 3-β-hidroxiesteroide desidrogenase.[16] Em mulheres adultas com ciclos menstruais, realizamos o teste na fase folicular precoce para evitar interferência da secreção de esteroides pelo corpo lúteo. Se a paciente estiver em amenorreia, o teste pode ser realizado em qualquer data.

Modo de execução

- Após coleta da determinação basal, administrar Cortrosina (ACTH sintético) 250 mg, endovenoso. Nova determinação hormonal após 60 minutos;
- Dosa-se 17-OH progesterona para avaliação de deficiência 21-hidroxilase; 17 OH-pregnenolona para avaliação de deficiência 3-β-hidroxiesteroide desidrogenase; 11-desoxicortisol para avaliação de deficiência de 11-hidroxilase.

Interpretação

São considerados normais os valores de 17-OH progesterona: basal: 30 a 200 ng/dL; após estímulo ACTH: até 400 ng/dL.

Em indivíduos normais, ocorre incremento de 1,5 a 3× no valor basal de 17-OH progesterona.

- Valores até 400 ng/dL após estimulação são considerados normais;
- Deficiência de 21-hidroxilase: pico de 17-OH progesterona > 1.000 ng/dL.

17-OH pregnenolona:
Basal: 190 a 689 ng/dl (6,6 a 23,5 nmol/L);
Pós ACTH: 740 a 1.730 ng/dl (25,5 a 60 nmol/L).

Deficiência de 3-β-hidroxiesteroide desidrogenase:
- Pico de 17-OH pregnenolona > 2.000 ng/dL.

11-desoxicortisol:
- basal: 15 a 55 ng/dL
- 60 minutos após ACTH: 40 a 180 ng/dL
- deficiência de 11-hidroxilase: pico de 11-desoxicortisol > 40 a 180 ng/dL.

Teste de supressão do cortisol com dexametasona 1 mg

O teste baseia-se na fisiologia do eixo hipotálamo-hipófise-adrenal e o *feedback* negativo que a administração exógena de glicocorticoide causa inibindo a secreção de CRH e ACTH, com consequente redução da síntese de cortisol pelas suprarrenais. Na síndrome de Cushing, existe uma produção autônoma de cortisol que não é inibida por esse mecanismo.

 Modo de execução

- Administram-se dois comprimidos de 0,5 mg (1 mg no total) de dexametasona por via oral entre 23 a 24 horas. Na manhã seguinte, às 8 horas, deverá ser realizada a coleta de sangue para dosagem de cortisol sérico.

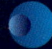 **Interpretação**

- Considera-se supressão do cortisol (após 1 mg de dexametasona) valores inferiores a 1,8 mg/dL com sensibilidade de 98%, porém com especificidade de 50%. Para concentrações superiores a 1,8 mg/dL é necessário prosseguir a investigação da síndrome de Cushing com teste de supressão com dexametasona 0,5 mg, de seis em seis horas, durante dois dias. A administração da dexametasona inicia-se às 12 horas do primeiro dia do teste, e termina às seis horas da manhã do 3º dia; coleta da amostra para determinação de cortisol deve ocorrer às oito horas da manhã do 3º dia (duas horas após o último comprimido de dexametasona). Resposta normal, supressão cortisol com valores < 1,8 mg/dL.[17]

Teste de tolerância à glicose oral (GTTO)

Compreende a dosagem de glicemia em jejum e 2 horas após a ingestão de 75 g de glicose por via oral. É realizado após jejum de 12 horas. O teste pode ser complementado com as dosagens de insulina nos tempos zero e 2 horas.

Interpretação: a tolerância normal à glicose é definida para os valores de glicemia no jejum e 2 horas após a carga de glicose abaixo de 100 e 140 mg/dL.

A dosagem de insulina de jejum tem sido apontada como um método simples para a avaliação da sensibilidade à insulina. Em indivíduos resistentes à insulina (RI), as concentrações plasmáticas de jejum estão elevadas e se correlacionam com a intensidade da RI determinada pelo *clamp* euglicêmico hiperinsulinêmico, que é considerado o padrão-ouro para avaliação da RI. No entanto, a insulinemia é alvo de várias críticas quanto à sua interpretação. Assim, desenvolveram-se modelos matemáticos para predizer a sensibilidade à insulina pela medida da glicemia e insulina de jejum. Destacam-se os índices HOMA-IR[18] (*homeostasis model assessment of insulin resistance*) e QUICKI (*quantitative insulin sensitivity check index*).[19]

O índice HOMA-IR é expresso pela seguinte equação:

$$HOMA\text{-}IR = glicemia\ (mMol/L) \times insulina\ (mUI/L) \div 22,5$$

O índice QUICKI é expresso pela seguinte equação:

$$QUICKI = 1 \div (\log insulina\ mUI/L + \log glicemia\ mg/dL)$$

Embora esses índices venham sendo amplamente utilizados, há pouco consenso quanto aos pontos de corte para a classificação da RI. Além disso, ainda não existe padronização entre os laboratórios quanto aos tipos de ensaios utilizados para a determinação da insulina plasmática. Para o índice HOMA-IR, em adultos, o ponto de corte mais aceito, acima do qual se define a RI, é 2,7. Para o índice QUICKI, o ponto de corte mais aceito, abaixo do qual se define RI, é 0,35.

A curva insulinêmica de duas horas (curva simplificada) também pode ser útil para avaliação de resistência à insulina, apesar de não existir padronização; contudo, resposta exagerada de insulina, após administração exógena de glicose, é característico da RI.

REFERÊNCIAS BIBLIOGRÁFICAS

1. Alberton BD. Hormonal assay methodology: present and future prospects. Clin Obstet Gynecol 1990; 33(3):591-9.
2. England BG, et al. Ultrasensitive semiautomated chemiluminescent immunoassay for estradiol. Clin Chem 2002; 48(9):1584-9.
3. Shackleton C. Clinical steroid mass spectrometry: a 45-year history culminanting in HPLC-MS/MS becoming an essential tool for patient diagnosis. J Steroid Biochem Mol Biol 2010 121(3-5):481-90.
4. Vieira JGH. Avaliação dos potenciais problemas pré-analíticos e metodológicos em dosagens hormonais. Arq Bras Endocrinol Metab 2002; 46(1):9-19.
5. Weghofer A, et al. Age-specific FSH levels as a tool for appropriate patient counselling in assisted reproduction. Hum Reprod 2005; 20(9):2448-54.
6. Broer SL, et al. Anti-müllerian hormone: ovarian reserve testing and its potential clinical implications. Hum Reprod Update 2014; 20(5):688-92.
7. Frieze TW, et al. Hook effect in prolactinomas: case report and review of literature. Endocr Practise 200 8(4):296-303.
8. Vieira JGHV. Macroprolactinemia. Arq Bras Endocrinol Metab 2002; 46(1):45-9.
9. Vieira JGH, et al. Importância da metodologia na dosagem de testosterona sérica: comparação entre um imunoensaio direto e um método fundamentado em cromatografia líquida de alta performance e espectrometria de massa em Tandem (HPLC/MS-MS). Arq Bras Endocrinol Metab 2008; 52(6):1050-5.
10. Brito VN, et al. Diagnostic value of fluorometric assays in the evaluation of precocious puberty. J Clin Endocrinol Metab 1999; 84(10):3539-44.
11. Resende EA, et al. Assessment of basal and gonadotropin-releasing hormone-stimulated gonadotropins by immunochemiluminometric and immunoflurometric assays in normal children. J Clin Endocrionol Metab 2007; 92(4):1424-9.
12. Franchimont P, et al. Clinical use of LH-RH test as a diagnostic tool. Horm Res1975; 6(3):177-91. Review.
13. Brito VN, et al. Single luteinizing hormone determination 2 hours after depot leuprolide is useful for therapy monitoring of gonadotropin-dependent precocious puberty in girls. J Clin Endocrinol Metab 2004; 89(9):4338-42.
14. Sheldon WR Jr, et al. Rapid sequential intravenous administration of four hypothalamic releasing hormones as a combined anterior pituitary function test in normal subjects. J Clin Endocrinol Metab 1985; 60(4):623-30.
15. Speiser PM, et al. Congenital adrenal hyperplasia due to steroid 21-hydroxylase deficiency: na Endocrine Society clinical practise guideline. J Clin Endocrinol Metab 2010; 95(9):4133-60.
16. Eldar-Geva T, et al. Secondary biosynthetic defects in women with late-onset congenital adrenal hyperplasia. N Engl J Med 1990; 323(13):855-63.
17. Orth DN. Cushing`s Syndrome. N Engl J Med 1995; 332(12):791-803.
18. Vasques ACJ, et al. Análise crítica dos índices do Homeostasis Model Assessment (HOMA) na avaliação da resistência à insulina e capacidade funcional das células-beta pancreáticas. Arq Bras Endocrinol Metab 2008; 52(1):32-11.
19. Katz A, et al. Quantitative insulin sensitivity check index: a simple, accurate method for assessing insulin sensitivity in humans. J Clin Endocrinol Metab 2000; 85(7):2402-12.

Capítulo 71

■ Claudio Emilio Bonduki   ■ Rita de Cassia de Maio Dardes   ■ Nathalia Franco de Godoy Pereira

Exames de Imagem e Endoscópicos em Endocrinologia Ginecológica

■ INTRODUÇÃO

O ginecologista é o clínico da mulher, e a anamnese, o exame físico e o ginecológico são etapas mandatórias na investigação de qualquer doença. A história bem feita juntamente com o exame físico/ginecológico define qual o caminho a seguir com os exames complementares pertinentes à hipótese diagnóstica. Em alguns casos se faz necessário a realização de exames complementares, incluindo laboratoriais, de imagem e endoscópicos, para melhor elucidação diagnóstica. Vale lembrar que os exames complementares deverão ser interpretados sempre em conjunto com o quadro clínico da paciente.

Entre os exames complementares, os métodos de diagnóstico por imagem e endoscópicos são solicitados com frequência em endocrinologia ginecológica, sendo que a ultrassonografia se destaca como a principal ferramenta. A tomografia computadorizada (TC), a ressonância magnética (RM), a radiografia (simples e contrastada), a histeroscopia e a videolaparoscopia também fazem parte do arsenal propedêutico.

■ PUBERDADE PRECOCE

Na sua grande maioria é idiopática. No entanto, quando estamos diante de puberdade precoce dependente de gonadotrofinas, chamada central, a RNM de região hipotálamo hipofisária basal deve ser solicitada. Se alterada, deve ser repetida conforme critério clínico (Figura 71.1).

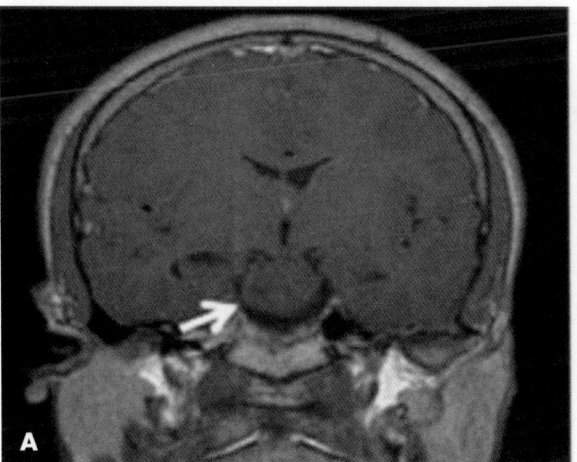 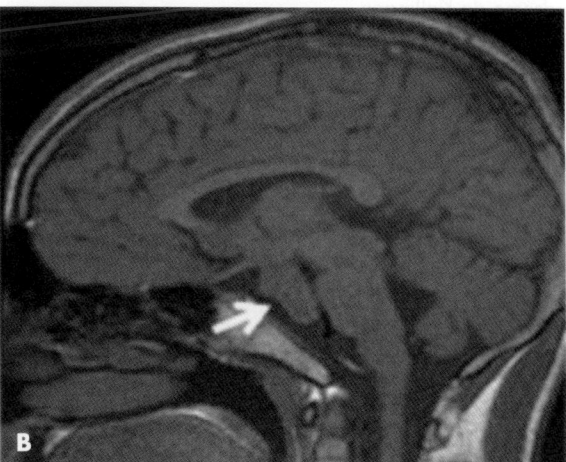

Figura 71.1 Ressonância magnética de encéfalo de uma criança com puberdade precoce central, a qual demonstra imagem isointensa em T1, medindo 30 mm no maior diâmetro, e envolve corpos mamilares e infundíbulo, compatível com hamartoma hipotalâmico. **(A)** Corte coronal; **(B)** corte sagital.

Em geral, os métodos de investigação por imagem são de pouca utilidade para o diagnóstico da puberdade, mas de grande importância na investigação da etiologia do processo. A ultrassonografia pélvica e abdominal são métodos simples, rápido e não invasivos na triagem inicial de cistos ou tumores gonadais e suprarrenais. O aumento do volume ovariano ou uterino é lento no início da puberdade e só se torna evidente em uma fase mais tardia, quando o diagnóstico definitivo da puberdade já foi estabelecido pelo exame clínico. Adicionalmente, a presença de pequenos cistos ovarianos é comum em crianças pré-puberes.[1]

A TC de alta resolução e, especialmente a RNM, têm papel fundamental na avaliação etiológica da puberdade precoce GnRH-dependente. A RNM tem boa resolução para as regiões do sistema nervoso central (SNC) habitualmente envolvidas no mecanismo desencadeante da puberdade precoce central, como o hipotálamo, III e IV ventrículos, e a região da pineal, podendo evidenciar anormalidades não visualizadas na TC convencional.[2]

■ AMENORREIA

Os exames de imagem podem auxiliar no diagnóstico das amenorreias sem caracteres sexuais secundários; no entanto, as principais ferramentas são o exame físico, o perfil hormonal e o cariótipo (Tabela 71.1 a 71.4).

Nos casos de hipogonadismo hipogonadotróficos as lesões de SNC devem ser excluídas por TC ou RNM, sobretudo se houver outros sintomas associados, como cefaleia, distúrbios visuais ou galactorreia[3].

O exame de imagem mais utilizado no hipogonadismo hipogonadotrófico é RNM de região hipotálamo--hipofisária e cortes coronais e axiais a partir da órbita para bulbos e sulcos olfatórios. Em caso de tumores, repetir conforme critério clínico.

Após diagnóstico de síndrome de Turner, é imperativa a realização de ecocardiograma e/ou RNM cardíaca, já que a coarctação de aorta pode ser encontrada em 30% dos casos (Figura 71.2).

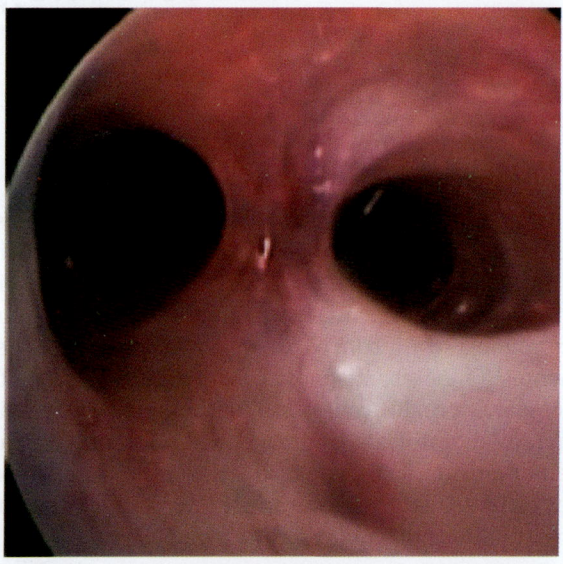

Figura 71.2 Sinéquias uterinas identificadas pela histeroscopia.

Tabela 71.1 Amenorreias sem caracteres sexuais secundários.

Principais causas:

Hipogonadismo hipogonadotrófico:
- Atraso fisiológico
- Síndrome de Kallmann
- Tumores do sistema nervoso central

Hipogonadismo hipergonadotrófico:
- Disgenesia gonadal pura
- Síndrome de Turner
- Síndrome de Savage
- Deleção parcial do cromossomo X
- Hiperplasia suprarrenal lipóide congênita em indivíduos XX
- Galactosemia
- Deficiência de 17 alfa-hidroxilase em indivíduos XX
- Mosaicismo dos cromossomos sexuais
- Deficiência de 5 alfa-redutase, deficiência de 17,20-liase ou deficiência de 17 alfa-hidroxilase em indivíduos XY
- Hiperplasia suprarrenal lipóide congênita em indivíduos XY

Tabela 71.2 Amenorreias com caracteres sexuais secundários e anormalidades da anatomia pélvica.

Principais causas:

- Malformações müllerianas:
  - síndrome de Mayer-Rokitansky-Küster-Hauser
  - hímen imperfurado
  - septo vaginal transverso
- Insensibilidade completa aos androgênios
- Insensibilidade incompleta aos androgênios
- Síndrome de Asherman
- Hermafroditismo verdadeiro
- Tuberculose endometrial
- Esquistossomose genital
- Ausência de endométrio

A ultrassonografia (US) e a RNM de pelve podem auxiliar no diagnóstico de anomalias müllerianas quando a detecção não é possível por meio do exame físico. A US de rins e vias urinárias também é importante para descartar malformações renais concomitantes, bem como a pielografia venosa.[4]

Nos casos de ausência de menstruação, a US transvaginal avalia a espessura endometrial e se existe ou não proliferação após estímulo estrogênico.

Já na síndrome de Asherman o diagnóstico só é possível por meio da histerossalpingografia, histerossonografia ou da histeroscopia. Os dois primeiros evidenciam defeitos de enchimento da cavidade uterina (completo ou parcial), e o último permite visualização direta das sinéquias (Figuras 71.3 e 71.4).

Para a avaliação de imagens dos órgãos pélvicos o melhor método é a US, no entanto, a CT e a RNM são úteis para diagnosticar os tumores dessa região.

Nos casos de pseudohermafroditismo masculino ou insensibilidade completa aos androgênios, a videolaparoscopia pode ser útil tanto no diagnóstico, por meio da identificação gônadas intra-abdominais, quanto no tratamento, permitindo a sua ressecção.

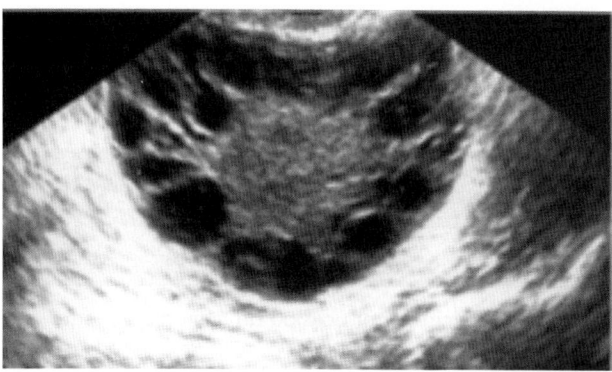

Figura 71.4 Ovário com aspecto micropolicístico identificado na ultrassonografia transvaginal.

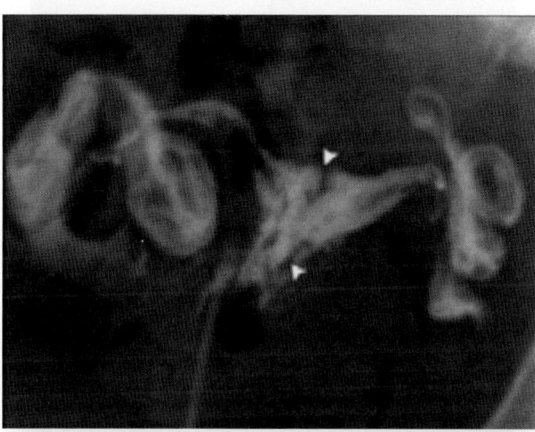

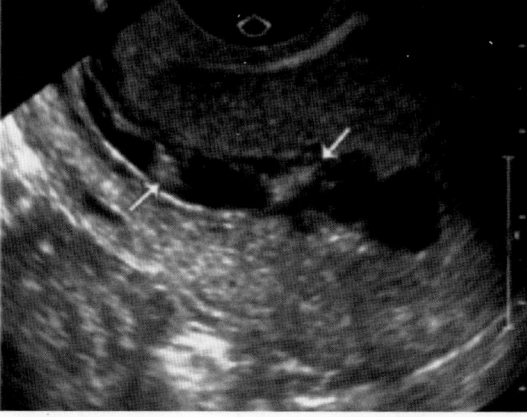

Figura 71.3 Multiplos defeitos de preenchimento no exame de histerossalpingografia (S. Asherman). Imagem de correlação ultrassonográfica.

Tabela 71.3 Amenorreias com caracteres sexuais secundários e anatomia pélvica normal.
Principais causas
Síndrome dos ovários policísticos

- Hiperprolactinemia
- Insuficiência ovariana primária
- Causas hipotalâmicas:
  - pseudociese
  - anorexia nervosa
  - induzida por exercício físico
  - estados de grande tensão (estresse)
  - Síndrome de Kallman
  - Síndrome de Lawrence-Moon-Biel
  - Síndrome de Morgani-Stewart-Morel
  - Síndrome Froelich
  - anticoncepcionais hormonais
  - drogas
  - tumores
  - atraso constitucional da puberdade
- Causas hipofisárias:
  - Tumores: adenoma hipofisário, craniofaringioma, meningioma, glioma, metástases
- Doenças degenerativas ou inflamatórias
- Síndrome de Sheehan
- Síndrome da sela turca vazia
- Síndrome de Simmonds

A US transvaginal deve ser realizada para avaliação da morfologia ovariana, incluindo volume e contagem dos folículos antrais, auxiliando o diagnóstico de SOP e IOP.

Exames por imagem da hipófise e avaliação hipotalâmica devem ser efetuadas se houver elevação dos níveis de prolactina.

Tabela 71.4 Síndrome da anovulação crônica.
Classificação
■ Primária (inicia-se por ocasião da menarca ou logo após):
■ Síndrome dos ovários policísticos
■ Deficiência enzimática da suprarrenal (deficiência da 21-hidroxilase)
■ Causas menos frequentes: hiperprolactinemia, hipo ou hipertireoidismo, obesidade, resistência periférica à insulina associada ou não à obesidade
■ Secundária (ocorre em mulheres na menácme que, anteriormente, apresentavam ciclos amenorreicos):
■ obesidade
■ hiperprolactinemia
■ distúrbios da tireoide
■ hiperplasia da suprarrenal da forma adulta

A US, preferencialmente por via transvaginal, avalia a morfologia ovariana.

A RNM é um método excelente para analisar os ovários e uma alternativa útil em mulheres muito obesas, quando a via transvaginal não for possível.

Critérios de Rotterdam. Para diagnóstico de SOP (2003):

■ História clínica de anovulação crônica;

■ Sinais clínicos ou laboratoriais de hiperandrogenismo;

■ Ultrassonografia transvaginal ou pélvica evidenciando 12 ou mais folículos com 2 a 9 mm de diâmetro, e/ou volume ovariano em pelo menos um dos ovários maior que 10cm³ na ausência de folículo ou corpo lúteo maior que 10mm.

A presença de 2 critérios confirma o diagnóstico de síndrome dos ovários policísticos. Vale lembrar que o diagnóstico é de exclusão, sendo que outras etiologias devem sempre ser pesquisadas.[5] (Figura 71.5).

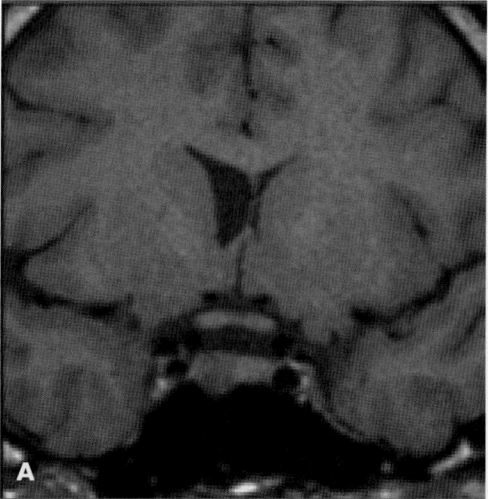
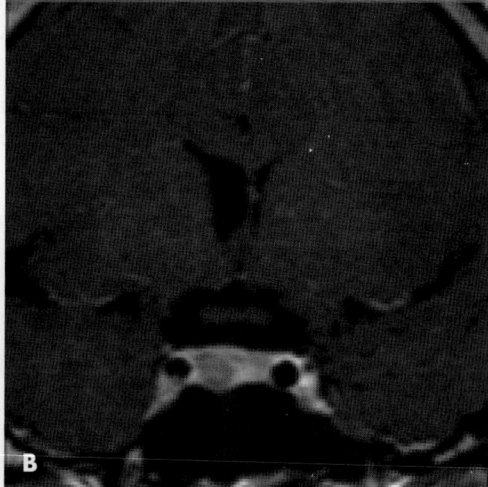
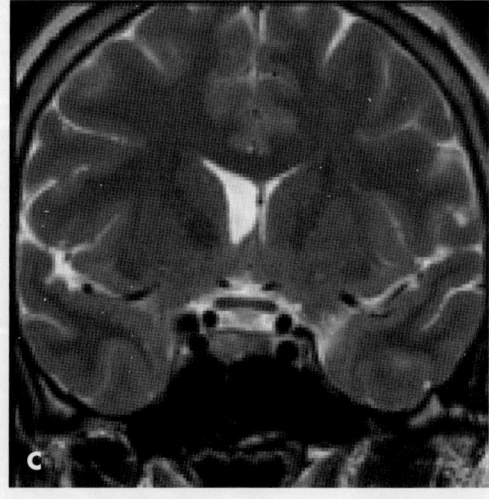

Figura 71.5 **(A)** Coronal T2. **(B)** Coronal T1. **(C)** Coronal T1 pós-contraste. Lesão arredondada na metade direita da adeno-hipófise apresentando tênue hipersinal em T2 e hipossinal em T1, e realce menos intenso que o restante do parênquima hipofisário, compatível com adenoma.

Tabela 71.5 Hirsutismo/Síndromes Hiperandrogênicas.

Principais causas

- De origem suprarrenal:
  - tumores virilizantes, tanto no adenoma quanto no carcinoma
  - síndrome de Cushing
  - secreção ectópica de ACTH
  - formas virilizantes da deficiência enzimática da suprarrenal
- Agentes exógenos
  - substâncias anabólicas
  - anticoncepcionais que contêm derivados 19-noresteroides
  - corticoesteroides
- De origem ovariano
  - tumores produtores de androgênio
  - hipertecose
  - síndrome dos ovários policísticos

A US, a TC e a RNM são exames de imagem úteis para identificar neoplasias produtoras de androgênio, tanto de origem ovariana como suprarrenal.[6] Para se avaliar as glândulas suprarrenais a melhor indicação seria de TC para doença de Cushing e HAC (Tabela 71.5).

O primeiro exame solicitado para avaliação da morfologia ovariana é a US transvaginal. No entanto, a sensibilidade e especificidade desse exame para diagnóstico de tumores ovarianos em mulheres com hiperandrogenismo ainda não foi bem estabelecido. Pequenos tumores de ovário produtores de androgênio (tumores derivados dos cordões sexuais e estroma) podem não ser identificados pelo ultrassom e nem mesmo durante procedimento cirúrgico.[7] Alguns relatos de caso mostraram que métodos de imagem como PET CT e RNM de pelve podem identificar pequenos tumores ovarianos, porém mais estudos são necessários para comprovação da eficácia desses exames.[8]

Nos casos de hipertecose, a ultrassonografia evidencia aumento bilateral do estroma ovariano. Diferentemente da síndrome dos ovários policísticos, casos graves de hipertecose evidenciam poucos cistos e o ovário tem aspecto mais sólido.

Em resumo, a ultrassonografia deve ser sempre solicitada quando existe suspeita de tumor ovariano produtor de androgênio, especialmente quando os níveis séricos de testosterona são superiores a 150 ng/dL. No entanto, resultados falso-negativos podem acontecer, já que muitas vezes os pequenos tumores não são identificados.

Os exames de imagem para avaliação das suprarrenais são necessários em mulheres com elevação dos níveis de testosterona e com níveis sérios de S-DHEA acima de 700 mcg/dL. A tomografia computadorizada de abdome é o exame de escolha, podendo identificar pequenos tumores produtores de androgênio [9,10].

A US transvaginal também é recomendada para pacientes com quadro de anovulação crônica e hiperandrogenismo (clínico e/ou laboratorial), para avaliar morfologia de ovários policísticos, seguindo os critérios de Rotterdam, mencionados anteriormente.

Tabela 71.6 Hiperprolactinemia.

Princiapais causas:

- Fisiológicas:
  - gravidez
  - amamentação
  - exercício físico
  - sono
  - coito
  - estímulo mamário
  - estresse
- Farmacológicas[11]:
  - Antagonistas dopaminérgicos
    - fenotiazinas (lorpromazina)
    - butirofenonas (haloperidol)
    - benzamidas (metoclopramida)
- Patológicas:
  - Idiopática
  - Doenças hipotalâmicas
  - doenças hipofisárias
  - neurogênica
  - doenças endocrinometabólicas

Se nenhuma causa de hiperprolactinemia (Tabela 71.6) é encontrada após anamnese detalhada e exame físico, deve-se suspeitar de lesão intracraniana e a RNM da sela túrcica e hipófise com contraste deve ser realizada[12]. Em pacientes com hiperprolactinemia induzida por fármacos ou fisiológica claramente identificada, o exame de imagem é desnecessário, exceto se houver sintomas sugestivos de lesão expansiva (cefaleia, déficits do campo visual).

Características da lesão e efeito de massa em estruturas adjacentes, tais como quiasma óptico, hipotálamo e sistema porta-hipofisário devem ser investigados concomitantemente.

Lesões hipotalâmicas podem interromper a liberação de dopamina no sistema porta-hipofisário, levando ao aumento de prolactina.[13] Essas lesões podem originar-se na área suprasselar, na hipófise e no pedículo infundibular, bem como no osso, encéfalo, nervos cranianos, na duramáter, nas leptomeninges, na nasofaringe e vasos adjacentes.

Dentre os tumores hipofisários funcionantes, os mais comuns são os prolactinomas. Os microprolactinomas são tumores com dimensões inferiores a 10 mm, e os macroprolactinomas são aqueles com mais de 10 mm. A RNM é o exame de escolha para avaliação tanto do hipotálamo quanto da hipófise.[14]

Para análise de hipófise o padrão-ouro é a RNM, a TC seria reservada para pacientes nas quais é impossível realizar a RNM (obesidade grau III, portadores de marca-passo, etc), e para avaliação de estruturas ósseas e calcificações, quando necessário. Nos casos operados, repetir o exame de imagem após três meses da cirurgia e daí em diante anualmente. Em pacientes em tratamento com agonistas dopaminérgicos: a) macroprolactinomas: reavaliação dentro dos três primeiros meses e após seis meses, depois anualmente; b) microprolactinomas: reavaliação após 12 meses depois a cada dois anos.

A radiografia da sela túrcica pode ser solicitada para detecção de tumores, distorções e expansões hipofisárias e hipotalâmicas. No entanto, esse exame só deve ser solicitado na impossibilidade de realizar ressonância magnética ou tomografia de sistema nervoso central, já que ela só consegue apontar alterações selares de grandes dimensões (Figuras 72.6).

A decisão de realizar exames de imagem da pelve nos casos de sangramento uterino anormal deve ser baseada em julgamento clínico, dependendo da idade da paciente e dos sintomas (Tabela 71.7).

Se o exame abdominal e/ou exame bimanual da pelve identificar aumento uterino ou massa anexial, exames de imagem podem diagnosticar miomas, adenomiose pólipos ou doenças anexiais (Figura 71.7).

O exame de imagem pode ser dispensado, pelo menos na avaliação inicial, caso o exame físico identifique a origem do sangramento, como nos casos de lesões cervicais.[15]

A ultrassonografia pélvica é o exame de escolha para avaliação dessas pacientes. A via transvaginal deve ser a primeira opção, a menos que exista algum motivo para não realizá-la, como nas pacientes que não iniciaram a vida sexual.

A histerossonografia é uma técnica onde solução salina estéril é injetada na cavidade uterina e uma US transvaginal é realizada na sequência [16]. Esse procedimento permite uma avaliação arquitetural da cavidade uterina, podendo identificar lesões (pólipos ou pequenos miomas submucosos) que não foram bem definidas pela US transvaginal convencional.

A histeroscopia permite uma avaliação direta da cavidade endometrial. A histeroscopia diagnóstica pode ser realizada ambulatorialmente, já a cirúrgica deve ser feita em ambiente hospitalar. A segunda opção permite a realização de biópsia e exérese de lesões identificadas durante o exame [17,18] (Figura 71.8).

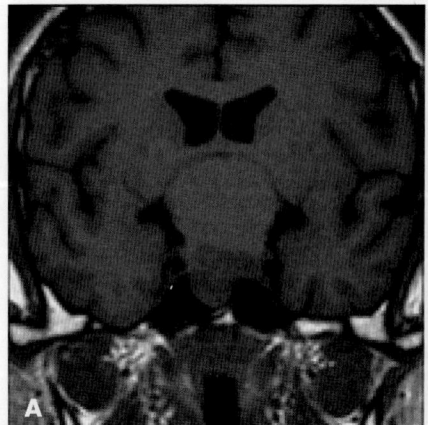 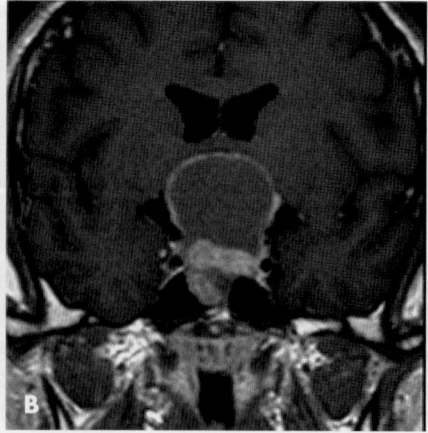 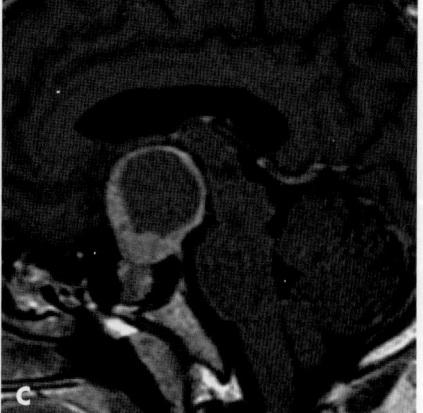

Figura 71.6 **(A)** Coronal T1 pré-contraste. **(B)** Coronal T1 pós-contraste. **(C)** Sagital T1 pós-contraste. Lesão expansiva sólido-cística na região selar, supra e infra-selar, cujas características são compatíveis com craniofaringioma.

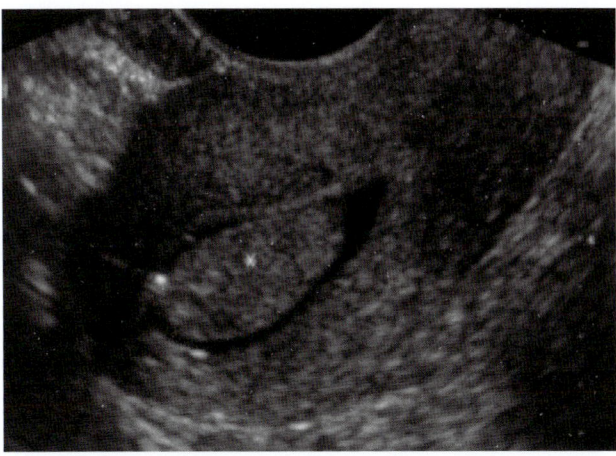

Figura 71.7 Pólipo endometrial identificado pela ultrassonografia transvaginal.

Tabela 71.7 Sangramento uterino anormal.
Classificação
PALM-COEIN
Polyp (pólipo endometrial)
Adenomyosis (adenomiose)
Leiomyoma (leiomioma uterino)
Malignancy (neoplasias malignas)
Coagulopathy (coagulopatias)
Ovulatory dysfunction (disfunção ovulatória)
Endometrial (causas endometriais)
Iatrogenic (causas iatrogênicas)
Not yet classified (causas ainda não classificadas)

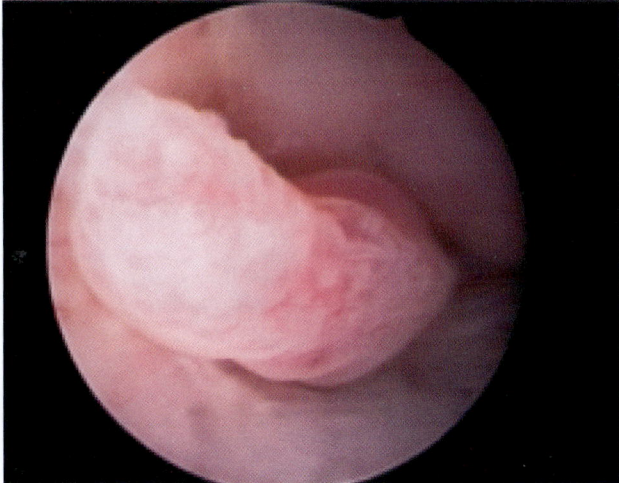

Figura 71.8 Pólipo endometrial identificado na histeroscopia.

REFERÊNCIAS BIBLIOGRÁFICAS

1. Cohen HL, et al. Ovarian cysts are common in premenarchal girls: a sonographic study of 101 children 2-12 years old. AJR Am J Roentgenol 1992;159(1):89-91.
2. Macedo DB, et al. Avanços na etiologia, no diagnóstico e no tratamento da puberdade precoce central. Arq Bras Endocrinol Metab 2014;58(2):108-17.
3. Berek JS. Et al. Tratado de ginecologia. 15 ed. Rio de Janeiro: Guanabara Koogan; 2014.
4. Griffin JE, et al. Congenital absence of the vagina. Ann Intern Med 1976;85(2):224-9.
5. Revised 2003 consensus on diagnostic criteria and long-term health risks related to polycystic ovary syndrome (PCOS). 2004, Hum Reprod 81(1):1-11.
6. Rodrigues LG, et al. Amenorréia. In: --------- Ginecologia Endócrina. São Paulo: Atheneu; 1995.
7. Demidov VN, et al. Imaging of gynecological disease (2): clinical and ultrasound characteristics of Sertoli cell tumors, Sertoli-Leydig cell tumors and Leydig cell tumors. Ultras Obstet Gynecol 2008;31(1):85-9.
8. Faria AM, et al. A premenopausal woman with virilization secondary to an ovarian Leydig cell tumor. Nat Rev Endocrinol 2011;7(4):240-5.
9. Cavlan D, et al. Androgen-and estrogen-secreting adrenal cancers. Semin Oncol 2010;37(6): 638-48.
10. Cordera F, et al. Androgen-secreting adrenal tumors. Surgery 2003;134(6):874-9.
11. David SR, et al. The effects of olanzapine, risperidone, and haloperidol on plasma prolactin levels in patients with schizophrenia. Clin Ther 2000; 22(9):1085-9.
12. Kleinberg DL, et al. Galactorrhea: a study of 235 cases, including 48 with pituitary tumors. N Engl J Med 1977;296(11):589-93.
13. Karavitaki N, et al. Do the limits of serumprolactin in disconnection hyperprolactinaemia need re-definition? A study of 226 patients with histologically verified non-functioning pituitary macroadenoma. Clin Endocrinol (Oxf) 2006;65(4):524-9.
14. Vilar L, et al. Diagnosis andmanagement of hyperprolactinemia: results of a Brazilian multicenter study with 1234 patients. J Endocrinol Invest 2008;31(5):436-43.
15. Doubilet PM. Diagnosis of abnormal uterine bleeding with imaging. Menopause 2011;18(4): 421-7.
16. Khan F, et al. Saline infusion sonohysterography versus hysteroscopy for uterine cavity evaluation. Ann Saudi Med 2011;31(4):387-92.
17. Bradley LD. Diagnosis of abnormal uterine bleeding with biopsy or hysteroscopy. Menopause 2011;18(4):425-31.
18. La Sala GB, et al. Diagnostic accuracy of sonohysterography and transvaginal sonography as compared with hysteroscopy and endometrial biopsy: a prospective study. Minerva Ginecol 2011;63(5):421-9.

Seção 9

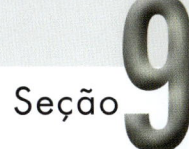

Ginecologia Infanto-puberal e Hebiátrica

- Carla Delascio Lopes
- Marcia Gaspar Nunes

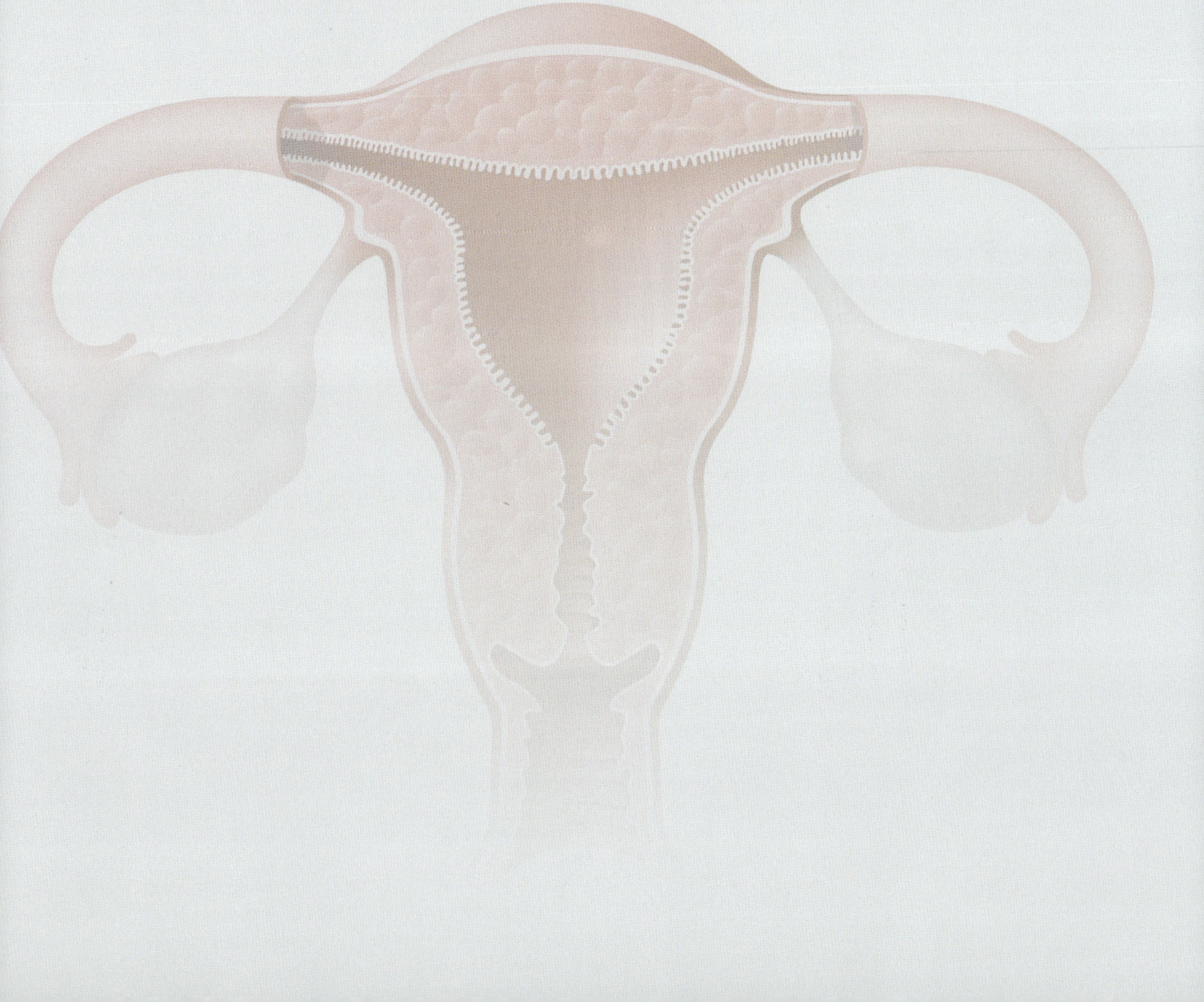

A Consulta da Criança e do Adolescente

■ INTRODUÇÃO

De acordo com o Estatuto da Criança e do Adolescente (Lei nº 8.069 de 13/07/90), considera-se criança a pessoa com até 12 anos de idade incompletos e adolescente o indivíduo entre 12 e 18 anos de idade.[1] Segundo a Organização Mundial da Saúde (OMS), a adolescência compreende a faixa etária entre 10 e 19 anos de idade. Essa diferença é pouco relevante frente a todas as modificações biológicas, psicológicas e sociais que caracterizam esse período da vida.

Conforme estimativa da Organização das Nações Unidas (ONU), os adolescentes representam cerca de 25% da população mundial. No Brasil, segundo dados do censo demográfico do Instituto Brasileiro de Geografia e Estatística (IBGE) de 1991, esse grupo corresponde a 21,84% da população do país. Nos últimos 25 anos, a distribuição de jovens nas regiões urbanas triplicou.[2]

A maior vulnerabilidade desse grupo aos agravos, determinada pelo processo de crescimento e desenvolvimento, coloca-o na condição de presa fácil das mais diferentes situações de risco, como gravidez precoce, muitas vezes indesejada, DST/Aids, acidentes, diversos tipos de violência, maus tratos, uso de drogas, evasão escolar etc. Quando somados esses fatores à importância demográfica que esse grupo representa, encontra-se plenamente justificada a necessidade de atenção integral a sua saúde, levando em consideração as peculiaridades específicas dessa faixa etária.

No atendimento à saúde da criança e do adolescente, alguns pontos devem ser considerados na abordagem clínica, destacando-se o estabelecimento de um vínculo de confiança entre a equipe de saúde, o paciente e sua família. Uma atitude acolhedora e compreensiva também possibilitará a continuidade de um trabalho com objetivos específicos e resultados satisfatórios no dia a dia.[2]

Vale salientar que a entrevista inicial deverá ser feita com a criança e o responsável. Já no atendimento ao adolescente, a consulta inicial poderá ser feita somente com o paciente ou junto com a família. De qualquer forma, é importante haver um momento a sós com o adolescente, propiciando uma expressão livre, sem muitas interrogações, deixando-o à vontade para expressar suas dúvidas, sentimentos e motivos pelo qual está procurando assistência.[1]

O adolescente precisa perceber que o profissional da saúde inspira confiança, que adota uma atitude de respeito e imparcialidade e que não julga questões emocionais e existenciais. Além disso, ele precisa estar seguro do caráter confidencial da consulta, mas ficar ciente das situações de risco nas quais o sigilo poderá ser rompido. Como exemplos dessas situações, podemos citar: gravidez, abuso de drogas, não adesão aos tratamentos recomendados, doenças graves, risco à vida ou à saúde de terceiros e frente à realização de procedimentos de maior complexidade (por exemplo, biópsias e intervenções cirúrgicas). Nesses casos, torna-se necessária a participação e o consentimento dos pais ou responsáveis.[3]

Segundo o Código de Ética Médica, artigo nº 74, é vedado ao médico revelar segredos profissionais referentes a um paciente menor de idade, inclusive a seus pais ou responsáveis legais, desde que o menor tenha capacidade de avaliar seu problema e de conduzir-se por seus próprios meios para solucioná-los, salvo quando a não revelação possa acarretar danos ao paciente.[3]

Segundo a Federação Brasileira das Associações de Ginecologia e Obstetrícia (Febrasgo), é altamente desejável a participação da família no processo de atendimento do adolescente. Os limites desse envolvimento devem ficar claros para a família e para o jovem, que deve ser incentivado a envolver a família no acompanhamento dos seus problemas.

Passar da infância para a adolescência, muitas vezes, gera crises e dúvidas em muitas meninas. Uma das questões que mais produz conflito e medo é a primeira consulta ao ginecologista. Surge, nesse momento, o questionamento sobre quando a criança e a adolescente devem procurar o ginecologista. Vale salientar que o pediatra que acompanha a criança e a adolescente terá um papel importante nessa transição de atendimento médico. E, para tanto, o ginecologista que irá receber esse tipo de paciente deve estar habituado e capacitado com as particularidades dessa consulta, para que o vínculo médico-paciente seja devidamente estabelecido.[2]

Na grande maioria das vezes, a criança é encaminhada ao ginecologista quando apresenta alguma alteração de saúde, sobre a qual o pediatra necessita de orientações mais específicas, por exemplo, coaptação de pequenos lábios, vulvovaginites refratárias ao tratamento convencional ou puberdade precoce. Já a adolescente, geralmente procura ou é encaminhada ao ginecologista hebiatra na ocasião da menarca ou no momento do aparecimento das questões inerentes a sua sexualidade.

E como deve ser a consulta da adolescente? Em primeiro lugar, não devemos ter pressa no atendimento da adolescente. Devemos nos lembrar de que é uma paciente que necessita de assistência, bem como de orientações.

O atendimento deve ser iniciado com a anamnese convencional, com atenção aos seus antecedentes de nascimento, como intercorrências da mãe no ciclo gravídico puerperal e peso de nascimento. Deve-se indagar sobre o início da puberdade, telarca, pubarca e menarca.

Faz parte da consulta em hebiatria ginecológica orientar sobre hábitos de vida, como alimentação, atividade física, higiene e vícios. Deve-se atentar também para a saúde bucal, mental e escolar. É o momento oportuno para conversar e orientar sobre o ciclo menstrual e os métodos contraceptivos. E se o ginecologista perceber que a paciente está receptiva, deve-se abordar questões referentes a sua sexualidade, como o início da sua vida sexual, a quantidade de parceiros, o risco de doenças sexualmente transmissíveis, uma possível gravidez e suas implicações para o futuro da adolescente. É a hora certa para enfatizar a importância da dupla proteção durante o ato sexual, salientando o uso de preservativo em todas as relações, associado a algum método de contracepção hormonal, desde que a paciente não apresente contraindicações.[4]

Após a anamnese, deve-se seguir com o exame físico geral e o ginecológico. Em crianças, o responsável deve sempre acompanhar esta etapa da consulta. Nos casos das adolescentes, devemos atentar para a sua receptividade em relação ao exame físico. Muitas vezes, a adolescente recusa a realização do exame em uma primeira consulta. Nesse caso, deve-se respeitar a sua vontade.[4] Pode-se seguir com o exame específico em um segundo momento.

Recomenda-se, durante o exame físico da adolescente, a presença de outro profissional, para que seja preservada a ética em relação a possíveis interpretações por parte da paciente, resguardando o profissional. Jamais o ginecologista deve forçar a realização do exame ginecológico na adolescente. Ele deve se lembrar que é um momento delicado e que, se mal realizado, pode gerar traumas futuros.

O exame físico é de grande importância na consulta, devendo ser o mais completo e detalhado possível. Tem como objetivo avaliar o crescimento e desenvolvimento puberal (critérios de Tanner) e detectar possíveis alterações dos órgãos genitais.[4] Alguns aspectos devem ser levados em conta pelo profissional, como: esclarecimento sobre a importância do exame físico, sobre os procedimentos a serem realizados, o respeito ao pudor, a compreensão do adolescente sobre as mudanças do seu corpo e a compreensão corporal que ele traz.[5]

REFERÊNCIAS BIBLIOGRÁFICAS

1. Brasil. Estatuto da Criança e do Adolescente. Lei Federal nº 8069, de 13 de julho de 1990. Índice elaborado por Edson Seda. Curitiba: Governo do Estado do Paraná, 1994.

2. Beust LH. Ética, valores humanos e proteção à infância e juventude. In: Konzen AA, et al. Pela Justiça na Educação. Brasília: FUNDESCOLA/MEC; 2000.

3. Brasil. Ministério da Saúde. Secretaria de Atenção à Saúde. Orientações para o atendimento à saúde da adolescente. Brasilia: Editora MS; 2005.

4. Carson SA. Gynecologic examination of the adolescent. In: Carpenter SE, et al. Pediatric and adolescent gynecology. Philadelphia: Lippincott Williams & Wilkins; 2000.

5. Iberati WD, et al. Conselhos e Fundos no Estatuto da Criança e do Adolescente. 2 ed. São Paulo: Malheiros Editores; 1997.

Capítulo **73**

■ Marcia Gaspar Nunes ■ Carla Delascio Lopes

O Desenvolvimento Puberal Normal e Anormal

■ INTRODUÇÃO

Puberdade é a transição da infância para a fase adulta, caracterizada por uma sequência de eventos que culminam com o desenvolvimento da capacidade reprodutiva.[1] Entre as modificações observadas nesse período, destacam-se o aparecimento dos caracteres sexuais secundários (mamas e pelos pubianos), a aceleração da velocidade de crescimento (estirão do crescimento linear), profundas mudanças psicológicas e a produção de gametas maduros.

Em meninas, considera-se como puberdade fisiológica o início do desenvolvimento dos caracteres sexuais secundários, acompanhado do estirão do crescimento, entre os 8 e os 13 anos de idade.[2]

A puberdade é o resultado final da interação entre determinantes genéticos e um grande número de reguladores, que incluem diferentes fatores endógenos e sinais ambientais, como a disponibilidade de nutrientes e sinalização do fotoperíodo.

■ ASPECTOS NEUROENDÓCRINOS

O eixo hipotálamo-hipófise-ovariano (HHO) se torna funcional antes do nascimento. Na 10ª décima semana de vida embrionária, o hormônio liberador de gonadotrofinas (GnRH) é produzido pelas células neurossecretoras no núcleo arqueado, localizado no hipotálamo médio basal. As concentrações hipofisárias dos hormônios folículo-estimulante (FSH) e luteinizante (LH) aumentam progressivamente a partir da décima semana, atingindo pico entre a vigésima e a vigésima quarta semana. As concentrações de FSH e LH diminuem durante as últimas semanas de gestação, provavelmente decorrente do desenvolvimento de retroalimentação negativa de estrogênio e progesterona circulantes oriundos da placenta. Após o nascimento, com a perda dos esteroides sexuais maternoplacentários, ocorre liberação de GnRH e as concentrações plasmáticas das gonadotrofinas aumentam. O pico das gonadotrofinas se dá em torno dos 18 meses em meninas e, posteriormente, ocorre sua supressão. Essa fase de quiescência hormonal persiste até o início da puberdade.[1]

Do ponto de vista neurobiológico, o que marca o início da puberdade é a reativação da secreção pulsátil do GnRH com consequente ativação do eixo HHO. Os pulsos de GnRH estimulam a produção das gonadotrofinas pela hipófise anterior, que, por sua vez, conduzem à maturação gonadal completa.

Os mecanismos envolvidos na supressão da secreção de GnRH durante a infância e sua subsequente ativação puberal ainda não são totalmente compreendidos. Vários neurotransmissores e neuromoduladores envolvidos no controle da secreção do GnRH já foram identificados. Ácido gama-aminobutírico (GABA), neuropeptídeo Y (NPY), betaendorfinas, hormônio liberador de corticotrofina (CRF) e melatonina são os principais neurotransmissores inibitórios, enquanto glicina, glutamato, norepinefrina, dopamina, prostaglandinas, serotonina, fatores de crescimento derivados da glia, tais como fator transformador de crescimento (TGF-beta) e fator de crescimento epidermal (EGF) são primariamente excitatórios.[3] Assim, o início da puberdade decorre de um mecanismo central, marcado pelo aumento de estímulos excitatórios e concomitante redução dos aferentes inibitórios sobre a secreção pulsátil do GnRH, e esse processo é independente da ação exercida pelos esteroides sexuais.

Nos últimos anos, houve substancial expansão do conhecimento das bases fisiológicas da puberdade, com a identificação das kisspeptinas.[4,5] As kisspeptinas são neuropeptídios codificados pelo gene KISS1. Elas sinalizam após seu acoplamento ao receptor de proteína G (GPR54) ou Kiss1R. A ligação com o eixo HHO foi primeiramente observada em humanos com a identificação de mutação inativadora do receptor Kiss1R em pacientes com hipogonadismo hipogonadotrófico. Estudos subsequentes demonstraram que a kisspeptina e seu receptor são essenciais para o desenvolvimento normal da puberdade.[5]

Recentemente, os conhecimentos da regulação da kisspeptina foram ampliados. Outros neurotransmissores são coexpressos com kisspeptina em populações neuronais específicas, interagindo entre si no controle do eixo HHO. Destacam-se a neurocinina B (NKB), que pertence à família das taquicininas, e a dinorfina-A (Dyn), um peptídeo opioide endógeno. A relevância translacional da coexpressão de kisspeptina e NKB em populações neuronais específicas é reforçada pelos dados de estudos em humanos, demonstrando que mutações nos genes que codificam a NKB (gene TAC3) ou o seu receptor (gene TAC3R) estão associadas à puberdade retardada e hipogonadismo hipogonadotrófico isolado (HHI). Nessa rede interligada, a kisspeptina operaria como o principal sinalizador responsável pela ativação direta dos neurônios produtores de GnRH. Por sua vez, a NKB faz um ajuste fino, predominantemente estimulando a liberação de kisspeptina, e, por conseguinte, induzindo a secreção de GnRH de uma forma indireta. A Dyn, por sua vez, tem sido reconhecida como inibidora da secreção de gonadotropina, provavelmente pela sua capacidade de reprimir a liberação de kisspeptina.[5] Assim, o balanço e as ações recíprocas de NKB e Dyn são fatores determinantes para a dinâmica da secreção de kisspeptina e, portanto, para a geração dos pulsos de GnRH e de LH.

Finalmente, tem sido reconhecido que a reserva de energia apresenta papel-chave regulador no início da puberdade. Existe evidência clínica e experimental que a leptina, cujos níveis circulantes são proporcionais ao tamanho do depósito de gordura corporal, tem papel essencial no controle metabólico da puberdade. As vias para tal função biológica ainda não estão completamente elucidadas. No entanto, evidências demonstram que, em vez de um gatilho, a leptina opera como um fator permissivo, autorizando que a puberdade prossiga se as reservas energéticas forem suficientes.[1] Acredita-se que a leptina seja capaz de modular a liberação de GnRH por meio de aferentes intermediários, uma vez que os neurônios produtores de GnRH são desprovidos de receptores de leptina. Evidências indicam que neurônios KISS1 podem ser os canais para a transmissão de sinais metabólicos para os centros de controle da puberdade.[5]

Sejam quais forem os mecanismos, o aumento na frequência e amplitude dos pulsos de GnRH levam a um incremento da produção de FSH e LH pela hipófise anterior. Inicialmente, os pulsos de GnRH ocorrem durante a noite. Também os pulsos de LH e FSH do início da puberdade acontecem apenas durante o sono não-REM mas, com o tempo, progridem ao longo do dia. LH é a gonadotrofina predominante na puberdade.[6]

■ ASPECTOS CLÍNICOS DA PUBERDADE NORMAL

A puberdade normal consiste numa progressão, em sequência ordenada, de processos que se prolongam em média por um período de 4,5 anos (entre 1,5 e 6 anos), sendo: crescimento somático acelerado, maturação dos caracteres sexuais primários (gônadas e genitais); aparecimento dos caracteres sexuais secundários; menarca.[2,7]

Embora não sejam as alterações que ocorrem em primeiro lugar, são os caracteres sexuais secundários que marcam clinicamente o início da puberdade. Se bem que sua progressão constitua um contínuo e não uma sucessão de surtos ou degraus, é habitual definir níveis ou estadios na sua evolução. O sistema habitualmente utilizado é o proposto por Marshall e Tanner,[8] encontrado na Tabela 73.1. Nas meninas, baseiam-se na avaliação do desenvolvimento mamário ou telarca (dimensões mamárias e contornos areolares) e dos pelos pubianos – pubarca. Trata-se de uma escala de cinco estadios em que o estadio 1 é o pré-púbere, o estadio 2 representa o início da puberdade e o estadio 5 é o desenvolvimento adulto.

O ritmo evolutivo dos sinais puberais é extremamente importante. Em média, o intervalo entre dois estágios puberais é de um ano, sendo que intervalos menores do que seis meses devem ser considerados anormais.

O primeiro sinal da puberdade é, em cerca de 80% das meninas, o aparecimento de tecido mamário subareolar. Para as restantes, o primeiro sinal é o surgimento de pelos pubianos. Os pelos pubianos são decorrentes da produção de androgênios (dehidroepiandrosterona – DHEA; e sulfato de dehidroepiandrosterona – DHEAS) pelas glândulas suprarrenais; é a adrenarca.

O crescimento esquelético ocorre de forma não linear, com velocidades variáveis de acordo com a fase da vida. Na infância, a velocidade média de crescimento varia de 4 a 6 cm/ano. Na puberdade, observa-se um intenso crescimento somático, e a adolescente ganha cerca de 20% de sua estatura final.[9] O estirão do crescimento, em meninas, tem duração de três anos e pode chegar a valores de 8 a 10 cm/ano. É composto pelo período de aceleração da velocidade de crescimento, atingindo o pico de velocidade de crescimento e subsequente desaceleração até o término do crescimento. O estirão atinge o seu pico cerca de dois anos após o aparecimento do botão mamário e um ano antes da menarca. Resulta da ação conjunta do hormônio do crescimento (GH), do IGF-1 e dos esteroides sexuais, sendo que o estrogênio é o esteroide mais importante para o crescimento pubertário, tanto em meninas quanto em meninos.[10]

A primeira menstruação – menarca – ocorre tipicamente durante a fase de desaceleração de crescimento

Tabela 73.1 Estágios puberais de Tanner.		
Mamas	**Pelos pubianos**	**Eventos concomitantes**
M1: Mama infantil, somente com elevação de papila.	**P1**: Ausência de pelos pubianos.	
M2: Broto mamário. Há pequeno desenvolvimento glandular subareolar	**P1**: Aparecimento de pelos longos e finos, levemente pigmentados, lisos ou pouco encaracolados, ao longo dos grandes lábios.	Início do estirão do crescimento.
M3: Maior aumento da mama e da aréola, sem separação dos seus contornos. O tecido mamário extrapola os limites da aréola.	**P3**: Maior quantidade de pelos, agora mais grossos, escuros e encaracolados, espalhando-se esparsamente na região pubiana.	Máxima velocidade de crescimento; pelos axilares.
M4: Maior crescimento da mama e da aréola, sendo que essa forma uma segunda saliência acima do contorno da mama (duplo contorno).	**P4**: Pelos do tipo adulto, cobrindo mais densamente a região pubiana, mas sem atingir a face interna da coxa.	Menarca; diminuição do ritmo de crescimento.
M5: Mama de aspecto adulto, em que o contorno areolar novamente é incorporado ao contorno da mama.	**P5**: Pelos do tipo adulto, em grande quantidade e distribuição, invadindo a face interna da coxa.	

linear, isto é, seis a 12 meses após o pico máximo de crescimento e em média 2,5 anos após o início da puberdade, usualmente entre os estadios 3 e 4 de Tanner.[9]

■ ALTERAÇÕES DO DESENVOLVIMENTO PUBERAL

A puberdade que se inicia fora dos referenciais preestabelecidos é considerada como distúrbio da evolução puberal. Em meninas, o aparecimento de características puberais antes dos oito anos de idade (mais de dois desvios-padrão abaixo da média) é definido como puberdade precoce, e a ausência de qualquer característica puberal aos 13 anos caracteriza um quadro de puberdade retardada.

Puberdade precoce

A puberdade precoce pode ocorrer como resultado da secreção de esteroides sexuais, independentemente da ativação do eixo HHO (puberdade precoce independente de gonadotrofinas ou puberdade precoce periférica – PPP) ou, mais comumente, por uma ativação prematura do eixo HHO, de tal forma semelhante ao desenvolvimento fisiológico, porém em idade cronológica inadequada (puberdade precoce dependente de gonadotrofinas ou puberdade precoce central – PPC).

Na PPC, os caracteres sexuais secundários são concordantes com o sexo da paciente (isossexual). Ao contrário, a puberdade precoce periférica pode levar ao padrão isossexual ou heterossexual (virilização de meninas), além da progressão desordenada dos caracteres sexuais secundários, podendo a menarca ser a primeira manifestação. Em ambas as formas de puberdade precoce, os esteroides sexuais determinam aceleração da velocidade de crescimento e da maturação esquelética, culminando com a fusão prematura das epífises de crescimento e diminuição da estatura final.

A puberdade precoce central é uma condição rara, com incidência estimada de 1:5.000 a 1:10.000.[11] As principais etiologias da PPC estão descritas na Tabela 73.2.

A forma idiopática representa a maioria dos casos de PPC em meninas (90% dos casos).[11] Apenas alguns raros defeitos moleculares foram identificados em pacientes com PPP, principalmente relacionados ao sistema KISS1/KISS1R.

O hamartoma hipofisário é a causa orgânica mais comum de PPC. Os hamartomas são malformações congênitas não neoplásicas, compostas por massa heterotópica de tecido hipotalâmico, localizada na base do crânio, no assoalho do terceiro ventrículo, próximo ao *tuber* cinéreo ou aos corpos mamilares. O mecanismo pelo qual os hamartomas levam à PP não é totalmente esclarecido, podendo ser possível a presença de neurônios secretores de GnRH no tecido.

A exposição aos desreguladores endócrinos pode ser causa de PPC. Os desreguladores endócrinos são substâncias exógenas com ação estrogênica, presentes em plásticos, solventes, pesticidas (DDT), cosméticos,

Tabela 73.2 Etiologia da puberdade precoce central (PPC).	
Sem anormalidade no SNC	**Com anormalidade no SNC**
Idiopática	Hamartoma hipotalâmico
Causas genéticas: mutações inativadoras nos genes KISS1R e KISS1, mutações inativadoras no gene MKRN3	Tumores: astrocitoma, ependimoma, craniofaringeoma, glioma óptico ou hipotalâmico, adenoma secretor de LH, pinealoma, neurofibroma
Secundária à exposição crônica a esteroides sexuais	Malformações congênitas: cisto suprasselar, cisto aracnoide, displasia septo-óptica, hidrocefalia, meningomielocele, malformação vascular, neuro-hipófise ectópica
Secundária à exposição a desreguladores endócrinos	Doenças adquiridas: infecções e processos inflamatórios no SNC (abcesso, meningite, encefalite, sarcoidose, tuberculose), radiação do SNC, quimioterapia, anoxia perinatal, trauma craniencefálico

poluentes industriais e fitoestrogênios (como isoflavonas), que interagem com a sinalização dos hormônios esteroides causando efeitos adversos sobre a fisiologia neuroendócrina.[12]

A puberdade precoce periférica é mais rara que a PPC. O desenvolvimento puberal ocorre apesar de níveis de FSH e LH pré-púberes. O estrogênio está elevado; androgênios ovarianos ou suprarrenais podem originar virilização. As principais etiologias da PPC estão descritas na Tabela 73.3.

Tabela 73.3 Etiologia da puberdade precoce periférica (PPP).
■ Hiperplasia suprarrenal congênita
■ Tumores virilizantes ou feminilizantes
■ Hipotireoidismo
■ Síndrome de McCune-Albright
■ Esteroides sexuais exógenos
■ Tumores secretantes de gonadotrofina coriônica humana
■ Cisto ovariano
■ Puberdade precoce familiar independente de gonadotrofina

Os cistos ovarianos produtores de estrogênio são a causa mais frequente de PPP isossexual. Os tumores ovarianos, como os das células da granulosa, os tumores das células de Leydig e os gonadoblastomas são causas raras de PPP. Tumores das suprarrenais, que podem ser malignos, estão associados em 85% dos casos com virilização. Tumores secretores de gonadotrofina coriônica (hCG) – como os coriocarcinomas e os geminomas – podem causar PPP.

A hiperplasia suprarrenal congênita por deficiência de 21-hidroxilase, na sua forma não clássica, também denominada de manifestação tardia, pode tornar-se clinicamente evidente na infância, com sinais de androgenicidade, como pubarca, acne e odor corporal.

A síndrome de McCune-Albright[13] é doença rara caracterizada pela tríade clássica de displasia poliostótica fibrosa, manchas café com leite e PPP. É síndrome heterogênea com múltiplos tipos de padrão de transmissão hereditária. Está associada a mutações pós-zigóticas somáticas esporádicas ativadoras do gene que codifica a subunidade α da proteína G3, que ativa a adenilciclase, levando a uma estimulação contínua da função endócrina. Além da PPP, pode estar associada ao hipertireoidismo a síndrome de Cushing, a hiperprolactinemia e o raquitismo hipofosfatêmico. A sua forma de apresentação clássica é de desenvolvimento mamário acelerado e início súbito de menarca.

Raramente crianças com hipotireoidismo primário podem apresentar precocidade sexual, embora, nesses casos, a idade óssea esteja significativamente atrasada, e as crianças apresentem baixa estatura e crescimento lento. A PPP, nesses casos, resulta da capacidade de o hormônio hipotalâmico liberador de tireotrofina (TRH) ativar diretamente os receptores de FSH.[13]

A telarca prematura caracteriza-se por desenvolvimento mamário antecipado, mas limitado, sem progressão para a maturação, não associado a outros sinais pubertários e por idade óssea adequada à cronológica. Pode ser uni ou bilateral. A maioria das meninas tem diagnóstico aos 2 anos de idade. Os níveis de gonadotrofinas e estradiol são normais. O curso é variável, com resolução espontânea em um terço dos casos, permanecendo constante em um terço e apresentando progressão em um terço. A causa exata é desconhecida, e devemos manter as meninas sobre vigilância, uma vez que 18% dos casos evoluem para PPC.[13]

Pubarca precoce isolada é definida pelo desenvolvimento de pelos pubianos antes dos oito anos de idade, sem desenvolvimento mamário, nem evidência de excesso patológico de androgênios como clitoromegalia. É uma entidade benigna rara, de etiologia desconhecida. Pode haver aceleração ligeira do crescimento e avanço não significativo da idade óssea. Devemos manter as meninas sobre vigilância, uma vez que em cerca de 20% dos casos ocorre evolução para PPC.[13]

Define-se menarca prematura como a ocorrência de um ou mais episódios de sangramento uterino ainda sem desenvolvimento mamário e sem alterações físicas, hormonais ou nos exames de imagem. É rara, decorre de atividade ovariana transitória e autolimitada, ou de eventual exposição a estrogênios exógenos. Em aproximadamente 25% dos casos não se estabelece uma causa.[13]

Diagnóstico da puberdade precoce

A idade de aparecimento dos caracteres sexuais secundários e sua velocidade de progressão devem ser questionadas na história clínica das pacientes com desenvolvimento sexual prematuro. Deve-se ainda investigar a presença de casos semelhantes na família, idade da menarca dos familiares mais próximos e o uso de medicamentos, especialmente os que contêm esteroide, e histórico de trauma craniano ou infecções no SNC.

O exame físico deve ser detalhado, incluindo exame antropométrico (peso e altura), cálculo da idade estatural e do desvio-padrão da altura em relação à idade cronológica, avaliação de estigmas sindrômicos, alterações de oleosidade de pele e acne, presença de odor e pelos axilares, avaliação do desenvolvimento muscular, palpação da tireoide e do abdome abdominal. Manifestações cutâneas específicas, como as manchas café com leite, podem sugerir a síndrome de McCune-Albright. Os caracteres sexuais secundários (mamas e pelos pubianos) devem ser classificados segundo os critérios de Marshall e Tanner. Pelos pubianos na ausência de telarca exigem diagnóstico diferencial entre a pubarca precoce isolada e tumores virilizantes, tanto ovarianos quanto suprarrenais, e defeitos enzimáticos de síntese, bem como a exposição a androgênios exógenos.

Os raios X de punho e mão não dominante são utilizados para determinar a idade óssea, que é avaliada por comparação com o atlas de idade óssea de Greulich e Pyle.[14]

A ultrassonografia pélvica avalia os volumes uterino e ovarianos, além de auxiliar no diagnóstico diferencial de cistos e processos neoplásicos. São considerados púberes o volume ovariano maior que 1,5 mL e comprimento uterino maior que 3,4 cm.[13]

A ressonância magnética do sistema nervoso central, com ênfase na região hipotálamo-hipofisária, visa a detecção de tumores e malformações, como os hamartomas.[13]

A dosagem de LH é utilizada para determinar a atividade do eixo gonadotrófico e PPC. De acordo com o método imunofluorimétrico (IFMA), o valor de LH maior que 0,6 U/L é considerado puberal[15]. Se o valor de LH for pré-puberal, condição laboratorial observada em 30% dos pacientes com PPC, deve-se realizar teste de estímulo, que consiste na administração endovenosa de 100 mg de GnRH, e realizar coletas seriadas de LH a cada 15 minutos até 60 minutos da aplicação; o pico de resposta de LH ocorre entre 15 e 30 minutos. Os valores de pico de LH maiores que 4,2 U/L (IFMA) indicam ativação do eixo gonadotrófico.[15] Pode-se ainda fazer o teste de estímulo com análogo GnRH (a-GnRH), que consiste na administração intramuscular de acetato de leuprolida *depot* 3,75 mg. Duas horas após a aplicação, coleta-se sangue para determinação de LH. Os valores de pico de LH maiores que 10 U/L (IFMA) indicam puberdade precoce central.[16]

A determinação de estradiol não é considerada para o diagnóstico de PPC, mas é útil no diagnóstico de PPP, encontrando-se aumentada nos cistos e tumores produtores de estrogênios, bem como na síndrome de McCune-Albright. A dosagem de testosterona ajuda na elucidação diagnóstica dos tumores virilizantes. O aumento de testosterona associado a níveis elevados de DHEAS marca a origem do tumor. Determinação de 17-OH progesterona se impõe para o diagnóstico de deficiência da 21-hidroxilase. Se os níveis basais de 17-OH progesterona não se apresentarem claramente anormais, deverá ser realizado o teste de estímulo com ACTH para o diagnóstico definitivo. Outras determinações hormonais importantes no diagnóstico diferencial de puberdade precoce incluem hormônio estimulante da tireoide (TSH) e tiroxina livre circulante (T4 livre) para afastar hipotireoidismo.[13]

Tratamento da puberdade precoce

O tratamento da puberdade precoce tem objetivos amplos, que incluem aspectos clínicos e psicológicos, tais como detectar e tratar as lesões expansivas intracranianas, promover a regressão ou estabilização dos caracteres sexuais secundários, desacelerar a maturação esquelética, preservar o potencial de estatura normal (dentro do intervalo da estatura-alvo), evitar desproporções corporais, prevenir os problemas emocionais da criança, aliviar a ansiedade dos pais, reduzir o risco de abuso sexual e o início precoce da atividade sexual, prevenir gestação em idade precoce assim como moléstias estrogênio-dependentes futuras. O diagnóstico diferencial entre puberdade precoce central e periférica tem importância direta na opção terapêutica.

Uma vez que a PPC resulta de ativação prematura do eixo HHO, a base do tratamento é o bloqueio da secreção de gonadotrofinas. Os análogos agonistas de GnRH com ação prolongada ou *depot* (a-GnRH) são os agentes de escolha para o tratamento da PPC.[13,17,18] Esses compostos atuam na hipófise anterior, ligando-se aos receptores de GnRH de forma competitiva, e promovem a dessensibilização e redução do número de receptores de GnRH. Os a-GnRH provocam um estímulo inicial da síntese e secreção de gonadotrofinas; deprimindo-as depois, causando menos síntese dos esteroides sexuais pelas gônadas e apresentando grande eficácia e segurança para o tratamento da PPC.[13,17] Dentre os a-GnRH disponíveis, o acetato de leuprolide (3,75 mg a cada 28 dias ou 11,25 mg a cada três meses), triptorrelina (3,75 mg a cada 28 dias) e goserrelina (3,6 mg a cada 28 dias ou 10,8 mg a cada três meses) são os mais utilizados. A triptorrelina deve ser armazenada sob refrigeração, em temperatura entre 2 °C e 8 °C. Ainda não disponíveis no Brasil, mas já utilizados em outros países, os implantes subdérmicos de histrelina, potente a-GnRH com liberação lenta e contínua por 12 meses, são utilizados para tratamento da PPC. Estudos recentes revelam a mesma eficácia e segurança dos a-GNRH de uso mensal, trimestral e anual.[13,17,18]

A monitorização do tratamento da PPC com os a--GnRH é realizada pela avaliação clínica e laboratorial. O bloqueio puberal adequado resulta em estabilização ou regressão do estadiamento puberal das mamas, redução da velocidade de crescimento e da maturação óssea, com melhora da previsão de estatura final.[18] Do ponto de vista laboratorial, o objetivo do tratamento é a supressão dos valores de gonadotrofinas e dos esteroides sexuais para dentro da faixa pré-puberal.[18]

O tratamento com a-GnRH melhora a estatura adulta, especialmente se o diagnóstico for feito antes dos 6 anos de idade.[19] Quando a velocidade de crescimento se reduz acentuadamente (abaixo de 4 cm/ano) durante o bloqueio puberal com a-GnRH, deve-se considerar a associação com hormônio de crescimento recombinante humano.

Na ocasião da suspensão do tratamento, os seguintes fatores devem ser considerados: idade cronológica, adequação psicossocial e desejo do paciente, além da idade óssea.[18] Na menina, a idade em torno de 12,5 anos é o melhor momento de suspensão para alcançar uma estatura final normal, dentro do potencial genético.[13,18] O tratamento com a-GnRH não parece ter qualquer impacto negativo sobre a densidade mineral óssea.[19]

A função gonadal é imediatamente restaurada após a cessação do tratamento, e o potencial reprodutivo parece normal na idade adulta,[19] sendo ainda conflitantes os dados sobre risco de síndrome dos ovários policísticos (SOP).

O tratamento da PPC por hamartoma hipotalâmico é preferencialmente clínico com uso dos a-GnRH, e o tratamento cirúrgico está reservado para os hamartomas volumosos, com sintomatologia neurológica de difícil controle, ou nos raros casos de seu crescimento.

Em contraste com o tratamento da PPC, o tratamento da PPP depende da etiologia. O tratamento cirúrgico é reservado para as neoplasias suprarrenais e ovarianas.

A síndrome de McCune-Albright vem sendo tratada com letrozol, inibidor da aromatase de terceira geração. Essa terapia parece reduzir o sangramento uterino, a velocidade de crescimento e o avanço da idade óssea. Recentemente, foi publicado um estudo clínico com fulvestranto, um bloqueador puro do receptor de estrogênios, com resultados promissores sem alteração no volume ovariano.[20]

Puberdade retardada

O retardo do desenvolvimento puberal é uma situação rara, com prevalência de 2% a 2,5% da população mundial. A causa mais comum para o atraso puberal é o retardo constitucional de crescimento e puberdade (RCCP), variante usualmente familiar e de bom prognóstico. Os distúrbios patológicos que interferem no transcurso da puberdade podem ser divididos em duas categorias: alteração central com inadequada secreção de GnRH, FSH e LH caracterizando o hipogonadismo hipogonadotrófico; e o hipogonadismo primário ou hipergonadotrófico, que implica uma disfunção ovariana. As principais causas da puberdade retardada estão descritas na Tabela 73.4.

Retardo constitucional de crescimento e puberdade

É uma variedade benigna de retardo puberal, sendo o padrão de desenvolvimento pubertário normal apesar de o seu início ser tardio. Representa a causa mais comum de atraso puberal em ambos os sexos. Pelo menos 30% das meninas e até 65% dos meninos com puberdade retardada têm RCCP.[21] Está associado à história familiar, assim pode guardar uma causa genética; contudo, o gene ou genes envolvidos são ainda desconhecidos, apresentando características de padrão de herança autossômica dominante (com ou sem penetrância completa). Essas crianças têm estatura pequena, dois a três desvios-padrão abaixo da média de altura para a idade, atraso na maturação óssea, atraso na adrenarca e imaturidade sexual. RCCP pode ser considerado um extremo do espectro de normalidade do desenvolvimento pubertário, mas só pode ser diagnosticado após a exclusão de outras condições.[22]

Tabela 73.4 Etiologia da puberdade precoce central (PPC).	
Hipogonadismo Hipogonadotrófico	**Hipogonadismo Hipergonadotrófico**
HH Isolado	Disgenesias gonadais
Deficiência funcional de gonadotrofinas: anorexia nervosa, induzida pelo exercício, doença sistêmica crônica	Síndrome dos ovários resistentes
Tumores do SNC: craniofaringeomas, astrocitomas, tumores hipofisários	Erro inato do metabolismo: galactosemia
Infecções do SNC	Deficiências enzimáticas: colesterol desmolase, de 17,20-liase e aromatase
Doenças granulomatosas	Destruição do patrimônio folicular: quimioterapia, radioterapia, infecções, autoimune
Síndromes de Prader-Willi, Laurence–Moon-Biedl	
Trauma, radioterapia	

Hipogonadismo hipogonadotrófico

O defeito na liberação pulsátil de gonadotrofinas pode resultar de uma variedade de entidades patológicas hipotalâmicas ou hipofisárias.

Dentre as alterações orgânicas no SNC que podem levar ao hipogonadismo hipogonadotrófico, incluem-se: processos expansivos (craniofaringeomas, astrocitomas e tumores hipofisários), quadros infecciosos, doenças granulomatosas, traumatismos, defeitos anatômicos (displasia septo-óptica), doenças genéticas (síndrome de Prader-Willi, síndrome de Laurence-Moon-Biedl) e alterações pós-radioterapia.

Baixos níveis de gonadotrofinas podem ainda ser decorrentes de disfunções funcionais, como as induzidas pelo exercício intenso e as associadas à anorexia nervosa, ou mesmo a doenças sistêmicas graves, crônicas ou que cursam com má nutrição significativa. O tratamento adequado da disfunção subjacente pode resolver a disfunção hipotálamo-hipofisária, e a puberdade pode prosseguir normalmente.

Finalmente, o hipogonadismo hipogonadotrófico isolado (HHI) congênito caracteriza-se pela falta completa ou parcial de desenvolvimento puberal em decorrência de defeitos de migração, síntese, secreção ou ação do GnRH. O diagnóstico é tipicamente realizado quando as meninas afetadas apresentam-se com retardo de desenvolvimento puberal. As pacientes têm, em geral, estatura normal ou alta com proporções eunucoides – decorrente do atraso no fechamento das epífises ósseas, secundário à deficiência de esteroides sexuais – e consequente crescimento linear contínuo dos ossos longos. Alterações olfatórias, como anosmia ou hiposmia, podem estar associadas ao HHI, caracterizando a síndrome de Kallmann. Distúrbios na rota de migração dos neurônios secretores de GnRH e dos neurônios olfatórios formam a base clínico-patológica da síndrome de Kallmann, tendo sido descritas diversas mutações associadas a defeitos de migração neuronal. Defeitos em genes envolvidos no controle da produção, secreção e ação do GnRH (como mutações inativadoras da kisspeptina e seu receptor, e mutação na neurocinina B) estão associados ao HHI normósmico.[22]

Hipogonadismo hipergonadotrófico

Caracteriza-se por níveis elevados de gonadotrofinas resultantes da ausência de retrocontrole negativo dos esteroides sexuais. Anormalidades numéricas e estruturais do cromossomo X estão associadas ao hipogonadismo hipergonadotrófico; assim, o cariótipo é fundamental como parte da avaliação, mas é importante considerar causas adquiridas.

A síndrome de Turner resulta da perda parcial ou completa do cromossomo X. É a causa mais frequente de disgenesia gonadal. Fenotipicamente, as meninas apresentam baixa estatura e achados fenotípicos variados (como implantação baixa de orelhas, palato em ogiva, pescoço alado, tórax em escudo, cúbito e geno valgo, metacarpos curtos).

Anormalidades estruturais incluem a ausência (deleção) de segmentos cromossômicos dos braços curto e longo, perda do braço curto com duplicação do braço longo e a perda parcial das extremidades com fusão (cromossomo X em anel).

O termo disgenesia gonadal pura (DGP) é aplicado a indivíduos femininos, sem ambiguidade sexual, com a presença de derivados mullerianos, gônadas disgenéticas e cariótipo normal, 46, XX ou 46, XY. A DGP XX (46, XX) é uma condição autossômica recessiva. Já a DGP XY (46, XY) está associada a mutações do SRY e a deleções do SRY. A DGP XY apresenta risco elevado (20% a 30%) para o desenvolvimento de tumores gonadais (gonadoblastoma, disgerminoma).[23]

Outras causas de hipergonadismo hipergonadotrófico incluem a síndrome dos ovários resistentes, formas pouco frequentes de hiperplasia suprarrenal congênita, erros inatos do metabolismo e destruição do patrimônio folicular. A síndrome dos ovários resistentes é decorrente de alteração em nível de receptor ou pós-receptor de gonadotrofinas. Deficiências enzimáticas raras, como a de colesterol desmolase, de 17,20-liase e aromatase podem impedir a síntese de estrogênio, resultando em retardo puberal. A galactosemia é um erro inato do metabolismo, de herança autossômica recessiva; a deficiência da enzima galactose-1-fosfato uridil-transferase (GALT) acarreta acúmulo de galactose e seus metabólitos, que parecem ser tóxicos para os ovários. Outras causas de destruição folicular incluem quimioterapia, irradiação, doenças autoimunes e processos infecciosos (parotidite, infecção por *Shigella*, malária e varicela).

Tratamento da puberdade retardada

A terapêutica baseia-se em dois princípios: resolução de qualquer causa identificável e passível de correção; e substituição hormonal, quando não for possível o tratamento etiológico. A terapia hormonal visa garantir o desenvolvimento completo da puberdade, promover o crescimento, manter um padrão menstrual e garantir aquisição de massa óssea. Após o diagnóstico, o estrogênio deve ser iniciado entre os 12 e 13 anos. Pode ser administrado por via oral ou transdérmica. Inicia-se com baixas doses de estradiol (0,3 mg ou 5 µg/kg peso por via oral), um oitavo de um sistema transdérmico de 25 µg. As doses de estrogênio são aumentadas gradualmente, 0,3 mg ou 1/8 de *patch* a cada seis meses durante dois a três anos. A adição de progestogênios deve ser feita dois anos após o início do tratamento com estrogênios ou logo após o primeiro sangramento de privação.[22,24] Os níveis de lipídios, glicemia e enzimas hepáticas devem ser avaliados antes de se iniciar o tratamento. Monitorização da evolução do estadiamento puberal, do crescimento e da idade óssea deve ser realizada a cada seis meses.

No hipogonadismo hipogonadotrófico isolado, ovulação e gravidez podem ser obtidas com injeções de gonadotrofinas em bomba de infusão. Quando o hipogonadismo for hipergonadotrófico com alguma atividade ovariana, como em mosaicos da síndrome de Turner, é fundamental avaliar a reserva ovariana por meio da dosagem do hormônio antimulleriano (AMH). Valores AMH abaixo de 1 ng/mL indicam mau prognóstico para indução de ovulação e deve-se recomendar doação de óvulos. Jovens com algum grau de reserva ovariana hoje podem optar por criopreservar seus oócitos ou tecido ovariano, para futura maturação *in vitro* ou *in vivo* e fecundação ou futuro reimplante, respectivamente.

REFERÊNCIAS BIBLIOGRÁFICAS

1. Grumbach MM. The neuroendocrinology of human puberty revisited. Horm Res 2002; 57(Suppl 2):2-14.
2. Parent AS, et al. The timing of normal puberty and the age limits of sexual precocity: variations around the world, secular trends, and changes after migratiom. Endocr Rev 2003;24(5):668-93.
3. Plant TM, et al. Neurobiological mechanisms of puberty in higher primates. Human Reprod Update 2004;20(1):67-77.
4. Roa J, et al. New frontiers in kisspeptin/GPR54 physiology as fundamental gatekeepers of reproductive function. Frontiers in Neuroendocrinology 2008;29(1):48-69.
5. Pinilla L, et al. Kisspeptins and reproduction: physiological roles and regulatory mechanisms. Physiol Rev 2012;92(3):1235-316.
6. Apter D, et al. Gonadotropin-release hormone pulse generator activity during prepubertal transition in girls: pulsatile and diurnal patterns of circulating gonadotropins. J Clin Endocrinol Metab 1993; 76(4):940-9.
7. Leger J. Normal and pathological puberty. Rev Prat 2006; 56(17):1957-62.
8. Marshall WA, et al. Variations in pattern of pubertal changes in girls. Arch Dis Child 1969;44:291-303.
9. Biro FM, et al. Pubertal correlates in black and White girls. J Pediatr 2006;148(2):234-40.
10. Riggs BL, et al. Sex steroids and the construction and conservation the adult skeleton. End Rev 2002;23(3):279-302. Review.
11. Carel JC, et al. Clinical practice. Precocious puberty. N Engl J Med. 2008;358(22):2366-77.
12. Patisaul HB. Effects of environmental endocrine disruptors and phytoestrogens on the kisspeptin system. Adv Exp Med Biol. 2013;784:455-79.
13. Brito NB, et al. Update on the etiology and therapeutic management of sexual precocity. Arq Bras Endocrinol Metab 2008; 52(1):18-31.
14. Greulich WW, et al. The radiographic atlas of skeletal development of the hand and wrist. Stanford: Oxford Press; 1959. 256p.
15. Resende EA, et al. Assessment of basal and gonadotropin-releasing hormone-stimulated gonadotropins by immunochemiluminometric and immunofluorometric assays in normal children. J Clin Endocrinol Metab 2007;92(4):1424-9.

16. Brito VN, et al. Single luteinizing hormone determination 2 hours after depot leuprolide is useful for therapy monitoring of gonadotropin-dependent precocious puberty in girls. J Clin Endocrinol Metab 2004; 89(9):4338-42.

17. Carel JC, et al. Precocious puberty. N Engl J Med 2008;358(22):2366-77.

18. Carel JC, et al. Consensus statement on the use of gonadotropin-releasing hormone analogs in children. Pediatrics 2009;123(4):e752-62..

19. Thornton P, et al. Review of outcomes after cessation of gonadotropin-releasing hormone agonist treatment of girls with precocious puberty. Pediatr Endocrinol Rev 2014;11(3):306-17.

20. Sims EK, et al. Fulvestrant treatment of precocious puberty in girls with McCune-Albright syndrome. Int J Pediatr Endocrinol 2012(1):26.

21. Sedlmeyer IL, et al. Delayed puberty: analysis of a large case series from an academic center. J Clin Endocrinol Metab 2002;7(4):1613-20.

22. Villanueva C, et al. Pathology or normal variant: what constitutes a delay in puberty? Horm Res Paediatr 2014;82(4):213-21.

23. Lipay MV, et al. Disgenesias gonadais e tunores: aspectos genéticos e clínicos. Arq Bras Endocrinol Metab 2005;49(1):60-70.

24. MacGillivray MH. Induction of puberty in hipogonadal children. J Pediatr Endocrinol Metab 2004;17(4):1277-87.

Anomalias do Desenvolvimento Sexual

■ INTRODUÇÃO

Anomalias do desenvolvimento sexual (ADS) são condições congênitas onde o desenvolvimento cromossômico, gonadal ou do sexo anatômico é atípico. A classificação e nomenclatura dos pacientes com ADS foi revista em 2006, a partir de um consenso realizado pela Sociedade Europeia de Endocrinologia Pediátrica e pela Sociedade de Endocrinologia Pediátrica Americana (Lawson Wilkins), em colaboração com os participantes da Conferência Internacional de Consenso em Intersexo.[1] A Tabela 74.1 apresenta a classificação das ADS. Estas condições podem ser identificadas em recém-nascidos com ambiguidade da genitália externa, gônadas

Tabela 74.1 Classificação das anomalias do desenvolvimento sexual.

ADS ligada ao cromossomo sexual	ADS 46,XY	ADS 46,XX
45,X (Síndrome de Turner e suas variações)	Anomalias do desenvolvimento gonadal (testicular) 1. Disgenesia gonadal completa (síndrome de Swyer) 2. Disgenesia gonadal parcial 3. Regressão gonadal 4. ADS ovotesticular	Anomalias do desenvolvimento gonadal (ovariano) 1. ADS ovotesticular 2. ADS testicular (ex: SRY, duplicação SOX9) 3. Disgenesia gonadal
47,XXY (Síndrome de Klinefelter e suas variações)	Anomalias na síntese ou ação dos androgênios 1. Defeito na biossíntese de androgênio (ex: déficit da 17-hidroxiesteroide desidrogenase; déficit 5 alfa-redutase; mutações StAR) 2. Defeitos na ação dos androgênios (ex: insensibilidade completa aos androgênios; insensibilidade parcial aos androgênios) 3. Defeitos no receptor do hormônio luteinizante (ex: hipoplasia, aplasia das células Leydig) 4. Anomalias do hormônio antimulleriano (HAM) e dos receptores HAM (síndrome de persistência do ducto mülleriano)	Excesso de androgênios 1. Fetal (ex: déficit 21-hidroxilase; déficit 11-hidroxilase); 2. Feto-placentário (déficit aromatase); 3. Materna (luteoma, exógena)
45,X/46,XY (Disgenesia gonadal mista, ADS ovotesticular)		Outro (p. ex: extrofia cloacal, atresia vaginal, anormalidades müllerianas)
46,XX/46,XY (Quimera, ADS ovotesticular)		

disgenéticas e genitais internos discordantes com o sexo cromossômico. Podem também ser identificadas mais tarde em indivíduos com puberdade retardada, virilização, infertilidade ou tumores gonadais. O risco de tumores gonadais é elevado, chegando a 40% dos indivíduos com gônadas disgenéticas.[2] A saúde geral e a capacidade cognitiva dos indivíduos com ADS geralmente não são afetados, mas o diagnóstico pode ser um desafio para o paciente e seus pais.

A abordagem clínica ideal dos indivíduos com ADS deve compreender as seguintes recomendações:

1. A atribuição de sexo deve ser evitada em recém-nascidos com ambiguidade sexual antes da avaliação de especialistas;
2. A avaliação e o manejo de longo prazo devem ser realizados por uma equipe multiprofissional experiente;
3. Todos os indivíduos devem receber uma atribuição de gênero;
4. Comunicação aberta com os pacientes e seus familiares é essencial, e a sua participação na tomada de descer é encorajada; e
5. As preocupações dos pacientes e familiares devem ser respeitadas e tratadas com estrita confidencialidade.

O diagnóstico das ADS baseia-se nos achados clínicos, avaliação hormonal, análise de cariótipo, testes genéticos e histologia das gônadas. Pode ser necessária a cirurgia corretiva dos órgãos genitais internos e externos, remoção das gônadas e terapia hormonal.

■ DIFERENCIAÇÃO SEXUAL

A diferenciação sexual em humanos é um complexo processo que se inicia com o estabelecimento do sexo genético (XX ou XY) na fertilização e depende da interação de genes, fatores transcricionais, hormônios e receptores hormonais para que se complete normalmente. A definição do sexo genético direciona, em linhas gerais, o desenvolvimento da gônada indiferenciada ou bipotente, que se desenvolve a partir da crista urogenital, para formação de testículo ou de ovário.[3]

Os genes envolvidos nestes processos desempenham seus papéis em vários estágios da diferenciação sexual, alguns agem de forma combinada com outros genes e um pequeno número deles tem um papel crítico em um momento específico e depois deixam de agir. Entre os genes identificados nesta complexa cascata de sinalização encontram-se SRY (*Sex-determining Region-Y chromosome*), SOX9 (*SRY-box-related*), NR5A1, WT1, DAX1, WNT4, CBX2, DMRT1 e GATA4.[4] Expressão de uma única cópia dos genes SOX9, SF1 e WT1 em indivíduos 46,XY pode levar à disgenesia gonadal. Duplicação dos genes DAX1 e WNT4 em indivíduos 46,XY também pode levar à disgenesia gonadal, enquanto a duplicação dos genes SOX9 ou SOX3 pode levar à 46,XX ADS testicular.[4]

Estas observações se ajustam ao modelo genético que explica a fisiopatologia das anomalias do desenvolvimento gonadal. A expressão de um gene no cromossomo Y (SRY) inicia uma cascata genética que faz com que a gônada indiferenciada se desenvolva em testículo. O processo de determinação gonadal ocorre precocemente no embrião, estando definido até a 11ª semana de gestação em humanos. A etapa que se segue, denominada diferenciação sexual, compreende todos os eventos subsequentes à organogênese gonadal, na qual a diferenciação da genitália interna e externa ocorrerá secundariamente à ação dos hormônios secretados pela gônada fetal.[5] Os testículos produzem, entre outras substâncias, três diferentes hormônios que são essenciais para o desenvolvimento masculino. O primeiro deles é o hormônio antimülleriano (HAM), que é produzido primariamente pelas células de Sertoli, e causa a regressão dos ductos de Müller, que iriam originar as tubas uterinas, o útero e o terço superior da vagina. Em seguida, as células de Leydig produzem testosterona, que induz a diferenciação dos ductos de Wolff em vesículas seminais, epidídimo e ductos deferentes. A testosterona é reduzida a di-hidrotestosterona (DHT) que atua sobre o receptor de androgênio (RA) para diferenciação da genitália externa. Finalmente, no fim da gestação, as células de Leydig produzem o peptídeo insulina-símile 3 (INSL3), que causa a descida dos testículos para a sua posição característica no escroto. Na ausência desses três hormônios, os ductos de Müller se desenvolvem originando as estruturas da genitália interna feminina e os ductos de Wolff regridem.

Na ausência de SRY, as células de sustentação se diferenciam como células da granulosa, iniciando, assim, a formação do ovário. No entanto, a simples ausência do SRY não é suficiente para a formação de um ovário normal. DAX1 é necessário tanto para o desenvolvimento do testículo quanto do ovário. Superexpressão tanto de DAX1 quanto de WNT4/RSPO1 antagoniza a formação testicular. Em gônadas XX, WNT4 domina e promove silenciamento de FGF9 e SOX9; assim, a via de sinalização do WNT4 é fundamental para o desenvolvimento ovariano, desenvolvimento dos ductos de Müller e esteroidogênese ovariana.[6] RSPO1 desempenha papel importante na supressão do gene SOX9.[7] Mutações com perda funcional do gene RSPO1 resultam na formação de ovotestis em fetos XX. FOXL2 está envolvido na diferenciação das células da granulosa e no desenvolvimento folicular durante o período fértil.

ANOMALIAS DO DESENVOLVIMENTO SEXUAL

ADS ligada ao cromossomo sexual

Anteriormente denominada como disgenesia gonadal, ela está associada a uma anormalidade numérica do cromossomo sexual levando ao desenvolvimento gonadal anormal. Pacientes com cromossomo Y apresentam risco elevado de desenvolvimento de tumores. As síndromes de Turner e de Klinefelter são as anormalidades cromossômicas mais frequentemente encontradas.

45,X (síndrome de Turner e suas variações)

É definida pela presença de um cromossomo X e deleção total ou parcial do segundo cromossomo sexual em paciente fenotipicamente feminina, com uma ou mais características clínicas atribuídas à síndrome.[8] Mais da metade das meninas com síndrome de Turner apresenta mosaicismo cromossômico. Em crianças em idade escolar, os principais achados que levam à suspeita da síndrome são baixa estatura e velocidade de crescimento reduzida, assim como pelo achado de 'estigmas turnerianos' (ptose palpebral, implantação baixa de cabelos e orelhas, pescoço alado, tórax em escudo, cúbito e geno valgo, metacarpo curto, linfedema em mãos e pés). Na adolescência o retardo puberal leva ao diagnóstico. Nos casos de mosaicismo podemos ter como queixas principais a amenorreia secundária, a anovulação e infertilidade.

47,XXY (síndrome de Klinefelter e suas variações)

Caracteriza-se por alterações tardias que se tornam evidentes após a puberdade. Consiste em uma das causas mais importantes de infertilidade masculina e hipogonadismo primário. Cerca de 10% dos azoospérmicos são portadores dessa síndrome.[9]

45,X/46,XY (disgenesia gonadal mista, ADS ovotesticular)

Em pacientes 45,X/46,XY - disgenesia gonadal mista, as manifestações clínicas são altamente variáveis, desde virilização parcial e genitália ambígua ao nascimento até um fenótipo completamente feminino ou masculino. A característica mais comum da disgenesia gonadal mista é o desenvolvimento assimétrico dos testículos, frequentemente com a presença de um testículo disgenético de um lado e gônada em fita do outro. Os órgãos genitais internos e externos também podem estar presentes.

46,XX/46,XY (quimera, ADS ovotesticular)

ADS ovotesticular (tipo quimérico ou mosaico) está associado quer com a presença de tecido ovariano e testicular em qualquer combinação (ovário + testículo ou ovotestis), tal como nos casos de 46,XX e 46,XY ovotesticular. O ducto genital se desenvolve de acordo com a gônada ipsilateral.[10]

46,XY ADS

O termo "pseudo-hermafrodita masculino" era utilizado antigamente para descrever os pacientes que possuem cromossomo Y e apresentam genitália externa incompletamente masculinizada. 46,XY ADS podem resultar tanto de transtornos do desenvolvimento testicular quanto de distúrbios da síntese e da ação dos androgênios. Esses pacientes apresentam genitália feminina ou ambígua, causada por incompleta masculinização durante o desenvolvimento fetal.[11]

ANOMALIAS DO DESENVOLVIMENTO GONADAL (TESTICULAR)

Anormalidades na expressão dos genes envolvidos na cascata de determinação testicular podem causar anomalias no desenvolvimento gonadal (formas completas ou parciais de disgenesia gonadal, ADS ovotesticular e síndrome de regressão testicular).

Disgenesia gonadal completa (síndrome de Swyer)

A forma completa de disgenesia gonadal (síndrome de Swyer) resulta no desenvolvimento de fenótipo feminino normal e desenvolvimento das estruturas do ducto de Müller (tubas uterinas, útero e terço superior da vagina) decorrente da falta de produção de HAM e gônadas em fita, que devem ser removidas em razão de sua associação com gonadoblastoma. Em geral, os pacientes com disgenesia gonadal completa procuram atendimento médico por causa da puberdade retardada.[12]

Disgenesia gonadal parcial

A forma parcial é caracterizada pelo desenvolvimento parcial dos testículos, que resulta em genitália externa e interna ambíguas; o grau de ambiguidade é dependente de quanta função testicular foi preservada.

Síndrome da regressão gonadal

A maioria das pacientes apresenta genitália ambígua ou micropênis importante, associado à regressão testicular uni ou bilateral.[13]

■ ANOMALIAS NA SÍNTESE OU AÇÃO DOS ANDROGÊNIOS

Defeito na biossíntese de androgênio

O tempo de exposição hormonal é fundamental para o desenvolvimento masculino adequado. Assim, defeitos na biossíntese de testosterona como deficiência 3-hidroxiesteroide-desidrogenase, deficiência 17 α-hidroxilase, deficiência de 17 β-hidroxiesteroide-desidrogenase, deficiência 17, 20 desmolase, e deficiência 20, 22 desmolase levam ao quadro de ambiguidade fenotípica.[14]

Defeitos na ação dos androgênios

Na insensibilidade aos androgênios ocorre prejuízo total ou parcial do processo de masculinização intraútero pela alteração funcional dos receptores de androgênios (AR).

Os pacientes com a forma completa apresentam genitália externa feminina normal, com ausência ou rarefação de pelos pubianos, vagina em fundo-cego e ausência de útero. Na puberdade ocorre desenvolvimento das mamas pela aromatização periférica da testosterona.[15]

O fenótipo dos indivíduos com a forma parcial é altamente variável, desde fenótipo feminino, com discreta clitoromegalia e fusão parcial dos pequenos lábios, quadros com importante ambiguidade genital, e em alguns casos, o fenótipo é masculino, com micropênis, hipospadia e criptorquídia.

Defeitos no receptor do hormônio luteinizante

Aplasia e hipoplasia das células de Leydig decorrentes de anormalidades no receptor LH levam a anormalidades na biossíntese de testosterona, com consequente ambiguidade sexual.[16]

■ ANOMALIAS DO HAM E DOS RECEPTORES HAM

Desordens do hormônio antimülleriano e de seu receptor resultam na síndrome de persistência do ducto mülleriano.[17]

46,XX ADS

Pode resultar tanto de transtornos do desenvolvimento ovariano quanto por excesso de androgênios durante a vida fetal.[18]

■ ANOMALIAS DO DESENVOLVIMENTO GONADAL (OVARIANO)

ADS testicular

Várias mutações descritas em humanos, como positividade SRY, defeitos genes WNT4 e RSPO1, e duplicidade gene SOX9, levam à formação de testículo disgenético ou ovotestis.[18] Uma única cópia gene WNT4 em mulheres provoca anormalidades müllerianas, anormalidades renais e excesso de androgênios.

Disgenesia gonadal

Nos indivíduos XX, o desenvolvimento ovariano pode ser interrompido desde sua formação (resultando na falta de desenvolvimento de caracteres sexuais secundários e amenorreia primária) ou numa redução do número de folículos após o nascimento (podendo se apresentar como amenorreia secundária e insuficiência ovariana prematura). Mutações FOXL2 resultam em uma variedade de fenótipos desde gônadas em fitas até quadros de insuficiência ovariana prematura.

Várias síndromes associadas à disgenesia gonadal em humanos já foram descritas e associadas a mutações em genes específicos.[11] Assim, mutações no gene WT1 foram descritas em pacientes com síndrome de WAGR, caracterizada pela presença de tumor de Wilms, aniridia, anomalias geniturinárias e retardo mental. Ainda associadas ao WT1, foram descritas as síndromes de Denys-Drash e de Frasier, associadas a alterações renais e a tumores renais e/ou gonadais. Mutações no SF1 foram descritas em pacientes com alterações gonadais associadas ou não à insuficiência adrenal. Disgenesia gonadal, associada à displasia campomélica, tem sido relacionada a mutações no SOX9. Outras síndromes mais raras têm sido associadas a mutações em outros genes, como DMRT1, DMRT2, ATRX, e à superexpressão de alguns genes, como o DAX1 e WNT4.

■ EXCESSO DE ANDROGÊNIOS

O termo "pseudo-hermafrodita feminino" era utilizado antigamente para descrever os pacientes que possuem cromossomo X e apresentam genitália externa masculinizada.

Fetal

A maioria das crianças com cariótipo 46,XX que apresenta virilização também tem hiperplasia suprarrenal congênita, mais comumente por deficiência da enzima 21 α-hidroxilase e 11 β-hidroxilase, e mais raramente pela deficiência da 3 beta-hidroxiesteroide desidrogenase.[19]

Feto-placentária

Deficiência placentária de aromatase, deficiência de sulfatase e mutação do receptor de glicocorticoide estão associados ao excesso de androgênios na vida intrauterina e virilização fetal.

Materna

Causas mais raras de excesso de androgênio durante o período fetal, em crianças XX, são ingestão materna de androgênios e doença virilizante materna como o luteoma da gravidez.

■ INVESTIGAÇÃO DO PACIENTE COM ADS

O atendimento dos pacientes com ADS exige equipe multidisciplinar. História familiar, histórico pré-natal, exame físico geral com atenção especial a qualquer dismorfismo associado e uma avaliação detalhada da anatomia genital são os primeiros passos para um diagnóstico correto. A avaliação das ADS inclui dosagens hormonais, imagem, citogenética (cariótipo), e, em alguns casos, videolaparoscopia e biópsia gonadal. Recentemente, estudos moleculares para pesquisar mutações ou desequilíbrio genético (AR, SRY, SF1, WT1, CYP21, SOX9, DAX1, 17 β-hidroxiesteroide desidrogenase, 5 α-redutase-2, e outras) foram desenvolvidos.[20] No entanto, o diagnóstico molecular é comumente limitado pelo custo, acessibilidade e controle de qualidade. A US mostra a presença ou ausência das estruturas müllerianas e pode localizar as gônadas e avaliar sua textura, pode ainda identificar malformações associadas, tais como anormalidades renais.

A presença de útero e ausência de gônadas palpáveis em uma mulher virilizada sugerem deficiência de 21-hidroxilase.

Se uma gônada é palpada, 46,XX ADS disgenesia gonadal completa está excluída, pois ovários e gônadas disgenéticas não descem. Disgenesia gonadal mista, ADS ovotesticular e 46,XY ADS permanecem como possibilidades diagnósticas.

Se duas gônadas são palpáveis, 46,XY ADS e ADS ovotestis são os diagnósticos mais prováveis.

Genitália externa simétrica, com ou sem gônadas palpáveis, e um útero ausente sugerem 46,XY ADS.

A presença de útero, genitália externa assimétrica e gônadas palpáveis sugerem disgenesia gonadal com Y e ADS ovotesticular.

Uma biópsia gonadal é necessária para elucidar a ADS ovotesticular e para detectar um tumor gonadal.

As determinações hormonais devem ser interpretadas considerando-se as características específicas de cada ensaio e os valores para a idade cronológica, quando

do estudo de crianças, e, em alguns casos, pode ser necessária mais de uma dosagem. Pode ser necessário a realização de testes de estímulo com ACTH (cortrosina) e gonadotrofina coriônica para avaliação da função suprarrenal e testicular.

A avaliação dos pacientes com 46,XY ADS inclui cariótipo e medidas basais de LH, FSH, testosterona, diidrotestosterona (DHT), androstenediona, sulfato de deidroandrosterona (DHEAS). Inibina B e hormônio antimülleriano (HAM) são úteis.

Em pacientes com defeitos de síntese de androgênios, o diagnóstico baseia-se nos níveis de esteroides basais e pela estimulação da produção de testosterona com gonadotrofina coriônica (hCG). Testosterona e DHT devem ser medidas na linha de base e 72 horas após a administração de hCG.[21] A falta de resposta ao hCG, em combinação com níveis elevados de LH, e FSH associado a níveis baixos ou indetectáveis de HAM, é consistente com anorquia ou disgenesia gonadal.

Insensibilidade aos androgênios deve ser considerada em indivíduos com cariótipo 46,XY e níveis de testosterona normais.

Pacientes com deficiência de 5 α-redutase apresentam níveis de testosterona normais e DHT baixos e alta proporção T/DHT após teste de estímulo com hCG.

Inibina B e HAM são marcadores úteis para detectar a presença de células de Sertoli e assim pode auxiliar no diagnóstico dos distúrbios de determinação testicular. HAM também está elevado nos casos de insensibilidade androgênica. Em pacientes 46,XX, portadoras de genitália ambígua, níveis séricos elevados de HAM indicam tecido testicular.

O diagnóstico de deficiência de 21 hidroxilase em 46,XX ADS se baseia na detecção de níveis elevados de 17 α-hidroxiprogesterona, tanto na medição basal quanto após estímulo com ACTH. Alta concentração de 11-deoxicortisol e desoxicortisol (DOC) faz diagnóstico de deficiência 11-hidroxilase.

Manejo ADS

As implicações psicológicas e sociais da atribuição do gênero e relativas ao tratamento são importantes e requerem uma abordagem multidisciplinar de ginecologistas, endocrinologistas, geneticistas, cirurgiões, psicólogos e psiquiatras.

REFERÊNCIAS BIBLIOGRÁFICAS

1. Lee PA, et al. Consensus statement on management of intersex disorders. International Consensus conference on Intersex. Pediatrics 2006; 118(2):e488-500.

2. Sikar Z, et al. Disorders of gonadal development: a broad clinical, cytogenetic and histopathologic spectrum. Pediatr Endocrinol Rev 2007; 4(3):210-7.

3. Kim Y, et al. Balancing the bipotential gonadal between alternative organ fates: a new perspective on an old problem. Den Dyn 2006; 235(9):2292-300.

4. Oster H. Disorders of sex development (DSDs): an update. J Clin Endocrinol Metab 2010; 99:1503-9.

5. Jost A, et al. Studies on sex differentiation in mammals. Res Prog Horm Res 1973; 35(10): 587-92.

6. Vainio S, et al. Female development in mammals is regulated by WNT4 signalling. Nature 1999;397(6718):405-9.

7. Parma P, et al. R-spondin 1 is essential in sex determination, skin differentiation and malignancy. Nat Genet 2006; 38(11):1304-9.

8. Guimarães MM, et al. Intercorrências clínicas na síndrome de Turner. Arq Bras Endocrinol Metab 2001;45(4): 331-9.

9. Pacenza N, et al. Clinical presentation of klinefelters's syndrome: diferences according to age. Int J Endocrinol 2012; 2012:324835.

10. Binkhorst M, et al. A healthy, female chimera with 46,XX/46,XY karyotype. J Pediatr Endocrinol Metab 2009; 22(1):97-102.

11. Mendonça BB. 46XY disorders of sex development (DSD). Clin Endocrinol 2009; 70:173-8.

12. Lipay MVN, et al. Disgenesias gonadais e tumores: aspectos genéticos e clínicos. Arq Bras Endocrinol Metab 2005; 49(1):60-8.

13. Marcantonio SM, et al. Embryonic testicular regression sequence: a part of the clinical spectrum of 46,XY gonadal dysgenesis. Am J Med Genet 1994; 49(1):1-5.

14. Bose HS, et al. The pathophysiology and genetics of congenital lipoid adrenal hyperplasia. N Eng J Med 1996; 335(25):1870-8.

15. Melo K FS, et al. Síndrome de insensibilidade aos androgênios: análise clínica, hormonal e molecular de 33 casos. Arq Bras Endocrinol Metab 2005; 49(1):87-98.

16. Laue L, et al. A nonsense mutation of the human luteinizing hormone receptor gene in Leydig cell hypoplasia. Hum Mol Genet 1995; 4(8):1429-33.

17. Josso N, et al. Testicular and anti-mullerian hormone: history, genetics, regulations and clinical applications. Ped Endocrinol Rev 2006; 3(4):347-58.

18. Öçal G. Current concepts in disorders of sexual development. J Clin Res Ped Endocrinol 2011; 3(3):105-11.

19. White PC, et al. Congenital adrenal hyperplasia due to 21-hidroxilase deficiency. Endocr Rev 21(3):245-91.

20. Hiot O, et al. Management of disorders of sex development. Nat Rev Endocrinol 2014; 10(9):520-9

21. Kolon TF, et al. Comparison of single versus multiple dose regiments for the human chorionic gonadotropin stimulation test. J Urol 2001;166(4):1451-4.

Capítulo 75

■ **Afonso Celso Pinto Nazário** ■ **Vanessa Monteiro Sanvido**

Desenvolvimento Mamário e Afecções

■ INTRODUÇÃO

O desenvolvimento das glândulas mamárias se inicia na vida embrionária precoce, concluindo-se no período de amamentação. Entender o desenvolvimento mamário é essencial para avaliar e tratar as suas anomalias. Diagnóstico preciso, aconselhamento e tratamento em tempo oportuno são fundamentais para minorar o senso de deformidade e os distúrbios psicológicos que quase sempre o acompanha.

■ ASPECTOS CLÍNICOS
Desenvolvimento normal

As mamas são glândulas sudoríparas apócrinas altamente especializadas, com origem embriológica ectodérmica. Durante a quinta semana se observa na face ventral do embrião dois espessamentos ectodérmicos chamados cristas mamárias ou linhas do leite, duas linhas paralelas que se estendem da axila até a virilha (Figura 75.1). Nos humanos, estas cristas involuem por volta da oitava semana, persistindo apenas no nível do quarto espaço intercostal anteriormente ao tórax.

Na sétima e oitava semana ocorre espessamento do broto mamário (estágio de protuberância), seguido da invaginação da parede torácica no mesênquima (estágio de disco) e crescimento tridimensional (estágio globular). Entre 12ª e 16ª as células mesenquimais diferenciam-se em músculo liso do mamilo e aréola. O desenvolvimento mamário continua até 20ª semana de gestação, independentemente das influências hormonais.[1]

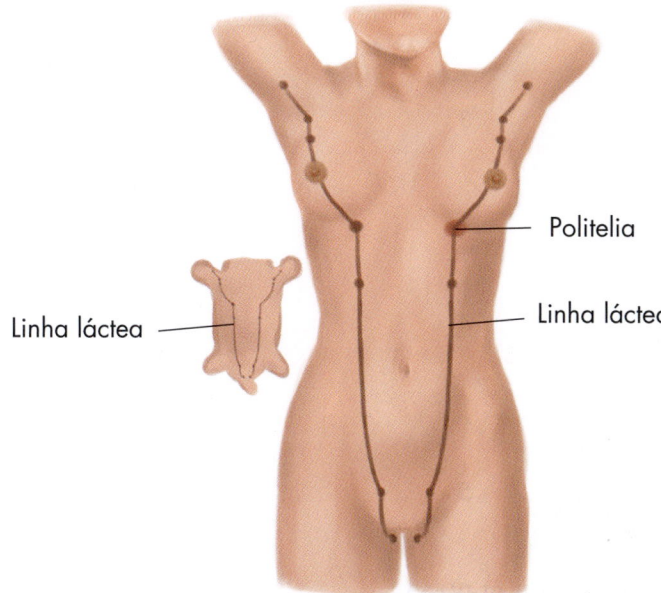

Politelia

Linha láctea

Linha láctea

Figura 75.1 Linha láctea.

A partir da 20ª semana os hormônios placentários na circulação fetal estimulam a canalização dos cordões epiteliais formando os ductos mamários. A diferenciação das estruturas alvéolos-lobulares contendo colostro ocorrem entre a 32ª e 40ª semana; simultaneamente ao crescimento mamário, há desenvolvimento e pigmentação do complexo aréolo-papilar.[2]

O desenvolvimento mamário continua então até atingir cerca de 15 a 20 lobos ao termo. Ao nascimento, esta glândula rudimentar é idêntica em ambos os sexos. Permanece quiescente durante toda infância, voltando a se desenvolver no início da puberdade.

Para estudar as anomalias do desenvolvimento mamário é importante relembrar a classificação de Tanner (1962) para esse desenvolvimento, utilizada mundialmente e modificada por Fernandez-Cid (1989), de acordo com o Quadro 75.1 e Figura 75.2.

Quadro 75.1 Estágios do desenvolvimento mamário de Tanner.

Fases do desenvolvimento mamário	
Estágio 0	Há apenas o mamilo
Estágio I	Discreta proeminência do mamilo
Estágio II	Mamilo e mama elevam-se com pequena quantidade de tecido glandular subareoalar
Estágio III	Aumento global da mama e início da pigmentação areolar
Estágio IV	Complexo aréolo-mamilar torna-se proeminente em relação à superfície da mama, aumento da glândula mamária e da pigmentação, surgem as glândulas de Montgomery
Estágio V	Mama globosa e esférica, mamilo proeminente, presença de glândulas acessórias (sebáceas, sudoríparas, pilosas)

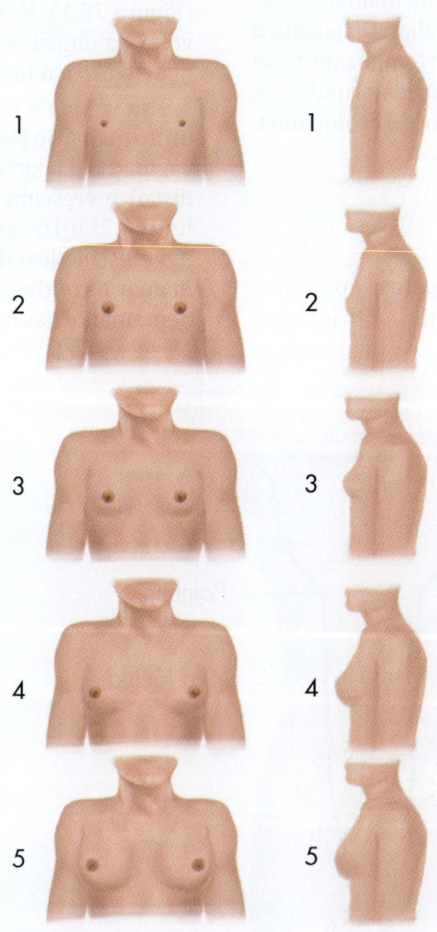

Figura 75.2 Estágios de desenvolvimento mamário de Tanner (I, II, III, IV e V).

Afecções do desenvolvimento

As anomalias podem ser unilaterais ou bilaterais e acometer mama, mamilo ou ambos. Além disso, podem ser congênitas ou adquiridas (Quadro 75.2).

Quadro 75.2 Afecções do desenvolvimento mamário.

Anomalias do mamilo
- Politelia (mamilos supranumerários)
- Mamilo invertido
- Atelia

Anomalias da mama
- Polimastia
- Agenesia mamária
- Mama tuberosa
- Simastia
- Hipertrofia mamária (gigantomastia)

Outros
- Galactorreia do recém-nascido (leite de bruxa)
- Telarca prematura

Anomalias do mamilo

Politelia (mamilos supranumerários)

Os mamilos supranumerários são anomalias congênitas menores. A maioria se desenvolve na linha láctea e é evidente desde o nascimento. A localização mais usual é no sulco inframamário; geralmente são únicos, mas até oito mamilos podem existir no mesmo paciente (Figura 75.3).

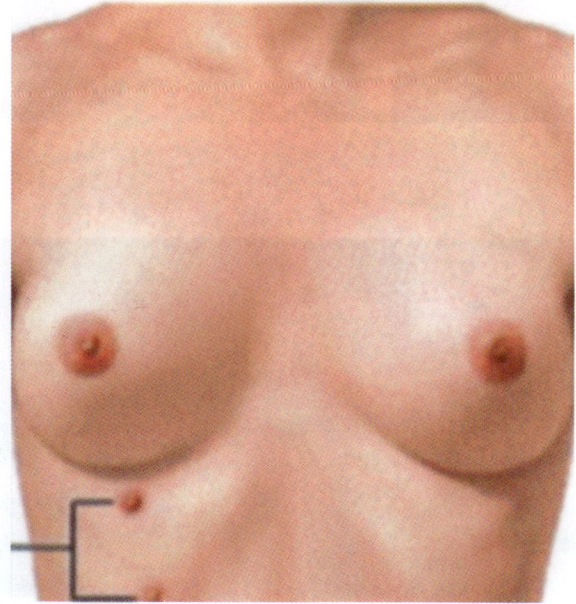

Figura 75.3 Politelia.

São as anomalias de desenvolvimento mais comuns. Variam com etnia, raça, sexo e geografia, acometendo mais em negros e judeus. Prevalece em 0,2% a 6% da população geral. São usualmente esporádicos; apenas 6% são familiares. Nestes últimos são herdados de forma autossômica dominante, com penetrância variável e apresentam frequente associação com afecções e malformações renais (agenesia renal, adenocarcinoma, rim supranumerário, doença obstrutiva), anomalias cardíacas, estenose de piloro, epilepsia, artrogripose múltipla congênita e carcinoma testicular.[3] Anomalias do trato urinário se encontram em 7,5% dos casos de politelia hereditária, e 0,6% naqueles sem história familiar.

O tecido mamário supranumerário pode ser classificado em oito tipos: (1) presença de mama completa com tecido glandular e complexo aréolo-mamilar (polimastia); (2) tecido glandular e mamilo; (3) tecido glandular e aréola; (4) tecido glandular isolado; (5) mamilo ou aréola com tecido adiposo (pseudomama); (6) mamilo isolado (politelia); (7) aréola isolada (politelia areolar); (8) mamilo com pelos (politelia pilosa).[5]

A indicação cirúrgica é, na maioria das vezes, estética e a avaliação ultrassonográfica renal é aconselhada, principalmente nos casos familiares.

Mamilo invertido

Após o nascimento, os mamilos se tornam evertidos pela proliferação do mesoderma circunjacente, e a aréola desenvolve pigmentação tênue. O desenvolvimento do tecido erétil no complexo aréolo-mamilar causa a protusão do mamilo. A falha da eversão, geralmente é causada por bandas fibrosas e por um sistema ductal hipoplásico (Figura 75.4). Esta condição atinge 2% da população e, em 50% dos casos, há história familiar associada. Pode ocorrer em homens e mulheres, mas só tem significado clínico nestas últimas, por dificultar a amamentação. A correção desta anomalia pode ser realizada por disposi-

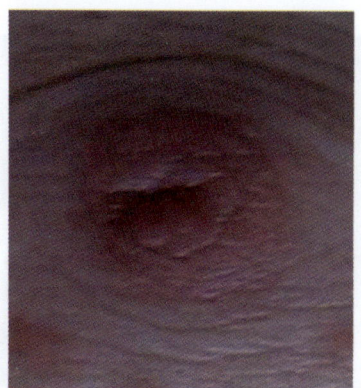

Figura 75.4 Mamilo invertido.

tivo de sucção mamilar, com baixas taxas de sucesso, e por procedimento cirúrgico.[6]

Atelia

A atelia, ou ausência de mamilo, é a anomalia mais rara (Figura 75.5). É geralmente associada à amastia. Pode estar relacionada às seguintes síndromes: síndrome de Poland, displasia ectodérmica congênita, progéria, síndrome de Yunis-Varon, síndrome de Al-Awadi/Rass-Rothschild, síndrome *scalp-ear-nipple* e atresia coanal.[7,8] O mamilo e a aréola podem ser reconstruídos com retalhos cutâneos, enxertos ou pigmentação com tatuagem.

Anomalias da mama

Polimastia

É a presença de mais de duas mamas em humanos por falha na regressão da crista mamária primitiva (linha láctea), de causa desconhecida. Podem existir também fora desta linha, por migração de células ectodérmicas embrionárias ou diferenciação de glândulas sudoríparas.

Sua prevalência é entre 2% a 6%.[9,10] Sua forma mais comum é bilateral e na região anterior da axila, mas pode ocorrer em toda a linha láctea; e, mais raramente na vulva. Pode manifestar-se apenas como tecido glandular com ou sem complexo aréolo-mamilar. Não há risco aumentado de transformação carcinomatosa.[10] É diagnosticada usualmente na puberdade ou na gestação, períodos mais intensos de desenvolvimento do tecido mamário. O tratamento cirúrgico está indicado na maioria dos casos em função da cosmese desfavorável.

Mama acessória (ectópica) axilar

É a forma mais comum de polimastia, sendo responsável por 60% a 70% de todos os tecidos mamários ectópicos; geralmente é bilateral e não acompanhada do complexo aréolo-mamilar (Figura 75.6). Surge após a puberdade, com aumento significativo na gravidez, por vezes com produção láctea e variações de tamanho, segundo o ciclo menstrual.

Sua incidência é de 1% a 2%, sendo mais comum em mulheres. O carcinoma axilar corresponde a 0,3% dos carcinomas mamários. Portanto, a cirurgia profilática pelo risco de malignidade não é recomendada, apenas

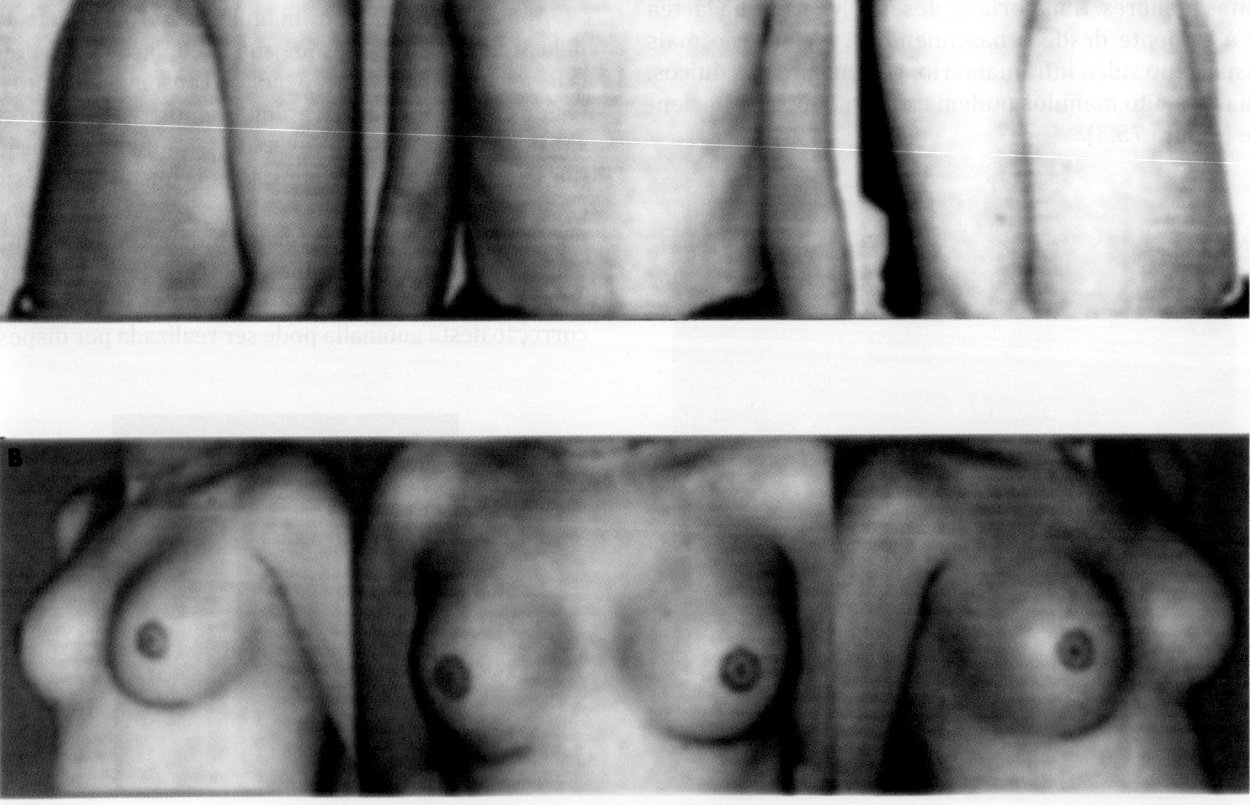

Figura 75.5 Atelia associada à amastia (**A**) e aspecto após reconstrução mamária (**B**).

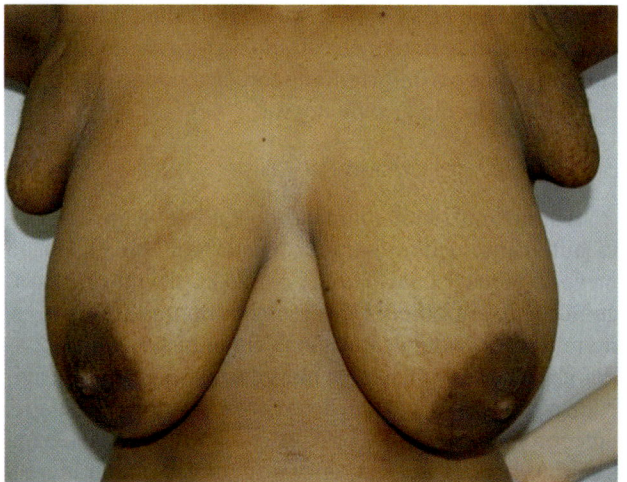

Figura 75.6   Mama acessória axilar.

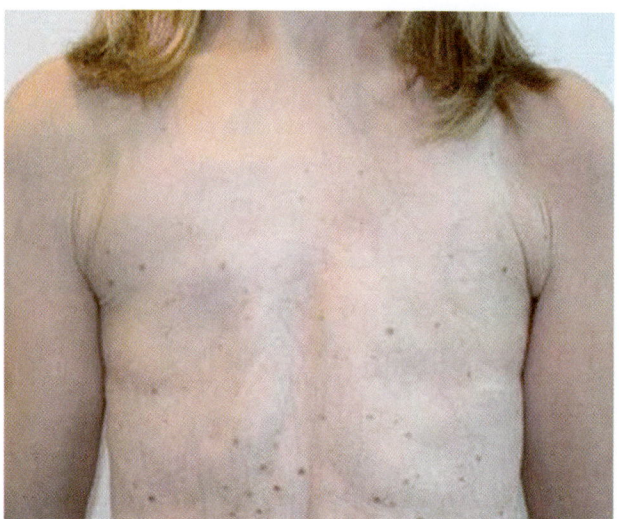

Figura 75.7   Amastia bilateral.

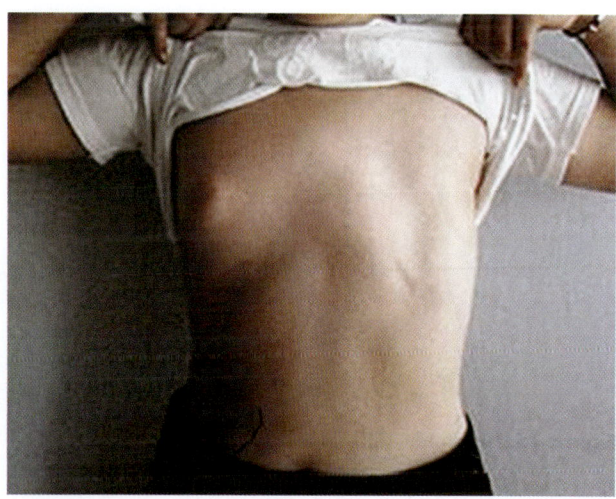

Figura 75.8   Amastia unilateral.

sendo indicada por motivos estéticos; entretanto, a mamografia bilateral com incidência axilar exagerada é obrigatória após os 40 anos.[10]

Os principais diagnósticos diferenciais são: lipoma, linfadenopatia ou hidradenite. A biópsia percutânea está indicada somente nos casos de dúvida diagnóstica ao exame clínico.

Agenesia mamária

É a ausência congênita da mama. Pode ser bilateral ou unilateral, completa ou incompleta (hipoplasia mamária). A ausência completa chama-se amastia. Há dois tipos de agenesia incompleta: amazia quando está presente apenas o complexo aréolo-mamilar e atelia na ausência do complexo aréolo-mamilar e presença de tecido glandular. Destacaremos a amastia (uni ou bilateral), as síndromes de Poland e ulnar-mamária de Pallister, e a hipoplasia mamária.

Amastia bilateral

É anomalia extremamente rara e em 90% dos casos há hipoplasia do músculo peitoral (Figura 75.7).[1] Pode estar associada à displasia ectodérmica congênita, principalmente em homens; à síndrome da triplicação ureteral e à síndrome de Poland. Pode originar-se de efeitos teratogênicos dos hormônios sexuais, nos casos de amastia bilateral isolada.

Amastia unilateral

A amastia unilateral frequentemente está associada a malformações da parede torácica e sua musculatura. Dentre as associações mais importantes estão a síndrome de Poland (Figura 75.8) e a síndrome mamária-ulnar de Pallister.

Síndrome de Poland

Anomalia torácica descrita em 1841, em face dos achados clássicos: agenesia ou hipoplasia unilateral da mama ou mamilo com desvio para cima e para dentro, ausência da porção esternal do músculo peitoral maior, escassez do subcutâneo e pelos axilares, anomalias das costelas, anomalias da extremidade superior ipsilateral – braço, antebraço ou dedos curtos (Figura 75.9). São considerados achados adicionais: aplasia ou hipoplasia dos músculos serrátil, oblíquo externo, peitoral menor, latíssimo dorsal, infraespinhal e supraepinhal; total ausência das costelas anterolaterais com herniação pulmonar; sinfalangismo com sindactilia (Figura 75.10) e aplasia ou hipoplasia das falanges médias.[11,12]

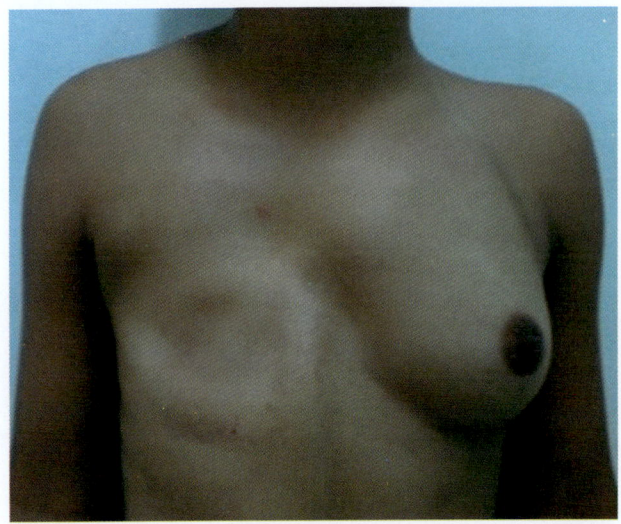

Figura 75.9 Síndrome de Poland.

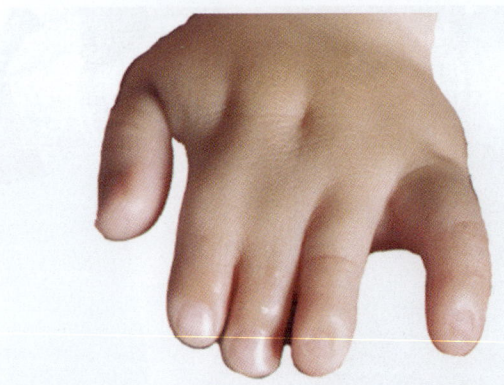

Figura 75.10 Sindactilia em Síndrome de Poland.

Sua incidência é de 1/30.000 nascido-vivos e é sempre unilateral. A maioria dos casos é esporádica, mas há vários exemplos de membros da mesma família e gêmeos com a síndrome, sugerindo algum grau de transmissão genética. A anomalia mais comum é a ausência do músculo peitoral maior. Esta afecção está relacionada a outras síndromes, como a síndrome de Klippel-Feil, de Möebius, de Adams-Oliver, de Goldenhar, de Ulrich-Turner, de Parry-Romberg e de Sprengel. Foram encontradas associações com leucemia e linfoma não-Hodgkin.

A sua etiologia tem sido relacionada com a alteração vascular durante a sexta semana de gestação e hipoplasia da artéria subclávia, causando malformações musculoesqueléticas.

O tratamento cirúrgico ideal no sexo feminino é a reconstrução provisória com expansor e posterior inclu-

são de prótese de silicone e/ou retalho miocutâneo com músculo grande dorsal ou retalho do reto abdominal. No sexo masculino a deformidade torácica pode ser corrigida com o músculo grande dorsal.

Síndrome ulnar-mamária de Pallister

A síndrome ulnar-mamária de Pallister é uma herança autossômica dominante, causada por uma mutação no gene T-Box 3, com *locus* na região 21-cM no 12q. Atinge homens e mulheres e cursa com anomalias ulnares, mamárias, glândulas apócrinas e genitais. Outros achados clínicos são: aplasia ou hipoplasia da escápula, clavícula, rádio e úmero; retardo do crescimento, obesidade, epicanto lateral, hipodontia, estenose subglótica, hérnia inguinal, atresia anal, estenose de piloro, hímen imperfurado e polidactilia.[13]

Hipoplasia (hipomastia) mamária

É o desenvolvimento incompleto da glândula, podendo ser congênito ou adquirido. O tecido mamário é composto por estroma fibroso e estrutura ductal rudimentar, não havendo diferenciação lóbulo-acinar (Figura 75.11).

A etiologia principal é a deficiência estrogênica como ocorre na disgenesia gonádica, nos estados intersexuais, na insuficiência ovariana ou hipofisária e na síndrome suprarrenal congênita. Entretanto, na maior parte dos casos, a hipoplasia deve-se a hipossensibilidade tecidual mamária aos estrogênios circulantes.[6]

A hipoplasia mamária adquirida é geralmente iatrogênica, sendo responsável por danos estéticos importantes. A mama primitiva se desenvolve no quarto espaço intercostal, logo abaixo do complexo aréolo-mamilar. São causas: toracotomias anterolaterais, traumas, incisões, abscessos, infecções e irradiação nesta região.

Mama tuberosa

É a protusão excessiva da aréola com a pele delicada e semitransparente, geralmente em mamas hipoplásicas (Figura 75.12). No quadro extremo, ou mama tubular, a mama apresenta-se cilíndrica em vez de cônica, com sulco inframamário anormalmente alto e aréola muito extensa. Há também um sulco na circunferência da mama com distância variável entre o limite da aréola e o sulco inframamário. Pode ser unilateral ou bilateral, frequentemente se manifestando de modo diferente entre uma mama e outra.

A correção se faz por meio da excisão de uma coroa circular de aréola e pele em seu entorno, a fim de reduzir o excessivo volume areolar e interromper o anel fibroso subcutâneo que constrange circularmente a mama.[14]

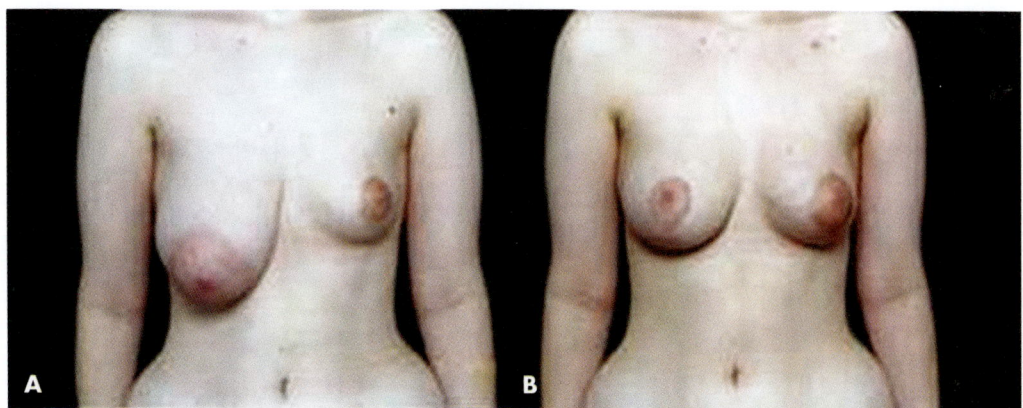

Figura 75.11   Hipoplasia mamária antes **(A)**, e após correção cirúrgica **(B)**.

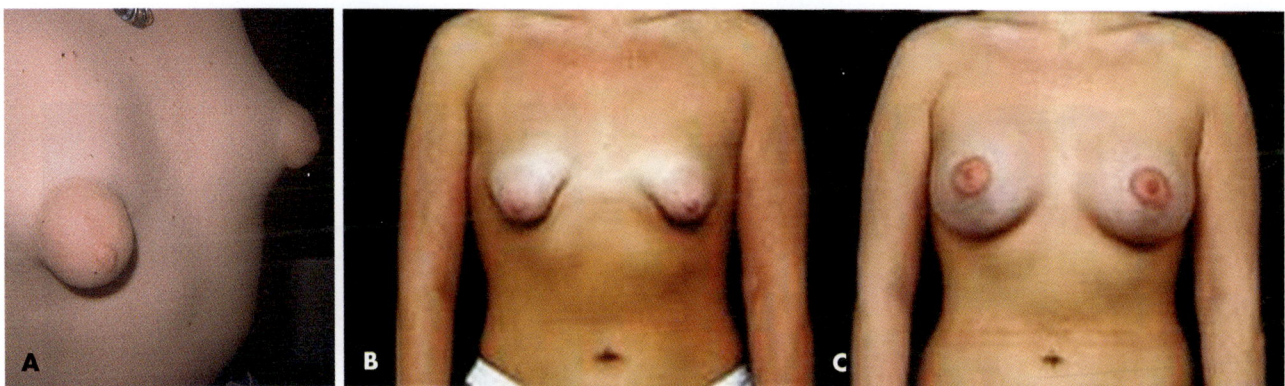

Figura 75.12   Mamas tuberosas antes **(A e B)** e após cirurgia corretora **(C)**.

Simastia

O termo tem origem grega, das palavras *syn* – juntos e *mastos* – mama, ou seja, é a confluência medial das mamas (Figura 75.13).

Anomalia rara, onde há uma ponte de tecido mamário pré-esternal, ligando as duas mamas, usualmente simétricas. Geralmente associada à gigantomastia. A correção é cirúrgica, podendo ser auxiliada por lipoaspiração.[15]

Hipertrofia (gigantomastia) mamária

É o aumento excessivo e desproporcional do volume de uma ou ambas as mamas, que pode ocorrer na adolescência, na gestação ou ser induzida por drogas.

Hipertrofia juvenil (virginal)

Na gigantomastia juvenil o crescimento acelerado das mamas não cessa após a puberdade (Figura 75.14). Geralmente é simétrica e bilateral, entretanto, a hipertrofia unilateral também já foi descrita; nestes casos,

deve-se afastar neoplasias volumosas e hipomastia contralateral por biópsias excisionais, trauma e radioterapia torácica. A faixa etária acometida é entre 11 e 19 anos.

As principais hipóteses para sua origem têm base hormonal. Foi descrita nestas pacientes diminuição acentuada da progesterona sérica, associada a níveis normais de estrogênios e hormônios do crescimento. Outra hipótese a acentuada resposta dos receptores estrogênicos a baixas concentrações desses hormônios endógenos. Histologicamente, a alteração principal é a hipertrofia do estroma.[16]

A principal conduta terapêutica é a mamoplastia redutora bilateral. Alguns autores preconizam drogas antiestrogênicas (diidrogesterona, acetato de medroxiprogesterona) principalmente na recidiva após cirurgia, sem grande sucesso. O tamoxifeno (10 a 40 mg/dia) pode ser promissor.

Hipertrofia induzida por drogas

Esta desordem pode acometer tanto adolescentes como mulheres adultas. As drogas que sabidamente

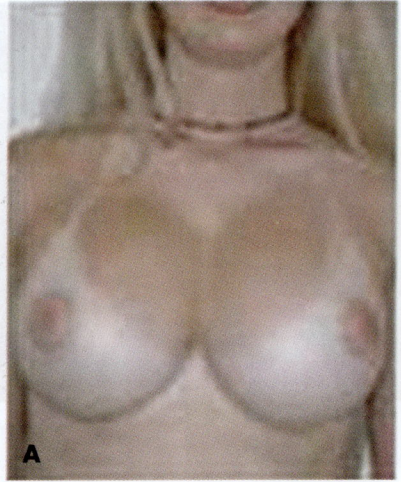
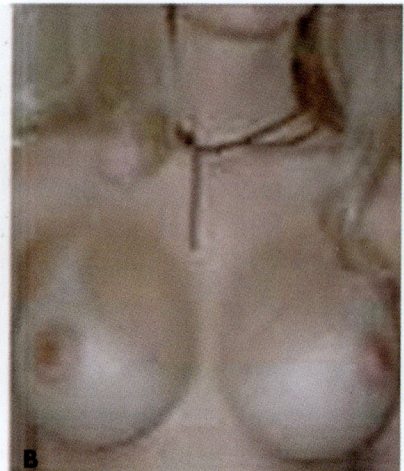

Figura 75.13 Simastia **(A)** e após tratamento cirúrgico **(B)**.

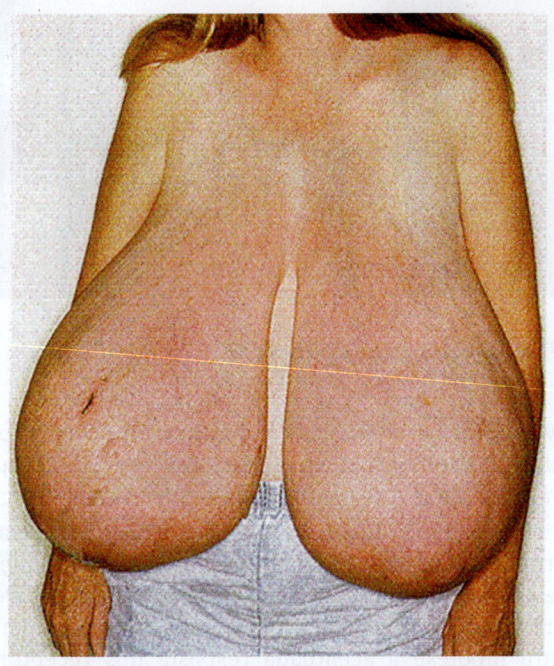

Figura 75.14 Hipertrofia virginal.

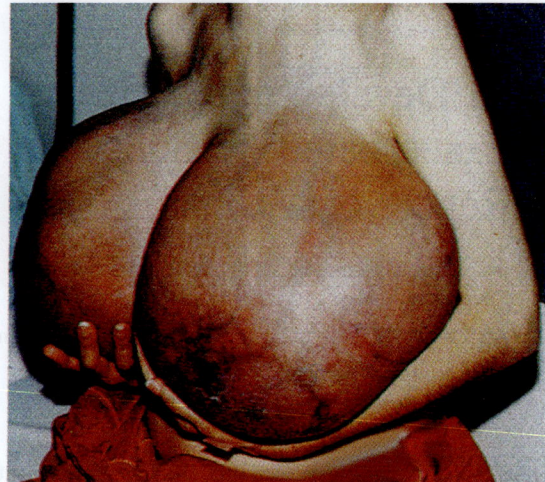

Figura 75.15 Hipertrofia gravídica.

induzem este tipo de gigantismo são D-penicilamina, indinavir e ciclosporina. Há descrição na literatura da associação de gigantomastia com miastenia gravis, artrite crônica e tireoidite de Hashimoto.[16]

Hipertrofia da gravidez

É o aumento excessivo e difuso das mamas durante o período gestacional, mais rara que a hipertrofia juvenil, sendo estimado um caso para cada 10.000 gestações (Figura 75.15).

Nos primeiros meses da gestação a mama aumenta várias vezes o seu tamanho, distendendo a pele e o parênquima que ficam edemaciados e tensos, com um *peau d'orange* difuso. Os vasos subcutâneos tornam-se proeminentes. Há casos descritos das mamas juntas atingirem aproximadamente 15 kg. Como consequência do rápido crescimento e pressão sobre a pele, há isquemia cutânea com ulceração, necrose, infecção e hemorragia, que podem ser fatais. É mais comum na primeira gestação e tende a recidivar nas subsequentes.

A causa da gigantomastia gravídica permanece desconhecida. Casos de hiperprolactinemia foram descritos, mas a regressão com a bromoergotriptina foi parcial e temporária. O estudo dos receptores hormonais no tecido mamário mostrou-se normal.

Na histologia, inicialmente há aumento do tecido conjuntivo interlobular periductal, mais tarde predomina moderado infiltrado do tecido conjuntivo hialino e acentuado edema intersticial.

A cirurgia é mandatória frente a complicações como infecção, ulceração e hemorragia. Quando ausentes, considerar o tamanho das mamas, o grau de dificuldade para mobilização e o risco de abortamento durante a cirurgia. Estar sempre preparado para volumosas perdas sanguíneas é fundamental. As técnicas cirúrgicas são a mamoplastia redutora, a mastectomia subcutânea e a mastectomia total com reconstrução tardia.

Outras alterações

Galactorreia do recém-nascido (leite de bruxa)

A queda dos estrogênios maternos no sangue do neonato estimula a produção de prolactina, resultando no aumento mamário, uni ou bilateral, em até 70% dos recém-nascidos. Histologicamente, observa-se hipertrofia do sistema ductal. Este quadro é frequentemente acompanhado por secreção semelhante ao colostro, formada por água, gordura e *debris* celulares, também chamada leite de bruxa. Esta alteração ocorre por igual em ambos os sexos e regride espontaneamente em algumas semanas, porém, em alguns casos, pode persistir por meses.[17]

Telarca prematura

Após o estímulo transitório no período neonatal, a mama feminina permanece em repouso até a puberdade. Na infância as estruturas estromais e ductos aumentam proporcionalmente ao crescimento corporal, mas nenhum desenvolvimento lobular ocorre.

Telarca prematura é o desenvolvimento mamário antes dos oito anos de idade, sem outros sinais de puberdade precoce ou alterações hormonais. Em 85% dos casos a telarca surge até os dois anos de idade.[18]

Os níveis hormonais de FSH (hormônio folículo-estimulante), LH (hormônio luteinizante) e de prolactina são normais, assim como a resposta hipofisária ao teste de sobrecarga G-RH é uma hipersensibilidade do tecido mamário aos baixos níveis de estrogênios circulantes.

Quando a desordem se dá até os dois anos, geralmente há regressão completa, representando um problema transitório e isolado. Entretanto, quando acontece mais tardiamente, pode persistir e representar o primeiro sinal de puberdade precoce; estas crianças devem ser seguidas regularmente para observação de outros sinais de maturidade sexual.

■ DIAGNÓSTICO

O diagnóstico é geralmente clínico, sendo necessário aconselhamento genético e encaminhamento para serviço especializado.

Tratamento

O tratamento das afecções do desenvolvimento mamário é cirúrgico, na grande maioria dos casos, sendo fundamental a abordagem multiprofissional para minimizar o impacto psicológico ocasionado por estas anomalias. O momento ideal do tratamento é importante visando o melhor resultado estético sem interferir no crescimento e desenvolvimento da paciente.

REFERÊNCIAS BIBLIOGRÁFICAS

1. Diseases of the breast. 4th Edition. Harris, Jay R.; Lippman, Marc E.; Morrow, Monica; Osborne, C. Kent.

2. Lemaine V, Simmons PS. The adolescent female: Breast and reproductive embryology and anatomy. Clin Anat. 2013 Jan;26(1):22.

3. Brown J, Schwartz RA. Supernumerary nipples: an overview. Cutis. 2003 May;71(5):344.

4. Grimshaw EC, Cohen PR. Supernumerary nipple and seminoma: case report and review of polythelia and genitourinary cancers. Dermatol Online J. 2013 Jan 15;19(1):4.

5. Leung AKC, Robson WLM: Polythelia. Int J Dermatol 1989, 28:429.

6. Kulkarni D, Dixon M. Congenital abnormalities of the breast. Womens Health (Lond Engl). 2012 Jan;8(1):75.

7. Ishida LH, et al. Athelia: case report and review of the literature. Br J Plast Surg. 2005 Sep;58(6):833.

8. Iamin MT, Kumar VP. Complete absence of breasts in a 24-year-old woman associated with ectodermal dysplasia. Plast Reconstr Surg. 2003 Feb;111(2):959.

9. Bartsich SA, Ofodile FA. Accessory breast tissue in the axilla: classification and treatment. Plast Reconstr Surg. 2011 Jul;128(1):35e-6e.

10. Famà F, et al. [Breast abnormalities: a retrospective study of 208 patients]. Chir Ital. 2007 Jul-Aug;59(4):499.

11. Ram AN, Chung KC. Poland's syndrome: current thoughts in the setting of a controversy. Plast Reconstr Surg 2009; 123: 949.

12. Baban A, et al. Poland syndrome with bilateral features: case description with review of the literature. Am J Med Genet A. 2009 Jul;149A(7):1597.

13. Linden H, eta al. Ulnar Mammary syndrome and TBX3: expanding the phenotype. Am J Med Genet A. 2009 Dec;149A(12):2809.

14. Von Heimburg D, et al. The tuberous breast deformity: classification and treatment. Br. J. Plast. Surg 1996;49(6),339.

15. Sillesen NH, et al. Congenital symmastia revisited. J Plast Reconstr Aesthet Surg. 2012 Dec;65(12):1607.

16. Dancey A, et al. Gigantomastia-a classification and review of the literature. J Plast Reconstr Aesthet Surg. 2008;61(5):493.

17. Weimann E. Clinical management of nipple discharge in neonates and children. J Paediatr Child Health. 2003 Mar;39(2):155.

18. Uçar A, et al. Is premature thelarche in the first two years of life transient? J Clin Res Pediatr Endocrinol. 2012 Sep;4(3):140.

Capítulo **76**

■ **Márcia Gaspar Nunes** ■ **Eline Maria Stafuzza Gonçalves**

Sangramento Genital na Infância e Irregularidade Menstrual na Adolescência

■ SANGRAMENTO GENITAL NA INFÂNCIA

Apesar de raro, o sangramento genital em crianças pré-púberes provoca grande ansiedade nos pais e deve ser rapidamente elucidado. Causas para o sangramento vaginal incluem, na recém-nascida, a descamação fisiológica do endométrio associada à retirada do estrogênio materno, e nas meninas, vulvovaginites, corpo estranho vaginal, condições dermatológicas, prolapso uretral, trauma e neoplasias.

O primeiro passo no diagnóstico é obter uma história clínica completa e a realização de exame físico minucioso. Na anamnese deve-se inquerir sobre início e duração do sangramento, história de trauma e sintomas associados, como dor abdominal e cefaleia. O exame físico deve ser abrangente, com especial atenção para evidência de massas pélvicas ou sinais de precocidade sexual, como desenvolvimento mamário ou presença de pelos pubianos terminais. O exame da região genital deve observar qualquer lesão dermatológica, presença de objetos estranhos, sinais de processo infeccioso ou evidências de trauma. É de extrema importância ter em mente a possibilidade de abuso sexual. Se o exame for realizado durante a vigência do sangramento, deve-se documentar a fonte do sangramento (vulvar, uretral, vaginal ou anal). Na maioria das vezes, contudo, existe apenas uma história de sangramento, sem fonte óbvia.

Causas de sangramento na menina pré-púbere

Vulvovaginites

Muito frequentemente o sangramento genital é atribuível a processo inflamatório ou infeccioso. Vulvova-
ginites na infância podem ser causadas por agentes patogênicos das vias respiratórias ou fecais. *Streptococcus* beta-hemolítico do grupo A é o agente identificado mais comumente,[1] causando secreção serosanguinolenta, por vezes purulenta, ou ainda irritação vulvar e escoriação da pele. *Haemophilus influenzae* é outro patógeno comum. Geralmente, a infecção é causada por autoinoculação, quando a criança carrega bactérias de seu nariz e boca por meio de suas mãos para a vulva. Entre os agentes entéricos causadores de vaginites, destacam-se *Escherichia coli*, *Salmonella* sp e *Shigella* sp, sendo os dois últimos organismos conhecidos por causar vaginite com secreção sanguinolenta.

Pelos baixos níveis de estrogênio endógeno, a mucosa vaginal em meninas pré-púberes é fina, e a falta de lactobacilos promove a infecção. Recomendações simples como lavagem das mãos, melhoria da higiene perineal e evitar uso de irritantes tópicos, como sabonetes perfumados, irão reduzir as vulvovaginites. Os pais e as crianças devem ser instruídos à higienização de frente para trás. A aplicação externa de cremes de barreira, como o óxido de zinco, pode ajudar.[2]

Corpo estranho

A presença de corpo estranho intravaginal deve ser suspeitada a partir da história clínica e exame físico de corrimento fétido sanguinolento. Os corpos estranhos mais comumente encontrados são pequenos pedaços de papel higiênico, embora objetos maiores como moedas e pequenos brinquedos também possam ser inseridos pela criança.

Se o corpo estranho for visível e a criança cooperativa uma pequena pinça pode ser utilizada para retirá-lo. Irrigação vaginal pode ser tentada com um pequeno cateter e água morna para lavar detritos. Se o objeto não for visível ao exame, é improvável que a irrigação possa removê-lo, e vaginoscopia sob anestesia é muitas vezes necessária.[3]

Condições dermatológicas

Uma causa dermatológica potencial para sangramento genital é o líquen escleroso. Esta condição caracteriza-se por inflamação crônica, intenso prurido, lesões branco-nacaradas e adelgaçamento da pele da região vulvar e perineal. A pele atrófica pode apresentar hemorragia subepitelial, petéquias, que são causadas por trauma leve decorrente de coçadura, limpeza ou mesmo pelo atrito com as roupas. O diagnóstico baseia-se nas características clínicas, mas pode ser confirmado por meio de biopsia. Esteroides tópicos de alta potência são a primeira linha de tratamento e geralmente melhoram a aparência e os sintomas de prurido.[4]

Mais raramente outras condições dermatológicas como assadura (dermatite das fraldas) pode ser causa de sangramento genital.

Trauma

Traumatismo vulvovaginal é especialmente preocupante. A maior parte destas lesões é acidental, mas abuso físico e sexual deve ser descartado. O tipo mais comum de ferimento acidental é o traumatismo causado pela queda contra um objeto duro, chamada de 'queda a cavaleiro', tal como a queda sobre o selim ou o quadro da bicicleta, sobre uma barra, sobre uma cerca ou borda da banheira. Esses acidentes podem levar a escoriações, equimoses, hematomas e lacerações. Geralmente, os grandes lábios protegem a vagina, a uretra e o hímen nas quedas a cavaleiro. Se houver laceração do hímen, especialmente posterior, a possibilidade de abuso deve ser considerada.

Em casos de traumatismos vulvovaginais e perineais é conveniente descartar comprometimento vesical. Se a criança for incapaz de urinar espontaneamente um cateter Foley deve ser colocado.

Lacerações menores, em crianças cooperativas, podem ser reparadas sob sedação e anestesia local. Se a lesão for extensa, anestesia geral pode ser necessária para avaliação adequada e permitir o reparo. Hematomas pequenos podem ser tratados com aplicação de bolsa de gelo, repouso e anti-inflamatório. Se o hematoma for grande ou se expandir deve ser drenado. Se houver evidências de penetração vaginal ou perineal, um exame detalhado deve ser realizado para excluir trauma da parte superior da vagina ou dos órgãos intrapélvicos.[5]

Pólipos himenais

Os pólipos himenais, também denominados apêndices himenais, são pequenas formações mucosas, apensas ao hímen. Parecem maiores, proporcionalmente, nas recém-natas, pelo edema generalizado dos órgãos genitais externos. Geralmente regridem com a redução dos níveis maternos de estrogênios. Não há necessidade de excisão cirúrgica destes apêndices, a menos que cresçam ou causem dificuldades para higiene.[3] Papilomas benignos podem surgir na vagina de meninas. Entretanto, os pólipos vaginais associados a sangramento devem ser ressecados e enviados para estudo anatomopatológico para excluir malignidade.

Alterações do trato urinário

Infecções urinárias, cursando com hematúria, podem inicialmente ser interpretadas como sangramento vaginal.

Prolapso de uretra consiste na eversão parcial ou total da mucosa uretral pelo meato uretral externo. É causado por uma fraqueza nos tecidos de suporte da uretra. As pacientes apresentam história clínica de sangramento indolor, podendo, ainda, haver sintomas urinários. Ao exame, observa-se massa anelar, avermelhada na região do meato uretral. O hímen encontra-se abaixo da lesão, contudo, o orifício vaginal pode estar inteiramente obscurecido pelo tecido. O tratamento é conservador, com aplicação de creme à base de estrogênio na área de prolapso duas vezes ao dia durante duas semanas. Excisão cirúrgica, para remoção de tecido necrótico, é raramente necessária.[3]

Neoplasias

Neoplasias, benignas e malignas, da vulva e vagina são raras em crianças.

Hemangioma cavernoso da vulva é um tumor vascular benigno, caracterizado por uma rápida proliferação celular seguida por uma lenta involução. Trinta por cento deles apresentam involução completa ao redor dos três anos de idade. Até os 12 anos de idade quase todos os hemangiomas terão involuído. Podem sangrar se traumatizados pela higiene, fraldas ou vestuário. Cremes de barreira podem ser utilizados. Cirurgia, embolização ou terapia com laser são reservadas para casos de hemagiomas volumosos com grande sangramento.[6]

Rabdomiossarcoma embrionário, também conhecido como sarcoma botrioide, é um tumor maligno, ocorrendo principalmente até os dois anos de vida. São tumores polipoides, multilobulares, de superfície lisa, que levam a sangramento vaginal, leucorreia, protrusão de massa por meio do intróito vaginal. O tratamento do rabdomiossarcoma embrionário consiste na combinação de excisão cirúrgica, que varia desde a retirada local do tumor até a exenteração pélvica, e quimioterapia adjuvante, com ou sem radioterapia.[7]

Tumores de células da granulosa perfazem 4% dos tumores ovarianos na criança e, por serem produtores de estrogênios, manifestam-se mais comumente pelo desenvolvimento sexual secundário e o sangramento vaginal (puberdade precoce periférica).

Puberdade precoce central

O sangramento vaginal pode ser um sinal de puberdade precoce. Apresenta-se associado ao desenvolvimento de características sexuais secundárias. A menarca normalmente ocorre dois anos após o início do desenvolvimento das mamas, e geralmente estas se encontram no estadio M3 ou M4 de Tanner.

Exposição a estrogênios exógenos

Outra causa para o sangramento vaginal na infância é a exposição exógena a estrogênios. Esta exposição pode ocorrer a partir de ingestão acidental de anticoncepcionais hormonais orais e produtos de beleza contendo estrogênio, ou, ainda, pela exposição a alimentos ou outros componentes similares ao estrogênio.

■ IRREGULARIDADE MENSTRUAL NA ADOLESCÊNCIA

Irregularidade menstrual é uma das queixas mais comuns no atendimento ginecológico das adolescentes. Nas mulheres adultas os ciclos menstruais ovulatórios normais apresentam-se com intervalos de 21 a 35 dias, duração de até sete dias e com uma perda de sangue média de 25 a 69 mL.[8] Já a adolescente apresenta ciclos menstruais com ampla variabilidade. A maioria dos ciclos apresenta intervalos entre 21 a 45 dias (média 32,2 dias) no primeiro ano pós-menarca, sendo que 10% das adolescentes apresentaram intervalos com mais de 60 dias (percentil 95 para intervalo ciclo = 90 dias) e 7% intervalos menores do que 20. Ciclos com intervalos longos ocorrem mais frequentemente durante os três primeiros anos após a menarca, e a tendência geral, é de ciclos mais curtos e regulares com o aumento da idade. Por volta do terceiro ano após a menarca cerca de 60% a 80% dos ciclos menstruais apresentam duração de 21 a 34 dias, tal como é típico nas mulheres adultas.[9] No primeiro ano após a menarca 50% dos ciclos são anovulatórios. Quatro anos após a menarca poucas adolescentes apresentam ciclos com intervalos > 45 dias, mas ciclos anovulatórios ainda estão presentes em uma parcela significativa das adolescentes (percentil 95 para intervalo ciclo = 50 dias).

É sempre importante verificar o que a adolescente quer dizer quando se queixa de irregularidade menstrual. Ela pode estar dizendo que seus ciclos não são sempre de 28 dias, que sua menstruação não vem sempre na mesma data, que o número de dias da duração do sangramento varia de mês para mês, que sua menstruação 'saltou' um mês, quando sua menstruação começa no final de um mês e a próxima não se inicia até o início do mês subsequente, ou ainda, de apresentar 'duas menstruações por mês' quando o ciclo menstrual começa no início do mês e o próximo ciclo se inicia no fim do mesmo mês. As adolescentes devem ser incentivadas a registrar seu calendário menstrual (Figura 76.1).

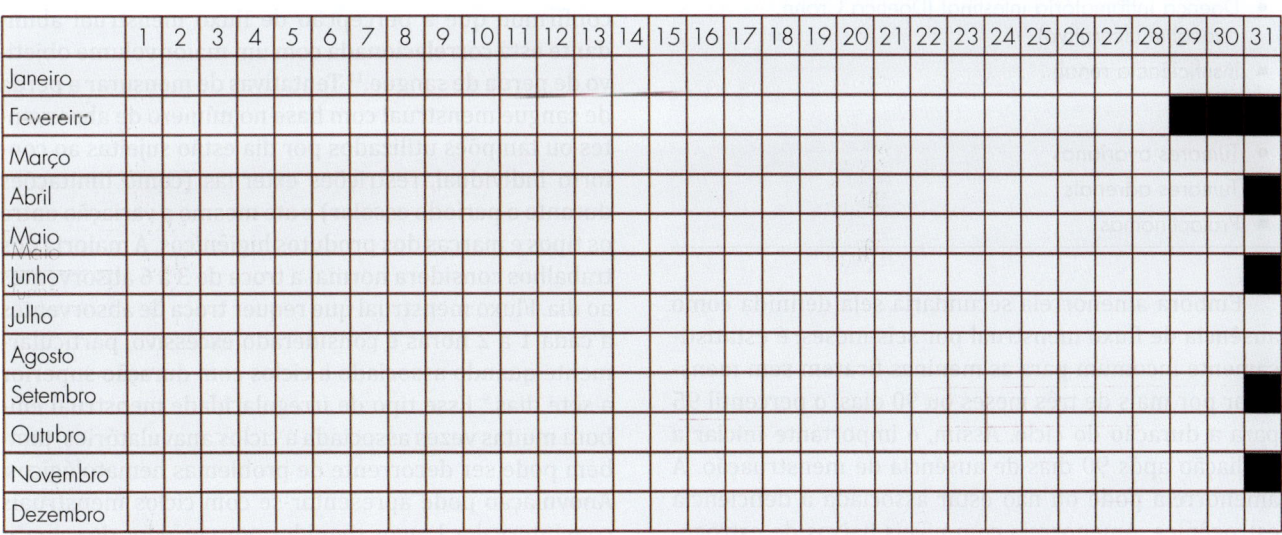

	1	2	3	4	5	6	7	8	9	10	11	12	13	14	15	16	17	18	19	20	21	22	23	24	25	26	27	28	29	30	31
Janeiro																															
Fevereiro																													■	■	■
Março																															
Abril																															■
Maio																															
Junho																															■
Julho																															
Agosto																															
Setembro																															■
Outubro																															
Novembro																															■
Dezembro																															

Anotar Sangramento Menstrual:

X

Favor trazer na próxima consulta

Figura 76.1 Calendário menstrual.

A avaliação da queixa de irregularidade menstrual é facilitada por uma representação gráfica. Adolescentes com ciclos menstruais claramente fora do intervalo de 20 a 45 dias devem ser avaliadas para condições patológicas.

Ciclos menstruais anormais

Intervalo prolongado

Gravidez, desordens endócrinas e outras condições médicas podem causar atraso menstrual em adolescentes. A Tabela 76.1 lista as causas de irregularidade menstrual.

Tabela 76.1 Causas de irregularidade menstrual.
Gravidez
Anovulação
■ Síndrome dos ovários policísticos
■ Disfunção hipotalâmica relacionada ao estresse
■ Desordens alimentares (anorexia nervosa e bulimia)
■ Amenorreia induzida pelo exercício
■ Disfunções tireoidianas
■ Hiperplasia adrenal congênita – forma não clássica
■ Doença de Cushing
Insuficiência ovariana prematura
Disgenesia gonadal
Doenças crônicas
■ Diabetes *mellitus* descompensado
■ Doença inflamatória intestinal (Doença Crohn, retocolite ulcerativa)
■ Insuficiência renal)
Tumores
■ Tumores ovarianos
■ Tumores adrenais
■ Prolactinomas

Embora amenorreia secundária seja definida como ausência de fluxo menstrual por seis meses, é estatisticamente incomum para as meninas ficarem sem menstruar por mais de três meses ou 90 dias, o percentil 95 para a duração do ciclo. Assim, é importante iniciar a avaliação após 90 dias de ausência de menstruação. A amenorreia pode ou não estar associada à deficiência estrogênica. Amenorreia com níveis baixos de estrogênio está associada à densidade mineral óssea reduzida e maior risco de fraturas, enquanto amenorreia com níveis normais de estrogênio podem ser intercaladas com sangramento uterino anormal no curto prazo e predis-

por ao carcinoma endometrial no longo prazo.[10] Em ambas as situações, a intervenção adequada pode reduzir a morbidade.

Gravidez deverá ser sempre excluída, mesmo se a história sugira que a paciente não tenha vida sexual ativa.

Amenorreia hipotalâmica é a causa mais comum de amenorreia nas adolescentes, seguida pela síndrome dos ovários policísticos (SOP).

Na anorexia nervosa, amenorreia induzida pelo exercício e amenorreia associada a doenças crônicas, um déficit de energia resulta na supressão de secreção hipotalâmica de GnRH, mediada em parte pela leptina.

A etiologia da SOP ainda não está esclarecida. Independentemente de sua origem a SOP é responsável por 90% dos casos de hiperandrogenismo nas mulheres, e por definição se caracteriza pela disfunção ovulatória. Antes da confirmação diagnóstica hiperprolactinemia, hiperplasia adrenal congênita e tumores funcionantes devem ser descartados.

Distúrbios menstruais também podem ser decorrentes de doenças crônicas, como o diabetes mal controlado, e de condições genéticas como a síndrome de Turner e outras formas de disgenesia gonadal.

Fluxo menstrual excessivo

Os ciclos menstruais normais geralmente apresentam perda de sangue de 30 mL em média, e a perda crônica superior a 80 mL está associada à anemia. Esses dados, contudo, têm utilidade clínica limitada porque a maioria das mulheres é incapaz de medir sua perda de sangue. No entanto, um estudo com mulheres adultas confirmou que a percepção de fluxo menstrual abundante está correlacionada com um maior volume objetivo de perda de sangue.[11] Tentativas de mensurar a perda de sangue menstrual com base no número de absorventes ou tampões utilizados por dia estão sujeitas ao conforto individual, restrições externas (como limitações durante o período escolar) e até mesmo a variação entre os tipos e marcas dos produtos higiênicos. A maioria dos trabalhos considera normal a troca de 3 a 6 absorventes ao dia. Fluxo menstrual que requer troca de absorventes a cada 1 a 2 horas é considerado excessivo, particularmente quando associado a ciclos com duração superior a sete dias.[9] Esse tipo de irregularidade menstrual embora muitas vezes associada a ciclos anavulatórios, também pode ser decorrente de problemas hematológicos. Anovulação pode apresentar-se com ciclos menstruais com intervalos longos seguidos por períodos de sangramento prolongado. A doença de von Willebrand (DvW) apresenta prevalência de 1% na população geral, e é o distúrbio hematológico mais comum associado ao sangramento menstrual excessivo em adolescentes meninas.[12] A coleta de sangue para avaliação dos distúrbios de coagulação deve ser realizada antes da administração de produtos derivados de sangue ou de estrogênios, uma vez que esses hormônios podem elevar o fator de von Willebrand (VWF) para a faixa de normalidade. Os exames de *screening* para doença de von Willebrand incluem: tempo de sangramento (cerca de 50% dos pacientes com DvW apresentam prolongamento do TS), contagem de plaquetas (detecção de plaquetopenia, geralmente discreta, pode sugerir o diagnóstico de DvW tipo 2B), tempo de tromboplastina parcial ativado (TTPA depende dos níveis de fator VIII e pode estar prolongado na DvW, principalmente nas formas mais graves do tipo 1, do tipo 3 e no tipo 2N, mas um valor normal de TTPA não exclui o diagnóstico da doença) e métodos de filtragem sob alta pressão (modelos para avaliação rápida da função plaquetária dependente de VWF que apresentam maior sensibilidade, especificidade e reprodutibilidade que o TS). Exames específicos para DvW incluem a dosagem de VWF, atividade coagulante do FVIII e atividade cofatora da ristocetina. Consulta com hematologista é recomendado.

A possibilidade de sangramento relacionado a complicações da gravidez, como abortamento, gestação ectópica ou gestação molar, deve sempre ser considerada. Sangramento anormal pode ainda estar associado ao uso de medicamentos (anticoagulantes e medicamentos hormonais como contraceptivos combinados ou progestogênio isolado), processos infecciosos, traumas, pólipos endocervicais ou endometriais, e malformações arteriovenosas uterinas.

O manejo do sangramento anormal é determinado pela etiologia e pela severidade do quadro. Depois de descartar outros diagnósticos, o manejo do sangramento uterino anormal não estrutural por disfunção ovulatória é ambulatorial na maioria dos casos, e pode-se realizar terapia hormonal (contraceptivos hormonais orais combinados, progestogênio isolado, e ainda com sistema intrauterino com liberação de levonorgestrel), anti-inflamatórios não hormonais (AINH), agentes antifibrinolíticos (ácido tranexâmico).[13] Hospitalização é necessária para meninas hemodinamicamente instáveis, com baixa concentração de hemoglobina (Hb < 7 mg/dL), ou com anemia sintomática. A necessidade de transfusão de sangue deve ser individualizada com base no hemograma de entrada, na quantidade de sangramento e outras comorbidades.

Os AINHs reduzem a síntese de prostaglandinas (PGE2 e PGF2-α) no endométrio, levando à vasoconstrição. O ácido mefenâmico (500 mg, três vezes ao dia, durante os três a cinco primeiros dias da menstruação) reduz o fluxo menstrual em torno de 20%.[14] É comumente prescrito em associação com o ácido tranexâmico. Outros AINHs, como ibuprofeno (400 mg três vezes ao dia), piroxican (20 mg duas vezes ao dia) e nimesulida (100 mg duas vezes ao dia), podem ser utilizados.

Os agentes que previnem a degradação da fibrina podem ser utilizados no controle do sangramento. Agem dentro de duas a três horas após a administração. O ácido tranexâmico é utilizado na dose de 1,0 a 1,5 g (divididas em três tomadas ao dia), reduzindo o fluxo menstrual em torno de 50%.[14]

Para os sangramentos de intensidade moderada a intensa a terapia hormonal é geralmente utilizada. Estrogênios promovem rápido crescimento do endométrio e estabilizam as membranas lipossomais.

Há escassez de ensaios clínicos randomizados para o tratamento do sangramento uterino anormal em adolescentes. No entanto, há uma variedade de regimes hormonais que parecem ser igualmente eficazes. Uso de contraceptivos orais combinados parece ter melhor resposta do que esquemas com progestogênio isolados. Assim, uma opção é uso de contraceptivos combinados monofásicos na forma tradicional de um comprimido por dia. Outro esquema é o uso de contraceptivos combinados (com 30 mcg de etinilestradiol) na dose de uma pílula, três vezes ao dia até que o sangramento cesse (geralmente dentro de 48 horas); em seguida, reduzir a dose para duas vezes por dia, por cinco dias, com nova redução da dose para uma vez ao dia, até completar 21 dias de terapia hormonal. Uma vez que o ciclo de 21 dias for concluído, as pacientes devem iniciar uma nova cartela e tomar um comprimido por dia, no esquema usual. A terapia com altas doses de estrogênios podem causar náuseas. Terapia antiemética (ondansetrona) pode ser necessária. Terapia com progestogênio isolado é uma alternativa para as meninas que não tolerem ou que apresentem contraindicação à terapia com estrogênios. Acetato de medroxiprogesterona 10 a 20 mg, duas vezes ao dia, ou noretindrona 5 mg, uma a duas vezes ao dia, são opções a ser consideradas. Esquemas com desogestrel 75 mg/dia podem ser considerados. A liberação intrauterina contínua de levonorgestrel por meio de um DIU medicado tem-se mostrado eficaz no tratamento dos sangramentos uterinos, mesmo em adolescentes.[13]

REFERÊNCIAS BIBLIOGRÁFICAS

1. Hansen MT, et al. Streptococcus pyogenes pharyngeal colonization resulting in recurrent, prepubertal vulvovaginitis. J Pediatr Adolesc Gynecol, 2007; 20(5):315.
2. Van Eyk N, et al. Pediatric vulvovaginitis disorders: a diagnostic approach and review of the literature. J Obstet Gynecol Can 2009; 31(9):850-8.
3. Sugar NF, et al. Common gynecologic problems in prepubertal girls. Pediatr Review 2006; 27(6):213-9.

4. Poindexter G, et al. Anogenital puuritus: lichen sclerosus in children. Pediatr Ann 2007; 36(12):785-9.

5. Merritt DF. Genital trauma in the pediatric and adolescent females. Obstet Gynecol Clin North Am 2009; 36(1):85-8.

6. Kilcline C, et al. Infantile hemangiomas: how common are they? A systematic review of the medical literature. Pediatr Dermatol 2008; 25(2):168-76.

7. Hayes-Jordan A, et al. Rhabdomyosarcoma in children. Curr Opin Pediatr 2009; 21(3):373-9.

8. Fraser IS, et al. Can we achieve international agreement on terminologies and definitions used to describe abnormalities of menstrual bleeding? Hum Reprod 2007; 22(3):635-43.

9. ACOG Committee Opinion No. 349, November 2006--menstruation in girls and adolescents: using the menstrual cycle as a vital sign. Obstet Gynecol 2006; 108(5):1323-8.

10. Golden NH, et al. The pathophysiology of amenorrhea in the adolescent. Ann N Y Acad Sci 2008; 1135:163-78.

11. Warner PE, et al. Menorrhagia I: measured blood loss, clinical features, and outcome in women with heavy periods: a survey with follow-up data. Am J Obstet Gynecol 2004; 190(5):1216-23.

12. Kulp JL, et al. Screening for coagulation disorders in adolescents with abnormal uterine bleeding. J Pediatr Adolesc Gynecol 2008; 21(1):27-32.

13. Mullins TL, et al. Evaluation and management of adolescents with abnormal uterine bleeding. Pediatr Ann 2015;44(9):218-22.

14. Bonnar J, et al. Treatment of menorrhagia during menstruation: randomized controlled trial of ethamsylate, mefenamic acid and tranexamic acid. BMJ 1996; 313(7057):579-82.

Capítulo 77

- José Maria Soares Júnior ■ Maria Candida Pinheiro Baracat ■ Gustavo Arantes Rosa Maciel
- Isabel Cristina Espósito Sorpreso ■ Edmund Chada Baracat

Síndrome dos Ovários Policísticos na Adolescência

■ INTRODUÇÃO

A síndrome dos ovários policísticos (SOP) é conhecida há cerca de 80 anos, desde os relatos feitos por Stein e Leventhal em 1935,[1] que associaram os dados clínicos (hiperandrogenismo e anovulação crônica) ao aspecto micropolicístico dos ovários de mulheres obesas. Apesar do conhecimento acumulado desde aquela época, essa afecção ainda é um desafio e motivo de controvérsias pela sua complexidade, pois ainda não foi identificado um agente único que possa explicá-la completamente.[2,3] Portanto, continua sendo um enigma para muitos investigadores.[4]

Além da infertilidade e do distúrbio menstrual, a SOP associa-se frequentemente à resistência à insulina e obesidade, podendo ter como repercussão maior risco de diabete *mellitus* e doença cardiovascular, que atinge seu apogeu após a quinta década de vida.[5] Contudo, tem-se observado número crescente de meninas obesas.[6] O aumento de peso favorece a resistência insulínica, causa disfunção endotelial mais precocemente e incrementa o risco cardiovascular, inclusive durante a adolescência.[6,7]

A adolescência constitui um período em que ocorrem transformações físicas, sociais e psíquicas, e essas mudanças podem trazer inquietações. Além disso, a SOP pode proporcionar conflitos emocionais adicionais, em razão de transtorno da autoimagem e da autoestima (oleosidade da pele, acne, aumento de pelo e obesidade), perda do autocontrole, incremento de estresse e preocupação com a fertilidade.[8,9] Por essas razões, o correto diagnóstico dessa afecção na adolescência assume grande relevância.

■ EPIDEMIOLOGIA

Conforme o critério utilizado no diagnóstico, a incidência da SOP pode variar de 4% a 20% durante o período reprodutivo.[2-5,10] O consenso de Rotterdam é o que tem maior abrangência e, portanto, maior número de fenótipos. Inclui, além de mulheres com anovulação crônica, aquelas que ovulam normalmente, com hiperandrogenismo e imagens ultrassonográficas sugestivas de ovários policísticos. Tal diversidade de fenótipos pode trazer dúvidas.[10-13]

A prevalência em adolescentes é difícil de ser estimada por três motivos: (a) imaturidade do eixo hipotalâmico hipofisário,[14] que pode ser um fator de confusão para o diagnóstico; (b) a SOP é evolutiva, piorando com a idade e a obesidade;[15] (c) o volume ovariano, em geral, é maior na adolescente, bem como o número de folículos.[16] Portanto, sugere-se que a paciente preencha os três critérios de Rotterdam (anovulação com hiperandrogenismo e ovários policísticos) para o diagnóstico.[14-15] Já as adolescentes que não preenchem todos os critérios devem ser acompanhadas, pois teriam ainda risco de desenvolver a síndrome.[14-15] Por essas razões, a avaliação da prevalência exata dessa afecção é difícil durante a adolescência.

■ ETIOPATOGENIA

A verdadeira etiologia da SOP ainda não é conhecida. Alguns pesquisadores acreditam que seria uma desordem genética antiga durante a evolução humana.[1-3,16-18] Outros sugerem ser resultado de alterações durante a gestação, impactando negativamente o recém-nascido, que poderia ter baixo peso (menor que 2.500 g ou menor que 10% do peso esperado para a idade gestacional)[18,19] ou macrossomia (mais de 4.500 g).[20] Em ambos os casos, a criança teria maior predisposição para desenvolver distúrbio do metabolismo de carboidratos, em especial resistência insulínica, obesidade e maior probabilidade de desenvolver doenças crônicas na vida adulta, como hipertensão arterial sistêmica e diabete *mellitus*.[18-20] Portanto, o ambiente intrauterino poderia ser o primeiro passo (alteração epigenética) para determinar a SOP. Todavia, pode-se questionar se a alteração ponderal nas recém-natas não seria apenas consequência de diabete gestacional e/ou pré-eclâmpsia, que podem acontecer à gestante com SOP.[21]

Alguns autores sugerem o fator hereditário ou o genético como principal agente, pois filhas de mães com essa síndrome têm risco elevado de desenvolvê-la.[4-7] Assim, tenta-se correlacionar os fenótipos da SOP com alterações gênicas.[22-24]

A associação do estudo do genoma (GWAS) pode trazer algumas respostas. Desde 2005, a GWAS faz uma varredura do genoma inteiro, identificando potenciais genes ou até biomarcadores gênicos para a SOP. Entretanto, os estudos são dispendiosos e há poucos candidatos, como a região localizada no cromossomo 2p16.3, que contém dois genes, GTF2A1L e LHCGR, os quais desempenham papel crucial em receptores de LH. Esses, por sua vez, são importantes tanto para a ovulação quanto para a evolução da gravidez no primeiro trimestre. Contudo, salienta-se que os níveis séricos de LH são mais elevados nas mulheres com SOP do que nas eumenorreicas, o que traz muitos questionamentos sobre essa associação gênica à síndrome.[18-24]

Polimorfismos de SNP (*single-nucleotide polymorphism*) independentes, localizados no segundo *locus* do cromossomo 2p21, na região do gene THADA (*gene adenoma da tiroide*) e na região 9q33.3, chamada de DENND1A,[25] também foram identificados. O gene THADA poderia sugerir uma associação com doenças da tireoide,[25] o que estaria em desacordo com o consenso de Rotterdam que exclui a disfunção dessa glândula. Por outro lado, várias repetições de CAG no gene relacionado ao receptor androgênico poderiam ser fator protetor contra o desenvolvimento da SOP.[26]

Ainda é motivo de grande discussão o fator gênico: isoladamente seria suficiente para desencadear a SOP? Foram descritas mais de 100 variações gênicas em pacientes com SOP, incluindo risco de obesidade, resistência insulínica e anomalias em receptores.[18-24] Portanto, acredita-se que a soma de fatores ambientais, comportamentais e psíquicos, em conjunto com a predisposição genética, seriam os determinantes para a ocorrência dessa síndrome, principalmente para as formas mais exacerbadas. Assim, o ganho de peso e a falta de atividade física adequada na infância são fatores que podem influenciar o surgimento da SOP.

■ FISIOPATOGENIA

O distúrbio do metabolismo de androgênios atua tanto em nível central (hipotálamo e hipófise) como periféricamente (ovários).[18,27-29] A consequência final é a perda da ciclicidade funcional ovariana por retroalimentação inadequada.[18] Haveria, pois, maior produção de androgênios, o que perpetuaria a anovulação.

No SNC, em especial no hipotálamo, os androgênios proporcionam maior produção de estrogênios pela ação da aromatase. Tal fato pode interferir tanto nos neurônios produtores de kisspeptina como nos de GnRH (hormônio liberador de gonadotrofinas) do núcleo arqueado. Além disso, pode ocorrer também diminuição da atividade opioide e aumento da noradrenalina.[18] Esse ambiente favorece o incremento da frequência e da amplitude de pulsos de GnRH, que determina maior produção e liberação de hormônio luteinizante (LH). A queda do hormônio folículo-estimulante circulante (FSH) advém do aumento dos níveis de inibina beta, produzida nos pequenos folículos, e dos altos índices de estrona.[18]

As alterações gonadotróficas causam a interrupção do crescimento folicular e o aparecimento de alterações histomorfológicas, como micropolicistose e aumento do estroma ovariano, que constitui exuberante fonte de androgênios (microambiente). Essas modificações têm grande impacto no eixo hipotalâmico-hipofisário nas mulheres com SOP, levando a um ciclo vicioso. Além disso, a produção abundante de androgênios é responsável pelo hiperandrogenismo cutâneo.[30]

Outra hipótese seria a de que as mulheres com SOP teriam estruturalmente maior população folicular do que apenas uma disfunção hormonal.[29] Esse fato poderia propiciar maior produção de esteroides sexuais e, consequentemente, de androgênios, que interferem na retroalimentação do eixo hipotalâmico-hipofisário-ovariano.

Sabe-se que a insulina desempenha importante papel na fisiopatologia da SOP. O mecanismo da resistência à insulina na síndrome parece estar relacionado com defeito pós-receptor desta, envolvendo a queda do substrato 1 da tirosina. O resultado desse processo seria maior fosforilação nos resíduos de serina do receptor de insulina ou de proteínas dessa via de sinalização, bem como a queda do número de proteínas GLUT-4 na superfície da membrana plasmática, dificultando o ingresso de glicose para o meio intracelular. Em consequência, teríamos maior hiperinsulinismo como resposta do pâncreas a essa situação, o que pode predispor à intolerância à glicose ou até ao diabete *mellitus*.[8,18,31-32]

A insulina tem ação sinérgica ao LH nas células da teca interna e do estroma ovariano, bem como aumenta a produção de androgênios. Nas mulheres com resistência insulínica por defeito pós-receptor, ocorre fosforilação da serina, que reforça ainda mais a síntese androgênica.[18]

O excesso de insulina, em nível hepático, reduz os níveis da globulina carreadora de esteroides sexuais (SHBG), permitindo que maior fração de androgênios circule em sua forma ativa, produzindo os efeitos cutâneos conhecidos na SOP.[11-18] Além dessa globulina, há queda da síntese de outras proteínas carreadoras de fatores de crescimento, favorecendo maior ação nos tecidos periféricos – como o endométrio –, o que pode dificultar a implantação embrionária e também elevar o risco de surgimento de lesões precursoras do câncer endometrial.[18,33-35]

■ ENDOMÉTRIO E SOP

Em mulheres com SOP, o papel regulatório da progesterona é subótimo ou ausente, o que resulta na falta constante de oposição à ação proliferativa do estrogênio no endométrio. Dessa forma, o tecido não sofre as mudanças sequenciais na expressão gênica dos processos bioquímicos que são responsáveis pela proliferação endometrial normal, diferenciação e degradação regular,[27,36-37] resultando em endométrio inadequado tanto para implantação como para a descamação, causando sangramento anormal.[18]

Em mulheres com SOP, que são anovulatórias ou oligo-ovulatórias, o crescimento e a diferenciação do endométrio são influenciados pelos androgênios, pela insulina e pelos estrogênios. Na ausência de ovulação e sem os efeitos da progesterona, o endométrio não sofre transformação secretória e está constantemente exposto aos efeitos estimulantes e mitogênicos do estradiol, que podem levar ao crescimento excessivo da mucosa uterina, padrões de sangramento imprevisível, hiperplasia e câncer.[33-35] Portanto, as mulheres com SOP sofrem inadequação de todo o eixo hipotálamo-hipofisário-ovariano-uterino, o que pode dificultar o tratamento da infertilidade e da disfunção menstrual, agravando-se quando há resistência insulínica associada.[38]

■ DIAGNÓSTICO

O grande desafio no diagnóstico da SOP durante a adolescência é o diferencial com a imaturidade do eixo hipotálamo-hipofisário-ovariano, que seria um processo fisiológico e transitório de anovulação.[39] Em geral, as mulheres com SOP têm elevação dos níveis séricos de androgênicos e hirsutismo. Além disso, há outras entidades que também podem ter quadro clínico semelhante.[11,13,40] Portanto, o diagnóstico só será firmado após a exclusão destas afecções: disfunção da tireoide, hiperprolactinemia, tumor masculinizante ovariano ou da suprarrenal, defeitos de síntese da suprarrenal, síndrome de Cushing e uso de substâncias androgênicas (anabolizantes).

A suspeita da síndrome dos ovários policísticos se dá quando houver pelos excessivos pelo corpo, associados à irregularidade menstrual – em geral, ciclos alongados ou períodos de amenorreia. Na adolescência, a imaturidade de eixo hipotalâmico-hipofisário-ovariano também pode determinar disfunção menstrual, entretanto, com ciclos mais curtos do que a que ocorre na SOP.[14] Todavia, isso não é regra em todos os casos, o que sugere acompanhamento para fechar o diagnóstico. O antecedente de pubarca precoce pode ser um indicativo de que a adolescente tenha predisposição à SOP.[18,40] A ultrassonografia não é de muita ajuda, pois os ovários, em geral, são maiores e muitas vezes multifoliculares quando há imaturidade do eixo, o que pode levar ao diagnóstico errôneo de SOP durante a adolescência.[16]

Infelizmente, há casos em que o diagnóstico será feito tardiamente, passando-o despercebido durante toda a adolescência, e descoberto quando a mulher procura assistência médica por desejo reprodutivo.[12-18]

O exame físico pode auxiliar no diagnóstico, portanto, deve-se procurar sinais clínicos de hiperandrogenismo, como acne e hirsutismo. A simples presença de hipertricose não significa aumento da ação dos androgênios, pois são pelos do tipo lanugem que aparecem em geral no ombro e na fronte. A hipertricose pode ser causada por fármacos, como glicocorticoides, ciclosporinas, progestágenios, valpronatos e minoxidil, ou estar presente em algumas doenças, como hipotireoidismo, anorexia nervosa, porfiria e dermatomiosite.[18]

Com relação à resistência insulínica, o sinal clínico mais importante a ser avaliado é a acantose *nigricans,* que é um espessamento com escurecimento da pele em região de dobras. É determinada pela ação da insulina no tecido cutâneo. Contudo, aparece apenas em aproximadamente 18% das mulheres com resistência insulínica.[38] Todavia, esse sinal não é relevante para o diagnóstico de SOP.

Durante a investigação da pelve feminina, podemos evidenciar ovários de tamanhos aumentados. Em raros casos, pode-se encontrar aumento do clitóris, que é mais frequente na vigência de neoplasias produtoras de androgênio. Em geral, a história clínica da SOP é mais arrastada, surgindo na adolescência e, em muitos casos, piorando gradativamente com a obesidade e a resistência insulínica.[18,31-38]

O ultrassom pélvico transvaginal de mulheres com SOP pode mostrar imagens de ovários com volume aumentado, em geral, acima de 10 mL com mais 12 microcistos na periferia do ovário. Contudo, a característica mais marcante é a hiperecogenicidade central que reflete a hiperplasia estromal. Essa característica não é vista nas adolescentes com imaturidade do eixo.[16] Em estudo feito com 44 adolescentes com SOP, foram identificadas características de micropolicistose ovariana em menos de 28%.[40] Esse seria um outro fator que dificulta o diagnóstico da SOP durante a adolescência.

Critérios diagnósticos

Entre os diversos consensos realizados para estabelecer critérios para o diagnóstico dessa afecção, salientamos o do NIH, o de Rotterdam e o da Sociedade de Excesso de Androgênio – Síndrome dos Ovários Policísticos (AES-PCOS)[11,16,21,41-42] (Tabela 77.1). Entre eles, o mais utilizado atualmente é o Consenso de Rotterdam (2003).[42] Para o diagnóstico de SOP na adolescência, deve-se ter os três critérios de diagnóstico: hiperandrogenismo clínico ou laboratorial, disfunção ovulatória e imagens de ovários policísticos ao ultrassom pélvico.[11,16,41,42]

Distúrbios do metabolismo de carboidratos

A identificação de resistência insulínica, intolerância à glicose ou diabete *mellitus* não fazem parte do diagnóstico da SOP, mas quando houver a associação com esses distúrbios do metabolismo dos carboidratos, deve-se também identificar e tratar adequadamente para evitar a síndrome metabólica e a doença cardiovascular.[43-45] Todavia, não é comum a síndrome metabólica na adolescência, mas, quando presente, o tratamento é mais difícil, principalmente para perda de peso.[16-18] Além disso, em conjunto com a alteração no metabolismo dos carboidratos, pode haver dislipidemia, disfunção endotelial e sobrepeso/obesidade, que devem ser sempre pesquisados nas adolescentes com SOP.[16]

■ REPERCUSSÕES DA SOP NA ADOLESCÊNCIA

Alterações metabólicas

As mulheres com SOP têm risco aumentado para desenvolver resistência insulínica, intolerância à glicose, diabete *mellitus*, dislipidemias, hipertensão arterial sistêmica, obesidade, síndrome metabólica, tromboembolismo, infarto do miocárdio e acidente vascular encefálico.[5,31-33,38]

As pacientes com SOP com história familiar de diabete *mellitus* em parente de primeiro grau (pai ou mãe) podem estar predispostas a ter resistência insulínica, intolerância à glicose e maior risco de diabete *mellitus*. Esse, por sua vez, pode piorar com a obesidade.[18,31-33,38] Em alguns estudos, a resistência insulínica pode variar de 60% a 80% nas pacientes com SOP; em 40%, pode evoluir para intolerância à glicose, porém, menos de 10% irão desenvolver diabete *mellitus*.[5-8,31-33] Contudo, não observa-se essa frequência na adolescência.[8] Ainda não há consenso sobre os valores de insulina para o diagnóstico adequado de resistência insulínica. Infelizmente, diagnostica-se e trata-se mais a intolerância à glicose.[31-38]

■ CONDUTA

Orientações

Na adolescência, a conduta inicial pode ser expectante, sobretudo quando houver dúvida diagnóstica. Contudo, sugere-se modificações do estilo de vida, aumentando a atividade física diária, redução do estresse e

---

Tabela 77.1 Fenótipos potenciais em pacientes com síndrome dos ovários policísticos, conforme os diferentes consensos diagnósticos.

Características	Fenótipos			
	A	B	C	D
Hiperandrogenismo/hirsutismo	+	+	+	–
Disfunção ovulatória	+	+	–	+
Ovários policísticos	+	–	+	+
Critérios NIH (1990)	✓	✓	–	–
Critérios Rotterdam (2003)	✓	✓	✓	✓
Critérios AES (2006)	✓	✓	✓	–

Fonte: modificada de AZZIZ *et al.*; + Presente; – Ausente.

dieta nutricional adequada. Recomenda-se ainda acompanhamento psicológico de suporte à adolescente.[46-52]

A mudança de hábitos de vida pode também contribuir para a perda de peso, que é outra preocupação com as adolescentes com SOP.[48-52] Em geral, a queda de 5% a 10% do peso corporal pode melhorar o padrão menstrual, reduzir a resistência insulínica e atenuar os efeitos do hiperandrogenismo cutâneo.[16]

Na disciplina de Ginecologia do Hospital das Clínicas da Faculdade de Medicina da Universidade de São Paulo, Curi et al.[48] sugerem que a atividade física moderada por 40 minutos por dia, repetida durante três vezes na semana, conjuntamente com uma dieta nutricional adequada, teriam efeito semelhante ao do emprego da metformina, tanto clinicamente como nos parâmetros laboratoriais estudados. Além disso, essa conduta teria um benefício adicional: redução da circunferência abdominal, portanto, da gordura visceral que está relacionada com resistência insulínica e doença cardiovascular. A curto prazo, esse efeito é mantido. Talvez a longo prazo, a melhor orientação é tentar atingir o peso ideal, ou seja, índice de massa corpórea (IMC) abaixo de 25. O apoio psicológico é fundamental para conseguir esse objetivo.[52] Não iremos abordar o tratamento da infertilidade neste capítulo, pois não é a grande preocupação durante a adolescência.

■ TRATAMENTO MEDICAMENTOSO

Resistência insulínica

Na adolescência, o primeiro passo sempre é a mudança de estilo de vida: atividade física e dieta nutricional adequada. Uma redução de 5% do peso pode trazer grandes benefícios, inclusive com a melhora do padrão menstrual.[48] Contudo, quando a resposta é inadequada, estão indicados os fármacos, principalmente quando a intolerância à glicose está instalada ou há acantose *nigricans*, ou obesas com antecedentes familiares de diabete *mellitus* do tipo II.[38]

A metformina é uma biguanida utilizada no tratamento de diabete, que melhora o padrão menstrual e diminui os níveis de androgênio.[53-63,64] Também parece ter algum efeito positivo na indução de ovulação, porém seus efeitos benéficos são moderados.[63]

As pacientes candidatas à metformina devem ter as funções hepática e renal normais. Com o objetivo de evitar os efeitos colaterais gastrintestinais, a substância deve ser administrada às refeições (à noite), e o tratamento deve ser iniciado com dose mais baixa (250 a 500 mg/dia) e ir aumentando progressivamente (até 2.000 mg/dia)[18]. A utilização isolada da metformina (de 1.500 a 2.000 mg/dia) promove a ovulação em 78% a 96% das pacientes.[63]

A pioglitazona também é agente moderador do receptor de insulina, mas tem mecanismos diferentes da metformina e, por consequência, pode ser eventualmente associada à biguanida nos casos mais difíceis de tratamento.[63]

Nas pacientes obesas e com ovários policísticos, há trabalhos clínicos mostrando o benefício da liraglutida. Contudo, a maior experiência é em mulheres diabéticas.[65-66] Faltam ainda estudos em adolescentes.

Nas adolescentes com obesidade mórbida que não responderam aos tratamentos anteriores, a cirurgia bariátrica pode ser a última opção. Contudo, as repercussões dessa cirurgia a longo prazo não são totalmente conhecidas, nem as recidivas, principalmente em adolescentes.[67]

■ DISFUNÇÃO MENSTRUAL (ANOVULAÇÃO CRÔNICA)

Progestagênios

A primeira opção para as adolescentes que tenham disfunção menstrual sem hiperandrogenismo cutâneo é o emprego dos progestagênios. Além disso, esses fármacos podem ser também usados em pacientes hipertensas. No ambulatório de Hiperandrogenismo da Disciplina de Ginecologia do Departamento de Obstetrícia e Ginecologia, Hospital das Clínicas, Faculdade de Medicina da Universidade de São Paulo, a prevalência de hipertensão arterial sistêmica é de aproximadamente 16% em adolescentes com SOP.

A ministração do progestagênio pode ser: (a) intermitente, por 10 dias (15º ao 25º dia do ciclo) a 14 dias (15º ao 29º dia do ciclo), visando à normalização do padrão menstrual; (b) contínuo. Em ambos os casos, melhora a proteção endometrial contra lesões proliferativas.[18,46-47]

Procura-se prescrever substâncias progestacionais com baixa ação androgênica ou até antiandrogênica, como o desogestrel (75 μg dia), que pode auxiliar no combate do hiperandrogenismo leve. Para regularizar o ciclo, pode-se ainda empregar o acetato de didrogesterona (10 mg/dia), o acetato de medroxiprogesterona (2,5 a 10 mg/dia) e a progesterona micronizada (100 a 200 mg/dia).

Outra forma de proteger o endométrio seria pelo sistema intrauterino liberador de levonorgestrel. Esse dispositivo pode ser uma alternativa para as mulheres sexualmente ativas que são hipertensas, diabéticas e/ou com risco aumentado de tromboembolismo. Contudo, o custo é mais elevado. Na adolescência, poderia ser interessante alternativa.[55]

Anticoncepcionais hormonais

Nas adolescentes em que o padrão menstrual não se regularizou com a conduta medicamentosa ou uso de progestagênios, pode-se empregar os anticoncepcionais hormonais combinados.[53]

Esses fármacos melhoram a irregularidade menstrual, atenuam o hiperandrogenismo cutâneo moderado e podem evitar gravidez não planejada nas adolescentes sexualmente ativas.[53] No entanto, a terapia estroprogestativa não promove melhora da resistência à insulina, normalmente associada à síndrome, e pode, eventualmente, até piorá-la na dependência do tipo de progestagênio.[54]

Em geral, os contraceptivos orais combinados diminuem os níveis androgênicos circulantes por meio de inibição da secreção de gonadotrofinas e pelo aumento dos níveis de SHBG (globulina carreadora de esteroides sexuais) que auxilia na redução dos androgênios circulantes. O esquema terapêutico é o mesmo da contracepção.[53] Contudo, o emprego de dose maior de estrogênio pode ser benéfico no tratamento do hiperandrogenismo cutâneo.

Os contraceptivos pela via não oral também podem amenizar o hiperandrogenismo, mas teriam menor efeito do que a via oral em razão da primeira passagem hepática, ou seja, menor efeito na função hepática e na produção de globulinas.[53]

Hiperandrogenismo cutâneo

Nos casos mais intensos de hirsutismo, os contraceptivos podem não ser suficientes para debelar esses sinais do hiperandrogenismo. Portanto, a associação com substâncias antiandrogênicas deve ser prescrita.[56-60]

O acetato de ciproterona possui ação central e periférica. Bloqueia a liberação de gonadotrofinas hipofisárias, reduzindo a produção androgênica pelo ovário. Perifericamente, atua no folículo piloso, impedindo a ligação da di-hidrotestosterona (DHT) aos seus receptores e também inibe a atividade da enzima 5-alfa-redutase, reduzindo a produção local de DHT, que é um androgênio mais potente. A dose inicial recomendada é de 25 a 100 mg diários, VO, do 5º ao 14º dia do ciclo (esquema sequencial inverso de Hammerstein), por mais de seis meses, podendo estender-se até 24 meses, conforme o quadro clínico. Recomenda-se o uso concomitante do contraceptivo hormonal combinado para evitar sangramento uterino anormal ou gravidez não planejada. Além disso, essa substância pode ter efeito antiandrogênico importante sobre o feto masculino, podendo determinar distúrbio do desenvolvimento sexual.[55-60]

A espironolactona, antagonista da aldosterona, tem forte efeito antiandrogênico, pois inibe a síntese de testosterona nas células produtoras de esteroides, tanto na gônada quanto na suprarrenal. Compete ainda com os androgênios por seus receptores. Inicialmente, pode ser empregada em doses maiores que 100 a 200 mg ao dia, por período mínimo de seis meses. A manutenção deve ser feita com doses menores que 25 a 50 mg ao dia. Não se esquecer de associar um método contraceptivo. A pílula combinada pode auxiliar a gerar efeitos cosméticos mais rápidos e evita a irregularidade menstrual.[57-59]

Outras substâncias antiandrogênicas que podem ser empregadas são a flutamida e a finasterida. A primeira não é empregada frequentemente em pacientes com SOP, pois na dose acima de 500 mg ao dia pode produzir dano hepático grave e, às vezes, fulminante. Contudo, em doses mais baixas, pode ser usada para o combate do hirsutismo mais exacerbado e associada ao contraceptivo oral combinado.[60] A finasterida pode ser boa opção,[57] pois causa poucos efeitos colaterais, sendo bem tolerada pelas pacientes na dose de 2,5 a 5 mg ao dia.

Quando o hirsutismo é muito acentuado, o emprego de tratamento tópico conjuntamente ao sistêmico pode auxiliar em melhora cosmética mais rápida. Entre as substâncias que podem ser usadas, salienta-se a eflornitina a 13,9%, que é inibidora da L-ornitina descarboxilase, enzima que cataliza a conversão de ornitina a putrescina, uma poliamina crítica na regulação do crescimento celular e diferenciação do folículo piloso.[61] Pode-se ainda aplicar localmente cremes com ciproterona ou espironolactona.

As medidas cosméticas são sugeridas após três ou quatro meses do início do tratamento medicamentoso sistêmico, quando diminui o risco de surgirem novos pelos. A eliminação definitiva dos pelos poderá ser a mais efetiva. Pode ser usada a eletrocoagulação galvânica ou fotodepilação a *laser*, usando-se alexandrita, diodo ou mesmo a luz intensa pulsada.[62] É contraindicada em pacientes negras, pois há risco de queimaduras da pele.

■ CONSIDERAÇÕES FINAIS

Além da disfunção menstrual, a SOP deve ser considerada uma doença com repercussão metabólica, que necessita de equipe multiprofissional para que se tenha sucesso terapêutico.

O diagnóstico nem sempre é fácil na adolescência, e seu tratamento deve ser individualizado, de acordo com a apresentação clínica. A forma mais singela e eficaz de tratar o hirsutismo e regularizar a menstruação é a pílula contraceptiva. Contudo, há a necessidade de terapias especiais quando há comorbidades associadas, como a resistência insulínica e a obesidade.

REFERÊNCIAS BIBLIOGRÁFICAS

1. Stein IF, et al. Amenorrhea associated with bilateral polycystic ovaries. Am J Obstetr Gynecol 1935; 29:181-91.

2. Ehrmann DA. Polycystic ovary syndrome. N Engl J Med 2005; 352(12):1223-4.

3. Mayer SB, et al. Polycystic ovary syndrome and insulin: our understanding in the past, present and future. Womens Health (Lond Engl). 2015; 11(2):137-49.

4. Goodarzi MO, et al. Polycystic ovary syndrome: etiology, pathogenesis and diagnosis. Nat Rev Endocrinol. 2011;7(4):219-31.

5. Wild RA, et al. Assessment of cardiovascular risk and prevention of cardiovascular disease in women with the polycystic ovary syndrome: a consensus statement by the androgen excess and polycystic ovary syndrome (AE-PCOS) society. Journal of Clinical Endocrinology and Metabolism, 2010; 95: 2038-49.

6. Brown CL, et al. Addressing Childhood Obesity: Opportunities for Prevention. Pediatr Clin North Am. 2015;62(5):1241-61.

7. Kelly RK, et al. Development of hypertension in overweight adolescents: a review. Adolesc Health Med Ther. 2015; 6:171-87.

8. Hashimoto DM, et al. The impact of the weight status on subjective symptomatology of the Polycystic Ovary Syndrome: a cross-cultural comparison between Brazilian and Austrian women. Anthropol Anz. 2003;61(3):297-310.

9. Silva JSP, et al. Sexualidade em mulheres com ovários policísticos: estudo piloto. Einstein. 2010; 8(4 Pt 1):397-403.

10. Legro RS, et al. Prevalence and predictors of risk for type 2 diabetes mellitus and impaired glucose tolerance in polycystic ovary syndrome: A prospective, controlled study in 254 affected women. Journal of Clinical Endocrinology and Metabolism 1999; 84(1):165-9.

11. Azziz R, et al. Criteria for defining polycystic ovary syndrome as a predominantly hyperandrogenic syndrome: an Androgen Excess Society Guideline. J Clin Endocrinol Metab 2006; 91(11):4237-45.

12. Franks S. Polycystic ovary syndrome. N Engl J Med 1995; 333(13):853-61.

13. Revised 2003 consensus on diagnostic criteria and long-term health risks related to polycystic ovary syndrome (PCOS). Hum Reprod. 2004;19(1):41-7. Review.

14. Rosenfield RL. The diagnosis of polycystic ovary syndrome in adolescents. Pediatrics. 2015;136(6):1154-65.

15. Carmina E, et al. The diagnosis of polycystic ovary syndrome in adolescents. Am J Obstet Gynecol. 2010;203(3):201.e1-5.

16. Fruzzetti F, et al. Ovarian volume in normal and hyperandrogenic adolescent women. Fertil Steril. 2015;104(1):196-9.

17. Azziz R, et al. Polycystic ovary syndrome: an ancient disorder? Fertil Steril. 2011;95(5):1544-8.

18. Rodrigues LG, et al. Síndromes hiperandrogênicas. In: Ginecologia clínia. --------- São Paulo: Atheneu; 2015. p. 63.

19. Melo AS, et al. High prevalence of polycystic ovary syndrome in women born small for gestational age. Hum Reprod. 2010;25(8):2124-31.

20. Mumm H, et al. Birth weight and polycystic ovary syndrome in adult life: a register-based study on 523,757 Danish women born 1973-1991. Fertil Steril. 2013;99(3):777-82.

21. Katulski K, et al. Pregnancy complications in polycystic ovary syndrome patients. Gynecol Endocrinol. 2015;31(2):87-91.

22. Brower MA, et al. Further investigation in Europeans of susceptibility variants for polycystic ovary syndrome discovered in genome-wide association studies of chinese individuals. J Clin Endocrinol Metab. 2015;100(1):E182-6.

23. Xue H, et al. Association of common variants of FTO in women with polycystic ovary syndrome. Int J Clin Exp Pathol. 2015;8(10):13505-9.

24. McAllister JM, et al. Functional genomics of PCOS: from GWAS to molecular mechanisms. Trends Endocrinol Metab. 2015;26(3):118-24.

25. de Melo AS, et al. Pathogenesis of polycystic ovary syndrome: multifactorial assessment from the foetal stage to menopause. Reproduction. 2015;150(1):R11-24.

26. Lin LH, et al. Androgen receptor gene polymorphism and polycystic ovary syndrome. Int J Gynaecol Obstet. 2013;120(2):115-8.

27. Baracat MC, et al. Systematic review of cell adhesion molecules and estrogen receptor expression in the endometrium of patients with polycystic ovary syndrome. Int J Gynaecol Obstet. 2015;129(1): 1-4.

28. Teixeira Filho FL, et al. Aberrant expression of growth differentiation factor-9 in oocytes of women with polycystic ovary syndrome. J Clin Endocrinol Metab. 2002;87(3):1337-44.

29. Maciel GA, et al. Stockpiling of transitional and classic primary follicles in ovaries of women with polycystic ovary syndrome. J Clin Endocrinol Metab. 2004;89(11):5321-7.

30. Fritz MA, et al. Hirsutism clincial gynecological endocrinology and infertility. Philadelphia: Wolters Kluwer, Lippincott, Williams & Wilkins; 2011.

31. Legro RS. Type 2 diabetes and polycystic ovary syndrome. Fertility and Sterility 2006; 86(Suppl 1):S16-7.

32. Legro RS. Polycystic ovary syndrome and cardiovascular disease: a premature association? Endocr Rev 2003; 24(3):302-12.

33. Lopes IM, et al. Histomorphometric analysis and markers of endometrial receptivity embryonic implantation in women with polycystic ovary syndrome during the treatment with progesterone. Reprod Sci. 2014;21(7):930-938.

34. Lopes IM, et al. Endometrium in women with polycystic ovary syndrome during the window of implantation. Rev Assoc Med Bras. 2011;57(6):702-9.

35. Giordano MV, et al. The evaluation of endometrial sulfate glycosaminoglycans in women with polycystic ovary syndrome. Gynecol Endocrinol. 2015;31(4):278-81.

36. Giudice LC. Elucidating endometrial function in the post-genomic era. Human Reproduction Update. 2003; 9(3):223-35. Review.

37. Giudice LC. Endometrium in PCOS: implantation and predisposition to endocrine CA. Best Pract Res Clin Endocrinol Metab. 2006;20(2):235-44.

38. Soares Junior JM, et al. Should insulin resistance be always treated in polycystic ovary syndrome? Rev Bras Ginecol Obstet. 2014;36(2):47-9.

39. Escobar ME, et al. Menstrual cycle disorders in adolescence. Arch Argent Pediatr. 2010;108(4):363-9.

40. Rehme MF, et al. Clinical manifestations, biochemical, ultrasonographic and metabolic of polycystic ovary syndrome in adolescents. Rev Bras Ginecol Obstet. 2013;35(6):249-54.

41. Consensus on women›s health aspects of polycystic ovary syndrome (PCOS). Hum Reprod. 2012;27(1):14-24.

42. Revised 2003 consensus on diagnostic criteria and long-term health risks related to polycystic ovary syndrome. Fertil Steril. 2004;81(1):19-25.

43. Venkatesan AM, et al. Insulin resistance in polycystic ovary syndrome: progress and paradoxes. Recent Prog Horm Res 2001; 56(1):295-308.

44. Baracat EC, et al. Polycystic ovaries: insulin resistance and metabolic syndrome. Rev Bras Ginecol Obstet. 2007;29(3):117-9.

45. Mortada R, et al. Metabolic syndrome: polycystic ovary syndrome. FP Essent. 2015; 435:30-42. Review.

46. Rose PG. Endometrial carcinoma. New England Journal of Medicine 1996; 335(9):640-9.

47. Pillay OC, et al. The association between polycystic ovaries and endometrial cancer. Hum Reprod 2006; 21(4):924-9.

48. Curi DD, et al. Metformin versus lifestyle changes in treating women with polycystic ovary syndrome. Gynecol Endocrinol. 2012;28(3):182-5.

49. Conte F, et al. Mental health and physical activity in women with polycystic ovary syndrome: a brief review. Sports Med. 2015;45(4):497-504.

50. Jayasena CN, et al. The management of patients with polycystic ovary syndrome. Nat Rev Endocrinol. 2014;10(10):624-36.

51. Domecq JP, et al. Lifestyle modification programs in polycystic ovary syndrome: systematic review and meta-analysis. J Clin Endocrinol Metab. 2013;98(12):4655-63.

52. Geier LM, et al. Factors contributing to initial weight loss among adolescents with polycystic ovary syndrome. J Pediatr Adolesc Gynecol. 2012;25(6):367-70.

53. Soares Júnior JM, et al. The use of combined oral contraceptives in the polycystic ovary syndrome. Rev Bras Ginecol Obstet. 2010;32(11):523-4.

54. Iwata MC, et al. Association of oral contraceptive and metformin did not improve insulin resistance in women with polycystic ovary syndrome. Rev Assoc Med Bras. 2015;61(3):215-9.

55. Sorpreso IC, et al. Sexually vulnerable women: could reversible long-lasting contraception be the solution?. Rev Bras Ginecol Obstet. 2015;37(9):395-6.

56. Dronavalli SE, et al. Pharmacologic therapy of polycystic ovary syndrome. Clin Obstet Gynecol 2007; 50(1):244-54.

57. Lakryc EM, et al. The benefits of finasteride for hirsute women with polycystic ovary syndrome or idiopathic hirsutism. Gynecol Endocrinol. 2003;17(1):57-63.

58. Somani N, et al. Hirsutism: an evidence-based treatment update. Am J Clin Dermatol. 2014;15(3):247-66.

59. Diri H, et al. Comparison of spironolactone and spironolactone plus metformin in the treatment of polycystic ovary syndrome. Gynecol Endocrinol. 2015; 32(1):42-5.

60. Karakurt F, et al. Comparison of the clinical efficacy of flutamide and spironolactone plus ethinyloestradiol/cyproterone acetate in the treatment of hirsutism: a randomised controlled study. Adv Ther. 2008;25(4):321-8.

61. Azziz R. The evaluation and management of hirsutism. Obstet Gynecol. 2003;101(5 Pt 1):995-1007.

62. Sanchez LA, et al. Laser hair reduction in the hirsute patient: a critical assessment. Hum Reprod Update. 2002;8(2):169-81.

63. Lord JM, et al. Insulin-sensitising drugs (metformin, troglitazone, rosiglitazone, pioglitazone, D-chiro-inositol) for polycystic ovary syndrome. Cochrane Database Syst Rev. 2003;(3):CD003053. Review.

64. Maciel GA, et al. Nonobese women with polycystic ovary syndrome respond better than obese women to treatment with metformin. Fertil Steril. 2004;81(2):355-60.

65. Niafar M, et al. A systematic review of GLP-1 agonists on the metabolic syndrome in women with polycystic ovaries. Arch Gynecol Obstet. 2015; 293(3):509-15.

66. Jensterle M, et al. Short term monotherapy with GLP-1 receptor agonist liraglutide or PDE 4 inhibitor roflumilast is superior to metformin in weight loss in obese PCOS women: a pilot randomized study. J Ovarian Res. 2015; 2;8:32..

67. Inge TH, et al. Weight loss and health status 3 years after bariatric surgery in adolescents. N Engl J Med. 2015; 374(2):113-23.

Vulvovaginite na Infância e Adolescência

■ INTRODUÇÃO

Dentre as doenças ginecológicas que acometem crianças e adolescentes, a vulvovaginite é o principal motivo de consulta. Sua frequência varia de 70% a 80% de todos os casos atendidos em serviço de ginecologia infanto-puberal.[1,2]

A vulvovaginite é caracterizada por uma inflamação do epitélio da vulva e da vagina, podendo ter diversas causas determinantes, como infecções, dermatites por agentes físicos e químicos, traumas, entre outras.

As vulvovaginites da infância e adolescência podem ser classificadas em inespecíficas e específicas, como a seguir.

■ LEUCORREIA FISIOLÓGICA

A leucorreia fisiológica ocorre nos dois extremos da infância. Durante o período neonatal, os estrogênios maternos estimulam as glândulas endocervicais e o epitélio vaginal, o que pode causar o aparecimento de um corrimento acinzentado e gelatinoso e, às vezes, com sangue. Essa situação gera ansiedade nos pais e preocupação. Nesses casos, o exame físico é normal e os pais devem ser tranquilizados.[1,3]

Durante os 6 a 12 meses que antecedem a menarca, o aumento da produção endógena de estrogênio é responsável pela secreção vaginal fisiológica. Isso faz parte do processo natural de maturação sexual que coincide com o desenvolvimento mamário.

A leucorreia fisiológica costuma ser incolor ou branco-acinzentada, transparente e fina, com aspecto de "clara de ovo", que muitas vezes torna-se amarelado na calcinha. Não apresenta odor nem sintomas associados, não necessitando de tratamento. Deve-se tranquilizar a paciente e o responsável sobre a normalidade da secreção, além de orientá-la sobre o uso de vestimentas adequadas, com tecido de algodão, e sobre a higiene da região genital.

■ VULVOVAGINITE INESPECÍFICA

É uma situação em que não se consegue identificar um microrganismo específico causador da vulvovaginite. Caracteriza-se pela presença de flora bacteriana mista, constituída por germes que normalmente colonizam a vagina e que, por alterações ambientais, tornam-se patogênicos. Representa aproximadamente 70% dos casos das afecções vulvovaginais da infância e adolescência.[4]

A vagina apresenta seu próprio ecossistema, que depende do equilíbrio entre vários fatores, como a seguir. Qualquer alteração pode provocar a proliferação de microrganismos.[4]

Fatores predisponentes

- **Fatores anatômicos:** pequenos lábios delgados, ausência de pelos pubianos, epitélio de revestimento vulvar delgado e sensível, proximidade da vulva com a região perianal, atrofia da mucosa vaginal por hipoestrogenismo.
- **Fatores comportamentais:** más condições de higiene, vestimenta inadequada (tecido sintético, calças justas com pouca ventilação), uso de sabonetes, talcos e cremes, corpo estranho e masturbação compulsiva.
- Presença de parasitas intestinais na vagina, como oxiúro.
- Constipação intestinal.
- **Doenças sistêmicas:** doenças exantemáticas, diabetes melito, doenças que cursam com baixa imunidade, infecções do aparelho respiratório ou da pele. As mãos contaminadas, geralmente com estreptococos, estafilococos ou proteus, levam esses microrganismos para os órgãos genitais externos. A infecção urinária também pode desencadear a inflamação dos tecidos da vulva e vagina por contaminação durante a micção.

Deve ser investigado um possível abuso sexual, em casos de vulvovaginites na infância e adolescência.

O quadro clínico, na maioria das vezes, é pouco intenso. Nos casos mais graves, pode-se detectar corrimento branco, castanho, esverdeado ou amarelado, com odor geralmente fétido. A vulva pode apresentar hiperemia, edema e, muitas vezes, fissuras ou erupções. O pH encontra-se entre 4,7 a 6,5. A paciente pode referir disúria e sensação de queimação local.

Vale lembrar que as bactérias coliformes secundárias à contaminação fecal estão associadas a 68% dos casos relatados. Outras bactérias frequentemente envolvidas são *Streptococcus* B-hemolítico e *Staphylococcus coagulase* positivo, transmitidas manualmente.

O diagnóstico da vulvovaginite inespecífica é clínico. A anamnese detalhada com a paciente e o responsável, identificando os possíveis fatores de risco, e o exame físico apropriado, são suficientes para o diagnóstico. Alguns exames complementares podem contribuir nos casos de dúvidas, como: teste do pH vaginal, teste das aminas, bacterioscópico do conteúdo vaginal, urina tipo I e protoparasitológico.

Nas adolescentes que já iniciaram sua vida sexual, deve ser realizada a coleta de material para citologia oncológica. Por meio desses testes laboratoriais, exclui-se a possibilidade de infecções específicas.

O tratamento da vulvovaginite inespecífica tem por objetivo as mudanças de hábitos comportamentais, como a melhora das condições de higiene, salientando a limpeza correta da genitália externa, incluindo a região vestibular e os sulcos interlabiais; o uso de vestimentas adequadas que permitam boa ventilação da vulva (calcinha de algodão, evitar calças apertadas); evitar cosméticos e sabonetes com substâncias químicas impróprias para crianças e adolescentes; lavar as roupas com sabonetes neutros.[5]

Deve-se enfatizar para a criança e para a adolescente a importância da higienização correta do períneo, salientando a necessidade de limpeza do material fecal para longe da área vulvovaginal. Devem ser realizados banhos de assento com antissépticos ou sabonetes neutros e água morna duas vezes ao dia, por cinco dias, além da secagem da região perineal ao ar. Esses procedimentos melhoram o quadro em 60% dos casos.

Em casos de vulvovaginite recorrente, sugere-se bacterioscopia com antibiograma e possível tratamento sistêmico com antibióticos, como amoxacilina ou cefalosporinas. Em casos em que a atrofia genital é muito evidente e a paciente apresenta crises de repetição, sugere-se a estrogenização local para a melhora do trofismo vulvovaginal, impedindo a colonização bacteriana.

■ VULVOVAGINITE ESPECÍFICA

É a infecção vulvovaginal por microrganismos conhecidos, que determinam quadro clínico característico.

A *Gardnerella vaginalis* é o microrganismo mais frequentemente encontrado nas crianças e adolescentes, seguida pelo *Candida sp.* e *Trichomonas.* Outros microrganismos encontrados incluem: *Peptostreptococcus, Veillonella parvula, Eubacterium, Propiobacterium* e *Bacterioides sp.* Os protozoários, helmintos e vírus também devem ser considerados possíveis agentes etiológicos.

O tratamento da vulvovaginite específica depende do patógeno envolvido. Daremos ênfase para as principais infecções vaginais da infância e adolescência.

Vaginose bacteriana

Caracteriza-se pelo crescimento excessivo de várias espécies de bactérias anaeróbias, entre elas: *Gardnerella vaginalis, Bacterioides sp., Mobiluncus sp., Peptostreptococcus, Fusobacterium sp.*, dentre outras.

Nessa afecção, há a diminuição ou ausência dos lactobacilos formadores de peróxido de hidrogênio.[4] Ocorre pouca inflamação, havendo mais um rompimento do ecossistema microbiano vaginal do que uma infecção de tecidos. É mais frequente nas adolescentes com vida sexual ativa.

O quadro clínico da vaginose bacteriana é caracterizado por um corrimento pouco intenso, fino, homogêneo, branco acinzentado, que não causa prurido ou ardor; é aderente às paredes vaginais e com odor característico de "peixe", que se intensifica durante a menstruação e após a atividade sexual, por causa do contato com o esperma. Até 50% dos casos são assintomáticos.

O diagnóstico é feito por meio de uma anamnese detalhada e pelo exame físico ginecológico. Alguns exames complementares podem ajudar, como teste do pH vaginal acima de 4,5, exame microscópico evidenciando o decréscimo dos lactobacilos de Döderlein e presença de células escamosas recobertas com cocobacilos aderidos à superfície (*clue cells*).[6] Além desses exames, pode-se realizar o teste das aminas, que consiste na adição de hidróxido de potássio a 10% ao conteúdo vaginal. O resultado positivo é evidenciado com a saída de um odor fétido, semelhante a peixe podre.

Vale salientar que a cultura de secreção vaginal não desempenha um papel importante, uma vez que os microrganismos podem estar presentes na flora fisiológica.

O tratamento de escolha é 500 mg de metronidazol, de 12/12 horas, por sete dias. Os cremes vaginais de metronidazol podem ser utilizados nas pacientes com vida sexual ativa. Alguns esquemas alternativos recomendados pelo CDC (Center for Disease Control) são: 300 mg de clindamicina via oral, de 12/12 horas, por sete dias, ou 2 g de tinidazol via oral, ao dia, por dois dias. É importante salientar que um dos benefícios do tratamento é evitar coinfecções por clamídia, gonococo ou tricomonas.[5,7]

Candidíase

É a infecção da vulva e vagina, causada por fungo tipo levedo, Gram positivo, que pode existir na vagina como saprófita ou patógeno. A maioria dos casos é causada pelo *Candida albicans*, porém, 10% a 20% dos casos ocorrem devido a outras espécies de *Candida*, como *C. glabrata, C. tropicalis, C. krusei* e *C. parapsilosis*. Condições que lesem a mucosa vaginal ou alterem o equilíbrio da flora predispõem à infecção fúngica.[1-3]

Como fatores de risco para candidíase, podemos citar: doenças crônicas como diabetes, gravidez, antibioticoterapia, uso de contraceptivos hormonais, obesidade, corticoterapia, higiene deficitária, aumento da atividade sexual, roupas sintéticas e apertadas, traumas vaginais, doenças ou fatores que geram queda da imunidade.

O quadro clínico é caracterizado por corrimento inodoro, branco, com grumos, acompanhado de prurido intenso e ardor vulvar, podendo ocorrer placas aderidas à mucosa vaginal. Em casos mais graves, a paciente pode apresentar eritema local, com edema e escoriações. Nas pacientes sexualmente ativas pode-se examinar o colo do útero, que se encontra normal. Geralmente, os sintomas se agravam uma semana antes da menstruação e são aliviados com o fluxo menstrual.[7,8]

O diagnóstico pode ser feito pelo exame direto a fresco, com identificação de levedos e esporos, ou pelo esfregaço do conteúdo vaginal corado pelos métodos de Papanicolau ou Gram.[6] As culturas em meios específicos devem ficar restritas aos casos em que a sintomatologia for muito sugestiva e os exames, negativos. Também estão indicadas nos casos de recorrência, para identificar a espécie de *Candida* responsável pelo quadro. O pH vaginal é geralmente ácido (menor que 4).

O tratamento inicial de escolha em crianças e adolescentes é realizado por meio de derivados imidazólicos tópicos. Como exemplos, podemos citar: nitrato de miconazol creme a 2%, 1×/dia, por sete dias ou clotrimazol creme a 1%, 1×/dia, por seis dias.[5]

Nos casos de vulvite aguda, recomenda-se, além dos cremes, banhos de assento com água morna acrescida ou não de bicarbonato de sódio, 1×/dia. O tratamento sistêmico está indicado nos casos de candidíase recorrente ou na falha do tratamento tópico. Pode ser feito com cetoconazol, nas doses de 200 mg/dia (meninas entre 20 e 40 kg) ou 400 mg/dia (meninas acima de 40 kg), por cinco dias. As alternativas para adolescentes acima de 16 anos são doses 200 mg de itraconazol, de 12/12 horas, por 1 dia, ou uma dose única de 150 mg de fluconazol. Recomenda-se abstinência sexual durante o tratamento. O parceiro sexual poderá ser tratado na presença de sintomas.[7]

Enterobíase

É uma parasitose intestinal cujo agente etiológico é o *Enterobius vermicularis* (anteriormente conhecido como *Oxyrius vermicularis*). Os mecanismos de transmissão podem ser diversos. A forma mais comum nas crianças é a direta (anal-oral); a forma indireta ou secundária (enteroinfecção) ocorre quando os ovos presentes nos alimentos ou poeira são ingeridos ou aspirados, o que ocorre com maior frequência em ambientes coletivos, como creches e escolas.[1,3,9]

A contaminação vulvar em crianças ocorre por migração deste verme a partir da região perianal ou por manipulação dessa região pela própria menina, levando o *Enterobius* até a região vulvar. Esse helminto caracteriza-se por transportar bactérias ao períneo, causando vulvovaginite recorrente. Isso ocorre em 20% das meninas.[10]

O quadro clínico caracteriza-se por prurido perianal, principalmente noturno, podendo haver vulvovaginite, que ocorre por irritação e inflamação local causadas pelo verme, associadas à ação de bactérias intestinais carregadas por ele.[8,9] Podem haver sintomas gastrintestinais, como dor abdominal, diarreia, vômitos, inapetência e irritabilidade.

O diagnóstico é clínico e pode ser confirmado por meio de exame parasitológico com *swab* perianal.[6]

O tratamento pode ser feito com 100 mg de mebendazol via oral, por dia, por três dias. Recomenda-se repetir esse tratamento após duas semanas. As alternativas seriam o albendazol na dose única de 400 mg, via oral, repetindo-se após duas semanas; e o pamoato de pirvínio, na dose única de 10 mg/kg, via oral. Os banhos de assento com água morna e antissépticos ajudam a diminuir o processo inflamatório genital. Recomenda-se a troca frequente das roupas íntimas e das roupas de cama. Os familiares devem ser investigados e tratados.

REFERÊNCIAS BIBLIOGRÁFICAS

1. Kokotos F. Vulvovaginitis. Pediatr Rev 2006; 27(3):116-7.
2. Merkley K. Vulvovaginitis and vaginal discharge in the pediatric patient. J Emerg Nurs 2005; 31(4):400-2.
3. Laufer MR, et al. Vulvovaginal complaints in the prepubertal child. UpToDate. 2015. Disponível em:http://uptodate.com/online. (Acesso em: 19/10/2015)
4. Deligeoroglou E, et al. Infections of the lower female genital tract during childhood and adolescence. Clin Exp Obstet Gynecol. 2004; 31(3):175-8. Review.

5. Joishy M, et al. Do we need to tracto vulvovaginitis in pre-pubertal girls? British Med J 2005;330:186-8.

6. Wanderley MS, et al. Avaliação clínica e laboratorial de crianças e adolescentes com queixas vulvovaginais. Rev Bras Ginecol Obstet. 2000; 22 (3):147-52.

7. CDC - Vaginitis – Q & A – 2010 STD Treatment Guidelines www.cdc.gov/std/treatment/ 2010/QandA/vaginitis.htm

8. Kauffman CA, et al. Candida infections in children: an overview. UpToDate. 2015. Disponível em:http://uptodate.com/online. (Acesso em: 15/10/2015)

9. Stricker T, et al. Vulvovaginitis in prepubertal girls. Arch Dis Child. 2003; 88(4):324-6.

10. Fontoura ARH. Enterobius vermicularis: uma importante causa de vulvovaginites na infância. Rev Baiana Saúde Publica. 2003; 27(2):277-86.

Capítulo **79**

■ **José Carlos Truzzi** ■ **Sheila R. Niskier**

Distúrbios Miccionais na Infância e Adolescência

■ INTRODUÇÃO

O controle miccional depende da integridade neurológica e estrutural do trato urinário inferior. Todo esse processo está diretamente relacionado a estágios do desenvolvimento psicomotor até que a continência seja alcançada pela maioria das crianças entre os três e quatro anos de idade. Este é o padrão que perdura ao longo da vida. Condições que acarretam a perda involuntária de urina, ou ainda, o mau esvaziamento vesical, provocam impacto negativo no convívio social e familiar, no âmbito emocional e comportamental da criança e da adolescente.

Muitas disfunções miccionais manifestadas por adultos tiveram seu início na infância, momento crítico na aquisição do controle urinário. Evidências crescentes têm demonstrado forte relação entre sintomas urinários na infância e distúrbios funcionais do trato urinário inferior em mulheres adultas.[1] É possível que pessoas com predisposição genética a desenvolver sintomas urinários ao longo da vida possam ter tido manifestações miccionais ainda quando crianças. Tal fato é corroborado pela observação de que muitas mulheres com urgência miccional cursaram com micções diurnas frequentes na infância. Em particular, a probabilidade de incontinência urinária de urgência em adultas chega a ser duas vezes maior entre as que apresentaram antecedente de incontinência diurna ou enurese.[2] Assim, o discurso tranquilizador habitualmente proferido aos pais de jovens com disfunções do aparelho urinário, de que a autorresolução é progressiva, não parece corresponder à realidade dos fatos. Na adolescência, o trato urinário se encontra em situação morfológica e funcional estabelecidas, com todo o montante de informações que modulam seu controle já adquirido. Nesse momento, a adoção de medidas proativas na identificação de eventuais alterações no funcionamento do aparelho urinário tem caráter de grande relevância na interrupção da cadeia de persistência das disfunções miccionais para a mulher adulta.[3]

■ NOMENCLATURA

Em 2006, a Sociedade Internacional de Continência Infantil (*International Children's Continence Society* – ICCS) adotou o termo síndrome da disfunção de eliminação como reconhecimento à existência de íntima associação entre os sintomas urinários e intestinais na criança e na adolescente.[4] Apesar de outras terminologias, tais como problemas funcionais do trato urinário inferior e distúrbios da bexiga e intestino ainda serem frequentemente utilizadas, na prática, todas descrevem uma gama comum de sintomas que interfere negativamente na qualidade de vida. Uma vez que o enfoque deste capítulo são as alterações funcionais do trato urinário e por sua ampla divulgação no meio urológico, optamos pelo termo disfunção miccional como representante das designações acima apresentadas. Neste capítulo, o enfoque será dado às disfunções miccionais neurogênicas, à disfunção do trato urinário inferior não neurogênica (DTUI) e à enurese.

Com o intuito de padronizar os termos e definições empregados na avaliação das disfunções miccionais, listaremos a seguir os mais frequentes, normatizados pela ICCS:

1. **Urgência:** desejo súbito e inesperado de urinar imediatamente;
2. **Frequência:** o aumento da frequência miccional é considerado ao se atingir oito ou mais micções ao dia e diminuição da frequência quando ocorrem três ou menos micções ao dia;

3. **Incontinência urinária:** toda perda involuntária de urina. Incontinência de esforço é aquela decorrente de aumento da pressão abdominal, na ausência de atividade detrusora. Incontinência de urgência se dá quando há perda involuntária de urina na presença de urgência miccional;

4. **Enurese:** incontinência intermitente durante a noite;

5. **Noctúria:** ato de acordar durante a noite pelo desejo de urinar;

6. **Bexiga hiperativa:** urgência miccional, com aumento da frequência miccional diurna e noctúria, podendo ou não haver incontinência.

■ FISIOLOGIA DA MICÇÃO

A fisiologia da micção possui peculiaridades, como o fato de ter o trato urinário em grande parte de sua inervação suprida pelo sistema nervoso autônomo e, ainda assim, permitir a capacidade de controle voluntário do momento de interromper o enchimento vesical e dar início ao esvaziamento. O conhecimento de aspectos básicos da fisiologia vésico-esfincteriana é fundamental para melhor compreensão das disfunções urinárias na infância e adolescência.

O funcionamento vesical e esfincteriano está baseado em complexo arco reflexo, com sinapse medular no nível S2-S4. O enchimento da bexiga gera estímulos transmitidos para a medula sacral por meio dos nervos pélvicos e hipogástricos por meio de fibras mielinizadas A delta (sensíveis à distensão). Estas informações são conduzidas pelo trato espinotalâmico até centros nervosos superiores. Outro grupo de fibras nervosas não mielinizadas, designadas fibras C, conduzem, em condições fisiológicas, estímulos nociceptivos e estão relacionadas a receptores capsaicina sensitivos.[5] Além dessa estrutura clássica da inervação do trato urinário inferior, foi demonstrada por estudos recentes de imuno-histoquímica, a existência de rica rede nervosa sensitiva na camada suburotelial da parede vesical. Receptores purinérgicos (P2X3) e vaniloides (TRPV1), ligados ao mecanismo de ação das fibras C, aparentemente estão envolvidos com o enchimento vesical e periodicidade da micção.[6,7]

Áreas modulatórias no cérebro são responsáveis pelo envio de impulsos inibitórios para a bexiga durante toda a fase de acúmulo de urina. Impulsos simpáticos, conduzidos via nervo hipogástrico para fibras adrenérgicas presentes no corpo e colo vesical promovem o relaxamento da musculatura detrusora e contração do músculo liso esfincteriano. No momento em que é tomada a decisão de urinar, há a suspensão dos impulsos inibitórios e os estímulos nervosos excitatórios são então encaminhados via substância periaquedutal cinzenta à ponte e depois à medula sacral. Fibras colinérgicas, distribuídas no corpo vesical, são ativadas por meio de nervos pélvicos parassimpáticos, cujo neurotransmissor principal é a acetilcolina, o que leva à contração do detrusor. De modo sincrônico, nervos somáticos com origem nos núcleos de Onuf (S2-S4) que suprem o esfíncter estriado, o rabdoesfíncter e assoalho pélvico via nervo pudendo, determinam o seu relaxamento.[8]

Todo esse processo é produto da interação da atividade nervosa autonômica e do aprendizado do controle miccional voluntário que se dá na infância. Assim, para adequado funcionamento vésico-esfincteriano, deve haver integridade neurológica desde o córtex cerebral às terminações nervosas, receptores uroteliais e suburoteliais da parede vesical e esfíncteres urinários. Em condições normais a maioria das crianças com cinco anos consegue um padrão miccional semelhante ao do adulto, com controle miccional diurno e bom esvaziamento vesical.[4]

■ FISIOPATOLOGIA DOS DISTÚRBIOS DA MICÇÃO

Disfunções neurogênicas do trato urinário inferior

Nas lesões neurológicas localizadas entre a medula sacral e a ponte há ruptura das vias de comunicação entre os centros de controle superior e o centro medular da micção com interrupção do envio de impulsos inibitórios. Segue-se um desbalanço entre a atividade do sistema nervoso simpático e parassimpático no músculo detrusor, o que resulta no desenvolvimento de contrações vesicais involuntárias e incontinência urinária. A ruptura na comunicação sacral com centros superiores por meio do trato espinotalâmico também leva à hipertrofia e ao aumento da excitabilidade das fibras C. Em animais, foi demonstrado que esse aumento não fisiológico da atividade das fibras C gera maior sensibilidade destas a estímulos de distensão mecânica da bexiga, o que desencadeia uma descarga parassimpática e consequente desenvolvimento de hiperatividade detrusora. Em pacientes com lesão medular suprassacral foi demonstrado aumento dos níveis uroteliais de TRPV1, maior liberação de ATP e de acetilcolina, quando estes são submetidos à distensão vesical.[8] Em contrapartida, a exposição à resineferatoxina, substância tóxica para fibras tipo C, produz significativa redução da inervação suburotelial e da densidade de fibras nervosas P2X3 e TRPV1.[9]

A perda do sincronismo entre a contração vesical e o relaxamento esfincteriano, denominada dissinergia detrusor esfincteriana, é frequentemente observada em portadores de trauma raquimedular suprassacral e disrafismos medulares, e é responsável por importante elevação da pressão intravesical. Como consequência, além da alteração estrutural e funcional da bexiga, há o esvaziamento vesical incompleto, desenvolvimento de refluxo vesicoureteral e em casos mais graves, a perda do funcionamento renal.

Nas lesões mais distais, com envolvimento do centro medular da micção (medula sacral) ou dos nervos periféricos, ocorre perda do trânsito de informações entre a bexiga e o SNC. A bexiga passa a ter perda da sensibilidade durante a fase de enchimento e déficit ou ausência de contração detrusora para o esvaziamento.

Disfunção do trato urinário inferior (não neurogênica) – DTUI

Crianças com padrão miccional semelhante àquele observado nas disfunções neurogênicas, mas sem evidências de qualquer afecção neurológica, são classificadas como portadoras de disfunção do trato urinário inferior (DTUI). Uma imaturidade nos centros nervosos pontinos, corticais ou mesencefálicos pode justificar a persistência de padrão miccional mais infantil com hiperatividade vesical e micção incoordenada. Desse modo, outros distúrbios cognitivos, de atenção e funcionamento intestinal, podem ocorrer concomitantemente às alterações miccionais.

Na tentativa de conter a urina, a criança contrai o esfíncter uretral voluntariamente, muitas vezes durante a fase de esvaziamento, o que pode provocar relaxamento esfincteriano incompleto, maior resistência uretral, elevação da pressão intravesical, hipertrofia do detrusor, refluxo vesicoureteral, infecções urinárias e em situações mais avançadas, descompensação no funcionamento vesical e até insuficiência renal. É frequente que diante de comportamento miccional incoordenado ocorra incontinência urinária, muitas vezes por transbordamento após retenção prolongada de urina.[10]

A redução da ingesta de líquidos nesse grupo de crianças, com o intuito de evitar a incontinência, contribui para piorar a obstipação intestinal, o esvaziamento vesical incompleto e consequente maior incidência de infecções urinárias.

Enurese

Sua etiopatogenia não está plenamente estabelecida. A inadequada relação entre a capacidade vesical de armazenar urina e a produção de urina no período noturno, somado à falha de despertar, quando tal situação ocorre, são os pré-requisitos para a enurese. Foi demonstrado que a produção de urina por enuréticos durante noites sem perdas é substancialmente menor que aquela observada em noites com incontinência. A ausência de um ritmo de secreção nictemeral normal da vasopressina, com aumento da excreção de água livre, é considerada a base da poliúria noturna na enurese. Cerca de dois terços das crianças com enurese noturna monossintomática não têm variação circadiana na produção de vasopressina, fato que aumenta a produção de urina que vai além da capacidade vesical funcional. Recentemente, outros potenciais fatores hidroeletrolíticos foram atribuídos à fisiopatologia da poliúria noturna e enurese. O aumento da excreção urinária de sódio e potássio, assim como a hipercalciúria, têm sido demonstrados em enuréticos. Entre os hormônios envolvidos no balanço hídrico, a aldosterona e angiotensina II também possuem um papel na sua gênese.

Em muitos enuréticos a perda urinária noturna está atribuída à hiperatividade vesical. Um estudo urodinâmico realizado em 33 crianças chinesas com enurese primária monossintomática, tanto no período diurno como durante o sono noturno, revelou a existência de padrões distintos. A hiperatividade vesical foi achado frequente durante o dia, à noite, ou em ambos períodos, associado ou não a outras anormalidades como a obstrução infravesical e a diminuição da capacidade funcional da bexiga. Um dado importante deste estudo foi a resposta à desmopressina em metade dos casos, mesmo na vigência de disfunção vesical.[11] Outros estudos reiteraram o papel da hiperatividade detrusora na fisiopatologia da enurese ao revelar que cerca de um terço das crianças com enurese apresentam hiperatividade detrusora durante o sono.[12] Embora tenha sido sugerido que enuréticos com sintomas de bexiga hiperativa devam ser categorizados como não monossintomáticos, Watanabe et al. determinaram que mesmo crianças com enurese e sem sintomas diurnos podem apresentar hiperatividade detrusora.[13] Medel identificou contrações vesicais involuntárias, ou déficit de complacência em 49% das crianças com enurese monossintomática, sendo que este número chegou a 79% entre as não monossintomáticas.[14] Assim sendo, pacientes com enurese monossintomática, ou não monossintomática podem exibir a atividade vesical alterada. A hiperatividade vesical neste grupo parece causada por retardo na maturação do sistema nervoso responsável pelo controle vesicoesfincteriano. Por essa razão, outras disfunções neurológicas, como o retardo mental e déficit no desenvolvimento psíquico, estão associadas à maior frequência de enurese. Essa prevalência maior de casos de enurese tem sido encontrada mesmo em situações de danos neurológicos menores, como após toxemia gravídica, baixo peso e mais recentemente, em casos de transtorno do déficit de atenção e hiperatividade. A associação de enurese e transtorno de déficit de atenção/hiperatividade (TDAH) atinge um *odds ratio* de 2,9, o que reforça a necessidade de estimação de enurese entre portadores dessa afecção neurológica e vice-versa.[15] Há ainda evidências de que comportamentos psicopatológicos são mais consequência do que causa da enurese, principalmente na enurese secundária.[16] Casos de enurese secundária (quando há interrupção das perdas noturnas por ao menos seis meses após aquisição do controle urinário) estão, com frequência, associados a estados de instabilidade no relacionamento e separação dos pais, e até com o nascimento de irmãos.

Entre outras condições correlacionadas à enurese, os distúrbios do sono e despertar foram os mais extensamente atribuídos à sua etiopatogenia. A dificuldade no despertar foi evidenciada em estudos com sinais auditivos, eletroencefalograma (EEG) e questionários. A dificuldade em despertar e mesmo despertar confuso após períodos de sono profundo foram reiteradamente demonstrados em enuréticos. O elevado limiar do sono impossibilita que a sensação de plenitude vesical venha a acordar o portador da enurese. Potenciais alterações no *locus coeruleus* seriam responsáveis pela dificuldade no despertar, além das relações deste centro nervoso com o desenvolvimento da hiperatividade detrusora e síntese de vasopressina.

Diagnóstico das disfunções miccionais na criança e adolescente

Avaliação clínica

Assim como para outras condições clínicas, a avaliação das disfunções miccionais tem início com a anamnese e exame físico. Busca-se obter informações sobre o sintoma urinário prevalente, o momento de sua ocorrência, o padrão miccional prévio à instalação do sintoma em questão e detalhamento do cotidiano miccional. Dados obtidos junto aos pais, ou cuidadores, assim como observações feitas por professores e até por amigos são de grande importância.

A anamnese deve conter pormenores desde o período gestacional, como se deu a evolução do comportamento urinário antes da instalação do quadro atual, até o momento da consulta. Sempre que possível deve-se identificar a ocorrência de fatos concomitantes ao início do processo patológico e se as mudanças do padrão miccional foram abruptas ou progressivas.

A existência de vários tipos de disfunção faz com que o padrão miccional seja muito variado e propenso a mudanças ao longo do tempo. A caracterização das perdas urinárias, bem como dos métodos eventualmente utilizados pelo paciente para promover a continência, ou em contrapartida, o esvaziamento vesical, são fundamentais para melhor compreensão da disfunção. Manifestações como o ato de correr em direção ao banheiro, cruzar as pernas, compressão clitoriana, ou exercer pressão sobre o períneo com o tornozelo, são manifestações usuais de urgência miccional.

Instrumento importante nessa avaliação é o diário miccional. Neste diário devem ser registradas todas as vezes em que a criança ou adolescente apresenta micções espontâneas, ou perdas, o horário e volume urinário e, ainda, dados da ingesta de líquidos e evacuações intestinais. Urgência miccional e incontinência urinária após alimentação, por exemplo, podem ser consequentes à estimulação intestinal pelo reflexo gastrocólico. Usualmente as anotações realizadas durante três dias são suficientes, podendo ser estendido o período de registro para uma semana, ou mais, a critério do avaliador.

Uma história detalhada do funcionamento intestinal permite identificar erros no processo defecatório, muitas vezes não atentados, inclusive pelos pais. Comportamentos depressivos, de hiperatividade, déficit de atenção e fobias, entre outros, usualmente não são espontaneamente reportados. Cerca de 20% a 40% das crianças com incontinência urinária diurna apresentam alguma comorbidade comportamental.[17] A maior ocorrência de incontinência urinária em mulheres adultas com depressão, a elevada taxa de enurese em portadores de distúrbio bipolar e a associação entre síndrome do pânico e cistite intersticial sugerem a manutenção de associação entre distúrbios psiconeurológicos e manifestações miccionais que podem se arrastar desde a infância e adolescência.[3]

A ausência de sintomas urinários reportados pela adolescente não implica necessariamente na real integridade funcional vésico-esfincteriana. A manutenção de um padrão miccional não fisiológico durante a infância pode dar a falsa sensação de normalidade à adolescente. É imprescindível que ela seja questionada pelo médico não especialista quanto às características urinárias. Algumas destas características podem, em muitos casos, representar sintomas que passaram, até então, desapercebidos pela crença na normalidade de sua existência. Em um ambulatório de adolescentes de São Paulo foi verificado que 11% daqueles que aguardavam atendimento geral apresentavam-se com enurese.[18]

Outro fato relevante é a relação positiva observada entre o aumento do peso corporal, de início comum na adolescência, e a maior incidência de incontinência urinária de esforço e por urgência.[19] Embora o mecanismo fisiopatológico exato de associação entre obesidade e incontinência permaneça pouco compreendido, acredita-se que a pressão intra-abdominal, aumentada na obesidade, exerce uma força adicional à bexiga, uretra, assoalho pélvico e potencialmente favorece as perdas urinárias.

A seguir serão listados alguns sintomas que manifestados de modo espontâneo, ou sob demanda, podem dar indícios de disfunção miccional:

1. **Hesitação:** dificuldade para iniciar a micção ou necessidade de aguardar um considerável intervalo de tempo até o início da micção;

2. **Intermitência:** quando a micção não se dá em jato urinário contínuo, mas em pequenos fluxos;

3. **Gotejamento pós-miccional:** pode ocorrer mediante dissinergia vesicoesfincteriana, ou em meninas com refluxo de urina para a vagina;

4. **Jato urinário fraco;**

5. **Manobras de contenção urinária:** condutas, ou posturas assumidas pela adolescente para postergar ou suprimir o desejo miccional. Um exemplo é o ato de abaixar e pressionar o períneo com o calcanhar; outra manobra frequentemente utilizada é a estimulação clitoriana, com o intuito de inibir o reflexo da micção;

6. **Dor na região genital:** além da manifestação acompanhar quadros de infecção urinária, também pode sinalizar a existência de dissinergia detrusor--esfincteriana;

7. **Sensação de esvaziamento vesical incompleto;**

8. **Urgência miccional (definido no início deste capítulo);**

9. **Incontinência urinária:** perda urinária pode ocorrer frente a esforço físico (incontinência urinária de esforço), acompanhadas por urgência miccional, em situações de riso intenso (*Giggle incontinence*);

10. **Aumento da frequência miccional (definido no início deste capítulo);**

11. **Noctúria (definido no início deste capítulo).**

Os antecedentes urinários de familiares próximos merecem atenção especial. A própria interação entre os membros da família e o adolescente deve ser observada pelo médico, pois podem dar indícios de comportamentos de ansiedade, punição ou medo e interferem de modo direto no funcionamento do trato urinário. É notória a existência de forte componente genético para enurese noturna. A transmissão de caráter familiar está baseada em perfil autossômico dominante em cerca de 40% dos casos, contra 9% de recessivos. Dentro de um conceito de potencial herança poligênica da enurese, estudos têm sugerido possíveis localizações dos *loci* desse polimorfismo nos cromossomos 8, 12, 13 e 22.[20] Os antecedentes familiares representam risco relativo de até 16 vezes quando pai e mãe tiveram enurese na infância. Esse risco reduz-se pela metade se apenas um dos progenitores teve enurese.[21] Em um amplo estudo foi demonstrado que a chance de uma criança vir a tornar-se enurética foi 3,6 vezes maior quando houve antecedente materno desse sintoma.[22]

O exame físico, por sua vez, permite ao médico constatar perdas urinárias, verificar as condições físicas da paciente e identificar sinais que possam estar associados à uma potencial etiologia neurológica da doença. Assim, pilificação aumentada e coloração mais escura da pele na região lombar, bem como, a posição mais caudal do início da prega glútea e o arqueamento, ou assimetria dos membros inferiores, são sinais fortemente sugestivos de disrafismos medulares ocultos. Testes específicos, como a avaliação da sensibilidade nos membros inferiores, a pesquisa do reflexo cutâneo-anal (S2-S5), do reflexo bulbo-cavernoso (S2-S4) e do tônus anal, permitem melhor compreensão da integridade da inervação do trato urinário e intestinal inferior.

O exame da região genital é muito relevante na investigação das disfunções miccionais e deve ter início com a observação das roupas íntimas. Manchas na projeção da região uretral, vaginal ou anal sugerem incontinência urinária, corrimentos genitais, ou perdas fecais. A existência de hiperemia à inspeção vaginal e perineal sugere o contato frequente da região com urina e denota incontinência urinária. O aspecto de secreções vaginais esverdeadas ou achocolatadas pode sugerir processos infecciosos bacterianos, enquanto secreções mucoides, ou esbranquiçadas podem ocorrer de modo fisiológico na idade pré-puberal.

É possível identificar casos de obstipação intestinal com acúmulo de fezes no trajeto colônico, ou de retenção urinária crônica pela simples palpação abdominal.

O exame retal raramente se faz necessário na adolescente. Uma exceção são casos em que há importante estrangúria (dificuldade intensa para urinar), o que pode sugerir rabdomiossarcoma de bexiga, onde o exame retal pode auxiliar no direcionamento da investigação diagnóstica complementar.

Avaliação subsidiária

O exame de sedimento urinário (Exame de Urina, Urina tipo I) e a urocultura devem ser solicitados sempre em face das disfunções miccionais. A infecção pode ser causa dos sintomas urinários ou consequência de distúrbios do funcionamento vesicoesfincteriano. Já a micro-hematúria pode ser observada em portadores de dissinergia detrusor-esfincteriana.

A função renal é estimada de forma usual pela dosagem do nível sérico de creatinina. A perda de massa muscular, associada a algumas doenças neurológicas, pode subestimar o real valor da creatinina. A dosagem da creatinina urinária permite o cálculo do *clearance* de creatinina, medida mais específica da função renal.

A avaliação do trato urinário por métodos de imagem deve ter dois enfoques: o trato urinário inferior e o superior. A uretrocistografia permite boa comparação da morfologia uretrovesical, além de fornecer evidências do seu funcionamento (Figura 79.1). A natureza invasiva do exame, entretanto, limita a indicação a casos de infecções recorrentes do trato urinário superior,

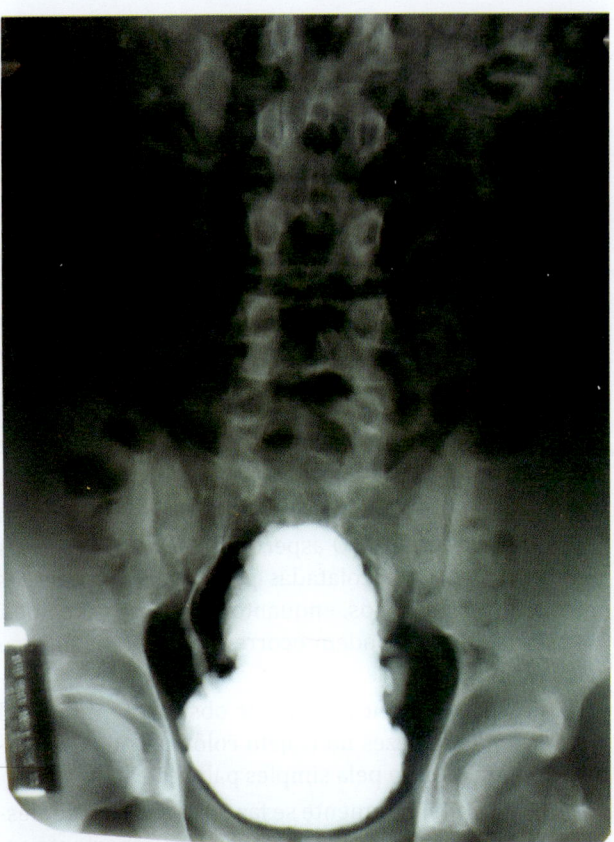

Figura 79.1 Uretrocistografia retrógrada: sexo masculino, 19 anos, com disrafismo medular oculto. Bexiga trabeculada e refluxo vesicoureteral bilateral.

presença, ou ao menos suspeita de afecções neurológicas que comprometam o funcionamento do trato urinário. A tomada radiográfica inicial possibilita identificar malformações ósseas da coluna lombar e sacra. Na fase contrastada, imagens clássicas como a uretra em pião sugerem a abertura do colo vesical com esfíncter uretral estriado fechado, presente em casos de dissinergia detrusor-esfincteriana. Permite ainda demonstrar a existência de refluxo vesicoureteral que pode ser primário, ou decorrente de um mau funcionamento vesical.

Os rins podem ser examinados de modo completamente inócuo e com baixo custo por meio da ultrassonografia, embora este exame não permita a obtenção de dados pormenorizados da sua anatomia, além de não avaliar, de modo geral, os ureteres, salvo em situações de hidronefrose. O espessamento e a trabeculação da parede vesical são frequentemente observados em situações de obstrução anatômica ou funcional à via de drenagem da bexiga. A medida do volume residual pós--miccional pela ultrassonografia também nos fornece dados a respeito do funcionamento vesical, além de promover abordagem terapêutica mais segura.

A urografia excretora, tem progressivamente, perdido espaço para recursos mais sofisticados como a tomografia computadorizada (CT) e ressonância magnética (RM). A CT com doses de radiação cada vez menores e a RM com melhor capacidade de resolução permitem avaliações mais ricas em detalhes do trato urinário e demais órgãos do abdome, no que pese o custo mais elevado que a urografia excretora. Um exemplo da importância de tais métodos de avaliação do trato urinário é quando frente a uma duplicidade pieloureteral, o implante anômalo de uma unidade ureteral pode ser a etiologia da incontinência urinária. A cintilografia renal com DMSA tem grande valor na determinação de assimetrias de função entre as duas unidades renais e na identificação de cicatrizes corticais.

Mesmo após essa investigação clínica e subsidiária, pode ainda não ser possível estabelecer com certeza o tipo de disfunção miccional. O registro da característica do jato urinário, a urofluxometria antes de qualquer manipulação é fundamental como parâmetro objetivo de avaliação da fase de esvaziamento vesical (Figura 79.2). A urofluxometria pode ser realizada isoladamente, associada à eletromiografia perineal, ou como parte do estudo urodinâmico.

O estudo urodinâmico permite, por meio de registros gráficos de volume e pressão, que sejam avaliadas características do enchimento e esvaziamento vesical e estabelecidos parâmetros fundamentais para o prognóstico e escolha do tratamento. É executado em caráter ambulatorial, permanecendo a paciente com um cateter uretrovesical e outro retal (cateter balão), por meio dos quais os registros pressóricos supracitados são aferidos, podendo ser associada eletromiografia (Figura 79.3). O objetivo do exame é simular os eventos urinários que ocorrem no cotidiano. Está indicado em disfunções miccionais neurogênicas e nos casos não neurogênicos refratários ao tratamento mais conservador. Um dos parâmetros mais relevantes fornecido por este exame é a medida da pressão de perda urinária, ou seja, com qual valor pressórico intravesical ocorre o início da eliminação da urina. Nos casos em que a incontinência se dá com pressões intravesicais superiores a 40 cmH$_2$O, o risco de danos ao trato urinário superior é elevado e há a necessidade de rápida intervenção.[23]

■ TRATAMENTO DAS DISFUNÇÕES MICCIONAIS

Deve ter por objetivo restabelecer ao máximo o padrão urinário fisiológico. Para tanto, as funções básicas da bexiga, de armazenar urina e esvaziar plenamente seu conteúdo, em regime de baixa pressão, devem ser tomadas como fundamento terapêutico.

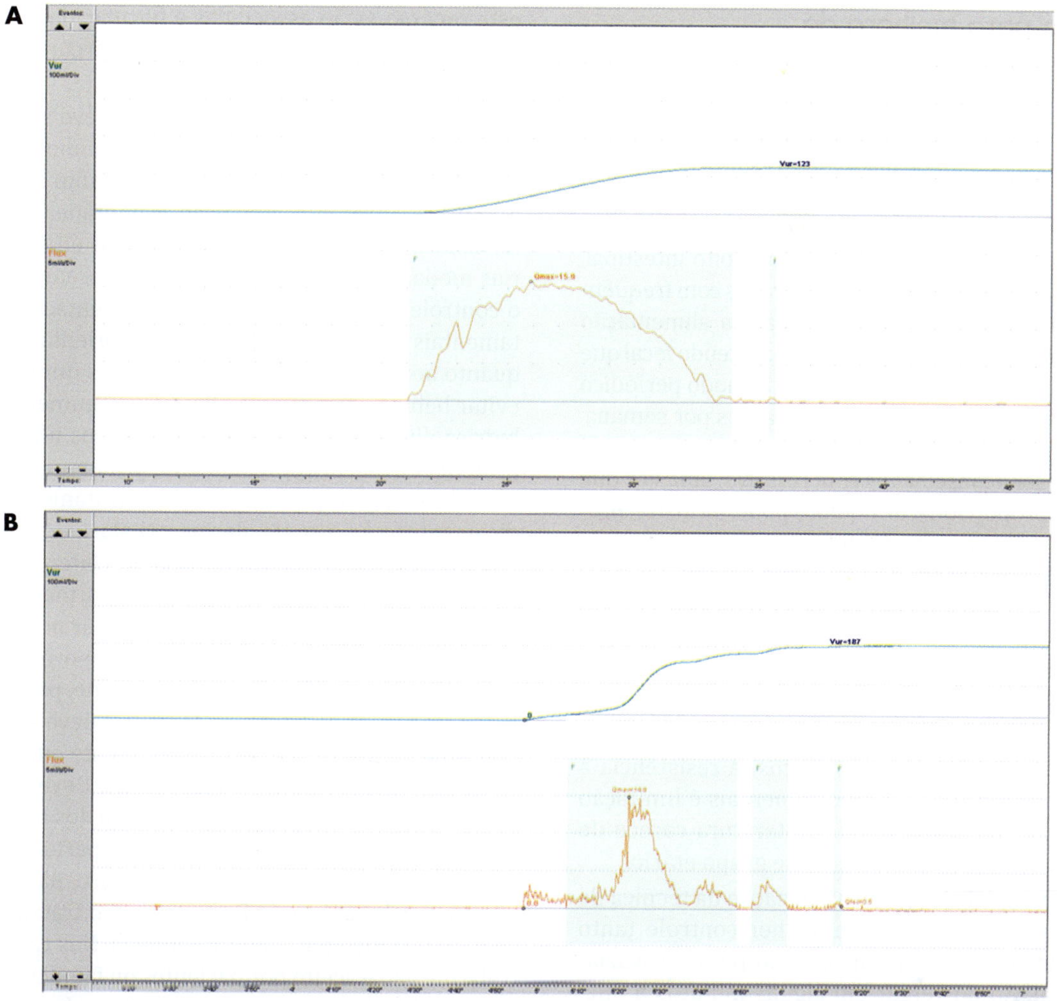

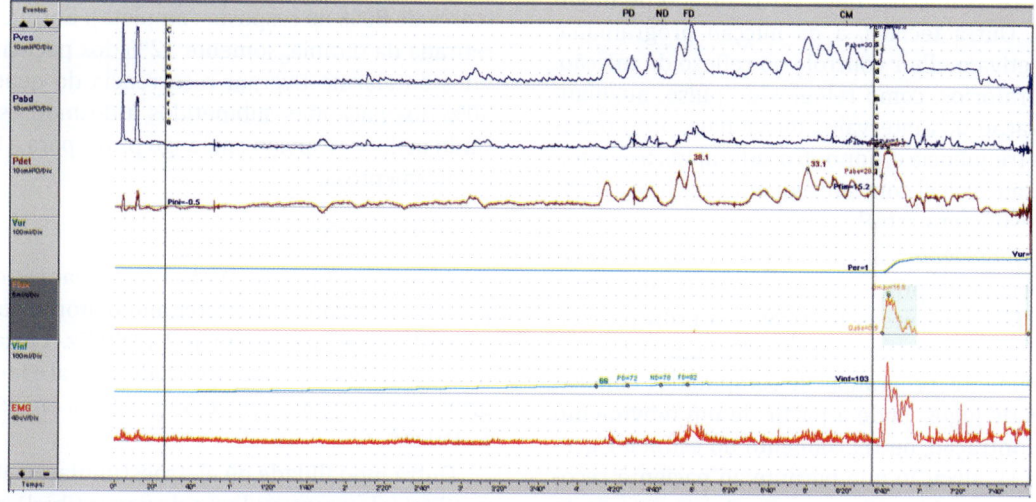

Figura 79.2 Urofluxometria. **(A)** Traçado fluxométrico normal; **(B)** Traçado fluxométrico flutuante em criança com DTUI.

Figura 79.3 Estudo urodinâmico: sexo feminino, 9 anos, com urgência miccional. Presença de contrações vesicais involuntárias com redução da capacidade cistométrica. Aumento da atividade esfincteriana (EMG) durante a fase miccional.

Tratamento para melhora do armazenamento vesical

Terapia comportamental

Trata-se da modalidade mais conservadora e inicial no tratamento de qualquer disfunção miccional. A orientação dietética e de ingesta de líquidos é o ponto de partida neste processo. Uma vez que alterações do hábito intestinal, principalmente a obstipação, são observadas com frequência em jovens com distúrbios miccionais, a alimentação deve estar voltada para produção de um conteúdo fecal que promova sua eliminação sem esforço e de modo periódico diário, ou ao menos quatro a seis evacuações por semana. A dieta deve ser rica em fibras e líquidos. Suplementos de fibras devem ser aconselhados com ressalva, uma vez que a não ingesta proporcional de líquidos pode, inclusive, promover maior ressecamento das fezes e agravar a constipação intestinal. Não apenas a quantidade de líquidos, mas uma padronização do horário em que devem ser ingeridos são críticos para uma diurese constante e melhor controle dos intervalos miccionais.

Avaliação e orientação nutricional, e redução de peso, melhoram os sintomas de urgência miccional e de incontinência urinária por esforços. A resistência à aderência aos programas comportamentais é limitação notória usualmente enfrentada. A literatura carece de estudos controlados nessa área, nesse grupo etário.

O treinamento vesical, com a utilização da técnica de micções programadas, favorece melhor controle tanto para o armazenamento urinário, como para o esvaziamento vesical. Ao postergar em alguns minutos a micção, busca-se inibir reflexos de contração do detrusor que são desencadeados ao longo do enchimento vesical em casos de hiperatividade detrusora. O aumento no intervalo entre as micções deve ser realizado de modo progressivo. Outra técnica, a da micção programada, também objetiva melhor controle no reflexo da micção. Alarmes vibratórios, como relógios de pulso, auxiliam na padronização dos intervalos miccionais, promovendo ganho na frequência e, por outro lado, ajuda a evitar a hiperdistensão vesical com subsequente contração exacerbada do esfíncter uretral.

O uso do *biofeedback* auxilia no ganho da coordenação esfincteriana no processo de contenção urinária e na micção. Vários recursos técnicos são utilizados no *biofeedback* como sensores sonoros ou luminosos, ou mais recentemente, programas de computador com características de jogos, onde a partir de um movimento correto de contração, ou relaxamento do esfíncter uretral, há uma sinalização que permite ao paciente reconhecer o acerto, ou identificar o erro. O princípio desta técnica é promover o autoconhecimento dos comandos de contração e relaxamento esfincteriano. Limitações a

este recurso estão associadas à incapacidade cognitiva, ou ainda, perda da integridade dos circuitos nervosos que permitam o controle esfincteriano.

A enurese não monossintomática deve ser abordada de modo similar à DTUI. Já a enurese monossintomática requer abordagem específica. É importante ressaltar que a enurese apresenta resolução espontânea progressiva na maioria dos casos até os 15 anos. Nos últimos anos várias modalidades terapêuticas foram desenvolvidas para o controle da enurese.[24,25] Algumas orientações comportamentais são importantes: deve-se orientar a paciente quanto ao volume de líquidos ingeridos durante a noite, evitar bebidas com excesso de cafeína, aumentar ingesta hídrica diurna, evitar dieta com elevados níveis de sal e proteínas, e incentivar o hábito de urinar antes de se deitar.[26] Ainda como primeira linha de tratamento não medicamentoso é o uso de alarmes. O alarme para enurese tem grau de recomendação A pela ICI (*International Consultation on Incontinence* – 2009). O alarme é disparado quando há umidade detectada por sensor nos lençóis, ou na roupa íntima, ativando um alarme sonoro que desperta o paciente fazendo com que ele acorde, pare de urinar e levante para ir ao banheiro. O alarme deve ser utilizado diariamente por dois a três meses, ou até que o paciente fique seco por 14 noites consecutivas. Deve haver comprometimento dos pacientes e também dos pais, uma vez que estes devem colaborar com o despertar da criança, ou adolescente, para que vá ao banheiro, não desligue o alarme e volte a dormir. Dessa forma, o tratamento nem sempre é efetivo para muitas famílias. Nos casos em que o alarme não é aceito por pacientes ou familiares, o medicamento DDAVP passa a ser a opção terapêutica (será discutido adiante neste capítulo).[27] Em estudo comparativo entre DDAVP e alarmes para enurese monossintomática, as taxas de sucesso foram altas para ambas as terapias (cerca de 80% de resposta completa). Entretanto, após a retirada da terapia, somente 12% dos pacientes submetidos ao alarme tiveram recorrência do quadro, contra 50% dos pacientes submetidos à desmopressina, sugerindo melhor resposta em longo prazo para a terapia não medicamentosa.[28]

Fisioterapia pélvica

A eletroestimulação transcutânea parassacral (TENS) pode ser realizada em caráter ambulatorial ou domiciliar com estímulos que variam de 2 a 150 Hz. A taxa de melhora dos sintomas de hiperatividade vesical e incontinência urinária encontra-se entre 50% e 60% em estudos controlados.[3]

Outra modalidade de eletroestimulação atua no nervo tibial (eletroestimulação do nervo tibial), a qual pode ser feita por estímulos de superfície (transcutânea) ou com agulha (percutânea) (Figura 79.4). O caráter menos

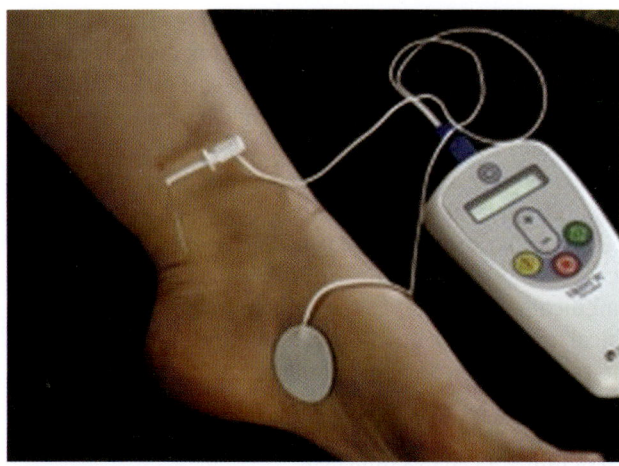

Figura 79.4 Eletroestimulação do nervo tibial com agulha (imagem cedida pela fisioterapeuta Luciane Marin Braghetta).

invasivo da via de superfície promove maior aceitação, apesar de que os estudos mais contundentes tenham utilizado a técnica percutânea. Esta técnica de estimulação nervosa utiliza princípios da acupuntura para estimular o nervo tibial, ramo das raízes L4 –S3 envolvidas no controle sensoriomotor vesical e esfincteriano. A estimulação aferente gera inibição central preganglionar dos neurônios motores vesicais via medula sacral. Alguns estudos de longo prazo demonstraram elevados índices de resolução dos sintomas de bexiga hiperativa e de disfunção de eliminação (superiores a 60%) tanto em adultos como em crianças, com resposta inferior entre os portadores de disfunção neurogênica.[3] Em contrapartida, resultados menos favoráveis foram relatados quando esta modalidade foi utilizada em pacientes refratários a outros tratamentos e, portanto, casos com maior dificuldade de resposta terapêutica. Mais estudos controlados são necessários para melhor definição das indicações e potencial de resposta à eletroestimulação.

Terapia medicamentosa oral

Desenvolvidos para atuar na principal via de controle da contração detrusora, os anticolinérgicos orais correspondem à principal classe de medicamentosa utilizada no tratamento dos distúrbios de armazenamento urinário. Dos cinco receptores muscarínicos existentes (M1, M2, M3, M4 e M5), os receptores M2 são os de maior abundância na bexiga, embora sejam os receptores M3 aqueles mais específicos para a contração detrusora. Vários destes medicamentos encontram-se disponíveis em nosso meio: oxibutinina, tolterodina, solifenacina e darifenacina.

Os anticolinérgicos orais reduzem a sensação de urgência miccional, mas com pequeno efeito objetivo sobre o número de micções diárias, no ganho da capa-

cidade vesical e de continência urinária. Ainda assim, possuem estudos com nível de evidência científica 1 e grau de recomendação A para tratamento da bexiga hiperativa. Contrapõem-se aos efeitos benéficos, eventos adversos frequentes, que atingem taxas superiores a 90% em algumas publicações. Uma vez que os receptores muscarínicos encontram-se distribuídos em órgãos como as glândulas salivares (M1 e M3), intestino (M2 e M3) e musculatura ciliar (M3 e M5), a sensação de boca seca, obstipação intestinal e visão turva são frequentemente reportados pelas pacientes.[29] No caso da sensação de boca seca, o impacto é razoável, uma vez que aumenta a ingesta hídrica com consequente maior diurese em pessoas com atividade vesical aumentada e menor capacidade vesical funcional. A redução da peristalse intestinal agrava os quadros de constipação já presentes em muitas adolescentes com distúrbios urinários, o que agrava a disfunção vesical e proporciona um círculo vicioso.

A oxibutinina é uma amina terciária, com efeito antimuscarínico e espasmolítico, não específica para receptores colinérgicos (M1 e M3). Trata-se do anticolinérgico de maior uso em nosso meio, quer pelo tempo de disponibilidade no mercado nacional, quer pelo relativo baixo custo. Possui metabolização hepática, sendo que seu metabólito principal, a N-desetiloxibutinina, é considerado o responsável pelos sintomas adversos. Tem apresentação de liberação rápida e de liberação lenta em tomada única diária; esta última, associada a menor índice de efeitos colaterais. Outras vias de administração foram desenvolvidas para a oxibutinina, como a intravesical e a transdérmica, com o intuito de minimizar os efeitos indesejáveis da medicação.

A tolterodina, também uma amina terciária, apresenta maior afinidade pela bexiga do que pelas glândulas salivares (receptores M2). Isso promove maior adesão ao tratamento quando comparada à oxibutinina.

A darifenacina tem ação específica para receptores M3, ainda que efeitos colaterais como boca seca e constipação intestinal sejam reportados por até um terço dos pacientes.

A solifenacina é a medicação mais recente no mercado nacional, antimuscarínico específico para bloqueio dos receptores M2 e M3, de liberação lenta. Os efeitos colaterais, nos mesmos moldes das medicações previamente descritas, também são reportados pelos pacientes.

Os agonistas β-3 adrenérgicos, até a data em que este texto foi escrito, sem aprovação pela Agência Nacional de Vigilância Sanitária (Anvisa), mas aprovado pelo FDA (*Food and Drug Administration*) correspondem a uma nova opção no tratamento da hiperatividade vesical. Os receptores β-3 adrenérgicos encontram-se distribuídos predominantemente no corpo vesical, com ação de relaxamento da musculatura detrusora uma vez estimulados. Por pertencer a uma classe diferente da dos anticolinérgicos, abre a possibilidade de uso associado, potencializando a ação sobre o armazenamento vesical. O mirabegron é, no momento, o representante único dos agonistas β-3. Tem como potencial efeito colateral a elevação da pressão arterial, o que torna necessária sua monitorização periódica.

Todos os antimuscarínicos citados, bem como os agonistas β-3 não têm indicação formal para crianças de acordo com as recomendações dos fabricantes. Ainda assim, grande número de estudos publicados na literatura internacional referencia a administração de oxibutinina e tolterodina em crianças com disfunções miccionais.[30] Os demais medicamentos citados carecem de estudos que corroborem seu uso nesta faixa etária.

O DDAVP é análogo sintético da vasopressina, aprovado pelo FDA desde 1990 e utilizado no tratamento da enurese. Age nos túbulos distais na concentração e na diminuição da produção urinária. O DDAVP tem início rápido de ação e funciona enquanto o paciente está em uso do medicamento, ou seja, é excelente para o tratamento dos sintomas, porém, não tem boa resposta em longo prazo após a sua retirada. Para diminuir os riscos de reincidência, sugere-se retirada paulatina da medicação, diminuindo o número de doses semanais.[31] As taxas de sucesso com a utilização do DDAVP são bastante satisfatórias, chegando a 80% de resposta completa em alguns estudos. Entretanto, apenas 40% dos pacientes permanecem secos após a retirada deste medicamento.[28] O DDAVP possui diferentes formulações e pode ser administrado por via oral ou intranasal. As apresentações orais em formas de tabletes podem ser tituladas de acordo com os sintomas e administradas em doses de 0,2 a 0,6 mg. Outra forma de administração oral da desmopressina é por meio da formulação liofilizada (120 ou 240 µg), que se dissolve na cavidade oral. O medicamento deve ser administrado uma hora antes de dormir.[26] O tratamento deve ser instituído por um período de três a seis meses e pode ser repetido com segurança.[31] Seu único efeito colateral relevante é a hiponatremia. Os sintomas da hiponatremia incluem dores de cabeça, náuseas, vômitos, alteração dos níveis de consciência e convulsões.[32] Os fatores de risco que exacerbam este efeito colateral são: idade menor que seis anos, alta ingesta hídrica concomitante ao uso do medicamento (recomenda-se que haja restrição hídrica noturna principalmente nas duas horas que antecedem o sono e até oito horas após sua administração) e seu consumo em altas doses.

Terapia medicamentosa intravesical

A toxina botulínica (TB) é produzida pelo *Clostridium botulinum*, bactéria anaeróbia, e corresponde à mais potente toxina biológica existente. Há sete tipos distintos da TB, designados com letras de A a G, sendo apenas as toxinas A e B disponíveis. Por se tratar de produto biológico não há equivalência de dose, perfil de segurança e eficácia entre as várias TB do tipo A disponíveis comercialmente. A TB aprovada pela Anvisa para uso intravesical é a americana – *Onabotulinumtoxina-A*. A administração intravesical da TB está indicada nos casos de refratariedade, ou intolerância ao tratamento medicamentoso de primeira linha na hiperatividade vesical neurogênica ou idiopática. A administração da TB é feita por cistoscopia, usualmente sob sedação anestésica, sendo injetados em 20 a 30 pontos do detrusor. Sua ação dura cerca de seis a doze meses; após esse período está indicada sua reaplicação.

Os resultados de estudos com elevado nível de evidência científica demonstraram redução da hiperatividade detrusora, promoção da continência urinária e melhora da qualidade de vida. Para tratamento da hiperatividade neurogênica a dose preconizada de onabotulinumtoxina-A para adultos é 200 unidades. Os estudos conduzidos em crianças utilizaram doses de 5 a 12 unidades/kg de peso para a onabotulinumtoxina-A com resultados comparáveis aos obtidos em adultos e equivalente biossegurança. Existem poucos estudos na população adolescente, entretanto, se considerarmos o peso médio de um adolescente, teremos uma dose similar àquela preconizada para adultos.[33]

Não há consenso quanto à dose ideal de onabotulinumtoxina para bexiga hiperativa idiopática na população infantil, sendo que 100 U é a dose utilizada em adultos e aprovada pelo FDA e Anvisa. Nos mesmos moldes da aplicação em portadores de disfunção neurogênica, a injeção intravesical da TB na hiperatividade idiopática promove melhora dos episódios de incontinência, frequência, urgência, redução do número de absorventes diários e melhora da qualidade de vida.[34] Os efeitos colaterais observados após o uso de TB intravesical são: dificuldade para esvaziamento vesical, muitas vezes requerendo cateterismo vesical intermitente, infecção urinária, hematúria e fraqueza transitória do tronco.

Tratamento cirúrgico

A ampliação vesical corresponde ao tratamento cirúrgico reservado aos casos refratários a todas modalidades de tratamento previamente descritas, predominantemente em portadores de disfunção neurogênica. Promove aumento da capacidade vesical e diminuição da hiperatividade detrusora por ampliar a bexiga com segmento intestinal ou gástrico. É um tratamento com elevado índice de eficácia, no entanto, associado à internação prolongada e morbidade não desconsideráveis.

O segmento intestinal mais utilizado é o íleo. Após detubolarização desse segmento, ele é reconfigurado em esfera e anastomosado à cúpula vesical aberta, produzindo um reservatório de alta capacidade. O esvaziamento vesical geralmente requer cateterismo intermitente. Entre as complicações, distúrbios metabólicos, formação de muco, infecção do trato urinário, formação de cálculos são as mais observadas, sendo a perfuração espontânea e o desenvolvimento de tumores situações raras.[34] É fundamental que a paciente candidata à ampliação vesical receba extensa explanação a respeito do procedimento, quer pelo caráter definitivo do tratamento, assim como das mudanças de hábito que proporcionará e os riscos implicados com esta modalidade de tratamento.

Tratamento para melhora do esvaziamento vesical

Cateterismo vesical intermitente

O esvaziamento vesical incompleto proporciona maior risco de infecção urinária, incontinência e, nos casos em que há elevada pressão detrusora, lesão do trato urinário superior pela maior resistência à drenagem ureteral e até refluxo vesicoureteral de urina.

O cateterismo vesical intermitente é o método mais eficaz para esvaziar a bexiga nas disfunções miccionais de etiologia neurogênica ou não. Embora relatos da sua utilização remontem à civilização egípcia, foi a partir da década de 1970, com a introdução da técnica de cateterismo limpo, que houve grande impulso nesta técnica de tratamento para as portadoras de elevado volume residual. A técnica limpa de cateterismo vesical intermitente veio substituir a asséptica, que apesar dos bons resultados, acarretava grande dificuldade e limitações à sua execução. Na técnica limpa é realizada apenas a limpeza simples da região genital, sem a necessidade de produtos especiais, luvas e demais aparatos técnicos envolvidos com a antissepsia. Foi demonstrado em diversos estudos que não houve agravamento das infecções urinárias e danos renais com o cateterismo vesical intermitente limpo. A bacteriúria assintomática, ou seja, identificação de bactérias na urina sem a existência de sintomas relacionados a infecções do trato urinário, é frequentemente observada em pacientes em regime de cateterismo intermitente. Esta situação não deve ser tratada, ficando reservado a antibioticoterapia aos casos sintomáticos com disúria, febre, aumento da espasticidade de membros inferiores (em lesados medulares), alterações nas características físicas da urina (odor intenso, aspecto turvo), ou queda do estado geral. Outras complicações associadas ao cateterismo vesical intermitente como sangramento, dor e estenose de uretra têm sido reportadas, mas usualmente não representam limitação à sua execução. A aderência ao cateterismo intermitente é elevada principalmente na população jovem e nos casos de disfunções neurogênicas. A maior independência proporcionada pelo autocateterismo, além de melhora dos índices de continência com consequente maior adaptação à sexualidade, são fatores que estão associados à sua boa aceitação.[35]

Terapia medicamentosa

Os bloqueadores alfa-adrenérgicos, com intuito de reduzir a resistência à drenagem vesical, têm sido usados em crianças e adultos jovens com disfunção do colo vesical. Sua ação sobre receptores alfa-adrenérgicos presentes na região da base da bexiga promove maior facilidade no esvaziamento vesical, em muitos casos também relacionados à melhora dos sintomas de urgência miccional e incontinência de urgência. Alfabloqueadores mais seletivos como a tansulosina e a alfuzosina geram menos efeitos colaterais comuns à esta classe medicamentosa, tais como hipotensão postural, tontura e congestão nasal. A adequação progressiva da dose é conduta útil para minimizar os riscos de efeitos colaterais. Alguns pacientes se beneficiam parcialmente da associação medicamentosa de relaxantes musculares.[3,36]

Tratamento cirúrgico

Para casos em que a dissinergia esfincteriana depende da musculatura estriada, a ação dos medicamentos é questionável. Nestes casos mais graves faz-se necessária a esfincterotomia uretral endoscópica. O procedimento, a despeito de promover proteção efetiva ao trato urinário superior pela redução das hiperpressões vesicais, gera um quadro definitivo de incontinência urinária. É reservado a casos refratários aos demais tratamentos que buscam resultados mais fisiológicos, ou ainda para aqueles com incapacidade de execução do cateterismo vesical intermitente. Hemorragia uretral e recidivas são as complicações mais associadas à esfincterotomia uretral.

Para minimizar o efeito definitivo e comorbidades da esfincterotomia uretral pode-se lançar mão da injeção esfincteriana de TB (esfincterotomia química), cujo efeito tem duração limitada. Além dos casos de dissinergia detrusor esfincteriana neurogênica, a aplicação da TB também foi descrita para portadores de dificuldade idiopática para auxiliar no esvaziamento vesical completo por meio de manobras de esforço abdominal.[3]

REFERÊNCIAS BIBLIOGRÁFICAS

1. Salvatore S, et al. Is overactive bladder in children and adults the same condition? ICI-RS 2011. Neurourol Urodyn 2012; 31(3):349-51.

2. Fitzgerald MP, et al. Childhood urinary symptoms predict adult overactive bladder symptoms. J Urol 2006; 175(3 Pt 1):989-93.

3. Franco I. Functional Bladder Problems in Children Pathophysiology, Diagnosis, and Treatment. Pediatr Clin N Am 2012; 59(4):783-817.

4. Nevéus T, et al. The standardization of terminology of lower urinary tract function in children and adolescents: report from the Standardisation Committee of the International Children's Continence Society. J Urol 2006; 176(1):314-24.

5. Avelino A, et al. Peptide immunoreactivity and ultrastructure of rat urinary bladder nerve fibers after topical desensitization by capsaicin or resiniferatoxin. Auton Neurosci. 2000, 28;86(1-2):37-43.

6. Birder LA, et al. Altered urinary bladder function in mice lacking the vanilloid receptor TRPV1. Nat Neurosci 2002, 5(9):856-9.

7. Cockayne DA, et al. Urinary bladder hyporeflexia and reduced pain-related behaviour in P2X3-deficient mice. Nature 26; 2000; 407(6807):1011-9.

8. Apostolidis A, et al. Proposed mechanism for the efficacy of injected botulinum toxin in the treatment of human detrusor overactivity. Eur Urol 2006; 49(4): 644-8.

9. Brady CM, et al. P2X3-immunoreactive nerve fibres in neurogenic detrusor overactivity and the effect of intravesical resiniferatoxin. Eur Urol 2004; 46(2): 247-55.

10. Naseer SR, et al. New renal scars in children with urinary tract infections, vesicoureteral reflux and voiding dysfunction: a prospective evaluation. J Urol 1997; 158(2):566-8.

11. Yeung CK, et al. Bladder dysfunction in children with refractory monosymptomatic primary nocturnal. J Urol 1999; 162(3 Pt 2):1049-54.

12. Neveus T, et al. Depth of sleep and sleep habits among enuretic and incontinent children. Acta Paediatr 1999; 88(7):748-52.

13. Watanabe H, et al. Physiological background of enuresis type I. A preliminary report. Scand J Urol Nephrol Suppl 1997; 183: 7-9.

14. Medel R, et al. Primary enuresis: a urodynamic evaluation. Br J Urol 81 Suppl 1998; 81 Suppl 3:50-2.

15. Shreeram S, et al: Prevalence of enuresis and its association with attention-deficit/hyperactivity disorder among U.S. children: results from a nationally representative study. J Am Acad Child Adolesc Psychiatry 2009; 48(1):35-41.

16. Feehan M, et al. A 6 year follow-up of childhood enuresis: prevalence in adolescence and. J Paediatr Child Health 1990; 26(2):75-9.

17. Tekgul S, et al. Diagnosis and management of urinary incontinence in children. In: Cardozo L, et al. Incontinence. 4th ed. Paris: Health Publications; 2009. p.701.

18. Schoen-Ferreira TH, et al. Levantamento de enurese noturna no município de São Paulo. Rev bras crescimento desenvolv hum 2007; 17(2): 31-9.

19. Huang AJ, et al. Urinary incontinence and pelvic floor dysfunction in Asia – American women.Am J Obstet Gynecol 2006; 195(5):1331-7.

20. Arnell H, et al. The genetics of primary nocturnal enuresis: inheritance and suggestion of a second major gene on chromosome 12q. J Med Genet. 1997;34(5):360-5.

21. Jarvelin MR, et al. Enuresis in seven-year-old children. Acta Paediatr Scan. 1988; 77(1):148-53.

22. von Gontard A, et al. Family history of nocturnal enuresis and urinary incontinence: results from a. J Urol. 2011; 185(6):2303-6.

23. McGuire EJ, et al. Prognostic value of urodynamic testing in myelodysplastic patients. J Urol 1981; 126(2):205-9.

24. Raheem AA, et al. Role of posterior tibial nerve stimulation in the treatment of refractory. J Urol 2012; 189(4):1514-9.

25. Neveus T. Nocturnal enuresis-theoretic background and practical guidelines. Pediatr Nephrol. 2011; 26(8):1207-14.

26. Vande Walle J, et al. Practical consensus guidelines for the management of enuresis. Eur J Pediatr 2012; 171(6):971-83.

27. De Guchtenaere A, et al. Oral lyophylizate formulation of desmopressin: superior pharmacodynamics compared. J Urol 2011; 185(6):2308-13.

28. Kwak KW, et al. Efficacy of desmopressin and enuresis alarm as first and second line treatment for primary monosymptomatic nocturnal enuresis: prospective randomized crossover study. J Urol 2010; 184(6):2521-6.

29. Chapple CR, et al. The effects of antimuscarinic treatments in overactive bladder: an update of a systematic review and meta-analysis. Eur Urol 2008; 54(3):543-8.

30. Nijman RJ. Role of antimuscarinics in the treatment of nonneurogenic daytime urinary incontinence in children. Urology 200 63(3 Suppl 1):45-50.

31. O'Flynn N. Nocturnal enuresis in children and young people: NICE clinical guideline. Br J Gen Pract 2011; 61(586):360-2.

32. Robson WL, et al. The comparative safety of oral versus intranasal desmopressin for the treatment of children with nocturnal enuresis. J Urol 2007; 178(1):24-30.

33. Schulte-Baukloh H, et al. Botulinum toxin A detrusor injections reduce postsynaptic muscular M2, M3, P2X2, and P2X3 receptors in children and adolescents who have neurogenic detrusor overactivity: a single-blind study. Urology 2013; 81(5):1052-9.

34. Robinson D, et al. The management of overactive bladder refractory to medical therapy. Maturitas 2013; 75(1):101-10.

35. Coutinho F. Cateterismo intermitente: indicações, técnica e aderência. In: Truzzi JC, et al. Bexiga hiperativa: aspectos práticos. São Paulo: O Nome da Rosa; 2009. 225p.

36. Austin PF, et al. Alpha-adrenergic blockade in children with neurophatic and nonneurophatic voiding dysfunction. 162(3 Pt 2):1064-7.

Capítulo **80**

Carolina Carvalho Ambrogini ▪ Ivaldo Silva ▪ Maria Cláudia de Oliveira Lordello

Sexualidade na Infância e Adolescência

■ INTRODUÇÃO

A sexualidade é uma dimensão humana que acompanha as pessoas ao longo de toda a vida, sendo formada a partir do conjunto de tudo que ouvimos, vemos, sentimos e aprendemos da família, escola, comunidade e cultura onde vivemos.[1]

A compreensão da sexualidade humana sofreu importantes mudanças a partir do século XX. Nos *"Três ensaios sobre a teoria da Sexualidade" (1905)*, Freud surpreendeu a comunidade científica ao afirmar que as experiências sexuais infantis são as formadoras da identidade e do comportamento das pessoas adultas. Tal estudo freudiano chocou a sociedade da época, que considerava a criança uma criatura pura e inocente. Atualmente, consideramos que as crianças possuem desejos, experiências e fantasias sexuais.

No imaginário da nossa cultura ocidental, ainda é comum encontrarmos o conceito de que as crianças são meros destinatários passivos das intervenções realizadas pelos adultos, sendo vistas apenas como figuras frágeis, dependentes, que necessitam de proteção e monitoramento.[1] Além das demandas típicas da infância, a criança hoje é vista como ser atuante, com necessidades próprias, que devem ser avaliadas e respeitadas.

A sexualidade na infância ainda hoje causa alguma perplexidade e por isso discute-se pouco essa temática. Permanece como assunto proibido ou tabu, principalmente para os adultos que experimentam tais situações com seus filhos ou crianças próximas. No entanto, a sexualidade, por ser uma dimensão humana fundamental a serviço da felicidade, prazer e amor entre as pessoas, deve ser considerada e valorizada como tal.

É por meio da cultura e da história que se definem as identidades sociais, entre elas as sexuais. Já na primeira infância, as crianças começam a formar as suas ideias sobre sexualidade, a partir do que observam e vivenciam na interação familiar. Ao receberem uma informação que identifica o corpo como algo vergonhoso ou até pecaminoso, as crianças passam a ser não apenas portadoras, mas também propagadoras de um conjunto de princípios e opiniões calcados em um pudor excessivo e inibidor de qualquer forma de expressão da sexualidade.[1-2]

Também na cultura ocorre a atribuição dos estereótipos sexuais de comportamentos tidos como próprios para as meninas e para os meninos. Para as meninas, normalmente são atribuídos comportamentos de docilidade, fragilidade, obediência, educação e bons modos. Dos meninos são esperadas qualidades como ser ativo, viril, corajoso, líder, prático e ousado. Quando os comportamentos desviam-se destas expectativas consideradas como normais e convencionais, são desaprovados e vistos como transgressores do padrão estabelecido. Significados atribuídos ao normal e natural tendem a expressar a ideia de uma sexualidade inerente à natureza do ser humano. A sexualidade, no entanto, é construída por significações relativas à história cotidiana das interações com o outro, de acordo com os valores e normas culturais do ambiente de cada indivíduo.[2]

O corpo da criança é a matriz da sua sexualidade, e por meio dele a criança sente o mundo desde o nascimento. Pelos laços estreitos de afeto e intimidade, o corpo passa a ser o território das manifestações físicas e sensuais decorrentes dos abraços, carinhos e afagos trocados entre a criança e seus familiares. Desde o nascimento, o corpo do nascituro possui vários pontos produtores de sensações e de excitação sexual. Os pequenos sentem sensações boas ou desagradáveis das carícias provocadas pelos outros e as expressam por afetos e comportamentos evidenciando a existência de uma sexualidade infantil sentida, vivenciada e simbolizada de maneira singular.[3]

Para a psicanálise, a sexualidade infantil é autoerótica, pois procura formas de prazer que venham de qualquer área do próprio corpo, diferente do modelo de relação sexual genital de um adulto. Dessa forma, mesmo se as fantasias sexuais forem dirigidas a uma outra pessoa, a gratificação sexual na infância é buscada em seu próprio corpo ou em determinadas áreas do corpo que são privilegiadas em um determinado momento do desenvolvimento.[4]

Podemos citar como exemplo a amamentação do nascituro, em que a necessidade biológica de ser alimentado não parece ser o único objetivo do bebê ao mamar. Não é raro observar nascituros com a expressão de pura satisfação e contentamento após a amamentação. Ou nascituros que ficam em contato com o "bico" do seio materno apenas para relaxar e dormir com uma sensação de tranquilidade. O que se observa é que o nascituro procura se nutrir não só do leite materno (necessidade orgânica), mas de uma relação afetiva que não se reduz à satisfação alimentar.[2]

Por mais que haja na criança um corpo físico que percebe sensações excitatórias, a dimensão única da sexualidade na infância se refere à sua associação com a relação afetiva estabelecida entre a criança e seus cuidadores. O que ocorre é uma confusão de "línguas" entre o adulto e a criança, indicando a diferença entre o mundo adulto, marcado pela sexualidade genital e pela paixão, e o mundo infantil da linguagem da ternura.[5] Cabe ao adulto não interpretar a sexualidade infantil atribuindo-lhe significados adultos, mas sim reconhecer sua forma de comunicação e sua demanda de amor.

O tema "sexualidade infantil" ainda é pouco discutido, fazendo prevalecer articulações conceituais do senso comum, que causam misturas e confusões. Ainda há a necessidade de desconstruirmos ideias e percepções culturais universais sobre o que é sexualidade infantil e sobre quais são as necessidades e desejos de uma criança.

■ SEXUALIDADE NA ADOLESCÊNCIA

Em geral, a adolescência era apresentada como uma fase de transição entre a infância e a idade adulta, imprimindo-lhe importância menor. A adolescência é reconhecida hoje como um período relevante dentro do processo de desenvolvimento humano, cujas transformações físicas e biológicas associam-se àquelas de âmbito psicossociocultural, resultando em um período com características próprias e bem definidas.[6] Adolescência é um período de transformação em direção à maturidade, sendo o elo entre a infância e a idade adulta. Entrar no mundo dos adultos significa, para o adolescente, a perda definitiva de sua condição de criança. Para a menina, a evidência de seu novo *status*, com o aparecimento da menstruação, lhe impõe a determinação dos novos papéis a serem assumidos, não somente na futura união com o sexo oposto, mas também na procriação.[7]

A problemática do adolescente começa com as corporais e segue-se com as psicológicas. A construção de uma identidade pessoal nesse período inclui, necessariamente, a relação com o corpo. As mudanças corporais desencadeadas pela produção de estrogênios, a partir dos oito ou nove anos, promovem modificações no tamanho do corpo, nas suas proporções e o desenvolvimento das características sexuais primárias e secundárias.[8]

Durante a puberdade a cabeça cresce lentamente em relação ao resto do corpo, a testa se torna mais alta e larga, o nariz cresce depressa, a boca se alarga, os lábios tornam-se mais cheios e o queixo passa a ser mais pronunciado; desenvolve-se a linha da cintura, ombros e quadris se alargam, os braços e as pernas se alongam e tornam-se mais moldados, em consequência dos depósitos de gordura; além disso, há o desenvolvimento dos seios, o aparecimento dos pelos púbicos e axilares. Esta transformação do corpo da adolescente traz maior percepção da sua sexualidade e de seu impacto proveniente de outros adolescentes. Começam a existir as comparações entre os corpos das amigas e também a noção de sentir-se "desejada" pelos garotos.[6-9]

Frente a estas mudanças, a imagem corporal também precisa ser reformulada. Há frequentemente uma insatisfação com o corpo e dúvidas em relação à própria aparência. Esta nova imagem corporal traz para a adolescente a impressão de desarmonia e assimetria, fazendo-a privilegiar muito mais os aspectos negativos em seu corpo do que os positivos.[6-8]

Por outro lado, os pais também se sentem confusos ao se depararem com o corpo de suas filhas em transformação. Ao perceberem a sexualidade mais aflorada, muitos não sabem como agir e, por vezes, tendem a atitudes repressoras, as proibindo maior contato com os rapazes em festas e reuniões de jovens.[6] De acordo com Amaral e Fonseca, falar sobre sexualidade não é tarefa fácil para os pais e nem para as filhas adolescentes. Para as adolescentes mais jovens, a ausência de diálogo com os pais traz um certo alívio e conforto, mostrando-se como forma de defesa para sua inibição de falar sobre o assunto. Para justificar a falta de diálogo sobre sexualidade, nesta mesma pesquisa, uma adolescente diz: *minha mãe nem sabe o que é isso.*

As adolescentes com mais idade evitam falar com a mãe sobre sua vida sexual e afetiva, temendo que as informações cheguem até o pai, parentes e vizinhos, tornando um domínio público questões que são particulares. Ainda de acordo com a mesma pesquisa, na visão dessas adolescentes, os pais não estão preparados e não sentem segurança para discutir com os filhos questões sobre sexualidade.[10] Com relação ao diálogo entre pais e filhos, um outro aspecto interfere na relação familiar. Para que o diálogo ocorra são necessárias a vontade e a abertura para encontrar o outro. Contudo, o que ocorre na comunicação de muitos pais e filhos é uma sucessão de acusações, em que o filho lamenta e os pais criticam e repreendem.[11]

A adolescente precisa elaborar o luto pelo corpo infantil que vai perdendo. Aceitar a chegada da menstruação lhe impõe uma definição sexual e uma determinação de seu papel na união com o par do sexo oposto e na procriação. A angústia e os estados de despersonalização que, muitas vezes, acompanham esses momentos devem-se, segundo Aberastury, à angústia de perceber que é o próprio corpo que produz estas mudanças.

Eis uma citação que traduz a estranheza da percepção corporal de uma adolescente advinda da experiência da menstruação:

*"Minha mãe disse: **Agora você é mulher**. Ela já me dissera alguma coisa sobre isso, de modo que estava preparada para ser mulher. Mas tinha, de algum jeito, esperado que fosse diferente, quando a coisa aconteceu. Não era para uma menina rechonchuda, de 12 anos, com mamas que mal tinham despontado, pés grandes demais, e agora a gloriosa novidade da menstruação. Meu pai também disse: **Agora você pode ficar grávida**. Parecia uma ameaça."*[12]

Diferentemente dos rapazes, as adolescentes não manifestam de maneira tão forte e clara o impulso e as necessidades sexuais. Elas direcionam sua energia em vestir-se bem, maquiar-se e em ficar bonita e atraente, evidenciando ainda mais a preocupação com sua autoimagem.[6]

Sentimentos conscientes e inconscientes sobre o corpo possuem importante força psicológica. A autoimagem exerce ação potente e essencial sobre a vida das adolescentes, determinando seus pensamentos, sentimentos e comportamentos. Sendo assim, a autoimagem compõe a autoestima das pessoas. Caso esta adolescente tenha uma relação de não aceitação de sua autoimagem, é muito provável que a forma com a qual ela irá se relacionar sexualmente com o outro seja pouco satisfatória, uma vez que o exercício da sexualidade está diretamente ligado à aceitação de seu corpo.[7,1]

No processo de desenvolvimento da sexualidade na adolescência, as primeiras experiências sexuais são marcantes: o primeiro beijo, as carícias mais íntimas e, finalmente, a primeira relação sexual. Todo este processo é envolto num misto de prazer, vergonha e culpa e é de extrema importância para o bom funcionamento da sexualidade na vida adulta e, de certa forma, irá moldar as futuras escolhas sexuais.[13,14]

A média de idade da primeira relação sexual com penetração no Brasil, estimada a partir de declarações de jovens entre 16 e 19 anos, é de 14 anos e 4 meses para os rapazes e de 15 anos e 2 meses para as moças.[14] O adiamento do início da vida sexual é mais frequente entre os jovens escolarizados e de famílias com maior renda. Alguns estudos mostram que morar com apenas um dos pais ou com nenhum deles parece elevar as chances de iniciação sexual precoce entre adolescentes. Por outro lado, quanto maior o grau de abertura dos pais para o diálogo sobre sexualidade, maior o adiamento da iniciação sexual.[13]

Se as primeiras experiências forem vivenciadas de forma negativa, a sexualidade futura poderá ser comprometida com disfunções e problemas de relacionamento. Isso também ocorre quando acontece uma gravidez inesperada. Todo um processo natural de desenvolvimento da sexualidade é quebrado e o sexo passa a ser encarado como um "problema", podendo até tornar-se algo traumático, já que levou àquela gestação não planejada que irá alterar todo o fluxo de vida da adolescente.[9,10]

Neste ponto, percebe-se um grande papel do ginecologista em conversar com a adolescente de forma natural e espontânea sobre sexualidade. Esta conversa deve ir muito além da prescrição de um método contraceptivo, pois a adolescente tem dúvidas básicas e muitos mitos e tabus sobre sexualidade. Deve haver a garantia de confidencialidade na consulta para que a adolescente sinta-se à vontade para se expressar e tirar suas dúvidas.[14]

É interessante que o ginecologista tenha figuras ou moldes pélvicos para explicar a anatomia genital e que no seu exame físico mostre à adolescente seus próprios genitais por meio de um espelho.[13]

Ao perceber que a adolescente está próxima de vivenciar sua primeira relação sexual, o médico deve falar sobre o ciclo de resposta sexual (desejo, excitação, orgasmo e relaxamento), ressaltando a importância da lubrificação vaginal e do relaxamento da musculatura do assoalho pélvico para que a penetração ocorra sem dor.[15]

Muitos são os mitos criados sobre o sexo, que preocupam as adolescentes e que devem ser esclarecidos na consulta médica. Aqui estão os principais:

– *"A primeira relação sexual sempre dói e sangra."* Esse mito se configura num dos principais medos das adolescentes, no início da vida sexual. A dor poderá acontecer para algumas meninas, assim como algum sangramento durante a primeira relação sexual. Porém não é uma regra geral. A dor pode existir quando a menina não está relaxada o suficiente e nem preparada fisiologicamente (lubrificada) para receber o pênis. Este fato ocorre com alguma frequência, já que a primeira relação sexual é uma experiência nova e desconhecida, podendo gerar alguns medos e ansiedades. Quanto ao sangramento, ele pode existir ou não, dependendo do tipo de hímen.[15]

– *"Tenho que ter prazer e chegar ao orgasmo na primeira relação."* Prazer e orgasmo são dois aspectos que compreendem a relação sexual, porém são aprendidos com a experiência. Nas primeiras relações há diversos sentimentos e dúvidas que estão na cabeça das adolescentes: "será que estou agradando?", "estou fora do peso", "será que ele vai me abandonar depois disso?", "o que será que meus pais pensariam sobre o que estou fazendo?"... Esses sentimentos devem ser trabalhados ao longo do tempo e tendem a desaparecer com as boas experiências sexuais vivenciadas. Por isso, a menina poderá aprender a sentir prazer e orgasmo no decorrer dessas experiências, na medida em que vai ficando mais tranquila, segura e confortável frente aos novos desafios da vida sexual. É importante que também se faça o esclarecimento dos aspectos anatômicos femininos, deixando claro que a estrutura responsável pelo orgasmo feminino é o clitóris. O clitóris precisa sempre ser estimulado para que ocorra o orgasmo. E essa estimulação poderá ser realizada pelo pênis, dedo, sexo oral ou roçando em qualquer outro objeto ou partes do corpo. Não há uma única maneira entendida com correta para se obter um orgasmo. Ele pode ser alcançado de diversas formas, e quem deverá definir qual a melhor maneira será a própria adolescente.[15,16]

– *"Meninas não se masturbam."* A masturbação é uma das formas de vivenciar a sexualidade individualmente e também uma das infinitas maneiras e dar e receber prazer no contato sexual com o parceiro. Porém, em razão de séculos de repressão sexual, a masturbação ainda hoje nem sempre é vista como uma prática natural, principalmente para as meninas. Um estudo realizado em 2011, com 920 adolescentes da periferia de São Paulo, revelou que apenas 12% das adolescentes de 12 a 19 anos praticavam a masturbação, em comparação com 53% dos meninos na mesma idade.[9] Hite, em seu famoso estudo sobre a sexualidade feminina, afirma que a masturbação fornece uma informação quase biologicamente pura, uma vez que é quase sempre praticada no isolamento e na maioria dos casos não é ensinada por ninguém, e é uma das poucas formas de comportamento instintivo ao qual temos acesso. Conhecer o próprio corpo é uma experiência que deve ser vivida de forma leve e tranquila, sem as interferências de uma cultura repressora ainda com traços machistas de passado longínquo. De acordo com uma pesquisa realizada em 2004 em âmbito nacional sobre a sexualidade do brasileiro, número importante de mulheres adultas, por volta de 26%, queixam-se da dificuldade de atingir o orgasmo nas relações sexuais.[17] E sabe-se que uma das principais razões para essa disfunção é a ausência da prática da masturbação. Sendo assim, é importante e necessário que a adolescente tenha acesso ao próprio corpo de forma saudável e livre de conflitos.

Portanto, a chave de adequada vida sexual seria uma relação entre o conhecimento prévio, juntamente com suas experiências e a visão da sexualidade pelos pais, o que permitirá a formação da sexualidade plena, sem culpas ou limitações.

REFERÊNCIAS BIBLIOGRÁFICAS

1. Schindhelm VG. A sexualidade na educação infantil. Rev Aleph Infâncias 2011; 5(16):1-10.

2. Zornig SM. As teorias sexuais infantis na atualidade: algumas reflexões. Psicologia em Estudo 2008; 13(1):73-7.

3. Louro GL. O corpo educado: pedagogias da sexualidade. Belo Horizonte: Autêntica; 2001

4. Freud S. Três ensaios sobre a teoria da sexualidade. In: Obras psicológicas completas de Sigmund Freud. Rio de Janeiro: Imago; 1996. v.7.

5. Firenczi S. Confusion of tongues between adults and the child. In: Final contributions to the problems and methods of psycho-analysis. New York: Brunner & Mazel; 1980. (Original publicado em 1933).

6. Cano MA, et al. Auto-imagem na adolescência. Rev Eletrônica Enferm 2008;10(1):1-7.

7. Aberastury A. Adolescência. 6 ed. Porto Alegre: Artmed; 1990.

8. Campagna VN, Souza AS. Corpo e imagem corporal no início da adolescência feminina. Bol Psicol 2006;56(124):9-16.

9. Brêtas JR, et al. Aspectos da sexualidade na adolescência. Ciência & Saúde Coletiva 2011; 16(7):3221-8.

10. Amaral MA, et al. Entre o desejo e o medo: as representações sociais das adolescentes acerca da iniciação sexual. Rev Esc Enfermagem USP 2006;40(4):469-75.

11. Shinyashiki R. Pais + filhos, companheiros de viagem. 6a ed. São Paulo: Editora Gente; 1992.

12. Heiman J, et al. Descobrindo o prazer – uma proposta de crescimento sexual para a mulher. São Paulo: Summus; 1992.

13. Borges AL, et al. Fatores associados ao início da vida sexual de adolescentes matriculados em uma unidade de saúde da família da zona leste do Município de São Paulo, Brasil. Cad Saúde Pública (Rio de Janeiro) 2007;23(7):1583-9.

14. Camargo BV, ET AL. Aids, sexualidade e atitudes de adolescentes sobre proteção contra o HIV. Rev Saúde Pública 2007;41(1):61-8.

15. Muller L. Altos papos sobre sexo: dos 12 aos 80 anos. São Paulo: Editora Globo; 2009.

16. Hite, S. O relatório Hite: um profundo estudo sobre a sexualidade feminina. 2 ed. São Paulo: Difel Editora; 1978.

17. Abdo CHN. Estudo da vida sexual do brasileiro. São Paulo: Bregantini; 2004.

■ Zsuzsanna Ilona Katalin de Jármy Di Bella

Capítulo 81

Peculiaridades da Anticoncepção na Adolescência

■ INTRODUÇÃO

A adolescência corresponde ao período de transição entre a infância e a vida adulta, sendo definida pela Organização Mundial da Saúde (OMS) como o intervalo etário dos 10 aos 19 anos de vida (adolescência inicial dos 10 aos 14 anos, adolescência média dos 14 aos 17 anos e a adolescência tardia dos 17 aos 20 anos incompletos). É nessa fase que ocorre a nubilidade, ou seja, início dos ciclos regulares ovulatórios, que indicam a maturidade orgânica, nem sempre acompanhada da maturidade psíquica.[1]

Durante a adolescência, por volta dos 11 aos 12 anos surge a menarca, configurando a transição da infância para a idade reprodutiva.

Atualmente observa-se que o início da vida sexual das jovens da população ocidental, inclusive no Brasil, acontece aos 15 anos, sendo que nessa idade 50% das americanas já tiveram envolvimento amoroso e, aos 17 anos, 75% já tiveram relação sexual.[2,3]

Segundo a OMS, 16 milhões de adolescentes entre 15 e 19 anos dão à luz anualmente, correspondendo a 11% de todos os nascimentos ao redor do mundo, sendo que 95% ocorrem nos países em desenvolvimento.[1] Por sua vez, os Estados Unidos contabilizam 750.000 gestações anuais em mulheres de até 20 anos, configurando o país desenvolvido com maior número de mães adolescentes.[2]

Nos países em desenvolvimento, onde vivem 85% das adolescentes, a principal causa de morte na faixa etária dos 15 aos 19 anos são as complicações obstétricas, gestações essas em sua maioria não planejadas.

Assim como as gestações não planejadas, o alto índice de doenças sexualmente transmissíveis nessa faixa etária é característica dessa população jovem, que pouco utiliza preservativos na relação sexual.

Credita-se estes índices alarmantes à não facilidade de acesso aos métodos contraceptivos, à não adoção de métodos contraceptivos por opção, à utilização de métodos de baixa efetividade, e uso incorreto e não constante de contraceptivos. Acrescenta-se ainda a fragilidade emocional frente a situações de coerção sexual, principalmente nas adolescentes mais jovens.[4]

O preservativo masculino e a pílula anticoncepcional constituem os métodos que as jovens referem mais conhecer, no entanto, não os utilizam de modo rotineiro por desvalorizarem as chances da ocorrência de uma gravidez ou doença sexualmente transmissível, principalmente nas primeiras relações sexuais. Com o passar do tempo, um número maior de adolescentes passa a adotar um método contraceptivo regularmente.[4]

Para melhorar a assistência à saúde reprodutiva da mulher brasileira, incluindo as adolescentes, promulgou-se a lei nº 9.263, de 1996, que assegura o Planejamento Familiar como um direito de todo cidadão brasileiro, sem limite de idade.

Além disso, o Estatuto da Criança e do Adolescente, com apoio das Sociedades Brasileiras de Pediatria e Febrasgo, considera que o adolescente tem os mesmos direitos de atenção e sigilo profissional que os adultos. Dessa forma, o médico pode prescrever contraceptivos para as adolescentes mesmo sem o aval da mãe ou familiares.

Outro aspecto importante para ressaltar é que o acesso aos contraceptivos na rede pública e também na Farmácia Popular diminuiu a incidência de gestação na adolescência em 20% entre os anos de 2003 e 2009, mostrando a importância de ações governamentais no Planejamento Familiar.[5] Segundo o IBGE, no período de 2000 a 2010, a incidência de gestação na faixa etária dos 15 aos 19 anos caiu de 14,8% para 11,8%.

■ ATENDIMENTO ESPECIALIZADO

O atendimento à adolescentes deve ser diferenciado, tanto no ambiente público quanto nos consultórios privados, para que haja melhor compreensão das orientações médicas e consequente aderência e acompanhamento ginecológico. É importante utilizar linguagem adequada e própria para adolescentes.

A apresentação de todos os métodos contraceptivos disponíveis deve ser estimulada antes mesmo do início da vida sexual, e em particular o uso dos preservativos. O intervalo entre as consultas também deve ser mais curto, inicialmente a cada três meses, para estimular a aderência ao método contraceptivo escolhido ou sua mudança quando não houve boa adaptação.

Um dos principais focos dos programas de Planejamento Familiar na adolescência é inibir ou, ao menos postergar, a primeira gestação. Mais ainda, na adolescente que já engravidou e que tem risco elevado de nova gestação, busca-se ao menos aumentar o período interpartal.

Outros pontos não menos importantes da consulta são a regularização do calendário de vacinação e as orientações em relação à dieta saudável e à prática de exercícios físicos regulares.

■ MELHOR MÉTODO CONTRACEPTIVO PARA ADOLESCENTES

O contraceptivo ideal seria aquele de alta efetividade, custo reduzido, fácil administração, reversível, porém de longa duração, que não interfira no crescimento e desenvolvimento, e que proteja simultaneamente das doenças sexualmente transmissíveis. Infelizmente nenhum dos contraceptivos disponíveis no mercado atende a todos estes quesitos.

Não existe critério de elegibilidade para método anticoncepcional específico para adolescentes, logo, todos eles podem ser indicados. Ressalva-se, porém, que o vaginal e os dispositivos intrauterinos não são indicados antes do início da vida sexual. Também existe maior risco teórico de expulsão do dispositivo intrauterino em razão do menor tamanho uterino das adolescentes.[6]

O método mais utilizado pelas adolescentes inicialmente é o preservativo masculino, porém de forma irregular. A segunda opção é a pílula, muitas vezes adquirida sem orientação médica, e seguindo a sugestão de amigas.[7]

Questiona-se a necessidade da consulta médica prévia ao início do contraceptivo hormonal, o que muitas vezes interferiria no uso precoce do método. Por conta disso, aceita-se que adolescente saudável que tenha ciclos menstruais regulares, sem queixa ginecológica, normotensa e não fumante, possa iniciar o contraceptivo hormonal, agendando sua consulta ginecológica em tempo oportuno. Questões como se a pílula engorda e provoca varizes, estrias e celulite rotineiramente são feitas pela adolescente na consulta ginecológica.[8]

■ MÉTODOS DE BARREIRA

São considerados métodos de barreira aqueles que não permitem o encontro dos espermatozoides com o óvulo, sem interferência hormonal, os preservativos masculino e feminino e o diafragma. Para melhor efetividade dos dois últimos associa-se o espermicida.

São métodos interessantes para os adolescentes, porém sugere-se seu uso associado com um método hormonal para a taxa de efetividade ser próxima dos 100%.

A grande vantagem dos métodos de barreira é a tripla proteção: contraceptiva, prevenção das doenças sexualmente transmissíveis e das demais infecções genitais que têm como sequelas dor pélvica crônica e infertilidade, além das neoplasias intracervicais.[2]

Deve-se orientar a adolescente a jamais utilizar dois preservativos simultaneamente, pois, ao contrário do que se supõe, a taxa de efetividade é mais baixa, pelo risco de sua rotura.

Em nosso meio, o preservativo feminino conquistou poucas adeptas, e não é de se esperar que uma adolescente a ele se adapte facilmente, pois depende de planejamento do ato sexual, de habilidade para sua colocação correta, de conhecimento anatômico e da utilização do espermicida.

Os preservativos têm custo muito acessível e distribuição gratuita nos centros de saúde. Todos os adolescentes devem ser orientados para a correta colocação dos preservativos masculinos, preferencialmente antes do início da vida sexual.

Com relação ao diafragma, embora muito utilizado em alguns países, em nosso país é método pouco difundido, especialmente para as adolescentes. Talvez, se houvesse maior divulgação do método, haveria mais adeptas.[8]

Contraceptivos hormonais combinados orais

Os mais prescritos são os monofásicos de baixa dose hormonal, ou seja, etinilestradiol ≤ 30 mcg associado a um progestagênio, que pode ser o levonorgestrel, o gestodeno, o desogestrel, a clormadinona ou a drospirenona. Vários estudos descartam a interferência sobre a soldadura da epífise óssea nestas doses hormonais, sendo seguro para as adolescentes ainda em fase de crescimento.[7,9]

Para aquelas que querem manter padrão cíclico de sangramento, sugere-se iniciar a contracepção sempre com os compostos de mais baixa dose possível, o que na atualidade corresponde às pílulas de 15 ou 20 μg de etinilestradiol ou estradiol. Com relação ao progestagênio, recentes estudos indicam menor risco de fenômenos tromboembólicos com o levonorgestrel, embora progestagênios de terceira geração (gestodeno e desogestrel) e a drospirenona sejam largamente utilizados com finalidade de agregar benefícios extracontraceptivos, entre eles diminuição de acne, menos cólica menstrual e menor fluxo, além da diminuição dos sintomas da tensão pré-menstrual.[9] Também não se observam alterações metabólicas significantes, nem ganho de peso, nem influência nos níveis pressóricos.[10]

Na presença de Sangramentos Iatrogênicos (SI), sugere-se aumentar gradativamente as doses do etinilestradiol e, se necessário, introduzir os compostos bifásicos ou trifásicos. Por vezes, a mudança do progestagênio também pode estabilizar o endométrio. Os SI são um dos principais motivos de abandono da pílula por parte das adolescentes, por acreditarem que o contraceptivo não está fazendo efeito e deve estar prejudicando a sua saúde.

Aconselha-se sempre a associação do preservativo na relação sexual. A adolescente deve ser alertada da possibilidade de sangramentos inesperados, bem como da ausência de sangramento ao término da caixa, e para não interromper o contraceptivo hormonal antes da consulta com o ginecologista. Além disso, toda adolescente deve ser orientada sobre a contracepção de emergência para situações eventuais.

Não existe até o momento evidência científica de que os contraceptivos hormonais combinados na tenra idade associem-se com maior frequência de câncer de mama ao longo da vida, sobretudo nos contraceptivos hormonais de baixa dose.[11] Existem evidências de que a usuária por longos períodos tenha um risco discretamente maior que o da população, e que, após 10 anos da parada, o risco retorne ao nível do da população em geral.[10] Esta é uma informação que a adolescente deve ter ciência, visto que ela é candidata ao uso prolongado de contraceptivo hormonal.[11]

Não existe associação de taxa de efetividade com o custo, sendo que muitas pílulas de valor acessível são excelentes opções. De uma forma geral, a aderência ao método contraceptivo na adolescência depende de seu custo e acessibilidade, uma vez que a maioria não tem recursos próprios.

Contraceptivos hormonais orais com progestagênio isolado

Podem ser utilizados pelas adolescentes, porém deve ser explicada a alteração do padrão menstrual, que varia desde amenorreia até ciclos menstruais escassos e espaçados, passando por SI frequentes. É particularmente interessante nas meninas com dismenorreia primária ou secundária e síndrome da tensão pré-menstrual.[3-8]

Existem no mercado as pílulas de 75 μg de desogestrel, 30 μg de levonorgestrel e 35 μg de noretisterona. Para as adolescentes que não estão aleitando sugere-se preferencialmente as pílulas contendo 75 μg de desogestrel.

O uso correto diário e contínuo e sem pausa deve ser bem orientado para que a taxa de efetividade seja tão alta quanto a das pílulas combinadas. Seu uso não está indicado para aquelas meninas que buscam sangramento cíclico mensal.

O custo também é acessível, porém ligeiramente superior a alguns contraceptivos combinados orais. Deve-se orientar sempre o uso concomitante de preservativo.

Contraceptivos hormonais injetáveis combinados

Os hormonais combinados injetáveis, também conhecidos como injetável mensal, são de grande aceitabilidade entre as adolescentes, podendo ser prescritos sob os mesmos critérios de elegibilidade que os combinados orais. É uma alternativa para aquelas adolescentes que esqueceriam de tomar a pílula diariamente ou não gostariam que a mãe encontrasse a cartela da pílula.[12]

É considerado método de alta efetividade, com a praticidade da aplicação mensal, sempre a cada 30 dias da primeira dose, que preferencialmente deve ser no primeiro dia do ciclo menstrual. Para a adolescente é mais fácil memorizar o mesmo dia do mês para a tomada mensal. O fato de não haver a primeira passagem hepática é benéfico ao organismo por não sobrecarregar o fígado. Não deve ser indicado para a adolescente que tem medo ou pavor de injeção. É método de custo acessível encontrado na farmácia popular.

Existem disponíveis para comercialização a associação do valerato de estradiol e enantato de noretisterona, do enantato de estradiol e algestona acetofenida ou do cipionato de estradiol e medroxiprogesterona. Observa-se então que a composição dos injetáveis mensais baseia-se na associação de estradiol, que é estrogênio natural, a um progestagênio.

Contraceptivo hormonal injetável trimestral

O injetável trimestral, que corresponde a 150 mg de medroxiprogesterona, tem indicação na jovem que está amamentando e naquela com contraindicação ao uso de estrogênios. Também é ótima opção para adolescentes com retardo mental, anemia falciforme, portadoras de lúpus eritematoso sistêmico e epilépticas.[8-13]

É considerado método de alta efetividade e leva à amenorreia frequentemente, porém, SI é comum em situações que dificultam a aderência ao método nas adolescentes. Além disso, questiona-se o impacto negativo do uso prolongado sobre a massa óssea ainda em formação, principalmente na faixa etária dos 11 aos 15 anos.[13-14] Para diminuir os efeitos negativos, em breve estará disponível no mercado brasileiro a medroxiprogesterona 104 mg subcutânea autoaplicável com duração trimestral.

Implante subdérmico

O implante de etonorgestrel dura três anos, liberando diariamente baixa quantidade de progestagênio, e é considerado um método LARC (contraceptivo reversível muito efetivo de longa duração). É alternativa interessante para as adolescentes, particularmente para as que estão amamentando e têm contraindicação ao estrogênio. Como todo método não oral, não há a primeira passagem hepática. Também se beneficiam aquelas com dismenorreia e síndrome da tensão pré-menstrual. Como todo progestagênio isolado, pode provocar SI e amenorreia. A grande vantagem é que a eficácia da contracepção independe da adolescente.[15-17]

Adesivo transdérmico

Os adesivos disponíveis no mercado têm a associação etinilestradiol e norelgestromina e devem ser trocados semanalmente. Apresentam alta taxa de efetividade, que é ligeiramente superior à das pílulas. Os critérios de elegibilidade são os mesmos dos contraceptivos hormonais orais e dos injetáveis mensais.[4-8]

Também é método de boa aceitabilidade por parte das adolescentes em razão da praticidade e da não necessidade de lembrança diária como as pílulas, nem doloroso como os injetáveis, porém, para algumas meninas, o fato de o adesivo ser visível, mesmo apenas nos momentos íntimos, incomoda.[3] O custo é semelhante ao das pílulas de maior custo.

Anel vaginal

É método contraceptivo hormonal que consiste na inserção de um anel vaginal contendo etinilestradiol e etonorgestrel, que permanece na vagina por 21 dias. Segue os critérios de elegibilidade para os contraceptivos hormonais combinados. Tem vantagens em relação às pílulas pela não necessidade de lembrança diária, e em relação aos injetáveis, pois não é doloroso. Seu custo é semelhante ao das pílulas mais caras e ao do adesivo transdérmico. Mantém ciclos menstruais regulares e cíclicos. É indicado para as adolescentes que têm facilidade na manipulação dos genitais, porém tem como contraindicação a virgindade.[3,4,8]

CONTRACEPÇÃO DE EMERGÊNCIA

É fundamental que toda adolescente conheça a contracepção de emergência, porém deve ser orientada a não utilização rotineira, uma vez que a sua taxa de efetividade é inferior aos demais métodos hormonais. É indicada nas situações de esquecimento de pílula ou rompimento do preservativo, assim como em caso de estupro e de relação sexual desprotegida.[8,18]

O mercado dispõe de levonorgestrel em dose única contendo 1,5 mg de hormônio ou dois comprimidos com metade da dose em duas tomadas com intervalo de 12 horas. A sua indicação é até 72 horas após a relação desprotegida, porém, quanto mais precoce a ingestão, maior a taxa de efetividade. Em situações de vômito, deve ser repetida a dose e administrado um antiemético. A adolescente deve ser orientada da possibilidade de sangramento alguns dias após a ingestão da pílula do dia seguinte, bem como do atraso menstrual ou adiantamento com fluxo diferente do habitual.

DISPOSITIVOS INTRAUTERINOS

Ao contrário do que se supõe, os dispositivos intrauterinos podem ser utilizados pelas adolescentes, tanto o dispositivo intrauterino de cobre (DIU) quanto o hormonal liberador de levonorgestrel (SIU). São também considerados LARC, ou seja, contraceptivos reversíveis de alta eficácia e de longa duração, e são muito indicados para as adolescentes americanas na atualidade.[9,18,19]

É um método indicado principalmente para aquelas que já engravidaram, porém para nuligestas também, com risco de expulsão um pouco maior do que nas mulheres adultas. No Brasil ainda não se comercializa a versão menor do SIU, ideal para úteros menores.[6]

Com relação à inserção dos DIUs, não se observam maiores taxas de complicações ou de dificuldades do que nas mulheres adultas.

O SIU é método relativamente recente indicado para as adolescentes. É um LARC com a vantagem de que o progestagênio liberado impede a ascensão de bactérias à cavidade uterina, diminuindo os riscos de anexite e prejuízo da fertilidade. Também diminui o fluxo menstrual e a dismenorreia, porém pode proporcionar escapes e amenorreia. É fundamental orientar a adolescente antes da escolha por este método, que também ajuda a tratar dismenorreia, endometriose e dá proteção endometrial para as anovuladoras crônicas.[20]

Por sua vez, o DIU de cobre deve ser inserido em adolescentes com comportamento sexual monogâmico bilateral, ciclos menstruais regulares e sem infecção genital aguda, sendo sua duração de 5 a 10 anos.[17]

As adolescentes devem ser esclarecidas sobre a possiblidade de maior fluxo menstrual com mais cólicas menstruais, mas isto nem sempre ocorre.

Após a inserção, orienta-se a acompanhar o tamanho do fio do DIU com manobra unidigital intravaginal. Sempre que possível o controle será feito com a ultrassonografia endovaginal, inicialmente semestral, depois anual.

■ MÉTODOS DEFINITIVOS

Deve-se evitar oferecer métodos definitivos para as adolescentes, mesmo para aquelas que já tenham dois ou mais filhos, pois ainda viverão muitos anos na menacme, e o arrependimento pode ocorrer. Por sua vez, a laqueadura tubária ou a implantação das molas tubárias podem ser indicadas para adolescentes com distúrbios psiquiátricos, deficiências físicas ou afecções em que uma gestação traga riscos de vida, como em algumas cardiopatias, desde que preencham os critérios para a autorização da laqueadura tubária.

REFERÊNCIAS BIBLIOGRÁFICAS

1. Chandra-Mouli V, et al. WHO Guidelines on Preventing Early Pregnancy and Poor Reproductive Outcomes Among Adolescentes in Developing Countries. J Adolesc Health 2013;52(5):517-22.

2. Jaccard J, et al. Counseling adolescents about contraception: towards the development of an evidence-based protocol for contraceptive counselors. J Adolesc Health 2013; ;52(4 Suppl):S6-13.

3. Borges AL, et al. ERICA: sexual initiation and contraception in Brazilian adolescents. Rev Saude Publica. 2016;50(Suppl 1):15s.

4. Speroff L. Clinical guidelines for contraception at different ages: early and late. In: Speroff L, Darney PD. A clinical guide for contraception. Philadelphia: Lippincott Williams & Wilkins; 2011. p.351-79.

5. http://www.brasil.gov.br/saude/2011/09/planejamento-familiar. acessado em 20 de março de 2016.

6. Bayer LL, et al. Use of levonorgestrel intrauterine system for medical indications in adolescentes. J Adolesc Health 2013; 52(4 Suppl):S54-8.

7. Giordano G, et al. Contracepção na adolescência. Rev Adolesc Saude 2009;6(4):11-20.

8. Poli MSH, et al. Manual de anticoncepção da FEBRASGO. Femina 2009;37(9):459-65.

9. Lidegaard O, et al. Hormonal contraception and venous thromboembolism. Acta Obstet Gynecol Scand 2012;91(7):769-75.

10. Guazzelli CAF, et al. Evaluation of lipid profile in adolescentes during long term use of combined oral hormonal contraceptives. Contraception 2005;71(2):118-22.

11. Hunter DJ, et al. Oral contraceptive use and breast cancer: a prospective study of young women. Can Epidem Biom Prv 2010;19(10):2496-104.

12. Guazzelli CAF, et al. Monthly injectable contraceptive use by adolescents in Brazil: evaluation of clinical aspects. Contraception 2007;76(1):45-51.

13. Cromer BA, et al. Society for adolescente medicine – the Black Box Warning: a position paper of the Society for Adolescent Medicine. J Adolesc Health 2006;39(2):296-9.

14. Russo JA, et al. Myths and misconceptions about long acting reversible contraception (LARC). J Adolesc Health 2013;52(4Suppl):S14-8.

15. Guazzelli CAF, et al. Etonogestrel implant in adolescents: evaluation of clinical aspects. Contraception 2011;83(4):336-9.

16. Hillard PJ. What is LARC? And why does it matter for adolescentes and young adults? J Adolesc Health 2013; 52(4 Suppl):S1-5.

17. Obijuru L, et al. Etonogestrel Implants in Adolescents: experience, satisfaction and continuation. J Adolesc Health 2016;58(3):284-9.

18. Mollen CJ, et al. Knowledge, atitudes and beliefs about emergency contraception: a survey of female adolescents seeking care in the emergency department. Ped Emerg Care 2013;29(4):469-76.

19. Hillard PJ. Practical tips for intrauterine device in adolescents. J Adolesc Health 2013; 52(4 Suppl):S40-6.

20. Bayer LL, et al. Use of levonorgestrel intrauterine system for medical indications in adolescentes. J Adolesc Health 2013; 52(4 Suppl):S54-8.

Capítulo 82

Cristina Aparecida F. Guazzelli ■ Márcia Barbieri

Gravidez na Adolescência

■ INTRODUÇÃO

A adolescência é o período de vida compreendido entre a infância e a idade adulta caracterizado por modificações anatômicas, fisiológicas, mentais e sociais não observadas em outras faixas etárias. Segundo a Organização Mundial de Saúde (OMS), compreende o intervalo dos 10 aos 19 anos.[1] No Brasil, representa cerca de 20% de sua população.

A gravidez na adolescência é mundialmente reconhecida como uma prioridade em saúde pública, surgindo em alguns países como um problema.

A OMS, em 2014, referiu que aproximadamente 16 milhões de garotas de 15 a 19 anos e um milhão com menos de 15 anos dão à luz todos os anos, sendo que a maioria dos casos ocorre em países de baixa e média renda. Em 2014 a taxa média de nascimentos no mundo entre adolescentes de 15 a 19 anos foi de 49 por 1.000 garotas. Mas a proporção de mulheres que têm seu primeiro filho ao redor dos 18 anos varia de acordo com a população estudada. Países da África subsaariana apresentam um grande número de mulheres que têm seu primeiro filho antes dos 18 anos de idade, uma incidência de 299 nascimentos por 1.000 garotas (20% na Namíbia e 50% em Níger). A incidência nos países asiáticos é menor que 20% (exceção da Índia e de Bangladesh, onde as proporções são de cerca de 30% e 50%, respectivamente); na América Latina e no Caribe cerca de 12% a 28%; no norte da África e do Oriente Médio, 3% a 27%.[2]

Estudo do Programa de Saúde do Adolescente da Secretaria de Saúde do Estado de São Paulo constatou que 28% de casos de gravidez aconteceram nos três primeiros meses após o início da atividade sexual.[3]

A educação está associada à incidência de gravidez nesta faixa etária, sendo a probabilidade maior nas mulheres com menor escolaridade. Mesmo nos países desenvolvidos como nos Estados Unidos, o risco de as garotas com menos de 12 anos de estudo terem filhos antes dos 18 anos de idade é cerca de seis vezes maior quando comparadas com as mais estudadas.

Pesquisa realizada no Brasil, com 56.365 entrevistados, sendo 2.486 adolescentes do sexo feminino entre 15 e 19 anos, revelou que 23,1% delas se encontravam grávidas pela primeira vez no momento da entrevista ou já estiveram grávidas.[3] Cerca de 16,1% das adolescentes entrevistadas já tinham tido pelo menos um filho e no momento da entrevista 6,2% delas estavam grávidas pela primeira vez (maior incidência no meio urbano, com 5,6%, do que no rural, com 2,4%). Esses percentuais são mais altos nas regiões Norte e Sudeste do Brasil, tanto no contexto urbano como no rural.[3,4]

Em nosso país, nos últimos anos, a taxa de fecundidade vem caindo em todas faixas etárias com exceção das adolescentes. Avaliação de incidência de gravidez na adolescente brasileira de 1993 a 2000 refere aumento de 0,9% para 1,3% entre garotas de 10 a 14 anos, e de 21,4% para 25,8% para as de 15 a 19 anos. A incidência real de gestação nesta faixa etária não é bem conhecida, pois os levantamentos se referem apenas a partos ou procedimentos hospitalares. No período de 1993 a 2000, 27,1% dos partos realizados pelo Sistema Único de Saúde (SUS) ocorreram entre adolescentes, sendo esta uma das causas mais frequentes de internação hospitalar nesta faixa etária.

Resultados obtidos em 2005 mostram que 22% dos recém-nascidos no país têm mães com menos de 20 anos; apresentando maior frequência nas Regiões Norte e Nordeste (respectivamente 28,7% e 25,2%) e menor no Sudeste e Sul (respectivamente 18% e 19,5%).[3]

No Brasil, o parto representa a primeira causa de internação de adolescentes no SUS, e a gravidez, parto e puerpério juntos perfazem, em todas as regiões do país, mais de 70% do total das internações.

Fatores etiológicos

A análise dos possíveis fatores etiológicos associados ao aumento da incidência de gestações nessa faixa etária destaca a existência de uma enorme rede multicausal, que torna as adolescentes vulneráveis a essa situação. Fatores múltiplos e extremamente complexos envolvem o problema da gravidez nesta etapa de vida a partir da óptica da vulnerabilidade. Algumas condições podem ser consideradas como facilitadoras para uma gravidez não planejada: a sensação de invulnerabilidade; necessidade de busca de algo novo; indefinição de identidade; dificuldade de aguardar um melhor momento; suscetibilidade às pressões grupais; início sexual precoce e inesperado, informação inadequada sobre anticoncepção; baixa escolaridade, desagregação familiar; carência e baixa qualidade nos serviços de saúde; falta de perspectivas de ascensão econômica em função de uma situação de desigualdade social no país; influência dos meios de comunicação de massa de forma direta ou indireta.

Os fatores que tentam explicar ou auxiliar no entendimento do aparecimento da gravidez neste período podem ser classificados em biológicos, emocionais e sociais:[5]

- **Fatores biológicos:** são aqueles que se referem às modificações na maturação sexual, à sua aceleração ocorrida nos dois últimos séculos, quando houve diminuição importante da idade média da menarca que passou de 16 a 17 anos para 12 a 13 anos. Essas mudanças levaram a um início cada vez mais precoce da puberdade acarretando alterações no comportamento sexual, como sua antecipação. Em nosso meio a idade média de início de vida sexual ocorre por volta dos 15 a 16 anos.
- **Fatores emocionais:** a presença de bloqueios emocionais (fatores que interferem de forma consciente ou inconsciente no uso inadequado de anticoncepcionais) pode ocorrer nesta faixa etária, e os mais importantes são: o "pensamento mágico" (isto nunca vai acontecer comigo), a confirmação de sua fertilidade, agressão aos pais, sentimento de culpa e desejo de ser mãe. Estes fatores associados à baixa autoestima, à pressão do grupo de amigos, dificuldades de relacionamento familiar e carência afetiva podem levar a jovem a engravidar.
- **Fatores sociais:** o movimento de liberação sexual nos anos de 1960 e o aparecimento dos anticoncepcionais hormonais orais de alta eficácia propiciaram alterações no comportamento sexual, sendo sua iniciação atualmente cada vez mais precoce. Outros fatores de grande impor-

tância são exercidos pela mídia veiculados pela televisão, cinema e imprensa, que exibem a liberação de hábitos sexuais e os estimulam. O nível econômico e a baixa escolaridade estão correlacionados com maior incidência de gravidez nesta faixa etária.

Mesmo as adolescentes que têm conhecimento dos fenômenos ou mecanismos que determinam a gravidez demonstram certa negligência diante desta possibilidade e de suas consequências, revelando motivações, conscientes ou não, da necessidade da maternidade. Isso ocorre principalmente entre as jovens mais carentes e instáveis. Na ânsia de serem amadas e temerosas da perda do namorado, que nestas circunstâncias surge como elemento revitalizador e responsável pela sua independência e prestígio social, buscam a maternidade. As adolescentes conhecem a grande maioria dos métodos anticoncepcionais, sabem que precisam usá-los, mas infelizmente a incidência de esquecimento ou utilização inadequada é alta. Outro fator importante é a escassez de lugares específicos para orientação ou acesso a métodos contraceptivos.

Independentemente do meio cultural ou social em que ocorra, a gravidez não planejada desempenha papel fundamental na determinação das futuras oportunidades da jovem. Particularmente nos casos das mães solteiras, observa-se que precipita e amplia uma série de acontecimentos que desorganizam a harmonia do desenvolvimento pessoal da adolescente e de sua vida familiar.

Estes fatores influenciam na evolução da vida reprodutiva da jovem e necessitam ser considerados e valorizados pelos programas de saúde pública para a elaboração de estratégias para evitar a gravidez nesta fase da vida.

Consequências

A gestação precoce na grande maioria das vezes não é, mas pode ser desejada. A adolescente diante desta situação não tem muitas opções: ou realiza o abortamento de modo intencional ou deixa a gestação evoluir, podendo escolher entre casamento por conveniência ou se tornar mãe solteira.

Quando decide pelo abortamento, desconhece o alto risco de morbidade (infecções, hemorragias) e mortalidade, que podem ocorrer em razão das manipulações que geralmente são realizadas sem assistência médica, de forma clandestina e em condições precárias de higiene. Além disso, não devem ser esquecidas as repercussões sociais e o custo financeiro que este ato propicia. O abortamento, ainda que praticado com êxito, sempre resulta em sérios danos psicológicos às jovens e são poucas as que têm condições de enfrentar e ultrapassar essas dificuldades.

Na tentativa de resolver o problema, a sociedade e sobretudo os familiares podem estimular ou até forçar a realização de casamentos, mas estas uniões, pelas características próprias dos adolescentes, frequentemente não ultrapassam os primeiros cinco anos.

Quando a jovem decide ser mãe sem ter um companheiro, a gravidez pode acarretar sérias consequências, principalmente psicossociais, como o afastamento da educação escolar, por vergonha das alterações corporais, da situação gravídica ou por pressão de colegas, professores e diretores. Atitudes que vão repercutir na formação e evolução da adolescente.

Estas mudanças são responsáveis pelo início da síndrome do fracasso, que atinge vários setores, entre eles o da educação, o social e o econômico. Estes fatores impedem o desenvolvimento profissional, a independência econômica e causam grande dificuldade na limitação do número de filhos. Estes dados podem justificar o problema atual e crescente que é a multiparidade na adolescência.

Com relação aos aspectos emocionais, é sabido que o desenvolvimento emocional do ser humano é algo dinâmico, incessante, pois modifica e reestrutura os indivíduos. Durante esta trajetória ocorrem fases marcantes e decisivas, que moldam as características individuais e são eventos facilmente superáveis ou extremamente conflitantes, que podem terminar em situação de crise. A teoria da crise pode ser definida como período de desorganização de um sistema aberto. A crise é precipitada por uma ou mais circunstâncias que, às vezes, ultrapassam a capacidade do indivíduo ou do sistema de manter sua adaptação externa e interna. Ela pode ser perturbação passageira ou permanecer prejudicando o estado de equilíbrio.

A crise pode advir de situação imprevisível – doença, desemprego e morte – ou previsível – adolescência, gravidez e envelhecimento, etc.

Uma adolescente que engravida experimenta, em um mesmo momento, dois períodos conflitantes: a formação de sua identidade e a maternidade – é a "crise dentro da crise", que pode acarretar em graves danos emocionais.

Aspectos obstétricos

Há alguns anos encontrávamos na literatura autores que se mostravam pessimistas quanto à gestação na adolescente, citando maior incidência de intercorrências clínicas (anemia, infecção urinária), obstétricas (abortamento, síndrome hipertensiva da gravidez, desproporção cefalopélvica, cesárea) e perinatais (prematuridade, baixo peso, malformações congênitas), afirmando que todas estas complicações elevam a incidência de morbimortalidade materna e fetal.[5,6]

No entanto, atualmente, sabemos que muitas destas citações não foram evidenciadas e as estatísticas mostram que a ocorrência destas doenças não difere significativamente nas adolescentes em relação ao observado nas mulheres adultas nulíparas na faixa etária de 20 a 29 anos.

Com o acompanhamento adequado de pré-natal associado ao início precoce, nas primeiras semanas da gestação, a maioria das adolescentes grávidas evolui sem intercorrências obstétricas. Tecnicamente os cuidados dispensados durante o pré-natal às adolescentes não diferem daqueles das adultas.[5,6]

A assistência pré-natal desempenha papel importante nos resultados obstétricos e perinatais, quanto melhor sua qualidade e maior sua frequência, mais favorável será seu efeito, com menor taxa de mortalidade materna e perinatal. A organização da assistência pré-natal para a adolescente deve priorizar o atendimento de suas necessidades biopsicossociais. Dessa maneira, recomenda-se a implementação de serviços de pré-natal em horários diferenciados para atendimento a adolescentes, com o objetivo de estabelecer espaço específico para essa faixa etária. Também é sugerida a formação de equipe multiprofissional, incluindo médico, enfermeiro, psicólogo, assistente social e outros profissionais.

Esse grupo deverá estar sensibilizado para o atendimento e ser capacitado especificamente para a assistência à grávida adolescente. Caberá à equipe, além de fornecer atendimento pré-natal rotineiro, estabelecer vínculo da adolescente com o serviço e oferecer apoio psicossocial, garantindo o sigilo e a privacidade em todos os atendimentos. O pré-natal é amplamente reconhecido como um dos principais determinantes da evolução de uma gestação normal. A adolescente frequentemente inicia tardiamente sua orientação médica, talvez por vergonha, dificuldade de assumir a gestação, pela presença de conflitos ou abandono dos seus familiares e do parceiro sexual. Características psicossociais como medo de assumir a gravidez perante a família, o reconhecimento tardio dos sintomas de gestação e a dependência em relação ao dinheiro para locomoção determinam que grande número de gestantes adolescentes inicie tardiamente o pré-natal e não tenham adesão a ele.[7,8]

O ingresso tardio ao pré-natal é um importante fator prognóstico materno e fetal entre gestantes, principalmente quando elas são adolescentes. Em trabalho realizado por nós, observamos que a população de gestantes de menor faixa etária foi aquela que menos aderiu à assistência médica, isto é, tiveram um número menor de consultas pré-natal, com significância estatística em relação aos outros extratos de populações estudados.[8,9]

A falta de cuidados e atenção às orientações do pré-natal predispõem a um aumento de risco. Os problemas de saúde vividos por mães adolescentes às vezes são confundidos por causa da paridade, porque a primeira gestação e a baixa idade ocorrem simultaneamente.

Dessa forma, as intercorrências obstétricas e clínicas, embora se apresentem na mesma incidência que em mulheres adultas primigestas, são diagnosticadas mais tardiamente e podem se tornar mais graves. Estas dificuldades aumentam com as garotas menores de 16 anos.

As intercorrências mais referidas são síndrome hipertensiva da gravidez, anemia e infecção urinária.[9-11]

SÍNDROME HIPERTENSIVA ESPECÍFICA DA GRAVIDEZ

A síndrome hipertensiva da gravidez incide principalmente na primeira gestação, alguns autores referem ser mais prevalente entre as grávidas adolescentes, mas outros não encontraram nenhuma diferença. Revisão sistemática realizada pela OMS também concluiu que a incidência da síndrome hipertensiva na gravidez na adolescência não é mais alta do que a observada em mulheres adultas da mesma paridade.

ANEMIA

A anemia severa é uma das mais importantes causas de morbidade e mortalidade materna e há poucos estudos sobre sua incidência e risco particularmente em países em desenvolvimento. Em nosso país cerca de 30% das mulheres em idade reprodutiva apresentam anemia, sendo que entre as adolescentes tende a ser mais frequente.[3] Na adolescente grávida este risco é maior, pois seu corpo em desenvolvimento compete com o alimento para o feto, causando rápida diminuição na reserva de ferro. Metanálise utilizando dados de países desenvolvidos e em desenvolvimento encontraram alta prevalência de anemia entre gestantes adolescentes nos países em desenvolvimento.

A anemia na gravidez é frequentemente causada por deficiências nutricionais, principalmente de ferro e ácido fólico, e em países em desenvolvimento não podem ser esquecidas as verminoses e doenças infecciosas. Com estes relatos, a suplementação de ferro na adolescente grávida se torna obrigatória, pois diminui muito algumas complicações na gravidez (parto prematuro, restrição de crescimento fetal), parto e puerpério (infecção puerperal).[5-8]

TRABALHO DE PARTO PREMATURO

O parto prematuro independentemente da faixa etária materna é uma das principais causas de mortalidade perinatal e neonatal. Há evidências de estudos populacionais tanto em países desenvolvidos como nos em desenvolvimento que adolescentes grávidas apresentam maior risco quando comparadas às adultas.

A etiologia do trabalho de parto prematuro é multifatorial e inclui condições socioeconômicas, desnutrição materna, anemia ferropriva, infecções vaginais e do trato urinário. Todos estes fatores de risco podem ser mais prevalentes em adolescentes e, portanto, contribuir para aumentar sua incidência nesta população. Outra hipótese para as adolescentes seria o estresse psicológico, especialmente quando o apoio social é inadequado. Estes fatores influenciam diretamente nos resultados da gravidez por meio de alterações neurológicas, endócrinas e imunológicas, ou indiretamente por comportamentos como o mau hábito nutricional, o tabagismo e atualmente o elevado uso de drogas.[9-12]

RESTRIÇÃO DO CRESCIMENTO FETAL

A maior incidência de restrição de crescimento é observada principalmente entre as mais jovens (<16 anos). Em nosso país um estudo evidenciou relação entre idade da mãe e ocorrência de baixo peso ao nascer, mostrando maior proporção desta intercorrência entre as menores de 15 anos, em que representa quase o dobro da proporção ocorrida entre as mães adultas (20 a 34 anos).[3,6,9]

Os dados foram confirmados em revisão sistemática publicada em 2015, e as consequências mais relevantes estavam associadas ao recém-nascido, como a prematuridade e baixo peso (definido como peso ao nascimento <2.500 g).[6]

O estado nutricional da gestante e a adesão ao pré-natal são fatores que influenciam diretamente no peso fetal ao nascimento. Riscos biológicos e sociais frequentes entre adolescentes exercem influências no peso do recém-nascido. O peso médio dos recém-nascidos de mães adolescentes é menor quando comparado ao das adultas jovens.[13]

A morbimortalidade perinatal infantil é mais expressiva quanto mais baixo for o peso do recém-nascido. Diversos fatores atuam sobre a maior incidência de baixo peso ao nascimento, como condições socioeconômicas, estado nutricional materno, tabagismo, uso de drogas ilícitas, paridade, presença de doenças maternas e fetais.[6,9,14]

Na literatura e em investigação por nós realizada, as adolescentes precoces tiveram maior incidência de recém-nascidos de baixo peso em relação às adultas jovens.[11-12] Outros autores, seguindo a mesma linha de pensamento, constataram que, quanto mais jovem for a gestante, maiores serão as incidências de baixo peso ao nascimento dos seus produtos.

VIA DE PARTO

Quanto à via de resolução do parto, esta vem sendo discutida na literatura e decorrência das elevadas percentagens de cesariana, especialmente no Brasil.

Adolescentes têm em geral condições fisiológicas para o parto vaginal, sendo que é muito importante para a correta abordagem na discussão deste desfecho obstétrico o preparo emocional da gestante. O objetivo principal dos profissionais que atendem as parturientes é o de se obter, ao fim da gestação, um recém-nascido saudável, com plena potencialidade para o desenvolvimento biológico e psicossocial futuro; e também uma mulher/mãe com saúde e não traumatizada pelo processo de nascimento que acabou de experimentar.

O trabalho de parto da adolescente também tem sido alvo de muitas análises na literatura. As evidências científicas atuais são muito consistentes na recomendação da via vaginal, reservando a operação cesariana para as indicações precípuas a essa modalidade de parto. O parto será realizado de acordo com as normas preconizadas pela obstetrícia moderna, considerando sempre a importância da humanização do atendimento dessas pacientes na sala de parto. Recomenda-se o contínuo monitoramento do bem-estar físico e emocional da gestante durante todo o trabalho de parto.

A equipe assistente deverá estar sensibilizada para oferecer apoio e fornecer informações sobre a evolução do trabalho de parto e as condições de bem-estar fetal. Usar métodos farmacológicos ou não, para alívio da dor, bem como possibilitar, sempre que possível, liberdade de posição e movimentação durante o trabalho de parto, são medidas importantes de humanização da assistência obstétrica. O máximo esforço deve ser feito para facilitar o ingresso do acompanhante durante o trabalho de parto, parto e pós-parto, se a parturiente desejar ou solicitar um familiar a seu lado. Essa medida tranquiliza a parturiente, deixando-a mais tranquila e segura. Vale lembrar, ainda, que a presença de um acompanhante durante a internação hospitalar é um direito assegurado à adolescentes no Estatuto da Criança e do Adolescente, bem como pela Portaria nº 2.418, de 02 de dezembro de 2005, que regulamenta a Lei nº 11.108, de 7 de abril de 2005.

Na análise da indicação de cesariana por ordem de frequência, a literatura refere desproporção cefalopélvica, a síndrome hipertensiva da gestação e a distócia funcional.[15]

PRÉ-NATAL

Por todos os fatores relacionados neste capítulo, a gravidez na adolescente deve ser considerada de alto risco. As alterações e intercorrências parecem estar mais associadas às condições psicossociais e econômicas do que à idade biológica propriamente dita. Entretanto, em razão deste risco, a abordagem da gravidez na adolescência necessitará ser multiprofissional e não apenas médica.

Um papel importante do pré-natal para estas adolescentes é o preparo para a evolução da gravidez com esclarecimentos sobre as modificações gravídicas mais comuns e orientações para a parturição que preferencialmente deve ser vaginal. O tipo de parto na gestante adolescente não difere do na mulher adulta, devendo ser realizada cesárea somente quando houver indicação obstétrica ou clínica como abordado anteriormente.

Durante todo pré-natal alguns assuntos merecem ser abordados, como a assistência ao parto e puerpério, o estímulo ao aleitamento materno, que além das vantagens reconhecidas, poderá ter papel fundamental no vínculo entre a adolescente e seu filho.

REINCIDÊNCIA DE GRAVIDEZ

Uma grande preocupação com quem trabalha na assistência à adolescente grávida é a sua reincidência, que ocorre em torno de 30% no primeiro ano, elevando para mais de 50% no segundo ano após o parto. Outro relato assustador é que cerca de 40% dessas adolescentes já engravidaram mais de uma vez nesse período. O combate à reincidência constitui grande desafio das políticas de planejamento familiar, em especial na adolescência, já que, quando não se alcança a inclusão social da adolescente grávida, há maior tendência a recidivas e, muitas vezes, em pior situação que a primeira.

A reincidência da gravidez nesse período tem aumentado mundialmente, principalmente nos países emergentes, tendo em vista a pouca escolaridade, a desagregação familiar, a instabilidade econômica, em particular nas adolescentes socialmente desfavorecidas. Tal preocupação se torna mais relevante quando se constata que a cada nova gravidez ocorre a diminuição da probabilidade de a adolescente concluir os estudos, de ter um emprego estável e de ser economicamente autossuficiente.[16]

A repetição de uma nova gestação indesejada ainda na adolescência reflete que nem a vivência da gestação nem suas consequências são efetivas para o desenvolvimento de um comportamento sexual responsável, capaz de romper um círculo vicioso. O implemento de políticas de prevenção voltadas para essa faixa etária poderia fazer com que cada vez menos adolescentes participem dessa estatística. Evitar a reincidência de gravidez é uma preocupação não apenas no nosso país, mas no mundo. Nos Estados Unidos, na ausência de acompanhamento pós-parto, uma nova gestação ocorre em 30% das garotas no primeiro ano e até em 50% no segundo ano.[14]

Mesmo em serviços especializados para adolescentes, com acompanhamento rigoroso e acesso facilitado aos métodos contraceptivos, as taxas de reincidência ocorrem por volta de 10% a 15% no primeiro ano após o parto.

Idade da coitarca inferior a 15 anos, ter engravidado pela primeira vez antes dos 16 anos e não amamentar após a última gestação foram as características reprodutivas e de assistência à saúde que se associaram a uma maior chance de recorrência de gravidez na adolescência em estudo realizado em Recife com 180 mulheres. Com relação aos aspectos familiares, apenas o fato de não cuidar dos filhos das gestações anteriores se associou a uma maior chance de repetição de gestação nessa fase da vida. Entre mulheres que tiveram recorrência de gestação ainda na adolescência, ocorreu uma chance quatro vezes maior de não cuidar da prole da gravidez anterior, deixando-a mais livre, aumentando sua suscetibilidade de engravidar novamente. Ela poderia acreditar que, uma vez mais, contaria com outras pessoas para assumirem o outro filho, visto que uma adolescente que arca com os cuidados e responsabilidades de seu filho provavelmente amadurece e é confrontada com as consequências de seus atos.[16]

Por outro lado, alguns outros fatores são considerados desencadeantes e significativos para a repetição de gravidez nessa faixa etária e estão relacionados à idade da primeira concepção – quanto mais cedo a mulher começa sua vida reprodutiva, maior será sua chance de terminá-la com uma fecundidade elevada. Outros fatores que podem interferir são a estabilidade familiar, o grau de instrução dos pais e a própria fecundidade materna. O abandono do curso escolar e a ausência de sua conclusão, com baixo desempenho, é um nítido indicador de recorrência de gravidez, tal como apontam estudos que mostram ser a escolaridade inversamente proporcional à fecundidade das adolescentes. Outro dado referido nos estudos que merece atenção são os abortamentos, pois garotas com este antecedente apresentam maior probabilidade de ter uma gravidez recorrente rápida.[17-18]

A literatura aponta que mães adolescentes não fazem uso adequado de métodos contraceptivos para prevenir futuras gestações, e atribuem o fracasso do seu uso à presença de efeitos colaterais ou à falta de motivação à prevenção da gravidez. Estes aspectos as levam a se sentirem menos propensas a utilizar anticoncepcionais após o parto e, assim, a conceber novamente.[18]

A ocorrência da primeira gestação antes dos 16 anos já caracteriza a falta de cuidados preventivos e, quanto mais precoce e mais imatura a adolescente, menor a probabilidade de mudar este comportamento. Dessa forma, o acompanhamento destas garotas com informações e orientações sobre a escolha adequada de método anticoncepcional logo após o parto deve ser oferecido e estimulado. É importante enfatizar que a adolescência é um período que necessita de especial atenção por parte da equipe e dos serviços de saúde. Programas de monitorização de adolescentes devem ser intensificados com o objetivo de prevenir gestações não desejadas ou não planejadas nessa fase da vida.

No setor de pré-natal da Unifesp conta-se com a participação de psicólogos, nutricionistas, professores de educação física, equipe de enfermagem, para que o atendimento às adolescentes seja o mais adequado possível, na tentativa de minimizar os riscos da gestação e diminuir as taxas de reincidência. A taxa de reincidência de gravidez no setor de planejamento familiar dessa universidade apresenta índice de 4,9% entre todas as jovens matriculadas e que deram continuidade ao programa. Destas, 15,4% foram desejadas, sendo que em 7,7% ocorreu a falha do método. A grande porcentagem encontrada de novas gravidezes, 76,9%, foi decorrente da utilização incorreta do método contraceptivo.[19]

■ QUALIDADE DE VIDA

A qualidade de vida da adolescente que engravida é pouco investigada, estando os aspectos voltados para as mudanças radicais que ocorrem na sua vida e de sua família.

Qualidade de vida é uma noção eminentemente humana, aproximada ao grau de satisfação encontrado na vida familiar, amorosa, social e ambiental. O termo abrange muitos significados que refletem conhecimentos, experiências e valores individuais e coletivos.[20] Qualidade de vida está relacionada às condições de vida, com aspectos como educação, saúde e economia.

A OMS[21] descreve qualidade de vida como a percepção do indivíduo de sua posição no contexto da cultura e sistemas de valores nos quais ele está inserido, em relação aos seus objetivos, expectativas, padrões e preocupações.

A avaliação da qualidade de vida nos padrões determinados pela OMS inclui a saúde física, o estado psicopatológico, os níveis de independência, o relacionamento social, as características ambientais e o padrão espiritual. A partir da década de 1990, este mesmo órgão constatou que as medidas de qualidade de vida revestem-se de particular importância na avaliação da saúde, tanto dentro de um aspecto individual como social.[22]

Em estudo por nós realizado com 116 adolescentes mães e não mães, avaliou-se a qualidade de vida das jovens tendo por base os quatro domínios: físico, psicológico, relações sociais e meio ambiente – da versão abreviada do WHOQOL-Bref,[22] da OMS. O trabalho revelou que a qualidade de vida de adolescentes mães e não mães é baixa, em todos os domínios. Mas há diferenças entre os grupos estudados, sendo o domínio social o principal para denotar esta discrepância.[23]

O encargo reprodutivo da jovem, especialmente aquela socialmente desfavorecida, a direciona para a responsabilidade da criação do filho, do encargo doméstico, do papel de esposa e companheira, o que a faz interromper os estudos, dificulta a continuidade da sua vida escolar, além de esquivá-la do seu meio social e afastá-la do mercado de trabalho, e consequentemente a perpetua para a dependência financeira. Assim, sua qualidade de vida fica prejudicada.

Considerando os aspectos expostos, a gravidez na adolescência tem sido um tema polêmico na atualidade. Assegurar o direito à saúde sexual e reprodutiva aos adolescentes é um desafio a ser enfrentado, que exige rupturas com mitos e práticas de não reconhecimento desta população como sujeitos de direitos que vivem ou desejam exprimir a sexualidade e a reprodução como etapa natural do seu ciclo de vida. Esses direitos baseiam-se na opção de todas as pessoas decidirem sobre o número de filhos, bem como o intervalo entre as gestações, e disporem de informações e meios para exercerem este direitos e alcançarem o nível mais elevado possível de saúde sexual e reprodutiva. Os jovens e adolescentes necessitam ter acesso a informações, serviços que os auxiliem a tomar decisões responsáveis, para se prevenirem de gravidezes não planejadas, além de se protegerem contra doenças sexualmente transmissíveis.

REFERÊNCIAS BIBLIOGRÁFICAS

1. World Health Organization. Young people's health: a challenge for society. Report of a WHO Study Group on Young People and Health for All by the Year 2000. Geneva: World Health Organization; 1986.
2. World Health Organization. Adolescent pregnancy. Fact sheet N°364, Sept 2014. Available from: http://www.who.int/mediacentre/factsheets/fs364/en/
3. Brasil. Ministério da Saúde. PNDS 2006 – Pesquisa Nacional de Demografia e Saúde da Criança e da Mulher: relatório final. Brasília: Ministério da Saúde; 2008. Disponível em: http://bvsms.saude.gov.br/bvs/pnds/img/relatorio--final-pnds2006.pdf
4. Brasil. Ministério da Saúde. DATASUS. Informações de Saúde (TABNET). Estatísticas Vitais [Internet]. Brasília (DF): Ministério da Saúde; 2011. Disponível em: http://www.datasus.gov.br/DATASUS/index.php?area=0205 [Links] http://www.who.int/ mediacentre/factsheets/fs364/en/
5. World Health Organization. Adolescent pregnancy – Unmet needs and undone deeds. 2007. Available from: whqlibdoc.who.int/.../9789241595650-eng.pd
6. Azevedo WF, et al. Complications in adolescent pregnancy: systematic review of the literature. Einstein 2015;13(4):618-26
7. World Health Organization. Adolescent friendly health services: an agenda for change. Geneva; 2003.
8. Lawlor D, et al. Teenage pregnancy is not a public health problem. BMJ. 2001;323(7326):1428-32.
9. World Health Organization. Issues in adolescent health and development: adolescent pregnancy. Geneva; 2003.
10. Scholl T, et al. Prenatal care and maternal health during adolescent pregnancy: a review and meta-analysis. J Adolesc Health 1994;15(6):444-8.
11. Rocha RC, et al. Prematurity and low birth weight among Brazilian adolescents and young adults. J Pediatr Adolesc Gynecol. 2010;23(3):142-8.
12. Rocha RC, et al. Prematuridade e baixo peso entre recém--nascidos de adolescentes primíparas. Rev Bras Ginecol Obstet. 2006;28(9):530-9.
13. Simões VM, et al. Characteristics of adolescent pregnancy in São Luís, Maranhão, Brazil. Rev Saude Publica 2003;37(5):559-68.
14. Lawlor DA, et al. Teenage pregnancy rates: high compared with where and when? The Royal Society of Medicine. J R Soc Med 2004;97(3):121-9.
15. Dutta I, et al. Maternal and perinatal outcome in teenage vs. Vicenarian primigravidae: a clinical study. J Clin Diagn Res 2013;7(12):2881-93.
16. Silva AAA, et al. Fatores associados à recorrência da gravidez na adolescência em uma maternidade escola: estudo caso-controle. Cad Saúde Pública 2013; 29(3):496-503.
17. Lewis LN, et al. Predictors of sexual intercourse and rapid-repeat pregnancy among teenage mothers: an Australian prospective longitudinal study. Med J Aust. 2010;193(6):338-44.
18. Gomes SEC. Gravidez na adolescência e sua recorrência [dissertação]. São Paulo: Escola de Enfermagem, Universidade de São Paulo; 2004.
19. Berlofi LM, et al. Prevenção da reincidência de gravidez em adolescentes: efeitos de um programa de planejamento familiar. Acta Paul Enferm 2006;19(2):196-204.
20. Ramírez MLC. Calidad de vida y promoción de la salud. In: Restrepo HE, et al. Promoción de la salud: cómo construir vida saludable. 20 ed. Colômbia: Ed Medica Internacional; 2001. p.57.
21. The WHOQOL Group – The World Health Organization quality of life assessment (WHOQOL): position paper from the World Health Organization. Social Science and Medicine 1995; 10:1403.
22. Fleck MP, et al. Aplicação da versão em português do instrumento abreviado de avaliação de qualidade de vida "WHOQOL-Bref". Rev Saúde Pública 2000; 34(2):178-85.
23. Barbieri M, et al. Does motherhood affect the quality of life of adolescents? J Pediatr Adolesc Gynecol 2012;25:380-7.

Capítulo **83**   ■ **Mauro Fisberg** ■ **Roberta de Lucena Ferretti** ■ **Gabriela Possa** ■ **Isa de Pádua Cintra**

Obesidade na Adolescência

■ O CONTEXTO DA OBESIDADE

O Brasil e outros países da América Latina experimentaram uma rápida transição demográfica, epidemiológica e nutricional. Observou-se o declínio da ocorrência da desnutrição tanto em crianças e adolescentes quanto em adultos em um ritmo bem acelerado, aumentando a prevalência de sobrepeso e obesidade na população brasileira. Muitos estudos que avaliaram o estado nutricional nessa população nas últimas décadas demonstraram um comportamento claramente epidêmico do problema. Este contexto é caracterizado pelas mudanças seculares nos padrões nutricionais, ou seja, as modificações na estrutura da dieta, aumento do consumo de alimentos ricos em energia e pobres em fibras, aumento do consumo de doces e bebidas adoçadas, bem como de alimentos ricos em sódio, e declínio da atividade física e adoção de um estilo de vida sedentário.[1-3]

A obesidade na adolescência está relacionada a várias complicações, como também a maior taxa de mortalidade, além disso, quanto mais tempo o indivíduo se mantiver obeso, maior será a chance de complicações.[4-6]

As consequências podem ser notadas em curto e longo prazo. O primeiro grupo contempla as desordens ortopédicas, respiratórias, o diabetes, a hipertensão e as dislipidemias, além dos distúrbios psicossociais. Em longo prazo, tem sido relatada uma mortalidade aumentada por doenças coronarianas naqueles indivíduos que foram obesos na infância e adolescência. Além disso, a obesidade causa problemas psicossociais como discriminação e aceitação diminuída pelos pares; isolamento e afastamento das atividades sociais, o que é visto pelos estudiosos como a pior consequência, pois irá seguir o sujeito pelo resto da vida.[6-8]

Mesmo em trabalhos isolados que verificam pequena diminuição da obesidade infantil, como no estudo divulgado pelo *Center for Disease Control and Prevention*, 2012, ainda se verifica ser ela de alta taxa, inclusive grave, caracterizada por valores superiores ao escore-z +3 de índice de massa corpórea (IMC) para idade.[2]

Dados da POF (Pesquisa de Orçamento Familiar), 2008 a 2009, indicam que o excesso de peso é importante problema para a população brasileira. Com relação aos adolescentes, 21,7% do sexo masculino estavam com sobrepeso e 5,9% com obesidade, aumento correspondente a seis vezes para meninos e três para meninas em um período de 34 anos. Contudo, definir obesidade na adolescência não é uma tarefa tão simples, pois devem ser levadas em conta as taxas de crescimento, a variação no gênero e a da composição corporal que ocorre em diferentes estágios de maturação sexual.[9]

■ OBESIDADE E RISCOS À SAÚDE

Durante a adolescência, a deposição mineral óssea resulta em aumentos específicos da maturação em dimensões corticais e densidade trabecular. A massa óssea alcançada durante o crescimento é um determinante crítico do risco de osteoporose quando adulto. Os indivíduos obesos tendem a ser mais altos do que a média, enquanto, durante a puberdade, eles demonstram menor pico de crescimento quando em comparação com indivíduos magros.[3-10]

É certo que a obesidade pode culminar em problemas respiratórios, afetando o tórax e o diafragma, determinando alterações na função respiratória mesmo quando os pulmões estão normais, pelo aumento do esforço respiratório e comprometimento do sistema de transporte dos gases. Pode determinar também a hipotonia dos músculos do abdome e assim comprometer a função respiratória dependente da ação diafragmática, gerando redução da força e da capacidade de endurance dos músculos respiratórios.[11]

As anormalidades mais comuns da função respiratória associadas à obesidade são diminuição do volume de reserva expiratório (VRE) e da capacidade residual funcional (CRF), com propensão a desenvolver doenças pulmonares, na maioria das vezes de forma restritiva, com hipoventilação crônica e redução da capacidade aeróbica. Essas afecções refletem uma reduzida tolerância ao esforço, em razão das condições cardiopulmonares, ocorrendo facilmente alterações que podem contribuir para o surgimento de dispneia, sintoma descrito como sendo mais prevalente em obesos. Alguns obesos podem desenvolver ainda a síndrome da hipoventilação alveolar. Há também risco aumentado para apneia obstrutiva do sono. Na maioria das vezes essas duas condições estão associadas, e o desenvolvimento de insuficiência respiratória e cor-pulmonale neste cenário é frequente. Asma e refluxo gastresofágico também foram descritos como sendo manifestações mais comuns em obesos.[11]

A hipertensão induzida pela obesidade é provavelmente pela sobreposição ou combinação desses fatores fisiopatológicos: distúrbios da função autonômica, resistência à insulina e anormalidades na estrutura e função vascular. A ligação entre obesidade e hipertensão pode ser mediada, em parte pela hiperatividade do sistema nervoso simpático (SNS), que pode incluir manifestações cardiovasculares, tais como aumento da frequência cardíaca e da pressão arterial, manifestações neuro-humorais como a elevações dos níveis de catecolaminas plasmáticas e manifestações neurais, tais como o aumento do tráfego do nervo simpático periférico, consistente com a hipótese de hiperatividade do SNS. Berenson *et al.* demonstram no Bogalusa Heart Study que as crianças e jovens adultos que morreram, principalmente de trauma, apresentaram forte associação entre IMC, pressão arterial sistólica e diastólica, e presença de estrias de gordura e placas fibrosas na aorta e artérias coronárias, alterações do miocárdio, nas autópsias.[12]

A resistência à insulina, uma das potenciais consequências do excesso de peso, tem sido implicada na patogênese da hipertensão relacionada à obesidade em crianças. Já foi amplamente relatada pela literatura a existência de associações positivas entre a insulina de jejum e os níveis de pressão arterial de repouso em crianças obesas e adultos jovens. Nos últimos 10 anos houve incremento na ocorrência do diabetes *mellitus* do tipo 2 (DM2) em crianças e adolescentes, sendo considerado frequentemente assintomático em seus estágios iniciais, o que torna o diagnóstico muito mais difícil. Alguns pacientes são identificados quando a glicosúria é encontrada em testes de rotina para esportes, escola, ou exames para ingresso no mercado de trabalho. É bem conhecido que os obesos podem desenvolver diferentes graus de resistência à insulina, mas nem todos os indivíduos desenvolvem a intolerância à glicose.[13,14]

Contudo, é necessário considerar que existe diferença entre os tipos de tecido adiposo e de sua localização, o que é amplamente discutido na literatura científica. Alguns conceitos sobre gordura corporal devem ser revistos, como o conceito de que a distribuição da gordura corporal é relevante, e especificamente a visceral (GV), que parece ser o elo entre o tecido adiposo e a resistência à insulina (RI). A GV apresenta características metabólicas diferentes da gordura subcutânea gluteofemoral, as quais favorecem a instalação do quadro de RI, característica da síndrome metabólica (SM). É importante levar em consideração que o tecido adiposo deixou de ser um simples reservatório de energia para se transformar num complexo órgão endócrino com múltiplas funções.[15,16]

Em particular, o tecido adiposo visceral (TAV) pode ser o único depósito de gordura patogênica, tendo sido reconhecido como um órgão endócrino, em parte porque segrega adipocitocinas e outras substâncias vasoativas tais como resistina, visfatina, angiotensinogênio, interleucina-6, fator de necrose tumoral, inibidor do ativador de fibrinogênio, que desempenham atividades inflamatórias e trombóticas e podem influenciar o risco de desenvolvimento de desordens metabólicas.[4,15]

■ DIAGNÓSTICO

O diagnóstico do excesso de peso e da obesidade é feito segundo as curvas de classificação do IMC para a idade, propostas pela Organização Mundial de Saúde (OMS) em 2007 (Figuras 83.1 e 83.2).

Os dados encontrados devem ser plotados em gráficos com distribuição em percentil ou escores z, segundo sexo e idade. O escore z, critério atualmente mais popularizado, expressará o grau de obesidade de um indivíduo a partir do número de desvios-padrão que este se encontra acima da média. A OMS define como sobrepeso os valores situados entre +1 e +2 escore z, obesidade os valores acima do +2 escore z, e obesidade grave valores acima do +3 escore z do IMC.[17]

O IMC, utilizado para definir o sobrepeso e a obesidade, é muito bem aceito para verificar a obesidade geral e risco de doenças cardiovasculares e DM2, porém, as evidências atuais mostram que a obesidade central está mais fortemente correlacionada ao risco destas doenças do que a medida da obesidade geral, além de ser constatado que, em adolescentes, a obesidade abdominal vem apresentando crescimento maior que a obesidade geral. Mas, para definir a distribuição da gordura, o IMC é limitado e considerado um indicador de qualidade inferior para a gordura corporal total, sendo ainda menos ade-

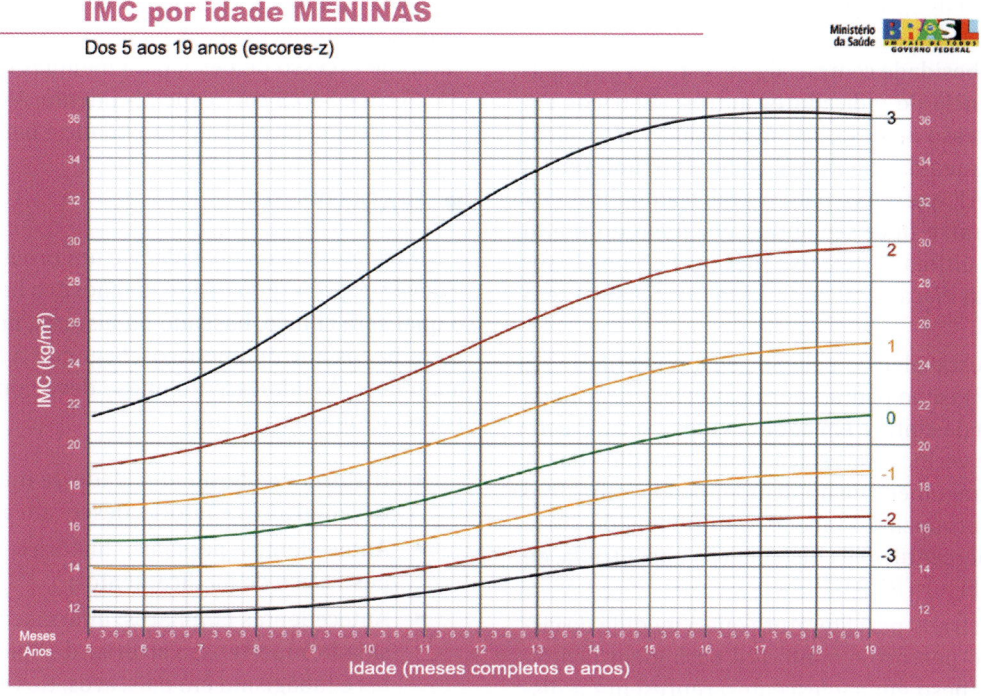

Fonte: WHO Growht reference data for 5-19 years, 2007 (http://www.who.int/growthref/en/)

Figura 83.1 IMC por idade.

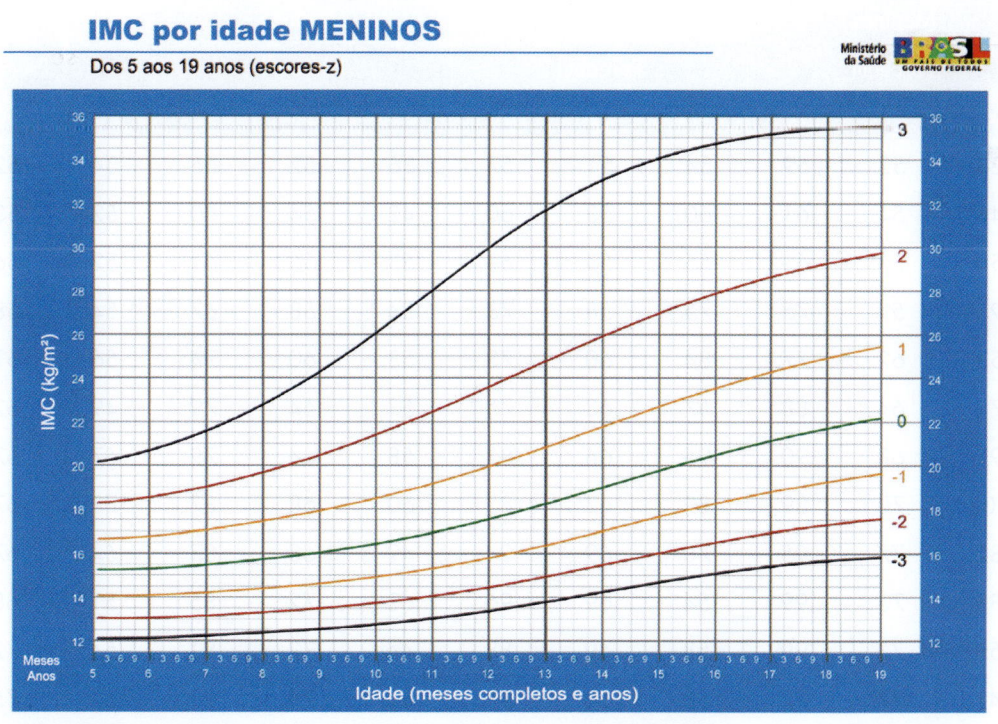

Fonte: WHO Growht reference data for 5-19 years, 2007 (http://www.who.int/growthref/en/)

Figura 83.2 IMC por idade.

quado para avaliar a distribuição de gordura corporal e risco de doenças.[18-19]

Quanto à obesidade central, alguns estudos têm analisado a eficiência de indicadores antropométricos em predizer o excesso de peso, serem de baixo custo, além de não serem medidas invasivas, como a circunferência abdominal (CA), que serve para a avaliação indireta da gordura visceral, e deve ser obtida por meio do ponto médio entre a última costela fixa (décima) e a borda superior da crista ilíaca, local onde a fita inextensível será colocada.[19]

O critério estabelecido pela Sociedade Brasileira de Pediatria (SBP) como padrão-ouro para classificação da circunferência da cintura em adolescentes é o de Freedman *et al.*, que verificaram relação entre a medida da CA e os valores sanguíneos de lipídeos e insulina em 2.996 indivíduos, e produziram tabelas com pontos de corte baseados no percentil 90 da distribuição encontrada, de acordo com a Figura 83.3.[20-21]

Foi demonstrado pela literatura que a medida da circunferência do pescoço é muito útil para identificação do excesso de peso em adolescentes, representa a distribuição de gordura corporal subcutânea superior, que também está fortemente associada às alterações metabólicas. De forma geral, os pontos de corte para identificação de excesso de peso, para meninas e meninos, são 31,25 cm e 34,25 cm, respectivamente. Além disso, essa é uma medida de fácil aplicabilidade e baixo custo.[22]

■ TRATAMENTO

O tratamento da obesidade é um processo complexo e deve ser precedido de um diagnóstico bem conduzido, o qual será clínico, baseado na história, no exame físico e em dados antropométricos. Segundo a SBP (2008), a anamnese do adolescente obeso deve contemplar fatores relacionados a seguir:

- História de obesidade: idade de início, tratamentos anteriores e fatores desencadeantes;
- Antecedentes pessoais: histórico de ganho de peso e uso de medicamentos;
- Antecedentes familiares: informações sobre obesidade, hipertensão arterial, dislipidemias, diabetes e tabagismo em pais, avós, tios e irmãos;
- Uso de drogas, álcool e tabaco;

Idade (anos)	Brancos						Negros					
	Meninos			Meninas			Meninos			Meninas		
	Percentil			Percentil			Percentil			Percentil		
	n	50	90	n	50	90	n	50	90	n	50	90
5	28	52	59	34	51	57	36	52	56	34	52	56
6	44	54	61	60	53	60	42	54	60	52	53	59
7	54	55	61	55	54	64	53	56	61	52	56	67
8	95	59	75	75	58	73	54	58	67	54	58	65
9	53	62	77	84	60	73	53	60	74	56	61	78
10	72	64	88	67	63	75	53	64	79	49	62	79
11	97	68	90	95	66	83	58	64	79	67	67	87
12	102	70	89	89	67	83	60	68	87	73	67	84
13	82	77	95	78	69	94	49	68	87	64	67	81
14	88	73	99	54	69	96	62	72	85	51	68	92
15	58	73	99	58	69	88	44	72	81	54	72	85
16	41	77	97	58	68	93	41	75	91	34	75	90
17	22	79	90	42	66	86	31	78	101	35	71	105

Figura 83.3 Distribuição em percentis da circunferência abdominal segundo sexo e idade.[21]

- Antecedentes alimentares: dados quantitativos e qualitativos da introdução da alimentação complementar e tempo de aleitamento materno;
- Dados alimentares: informações do dia habitual, recordatório de 24 horas, frequência de consumo de alguns alimentos e verificação das compras semanais ou mensais de alimentos importantes como óleo, açúcar, sal, maionese, achocolatado, embutidos e outros; informações sobre a dinâmica da refeição: com quem é realizada, horário, local, tempo gasto para cada refeição, velocidade de mastigação, se assiste televisão enquanto come, beliscos durante o dia, horário que sente mais fome, se costuma repetir o prato de comida;
- Dados comportamentais e estilo de vida: tempo gasto com televisão e videoogame/computador, brincadeiras e atividades que realiza durante o dia, relacionamento social.

Além da anamnese, dados laboratoriais específicos e informações relacionadas à respiração oral, sono, fadiga ao esforço, lesões de pele, dores, hábito intestinal, pressão arterial, estágio puberal, alterações menstruais e comportamentais também devem ser verificados.[23]

As normas gerais do tratamento do obeso devem manter as seguintes condições: uma dieta balanceada de fácil utilização, baixo custo e possível de ser mantida por longo período e que garanta crescimento adequado e manutenção do peso; exercícios físicos controlados, com atividades mistas; e apoio emocional, individual e familiar. O envolvimento de toda a família é fundamental para garantir o sucesso do tratamento, a confiança no profissional e permitir a adesão do paciente à terapia. Além disso, visto ser a obesidade uma doença multifatorial, a participação de uma equipe multiprofissional, principalmente em situações de obesidade grave, é indicada.[23-25]

A participação do paciente em todas as etapas do tratamento é muito importante para o seu sucesso. Entretanto, em muitas situações a iniciativa para a busca do tratamento é dos pais e não do paciente, que, nestes casos, pode mostrar-se pouco interessado na terapia. Assim, é muito importante que o profissional de saúde identifique o grau de interesse da criança ou adolescente antes de iniciar qualquer orientação e, a partir disso, estimule-o e incentive-o a aderir ao programa mostrando-lhe os aspectos positivos do controle de peso. A adesão às orientações propostas somente ocorrerá a partir da definição, por parte da criança ou do adolescente, de qual o seu objetivo com o tratamento.[23-25]

As metas do tratamento vão depender da idade, do estágio de maturidade biológica, da gravidade do excesso de peso e de morbidades associadas. Dessa forma, os resultados esperados são: redução gradativa de peso (adolescentes pós-estirão pubertário), manutenção do peso (pré-púberes e crianças e adolescentes na fase púbere, ou seja, indivíduos que apresentam potencial para crescer) e redução das morbidades. Nos casos em que a redução de peso é indicada, a redução energética deve prever uma perda em torno de 0,5 kg/semana.[23,25,26]

O tratamento dietético deve ser definido de forma individualizada e instituído gradativamente, em conjunto com o paciente e sua família, evitando-se dietas rígidas e restritivas. Ressalta-se que a mudança de hábitos e de comportamento alimentares é um processo complexo que envolve fatores genéticos (preferências alimentares) e fatores ambientais (hábito da família, condição socioeconômica, experiências positivas ou negativas, condição emocional), e que ocorre em médio ou longo prazo.[23]

O manual de orientação para obesidade na infância e adolescência da SBP (2008) propõe a divisão da conduta nutricional em cinco etapas:

- **Etapa 1:** esclarecimentos - a partir da obtenção dos dados alimentares da criança ou do adolescente, estabelecem-se as prioridades e as estratégias de atuação. Esta etapa é de "desmitificação" de conceitos errôneos relacionados às "dietas para emagrecer", como o de comer apenas verduras e frutas. Explicar que não há alimentos proibidos e permitidos e que todos podem ser consumidos com moderação. É muito importante que o paciente e sua família recebam todos os esclarecimentos possíveis, favorecendo, assim, a adesão ao tratamento. Os pais ou responsáveis precisam assimilar os novos conceitos para que não se criem resistências.
- **Etapa 2:** avaliação do comportamento - antes de iniciar qualquer mudança é importante identificar alguns comportamentos comuns entre estes pacientes como: mastigação rápida, comer assistindo à TV ou escondido, ausência de horário de rotina para alimentar-se e não realização de algumas refeições. Devem ser estabelecidas prioridades, iniciando-se, de preferência, com aquelas que o paciente e sua família consideram mais simples de mudar. Resultados esperados nesta etapa: realização de seis refeições diárias (café da manhã, lanche da manhã, almoço, lanche da tarde, jantar e ceia) com intervalo em torno de três horas; refeições com duração maior que antes e feitas em local adequado e tranquilo (paciente sentado à mesa e na companhia dos familiares).
- **Etapa 3:** quantidade – fase de diminuição gradativa da quantidade de alimentos consumidos em excesso, com redução das porções e do número de repetições. É importante que a redução dos

alimentos não seja drástica e respeite os limites de cada paciente. Recomenda-se a utilização de tarefas práticas e objetivas como:

- **Refrigerante ou suco:** somente um copo por refeição;
- **Frituras:** somente uma vez por semana;
- **Doces:** uma porção por dia;
- No almoço e no jantar consumir somente um prato de comida;
- Somente uma porção de carne por refeição (almoço e janta);
- Utilizar uma ponta de faca de margarina em cada lado do pão.

A utilização de estratégias educativas como tabelas com o conteúdo de gordura, colesterol e sódio pode ajudar o paciente e seus familiares na escolha dos alimentos que serão consumidos.

- **Etapa 4:** qualidade – última etapa do tratamento dietético, quando já se atingiu o controle do ganho de peso e se obteve a adequação de quantidade e comportamentos alimentares. O objetivo é melhorar a qualidade da dieta, incentivando o consumo de alimentos de consumo pouco frequente e de importância nutricional. Exemplos:
  - Consumir duas frutas todos os dias;
  - Consumir um pirex de verduras/legumes todos os dias no almoço e na janta.
- **Etapa 5:** manutenção – nesta fase o próprio paciente e sua família utilizam as informações e os aprendizados adquiridos para se adaptarem a situações diferentes como festas e viagens, controlando os excessos.[23]

Complementando as orientações acima, as Diretrizes Brasileiras de Obesidade descrevem que o tratamento nutricional deve estar focado na adequação da ingestão calórica e no suprimento das necessidades nutricionais para o indivíduo. A proporção calórica dos macronutrientes deve seguir a recomendação das diretrizes nacionais e internacionais de alimentação saudável. Do total de calorias da dieta, 15% devem provir de proteínas, 50% a 55%, dos carboidratos e 30%, das gorduras. A participação das fibras no tratamento dietético é referida por alguns estudos, os quais sugerem uma relação inversa entre a ingestão dietética de fibras e o peso corporal. Vários trabalhos descrevem o maior poder de saciedade da fibra dietética quando comparada à ingestão de açúcares simples e polissacarídeos digestíveis. Além disso, sugere-se que a fibra dietética possa prolongar a duração da refeição em virtude da maior necessidade de mastigação, o que também refletiria na saciedade do indivíduo.[27]

Soma-se ao tratamento dietético o incentivo à prática de atividade física pelos adolescentes com excesso de peso, a qual deve levar em conta a idade e as habilidades físicas do indivíduo. Praticar diariamente atividade física moderada ou vigorosa durante, no mínimo, 60 minutos, realizar atividades diárias como vestir-se sozinho e arrumar a cama e diminuir o tempo tomado com atividades sedentárias como televisão, videogames e computador são recomendações indicadas para adolescentes pela Associação Americana de Cardiologia para prevenção das doenças cardiovasculares.[23]

Os relatos quanto à utilização de outras estratégias, tais como maior restrição calórica, tratamento medicamentoso ou cirurgia bariátrica, no tratamento da obesidade em adolescentes, não estão suficientemente descritos na literatura científica para que se possa recomendá-las. Tais alternativas somente podem ser consideradas quando o adolescente não estiver respondendo ao tratamento convencional e apresentar graves comorbidades associadas ao excesso de peso. A cirurgia bariátrica só poderá ser considerada uma possibilidade de tratamento em adolescentes que tenham terminado a fase de crescimento.[4,23,28]

Nos casos de síndrome metabólica, fármacos como a sibutramina, o orlistate, a fluoxetina, a sertralina e a metformina, embora com restrições, podem ser usados para auxiliar no tratamento. Acrescentam-se ao descrito anteriormente as evidências que já existem sobre os efeitos de nutrientes como fitoesteróis e fibras solúveis na redução do risco cardiovascular. A principal ação dos fitoesteróis, componentes naturais encontrados em óleos vegetais como soja e girassol, é a de reduzir o LDL-colesterol por inibição na absorção intestinal de colesterol. As fibras solúveis, encontradas principalmente nas farinhas de aveia e de centeio integral, farelo de trigo, feijões, maçã, laranja e goiaba, retardam o esvaziamento gástrico e o trânsito no intestino delgado, aumentam a tolerância à glicose e reduzem níveis elevados de colesterol e LDL-colesterol.[23]

■ MEDIDAS PREVENTIVAS

Prevenir a obesidade na infância e na adolescência é a maneira mais segura de controlar esta doença. A Estratégia Global para a Promoção da Alimentação Saudável, Atividade Física e Saúde, aprovada pela OMS e pela Organização Pan-Americana de Saúde, em 2004, tem por objetivo reduzir substancialmente as mortes e doenças relacionadas à alimentação inadequada e ao sedentarismo. Com respeito à alimentação, citam-se na proposta as seguintes recomendações à população: obter um equilíbrio e um peso normal; limitar a ingestão energética procedente das gorduras, substituir as gorduras saturadas por gorduras insaturadas e eliminar as gorduras trans; aumentar o consumo de frutas e hortaliças, assim como de legumes, cereais integrais e frutas secas; limitar a ingestão de açúcares livres; e limitar a ingestão de sal (sódio) de toda procedência e consumir sal iodado.[29]

A prevenção pode ser conseguida por meio de uma variedade de intervenções que visam o ambiente, a atividade física e a dieta. O bairro onde a criança ou o adolescente reside é um local importante, que pode ser utilizado a para intervenção. Ela engloba a rede de caminhada (caminhos e trilhas, etc.), a rede de ciclovias (vias e ciclovias), espaços públicos abertos (parques) e recreativos (centros de recreação, dentre outros).[24-25-29-31]

A escola é um local importante onde esse trabalho de prevenção pode ser realizado, pois as crianças fazem pelo menos uma refeição nas escolas, possibilitando um trabalho de educação nutricional, além de também proporcionar aumento da atividade física. A merenda escolar deve atender às necessidades nutricionais das crianças em quantidade e qualidade e ser um agente formador de hábitos saudáveis.[8-23]

É necessário fornecer informações corretas sobre alimentação e saúde (promoção), evitar que informações incorretas e contraditórias alcancem indivíduos (proteção) e, ao mesmo tempo, propiciar condições que tornem factível a adoção das orientações que recebem (apoio), com o objetivo de alcançar uma alimentação saudável. Isso significa que uma política consistente de prevenção da obesidade deve compreender não só ações de caráter educativo e informativo (como campanhas veiculadas por meios de comunicação de massa), como também medidas legislativas (como controle da propaganda de alimentos não saudáveis, especialmente os dirigidos ao público infantil), tributárias (isentando alimentos saudáveis e onerando os preços dos não saudáveis), treinamento e reciclagem de profissionais de saúde, medidas de apoio à produção e comercialização de alimentos saudáveis, e mesmo medidas relacionadas ao planejamento urbano (por exemplo, privilegiando o deslocamento de pedestres em contraposição ao de automóveis e dotando áreas carentes de recursos mínimos para a prática de atividades físicas de lazer).[24]

Saber o que é necessário para emagrecer não apresenta maiores dificuldades após algum tempo de prática. Querer, dever e poder emagrecer são questões imensamente mais complexas e exigem grande investimento emocional, intelectual e físico. Grande contribuição será feita pela prática da atividade física, na medida em que o exercício é considerado uma categoria planejada, estruturada e repetitiva. A aptidão física, por sua vez, é uma característica do indivíduo que engloba potência aeróbica, força e flexibilidade. O estudo desses componentes pode auxiliar na identificação de crianças e adolescentes em risco de obesidade. A criança e o adolescente tendem a ficar obesos quando sedentários, e a própria obesidade poderá fazê-los ainda mais sedentários. A atividade física, mesmo que espontânea, é importante na composição corporal, por aumentar a massa óssea e prevenir a osteoporose e a obesidade. Os efeitos observados em estudos de tratamento da obesidade desaparecem em três anos de seguimento. Esses achados atestam a importância de seguimentos com prazos mais amplos para avaliação de eficácia dos mesmos.[24-26-29] A Figura 83.4 ilustra de forma simples e objetiva os alvos em potencial para prevenção da obesidade infantil e na adolescência.

Considerando-se todos estes aspectos da epidemia da obesidade, especialmente na faixa etária pediátrica, torna-se relevante promover maiores medidas de prevenção primária pelos profissionais de saúde, familiares, professores e pelo próprio governo, a fim de evitar maiores danos à saúde física e mental desses indivíduos ainda em fase de crescimento e desenvolvimento, e também diminuir os custos com a saúde.[23,25,29,31]

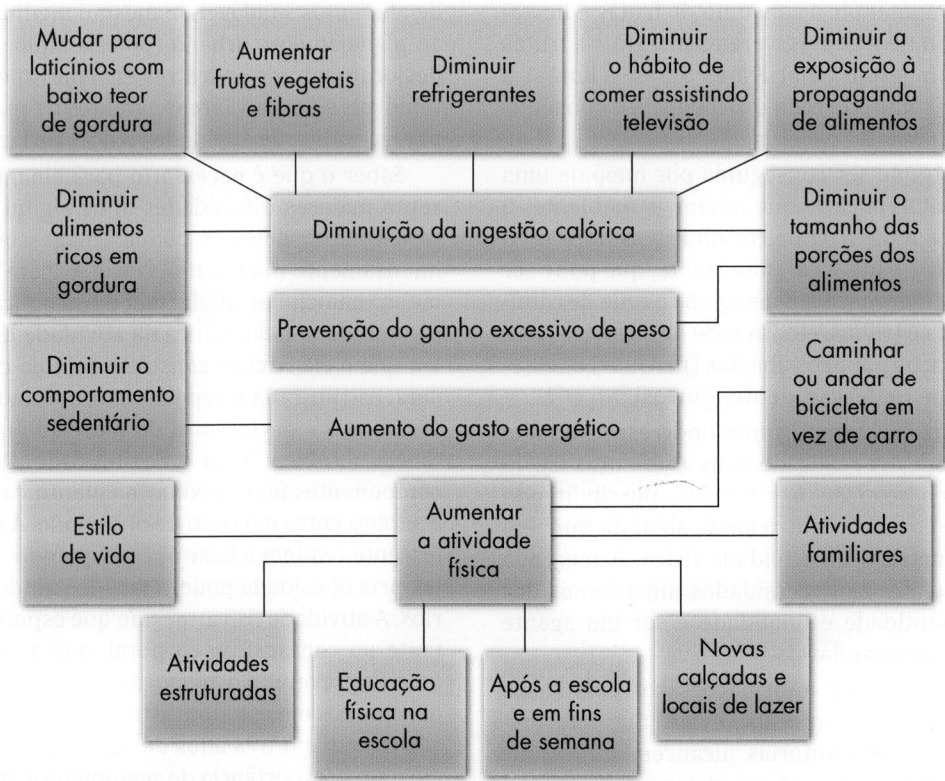

Figura 83.4 Alvos em potencial para a prevenção da obesidade infantil e na adolescência.[32]

REFERÊNCIAS BIBLIOGRÁFICAS

1. Robbins JM, et al. Prevalence, Disparities, and Trends in Obesity and Severe Obesity Among Students in the School District of Philadelphia, Pennsylvania, 2006-2013. Prev Chronic Dis 2015;12:E134.

2. Robbins JM, et al. Prevalence, disparities, and trends in obesity and severe obesity among students in the Philadelphia, Pennsylvania, school district, 2006-2010. Prev Chronic Dis 2012;9:E145.

3. Williams EP, et al. Overweight and Obesity: Prevalence, Consequences, and Causes of a Growing Public Health Problem. Curr Obes Rep 2015;4(3):363-8.

4. van der Merwe MT. Obesity in childhood and adolescence. S Afr Med J 2012;102(5):289-93.

5. Grigorakis DA, et al. Prevalence and lifestyle determinants of central obesity in children. Eur J Nutr 2015;55(5):1923-31.

6. Virmani A. Metabolic syndrome and obesity in childhood and adolescence. Natl Med J India 2015;28(2):103.

7. Eastwood SV, et al. Thigh fat and muscle each contribute to excess cardiometabolic risk in South Asians, independent of visceral adipose tissue. Obesity (Silver Spring) 2014;22(9):2071-8.

8. Roberts KC, et al. Overweight and obesity in children and adolescents: results from the 2009 to 2011 Canadian Health Measures Survey. Health Rep 2012;23(3):37-45.

9. Pesquisa de Orçamentos Familiares. Antropometria e Estado Nutricional de Crianças, Adolescentes e Adultos no Brasil. Instituto Brasileiro de Geografia e Estatística: Available from: http://www.ibge.gov.br/home/estatistica/populacao/condicaodevida/pof/2008-2009-encaa/pof-20082009-encaa.pdf; 2008-2009 [

10. Farhat T, et al. Adolescent overweight, obesity and chronic disease-related health practices: mediation by body image. Obes Facts 2014;7(1):1-10.

11. Fiorino EK, et al. Obesity and respiratory diseases in childhood. Clin Chest Med 2009;30(3):601-8.

12. Ding W, et al. Impact of obesity on kidney function and blood pressure in children. World J Nephrol 2015;4(2):223-9.

13. Samaras K, et al. Subcutaneous and visceral adipose tissue gene expression of serum adipokines that predict type 2 diabetes. Obesity (Silver Spring) 2010;18(5):884-9.

14. Feakins RM. Obesity and metabolic syndrome: pathological effects on the gastrointestinal tract. Histopathology. Histopathology 2016;68(5):630-40.

15. Fox CS, et al. Abdominal visceral and subcutaneous adipose tissue compartments: association with metabolic risk factors in the Framingham Heart Study. Circulation 2007;116(1):39-45.

16. Yang L, et al. Visceral adiposity is closely correlated with neck circumference and represents a significant indicator of insulin resistance in WHO grade III obesity. Clin Endocrinol (Oxf) 2010;73(2):197-204..

17. de Onis M, et al. Development of a WHO growth reference for school-aged children and adolescents. Bull World Health Organ 2007;85(9):660-9.

18. Gentile CL, et al. The role of visceral and subcutaneous adipose tissue fatty acid composition in liver pathophysiology associated with NAFLD. Adipocyte 2015;4(2):101-9.

19. Sociedade Brasileira de Pediatria. Avaliação Nutricional da Criança e do Adolescente - Manual de Orientação2009. Available from: http://www.sbp.com.br/pdfs/MANUAL--AVAL-NUTR2009.pdf.

20. He Q, et al. BMI. in childhood and its association with height gain, timing of puberty, and final height. Pediatr Res 2001;49(2):244-9.

21. Freedman DS, et al. Relation of circumferences and skinfold thicknesses to lipid and insulin concentrations in children and adolescents: the Bogalusa Heart Study. Am J Clin Nutr 1999;69(2):308-23.

22. Ferretti RL, et al. Elevated neck circumference and associated factors in adolescents. BMC Public Health 2015;15:208.

23. Sociedade Brasileira de Pediatria. Obesidade na infância e adolescência. Manual de Orientação; 2008.

24. Haynos AF, et al. Universal childhood and adolescent obesity prevention programs: review and critical analysis. Clin Psychol Rev 2012;32(5):383-8.

25. Hocevar SN, et al. Practice guidelines for the diagnosis, treatment and prevention of childhood and adolescent obesity. J S C Med Assoc 2009;105(2):46-52.

26. Mello ED, et al. Childhood obesity--towards effectiveness. J Pediatr (Rio J) 2004;80(3):173-9.

27. Diretrizes Brasileiras da Obesidade.2008-2009. Associação Brasileira para o Estudo da Obesidade e Síndrome Metabólica – ABESO, 2009.

28. Flynn MA, et al. Reducing obesity and related chronic disease risk in children and youth: a synthesis of evidence with 'best practice' recommendations. Obes Rev 2006; 7(Suppl 1):7-66. Review.

29. Waxman A, et al. WHO global strategy on diet, physical activity and health. Food Nutr Bull 2004;25(3):292-9.

30. Waters E, et al. Interventions for preventing obesity in children. Cochrane Database Syst Rev. 2011(12):CD001871.

31. Papathanasopoulos A, et al. Dietary fiber supplements: effects in obesity and metabolic syndrome and relationship to gastrointestinal functions. Gastroenterology. 2010;138(1):65-72.

32. Robinson TN. Obesity prevention. In: Chen C DW. Obesity in childhood and adolescence. Philadelphia: Lippincott Williams & Wilkins; 2002. p. 245.

Transtornos Alimentares na Adolescência

■ INTRODUÇÃO

A adolescência está associada a um aumento importante das necessidades calóricas e nutricionais decorrentes do acelerado crescimento e mudança da composição corporal impostos pela puberdade. Coincidentemente, nesse momento, os adolescentes passam a vivenciar experiências que podem contribuir para hábitos alimentares errôneos e pouco saudáveis; é comum apresentarem maior preocupação com a imagem corporal, buscarem independência e aceitação social. Trata-se, portanto, de um período de alta vulnerabilidade ao surgimento de inadequações nutricionais e de transtornos alimentares. Frente a isso, é fundamental que o profissional de saúde que atende essa população saiba reconhecer tais condições – potencialmente graves e persistentes –, cujo prognóstico está ligado a uma abordagem geralmente multiprofissional e especializada.

Transtornos alimentares (TAs) são vistos como distúrbios dos hábitos alimentares ou dos comportamentos direcionados a controle de peso que resultam num importante prejuízo da saúde física e/ou do funcionamento psicossocial do indivíduo.[1,2] Sua etiologia multifatorial é bem estabelecida, com especial influência dos fatores socioculturais.[3,4] A Tabela 84.1 resume sintomas

Tabela 84.1 Sintomas comuns dos transtornos alimentares.	
Comportamentais	Evitação da exposição corporal (p. ex., negar-se a se pesar, evitar espelhos, evitar roupas de banho, usar roupas largas etc.)
Comportamentos restritivos ■ reduzir quantidade ou variedade da comida ■ regras específicas (p. ex., horários rígidos) ■ jejum prolongado ■ rituais quanto ao preparo ou consumo da comida ■ evitar comer em público ou comer escondido	**Psicopatológicos** Alterações da imagem corporal: ■ preocupação com peso e/ou forma do corpo ■ autoestima muito ligada à imagem corporal ■ negação da gravidade dos sintomas ■ medo intenso de engordar, mesmo quando abaixo do peso esperado
Compulsão alimentar ■ Purgações (p. ex., vômito autoinduzido, uso de laxantes e diuréticos) ■ Exercício excessivo (intenso, de natureza compulsiva, com prejuízos sociais e/ou físicos) ■ Restrição ou excesso da ingestão de líquidos	**Sintomas físicos** ■ perda de peso, parada do crescimento ■ amenorreia (mulheres) ■ redução da atividade de desejo sexual ■ redução das ereções ao despertar (homens) ■ fraqueza, fadiga e intolerância ao frio
Checagem corporal: ■ pesar-se/olhar-se no espelho repetidamente ■ medir partes do corpo (p. ex., punho) ■ checar se roupas específicas servem ■ comparação com corpo de outras pessoas	

comuns dos TAs,[4] os quais poucas vezes são relatados pelo paciente de forma espontânea. Portanto, esses sintomas devem ser investigados cautelosamente com outros informantes ao longo da avaliação.

Pelos sistemas classificatórios atuais, podemos categorizar os TAs conforme a Figura 84.1.[1,5] Este capítulo restringe-se à anorexia nervosa (AN), bulimia nervosa (BN) e transtorno da compulsão alimentar (TCA), pela maior frequência e importância clínica na adolescência.

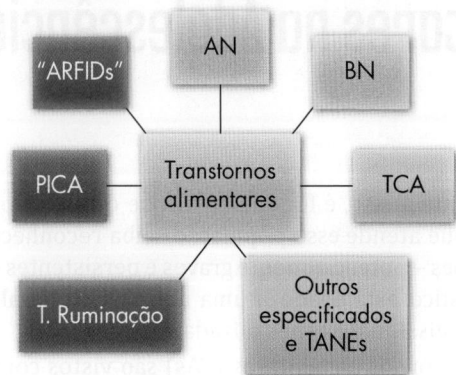

Figura 84.1 AN – anorexia nervosa; BN – bulimia nervosa; TCA – transtorno da compulsão alimentar; ARFID – transtorno alimentar de restrição ou evitação; outros especificados (AN atípica, BN/TCA de baixa frequência ou duração limitada, transtorno purgativo e síndrome do comer noturno); TANEs (transtornos alimentares não especificados).

■ ANOREXIA NERVOSA

Epidemiologia e comorbidades

A prevalência da AN gira em torno de 0,9% na população feminina, e 0,3% na masculina, com uma relação de 10 mulheres para cada homem.[6,7] Ainda que possa ser considerado um transtorno raro, apresenta elevada morbimortalidade. As complicações médicas são responsáveis por 50% das mortes, e as taxas de suicídio encontram-se entre as mais elevadas entre as doenças psiquiátricas.[8] A despeito disso, grande parte dos casos não são detectados ou chegam tardiamente ao tratamento.[4]

A AN inicia-se por volta dos 14 aos 17 anos, manifestando-se mais raramente na infância ou na vida adulta (após 40 anos). Evidências apontam para profissões de maior risco; dentre esses profissionais, destacam-se: modelos, dançarinas, atrizes, ginastas e profissionais da saúde. As comorbidades são mais regra do que exceção na AN: transtornos de ansiedade e de personalidade acham-se presentes em cerca de metade dos pacientes, transtornos depressivos em aproximadamente dois terços deles e abuso ou dependência de substâncias em torno de um terço.[9,10]

Quadro clínico e diagnóstico

O termo anorexia é uma denominação imprópria, já que na realidade as pacientes apresentam um enorme controle do apetite, e a inapetência surge apenas em estágios avançados da doença, quando o estado de desnutrição já está estabelecido.

O caso classicamente apresenta-se como o de uma adolescente que é levada ao médico a contragosto por seus familiares, os quais encontram-se bastante preocupados em decorrência de seu peso e restrição dietética. A paciente demonstra grande insatisfação com seu peso e a forma do corpo, geralmente com algum grau de distorção da imagem corporal (sentem-se gordas ou percebem partes específicas do corpo muito grandes); isso motiva a intensa restrição alimentar e outros comportamentos direcionados ao controle ponderal, como exercícios exagerados ou métodos purgativos. O medo de engordar chega a ser tão intenso que alguns indivíduos temem ganhar calorias em situações corriqueiras, como escovar os dentes e passar batom, hidratante ou protetor solar.

A síndrome clássica caracteriza-se por:

- medo intenso de engordar (principal elemento psicopatológico);
- baixo peso mais comportamentos voltados para sua manutenção;
- distorção da imagem corporal;
- alterações endócrinas que levam à amenorreia.

Entretanto, trata-se de um transtorno bastante heterogêneo com diversas apresentações, nem sempre tão claras. A preocupação com o peso pode não ser evidente nos contatos iniciais; alguns indivíduos manifestam queixas somáticas, por exemplo, dor abdominal e disfagia, como justificativa de evitarem a alimentação. Também vale ressaltar que, pela classificação atual (DSM-5), a amenorreia deixa de ser um critério essencial para o diagnóstico da AN, porque ela é um sinal tardio do transtorno e não se encontra diferença psicopatológica entre os que a manifestam ou não. Os critérios são sintetizados a seguir:[1]

a) Restrição da ingesta calórica, que leva a baixo peso corporal;*
b) Medo intenso de engordar ou presença de comportamentos que impeçam o ganho de peso a despeito do baixo peso;
c) Distorção do modo como o indivíduo vivencia seu peso ou forma corporal, influência inapropriada do

---

* Para adolescentes – peso menor que o esperado (abaixo do 5º percentil na curva de índice de massa corporal [IMC] para a idade).

peso ou forma do corpo sobre sua autoavaliação, ou negação da gravidade do peso atual.

Especificadores:

- **Tipo restritivo:** apenas jejum, dieta e exercícios excessivos nos últimos três meses;
- **Tipo bulímico/purgativo:** nos últimos três meses apresentou comportamentos bulímicos ou purgativos (p. ex., laxantes, enemas, vômitos ou diuréticos).

Gravidade:**

- **Leve:** IMC ≥ 17 kg/m²
- **Moderada:** IMC 16 a 16,99 kg/m²
- **Grave:** IMC 15 a 15,99 kg/m²
- **Extrema:** IMC < 15 kg/m²

Diagnóstico diferencial

Embora a AN seja a causa mais comum de intensa perda ponderal em mulheres jovens do ocidente, seus sintomas apresentam muitas sobreposições com outros transtornos psiquiátricos e clínicos, portanto, trata-se de um diagnóstico de exclusão, sendo fundamental afastar causas orgânicas de inapetência e desnutrição antes de seu tratamento específico.

Dentre os principais diagnósticos diferenciais, destacam-se:

- hipertireoidismo;
- diabetes *mellitus;*
- síndromes mal-absortivas;
- doenças infecciosas;
- doenças inflamatórias;
- tumores hipotalâmicos;
- outras neoplasias;
- síndrome da artéria mesentérica superior;
- iatrogenia medicamentosa;
- outros transtornos psiquiátricos (BN, TOC, transtorno dismórfico corporal);
- abuso de substâncias.

Avaliação inicial

A avaliação do paciente com AN é complexa e deve ser abrangente, incluindo aspectos clínicos, psiquiátricos e nutricionais. Além de completa e detalhada anamnese médico-psiquiátrica, deve-se obter o histórico de peso do indivíduo (incluindo peso mínimo e máximo, flutua-

ções do peso ao longo da vida e o peso-alvo desejado pelo paciente). A investigação de distorção de imagem corporal e insatisfação com o peso/corpo nem sempre é fácil; em muitos casos, só o acompanhamento explicita esses sintomas, portanto, uma minuciosa observação dos comportamentos alimentares e de métodos purgativos é fundamental na avaliação inicial, procurando-se presença de: restrição alimentar, jejum, regras e rituais relacionados à alimentação, episódios de compulsão, atividade física excessiva, uso de laxantes/diuréticos/estimulantes/enemas e vômitos.

A avaliação nutricional é composta pela antropometria e análise da ingestão alimentar. Comumente utiliza-se o IMC como indicador nutricional, lembrando que no caso dos adolescentes a comparação com curvas específicas para sexo e idade é imprescindível, levando-se também em consideração a curva pondero-estatural individual do paciente (considera-se desnutrido o indivíduo com IMC abaixo de seu quinto percentil). O padrão alimentar pode ser acessado por vários métodos, trazendo dados importantes quanto à composição da dieta, quantidade de calorias ingeridas e possíveis crenças e atitudes frente à alimentação. Com maior frequência, usa-se o recordatório alimentar de 24 horas ou o diário alimentar.

Durante a avaliação clínica, a inanição é responsável pela maior parte dos achados físicos e laboratoriais da AN. A seguir, destacam-se as principais alterações e complicações encontradas:[11,12]

- **Dermatológicas:** xerose, lanugo, perda capilar, acne, hiperpigmentação, dermatite seborreica, acrocianose, petéquias, livedo reticular, paroníquea, prurido, estrias e maior tempo de cicatrização.
- **Cardiovasculares:** são frequentes a hipotensão, bradicardia e aumento do intervalo QT. Podem desenvolver-se alterações estruturais que incluem atrofia de musculatura e redução das câmaras cardíacas, levando a baixo débito; dor torácica e palpitações frequentemente estão associadas ao prolapso de válvula mitral. Embora os níveis totais de colesterol estejam aumentados, o aumento de LDL é baixo comparado ao significativo aumento de HDL.
- **Ginecológicas:** a amenorreia é um sinal frequente, representando uma disfunção do eixo hipotálamo-hipófise-ovariano. Na AN, a secreção do GnRH está reduzida, o que por fim impede a ovulação e causa uma amenorreia hipotalâmica funcional. O exercício intenso também é fator que contribui para a amenorreia secundária. Com a desnutrição, os níveis de FSH, LH e estrogênios séricos estão baixos ou indetectáveis. Os ciclos menstruais, bem como as outras alterações, ten-

dem a se normalizar com o ganho de peso, mas, mesmo assim, de 10% a 30% dos pacientes podem persistir com amenorreia – principalmente em função de hábitos alimentares inapropriados, exercício intenso ou estresse.

Em decorrência da amenorreia e redução da atividade de desejo sexual, espera-se encontrar infertilidade na AN; entretanto, essas pacientes podem ovular e engravidar. Complicações obstétricas e neonatais são também mais frequentes.

Endócrinas

A função hipotalâmica e hipofisária está alterada, com níveis reduzidos de LH, FSH, IGF-1, testosterona livre, T_3, T_4, leptina e ADH, enquanto o cortisol e GH encontram-se aumentados. Hipotermia é um sinal de anormalidade da termorregulação hipotalâmica.

Ao menos 30% das pacientes com anorexia nervosa apresentam osteoporose, o que aumenta o risco de fraturas. A osteoporose ocorre por aumento da reabsorção óssea sem um aumento equivalente da sua formação. Diversos fatores contribuem para a osteoporose na AN: o pico de massa óssea ocorre durante a adolescência ou no adulto jovem, portanto, a idade de início e duração da AN está intimamente relacionada com a aquisição de massa óssea, bem como o grau de deficiência nutricional e alterações da composição corporal. A osteoporose observada na adolescência é diferente da encontrada na pós-menopausa. Na AN, encontramos níveis reduzidos de estrogênios, androgênios, IGF-1 e leptina, porém com nível de cortisol elevado; já os níveis de cálcio, vitamina D e PTH são normais.

A alteração tireoidiana mais frequente da AN é a hipotiroxinemia eutiroidiana, marcada por níveis normais ou baixos de T_3 e T_4, TSH normal e aumento do T_3 reverso. Hipoglicemia é outro achado frequente, e especial atenção deve ser dada ao paciente com AN e diabetes *mellitus* comórbido, pelo risco de complicações graves e por frequentemente manipularem os hipoglicemiantes/insulina como forma de controlar o ganho de peso.

As alterações hormonais citadas no tópico anterior possuem correspondentes nos pacientes do sexo masculino, observando-se redução da atividade de desejo sexual em decorrência da função testicular diminuída e baixo nível de testosterona.

- **Gastrintestinais:** gastroparesia e constipação são achados frequentes, e os marcadores hepáticos podem estar elevados. Nas pacientes que apresentam purgação, pode-se notar edema de parótidas e erosão do esmalte dentário.
- **Renais e eletrólitos:** na anorexia restritiva, os eletrólitos estão geralmente normais; redu-

ção de K, Mg e fosfato pode indicar presença de comportamentos purgativos. A taxa de filtração glomerular pode estar reduzida, e a creatinina tipicamente apresenta-se baixa pela redução de massa muscular. A função renal parece recuperar-se com o ganho de peso.

- **Hematológicas:** citopenias e alterações de medula óssea são encontradas na AN; todas apresentam melhora com a recuperação nutricional. Os pacientes podem apresentar anemia, em geral normocrômica normocítica, leucopenia (com neutropenia e linfopenia relativas) e menos frequentemente plaquetopenia – embora complicações graves sejam relatadas. Diante dessas alterações, limiares mais baixos de infecção devem ser adotados, como a febre, que pode ser sinal tardio nesses pacientes.
- **Neurológicas:** atrofia cerebral – com redução de matéria cinzenta e alargamento de ventrículos – é achado evidente na neuroimagem. A neuropatia periférica também é possível complicação.

Tratamento

Por tratar-se de uma condição complexa que requer variadas modalidades de tratamento, a AN demanda abordagem multidisciplinar e especializada, contando com equipes formadas por diferentes profissionais, conforme a disponibilidade e necessidade de cada caso. A maior parte dos pacientes consegue ser tratada de forma ambulatorial, e o encaminhamento para regimes semi-intensivos ou intensivos depende de situações específicas, como as ilustradas na Tabela 84.2.

Tabela 84.2 Indicações de internação hospitalar para pacientes com AN.

IMC < 14 ou rápida perda ponderal (> 1 kg/sem)	Necessidade de separação do ambiente familiar ou social (raro)
Resistência ao tratamento proposto	Complicações clínicas graves
Falha do tratamento extra-hospitalar	Risco de suicídio ou autoagressão
Ausência de suporte familiar ou social	

Grande parte do sucesso do tratamento da AN depende de um bom vínculo do profissional com o paciente, de modo a conquistar sua confiança e colaboração. Não existem evidências, até o momento, para uso de nenhuma medicação específica.[13,14] Portanto, os psicofármacos (antidepressivos ou antipsicóticos atípicos) não devem ser utilizados como tratamento principal ou exclusivo. Na fase aguda, são usados apenas para redução de sintomas específicos (por exemplo, compulsões, distorção de imagem corporal e ansiedade antes da refeição) ou para controle das comorbidades psiquiátricas.

A terapia nutricional é ponto-chave do tratamento mas também não deve ser realizada como estratégia única. Em média, estima-se um ganho de 0,5 kg/semana em pacientes ambulatoriais e 0,5-1 kg/semana durante as internações, o que requer 3.500 a 7.000 calorias extras por semana. A dieta oral é suficiente para que a maioria dos pacientes atinja suas metas de ingestão calórica e peso. O uso de sonda nasogástrica fica limitado a pacientes com casos mais graves ou refratários, sendo que a nutrição parenteral total é restrita a desnutrições graves com potencial risco de morte. Reforça-se que o uso de sondas deve ser restrito e bem indicado, pois apresenta grande impacto emocional para o paciente, devendo sempre ser fornecido apoio psicológico. Muitos dos sintomas que acompanham o quadro alimentar diminuem de intensidade ou remitem com a recuperação nutricional – por exemplo, sintomas depressivos, apatia, irritabilidade e sintomas obsessivos.

A equipe deve ficar atenta para a possibilidade de síndrome de realimentação durante a recuperação inicial de peso em pacientes gravemente desnutridos. Os principais achados dessa síndrome, que apresenta complicações potencialmente fatais, são: hipofosfatemia, hipocalemia, hipomagnesemia, sobrecarga de volume e edema. Essa condição pode ser evitada limitando-se a quantidade de calorias e líquidos ofertados no início do tratamento e a velocidade com que são aumentadas. Uma vez estabelecida a síndrome de realimentação, deve-se reduzir o aporte calórico, tratar os desequilíbrios de eletrólitos e controlar as disfunções cardiovasculares.

Quanto à psicoterapia, tecnicamente não existem evidências de superioridade entre as abordagens psicoterápicas individuais, considerando que o tratamento em geral tem longa duração. No caso das crianças e adolescentes, a terapia familiar tem se mostrado a intervenção com evidência de maior eficácia no curto e longo prazo.[15-17]

▪ BULIMIA NERVOSA
Epidemiologia e comorbidades

A BN é um transtorno menos raro que a AN; sua prevalência estimada é de 1,5% na população feminina, e 0,5% na masculina. Sintomas costumam aparecer na adolescência ou no adulto jovem, porém muitos pacientes demoram a chegar ao tratamento, pois conseguem ocultar seus sintomas por anos. Assim como na AN, a comorbidade com outros transtornos psiquiátricos é bastante elevada: os transtornos depressivos chegam a 70% dos casos. Transtornos do impulso e abuso/dependência de substâncias são mais prevalentes nesse grupo, além da maior frequência de transtorno afetivo bipolar. Os transtornos de personalidade *cluster* B comumente coexistem com a BN, principalmente o transtorno *borderline* e histriônico.

As taxas de mortalidade são baixas, porém o risco de suicídio é elevado – revisões mostram que 25% a 40% desses doentes têm história prévia de tentativa de suicídio. As automutilações também acontecem com frequência nesse transtorno.[6, 9, 10]

Quadro clínico e diagnóstico

A BN foi descrita como um quadro distinto apenas em 1979. O termo *bulimia* significa "fome de boi" e representa um estado patológico de voracidade, no qual episódios de compulsão alimentar (*binge*) ocorrem não apenas como uma forma exagerada de saciar a fome mas também como um reflexo de estados emocionais. A caracterização de um *binge* depende do episódio de alimentação excessiva, acompanhado da sensação de perda do controle; muitas vezes, são secretos e costumam cessar apenas por mal-estar físico, chegada de outras pessoas ou quando a comida acaba. Geralmente os alimentos ingeridos são aqueles evitados no dia a dia (carboidratos e gorduras), chegando-se a ingerir mais de 3.000 kcal num único episódio.

O transtorno comumente inicia-se com uma dieta para perder peso, motivada por insatisfação com o corpo e baixa autoestima. A autoavaliação desses indivíduos é muito voltada para a aparência física, mas apesar disso costumam tolerar faixas ponderais mais altas do que as pacientes com AN – acabam por manter um peso normal, no limite inferior ou até mesmo acima do esperado. Os *binges* costumam ser motivados pela fome e pela tensão emocional (rejeições, angústia, solidão etc.), trazendo sofrimento ainda maior pelo medo intenso que os pacientes têm de engordar. Esse descontrole alimentar leva a comportamentos compensatórios – inicialmente jejum, restrição alimentar e exercício excessivo – que posteriormente podem vir também associados a purgações – uso de vômitos (85% casos), laxantes, diuréticos ou enemas. O hábito de purgar parece uma forma mais fácil de controlar o peso, o que deixa as pacientes presas a um ciclo persistente de bulimia/purgação. A culpa e vergonha por essa prática é usual. Os episódios muitas vezes são planejados para serem realizados sem interrupções; também é comum que evitem situações de exposição à comida, por exemplo, comer em público (situações sociais nas quais controlar a alimentação seja difícil), o que tem grande impacto no relacionamento pessoal e social. São pessoas que conseguem esconder seus sintomas por anos, principalmente porque mantêm o peso próximo ao normal. Comumente só reconhecem que necessitam de ajuda após dois a cinco anos da abertura do quadro e, ao contrário das pacientes com anorexia, podem chegar espontaneamente ao tratamento, pois reconhecem que os comportamentos alimentares não são saudáveis e acham-se fora de controle.

Os critérios atuais (DSM-5) para diagnóstico da BN são sistematizados da seguinte forma:[1]

A. Episódios recorrentes de compulsão alimentar – caracterizados por:

   1. Ingerir, num curto período (por exemplo, dentro de duas horas), uma quantidade de alimentos consideravelmente maior do que a maioria das pessoas ingeriria nas mesmas circunstâncias;

   2. Sensação de perda de controle sobre a ingestão de comida;

B. Comportamentos compensatórios recorrentes e inapropriados para evitar o ganho de peso;

C. Os episódios de compulsão e os comportamentos compensatórios acontecem pelo menos uma vez por semana, por três meses;

D. Autoavaliação indevidamente influenciada pelo peso ou forma corporal;

E. As alterações não ocorrem apenas durante episódios de AN.

Gravidade atual*** (baseada na média de episódios de comportamentos compensatórios):

- **Leve:** um a três episódios por semana.
- **Moderada:** quatro a sete episódios por semana.
- **Grave:** oito a 13 episódios por semana.
- **Extrema:** 14 ou mais episódios por semana.

Avaliação inicial

Pacientes com BN devem ser avaliados nos mesmos moldes da AN, como anteriormente descrito. Mais comumente, encontram-se ao exame clínico: taquicardia, hipotensão, xerose, edema de parótidas, desgaste do esmalte dentário, queda de cabelo, edema, petéquias e o sinal de Russell (escoriações/calosidades no dorso das mãos em decorrência dos vômitos autoinduzidos).[7]

As complicações clínicas dependem da gravidade de cada quadro, e com maior frequência observam-se as seguintes alterações:

*** O nível de gravidade pode ser aumentado em função de outros sintomas ou da perda funcional.

- **Gastrintestinais:** perda do reflexo do vômito, dor abdominal, doença do refluxo gastroesofágico, diarreia e mal-absorção, constipação, pancreatite e síndrome de Mallory-Weiss.

- **Renais e eletrólitos:** desidratação, hipocalemia, hipocloremia, alcalose metabólica (secundária aos vômitos) e acidose metabólica (secundária ao abuso de laxantes).

- **Endócrinas:** as alterações mais frequentes são as ginecológicas, incluindo infertilidade, irregularidade e escape menstruais. Especial atenção deve ser dada a pacientes com BN e diabetes *melitus* comórbida, pois complicações graves podem ocorrer tanto em decorrência das compulsões/purgações quanto da manipulação da insulina como estratégia de controlar o ganho de peso (tentativa de reduzir a absorção de glicose). A função tireoidiana costuma ser normal, e osteopenia/osteoporose podem ser mais comuns na BN (em especial naqueles indivíduos com antecedente de AN).

Diagnóstico diferencial

Os quadros bulímicos devem ser diferenciados principalmente de:

- doenças gastrintestinais;
- síndromes neurológicas e genéticas (como Kleine-Levin e Prader-Willi);
- transtornos psiquiátricos (depressão atípica);
- outros transtornos alimentares (AN e TCAP).

Tratamento

O manejo da BN tem maiores evidências científicas do que o da AN.[13, 14] Idealmente, a abordagem deve ser feita por equipe multidisciplinar especializada, sendo o *setting* de tratamento rotineiramente ambulatorial. A necessidade de internação hospitalar é mais rara, mas pode ser indicada nos casos de complicações médicas graves, ciclos incoercíveis de compulsão/purgação, risco de suicídio e baixo controle de impulsos.

Além da orientação nutricional e tratamento das comorbidades psiquiátricas, objetiva-se reduzir sintomas psicológicos e comportamentais do transtorno (*binges*, purgação e distorções cognitivas). O impacto do uso de antidepressivos na BN é bem estabelecido, considerando-se os ISRSs (inibidores seletivos da recaptação de serotonina) os fármacos de primeira linha. O único fármaco aprovado pelas agências regulatórias (por exemplo, *Food and Drug Administration*) é a fluoxetina, e recomenda-se uso de doses elevadas (60 a 80 mg/dia) para o controle da compulsão alimentar. Quanto à intervenção psicoterápica, as evidências são mais favoráveis à terapia cognitivo-comportamental (TCC), que pode ser realizada tanto individualmente quanto em grupo e em curto prazo (16 a 20 sessões dentro de quatro até cinco meses). No entanto, apenas 40% a 50% dos casos respondem a essa intervenção, e pode ser recomendável combinar a psicoterapia com antidepressivos quando não há resposta favorável à psicoterapia em oito semanas de tratamento, ou em casos graves nos quais é alta a frequência de purgação ou coexistem outras patologias psiquiátricas, como transtornos de humor ou impulsividade.[15-17]

■ TRANSTORNO DA COMPULSÃO ALIMENTAR

Epidemiologia e comorbidades

O TCA é mais frequente que a AN e BN, sendo sua distribuição mais igualitária entre os sexos (prevalência em mulheres de cerca de 3,5%, e em homens, de aproximadamente 2,0%). Trata-se de um transtorno persistente, com diversas comorbidades clínicas (por exemplo, obesidade, diabetes *mellitus* e hipertensão) e psiquiátricas (principalmente depressão, transtornos ansiosos e abuso de substâncias), destacando-se que a comorbidade psiquiátrica acha-se relacionada à gravidade da compulsão e não ao grau de obesidade.

Até 30% a 50% dos indivíduos obesos que procuram tratamento para perder peso apresentam TCA; por esse motivo, maior atenção deve ser dada a esse transtorno.[6,18]

Quadro clínico e diagnóstico

O transtorno tem início no fim da adolescência e, diferentemente da BN, os episódios de compulsão precedem o aparecimento das dietas em cerca de metade dos casos. Caracteriza-se pela presença de *binges ou binge-eating* (ingestão excessiva de alimentos com perda de controle) associados a angústia e arrependimento; no entanto, não se observa o envolvimento regular em comportamentos compensatórios direcionados ao controle do peso. É importante explorar se o episódio caracteriza de fato uma compulsão alimentar ou trata-se de uma outra situação, como uma quebra de dieta. O *binge* acontece num limitado intervalo de tempo, portanto, não se consideram como portadores de TCA aqueles que apenas "beliscam" pequenas quantidades de alimentos ao longo do dia.

Importante ressaltar que os episódios de compulsão não são exclusivos dos obesos, embora o aporte calórico e a frequência da compulsão geralmente leve esses indivíduos à obesidade com o passar do tempo. Em comparação com pessoas obesas sem compulsão alimentar, os indivíduos com TCA possuem maior ingestão calórica e

IMC, variações de peso mais intensas e frequentes, além de maior dificuldade em perder peso. Clinicamente, o desconforto com o próprio comportamento alimentar (grande preocupação com a maneira errática de lidar com a alimentação), a sensação de dissociação durante o episódio de descontrole e a racionalização das causas do *binge* podem ajudar na diferenciação entre o TCA e a hiperfagia/obesidade sem compulsão alimentar.

Os critérios atuais (DSM-5) para o TCA estão sintetizados a seguir:[1]

A. Episódios recorrentes de compulsão alimentar, caracterizados por:
   1. Ingerir, num curto período (por exemplo, dentro de duas horas), uma quantidade de alimentos consideravelmente maior do que a maioria das pessoas ingeriria nas mesmas circunstâncias;
   2. Sensação de perda de controle sobre a ingestão de comida.

B. Os episódios de compulsão estão associados a, pelo menos, três dos seguintes:
   1. Comer muito mais rapidamente que o normal;
   2. Comer até sentir-se desconfortavelmente cheio;
   3. Comer grandes quantidades de comida sem sentir-se fisicamente faminto;
   4. Comer sozinho por constrangimento do quanto está comendo;
   5. Sentir repulsa de si, depressão ou muita culpa após o episódio.

C. Presença de angústia importante relacionada à compulsão alimentar.

D. Episódios de compulsão acontecem, em média, pelo menos uma vez por semana em três meses.

E. A compulsão alimentar não está associada a uso recorrente de métodos compensatórios inapropriados como na BN, e não ocorrem exclusivamente durante episódios de BN ou AN.

Gravidade atual[****] (baseado na frequência dos *binges*):

■ **Leve:** um a três episódios por semana.
■ **Moderada:** quatro a sete episódios por semana.
■ **Grave:** oito a treze episódios por semana.
■ **Extrema:** catorze ou mais episódios por semana.

Diagnóstico diferencial

■ **Bulimia nervosa:** é um diagnóstico diferencial importante, mas nem sempre fácil. Além das dife-

---

[****]O nível de gravidade pode ser aumentado em função de outros sintomas ou da perda funcional.

renças na apresentação clínica, já citadas, nota-se que apesar de os indivíduos com TCA frequentemente envolverem-se em dietas, essas são menos restritivas e sustentadas quando comparadas às da BN. O uso de métodos purgativos também não é exclusivo da BN, contudo, seu uso no TCA é menos regular e não associado diretamente ao episódio compulsivo.

- **Obesidade:** não é considerada uma doença psiquiátrica por si e, apesar de ocorrer na maioria dos casos, não é condição essencial para o diagnóstico de TCA. Portanto, é fundamental que sejam descartados os quadros de obesidade que não estejam associados à compulsão alimentar.
- **Depressão atípica:** quadro pode apresentar alteração do apetite com grande ingestão alimentar – hiperfagia – sem configurar um transtorno alimentar (sem sensação de descontrole).
- **Síndrome do comer noturno:** caracterizada por hiperfagia noturna, redução do apetite pela manhã e despertares noturnos.

Tratamento

É primordial que uma adequada avaliação clínica e psiquiátrica seja realizada por conta de possíveis comorbidades e problemas de saúde física relacionados ao excesso de peso. O tratamento, tipicamente ambulatorial, visa remitir os episódios de compulsão alimentar e melhorar os hábitos de alimentação. Uma vez que o objetivo principal é o controle da compulsão alimentar, não são consideradas, a *priori*, dietas muito restritivas. Por esse motivo, em geral, não se obtém perda de peso, mas sim uma interrupção na continuidade de seu aumento.

Até o momento, sugere-se a associação da orientação nutricional com psicoterapia e uso de psicofármacos. A terapia cognitivo-comportamental e a terapia interpessoal são as de maior grau de evidência, podendo ser realizadas tanto individualmente como em grupo.[19] O tratamento farmacológico do TCA apoia-se em três classes diferentes:[13,14]

- **Antidepressivos:** ISRS em doses elevadas (por exemplo, fluoxetina 60-80 mg) são os mais utilizados pelo perfil de tolerabilidade. Apresentam resultados positivos no controle da compulsão alimentar, porém com pequeno impacto sobre o peso.
- **Agentes antiobesidade:** a sibutramina dá resultados bem estabelecidos em relação à perda inicial e manutenção do peso, entretanto, seu uso é restrito em diversos países por conta do aumento de eventos cardiovasculares em obesos. O inibidor da lipase (Orlistate) tem efeitos positivos no peso tanto para adultos quanto adolescentes, e

pode auxiliar no controle de comportamentos alimentares quando associado a psicoterapias com enfoque no comportamento alimentar.

- **Anticonvulsivantes:** o topiramato mostra bom resultado tanto na frequência dos *binges* quanto na redução do excesso de peso.

Pela elevada frequência e gravidade da obesidade, muitas vezes os pacientes com TCA recebem indicação de cirurgia bariátrica. Apesar do diagnóstico de TCA não impedir a realização dessas técnicas, nota-se que o tratamento da compulsão alimentar possa ser relevante tanto nas fases pré quanto pós-cirúrgicas. Ressalta-se ainda que o transtorno pode surgir após realização da cirurgia e está relacionado a pior prognóstico do ponto de vista ponderal quando ocorre.

REFERÊNCIAS BIBLIOGRÁFICAS

1. American Psychiatric Association: Diagnostic and Statistical Manual of Mental Disorders. 5th ed. Arlington (VA): American Psychiatry Association; 2013.
2. Hay PJ. What is an eating disorder? Implications for current and future diagnostic criteria. Aust N Z J Psychiatry. 2013;47(3):208-11.
3. Mitchison D, et al. The epidemiology of eating disorders: genetic, environmental, and societal factors. Clin Epidemiol 2014;6:89-97.
4. Treasure J, et al. Eating disorders. Lancet 2010; 375 (9714):583-93.
5. World Health Organisation. ICD-10 Classifications of Mental and Behavioural Disorder: Clinical Descriptions and Diagnostic Guidelines. Geneva: World Health Organisation; 1992.
6. Claudino AM, et al. Guia de transtornos alimentares e obesidade. Barueri (SP): Manole; 2005.
7. Forman SF. Eating disorders: epidemiology, pathogenesis, clinical features, and course of illness. UpToDate. (Accessed on April, 2014.).
8. Signorini A, et al. Long-term mortality in anorexia nervosa: a report after an 8-year follow-up and a review of the most recent literature. Eur J Clin Nutr 2007; 61(1):119-22.
9. Jordan J, et al. Specific and nonspecific comorbidity in anorexia nervosa. Int J Eat Disord 2008;41(1):47-56.
10. Geddes J, et al. Psychiatry (Oxford Medical Publications). 4th ed. Oxford: University Press; 2012.
11. Mehler P. Anorexia nervosa in adults and adolescents: medical complications and their management. In: Post TW. UpToDate, (Accessed on April, 2014.).
12. Golden NH. Eating disorders in adolescence and their sequelae. Best Pract Res Clin Obstet Gynaecol 2003;33(6):496-503.
13. Hay PJ, et al. Clinical psychopharmacology of eating disorders: a research update. Int J Neuropsychopharmacol 2012;15(2):209-22.

14. Mitchell JE, et al. Biological therapies for eating disorders. Int J Eat Disord 2013;46(5):470-7.

15. Core interventions in the treatment and management of anorexia nervosa, bulimia nervosa and related eating disorders. CG9, 2004.

16. American Psychiatric Association: Guideline watch (August 2012): Practice guideline for the treatment of patients with eating disorders. 3rd ed. Arlington (VA): American Psychiatric Association; 2012.

17. The Royal Australian and New Zealand College of Psychiatrists. Clinical Practice Guideline-- Eating Disorders, 2013.

18. Wonderlich SA, et al. The validity and clinical utility of binge eating disorder. Int J Eat Disord 2009;42(8):687-705.

19. de Zwaan M, et al. INTERBED: internet-based guided self-help for overweight and obese patients with full or subsyndromal binge eating disorder. A multicenter randomized controlled trial. Trials 2012;13:220.

Atividade Física na Adolescência

■ INTRODUÇÃO

A Organização Mundial da Saúde (OMS) estima que cerca de 1,9 milhões de mortes no mundo podem ser atribuídas à inatividade física. Além disso, existem evidências de que o sedentarismo relaciona-se com diversas afecções crônicas, como diabetes e doença coronariana, e eleva o risco para câncer de mama e cólon.[1]

Uma revisão sistemática seguida de metanálise realizada em 2012 avaliou a prevalência de inatividade física em adolescentes brasileiros.[1] O estudo mostrou que cerca de 10% a 91% das mulheres jovens são sedentárias e que a maior prevalência concentra-se nas regiões Norte e Nordeste. O resultado é preocupante, visto que o período da infância e da adolescência é extremamente importante para a aquisição de um estilo de vida saudável.[2] Sabe-se que comportamentos adquiridos nestes estágios (como atividade física regular e alimentação saudável) tendem a se perpetuar ao longo da vida.[3]

Em oposição ao maior número de adolescentes sedentários que existe atualmente, uma parcela considerável de meninas tem começado muito cedo a praticar esportes competitivos.[4] Nestes casos, a pressão por parte dos treinadores, patrocinadores e familiares torna a atividade física um fator de estresse físico e mental, e não mais de promoção à saúde e ao bem-estar.

Diversas afecções podem acometer adolescentes que praticam atividade física intensa, tais como: irregularidade menstrual, distúrbios alimentares, baixa densidade mineral óssea e uso de substâncias anabolizantes.[5] Comportamento sexual de risco também tem sido observado em atletas adolescentes.[6]

Neste capítulo, serão apontados os benefícios do exercício físico na adolescência, bem como os riscos da atividade física intensa na saúde reprodutiva feminina.

■ BENEFÍCIOS DA ATIVIDADE FÍSICA NA ADOLESCÊNCIA

A atividade física é definida como qualquer movimento corporal, produzido pela musculatura esquelética e que resulte em gasto energético, tal como pular, dançar, jogar, saltar, etc.[7] As atividades físicas podem ser não estruturadas (jogos, brincadeiras) ou de forma estruturada (exercício físico). A Figura 85.1 mostra de modo esquemático os conceitos de: atividade física, exercício físico e esporte.

Existem diferentes métodos de se quantificar a atividade física: acelerômetros, pedômetros, diários e questionários. Os questionários são os instrumentos mais utilizados em pesquisas epidemiológicas porque têm baixo custo, são de fácil aplicação e proporcionam rapidez na obtenção dos dados. Em adolescentes com idade a partir de 16 anos, recomenda-se o *International Physical Activity Questionnaire* – IPAQ.[8] Este instrumento verifica a frequência e duração de atividades físicas moderadas e vigorosas praticadas na semana anterior à avaliação (Figura 85.2).

Qualquer atividade física é fundamental para o crescimento e desenvolvimento normal da adolescente, bem como para diminuição dos riscos de futuras doenças.[9] O aumento da massa magra, diminuição da gordura corporal, melhora do sistema cardiorrespiratório e do sistema osteomioarticular são outros ganhos secundários ao exercício. Não menos importante é a melhora da autoestima, aumentando a socialização do adolescente (Figura 85.3).

A seguir, apresentam-se os efeitos benéficos da atividade física em diversos sistemas.

Definição de atividade física, exercício físico e esporte

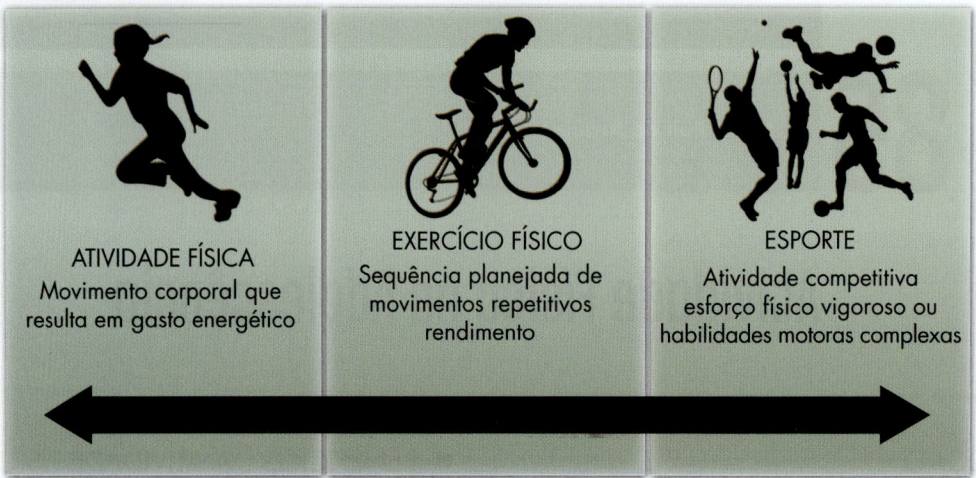

ATIVIDADE FÍSICA
Movimento corporal que
resulta em gasto energético

EXERCÍCIO FÍSICO
Sequência planejada de
movimentos repetitivos
rendimento

ESPORTE
Atividade competitiva
esforço físico vigoroso ou
habilidades motoras complexas

Figura 85.1 Definição de atividade física, exercício físico e esporte.

Melhora do sono

O início e a qualidade do sono são melhores em adolescentes ativos quando comparados a sedentários. Isso ocorre porque o exercício aumenta a temperatura corporal e ativa os processos de dissipação de calor controlados pelo hipotálamo.[10]

Contudo, adolescentes que estão começando uma atividade desportiva devem evitar sua prática no período noturno pelo risco de insônia.

Prevenção da obesidade

A atividade física aumenta o gasto energético e contribui para a perda de peso e aumento da massa muscular.

A prescrição de 155 a 180 minutos por semana de exercícios de intensidade moderada é efetiva para a redução da gordura corporal em crianças e adolescentes, mas o exercício aeróbio associado à orientação nutricional é mais efetivo no equilíbrio entre a massa gorda e a massa magra.[11]

Em adolescentes obesas, o gasto calórico proveniente da atividade física é um importante aliado na perda de massa corporal e aumento nos níveis de aptidão física.

Exercícios de resistência muscular aumentam a capacidade aeróbia, diminuem a massa corporal e percentagem de gordura corporal sem, no entanto, limitar a velocidade de crescimento linear.[12]

Efeito no perfil lipídico e na pressão arterial

Adolescentes com boa aptidão física apresentam menor índice de massa corpórea (IMC), menor pressão arte-

rial sistólica e diastólica e maior concentração plasmática de HDL-colesterol do que adolescentes sedentários.[13]

Estudos têm mostrado que a dieta hipocalórica associada à atividade física aeróbia leva à diminuição do CT e LDL-C em crianças obesas dislipidêmicas e eleva níveis de HDL-C em crianças obesas independentemente do valor basal.[14,15]

Humor

Negativismo, comportamento antissocial, perda da autoestima, ansiedade e déficits cognitivos acometem cerca de 20% dos adolescentes.[16] Nesse sentido, a prática desportiva melhora o senso de responsabilidade e maior empenho na busca de objetivos, o que melhora a autoestima.[17]

O Colégio Americano de Medicina Esportiva reforça que mulheres adolescentes com nível elevado de atividade física têm menor chance de depressão e que o efeito perdura até a idade adulta.[17]

Sistema osteomioarticular

O nível de massa óssea e da força muscular que as meninas alcançam até os 20 anos de idade prevê o risco de fraturas no futuro. Isso ocorre porque quase 90% da densidade mineral óssea é adquirida nas primeiras duas décadas de vida.[18]

Dentre os múltiplos fatores envolvidos na remodelação óssea, o exercício e a nutrição adequada de cálcio são os principais fatores exógenos. A ativação dos osteoblastos ocorre durante a contração muscular, e os efeitos dependem da magnitude da carga e da frequência de aplicação.[18]

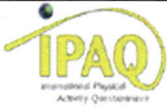

**QUESTIONÁRIO INTERNACIONAL DE ATIVIDADE FÍSICA –
VERSÃO CURTA -**

Para responder as perguntas pense somente nas atividades que você realiza <u>por
pelo menos 10 minutos contínuos</u> de cada vez.

1a Em quantos dias da última semana você **CAMINHOU** por <u>pelo menos 10
minutos contínuos</u> em casa ou no trabalho, como forma de transporte para ir de um
lugar para outro, por lazer, por prazer ou como forma de exercício?

dias _____ por **SEMANA**   ( ) Nenhum

1b Nos dias em que você caminhou por <u>pelo menos 10 minutos contínuos</u> quanto
tempo no total você gastou caminhando <u>**por dia**</u>?

horas: _____ Minutos: _____

2a. Em quantos dias da última semana, você realizou atividades **MODERADAS** por
<u>pelo menos 10 minutos contínuos</u>, como por exemplo pedalar leve na bicicleta,
nadar, dançar, fazer ginástica aeróbica leve, jogar vôlei recreativo, carregar pesos
leves, fazer serviços domésticos na casa, no quintal ou no jardim como varrer,
aspirar, cuidar do jardim, ou qualquer atividade que fez aumentar
moderadamente sua respiração ou batimentos do coração (**POR FAVOR NÃO
INCLUA CAMINHADA**)

dias _____ por **SEMANA**   ( ) Nenhum

2b. Nos dias em que você fez essas atividades moderadas por <u>pelo menos 10
minutos contínuos</u>, quanto tempo no total você gastou fazendo essas atividades
<u>**por dia**</u>?

horas: _____ Minutos: _____

3a Em quantos dias da última semana, você realizou atividades **VIGOROSAS** por
<u>pelo menos 10 minutos contínuos</u>, como por exemplo correr, fazer ginástica
aeróbica, jogar futebol, pedalar rápido na bicicleta, jogar basquete, fazer serviços
domésticos pesados em casa, no quintal ou cavoucar no jardim, carregar pesos
elevados ou qualquer atividade que fez aumentar **MUITO** sua respiração ou
batimentos do coração.

dias _____ por **SEMANA**   ( ) Nenhum

3b Nos dias em que você fez essas atividades vigorosas por <u>pelo menos 10
minutos contínuos</u> quanto tempo no total você gastou fazendo essas atividades
<u>**por dia**</u>?

horas: _____ Minutos: _____

Estas últimas questões são sobre o tempo que você permanece sentado todo dia,
no trabalho, na escola ou faculdade, em casa e durante seu tempo livre. Isto inclui
o tempo sentado estudando, sentado enquanto descansa, fazendo lição de casa
visitando um amigo, lendo, sentado ou deitado assistindo TV. Não inclua o tempo
gasto sentando durante o transporte em ônibus, trem, metrô ou carro.

4a.   Quanto tempo no total você gasta sentado durante um **dia de semana**?
          _____horas ____minutos
4b.   Quanto tempo no total você gasta sentado durante em um **dia de final de
semana**?
          _____horas ____minutos

Figura 85.2   Questionário de atividade física (IPAQ-curto).

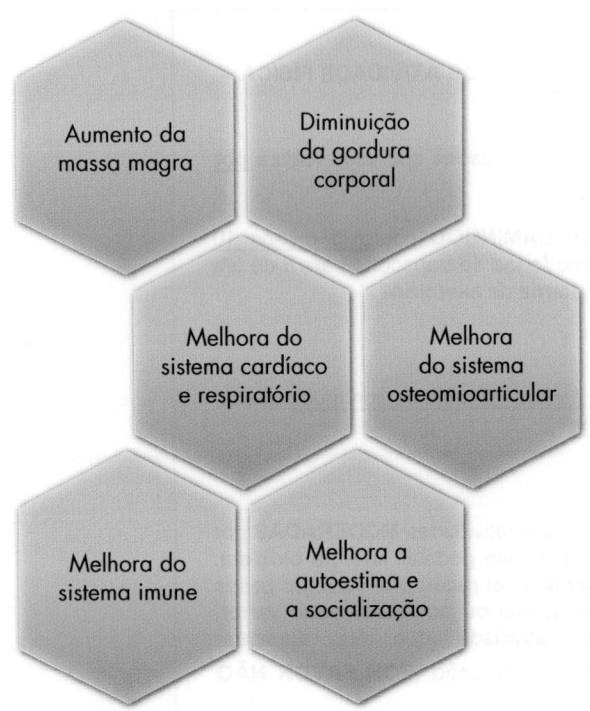

Figura 85.3 Benefícios da atividade física em adolescentes.

Assim, a participação em esportes de alto impacto (como ginástica, vôlei e basquete) e em esportes que exigem cargas variáveis (futebol, tênis e handebol) são importantes para a mineralização óssea. Do mesmo modo, a ativação de grandes grupos musculares durante saltos e corrida contribui para um osso mais forte.[19]

Ainda não existe uma prescrição exata de frequência e duração do exercício que contribui efetivamente para o sistema osteomioarticular. Todavia, estudos com escolares em que foram adicionados 10 a 30 minutos de salto e corrida na educação física, três vezes por semana, mostraram maiores ganhos de densidade mineral óssea no quadril e da coluna lombar em comparação aos praticantes de atividade regular.[20]

Efeito no crescimento e na maturidade sexual

O exercício moderado promove aumento dos níveis circulantes do hormônio de crescimento (GH) e do IGF-1 *(insulin-like growth factors).* O GH promove crescimento ósseo e síntese do colágeno tipo I, e o IGF-1 atua na diferenciação, maturação e recrutamento de osteoblastos.[21]

Por outro lado, o treinamento vigoroso (36 horas/semana), independente da modalidade esportiva, pode reduzir o ganho estatural, pela diminuição do IGF-1. A combinação da atividade física intensa com a baixa ingestão calórica também estimula a liberação de cito-

cinas (interleucina-1, IL-6 e fator de necrose tumoral alfa), os quais poderiam inibir o eixo GH/IGF-1.[21]

Efeito no sistema imune

A atividade física leve ou moderada pode melhorar o sistema imunológico, enquanto a atividade física intensa pode ter o efeito oposto de esgotar o sistema.[22]

O estresse produzido pelo exercício físico leva a um aumento da descarga de catecolaminas (adrenalina e noradrenalina), e que tem efeito direto na modulação da imunidade. A hipertermia decorrente do exercício estimula a síntese de mediadores imunológicos (citocinas), que são capazes de produzir um aumento das proteínas da fase aguda e da proliferação de linfócitos.[22]

A prática regular do exercício provoca alterações, tanto da imunidade inata como da adaptativa, e os estudos epidemiológicos sugerem que indivíduos que se exercitam têm menor incidência de infecções bacterianas e virais.

Sistema cardiopulmonar

A aptidão física vem sendo relacionada ao menor risco cardiovascular em crianças e adolescentes.[23] Neste sentido, a medida da capacidade aeróbia por meio do consumo máximo de oxigênio em teste de esforço (VO$_2$ máx) reflete a interação dos sistemas cardiovasculares, respiratórios, hematológicos e de mecanismos oxidativos do músculo em exercício. O VO$_2$ máx é o melhor indicador da condição cardiovascular, sendo um importante parâmetro preditivo de morbidades e para prescrição de exercícios.[23]

Os melhores resultados aeróbios são encontrados em indivíduos pós-púberes pelo aumento da massa magra, maior capacidade de transportar oxigênio e maior débito cardíaco. Estas alterações estão relacionadas tanto ao processo maturacional quanto aos efeitos do treinamento.

Uma frequência semanal de duas sessões de 60 minutos de treinamento é suficiente para promover boas adaptações aeróbias em adolescentes. Nesse caso, para a mesma frequência e duração, as melhoras no VO$_2$ são independentes do estágio de maturação.

Indivíduos que são treinados durante a infância e adolescência apresentam maior capacidade aeróbia durante a fase adulta. O exercício promove uma maior demanda cardiovascular, alterando a frequência cardíaca (FC), o volume sistólico (VS), o débito cardíaco (DC), a pressão arterial sistêmica (PA) e as alterações ventilatórias. Importante ressaltar que crianças e adolescentes apresentam maiores valores de FC basal do que adultos jovens, e seus valores aumentam de forma linear durante o exercício progressivo.[23]

EFEITO DO EXERCÍCIO DE ALTA INTENSIDADE NO CICLO MENSTRUAL

O exercício físico, crônico e extenuante, pode acarretar alguns distúrbios do ciclo menstrual, como defeitos na fase lútea, anovulação e amenorreia (Figura 85.4).

Os principais fatores relacionados com a perda da ciclicidade menstrual nas esportistas são a intensidade e o volume de treinamento, flutuação do peso corpóreo e balanço energético negativo.

A fisiopatologia da amenorreia da atleta consiste no aumento dos opioides endógenos e das β-endorfinas durante o exercício, levando à perda da frequência e do pulso do GnRh. Consequentemente, ocorre diminuição da produção de LH e FSH e diminuição dos esteroides ovarianos. Em esportes de resistência, o aumento da prolactina e do cortisol também interferem no eixo hipotálamo-hipófise-suprarrenal.[24]

Uma perda de peso abrupta (10% a 15% do peso normal para a estatura) pode resultar em amenorreia, pois estima-se que 22% de gordura corporal é necessária para a manutenção do ciclo menstrual.[24]

Esportistas adolescentes com irregularidade menstrual têm sido vítimas de altas taxas de lesões musculares e fraturas por estresse. Do mesmo modo, uma dieta inadequada, com carência de vitamina D e ferro, pode causar, além de anemia, sintomas de fadiga que comprometem o desempenho.

O tratamento da irregularidade menstrual nas adolescentes praticantes de atividade física irá depender do grau de comprometimento hormonal. Na maioria dos casos, a diminuição do treinamento associada à ingestão alimentar adequada (orientada por nutricionista) leva ao retorno da ciclicidade menstrual.

EFEITOS NEGATIVOS DO EXCESSO DE ATIVIDADE FÍSICA NA ADOLESCÊNCIA

O exercício de alta intensidade e alto impacto associado à baixa disponibilidade energética tem efeito negativo na saúde do adolescente. Hipoestrogenismo,

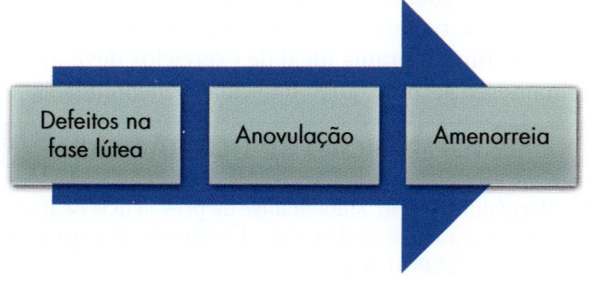

Figura 85.4 Distúrbios menstruais relacionados ao exercício físico intenso.

comportamento alimentar anormal, baixa densidade mineral óssea, fraturas por estresse e infecções recorrentes são consequências graves do treinamento excessivo.[24]

A prevalência de comportamento alimentar anormal em adolescentes praticantes de atividade física varia de 13% a 20%, e em 4% o distúrbio é considerado patológico (anorexia e bulimia).[24]

A jovem atleta normalmente é carente na ingestão de diversos nutrientes, como a vitamina D e ferro. A carência de vitamina D pode comprometer a função muscular, e a carência de ferro pode acarretar, além de anemia, sintomas de fadiga. As bailarinas, as corredoras de longa distância e as praticantes de ginástica rítmica são as adolescentes de risco para distúrbio alimentar.[25]

Com relação ao osso, sabe-se que os efeitos benéficos do exercício podem ser perdidos em meninas que desenvolvem distúrbio menstrual. O baixo peso, baixo teor de gordura corporal e estado hipoestrogênico podem afetar o pico de massa óssea na puberdade e acarretar perda óssea prematura irreversível.[24]

A densitometria óssea duoenergética de raios-X (DEXA) é a técnica ideal na determinação da massa óssea. Adolescentes com história de amenorreia superior a seis meses, fratura por estresse ou comportamento alimentar anormal têm indicação absoluta de DEXA. A interpretação do resultado em indivíduos com idade inferior a 20 anos consiste no valor do Z-score). Assim, considera-se "baixa densidade mineral óssea para a idade cronológica" quando o Z-score for menor que dois desvios padrão. O termo "osteoporose" é inadequado para definir uma situação de atraso na aquisição da massa óssea.[25]

A Figura 85.5 apresenta as indicações de densitometria óssea em adolescentes esportistas.[25] Para a melhor compreensão do quadro, entende-se que fraturas por estresse são fissuras microscópicas dos ossos, causadas por uma soma de quantidade de impacto. Os ossos mais acometidos são os ossos do pé, tíbia, fíbula e fêmur, cuja origem é a sobrecarga de forma intensa, mal realizada ou sem o devido intervalo de recuperação.

O tratamento de jovens atletas com baixa densidade mineral óssea consiste na diminuição do volume de treino, aumento da ingestão de cálcio (1.500 a 2.000 mg por dia) e da vitamina D. Esta terapêutica não aumenta a densidade mineral óssea, mas previne futuras perdas.[25]

PRESCRIÇÃO DE EXERCÍCIOS PARA ADOLESCENTES

Um programa ideal de atividade física para adolescentes deve incluir: treinamento aeróbio, força muscular e flexibilidade.[9]

Indicação de densitometria óssea em adolescentes esportistas

- História de transtorno alimentar
- IMC < 17,5 Kg/m²
- Perda de peso maior que 10% em um mês
- Menarca acima de 16 anos
- Ciclo menstrual < seis meses nos últimos 12 meses
- Duas fraturas por estresse, ou uma fratura por estresse com risco elevado ou fratura completa por baixa energia

Figura 85.5 Indicação de densitometria óssea em mulheres jovens que praticam atividade física intensa.

A Sociedade Brasileira de Medicina do Exercício e do Esporte recomenda que crianças e adolescentes pratiquem atividade aeróbia, no mínimo, uma hora por dia, com intensidade de moderada a vigorosa, três vezes por semana. Além disso, deve-se não ultrapassar duas horas por dia assistindo televisão e utilizando computador.[9]

Exercícios de força devem ser realizados no máximo em 3 séries de 15 repetições, duas vezes por semana e em dias alternados. Deve-se usar cargas moderadas e maior número de repetições, valorizando o gesto motor. O uso de cargas máximas não é recomendado, pelo potencial de lesões do sistema osteomioarticular.[9]

A atividade física da adolescente deve ser sistemática e metodologicamente organizada, dirigida a cada grupo etário. O esporte competitivo ajuda a desenvolver as aptidões e o esporte recreativo a eliminar as inaptidões.

Quase todos os esportes podem ser praticados pelos adolescentes. Cuidado deve ser redobrado na prática de musculação antes de atingir o estágio final do crescimento. Esta prática poderia impedir o processo normal que se desenvolve nas placas de crescimento das epífises ósseas.

■ AVALIAÇÃO PRÉ-PARTICIPAÇÃO ESPORTIVA

A avaliação pré-participação esportiva (APPE) consiste na realização de anamnese específica, exame físico e exames complementares a todo indivíduo que irá iniciar uma atividade física. O objetivo da APPE é detectar precocemente condições ou doenças que ofereçam risco durante a prática de exercícios e fornecer informações adequadas para determinar o grau de atividade consoante ao nível de condicionamento físico.[24]

Uma das principais funções da avaliação é prevenir a morte súbita (MS) do atleta. A MS relacionada com o exercício pode ser definida como a morte que ocorre de modo inesperado, instantaneamente ou não, ou que ocorre de 6 a 24 horas após a prática de atividades físico-desportivas.[7]

A cardiomiopatia hipertrófica é a principal causa de MS em atletas adolescentes, seguida por concussão cardíaca, origem anômala de artérias coronárias, hipertrofia ventricular esquerda (HVE) idiopática, miocardite e síndrome de Marfan (ruptura de aneurisma aórtico).[7]

Em mulheres, a APPE é o momento oportuno para a orientação e prevenção da gestação indesejada, doenças sexualmente transmissíveis e comportamento alimentar inadequado. Atualização da carteira de vacinação deve ser avaliada com atenção à imunização para hepatite B e HPV.[24]

■ CONCLUSÕES

A atividade física é importante para o crescimento e desenvolvimento do adolescente. A prevenção da obesidade, melhora da autoestima, aumento da agilidade, flexibilidade, resistência muscular e condição cardiorrespiratória são ganhos importantes e que se perduram até a idade adulta.

O engajamento de adolescentes para a prática de esportes competitivos exige cuidados médicos preventivos por meio do exame pré-participação. O exercício de alta intensidade pode comprometer a saúde da adolescente, provocando ciclos menstruais irregulares, disponibilidade energética negativa e baixa densidade mineral óssea.

Adolescentes devem ser estimulados a realizar atividade física regular, com frequência mínima de uma hora, três vezes por semana, e sob a supervisão de um profissional. Um programa ideal de exercícios deve incluir: treinamento aeróbio, força muscular e flexibilidade.

REFERÊNCIAS BIBLIOGRÁFICAS

1. Barufaldi LA, et al. Meta-análise de prevalência de inatividade física entre adolescentes brasileiros. Cad Saude Publica 2012;28(6):1019-32.
2. Alves JG, et al. Prática de esportes durante a adolescência e atividade física de lazer na vida adulta. Rev Bras Med Esporte 2005;11(5):272-5.

3. Corder K, et al. Development of a universal approach to increase physical activity among adolescents: the GoActive intervention. BMJ Open 2015;5(8):e008610.

4. Smucny M, et al. Consequences of single sport specialization in the pediatric and adolescent athlete. Orthop Clin North Am 2015;46(2):249-58.

5. Maïmoun L, et al. Endocrine disorders in adolescent and young female athletes: impact on growth, menstrual cycles, and bone mass acquisition. J Clin Endocrinol Metab 2014; 99(11):4037-50.

6. Araujo MP, et al. Prevalence of sexually transmitted diseases in female athletes in São Paulo, Brazil. Einstein 2014;12(1):31-5.

7. Ghorayeb N, et al. Sociedade Brasileira de Cardiologia. Guidelines on exercise and sports cardiology from the Brazilian Society of Cardiology and the Brazilian Society of Sports Medicine. Arq Bras Cardiol. 2013;100(1 Suppl 2):1-41.

8. Lee PH, et al. Validity of the International Physical Activity Questionnaire Short Form (IPAQ-SF): a systematic review. Int J Behav Nutr 2011;8:115.

9. Leitão MB, et al. Posicionamento Oficial da Sociedade Brasileira de Medicina do Esporte: atividade física e saúde na infância e adolescência. Rev Bras Med Esporte 2000;6(6): 215-20.

10. Martins PJ, et al. Exercício e sono. Rev Bras Med Esporte 2001;7(1):28-36.

11. Alves JG, et al. Effect of physical exercise on bodyweight in overweight children: a randomized controlled trial in a Brazilian slum. Cad Saude Publica 2008;24(Suppl 2): 353-9.

12. Alves C, et al. Impacto da atividade física e esportes sobre o crescimento e puberdade de crianças e adolescentes. Rev Paul Pediatr 2008;26(4):383-91.

13. Parente EB, et al. Perfil lipídico em crianças obesas: efeitos de dieta hipocalórica e atividade física aeróbica. Arq Bras Endocrinol Metabol 2006; 50(3):499-504.

14. Tolfrey K, et al. The effect of aerobic exercise training on the lipid-lipoprotein profile of children and adolescents. Sports Med 2000;29(2):99-112.

15. Fernandes RA, et al. Prevalence of dyslipidemia in individuals physically active during childhood, adolescence and adult age. Arq Bras Cardiol 2011;97(4):317-23.

16. Desha LN, et al. Physical activity and depressive symptoms in American adolescents. J Sport Exerc Psychol 2007;29(4):534-43.

17. Lucas C, et al. Exercício físico e satisfação com a vida: um estudo com adolescentes. Psicologia, Saúde & Doenças 2012;13(1): 78-86.

18. Brandao CM, et al. Fatores envolvidos no pico de massa óssea. Arq Bras Endocrinol Metab 1999;43(6):401-8.

19. MacKelvie KJ, et al. A school-based exercise intervention elicits substantial bone health benefits: a 2-year randomized controlled trial in girls. Pediatrics 2003;112(6 Pt 1):e447.

20. Silva CC, et al. O esporte e suas implicações na saúde óssea de atletas adolescentes. Rev Bras Med Esporte 2003;9(6):426-10.

21. Silva CD, et al. O exercício físico potencializa ou compromete o crescimento longitudinal de crianças e adolescentes? Mito ou verdade. Rev Bras Med Esporte 2004;10(6): 520-8.

22. Costa Rosa LF, et al. Influências do exercício na resposta imune. Rev Bras Med Esporte 2002; 8(4):167-10.

23. Janz KF, et al. Increases in physical fitness during childhood improves cardiovascular health during adolescence: the muscatine study. Int j Sports Med. 2002; 23(Suppl 1):S15-21.

24. Joy E, et al. 2014 female athlete triad coalition consensus statement on treatment and return to play of the female athlete triad.Curr Sports Med Rep 2014;13(4):219-32.

25. Parmigiano TR, et al. Pre-participation gynecological evaluation of female athletes: a new proposal. Einstein 2014;12(4):459-66.

Patologia do Trato Genital Inferior (PTGI)

- **Neila Maria de Góis Speck**
- **Julisa Chamorro Lascasas Ribalta**

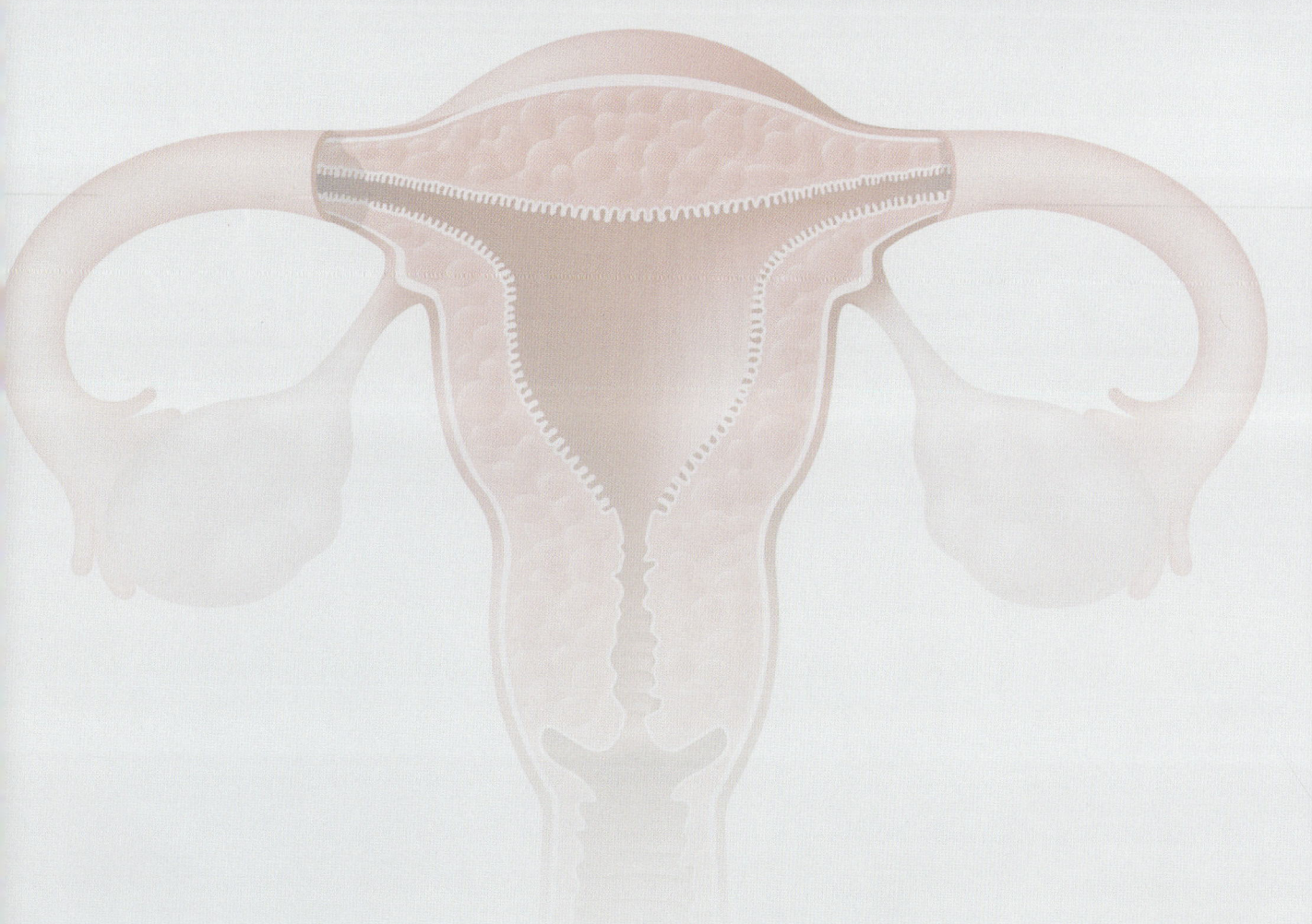

Patologia do Trato Genital Inferior (PTGI)

Introdução à Patologia do Trato Genital Inferior

Nas décadas iniciais dos anos 1800, a medicina era uma arte absolutamente empírica. O diagnóstico dos variados estados mórbidos era realizado exclusivamente com a observação pura e simples dos aspectos físicos do vômito, da urina e das fezes. Os tratamentos, por sua vez, consistiam basicamente nas lavagens intestinais e na prática das sangrias que eram realizadas por sanguessugas ou então pela secção de veias, sobretudo as dos membros superiores.

O século XIX, que pode ser considerado como o século em que foram realizadas as primeiras grandes cirurgias, caracterizou-se por espetaculares avanços no desempenho da arte Hipocrática. Durante ele, a realização das primeiras anestesias praticadas por Horace Wells e por Guilherme Morton em 1850 e dos primeiros procedimentos de antissepsia, propostos por Inácio Semmelweis em 1860 e por Joseph Liston alguns anos após, permitiram que a cirurgia tivesse um extraordinário impulso. Os limitados e obrigatoriamente rápidos procedimentos cirúrgicos, que até então eram praticados em ambientes de parcos recursos de higiene e com o paciente consciente ou, no máximo, sob efeito de substâncias meramente sedativas, passaram a ser mais cuidadosamente efetuados e obviamente com muito melhores resultados. Em sua obra "O século dos cirurgiões", traduzida para vários idiomas e de leitura obrigatória aos interessados em história da medicina, o autor Jurgen Thorwald descreve, de maneira romanceada, algumas cirurgias, realizadas antes dos anos 1850, quase exclusivamente por "cirurgiões barbeiros". Assim, descreve as dramáticas condições em que foram realizadas a primeira ovariectomia, a primeira nefrectomia, a histerectomia puerperal, o tratamento dos cálculos da bexiga, o tratamento cirúrgico do câncer da língua, todos ocorridos antes do advento das mínimas condições de higiene e de cuidados pós-operatórios, os quais

ocorreriam somente após a introdução das técnicas de enfermagem, com Florence Nightingale, na segunda metade do século XIX. Estes fatos fazem parte dos inúmeros episódios que podem marcar de maneira indelével o leitor, particularmente se for médico. Escassas são as referências a cirurgias realizadas no segmento inferior da genitália. O câncer do colo do útero até então doença diagnosticada sempre em fases avançadas, já na forma de tumor friável, de fácil sangramento, era tratado com cauterizações, procedimentos reconhecidamente ineficazes e extremamente dolorosos. Foi somente no início do século XX, com a aplicação da radioterapia e com a prática da cirurgia recém descrita por Wertheim, que se começou a vislumbrar resultados realmente efetivos para o tratamento deste tipo de tumor, um dos mais frequentes tumores malignos que vitimava, e ainda hoje vitima, milhares de mulheres.

Perspectivas melhores na resolução do grave problema câncer do colo uterino ocorreriam nas décadas seguintes com o desenvolvimento de dois métodos de diagnóstico precoce: a colposcopia e a colpocitologia oncológica.

Hinselmann, o idealizador da colposcopia, em 1924, na Alemanha, partiu do princípio que antes do aparecimento do friável, malcheiroso e visível tumor cervical deveria haver uma fase em que seria perceptível alguma lesão menor, uma erosão, ou mesmo uma pequena ulceração. Partia ele do conhecimento de que esporadicamente eram descritas lesões cervicais idênticas ao câncer no que se referia ao aspecto histopatológico, em úteros retirados por doenças benignas. Tratavam-se de lesões não metastáticas, cujo comportamento era até então desconhecido. Paralelamente a esses casos esporádicos, observou ele que, nas bordas dos carcinomas invasores, as mesmas alterações neoplásicas, restritas ao epitélio, passaram a ser descritas com maior frequência. Partindo desses princípios, idealizou um sistema de lentes que lhe permitia examinar a cérvice uterina com detalhe e surpreendeu-se ao detectar no epitélio ectocervical três diferentes aspectos de lesões brancas que ele descreveu, de acordo com sua configuração superficial, com os nomes de leucoplasia, base de leucoplasia e mosaico Tratavam-se de lesões não ulceradas, que biopsiadas e levadas ao estudo histológico revelavam alterações celulares que, por vezes, lembravam aquelas dos tumores malignos. Sob o ponto de vista histopatológico, descreveu-as com o nome de rúbricas que eram o correspondente ao que se designou posteriormente como displasias, neoplasias intraepiteliais e, mais recentemente, lesões intraepiteliais, e que são, reconhecidamente, as precursoras das neoplasias invasoras. Em seu entender, as rúbricas, de acordo com a espessura epitelial comprometida, deveriam ser divididas em quatro graus, de I a IV, sendo o último deles o mais grave e que correspondia histologicamente ao carcinoma estadio zero das classificações histopatológicas em vigor na ocasião.

O método demonstrou baixa especificidade diagnóstica, porém uma respeitável sensibilidade, sobretudo para as lesões intraepiteliais mais leves, mais encontradiças na porção exposta do epitélio escamoso ectocervical. Sua maior deficiência residia justamente no fato de que as lesões intraepiteliais mais graves situavam-se, via de regra, nas proximidades do endocérvice e, muitas vezes, no interior do canal cervical, não acessíveis, portanto, ao examinador. Não foi método de fácil difusão fora do pais de origem e adjacências. Nos países da América do Sul, em especial no Brasil, o método difundiu-se rapidamente; em 1940, João Paulo Rieper já ensinava colposcopia no Instituto de Ginecologia da Universidade Federal do Rio de Janeiro, ponto de difusão do método para todo o país. Foi no Brasil que se constituiu, em 1958, a primeira instituição médica mundial, especificamente representativa do método, a Sociedade Brasileira de Colposcopia. Foi também no Brasil que, em 1964, em Belo Horizonte, realizou-se Congresso Brasileiro da especialidade. Presidido pelo professor João Paulo Rieper, foi um dos primeiros, senão o primeiro congresso nacional de colposcopia do mundo. A demonstrar a importância do Brasil no desenvolvimento do método, o VI congresso mundial, presidido pelo professor Carlos Alberto Salvatore, foi realizado em São Paulo, em 1987. Várias outras nações fundaram as suas sociedades, o que culminou na constituição de uma entidade mundial, a *International Federation for Cervical Pathology and Colposcopy* (IFCPC), em 1972, por ocasião do primeiro congresso mundial da especialidade, em Mar del Plata, na Argentina. Em 1975, em Graz, na Áustria, durante o segundo congresso mundial foi proposta e adotada a primeira

classificação dos Achados colposcópicos revisada posteriormente em 1990, em 2002 e, finalmente em 2011, durante o XIV congresso mundial realizado pela segunda vez no Brasil, desta feita na cidade do Rio de Janeiro.

As publicações de Hinselmann e de seus discípulos, feitas quase sempre em idioma alemão, fizeram com que o método demorasse muito para ser assimilado por povos de outros idiomas, em particular os de língua inglesa.

Ademais, nos Estados Unidos da América do Norte, cuja importância no contexto das nações já se fazia notória, nascia, no final dos anos 1930, com o mesmo objetivo da colposcopia, um novo método de diagnóstico, a citologia oncológica. George Papanicolaou, grego naturalizado americano, radicado naquele país, estudando os efeitos dos hormônios sexuais sobre o epitélio da vagina da mulher, conseguiu detectar algumas células com evidentes alterações núcleo/citoplasmáticas, semelhantes àquelas observadas nas neoplasias malignas. Com muita precisão, descreveu e documentou com desenhos bastante fidedignos as alterações observadas nos elementos esfoliados dos epitélios da cérvice tais como: a distribuição irregular da cromatina nuclear, as aberrações no tamanho e na forma do núcleo, o espessamento da membrana nuclear, as multinucleações, as alterações da relação núcleo citoplasmática, entre outros. As descrições dos mesmos constam de sua mais célebre publicação a de 1943, denominada "diagnóstico do câncer de útero pelo esfregaço vaginal", feita em parceria com o ginecologista Herbert Traut. Levando em consideração os componentes inflamatórios e, acima de tudo, os aspectos nucleares e citoplasmáticos dos variados elementos celulares presentes no esfregaço, Papanicolaou classificou os resultados citológicos em cinco categorias, de I a V, sendo que as classes I e II representariam os casos negativos para malignidade, ao contrário das IV e V, indicativos de neoplasias. Reservou ele o Classe III para os casos duvidosos que posteriormente acabaram por se revelarem como os representantes das displasias leves e moderadas. Com os estudos que se sucederam, o método que consiste na coleta de células ecto/endocervicais, demonstrou ser de alta sensibilidade e especificidade diagnósticas sendo hoje, por sua praticidade e custo/benefício, o método preferencial de rastreamento da neoplasia cervical em todo o mundo. Sua difusão em nosso meio, a exemplo do que ocorrera com o método de Hinselmann, teve também como ponto de partida a Universidade Federal do Rio de Janeiro, local onde se destacaram José Maria Barcelos e Nísio Marcondes Fonseca ao lado do Professor João Paulo Rieper.

Na atualidade, a classificação utilizada para os resultados citológicos é a do Sistema Bethesda, mais descritivo, que chama a atenção em primeiro lugar para a qualidade do esfregaço, se satisfatório ou não para análise. As classes I e II são, no novo sistema, designadas simplesmente como Negativo para lesão intraepitelial ou malignidade. Quando porventura presentes e devidamente caracterizados, agentes infecciosos bem como células endometriais em mulheres com mais de 40 anos, devem aqui serem também relatados. As classes III, IV e V da classificação de Papanicolaou foram substituídas por termos mais descritivos e se referem em separado a Alterações em células epiteliais escamosas e Alterações em células glandulares. Além do aspecto descritivo, a nova classificação tem de interessante o fato de chamar a atenção para um seleto grupo de casos nos quais o citopatologista tem dificuldades em chegar a uma conclusão diagnóstica. Estes casos rotulados como ASC e AGC respondem por aproximadamente 5% de todos os esfregaços citológicos.

Entre as décadas de 1950 e 1970, os autores de ambos os métodos se digladiavam na tentativa de demonstrar a superioridade de cada um deles aplicados isoladamente. São incontáveis as publicações neste sentido. Constatou-se, no entanto, que os melhores resultados no diagnóstico das neoplasias cervicais eram obtidos com associação dos dois métodos colpocitologia e colposcopia: o rastreamento populacional com o primeiro e a determinação da localização, da extensão da lesão e do ponto ideal de biópsia, com o segundo. Obviamente, a anatomia patológica faz parte desta constelação de procedimentos e é fundamental, indispensável, para a escolha da terapêutica mais indicada. A partir de 1970 a eficácia da associação era evidente; demonstrou-se que houve redução de mais de 30% na incidência de carcinomas invasores quando se comparava com as estatísticas anteriores a 1950.

A caracterização do Papilomavirus humano (HPV) como o agente causal do câncer cervical, relatada por zur Hausen, o que lhe deu o honroso prêmio Nobel de Medicina de 2008, possibilitou o desenvolvimento das técnicas de biologia molecular que conseguem determinar a presença do DNA dos diferentes tipos virais e, como consequência, selecionar numa determinada população aqueles casos positivos para a presença do DNA dos vírus de alto risco que devem ser submetidos aos métodos morfológicos de diagnóstico acima citados. Vários são os métodos biomoleculares sendo que o mais utilizado na atualidade é o realizado pela técnica de captura híbrida. Exame automatizado, de fácil realização, é capaz de detectar os 14 tipos virais mais prevalentes na população e que, além de diferenciá-los como de baixo e alto risco oncogênico, permite quantificar a carga viral presente na amostra, informação esta suposta por alguns autores como elemento relevante na caracterização do prognóstico do caso. Entre os tipos virais já catalogados, os tipos 16 e 18 reconhecidamente apresentam potencial oncogênico mais acentuado que os demais, razão pela qual existem disponíveis no mercado testes que os identificam especificamente. No entanto, prognóstico mais preciso obtém-se com a detecção das oncoproteínas virais E6 e E7, cuja presença denota que o vírus é de alto risco e está exercendo, integrado ao DNA da célula hospedeira, a sua atividade deletéria, oncogênica. Esta tecnologia biomolecular, no momento acessível aos países mais desenvolvidos, certamente em futuro próximo estará ao alcance dos programas de detecção em massa da neoplasia cervical no mundo todo.

Alguns melhoramentos nas técnicas acima citadas têm oferecido maior acuidade diagnóstica. São dignos de menção a prática detalhada da colposcopia endocervical com o uso de substâncias higroscópicas ou de pinças especiais ambas eficientes como dilatadores do canal, a automação da citologia, o preparo do material citológico em base líquida e a biologia molecular realizada em material de auto coleta. Vale a pena comentar que o material obtido para a análise citológica presta-se também para a aplicação das técnicas biomoleculares evitando-se, assim, a repetição de nova coleta de material, quando necessárias mais detalhadas avaliações.

Uma vez reconhecida a importância do HPV na gênese do processo neoplásico cervical, verificou-se também haver relação da presença do vírus com as neoplasias pré-malignas e malignas da vagina, da vulva, do pênis e, acima de tudo, do ânus. Este fato obrigou o colposcopista, acostumado a avaliar tão somente o colo uterino, a alargar o seu campo de atuação procurando agora diagnosticar eventuais alterações em todo a genitália baixa. A avaliação detalhada das paredes vaginais passou a ser tempo obrigatório do exame. As colpites, sobretudo as do tipo micropapilar, assim como os tênues mosaicos e os finos pontilhados neste segmento da genitália, agora mais frequentemente biopsiados, têm permitido diagnosticar lesões intraepiteliais isoladamente ou em concomitância com atipias cervicais, sempre mais frequentes e de maior gravidade. A classificação dos achados colposcópicos vaginais é idêntica àquela utilizada para o colo do útero. Convém realçar que a prova de Schiller, com a embrocação da solução iodo-ioduretada, apresenta aqui um valor muito maior do que quando aplicada ao colo do útero; a não coloração das áreas anormais permite fácil visibilidade das áreas merecedoras de estudo anatomopatológico. Por sua vez, as doenças benignas da vagina, quase sempre de pouca expressão visual não são, via de regra, detectadas ao exame a vista desarmada. Referência especial deve ser feita aos focos de endometriose, às áreas de adenose e mesmo aos pequenos condilomas acuminados.

Na era do HPV, também a vulva passou a ser melhor avaliada. A multiplicidade de aspectos com que se apresentam as lesões induzidas pelo vírus, e sobretudo aquelas neoplasias não HPV dependentes, são muitas vezes de difícil interpretação, não existindo, até o momento, uma nomenclatura própria na classificação dos achados colposcópicos. Todavia, a visualização magnificada das estruturas vulvares, associada à aplicação do azul de toluidina do teste Collins, nos proporciona, pelo menos, melhor orientação quanto ao local mais apropriado para a direção da biópsia.

Em atenção ao acima exposto, no início dos anos 1990, por iniciativa de algumas Sociedades Latino--americanas de Colposcopia entre as quais se incluiu a brasileira, optou-se pela troca do nome da entidade que passou a ser conhecida como Sociedade Brasileira de Patologia do Trato Genital Inferior e Colposcopia e posteriormente, por questões de ordem burocrática, Associação Brasileira de Patologia do Trato Genital Inferior e Colposcopia.

A importância dos métodos até aqui referidos não se prendem exclusivamente na realização do diagnóstico das doenças. Cada uma, por suas próprias características, desempenha também papel fundamental na condução da terapêutica bem como no seguimento das pacientes tratadas, em especial daquelas com neoplasias. Assim, de pouca valia nos casos de carcinomas invasivos, cuja terapêutica implica em cirurgias radicais de grande porte, a avaliação colposcópica detalhada é fundamental na conduta a ser adotada em casos de neoplasias intraepiteliais. É o método colposcópico que pode definir com precisão os limites da lesão a ser extirpada, e consequentemente, reduzir o número de recidivas quando se realizam as conizações do colo do útero. Exemplo claro disto demonstra-se nas retiradas parciais da cérvice realizadas com aparelho de cirurgia por ondas de rádio de alta frequência nas quais, sob visão colposcópica, as alças do aparelho excisam exatamente, com margem de segurança, a totalidade das áreas comprometidas, mantendo ao máximo possível a musculatura do colo uterino, a ponto de reduzir ao mínimo o risco de abortamentos futuros. Em que pese o fato de que remissões espontâneas possam ocorrer nas áreas próximas àquelas parcialmente excisadas ou destruídas, obviamente melhores resultados serão obtidos se, pelo menos, toda a extensão visível da lesão for devidamente tratada. A retirada ou destruição incompleta da atipia acarretará, em razoável percentagem de casos, a recidiva da doença. Não menos importante são a citologia e a biologia molecular no acompanhamento das pacientes tratadas; o reaparecimento de células atípicas implica em imediato esclarecimento. Papel mais interessante desempenha o método biomolecular; sua

positividade após o tratamento com a total erradicação de lesões, mesmo quando comprovada pelos exames morfológicos, é forte indicador de maior possibilidade de recidivas.

Nada, no entanto, foi mais marcante na evolução histórica da Patologia do Trato Genital Inferior que a produção e comercialização da vacina contra o Câncer do colo uterino. Trata-se de doença frequente, reconhecidamente causada pelos Papilomavirus de alto risco oncogênico, que acomete principalmente mulheres de países em desenvolvimento e responsável por mais de 270.000 óbitos por ano em todo o mundo. Este grande avanço que só se tornou possível após o isolamento da proteína L1, componente da cápsula do HPV, obtido por meio da clonagem do gene responsável pela sua produção. Sua posterior recombinação com um baculovírus ou com leveduras possibilitou produção de partículas semelhantes ao HPV, mas que, por não conterem DNA, não possuem potencial infectante. São as conhecidas partículas semelhantes ao vírus (*virus like particle*), de indiscutível capacidade imunogênica. Há aproximadamente uma década, a imunização é praticada e os estudos tem mostrado, a cada ano, resultados bastante positivos visto que constatam o acentuado declínio das lesões de alto grau, verdadeiras precursoras das neoplasias cervicais. Preparadas com a finalidade de prevenir a infecção pelos subtipos virais 16 e 18, os dois mais prevalentes nas neoplasias do trato genital inferior, as vacinas tem superado as expectativas uma vez que, por ação cruzada, tem reduzido de maneira sensível as infecções por outros subtipos de HPV, entre os quais se destacam os subtipos 31, 33 e 45, este último mais relacionado aos adenocarcinomas. Tendo em vista que também os carcinomas escamosos da vagina e da vulva apresentam razoável conotação com as infecções por HPV, é de se esperar que também suas incidências venham a demonstrar redução. Praticamente desprovidas de reações colaterais e com eficácia que atinge cifras superiores a 80% as vacinas, muito provavelmente, se constituirão em arma que, se utilizada de maneira racional, poderá ter papel decisivo na erradicação da pandemia que atinge com diferentes intensidades a todos os continentes.

No entanto, apesar de sua alta eficácia, o uso das vacinas ainda não nos possibilita o abandono dos métodos de rastreamento, pois um grande contingente de mulheres certamente ainda permanecerá por muito tempo sem acesso a este método profilático e, é importante ressaltar, que mesmo as vacinadas não estarão isentas de se infectar por subtipos virais não contemplados pelas vacinas. Vacinas mais abrangentes, que contém substâncias antigênicas de nove tipos virais, já são produzidas pela indústria farmacêutica e em curto prazo de tempo serão disponibilizadas em nosso meio.

O próximo passo, ao que tudo indica, será o desenvolvimento de vacinas curativas para o câncer cervical. O vasto conhecimento adquirido sobre a etiopatogenia da infecção viral permitiu a identificação de dois genes virais, E6 e E7, que têm papel fundamental na oncogênese cervical. Estes genes, ao se ligarem a duas proteínas do hospedeiro p53 e pRb respectivamente, acabam por inibir a morte das células alteradas e as torna imortais, havendo, como consequência, indução da proliferação celular, instabilidade do genoma e acúmulo de mutações, iniciando a descontrolada replicação das células. Antígenos vacinais obtidos a partir de E6 e E7, possivelmente poderão desempenhar papel importante no bloqueio da progressão das lesões intraepiteliais, bem como na evolução dos diferentes estadios do carcinoma invasor. Vacinas com estas características seriam extremamente úteis para milhares de portadoras de carcinoma invasor.

Capítulo **87**

• **Julisa Chamorro Lascasas Ribalta** • **José Focchi**

Fisiologia do Trato Genital Inferior

■ INTRODUÇÃO

Fisiologia, palavra derivada do grego, que segundo as enciclopédias tem como significado *physis* = natureza, função ou funcionamento; e *logos* = estudo, traduz o ramo da biologia que estuda as múltiplas funções mecânicas e físicas de um organismo.[1]

Aspectos de interesse da fisiologia são aqueles referentes à respiração, circulação, reprodução, regulação hormonal, digestão, metabolismo, coagulação sanguínea, imunidade, equilíbrio hidroeletrolítico, e à termorregulação, dentre outros.

Anatomicamente entende-se por trato genital inferior da mulher a porção mais caudal do aparelho reprodutor.

Assim, compreende mais externamente a vulva, representada em sua parte cranial pelo púbis, também conhecido como monte de vênus. Trata-se de coxim gorduroso ladeado pelos sulcos inguinocrurais e inguinogenitais que o separam das raízes das coxas.

Em situação medial encontram-se os lábios maiores, os sulcos interlabiais e os lábios menores. Caudalmente em relação aos lábios maiores situa-se o centro do períneo e posteriormente a ele a região perianal e o orifício anal. Segue-se o sulco interglúteo.

■ VULVA

A vulva é recoberta por cútis pilosa e repleta de terminações nervosas sensitivas, sendo considerada importante área de estímulo sexual. Possui ainda uma riqueza de glândulas sebáceas e sudoríparas e abundante plexo vascular e nervoso sensitivo.

Os lábios menores são projeções cutâneo-fibrosas recobertas por epitélio pavimentoso glabro, que na porção mediana intravestibular reveste-se por mucosa pavimentosa, a partir da linha de hart, linha de encontro entre as diferentes origens embrionárias dos epitélios

escamosos. São também estruturas intensamente vascularizadas e com inúmeras terminações sensitivas.

Entre os lábios menores distingue-se um espaço, o vestíbulo, sendo que da junção deles, cranial e medialmente, dão origem ao prepúcio e ao freio do clitóris. O clitóris, por sua vez, é constituído por tecido esponjoso erétil correspondente ao pênis do homem, mas não apresenta a uretra em seu interior e é constituído por duas formações cilíndricas, os corpos cavernosos, que se unem medialmente. Está intimamente ligado à excitabilidade sexual, sendo muito sensível e, junto com os bulbos do vestíbulo, corpos eréteis localizados nas bases dos lábios menores, constitui a principal região genital de excitação sexual.

Logo abaixo observa-se o meato uretral, ladeado pelos opérculos das glândulas parauretrais (glândulas de Skene) e periuretrais. Ainda no vestíbulo localiza-se o óstio vaginal, cujo limite é determinado pela membrana himenal. Lateralmente a essa abertura distingue-se, a cada lado, os óstios das glândulas de Bartholin, que têm como função lubrificar a região sobretudo por ocasião do ato sexual, fato que minimiza os possíveis processos irritativos. Na porção caudal do vestíbulo nota-se pequena depressão, a fossa navicular ou fórnice vestibular.[2]

No vestíbulo vulvar de algumas mulheres, especialmente adolescentes e adultas jovens, pode-se identificar a micropapilomatose vestibular. Trata-se de variação fisiológica e assintomática que ao mais desavisado pode sugerir infecção por papilomavírus humano. Deve ser diferenciada de hipertrofias reativas a processos inflamatórios não virais, os quais costumam provocar sintomas como prurido, queimação e dispareunia.

As estruturas fisiológicas distribuem-se de forma simétrica e linear pelas paredes do vestíbulo; à palpação apresentam consistência suave e coloração rósea. Cada papila tem sua base individualizada e após aplicação de solução de ácido acético a 3% apresenta discreto acetobranqueamento. Histologicamente recobrem-se de epitélio escamoso pluriestratificado não queratinizado e possuem grande quantidade de glicogênio, especialmente durante a menacme.[3]

O restante do vestíbulo recobre-se por epitélio pavimentoso mucoso não queratinizado, que se difunde pelas paredes vaginais pelo menos até a interseção do terço médio e seu terço superior.

A região do introito vaginal, o vestíbulo, recoberto por epitélio pavimentoso mucoso, comporta-se de acordo com as variações hormonais, por exemplo, na pós-menopausa, ocasião em que se apresenta com atrofia locorregional. Infecções bacterianas e virais também podem aí estarem manifestas, causando intenso desconforto. O mesmo ocorre com a semimucosa, que pavimenta a face interna dos lábios menores.

A cútis glabra da face externa dos lábios menores, os sulcos interlabiais e a porção medial dos lábios maiores podem exibir alterações semelhantes de atrofia, descoloração, hiperemias, proliferações e ulcerações.

Perifericamente a essas estruturas observa-se a epiderme pilosa, com seus anexos sudoríparos e sebáceos, que, da mesma forma que nas regiões anteriormente descritas, podem apresentar modificações de estrutura, de forma e textura, de hidratação e de consistência, segundo os fatores que ali estiverem agindo, tais como infecções, variações hormonais, ações traumáticas ou processos neoplásicos.[4]

Do ponto de vista funcional, é durante o ato sexual que se notam as principais modificações locais decorrentes de estímulos nervosos que são transmitidos pelos nervos pudendos, pélvicos e hipogástrico.

O estímulo do sistema nervoso parassimpático provoca inchaço dos grandes e pequenos lábios e do clitóris, bem como a lubrificação vaginal. Já o simpático provoca contrações rítmicas do útero, tuba uterina, glândulas uretrais e da musculatura do assoalho pélvico. Durante a excitação sexual há aumento do fluxo sanguíneo para os órgãos genitais, resultando em vasocongestão, vasoconstrição pélvica, lubrificação e turgescência da genitália externa. Ocorre ainda fluxo sanguíneo maior para o clitóris, que aumenta a pressão intracavernosa, com tumescência, protrusão da glande, eversão e ingurgitamento dos pequenos lábios. É notório o aumento do diâmetro da glande e do corpo do clitóris, que, imediatamente antes do orgasmo, se retrai para dentro do prepúcio.[5]

■ VAGINA

No meato vaginal abre-se a vagina, órgão canalicular, músculo fibroso, rico em pregas transversais e que tem como funções prestar-se a órgão de cópula e como via de parto natural. Esse canal coloca em contato ainda o ambiente intrauterino com o meio exterior.

O lúmen vaginal, em seu terço superior, lateralizando o colo uterino, é mais amplo do que no restante do órgão e, na porção média, as paredes estão em íntimo contato no sentido anteroposterior. A porção inferior abre-se no vestíbulo; nas mulheres que não iniciaram atividade sexual esse óstio é parcialmente fechado por estrutura membranácea, o hímen.[2]

Mais uma vez, vale ressaltar que os dois terços inferiores da vagina são providos de vasta rede vascular derivada de artérias e veias pudendas externas e internas que irrigam a genitália externa. Os linfáticos drenam para vasos sacrais e ilíacos internos. As terminações nervosas derivam do pudendo e de seus ramos, sendo responsável pelo controle dos esfíncteres voluntários, além do início da sensação sexual. As modificações funcionais que ocorrem na vagina são evidentes durante o ato sexual. Logo no início do período de excitação, analogamente ao que acontece na vulva, acentua-se o transudato vaginal, etapa fundamental para a lubrificação deste segmento da genitália baixa. A vagina se alonga e se distende ao mesmo tempo em que começam a ocorrer contrações de seu terço inferior, que somente cessam após o orgasmo.[6]

O terço superior da vagina é recoberto por mucosa pavimentosa de origem mülleriana, que se estende sobre a superfície da porção vaginal ectocervical do colo do útero. Nota-se nessa região, que é também ricamente vascularizada, porém desprovida de terminações nervosas sensitivas, menos pregas do que nas porções inferiores. Os espaços entre o colo uterino e as paredes vaginais são conhecidos como fórnices cervicovaginais.

Em condições fisiológicas o conteúdo vaginal tem características cíclicas, sem odor, sem sintomas irritativos, de cor clara ou transparente, viscosa, clara, semelhante à clara de ovo crua, e, após o período ovulatório, torna-se mais leitosa e espessa, em decorrência do estímulo progestacional que aumenta a descamação celular das paredes vaginais.

Acentua-se no período ovulatório, quando o muco cervical, pelo efeito estrogênico, torna-se mais abundante, chegando a molhar a roupa íntima. No período ovulatório a secreção é resultante não apenas do muco cervical, mas também da descamação de células epiteliais da parede vaginal e da transudação de plasma desse epitélio. A lubrificação vaginal ocorre também como resultado de processos outros, em especial de secreções do útero e das glândulas vestibulares.

Amplo espectro de flora bacteriana presente no ambiente vaginal exerce, muitas vezes, efeito protetor contra bactérias patogênicas. Na secreção vaginal nor malmente existem bactérias do grupo de lactobacilos, que convertem o glicogênio produzido pelas células vaginais em ácido lático, acidificando o meio vaginal, que apresenta pH entre 4,0 e 4,5, o que impede a proliferação de outras bactérias potencialmente causadoras de infecções sintomáticas, como a *Gardnerella vaginalis*.

Outras substâncias antimicrobianas, como peróxido de hidrogênio e bacteriocinas, capazes de inibir ou eliminar microrganismos anaeróbicos, podem estar presentes.

É importante ressaltar que a flora vaginal varia de acordo com as diferentes fases do ciclo menstrual, com a gestação, uso de anticoncepcionais ou antibióticos, de duchas, de preservativo, frequência de atividade sexual, entre outros fatores.

Nas duas primeiras semanas logo após o nascimento, inicia-se o desenvolvimento da flora vaginal que, favorecida pelos estrogênios maternos, começa a apresentar pH ácido; com o hipoestrogenismo característico da infância, há colonização por anaeróbios, cocos e difteroides, resultando em alcalinização do meio.

O pico estrogênico da puberdade estimula o surgimento de lactobacilos e novamente ocorre a acidificação do meio vaginal. A população de lactobacilos acentua-se durante a gestação e reduz significativamente no climatério, o hipoestrogenismo do período favorece de novo a presença de anaeróbios, atrofia da mucosa e alcalinização do meio.

Em condições fisiológicas não há sinais de alterações inflamatórias nas paredes vaginais e cervicais. Na menacme encontra-se, em meio aos lactobacilos chamados bacilos de Döderlein, alguns polimorfonucleares.

Nas paredes vaginais torna-se evidente a variação hormonal decorrente do ciclo menstrual, com maior espessamento epitelial às custas das camadas intermediárias e superficiais no período estrogênico. Nota-se maior descamação celular nessa fase com material celular mais íntegro. Já na fase lútea a espessura da mucosa diminui e a descamação aumenta com o aparecimento de células agora dobradas, e muitas das quais lisadas, com maior número de bacilos de Döderlein.

Nas fases de hipoestrogenismo como na infância e na pós-menopausa, as mucosas tornam-se menos espessas, até atróficas dependendo do tempo de privação hormonal. Volta a alcalinização do meio, altera-se a flora com maior número de elementos cocoides, e reduz-se a capacidade de resposta imunológica. O aspecto das mucosas também se altera; elas tornam-se mais pálidas e mostram, com frequência, sufusões hemorrágicas ao menor traumatismo ou até ao simples contato.

Para a avaliação do estado fisiológico do conteúdo vaginal, além das características físicas (aspecto inespecífico, fluido cristalino ou mais espesso, segundo o momento do ciclo menstrual), pode-se empregar alguns exames subsidiários simples e não onerosos, como a pH-metria realizada com auxílio de fita especial. Esta, em contato com os elementos do meio vaginal, varia de coloração segundo o pH. No conteúdo fisiológico, a variação do pH é de 3,8 a 4,5.

Outra simples prova é o teste das aminas voláteis, também conhecido como teste de Wiff, em que se faz a avaliação do odor de pequena amostra de conteúdo vaginal depositada em espátula de madeira, sendo que em condições fisiológicas não se define nenhum odor especial ou, quando muito, ligeiramente adocicado não específico. Potencializa-se esta prova acrescentando uma gota de solução de hidróxido de potássio a 10%, que no máximo exala leve odor amoniacal. Na presença de patógenos anaeróbios, no entanto, ao se executar a prova, sente-se forte odor de peixe podre.

Para complementar a avaliação, pode-se realizar o exame a fresco, em pequena amostra entre lâmina e lamínula em microscópio óptico comum. Observa-se com oculares de 10x e objetiva de 10x, correspondendo a campo de 100x de aumento. Localizando-se o melhor campo de análise, passa-se ao uso da objetiva de 40x, que fornecerá imagem de 400x de aumento. Será possível encontrar quantidade variável de células pavimentosas íntegras e algumas lisadas, raros leucócitos, eventualmente hemácias, filamentos de muco, poucos elementos bacterianos não característicos.

Caso haja a intenção de aclarar quais elementos bacterianos compõem a flora fisiológica, pode-se lançar mão do exame corado a gram, em que serão identificados cocos gram positivos e gram negativos, além de bacilos gram positivos e os bacilos de Döderlein e *Lactobacillus sp*, componentes habituais.

De acordo com a morfologia, coloração e quantidade de microrganismos, é possível avaliar, segundo o escore de Nugent, a qualidade do conteúdo vaginal. Quando de 0 a 3, a flora é considerada fisiológica, de 4 a 6, a flora é intermediária e, de 7 a 10, trata-se de vaginose bacteriana.

Em condições fisiológicas não há a necessidade de exame por cultura para microrgasnismos aeróbios, anaeróbios e fungos.[7]

■ COLO DO ÚTERO

No terço superior da vagina encontra-se a porção vaginal do colo do útero, estrutura cilindro-cônica contendo canal permeável, o canal endocervical que faz a comunicação da luz vaginal com a cavidade uterina. A porção supra meato diafragmático da pelve corresponde à porção intra-abdominal do colo do útero e à sua porção ístmica, aquela que o conecta com o corpo uterino propriamente dito. Na porção supravaginal implanta-se o *retinaculum uteri*, e lateralmente ocorre o intercruzamento da artéria uterina e ureter a cada lado, ponto este de reparo importante em procedimentos cirúrgicos.

O colo do útero, formação romba de aproximadamente 6 cm de diâmetro por 3 a 4 cm de comprimento, está recoberto por epitélio escamoso glicogenado ou pavimentoso, de múltiplas camadas celulares, de origem mülleriana. Em sua base distingue-se monocamada de células cuboides, as células basais, encarregadas da reparação do epitélio, originando as camadas parabasais que, ainda com alguma capacidade proliferativa, passam a alimentar as camadas intermediárias compostas por células poligonais, exibindo desmossomos que lhes conferem o aspecto espinhoso. Esse estrato evolui com maturação e diferenciação de seus elementos, surgindo células aplainadas ditas superficiais que irão posteriormente se descamar.

O epitélio descansa sobre membrana de colágenos especiais: a laminina e a reticulina, designada como membrana basal. A área subjacente a esta membrana é constituída por tecido conjuntivo contendo múltiplos elementos celulares de defesa (linfócitos, células polimorfonucleares e fagócitos), além de vasos, fibras colágenas e fibrócitos. Essa região expõe, de espaços a espaços, pequenas e delicadas projeções em direção ao epitélio suprajacente – são as papilas dérmicas. O aspecto histológico descrito é o mesmo para o revestimento do vestíbulo e das paredes vaginais.

O canal endocervical, que permeia o colo, é recoberto por epitélio colunar de monocamada, constituído por células cuboides altas, algumas com pequenas franjas na sua superfície livre e outras mucossecretoras. Esse epitélio recobre não somente o canal, mas também as pseudocriptas. O encontro do epitélio cilíndrico com o epitélio escamoso ocorre próximo ao orifício uterino externo e conhecido como junção escamocolunar.

O epitélio endocervical, por ser diferenciado, mostra, abaixo das células cilíndricas, algumas células de provável origem embrionária, as células de reserva. Sua finalidade parece ser a reposição das células cilíndricas da mucosa endocervical. A proliferação exagerada dessas células, no entanto, dá origem ao epitélio metaplásico, que, após período de diferenciação e maturação, transforma-se em escamoso pluriestratificado, idêntico àquele que normalmente reveste a exocérvice e as paredes vaginais. Esta sua função, que é a de substituir por epitélio escamoso o frágil epitélio cilíndrico que porventura esteja exposto ao hostil ambiente vaginal, é bastante importante; constitui a zona de transformação, e tudo leva a crer que está relacionada com a gênese do câncer cervicouterino. O restante do epitélio ectocervical e todo o epitélio que recobre as paredes vaginais, até o introito

vaginal, poderão apresentar alterações semelhantes às descritas para a zona de transformação a partir de soluções de continuidade.[8]

O relevo do revestimento endocervical é pregueado e no conjunto recebe a denominação de árvore da vida. O terço superior do canal endocervical encontra-se já na porção supravaginal do colo, logo encontrando-se com a porção ístmica e continuando-se pela cavidade endometrial.

Do ponto de vista funcional, o canal endocervical coloca o interior da cavidade uterina em contato com o meio ambiente vaginal, porém essa comunicação é protegida pelo muco que emana das células de revestimento do canal.

O muco endocervical serve de rolha para o canal e é constituído por múltiplos elementos de defesa e resíduos celulares, além de substância mucosa, hormônio dependente. Desta feita, em momentos de ação estrogênica elevada, como no período ovulatório, o muco mostra-se mais fluido, cristalino, com maior filância, facilmente permeável, em especial pelos espermatozoides, não apenas por ser sua via de deslocamento, mas também sua fonte de nutrição. O muco contém frutose e outras substancias nutritivas e necessárias aos espermatozoides em trânsito. O pH do muco é alcalino, o que favorece a vitalidade dos espermatozoides e o controle dos elementos bacterianos que tentam adentrar ao canal endocervical.

O canal endocervical também é a via de saída do fluxo menstrual e de qualquer sangramento ou fluidos que saiam da cavidade uterina ou do interior das tubas uterinas e, mais raramente, da cavidade peritoneal em caso de acentuadas ascites. Esse canal também é, após o istmo uterino, a primeira via para a saída do concepto. Em contrapartida, representa ainda o acesso à cavidade uterina, seja para exploração instrumental ou visual. Sendo estrutura também hormônio dependente como o seu continente, o colo uterino, sofre variações de proliferação e deslizamentos epiteliais além de dilatação de sua luz, especialmente no trabalho de parto. Obviamente, está também sujeito a retrações, hipotrofia e até a estenose por ocasião da redução do estímulo estrogênico, principalmente após a menopausa.

O orifício externo, estrutura anatômica que marca o limite inferior do canal endocervical, pode ter diferentes formatos, de puntiforme a circular, em fenda transversa ou longitudinal, na dependência da fase da vida e dos períodos de gestação e roturas determinadas pelo parto. A ectocervice é representada pela área compreendida entre o óstio uterino e os fórnices vaginais.[2-4]

Múltiplos são os elementos que respondem pela resposta imunológica do trato genital inferior. O ambiente piloso da região pubiana, a inclinação e aproximação das suas estruturas, as características do epitélio queratinizado com fâneros, glândulas sebáceas e sudoríparas constituem a linha de frente da barreira de proteção imunológica. No restante das áreas vulvares e vaginais, epitélio escamoso e mucoso completam a defesa regional com as secreções das glândulas, o transudato mucoso, o muco cervical, o biofilme que recobre toda a extensão da mucosa vaginal e cervical e a flora bacteriana.[9]

A porção vaginal do colo apresenta maior concentração de tecido conjuntivo do que a porção supravaginal, rica em fibras musculares lisas.

A irrigação do útero faz-se pelas artérias uterinas, ramos das artérias ilíacas. Na altura do istmo, a artéria uterina divide-se em ramo ascendente, dirigido para o colo, e outro ramo descendente, menor, que irrigará parte do colo e da vagina.

A drenagem venosa faz-se por vasos homônimos aos arteriais, formando ampla rede venosa que se dirige às veias uterinas e ováricas, e, em seguida, terminando nas veias ilíacas internas. Observam-se também ricas anastomoses com vasos arteriais e venosos retais.

A drenagem linfática uterina se dá por meio de ampla rede submucosa, muscular e serosa para os coletores eferentes dos vasos ováricos, uterinos ilíacos externos e aórticos. A drenagem linfática do colo do útero dirige-se para linfonodos externos, parametriais; outro grupo acompanha os vasos vaginais e drena para linfonodos internos; outros, ainda, dirigem-se para os ligamentos uterossacrais até linfonodos pré-sacrais.

A inervação é feita por complexa rede do sistema nervoso autônomo, formada pelos sistemas simpático, oriundos dos ramos dorsais de T10 a T12 e L1. O sistema parassimpático é proveniente dos nervos esplâncnicos pélvicos, S2 a S4. A sensação de dor do corpo uterino, do colo e da parte superior da vagina percorrem a rede nervosa e gânglios parassimpáticos localizados na intimidade do ligamento uterossacral.[10]

REFERÊNCIAS BIBLIOGRÁFICAS

1. Dicionário Aurélio da Língua Portuguesa. 5 ed. São Paulo: Positivo; 2010.
2. Simões RS, et al. Anatomia descritiva e topografica do trato genital inferior. In: Martins NV, et al. Patologia do trato genital inferior. 2 ed. São Paulo: Roca; 2014.
3. Ribalta JCL, et al. Prurido vulval,micropapilomatose e vulvodinia. In: Girão MJBC, et al. Ginecologia. Barueri (SP): Manole; 2009.
4. Soares Jr JM, et al. Fisiologia do trato genital inferior. In: Martins NV, et al. Patologia do trato genital inferior. São Paulo: Roca; 2014.
5. Mendonça CR, et al. Função sexual feminina: aspectos normais e patológicos, prevalência no Brasil, diagnóstico e tratamento. Femina 2012;40(4):196-10.
6. Anderson KD, et al. Spinal cord injury influences psychogenic as well as physical components of female sexual ability. Spinal Cord 2007;45(5):349-53.
7. Zamith R, et al. Corrimento genital. In: Girão MJBC, et al. Ginecologia. Barueri (SP): Manole; 2009.
8. Burghard E, et al. Histopathology of cervical epithelium. In: Burghard E, et al. Colposcopy cervical pathology-textbook and atlas. 2nd ed. Rio de Janeiro: Thieme; 1991.
9. Campaner AB, et al. Imunologia do trato genital inferior. In: Martins NV, et al. Patologia do trato genital inferior. 2 ed. São Paulo: Roca; 2014.
10. Focchi GR, et al. Histologia do trato genital inferior. In: Martins NV, et al. Patologia do trato genital inferior. 2 ed. São Paulo: Roca; 2014.

Capítulo **88** ■ **Julisa Chamorro Lascasas Ribalta** ■ **Jose Focchi**

Colposcopia na Patologia do Trato Genital Inferior

■ INTRODUÇÃO

Nos idos de 1924, o diagnóstico de câncer de colo uterino era realizado pela simples inspeção do colo do útero, seguido de biópsia de lesões sangrentas suspeitas; o diagnóstico histopatológico baseava-se na invasão do córion. Nessa oportunidade o prof. Hans Hinselmann (1884-1959), a partir de um microscópio de dissecção, binocular, da marca Leitz, idealizou um instrumento para a observação do colo uterino, da vagina e da vulva que, melhorando a visibilização, com aumentos de 10 ×, poderia localizar pequenas lesões que precederiam às grandes alterações exofíticas, características da maioria das neoplasias cervicais vistas naquela época.

A esse instrumento foi dado o nome de colposcópio, útil na magnificação estereoscópica das imagens. Os aspectos encontrados com o novo instrumento foram sendo ao longo do tempo identificados e classificados, recebendo as imagens diferentes terminologias.[1]

A nomenclatura vigente é a estabelecida em 2011, no XIV Congresso Mundial de Patologia Cervical Uterina e Colposcopia da International Federation for Cervical Pathology and Colposcopy (IFCPC). Durante esse Congresso, o Comitê de Nomenclatura, presidido pelo Prof. Dr. Jacob Bernstein, fez constar orientações de terminologia para Imagens do colo uterino, da vagina, e posteriormente sugeriu a terminologia para aspectos vulvares. Ainda em relação ao colo uterino, definiu tipos de conduta cirúrgica para diferentes lesões.[2]

Data de dezembro de 1924 a primeira apresentação do novo instrumento de avaliação clínica. Posteriormente, o próprio idealizador do aparelho foi, ao longo do tempo, apresentando modificações técnicas ao exame, em especial relativas a soluções líquidas de apoio, ácido acético, solução iodada de Schiller e hipossulfito de sódio.

Nos anos que se seguiram, outros autores foram acrescentando melhoramentos como filtros de cores, lâmpadas incandescentes, técnicas de fluorescência, técnicas de documentação, fotogramas, entre vários outros.

Hinselman, a princípio, valorizava as imagens que rotulara de matrizes ou rubricas, como leucoplasia, base de leucoplasia e mosaico, consideradas lesões pré-cancerosas, além das alterações inflamatórias e vasculares típicas e atípicas. Com o passar do tempo o método colposcópico começou a ser divulgado pela Europa e posteriormente pelas Américas do Norte com Emmet (1931), e do Sul com Jacob (1932), na Argentina, e Arnaldo de Morais e João Paulo Rieper (1940) no Brasil.[3]

No pós-guerra estabeleceu-se entre os diferentes autores questionamentos sobre qual método seria o mais adequado para o rastreamento do câncer uterino, a colposcopia ou a citologia oncótica de Papanicolaou .

Vários ensaios surgiram nas décadas de 1950 e 1960, até que Navratil *et al.* concluíram por serem métodos complementares e não competitivos, pois a acurácia diagnóstica com a aplicação de ambos os exames elevava-se a 96% das vezes.

Com o advento dos estudos referentes ao Papilomavírus Humano e sua conotação com lesões neoplásicas, novo impulso teve a colposcopia no sentido mais específico de identificação das imagens e suas relações com o agente viral, podendo-se então afirmar que a colposcopia tem como objetivo principal identificar lesões precursoras e invasivas. Com esse intuito, não é método para rastreamento daquelas lesões, mas sim método complementar à citologia oncológica, para o encontro de lesões suspeitas e indicação do melhor local para biópsia.[4]

Quando se tem o intuito de ensino e ou de pesquisa, há a possibilidade de lançar mão da colposcopia digital, isto é, a conversão dos sinais de imagem obtidos pelo colposcópio e digitalizados podendo ser visualizados e manipulados por computador. Com ferramentas digitais adequadas é possível marcar determinadas áreas que serão mensuradas quanto a perímetros assinalados, intensidade de espessamentos e coloração, mensuração de calibres vasculares e outros pormenores não possíveis pela simples visualização magnificada.

Com um divisor de imagens acoplado ao cabeçote do colposcópio, é possível adaptar-se uma câmera fotográfica analógica ou preferencialmente digital, ou ainda de vídeo, para a documentação. Esses equipamentos favorecem o arquivamento das imagens para posterior revisão. O conjunto do colposcópio, câmeras e computador deverá ainda ser acoplado a uma boa impressora, com definição de imagem a partir de 1200 × 600 dpi.[5]

Para adequado exame colposcópico são sugeridas quatro fases (ASCCP2), segundo a sigla VASC (em inglês: *visualisation, assesment, sampling* e *correlation*), considerando a boa visualização da imagem, a sua adequada observação e compreensão, boa amostragem por biopsia consistente e correlação de todos os resultados.

■ EXAME COLPOSCÓPICO

O colposcopista necessita de conhecimentos de fisiologia e patologia do trato genital inferior nas diferentes fases da vida da mulher, desde infância, adolescência, maturidade, gestação, até a senilidade. Além disso, conhecimentos da infecção por Papilomavírus Humano, dos gradientes de suspeitas, e saber relacionar dados de citologia e anatomia patológica para adequar suas resoluções e interpretações dos diferentes exames.

A capacidade da colposcopia em identificar a presença de lesão está em torno de 51%, sendo a sua sensibilidade 96%, e a especificidade 19%. Porém, o valor preditivo positivo é de 65%, e o valor preditivo negativo 75%. Se associarmos dois métodos, citologia e colposcopia, a capacidade de detectar a presença de lesões eleva-se a 63%. Outra metanálise mostra sensibilidade de 96% e especificidade de 48%.[6-7]

O objetivo da colposcopia não se restringe à simples observação, e sim ajuda na escolha da melhor área de alteração, de significância maior que possa corresponder ao achado de maior gravidade dentro de determinado quadro histopatológico.[8]

Técnicas para o exame colposcópico

O ambiente para a realização da colposcopia deve ser calmo, preferencialmente à meia luz, assegurando tranquilidade e privacidade à paciente. A mulher, após lhe ter sido explicado claramente como será o exame, estará acomodada em mesa de exame ginecológico, em decúbito dorsal, com as pernas semifletidas sobre as coxas e entreabertas. Essa posição favorece a primeira avaliação a ser realizada, que é a observação macroscópica da vulva e de seus componentes até as regiões perianal e anal.

Ao lado da mesa ginecológica colocar-se-á a mesa auxiliar, onde estarão depositados todos os materiais a serem utilizados: luvas, bolinhas de algodão, gases, espátulas de madeira e frascos com líquido conservante para eventual exame citológico, além dos instrumentos: espéculos vaginais, pequeno e médio, pinças porta-algodão, pinças de biópsia com bom fio de corte, pinças de canal, pequenas curetas, gancho de Iris, agulhas, pequenas seringas, preferencialmente tipo insulina subcutânea já agulhadas.

Soluções

Estarão ainda ao alcance das mãos do examinador os frascos com as soluções usadas para o exame colposcópico: soro fisiológico a 0,9%, ácido acético a 2% e a 5%, solução iodada de Lugol e solução de hipossulfito de sódio a 1%. O soro fisiológico será utilizado para limpeza do ambiente vaginal e retirada de resíduos celulares, sangue e muco, porventura ali existentes.

A solução de ácido acético a 2% ou a 5% tem como finalidade promover a mucólise superficial no colo e desencadear o processo de desnaturação proteica de citoqueratina dos epitélios pavimentosos atípicos ou imaturos, que resultarão em espessamentos acetobrancos. Mais ainda, levar à discreta vasoconstricção da superfície cervical e vaginal, culminando, na sequência, em discreto edema que auxilia na observação.

A solução iodada de Lugol será usada como diferenciador de áreas escamosas atípicas ou não, segundo as regiões fiquem amarelo-nacaradas ou de coloração amarronzada, respectivamente. Se por ventura houver a intenção de repetir todo o exame desde o início, será então utilizada a solução de hipossulfito de sódio a 1%, que retirará o efeito do iodo e favorecerá nova aplicação de ácido acético. É conveniente atentar para o fato de que todas as soluções citadas devem ter anotado em seus frascos seu prazo de validade, para que haja bom desempenho.

Focalização e magnificação

Passo seguinte é a avaliação do foco do colposcópio, que deve estar afastado do alvo de exame na distância semelhante ao comprimento do canhão do colposcópio, em geral 300 mm, valor habitualmente marcado no aro da objetiva. A focalização das oculares deve ser realizada, uma de cada vez, de acordo com as dioptrias de cada observador. Estando o aparelho ajustado para o menor aumento, fecha-se um dos olhos e o outro irá procurar o melhor foco com movimentos delicados do micrômetro ou da manopla do colposcópio, em pequenos deslocamentos para frente e para traz. A seguir, faz-se o mesmo procedimento para o olho contralateral. Neste momento deve já estar acertada a distância interpupilar, segundo cada examinador. Procura-se então olhar com os dois olhos simultaneamente, avaliando se a imagem de cada ocular sobrepõe-se à da outra. A focalização estará adequada para todos os aumentos.[9]

O colposcópio pode ter magnificação fixa única ou múltipla: baixa, média ou alta. A magnificação baixa, de 2 a 6 ×, é útil para a avaliação simples da vulva, e a média, de 10 a 16 ×, para avaliação da vulva, vagina e colo do útero. Os maiores aumentos, de 25 e 40 ×, são especiais para avaliação da vasculatura e definição de seu padrão típico ou atípico. Os colposcópios também são equipados com filtro verde, que favorece a visualização de imagens vasculares, deixando a cor vermelha dos vasos negra e com maior contraste contra fundo claro esverdeado.[10]

Exame propriamente dito

A primeira etapa será a avaliação em menor aumento das estruturas componentes da vulva, desde o púbis até o sulco interglúteo, do sulco inguinocrural de um lado e do outro; anotando-se o aspecto e as formas dos lábios maiores, os sulcos interlabiais, os lábios menores, o vestíbulo vulvovaginal e suas estruturas, observação do introito vaginal e estruturas vestibulares, em especial o óstio da vagina, dimensionando qual o melhor tamanho do espéculo para que realmente seja autoajustável. Anormalidades vulvares constatadas serão analisadas cada uma de per si, neste momento, ou ao final da colposcopia cervicovaginal.

Em não havendo alterações, prossegue-se o exame com a colocação do espéculo vaginal, de forma delicada e segura. Segue-se a observação do interior da cavidade vaginal e locação adequada do colo do útero coincidente com o eixo vaginal, promove-se a limpeza usando-se bolinhas de algodão umedecidas com o soro fisiológico. Nesta etapa observa-se a distribuição e comportamento da vascularização das diferentes estruturas; essa observação poderá ser melhorada com a utilização do filtro verde. A seguir, passa-se ao uso da solução de ácido acético a 2% e aguarda-se alguns segundos para observar a reação do epitélio. É importante salientar que todas as soluções empregadas não devem ser esfregadas contra os tecidos, simplesmente banhar-se-á as paredes com delicadeza para evitar traumatismos indesejáveis. Os achados colposcópicos detectados deverão ser fotografados nesta etapa e devidamente registrados. Para os casos duvidosos far-se-á a aplicação do Lugol (teste de Schiller), e seu resultado também será registrado.

Biópsias

Quando indicado, proceder-se-á a biópsia de tantos quantos fragmentos sejam necessários, tomando-se os cuidados de escolher as áreas de maior representativi-

dade das imagens. Múltiplos são os modelos de pinças de biópsia, sendo a mais comum a pinça saca bocado de Gailor Medina. O melhor modelo é aquele ao qual o operador está mais habituado.

As biópsias a serem realizadas na cérvix não necessitam de anestesia tópica, embora a paciente deva ser avisada de ligeiro desconforto. Já as biópsias que sejam necessárias nos terços médio e inferior das paredes vaginais e na vulva deverão receber previamente anestesia tópica por infiltração submucosa de solução de lidocaína a 2%. Importante perguntar à mulher se há história pregressa de alergia a anestésicos, de sangramentos excessivos e do uso de anticoagulantes orais. Fato importante nesse momento é observar se a pinça de biópsia está com bom fio de corte para não amassar o tecido que se quer analisado. Faz-se pequena pressão sobre o local da imagem que será avaliada, com a pinça entreaberta. Delicadamente faz-se pequena prega na mucosa, fecha-se a pinça e com movimento rápido e seguro de torção retira-se o fragmento. Os fragmentos obtidos serão então depositados em solução conservante de formol a 10%, na proporção mínima de 1:9, ou seja, volume da peça para 9 volumes da solução, para encaminhamento posterior ao laboratório de anatomia patológica.[10]

Terminologia

Na mais recente terminologia colposcópica apresentada pela Federação Internacional de Patologia Cervical Uterina e Colposcopia (IFCPC) no Rio de Janeiro em 2011, dentre as considerações gerais iniciais, visa-se com todas as observações estabelecer uniformidade nos laudos colposcópicos. Nesse tópico salienta se a neces sidade de qualificar o ato colposcópico de adequado ou inadequado, segundo as condições do exame. Considera-se também a visibilidade da junção escamo-colunar (JEC), se posicionada no orifício externo do colo uterino ou disposta na ectocérvix, ou ainda dentro do canal endocervical, de forma parcial ou total (Quadro 88.1).

Caracterização dos aspectos colposcópicos

Nessa etapa do ato colposcópico pode-se descrever as características do muco cervical, se cristalino, opalescente, opaco, catarral e sanguinolento ou hemorrágico. A caracterização da zona de transformação (ZT) é o momento seguinte em que se define se a mesma é de tipo 1, 2 ou 3 após a aplicação da solução de ácido acético.

Zona de transformação corresponde a zona epitelial localizada entre a antiga junção escamocolunar, agora chamada escamoescamosa, e a nova junção escamocolunar próxima ao orifício uterino ou dentro do canal endocervical. Essa área já foi chamada historicamente de terceira mucosa. A ZT tipo 1 é aquela em que a JEC encontra-se bem próxima à borda do orifício externo uterino ou não, porém a área de epitélio escamoso metaplásico é totalmente visí-

Tratado de Ginecologia

vel. Pode haver algum grau de ectopia associada. Por sua vez, a ZT tipo 2 apresenta a JEC e a própria área metaplásica parcialmente dentro do canal endocervical. Porém, com algumas manobras simples essa ZT torna-se totalmente visível. Já a ZT tipo 3 está total ou parcialmente localizada no interior da endocérvice; por mais que se tente não se consegue definir sua extensão dentro do canal e a localização da JEC à colposcopia (Figuras 88.1 a 88.3).

A seguir são descritos os "achados normais", em que serão citados os epitélios escamoso original, maduro ou atrófico, o epitélio glandular e eventual de ectopia. Segue-se a descrição do epitélio metaplásico, com seus componentes cistos e orifícios glandulares, epitélios em evolução e a vascularização. No caso de exame em gestante, descrever-se-á a deciduose, alteração citoestromal própria da gestação (Figuras 89.4 a 89.12).

Quadro 88.1 Terminologia colposcópica do colo uterino IFCPC 2011.

Terminologia colposcópica do colo uterino IFCPC 2011[1]

Avaliação geral

- Colposcopia adequada ou inadequada (especificar o motivo: sangramento, inflamação, cicatriz, etc.);
- Visibilidade da junção escamocolunar : completamente visível, parcialmente visível e não visível;
- Zona de transformação Tipo 1, 2 ou 3.

Achados colposcópicos normais

- Epitélio escamoso original maduro/atrófico;
- Epitélio colunar/ectopia;
- Epitélio escamoso metaplásico, cistos de Naboth, orifícios (glândulas) abertos;
- Deciduose na gravidez.

Achados colposcópicos anormais

- Princípios gerais – localização da lesão: dentro ou fora da ZT e de acordo com a posição do relógio;
- Tamanho da lesão: número de quadrantes do colo uterino envolvidos pela lesão e tamanho da lesão em porcentagem do colo uterino;
- Grau 1 (menor): epitélio acetobranco tênue, de borda irregular ou geográfica, mosaico fino, pontilhado fino;
- Grau 2 (maior): epitélio acetobranco denso, acetobranqueamento de aparecimento rápido, orifícios glandulares espessados, mosaico grosseiro, pontilhado grosseiro, margem demarcada – sinal da margem interna – sinal da crista (sobrelevado).
- Não específico
- Leucoplasia (queratose, hiperqueratose), erosão, captação da solução de lugol: positiva (corado) ou negativa (não corado) (teste de Schiller negativo ou positivo);
- Suspeita de invasão;
- Vasos atípicos;
- Sinais adicionais: vasos frágeis, superfície irregular, lesão exofítica, necrose, ulceração (necrótica), neoplasia tumoral/grosseira;
- Miscelânea: zona de transformação congênita, condiloma, pólipo (ectocervical/endocervical), inflamação, estenose, anomalia congênita, sequela pós-tratamento, endometriose.

Apêndice:
- Tipos de tratamento excisional do colo uterino
- Tipo de excisão 1, 2 e 3
- Dimensões do espécime, da excisão;
- Comprimento: corresponde à distância da margem distal/externa à margem proximal/interna;
- Espessura: distância da margem estromal à superfície do espécime excisado;
- Circunferência (opcional): perímetro do espécime excisado.

Fonte: Jacob Bernstein *et al.*

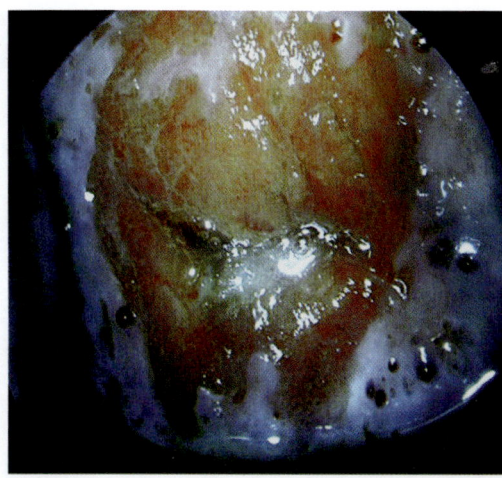

Figura 88.1 Zona de transformação do tipo 1 (arquivo PTGI-Unifesp).

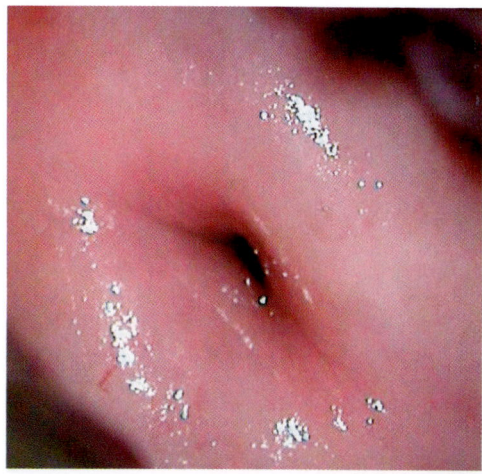

Figura 88.4 Aspectos colposcópicos normais: epitélio escamoso original maduro (arquivo PTGI-Unifesp).

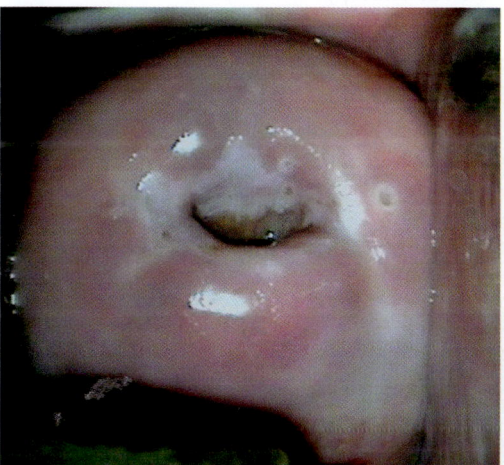

Figura 88.2 Zona de transformação do tipo 2 (arquivo PTGI-Unifesp).

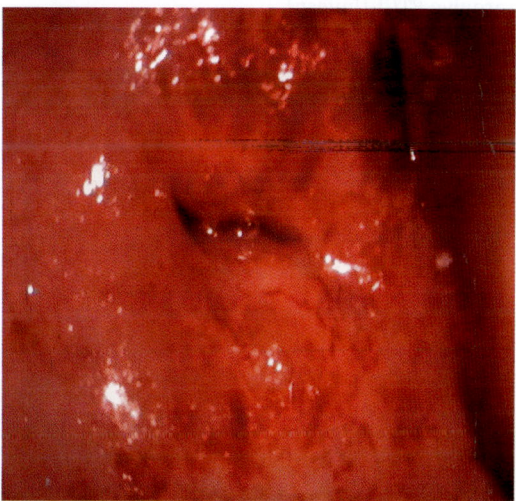

Figura 88.5 Aspectos colposcópicos normais: epitélio escamoso atrófico (arquivo PTGI-Unifesp).

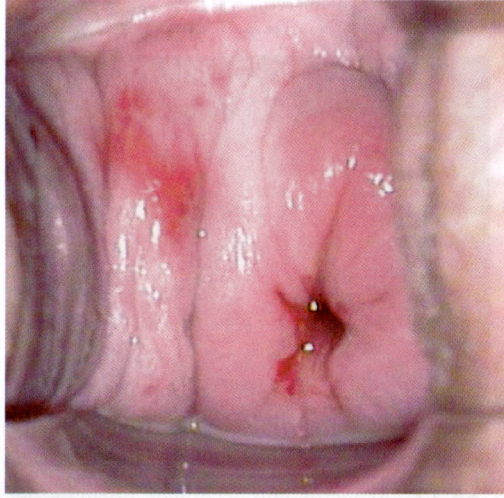

Figura 88.3 Zona de transformação do tipo 3 (arquivo PTGI-Unifesp).

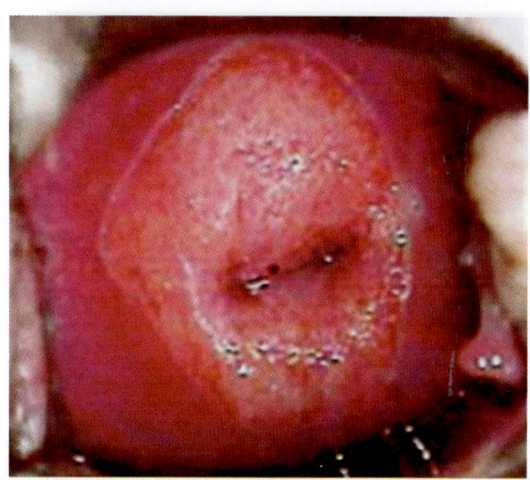

Figura 88.6 Aspectos colposcópicos normais: epitélio colunar – ectopia (arquivo PTGI-Unifesp).

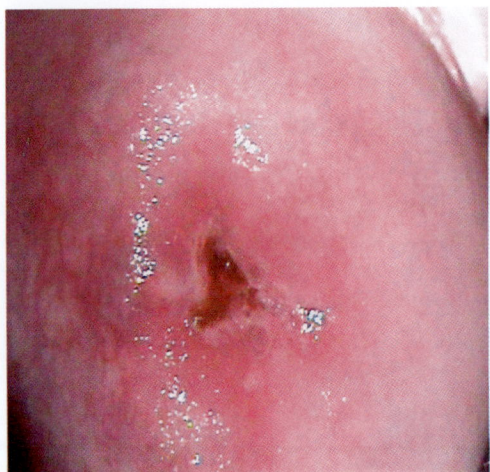

Figura 88.7 Aspectos colposcópicos normais: zona de transformação com junção escamocolunar escamocolunar periorificial (arquivo PTGI-Unifesp).

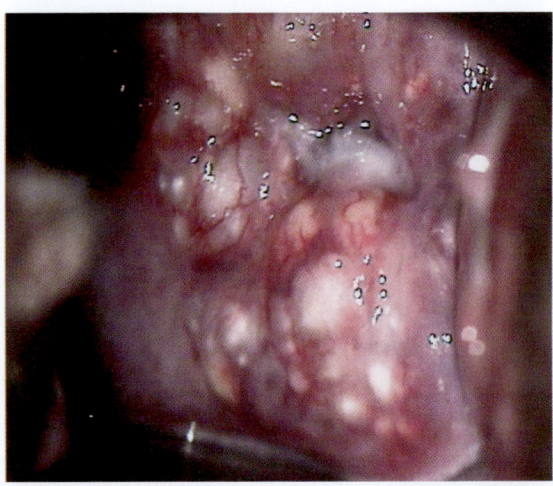

Figura 88.10 Aspectos colposcópicos normais: zona de transformação completa com múltiplos cistos glandulares (arquivo PTGI-Unifesp).

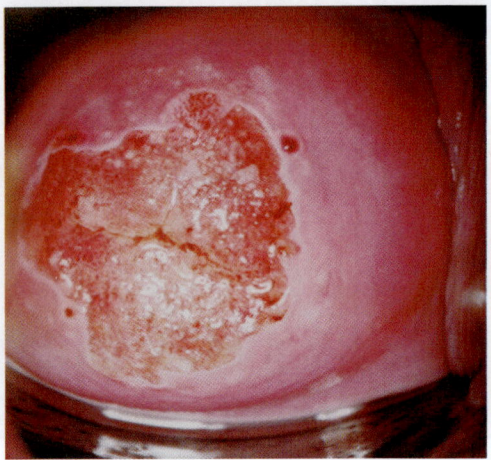

Figura 88.8 Aspectos colposcópicos normais: zona de transformação inicial (arquivo PTGI-Unifesp).

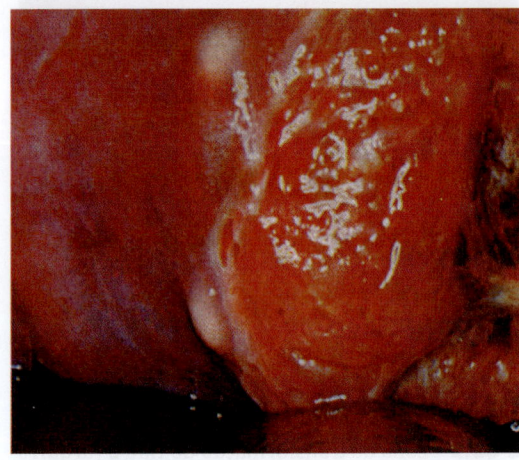

Figura 88.11 Aspectos colposcópicos normais: deciduose em forma nodular (arquivo PTGI-Unifesp).

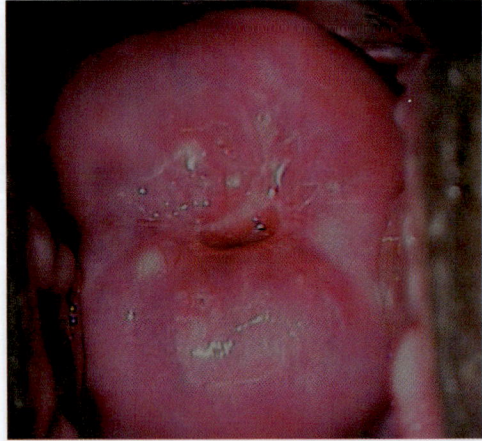

Figura 88.9 Aspectos colposcópicos normais: zona de transformação completa com poucos cistos e orifícios glandulares (arquivo PTGI-Unifesp).

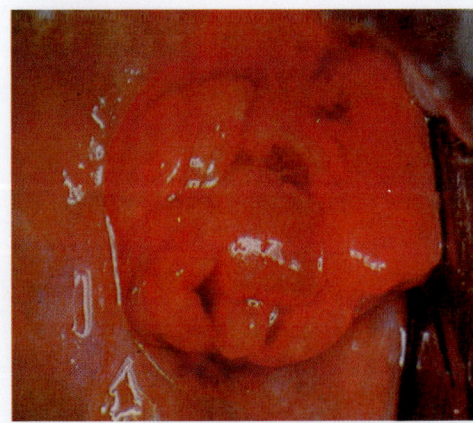

Figura 88.12 Aspectos colposcópicos normais deciduose em forma de proliferação papilomatosa (arquivo PTGI-Unifesp).

Os "achados colposcópicos anormais" correspondem ao tópico seguinte, cuja caracterização inicia-se pelos princípios gerais, salientando-se o local das imagens, dentro ou fora da zona de transformação, além de suas extensões, em número de quadrantes ocupados ou porcentagens de área comprometida.

Distingue-se na atual terminologia dois grupos de achados colposcópicos anormais: o grupo 1, antigamente conhecido como "alterações menores", de imagens mais delicadas, de surgimento lento e desaparecimento rápido após a aplicação do ácido acético. Compõem o grupo 1 os epitélios acetobranco fino, pontilhados e mosaicos delicados (Figuras 89.13 a 89.19). O tecido atípico apresenta-se como área de coloração branca tênue, plana ou micropapilar, com bordas pouco nítidas, ou recortadas como penas ou ainda em formato geográfico. Estas imagens podem ser observadas como parte da zona de transformação ou fora dela e há somente participação do epitélio. A extensão e a profundidade médias do epitélio acetobranco nesta etapa são 4,10 mm ± 2,84 e 0,42 mm ± 0,28, respectivamente. A coloração com o teste de Schiller é parcial, indicando ainda a presença de glicogênio nas camadas superiores.[11-12]

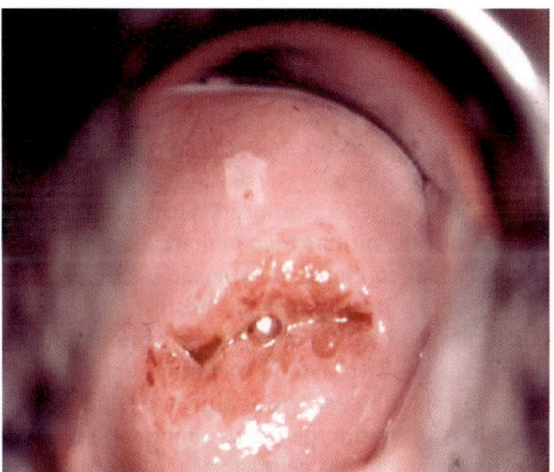

Figura 88.13 Aspectos colposcópicos anormais – grupo 1. epitélio acetobranco fino de pequena dimensão (arquivo PTGI-Unifesp).

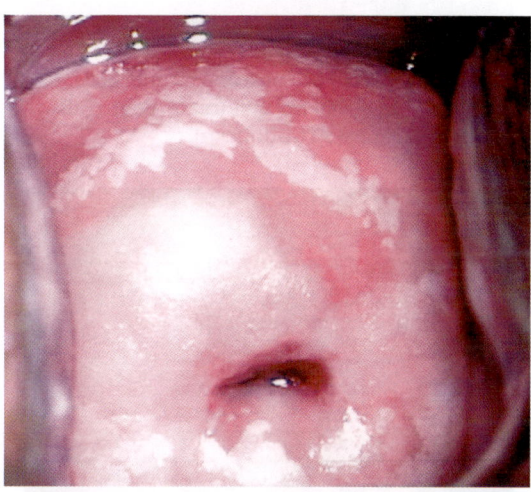

Figura 88.15 Aspectos colposcópicos anormais – grupo 1. epitélio acetobranco fino em múltiplas áreas satélites (arquivo PTGI-Unifesp).

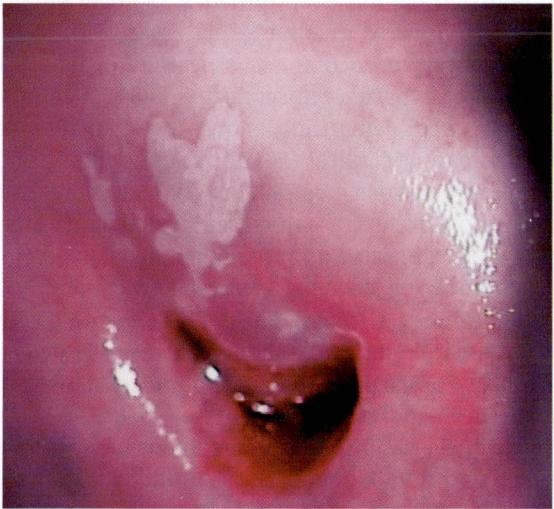

Figura 88.14 Aspectos colposcópicos anormais – grupo 1. epitélio acetobranco fino no quarto quadrante (arquivo PTGI-Unifesp).

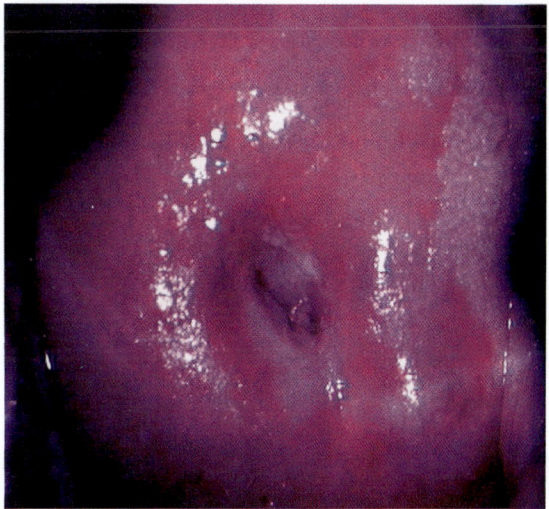

Figura 88.16 aspectos colposcópicos anormais – grupo 1. epitélio acetobranco fino posicionado ecto e endocervical (arquivo PTGI-Unifesp).

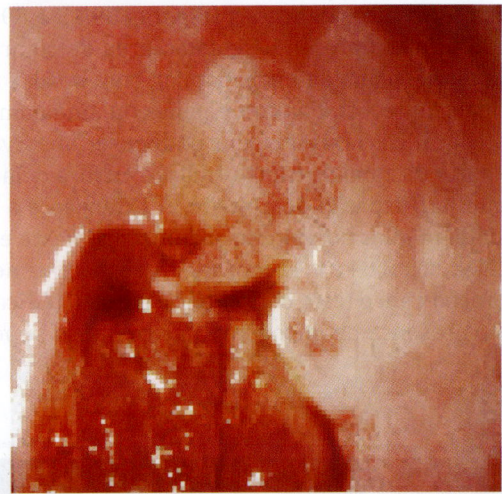

Figura 88.17 Aspectos colposcópicos anormais – grupo 1. pontilhado fino no primeiro quadrante dentro da zona de transformação (arquivo PTGI-Unifesp).

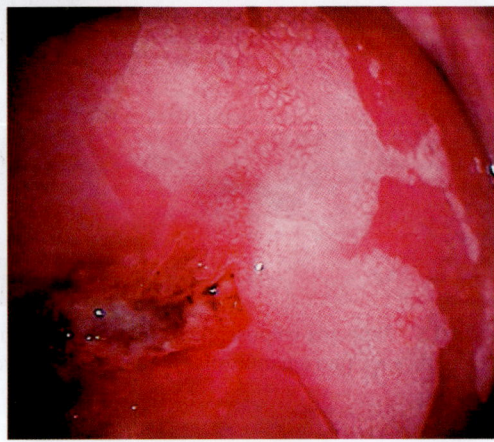

Figura 88.18 Aspectos colposcópicos anormais – grupo 1. pontilhado fino no primeiro e segundo quadrantes associado a epitélio acetobrancos e mosaico fino (arquivo PTGI-Unifesp).

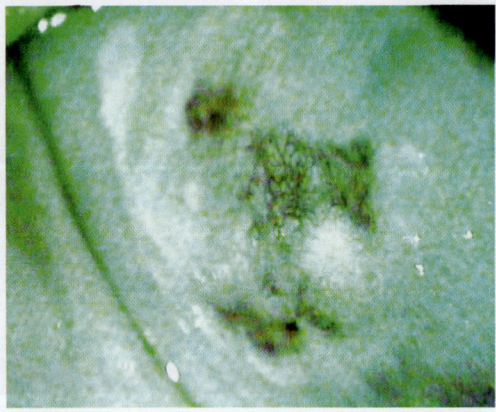

Figura 88.19 Aspectos Colposcópicos anormais – grupo 1. pontilhado fino e mosaico delicado vistos com filtro verde. (arquivo PTGI-Unifesp)

Variante colposcópica do epitélio acetobranco que também sugere infecção por HPV é a de micropapilas difusas disseminadas ou restritas a pequenos focos. Correspondem a discreto edema e tendência a papilomatose dérmica do epitélio cervicovaginal. Seu aspecto é discretamente esbranquiçado e pouco sobrelevado, podendo confundir com colpites de outras etiologias. Outras vezes salientam-se algumas das papilas, assumindo o aspecto de pequenas espículas isoladas. A prova de Schiller em ambos os casos mostra iodo negatividade apenas nos ápices das papilas.

O outro grupo, denominado grupo 2, que correspondia ao das alterações maiores das classificações anteriores, congrega as imagens mais evidentes e significantes, acetobranqueamentos de surgimento rápido e mais persistentes. Na progressão da infecção pelo HPV, os eventos moleculares acentuam-se, a proliferação celular vai sendo intensificada, ocupando mais camadas do epitélio escamoso. O índice de maturação é menor, a lesão vai aumentando de tamanho, deslocando com mais força as células circunjacentes. Nessa fase, o aspecto colposcópico é de área de epitélio acetobranco brilhante ou branco neve, com bordas nítidas bem demarcadas, perdendo o aspecto geográfico inicial. A extensão e a profundidade médias do epitélio acetobranco nesta etapa são, 5,84 ± 4,13 mm e 0,93 ± 0,71 mm, respectivamente. O teste de Schiller é positivo, isto é, o epitélio em estudo não se cora em castanho escuro, adquirindo, sim, coloração amarelada e sugerindo pequena quantidade ou até ausência de glicogênio nas células.[13-15]

Com o agravamento da lesão observa-se o aumento de seu tamanho, em geral comprometendo criptas glandulares da zona de transformação e estendendo-se para o interior do canal cervical, o que é melhor caracterizado com o auxílio de pinças apropriadas. Ocupam em geral dois, três ou quatro quadrantes da ectocérvice. A imagem colposcópica encontra-se espessada e pode estar sobrelevada. A borda ectocervical externa encontra-se retificada e bem demarcada, enquanto a cranial tende a penetrar no canal cervical. Os orifícios das criptas glandulares comprometidas mostram halo branco sobrelevado. A coloração é branca fosca, acinzentada ou ainda branca perolada. A extensão e a profundidade médias do epitélio acetobranco, nesta etapa são, respectivamente, 7,60 ± 4,32 mm e 1,35 ± 1,15 mm. O teste de Schiller é positivo, com cor amarelo mostarda indicando ausência de glicogênio na lesão. São os epitélios acetobrancos densos com relevo, pontilhados e mosaicos grosseiros. Atente-se para o fato de que essas imagens têm margens bem marcadas e podem permitir distinguir, na sua intimidade, o sinal da margem interna, separando dois aspectos dentro da mesma imagem; pode-se também observar o sinal da crista, que se refere a uma superfície em relevo, sobrelevada (Figuras 88.20 a 88.26).

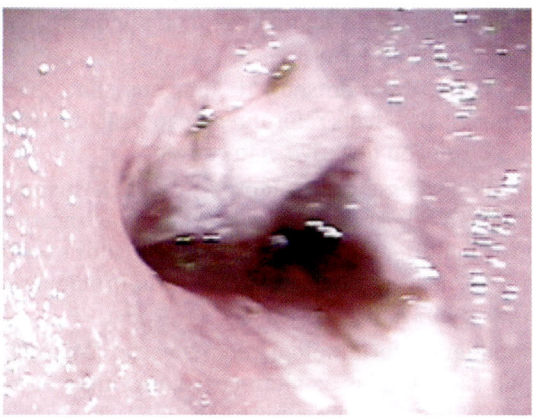

Figura 88.20 Aspectos colposcópicos anormais – grupo 2. epitélio acetobranco denso ocupando três quadrantes e adentrando canal endocervical (arquivo PTGI-Unifesp).

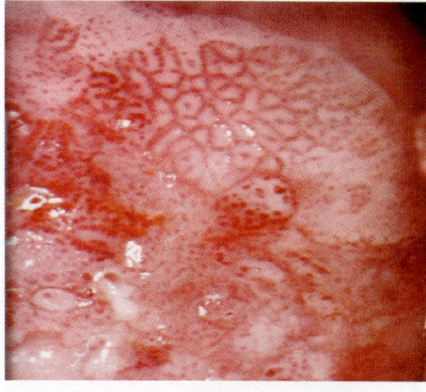

Figura 88.23 Aspectos colposcópicos anormais – grupo 2. mosaico grosseiro de campos irregulares (arquivo PTGI-Unifesp).

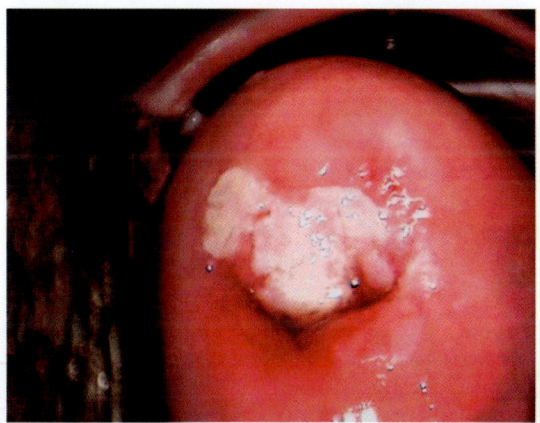

Figura 88.21 Aspectos colposcópicos anormais – grupo 2. epitélio acetobranco denso ocupando dois quadrantes anteriores (arquivo PTGI-Unifesp).

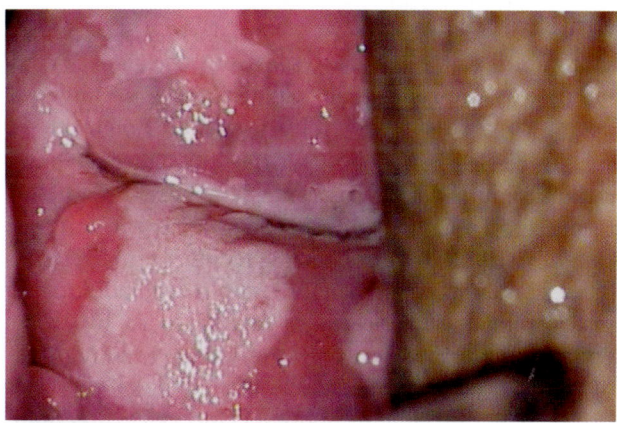

Figura 88.24 Aspectos colposcópicos anormais – grupo 2. epitélio acetobranco com margem demarcada (arquivo PTGI-Unifesp).

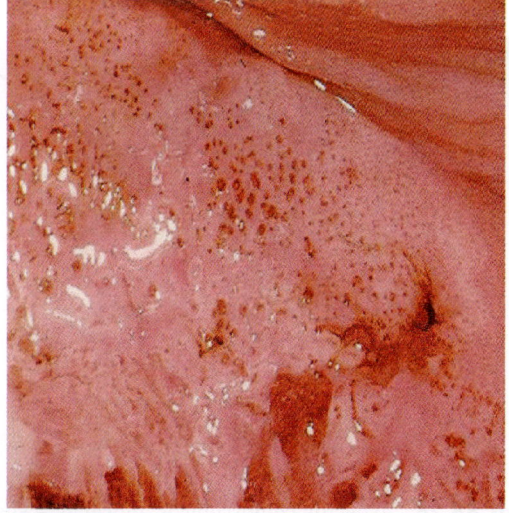

Figura 88.22 Aspectos colposcópicos anormais – grupo 2. pontilhado grosseiro no lábio anterior (arquivo PTGI-Unifesp).

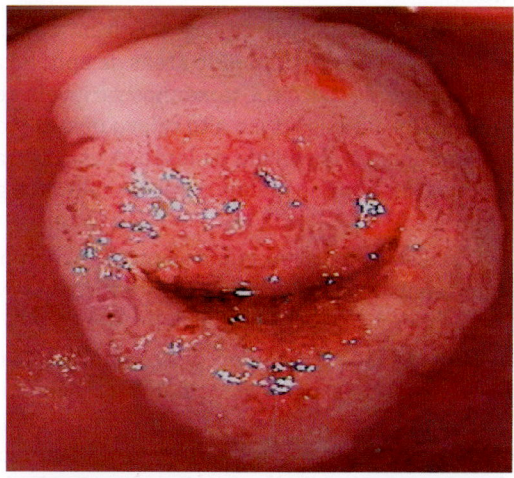

Figura 88.25 Aspectos colposcópicos anormais – grupo 2. epitélio acetobranco denso associado a pontilhado grosseiro apresentando sinal da margem interna nítida (arquivo PTGI-Unifesp).

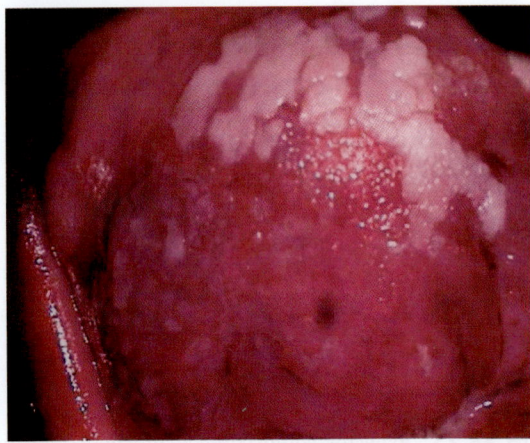

Figura 88.26 Aspectos colposcópicos anormais – grupo 2. epitélio acetobranco denso com sinal da crista (arquivo PTGI--Unifesp).

O pontilhado e o mosaico são aspectos colposcópicos indicativos de proliferação celular associada à angiogênese decorrente do maior afluxo sanguíneo no local.

Caracteriza-se, o pontilhado, por placa de base branca com pontos vermelhos correspondentes a capilares terminais, irregulares, dilatados e proeminentes. A área é bem definida e sobressai do tecido normal circundante. Tanto mais importante será o pontilhado quanto mais irregular suas projeções vasculares na superfície epitelial. Aspecto sugestivo de pontilhado é também visto nas colpites de etiologia não viral, onde os capilares dispõem-se difusamente sobre a ectocérvice, no entanto, sem demarcação entre áreas alteradas ou não. O teste de Schiller é positivo (não corado) no pontilhado das lesões induzidas por HPV e negativo (corado) nas colpites não virais.

O mosaico, por sua vez, indica existirem capilares paralelos à superfície circundando áreas de epitélio acetobranco, formando blocos de tamanhos variáveis, regulares ou não. As dimensões e o alto relevo destes blocos são proporcionais à gravidade da lesão. A espessura do epitélio pode ser mais ou menos regular, segundo o grau de proliferação

A associação de aspectos colposcópicos corresponde às imagens mais vezes relacionadas a alterações HPV induzidas (as neoplasias intraepiteliais).

No grupo de aspectos colposcópicos anormais ainda surge o tópico: não específico, com a referência a imagens de significado não muito claro, como a leucoplasia e a erosão. A leucoplasia, em particular, caracteriza-se por placa branca já visível antes da aplicação do ácido acético e corresponde, na quase totalidade das vezes, a espessamento queratinizado, reativo, benigno, do epitélio. Por vezes aparece como componente de associação

de imagens em casos de maior gravidade ou de neoplasia francamente invasora.

Faz parte ainda do setor de imagens não específico as respostas possíveis referentes à captação do iodo, positivo, corado, ou negativo, não corado.

Segue-se a esse grupamento os casos de suspeita de invasão, em que se deve atentar à vascularização atípica, ou a sinais de franca invasão, como tecidos exofíticos, ulceração, necrose ou fragilidade da superfície da lesão (Figuras 89.27 a 89.30).

Completa a terminologia com a seção "Miscelânea", na qual são situadas as alterações congênitas ou não e as sequelas de tratamentos realizados sem qualquer relação com malignidade. Nesse grupo estão listadas as

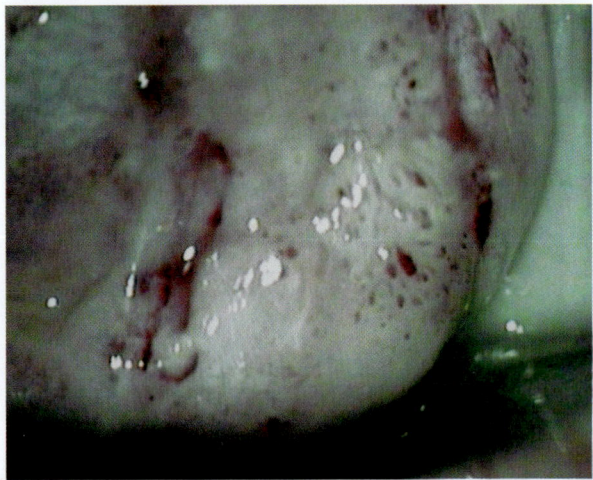

Figura 88.27 Aspectos colposcópicos anormais – suspeita de invasão. vascularização atípica vista com filtro verde (arquivo PTGI-Unifesp).

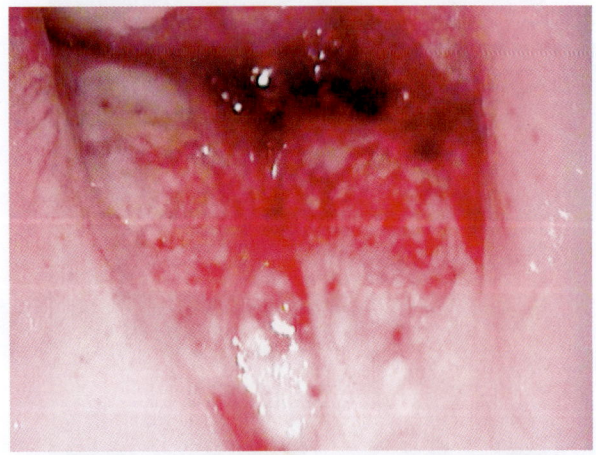

Figura 88.28 Aspectos colposcópicos anormais – suspeita de invasão. vascularização atípica ocupando dois quadrantes do lábio posterior (arquivo PTGI-Unifesp).

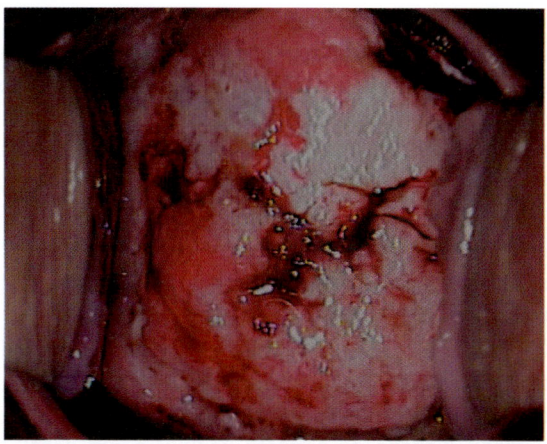

Figura 88.29 Aspectos colposcópicos anormais – suspeita de invasão. vascularização atípica e erosões em epitélio irregular (arquivo PTGI-Unifesp).

imagens de zona de transformação congênita, condilomas, pólipos (ectocervical/endocervical), inflamação, estenose, anomalia congênita, sequela pós-tratamento e endometriose (Figuras 89.31 a 89.36).

O exame colposcópico realizado por profissional experiente é fundamental na avaliação da extensão e da gravidade da lesão e permite pressupor, em bom percentual de casos, o diagnóstico histopatológico.

Nesses casos, diante de diagnóstico citológico de lesão pré-neoplásica ou neoplásica e de imagem colposcópica anormal, a principal indicação da colposcopia reside na escolha da técnica de biópsia e do local mais apropriado para a retirada do fragmento a ser analisado.[8]

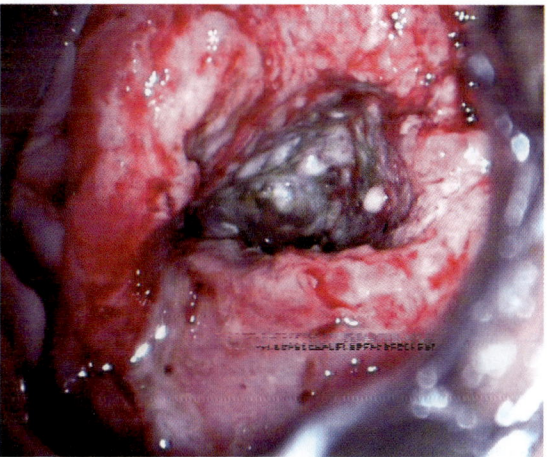

Figura 88.30 Aspectos colposcópicos anormais – suspeita de invasão. Necrose tumoral (arquivo PTGI-Unifesp).

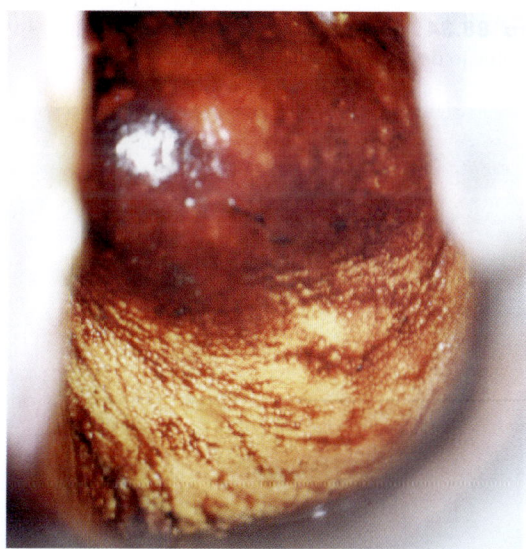

Figura 88.32 Miscelânea: colpite micropapilar – vista com solução de lugol (arquivo PTGI-Unifesp).

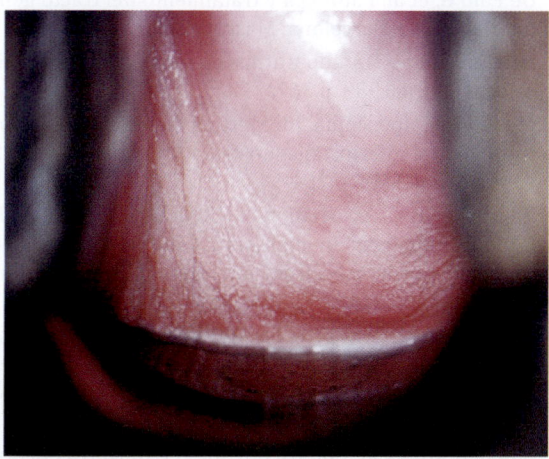

Figura 88.31 Miscelânea: colpite micropapilar – vista com ácido acético (arquivo PTGI-Unifesp).

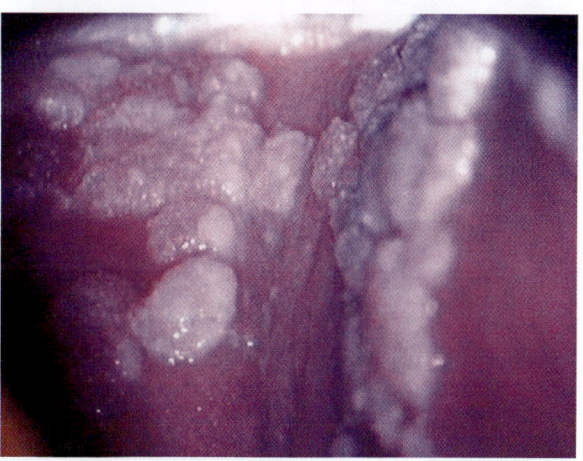

Figura 88.33 Miscelânea: condilomas em colo e vagina – vistos com ácido acético (arquivo PTGI-Unifesp).

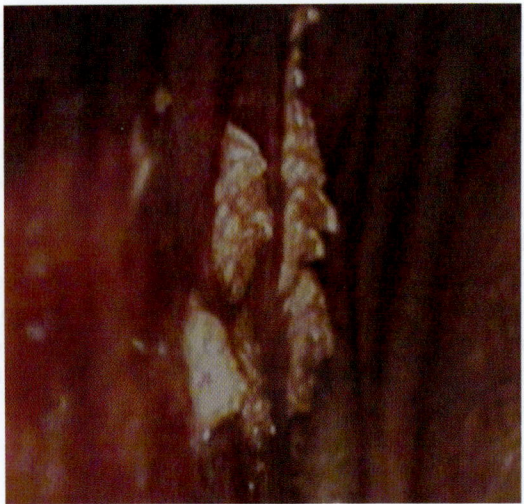

Figura 88.34 Miscelânea: condilomas em vagina – vistos com solução de Lugol (arquivo PTGI-Unifesp).

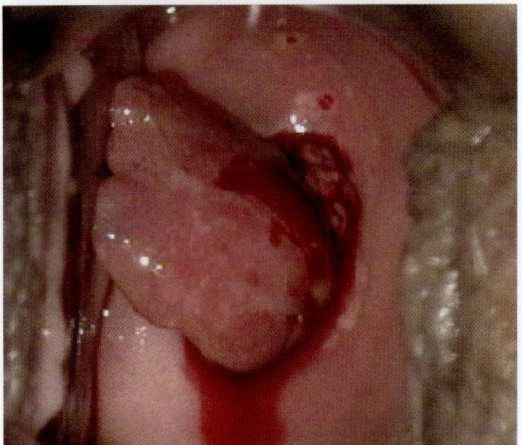

Figura 88.35 Miscelânea: pólipos endocervicais (arquivo PTGI-Unifesp).

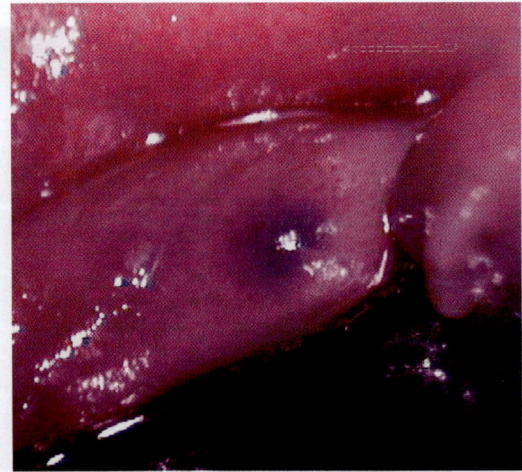

Figura 88.36 Miscelânea: Foco de endometriose em parede vaginal (Arquivo PTGI-Unifesp).

A novidade na terminologia de 2011 fica mais salientada em sua última parte, o apêndice, onde constam observações quanto aos tipos de tratamento excisional possíveis e às características de sua escolha quanto a dimensão, comprimento, espessura e circunferência do segmento a ser excisado.

A terminologia dos aspectos colposcópicos para vagina segue, em princípios gerais, o que foi estabelecido para o colo uterino: aspectos normais, anormais, suspeitos de invasão e miscelânea.

Os aspectos vaginais mais frequentes são as diferentes apresentações acetobrancas, mais delicadas, de bordas mais irregulares e superfície mais difíceis de caracterizar. A visão do aspecto vaginal é, em geral, tangencial às imagens, isto faz com que sejam necessários retratores ou pinças especificas.[16]

Logo após a publicação da terminologia para os achados colposcópicos de colo do útero e da vagina pela IFCPC, surge, em moldes semelhantes, a de achados colposcópicos para a vulva, descrevendo de forma prática as alterações consideradas patológicas ou não, além da caracterização mínima das diferentes alterações mais encontradas. Conveniente, no entanto, salientar que, em decorrência da complexidade histológica da pele vulvar, a interpretação destes achados é bastante difícil e, muitas vezes, requer um dermatologista para melhor avaliação.

REFERÊNCIAS BIBLIOGRÁFICAS

1. CarreraJM, et al. Tratado e atlas de colposcopia. Barcelona: Salvat;1973. 271p.

2. http://colposcopia.org.br/files/laudos/nova-nomenclatura-rio-de-janeiro-2011-737270731.pdf (Acesso em 17-09-2015)

3. De Palo G, et al. Patologia y tratamiento del tracto genital inferior? 2 ed. Barcelona: Masson; 2000 p.305.

4. Dexeus S, et al. Tratado y attlas de patologia cervical. Barcelona: Salvat;1989. p.367.

5. Mello IM. Colposcopia. In: Martins NV, et al. Patologia do trato genital inferior: diagnostico e tratamento. 2 ed. São Paulo: Roca; 2014. p.284-91.

6. Eiguchi K, et al. Association of DRB1 and DQB1 HLA class II polymorphisms in high-grade and neoplastic cervical lesions of women from Argentina. J Low Genit Tract Dis. 2008 Oct;12(4):262-8.

7. Tuon FF, et al. Avaliação da sensibilidade dos exames citopatologicoa e colposcópico em relação ao exame histológico de lesões intraepiteliais cervicais. REV Assoc Med Bras 2008;48(2):140-8.

8. Mitchell MF, et al. Colposcopy for the diagnosis of squamous intraepithelial lesions: a meta-analysis. Obstet Gynecol1998;91(4):626-9.

9. Tatti S. Colposcopia y patologías del tratcto genital inferior. Buenos Aires: Panamericana; 2008. p.349.

10. Apgar BS, et al. Principles and technique of the colposcopic examination. In: Apgar BS, et al. Colposcopy principles and a practice. Philadelphia: WB Saunders; 2002. p.115.

11. Ribalta JC, et al. Colposcopia. In: Lima GR, et al. Ginecologia. Barueri (SP): Manole; 2009. p.25.

12. Burghardt E, et al. Colposcopy cervical pathology: textbook and atlas. 2 ed. Stuttgart;1991. p.323.

13. Brotzman GL, et al. Abnormal transformation zone IN Apgar BS Brptzman GL Spitzer M colposcopy principles and practice. Philadelphia: WB Saunders; 2002. p.173.

14. Ritter J, et al. Basic colposcopic technique. In: Prendiville W, et al. Colposcopy management options Edimburg: Saunders; 2003. p.51.

15. Cartier R, et al. Colposcopia prática. 3 ed. São Paulo: Roca; 1994.

16. Waxman AG. Low grade squamous intraepithelial lesion. In: Apgar BS, et al. Colposcopy principles and practice. Philadelphia: Saunders; 2002. p.225.

17. Julian TM, et al. A manual of clinical colposcopy. New York: Parthenon Publishing Group;1997. p.211. .

Capítulo 89

- Thais Heinke - Celia Regina Barbosa Sakano - Rafael Calil Salim
- Gustavo Rubino de Azevedo Focchi

Citologia na Patologia do Trato Genital Inferior

■ INTRODUÇÃO

Mundialmente, o câncer do colo uterino é o segundo tipo que mais incide entre as mulheres. Ocorrem mais de 270 mil óbitos por ano, sendo que 85% acontecem em países de baixa e média renda, por possuírem serviços de saúde de acesso precário.[1] De certa forma, nos últimos 40 anos, os índices de mortalidade por esse tipo de câncer vêm ganhando valores reduzidos nos países de alta renda. Isso foi possível graças aos investimentos e programas de rastreamento que surgiram ao longo dos anos.[1-2] Essa melhoria na área citológica surgiu acompanhada de críticas, que induziram os médicos, as agências governamentais e o poder legislativo a pensar na necessidade de garantir a qualidade desse exame. Um dos assuntos apontados foi o diálogo entre os achados citológicos com relevância clínica e as terminologias duvidosas.[2]

Dessa forma, o *National Cancer Institute* (NCI) solicitou uma reunião que fosse composta por conselheiros especializados e citopatologistas renomados, sendo então realizado o primeiro *workshop* em Maryland, Bethesda, no ano de 1988, presidido por Diane Solomon e Robert Kurman. Esse evento teve como objetivo propor terminologias que fornecessem limites de fácil entendimento para a gestão e, também, reduzir a variabilidade interobservador.[2-4]

Foram elaborados três princípios básicos para a formação do Bethesda System Terminology (TBS), e que são usados até hoje: 1. todos os dados, clinicamente relevantes, encontrados nos exames deveriam ser informados ao profissional responsável pela paciente; 2. a TBS deveria ser uniforme e reprodutível a diversos laboratórios e patologistas, adaptável a todas as configurações laboratoriais e acessível a outras localizações geográficas; e ainda 3. seus laudos deveriam refletir o conhecimento atual sobre o câncer de colo uterino.[5]

Com o tempo, a TBS causou importante impacto na rotina dos laboratórios e no atendimento das pacientes, levando a uma aceitação mundial nos serviços de saúde. Surgiram vários fatos decorrentes da adoção dessa nova terminologia: 1. o início de pesquisas e ensaios clínicos sobre o Estudo da Triagem de ASCUS-LSIL (ALTS); 2. o entendimento estabelecido entre o gerenciamento das pacientes com a TBS na elaboração das diretrizes dos exames laboratoriais e das lesões precursoras; e 3. o início da padronização baseada na TBS em outras especialidades médicas, como na colposcopia pela *American Society for Colposcopyand Cervical Pathology* (ASCCP), e nas áreas de citopatologia da tireoide, pâncreas e vias urinárias.[3-5]

A segunda convocação para outro *workshop* aconteceu em 1991. A principal indicação foi a elaboração de critérios para as categorias interpretativas, os termos diagnósticos e a adequação da amostra. Essas atualizações culminaram na elaboração do primeiro Atlas Bethesda em 1994, que se tornou referência mundial.[6]

Em 2001, surgiu o terceiro *workshop* para avaliar e atualizar a TBS-1991. Uma das propostas foi ampliar o número de participantes durante a elaboração dos relatórios. Foi o primeiro evento a usar internet como ferramenta, permitindo que a comunidade citológica internacional pudesse opinar sobre os diversos assuntos propostos pelos grupos do fórum.[7] Quanto à terminologia, foi recomendada a mudança da categoria "diagnóstico" para "interpretação/resultados". Por ser a citologia cervicovaginal um teste de rastreamento, ficou claro aos especialistas que o diagnóstico é dado pelos achados clínicos e definitivamente pelo exame anatomoatológico.[2-7] Alguns avanços surgiram nesse *workshop*, dentre eles as citologias do trato anogenital baixo, vagina e ânus, que começaram a utilizar a TBS. Houve a introdução de novas tecnologias para serem agregadas na citologia cervical, como citologia de base líquida, automação de leitura citológica auxiliada por computador e testes de HPV.

Foi lançado em 2004 o segundo Atlas Bethesda, que relatou critérios interpretativos, ilustrações, correlações cito-histológicas e exemplos de relatórios.[8] Também foi editado o Estudo de Reprodutibilidade Interobservador Bethesda (BIRST) para avaliar o nível de concordância entre os participantes de acordo com a formação e a experiência profissional e determinar os indicadores de características citomorfológicas e de categorias citológicas com baixa concordância de acerto.[9] Como resultado, surgiu o *site* educacional formado de imagens do Atlas Bethesda 2001 e do BIRST, que proporcionou uma busca no conhecimento educacional e na triagem citológica.[10]

Mais recentemente, as terminologias LSIL e HSIL foram recomendadas pela *World Health Organization* (WHO-OMS), pela *American Society for Colposcopy and Cervical Pathology* (ASCCP) e pelo *College of American Pathologists* (CAP) para serem incluídas no relatório histopatológico das lesões escamosas associadas ao HPV no trato anogenital inferior.[11-15]

A atualização do Bethesda-2014 foi motivada pelo advento de novas tecnologias que surgiram após o último *workshop*, como as preparações de base líquida, as opções de adicionais de rastreio, as vacinas profiláticas contra HPV, a incorporação da TBS na histopatologia, as diretrizes baseadas na TBS etc; e principalmente, pela preocupação do gerenciamento das várias combinações de testes de triagem das pacientes de risco para o câncer de colo uterino. Várias recomendações da comunidade citológica internacional foram enviadas via internet para discussão e atualização da nova terminologia. Aconteceram poucas modificações nessa edição, como a descrição no laudo de células endometriais benignas recomendada para mulheres com idade ≥ 45 anos e a introdução, na categoria organismo, das alterações celulares compatíveis com citomegalovírus. Não foi criado um novo item para lesões escamosas com LSIL e poucas células sugestivas de HSIL.[16]

No ano seguinte, foi publicada a terceira edição, *The Bethesda System for Reporting Cervical Cytology: Definitions, Criteria and Explanatory Notes* . No capítulo de Testes Adjuntantes foram incluídos testes para HPV de alto risco (hrHPV) e a imunocitoquímica com os biomarcadores P16, Ki67 e ProExC. No relatório final, as notas educativas e comentários continuaram seguindo os princípios básicos destacados no *workshop* de 1988: que as informações deveriam ser redigidas de forma clara, baseadas em evidências e direcionadas ao clínico e, agora também, ao paciente.[17]

■ SISTEMA DE BETHESDA PARA RELATÓRIOS DE CITOLOGIA CERVICAL – 2014

Tipo de espécime

- Esfregaço convencional;
- Citologia em meio líquido;
- Outros.

Adequação da amostra

- Satisfatório para avaliação (descrever presença ou ausência de células endocervicais/componentes zona de transformação e quaisquer outros indicadores de qualidade, por exemplo, parcialmente obscurecido por sangue, inflamação etc.);
- Insatisfatório para avaliação (especificar o motivo); espécime rejeitado não processado (especificar o motivo); amostra processada e examinada, mas insatisfatória para avaliação de anormalidade epitelial por causa de (especificar o motivo).

Categorização geral (opcional)

- Resultado negativo para lesão intraepitelial ou malignidade;
- Outras: ver interpretação/resultado (por exemplo, células endometriais em uma mulher de 45 anos ou mais);
- Células epiteliais anormais: ver interpretação/resultado (especificar "escamoso" ou "glandular", conforme o caso).

■ INTERPRETAÇÃO/RESULTADO

Negativo para lesão intraepitelial ou malignidade

Quando não há evidência celular de neoplasia, indicá-lo na categoria geral acima e/ou na seção de interpretação/resultado do relatório – com ou sem organismos ou outros achados não neoplásicos.

Achados não neoplásicos (opcional para relatar)

Alterações celulares não neoplásicas:
- Metaplasia escamosa;
- Alterações queratóticas;
- Metaplasia tubária;
- Atrofia;
- Alterações associadas à gravidez.

Alterações celulares reativas associadas com:
- Inflamação (inclui reparação típica);
- Cervicite linfocítica (folicular);
- Radiação;
- Dispositivo intrauterino (DIU).

Células glandulares *status* pós-histerectomia.

Organismos

- *Trichomonas vaginalis* (Figura 89.1);
- Organismos fúngicos morfologicamente consistentes com *Candidaspp* . (Figura 89.2);
- Mudança na flora sugestiva de vaginose bacteriana (Figura 89.3);

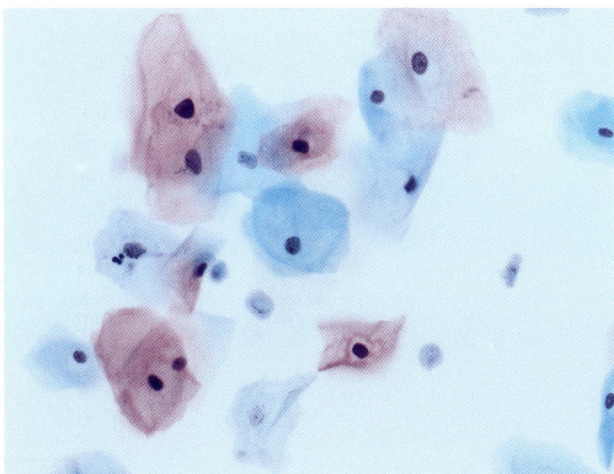

Figura 89.1 Tricomoníase (acervo de colpocitologia de Salomão Zoppi Diagnósticos).

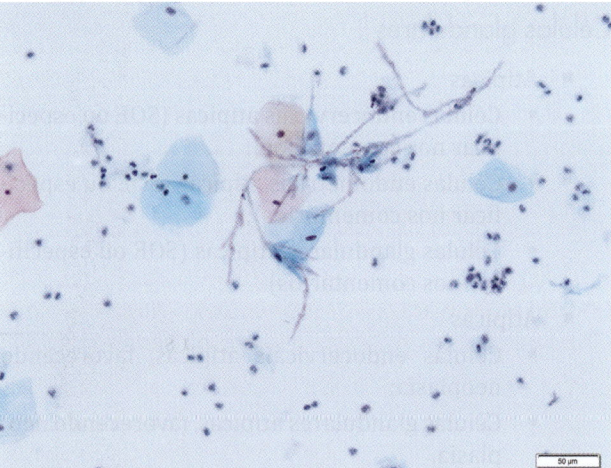

Figura 89.2 Candidíase (acervo de colpocitologia de Salomão Zoppi Diagnósticos).

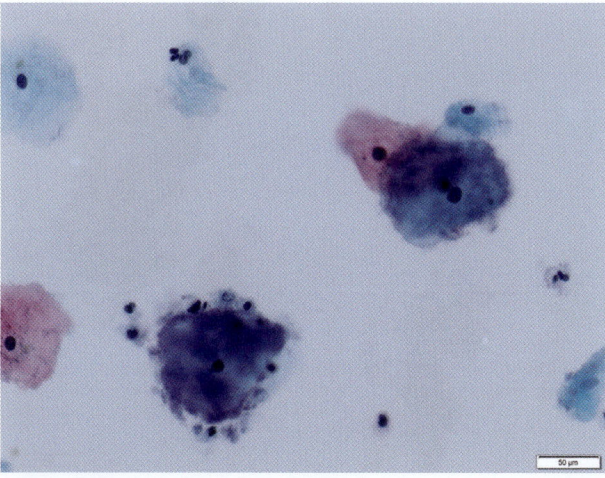

Figura 89.3 Desvio de flora bacteriana (acervo de colpocitologia de Salomão Zoppi Diagnósticos).

- Bactérias morfologicamente consistentes com *Actinomyces spp.*;
- Alterações celulares consistentes com vírus herpes simplex;
- Alterações celulares consistentes com citomegalovírus.

Outros

- Células endometriais (em uma mulher de 45 anos ou mais) (especificar se "negativo para lesão intraepitelial escamosa")

Anormalidades em células epiteliais

Células escamosas

- Atípicas
  - De significado indeterminado (ASC-US) (Figura 89.4);
  - Não se podendo excluir HSIL (ASC-H) (Figura 89.5).
- **Lesão intraepitelial escamosa de baixo grau (LSIL)** (englobando: HPV/displasia leve/CIN-1) (Figura 89.6).
- **Lesão intraepitelial escamosa de alto grau (HSIL)** (englobando: displasia moderada e severa, CIS; CIN-2 e CIN-3) (Figura 89.7);
  - Com características suspeitas de invasão (se houver suspeita de invasão).
- **Carcinoma de células escamosas invasivo** (Figura 89.8).

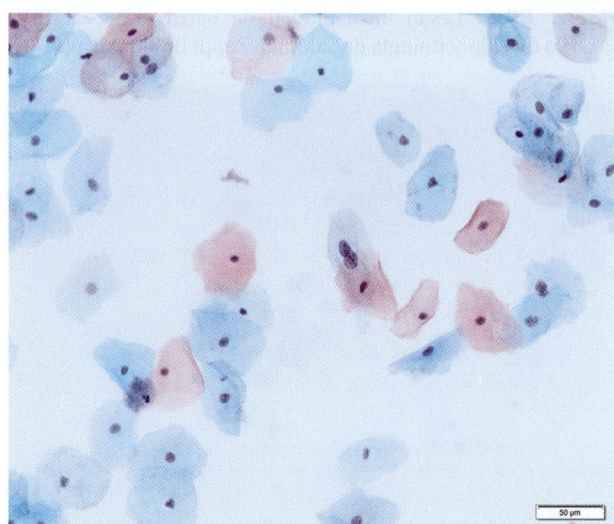

Figura 89.4 Atipia celular escamosa de significado indeterminado – ASC-US (acervo de Colpocitologia de Salomão Zoppi Diagnósticos).

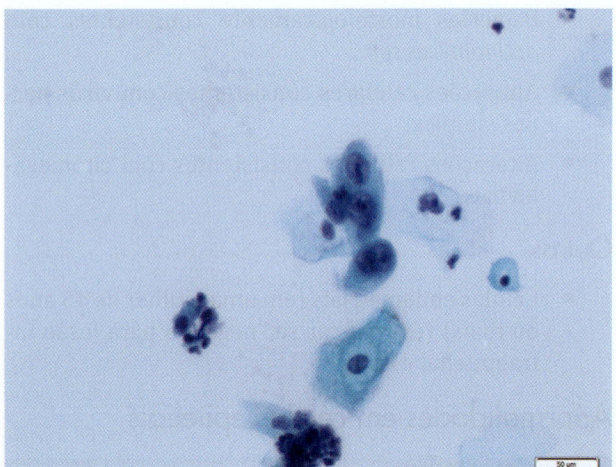

Figura 89.5 Atipia celular escamosa em que não se pode excluir alto grau – ASC-H (acervo de colpocitologia de Salomão Zoppi Diagnósticos).

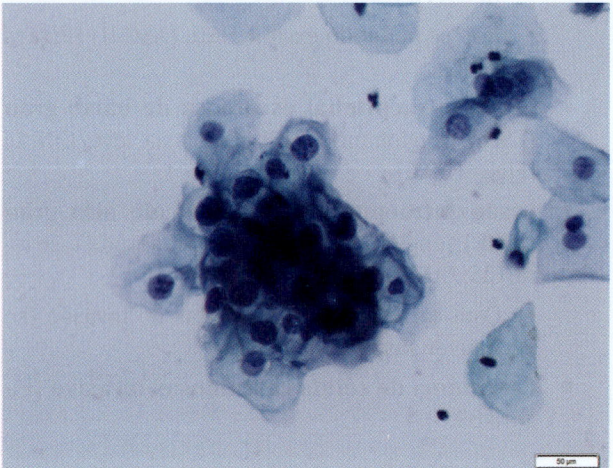

Figura 89.6 Lesão intraepitelial de baixo grau – LIEBG (acervo de colpocitologia de Salomão Zoppi Diagnósticos).

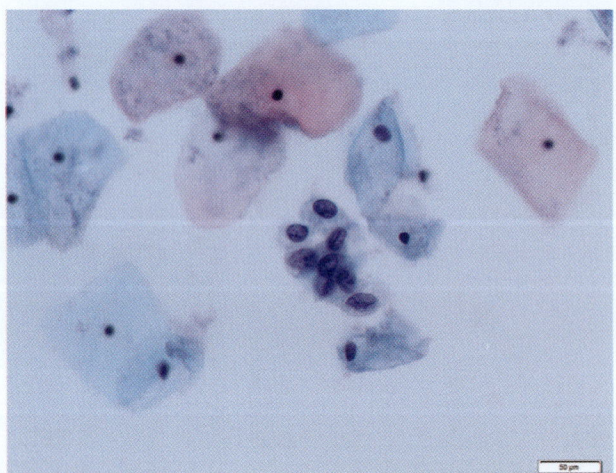

Figura 89.7 Lesão intraepitelial de alto grau – LIEAG (acervo de colpocitologia de Salomão Zoppi Diagnósticos).

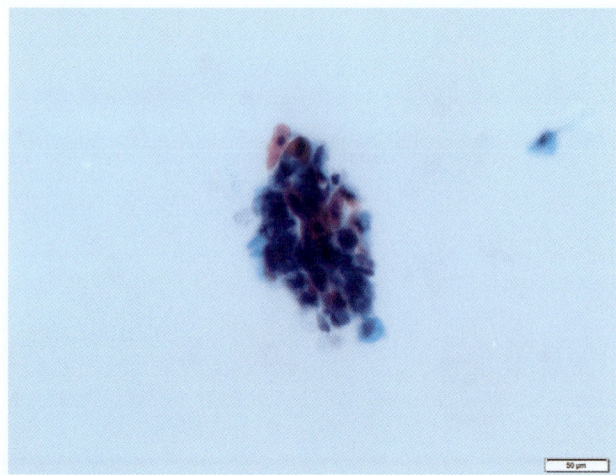

Figura 89.8 Carcinoma espinocelular – CEC (acervo de colpocitologia de Salomão Zoppi Diagnósticos).

Células glandulares

- Atípicas
  - Células endocervicais atípicas (SOE ou especificar nos comentários);
  - Células endometriais atípicas (SOE ou especificar nos comentários);
  - Células glandulares atípicas (SOE ou especificar nos comentários).
- Atípicas
  - Células endocervicais atípicas, favorecendo neoplasia;
  - Células glandulares atípicas, favorecendo neoplasia.
- Adenocarcinoma endocervical *in situ* (Figura 89.9).
- Adenocarcinoma;

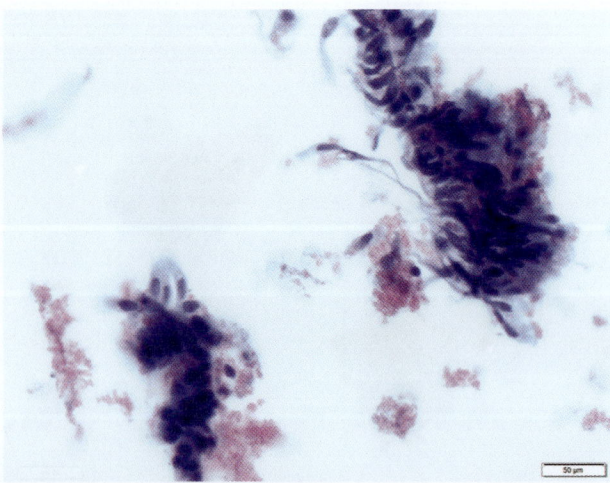

Figura 89.9 Adenocarcinoma *in situ* – AIS (acervo de colpocitologia de Salomão Zoppi Diagnósticos).

- Endocervical;
- Endometrial;
- Extrauterino;
- Sem outra especificação (SOE).

■ OUTRAS NEOPLASIAS MALIGNAS (ESPECIFICAR)

Testes adjuvantes

Forneça uma breve descrição do método de teste(s) e um relatório do resultado para que facilmente seja entendido pelo clínico.

Interpretação da citologia cervical assistida por computador

Se o caso foi examinado por um dispositivo automatizado, especificar o dispositivo e o resultado.

Notar se há comentários educacionais sugeridos no relatório citológico (opcionais)

Devem ser concisas e coerentes com as diretrizes de seguimento clínico publicado pelas sociedades médicas (podem ser incluídas referências de publicações relevantes).

No exame citopatológico, as lesões intraepiteliais escamosas de baixo grau, na grande maioria dos casos, são diagnosticadas pela presença de células com atipias coilocitóticas (cavitação citoplasmática de contornos irregulares bem definidos associada a atipia nuclear).

A presença de células menores (em grupos pequenos, fileiras ou em grupos maiores, sinciciais), com relação núcleo-citoplasmática mais alta, citoplasma imaturo denso ou delicado e atipia nuclear mais importante, com hipercromasia e irregularidade da distribuição da cromatina e dos contornos da membrana nuclear, leva à interpretação diagnóstica de lesão intraepitelial escamosa de alto grau.

Os carcinomas espinocelulares invasivos (do subtipo de grandes células queratinizante) exibem grau mais importante de atipia nuclear, com distribuição cromatínica altamente irregular, nucléolo evidente, e podem estar associados a diátese tumoral, com necrose e hemorragia.

Os adenocarcinomas *in situ* revelam agrupamentos de células colunares de núcleos alongados, hipercromáticos, com sobreposição celular, redução da mucina citoplasmática e aspecto de "plumagem" na periferia. Mitoses também podem ser observadas.

Os adenocarcinomas invasivos revelam grau mais acentuado de atipia nuclear com distribuição de cromatina mais grosseira e nucléolo frequentemente evidente

em arranjos moruliformes ou papilíferos, e podem exibir uma diátese de padrão aquoso associada.

Amostras exibindo alterações que não preenchem quantitativamente e/ou qualitativamente os critérios diagnósticos supracitados são classificadas como ASC-US (células escamosas atípicas de significado indeterminado), ASC-H (células escamosas atípicas não se podendo excluir lesão intraepitelial de alto grau) ou AGC (células glandulares endocervicais atípicas).

■ AUTOMAÇÃO EM COLPOCITOLOGIA ONCÓTICA

Desde 1940 a colpocitologia convencional (ou teste de Papanicolaou) tem sido preconizada como método de escrutínio citológico, tendo sido utilizada como método de rastreio de lesões precursoras e câncer de colo uterino. Em que pese ter produzido espetacular impacto na redução da mortalidade por câncer cervical, o método possui certas limitações, entre elas: potencial erro de amostragem, esfregaços malfeitos ou mal fixados, limitações técnicas e de interpretação e número de coletas insatisfatórias por diferentes razões.

Esses fatores corroboram com relativa baixa sensibilidade do método, que mesmo em serviços de referência não apresenta a mesma sensibilidade encontrada em certos testes biomoleculares.

A automação em colpocitologia oncótica pode atualmente ser considerada um tema consagrado pela literatura, sendo que nas duas últimas décadas avanços foram implementados em laboratórios ao redor do mundo.[18]

Diversos métodos têm sido desenvolvidos e as técnicas de processamento envolvem usualmente equipamentos robustos, que têm cada vez mais caminhado em direção a diminuir o *"hands-on"* e otimizar o tempo por amostra.

Os principais objetivos da automação são aumentar a acurácia, eficiência e relação custo-benefício. A padronização do processamento das amostras traz vantagens interessantes para a reprodutibilidade dos métodos e viabilização de métodos complementares, como biomoleculares, biomarcadores, telepatologia entre outros.

Ao longo da última década, o conceito de Citologia em Meio Líquido (CML) ganhou fôlego muito com a perspectiva de minimizarmos os artefatos de preservação celular, eliminarmos as dificuldades na confecção do esfregaço e diminuirmos a quantidade de hemácias, muco e exsudato nas amostras mais problemáticas.

Ao mesmo tempo, em uma coleta apenas haveria material para confeccionar lâminas para a avaliação morfológica e biomolecular.

Com isso, esperava-se grande aumento na sensibilidade do método, e diversas e robustas publicações apontam nesse sentido, ou ao menos equiparam a sensibilidade dos métodos;[18-23] no entanto, alguns estudos têm questionado se há realmente acréscimo de sensibilidade com a implementação da CML.[24]

Permanece o fato de que há certamente espetacular vantagem ao obtermos a partir de uma só coleta material biológico potencialmente disponível para testes complementares de natureza biomolecular, como captura híbrida, oncoproteínas E6/E7, PCR, perfil trombofílico e agentes infecciosos.

Outra potencial vantagem da CML é a possibilidade de utilizar métodos de automação de escrutínio, ou seja, ter aparelhos que funcionam como pré-analíticos das amostras colpocitológicas, selecionando os campos de interesse ou efetuando a análise em si.

Existem dois grandes métodos de automação no mercado consagrados ao longo dos anos: o *Thin Prep Imaging System* (HOLOGIC) e o BD *Focal Point Slide Profiler* (Becton Dickison). Ambos possuem maneiras diferentes de funcionamento, bem como diferentes utilidades.

O *Thin Prep Imaging System* seleciona 22 campos de interesse[23] dentro de um universo de aproximadamente 100-110 campos, sendo que, se houver alguma célula displásica, a mesma estará ao menos em um dos campos. Havendo sequer um campo alterado, o citoescrutínio da lâmina completa é mandatório. O sistema funciona exclusivamente com lâminas em meio líquido *Thin Prep*.

O *BD Focal Slide Profiler* consiste em um computador que analisa dados como tamanho nuclear, densidade óptica, contorno nuclear e relação núcleo-citoplasma. Baseado em um algoritmo, cria um sistema de escores e divide os casos em categorias que permitem que uma porcentagem dos casos seja arquivada sem necessidade de revisão humana e auxilia em controle de qualidade. O sistema funciona com lâminas em meio líquido *Sure Path* e convencionais. Há ainda a possibilidade de utilização do *Focal Point™ GS Imaging System*, que seleciona 11 campos de interesse, facilitando o citoescrutínio.

Com o avanço da informática na captura de imagens relacionadas ao campo da patologia, todo esse processamento de amostras e sua padronização consiste em área muito promissora e na qual esperamos encontrar incríveis avanços, em particular no campo da telepatologia. A combinação das imagens com potenciais biomarcadores pode favorecer imensamente a detecção de lesões de alto grau em particular.

■ BIOMARCADORES EM CITOLOGIA DO TRATO ANOGENITAL INFERIOR

Conforme já discutido em parágrafos anteriores, desde o advento do teste de Papanicolaou, importantes avanços têm sido incorporados, tanto no que se refere às terminologias utilizadas para classificar as alterações celulares (no intuito de se aumentar a reprodutibilidade das interpretações morfológicas e melhorar a comunicação e o *feed-back* com o clínico), como também aos métodos de coleta, fixação, processamento e análise das amostras cervicovaginais (no intuito de se otimizar a detecção e a classificação mais correta possível das células atípicas detectadas).

O objetivo principal destes avanços seria o aumento da sensibilidade deste teste, visto que esta ainda é a ferramenta principal de rastreamento populacional do câncer de colo uterino nos países em desenvolvimento. Contudo, mesmo após a introdução da citologia em meio líquido, com ou sem auxílio computadorizado ao escrutínio, os índices de performance deste teste morfológico observador-dependente ainda não atingiram os valores ótimos desejáveis (de no mínimo 90% de sensibilidade e 90% de especificidade) para detecção de lesões importantes (i.e., NIC 2/3 ou mais).

Os testes biomoleculares para detecção dos principais tipos de HPV oncogênico possuem maiores índices de sensibilidade e alto preditivo negativo quando comparados ao teste de Papanicolaou. Porém, a maioria dos testes biomoleculares de HPV, por não ser capaz de distinguir infecções latentes de infecções transitórias produtivas e de infecções persistentes com potencial de transformação neoplásica, apresenta baixa e menor especificidade em comparação ao teste de Papanicolaou. Consequentemente, a maioria das pacientes com teste de HPV positivo, *não* portadoras de lesões morfológicas ou de lesões importantes, seria então desnecessariamente encaminhada para avaliação colposcópica.

A associação do teste morfológico ao biomolecular (coteste) como método de rastreamento combinaria então a maior sensibilidade e alto valor preditivo negativo do teste biomolecular com a maior especificidade do teste de Papanicolaou, e já vem sendo usada recentemente em países mais desenvolvidos. No entanto, apesar desta possibilidade de se tentar otimizar o rastreamento com o coteste (ou mesmo utilizando-se isoladamente o melhor teste biomolecular de HPV disponível), ainda não se dispõe de um teste ideal – ou seja, aquele que identificaria com maior precisão as pacientes portadoras de lesões morfológicas mais importantes e que realmente necessitam de intervenção terapêutica.

As diferentes formas de infecção por HPV são caracterizadas por padrões distintos de expressão dos genes virais. Nas infecções persistentes por HPV oncogênico associadas à transformação epitelial neoplásica, como resultado da superexpressão descontrolada dos genes transformantes E6 e E7, ocorre superexpressão de genes relacionados à fase S do ciclo celular (MCM2 e topoisomerase 2 alfa), aumento da taxa proliferativa (ki-67) e também superexpressão do regulador do ciclo celular P16 nas células atípicas. Estas alterações secundárias, que são consideradas como indicadores indiretos do processo carcinogênico HPV-induzido, receberam a denominação de biomarcadores e podem ser detectadas por meio de exame imunocito-histoquímico em amostras citológicas cervicovaginais (e também em fragmentos de tecido).[25]

A expressão imunocito-histoquímica dos biomarcadores MCM2 e topoisomerase 2 alfa é nuclear e pode ser detectada simultaneamente por meio do anticorpo ProExC. A imunoexpressão do biomarcador ki-67 é também nuclear e pode ser detectada por meio do anticorpo MIB-1. Já a imunoexpressão do biomarcador P16 é nuclear e citoplasmática.[26] Cabe aqui ressaltar que a frequência, intensidade e extensão destas alterações nos epitélios atípicos tendem a ser crescentes quanto maior a gravidade histológica das neoplasias intraepiteliais; portanto, a expressão imunocito-histoquímica destes biomarcadores geralmente é mais forte e difusa em neoplasias escamosas e glandulares intraepiteliais de alto grau (principalmente grau 3) e em carcinomas cervicais invasivos associados a infecção por HPV oncogênico.

Estudos avaliando a detecção do biomarcador P16 por meio de exame imunocitoquímico em amostras citológicas cervicovaginais (essencialmente em meio líquido) demonstram que ele apresenta índices de especificidade superiores para detecção de NIC 2 ou mais quando comparado a exames biomoleculares de HPV em amostras classificadas como ASC-US ou LSIL.[27,28] Tal biomarcador também pode ser útil no contexto de *screening* primário, na situação de amostras citológicas interpretadas como negativas, porém com teste de HPV positivo, e ainda pode auxiliar no diagnóstico diferencial entre células escamosas atípicas suspeitas, porém sem critérios morfológicos inequívocos para a interpretação de HSIL (i.e., ASC-H).

No entanto, quando avaliado de maneira isolada, é possível observar imunoexpressão aumentada de P16 (bem como de ki-67 e também de ProExC) em lesões intraepiteliais escamosas de baixo grau, em processos não neoplásicos como metaplasia tubária, metaplasia tuboendometrioide ou mesmo em células endometriais sem atipias (nestas últimas três condições, a imunoexpressão geralmente é focal e predominantemente citoplasmática, mas, em alguns casos, pode ser mais difusa, nuclear e citoplasmática).[25] A utilização isolada de P16 – o biomarcador mais estudado na literatura –, apesar de melhorar a performance do teste de Papanicolaou, pode portanto estar associada a índices de especificidade ainda subótimos, principalmente quando se busca pelo teste ideal. Já a coexpressão simultânea dos biomarcadores P16 (nuclear e citoplasmática) e ki-67 (nuclear) *em uma mesma célula* seria teoricamente indicativa de alterações oncogenicamente mais importantes do ciclo celular. Estudos mais recentes utilizando o marcador CINTec PLUS (P16 + ki-67) têm demonstrado valores melhores de especificidade em comparação ao uso isolado de P16 – sem redução das taxas de sensibilidade – para detecção de NIC 2 ou mais quando comparados a exames biomoleculares de HPV em amostras classificadas como ASC-US ou LSIL, em *screening* primário, no contexto de amostras citológicas interpretadas como negativas, porém, com teste de HPV positivo[29-38] e também na detecção de lesões glandulares neoplásicas cervicais.[39]

REFERÊNCIAS BIBLIOGRÁFICAS

1. OPAS/OMS: prevenção e controle de amplo alcance do câncer do colo do útero: um futuro mais saudável para meninas e mulheres. Washington, DC: OPAS; 2013. Acesso em 31/08/2015 http://screening.iarc.fr/doc/9789275717479_por.pdf Acesso em 10/09/2015

2. The 1988 Bethesda System for Reporting Cervical/Vaginal Cytological Diagnoses. JAMA1989;262(7):931-4.

3. Nayar R, et al. Inside the 2014 Bethesda system for reporting cervical cytology. http://www.captodayonline.com/inside-2014-bethesda-system-reporting-cervical-cytology. (Acesso em 31/08/2015)

4. Solomon D. Prefácio. In: Nayar R, et al. O sistema Bethesda para reporting de citologia cervical: definições, critérios e notas explicativas. 3 ed. Nova York: Springer; 2015.

5. The 1988 Bethesda System for reporting cervical/vaginal cytological diagnoses. National Cancer Institute Workshop. JAMA 1989;262(7):931-4.

6. Kurman RJ, et al. O Sistema Bethesda para Reporting Cervical / Vaginal citológicos Diagnósticos: definições, critérios e notas explicativas para terminologia e specimen adequação. New York: Springer; 1994.

7. Solomon D, et al. The 2001 Bethesda System: terminology for reporting results of cervical cytology. JAMA 2002;287(16): 2114-9.

8. Solomon D, et al. O sistema Bethesda para Reporting citologia cervical: definições, critérios e Notas Explicativas. 2 ed. New York: Springer; 2004.

9. Sherman ME, et al. A Bethesda interobservador: estudo de reprodutibilidade (BIRST): uma avaliação baseada em web do Sistema de Bethesda 2001 para a classificação citologia cervical. Cancer. 2007;111(1):15-25.

10. Instituto Nacional do Câncer, Sociedade Americana de Citopatologia: Bethesda Sistem Site Atlas. http://nih.techriver.net (Acessado em 30 de agosto de 2015).

11. Darragh TM, et al. The Lower Anogenital Squamous Terminology Standardization Project for HPV-Associated Lesions: background and consensus recommendations from the College of American Pathologists and the American

Society for Colposcopy and Cervical Pathology. Arch Pathol Lab Med 2012;136(10):1266-97.

12. Darragh TM, et al. O projeto de normalização terminológica LowerAnogenital escamosas para o HPV-lesões associadas: fundo e consenso recomendações do Collegeof American Pathologists e da Sociedade Americana de Colposcopia e Patologia Cervical. J Baixa Genit Tract Dis 2012;16:205-42.

13. Darragh TM, et al. The Lower Anogenital Squamous Terminology Standardization project for HPV-associated lesions: background and consensus recommendations from the College of American Pathologists and the American Society for Colposcopy and Cervical Pathology. Int J GynecolPathol 2013;32(1):76-115.

14. Stoler M, et al. Tumores epiteliais. In: Kurman RJ, et al. Os tumores de colo do útero: classificação da OMS de tumores de fêmeas reprodutivas Órgãos. 4. ed. Lyon: IARC Press; 2014. p.172.

15. Castelo PE, et al. A avaliação de riscos para orientar a prevenção do câncer cervical. Am J Obstet Gynecol 2007; 197(4):356.e1-6.

16. Nayar R, et al. O Pap test and Bethesda 2014: "The reports of my demise have been greatly exaggerated." (after a quotation from Mark Twain). Acta Cytol 2015;59(2):121-32.

17. Nayar R, et al. O sistema Bethesda para reporting citologia cervical: definições, critérios e Notas Explicativas. 3 ed. Nova York: Springer; 2015.

18. Chebib I, et al. Automation in gynecologic cytology. Pathol Case Reviews 2011;16(2):62-8.

19. Colgan TJ, et al. A validation study of the focal point GS imaging system for gynecologic cytology screening. Cancer Cytopathol 2013;121(4):189-96.

20. Barroeta JE, et al. Utility of the thin prep imaging system in the detection of squamous intraepithelial abnormalities on retrospective evaluation: can we trust the Imager? Diagn Cytopathol 2012;40(2):124-9.

21. Miller FS. Implementation of the Thin Prep imaging system in a high-volume metropolitan laboratory. Diagn Cytopathol 2007;35(4):213-8.

22. Scheledermann D, et al. Improvement of diagnostic accuracy and screening conditions with Liquid-Based Cytology. Diagn Cytopathol 34(11):780-9.

23. Davey E, et al. Effect of study design and quality on unsatisfactory rates, cytology classifications, and accuracy in liquid-based cytology versus conventional cervical cytology: a systematic review. Lancet 2006;367(9505):122-32.

24. Kitchener CH, et al. Automation-assisted versus manual readingof cervical cytology (MAVARIC): a randomized control trial. Lancet Oncol 2011;12(1):56-64.

25. Jeffus S, et al. Ancillary diagnostics in gynecologic cytology. Surg Pathol Clin 2014;7(1):89-103.

26. Pinto AP, et al. Immunomarkers in gynecologic cytology: the search for the ideal "biomolecular Papanicolaou test". Sci Total Environ 2012;435-436.

27. Denton KJ, et al. The sensitivity and specificity of P16INK4A cytology vs HPV Testing for detecting high-grade cervical disease in the triage of ASC-US and LSIL pap cytology results. Am J Clin Pathol 2010;134(1):12-21.

28. Roelens J, et al. P16INK4A Immunocytochemistry versus human papillomavirus testing for triage of women with minor cytologic abnormalities: a systematic review and meta-analysis. Cancer Cytopathol 2012;120(5):294-307.

29. Kisser A, et al. A systematic review of p16/ki-67 immuno-testing for triage of low grade cervical cytology. BJOG 2014;122(1):64-70.

30. Wentzensen N, et al. Interobserver reproducibility and accuracy of p16/ki-67 dual-stain cytology in cervical cancer screening. Cancer Cytopathol 2014;122(12):914-20.

31. Donà MG, et al. P16/ki-67 dual staining in cervico-vaginal cytology: Correlation with histology, Human Papillomavirus detection and genotyping in women undergoing colposcopy. Gynecol Oncol 2012;126(2):198-202.

32. Schmidt D, et al. P16/ki-67 dual-stain cytology in the triage of ascus and lsil papanicolaou cytology. results from the european equivocal or mildly abnormal Papanicolaou cytology study. Cancer Cytopathol 2011;119(3):158-66

33. Singh M, et al. Immunocytochemical Colocalization of P16INK4A and Ki-67 predicts CIN2/3 and AIS/Adenocarcinoma. Cancer Cytopathol 2012;120(1):26-34.

34. Waldstrøn M, et al. Evaluation of P16(INK4a)/ki-67 dual stain in comparison with an mrna human papillomavirus test on liquid-based cytology samples with low grade squamous intraepithelial lesion. Cancer Cytopathol 2012;121(3):136-45.

35. Loghavi S, et al. CINtec PLUS Dual Immunostain: A Triage Tool for Cervical Pap Smears With Atypical Squamous Cells of Undetermined Significance and Low Grade Squamous Intraepithelial Lesion. Diagn Cytopathol 2012;41(7):582-7.

36. Wentzensen N, et al. Performance of p16/ki-67 Immunostaining to detect cervical cancer precursors in a colposcopy referral population. Clin Cancer Res 2012;18(15):4154-62.

37. Ordi J, et al. Usefulness of p16/ki-67 Immunostaining in the Triage of Women Referred to Colposcopy. Cancer Cytopathol 2014;122(3):227-35.

38. Ziemke P, et al. Predictive Value of the Combined p16INK4A and ki-67 Immunocytochemistry in Low-Grade Squamous Intraepithelial lesions. Acta Cytol 2014;58(5):489-94.

39. Ravarino A, et al. CINTec PLUS immunocytochemistry as a tool for the cytologic diagnosis of glandular lesions of the cervix uteri. Am J Clin Pathol 2012;138(5):652-6.

Capítulo **90**

■ **Gustavo Rubino de Azevedo Focchi** ■ **Rafael Calil Salim** ■ **Thais Heinke**

Anatomia Patológica em Patologia do Trato Genital Inferior

■ COLO DO ÚTERO

É importante ressaltar que colo uterino, em razão de diferentes tipos de epitélio (escamoso não queratinizado, colunar simples mucossecretor e zona de transformação constituída por diferentes tipos epiteliais em vários estágios de maturação: hiperplasia de células de reserva subcolunares, metaplasia escamosa imatura subcolunar, metaplasia escamosa semimadura e metaplasia escamosa madura). Uma infecção por determinado tipo de HPV (não oncogênico ou oncogênico) em determinado tipo de epitélio (mais maduro e permissivo à replicação viral ou mais imaturo, menos permissivo à replicação viral e mais susceptível à transformação neoplásica) pode resultar – na dependência de outros cofatores – em uma lesão cujo grau e morfologia estarão relacionados ao binômio tipo viral/tipo epitelial[1] (este mesmo raciocínio provavelmente também se aplica às lesões HPV induzidas do canal anal, que também possui uma zona de transição epitelial, a zona de transição anal).

Lesões escamosas pré-invasivas

No colo uterino, assim como em todo o trato anogenital inferior feminino, as lesões intraepiteliais escamosas induzidas pelo HPV podem ser classificadas em lesões de baixo grau e de alto grau.[2]

Lesões intraepiteliais escamosas de baixo grau – incluem o condiloma plano viral (NIC 1 ou displasia leve), o condiloma acuminado e o condiloma imaturo.

Os *condilomas planos virais* (Figura 90.1) são lesões planas, com grau variável de acantose e papilomatose, podendo também exibir paraqueratose e queratinização da superfície do epitélio malpighiano. Observa-se

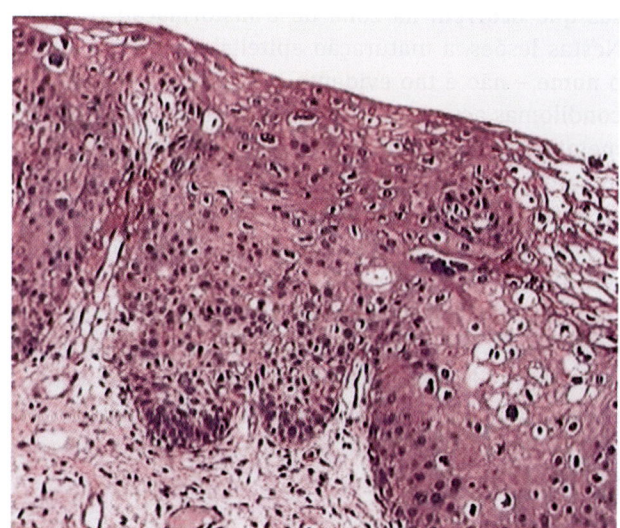

Figura 90.1 Lesão intraepitelial escamosa de baixo grau (NIC 1): notar mínima proliferação com atipias discretas no terço profundo do epitélio, associada a extensa maturação com atipias coilocitóticas nos dois terços superficiais (H.E., 200X).

maturação do epitélio escamoso associada ao efeito citopático viral, com formação de atipias coilocitóticas ou coilócitos – que são células escamosas grandes, maduras, maiores, de relação núcleo-citoplasmática baixa, com núcleos volumosos, hipercromáticos, com figuras de bi ou multinucleação, e cavitação citoplasmática perinuclear irregular evidente com reforço citoplasmático na sua periferia – nos estratos mais superficiais. O terço basal do epitélio exibe proliferação variável de células pequenas, imaturas, menores, de alta relação núcleo-citoplasmática, geralmente com atipia não importante, que podem exibir figuras de mitose, estas ocasionalmente de morfologia anormal. Estas lesões estão mais frequentemente associadas à infecção por HPV oncogênico.

Os *condilomas acuminados* são lesões exofíticas, verrucosas, que histologicamente exibem acantose e papilomatose, com formação de estruturas papilares, além de variável grau de paraqueratose, hipergranulose e hiperqueratose do epitélio malpighiano. A observação de atipias coilocitóticas é variável, a depender da localização e da idade da lesão, podendo ser de difícil detecção. Podem ser observadas ainda figuras de mitose e grau variável de apoptose. O córion amiúde exibe vasos sanguíneos neoformados e infiltrado inflamatório linfomononuclear. Geralmente, estão associados à infecção por HPV não oncogênico e são incomuns no colo uterino.

Os *condilomas imaturos* são lesões papilomatosas que ocorrem na zona de transformação cervical. Nestas lesões, a maturação epitelial – como já indica o nome – não é tão evidente quanto à observada nos condilomas acuminados. São constituídas por epitélio metaplásico semimaduro com acantose e intensa papilomatose, atipias discretas, baixo índice mitótico e difícil apreciação de efeito citopático viral – o que explica maior frequência de interpretações citopatológicas de ASC-US (ou mesmo ASC-H) associadas a estas lesões. Na realidade, o diagnóstico histopatológico deste tipo de lesão deve ser aventado quando da observação de *metaplasia (escamosa) imatura papilífera* – a outra denominação dada para esta lesão – com atipias discretas. Estão mais frequentemente associados à infecção por HPV não oncogênico.

Lesões intraepiteliais escamosas de alto grau

Incluem as displasias moderadas (NIC 2,) (Figura 90.2) quando positivos ao p16 conforme as recomendações do consenso "LAST" ou alternativamente aqueles com atipias mais acentuadas nas células proliferantes nos quais talvez o exame imuno-histoquímico complementar com p16 seja dispensável e as displasias acentuadas (ou severas ou intensas ou graves) e carcinomas espinocelulares *in situ* (NIC 3) (Figura 90.3). Nas lesões intraepiteliais escamosas de alto grau, a maturação do epitélio escamoso – e, consequentemente, o efeito citopático viral – é menor do que a observada nas lesões de baixo grau, sendo mais presente nas displasias moderadas do que nas displasias acentuadas e nos carcinomas "*in situ*". O compartimento proliferante do epitélio é mais extenso, ocupando não apenas o terço basal mas também atingindo o terço médio (displasias moderadas) ou ainda ocupando os dois terços profundos e já atingindo o terço superficial do epitélio (displasias acentuadas). Nos carcinomas *in situ*, o epitélio está totalmente substituído por células proliferantes, atípicas, com maturação e diferenciação mínima ou ausente.

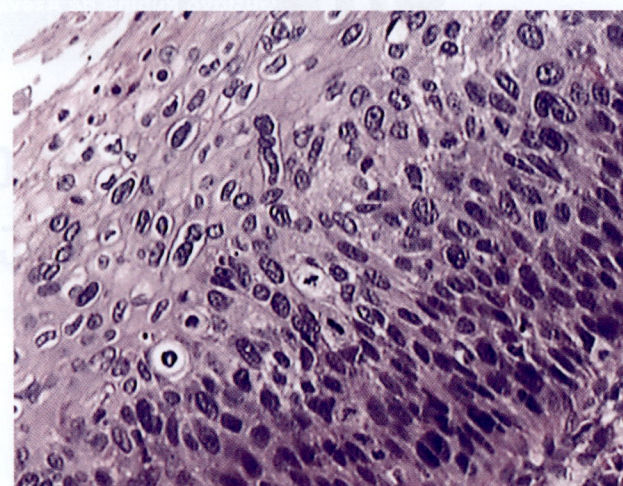

Figura 90.2 Neoplasia intraepitelial cervical escamosa grau 2 (NIC 2): notar células proliferantes ocupando a metade profunda do epitélio exibindo moderado grau de atipia, associado a maturação com atipias coilocitóticas na metade superficial (H.E., 400X).

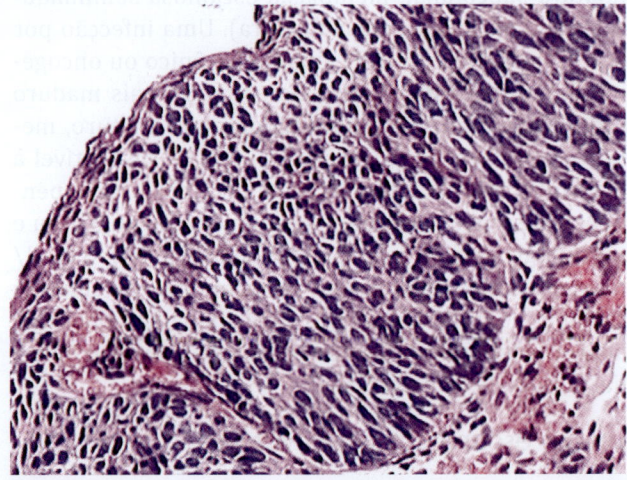

Figura 90.3 Lesão intraepitelial escamosa de alto grau (NIC 3): notar células proliferantes com moderado a intenso grau de atipia, desorganização e perda da polaridade epitelial ocupando praticamente toda a espessura do epitélio, com maturação mínima ou ausente (H.E., 200X).

No colo uterino as lesões intraepiteliais escamosas de alto grau podem exibir padrões morfológicos variados, como metaplásico imaturo, maduro (rico em coilócitos) e queratinizante.[1] Podem ainda ser observadas lesões mistas, com diferenciação escamosa e colunar (adenoescamosas); as chamadas "lesões intraepiteliais estratificadas com produção de mucina (SMILE)" são consideradas por alguns como carcinomas adenoescamosos *in situ* ou mesmo variantes estratificadas de adenocarcinomas *in situ*.[3-4]

Com frequência maior do que nas lesões de baixo grau, observa-se extensão do epitélio atípico para as criptas endocervicais (Figura 90.4). Estas lesões, assim como as lesões intraepiteliais glandulares de alto grau descritas a seguir, estão associadas à infecção por HPV oncogênico.

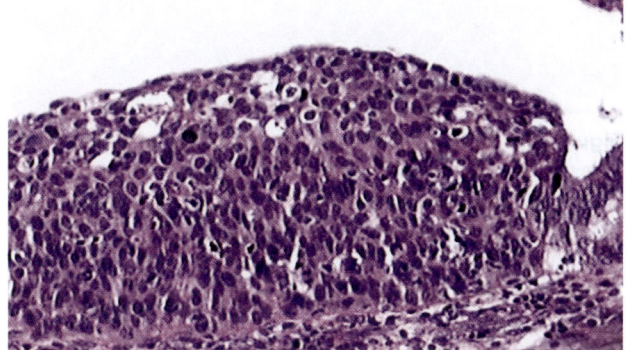

Figura 90.4 Lesão intraepitelial escamosa de alto grau com extensão para cripta endocervical: notar estrutura de cripta endocervical parcialmente atapetada por epitélio escamoso atípico, porém sem infiltração estromal (H.E., 200X).

Lesões glandulares pré-invasivas

Os adenocarcinomas *in situ* (AIS) do tipo usual/endocervical do colo uterino (Figura 90.5) são diagnosticados quando se associam atipia nuclear (com hipercromasia e núcleos alongados), estratificação, mitoses apicais e corpúsculos apoptóticos nas células do epitélio colunar. Geralmente, ocorre redução da quantidade de mucina citoplasmática e podem ser observados arranjos papilíferos ou cribriformes, estes dois últimos não extensos. Algumas lesões que não preenchem todos os critérios morfológicos para o diagnóstico de AIS (também denominado de "neoplasia intraepitelial cervical glandular de alto grau" – HGCGIN), apesar de consideradas por alguns autores como verdadeiras "displasias glandulares" (e denominadas "neoplasias intraepiteliais cervicais glandulares de baixo grau" – LGCGIN), podem na verdade exibir comportamento biológico de AIS e, portanto, representar formas de AIS morfologicamente frustras – condição na qual o exame imuno-histoquímico complementar com p16 e ki-67 é essencial para revelar a verdadeira biologia do epitélio atípico subdiagnóstico de AIS.[5] Devemos lembrar ainda que existem outros tipos de adenocarcinoma *in situ* do colo uterino (e também invasivo) como, por exemplo, o de tipo intestinal.

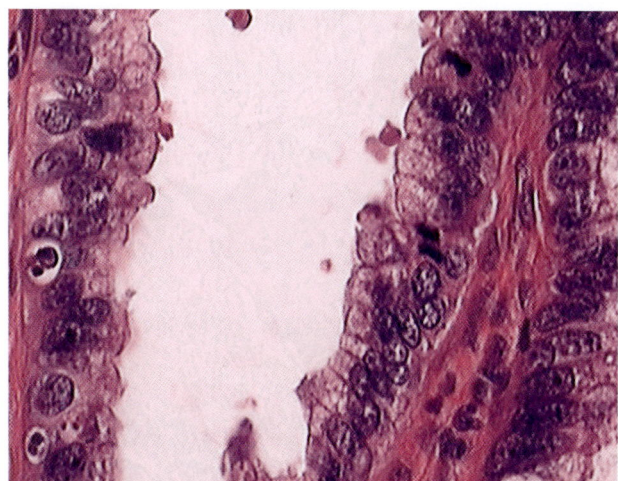

Figura 90.5 Adenocarcinoma "*in situ*" do colo uterino do tipo usual/endocervical: notar epitélio colunar mucossecretor exibindo estratificação, hipercromasia e alongamento nuclear, redução da mucina citoplasmática, mitoses apicais e de corpúsculos apoptóticos basais (H.E., 400X).

Carcinomas invasivos

São caracterizados por infiltração do estroma por células epiteliais neoplásicas de aspecto morfológico, atipia, arranjo arquitetural e grau de diferenciação variáveis, gerando reação desmoplásica de intensidade e morfologia também variadas.

Em lesões escamosas, na invasão microscópica inicial (Figura 90.6), observa-se geralmente interrupção da membrana basal e infiltração do estroma por pequenos agrupamentos ou linguetas de células epiteliais cujas características diferem das observadas no componente intraepitelial: ocorre ganho de citoplasma de característica mais diferenciada e a cromatina possui aspecto mais claro, vesiculoso, com observação de nucléolo (diferenciação ou maturação paradoxal).

O *carcinoma espinocelular de células grandes não queratinizante* (Figura 90.7) é o carcinoma invasivo mais habitualmente observado associado à infecção por HPV no colo uterino (4 de cada 6 casos de carcinoma espinocelular invasivo cervical apresentam este padrão morfológico).[5] Outros tipos de tumores, como *carcinomas neuroendócrinos e adenocarcinomas* (Figura 90.8) do colo uterino, também estão amiúde relacionados à infecção por HPV oncogênico.

Fatores prognósticos – mais importantes do que o tipo histológico ou a graduação histológica – são a profundidade de invasão estromal, a presença de invasão linfovascular, o acometimento do terço profundo da parede cervical, bem como acometimento de margens cirúrgicas, paramétrios e linfonodos pélvicos.[1,5,6]

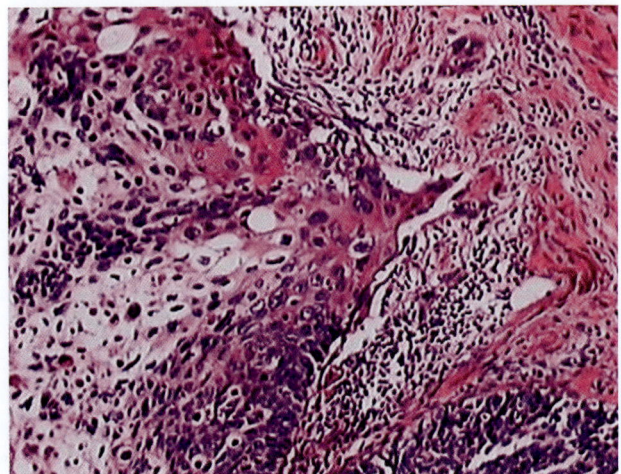

Figura 90.6 Carcinoma espinocelular superficialmente invasivo: notar presença de lingueta espiculada e de ninho diminuto arredondado (canto superior direito) de células escamosas neoplásicas infiltrando o estroma superficial, a partir de lesão intraepitelial escamosa de alto grau com extensão para cripta endocervical (H.E., 200X).

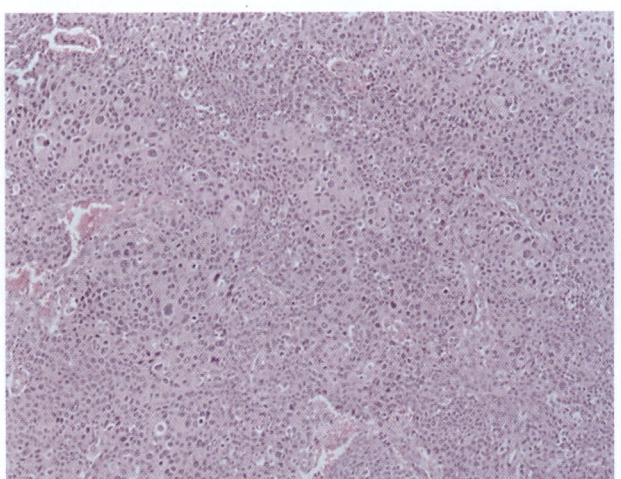

Figura 90.7 Carcinoma espinocelular invasivo: notar lençóis e ninhos irregulares de células escamosas com atipia acentuada e áreas exibindo citoplasma eosinófilo mais abundante, infiltrando o estroma cervical (H.E., 100X).

■ VULVA

É importante lembrar que a região vulvar – que inclui mucosa e também pele com anexos cutâneos – guarda particularidades dentro do espectro das lesões cutâneas e, apesar da grande variedade de lesões inflamatórias[7] e neoplásicas que podem incidir na topografia, observamos na prática cotidiana da ginecologia número relativamente menor e mais restrito de doenças dermatológicas.

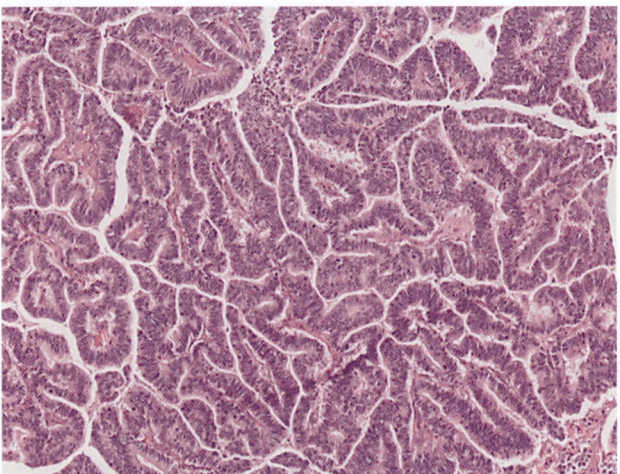

Figura 90.8 Adenocarcinoma invasivo do colo uterino do tipo usual/endocervical: notar lesão de arquitetura papilífera, complexa e extensa (H.E., 100X).

Em geral, o objetivo das biópsias vulvares se concentra no diagnóstico das diferentes lesões escamosas pré-invasivas e invasivas, relacionadas à infecção pelo papilomavírus humano (HPV) ou a dermatoses crônicas (líquen escleroso).

Lesões escamosas pré-invasivas HPV-relacionadas

Nas últimas décadas, acostumou-se a nomear as lesões pré-malignas vulvares nas quais há evidências de infecção pelo HPV em neoplasia intraepitelial vulvar (NIV) I, II ou III, baseando-se no grau de proliferação de células basaloides indiferenciadas e no quanto elas ocupam a espessura do epitélio. Decorrente de problemas de reproducibilidade do diagnóstico do NIV II e III, passou-se a utilizar o termo NIV usual ou clássico, e foi recomendado o termo condiloma plano no lugar do NIV I. Atualmente, a Organização Mundial da Saúde (OMS) recomenda a nomenclatura proposta por Darragh e *et al.* (consenso LAST)[2] disposta a seguir, a qual pode acompanhar termos utilizados anteriormente.

Lesão intraepitelial escamosa de baixo grau

Compreende as condições previamente conhecidas como NIV I, condiloma plano e condiloma acuminado (Figura 90.9): proliferação de células escamosas atípicas na qual há perda de diferenciação nas células que ocupam o terço basal do epitélio e/ou evidências de efeito citopático viral associado à infecção pelo HPV (atipia coilocitótica).

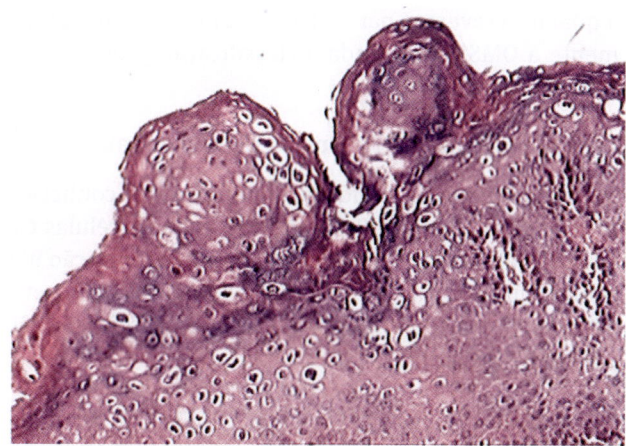

Figura 90.9 Lesão intraepitelial escamosa de baixo grau vulvar (condiloma acuminado): notar mínima proliferação no terço profundo do epitélio com atipias discretas, associada a extensa maturação com atipias coilocitóticas nos dois terços superficiais, de padrão arquitetural papilomatoso/micropapilar e com camada granular e córnea (H.E., 200X).

Lesão intraepitelial escamosa de alto grau

Compreende as condições previamente conhecidas como NIV II, NIV III, NIV usual ("NIV – u") ou clássico: proliferação de células escamosas com atipias nucleares acentuadas, atingindo o terço médio ou mesmo superficial do epitélio, acompanhadas por figuras mitóticas além do terço basal. Pode haver extensão da lesão aos anexos cutâneos que, quando extensa, simula processo neoplásico invasivo ("pseudoinvasão").

Neoplasia intraepitelial vulvar diferenciada ("NIV – d")

Lesão escamosa pré-invasiva vulvar geralmente originada no contexto de líquen escleroso com ou sem líquen simples crônico superposto. Não apresenta relação com a infecção pelo HPV. Caracteriza-se por espessamento do epitélio de revestimento, no qual se observa atipia nuclear com hipercromasia e figuras de mitose na camada basal, associadas a diferenciação escamosa abrupta, prematura, das células da camada parabasal, as quais exibem pontes intercelulares evidentes e citoplasma abundante, sendo acompanhada também por hiperqueratose e/ou paraqueratose. Por definição, é considerada lesão intraepitelial escamosa de alto grau, e possui maior potencial de progressão para carcinoma espinocelular invasivo quando comparado ao NIV usual associado à infecção por HPV oncogênico.[8-9]

Carcinoma espinocelular invasivo

Neoplasia maligna com origem no epitélio escamoso de revestimento vulvar. A OMS[4] reconhece grande quantidade de subtipos, entretanto os principais, pela sua frequência, epidemiologia e correlação com vias patogenéticas distintas, estão descritos a seguir:

Condilomatoso e basaloide

Compostos por células neoplásicas não ceratinizadas, de aspecto indiferenciado, ambos se correlacionam com infecção por HPV oncogênico e possuem como um estágio pré-invasivo a lesão intraepitelial escamosa de alto grau (NIV usual ou NIV II/III). Acometem mulheres mais jovens e, comumente, coexistem com outros processos neoplásicos cervicais ou vaginais, também associados ao HPV.

Ceratinizante

Subtipo mais frequente (80% dos casos) e também é o de pior prognóstico. Acomete mulheres idosas e tem relação com diagnóstico prévio de doenças inflamatórias crônicas vulvares, como o líquen escleroso. Possui como estágio pré-invasivo (NIV diferenciado) lesão de difícil detecção clínica e patológica por suas características morfológicas por vezes sutis.

É importante ressaltar que os carcinomas relacionados à infecção por HPV oncogênico também podem exibir morfologia ceratinizante, e são portanto mais precisamente diagnosticados por meio da detecção da superexpressão da proteína p16 por exame de imuno-histoquímica.

Lesões tumorais benignas

Ocasionalmente, nas lesões clinicamente verrucosas da vulva, nos deparamos com condições esporádicas, em que não se espera que haja relação com a infecção por HPV ou risco de progressão para malignidade.

Pólipo fibroepitelial

Lesão mista, notando-se proliferação epitelial escamosa de variada intensidade ao redor de estroma fibroso/fibroadiposo. Não se identificam atipias citológicas em ambos os componentes.[10]

Queratose seborreica

Proliferação epitelial escamosa de células basaloides sem atipias em arquitetura papilomatosa, acompanhada por invaginações epiteliais com formação de pseudocistos córneos.[10]

Lesões inflamatórias

Líquen simples crônico – sinônimo e termo preferível para a lesão antigamente conhecida como hiperplasia de células escamosas. Trata-se de espessamento epitelial sem atipias, acompanhado por discreto infiltrado linfocitário dérmico e verticalização do colágeno das papilas dérmicas.[7-10]

Líquen escleroso

Dermatose crônica caracterizada por fibrose e hialinização progressivas da derme superficial acompanhada por infiltrado linfocitário de intensidade variável. A epiderme suprajacente pode se encontrar de espessura diminuída (atrófica), aumentada (condição conhecida como distrofia vulvar) ou mesmo habitual. Apesar de não ser considerada uma lesão pré-maligna, suas portadoras têm risco aumentado para o desenvolvimento do CEC invasivo, especialmente do tipo ceratinizante.[7-10]

Doença de Paget extramamária

Condição que acomete regiões cutâneas com elevada concentração de glândulas apócrinas, dentre as quais a vulva é a localização preferencial. Caracterizada pela presença de células grandes, redondas, de citoplasma amplo e vacuolizado à custa de mucina intracitoplasmática, exibindo núcleos atípicos. É reconhecida como uma forma de adenocarcinoma *in situ*/intraepitelial, no qual as células neoplásicas migram por entre as células escamosas do epitélio de revestimento, similarmente à disseminação pagetoide observada no melanoma – que constitui seu principal diagnóstico diferencial. Em cerca de 95% dos casos, não se identifica neoplasia subjacente; nos demais, o exame clínico revela carcinomas primários do colo uterino, cólon, reto e bexiga.[10]

■ VAGINA

Apesar de a vagina ser sede de grande quantidade de processos patológicos que resultam na procura por atendimento médico especialmente os de natureza inflamatória/infecciosa, as biópsias vaginais representam menor proporção dentro da rotina diagnóstica da patologia do trato genital inferior, sendo importante descartar, no caso de carcinomas invasivos, o acometimento secundário por extensão direta de carcinomas espinocelulares originados no colo uterino ou vulva, ou então por adenocarcinomas uterinos ou de órgãos vizinhos (ex: reto). A seguir, descrevemos as principais lesões.

Lesões escamosas pré-invasivas

Nas últimas décadas a nomenclatura neoplasia intraepitelial vaginal (NIVa) foi extensamente disseminada na prática clínica e patológica. De forma semelhante

à qual descrevemos para o colo uterino e a vulva, atualmente a OMS[4] recomenda a classificação proposta por Darragh e colaboradores. [2]

Lesão intraepitelial escamosa de baixo grau

Compreende a condição previamente conhecida como NIVa I (Figura 90.10): proliferação de células escamosas atípicas, na qual há perda de diferenciação nas células que ocupam o terço basal do epitélio e/ou evidências de efeito citopático viral associado à infecção pelo HPV (ex.: atipia coilocitótica).

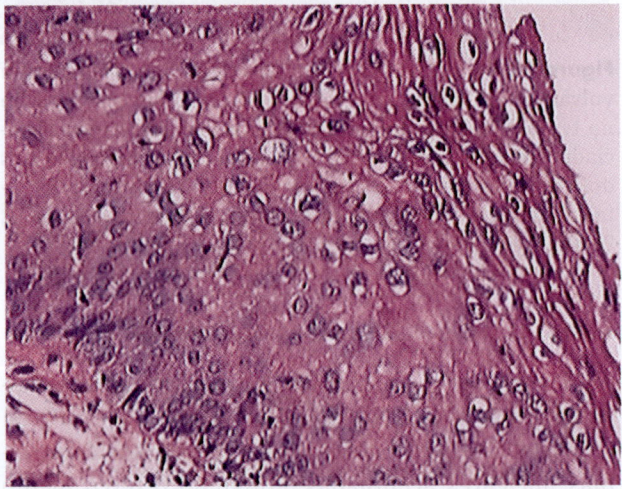

Figura 90.10 Lesão intraepitelial escamosa de baixo grau vaginal (NIVa I): notar mínima proliferação no terço profundo do epitélio com atipias discretas, associada a extensa maturação com atipias coilocitóticas nos dois terços superficiais (H.E., 400X).

Lesão intraepitelial escamosa de alto grau

Compreende as condições previamente conhecidas como NIVa II e NIVa III: proliferação de células escamosas com atipias nucleares acentuadas, atingindo o terço médio ou mesmo o terço superficial do epitélio, acompanhadas por figuras mitóticas além do terço basal.

Carcinoma espinocelular invasivo

Isoladamente representa 80% das neoplasias malignas primárias da vagina, entretanto, tal valor relativo corresponde apenas a 1% das malignidades originadas no trato genital, com uma frequência 50 vezes menor que o CEC originado no colo uterino.

De forma semelhante ao CEC originado no colo uterino, sua etiopatogênese se deve à infecção pelo HPV oncogênico, além de compartilhar as suas características morfológicas. Entretanto, não há valores predeterminados de profundidade de invasão ou de extensão superficial que se correlacionem com o prognóstico.[5,6-10]

REFERÊNCIAS BIBLIOGRÁFICAS

1. Crum CP, et al. Diagnostic gynecologic and obstetric pathology. 2nd ed. New York: Elsevier Saunders; 2011.

2. Darragh TM, et al. The lower anogenital terminology standardization project for the HPV-associated lesions: background and consensus recomendations from the College of American Pathologists and the American Society for Colposcopy and Cervical Pathology. Arch Pathol Lab Med 2012;136(10):1266-9.

3. Nucci MR, et al. Redefining early cervical neoplasia: recent progress. Adv Anat Pathol 2007; 14(1):1-10.

4. Kurman RJ, et al. WHO Classification of tumours of female reproductive organs. 4th ed. Lyon: IARC Press; 2014.

5. Mutter GL, et al. Pathology of the female reproductive tract. 3rd ed. New York: Churchill Livingstone Elsevier; 2014.

6. Kurman RJ, et al. Blaustein's pathology of the female genital tract. 6th ed. New York: Springer; 2011.

7. Lynch PJ, et al. ISSVD classification of vulvar dermatoses: pathologic subsets and their clinical correlates. J Reprod Med 2007;52(1):3-9.

8. McCluggage WG. Recent developments in vulvovaginal pathology. Histopathology 2009; 54(2):156-73.

9. McCluggage WG. Premalignant lesions of the lower female genital tract: cervix, vagina and vulva. Pathology 2013;45(3):214-9.

10. Nucci MR, et al. Gynecologic pathology. Foundations in diagnostic pathology. New York: Churchill Livingstone Elsevier; 2009.

REFERENCIAS BIBLIOGRAFICAS

Capítulo **91**

■ Gustavo Arantes Rosa Maciel ■ Ismael Dale Cotrim Guerreiro da Silva

Biologia Molecular na Patologia do Trato Genital Inferior

■ INTRODUÇÃO

Biologia Molecular é um campo da ciência que une as disciplinas de química, física e biologia de modo interdependente e que visa compreender a vida e os processos celulares ao nível molecular. Após o sequenciamento do genoma de várias espécies e do grande progresso alcançado pelas áreas das chamadas ômicas,[1] a ciência tem produzido amplas bases de dados de catalogação dos componentes moleculares das células. Esse fato contribuiu para a descoberta dos mecanismos básicos dos processos essenciais que definem uma célula viva em sua fisiologia e nos processos patológicos. Isso tem sido fundamental para compreender as bases fisiopatológicas das doenças humanas e propor novos modos de diagnóstico, tratamento e prevenção.[2]

Na área da Patologia do Trato Genital Inferior (PTGI), esses avanços foram ainda mais importantes a partir da descoberta da estreita relação do câncer do colo do útero e de outros sítios do trato genital inferior com o Papilomavírus humano (HPV).[3] Além disso, descobertas fundamentais da oncogênese e do papel de proteínas virais na progressão de lesões precursoras, invasão e infecção pelo vírus, transformaram as técnicas de biologia molecular no padrão-ouro de detecção do vírus HPV.

O HPV não pode ser detectado por meio de métodos de cultura celular e deve ser, portanto, diagnosticado por testes moleculares.[4] Neste capítulo, serão descritos alguns aspectos básicos da biologia do HPV, da infecção e dos métodos de biologia molecular usados atualmente no diagnóstico.

■ MÉTODOS

A maioria dos métodos de biologia molecular usados em diagnóstico baseia-se na amplificação de fragmentos específicos de ácidos nucleicos (DNA ou RNA) e a posterior detecção.[5] Para se conseguir a amplificação dos fragmentos citados, usa-se a técnica de reação em cadeia de polimerase (PCR, do inglês *polymerase chain reaction*), na qual é possível criar múltiplas cópias de sequências de ácidos nucleicos sem o uso de um organismo vivo, a partir de pequenas quantidades de uma molécula molde.[5] Para conseguir a replicação *in vitro* da PCR, necessita-se de uma mistura, chamada mix, de elementos: a molécula molde, DNA do vírus, por exemplo; os desoxirribonucleotídeos trifosfatos (dNTPs), que são as bases nitrogenadas ligadas a três fosfatos; os iniciadores, ou *primers*, que são pequenas sequências similares às da molécula molde de uma extremidade 3'OH livre para iniciar a síntese de DNA;[5] e uma enzima polimerase, normalmente chamada Taq polimerase, em solução tampão. Toda a mistura é colocada em máquina chamada termociclador, que faz ciclos de temperatura preestabelecidos com tempos exatos específicos para cada reação e que irá promover a desnaturação, a abertura da dupla fita de DNA e a replicação em ciclos sucessivos.[5] As etapas fundamentais da reação de PCR são a desnaturação, o anelamento e o alongamento ou extensão.[5-7] Assim, trata-se de uma reação termodinâmica de replicação.

A detecção anteriormente era feita em gel por meio das análises do tamanho de bandas de DNA amplificadas. Atualmente, a detecção dos fragmentos alvos é feita com base no sinal de fluorescência, por meio de sondas que se ligam em alvos específicos do DNA.[5]

Novos aperfeiçoamentos foram incorporados à técnica de PCR, com o estabelecimento da chamada PCR em tempo real ou PCR quantitativa, em que os ciclos de amplificação são monitorados em tempo real e é possível estabelecer e identificar os limites de detecção de cada fragmento de DNA. Além disso, na PCR em tempo real dos métodos atuais, é possível fazer a identificação simultânea de várias sequências diferentes. Assim, pode-se identificar e realizar as genotipagens específicas dos tipos virais de escolha. Quanto ao HPV, há tendência mundial de se identificar preferencialmente os seus tipos oncogênicos, com destaque para os 16 e 18. No entanto, há plataformas que conseguem detectar e realizar a genotipagem dos tipos de alto e baixo risco.[6]

■ ASPECTOS PRÁTICOS

As amostras de citologia a serem submetidas a análises com técnicas de biologia molecular devem ser acondicionadas em soluções-tampão específicas que preservam a integridade do DNA, do RNA e da morfologia celular. O uso de etanol ou de soluções com alta concentração de formaldeído pode interferir ou mesmo impedir a realização do exame. Embora a citologia oncótica possa ser coletada e fixada em lâminas para posterior análise, os materiais para análise molecular requerem meio líquido nos métodos usados atualmente. Por outro lado, com os *kits* de coleta de citologia líquida disponíveis no mercado nos dias atuais, é possível fazer a detecção do DNA e, eventualmente em alguns deles, dos transcritos (RNA mensageiro) dos genes E6/E7 do HPV. Habitualmente, essas soluções preservam o material para biologia molecular mesmo em temperatura ambiente por período determinado. A maioria das informações acima refere-se à coleta padrão de citologia cervicovaginal. No subitem a seguir, há informações sobre limitações e problemas na coleta em outras regiões.

Limitações

Na coleta para análise molecular em PTGI, deve-se ressaltar que a maioria das limitações e problemas advêm da paucidade de células na amostra. O principal agente infeccioso pesquisado é o HPV, que se encontra principalmente nas células epiteliais maduras do epitélio escamoso.[3] Em outras situações, o DNA viral pode ter sido integrado no genoma do hospedeiro e sua detecção exigir maior sensibilidade do método.[7] Assim, em áreas mais secas como vulva, região perianal ou pele e na região genital masculina, principalmente em pênis postectomizados, corpo peniano e região escrotal, a

coleta deve ser bastante criteriosa no sentido de conseguir quantidade adequada de células. O uso de agentes hidratantes como soro fisiológico (cloreto de sódio a 0,9%) pode enriquecer a coleta e evitar resultados duvidosos. A Tabela 91.1 lista os principais meios de coleta utilizados e as respectivas técnicas.

Tabela 91.1 Materiais de coleta dos testes moleculares.

Teste	Meio/material
PCR em tempo real com genotipagem de alto risco	Tampão específico ou *kit* citologia líquida
Genotipagem (*array*)	Tampão específico, *kit* citologia líquida, parafina
Captura híbrida	Tampão específico
Detecção transcritos de E6/E7	Tampão específico ou *kit* citologia líquida
Hibridização *in situ*	Parafina
Imunohistoquímica p16 e Ki-67	Parafina

Resultados inconclusivos

É importante lembrar que, nos métodos mais atuais de detecção do DNA e RNA, a ausência de células ou seu número insuficiente induz ao resultado inconclusivo.[8-9] Assim, nos métodos de detecção com controle interno, a presença de células é passo essencial de controle de qualidade do teste.[10] Coletas feitas em material inadequado ou fora das especificações dos laboratórios são causas relativamente comuns de resultados inconclusivos.

De acordo com o teste molecular solicitado, outra possibilidade de resultado inconclusivo é o vírus não estar contemplado no painel de detecção do teste. Por exemplo, no teste de detecção dos transcritos dos genes oncogênicos E6/E7 disponível no Brasil, existem sondas moleculares específicas para cinco tipos de HPV: 16, 18, 31, 33 e 45. Caso a amostra analisada contenha um tipo diferente desses citados, o teste pode resultar inconclusivo.[10-11]

■ RESULTADOS QUANTITATIVOS

Os testes moleculares para detecção do HPV são eminentemente qualitativos. Eles devem ser usados, portanto, para conhecer a presença ou ausência dos vírus. No passado, tentou-se estabelecer correlação entre a carga viral (medida em unidades relativas de luz – RLU com a técnica de captura híbrida) e os achados clínicos e o prognóstico.[7] No entanto, apesar de grande empenho de vários pesquisadores e de pesquisa de alta qualidade, não se conseguiu estabelecer tais relações ou utilidade clínica para a quantificação da carga viral de HPV.[7] Isso se deve eminentemente a alguns fatores: diferentemente da coleta de sangue, em que se consegue normalizar a quantidade de material biológico a ser analisado – por exemplo, em volume de sangue –, não se consegue fazer o mesmo para coletas de citologias cervicais. Assim, coletas mais vigorosas, de pacientes mais jovens, com trofismo genital normal, permitem a obtenção de maior número de células. Por outro lado, coletas menos vigorosas, em pacientes hipoestrogênicas ou com idade mais avançada, produzem quantidade menor de células e, por conseguinte, menor quantidade de DNA. Outro fator importante é o grau de incorporação do vírus no DNA do hospedeiro. Assim, nos casos mais avançados de infecção, em que houve extensiva incorporação viral, há tendência de a carga viral ser menor.[12] Nesse sentido, a interpretação da carga viral também se torna extremamente difícil, uma vez que não se pode discernir entre um quadro de infecção leve e inicial, com baixa produção de cópias do DNA viral, ou de infecção avançada, com incorporação viral e consequente detecção de baixo número de cópias. Por esses motivos, foi estabelecido que os testes de DNA de HPV são qualitativos.

Outro ponto de grande importância é a respeito da sensibilidade e especificidade dos testes. Embora sejam considerados ferramentas importantes no diagnóstico do HPV, e de existirem diferenças discretas de sensibilidade entre os métodos (Tabela 91.2), o valor preditivo positivo de todos os testes disponíveis atualmente não é particularmente elevado.[10-13] Por outro lado, o valor preditivo negativo é elevado, e essa informação é que tem maior relevância clínica. Ou seja, na prática, os testes moleculares de HPV têm maior relevância nos resultados negativos para HPV. Assim, em muitos países, o teste de DNA tem sido utilizado como rastreamento primário de câncer de colo do útero. Na ausência do vírus, o teste é repetido após período de até cinco anos.[10] No entanto, há ainda várias dúvidas e particularidades específicas de cada país sobre quais as estratégias de rastreamento primário de câncer de colo uterino seriam mais adequadas.[12-13-14]

Idade da paciente e testes de DNA

Em razão da grande sensibilidade do método e também a questões próprias da fisiopatologia da infecção pelo HPV, atualmente não se recomenda o uso de testes moleculares de rotina como rastreamento em pacientes com idade inferior a 21 anos.[4-15] A incidência de infecção nessa fase é elevada, porém as taxas de clareamento espontâneo são também muito altas.[4-15] Entre 21 e 29 anos, os testes de detecção molecular do HPV prestam-se eminentemente para investigar quadros de citologia anormal, principalmente as células escamosas atípicas de significado indeterminado (ASC-US).[16] Após os 30 anos, a importância do teste aumenta e justifica seu uso em maior escala;[15-17] em alguns países é inclusive usado como método de rastreamento primário ou como coteste, associado à citologia oncótica.[10-13] No Brasil, a recomendação atual dos testes moleculares reserva-se para citologias alteradas em mulheres de mais de 30 anos. No entanto, as recomendações apontam para uma vantagem advinda do uso do teste do DNA de HPV no rastreio, que seria a possibilidade de autocoleta. Segundo o documento, isso facilitaria o acesso de mulheres resistentes à coleta por profissional de saúde ou com dificuldades de acesso aos serviços de saúde.[17-18]

Tabela 91.2 Ensaios moleculares baseados em DNA.

Exame	Captura híbrida	Genotipagem	PCR *real time*
Controle interno	Não	Sim	Sim
Automação	Possível	Não	Sim
Genotipagem específica	Não	Sim – alto e baixo risco	16 e 18 + *pool* de alto risco
Cobertura para tipos oncogênicos	13 tipos	18 tipos	14 tipos
VPP	105-15%	10%–15%	10–15%
VPN	> 95%	> 95%*	> 95%
Rastreabilidade	Parcial	Parcial	Total
Coleta unificada	Não	Sim – alíquota	Sim – direto

* Falso-negativo em câncer invasor = 12% (Oliveira *et al.*, 2011)

■ CONCLUSÃO

A biologia molecular contribuiu de maneira fundamental para o progresso na área da patologia do trato genital inferior. Tanto na elucidação de mecanismos da fisiopatologia da infecção pelo HPV, como na utilização como ferramentas diagnósticas, as técnicas de biologia molecular fazem parte do cotidiano dos profissionais dessa área da saúde feminina.

REFERÊNCIAS BIBLIOGRÁFICAS

1. Feero WG, et al. Genomic medicine--an updated primer. N Engl J Med 2010; 362(21):2001-11.
2. The Scripps Research Institute, Cell and Molecular Biology, 2015. Disponível na Internet: https://www.scripps.edu/research/cmb.
3. zur Hausen H. Papillomaviruses and cancer: from basic studies to clinical application. Nat Rev Cancer. 2002;2(5):342-9.
4. Hariri S, et al. Human papillomavirus (HPV): manual for the surveillance of vaccine-preventable diseases, 2011. Disponível na Internet: http://www.cdc.gov/vaccines/pubs/surv-manual/chpt05-hpv.html
5. Grody W, et al. Molecular diagnostics: techniques and applications for the clinical laboratory. Kanbridge: Academic Press; 2009.
6. Pelt-Verkuil, et al. Principles and technical aspects of pcr amplification. Springer Science & Business Media; 2008.
7. Saiki RK, et al. Primer-directed enzymatic amplification of DNA with a thermostable DNA polymerase. Science. 1988 Jan 29;239(4839):487-91.
8. Dalstein V, et al. Analytical evaluation of the Papillo Check test: a new commercial DNA chip for detection and genotyping of human papillomavirus. J Virol Methods 2009;156(1-2):77-81.
9. Lorincz A. Scratching the surface of tomorrow's diagnostics: the Editor-in-Chief's opinion at the 15th year of expert review of molecular diagnostics. Expert Rev Mol Diagn 2015;15(1):5-9.
10. Stoler MH, et al. High-risk human papillomavirus testing in women with ASC-US cytology: results from the ATHENA HPV study. Am J Clin Pathol. 2011;135(3):468-11.
11. Smits HL, et al. Application of the NASBA nucleic acid amplification method for the detection of human papillomavirus type 16 E6-E7 transcripts. J Virol Methods 1995;54(1):75-80.
12. Cricca M, et al. Viral DNA load, physical status and E2/E6 ratio as markers to grade HPV16 positive women for high-grade cervical lesions. Gynecol Oncol. 2007;106(3):549-57.
13. Mayrand MH, et al. Canadian Cervical Cancer Screening Trial Study Group. Human papillomavirus DNA versus Papanicolaou screening tests for cervical cancer. N Engl J Med. 2007;18;357(16):1579-81.
14. Davis M, et al. Making sense of cervical cancer screening guidelines and recommendations. Curr Treat Options Oncol. 2015;16(12):55.
15. Ministério da Saúde, Diretrizes Brasileiras para o rastreamento do câncer do colo do útero, 2011.
16. The American Society for Colposcopy and Cervical Pathology (ASCCP), 2015. Disponível na internet: http://www.asccp.org
17. Cuzick J, et al. New dimensions in cervical cancer screening. Vaccine 2006;24(Suppl 3):90-7.
18. Oliveira LH, et al. Patterns of genotype distribution in multiple human papillomavirus infections. Clin Microbiol Infect 2008; 14(1):60-8.

Capítulo 92

■ **Adriana Bittencourt Campaner** ■ **Cintia Irene Parellada**

Imunidade na Infecção pelo HPV

■ A IMUNIDADE NO TRATO GENITAL INFERIOR

O trato genital pode ser dividido em dois compartimentos separados, isto é, vagina e ectocérvice por um lado, que hospedam flora comensal, e útero e tubas por outro que são estéreis. O sistema imune do trato genital é parte do sistema imunológico relacionado a mucosas, englobando extensa área de cerca de 400 m². Diferentemente de sítios bem definidos como as placas de Peyer no trato gastrintestinal e dos agregados linfóides na árvore brônquica, foram identificadas, na submucosa cérvicovaginal, especialmente da zona de transformação da cérvix, células plasmáticas e linfócitos com tendência à formação de agregados linfocitários, onde os antígenos seriam capturados e processados.[1-4] Além dos agregados linfoides já mencionados, onde podem ser encontrados linfócitos T CD4 e CD8 e células plasmáticas produtoras de imunoglobulinas (Ig), a mucosa do trato genital contém células com capacidade (NK) antigênica, tais como macrófagos, células dendríticas e células *natural killer*.[1,3,5,6]

Assim como na imunidade sistêmica, o sistema imunológico relacionado às mucosas também é dividido em imunidade inata ou inespecífica e adquirida ou específica, esta última inclui ambas as imunidades humoral e celular (Figura 92.1). Apresenta três níveis de imunidade: o primeiro está relacionado às mucosas, constituindo a barreira do epitélio cervicovaginal, o segundo está localizado nos linfonodos regionais e o terceiro é a imunidade sistêmica.[1,3]

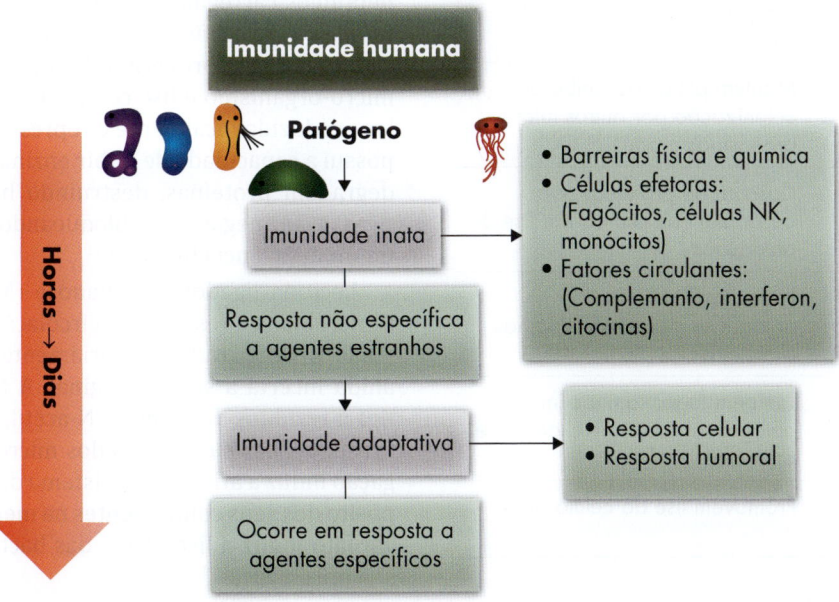

Figura 92.1 Componentes da imunidade humana.

Fonte: acervo pessoal.

Imunidade inata

O sistema imunológico inato, o mais primitivo ramo do sistema imunológico, foi conservado ao longo da evolução. A imunidade inata, isto é, a primeira a se estabelecer, consiste de mecanismos que já existem prontos no organismo, mesmo antes da infecção, sendo capazes de rápidas respostas aos micro-organismos. Reage de forma similar frente a todas as substâncias estranhas, agentes e a identificação dos antígenos não varia de indivíduo para indivíduo; todos nascem com este tipo de imunidade. Seus componentes principais incluem: barreiras físicas e químicas, tais como os epitélios, pele e mucosas, e, ainda, substâncias antimicrobianas produzidas nas superfícies epiteliais. Fazem parte também o batimento ciliar; bactérias comensais da flora normal, que competem com as patogênicas. O muco impede a interação dos agentes com a mucosa visto que tem pH inadequado para a sua sobrevivência. Constam ainda as células fagocíticas e as células *natural killer*; as proteínas do sangue incluindo os membros do sistema complemento e outros mediadores da inflamação, além das proteínas chamadas citocinas, que regulam e coordenam muitas das atividades das células da imunidade inata.[7,8,9] (Tabela 92.1).

Tabela 92.1 Mecanismos efetores da imunidade inata.

Resposta inata – Mecanismos efetores	
Epitélios	Barreira física
Fatores solúveis	MBL, defensinas, SLPI, óxido nítrico, etc
Flora bacteriana	Mantém pH ácido, inibe a colonização por outros micro-organsmos produz H_2O_2
Sistema complemento	Cascata de proteínas que opsonizam ou promovem lise de patógenos
Fagócitos	Fagocitam e eliminam patógenos, secretam citocinas citotóxicas
Granulócitos	Também fagocitam e eliminam patógenos, secretam citocinas e proteases
Células natural Killer (NK)	Promovem lise da célula alvo

A microflora vaginal representa, sem dúvida, um dos mais importantes mecanismos de defesa do trato genital. A composição desta flora vaginal não é constante, sofrendo variações em resposta a fatores exógenos e endógenos, sendo geralmente dominada por *Lactobacillus*. A produção de ácido lático determinada por estes agentes parece ser essencial para manter um ecossistema saudável, independentemente das espécies bacterianas que possam estar na vagina. O pH ácido resultante previne a proliferação excessiva de micro-organismos potencialmente patogênicos. A predominância de *Lactobacillus* é benéfica para o hospedeiro, já que algumas espécies produzem peróxido de hidrogênio e bacteriocinas, fatores estes que dificultam a proliferação de outros micro-organismos.[10,11]

Além da microflora vaginal, os fatores da imunidade inata que também atuam na vagina são representados por fatores solúveis, tais como lecitina ligadora de manose [MBL], componentes do complemento, defensinas, inibidor da protease secretória dos leucócitos (SLPI), óxido nítrico, componentes associados a membranas (*toll-like receptors*) e células fagocitárias.[11]

A camada de células epiteliais da vagina constitui o ponto inicial de contato entre os micro-organismos e o trato genital do hospedeiro. Tais células epiteliais possuem *tool-like receptors* (TLR) em sua superfície e, portanto são importantes componentes da imunidade vaginal inata. Já foram identificados 11 TLRs, cada um com diferente especificidade. Diversos tipos de células fagocíticas também expressam estes receptores em suas membranas.[11]

As células vaginais também liberam moléculas com potente atividade antimicrobiana não específica. Uma classe dessas moléculas, chamada de defensina, inclui peptídeos carregados positivamente, que se ligam com rapidez a superfícies bacterianas com cargas negativas. Tal ligação provoca a disruptura da membrana do micro-organismo e lise celular. Outra classe de moléculas produzida localmente é representada pelo SLPI, que possui a capacidade de inibir enzimas, as proteases, que degradam proteínas, destruindo bactérias gram-positivas, gram-negativas e bloqueando a ação do vírus da imunodeficiência humana.[11]

Lecitina ligadora de manose (MBL) é proteína antimicrobiana presente na circulação e na secreção vaginal. É sintetizada primariamente pelo fígado, sendo ainda incerta a síntese vaginal. A MBL reconhece e se liga a resíduos de manose, N-acetilglicosamina e fucose presentes nas superfícies dos micro-organismos. Tal ligação induz a ativação do sistema de complemento e depósito dos seus componentes na membrana microbiana. Tal fato induz a lise direta das bactérias sensíveis ou a sua opsonização.[11]

Proteínas de choque térmico (*heat shock proteins*) estão entre as proteínas mais altamente conservadas na evolução dos seres vivos. São essenciais para a conservação da vida em cada organismo conhecido e ajudam a célula a sobreviver em condições ambientais diversas, tais como a exposição a temperaturas elevadas, tóxicos químicos, inflamação ou agressão por patógenos microbianos. A proteína de choque térmico HSP-70kDa (hsp70) foi há pouco tempo reconhecida como uma das proteínas antimicrobianas presentes na vagina. A síntese da hsp70 é intensamente estimulada em resposta à inflamação e infecção, podendo localizar-se extra e/ou intracelularmente. A hsp70 intracelular liga-se a outras proteínas ,que estão sob condições adversas, e evita a sua degradação. A hsp70 extracelular liga-se aos *toll-like receptors* estimulando a resposta imune aos patógenos. Estudos sugerem que a hsp70 que é produzida em resposta à microflora vaginal anormal induz a liberação de ácido nítrico na vagina. O ácido nítrico tem atividade antimicrobiana contra ampla variedade de micro-organismos.[11]

Os neutrófilos, eosinófilos e macrófagos exercem sua ação microbicida de forma mais ampla contra vários tipos de agentes e são células importantíssimas para a defesa inata do hospedeiro. Já as células NK são componentes-chave da resposta imune inata principalmente às infecções virais e destroem as células infectadas por vírus ou tumores com ausência de expressão de moléculas MHC Classe I na superfície celular. O MHC é uma região do cromossomo 6 responsável por produzir glicoproteínas que são expressas na superfície da maioria das células do corpo humano, permitindo que o sistema imunológico reconheça o "próprio" e o "não-próprio" do organismo. Estas podem ser do tipo I ou II. O MHC classe I é expresso em quase todas as células nucleadas e é responsável pela ativação das células T CD8; já o de classe II é expresso principalmente pelas células imunocompetentes, incluindo linfócitos, monócitos, macrófagos, células dendríticas e células endoteliais, incumbindo-se pela ativação das células T CD4.[10,12,13]

A imunidade inata é ativada por lesão celular e estresse ou morte celular, fenômenos estes que estimular os sensores de resposta inata, como *toll like receptors,* etc. No processo inflamatório, efetores solúveis e celulares da imunidade inata são recrutados e células do parênquima do órgão afetado e fagócitos, recrutados ou locais, são ativados para secretar citocinas inflamatórias e outras moléculas de defesa que, por sua vez recrutam mais efetores citotóxicos ao foco inflamatório.[8]

Imunidade adquirida

No entanto, quando esta imunidade inata, inespecífica, não consegue destruir o patógeno infectante, o organismo lança mão da imunidade específica, adquirida. Importante ressaltar que, enquanto a ativação do sistema imunológico inato ocorre imediatamente após o reconhecimento do patógeno, são necessários vários dias para que a imunidade adquirida comece a funcionar.[11]

As características que definem a imunidade adquirida são a grande especificidade para as distintas macromoléculas ou agentes e a capacidade de "lembrar" e responder mais vigorosamente às repetidas exposições ao mesmo micróbio. Existem dois tipos de respostas imunologicas adquiridas, designadas humoral e mediada por células, dita celular. (Figura 92.2).[14]

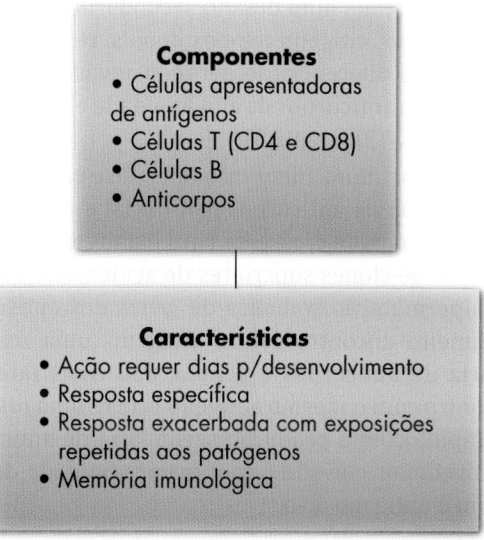

Figura 92.2 Componentes da resposta imune adquirida.
Fonte: acervo pessoal.

Imunidade humoral

A imunidade humoral é mediada pela produção de imunoglobulinas (Ig) pelos linfócitos B (LB). É o principal mecanismo de defesa contra os agentes infectantes extracelulares e suas toxinas. Os linfócitos B desenvolvem-se na medula óssea, surgindo como células *naive* (virgem) que circulam no sangue e na linfa e residem principalmente nos folículos dos órgãos linfóides secundários, os linfonodos e baço, à espera do encontro com o antígeno. Cada LB será específico para um antígeno. Cada célula B madura carrega um receptor exclusivo de membrana (BCR), uma imunoglobulina (Ig) ou molécula de anticorpo que é perfeitamente específica para um aminoácido ou epítopo de um determinado antígeno. Uma vez que a célula B *naive* encontra um antígeno em um linfonodo, a mesma é ativada e empreende um programa bem regulamentado de proliferação e diferenciação, no qual plasmócitos secretores de anticorpos e células B de memória antígeno-específicas serão gerados. As células plasmáticas secretam grandes quantidades de anticorpos, uma versão solúvel e idêntica do BCR ligado à membrana. Os anticorpos têm meia vida curta.[7,9,10]

Assim, na sequência da resposta imune, dois tipos de células diferenciadas B persistem no *pool* de memória: a) plasmócitos de longa vida secretores de anticorpos: localizam-se na medula óssea (tornam-se terminalmente diferenciados e refratários à estimulação antigênica e enquanto permanecem em seu nicho; continuam a secretar baixos níveis de anticorpos até na ausência de antígeno); b) células B de memória: conferem resposta rápida e reforçada num desafio secundário caso encontrem o mesmo antígeno tempos depois, resultando em proliferação e diferenciação, gerando novos plasmócitos que secretam anticorpos de alta afinidade e mais células B de memória (Figura 92.3).[9]

A resposta imune humoral à infecção é caracterizada pela produção de anticorpos IgM inicial e subsequente de IgG de afinidade crescente para o antígeno em razão da seleção de clones superiores de avidez das células B após hipermutação somática de genes dos anticorpos. No primeiro encontro com o antígeno, uma resposta primária de anticorpos é gerada, mas mais tarde, no reencontro com o mesmo antígeno ocorre uma resposta mais rápida com a produção secundária de anticorpos num nível mais elevado e com maior afinidade de ligação com o antígeno alvo.[15]

Imunidade celular

É mediada pelos linfócitos T (LT); estes são subdivididos em linfócitos T *helper* ou auxiliares, a maioria dos quais expressa uma proteína de membrana denominada CD4, e linfócitos T citotóxicos, cuja proteína de membrana é cognominada CD8. Os linfócitos T CD4 têm papel central tanto na imunidade humoral quanto na celular. Após a estimulação antigênica, células T CD4 *naïve* fazem escolhas para se tornarem células T efetoras, aju-

dando e regulando quer o braço humoral ou celular do sistema imunológico.[9]

A população de células T CD4 é heterogênea, sendo constituída de duas subpopulações: as células Th1 e Th2. As células T efetoras do tipo 1 (Th1) produzem a citocina interferon gama (IFN-γ) e se dirige para respostas do tipo celular, estando relacionada com a defesa contra protozoários, bactérias intracelulares e vírus. Já o tipo Th2 produz citocinas do tipo interleucinas (IL) -4, IL-5 e outras citocinas que auxiliam os linfócitos B na produção de anticorpos; é mais efetiva contra os helmintos e bactérias extracelulares. Essas respostas são também antagônicas, desde que o IFN-γ modula negativamente a resposta Th2, e a IL-4 e a IL-10 modulam do mesmo modo a resposta Th1, o que permite uma homeostasia no sistema imunológico e uma resposta imunológica balanceada.[9,10,13]

Os linfócitos T citotóxicos CD8 lisam células que possuem antígenos estranhos em sua superfície. Os microrganismos intracelulares, tais como vírus e algumas bactérias, sobrevivem e proliferam-se dentro dos fagócitos e de outras células do hospedeiro, onde ficam inacessíveis aos anticorpos circulantes. A defesa contra essas infecções é função da imunidade celular, que destroem os agentes que residem nos fagócitos ou lisam as células infectadas. Tanto os LT quanto os LB se tornam ativados após a ligação com seus antígenos específicos. No entanto, os LT precisam que os antígenos lhes sejam apresentados por meio de células apresentadoras de antígenos (APC), através das moléculas complexo principal de histocompatibilidade (MHC). Neste tipo de resposta existem três princípios básicos: reconhecimento antigênico, mobilização e ataque.[13]

As fases efetoras de ambas as imunidades, inata e específica, são em parte mediadas por hormônios protei-

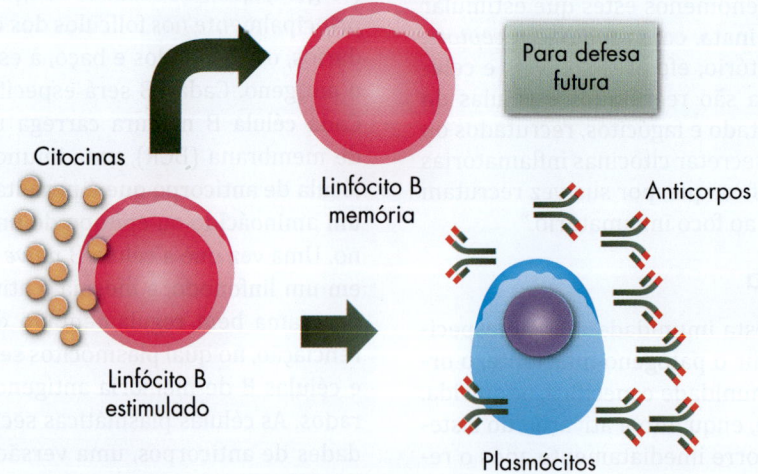

Figura 92.3 Componentes da imunidade humoral. Acervo pessoal.

cos chamados citocinas. Na imunidade inata, as citocinas efetoras são em grande parte produzidas por fagócitos mononucleares e provocam reações inflamatórias ricas em neutrófilos que tentam conter e/ou erradicar infecções. A maioria das citocinas da imunidade específica é produzida por linfócitos T ativados, as quais agem na fase efetora da imunidade sendo mediada por células e são responsáveis pela comunicação entre as células do sistema imunológico e inflamatório.[14]

No trato genital inferior, a primeira linha de defesa contra qualquer agente infectante é a imunidade humoral, por meio do bloqueio de anticorpos.[5,6] Anticorpos com capacidade de reconhecer e de se ligar a antígenos microbianos específicos encontram-se na vagina graças a transudação do sangue; após a ligação ocorre a morte microbiana, por mecanismo complemento dependente ou por opsonização. Linfócitos B também encontram-se na endocérvice e na vagina, produzindo anticorpos. A elaboração local de anticorpos representa rápido mecanismo para o combate aos micro-organismos patogênicos, sem a necessidade de aguardar pelo início da resposta imunologica sistêmica.[11] Caso o agente não seja destruído pelos anticorpos já localmente existentes, entra em cena a imunidade inata e, se necessário, a seguir, a adquirida.[3,6]

Frente a uma infecção viral ou a lesões neoplásicas e pré-neoplásicas, a principal reposta imunologica de-sencadeada é a do tipo celular. A população de linfócitos muda dramaticamente; os linfócitos T citotóxicos e as células *natural killer* predominam, compondo quase três quartos das células imunes responsivas.[3,4,5]

Na fase de reconhecimento antigênico da resposta imunologica celular, os antígenos devem ser capturados pelas células apresentadoras de antígenos (APC), isto é, as células de Langerhans locais, as quais ativarão posteriormente os linfócitos T virgens. Estes linfócitos são células de vital importância na imunidade celular cervical e por não reconhecerem antígenos livres por si próprios, necessitam destas células apresentadoras de antígenos que contenham complexo principal de histocompatibilidade (MHC) em sua superfície, para que se tornem ativadas.[7,12]

Os antígenos capturados pelas APC são processados dentro de compartimentos celulares especializados, em pequenas partículas de informações que são utilizadas para dar início à resposta imunologica. Estas células apresentadoras migram através de linfáticos locais em direção aos respectivos linfonodos de drenagem. Quando de sua chegada aos linfonodos, expõem os antígenos às células T paracorticais *naive* e evocam resposta proliferativa antígenoespecífica, resultando em migração e acúmulo de células T e B ativadas para o sítio de infecção, via sangue periférico e linfáticos. As células precur-

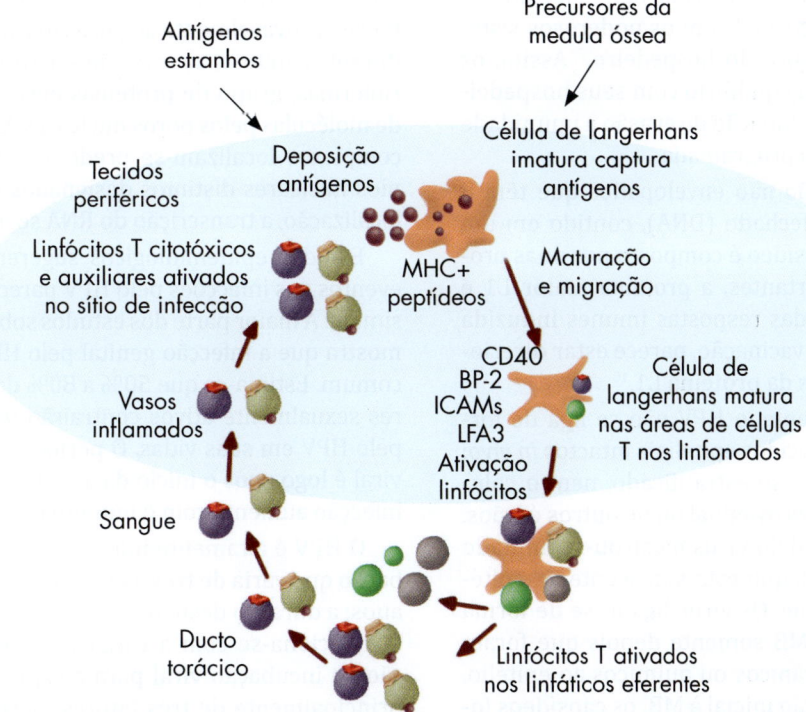

Figura 92.4 Passos envolvidos na resposta imune celular no trato genital.

Fonte: acervo pessoal.

soras da imunidade celular e humoral, localizadas nas zonas T e B dos linfonodos, são estimuladas, resultando finalmente na produção de células T *helper*, T citotóxicas e imunoglobulinas nos sítios mucosos efetores, tais como lâmina própria e epitélio (Figura 92.4).[5,8]

O sistema imunologico possui um registro ou memória de cada antígeno que o indivíduo já entrou em contato, mediante qualquer via. Isto é possível, pois os linfócitos vivem muito tempo. Quando eles encontram um antígeno pela segunda vez, produzem uma resposta rápida, enérgica e específica contra ele. Essa resposta imunológica específica explica por que os indivíduos não adquirem determinadas doenças mais de uma vez e também explica por que a vacinação é tão eficaz na sua prevenção de doenças.[15, 16]

■ O CICLO DE VIDA DO HPV E SEUS MECANISMOS DE EVASÃO À IMUNIDADE DO HOSPEDEIRO

Do ponto de vista da evolução microbiológica, os papilomavírus são agentes infecciosos muito bem-sucedidos. Eles induzem infecções crônicas que não deixam sequelas sistêmicas aparentes e quase nunca matam o hospedeiro; contudo, periodicamente liberam grande quantidade de vírus infecciosos no meio, com possibilidade de transmissão para indivíduos não infectados.

Para alcançar este estilo de vida bem-sucedido, o HPV deve evitar ou "negociar" com os poderosos sistemas de defesa imunológica do hospedeiro.[7] Assim, os papilomavírus vivem em equilíbrio com seus hospedeiros por meio de uma combinação de evasão à imunidade e supressão imunológica programada.

Os papilomavirus são não envelopados que têm 8 kb de genoma circular fechado (DNA), contido em um capsídeo protéico. O capsídeo é composto por duas proteínas estruturais importantes, a proteína maior L1 e a menor L2. A maioria das respostas imunes induzida pela infecção natural ou vacinação, parece estar direcionada às regiões variáveis da proteína L1.[15]

De modo surpreendente, o HPV não se liga de forma eficiente ou infecta tecidos epiteliais intactos *in vivo*: nem o epitélio pavimentoso estratificado, nem o colunar simples do trato cérvicovaginal ou de outros órgãos. Em ratos, a ligação inicial do vírus mostrou-se limitada à membrana basal (MB), que está subjacente ao epitélio, separando-o da derme. Os vírus ligam-se de forma eficiente às regiões da MB somente depois que foram expostas a traumas mecânicos ou químicos ao epitélio. Várias horas após a ligação inicial à MB, os capsídeos foram detectados na superfície das células epiteliais das proximidades da ferida, presumivelmente devido à sua transferência provindos da MB. Aderência à MB evolui

para a interação preferencial viral com os queratinócitos basais, que estão migrando ao longo da MB exposta para fechar o ferimento.[17,18] Decorre longo tempo entre a ligação inicial do capsídeo e a expressão do genoma viral. Na maioria dos ensaios, a infecção não é detectada de forma robusta, pelo menos até 24 horas após a ligação do capsídeo. A primeira fase lenta da infecção é a internalização viral, que normalmente leva 2 a 4h após a ligação com a superfície celular dos queratinócitos.[17,18]

As vias endocíticas envolvidas na internalização e tráfico intracelular do capsídeo viral foram amplamente investigadas. No entanto, há pouco consenso. Independentemente do genótipo viral do HPV, a internalização ocorre de modo lento e assincrônica ao longo de várias horas. Em contraste, a maioria dos outros tipos de vírus é internalizada dentro de poucos minutos após a ligação com a superfície celular. O vírus entra na célula por uma via endocítica mediada por clatrina e talvez por cavéolas e dentro de quatro horas localiza-se no endossomo precoce. Até 12 horas, o vírus se desmembra dentro do endossomo tardio e o genoma viral complexado com L2 dele escapa. O mecanismo pelo qual o complexo L2-genoma trafega do citoplasma em direção ao núcleo é mal compreendido, talvez por microtúbulos e entra no núcleo após cerca de 24 horas. Evidências sugerem que a divisão celular é necessária para estabelecimento e expressão do genoma viral no núcleo, pelo menos em culturas de células. Portanto, a entrada do genoma viral no núcleo provavelmente segue a ruptura da sua membrana durante a mitose, ao invés do seu transporte ativo via carioferinas, grupo de proteínas envolvidas no transporte de moléculas pelos poros nucleares. Em última análise, os complexos localizam-se predominantemente em domínios nucleares distintos designados corpos ND10 Nesta localização, a transcrição do RNA se inicia.[17,18]

Estudos epidemiológicos sugerem que o curso dos eventos nas infecções pelo HPV parece seguir um padrão similar. A maior parte dos estudos sobre a história natural mostra que a infecção genital pelo HPV é extremamente comum. Estima-se que 50% a 80% dos homens e mulheres sexualmente ativos contrairão uma infecção genital pelo HPV em suas vidas. O período de pico de aquisição viral é logo após o início da atividade sexual e o risco de infecção aumenta com o número de parceiros.[19-22]

O HPV é altamente infeccioso, com período de incubação que varia de três a quatro semanas a meses ou até anos; a duração deste período de latência, provavelmente relaciona-se com a carga viral recebida. A progressão da incubação viral para a expressão ativa depende principalmente de três fatores: permissividade celular, tipo de vírus e condição imunológica do hospedeiro. Eventualmente, por razões que ainda não são bem compreendidas, inicia-se a proliferação viral, o DNA viral passa a ser detectado e vírus infecciosos são liberados do epitélio. Esta fase de replicação ativa também persiste por tempo variável, mas finalmente a grande maioria dos indivíduos infectados monta resposta imune eficaz, com negativação do DNA viral e subseqüente remissão clínica sustentada da doença.[22-25]

Sabe-se assim que a história natural da infecção pelo HPV pode seguir duas possíveis rotas:

- Apresentar-se como infecção transitória, com completa eliminação do vírus mediante a ativação do sistema imune em mais de 80% dos indivíduos infectados. O tempo necessário para *clearance* dos HPV de alto risco, em especial o HPV 16 parece ser, em média, de oito a 16 meses, consideravelmente maior do que o tempo de quatro a oito meses relatado para os HPV de baixo risco. A maioria destas infecções é clinicamente não significante, embora possam desencadear alterações citológicas e histológicas temporárias.[7,22,24,26]

- Evoluir para lesões que, mesmo após tratamento, não há eliminação viral, estabelecendo infecções persistentes, resistentes aos tratamentos convencionais. Por felicidade poucas mulheres se tornam persistentemente infectadas e é este pequeno grupo que possui risco substancial para o desenvolvimento de lesões pré-neoplásicas e neoplasias. Apenas 1% das infecções persistentes por HPV de alto risco, progredirá para o carcinoma invasor.[7,24,26]

Dessa maneira, as pacientes subdividem-se em dois grupos: aquelas que permanecem em remissão clínica e as que continuam a expressar doença ativa. Não é completamente claro se a infecção latente é eliminada em todas, se a maioria dos indivíduos mantém remissão clínica ou se a infecção latente pode persistir dentro do epitélio anogenital por período de tempo indeterminado. O HPV, na forma latente, limita-se à camada basal da epiderme, contendo número de cópias virais extremamente baixo.[14,26] A latência viral, se existir, pode estar relacionada com a vigilância imunológica de forma diferente de um estado de repouso com baixos níveis de replicação. A latência também permitiria que reservatórios de HPV oncogênicos residissem no epitélio na região cervical, não detectados pelo sistema imunológico. Portanto, a não detecção de DNA do HPV em uma amostra superficial não descarta a possibilidade de que o vírus esteja mantido em estado latente ou quieto em pequeno número de células basais, talvez controlada por mecanismos imunologicos ou outros.[8]

As razões para a grande variação na história natural deste vírus são pouco conhecidas; no entanto, aceita-se que outros cofatores devem ser importantes no desenvolvimento da neoplasia. Assim, a evolução destas lesões vai depender do tipo e persistência da infecção pelo HPV, fatores genéticos, alimentares e ambientais e, principalmente, do estado geral e imunológico do hospedeiro.[8,17,24,27,28] Pesquisas realizadas nas últimas décadas têm-se voltado para a resposta imune desencadeada pelo hospedeiro ao vírus HPV. Apesar de ser ela ainda pouco compreendida, há evidências de que desempenha grande importância no controle das infecções por este vírus, determinando se a infecção será debelada ou persistente, bem como a extensão e severidade das lesões e o sucesso da terapia.[5,29,30]

Inicialmente devemos lembrar que o HPV possui diversos mecanismos de evasão à imunidade do hospedeiro. O ciclo de vida exclusivamente intraepitelial dos HPV é fundamental para compreender a resposta do hospedeiro. O vírus infecta os queratinócitos da camada basal, graças a microabrasões da superfície epitelial, deixando a lâmina basal intacta.[8] Todos os eventos subsequentes do ciclo de vida viral são fortemente ligados ao programa de diferenciação dos queratinócitos, à medida que estes progridem através do epitélio. Os eventos finais que resultam em encapsidação do genoma, montagem viral e sua maturação ocorrem nas células mais superficiais e diferenciadas do epitélio escamoso.[7,15] Sabe-se que na camada basal são expressos os genes precoces com baixo número de cópias virais, à medida que progride a maturação celular são expressos os genes precoces com grande quantidade de cópias virais; elevados níveis de expressão das proteínas virais tardias L1 e L2, principais imunógenos sintetizados pelo HPV, ocorrem apenas nas camadas mais superficiais.[14]

O ciclo de replicação toma longo tempo e mesmo em condições propicias, o intervalo entre a infecção e a liberação de partículas virais completas demora no mínimo três semanas, o quanto necessário para completa diferenciação e descamação dos queratinócitos. Na realidade, o período para aparecimento das lesões é bastante variável, podendo ser de semanas até meses, indicando que o vírus pode efetivamente ludibriar o sistema imune.[5,29]

Este ciclo de vida intraepitelial guarda algumas características chave que têm impacto sobre a detecção e a resposta do sistema imune do hospedeiro ao HPV. O atraso no reconhecimento do HPV é responsável pela natureza recalcitrante das lesões induzidas por este vírus. Em primeiro lugar, a infecção viral não é acompanhada de processo inflamatório e, dessa maneira, não há sinal de perigo para alertar os sensores de imunidade inata ou as células de Langerhans. O HPV não é vírus lítico e seu ciclo de vida se dá nos queratinócitos, uma célula destinada à morte por causas naturais; o alto nível de replicação e montagem viral ocorre em queratinócitos terminais diferenciados, células estas que já entraram em programa de morte regulamentada.[7,9]

Em segundo lugar, embora o HPV pareça ser capaz de se ligar e adentrar outras células que não os queratinócitos, a expressão dos genes e a síntese proteínas virais estão limitadas a estas células. Não há síntese destas proteínas em células apresentadoras de antígenos. Também, as células do epitélio escamoso possuem baixa capacidade antigênica, apesar do número de cópias virais por célula. Finalmente, não há nenhuma ou muito pouca viremia. O vírus infecta os tecidos por meio de microabrasões que deixam a lâmina basal intacta e é eliminado das superfícies cutâneas ou mucosas, longe de canais vasculares. Assim, há acesso precário aos linfonodos de drenagem, onde as respostas imunes adaptativas são iniciadas.[7,9,15] Dessa maneira, durante todo seu ciclo de vida o HPV permanece protegido no interior destas células, o que resulta em infecção crônica e persistente.[29,31]

O motivo da infecção pelo HPV permanecer ignorada ou não detectada pelo sistema imunológico durante tanto tempo é questão central. O ataque pelo vírus deveria ser detectado pelas células apresentadoras de antígenos profissionais (APC) do epitélio escamoso, isto é, as células de Langerhans (LC). As LC ativadas, então, deveriam migrar para o linfonodo de drenagem do tecido acometido, processar os antígenos do HPV em sua rota, exibir os antígenos para as células T *naïve* nos linfonodos; estas últimas se diferenciariam em células efetoras armadas e migrariam de volta para o local infectado e destruiriam os queratinócitos infectados.[7]

No entanto, este ciclo de eventos é desviado ou adiado em inúmeras maneiras. O ciclo de infecção pelo HPV é por si um mecanismo de evasão imunologica, inibindo a detecção do vírus. A replicaçao e liberação do HPV não causam morte celular, visto que os queratinócitos diferenciados já estão programados para morrer e essa "morte por causas naturais" não atua como sinal de perigo no local infectado. Assim, para a maioria da duração do ciclo infeccioso do HPV há pouca ou nenhuma liberação no meio de citocinas pró-inflamatórias importantes para a ativação e migração das APC e os sinais centrais para se lançar uma resposta imuologica e no epitélio escamoso estão ausentes.[7]

No ciclo de vida do HPV não há fase de passagem pelo sangue e apenas quantidades mínimas de vírus replicantes são expostos às defesas imunitárias e, na verdade, o vírus é praticamente invisível para o hospedeiro – uma estratégia viral que resulta em infecções crônicas e persistentes, visto que o hospedeiro parece ignorar o patógeno por longos períodos de tempo. O reconhecimento do capsídeo viral seria um sinal de ativação para as células dendríticas, mas há evidências de que as células de Langerhans não são ativadas pela absorção de capsídeos do HPV.[7]

As proteínas E6 e E7 do HPV 16 têm atividade pleiotrópicas sobre a biologia das células epiteliais infectadas, com particular atraso na sua diferenciação. As proteínas do vírus também aparentemente codificam funções específicas para inibir as respostas imunologicas. Alguns mecanismos inibitórios específicos anti-inflamatórios também são induzidos pelas proteínas não-estruturais do HPV.[15]

Citocinas e quimiocinas são moléculas sinalizadoras, bastante importantes, envolvidas na ativação e recrutamento, respectivamente, das diversas células do sistema imunológico. O HPV suprime a expressão de diversas citocinas pró-inflamatórias, quimiocinas e proteínas antivirais que são cruciais para eliminar a infecção. Esta supressão serve para regular a magnitude da resposta imune do hospedeiro. Além disso, as proteínas do HPV oncogênico podem mudar o equilíbrio de citocinas e quimiocinas para favorecer a sobrevivência do vírus e impedir as respostas do hospedeiro.[8] Na maior parte do período de duração do ciclo viral do HPV há pouca ou nenhuma liberação para o meio local de citocinas pró-inflamatórias importantes para a ativação e migração das células dendríticas e, assim, os sinais essenciais para iniciar a resposta imune nos epitélios escamosos estão ausentes.[7]

Sabe-se que os interferons do tipo 1, IFN-α e IFN-β têm propriedades antiviral, antiproliferativa, antiangiogênica e imunoestimuladoras, atuando como uma ponte entre a imunidade inata e adaptativa, ativando as células dendríticas imaturas. Nos casos de infecção pelo HPV, os queratinócitos por ele infectados deveriam se ativar com o intuito de induzir a produção e a ação do interferon do tipo 1, sistema de defesa anti-viral chave, poderoso e genérico. No entanto, a maioria dos DNA vírus possui mecanismos para inibir a síntese de interferon e sua sinalização, e os papilomavírus não se excetuam. As respostas mediadas pelo interferon à infecção pelo HPV estão ativamente reprimidas pelas proteínas E6 e E7 do HPV de alto risco.[9]

Há também redução da secreção de MIP3α, dependente de E6 e E7 na prejudicando a migração de células de Langerhans no epitélio, de IL-8, um potente quimiotático, e da expressão de TLR9, molécula chave de sinalização pró-inflamatória. A proteína E5 aumenta a expressão de gangliosídeos em células epiteliais cervicais, ocorrência esta que pode inibir a função das células T citotóxicas localmente e reduzir a expressão de MHC Classe I, prejudicando assim a apresentação de antígenos. São desconhecidos os efeitos inibitórios das proteínas virais estruturais L1 e L2 ou das proteínas E1 e E4 não-estruturais nas respostas imunológicas induzidas pela infecção por HPV. Dessa maneira o HPV efetivamente evita a resposta imunologica inata e atrasa a ativação da adaptativa[8,15]. Diversos outros mecanismos de evasão imunitária foram descritos mais recentemente em relação ao HPV, no entanto, os delineados acima são os de maior importância.[32-35]

Analisando todos os dados previamente aqui expostos pode-se concluir que o HPV eficientemente evita a resposta imune inata e atrasa a ativação da resposta imunologica adaptativa (Figura 92.5), mas frequentemente as defesas imunológicas do organismo são ativadas, a infecção é controlada e estabelece-se, em alguns casos, memória imune para o tipo específico de HPV. A imunidade eficaz contra o HPV consiste em resposta mediada por células direcionada às proteínas precoces, principalmente E2 e E6, necessárias para a regressão das lesões, acompanhada ou seguida de soroconversão com produção de anticorpos para a proteína principal do capsídeo L1.[32-35]

■ IMUNIDADE DIRECIONADA CONTRA O PAPILOMAVÍRUS HUMANO

Os mecanismos efetores da vigilância imunológica contra este vírus incluem a imunidade inata (imunidade não específica) e a adquirida (ambas imunidades humoral e celular). A Tabela 92.2 demonstra os tipos de

Tabela 92.2 Tipos de interação do HPV com o hospedeiro.
Tipos de interação HPV & hospedeiro
Contato com HPV – não infeccioso
■ Transitória e superficial; ■ Epitelial com resposta imune não específica; ■ Epitelial com resposta por anticorpos (previamente "prontos").
Contato com HPV – infeccioso
■ Resposta imune celular. Transitória ou sem acometimento celular ■ Falta de resposta imune celular: pode levar à carcinogênese.

interação do HPV com o hospedeiro, quando consegue chegar ao trato anogenital. Muitas vezes o contato do hospedeiro com HPV pode ser não infeccioso, isto é, o vírus não consegue penetrar e causar infecção nas células da camada basal do hospedeiro. Podemos observar: a) contato transitório e superficial (Figura 92.6); b) contato epitelial com resposta imune não específica (Figura 92.7); c) contato epitelial com resposta por anticorpos (Figura 92.8).

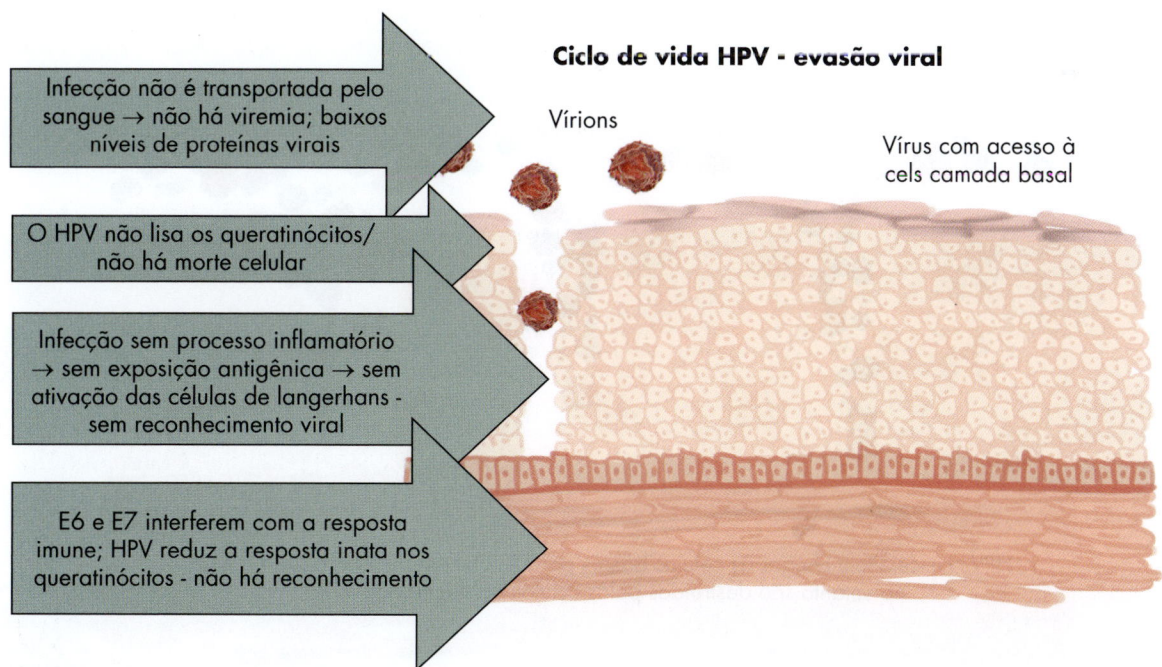

Ciclo de vida HPV - evasão viral

Infecção não é transportada pelo sangue → não há viremia; baixos níveis de proteínas virais

O HPV não lisa os queratinócitos/ não há morte celular

Infecção sem processo inflamatório → sem exposição antigênica → sem ativação das células de langerhans - sem reconhecimento viral

E6 e E7 interferem com a resposta imune; HPV reduz a resposta inata nos queratinócitos - não há reconhecimento

Vírions

Vírus com acesso à cels camada basal

Figura 92.5 Principais mecanismos de evasão viral.

Fonte: Acervo pessoal.

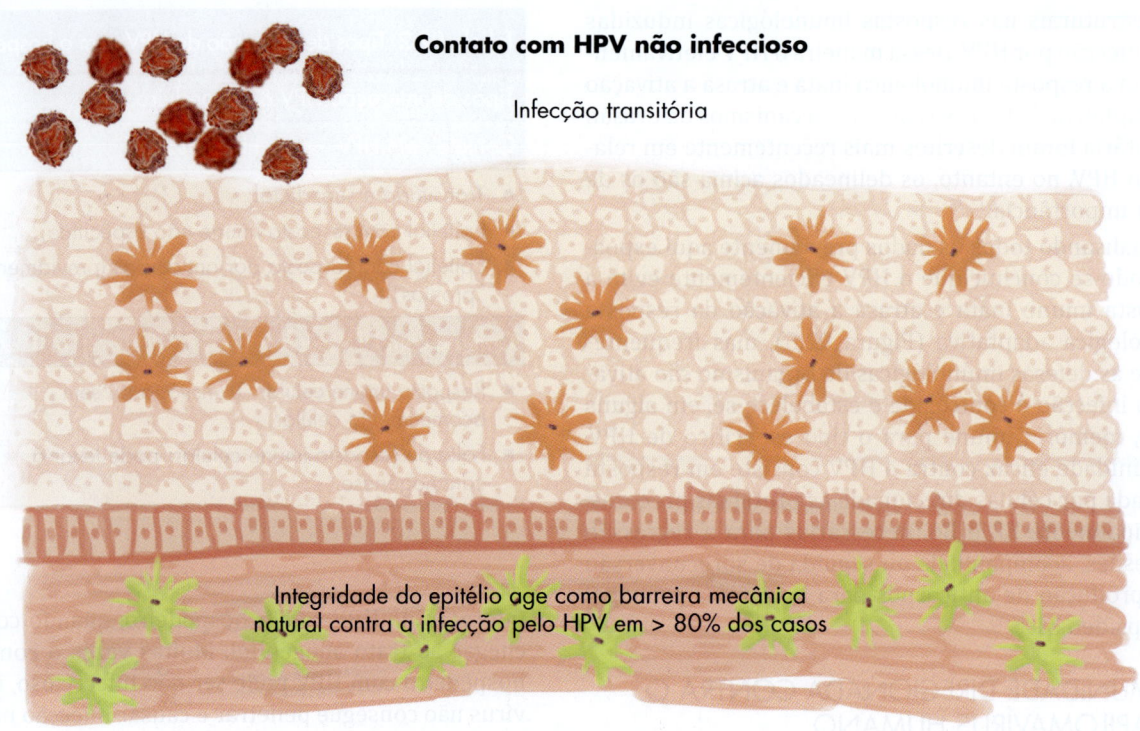

Contato com HPV não infeccioso

Infecção transitória

Integridade do epitélio age como barreira mecânica
natural contra a infecção pelo HPV em > 80% dos casos

Figura 92.6 Contato tansitório e superficial – o vírus não consegue penetrar no epitélio devido à integridade do mesmo.

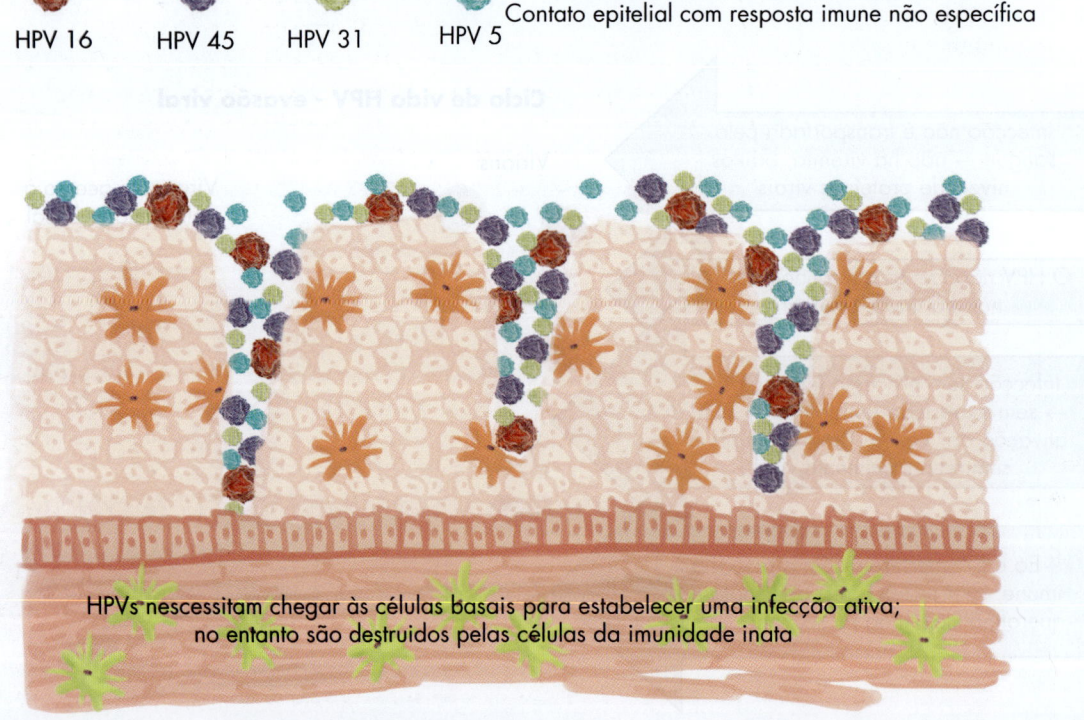

HPV 16   HPV 45   HPV 31   HPV 5

Contato com HPV não infeccioso

Contato epitelial com resposta imune não específica

HPVs nescessitam chegar às células basais para estabelecer uma infecção ativa;
no entanto são destruídos pelas células da imunidade inata

Figura 92.7 Contato epitelial com resposta imune não específica – o vírus penetra no epitélio, mas não consegue infectar as células da camada basal. O mesmo é destruído pelas células da imunidade inata.

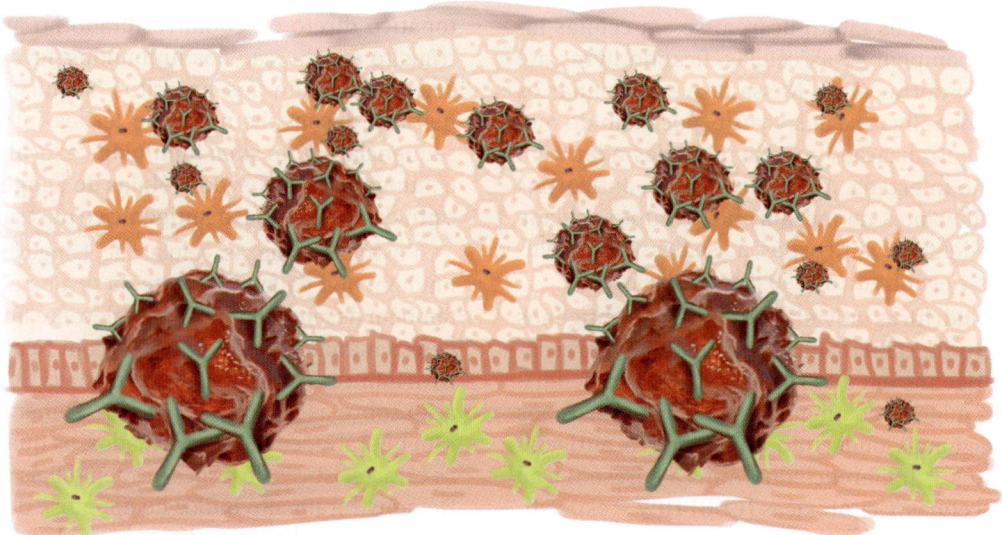

**Inativação das partículas virais mediada por
anticorpos já existentes no organismo**

Figura 92.8 Contato epitelial com resposta por anticorpos. As partículas virais não conseguem penetrar no epitélio, pois são inativos por anticorpos circulantes, induzidos por infecção natural ou pelas vacinas.

Na fase inicial das infecções virais, o seu controle é feito pelas citocinas (principalmente interferons tipo I - IFN-α e IFN-β), pelos macrófagos e pelas células NK.[7,13] As citocinas, isto é, peptídeos mediadores locais, representam o componente principal da imunidade não específica direcionada contra o HPV. Macrófagos e monócitos liberam citocinas como interferon alfa, beta e gama, fator de necrose tumoral (TNF) e várias interleucinas em resposta ao reconhecimento viral. As citocinas também atuam como quimioatrativos, promovendo o acúmulo de monócitos, macrófagos e células dendríticas. Algumas das citocinas induzem moléculas de adesão no endotélio dos vasos sanguíneos. Monócitos ativados aderem-se às paredes vasculares, atravessam e seguem o gradiente das citocinas até o local da infecção pelo HPV. Os principais efeitos relacionados a estas substâncias incluem a inibição da expressão dos genes virais e proliferação celular, estímulo à apoptose, estímulo ao tráfico de leucócitos para o sítio de infecção, e inibição da angiogênese tumoral. [14,27,30]

Os interferons tipo I são produzidos por células infectadas por vírus e, ao interagir com células não infectadas, têm a propriedade de protegê-la contra a infecção, além de colaborar com a resposta imune adaptativa. O IFN-γ também atua contra as infecções virais mediante a ativação dos macrófagos com destruição dos vírus e também das células NK (células citotóxicas naturais), as quais, pela liberação de granzima e perfurina, destroem as células infectadas. Adicionalmente, a IL-12 possui participação importante na fase inicial, sendo produzida por macrófagos e outras células apresentadoras de antígenos, estimulando as células NK a exercer citotoxicidade e a produzir mais IFN-γ, que, por sua vez, aumenta o potencial microbicida dos macrófagos.[13] No entanto, é a imunidade mediada por células que participa de maneira decisiva na luta contra a expressão viral, considerando-se principalmente a atividade dos linfócitos Existem três classes de linfócitos: B, T e células *natural killer*. Ao contrário dos linfócitos B que se diferenciam em plasmócitos e produzem anticorpos, os linfócitos T reconhecem e respondem a antígenos associados à superfície das células. A terceira classe de linfócitos é representada pelas células NK, que não possuem marcadores de membrana e são capazes de lisar células tumorais e células infectadas por vírus sem evidente estimulação antigênica.[8,14]

A imunidade adaptativa contra os antígenos virais sede por ativação de células T CD8 que vão exercer citotoxicidade pelo reconhecimento de antígenos virais via MHC classe I nas células alvo, e consequente liberação de granzimas e de perfurinas com lise das células infectadas e também dos vírus. Durante a resposta imune adaptativa há também ativação das células T CD4, que vão colaborar com as células B na produção de anticorpos. A despeito de os vírus serem agentes intracelulares, os anticorpos têm papel importante no combate às infecções virais, desde que, no momento da propagação da infecção viral, após multiplicarem-se em células infectadas, eles rompem essas células, ficando livres até penetrarem em outra célula. Nessa fase extracelular os anticorpos podem ligar-se aos vírus e, por meio do mecanismo de neutralização, impedir que eles adentrem uma célula não infectada. Alternativamente, anticorpos podem ser adjuvantes no mecanismo de citotoxicidade celular dependente de anticorpos, ao se ligarem às células infectadas, permitindo a ação das células NK.[13]

Células dendríticas ativadas identificam antígenos do HPV dentro de células infectadas as quais apresentam estes antígenos em sua superfície. Células dendríticas ativadas migram ao longo dos canais linfáticos aos linfonodos regionais onde irão apresentar o antígeno HPV a linfócitos T indiferenciados. Após a apresentação do antígeno, células T citotóxicas (CD8) HPV – específicas são ativadas, multiplicam-se e retornam via corrente sanguínea ao local da infecção pelo HPV.[14]

As células T citotóxicas e as NK expressam moléculas em sua superfície que têm a capacidade de se aderir à parede endotelial. As células T HPV – específicas e células NK ultrapassam a parede do vaso e seguem o gradiente de citocinas até a infecção, destruindo os queratinócitos infectados pelo HPV. Monócitos e macrófagos fagocitam os *debris* celular incluindo o DNA de HPV. O interferon é um fator da resposta imunológica não específica inicial, possuindo atividade antiviral, antiproliferativa e antiangiogênica. O interferon interfere no ciclo celular alentecendo o crescimento de queratinócitos infectados pelo HPV. Os efeitos combinados dessas ações resultam em contração do tamanho da lesão pelo HPV e seu desaparecimento (Figura 92.9A e 92.9B). Essa sequencia de eventos é a mesma, independentemente do tipo de HPV (alto e baixo risco) e localização das lesões HPV--induzidas: vulva, vagina, cérvice e ânus.[14,32-36]

O aumento da incidência e a progressão das infecções pelo HPV em indivíduos imunossuprimidos ilustram a importância crítica das células T CD4 na resposta imune celular na resolução e controle das infecções pelo HPV. Doentes infectados pelo HIV apresentam múltiplas recorrências de infecções pelo HPV e aumentada incidência de verrugas cutâneas e genitais, o que parece refletir maior risco de progressão da doença subclínica para a clínica. Estudos prospectivos mostram a persistência prolongada do DNA do HPV de alto risco em infectadas pelo HIV e elevada incidência de NIC 2/3.[37,38]

A habilidade do sistema imune em destruir a lesão também seria refletida pela capacidade de detecção por parte das células de Langerhans. Existem evidências que o HPV poderia ocasionar depleção destas células. Assim, sua ausência ou diminuição poderia levar à ineficiente resposta imune primária. Sugere-se que, inicialmente,

a depleção no número destas células seja por efeito citopático direto ou como resultado no aumento do seu trânsito em direção aos linfonodos, levando o agente a ser apresentado aos linfócitos. Seguiria-se, dessa maneira, o desenvolvimento de lesões intraepiteliais. Na sequencia, algum sinal imunológico local desencadearia o aumento das referidas células de Langerhans, com intuito de apresentação antigênica e destruição viral.[32-36]

Postula-se que as células de Langerhans (elemento fundamental da fase aferente da resposta imune celular) também desempenhem papel relevante no mecanismo de defesa humano contra tumores, com relação positiva entre a infiltração celular e o prognóstico. Com relação à sua ação sobre as células neoplásicas, Hubert et al.[39] cultivaram queratinócitos transformados, os quais reproduziam as características de lesões intraepiteliais cervicais *in vivo*. Demonstraram alto índice de apoptose de queratinócitos infectados mediante a adição de células dendríticas à cultura, quando comparados a culturas sem aquelas células. No entanto, a atividade citotóxica destas células não afetou os queratinócitos normais. O contato entre as células dendríticas e as tumorais foi considerado pré-requisito para a atividade citotóxica das primeiras. Os referidos autores sugerem que na carcinogênese cervical, quanto maior a infiltração de células dendríticas e de apoptose celular, melhor será o prognóstico das pacientes.

Assim, quando da presença da infecção viral, o organismo prepara, na maioria das vezes, resposta celular efetiva culminando com a regressão das lesões anogenitais. A sua regressão é acompanhada de grande infiltração de linfócitos T do tipo CD4 e também T CD8 (elementos principais da fase eferente da resposta imune celular) e células *natural killer.*[32-36]

De Gruijl et al.[40] deduziram que, ao ocorrer resposta T celular bem sucedida ao vírus HPV, os queratinócitos infectados são lisados liberando antígenos virais no espaço extracelular. Nesta localização, os linfócitos B capturam estes fragmentos virais e desenvolvem anticorpos Ig G específicos. Estes achados são consistentes com suas observações de que níveis elevados de Ig G estavam frequentemente associados a pacientes que debelaram a infecção e eram incomuns naquelas com doença persistente. Provavelmente, as mulheres que persistiram com suas lesões não sofreram resposta imune celular com exposição de antígenos virais pela lise das células infectadas; assim, não havia o estímulo antigênico para desencadeamento de resposta humoral.

Com relação à imunidade humoral, o componente mais imunogênico dos papilomavírus patogênicos é a principal proteína do capsídeo, L1. A infecção por um destes vírus produz uma resposta imune humoral ao capsídeo do vírus que reconhece predominantemente determinantes conformacionais dispostos somente

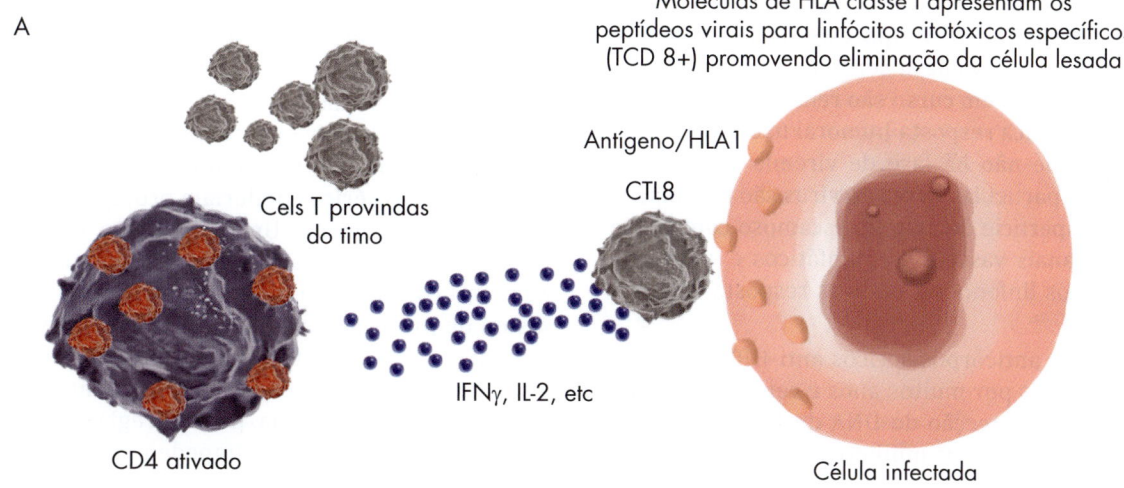

A

Cels T provindas
do timo

CD4 ativado

IFNγ, IL-2, etc

Moléculas de HLA classe I apresentam os
peptídeos virais para linfócitos citotóxicos específicos
(TCD 8+) promovendo eliminação da célula lesada

Antígeno/HLA1

CTL8

Célula infectada

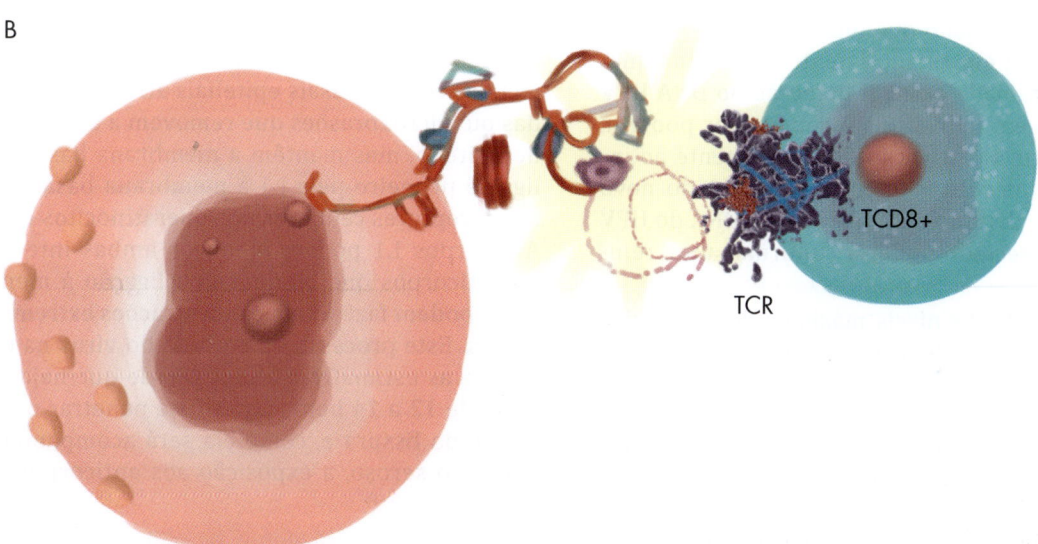

B

TCD8+

TCR

Figura 92.9 (A e B) Moléculas de HLA. Classe I apresentam os peptídeos virais na superfície das células infectadas para linfócitos citotóxicos específicos (TCD 8+), promovendo eliminação da célula lesada.

quando a proteína L1 está configurada corretamente em pentâmeros como no vírus nativo. No entanto, este tipo de resposta imune adaptativa ao HPV é mais lenta para aparecer do que na maioria das infecções por vírus patogênicos.[15,16] Respostas imunes mensuráveis às proteínas virais em humanos após a infecção comprovada pelo HPV são fracas e inconsistentes, e o mecanismo e extensão de duração de qualquer proteção imunológica contra a reinfecção contra o HPV após a infecção natural é desconhecida, embora a infecção primária em bovinos e cães com seus papilomavírus evita a doença após um desafio seguinte.[15,16]

Numerosos estudos sorológicos demonstraram a infecção natural pelo HPV genital é seguida de soroconversão eventual, com formação de anticorpos neutralizantes tipo específicos para a proteína L1 do capsídeo. A soroconversão ocorria mais frequentemente entre os 6 e 18 meses após a primeira detecção do DNA do HPV em indivíduos com infecção persistente e raramente em indivíduos com infecção incidente.[15,16]

Todavia, como em infecções em animais, as concentrações de anticorpos são baixas, mesmo no momento da soroconversão. Além disso, nem todos os indivíduos infectados pelo HPV sofrerão soroconversão e cerca de

20% a 50% das mulheres com o DNA do HPV não possuem anticorpos anti-HPV tipo específico detectável, embora essa afirmação deva ser reavaliada porque os ensaios sorológicos em curso são relativamente pouco sensíveis. A módica resposta humoral não é surpreendente, visto que não há fase de viremia na infecção pelo HPV e as partículas livres do vírus são eliminadas a partir da superfície do epitélio escamoso com pobre acesso aos canais vasculares e linfáticos e, portanto, sem acesso aos linfonodos, onde as respostas imunes são iniciadas.[32-36]

No entanto, anticorpos séricos anti-HPV L1 continuam detectáveis por muitos anos e cerca de 10 anos após a primeira detecção do DNA do HPV aproximadamente 20% a 25% das mulheres permanecem com anticorpos positivos. Uma questão controversa é se desses baixos níveis de anticorpos anti-L1 desencadeados pela infecção natural protegeriam contra uma reinfecção pelo mesmo tipo viral. Esta questão não é fácil de se resolver. Há evidências crescentes de que o HPV não seria eliminado quando as lesões regridem, mas permanecem em estado latente em alguns queratinócitos da camada basal. A detecção do DNA HPV do mesmo tipo em indivíduos soropositivos poderia, portanto, refletir a reativação do vírus latente ao invés de uma reinfecção. Somente se o DNA do novo HPV mostrar-se distinto na seqüência do DNA do HPV inicialmente detectado poderia confirmar uma reinfecção.[32-36]

Após a infecção, os níveis máximos de anticorpos séricos são alcançados dentro de 30 dias, com declínio ao longo dos meses subseqüentes, sendo em seguida, mantidos em níveis constantes durante muito de tempo. No entanto, o mecanismo exato pelo qual os níveis de anticorpos séricos são mantidos durante um longo período de tempo na ausência de estimulação antigênica ainda não foi determinado. Evidências pré-clínicas indicam que diversos mecanismos podem contribuir para os níveis de anticorpos sustentados, incluindo a longevidade de um subconjunto de células plasmáticas antígeno-específicas, a estimulação antigênica contínua de células B de memória por pequenas quantidades de antígeno que persistem em células apresentadoras de antígenos especializadas nos linfonodos, e lenta ativação homeostática de todas as células B de memória, sem exposição ao antígeno, levando a produção contínua de baixos níveis de anticorpos.[16]

O *clearance* de anticorpos após a infecção natural não é bem documentado para outros tipos de vírus. Onde as infecções persistem, os anticorpos também tendem a persistir, e pacientes com cânceres decorrentes da infecção genital pelo HPV de alto risco podem possuir títulos de anticorpos mensuráveis muitos anos após a infecção que provocou o câncer, apesar da soropositividade para o tipo de HPV que desencadeou o câncer é geralmente relatada entre 30% e 50%.[41]

Como mencionado anteriormente, o HPV tem um ciclo de vida exclusivamente intraepitelial com mínima ou nenhuma viremia; então como os anticorpos neutralizantes séricos poderiam proteger contra a infecção por este vírus? Uma explicação muitas vezes oferecida diz que os anticorpos séricos transudados nas secreções do colo do útero são o principal mecanismo de proteção. Esta teoria por certo deve contribuir, mas não pode explicar a proteção em superfícies bem queratinizadas e comparativamente secas da pele da vulva e da vagina, pénis e região perianal. Os anticorpos neutralizantes impedem a entrada do vírus nas células; assim, as questões a serem abordadas são como o HPV tem acesso e infecta a célula basal do epitélio escamoso estratificado e como os anticorpos neutralizantes evitam esta situação. As evidências sugerem que a entrada do HPV na célula é um processo complexo que envolve microtrauma epitelial, perda da solução de continuidade, e sua reparação. O HPV infecta as células basais epiteliais através de microferidas ou microabrasões que removem a espessura total do epitélio, mas mantêm a membrana basal. O vírus liga-se primeiro pela L1 à membrana basal e depois aos receptores celulares nos queratinócitos da ferida. Anticorpos L1 podem bloquear ambas interações e os anticorpos que bloqueiam a ligação à membrana basal podem fazê-lo em concentrações extremamente baixas. Este processo da entrada do vírus na célula é lento e as estimativas atuais são de que haja um mínimo de 12 a 14 horas antes dele penetrar o queratinócito da fissura e, como ela será acompanhada por exsudato seroso, a exposição aos anticorpos séricos será rápida.[32-36]

REFERÊNCIAS BIBLIOGRÁFICAS

1. Mestecky J, et al. Mucosal immune system of the human genital tract. J Infect Dis. 1999;179(Suppl 3):S470-4.
2. Janeway CA, et al. Imunidade mediada. In: Janeway CA, et al. Imunobiologia: o sistema imune na saúde e na doença. 5 ed. Porto Alegre: Artmed; 2002. p. 319.
3. Johansson M, et al. Immunology of the human genital tract. Curr Opin Infect Dis. 2003; 16(1):43-9.
4. Wira CR, et al. The innate immune system: gatekeeper to the female reproductive tract. Immunology 2004;11(1):13-5.
5. Tjiong MY, et al. Epidemiologic and mucosal immunologic aspects of HPV infection and HPV-related cervical neoplasia in the lower female genital tract: a review. Int J Gynecol Cancer. 2001;11(1):9-17.

6. Modotti MT, et al. As defesas do trato genital inferior feminino contra os microrganismos patogênicos. Femina 2005; 33(7): 497-505.

7. Stanley MA. Immune responses to human papilloma viruses. Indian J Med Res. 2009;130(3):266-9.

8. Einstein MH, et al. Clinician's guide to human papillomavirus immunology: knowns and unknowns. Lancet Infect Dis. 2009;9(6):347-54.

9. Stanley M. Potential mechanisms for HPV vaccine-induced long-term protection. Gynecol Oncol. 2010;118(1 Suppl):S2-9.

10. Iwasaki A. Antiviral immune responses in the genital tract: clues for vaccines. Nat Rev Immunol. 2010;10(10):699-708.

11. Linhares IM, et al. Novos conhecimentos sobre a flora bacteriana vaginal. Rev Assoc Med Bras 2010; 56(3): 370-9.

12. Cutler CW, et al. Antigen-presentation and the role of dendritic cells in periodontitis. Periodontol. 2000 2004; 35:135-57.

13. Machado PR, et al. Mecanismos de resposta imune às infecções. An bras Dermatol. 2004; 79(6):647-55.

14. Diniz GC. Vírus do papiloma humano (HPV): aspectos moleculares, reação imunológica do hospedeiro e bases do desenvolvimento da vacina. Revista Interdisciplinar de Estudos Experimentais 2009; 1(3):114-9.

15. Frazer IH. Interaction of human papillomaviruses with the host immune system: a well evolved relationship. Virology. 2009;384(2):410-15.

16. Frazer IH. Measuring serum antibody to human papillomavirus following infection or vaccination. Gynecol Oncol. 2010;118(1 Suppl):S8-11.

17. Schiller JT, et al. Current understanding of the mechanism of HPV infection. Gynecol Oncol. 2010;118(1 Suppl):S12-18.

18. Horvath CA, et al. Mechanisms of cell entry by human papillomaviruses: an overview. Virol J. 2010;7:11.

19. Cox JT. Epidemiology and natural history of HPV. J Fam Pract 2006; (Suppl): 3-9.

20. Castellsagué X. Natural history and epidemiology of HPV infection and cervical cancer. Gynecol Oncol. 2008;110(3 Suppl 2):S4-9.

21. Mammas IN, et al. Human papilloma virus (HPV) and host cellular interactions. Pathol Oncol Res. 2008 Dec;14(4):345-9.

22. Trottier H, et al. Epidemiology of mucosal human papillomavirus infection and associated diseases. Public Health Genomics. 2009;12(5-6):291-7.

23. Passos MRL, et al. Papilomavirose humana genital, parte I. J bras Doenças Sex Transm 2008; 20(2):108-22.

24. Insinga RP, et al. Epidemiologic natural history and clinical management of human papillomavirus (HPV) disease: a critical and systematic review of the literature in the development of an HPV dynamic transmission model. BMC Infect Dis. 2009;9:119.

25. Stanley M. HPV - immune response to infection and vaccination. Infect Agent Cancer. 2010;5:19.

26. Wheeler CM. Natural history of human papillomavirus infections, cytologic and histologic abnormalities, and cancer. Obstet Gynecol Clin North Am. 2008;35(4):519-24.

27. Castle PE. Beyond human papillomavirus: the cervix, exogenous secondary factors, and the development of cervical precancer and cancer. J Lower Genital Tract Dis. 2004; 8(3):224-30.

28. Moodley M. Update on pathophysiologic mechanisms of human papillomavirus. Curr Opin Obstet Gynecol. 2005;17(1):61-4.

29. Sanclemente G, et al. Human papillomavirus molecular biology and pathogenesis. J Eur Acad Dermatol Venereol. 2002; 6(3):231-40.

30. Goncalves MA, et al. Immune cellular response to HPV: current concepts. Braz J Infect Dis. 2004; 8(1):1-9.

31. Padilla-Paz LA. Human papillomavirus vaccine: history, immunology, current status, and future prospects. Clin Obstet Gynecol. 2005; 48(1):226-40.-8.

32. Stanley MA. Epithelial cell responses to infection with human papillomavirus. Clin Microbiol Rev. 2012;25(2):215-21.

33. Amador-Molina A, et al. Role of innate immunity against human papillomavirus (HPV) infections and effect of adjuvants in promoting specific immune response. Viruses. 2013 Oct 28;5(11):2624.

34. Tummers B, et al. High-risk human papillomavirus targets crossroads in immune signaling. Viruses. 2015;7(5):2485-9.

35. Deligeoroglou E, et al. HPV infection: immunological aspects and their utility in future therapy. Infect Dis Obstet Gynecol. 2013;2013:540850.

36. Majewski S, et al. Immunology of HPV infection and HPV--associated tumors. Int J Dermatol. 1998; 37(2):81-95.

37. Mogtomo ML, et al. Incidence of cervical disease associated to HPV in human immunodeficiency infected women under highly active antiretroviral therapy. Infect Agent Cancer. 2009; 4:9.

38. Pantanowitz L, et al. Review of human immunodeficiency virus (HIV) and squamous lesions of the uterine cervix. Diagn Cytopathol. 2011 Jan;39(1):65-9.

39. Hubert P, et al. Dendritic cells induce the death of human papillomavirus-transformed keratinocytes. FASEB J. 2001; 15(13):2521-3.

40. De Gruijl TD, et al. Analysis of IgG reactivity against Human Papillomavirus type-16 E7 in patients with cervical intraepithelial neoplasia indicates an association with clearance of viral infection: results of a prospective study. Int J Cancer. 1996; 68(6):731-8.

41. Carter JJ, et al. Human papillomavirus 16 and 18 L1 serology compared across anogenital cancer sites. Cancer Res. 2001; 61(5):1934-40.

Condilomas e Lesões de Baixo Grau

■ INTRODUÇÃO

A frequência das doenças sexualmente transmissíveis (DST) vêm crescendo nas últimas décadas, sendo a infecção pelo HPV considerada a DST mais comum em todo o mundo. A maioria das mulheres sexualmente ativas será infectada pelo HPV genital em algum momento ao longo de suas vidas, com risco variando entre 50% e 80%.[1-2]

Atualmente, são conhecidos mais de 130 tipos de HPV, sendo que aproximadamente 30 a 40 deles podem infectar o trato genital de forma regular ou esporádica.[3]

O HPV possui predileção pelas superfícies da pele ou mucosa, podendo ser classificado, de acordo com seu potencial oncogênico, em de baixo e de alto risco. Os tipos 6 e 11, denominados de baixo risco, são os mais intimamente relacionados ao desenvolvimento das verrugas anogenitais benignas ou condilomas. Os considerados de alto risco estão associados aos cânceres anogenitais e seus precursores, as lesões intraepiteliais, particularmente no colo uterino. São eles: o HPV 16, responsável por 50% a 70% destas lesões, seguido dos HPV 18, 31, 33, 35 e 45.[3-4]

A infecção pelo HPV pode se manifestar sob três formas, conforme descrita a seguir.

Forma clínica

É o tipo de infecção em que as lesões são observadas a olho nu, percebidas pela própria paciente e/ou pelo médico mediante exame ginecológico. Geralmente é representada pelo condiloma acuminado, verruga genital, ou vulgarmente chamada crista de galo, como pode ser observado na Figura 93.1.

São lesões verrucosas planas ou sésseis, únicas ou múltiplas, geralmente assimétricas e reagentes quando em contato com o ácido acético a 2% e/ou 5% (acetorreagentes). São mais comumente observadas em áreas úmidas expostas ao atrito durante o coito, ou

áreas de trauma ou fricção. O local mais comum na mulher são os pequenos lábios e vestíbulo, e no homem, prepúcio, glande e sulco bálano-prepucial, além das regiões anal e perianal em ambos os sexos. Os tipos de HPV predominantes nesta forma de infecção são 6 e 11. Nas áreas mais queratinizadas podem apresentar-se como pápulas hipercrômicas acetorreagentes, podendo estar relacionadas aos HPV oncogênicos 16 e 18. Ocasionalmente podem ser pruriginosas e mais raramente sangrar ou sofrer infecção secundária. Muitas pacientes relatam lesões condilomatosas na região genital quando fazem autoexame e referem pequeno desconforto ou até dor. O período de incubação, da inoculação do vírus até o aparecimento das primeiras lesões verrucosas, varia de

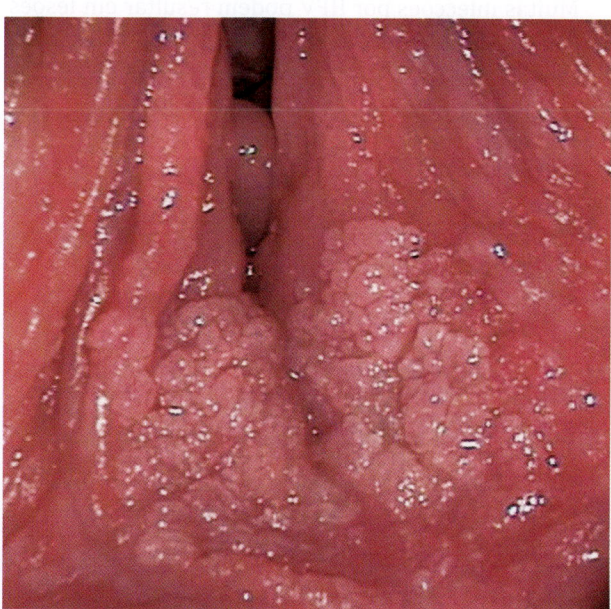

Figura 93.1 Lesões condilomatosas em fúrcula vulvar. (acervo pessoal de Dra Neila Speck).

três semanas a oito meses; a sua remissão espontânea depende do sistema imunológico do hospedeiro.[4]

Apesar do diagnóstico das lesões condilomatosas anogenitais ser essencialmente clínico, quando se tornam persistentes ou exibem características atípicas, a biópsia está indicada. Variações anatômicas normais são erroneamente diagnosticadas como condilomas, tais como glândulas sebáceas, corpúsculos de Fordyce e papilomatose fisiológica.[4]

Forma subclínica

É o tipo de infecção diagnosticada pela técnica de magnificação, principalmente com o auxílio do colposcópio, e após a aplicação de reagentes, como observado na Figura 93.2. Em muitas mulheres descobre-se a infecção subclínica por meio de alterações do exame citológico de rotina.[2]

Latente

É o tipo de infecção diagnosticada por testes biomoleculares para detecção do DNA-HPV, sem qualquer expressão morfológica.[2]

■ HISTÓRIA NATURAL DA INFECÇÃO PELO HPV E LIEBG

Vários estudos têm demonstrado que a infecção pelo vírus do HPV é transitória, principalmente em adolescentes e mulheres jovens, apresentando clareamento em 50% das vezes em até seis meses, e em 90% em até dois anos.[5]

Muitas infecções por HPV podem resultar em lesões de baixo grau. A natureza benigna das LIEBG (lesão in-

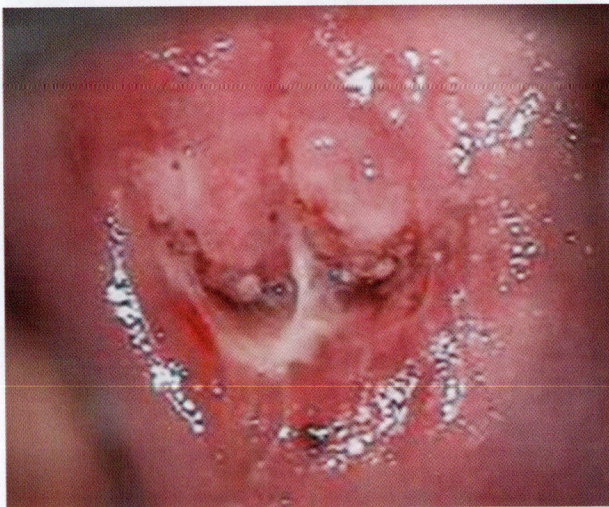

Figura 93.2 Epitélio acetobranco tênue em 11h e de 12-2h. (acervo pessoal de Dra Neila Speck).

traepitelial de baixo grau) é demonstrada pelas altas taxas de regressão espontânea como citado anteriormente, enquanto poucos casos progridem para LIEAG (lesão intraepitelial de alto grau). Como prova disso, trabalho realizado em 2004 por Moscicki e colaboradores demonstrou que 92% das LIEBG em adolescentes e mulheres jovens regrediram espontaneamente no prazo de 36 meses e apenas 3% desenvolveram LIEAG.

Já em relação às mulheres com mais idade, acima de 30 anos, as taxas declareamento do vírus do HPV e das LIEBG são menos frequentes, resultando em infecção persistente e risco aumentado para o desenvolvimento das LIEAG.[5]

Desta forma, com o intuito de predizer quais lesões têm maior chance de progredirem para uma condição mais ou menos grave, difundiu-se a utilização de biomarcadores; dentre eles destaca-se a proteína p16[INK4A].

Diagnóstico

Citológico

Do ponto de vista citológico, a classificação utilizada atualmente é a de Bethesda, que surgiu em 1988 e foi modificada em 2001, uniformizando os laudos citopatológicos. Desta forma, as lesões escamosas são divididas em lesões de baixo grau, representadas pelo condiloma plano e NIC I (neoplasia intraepitelial cervical), e em lesões de alto grau, correspondendo às NIC II e NIC III.[6]

As características citológicas de lesões intraepiteliais de baixo grau são representadas basicamente por alterações em células intermediárias e superficiais, alterações coilocitóticas, núcleos hipercromáticos e citoplasmas com grandes halos, que deixam amplas áreas claras mais centrais.[6]

Colposcópico

Em 2011, a Federação Internacional de Patologia Cervical e Colposcopia (IFCPC) padronizou a terminologia colposcópica no Rio de Janeiro. As lesões intrapiteliais de baixo grau do colo uterino estão agrupadas na categoria dos Achados Colposcópicos Anormais, denominadas de Grau 1 ou achados menores. Dentre essas alterações podemos encontrar: epitélio acetobranco tênue, de borda irregular ou geográfica; pontilhado fino e mosaico fino. Os condilomas de colo uterino estão classificados no item Miscelânea.[7]

Histopatológico

A biópsia nas lesões condilomatosas está indicada quando existir dúvida diagnóstica ou suspeita de neoplasia, em lesões não responsivas ao tratamento convencional e que aumentaram de tamanho durante ou após o tratamento, e em pacientes imunossuprimidas.[8]

As infecções pelo HPV provocam uma série de mudanças no colo uterino, ocasionando lesões precursoras do câncer, as neoplasias intraepiteliais cervicais (NIC). Richart, em 1967, introduziu o conceito histológico de NIC da seguinte forma:[9]

- NIC 1 como sendo lesões displásicas leves com células replicantes comprometendo até um terço inferior do epitélio;
- NIC 2 como lesões moderadamente displásicas com o comprometimento de mais de um terço até os dois terços basais do epitélio;
- NIC 3 como lesões displásicas mais acentuadas, incluindo o carcinoma *in situ*, com comprometimento de mais de dois terços até a espessura total do epitélio, sem infiltrar a membrana basal.

Em 2012 foi publicado o projeto LAST (*Lower Anogenital Squamous Terminology*), em que foi feita revisão da nomenclatura histopatológica para facilitar a comunicação clara entre as diferentes especialidades médicas. Esse consenso sugere que as neoplasias intraepiteliais sejam classificadas em:

1. Lesões intraepiteliais escamosas de baixo grau representando a infecção transitória e limitada do HPV;
2. Lesões intraepiteliais escamosas de alto grau, que possuem potencial de progressão para o câncer invasivo. Estes casos correspondem às NIC 3 e às NIC 2 com positividade na imuno-histoquímica para a proteína p16.[10]

Este consenso não recomenda a imuno-histoquímica para p16 de rotina em casos de biópsias com diagnóstico de NIC 1. Apenas em casos de amostras com diagnóstico menor ou igual a NIC 1 que possam ter potencial de transformar-se em lesão de alto grau subdiagnosticada, ou seja, quando associado aos seguintes achados citológicos:

- Lesão intraepitelial de alto grau;
- Atipias em células escamosas, não podendo afastar alto grau (ASC-H);
- Atipias em células escamosas, possivelmente não neoplásicas (ASC-US) com DNA de HPV 16 positivo;
- Atipias de células glandulares sem outra especificação (AGC-SOE).[10]

Com relação aos condilomas acuminados, as alterações histológicas correspondem à proliferação papilar com efeitos citopáticos de infecção pelo HPV.[10]

■ TRATAMENTO DO CONDILOMA ACUMINADO

O tratamento do condiloma acuminado tem como objetivo inicial eliminar os sintomas, amenizar a carga psicológica decorrente do estigma social e melhorar o aspecto estético da paciente. Tenta-se, com a eliminação das lesões, diminuir a transmissibilidade da infecção. A individualização do tratamento, de maneira conservadora, invasiva ou combinada, é a conduta mais adequada.[11]

Os fatores que influenciam a escolha do tratamento são: tamanho, número, morfologia e local da lesão, custos e disponibilidade de recursos, conveniência, efeitos adversos e experiência do profissional de saúde. Os índices de recidiva são variáveis e dependem de cada técnica terapêutica empregada, oscilando entre 10% a 75%.[11]

Medidas adjuvantes são necessárias para obtenção de melhores resultados como: ênfase na adequada higiene geral e genital, tratamento de doenças associadas, em especial infecções genitais, investigação e tratamento dos parceiros sexuais e abstenção das relações sexuais durante o período de tratamento. O uso regular de preservativos nas relações sexuais é uma recomendação fundamental. Reconhece-se, no entanto, que o papel protetor *do condom* na prevenção do HPV é limitado pela possibilidade de lesões não perceptíveis e pela extensão da área afetada.[12]

Estão disponíveis para a terapêutica contra as lesões provocadas pelo HPV os tratamentos químicos, físicos e imunomoduladores, além da profilaxia feita com as vacinas.[12]

Tratamentos químicos

Podofilina

Resina de podofilina é utilizada em tintura de benjoim a 25% ou 50%. Indicada em lesões produzidas pelo HPV em vulva e regiões perineal e perianal. Não é utilizada em lesões no colo uterino pelo potencial oncogênico, e em gestante pelo efeito teratogênico. Possui efeito antimitótico, destruindo em 85% as lesões condilomatosas. Outra propriedade deste fármaco é a indução de dano vascular no interior da lesão mediante necrose tissular, além de ação imunoestimulante local, podendo induzir a formação de interleucinas.[13]

A aplicação na lesão deve ser feita de forma efetiva e pontual, sem extensão ao tecido adjacente saudável. Deve-se deixar atuar por seis horas e após esse período lavar com água e sabão. O índice de resolução das lesões é de 30% a 60% e a taxa de recorrência varia de 30% a 70%.[1]

No entanto, em virtude de problemas com a padronização das formulações de podofilina e da reconhecida mutagenicidade e toxicidade sistêmica, a podofilina tem sido substituída pela podofilotoxina, que é mais estável, desprovida de efeitos tóxicos, podendo ser aplicada pela própria paciente.

Podofilotoxina

A podofilotoxina também possui ação antimitótica induzindo necrose das lesões, com efeito máximo entre três e cinco dias de uso e, em particular, nas primeiras duas semanas. Apresenta-se em solução a 0,5% ou em gel e creme a 0,15%.[14]

Deve ser aplicada duas vezes ao dia durante três dias consecutivos, seguidos por quatro dias sem tratamento. Este ciclo pode ser repetido por até quatro vezes. O volume do medicamento não deve ultrapassar 0,5 mL por dia. Áreas superiores a 10 cm^2 devem ter o tratamento realizado pelo médico assistente. A paciente deverá ser avaliada a cada 15 dias.[14]

A recorrência pode ocorrer em 7% a 38% dos casos e os efeitos adversos locais são frequentes e incluem sensação de queimação, dor, eritema e/ou erosão. A segurança da podofilotoxina durante a gravidez não foi estabelecida. É contraindicada para aplicação em lesões de mucosas e em pacientes imunodeprimidas.[14]

Ácido tricloroacético em solução alcoólica de 80% a 90%

É um agente cáustico utilizado no tratamento das verrugas genitais, destruindo-as por coagulação química das proteínas e destruição direta do DNA viral. Permite alta taxa de recorrência e pode causar dano ao tecido circunvizinho, uma vez que a preparação do ácido tricloroacético em solução de 80% a 90% possui baixa viscosidade, espalhando-se facilmente quando aplicado em excesso.[14]

Pequena quantidade deve ser aplicada de forma efetiva e pontual nas verrugas uma vez por semana, podendo ser repetida a aplicação no máximo por oito semanas. Se houver persistência da lesão após esse período, o método é considerado falho. Recomenda-se aplicar, ao redor das lesões, vaselina líquida, isolando a pele circunjacente à lesão. Este método poderá ser usado durante a gestação, quando a área afetada não for muito extensa. Deve-se lembrar que, por ser considerado um agente cáustico, não deve ser aplicado pela paciente.[14]

O êxito terapêutico no trato genital inferior é em torno de 80% para lesões condilomatosas acuminadas vulvares e vaginais.

Fluorouracil

A indicação de 5-fluorouracil (5-FU) em ginecologia é para lesões produzidas pelo HPV em vulva e vagina.

Este fármaco atua inibindo a síntese dos ácidos nucleicos. É observado expressivo processo inflamatório, elevados índices de recorrência e potencial teratogênico, não devendo ser administrado em gestantes.[1]

É utilizado na forma de creme na concentração de 5%, e parece ser suportado mais na pele do que na mucosa. Aplica-se duas vezes por semana, por 10 semanas, sempre avaliando o trofismo do epitélio. O tempo de aplicação é de quatro horas, lavando-se a região a seguir com água e sabão neutro. Na vagina recomenda-se cautela, pois o efeito colateral principal é a úlcera, podendo se tornar crônica ou evoluir para adenose. O porcentual de remissão dos condilomas com a utilização do 5-Fu é de 50% a 75%.[14]

Em nosso protocolo vigente (NUPREV/EPM), em pacientes imunossuprimidas e com lesões condilomatosas multifocais e/ou multicêntricas em vulva, utilizamos 5-FU a 5% creme nas áreas acometidas duas vezes por semana por quatro horas, lavando-se a região a seguir com água e sabão neutro. É utilizado durante quatro semanas, quando nova avaliação deve ser feita.

Tratamentos imunomoduladores
Interferon

Possui efeito antiviral, antiproliferativo e imunomodulador. Sua aplicação é feita por via sistêmica, intramuscular, subcutânea ou por injeção intralesional ou perilesional. A terapêutica com interferons não deve ser considerada como primeira linha, e com novas opções terapêuticas tem sido pouco recomendada.[14]

O interferon intralesional não tem proporcionado taxas de cura elevadas, deve-se usar em casos especiais e restritos em que a terapêutica habitual não tenha oferecido resultados esperados.

Imiquimod 5% creme

Imiquimod (imidazolquinolina) é um medicamento tópico de autoaplicação que estimula a produção local de interferon e outras citocinas, sendo a principal delas o interferon alfa. O tratamento com imiquimod reduz a carga viral em mais de 90% e auxilia o desenvolvimento de memória imunológica. Os efeitos combinados destas ações resultam em redução do tamanho da lesão ou no seu desaparecimento.[14]

Aprovado desde 1997 pelo FDA para o tratamento das verrugas anogenitais externas para maiores de 12 anos, imiquimod a 5% vem acondicionado em sachês; e cada um contém creme em quantidade suficiente para cobrir até 20 cm^2 de pele lesada.[15]

Deve-se aplicar camada fina de imiquimod tópico a 5% sobre a área afetada três vezes por semana, antes de dormir, friccionando até que o produto desapareça completamente. Não ocluir o local de aplicação. Deixar o produto agir por seis a dez horas. Após esse período, removê-lo o da área tratada lavando-a com água e sabonete suave. Aplicar em dias alternados. O tratamento com imiquimod deve continuar até que haja total remissão dos condilomas acuminados anogenitais externos ou por até 16 semanas no máximo. Para aumentar a absorção em lesões queratinizadas pode-se orientar o paciente para tomar banhos prolongados e aplicar logo após a secagem do local.[15]

Os efeitos adversos são comuns em 50% das pacientes, predominando vermelhidão, queimação, irritação, ulceração e dor. Estes efeitos estão correlacionados com a melhor resposta ao tratamento. Quando muito intenso, deve-se descontinuar a aplicação e retomá-la após a diminuição da reação sobre a pele. Entre os efeitos sistêmicos, destacam-se cefaleia, síndrome gripal, alterações no trato gastrintestinal e tontura.[15]

A eficácia do tratamento pode ser maior se a medicação for utilizada com maior frequência ou em combinação com ácido salicílico ou ácido retinoico tópicos. Nos casos refratários, podem ser feitas aplicações oclusivas.[16]

Alguns pontos a serem considerados incluem o contato sexual, que deve ser evitado durante a aplicação do creme sobre a pele, bem como seu uso concomitante com preservativos, pois diminui a eficácia do método. Sua segurança durante a gravidez não foi estabelecida, portanto, a administração a gestantes não é recomendada. Apesar do seu perfil de segurança favorável, em vigência das reações de hipersensibilidade a qualquer dos componentes da fórmula, o tratamento deve ser descontinuado.[14-17]

As Figuras 93.3 e 93.4 respectivamente, representam a fúrcula vulvar de paciente antes e após o tratamento de lesões condilomatosas com imiquimod.

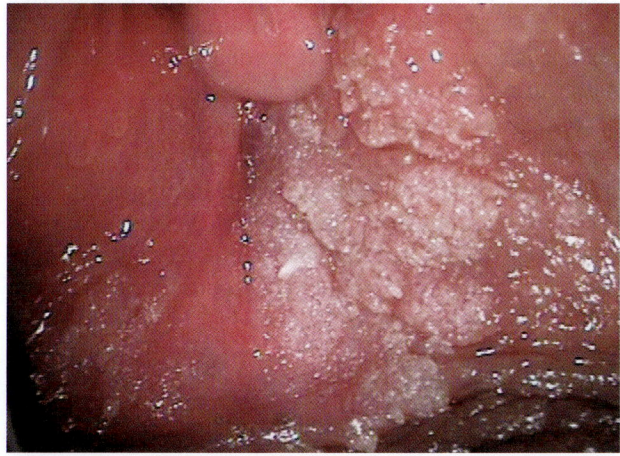

Figura 93.3 Paciente antes do tratamento com Imiquimode. (Acervo pessoal de Dra Neila Speck).

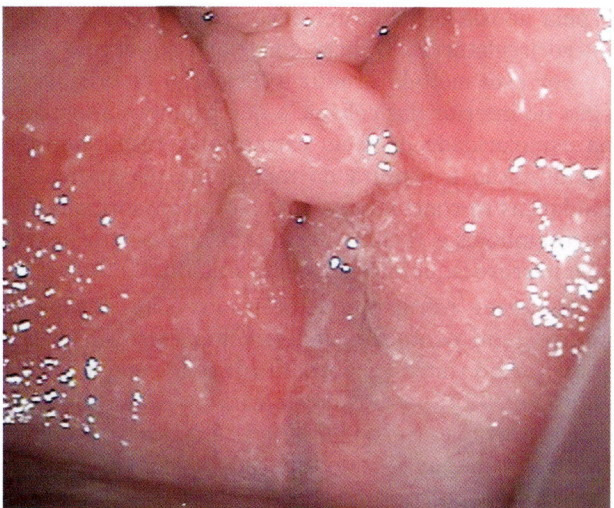

Figura 93.4 Paciente após tratamento com Imiquimode. (Acervo pessoal de Dra Neila Speck).

Tratamentos físicos

Cirurgia fria (curetagem, bisturi, tesouras)

Indicada para lesões em qualquer localização. Deve-se retirar a lesão deixando uma margem de segurança de até 3-5 mm.

A grande preocupação é com a recidiva na borda da incisão. Quando as lesões são exuberantes, promover a retirada com cirurgia a frio e aplicar no leito da lesão o eletrocautério ou o laser, diminuindo, assim, o tempo cirúrgico e propiciando um menor índice de recidiva. Nos casos de cirurgia a frio, deve ser evitada a sutura da lesão.[18]

Eletrocauterização ou eletrocoagulação ou eletrofulguração

Pode ser feita em lesões de qualquer localização. Técnica muito popular, uma vez que o eletrocautério é barato e os resultados são satisfatórios. Ao cauterizar as lesões deve-se tomar cuidado quanto à margem de segurança e profundidade para evitar recidivas locais, retrações e cicatrizes exuberantes.[18]

Atualmente novos equipamentos (Unidades Eletrocirúrgicas Modernas), que utilizam correntes alternadas de alta radiofrequência, proporcionam alta elevação de temperatura em pouco tempo, daí uma vaporização tecidual com melhores resultados estéticos.[18]

Crioterapia

É método que consiste na congelação direta da zona suspeita. O efeito destrutivo da crioterapia ocorre por lesão celular direta, causada primeiramente pelo frio e pela anóxia tecidual em decorrência das alterações microcirculatórias. O ciclo congelamento-degelo criado por este método produz a formação de cristais de água no interior das células, o que promove alterações na osmolaridade do meio extracelular, resultando em desidratação e ruptura da membrana plasmática. As mudanças se concluem na circulação com formação de microêmbolos e, finalmente, microtrombos, que produzem necrose isquêmica do tecido tratado.[14]

Os gases refrigerantes utilizados são: nitrogênio líquido, com ponto de congelamento entre –140 ºC e –180 ºC, óxido nitroso, com ponto de congelamento entre –80 ºC e –92 ºC, e dióxido de carbono, com ponto de congelamento entre –70 ºC e 79 ºC. A aplicação pode ser com spray ou por contato (aplicadores com algodão na extremidade ou criosondas).[15]

É método pouco agressivo, porém com pouco controle de profundidade. As recidivas ocorrem e é diretamente proporcional a experiência do profissional e do gás refrigerante. O óxido nitroso alcança maior profundidade. O tratamento é feito a cada 2 ou 3 semanas.

A crioterapia mostrou-se igualmente efetiva em relação ao ácido tricloroacético e mais efetiva que a podofilina.[19]

Laserterapia

O laser de dióxido de carbono é utilizado como tratamento eficaz para as infecções pelo HPV. A palavra laser significa *"Light Amplification Stimulated by Emission of Radiation"*.

É indicada para lesões de qualquer localização (genitália masculina, feminina, orofaringe, pele, ânus). A luz emitida no tecido se transforma em calor, que age sob as moléculas de água no interior das células, e elas entram em ebulição e explodem liberando calor. Pode ser empregada tanto para vaporizar as lesões como para retirada excisional. Como vantagens desse método, pode-se vaporizar as lesões sob controle colposcópico, percebendo a profundidade e consequentemente prevenindo retrações e destruição sem necrose do tecido, propicia cicatrização mais anatômica . Os vasos menores que 0,5 mm são obstruídos pelo efeito térmico.[15]

Útil nos casos de lesões multifocais extensas; tem efeito bactericida. O laser pode ser aplicado com anestesia local na grande maioria das vezes.

É importante o treinamento adequado do profissional que irá atuar com laser para que possa selecionar a potência e o tempo de exposição adequado para cada caso, pois a taxa de recidiva e as cicatrizações mais exuberantes estão diretamente relacionadas à potência e ao tempo de exposição. Com maior potência ocorre vaporização adequada e pouca carbonização tecidual. Possui o inconveniente do alto custo do aparelho, dificultando seu aproveitamento de maneira mais ampla.[15]

■ NEOPLASIA INTRAEPITELIAL CERVICAL DE BAIXO GRAU (NIC I)

As condutas preconizadas internacionalmente para tratamento inicial de pacientes com diagnóstico citopatológico de lesão intraepitelial de baixo grau variam entre o encaminhamento imediato para a colposcopia e a repetição da citologia em intervalos variáveis, com encaminhamento para colposcopia caso o resultado subsequente mantenha atipia.[20]

De acordo com as Diretrizes Brasileiras para o Rastreamentro do câncer do colo do útero, publicadas em 2011, as mulheres se submetem ao exame citopatológico cervical na faixa etária de 25 a 64 anos. Diagnosticando-se a LIEBG deve-se repetir o exame citológico em seis meses na unidade de atenção primária. Processos infecciosos ou atrofia genital que forem identificados devem ser tratados antes dessa nova coleta. Se a citologia de repetição for negativa em dois exames consecutivos, deve-se orientar a paciente a retornar a coleta de citologia trienal. Se alguma citologia subsequente for positiva, encaminhar para colposcopia. Em situações especiais em que a mulher foi submetida ao exame abaixo da faixa etária preconizada e haja a alteração de LIEBG, recomenda-se repetir a citologia em um ano, só sendo referida para colposcopia caso haja persistência da alteração por 24 meses.[20]

Frente ao diagnóstico histológico de neoplasia intraepitelial cervical de grau 1 (NIC 1), recomenda-se o seguimento citológico semestral ou anual. Nas mulheres com 21 anos ou mais, com persistência da NIC 1 por 24 meses, a manutenção do seguimento citológico ou tratamento são aceitáveis. Se a opção for pelo tratamento, nos casos de colposcopia com zona de transformação completamente visível, pode-se optar por métodos destrutivos (laserterapia, eletrocauterização ou criocauterização) ou exérese da zona de transformação. Nos casos de lesão recidivante, o tratamento excisional se faz necessário, bem como se a zona de transformação adentrar o canal endocervical.[20]

Frente ao diagnóstico histológico de NIC 1 em mulheres de até 20 anos, que não deveriam ter sido submetidas a rastreamento citológico, o tratamento deve ser evitado e mantido o seguimento citológico anual até que completem 21 anos. Neste momento, devem ser tratadas como as demais mulheres. Métodos excisionais não estão indicados antes dos 21 anos.[20]

Tratamento da NIC 1

Destrutivos locais

As principais vantagens dos tratamentos destrutivos locais são: fácil execução, tratamento ambulatorial, baixo custo, conservação do canal endocervical evitando incompetência istmocervical em futuras gestações e baixos índices de complicações.[15]

Os requisitos para os tratamentos destrutivos locais são: lesões ectocervicais, canal endocervical livre de neoplasias, concordância cito-histocolposcópica, lesão de natureza pavimentosa e não glandular e possibilidade de acompanhamento.[15]

Ácido tricloroacético (70%)

É um agente cáustico, destruindo-as por coagulação química das proteínas e destruição direta do DNA viral. Em nosso protocolo vigente (UNIFESP/EPM), aplicamos ATA 70% a cada duas semanas em ectocérvice (até 4 sessões). Deve ser realizada nova coleta de citologia oncótica cervicovvaginal em seis meses.

Para adequada absorção do ácido tricloroacético 70% na ectocérvice, não se deve aplicá-lo após solução de Lugol, pois esta substância provoca uma barreira impedindo a penetração do ácido, devendo o Lugol ser retirado com a solução de hipossulfito de sódio.

Eletrocoagulação por radiofrequência

Deve ser realizada no período pós-menstrual imediato, com equipamento de radiofrequência na posição coagulação (blend). Fácil execução e com resultados de cura entre 82% e 88%.[15]

Tratamento descrito por Prendville, em 1989, em que o tecido ectocervical é submetido a altas temperaturas (100 °C) por meio do contato com eletrodos em esfera, ocasiona evaporação da água intracelular, aumento do volume e pressão das células, e consequente ruptura da membrana celular.

Procedimento que pode ocasionar desconforto na paciente, pode ser efetuado com anestesia local no colo uterino, aplicando xilocaína sem epinefrina a 2% nos quatro quadrantes.

A reepitelização completa ocorre entre 21 e 28 dias e o primeiro controle citocolposcópico pode ser feito após três meses, quando desaparecem os efeitos citopáticos produzidos pela radiofrequência.[15]

Diatermocoagulação profunda

Efetuada por eletrodos esféricos ou agulhas podendo atingir 2-3 mm de profundidade na ectocérvice. Pode eventualmente causar incômodo à paciente pela profundidade atingida pelos eletrodos, necessitando anestesia local. Resultados com taxa de cura em torno de 97,3%.[15]

Criocirugia

A técnica se baseia na aplicação de uma ponteira condutora de frio sobre a superfície do colo uterino, o qual deve estar úmido para atingir bom contato e con-

dução do frio. Conta de três fases com 5 mm de penetração do frio na ectocérvice. Na primeira fase ocorre congelamento durante dois a três minutos, na segunda fase, descongelamento durante 5 minutos, e na terceira fase, novo congelamento durante dois a três minutos.[15]

Os critérios de seleção para a criocirurgia são: idade menor que 40 anos, desejo de gestação, lesão ectocervical totalmente visível, lesão menor que dois quadrantes em ectocérvice, natureza pavimentosa e possibilidade de seguimento.[15]

Laserterapia

O tratamento das lesões cervicais com o método de vaporização a laser está exclusivamente reservado às lesões ectocervicais. Para obter resultados satisfatórios, a profundidade da destruição tissular deve ser de 5 a 7 mm.[15]

O tratamento é bem tolerado e é observado fluxo genital serossanguinolento em pequena quantidade após o procedimento, com rápida cicatrização do colo, em torno de três a quatro semanas. A porcentagem de cura varia de 85% a 95%.[15]

Métodos excisionais

Quando a zona de transformação não é totalmente visível (ZT tipo 3) e em lesões recidivantes que já foram submetidas a outros tipos de tratamento, os métodos destrutivos locais são inadequados, sendo indicada exérese da zona de transformação com retirada de toda a lesão por meio da cirurgia por ondas de alta frequência (CAF) ou conização clássica.[15]

REFERÊNCIAS BIBLIOGRÁFICAS

1. Passos MRL, et al. Papilomavirose humana em genital, parte I. DST. J Bras Doenças Sex Transm 2008;20(2):108-15.
2. Crosbie EJ, et al. Human papillomavirus and cervical cancer. Lancet. 2013;382(9895):889-99.
3. Stanley M. Pathology and epidemiology of HPV infection in females. Gynecol Oncol. 2010;117(2 Suppl):S5-9.
4. Steben M, et al. Genital warts. Best Pract Res Clin Obstet Gynaecol. 2014;28(7):1063-8.
5. Moscicki AB. Manegement of adolescentswho have abnormalcitology and histology. Obstet Gynecol Clin North Am. 2008;35(4):633.
6. Solomon D, et al. The Bethesda system for reporting cervical cytology: definitions, criteria, and explanatory notes. 2nd ed. New York: Springer; 2004. p.191.
7. Bornstein J, et al. 2011 IFCPC nomenclature--colposcopic terminology of the international federation for cervical pathology and colposcopy. Obstet Gynecol. 2012l;120(1):166-9.

8. Ministério da Saúde. Controle das doenças sexualmente transmissíveis. Manual de bolso. Brasília, DF; 2006.

9. Richart RM. The natural history of cervical intraepithelial neoplasia. Clin Obstet Gynecol. 1967;10:748-9.

10. Darragh TM, et al. The lower anogenital squamous terminology standardization project for HPV-associated lesions: background and consensus recommendations from the College of American Pathologists and the American Society for Colposcopy and Cervical Pathology. Arch Pathol Lab Med 2012;136(10):1266-9.

11. Carvalho N, et al. Sustained efficacy and immunogenicity of the HPV-16/18 AS04-adjuvanted vaccine up to 7.3 yearsin yong adult women. Vaccine 2010;28(38):6247-53.

12. Ministério da Saúde. Departamento de DST, Aids e hepatites virais. Disponível em: http:<//aids.gov.br>. Acesso em dezembro de 2011.

13. Alfonso-Trujillo I, et al. Radiosurgery and the cryosurgery in the treatment of the anal condyloma acuminata. Dermatol Peru;2008;18(2):98-105.

14. Figueirêdo CB. Therapeutic human Papillomavirus (HPV) vaccines: a novel approach. Open Virol J. 2012;6:264-9.

15. Tatti SA, et al. Colposcopia e patologias do trato genital inferior: vacinação contra o HPV. Porto Alegre: Artmed; 2010.

16. Brandt HR, et al. Treatment of human papillomavirus in childhood with imiquimod 5% cream. An Bras Dermatol 2010;85(4):549-54.

17. Diamantis ML, et al. Safety, efficacy & recurrence rates of imiquimod cream 5% for treatment of anogenital warts. Skin Therapy Letter. 2009;14(5):1-3, 5.

18. Das Dores GB, et al. HPV na Prática Clínica. São Paulo: Atheneu: 2006.

19. Concha RM. Diagnóstico y terapia del virus papiloma humano. Rev Chil Infectol 2007; 24(3):209-11.

20. Instituto Nacional de Câncer. Coordenação Geral de Ações Estratégicas. Divisão de Apoio à Rede de Atenção Oncológica. Diretrizes brasileiras para o rastreamento do câncer do colo do útero. Rio de Janeiro: INCA; 2011.

Capítulo 94 ■ Neila Maria de Góis Speck ■ Ana Carolina Carvalho Scopin ■ Georgia Mouzinho

Lesão de Alto Grau

■ INTRODUÇÃO

A lesão de alto grau do colo uterino (LAG) compreende alterações morfológicas do epitélio escamoso em dois terços ou mais na sua espessura, podendo ocorrer também na vagina e/ou vulva. Decorre da integração do DNA do Papilomavírus Humano (HPV) de alto risco oncogênico (HPV-AR) ao DNA da célula hospedeira, promovendo mutações e multiplicação celular a depender da persistência viral. É considerada como a verdadeira lesão precursora do câncer HPV induzido.[1]

As lesões intraepiteliais do colo do útero são classificadas de acordo com suas características cito-histológicas. Historicamente, em 1949, Papanicolaou classificou tais alterações citológicas em classe III e IV. Em 1953, a Organização Mundial de Saúde modificou a classificação para displasia leve, moderada, acentuada e carcinoma *in situ*. Em 1967, Richart nomeou as alterações histopatológicas em neoplasia intraepitelial cervical (NIC) grau I, II e III. A partir de 1989, adotou-se a classificação citológica de Bethesda, nomeando as lesões em baixo e alto grau. Em 2012 a terminologia LAST (*The Lower Anogenital Squamous Terminology Standardization*) divide as alterações histológicas em baixo e alto grau a fim de uniformizar, facilitar o diagnóstico e otimizar o tratamento das pacientes. Esta nomenclatura reflete a ação viral intracelular, que pode ser caracterizada como infecção transitória, como ocorre nas lesões de baixo grau, ou persistente. Esta última forma poderá evoluir para as lesões precursoras e até mesmo para o câncer.[2,3]

■ EPIDEMIOLOGIA

A infecção pelo HPV tem alta prevalência entre as mulheres jovens, variando entre 15% e 40% da população sexualmente ativa. No entanto, a maioria dessas infecções são de caráter transitório e 90% serão espontaneamente eliminadas em dois anos.

A prevalência entre os tipos de HPV de alto e baixo risco oncogênicos variam de 15,2% a 17,2% respectivamente. O HPV-AR é detectado em 99% das neoplasias cervicais e os tipos 16 e 18 são os responsáveis por 70% dos casos.[4]

Além da infecção pelos HPV-AR, outros fatores de risco para oncogênese são a suscetibilidade genética, uso de hormônios, tabagismo, cervicites e a imunidade do hospedeiro.[1-5]

■ ETIOPATOGENIA

Alguns tipos de HPV têm características que lhes conferem maior risco oncogênico.[4-6] Esse risco reflete a habilidade do vírus em promover a sua proliferação nas células infectadas por meio da quebra da estabilidade do seu DNA, proporcionando transformações neoplásicas na célula hospedeira.[7] Mais de 30 tipos infectam preferencialmente as mucosas da região anogenital, sendo os de alto risco os tipos 16, 18, 31, 33, 35, 39, 45, 51, 52, 56, 58, 59, 68, 73, 82.[1-7-8] Os tipos 16 e 18 têm como característica a fuga do sistema imunológico, promovendo infecções persistentes, o que pode levar ao aparecimento das lesões precursoras mais frequentemente do que os outros tipos oncogênicos.

O HPV é vírus epiteliotrópico, contendo DNA de aproximadamente 8.000 pares de base. O HPV-AR adentra o epitélio por meio de traumas induzidos pela atividade sexual, interagindo com a célula escamosa principalmente na zona de transformação.[9-11] Os genomas virais são organizados em regiões precoces (genes E1, E2, E6 e E7) e tardias (genes L1 e L2). Nas camadas basais do epitélio, os genes precoces são os primeiros a serem transcritos e nas camadas mais diferenciadas ocorre a expressão dos genes tardios que codificam o capsídeo viral.[1-12] Após a integração ao DNA da célula hospedeira, inicia-se expressão dos genes E6 e E7; estes são responsáveis por inativar ou diminuir a capacidade dos genes supressores tumorais p53 e pRB (proteína supressora tumoral retinoblastoma) respectivamente, acumulando mutações, inibindo a apoptose e mantendo a multiplicação celular até a formação tumoral.

A ligação da E7 na pRB ativa a transcrição do fator E2F e desencadeia a expressão de proteínas necessárias para replicação do DNA, e pela expressão da E6, o controle do ciclo celular está abolido. Durante a progressão tumoral, o genoma viral está frequentemente integrado no cromossoma hospedeiro, mantendo os altos níveis das oncoproteínas E6 e E7.[12-13]

■ RASTREAMENTO

A citologia oncótica (CO) cervicovaginal é definida como o método de rastreamento no Brasil para as lesões precursoras do câncer de colo do útero e tem como objetivo diminuir a incidência e mortalidade desta neoplasia.[14-15]

Nos EUA e em países europeus o teste de DNA-HPV é de primeira escolha para triagem de pacientes, e tem se mostrado mais sensível que a citologia oncótica.[16-18] Enquanto a citologia oncótica apresenta sensibilidade em torno de 60% no diagnóstico das lesões de alto grau, os testes de DNA-HPV associados à citologia têm sensibilidade acima de 90%. Nos países de primeiro mundo, é feito o rastreamento com citologia oncótica e captura híbrida para HPV de alto risco, estratégia chamada de coteste. Há tendência de se adotar o teste de DNA-HPV como primário no rastreio, complementando com citologia apenas nos casos de HPV positivo.

Seguindo a maioria dos protocolos mundiais, em especial o da Sociedade Americana de Colposcopia e Patologia Cervical (ASCCP) de 2012 e as Diretrizes Brasileiras para o Rastreamento de Câncer de Colo de Útero do Instituto Nacional de Câncer (INCA) 2011, toda paciente identificada com lesão de alto grau (LAG) deve ser encaminhada diretamente ao serviço especializado, independentemente da idade, situação imunológica ou gestação, para submeter-se à colposcopia e ao tratamento e seguimento adequados.[14-15]

Nos países que utilizam biologia molecular como rastreamento, as mulheres cuja genotipagem for positiva para os tipos 16 e 18 com citologia negativa também deverão ser encaminhadas para colposcopia imediata, pois merecem atenção especializada.[16]

Testes biomoleculares não estão indicados para identificação do DNA-HPV nas mulheres que já apresentem o diagnóstico de LAG pois estas alterações são sabidamente ocasionadas por HPV-AR, porém servem como avaliador de prognóstico naquelas previamente

tratadas. O método ainda não é utilizado no Brasil, em serviço público, pelo alto custo do exame.[14-15]

Mulheres menopausadas devem receber estrogênio antes da colposcopia, via sistêmica ou tópica, seguindo os critérios de elegibilidade para uso da medicação. A atrofia é alteração benigna do trato genital inferior que por vezes pode, ao exame citológico, mimetizar a LAG.[14]

Nas gestantes com citologia de LAG, a biópsia só deverá ser realizada se houver suspeita colposcópica de invasão, sendo o melhor período para nova avaliação citocolposcópica 90 dias após o parto.[14]

■ DIAGNÓSTICO

Diferentemente de outras afecções do trato genital inferior, as LAG não produzem manifestações clínicas específicas e as mulheres com esse tipo de lesão são, na maioria dos casos, assintomáticas. Entretanto, algumas podem apresentar sinusorragia ou sangramento espontâneo fora do período menstrual ou corrimento inespecífico persistente. O diagnóstico é realizado pela tríade citologia oncótica, colposcopia e exame anatomopatológico.[14-15]

Os achados citológicos da LAG compreendem a presença de células menores, com relação núcleocitoplasmática mais alta, citoplasma imaturo denso ou delicado e atipia nuclear mais importante, com hipercromasia e irregularidade na distribuição da cromatina e nos contornos da membrana nuclear (Figura 94.1).[17]

Durante a colposcopia, a biópsia deverá ser efetuada na área representativa de maior grau.[14-16]

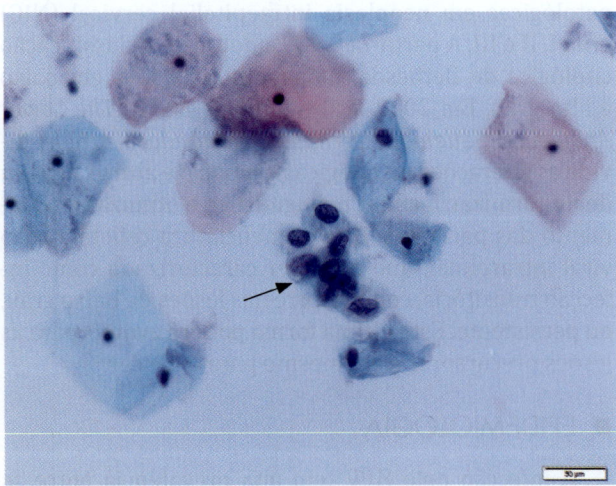

Figura 94.1 Células parabasais com núcleo aumentado, contornos nucleares irregulares, com anisocariose e anisocitose em uma população homogênea de células LIEAG (acervo patologia Unifesp).

Os achados colposcópicos, de acordo com a terminologia colposcópica da Federação Internacional de Colposcopia (IFCPC – Rio de Janeiro, 2011), que indicam lesão de alto grau são denominados achados anormais de grau maior, ou grau 2, dos quais destacam-se (Figuras 94.2 a 94.6):[19-20-21]

- Epitélio acetobranco denso que aparece rapidamente e desaparece de forma lenta;
- Captação de iodo negativa (teste de Schiller positivo);
- Superfície da lesão áspera e borda linear;
- Pontilhado grosseiro;
- Mosaico de campos largos e irregulares e de tamanhos variáveis (grosseiro);
- Orifícios glandulares espessados;

- Sinal da margem interna que representa lesão dentro de outra lesão;
- Sinal da crista que representa elevação da superfície;
- Margem demarcada.

Em caso de ausência de lesão colposcópica, a vagina deve ser examinada minuciosamente.[14] O canal endocervical também necessita de boa avaliação, adotando-se técnicas para uma melhor exploração, com a utilização de pinças de canal, ou bolinhas de algodão embebidas em ácido acético, o que promove certa dilatação do canal e compressão do muco endocervical para a porção mais cranial. Caso não encontre lesão visível na suspeita de componente endocervical, a citologia oncótica com escovagem exclusiva do canal, ou mesmo a curetagem

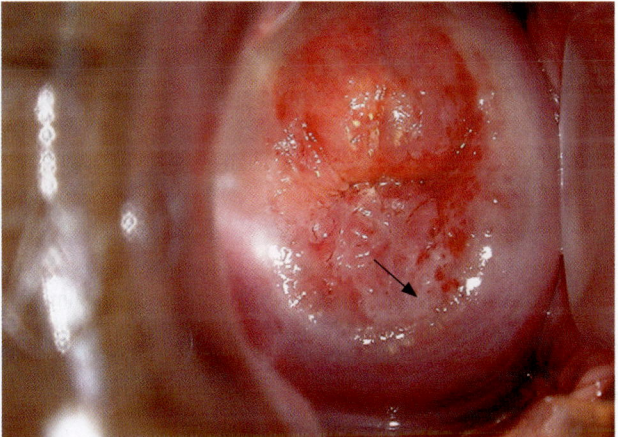

Figura 94.2 Epitélio acetobranco denso em lábio posterior do colo (acervo NUPREV. – Unifesp).

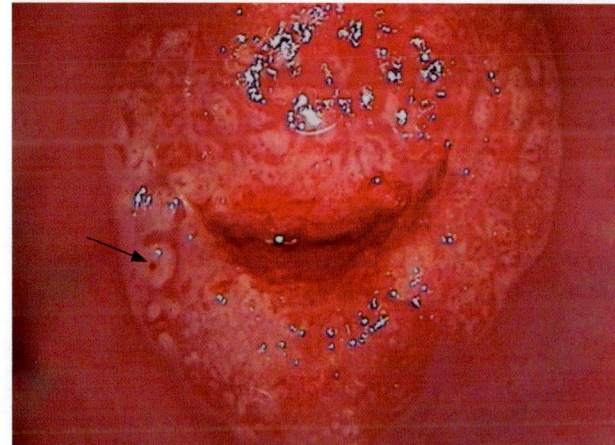

Figura 96.4 Mosaico irregular e, na seta, orifício glandular espesso (acervo NUPREV. – Unifesp).

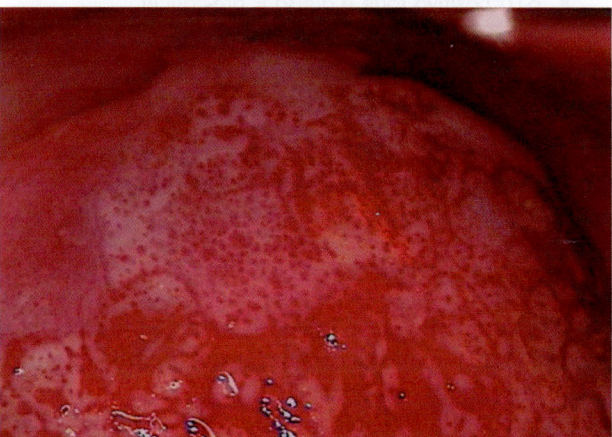

Figura 94.3 Pontilhado e mosaico grosseiro (acervo NUPREV. – Unifesp).

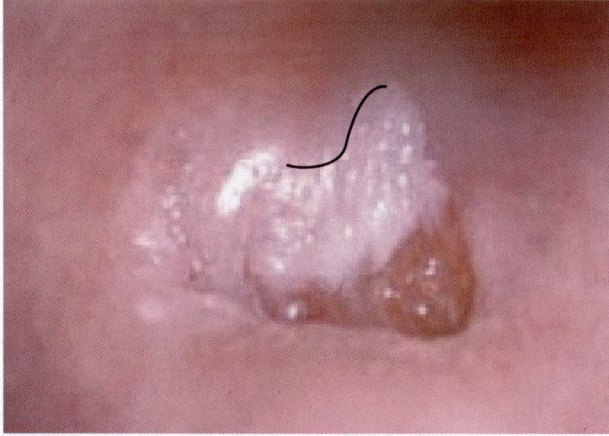

Figura 94.5 Sinal da margem interna, delimitado pela linha, e sinal da crista, observado abaixo do sinal da margem interna (acervo NUPREV. – Unifesp).

com pequenas curetas, faz-se necessária. A citologia endocervical apresenta acurácia semelhante à curetagem, esta última de difícil análise histopatológica, requerendo médico patologista experiente para a sua interpretação.

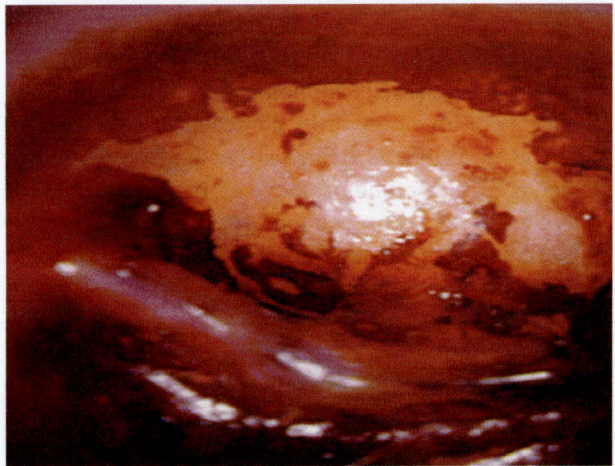

Figura 94.6 Teste de Schiller, iodo negativo (acervo NU-PREV. – Unifesp).

As lesões de alto grau são vistas histologicamente como aquelas em que a desorganização celular estende-se até o segundo terço do epitélio ou compromete toda sua extensão. Pode ser observada proliferação de células imaturas, atipia celular moderada a intensa, atividade mitótica aumentada, coilócitos com atipias intensas e pleomorfismo, relação núcleo/citoplasma aumentada e hipercromasia ou halo perinuclear (Figura 94.7).[22]

Histologicamente as lesões são classificadas como NIC I, II e III. A terminologia LAST tem como objetivo classificar todas as lesões do trato anogenital de forma uniforme em baixo grau e alto grau. Para tal, vale-se tanto de exames imuno-histoquímicos, como pesquisa da p16, proteína indicadora de multiplicação celular. Situação esta utilizada nos casos de biópsia compatível com NIC II, situação de dúvida diagnóstica ou em caso de discordância de exames com biópsia de NIC I e citologia anterior com LAG, ASCUS e HPV 16, ASC-H, AGC (Quadro 94.1).[15-21-22] O padrão de imunoexpressão forte e difuso deve considerar a lesão como pré-cancerosa ou de alto grau, e a expressão negativa ou focal, considerar como baixo grau ou alteração benigna. A NIC II, a partir desta recomendação, quando submetida ao estudo com a p16, tendo expressão negativa ou focal, deverá então ser abordada como uma NIC I, e, se a expressão for difusa, abordar como NIC III. Estas considerações são também aplicadas para as lesões em vagina, vulva, ânus e região perianal, e no homem, pênis e escroto.

Quadro 94.1 Recomendações do uso de biomarcador nas lesões escamosas do trato anogenital segundo a terminologia LAST.[3]
Biomarcador em lesões escamosas do trato anogenital associadas ao HPV:
1. Uso da p16 para diagnóstico diferencial quando o corte com HE revelar pré-câncer (NI 2 ou 3) e mímicos de pré-câncer – metaplasia escamosa imatura, atrofia, mudanças epiteliais reparativas, cortes tangenciais • padrão forte e difuso de coloração da p16 sugere pré-câncer
2. NI 2 • p16 negativa ou focal = neoplasia de baixo grau ou doença sem relação com HPV • p16 positiva forte e difusa = pré-câncer
3. Discordância entre patologistas entre NI 2 e 3
4. Não recomenda em biópsias negativas ou NI 1 ou NI 3 • exceto nas biópsias com NI1 e citologia prévia com LAG, ASCUS e HPV 16+, ASC-H, AGC e biópsia negativa ou NI 1

■ TRATAMENTO

Os tratamentos destrutivos estariam indicados para casos de LAG em que há concordância da citologia com a histologia, lesões ectocervicais, pacientes jovens, de preferência nas NIC II. Estes métodos não alteram a qualidade do colo uterino, em relação ao futuro obstétrico.[23]

A laserterapia e a crioterapia são as técnicas utilizadas para esta forma de tratamento, sendo a crioterapia método ainda bastante utilizado nos Estados Unidos;

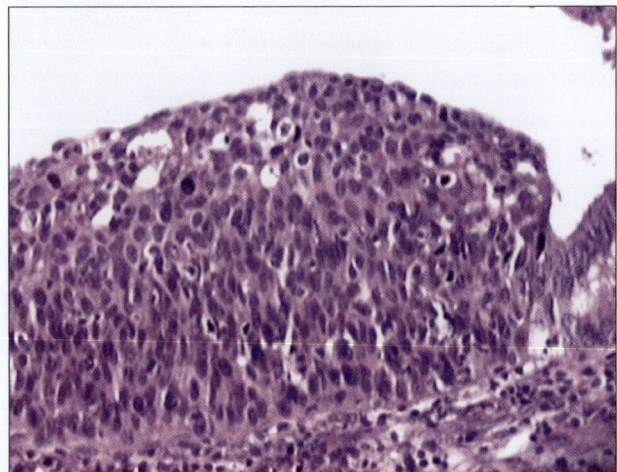

Figura 94.7 Corte histopatológico contendo NIC III. (acervo patologia – Unifesp).

porém, em nosso país não é prática habitual. A laserterapia como método destrutivo tem como característica a destruição do tecido por vaporização celular, tem controle da ablação tecidual tanto na extensão lateral, como na profundidade da cripta glandular, a qual é frequentemente acometida pela neoplasia; esta profundidade deve chegar de 5 a 7 mm; sabe-se que houve erradicação completa da cripta pelo controle durante o tratamento que é feito com a visualização colposcópica do borbulhamento do muco. Em geral as taxas de sucesso são altas, não provocando fibrose ou estenose cervical. A crioterapia destrói o tecido por congelamento, não há controle preciso da extensão pois são aplicadas sondas com tamanhos preestabelecidos. Atinge profundidade ótima para a eliminação da neoplasia na cripta glandular; porém, efeitos colaterais cicatriciais, com fibrose e estenose cervical, podem ocorrer, dificultando o controle colposcópico.

O tratamento excisional com conização é o tratamento de escolha para LAG e consiste na retirada de tecido do colo, mais especificamente da zona de transformação, em forma de cone, podendo ser realizada com bisturi frio ou por cirurgia por ondas de alta frequência (CAF), ou mesmo pela cirurgia a laser com raio focalizado. O estudo anatomopatológico da peça cirúrgica é fundamental para excluir o achado de invasão estromal. Em casos de discordância entre a citologia, colposcopia e histologia, o cone deve ser realizado com intuito principalmente de diagnóstico, e é considerado terapêutico na confirmação da LAG.[24-27]

Conforme a terminologia colposcópica da IFCPC (Quadro 94.2), foram definidos os procedimentos cirúrgicos no colo uterino, a depender do tipo de zona de transformação. Na zona de transformação tipo 1, em que a lesão é totalmente ectocervical, denominar o procedimento como exérese da zona de transformação tipo 1 (EZT tipo 1); para a ZT tipo 2, em que há componente endocervical com limite visível, denominar como EZT tipo 2; para a ZT tipo 3, em que o componente endocervical não tem o limite cranial visível, denominar como EZT tipo 3. A peça cirúrgica será analisada histologicamente quanto ao comprimento, espessura e circunferência. Na EZT tipo 3 o comprimento será maior que na EZT tipo 2 e 1, bem como a EZT tipo 2 será maior que a tipo 1. Já para as lesões com componente ectocervical, a circunferência será maior, ou seja, a EZT tipo 1 será maior que as sucessivas, tipo 2 e 3.[19]

Quando os procedimentos apresentam maior comprimento, acima de 1 a 2 cm, pode ocorrer aumento das comorbidades obstétricas, como o aborto, rotura prematura de membranas e o parto prematuro.[14,16]

Dentre as pacientes submetidas à CAF para LAG, a taxa de sucesso é de 60% a 95%, entretanto, as margens da peça cirúrgica podem estar alteradas por efeito térmico, em 40% dos casos. Isto é operador dependente, e está relacionado com menor experiência com a técnica. A CAF mostrou resultados similares aos da terapia com bisturi frio no tratamento das LAG. Como vantagem sobre o procedimento cirúrgico a frio, a CAF tem menor custo, pode ser realizada ambulatorialmente, é mais rápida e envolve menos complicações, principalmente no que se refere às morbidades obstétricas.[25,28,29]

A recidiva e a persistência da lesão estão relacionadas ao comprometimento das margens cirúrgicas; contudo, a presença de margens comprometidas independe do método excisional utilizado. Outros fatores de risco para recorrência são idade maior que cinquenta anos, tabagismo, imunocomprometimento e lesões fora da zona de transformação.[15, 25, 30]

Com relação à técnica com bisturi, hoje tem sido menos recomendada e está restrita a casos específicos em que há suspeita de invasão estromal, lesão glandular ou ZT tipo 3 em mulheres idosas.

A conização a laser com raio focalizado, muito utilizada em países europeus na década de 1980, é técnica difícil, requer equipamento de alta potência, médico experiente, apresenta maior risco de sangramento intraoperatório e maior carbonização das margens. Após a

Quadro 94.2 Terminologia colposcópica dos tipos de tratamento excisional do colo uterino.[19]	
Tipo de tratamento excisional do colo uterino	**Tipo de excisão 1, 2, 3**
Dimensões do espécime da excisão	▪ **Comprimento:** corresponde à distância da margem distal/externa à margem proximal/interna. ▪ **Expessura:** distância da margem estromal à superfície do espécime excisado. ▪ **Circunferência (opcional):** perímetro do espécime excisado.

A ZT **tipo 1** é completamente ectocervical e completamente visível, de pequena ou grande extensão.

A ZT **tipo 2** tem componente endocervical completamente visível e pode ter componente ectocervical de pequena ou grande extensão.

A ZT **tipo 3** tem componente endocervical que não é completamente visível e pode ter componente ectocervical de pequena ou grande extensão.

introdução da eletrocirurgia, que é bem mais econômica e de fácil execução, a conização a laser caiu em desuso.

Em pacientes com idade inferior a 24 anos, que foram submetidas a rastreio inadvertidamente e tiveram diagnóstico de LAG, a conduta passa a ser expectante. Em geral, nesta população as LAG tendem a ser NIC II, com alta taxa de regressão espontânea. A recomendação é acompanhar semestralmente por dois anos, e se após esse período houver persistência da lesão podemos manter sem tratamento ou iniciar abordagem ativa por tratamento excisional ou destrutivo (crioterapia e vaporização a laser).[14,16,30] Para estas pacientes a conização só será indicada em casos de colposcopia com JEC não visível ou no diagnóstico histopatológico de NIC III.

Em pacientes imunossuprimidas deve-se seguir a mesma conduta das demais.[14,30]

O procedimento "ver e tratar" ou *See and Treat* é uma proposta de conduta que indica a excisão da zona de transformação a partir do resultado da citologia com LAG e com colposcopia contendo os achados maiores, sem a realização da biópsia prévia. Isto reduz o tempo de tratamento, evitando consultas sucessivas e risco de perda da paciente. Essa abordagem pode levar a tratamentos desnecessários, portanto restrita a pacientes que não têm acesso adequado ao sistema de saúde.[14-16] A técnica "ver e tratar" não está indicada nos casos de citologia com LAG em que a colposcopia sugira benignidade com achados menores, ou na suspeita de invasão estromal, ou lesão adentrando o canal, sendo indicada a biópsia prévia.

A histerectomia só estaria indicada para pacientes que apresentem doença benigna uterina associada, como a miomatose uterina. Nesta condição é necessário o diagnóstico de certeza de que a lesão seja intraepitelial, sem foco de invasão estromal.

■ SEGUIMENTO

Não há consenso entre os autores sobre o seguimento dessas pacientes após tratamento excisional da LAG.

O Ministério da Saúde, em conjunto com o Instituto Nacional do Câncer, recomenda que a paciente seja reavaliada de seis em seis meses com exame citológico e colposcópico por um período de dois anos em caso de margens comprometidas por NIC II ou NIC III. Quando as margens forem livres ou comprometidas por NIC I, o seguimento semestral dura um ano e deverá ser realizado apenas com exame citológico. Pacientes que mantiverem negatividade dos exames, nesses períodos, retornam ao rastreio trienal citológico. Em caso de positividade para lesão, o seguimento deve ser realizado de acordo com novo resultado. Nas pacientes imunossuprimidas o rastreio permanece anual após seguimento semestral de dois anos.[14]

Já a diretriz americana preconiza a citologia oncótica com teste de DNA-HPV por captura híbrida, conhecido como coteste, em 12 e 24 meses após tratamento. Esta tecnologia aumenta a sensibilidade do diagnóstico de persistência ou recidiva, tendo alto valor preditivo negativo. Nos casos de margens comprometidas, o valor agregado da biologia molecular promove diagnóstico mais precoce de persistência de lesão. Se resultados negativos, a paciente segue rastreio trienal. Se algum dos resultados for positivo, a paciente retorna à colposcopia.[16]

REFERÊNCIAS BIBLIOGRÁFICAS

1. MartinsNV, et al. Patologia do trato genital inferior. São Paulo: Roca; 2005. p.4.

2. Focchi GR, et al. Patologia do trato genital inferior. São Paulo: Roca; 2005. p.424.

3. Darragh TM, et al. The Lower anogenital squamous terminology standardization project for HPV-associated lesions: background and consensus recommendations from the College of American Pathologists and the American Society for Colposcopy and Cervical Pathology. American Society for Colposcopy and Cervical Pathology. Int J Gynecol Pathol. 2013;32(1):76-115.

4. Dunne EF, et al. Prevalence of HPV infection among females in the United States. JAMA 2007; 297(8):813-9.

5. Ostor AG. Natural history of cervical intraepithelial neoplasia: a critical review. Int J GynecolPathol, 1992; 12(2):186-92.

6. Baseman JG, et al. The epidemiology of Human Papillomavirus Infections. J Clin Virol 2005;32(Suppl 1):S16-22.

7. zurHausen H. Human Papillomaviruses in the Pathogenesis of Anogenital Cancer. Virology 1991;184(1):9-11.

8. Bouvard V, et al. A review of human carcinogens--part B: biological agents. Lancet Oncol 2009; 10(4):321-2.

9. Walboomers JM, et al. Human Papillomavirus is a necessary cause of invasive cervical cancer worldwide. J Pathol 1999;189(1):12-20.

10. Doorbar J. The papillomavirus life cycle. J ClinVirol 2005;32(Suppl 1):S7-15.

11. Villa LL. Biology of Genital Human Papillomaviruses. Intern J Gynecol and Obstet 2006; 94 (Suppl 1): S3-7.

12. Duensing Set al. Mechanisms of genomic instability in human cancer: insights from studies with human papillomavirus oncoproteins. Int J Cancer 2004;109(2):157-62.

13. N. Muñoz, et al. HPV in the etiology of human cancer. Vaccine 2006; (Suppl 3):1-11.

14. Ministério da Saúde. Instituto Nacional do Câncer. Diretrizes Brasileiras para o Rastreamento do Câncer do Colo do Útero. Rio de Janeiro: Flama; 2011. p. 3-101.

15. Oliveira PS, et al. Conduta na lesão intraepitelial de alto grau em mulheres adultas. Rev. Col. Bras. Cir 38(4): 274-9.

16. Massad LS, et al. 2012 Consensus guidelines for the management of abnormal cervical cancer screening tests and

cancer precursors. J Lower Genit Tract Dis 2012;17(Suppl 5): S1-S27.

17. Noël JC, et al. Limitations on the detection rate of high--risk HPV by hybrid capture 2 methodology in high grade intraepithelial (HSIL) or atypical squamous cells-cannot exclude HSIL (ASC-H) cytological lesions with proved CIN2+. Anal Cell Pathol (Amst). 2015; 2015:746502.

18. Porras C, et al. Switch from cytology-based to hpv-based cervical screening: implications for colposcopy. Int J Cancer 2012;130(8):1879-87.

19. Bornstein J, et al. 2011 Colposcopic Terminology of the International Federation for Cervical Pathology and Colposcopy. Obstet Gynecol 2012;120(1):166-72.

20. Quaas J, et al. Explanation and use of the colposcopy terminology of the ifcpc (international federation for cervical pathology and colposcopy Rio 2011). Geburtshilfe und Frauenheilkunde 2013;73(9): 904-7.

21. Waxman AG, et al. Revised Terminology for cervical histopathology and its implications for management of high--grade squamous intraepithelial lesions of the cervix. Obstet Gynecol. 2012;120(6):1465-71.

22. Kim TH, et al. Clinical implication of p16, Ki-67, and proliferating cell nuclear antigen expression in cervical neoplasia: improvement of diagnostic accuracy for high--grade squamous intraepithelial lesion and prediction of resection margin involvement on conization specimen. J Cancer Prev 2015:20(1):70-9.

23. Gemma LO, et al. Premalignant disease in the genital tract in pregnancy. Clin Obstet Gynaecol 2015;33:33-43.

24. Chambo Filho A, et al. Positive endocervical margins at conization: repeat conization or colposcopic follow-up? A retrospective study. J Clin Med Research. 2015;7:540-8.

25. Borzino FL. Avaliação da eficácia da conização eletrocirúrgica por alça e eletrodo reto no tratamento da doença cervical pré-invasiva. 2005. 40 f. Dissertação (Mestrado em Saúde da Criança e da Mulher) - Instituto Fernandes Figueira, Fundação Oswaldo Cruz. Rio de Janeiro, 2005.

26. Figueiredo PG, et al. Microinvasive carcinoma in the cone specimen in women with colposcopically directed biopsy suggesting CIN 3. Rev Bras Ginecol Obstet. 2002;24(1):37-43.

27. Sommacal LF, et al. Avaliação da presença de neoplasia intra-epitelial escamosa residual após conização pela cirurgia de alta frequência (CAF). Arq Catarin Med 2005;34(3):15-18.

28. Goncalves MS, et al. Endocervical cytology (EC) and curettage (ECC) as prediction methods of high-grade lesions marginal extension on loop electrosurgical excision procedures (LEEP) results. Rev Bras Med 2001;58(5):331-4.

29. Kim YT, et al. Loop diathermy and cold-knife conization in patients with cervical intraepithelial neoplasia: a comparative study. J Korean Med Sci 1995;10(4):281-8.

30. Campos LRF, et al. Conduta conservadora em adolescentes com lesão intraepitelial de alto grau. Femina 2010;38(12):645-9.

Capítulo 95

- Neila Maria de Góis Speck ■ Liliane Costa Rodrigues
- Paula Fernanda Santos Pallone Dutra

Neoplasia Intraepitelial Vaginal

■ INTRODUÇÃO

As neoplasias intraepiteliais da vagina (NIVA) são provocadas pelo papilomavírus (HPV), em geral sincrônicas às mesmas neoplasias do colo do útero (NIC) e/ou da vulva (NIV).[1] A incidência da NIVA corresponde a 0,2 casos por 100.000 mulheres e ela é responsável por 0,4% das doenças pré-invasivas do trato genital inferior. A maior incidência ocorre a partir dos 60 anos de idade, mas têm sido diagnosticadas com maior frequência em mulheres mais jovens.[1] Esta doença é 100 vezes menos frequente que a encontrada no colo do útero e tem sido muito mais diagnosticada com a melhora dos métodos como a citologia oncótica e a colposcopia.[2]

A incidência da NIVA nas mulheres histerectomizadas por neoplasia intraepitelial cervical (NIC) e que completaram 10 anos de seguimento é de 0,91%, sendo que o risco da transformação para doença invasora durante a vida varia entre 9% e 10% dos casos.[3-4] A coexistência da NIVA nas pacientes com NIC oscila entre 1% a 6%, o que vem a confirmar o efeito oncogênico do HPV no trato genital inferior.[5]

A vagina não possui zona de transformação ativa susceptível à infecção induzida por HPV. Entretanto, a entrada do vírus pode resultar de microabrasões na mucosa e da atividade reparadora das células escamosas metaplásicas.[1]

A histopatologia da NIVA é semelhante à da NIC e da NIV, ou seja, lesão de baixo grau correspondendo a NIVA I e lesão de alto grau que abrange a NIVA II e III. Da mesma maneira, a história natural da doença vaginal é pouco conhecida e é um reflexo da que ocorre na cérvice uterina. As similaridades epidemiológicas e de comportamento biológico entre a NIVA e o câncer invasor de vagina levaram alguns autores a concluir sobre o seu potencial invasor.[6] Conforme Aho (1991), em cinco anos, se estas lesões não forem tratadas, 9% evoluem para carcinoma invasor, 13% persistem e 78% regridem espontaneamente. A lesão NIVA III tem real risco de evoluir e é merecedora de tratamento. Já a NIVA I tem significado clínico duvidoso, representando manifestação da infecção pelo HPV e possibilitando que se adote a conduta expectante.[7]

O principal agente etiológico é o HPV. Entretanto, são fatores de risco: baixo nível socioeconômico, histerectomia prévia, história de procedimentos anteriores para tratamento de NIC, imunossupressão e passado de radioterapia para carcinoma de colo do útero.[6]

■ QUADRO CLÍNICO

Na maioria dos casos a NIVA é assintomática. Quando presentes, os sintomas incluem sangramento vaginal, secreção com odor e prurido. Os resultados citológicos anormais habitualmente são as primeiras indicações de NIVA, em especial nas histerectomizadas.

■ DIAGNÓSTICO

Citologia oncótica cervicovaginal

Os achados citológicos, à semelhança das lesões de colo uterino, são descritos como lesão intraepitelial de baixo e alto grau. É o exame que alerta para a lesão vaginal frente à ausência de neoplasia cervical.

Colposcopia

O colo uterino é normal e identifica-se a lesão vaginal, que pode ser encontrada também em mulheres já submetidas à histerectomia.[1] Na vaginoscopia utiliza-se ácido acético a 3% e solução de Lugol, que, em particular, tem grande importância na identificação das lesões, que são sugestivas de NIVA, confirmadas pelo exame histopatológico. Os locais de maior acometimento são o terço superior[8] e a parede posterior.

Indicações de vaginoscopia:[9]

- Citologia anormal pós-histerectomia;
- Citologia anormal com colo uterino normal à colposcopia;
- Paciente com neoplasia primária de colo uterino ou de vagina;
- Infecção por HPV;
- Anormalidades durante o exame especular e a palpação;
- Exposição ao dietilestilbestrol;
- Rotina ao término da colposcopia;
- Alterações benignas, inflamatórias e atróficas;
- Espectro de alterações intraepiteliais que se inicia como neoplasia de baixo grau e pode culminar em carcinoma invasor.

Técnicas e acessórios para vaginoscopia[9]

A inspeção da cúpula vaginal, fórnices laterais, pregas ou bolsões naturais, ou pós-histerectomia, pode ser difícil. Algumas destas áreas podem ser melhor avaliadas com ganchos de pele, espelhos dentais, afastadores e espéculos endocervicais (Figuras 95.1 e 95.2).[9]

As imagens mais amiúde encontradas são áreas acetobrancas, circulares e levemente elevadas, podem ser micropapilares, de caráter isolado ou difuso, em aproximadamente 75% das vezes em concomitância com neoplasia intraepitelial de colo (NIC).[10]

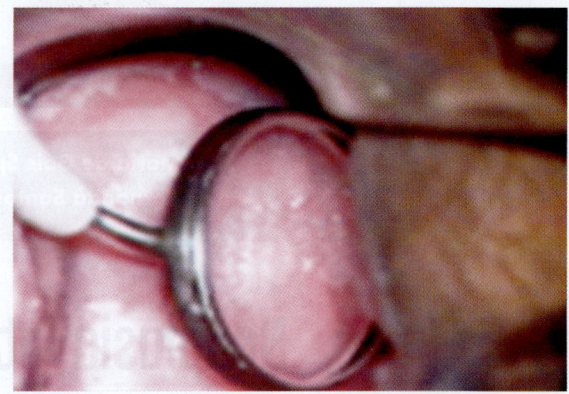

Figura 95.2 Ilustração do uso de espelho dental para avaliação das paredes vaginais (arquivo PTGI-Unifesp).

Diferenças no diagnóstico entre NIVA e NIC[9]

Alterações colposcópicas nas neoplasias intraepiteliais vaginais são menos características e mais sutis que nas neoplasias de colo uterino:

- Margens mais claras e bordas menos distintas;
- O terço superior pode ocultar áreas de epitélio acima do ápice visível;
- Comportamento biológico progressivo parece ser diferente;
- Lesões de baixo grau e alto grau progridem mais lentamente.

As lesões de baixo grau ou NIVA I em geral caracterizam-se como epitélio acetobranco com os bordos

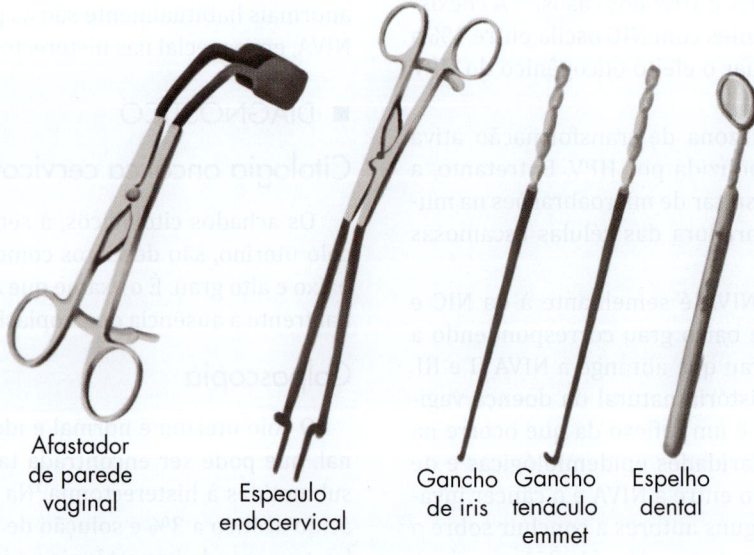

Afastador de parede vaginal

Espéculo endocervical

Gancho de iris

Gancho tenáculo emmet

Espelho dental

Figura 95.1 Instrumentos para auxiliar a inspeção da vagina (adaptada de Julian TM-1997.).

irregulares e superfície levemente espiculada, corando parcialmente com Lugol; e são de regra multifocais. Pontilhado fino pode ser visto, mas mosaico é extremamente raro.[11] De acordo com a gravidade histológica, a lesão apresenta maior densidade do branco, com menor captação do iodo no teste de Schiller.

As neoplasias intraepiteliais de alto grau, NIVA II/III, exibem epitélio acetobranco mais denso, bordos mais nítidos e elevados, e menor captação do iodo. Com frequência exibem também superfície espiculada. As alterações vasculares de pontilhado e mosaico grosseiros e vasos atípicos também podem existir na vagina.[5] Estas lesões de padrão vascular atípico podem abrigar foco de invasão inicial e devem ser tratadas de forma excisional.[11] A NIVA III raramente é multifocal[12] (Figura 95.3A e 95.3B).[13]

Nas pacientes histerectomizadas, as lesões de vagina costumam se localizar preferencialmente na linha de sutura da cúpula e nos ângulos vaginais de 3 e 9 horas, as conhecidas "orelhas de cachorro" (*dog ears*). Identificada a lesão, é necessário biopsiá-la para confirmação histopatológica, que pode ocultar doença invasiva inicial nas dobras da cicatriz[14] (Figura 95.4A e 95.4B).[13]

Biópsia e estudo anatomopatológico

Frente ao achado colposcópico anormal, pratica-se a biópsia com pinça tipo Gaylor-Medina. A biópsia dos 2/3 superiores da vagina não requer anestesia, o mesmo não acontece no 1/3 inferior porque é bastante sensível. O pequeno sangramento é facilmente resolvido com solução de percloreto férrico.[14]

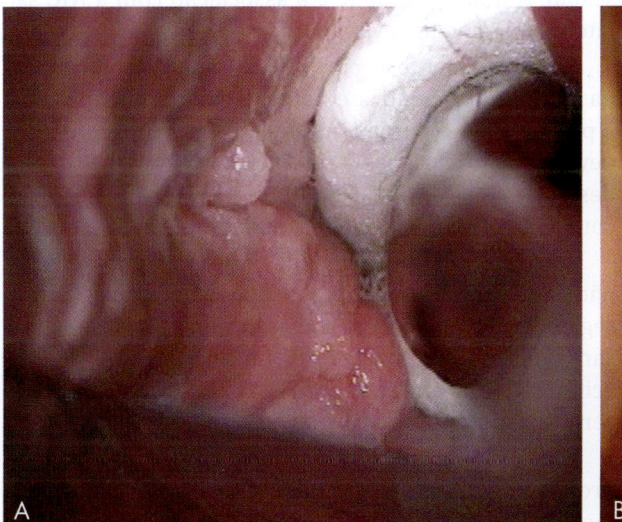
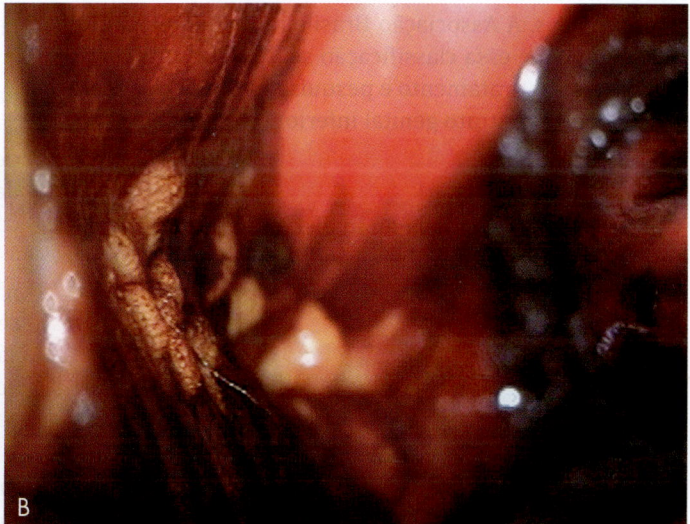

Figura 95.3 **(A)** e **(B)** Lesões em parede vaginal lateral D – NIVA 2, visão colposcópica com ácido acético e Lugol (arquivo pessoal Dra. Neila Speck)..

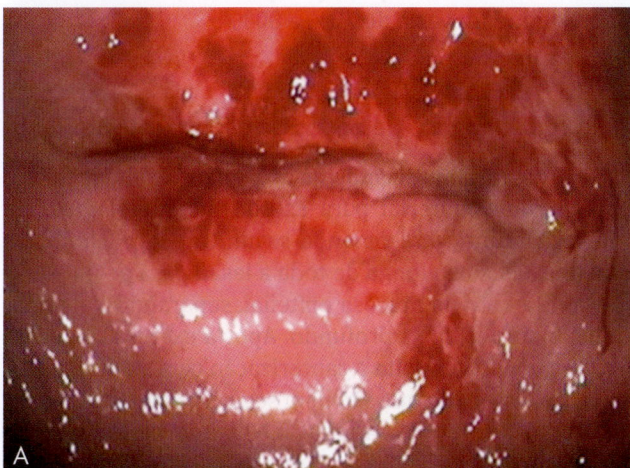
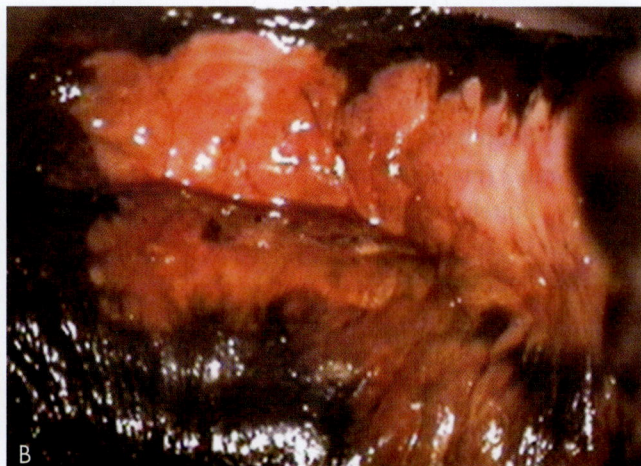

Figura 95.4 **(A)** e **(B)** NIVA 3 em cicatriz vaginal de histerectomia, visão colposcópica com ácido acético e Lugol (arquivo PTGI--Unifesp).

À semelhança do colo uterino, as lesões vaginais são divididas em grau I, II e III, de acordo com a espessura de epitélio acometido por atipia. Mais atualmente, pode-se utilizar a terminologia LAST – *lower anogenital squamous terminology*, designando neoplasia de baixo e alto grau.[15]

TERMINOLOGIA COLPOSCÓPICA IFCPC 2011[16]

Elaborada pelo Comitê de Nomenclatura da Federação Internacional de Patologia Cervical e Colposcopia (IFCPC), a terminologia foi preparada após revisão crítica de terminologias anteriores, discussões *on-line* e discussão com as sociedades nacionais de colposcopia e colposcopistas individuais. O objetivo foi criar relação entre a nova nomenclatura e a rotina diária de exames colposcópicos. A Associação Brasileira de Genitoscopia recomenda que essa classificação seja usada para diagnóstico clínico, tratamento e pesquisa na área de câncer e nas doenças do trato genital inferior.

Avaliação geral

Colposcopia adequada ou inadequada (especificar o motivo: sangramento, inflamação, cicatriz, etc.).

Achados colposcópicos normais

Epitélio escamoso original

- Maduro
- Atrófico

Achados colposcópicos anormais

- Princípios gerais
  - Terço superior/dois terços inferiores
  - Anterior/posterior/lateral (direito ou esquerdo)
- Grau 1 (menor):
  - Epitélio acetobranco tênue
  - Mosaico fino
  - Pontilhado fino
- Grau 2 (maior):
  - Epitélio acetobranco denso
  - Mosaico grosseiro
  - Pontilhado grosseiro
- Suspeita de invasão:
  - Vasos atípicos
  - Sinais adicionais: vasos frágeis, superfície irregular, lesão exofítica, necrose, ulceração (necrótica), neoplasia tumoral/grosseira.
- Não específico:
  - Epitélio colunar (adenose)

- Captação da solução de Lugol: positiva (corado) ou negativa (não corado) (teste de Schiller negativo ou positivo)
- Miscelânea
  - Erosão (traumática), condiloma, pólipo, cisto, endometriose, inflamação, estenose vaginal, zona de transformação congênita.

TRATAMENTO

Vários tratamentos têm sido propostos para estas neoplasias, com índice de eficácia bastante variável. Não há estudo algum randomizado e a comparação direta dos estudos não é adequada. A escolha do tratamento geralmente é baseada no número e localização das lesões, gravidade, radioterapia prévia, recidiva e atividade sexual. A multifocalidade e a associação com a NIC são fatores que podem levar ao fracasso do tratamento.[8-13]

Com o aumento na incidência de NIVA em jovens, na conduta terapêutica é necessário se preocupar com a preservação do órgão. Assim, técnicas conservadoras devem ser preferidas. O tratamento da NIVA pode ser destrutivo ou excisional. É importante demarcar a lesão com o Lugol, o que facilita o tratamento.

As neoplasias intraepiteliais de baixo grau, NIVA I, não requerem tratamento.[13-17] As lesões quase sempre regridem, devendo ser seguidas por dois anos. Se necessário, os tratamentos destrutivos como a cauterização, ácido tricloroacético e vaporização a laser de CO_2 podem ser utilizados.[12]

Nas lesões de alto grau, NIVA II e III, o tratamento proposto varia entre métodos excisionais (microfragmentação, cirurgia de alta frequência, excisão a laser e bisturi), destrutivos (cauterização, vaporização a laser de CO_2, quimioterápicos tópicos e radioterapia) ou com imunomodulador tópico (imiquimode).[13-18] O sucesso do tratamento varia de 70% a 80%.[12]

Métodos excisionais

Cirurgia com alça de ondas de alta frequência (CAF)

A ressecção utilizando os aparelhos de alta frequência permite material para estudo histopatológico. Na técnica cirúrgica, recomenda-se infiltrar soro fisiológico ou anestésico ao longo de toda a lesão para promover o levantamento da mucosa epitelial, separando-a do tecido conjuntivo, mais profundo. Após a exérese do tecido comprometido, é feita a cauterização com esferas de tamanho adequado que são bem seguras, e na maioria dos casos não há perda sanguínea. Quando múltiplas incisões são feitas, é necessário que se as suture.

A técnica não é indicada para NIVA de parede anterior e posterior pelo risco de acidentar bexiga e reto.[12]

Acompanha-se de altos índices de recidiva, podendo chegar a 75%.[16]

Cirurgia excisional

A colpectomia é indicada primariamente nos casos de NIVA III de ápice vaginal em mulheres histerectomizadas por neoplasia intraepitelial ou invasora de colo (NIC). Estas afecções têm o risco de estarem envolvendo a cicatriz da cúpula e deixariam de ser tratadas adequadamente se algum método destrutivo fosse aplicado. A exérese com bisturi deve ser feita com margem de 1 cm de segurança. Tem como vantagem a avaliação adequada da peça cirúrgica, para o estudo histopatológico, e excluir invasão. As taxas de sucesso do método variam entre 66% e 83%.[10] A mesma conduta deve ser adotada para as mulheres acima dos 60 anos.

Os trabalhos mostram baixa taxa de recidiva (12%) em pacientes submetidas à colpectomia.[10] Tem como inconveniente na técnica cirúrgica a perda sanguínea e hematomas, encurtamento vaginal e estenoses, atrapalhando o coito; atonia vesical e incontinência e dificuldade de abordagem em pacientes irradiadas.

Microfragmentação

A realização de múltiplas pequenas biópsias, conhecida como multifragmentação, apresenta ótima resposta e geralmente não necessita de anestesia por ser indolor no 1/3 superior e pouco dolorosa no 1/3 médio.[13-19]

Métodos destrutivos

Ácido tricloroacético

As lesões únicas, bem delimitadas, podem ser tratadas com o ácido tricloroacético (ATA) a 70% ou 80%, em aplicações semanais (até quatro). Cuidados devem ser tomados, evitando o encharcamento do *swab*, não permitindo que a solução escorra, e, no local onde é aplicado, pode formar úlcera. Pode ser empregado para o tratamento das lesões de baixo grau, com remissão completa em todas as pacientes e com poucos efeitos secundários locais.[20]

5-fluorouracil

A quimioterapia tópica com 5-fluorouracil (5FU) tem como vantagem ser facilmente executada. É droga citotóxica com efeito antiproliferativo, inibindo a síntese do DNA e RNA celular, promovendo necrose da lesão. Tem efeito imunoestimulador, liberando interferon endógeno local, que tem ação antiviral, impedindo a replicação do HPV. Como desvantagens o 5-fluorouracil pode levar ao desconforto local, como inflamação e erosão do epitélio, bem como à formação de úlceras crônicas e adenose.[12]

Tem como boa indicação em pacientes imunossuprimidas, com síndrome pré-neoplásica do trato genital inferior e pacientes com neoplasia persistente e/ou recidivante após tratamento convencional.

Os esquemas terapêuticos são diversos, sendo suficiente o creme a 5%, 2,5 g intravaginal aplicadas por semana, ou quinzenal até regressão completa das lesões. Em geral, 10 ciclos de tratamento ocasionam boa resposta. Avaliar a cada quatro doses com intenção de identificar úlceras vaginais. Caso estejam presentes, descontinuar o uso até que a mesma se reepitelize. Recomenda-se, após a utilização do 5FU, a aplicação por três dias consecutivos de acetato de clostebol para minimizar os efeitos colaterais.[12]

Em pacientes imunossuprimidas, o esquema proposto é 2,5 g de creme quinzenal, até seis meses, ou, manter o uso mensal indefinidamente, para o controle clínico das lesões.[21] Caso a paciente apresente muitos efeitos colaterais, é possível a manipulação do fármaco na concentração a 1% em gel hidrofílico.

A combinação do 5FU com outro método cirúrgico tem demonstrado respostas satisfatórias. Speck *et al.* (2004),[21] associando o 5FU após o tratamento com laser em pacientes imunossuprimidas e em casos recidivantes, obtiveram resposta completa em 66%. Quando analisaram separadamente os grupos, casos recidivantes e imunossuprimidas, as taxas de resposta completa foram respectivamente 79% e 46%, e resposta parcial com redução em mais de metade do volume da lesão, 13% e 35%, respectivamente.

Laser de CO_2

A vaporização a laser de CO_2 é excelente opção terapêutica, visto que o método é de extrema precisão cirúrgica, com seletividade sobre a área em que é aplicado, sem condução térmica, sem fibrose ou cicatriz. Para lesões pequenas, pode ser feita a vaporização em ambulatório, sem anestesia. Quando houver comprometimento do 1/3 inferior de vagina e de vulva, torna-se necessária a anestesia local. Em lesões extensas, multifocais de vagina, ou que haja também comprometimento do colo uterino e/ou da vulva, o laser de CO_2 propicia bons resultados.[8]

Os critérios para indicar a vaporização a laser de CO_2 são: lesão completamente visível e ausência de neoplasia invasora. Nas neoplasias intraepiteliais vaginais que acometem a cúpula após histerectomia, o laser não tem boa indicação, pelo risco de haver foco persistente de doença acima da linha de sutura.[22] Afastado o risco de invasão, a vaporização a laser é excelente tratamento.[23] Geralmente é um tratamento bem tolerado e frequentemente possível sob anestesia local. A profundidade de destruição de 1,5 mm parece ser bastante adequada. Após três a quatro semanas, o novo epitélio já estará formado, na maioria das vezes maduro e glicogenado.[12]

O método oferece excelente efeito cosmético e funcional, preservando a função sexual, e a avaliação colposcópica mantém-se normal após o tratamento. Se houver persistência da recidiva da lesão, é possível repetir o tratamento com laser. O inconveniente é o custo elevado do equipamento e a sua utilização requer treinamento especializado. As taxas de sucesso nas NIVA, conforme diversos autores, variam de 69% a 91,7%[24] com uma ou mais sessões, respectivamente. A recidiva ocorre, em geral, na doença multifocal.[10]

Os trabalhos mostram baixa taxa de recidiva (12%) em pacientes submetidas à colpectomia.[10] Tem como inconveniente na técnica cirúrgica a perda sanguínea e hematomas, encurtamento vaginal e estenoses; perturba a função coital, provoca atonia vesical e incontinência, e dificulta abordagem em pacientes irradiadas.

Braquiterapia

O tratamento radioterápico ou braquiterapia está em desuso, uma vez que os efeitos colaterais, como estenose e encurtamento vaginal, insuficiência ovariana e sangramento retal, são frequentes.[25]

Embora as taxas de sucesso sejam acima de 85%, variando de acordo com as técnicas de radiação, esse método deve ser reservado apenas aos casos resistentes aos tratamentos anteriores, como em mulheres que não podem ser submetidas à cirurgia, bem como em situações em que a paciente possua doença residual neoplásica do colo uterino em cavidade vaginal.[26] Também é indicado para casos de NIVA III recidivante, do tipo multifocal e extensa.

A braquiterapia é contraindicada para pacientes previamente irradiadas. Como consequência, possibilita aparecimento de nova neoplasia induzida pela radioterapia.

Método imunomodulador

Imiquimode

É droga que modula a resposta imunológica, apresentando ação antiviral e antitumoral; é licenciada para tratamento de lesões em pele. Age induzindo a expressão de citocinas, como o interferon, interleucina 6 e fator de necrose tumoral, e aumenta a atividade antiviral mediada pelas células citotóxicas. A ação terapêutica do imiquimode depende da resposta local e estimulação da resposta imunológica. Por este motivo, pode provocar efeitos não satisfatórios em pacientes imunossuprimidas.[27]

Ainda não há dados conclusivos para seu uso em mucosas, no entanto, em revisão sistemática recente,[28] os autores observaram que o imiquimode creme 5% tópico para lesões multifocais vaginais possibilitou índices de resposta completa que variaram entre 57% e 86% dos casos, e parcial em 14%, ou seja, todos os casos obtiveram algum grau de resposta num período de três a oito semanas, em lesões persistentes após laserterapia. A medicação foi utilizada de uma a três vezes por semana. A dose de 2,5 g, que corresponde a 1/2 sachê a 5%, semanal até oito semanas, parece ser o suficiente para obter resposta vaginal adequada, diminuindo a chance de efeitos colaterais como ardência, dor, desconforto ou corrimento. Em geral, os efeitos colaterais estão relacionados à resposta clínica positiva.

Os autores acreditam que o uso de imiquimode deva ficar restrito ao epitélio que não possua zona de transformação como a vagina, e não deva ser usado para tratar NIC até que o fármaco esteja completamente estudado e aprovado pela Anvisa.[22]

REFERÊNCIAS BIBLIOGRÁFICAS

1. Sherman, JF, et al. Smoking increases de risk of high grade vaginal intraepithelial neoplasia in women with oncogenic human papilomavirus. Gynecol Oncol 2008;110(3):396-101.
2. Sillman F, et al. Vaginal intraepithelial neoplasia: Risk factors for persistence, recurrence, and invasion and its management. Am J Obstet Gynecol 1997;176(1 Pt 1):93-9.
3. Gemmell J, et al. How frequently need vaginal smears be taken after hysterectomy for cervical intraepithelial neoplasia? Br J Obstet Gynecol 1990; 97(1):58-63.
4. Gurumurthy M, et al. Management of vaginal intraepithelial neoplasia. J Low Genit Tract Dis 2012; 16(3):306-9.
5. Vinokurova S, et al. Clonal history of papillomavirus-induced dysplasia in the female lower genital tract. J Natl Cancer Inst 2005; 97(24):1816-20.
6. Dodge JA, et al. Clinical features and risk of recurrence among patients with vaginal intraepithelial neoplasia. Gynecol Oncol 2001; 83(2):363-8.
7. Aho M, et al. Natural history of vaginal intraepithelial neoplasia. Cancer 1991; 68(1):195-7.
8. Jentschke M, et al. Clinical resentation, treatment and outcome of vaginal intraepithelial neoplasia. Arch Gynecol Obstet 2015;293(2):415-9.
9. Julian MT A manual of clinical colposcopy. New York: CRC Press; 1997. p.121.
10. Colposcopy - 1ªed - The Parthenon Publishing Group 1997:121.
11. Baquedano LM, et al. Neoplasia vaginal intraepitelial. Rev Chil Obstet Ginecol 2013;78(2): 134-9.
12. Gagné HM. Colposcopy of the vagina and vulva. Obstet Gynecol Clin N Am 2008;35(4):659-69.
13. Hatch KD. Vaginal intraepithelial neoplasia (VAIN). Int Fed Gynecol Obstet 2006; (Suppl): s40-s43.

14. Neoplasia intra-epitelial vaginal. In: Manual de orientação trato genital inferior. São Paulo: FEBRASGO; 2010. p.181.

15. Schockaert, S, et al. Incidence of vaginal intraepithelial neoplasia after hysterectomy for cervical intraepithelial neoplasia: a retrospective study. Am J Obstet Gynecol 2008; 199(2):113.e1-5.

16. Darragh TM, et al. The lower anogenital squamous terminology standardization project for hpv-associated lesions: background and consensus recommendations from the College of American Pathologists and the American Society for Colposcopy and Cervical Pathology. J Low Genit Tract Dis 2012;16(3):205-9.

17. Bornstein J, et al. 2011 colposcopic terminology of the International Federation for Cervical Pathology and Colposcopy. Obstet Gynecol. 2012;120(1):166-74.

18. Rome RM, et al. Management of vaginal intraepithelial neoplasia: a serie of 132 cases with long-term follow-up. Int J Gynecol Cancer 2000;10(5):382-7.

19. Feranec R, et al. Preinvasive lesions in gynaecology: vagina. Klin Onkol 2013;26(Suppl): S47-8. Review.

20. Sillman FH, et al. A review of lower genital intraepithelial neoplasia and the use of topical 5-fluorouracil. Obstet Gynecol Surv 1985;40(4):190-220.

21. Lin H, et al. Therapeutic effect of topical applications of trichloroacetic acid for vaginal intraepithelial neoplasia after hysterectomy. Jpn J Clin Oncol 2005;35(11):651-4.

22. Speck NM, et al. Low-dose 5-fluorouracil adjuvant in laser therapy for HPV lesions in immunosuppressed patients and cases of difficult control. Eur J Gynaec Oncol 2004; 25(5):597-9.

23. Piovano E, et al. CO2 laser vaporization for the treatment of vaginal intraepithelial neoplasia: effectiveness and predictive factors for recurrence. Eur J Gynaecol Oncol 2015; 36(4):383-9.

24. Wang Y, et al. Therapeutic effect of laser vaporization for vaginal intraepithelial neoplasia following hysterectomy due to premalignant and malignant lesions. J Obstet Gynaecol Res 2014;40(6):1740-9.

25. Wee WW, et al. Diagnosis and treatment of vaginal intraepithelial neoplasia. Int J Gynecol Obstet 2012;117(1):15-7.

26. Zolciak-Siwinska A, et al. Brachytherapy for vaginal intraepithelial neoplasia. Eur J Obstet Gynecol Reprod Biol 2015;194:73-7.

27. Song JH, et al. High-dose-rate brachytherapy for the treatment of vaginal intraepithelial neoplasia. Cancer Res Treat 2014; 46(1):74-9.

28. Lavazzo C, et al. Imiquimod for treatment of vulvar and vaginal intraepithelial neoplasia. Int J of Gynecol Obst 2008;101(1):3-10.

29. de Witte CJ, et al. Imiquimod in cervical, vaginal and vulvar intraepithelial neoplasia: a review. Gynecol Oncol. 2015;139(2):377-84

■ Ana Carolina Silva Chuery ■ Renata Sobreira Brito

Neoplasia Intraepitelial de Vulva

■ INTRODUÇÃO

A neoplasia intraepitelial de vulva (NIV) é processo escamoso intraepitelial proliferativo associado com infecção pelo Papilomavírus humano (HPV) ou com dermatoses vulvares, como será detalhado neste capítulo. O termo NIV foi proposto pela Sociedade Internacional para o Estudo das Doenças Vulvares (ISSVD, *International society for Study of Vulvar Diseases*) a fim de unificar as diversas denominações existentes para uma mesma condição, como doença de Bowen, papulose bowenoide, eritroplasia de Queyrat, carcinoma simplex, entre outros. Em 1976, a ISSVD propôs inicialmente o termo atipia para designar NIV, sendo dividida em leve, moderada ou grave dependendo do acometimento do terço posterior, de dois terços posteriores e de todo o epitélio respectivamente.[1]

Em 1986, a ISSVD recomendou o termo NIV, substituindo a classificação anterior. A ideia era utilizar a mesma correspondência da terminologia do colo, do útero e da vagina para as lesões pré-neoplásicas. Nova classificação surgiu em 2004, na qual a NIV 1 foi substituída por alterações celulares reativas ao HPV e condiloma plano viral e as NIV 2 e 3 foram consideradas como NIV usual ou diferenciada. Com essa classificação, considera-se dois tipos principais de NIV. O racional para essa mudança foi que a vulva não apresenta zona de transformação como na cérvice, a NIV 1 em geral corresponde a reações do epitélio a estímulos diversos, principalmente o HPV, e são alterações localizadas mínimas, sem potencial oncogênico, e a NIV 2 tem pouca reprodutibilidade (Tabela 96.1).[2]

Em 2015, com base na Terminologia das Lesões Escamosas do Trato Anogenital Inferior (LAST *Project*)[3], e que foi aceita pela Organização Mundial da Saúde em 2014, a ISSVD modifica mais uma vez a terminologia das lesões intraepiteliais escamosas da vulva. As alterações reativas ao HPV passam a ser denominadas como lesão intraepitelial escamosa de baixo grau, a NIV usual passa a ser chamada de lesão intraepitelial escamosa de alto grau e a NIV diferenciada mantém a mesma denominação (Tabela 96.1).[4]

■ EPIDEMIOLOGIA

Relata-se prevalência de NIV de 2% a 30%. A NIV relacionada ao HPV (NIV tipo usual ou lesão de alto grau) é mais frequente que a NIV diferenciada, que não está associada ao HPV, mas está ao líquen escleroso. A incidência da NIV relacionada ao HPV (NIV usual) vem aumentando de forma gradual e progressiva, principalmente em mu-

Tabela 96.1   Terminologias da ISSVD para as lesões intraepiteliais escamosas da vulva.[1-2-4]

1976	1986	2004	2015
Atipia leve	NIV 1	Condiloma acuminado e alterações celulares relacionadas ao HPV	Lesão intraepitelial escamosa de baixo grau (condiloma ou efeito do HPV)
Atipia moderada	NIV 2	NIV ■ Tipo usual (*warty*, basaloide ou misto) ■ Tipo diferenciado ■ Tipo não classificado	Lesão intraepitelial escamosa de alto grau (NIV tipo usual)
Atipia grave	NIV 3		NIV tipo diferenciado
Carcinoma *in situ*			

lheres jovens entre a terceira e quarta décadas de vida. A alteração dos hábitos sexuais e o aumento da prevalência da infecção pelo HPV justifica esse aumento de incidência. Em estudo feito na Holanda durante 14 anos de seguimento, de 1992 a 2005, verificou-se que a incidência de NIV usual aumentou de 1,2 para 2,1/100.000 mulheres, enquanto a incidência de NIV diferenciada subiu de 0,013 para 0,121/100.000 mulheres.[5]

Observam-se dois picos de incidência da NIV usual, um dos 40 aos 44 anos de idade e o outro acima dos 55 anos. Mesmo assim, a média etária de acometimento diminuiu de 55 para 35 anos.[6]

FATORES DE RISCO

Infecção pelo HPV, tabagismo, promiscuidade sexual, uso de anticoncepcionais, coitarca precoce, doenças sexualmente transmissíveis prévias, dermatoses vulvares, imunossupressão, neoplasia intraepitelial em outras áreas do trato anogenital, condilomas vulvares, irritação vulvar crônica, radiações ionizantes são fatores de risco bem estabelecidos para o desenvolvimento das NIV. A história de condilomas vulvares aumenta a chance de NIV em 15,8 a 18,5 vezes, enquanto a presença de HIV associa-se com risco de quatro a seis vezes maior. O tabaco pode exercer efeito imunossupressor local, facilitando a persistência do HPV nas células epiteliais. A intensidade e a duração do tabagismo são fatores que agravam a incidência de NIV. Quando há infecção por HPV 16, relata-se risco de NIV de 3,6 a 13,4 vezes maior.[1-7]

Fatores epidemiológicos pouco consistentes, tais como dieta, obesidade, hábitos de higiene pessoais, atividade profissional, diabetes, hipertensão arterial e outras doenças também têm sido relacionados com o aumento da incidência da NIV.[1]

HISTÓRIA NATURAL

Quando a ISSVD propôs a classificação de NIV em graus 1, 2 e 3, a ideia era de ocorrência de um *continuum* de progressão até o câncer invasor, como ocorre no colo do útero. Entretanto, a progressão da NIV 1 para câncer invasor é rara e os tipos de NIV, usual e diferenciada, comportam-se de maneira diferente. A chance de progressão para câncer invasor é maior com a NIV diferenciada (32,8%) do que a lesão de alto grau (NIV tipo usual, de 5,7%). Já o tempo de progressão é menor para a NIV diferenciada do que para a NIV usual.[5]

No estudo de van de Nieuwenhof *et al.*, que teve 14 anos de seguimento, o risco de diagnóstico subsequente de carcinoma escamoso de vulva aumentou significantemente com a idade do diagnóstico de NIV usual, iniciando em 2,7% na faixa etária de 15 a 29 anos e aumentando para 8,5% para a faixa etária superior a 75 anos. O tempo entre o diagnóstico da NIV usual e do câncer diminuiu significantemente com a idade – 50 meses para a faixa etária de 15 a 29 anos e 25 meses para a faixa etária superior a 75 anos.[5] Em pacientes imunocomprometidas, o potencial maligno da NIV usual é 50 vezes maior em comparação à população geral.[6]

DIAGNÓSTICO

O diagnóstico da NIV é feito pela história clínica, exame físico e/ou vulvoscopia e anatomopatológico. Muitas lesões já são visíveis à vista desarmada, e a vulvoscopia com aplicação de ácido acético a 5% pode auxiliar a identificar melhor as áreas suspeitas. O teste de Collins, que consiste na aplicação de azul de toluidina, não é mais utilizado rotineiramente em razão do elevado índice de falso-positivo em casos de fissuras ou infecção e de falso-negativo em caso de hiperqueratose.[1] O diagnóstico histopatológico é essencial para a confirmação dos tipos de NIV e quando se considera a destruição como opção de tratamento.

ASPECTOS CLÍNICOS

Não existem sintomas e sinais característicos das NIV, mas a doença se traduz sempre por lesões clinicamente identificáveis. Os sintomas mais comuns associados a NIV são o prurido vulvar, presente em cerca de 60% dos casos, e a dispareunia superficial. Outros sintomas frequentes são o ardor e a dor vulvar. Cerca de 10% a 40% das pacientes são assintomáticas.[8]

Por esse motivo, muitas vezes o diagnóstico é limitado à visualização da lesão suspeita e sua biópsia com o auxílio do colposcópio após a aplicação do ácido acético a 5%. A biópsia deve ser feita após infiltração anestésica local e preferencialmente com punch dermatológico de Keys (4 a 6 mm). Na ausência do *punch*, a biópsia com pinça de Gaylor-Medina pode ser realizada. Deve-se atentar para retirar fragmentos com profundidade adequada, que incluam o estroma, especialmente em lesões hiperqueratóticas.

No exame clínico das lesões devem ser observadas quatro características fundamentais: cor, espessura, superfície e focalidade. O aspecto macroscópico das lesões pode ser muito variado, podendo ser elevadas, papulares ou planas. Podem ser hiperqueratóticas, ulceradas ou pigmentadas. A cor pode variar entre branco, cinza, vermelho, marrom ou preto. Pode afetar qualquer parte da vulva e as lesões podem ser discretas ou exuberantes (Figuras 96.1 a 96.3).

As lesões de NIV de pele normalmente pigmentada são frequentemente pigmentadas, enquanto as do vestíbulo vulvar são raramente pigmentadas, sendo geralmente vermelhas ou rosas.

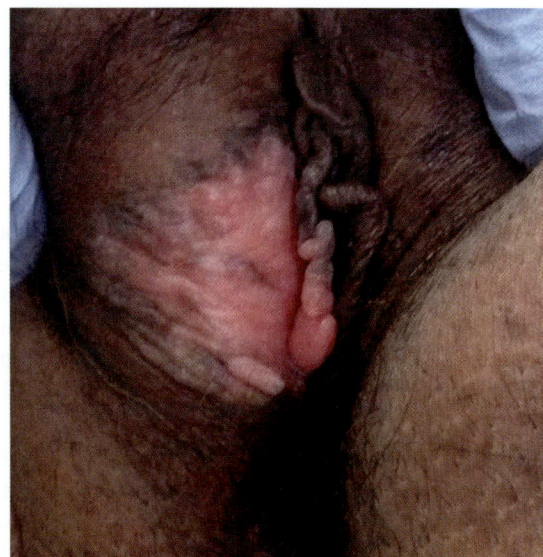

Figura 96.1 Placa hipocrômica de bordas acinzentadas, irregulares, ocupando grande lábio direito, sulco interlabial direito e pequeno lábio direito. AP: lesão de alto grau (NIV tipo usual).

Fonte: Acervo Nuprev-Unifesp.

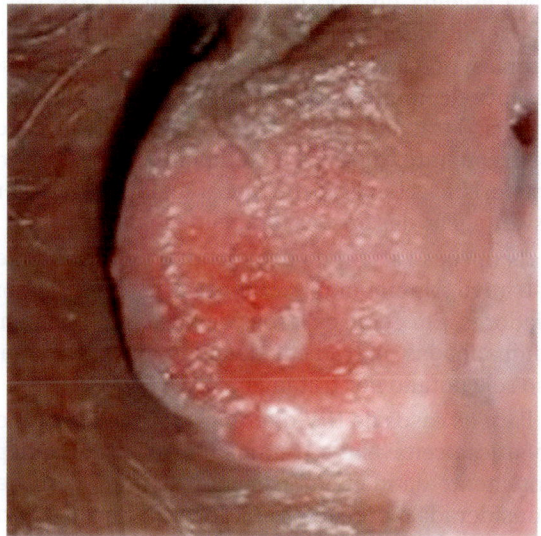

Figura 96.2 Placa queratótica, única em pequeno lábio D, com hiperemia no centro. AP: NIV tipo diferenciada.

Fonte: Acervo Nuprev-Unifesp.

As características clínicas e vulvoscópicas mais comuns da doença invasiva consistem em placas hiperqueratóticas brancas, máculas eritematosas e áreas papulares de cor marrom ou negra, podendo ser semelhante à NIV.

A utilização da vulvoscopia permite a melhor demarcação das lesões e facilita a identificação da multifoca-

lidade da doença. Exame minucioso da vagina, do colo uterino, do meato uretral e da região perianal deve ser feito devido à multicentricidade da neoplasia intraepitelial do trato genital, naquelas induzidas pelo HPV.

Os dois tipos principais de NIV – lesão de alto grau (tipo usual) e diferenciado – possuem características diferentes entre si (Tabela 96.2), como descrito abaixo.

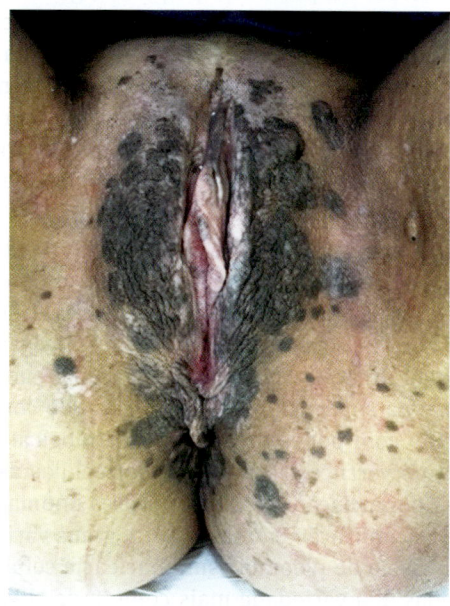

Figura 96.3 Extensa lesão de alto grau (NIV tipo usual) em paciente portadora de aloenxerto, com extensão para região perianal e anal.

Fonte: acervo Nuprev-Unifesp.

Tabela 96.2 Principais diferenças entre NIV tipo usual (lesão de alto grau) e diferenciada.

NIV usual	NIV diferenciada
▪ Mais comum	▪ Menos comum (< 5%)
▪ Acomete mulheres jovens	▪ Acomete mulheres após a menopausa
▪ Associada a infecção por HPV (tipos de alto risco em 90%)	▪ Não associada a infecção por HPV
▪ Geralmente multifocal e multicêntrica	▪ Habitualmente unifocal (unilateral e focal)
▪ Associa-se a condilomas anogenitais	▪ Não se associa com outros tipos de neoplasias intraepiteliais do trato anogenital
▪ Apresenta elevado índice de regressão	▪ Associa-se ao líquen escleroso e à hiperplasia de células escamosas
	▪ Apresenta baixo índice de regressão

■ LESÃO DE ALTO GRAU (NIV TIPO USUAL)

A NIV usual é o tipo mais comum e em geral é multifocal e multicêntrica, tem tendência recidivante e baixa possibilidade de invasão do estroma. São lesões geralmente elevadas, de superfície rugosa, com margens bem demarcadas e algumas se assemelham a verrugas planas. Lesões mais extensas normalmente são confluentes e envolvem em particular pequenos, grandes lábios e região perianal. Os sulcos interlabiais, a fúrcula e o períneo são os pontos mais frequentemente afetados pelas lesões multifocais. Lesões confluentes ou multifocais acometem cerca de dois terços das mulheres com NIV. Pelo quadro de multifocalidade e multicentricidade, devem ser sempre investigados colo, vagina, períneo e região perianal (Figura 96.3).

A classificação das NIV de 2004 da ISSVD subdividia a NIV usual em *warty* (verrucosa), basaloide e mista. A NIV verrucosa pode apresentar-se como lesões espiculadas com importante pleomorfismo nuclear, coilocitose, queratinócitos multinucleados, com camada de queratose na superfície e características de condiloma acuminado com pouca maturação. Histologicamente, a NIV do tipo verrucoso é marcada por células de maturação e diferenciação irregular, mitoses anômalas, coilocitose, vacuolização citoplasmática, graus variados de disqueratose e de pleomorfismo nuclear e células multinucleadas. É a variedade mais comum de NIV, ocorre em mulheres mais jovens e tabagistas, é multicêntrica e está associada a história prévia de neoplasia intraepitelial cervical e/ou vaginal. Existe forte associação entre a doença e o HPV, especialmente do tipo 16.[9]

Já a NIV basaloide é lesão plana, única, que incide em pacientes mais idosas e tem potencial de oncogênese um pouco maior que a verrucosa. A NIV basaloide e a verrucosa podem coexistir na mesma paciente, até na mesma lesão, e estão associadas ao HPV tipos 16, 18 e 33, principalmente.

■ NIV DIFERENCIADA

Tem menor prevalência, correspondendo a menos de 5% das NIV. São lesões planas, frequentemente unifocais e em geral associadas ao líquen escleroso ou líquen plano, caracterizada por marcada atipia da camada basal com núcleos grandes, hipercromáticos e com citoplasma eosinofílico denso (Figura 96.2). Em geral, as alterações nucleares são sutis e a discariose e as mitoses estão limitadas às camadas basal e parabasal do epitélio escamoso da vulva. Não há ação citopática do HPV. Acomete pacientes mais idosas, entre a sexta e sétima décadas de vida. Geralmente tem longa história de prurido e queimação vulvar e tem maior potencial oncogênico. É considerada a lesão precursora do carcinoma espinocelular da vulva não relacionada ao HPV. Por esse motivo, preconiza-se o tratamento efetivo das dermatoses vulvares a fim de reduzir o risco de NIV diferenciada e de câncer de vulva.

■ IMUNO-HISTOQUÍMICA

O HPV produz oncoproteínas, E6 e E7, que, de acordo com a persistência da infecção, vão interferir no ciclo celular. Enquanto E6 desativa a p53, gene supressor tumoral, a E7 inativa a pRb, gene de supressão do retinoblastoma, aumentando assim a expressão de p16 e de p14 e a hiperproliferação das células infectadas. Grande parte das NIV é positiva para p16 e p14, mas negativa para p53.[6]

Em geral, os marcadores biológicos são utilizados pelo patologista para auxiliar na diferenciação entre os tipos usual e diferenciado de NIV. A proteína p16 em geral está positiva na NIV usual, relacionada ao HPV, e negativa na NIV diferenciada, não relacionada ao HPV. Já o Ki-67 e a p53 ajudam a distinguir NIV diferenciada no epitélio normal.[10]

■ TRATAMENTO

Na escolha do tipo de tratamento da NIV deve-se considerar diferentes fatores, como a idade da paciente, sintomas, tipo de NIV, tamanho e localização das lesões, presença de imunossupressão, fatores psicológicos e de recidiva. O tratamento deve ser individualizado e decidido em conjunto com a paciente, após explicação sobre as características da lesão, potencial maligno, vantagens e desvantagens das opções terapêuticas.

As opções variam do acompanhamento, tratamento destrutivo, tratamento excisional e uso de imunomoduladores. Em geral, as lesões de baixo grau podem ser acompanhadas ou tratadas de modo mais conservador, caso seja optado por tratamento ativo.

Para os casos de NIV diferenciada, a única opção terapêutica aceitável é o tratamento excisional, independentemente da idade da paciente, visto que essa lesão é considerada o precursor do câncer invasivo. A excisão pode ser feita com o método disponível, seja bisturi a frio, excisão com laser ou cirurgia de alta frequência, mas sempre retirar a lesão com margem de segurança.

Para os casos de lesão de alto grau (NIV tipo usual), todas as opções mencionadas são possíveis de serem feitas, de acordo com a avaliação de cada paciente. Lesões isoladas e pequenas podem ser retiradas por meio de biópsias excisionais com margem adequada. Lesões multicêntricas podem ser tratadas com vaporização a laser ou excisionadas em centro cirúrgico. Em mulheres jovens, sempre que possível, praticar condutas mais conservadoras. Destaca-se que o tratamento destrutivo só poderá ser feito após confirmação histopatológica de inexistência de invasão.

A destruição química com aplicação tópica de 5-fluorouracil 5% faz parte do protocolo de condutas do Núcleo de Prevenção de Doenças Ginecológicas (NUPREV) para pacientes imunossuprimidas. A aplicação é feita duas vezes por semana, em camada fina sobre a lesão, lavando a região após duas horas. Após quatro semanas de tratamento, realiza-se a vaporização a laser em lesões remanescentes. As taxas de resposta são em torno de 75%. Em pacientes imunossuprimidas, por terem risco maior de recidiva, o uso profilático mensal após a cura das lesões é recomendado.

O tratamento destrutivo físico inclui a vaporização a laser de CO_2 ou por cirurgia de alta frequência (Figuras 96.4 e 96.5). A cirurgia de alta frequência pode associar-se com índices maiores de cicatriz que o laser de CO_2. A vaporização a laser deve ser concentrada em pele pilossebácea até a derme reticular média, com o objetivo de destruir a neoplasia que pode estar presente nas glândulas sebáceas e nos ductos pilossebáceos, reduzindo assim a taxa de recidivas. Assim, recomenda-se profundidade de destruição de 1 mm em áreas sem pelos e de 3 mm em áreas com pelos (as lesões podem se estender pelo folículo piloso até 2,8 mm). O laser pode ser usado em lesões únicas, multifocais e confluentes. Tem a vantagem de poder ser feito em nível ambulatorial. Relata-se taxas de remissão de 75% a 80%, chegando a 97% se um segundo procedimento for realizado.[11] Em comparação à excisão cirúrgica, a taxa de recidiva é maior com a ablação a laser.[12]

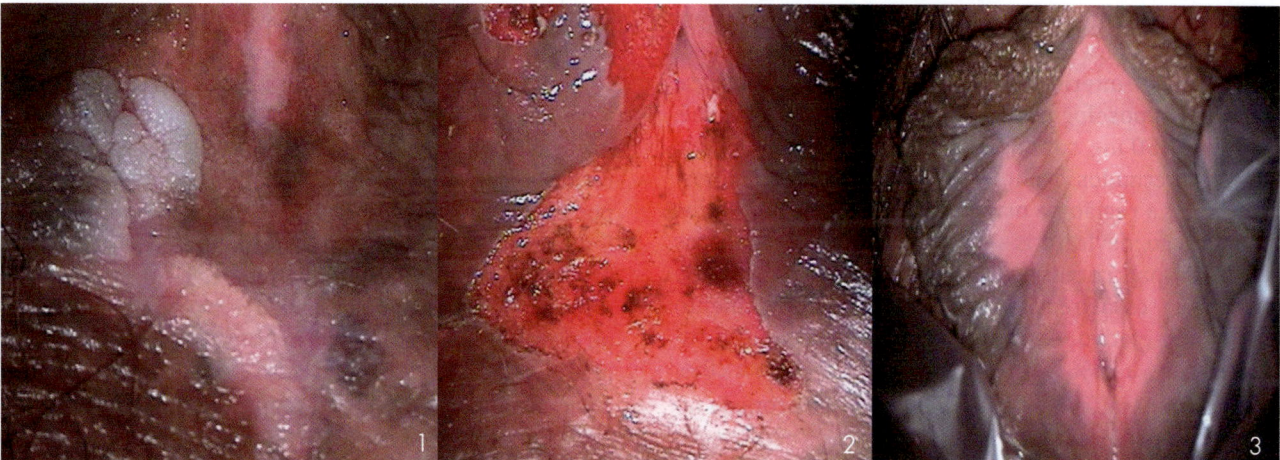

Figura 96.4 (1) Lesões branco-acinzentadas em fúrcula vulvar. (2) vaporização a *laser*. AP: lesão de alto grau (NIV tipo usual), – após o tratamento com 8 semanas de Imiquimode, (3) quatro semanas após o procedimento.

Fonte: acervo pessoal Dra. Neila Speck.

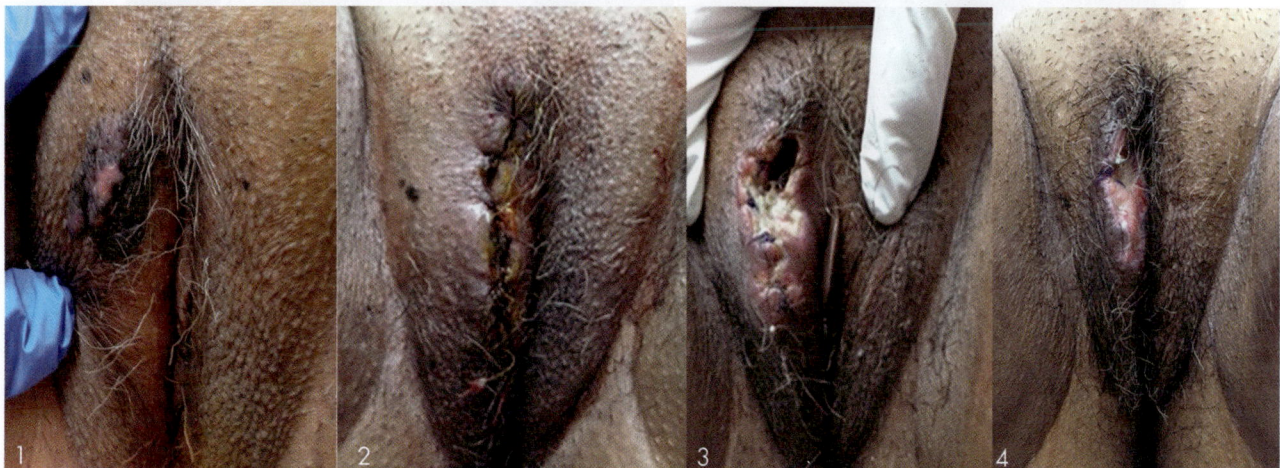

Figura 96.5 (1) Lesão sobrelevada, hiperpigmentada, em grande lábio direito. AP: lesão de alto grau (NIV tipo usual). (2) submetida a tratamento excisional com CAF. (3) uma semana após, com deiscência parcial da sutura. (4) três semanas após, em fase avançada de cicatrização.

Fonte: acervo Nuprev-Unifesp

Leufflen *et al.* avaliaram 50 pacientes com NIV que foram submetidas a tratamento excisional ou vaporização a laser. Em geral, o tratamento destrutivo foi feito em mulheres mais jovens, com lesões multifocais ou multicêntricas. Os autores encontraram taxa de remissão após um ano de 91% com a excisão em comparação a 65% com o laser. O tabagismo e a NIV multicêntrica foram dois fatores que se associaram com maior chance de recidiva.

Destaca-se que a vaporização a laser é modalidade de tratamento mais conservadora, que possibilita a preservação da anatomia e função da vulva, mesmo com a repetição do procedimento.

Outra opção terapêutica, de uso *off-label* na NIV, é o creme tópico de imiquimode 5% (Figura 96.6). O imiquimode é um modulador da resposta imunológica com propriedades antivirais e antitumorais, induzindo resposta imunológica inata e adquirida, aumentando a produção local de interleucina, interferon e fator de necrose tumoral.[14] A posologia é aplicar o conteúdo de um sachê, contendo 250 mg, sobre a lesão, três vezes por semana, em dias alternados, à noite por até 16 semanas. É importante lavar a região na manhã seguinte, após oito horas da aplicação, devido aos sintomas irritativos. Os efeitos colaterais mais comuns são eritema, queimação, ardor e dor. Porém, essas reações indicam que o medicamento está sendo efetivo. As taxas de resposta completa variam de 50% a 80% e de resposta parcial de 10% a 28%.

Em comparação à excisão, o imiquimode propicia taxas menores de remissão completa, mas oferece opção conservadora de tratamento, também preservando a anatomia e função da vulva.[15]

A terapia fotodinâmica tem se mostrado eficaz no tratamento da NIV, porém requer equipamento e treinamento especiais. A taxa de resposta na NIV usual é de até 71% e a taxa de recidiva em torno de 50%. A resposta é melhor em lesões unifocais e pior em lesões multifocais e pigmentadas.[6]

Excisão cirúrgica local com margem de 0,5 a 1 cm está indicada em casos selecionados de NIV usual, em todos os casos de NIV diferenciada ou nas situações em que achados clínicos ou anatomopatológicos sugiram invasão. A *skinning* vulvectomia, ressecção de toda a pele da vulva, é raramente necessária, e está indicada em casos de lesões extensas, multifocais e confluentes, que podem ocorrer em mulheres imunocomprometidas. A vantagem do tratamento excisional é a possibilidade de fazer exame histopatológico completo da lesão.[12] As taxas de recidiva variam de 19% a 22% durante período de 12 a 75 meses.[16]

Em casos de pacientes com lesões extensas ou multifocais ou em imunossuprimidas, que também possuem maior chance de multifocalidade, de lesões extensas e de recidiva, é comum combinar tratamentos, iniciando-se, por exemplo, o imiquimode ou, em imunossuprimidas, o 5-fluorouracil; tem por finalidade diminuir o tamanho ou a extensão das lesões e, posteriormente, fazer o tratamento setorial das lesões remanescentes com vaporização a laser ou excisão. Um estudo avaliou o tratamento adjuvante com imiquimode, iniciando-o um mês após a excisão cirúrgica, com a finalidade de prevenir o aparecimento de novas lesões. Entretanto, os resultados mostraram que esse protocolo terapêutico não se associou com menores taxas de recidiva em comparação à cirurgia isolada.[17]

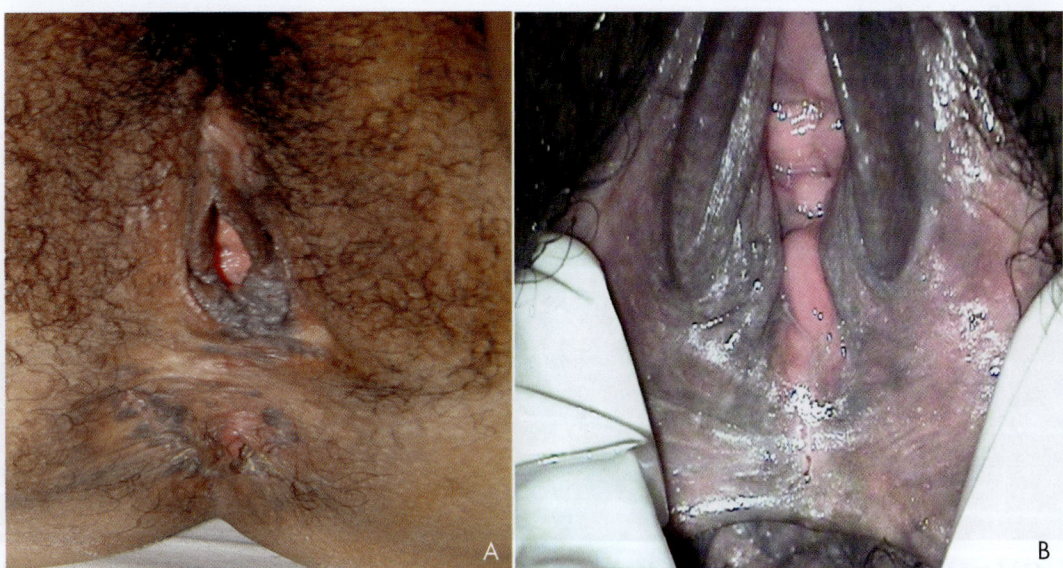

Figura 96.6 (A) Múltiplas lesões acinzentadas em fúrcula vulvar, região perineal e perianal. AP: lesão de alto grau (NIV tipo usual), (B) após o tratamento com 8 semanas de imiquimode.
Fonte: acervo Nuprev-UNIFESP.

RECIDIVA

A taxa de recidiva após o tratamento varia de 30% a 50% aproximadamente com todas as modalidades terapêuticas.[12] Os fatores de risco, independentemente do método de tratamento, são a multicentricidade, multifocalidade, HPV de alto risco, infecção pelo HIV e margem de ressecção inferior a 5 mm. A recidiva pode ocorrer tanto na pele normal como na margem da lesão.

SEGUIMENTO

A vigilância das pacientes, após a terapêutica, deve ser rigorosa nos primeiros seis meses, período em que surge mais da metade das recidivas. Em geral, faz-se o primeiro controle em 30 dias após o tratamento, seguindo-se por controle semestral durante o primeiro ano e, se não houver recidiva, anual a partir de então. As avaliações durante o seguimento devem ser de todo o trato genital inferior, visto que neoplasias em outros locais podem ocorrer em até 70% dos casos.

NIV NA GESTAÇÃO

Recomenda-se que as lesões suspeitas de NIV em gestantes sejam biopsiadas para melhor avaliação diagnóstica. Ao se confirmar lesão de alto grau, opta-se por tratamento expectante em menores de 30 anos, pela possibilidade de regressão espontânea, e no terceiro trimestre de gravidez. No primeiro e segundo trimestres, pode ser feita ablação a laser ou excisão local. A cirurgia de alta frequência e o 5-fluorouracil são contraindicados. Já o imiquimode também não deve ser aconselhado, pois a sua segurança durante a gravidez não foi totalmente estabelecida.

PREVENÇÃO

A imunização com a vacina quadrivalente profilática contra os tipos de HPV 6, 11, 16 e 18 demonstrou eficácia de 100% na prevenção da NIV em relação ao placebo e deve ser recomendada para as pacientes entre 9 e 45 anos. A vacina bivalente, contra HPV 16 e 18, não é aprovada para a prevenção de NIV, visto que os estudos que avaliaram a eficácia da vacina não incluíram esse desfecho clínico. Além da vacinação, deve-se encorajar a cessação do tabagismo e acompanhar e tratar as dermatoses vulvares.[12]

REFERÊNCIAS BIBLIOGRÁFICAS

1. Fonseca-Moutinho JA. Neoplasia intraepitelial vulvar: um problema atual. Rev Bras Ginecol Obstet 2008;30(8):420-6.

2. Sideri M, et al. Squamous vulvar intraepithelial neoplasia. 2004 modified terminology, ISSVD Vulvar Oncology Subcommittee. J Reprod Med 2005; 50(11):807-10.

3. Darragh TM, et al. the lower anogenital squamous terminology standardization project for HPV associated lesions: background and consensus recommendations from the College of American Pathologists and the American Society for Colposcopy and Cervical Pathology. Int J Gynecol Pathol 2013;32(1):76-9.

4. Bornestein J. The 2015 International Society for the Study of Vulvovaginal Disease Terminology of Vulvar Squamous Intraepithelial Lesions. Obstet Gynecol 2016;127(2):264-8.

5. van de Nieuwenhof HP, et al. Vulvar squamous cell carcinoma development after diagnosis of VIN increases with age. Eur J Cancer 2009;45(5):851-8.

6. Preti M, et al. VIN usual type - from the past to the future. Ecancermedicalscience 2015; 9:531.

7. Hildesheim A, et al. Human papillomavirus type 16 and risk of preinvasive and invasive vulvar cancer: results from a seroepidemiological case-control study. Obstet Gynecol. 1997;90(5):748-55.

8. Rodolakis A, et al. Vulvar intraepithelial neoplasia (VIN) - diagnostic and therapeutic challenges. Eur J Gynaecol Oncol 2003;24(3-4):317-25.

9. Garland SM, et al. Human papillomavirus infections and vulvar disease development. Cancer Epidemiol Biomar Rev 2009;18(6):1777-82.

10. Heller DS, et al. Update on intraepithelial neoplasia of the vulva: proceedings of a Workshop at the 2009 World Congress of the International Society for the Study of Vulvovaginal Diseases, Edinburgh, Scotland, September 2009. J Low Genit Tract Dis. 2010;14(4):363-9.

11. Penna C, et al. CO2 laser surgery for vulvar intraepithelial neoplasia. Excisional, destructive and combined techniques. J Reprod Med. 2002;47(11):913-23.

12. American College of Obstetricians and Gynecologists. Management of vulvar intraepithelial neoplasia. Committee Opinion No. 509. Obstet Gynecol. 2011;118(5):1192-4.

13. Leuffen L, et al. Treatment of vulvar intraepithelial neoplasia with CO(2) laser vaporization and excision surgery. J Low Genit Tract Dis. 2013;17(4):446-9.

14. van Seters M, et al. Treatment of vulvar intraepithelial neoplasia with topical imiquimod. N Engl J Med 2008; 358:1465-73.

15. Frega A, et al. Imiquimod 5% cream versus cold knife excision for treatment of VIN 2/3: a five-year follow-up. Eur Rev Med Pharmacol Sci. 2013;17(7):936-40.

16. van Seters M, et al. Is the assumed natural history of vulvar intraepithelial neoplasia III based on enough evidence? A systematic review of 3322 published patients. Gynecol Oncol. 2005;97(2):645-9.

17. Gentile M, et al. Adjuvant topical treatment with imiquimod 5% after excisional surgery for VIN 2/3. Eur Rev Med Pharmacol Sci. 2014;18(19):2949-52.

Capítulo **97**

■ Liliane Costa Rodrigues ■ Fernanda Kesselring Tso

Binômio HIV/HPV

■ INTRODUÇÃO

Considera-se a síndrome da imunodeficiência humana (Aids) a maior pandemia do século XX e estima-se a presença de 36,9 milhões de pessoas portadoras do Vírus da Imunodeficiência Humana (HIV) ou viventes com Aids. A maior concentração desses indivíduos reside na África, região Subsaariana, que em 2014 foi responsável por 70% da população mundial que vive com HIV e 66% de mortes por Aids. Nas Américas Central e do Sul, aproximadamente 1,7 milhões de pessoas são portadores do HIV, sendo que 43% vivem no Brasil.[1]

Do total de casos de Aids registrados em todo o mundo, 17,4 milhões são mulheres. Em nosso país, dados notificados ao Ministério da Saúde nos dias atuais mostraram que 35% dos casos acometem o sexo feminino. No período de 1980 até 2008, observou-se aumento na participação das mulheres; à medida que aumentava o número de casos transmitidos pelo contato heterossexual, o gênero mais atingindo era o feminino. No entanto, a partir de 2009, houve redução destes casos em mulheres e aumento em homens, refletindo-se na razão de sexo, que passou a ser de 18 casos de Aids em homens para cada 10 em mulheres no ano de 2013.[2]

Com referência à idade, desde o começo da epidemia, o grupo etário mais atingido tem sido de 25 a 39 anos, correspondendo a 54% dos homens e 50,3% de mulheres contaminadas pelo HIV. A taxa de detecção nos últimos 10 anos segundo faixa etária, entre as mulheres, mostrou tendência significativa de aumento entre aquelas com 15 a 19 anos, 55 a 59 anos e 60 anos ou mais, sendo o aumento de 10,5%, 24,8% e 40,4% de 2004 para 2013, respectivamente. Com relação às faixas etárias de 20 a 24 anos até 40 a 44 anos, observa-se, entre os anos de 2004 a 2013, tendência significativa de queda.[2]

■ TRANSMISSÃO

Como fatores de vulnerabilidade para a aquisição do vírus, destacam-se o número de parceiros sexuais, já que, quanto maior, maior também a vulnerabilidade, a coinfecção com outras doenças sexualmente transmissíveis e o fato de ter relações sexuais com outros homens. Nas mulheres, 83,1% dos casos registrados em 2010 decorreram de relações heterossexuais com pessoas infectadas pelo HIV. Entre os homens, 42,4% dos casos ocorreram por relações heterossexuais e 22%, por relações homossexuais, sendo que 7,7% deles eram bissexuais. O restante ocorreu por transmissão sanguínea ou vertical.[2]A taxa de transmissão do HIV ocorre em maior intensidade do homem para mulher, na razão de 4:1. O aumento do número de mulheres infectadas na idade reprodutiva é preocupação crescente no tocante à conduta profilática ideal. Não faz parte da cultura brasileira o uso de preservativo como método contraceptivo e sua adoção depende da concordância masculina. Microtraumatismos durante o contato sexual parecem aumentar o risco de exposição ao sangue contaminado, influenciando assim o processo de transmissão da infecção pelo HIV.[3]

Além da atividade sexual desprotegida com parceiro infectado, ou com múltiplos parceiros, doenças sexualmente transmissíveis associadas, como herpes, infecções por citomegalovírus e por papilomavírus, entre outras, favorecem a contaminação pelo HIV. Essas moléstias provocam erosões, ulcerações e infecções na genitália, expondo o estroma, tornando a mucosa vulnerável.[4]Na transmissão heterossexual do HIV, células livres ou associadas a outras viroses seriam carregadas pelo sêmen durante a relação. O sêmen neutralizaria o pH ácido da vagina, aumentando o ataque do vírion às células alvo, células TCD4$^+$, e estimularia as quimiocinas epiteliais, atraindo novas células alvo do HIV para a mucosa. O vírus penetraria nas várias camadas do epitélio escamoso, através de pequenas aberturas entre as células epiteliais.[3]

As mucosas oral e genital encerram, em sua intimidade, células dendríticas, que são caracterizadas por sua habilidade de capturar antígenos e migrar drenando para linfonodos, onde podem ativar as células T CD4+. Estas células residem em epitélio pluriestratificado do colo e são referidas como células dendríticas imaturas, que correspondem às células de Langerhans na epiderme.

Embora as células dendríticas exerçam papel protetor contra a infecção viral, elas podem ser aproveitadas pelo vírus para invadir o sistema imunológico do hospedeiro, induzir a supressão ou servir como reservatório viral. Assim, o vírus alcança a camada basal do epitélio escamoso do colo, atinge alvos subepiteliais, células TCD4+. O HIV fixa-se localmente nesse descanso e em células TCD4+ ativadas. A seguir dissemina drenando para nódulos e órgãos linfoides secundários para gerar a infecção sistêmica.[3-5]

A predileção do vírus em infectar linfócitos T CD4+ leva à sua depleção lenta e progressiva, com consequente prejuízo da imunidade celular, tornando o indivíduo vulnerável a infecções oportunistas. Ressalta-se, entre elas, a provocada pelo Papilomavírus humano (HPV).[4]

■ HIV E HPV

A infecção do trato genital inferior pelo HPV ocorre por transmissão sexual; atinge principalmente adultos jovens, sexualmente ativos, manifesta-se por lesões cutâneas e/ou das mucosas, podendo ser, muitas vezes, infecção transitória. A incidência acumulada de infecção pelo HPV em mulheres saudáveis é de 50% ao longo da vida, sendo a maioria transitória e eliminada espontaneamente antes do aparecimento das lesões de alto grau.[6]

Múltiplos estudos epidemiológicos relacionaram a maior incidência e a severidade da infecção por HPV, e consequentemente da neoplasia genital, sendo o colo uterino o local mais comum a ser envolvido.[7-8]

O comprometimento do sistema imunológico pela destruição dos linfócitos T CD4+ propicia a ocorrência de infecções oportunistas e de doenças neoplásicas. A infecção pelo HIV tem impacto relevante na história natural da infecção pelo HPV, de tal monta que o carcinoma cervical invasor é considerado doença definidora de Aids.[9]

O mecanismo pelo qual o HIV aumenta o risco da infecção por HPV e da neoplasia cervical deve-se, dentre outros, à imunodeficiência HIV induzida, aumentando a prevalência, a incidência e favorecendo a persistência das lesões intraepiteliais escamosas do colo. A elevada prevalência de neoplasia cervical entre mulheres com infecção pelo HIV tem sido observada e relacionada com a frequente infecção pelo HPV.

Em mulheres HIV negativas, o clareamento das infecções por HPV ocorre por meio de resposta imunológica celular a antígenos específicos: E2, E6 e E7. As lesões são infiltradas por linfócitos T CD8+ citotóxicos, T CD4+ e macrófagos que migram do sangue periférico para o epitélio. Esses achados sugerem que a reação eficaz contra o HPV 16 depende da resposta celular contra antígenos precoces. Estudos experimentais mostraram regressão de lesões de alto grau causadas por HPV 16 após vacinação, resposta associada à ação de interferon gama (γ IFN) específico contra E6 e E7 produzido por linfócitos T CD4+.[10]

Byrnes e et al., e mais tarde Moscicki e et al., estudaram adolescentes infectadas pelo HIV e observaram ser, o padrão da infecção pelo HPV, mais agressivo e extenso. Este fato estava associado à mudança na expressão de citocinas, ou seja, a diminuição da interleucina IL2, citocina do tipo Th1, e o aumento da produção de IL4 e IL10, citocinas do tipo Th2.

Em indivíduos imunocompetentes, a IL2 é produzida pelas células T após estímulo pela IL1, aumentando a citotoxicidade das células *natural killer*, denominada resposta do tipo Th1. Porém, quando a resposta do tipo Th2 torna-se padrão dominante sobre a Th1, resulta num desnível da resposta imunológica, suprimindo a imunidade celular e natural, estimulando o crescimento tumoral.

Mckenzie e colaboradores demonstraram que, em mulheres HIV positivas, os tipos de HPV mais encontrados foram o 52 e o 58, pouco frequentes em indivíduos imunocompetentes. Esta informação é relevante na medida em que apenas os tipos 6, 11, 16 e 18 são contemplados nas vacinas atualmente disponíveis.

A persistência da infecção pelo HPV para causar a transformação maligna está associada à integração do DNA HPV ao genoma da célula hospedeira. Porém, a necessidade da integração para que ocorra a carcinogênese varia com o genótipo do HPV. Apenas 50% dos HPV tipo 16 integram-se ao genoma, em comparação aos 94% dos HPV tipo 18, encontrados nos cânceres cervicais. Esse fato é particularmente importante para entender a etiologia da doença em mulheres HIV positivas. Essas pacientes são mais comumente infectadas com tipos de HPV que requerem integração para carcinogênese.[12] Por outro lado, Vuyst e Franceschi demonstraram que a incidência de lesões intraepiteliais em pacientes HIV positivas e contagem de células TCD4+ maior que 500 céls/mm[3] é igual à encontrada em mulheres imunocompetentes. Apesar do aumento de a prevalência de lesões intraepiteliais estar associada à redução das células TCD4+, não há qualquer relação com a carga viral do HIV e o tempo de infecção.

Byrnes e et al. demonstraram o papel integral da imunidade celular-mediada, na prevenção do crescimento neoplásico em doença cervical pré-maligna e nos estágios iniciais do câncer. No início da infecção pelo HIV-1, a memória das células T citotóxicas regula a replicação do RNA do HIV e lentamente diminui a contagem de células CD4+.

Além das células T auxiliares/indutoras (CD4+) e células T citotóxicas (CD8+), a subpopulação de células CD8+CD3+ está envolvida no controle do HPV e da neoplasia cervical. Como o HIV infecta células CD4+, interrompe a sua habilidade de auxiliar as células T citotóxicas na resposta a longo prazo e no controle sobre a infecção viral. Assim, a resposta imunológica deficiente do hospedeiro cria condições para que a infecção pelo HPV se mantenha ativa e persistente, favorecendo a progressão neoplásica.[11]

■ DIAGNÓSTICO

Lesões condilomatosas anogenitais e verrugas orais são diagnosticadas pela inspeção e confirmadas por biópsia. O estudo histopatológico somente será necessário em casos de diagnóstico incerto, se as lesões não responderem à terapia padrão, ou se forem pigmentadas, endurecidas, fixas, sangrantes e ulceradas, o que pode sugerir lesão de alto grau.

O exame citológico cervicovaginal e a colposcopia com biópsia são utilizados para detectar neoplasias intraepiteliais nas pacientes HIV soronegativas e HIV soropositivas. A região anogenital e o canal anal devem ser inspecionados cuidadosamente para descobrir verrugas, neoplasia intraepitelial ou câncer invasivo. O toque vaginal e/ou retal auxilia na detecção de nodulações e massas palpáveis e devem ser realizados de rotina. Neoplasias intraepiteliais anais, vulvares e vaginais são reconhecidas muitas vezes apenas pela inspeção visual, incluindo-se a anuscopia de alta resolução, colposcopia e a biópsia, conforme necessário.

Indicações para o teste DNA-HPV

Vários estudos investigaram o benefício da biologia molecular (teste DNA-HPV) para melhorar o rastreamento das lesões precursoras e do câncer, detectando tipos de HPV oncogênicos. O teste DNA-HPV expressou maior sensibilidade e menor dependência da qualidade da amostra do que a citologia cervicovaginal.

As mulheres HIV positivas possuem mais frequentemente infecções múltiplas, com tipos de alto e baixo risco oncogênico e, mesmo mulheres com citologia cervicovaginal negativa, têm alta prevalência de infecção por um ou mais tipos de HPV de alto risco.

A Sociedade Americana de Colposcopia e Patologia Cervical (ASCCP) recomenda que teste DNA-HPV deva ser indicado da mesma forma em mulheres HIV positi-

vas, entretanto, dados disponíveis são limitados quanto a tais testes nesta população, devido à alta prevalência de infecção pelo HPV.[14]

A utilidade do teste de DNA-HPV em mulheres infectadas pelo HIV em comparação com mulheres imunocompetentes é menor, sendo que a maioria dos estudos demonstram alta prevalência, e grande diversidade de tipos de HPV oncogênicos em mulheres com HIV. Neste cenário, o teste de DNA-HPV isolado para o rastreio ou triagem de lesões precursoras pode levar a colposcopias desnecessárias.[15]

Nenhuma recomendação está disponível para o uso do teste DNA-HPV em espécimes anais.

■ TRATAMENTO

Tratamento de verrugas genitais e orais

Pacientes com HIV apresentam maior número e tamanho de verrugas, e não respondem bem à terapia como indivíduos imunocompetentes, e as recidivas após o tratamento são mais frequentes.[16] As verrugas genitais são causadas pelos HPV de baixo risco oncogênico, 6 e 11, e podem regredir sem tratamento, mesmo em pacientes com HIV, especialmente quando a imunidade é relativamente preservada.

Existem diversos tratamentos disponíveis para as verrugas genitais, mas nenhum é uniformemente eficaz ou preferencial.[17] Ensaios clínicos randomizados e específicos para a população HIV soropositiva são poucos. Evidências sugerem que os tratamentos específicos são menos eficazes em indivíduos infectados pelo HIV, deste modo, as escolhas terapêuticas das doenças sexualmente transmissíveis devem ser semelhantes às nos casos de pacientes HIV soronegativas.[17]

Mais de um tratamento pode ser necessário para lesões refratárias ou recorrentes em pacientes com infecção pelo HIV. Verrugas intra-anais, vaginais ou cervicais devem ser tratadas e gerenciadas por um especialista.

Tratamentos de autoaplicação geralmente são recomendados para verrugas externas não complicadas que podem ser facilmente identificadas pela doente.

A podofilotoxina (0,5% solução ou gel) é a principal substância ativa da resina de podofilina obtida a partir da *Podophyllum emodi*. É de baixa absorção sistêmica e causa reações adversas locais, ao contrário da podofilina, de elevado potencial tóxico. A podofilotoxina existente na resina interfere com a divisão celular e com a síntese de DNA, deste modo, as células acabam sofrendo erosão. Deve-se aplicar pequena quantidade topicamente em cada verruga (até 0,5 mL), duas vezes ao dia, e deixar secar. O procedimento deve ser repetido durante três dias consecutivos, seguido de quatro dias sem tratamento.

Caso a área total da lesão seja superior a 4 cm², recomenda-se que o tratamento seja feito diretamente por um médico, sendo que deve limitar-se a uma área de tecido verrucoso inferior a 10 cm². Alguns especialistas sugerem que a solução seja retirada por lavagem da área tratada entre uma e quatro horas depois da aplicação para reduzir a irritação no local. O tratamento pode ser repetido semanalmente por até quatro ciclos, até que as lesões não sejam mais visíveis. Reações adversas mais comuns são dermatológicas (prurido local, erupção na pele, sangramento, inflamação e queimação) e neurológicas (cefaleia). Não há estudos do seu uso durante a gravidez.

Podofilina (5% a 30% solução veiculada ao álcool ou em tintura de benjoim) é agente com atividade antimicótica e cáustica. Durante sua manipulação, é indispensável o uso de equipamentos de proteção individual e manuseio cuidadoso, pois é irritante para mucosas.

A podofilina tópica induz à necrose da verruga após aplicação tópica, e deve ser aplicada nas lesões de até 10 cm² de área da pele, e em seguida removida por lavagem algumas horas mais tarde. Aplicações podem ser repetidas semanalmente por até seis vezes até que as lesões se tornem invisíveis. Podofilina tem atividade inconsistente em preparações tópicas e possui nefrotoxicidade que pode limitar o seu uso rotineiro. É contraindicada durante a gravidez por sua ação teratogênica, pois há relatos de abortos, partos prematuros e mortes fetais.

O ácido tricloroacético (ATA) a 80% a 90% atua como agente cáustico para destruir a verruga e deve ser aplicado somente sobre ela, deixando secar para que a solução não atinja outros locais, pois poderá causar queimaduras. Recomenda-se aplicar, ao redor das lesões que serão cauterizadas, a vaselina líquida, para proteger a pele circunvizinha. Se for aplicada uma quantidade em excesso de ácido, a área tratada deve ser pulverizada com talco, bicarbonato de sódio ou sabão líquido para remover o ácido. O tratamento pode ser repetido semanalmente por até seis vezes ou até que as lesões não sejam mais visíveis.

O imiquimode (creme a 5%) é indutor de citocina tópica que deve ser aplicado antes de dormir, três vezes por semana, durante 16 semanas, ou menos, de acordo com o desaparecimento completo das lesões. A área de tratamento deve ser lavada com sabão e água seis a 10 horas após a aplicação. A maioria dos pacientes tolera bem o tratamento com imiquimode. Reações adversas podem aparecer na área da aplicação, no entanto a maioria é geralmente de intensidade leve ou moderada, como: eritema, inflamação local (ardência, queimação, inchaço, vermelhidão e dor), úlcera superficial da pele, infecções fúngicas, coceira, formação de crostas, descamação e vesículas. Nesses casos, a orientação é reduzir a frequência de aplicação, para uma ou duas vezes por semana e procurar orientação médica.

Os efeitos adversos estão relacionados com a resposta clínica, ou seja, quanto maior os sintomas, mais rápido desaparecem as lesões. Seu uso em pacientes HIV é dependente do grau de imunossupressão; se o nível de linfócito CD4 estiver abaixo de 200 células/mm³, a resposta é limitada, pois não conseguirá induzir a resposta imunológica.

As catequinas ativas do chá verde em forma de pomada a 15% são produto fitoterápico que tem ação antiviral, antioxidante, antiproliferativa e imunoestimulante. Deve ser aplicado três vezes ao dia, até 16 semanas, ou até a remissão completa das verrugas. Não há ensaios clínicos desta opção de tratamento em indivíduos infectados pelo HIV.

O 5-fluorouracil (5-FU) a 5% é uma droga com efeito antimetabólico, citotóxico, antiproliferativo e imunomodulador. Pode ser utilizado como adjuvante, em pacientes imunossuprimidas com lesões multifocais e refratárias ao tratamento convencional. No setor de Patologia do Trato Genital Inferior da Unifesp (Universidade Federal de São Paulo), a posologia utilizada para as lesões vaginais é de 2,5 g via vaginal a cada quinze dias, seguida de três aplicações noturnas de creme cicatrizante, num total de três ciclos. Para lesões vulvares, recomenda-se aplicação de camada fina sobre a lesão, duas vezes por semana, lavando após duas horas da aplicação. As lesões residuais são vaporizadas com laser de CO₂. Previnem-se as recidivas com manutenção de aplicação intravaginal de 2,5 g mensalmente, sempre seguida do creme cicatrizante por três noites ou vulvar a cada 15 dias.[18]

A aplicação tópica de cidofovir mostrou atividade contra verrugas genitais, mas nenhuma formulação tópica está disponível comercialmente.

Interferon intralesional pode ser feito nas verrugas genitais, mas, em razão do custo, dificuldade de administração e potenciais efeitos secundários sistêmicos, como febre, fadiga, mialgias e leucopenia, não é recomendado como tratamento de primeira linha.

A crioterapia (nitrogênio líquido ou crioprobe) destrói as lesões por citólise térmica, deve ser aplicada até que cada lesão esteja completamente congelada. É útil quando há poucas lesões ou nas lesões muito queratinizadas e raramente necessita de anestesia. Pode ser necessária mais de uma sessão terapêutica, respeitando intervalo de uma a duas semanas por até quatro semanas. Sua maior desvantagem está em exigir razoável nível de treinamento sem o qual as verrugas são tratadas excessivamente ou de forma insuficiente, resultando em diminuição de sua eficácia e maior chance de complicações. Apesar de a anestesia local não ser necessária rotineiramente, poderá facilitar o ato se existirem muitas lesões ou uma extensa área envolvida.

Procedimentos cirúrgicos são métodos apropriados para o tratamento de poucas lesões em nível ambulatorial, especialmente quando é desejável exame histopatológico do espécime. A exérese cirúrgica tem a vantagem de, assim como na eletrocauterização, eliminar as lesões em apenas uma sessão. Todavia, é necessário treinamento, anestesia local e equipamento específico, além de alongar o tempo de consulta. Os condilomas podem ser retirados por meio de incisão tangencial com tesoura delicada, bisturi ou cureta.

Como a maioria das lesões é exofítica, estes métodos ferem a porção superficial da derme. A hemostasia pode ser obtida por eletrocoagulação. Normalmente a sutura não é necessária. Esse método traz maiores benefícios às pacientes que têm numerosas lesões ou extensa área acometida, ou ainda, em casos resistentes a outras formas de tratamento.

Cirurgia com laser de CO_2 na forma destrutiva e excisional é uma alternativa, mas é geralmente mais cara e necessita de treinamento do profissional.

Tratamentos como a crioterapia, ácido tricloroacético, podofilina e cirurgia normalmente são recomendados para lesões complexas ou multicêntricas, e devem ser realizados pelo médico.

Tratamento da neoplasia intraepitelial e câncer cervical

Em geral, as neoplasias intraepiteliais cervicais (NIC) em pacientes HIV soropositivas devem ser conduzidas de acordo com as diretrizes do INCA-MS (Instituto Nacional do Câncer e Ministério da Saúde – Brasil) e da ASCCP, as mesmas adotadas para as mulheres HIV negativas.[14] O que difere neste grupo é o intervalo de seguimento; devido ao maior risco de recidiva, o cuidado deve ser maior, com exame citopatológico semestral por dois anos, e depois anualmente.

Mulheres com junção escamocolunar visível (JEC) e zona de transformação do tipo 1 (ZT tipo 1), e com lesão de alto grau confirmada pelo histopatológico, podem ser tratadas com métodos destrutivos (crioterapia, vaporização a laser, eletrocautério, diatermia e coagulação fria) ou excisionais (cirurgia com alça de ondas de alta frequência, conização a laser, conização a frio). Estudos demonstraram que mulheres HIV positivas apresentam maior percentual de excisão incompleta das margens endocervicais positivas pelo envolvimento glandular. A extensão endocervical das lesões intraepiteliais é achada frequente entre mulheres HIV positivas, o que provavelmente contribui para altos índices de recidiva.[14-19]Em pacientes com JEC parcialmente visível e não visível, ZT tipo 2 ou 3, a terapêutica é exclusivamente excisional, assim como naquelas com recidiva. A histerectomia é alternativa aceitável em face da recidiva e persistência das lesões de alto grau.[14-19]

Em adolescentes e mulheres jovens infectadas pelo HIV, as diretrizes da ASCCP e no Brasil adotadas pelo INCA-MS orientam manter o seguimento. Nessas pacientes, a progressão e recidiva das lesões são mais frequentes. Conforme descrito nas orientações, deve ser considerada a conduta expectante para NIC 1 e NIC 2 em adolescentes infectadas pelo HIV. Se for questionável a conduta expectante nos casos de NIC 2, deve-se optar pelo tratamento mais conservador possível.[14-19]

Diferentes fatores estão associados à falha no procedimento cirúrgico para erradicar lesões intraepiteliais de alto grau em mulheres HIV soropositivas, dentre eles: extensão da doença, lesão satélite, persistência da infecção e imunodepressão. A recidiva das lesões intraepiteliais é comum em mulheres HIV positivas, mesmo com a introdução da terapia antirretroviral (TAR), e enfatiza a necessidade do seguimento pós-cirúrgico. Embora a terapia excisional seja altamente eficaz em pacientes imunocompetentes, ela parece ser efetiva apenas em prevenir a progressão para câncer, pelo menos em curto prazo, em mulheres HIV soropositivas.[20]

Apesar de as taxas de complicações e falha no tratamento serem maiores em mulheres HIV soropositivas, a conduta padrão parece ser mais segura e eficaz.[14-19]

Tratamento de neoplasia intraepitelial vulvar (NIV), câncer de vulva, neoplasia intraepitelial vaginal (NIVA) e câncer de vagina

Em neoplasia intraepitelial vulvar e vaginal (NIV/NIVA) de baixo grau pode ser adotada conduta expectante ou podem ser tratadas como verrugas genitais. O tratamento da NIV e NIVA de alto grau deve ser individualizado, dependente da condição física da paciente, da localização e da extensão da doença. Diversas modalidades estão disponíveis para NIV, incluindo excisão local, vaporização a laser, ablação e terapia com imiquimode *off label*. Alternativas de tratamento para NIV e NIVA incluem 5-fluorouracil (5-FU) tópico, vaporização com laser de CO_2 e procedimentos excisionais como cirurgia com alça de ondas de alta frequência ou excisão com bisturi.

■ TERAPIA ANTIRRETROVIRAL (TAR)

A introdução da terapia antirretroviral (TAR) tem melhorado significativamente a morbidade e mortalidade de pacientes HIV positivos, pela restauração da resposta imunológica do hospedeiro. Ela age inibindo a replicação do vírus, permitindo a recuperação parcial dos linfócitos T CD4+, por meio da redistribuição das células T de memória que estavam sequestradas nos tecidos linfoides e da reexpansão dos linfócitos T CD4 naive.[21]

O acesso universal e gratuito à terapia antirretroviral (TARV), implantado no Brasil desde 1996, causou importante impacto na morbimortalidade por Aids, com aumento da sobrevida de pessoas vivendo com HIV/Aids.[22]

Em dezembro de 2013, o Brasil deu outro passo inovador e de vanguarda para a resposta à epidemia de HIV/Aids: tornou-se o primeiro país em desenvolvimento e o terceiro do mundo a recomendar o início imediato da TARV para todos os portadores, independentemente da contagem de CD4, considerando a motivação do paciente. A implementação do tratamento como prevenção tem sido reconhecida como uma das mais importantes medidas de saúde pública para o controle da transmissão do HIV.[23]

Após a introdução da TARV houve diminuição da incidência de doenças neoplásicas como o sarcoma de Kaposi para um terço e o linfoma não Hodgkin para metade dos casos. De acordo com metanálise de 23 estudos envolvendo 47.926 pessoas infectadas pelo HIV, não houve redução significativa da incidência de câncer cervical no período após TARV.[24]

O sarcoma de Kaposi e o linfoma não Hodgkin ocorrem mais frequentemente em situações de imunossupressão grave, enquanto o carcinoma cervical invasor acomete mulheres com contagem de linfócitos T CD4+ superior a 200/mm.[3-13]

Mulheres com lesões intraepiteliais de colo uterino tratadas com TARV apresentaram resultados controversos. Alguns estudos relatam, após a instituição da TARV, aumento em 40% de regressão das lesões intraepiteliais e menor chance de sua progressão. Pacientes tratadas com TARV mostraram melhor recuperação em termos de supressão da viremia HIV e contagem de células TCD4+.[20]

O câncer anal que acomete principalmente pacientes imunocomprometidos pelo HIV é outra doença que não responde adequadamente após a introdução da TARV. Observou-se que a maioria das lesões intraepiteliais anais de alto grau não regridem com a TARV, aumentando a incidência e maior índice de progressão para carcinoma invasivo.[25]

CÂNCER ANAL E HIV

Em 2008, Patel e colaboradores compararam a incidência dos carcinomas relacionados ao HPV na população HIV soropositiva nas eras pré e pós TARV. O câncer anal foi o único que teve aumento em sua incidência, 19,0/100.000 pessoas-ano na era pré-TAR (1992 a 1995) para 78,2/100.000 pessoas-ano no período pós-TARV (2000-2003). A incidência do câncer cervical mostrou-se ainda maior do que a do anal nos mesmos períodos: 149,9 e 134,5/100.000 pessoas-ano, entre 1992 e 1995 e 2000 e 2003, respectivamente.

A diferença entre as incidências de câncer cervical e anal consiste no fato de que existe aumento do primeiro enquanto o segundo mantém-se estável. Uma das propostas, para explicar tal fato, seria a existência de programas de rastreamento já bem estabelecidos para o câncer cervical, o que ainda não ocorre para o do ânus.

O toque digital retal e coleta de material para exame citológico de canal anal são recomendados como rastreamento de câncer e lesões intraepiteliais, em homens que têm relação sexual com homens, em intervalos anuais para HIV soropositivos e bianuais para aqueles soronegativos, pela alta prevalência da doença naquela população específica.[27]

Santoso e et al. avaliaram a prevalência das neoplasias intraepiteliais anais em amostra de 205 mulheres heterossexuais com diagnóstico de neoplasias intraepiteliais no trato genital inferior de qualquer grau, e observaram que 12% apresentaram lesões. Estes resultados corroboram com a hipótese de que a infecção pelo HPV e a lesão no trato genital inferior representam fatores de risco para desenvolvimento de lesões HPV induzidas no canal anal.

VACINAÇÃO PARA O HPV

As vacinas profiláticas atuam na imunidade humoral que é relativamente bem preservada em indivíduos HIV positivos com células TCD4+ maior que 400 células/mm[3], sem imunossupressão grave. O maior benefício esperado é vacinar jovens adolescentes em populações com alta prevalência de HIV, protegendo futuras gerações de indivíduos HIV positivos. As vacinas são altamente imunogênicas, com elevados níveis de anticorpos, mas também estimulam a imunidade celular e inata. Vacinando indivíduos HIV positivos possivelmente se oferecerá efeito adicional na imunidade natural adquirida.[13]

Dados disponíveis na literatura sobre a vacinação em meninas e meninos HIV soropositivos são limitados. Assim como nas adolescentes imunocompetentes, a máxima eficácia da vacina é alcançada quando administrada antes da exposição ao HPV. Ensaio clínico randomizado com a vacina quadrivalente demonstrou segurança e a imunogenicidade nestes jovens adolescentes.[29]

Em estudo envolvendo 99 mulheres HIV positivas entre 16 e 23 anos usando a vacina quadrivalente no regime de três doses, o índice de soroconversão para os tipos de HPV vacinados variou entre 92% a 100% entre as participantes sem TARV e de 100% entre as jovens com TARV. O título de anticorpos anti-HPV 18 foi significativamente menor em participantes sem TARV quando comparado com o grupo controle de jovens HIV negativas.[29]

Apesar da eficácia da vacina e de a quantidade de anticorpos contra HPV 16 e 18 ser moderadamente menor do que a daqueles encontrados em meninos e meninas imunocompetentes da mesma idade, a vacinação é fortemente recomendável em meninas HIV soropositivas entre 9 e 12 anos, sendo que a quadrivalente é indicada também para meninos HIV soropositivos.

As vacinas terão menor benefício nos indivíduos HIV soropositivos que tenham adquirido o vírus pelo contato sexual com múltiplos parceiros do que naqueles com poucos ou nenhum.

Dados atualmente disponíveis sobre indivíduos HIV soropositivos, com idade entre 13 e 26 anos e exposição prévia aos tipos de HPV incluídos nas vacinas, são insuficientes para determinar a proporção que se beneficiará com a imunização.

Vacinação parece ser menos eficaz em indivíduos HIV entre 19 e 26 anos do que naqueles mais jovens pela forte possibilidade de já terem adquirido a infecção pelo contato sexual. Não há dados suficientes para recomendar a vacinação em indivíduos HIV positivos com mais de 26 anos, e nem a vacina é aprovada nesta idade.

No Brasil, o Departamento de Vigilância das Doenças Sexualmente Transmissíveis (DEVIT) e o Departamento de DST/Aids e Hepatites Virais (DDAHV) recomenda a vacina quadrivalente para mulheres HIV soropositivas entre 9 e 26 anos, no esquema de três doses – zero, dois e seis meses –, fornecida pelo SUS, em todos os postos de vacinação e nos Centros de Referência para Imunobiológicos Especiais (CRIE), independentemente da contagem de células TCD4 ⁣, c a preferência em uso de TARV.[30]

Mulheres HIV soropositivas vacinadas devem ser rastreadas rotineiramente para prevenção do câncer do colo do útero. A vacina não impede a infecção por outros tipos oncogênicos de HPV e sua eficácia é menor entre as mulheres soropositivas, especialmente naquelas com baixa contagem de células T CD4$^+$, quando comparadas com as HIV negativas.

■ PREVENÇÃO

O Centro de Controle de Doenças (CDC) em 2011 recomendou que mulheres HIV soropositivas que iniciaram a atividade sexual devem ser rastreadas com citologia cervicovaginal a cada seis meses durante o primeiro ano após o diagnóstico da infecção pelo HIV. Se os resultados forem normais, o seguimento será anual, após essa data.

Esses critérios foram adotados também no Brasil pelo INCA-MS, descritos nas Diretrizes de Rastreamento do Câncer de Colo Uterino desde 2011 e utilizados até hoje. Além disso, em nosso país, a mulheres HIV positivas com contagem de células TCD4$^+$ abaixo de 200 células/mm^3

deve-se priorizar a correção dos níveis de CD4$^+$ e, enquanto isso, o intervalo de rastreamento citológico mantém-se a cada seis meses, mesmo que sejam normais.[18]

Em 2015, novas diretrizes do CDC para adolescentes e mulheres jovens imunossuprimidas recomendam iniciar o rastreamento para câncer de colo uterino com 21 anos de idade. Em razão dos altos índices de progressão da citologia anormal nas pacientes HIV soropositivas por contato sexual, o exame citológico inicial deverá ser realizado no período de um ano após a primeira relação sexual, independentemente da idade ou modo de contaminação (perinatal, transfusão sanguínea ou sexualmente adquirida).[31]

Atualmente o CDC (2015)[31] orienta que mulheres infectadas pelo HIV entre 21 e 29 anos de idade devam se submeter à citologia cervicovaginal quando forem diagnosticadas com HIV que já tenham iniciado sua vida sexual. Se o resultado da citologia for normal, o próximo exame será em 12 meses. Alguns especialistas recomendam intervalo de seis meses após a primeira citologia. Se os resultados das três citologias consecutivas forem normais, o intervalo de rastreamento deverá ser a cada três anos.

Brogly e *et al.* estudaram prospectivamente adolescentes infectadas durante o período perinatal, e observaram que 30% apresentaram na primeira citologia cervicovaginal o resultado de ASC-US ou mais. A idade média da coleta foi 16,7 anos, variando entre 13 a 23 anos. Portanto, mulheres infectadas pelo HIV permanecem com risco para o câncer anogenital e deve-se manter, para elas, o rastreio anual ao longo da vida.

O coteste, ou seja, a associação da citologia com o teste de DNA-HPV, não é recomendado para mulheres antes dos 30 anos, pela alta prevalência de HPV neste grupo etário.[31]

Em mulheres HIV positivas com mais de 30 anos de idade, o rastreamento para o câncer anogenital recomendado é citologia cervicovaginal isolada ou em associação com o teste de DNA-HPV (coteste), assim como em mulheres HIV negativas; porém, esta estratégia com testes de biologia molecular só é difundida em países de primeiro mundo.

Se apenas a citologia cervicovaginal for contemplada, a coleta deve ser feita no momento do diagnóstico do HIV e após 12 meses. Alguns especialistas recomendam o exame em seis meses após a primeira citologia. Se os resultados das três citologias consecutivas forem normais, o intervalo de rastreamento deverá ser a cada três anos, à semelhança de mulheres sem HIV.

O coteste pode ser feito no momento do diagnóstico ou em mulheres HIV positivas com mais 30 anos, se houver disponibilidade. Mulheres HIV positivas com resultado negativo do coteste, citologia cervicovaginal normal e teste DNA-HPV negativo, podem ser rastreadas com intervalo de três anos.

Se a citologia cervicovaginal for normal e o teste DNA--HPV for positivo, deve-se repetir o coteste em intervalo de um ano, exceto se o teste for positivo para os tipos 16 ou 16/18, condição que exigirá imediata colposcopia. Se qualquer um dos testes for anormal em um ano, ou seja, citologia cervicovaginal anormal ou DNA-HPV positivo, recomenda-se encaminhar para colposcopia.

De acordo com a ASCCP, o teste de DNA-HPV isolado não é recomendado para o seguimento em caso de citologia cervicovaginal anormal em mulheres HIV, pela grande variedade e diversidade dos tipos de HPV de alto e baixo risco oncogênico que infectam essas pacientes. A alta prevalência das coinfecções associadas ao HPV nas mulheres HIV positivas diminui a sensibilidade dos testes de biologia molecular.

O resultado citológico de ASC-US nesta população, em qualquer idade, requer colposcopia ou repetição da citologia em 6 a 12 meses. Achado citológico maior que ASC-US após a repetição da citologia pede avaliação colposcópica.

O rastreamento para câncer vaginal não é recomendado para mulheres HIV soropositivas histerectomizadas por doença benigna. Pacientes imunossuprimidas que foram submetidas à histerectomia por neoplasia intraepitelial de alto grau ou câncer invasivo de colo uterino têm risco aumentado de recidiva e persistência das lesões, e devem ser seguidas com citologia anual. Em caso de resultado citológico anormal, a paciente é encaminhada para a colposcopia, e o Lugol é aconselhado, para melhor avaliar a cúpula e as paredes vaginais.[33-34]

Não existem protocolos de rastreamento para o câncer de vulva. No entanto, a vulvoscopia com biópsia é indicada quando houver lesões suspeitas na inspeção ou apalpação.

De acordo com o protocolo clínico e diretrizes terapêuticas para adulto vivendo com HIV/Aids proposto pelo Ministério da Saúde do Brasil em 2013, o rastreamento de neoplasias do canal anal deve ser realizado em todas as pessoas com história de relação receptiva anal, antecedente de HPV, histologia vulvar ou cervical anormal. Deve-se proceder ao toque retal e à coleta de material para citologia oncótica de canal anal todos os anos. A anuscopia de alta resolução será feita em face de qualquer alteração citológica.[35]

REFERÊNCIAS BIBLIOGRÁFICAS

1. UNAIDS 2010. Report on the global AIDS epidemic. Disponivel em: http://www.unAids.org

2. Boletim epidemiológico hiv Aids: 2014 27ª à 52ª semanas epidemiológicas - julho a dezembro de 2013 01ª à 26ª semanas epidemiológicas. Brasília, v.3, n.1, 2014.

3. Hladik F, et al. Preventing mucosal HIV transmission with topical microbicides: challenges and opportunities. Antiviral Res-2010;88(1):S3-S9.

4. Celum C. Sexually transmitted infections and HIV: epidemiology and interventions. Top HIV Med 2010; 18(4):138-43.

5. Nicol AF, et al. Immune response in cervical dysplasia induced by human papillomavirus: the influence of human immunodeficiency virus-1 co-infection--review. Mem Inst Oswaldo Cruz 2005;100(1):1-10.

6. Helmerhorst TJ, et al. Cervical cancer should be considered as a rare complication of oncogenic HPV infection rather than a STD. Int J Gynecol Cancer 2002;12(3):235-9.

7. Kobayashi A, et al. Lymphoid follicles are generated in high-grade cervical dysplasia and have differing characteristics depending on HIV status. Am J Pathol 2002;160(1):151-8.

8. Moscicki AB, et al. Persistence of human papillomavirus infection in HIV-infected and uninfected adolescent girls: risk factors and differences, by phylogenetic type. J Infect Dis. 2004;190(1):37-45.

9. Centers for Disease Control and Prevention. 1993 revised classification system for HIV infection and expanded surveillance case definition for AIDS among adolescents and adults. JAMA. 1993 27;269(4):460-7.

10. Kenter GG, et al. Vaccination against HPV-16 oncoproteins for vulvar intraepithelial neoplasia. N Engl J Med 2009;361(19):1838-43.

11. Byrnes DM, et al. Stressful events, pessimism, natural killer cell cytotoxicity, and cytotoxic/supressor T cells in HIV+ black women at risk for cervical cancer. Psychosomatic Medicine1998; 60 (6):714-22.

12. Mckenzie ND, et al. Women with HIV are more commonly infected with non-16 and -18 high-risk HPV types. Gynecol Oncol 2010;116(3):572-7.

13. Vuyst H, et al. Human papillomavirus vaccines in HIV-positive men and women. Curr Opin Oncol 2007;19(5):470-5.

14. Wright TC, Jr. et al. 2006 consensus guidelines for the management of women with abnormal cervical cancer screening tests. Am J Obstet Gynecol 2007;197(4):346-9.

15. Kroupis C,et al. Human papilloma virus (HPV) molecular diagnostics. Clin Chem Lab Med 2011;49(11):1783-8.

16. Conley LJ, et al. HIV-1 infection and risk of vulvovaginal and perianal condylomata acuminata and intraepithelial neoplasia: a prospective cohort study. Lancet 2002;359(9301):108-21.

17. Workowski KAet al. Sexually transmitted diseases treatment guidelines, 2010. MMWR Recomm Rep 2010;59(RR-12):1-11.

18. Speck NM, et al. Low-dose 5-fluorouracil adjuvant in laser therapy for HPV lesions in immunosupressed patients and cases of difficult control. EUR J Gynnaecol Oncol 2004; 25(5):597-101.

19. Ministério da Saúde. Instituto Nacional de Câncer José Alencar Gomes da Silva (INCA). Diretrizes brasileiras para o rastreamento do câncer do colo do útero. Ministério da Saúde- Instituto Nacional de Câncer (INCA). 2 ed. Rio de Janeiro: INCA; 2016.

20. Heard I, et al. High rate of recurrence of cervical intraepithelial neoplasia after surgery in HIV-positive women. J Acquir Immune Defic Syndr 2005; 39(4):412-8.

21. Carcelain G, et al. Reconstitution of CD4+ T lymphocytes in HIV-infected individuals following antiretroviral therapy. Curr Opin Immunol 2001;13(4):483-7.

22. Fazito E, et al. Trends in non-AIDS-related causes of death among adults with HIV/AIDS, Brazil, 1999 to 2010. Cad Saude Publica 2013; 29(8):1644-9.

23. Brasil. Ministério da Saúde. Secretaria de Assistência à Saúde. Programa Nacional de DST e AIDS. Boletim epidemiológico AIDS. Brasília: Ministério da Saúde; 2014.

24. International Collaboration on HIV and Cancer. Highly active antiretroviral therapy and incidence of cancer in human immunodeficiency virus-infected adults. J Natl Cancer Inst 2000;92(22):1823-8.

25. Palefsky JM. Human papillomavirus-related disease in people with HIV. Curr Opin HIV AIDS 2009; 4(1):52-7.

26. Patel P, et al. Incidence of types of cancer among HIV-infected persons compared with the general population in the United States, 1992-2003. Ann Intern Med 2008;148(10):728-32.

27. Goldie SJ, et al. Cost-effectiveness of screening for anal squamous intraepithelial lesions and anal cancer in human immunodeficiency virus-negative homosexual and bisexual men. Am J Med 2000;108(8):634-41.

28. Santoso JT, et al. Anal intraepithelial neoplasia in women with genital intraepithelial neoplasia. Obstet Gynecol 2010;116(3):578-82.

29. Toft L, et al. Vaccination against oncogenic human papillomavirus infection in HIV-infected populations: review of current status and future perspectives. Sex Health 2014;11(6): 511-20.

30. Domingues CMAS, et al. Norma Informativa Conjunta No 01/2015-CGPNI/DEVIT-DST/AIDS/ SVS/MS, 2015.

31. Guidelines for the Prevention and Treatment of Opportunistic Infections in HIV-Infected Adults and Adolescents. September 24, 2015. http://AIDSinfo.nih.gov. (Acessado em julho de 2017)

32. Brogly SB, et al. Human papillomavirus vaccination and cervical cytology in young minority women. Sex Transm Dis 2014;41(8):511-5.

33. Kalogirou D, et al. Vaginal intraepithelial neoplasia (VAIN) following hysterectomy in patients treated for carcinoma in situ of the cervix. Eur J Gynaecol Oncol1997;18(3):188-96.

34. Paramsothy P, et al. Abnormal vaginal cytology in HIV-infected and at-risk women after hysterectomy. J Acquir Immune Defic Syndr 2004;35(5):484-7.

35. Ministério da Saúde, Secretaria de Vigilância em Saúde, Departamento de DST, Aids e Hepatites Virais. Protocolo Clínico e Diretrizes Terapêuticas para Adultos Vivendo com HIV/Aids. Ministério da Saúde Secretaria de Vigilância em Saúde Departamento de DST, Aids e Hepatites Virais. Brasília, 2013.

Cintia Irene Parellada ■ Adriana Bittencourt Campaner

Capítulo **98**

Vacinas Antipapilomavírus Humano

■ INTRODUÇÃO

A vacina papilomavírus humano (HPV) representa um marco na prevenção efetiva dos cânceres associados ao HPV. O racional para a escolha dos tipos de HPV incluídos das vacinas HPV disponíveis comercialmente foi sua relevância na etiologia dos cânceres e das verrugas genitais. Os tipos oncogênicos 16 e 18, contidos em todas as vacinas, são responsáveis por ao menos 70% dos cânceres cervicais, 80% dos cânceres anais, 50% dos cânceres vaginais e vulvares e 30% a 70% dos de orofaringe no mundo. A vacina que contém os HPV 6 e 11 protege, ainda, contra 90% dos casos de verrugas genitais.[1,2]

■ CARACTERÍSTICAS DAS VACINAS HPV

As vacinas HPV são produzidas por meio de tecnologia de DNA recombinante e contêm partículas proteicas imunogênicas, não infecciosas, que se assemelham ao vírus (*virus like particles* – VLP). Suas características podem ser vistas na Tabela 98.1.[1,2]

Tabela 98.1 Características das vacinas HPV.[1,2]

Denominação	Vacina papilomavírus humano 6, 11, 16 e 18 (recombinante)	Vacina papilomavírus humano 16 e 18 (recombinante)
Marca	GARDASIL®	CERVARIX®
Produtor	MSD	GSK
Composição da vacina (proteína L1)	20 µg HPV6 40 µg HPV11 40 µg HPV16 20 µg HPV18	20 µg HPV16 20 µg HP V18
Adjuvante	225 µg de sulfato hidroxifosfato de alumínio amorfo	500 µg de hidróxido de alumínio e 50 µg de 3-O-desacil-4'monofosforil lipídio A (AS04)
Produção das VLP (síntese das L1 recombinantes)	Síntese da proteína L1 em sistema de expressão em *Saccharomyces cerevisiae* (fungo do pão).	Síntese da proteína L1 em sistema de expressão de baculovírus em células *de Trichoplusia ni* (inseto).
Administração	Intramuscular no deltoide ou vasto lateral da coxa	Intramuscular no deltoide
Esquema vacinal	Esquema padrão 3 doses (0, 2 e 6 meses) Esquema alternativo 9 a 13 anos 2 doses (0 e 6 meses ou 0 e 12 meses)	3 doses (0, 1 e 6 meses)
Dose de reforço	Até o momento, não é necessária	Até o momento, não é necessária

Mecanismo de ação

A infecção pelo HPV ocorre após sua entrada nas células basais do epitélio escamoso. O vírus, uma vez aderido à membrana basal do epitélio, altera sua configuração e liga-se à célula basal, entrando no seu núcleo, onde se estabelece de forma epissomal (livre no núcleo). Os anticorpos gerados pela vacina atuariam na membrana basal. Células já infectadas pelo HPV na forma epissomal apenas sofrerão o efeito dos anticorpos quando liberarem partículas capazes de infectar novas células. Assim, quando o DNA viral se integra ao genoma da célula do hospedeiro, este pode sofrer mutações e promover o desenvolvimento de neoplasias. A vacina não conseguirá, então, atuar nesse processo, por isso é chamada de vacina profilática, não possuindo aspecto terapêutico. Nestes casos, o tratamento com remoção das células com DNA de HPV integrado é essencial para a cura.[3,4]

A infecção natural pelo HPV caracteriza-se pelo pouco acesso do vírus aos nódulos linfáticos, uma vez que se trata de uma infecção de ciclo eminentemente intraepitelial e sem viremia, e, portanto, induz uma resposta imune fraca. Ao contrário, as vacinas HPV são administradas por via intramuscular, o que propicia rápido acesso das VLP aos vasos sanguíneos e aos nódulos linfáticos locais. Por esse motivo, as vacinas são muito imunogênicas, com resposta de anticorpos com pico de 10 a 10 mil vezes maior que aquela ocasionada pela infecção natural; ativam fortemente a imunidade inata e adaptativa e geram resposta consistente e integrada, resultando em memória imunológica robusta (Tabela 98.2).[5-7]

Imunogenicidade

Estudos com as vacinas HPV mostraram soroconversão específica aos tipos de HPV incluídos em sua for-

mulação em quase 100% dos indivíduos vacinados. Os estudos de Fase 3 mostraram uma indução máxima de títulos no sétimo mês, ou seja, um mês após completar o esquema vacinal com três doses. Após atingir esse pico, os níveis de anticorpos neutralizantes contra o HPV decaem durante um período 18 a 24 meses e, a partir daí, se mantêm estáveis por pelo menos 10 anos, que é o tempo máximo de seguimento dos estudos da vacina até o momento.[1,2,5-7]

Quando ocorre nova exposição ao vírus, gera-se uma elevação imediata e expressiva do nível de anticorpos em 24 a 72 horas, que chega, inclusive, a níveis superiores aos da resposta primária. Não existe um nível de anticorpos séricos que se correlaciona à proteção da vacina (correlato de proteção). Há um consenso de que a melhor medida mensurável de proteção da vacina é a eficácia comprovada em estudos clínicos contra a doença clínica. Atualmente, os estudos clínicos das vacinas HPV mostram um elevado nível de eficácia mantida por pelo menos 10 anos na prevenção de doenças relacionadas aos tipos de HPV contidos em sua constituição (Tabela 98.3).[5-7]

Eficácia

As evidências científicas disponíveis atualmente sobre as vacinas HPV são tão robustas que mais de 120 órgãos regulatórios de diferentes países aprovaram seu uso. As vacinas HPV mostraram-se muito eficazes nos diferentes desfechos em que foram pesquisadas (Tabela 98.3).[6-9]

■ INDICAÇÕES

As indicações das vacinas HPV aprovadas no Brasil pela Agência Nacional de Vigilância Sanitária (Anvisa) podem ser vistas na Tabela 98.4.[1,2] Quanto mais precoce a aplicação das vacinas HPV, a partir dos nove anos de

Tabela 98.2 Diferenças da infecção natural pelo HPV e da imunização ativa pela vacina HPV.[5]		
	Infecção natural	Imunização profilática
Tipo de infecção	Ciclo reprodutivo e transmissibilidade alta	Artificial, apenas imunogênica, não existe reprodução nem replicação do vírus. Sem transmissibilidade.
Local	Intraepitelial e sem viremia.	Intramuscular e estímulo sistêmico.
Quantidade de inóculo	Pequena e pode não ativar eficazmente ou mesmo passar despercebida pelo sistema imune	Grande e com adjuvante para ativar o sistema imune
Níveis de anticorpos	Baixos	Altos
Tempo para ativar resposta imune/duração da proteção	Lento (6 a 24 meses a depender do tipo de HPV) e proteção fugaz	Rápido (após segunda dose já existe proteção) e proteção duradoura

idade, melhor será o nível de anticorpos neutralizantes específicos atingidos. A vacinação continua válida após o início da vida sexual ou mesmo após uma infecção por esse vírus, com desenvolvimento ou não de lesões.[10]

A probabilidade de infecção simultânea por todos os tipos de HPV contidos na vacina é muito baixa. Wiley e et al. (2012) avaliaram 2.255 adolescentes de 16 a 23 anos de idade que relataram ter tido menos de cinco

Tabela 98.3 Eficácia das vacinas HPV.[6,7]

Vacina	Desfecho/tipo de HPV	Eficácia da vacina	
		%	IC *
Vacina HPV 16 e 18 (recombinante)	NIC2/3 ou AIS		
	HPV 16 e/ou 18	**92,9**	(79,9–98,3)
	HPV 16	**95,7**	(82,9–99,6)
	HPV 18	**86,7**	(39,7–98,7)
Vacina HPV 6, 11, 16 E 18 (recombinante)	NIC2/3 ou AIS		
	HPV 6, 11, 16 e 18	**98,2**	(93,3–99,8)
	HPV 16	**97,6**	(91,1–99,7)
	HPV 18	**100,0**	(86,6–100,0)
	NIV2/3 ou NIVA 2/3		
	HPV 6, 11, 16 e 18	**100,0**	(82,6–100,0)
	HPV 16	**100,0**	(76,5–100,0)
	HPV 18	**100,0**	(< 0–100,0)
	Verrugas genitais		
	HPV 6 e 11 (mulheres)	**99,0**	(96,2–99,9)
	HPV 6 e 11 (homens)	**89,4**	(65,5–97,9)
	NIA 2/3 (homens)	**74,9**	(8,8–95,4)

NIC: neoplasia intraepitelial cervical; AIS adenocarcinoma *in situ*; NIV: neoplasia intraepitelial vulvar; NIVA: neoplasia intraepitelial vaginal; IC: intervalo de confiança. Esta análise inclui o grupo de acordo com o protocolo (ATP) do estudo PATRICIA da vacina HPV 16 e 18 e o grupo população por protocolo (PPP) do estudo FUTURE e do estudo em homens da vacina 6, 11, 16 e 18 (recombinante). As mulheres e homens que pertenciam aos grupos ATP e PPP eram soronegativos e PCR negativos no dia da inclusão e também no mês 6/7 pós-vacinação, todas receberam as três doses da vacina. *IC 96,1% [vacina HPV 16 e 18 (recombinante)] e 95% [vacina HPV 6, 11, 16 e 18(recombinante)].

Tabela 98.4 Indicações das vacinas HPV aprovadas pela Anvisa.[1,2]

Vacina HPV 6, 11, 16 e 18 (recombinante)		Vacina HPV 16 e 18 (recombinante)
Mulheres	Homens	Mulheres
Faixa etária: 9 a 45 anos Prevenção de infecção, cânceres do colo do útero, vagina, vulva e ânus e lesões precursoras causadas pelos HPV 6, 11, 16 e 18 Prevenção de verrugas genitais	**Faixa etária:** 9 a 26 anos Prevenção de infecção, câncer anal e lesões precursoras causadas pelos HPV 6, 11, 16 e 18 Prevenção de verrugas genitais	**Faixa etária:** a partir de 9 anos Prevenção de infecção, câncer do colo do útero e lesões precursoras causadas pelos HPV 16,18

Atualizações e mais informações das bulas podem ser vistas em *www.anvisa.gov.br/fila_bula.*

parceiros na vida e sem histórico de anormalidades citológicas prévias. Observou-se que a maioria das jovens teria se beneficiado com a vacinação contra o HPV, pois 98% delas não apresentavam evidência (sorologia e/ou PCR positivos) de exposição prévia aos HPV 16 ou 18, e 99,6% não apresentaram evidência a pelo menos um dos tipos de HPV 6, 11, 16 ou 18.[10]

VACINAÇÃO EM GRUPOS ESPECIAIS

Uso na gestação e amamentação

As gestantes devem ser orientadas a interromper e adiar o seu esquema de vacinação da vacina HPV, reiniciando-o logo após o parto. Quando administrada a mulheres que engravidaram durante os estudos clínicos, não pareceu afetar adversamente o resultado da gestação. A taxa de aborto e de malformações ficaram dentro do esperado para a população.[4,5] As mulheres em lactação podem receber a vacina HPV.[1,2,6,7]

Uso em indivíduos imunossuprimidos

Por não serem vacinas vivas, portanto, inativadas, não há a possibilidade de causarem ou reproduzirem a infecção por HPV.[1,2] Podem ser administradas em indivíduos com imunodeficiência primária ou secundária à doença e/ou medicações, parecendo não haver diferenças na produção de anticorpos em relação a indivíduos saudáveis da mesma faixa etária.[7]

Uso em indivíduos infectados por HIV

Já existem dados de imunogenicidade e segurança das vacinas HPV em indivíduos infectados pelo HIV. Houve resposta imune robusta e a vacina foi bem tolerada nessa população.[7]

Uso em crianças e jovens que sofrem abuso sexual

A Academia Americana de Pediatria (AAP) recomenda a vacinação contra o HPV em crianças e adolescentes vítimas de abuso sexual. Ressalta ainda que, nas crianças vítimas de abuso sexual, mais de 70% das infecções sexualmente transmitidas nos exames de acompanhamento foram por HPV.[11]

Em suas recomendações sobre a vacinação contra o HPV, o *Advisory Committee on Immunization Practices* (ACIP) reforça que os profissionais de Saúde que avaliam e tratam crianças e jovens que são suspeitas ou vítimas confirmadas de violência ou abuso sexual deveriam estar cientes da necessidade da vacinação contra o HPV.[7]

A violência e o abuso sexual aumentam o risco de infecção por HPV atribuível ao ato do abuso *per se* e o risco futuro potencial de comportamentos de alto risco. Sabe-se que crianças vítimas de abuso ou violência sexual

possuem maior probabilidade de terem relações não seguras e desprotegidas, além de um início desse comportamento em idade precoce, em comparação a crianças que não sofreram abuso. Apesar de a vacinação contra o HPV não promover o desaparecimento viral ou proteger contra doença atribuível aos tipos de HPV já adquiridos, a vacinação protegeria contra os tipos de vírus vacinais ainda não adquiridos.[7]

PROTEÇÃO CRUZADA CONTRA OUTROS TIPOS DE HPV NÃO CONTIDOS NA VACINA

As vacinas HPV parecem exibir uma proteção cruzada parcial contra outros tipos filogeneticamente relacionados aos HPV 16 (espécie alfapapilomavírus A9: 31, 33, 35, 52 e 58) e 18 (espécie alfapapilomavírus A7: 39, 45, 59 e 68). Sabe-se que a proteção cruzada é um fator real, mas deve ser vista como um benefício plausível que talvez possa ocorrer em alguns indivíduos.[12]

Como os estudos das vacinas HPV não foram delineados para analisar a proteção contra outros tipos, não havendo ajuste para múltipla infecção, todos os dados de proteção cruzada devem ser interpretados com cautela e como possível ganho adicional.[12]

Uma importante metanálise permitiu a comparação dos resultados com menor desvio da realidade em relação à proteção cruzada das vacinas HPV. Observou-se que os dados dos estudos pivotais (Future I e II) da vacina HPV 6, 11, 16 e 18 (recombinante) eram bastante homogêneos, enquanto as informações dos estudos (Patricia, HPV007 e HPV023) da vacina HPV 16 e 18 (recombinante) eram heterogêneas e não puderam ser analisadas em conjunto. Os autores chegaram à conclusão de que os níveis de anticorpos para ambas as vacinas se mantêm elevados para os HPV 16 e 18, contudo, os níveis de anticorpos para os HPV 31, 33 e 45 decaem significativamente em dois anos, aproximando-se daqueles obtidos com a imunidade natural, sugerindo perda da proteção cruzada.[12]

CONTRAINDICAÇÕES

A única contraindicação a vacinas HPV é a hipersensibilidade aos princípios ativos ou a qualquer dos excipientes da vacina. As pessoas que desenvolvem sintomas indicativos de hipersensibilidade após receber uma dose da vacina HPV não devem receber outras doses.[1,2,7]

ESQUEMA VACINAL

A vacina HPV deve ser administrada por via intramuscular em três doses de 0,5 mL, de acordo com o seguinte esquema: 0, um-dois e seis meses.[1,2] Para jovens de 9 a 13 anos, a vacina papilomavírus humano 6, 11, 16 e 18 possui regime alternativo de duas doses em 0 e seis meses ou 0 e 12 meses.[1,2,7]

A Organização Mundial da Saúde recomenda para ambas as vacinas HPV, para mulheres com menos de 15 anos em programas nacionais de imunizações, o esquema vacinal com duas doses, com um intervalo de seis meses entre elas.[13] Essa decisão foi embasada após uma revisão das evidências, demonstrando que a média dos títulos geométricos de anticorpos pós-vacinais é não inferior em adolescentes abaixo de 15 anos, reconhecendo a redução de custos e vantagens programáticas.[14] Aquelas que têm ≥ 15 anos, no momento da segunda dose, também estão adequadamente protegidas por duas doses. O esquema de três doses (0, 1 a 2 e 6 meses) é recomendado para mulheres ≥ 15 anos e para aqueles que são imunocomprometidos e/ou infectados pelo HIV (independentemente de estarem recebendo terapia antirretroviral).[13]

Se o esquema vacinal for interrompido ou espaçado, as doses já recebidas não precisam ser refeitas e o esquema vacinal deve ser retomado de onde foi interrompido. Não há um intervalo máximo entre as doses recomendadas. No entanto, é sugerido um intervalo não superior a 12 meses, podendo ser estendido até 15 meses, para completar o esquema imediatamente e antes de se tornarem sexualmente ativas.[7,13]

Para garantir a imunogenicidade da vacina, deve ser respeitado o intervalo mínimo entre as doses. Apenas as doses aplicadas com intervalos menores do que os recomendados devem ser refeitas.[7] No esquema de três doses padrão, deve-se respeitar o intervalo entre a primeira e a segunda dose de quatro semanas (1 mês); entre a segunda e a terceira dose de 12 semanas (3 meses); e entre a primeira e a terceira dose de 24 meses (6 meses). No esquema de duas doses, se o intervalo entre as doses for mais curto do que cinco meses, uma terceira dose deve ser administrada pelo menos seis meses após a primeira dose.[7,13]

Quando possível, a mesma vacina HPV deve ser utilizada para completar o esquema vacinal. Nenhum estudo avaliou a intercambialidade entre as vacinas HPV. Entretanto, se a clínica de imunização não conhece ou não tem disponível a vacina HPV previamente administrada, qualquer vacina HPV pode ser utilizada para completar o esquema vacinal contra os HPV 16 e 18. Para prevenção de verrugas genitais por HPV 6 e 11, a série vacinal com menos de três doses da vacina que contém esses tipos em sua constituição poderia fornecer menor proteção contra verrugas genitais do que o esquema vacinal completo.[7]

■ VACINAÇÃO CONTRA O HPV EM PROGRAMAS NACIONAIS DE IMUNIZAÇÕES

Em 2014, introduziu-se no Brasil a vacina papilomavírus humano 6, 11, 16 e 18 (recombinante) no calendário do Sistema Único de Saúde (SUS) para a po-

pulação-alvo de meninas de 9 a 13 anos, com esquema vacinal estendido, composto de três doses em 0, 6 e 60 meses. Em 2015, foi acrescida nesse grupo a população beneficiada pela vacina, mulheres com HIV independentemente da faixa etária. A recomendação é seguir com o esquema vacinal padrão, composto de três doses em zero, dois e seis meses.

Após mais de sete anos, desde que os primeiros países implementaram a vacina contra o HPV em seus programas nacionais de imunizações, resultados promissores já estão se materializando.

Em função de a Austrália ter sido o primeiro país a disponibilizar gratuitamente, em 2007, a vacina HPV (6, 11, 16 e 18) para meninas e mulheres de 12 a 26 anos, e manter taxas exemplares de cobertura vacinal (70% em média para indivíduos com idades entre 12 e 17 anos e maior que 32% para faixa entre 18 e 26 anos), os resultados obtidos no país merecem atenção:[15-18]

- Redução de 93% das verrugas genitais na população feminina com menos de 21 anos.
- Redução de 77% dos HPV contidos na vacina papilomavírus humano 6, 11, 16 e 18 (recombinante), caindo a prevalência destes HPV de 28,7% para apenas 6,7%, na população estudada.
- Redução de mais de 50% das alterações da citologia e das lesões que antecedem o câncer do colo do útero.

Outra análise importante foi conduzida em nove países sobre os resultados dos quatro primeiros anos pós-implementação da vacinação contra o HPV (Estados Unidos, Austrália, Reino Unido, Escócia, Nova Zelândia, Suíça, Dinamarca, Canadá e Alemanha), o que representou o acompanhamento de cerca de 140 milhões de pessoas-ano e permitiu concluir que:[19]

Nos países com cobertura vacinal acima de 50% da população-alvo, observou-se:

- Declínio rápido e cumulativo das verrugas genitais a partir da introdução da vacinação contra o HPV.
- 61% de redução das verrugas genitais em meninas de 13 a 19 anos.
- 68% de redução da infecção pelos HPV 16 e 18, detectada a partir do primeiro ano após a introdução da vacina.
- 30% de redução das infecções pelos tipos de HPV 31, 33 e 45 em garotas de 13 a 19 anos, sugerindo proteção cruzada (quando existe proteção contra outros tipos de HPV não presentes na vacina). Acredita-se que isso ocorra pela ação dos anticorpos, que acabam atuando em tipos de HPV com constituição semelhante. Isso deve ser considera-

do um benefício adicional, pois não tem a mesma eficácia de 100% de proteção como os tipos contidos nas vacinas.

- Redução de infecção/doença relacionada aos HPV contidos nas vacinas em indivíduos não vacinados, ou seja, meninos/homens < 20 anos de idade e mulheres de 20 a 39 anos, sugerindo um efeito de grupo ou rebanho (quando existe benefício em indivíduos não vacinados pela redução da circulação do vírus na população).

Nos países com cobertura vacinal de meninas < 50%, observou-se:

- Redução significativa das infecções pelos HPV 16 e 18, da ordem de 50%.
- Redução em um nível bem mais baixo das verrugas genitais que se tornaram significativas apenas no terceiro ano após a introdução da vacina.
- Não se observaram benefícios relacionados à redução de infecção ou doença em indivíduos não vacinados e em homens mais velhos, ou seja, não houve efeito de grupo ou proteção coletiva.

O estudo também demonstrou que os maiores declínios foram vistos nos países que implementaram a estratégia vacinal escolar (Reino Unido, Austrália e Nova Zelândia).

■ EXAMES SUBSIDIÁRIOS PRÉ E PÓS-VACINAÇÃO

Independentemente da idade, não é recomendado nenhum exame subsidiário pré ou pós-vacinação contra o HPV e não existem testes sorológicos comercialmente disponíveis para dosar os anticorpos contra o HPV.[5,7]

■ USO CONCOMITANTE COM OUTRAS VACINAS

A vacina HPV pode ser administrada com outras vacinas apropriadas para a idade. Cada vacina deve ser administrada utilizando seringa própria, em um local anatômico diferente. Os princípios gerais de imunização enfatizam que "não existe evidência de que vacinas inativadas interfiram com a resposta imune de outras vacinas vivas ou inativadas". Uma vacina inativada pode ser administrada simultaneamente ou em qualquer data antes ou depois de outra vacina (viva ou inativada).[5,7]

■ PERFIL DE SEGURANÇA/ REAÇÕES ADVERSAS

As vacinas HPV são eficazes e seguras, não induzem à infecção porque não contêm o HPV, nem material bioló-

gico vivo ou atenuado. O perfil de segurança das vacinas HPV foi confirmado por seu amplo uso, com mais de 175 milhões de doses distribuídas no mundo, estando incluída no calendário vacinal de mais de 57 países.[1,2,7,13]

A Organização Mundial da Saúde (OMS) ressalta em seus relatórios que a vacinação contra o HPV é muito segura. Os principais órgãos nacionais e internacionais de Saúde, incluindo a *Australia Therapeutic Goods Administration* (TGA)/Atagi, os Centros para Controle e Prevenção de Doenças dos EUA (CDC), a Agência Europeia de Medicamentos (EMA) e a Agência Nacional de Vigilância Sanitária (Anvisa) monitoram continuamente todas as informações de segurança sobre a vacina HPV e recomendam o seu uso.[1,2,7,13]

A maioria dos eventos adversos se restringe ao local da injeção. Nos estudos clínicos, reações locais leves e temporárias no local da injeção (eritema, dor e inchaço) foram 10% a 20% mais frequentes entre os indivíduos vacinados em comparação aos grupos controle. Os raros eventos adversos sistêmicos e graves não tiveram incidência maior que a esperada para a população geral, nos grupos considerados para a vacinação, não havendo relação de causalidade.[1,2,7,13]

Pode ocorrer síncope (desmaio) após a administração de qualquer vacina, especialmente em adolescentes, causada por resposta psicogênica à injeção por agulhas, acompanhada por outros sinais neurológicos, como distúrbios visuais transitórios, parestesia, movimentos tonicoclônicos dos membros durante a recuperação. É importante deixar o adolescente sentado por 15 minutos após receber qualquer vacina.[1,2,7,13]

■ RELAÇÃO ENTRE VACINA HPV E ATIVIDADE SEXUAL

Em jovens, os profissionais de Saúde e pais precisam entender que não se trata de uma vacina ligada ao exercício ou início da sexualidade. A vacina HPV nada mais é que uma forma de prevenção da infecção pelo HPV e de doenças relacionadas, como as verrugas genitais e os cânceres para a vida futura.[20]

Um estudo em 1.398 meninas entre 11 a 12 anos, vacinadas e acompanhadas por três anos, mostrou que não houve diferença entre a idade de início da atividade sexual nas vacinadas, em relação às não vacinadas.[20]

A administração da vacina HPV não substitui as ações de promoção da saúde. Os indivíduos vacinados, quando atingirem a faixa etária apropriada, assim como qualquer outro adolescente, devem receber orientação quanto ao uso de preservativos para a prevenção da infecção por outros tipos de HPV não incluídos nas vacinas, além de outras doenças sexualmente transmissíveis.

Indivíduos sexualmente ativos

As recomendações da Sociedade Brasileira de Imunizações (SBIm) e da Associação Brasileira de Patologia do Trato Genital Inferior e Colposcopia (ABPTGIC) ressaltam que o maior potencial benéfico para a vacinação rotineira do sexo feminino é na pré-adolescência (a partir dos 9 anos de idade), mas mulheres mesmo que previamente infectadas e ≥ 26 anos de idade, também podem se beneficiar da vacinação contra o HPV.[21,22]

O *Advisory Committee on Immunization Practices* (ACIP) afirma que a vacinação contra o HPV também é recomendada para mulheres com anormalidades em seus exames de prevenção do câncer do colo do útero ou com histórico/evidência clínica de verrugas genitais, pois a imunização pode fornecer proteção adicional contra infecções por outros tipos de HPV. O ACIP alerta também que é necessário orientar as mulheres que a vacina não tem efeito terapêutico em infecções por HPV ou anormalidades preexistentes no exame de Papanicolaou.[7] Assim, as vacinas não são indicadas para tratamento de lesões genitais externas ativas, câncer do colo do útero, vulvar, vaginal ou anal, bem como de suas lesões precursoras.[1,2]

Cerca de 15% do total das mulheres que participaram dos estudos clínicos tinham evidência de infecção transmitida por um ou mais tipos de HPV contidos na vacina (sorologia positiva e DNA de HPV negativo). Essas mulheres com evidência de infecção anterior, que havia sido eliminada no início da vacinação, foram protegidas da reaquisição ou recorrência de infecção, resultando em doença clínica.[1,2]

Estudos levantam a hipótese de que, em indivíduos imunizados, os anticorpos gerados pela vacina de HPV evitariam a reinfecção, ou seja, impediriam a ligação viral à membrana celular e a entrada do HPV dentro de novas células.[3,4]

Apesar de estudos mostrarem uma redução da recidiva da doença,[23-25] ela não será efetiva em todos os casos. Tal fato poderia ser explicado pela presença de células residuais com DNA de HPV integrado ou áreas já alteradas e que não foram diagnosticadas previamente, ou, ainda, infecção simultânea por tipos de HPV não incluídos na vacina.[3,4]

Rastreamento do câncer do colo do útero em mulheres vacinadas

A vacinação não substitui o rastreamento de rotina do câncer do colo do útero. São métodos que se complementam para dar maior proteção à mulher contra o desenvolvimento de neoplasias genitais por prevenção primária (evita a infecção pelo vírus) e por prevenção secundária (detecção precoce de doença). Além disso, a vacina não é terapêutica, ou seja, ela não é capaz de alterar a história natural das infecções já instaladas, que, em alguns casos, progridem para o desenvolvimento de lesões precursoras e cânceres.[5,7]

Futuro

Para o futuro, aguarda-se a aprovação, no Brasil, da vacina profilática contra o HPV com maior abrangência de sorotipos. A vacina papilomavírus humano 9-valente (recombinante) contém os quatro tipos de HPV (6, 11, 16 e 18) contidos na vacina papilomavírus humano 6, 11, 16 e 18 (recombinante) e mais cinco outros tipos de HPV (31, 33, 45, 52 e 58).[26]

A vacina papilomavírus humano 9-valente (recombinante) expande o benefício clínico das vacinas HPV para prevenção em cerca de 90% dos cânceres do colo do útero e maior espectro dos casos de displasia cervical (neoplasia intraepitelial cervical graus [NIC] 1, 2 e 3) (Tabela 98.5). Ao proteger contra 80% das NIC 2 e 3,

Tabela 98.5 Atribuição dos tipos da vacina papilomavírus humano 9-valente (recombinante) para lesões do colo do útero em todo o mundo.[21]

Tipo de lesão	Atribuição		
	6, 11, 16 e 18	31, 33, 45, 52 e 58[†]	6, 11, 16, 18, 31, 33, 45, 52 e 58
Câncer do colo do útero	70%	20%	90%
AIS	95%	<5%	> 95%
NIC 2/3	50%	30%	75–85%
NIC 3	55-65%	25-30%	85–90%
NIC 2	40%	30-35%	70–75%
NIC 1	30-35%[‡]	25%	50–60%*

[†] Na ausência de tipos de HPV 6, 11, 16 e 18.
[‡] HPV 6 e 11 são responsáveis por ~5% das lesões NIC 1.
Maior porcentagem de casos de câncer do colo do útero invasivo (70%) em relação à NIC 2/3 (50%) pelo tipos de HPV 16 e 18 é consistente com o menor tempo necessário para progressão de câncer invasivo por esses tipos *versus* outros tipos de HPV oncogênicos.

o método se iguala ou excede a eficácia da maioria dos programas de triagem de câncer do colo do útero.[26]

Nos Estados Unidos, onde essa vacina foi aprovada pelo seu órgão regulatório, em fevereiro de 2015 o *Advisory Committee on Immunization Practices* (ACIP) recomendou a vacina papilomavírus humano 9-valente (recombinante) como uma das três vacinas HPV que podem ser utilizadas para vacinação de rotina. Em março de 2015, o ACIP publicou uma atualização das recomendações de vacinação contra o HPV, com a inclusão da vacina papilomavírus humano 9-valente (recombinante).[26] Em junho de 2015, o ACIP discutiu o tema da revacinação com a vacina papilomavírus humano 9-valente (recombinante) em pacientes previamente vacinados contra o HPV. Apesar de um estudo não mostrar problemas potenciais de segurança entre as mulheres revacinadas, o ACIP observou que o benefício da revacinação contra os cinco tipos adicionais de HPV protegeria principalmente as mulheres, já que apenas uma pequena percentagem de cânceres associados ao HPV em homens são causados por esses cinco tipos adicionais contidos na vacina papilomavírus humano 9-valente (recombinante).[27]

Conclusão

A vacinação contra o HPV pode mudar o panorama do câncer e das verrugas genitais, pois somente a prevenção modifica a história natural das doenças; neste caso, as relacionadas ao HPV.

REFERÊNCIAS BIBLIOGRÁFICAS

1. Bula da vacina papilomavírus humano 6, 11, 16 e 18 (recombinante). Disponível em http://www.anvisa.gov.br/datavisa/fila_bula/index.asp. (Acessado em 29/11/2015)

2. Bula da vacina papilomavírus humano 16 e 18 (recombinante). Disponível em http://www.anvisa.gov.br/datavisa/fila_bula/index.asp. (Acessado em 29/11/2015)

3. Swedish KA, et al. Prevention of recurrent high-grade anal neoplasia with quadrivalent human papillomavirus vaccination of men who have sex with men: a nonconcurrent cohort study. CID 2012; 54(7):891-9.

4. Schiller JT, et al RC. Current understanding of the mechanism of HPV infection. Gynecol Oncol. 2010 Jun;118 (1 Suppl):S12-S5.

5. Parellada CI, et al. Vacinas contra o papilomavírus humano: aspectos atuais. Rev Bras Patol Trato Genit Infer 2012;2(2):47-51.

6. Centers for Disease Control and Prevention (CDC). FDA Licensure of Bivalent Human Papillomavirus Vaccine (HPV2, Cervarix) for Use in Females and Updated HPV Vaccination Recommendations from the Advisory Committee on Immunization Practices (ACIP). MMWR Morb Mortal Wkly Rep. 2010 May 28;59(20):626-9.

7. Markowitz LE, et al. Human papillomavirus vaccination: recommendations of the Advisory Committee on Immunization Practices (ACIP). MMWR Recomm Rep 2014;63(RR-05):1-8.

8. Schiller JT, et al. A review of clinical trials of human papillomavirus prophylactic vaccines. Vaccine 2012;30(Suppl 5):F123-9.

9. Lenzi A, et al. Rome Consensus Conference – statement; human papilloma virus diseases in males. BMC Public Health 2013;13:117.

10. Wiley DJ, et al. Behavioral and sociodemographic risk factors for serological and DNA evidence of HPV 6, 11, 16, 18 infections. Cancer Epidemiol. 2012 Jun;36(3):e183-9.

11. Willoughby Jr. RE, et al. What's new with HPV vaccine?It's safe, effective and should be considered for sexual abuse victims. AAP News 2013;4(5):27-33.

12. Malagón T, et al. Cross-protective efficacy of two human papillomavirus vaccines: a systematic review and meta-analysis. Lancet Infect Dis. 2012;12(10):781-9.

13. World Health Organization. Human papillomavirus vaccines: WHO position paper October 2014. Disponível em: http://www.who.int/wer/2014/wer8943.pdf?ua=1. (Acesso em 29/11/2015)

14. Dobson S, et al. Immunogenicity of 2 doses of HPV vaccine in younger adolescents vs 3 doses in young women: a randomized clinical trial. JAMA 2013;309(17):1793-8.

15. Ali H, et al. Genital warts in young Australians five years into national human papillomavirus vaccination programme: national surveillance data. BMJ. 2013 ;346:f2032.

16. Tabrizi SN, et al. Fall in human papillomavirus prevalence following a national vaccination program. J Infect Dis 2012;206(11):1645-9.

17. Brotherton JM, et al. Early effect of the HPV vaccination programme on cervical abnormalities in Victoria, Australia: an ecological study. Lancet 2011;377(9783):2085-7.

18. Howe M. Australian HPV vaccination programme yields results. Lancet Oncol 2014;15(13):e591-8.

19. Drolet M, et al. Population-level impact and herd effects following human papillomavirus vaccination programmes: a systematic review and meta-analysis. Lancet Infect Dis 2015;15(5):565-8.

20. Bednarczyk RA, et al. Sexual-activity related outcomes after human papillomavirus vaccination of 11- to 12-year-olds. Pediatrics 2012;130(5):798-103.

21. Sociedade Brasileira de Imunizações (SBIm). Calendário de Vacinação da mulher. Recomendações da Sociedade Brasileira de Imunizações – 2014/2015. Disponível em http://www.sbim.org.br/wp-content/uploads/2015/03/calend-sbim-mulher-20-59anos-2014-15-150306.pdf. (Acesso em 13/11/2015)

22. Associação Brasileira de Patologia do Trato Genital Inferior e Colposcopia. Recomendações da ABPTGIC para vacinação contra HPV. Rev Bras Patol Trato Genit Infer 2012;2(2):97-100.

23. Joura EA, et al. Effect of the human papillomavirus (HPV) quadrivalent vaccine in a subgroup of women with cer-

vical and vulvar disease: retrospective pooled analysis of trial data. BMJ 2012;344:e1401.

24. Kang W, et al. Is vaccination with quadrivalent HPV vaccine after loop electrosurgical excision procedure effective in preventing recurrence in patients with high-grade cervical intraepithelial neoplasia (CIN2-3)? Gynecol Oncol 2013;130(2):264-70.

25. Swedish KA, et al. Prevention of anal condyloma with quadrivalent human papillomavirus vaccination of older men who have sex with men. PLoS One. 2014 Apr 8; 9(4):e93393.

26. Petrosky E, et al. Use of 9-valent human papillomavirus (HPV) vaccine: updated HPV vaccination recommendations of the advisory committee on immunization practices. MMWR Morb Mortal Wkly Rep 2015;64(11):300-11.

27. Centers for Disease Control and Prevention. [homepage na internet] Supplemental information and guidance for vaccination providers regarding use of 9-valent HPV vaccine. Disponível em: http://www.cdc.gov/hpv/downloads/9vHPV-guidance.pdf. (Acesso em 29/11/2015)

Capítulo **99**

■ **Valeria Grisolia de Freitas** ■ **Silvana Maria Silva Fernandes**

Lesões Benignas do Trato Genital Inferior

■ INTRODUÇÃO

O trato genital inferior (TGI) feminino é formado pela vulva, pela vagina e colo do útero.[1]

As afecções benignas que acometem o TGI, de acordo com a terminologia colposcópica do colo do útero e vagina da *International Federation of Cervical Pathology and Colposcopy* (IFCPC) Rio/2011, são classificadas como achados normais e miscelânia. Incluem: a zona de transformação congênita, condilomas, anomalias congênitas, tumores benignos, traumas, sequelas iatrogênicas, infecciosas e pós-traumáticas, ectopia, endometriose e a deciduose (na gravidez).[2]

As dermatoses vulvares e as infecções, especificamente causadas pelo Papilomavírus Humano (HPV) e as Doenças Sexualmente Transmissíveis (DSTs) são descritas em outros capítulos.

De maneira geral as lesões benignas do TGI são frequentemente encontradas ao exame ginecológico de rotina, muitas vezes assintomáticas.

■ ECTOPIA

No colo do útero, do ponto de vista histológico, encontramos dois tipos de epitélios: no canal endocervical, o epitélio colunar simples, e na ectocérvice, o escamoso estratificado. A junção escamocolunar (JEC) encontra-se anatomicamente no nível do orifício externo do colo, mas sua topografia varia conforme as diferentes fases da vida da mulher obedecendo a estímulo hormonal.

Ectopia é a presença de epitélio colunar, incluindo glândulas e estroma, sobre a ectocérvice (Figura 99.1). Estando a junção escamocolunar (Figura 99.2) exteriorizada para além do orifício externo do colo uterino, o epitélio glandular monoestratificado sofre ação do pH

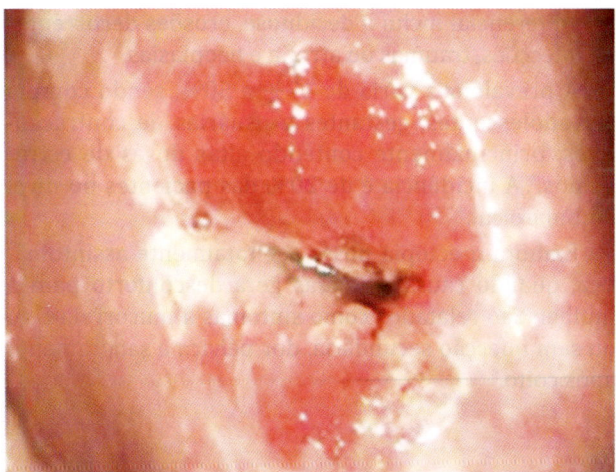

Figura 99.1 Ectopia em paciente jovem. Acervo Nuprev – Unifesp.

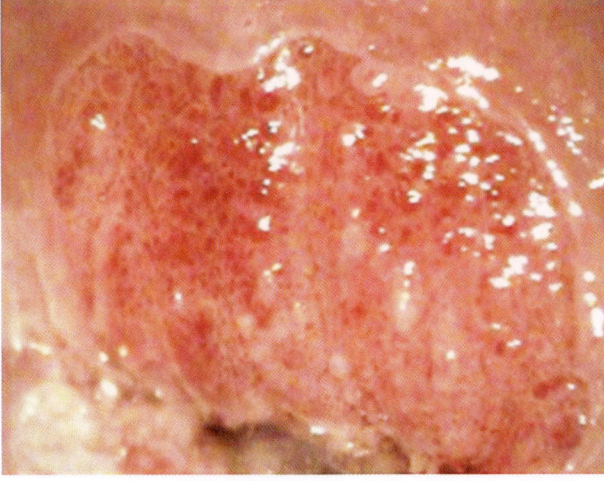

Figura 99.2 Junção escamocolunar (JEC). Acervo Nuprev – Unifesp.

vaginal ácido, desencadeando mecanismo reparativo fisiológico, denominado metaplasia escamosa. A duração do processo é de meses ou anos, até a completa repavimentação, sendo a área resultante chamada de zona de transformação (ZT) ou terceira mucosa (Figura 99.3). Distinguem-se três tipos de ZT de acordo com a sua localização em relação ao canal endocervical:

- tipo 1 quando é totalmente visualizada;
- tipo 2 se adentra o canal endocervical, mas seus limites ainda podem ser visualizados;
- tipo 3 quando se perde no canal os seus limites.[2]

O diagnóstico é clínico, feito pelo exame especular, onde se observa mácula rubra, simulando uma "ferida". A confirmação é por meio da colposcopia, sendo necessária a exclusão de anormalidade citológica. O diagnóstico diferencial inclui a deciduose, erosões decorrentes de infecções, traumas ou atrofia e neoplasias.

A prevalência varia de 17% a 50%, sendo comum em adolescentes, gestantes e usuárias de contraceptivos, principalmente contendo altas doses de estrogênios.[3] A incidência é de 20% das pacientes no nível ambulatorial.[4]

Embora a ectopia possa ser totalmente assintomática, quando causa sintomas gera desconforto para a mulher. São relatados como sintomas a mucorreia com ou sem infecção secundária, dor pélvica e sangramento após coito.[5]

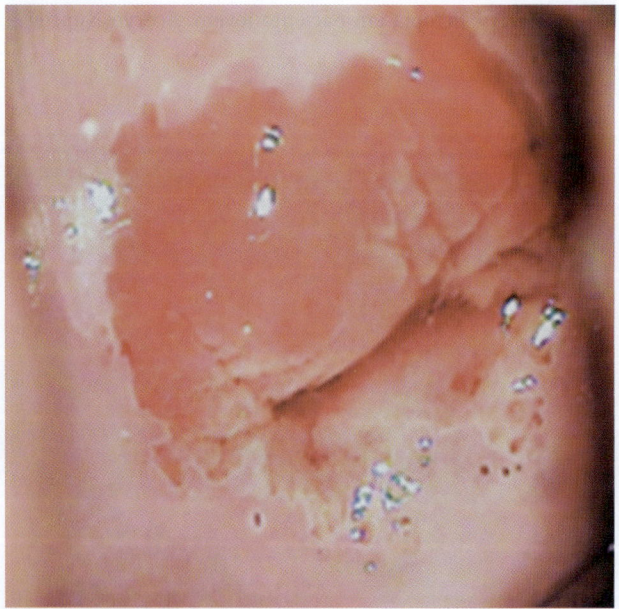

Figura 99.3 Ectopia extensa com zona de transformação. Acervo Nuprev – Unifesp.

Os fatores de risco envolvidos na persistência da ectopia, por influenciarem na metaplasia, são a vaginose bacteriana, o contraceptivo hormonal, o número de gestações e o tabagismo.[6] A vaginose bacteriana caracteriza-se por desvio da microbiota vaginal provocada pelos agentes *Gardnerella vaginalis* e *Mobiluncus* sp.; estas bactérias alcalinizam o pH vaginal, o que retarda o processo metaplásico.

A influência dos esteroides ovarianos sobre a persistência da ectopia está relacionada com o edema estromal. Este fato tem sido muito estudado, pela maior utilização dos contraceptivos hormonais pela população jovem.[7] Na ZT há maior número de receptores de estrogênio e progesterona, e os anticoncepcionais orais combinados promovem, portanto, aceleração do processo de metaplasia, com ênfase à ação isolada da medroxiprogesterona.[8-10]

O tabagismo parece ser fator protetor, acelerando o processo de maturação; a nicotina e seus metabólicos são encontrados no muco cervical e relacionam-se com a secreção de citocinas. Em estudo com adolescentes fumantes com ectopia, Hwang et al. encontraram aumento na maturação de 3,9% em quatro meses.

A decisão por conduta expectante diante da ectopia é justificada considerando-se a evolução natural. Já justificada para tratamento do ectrópio são alta incidência de processo inflamatório associado, de possível evolução da reparação para formas displásicas e de alta incidência de doenças sexualmente transmissíveis concomitantes.[12]

Além disso, há a possibilidade da associação de ectopia com infecção cervical por *Chlamydia tracomatis*, pelo Papilomavírus Humano (HPV), relação com as neoplasias cervicais e maior risco de soroconversão para a imunodeficiência humana adquirida (HIV).[5,9,13]

Outro aspecto avaliado por Miyatake et al. é a preferência do vírus HPV em replicar no tecido metaplásico imaturo, podendo induzir a lesões precursoras de câncer cervical.

Vários métodos de tratamento são propostos, com respostas satisfatórias. As alternativas terapêuticas são eletrocoagulação ou diatermocoagulação, criocauterização, métodos químicos e, recentemente, vaporização a *laser* e a coagulação ou ressecção com alças de ondas de alta frequência.[5]

Todos os métodos envolvem atuação direta sobre o colo uterino e não são isentos de efeitos colaterais. Os efeitos adversos após diatermocoagulação são infecção secundária, hemorragia e, consequente à esclerose cicatricial do córion, a possibilidade de estenose do canal e sinéquia cervical.[14] Indiretamente, essas sequelas podem provocar dismenorreia secundária, constituir fator de infertilidade conjugal e desencadear distócia na fase de dilatação durante o trabalho de parto.

Não há evidências que justifiquem a destruição da ectopia, reservando-a a casos selecionados com mucorreia e sangramento ao coito. Faz-se necessário, antes da destruição, a coleta de material para exame citológico. A pesquisa de *Chlamydia tracomatis* é recomendada em pacientes jovens pela alta prevalência nelas; no entanto, a pesquisa do HPV oncogênico não está indicada para aquelas abaixo de 30 anos.

Zona de transformação congênita

As características epiteliais primárias da vagina e do útero na mulher adulta são determinadas durante o desenvolvimento pré-natal e dependem da interação entre epitélio e estroma. O desenvolvimento do epitélio vaginal, baseado em achados imuno-histoquímicos, é definido nos estágios embriológico e fetal. Estes achados confirmam que o epitélio escamoso estratificado vaginal desenvolve-se, em seu terço superior, a partir da porção caudal dos ductos müllerianos e a porção baixa a partir do seio urogenital.[15] A vagina, portanto, é recoberta por epitélio escamoso estratificado que possui, na camada intermediária, abundância de glicogênio. Tal fato explica a captação do iodo ao teste do lugol.

A zona de transformação congênita (ZTC) é achado colposcópico raro (Figura 99.3), assintomático, onde extensa área vaginal revela-se acetorreagente (Figura 99.4) e iodo negativa, podendo se estender pelo fórnice vaginal anterior (Figura 99.5) ou posterior (Figura 99.6). Em contraste com o epitélio vaginal normal, rico em glicogênio, o epitélio escamoso na ZTC caracteriza-se pela ausência de glicogênio, sendo que a origem deste fenômeno é pouco esclarecida. A ZTC parece ser uma variante da diferenciação epitelial vaginal mülleriana, resultando de posição variável da JEC, como nos casos de adenose vaginal, onde existe epitélio colunar que se prolonga para o fórnice. O diagnóstico diferencial faz-se com adenose, que associa-se com adenocarcinoma de células claras.[16] Não há necessidade de intervenção terapêutica para a ZTC.

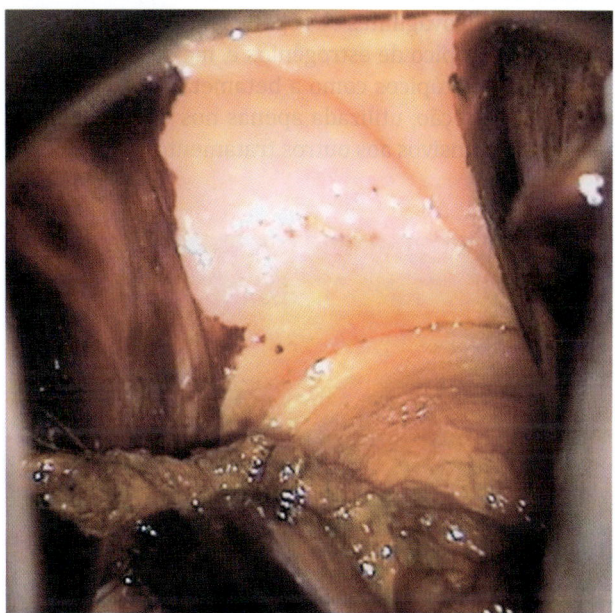

Figura 99.5 Zona de transformação congênita: área vaginal iodo negativa estendendo-se até a parede vaginal anterior, terço médio. Acervo pessoal Dra. Neila Speck.

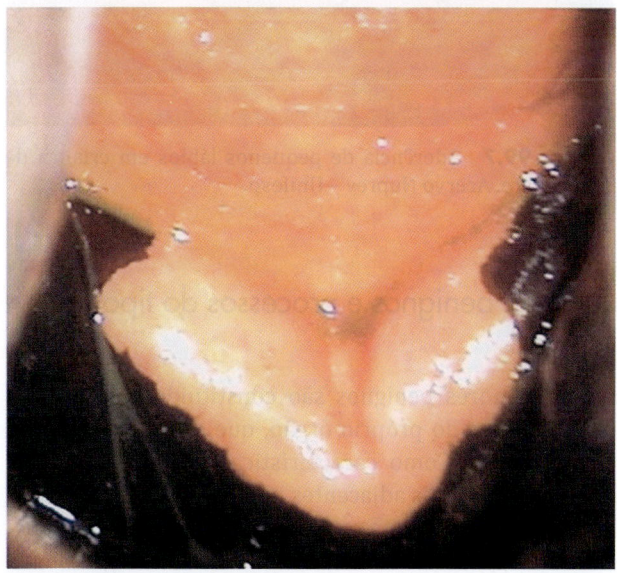

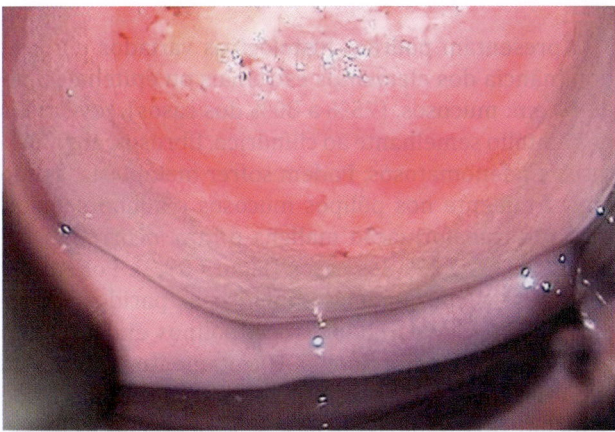

Figura 99.4 Zona de transformação congênita: extensa área vaginal acetorreagente. Acervo Nuprev – Unifesp.

Figura 99.6 Zona de transformação congênita: área vaginal iodo negativa estendendo-se até a parede vaginal posterior, terço médio. Acervo pessoal Dra. Neila Speck.

Aderência dos pequenos lábios

É achado comum em meninas pré-púberes, com incidência reportada de 1,8% (Figura 99.7). Sua causa ainda não está bem estabelecida, mas parece decorrer de vulvovaginites ou processos inflamatórios crônicos inespecíficos associados ao hipoestrogenismo e à má higienização. Embora a maioria das pacientes seja assintomática, a depender de sua extensão, pode levar a infecções do trato urinário e vulvovaginites de repetição. O tratamento consiste no uso tópico de estrogênios e, mais recentemente, de corticoides tópicos como a betametasona a 0,05%. A cirurgia é exceção, utilizada apenas nos casos recorrentes, não responsivos aos outros tratamentos.[17]

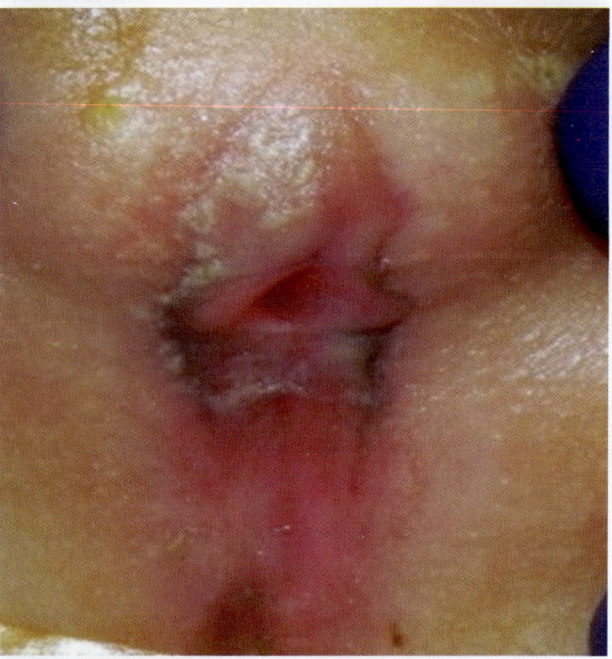

Figura 99.7 Aderência de pequenos lábios em criança de pré-púbere. Acervo Nuprev – Unifesp.

Tumores benignos e processos do tipo tumoral

Os tumores benignos são constituídos por células provenientes do próprio órgão, que crescem de forma desordenada. Como características básicas, não infiltram as estruturas adjacentes nem se disseminam a distância, sendo, em sua grande maioria, assintomáticos. Por vezes, podem causar corrimento e até sangramento. Uma vez diagnosticados, pode-se proceder ao tratamento cirúrgico com exérese do tumor e, no mínimo, acompanhamento médico regular.

Pólipos

Os pólipos endocervicais são os achados mais frequentes do colo do útero. Podem ser sésseis ou pediculados, únicos ou múltiplos, de variadas formas e tamanhos, exteriorizando-se ou não pelo orifício externo do colo (Figura 99.8). Caracterizam-se pela proliferação focal da mucosa endocervical com estroma e eixo vascular central. Aparecem, principalmente, entre a quarta e sexta décadas de vida, com incidência de 2% a 5% das mulheres adultas.[18] São diagnosticados por visualização direta do exame especular ou pelo colposcópio. Quando sintomáticos, associam-se a leucorreia e sangramento pós-coito.

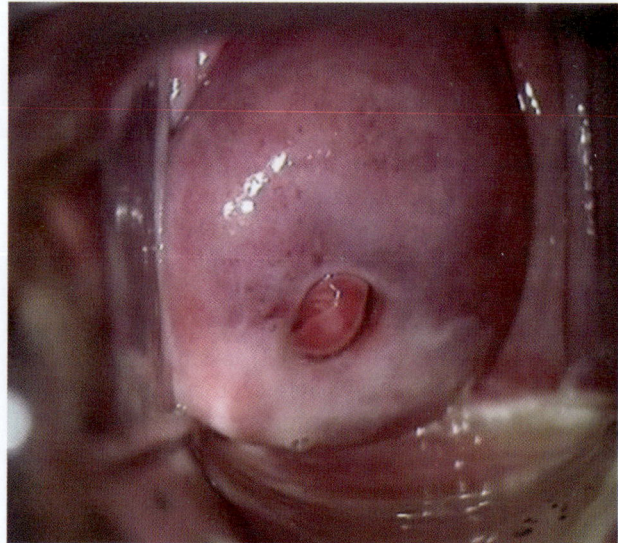

Figura 99.8 Pólipo endocervical de pequenas dimensões. Acervo Nuprev – Unifesp.

Apresentam padrões histológicos variados e a predominância dos elementos estromais ou epiteliais divide-os em: mucosos, (75% a 80% dos casos), revestidos por epitélio semelhante ao cilíndrico, fibrosos, angiomatosos e adenomatosos. Podem sofrer metaplasia, sendo mais frequente nos pólipos mucosos e adenomatosos, mas sua transformação maligna é rara, ocorrendo em apenas 0,2% a 1% dos casos (Figura 99.9). Podem ser confundidos com miomas submucosos paridos, hiperplasia glandular da endocérvice, pólipos endometriais e, até, com adenocarcinoma. O tratamento consiste na sua remoção, que pode ser realizada por torção do seu pedículo. Nos pólipos com base séssil alargada, a excisão cirúrgica com anestesia pode ser necessária.[19] Na suspeita de pólipo endometrial ou mioma, exames de imagem complementares e histeroscopia são mandatórios.

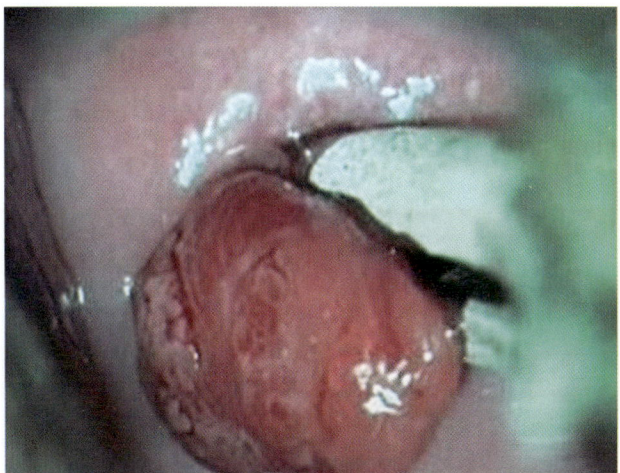

Figura 99.9 Pólipo endocervical com metaplasia e lesão intraepitelial de alto grau associada. Acervo Nuprev – Unifesp.

Leiomiomas

São os tumores uterinos mais frequentes, ocorrendo em 20% a 40% das mulheres em idade reprodutiva, dentre estes os de localização cervical ocorrem em menos de 5%. Subdividem-se em tipo extracervical de localização subserosa e intracervical.[20]

Por vezes assintomáticos e diagnosticados em exame ginecológico rotineiro, podem ser responsáveis por sangramento pós-coital, intermenstrual, dificuldade miccional, infecção secundária com necrose, e quando atingem proporções maiores, podem exteriorizar-se pela vagina provocando inversão uterina.[21] Para confirmação diagnóstica, recomenda-se a colposcopia, ultrassonografia pélvica transvaginal e, eventualmente, ressonância magnética da pelve.

O tratamento é excisional pela miomectomia; no entanto, a histerectomia poderá ser indicada a depender do tamanho tumoral e desejo reprodutivo.

Endometriose

É a presença de tecido endometrial fora da cavidade uterina. Os implantes de células endometriais são mais amiúde encontrados nos ovários e útero, raramente no TGI.

Na vulva são descritos casos de endometriose himenal, perineal, em cicatriz de episiotomia e no canal de Nuck.[22,23]

Sanchez *et al.* relataram caso de endometriose primária vulvovaginal em nulípara de 47 anos, sob a forma de tumor pediculado de 2 cm, o qual foi excisado com margem de segurança, sem recidiva. Importante o diagnóstico diferencial com tumores sarcomatosos.

A endometriose cervical pode ocorrer na ectocérvice (Figura 99.10) ou no canal endocervical, de maneira superficial, sendo relatada incidência de 0,1% a 2,4% em achados colposcópicos.[25] Macroscopicamente, a endo-

metriose cervicovaginal pode assumir a forma de pequenas lesões planas azuladas, vermelhas ou enegrecidas (Figura 99.11), friáveis, superficiais e localizadas. Os tumores pediculados e císticos (Figura 99.12), bem como lesões ulceradas, são menos frequentes. Dessa forma, os sintomas associados são dispareunia, sangramento intermenstrual e ao coito; entretanto, muitas mulheres podem ser assintomáticas e o diagnóstico definitivo é retrospectivo no estudo anatomopatológico.[26] O tratamento excisional é indicado nos casos sintomáticos.

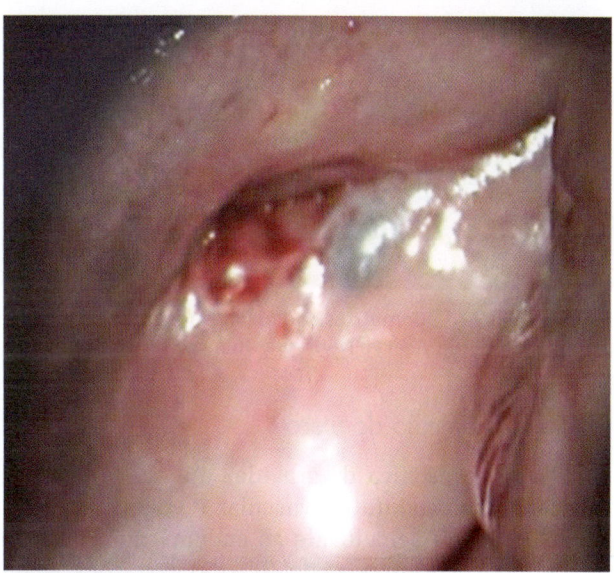

Figura 99.10 Endometriose de colo uterino. Acervo Nuprev – Unifesp.

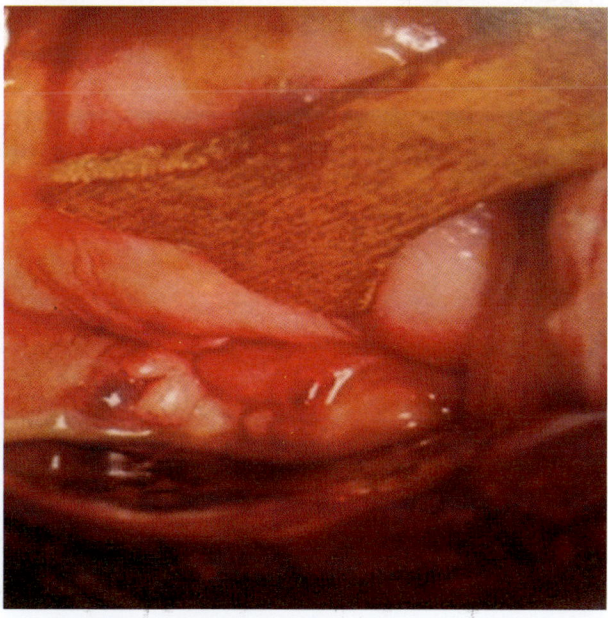

Figura 99.11 Endometriose em fundo de saco vaginal. Acervo Nuprev – Unifesp.

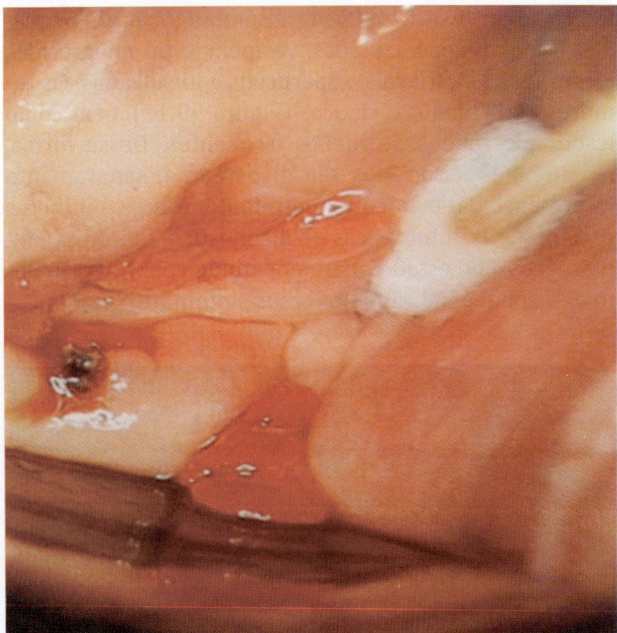

Figura 99.12 Endometriose de fórnice posterior de vagina, aspecto polipoide. Acervo Nuprev – Unifesp.

Deciduose de colo do útero

É lesão específica da gravidez que se caracteriza por fenômeno conjuntivo-vascular e edema estromal no colo uterino, semelhante ao endométrio durante a gestação. Ocorre em cerca de 30% das gestações. À colposcopia, o colo apresenta-se com a mucosa mais fina e frágil, com aumento do relevo glandular e da congestão (Figura 99.13). Histologicamente, observa-se acúmulo de glicogênio em fibroblastos e fibrócitos do tecido

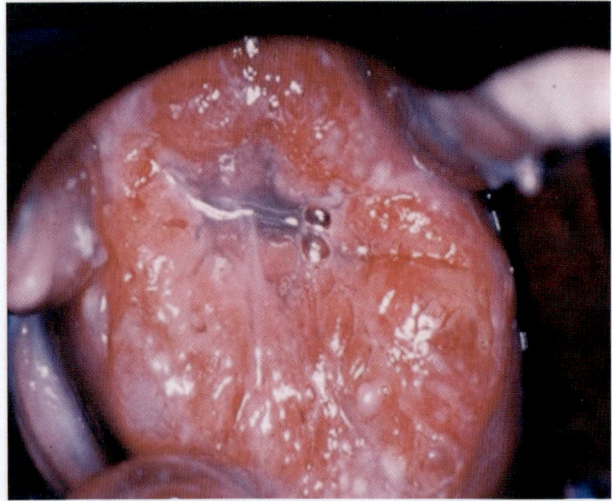

Figura 99.13 Deciduose de colo em gestação de 28 semanas. Acervo Nuprev – Unifesp.

conjuntivo da cérvice, com alterações pseudoepiteliais. O diagnóstico diferencial é feito com o carcinoma pelo aspecto da lesão (Figura 99.14) e pelos sintomas, pois é muito comum o sangramento espontâneo ou transcoital.[26,27]

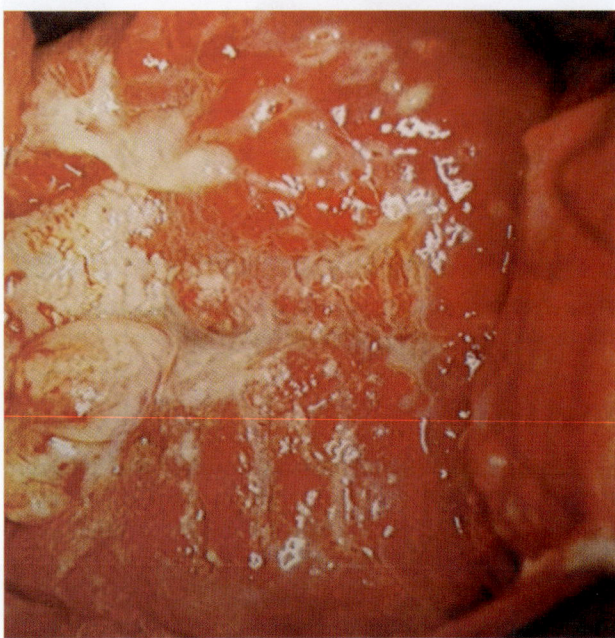

Figura 99.14 Deciduose de colo mimetizando carcinoma invasor. Acervo Nuprev – Unifesp.

Vagina – Leiomioma

É raro, sendo o acometimento da parede anterior mais assíduo. Na literatura são descritos miomas que mimetizam prolapso uterino. Os sintomas são incaracterísticos e incluem desde dor abdominal e sangramento, até obstrução urinária.[28] O diagnóstico é feito pelo exame clínico e confirmado por anatomopatológico. O tratamento é excisional.

Cistos vaginais

Compreendem os cistos de inclusão, cistos müllerianos e cistos de Gartner. Com incidência inferior a 1%, são assintomáticos, na sua grande maioria, e aparecem principalmente nas paredes laterais e posterior da vagina. Quando atingem grandes dimensões, podem causar desconforto, dificuldade para penetração e até massas palpáveis ou que se exteriorizam pelo intróito. O tratamento pode ser expectante se o cisto for pequeno e assintomático. Nos casos de cistos grandes ou infectados, faz-se a sua exérese ou mesmo sua marsupialização.

Cistos do ducto de Gartner

São cistos formados pelos remanescentes terminais dos ductos mesonéfricos que aparecem ao longo da parede lateral da vagina. Podem estar associados a outras malformações ipsilaterais, relacionadas ao ducto mesonéfrico, como ureter ectópico e agenesia renal. Geralmente são pequenos, em torno de 2 cm de diâmetro, e assintomáticos. O diagnóstico é incidental, em consulta ginecológica de rotina. Podem distender-se por produção de mucina, tornando-se sintomáticos. O tratamento consiste em sua exérese ou marsupialização ou até aspiração e esclerose com tetraciclina.[29]

Cistos müllerianos

Representam o tipo mais comum de cistos vaginais e surgem por persistência do tecido epitelial mülleriano em qualquer localização na vagina. Geralmente são pequenos e, portanto, assintomáticos, não necessitando de tratamento. Podem exibir padrão histológico consistente com qualquer um dos tecidos derivados desse ducto: tubário ou endometrial, e endocervical, sendo este último o mais frequente.[30,31]

Cisto de inclusão vaginal

São cistos que aparecem após lesões da parede vaginal, como episiotomias ou cirurgias. São resultantes da inclusão de fragmentos de mucosa durante a reparação. Suas paredes são formadas por epitélio escamoso estratificado e geralmente atingem pequenas dimensões, não sendo necessário tratamento específico.[32]

Vulva-cisto e abscesso da glândula de Bartholin

As glândulas de Bartholin ou vestibulares maiores são o equivalente feminino das glândulas bulbouretrais nos homens. Localizadas inferolateralmente aos músculos bulbocavernosos, são responsáveis pela produção de muco lubrificante da vulva e vagina, principalmente durante o ato sexual. Seus ductos, de aproximadamente 2,5 cm de extensão, abrem-se no vestíbulo vulvar, bilateralmente em posição de quatro e oito horas, logo após o anel himenal. As alterações mais comuns das glândulas de Bartholin são os cistos e abscessos, ocorrendo em 2% a 3% das mulheres, enquanto os tumores são bem mais raros. Pode haver obstrução do orifício ductal, com sua dilatação pela produção mucosa da glândula. A obstrução parece ser causada por inflamação, trauma ou alterações da própria consistência do muco. Geralmente assintomáticos, quando adquirem grandes proporções, os cistos da glândula de Bartholin associam-se a dor e dispareunia.[33]

Os cistos não complicados são preenchidos por muco não purulento (Figura 99.15). Os abscessos são causados por agentes bacterianos oportunistas, como espécies de *Staphilococcus, Streptococcus e E. coli*, principalmente.[34] O tratamento dos cistos não complicados e assintomáticos pode ser feito com calor local três vezes ao dia, por diversos dias, levando à sua drenagem espontânea. Já os abscessos podem ser tratados com antibioticoterapia associada à drenagem, ou marsupialização ou, como demonstrado em estudos mais recentes, vaporização com *laser* de CO_2 ou ablação com nitrato de prata ou escleroterapia alcoólica.[35,36] A excisão da glândula fica reservada apenas para casos recidivantes e suspeitos de malignização, por ser a cirurgia desfigurante e dolorosa.

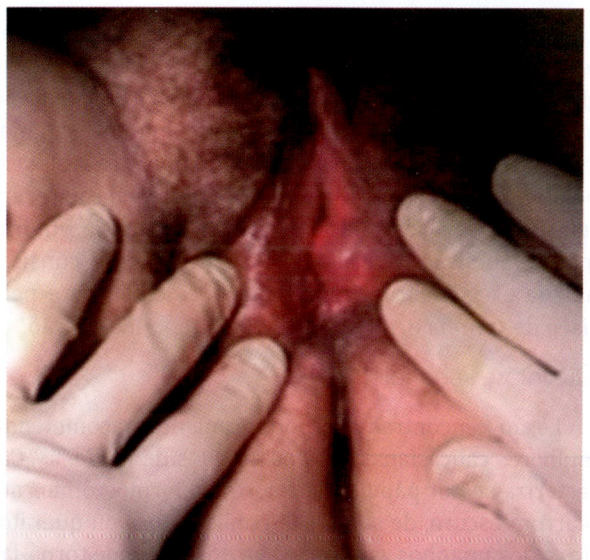

Figura 99.15 Cisto do ducto da glândula de Bartholin esquerda. Acervo Nuprev – Unifesp.

Cisto e abscesso da glândula de Skene

As glândulas de Skene, ou parauretrais, são órgãos embriologicamente semelhantes à próstata, que produzem secreção mucosa para lubrificação vaginal. Seus ductos abrem-se lateralmente ao meato uretral externo. Podem originar cistos e abscessos, com sintomas de obstrução urinária, dispareunia e dor. O diagnóstico diferencial faz-se com divertículo uretral, ureterocele ectópica, tumor parauretral e cistos dos ductos de Müller ou de Gartner.[37] O tratamento primário é a excisão, enquanto nos processos infecciosos pode-se realizar incisão e drenagem.

Tumores benignos de vulva

Apesar de pouco frequentes, estes tumores são divididos de acordo com as células envolvidas em sua gênese. Podem ter origem tanto no epitélio quanto no tecido mole. São exemplos de tumores derivados do epitélio: o pólipo fibroepitelial, a queratose seborreica, os cistos epidérmicos e os nevos. Os tumores originados no mesênquima podem ser divididos em: de origem fibroblástica, fibroma e dermatofibroma; de origem neural, tumor de células granulares, neurofibroma e schwanoma; de origem vascular, hemangioma, granuloma piogênico, angioqueratoma, hemangiopericitoma e linfangioma; de origem muscular, leiomioma e rabdomioma; de origem no tecido adiposo, lipoma.[38,39]

Tumores de origem epitelial

Pólipo fibroepitelial

Os pólipos fibroepiteliais ou acrocórdons são lesões benignas adquiridas que surgem principalmente em região de dobras naturais como pescoço, virilha, axilas e outras. Clinicamente, manifestam-se como massa amolecida, séssil ou pediculada, de tamanho variável, sem pelos, da mesma cor ou mais escura que a pele. Parecem relacionar-se à resistência periférica à insulina, síndrome metabólica e obesidade.[39,40] O tratamento consiste na sua excisão cirúrgica por questões estéticas e pelo risco de trauma e/ou ulceração pela repetida fricção.

Queratose seborreica

Lesão encontrada esporadicamente, acometendo mulheres caucasianas após os 40 anos de idade.[39,41] Caracteriza-se por pápulas de coloração normocrômica até marrom-escuro, de superfície papilomatosa ou queratótica e de tamanhos variáveis. O atrito local pode torná-las planas, assemelhando-se a nevo. Ao exame atento, podemos encontrar múltiplas lesões semelhantes pelo tronco. Tem como diagnóstico diferencial o melanoma, nevo melanocítico e carcinoma espinocelular. Após afastadas lesões malignas, o tratamento pode ser ablativo com criocirurgia ou vaporização a *laser* de CO_2 ou excisional.[42]

Cistos sebáceos

Também conhecidos como cistos epidermoides ou de inclusão epidérmica, aparecem na vulva e se originam a partir de unidades pilossebáceas obstruídas (Figura 99.16). Podem ter tamanhos variáveis, coloração branca ou amarelada e conteúdo caseoso. Quando infectados, necessitam de drenagem, porém, em sua grande maioria, são assintomáticos.[39,43]

Nevos

São tumores pigmentados de pele, normalmente menores que 5 mm de diâmetro, que se mostram como máculas ou pápulas únicas, frequentemente localizadas nos lábios menores. Sua coloração varia de bronzeado ao

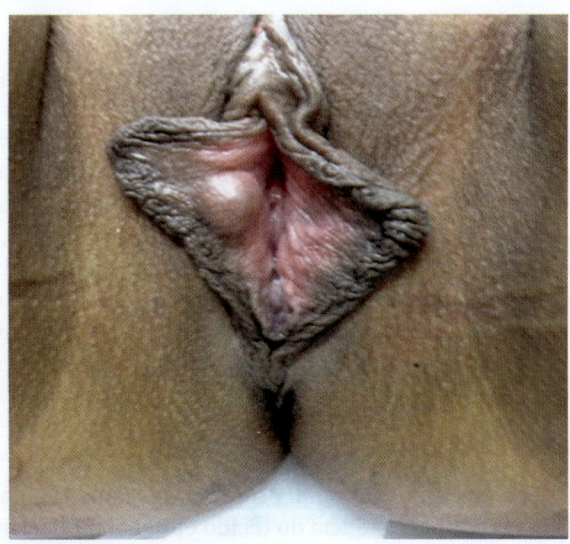

Figura 99.16 Cisto sebáceo de pequeno lábio direito. Acervo Nuprev – Unifesp.

preto. Originam-se das células melanocíticas derivadas da crista neural. Podem ser divididos em juncional, composto e intradérmico de acordo com sua posição, e seu principal diagnóstico diferencial é com melanoma.[39,44]

Tumores de origem mesenquimal

Origem fibroblástica

Fibroma

Tumor originário do tecido conectivo profundo, por proliferação dos fibroblastos, é o tumor sólido benigno vulvar mais corriqueiro. Encontrado principalmente nos grandes lábios, seu tamanho é variável. Quando alcança grandes dimensões, pode tornar-se pedunculado e sintomático, necessitando de ser removido.[38]

Dermatofibroma

Caracterizado por pápulas firmes, pequenas e hiperpigmentadas, geralmente assintomáticas, derivadas das fibras subcutâneas. Pode associar-se a doenças sistêmicas como lúpus eritematoso sistêmico e esclerose múltipla. Faz-se o diagnóstico diferencial com nevo melanocítico, cisto epidermoide, tumor de célula granular e sarcoma, quando volumoso.[38]

Origem neural

Tumor de célula granular

Tumor benigno incomum, encontrado com frequência na língua, manifesta-se em 5% a 6% dos casos como lesão na vulva. Acomete mais a raça negra, predominando no sexo feminino, na faixa dos 20 aos 50 anos. Sua origem é incerta, provavelmente ligada às células de

Schwann e histologicamente apresenta-se com células poligonais de citoplasma granular característico. Aparece como massa subcutânea única ou múltipla, indolor e de crescimento lento, nos grandes lábios e clitóris. O tratamento é sua exérese cirúrgica.[38,39,45]

Neurofibroma

É tumor benigno que se origina da bainha neural que pode ser solitário ou associar-se a doença generalizada (doença de Von Recklinghausen) em 18% a 20% dos casos. Caracteriza-se como pápula pediculada de consistência frouxa.[38]

Origem vascular

Hemangiomas

São malformações ou proliferações benignas de vasos. São mais encontrados na idade avançada e consistem de pequenas pápulas azul-avermelhadas que correspondem, histologicamente, a numerosos capilares dilatados na derme. Geralmente são assintomáticos, porém podem ulcerar e sangrar, necessitando de tratamento.[38,39,45]

Angioqueratoma

São pequenas proliferações vasculares de causa desconhecida, resultado da dilatação de veias subdérmicas e de capilares congestos. Consiste em lesão de cor púrpura de maior tamanho que o hemangioma, com hiperqueratose superficial que aparece em mulheres em idade fértil.[38,39]

Linfangiomas

São tumores derivados dos tecidos linfáticos que raramente situam-se na vulva. São classificados como circunscritos ou cavernosos. Quando circunscrito, seu aspecto histológico consiste em numerosos vasos linfáticos na porção superior da derme. Podem ser congênitos ou adquiridos, estes ocorrendo após radioterapia. Os linfangiomas circunscritos costumam ser assintomáticos, múltiplos e agrupados em pápulas vesiculares. Já o linfangioma cavernoso localiza-se profundamente na derme reticular ou na gordura subcutânea, sendo necessário exames de imagem para sua delimitação. Pode ser tratado com vaporização a *laser* ou exérese, com recidivas frequentes.[38,39,46]

Origem muscular

Leiomioma

São tumores vulvares bastante raros que acometem principalmente mulheres jovens, em idade reprodutiva. Originários do músculo liso do tecido erétil da vagina ou oriundos da transmigração do ligamento redondo. Seu tratamento consiste na exérese cirúrgica para exclusão de malignidade.[38,39]

Origem tecido adiposo

Lipoma

Segundo tumor benigno mais assíduo na vulva, composto de células adiposas maduras. Geralmente apresenta-se como massas volumosas, amolecidas, pedunculadas ou sésseis (Figuras 107.17 e 107.18). Se sintomático, pode-se optar pela exérese, porém, com risco de sangramento e com grandes incisões pela ausência de cápsula fibrosa.[38,39]

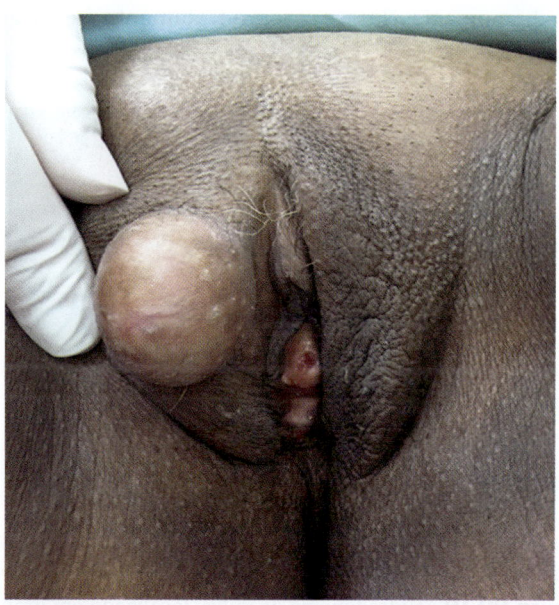

Figura 99.17 Lipoma de grande lábio direito. Acervo Nuprev – Unifesp.

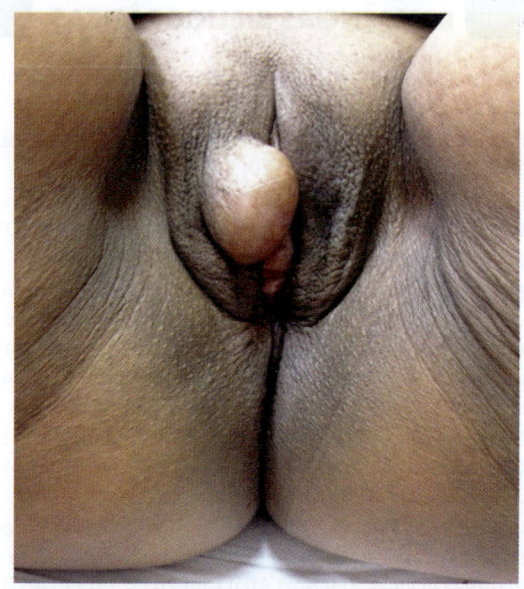

Figura 99.18 Lipoma de grande lábio direito ao exame ginecológico de rotina. Acervo Nuprev – Unifesp.

Hidradenoma

Lesão benigna rara que se desenvolve a partir de glândulas anogenitais de mulheres em idade reprodutiva. Essas glândulas localizam-se no estroma subdérmico de toda vulva e região perianal e as lesões ocorrem preferencialmente na face interna dos pequenos lábios. O tumor geralmente é pequeno, sobrelevado e de consistência fibroelástica, podendo ocorrer exteriorização do tecido adenomatoso pelo centro da lesão (Figura 99.19) ou mesmo ulceração de sua superfície com sangramento e hemorragia. Nesses casos, o tratamento é cirúrgico excisional.[38,39]

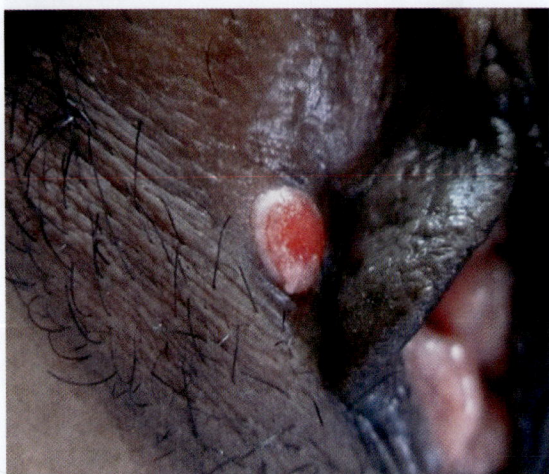

Figura 99.19 Hidradenoma de vulva, localizado em grande lábio direito, face interna. Acervo Nuprev – Unifesp.

REFERÊNCIAS BIBLIOGRÁFICAS

1. Martins NV. Patologia do trato genital Inferior: diagnóstico e tratamento. 2 ed. São Paulo: Santos; 2014.

2. Bornstein J, et al. 2011 IFCPC colposcopic nomenclature. Obstet Gynecol 2012 Jul;120(1):166-72.

3. Junior JE, et al. Uterine cervical ectopy during reproductive age: cytological and microbiological findings. Diagn Cytopathol. 2014;42(5):401.

4. Miyatake T, et al. Clonality analysis and human papillomavirus infection in squamous metaplasia and atypical immature metaplasia of uterine cervix: is atypical immature metaplasia a precursor to cervical intraepithelial neoplasia3. Int J Gynecol Pathol 2007;26 (2):180-9.

5. Machado Junior LC, et al. Evidence for benefits from treating cervical ectopy: literature review. São Paulo Med J 2008;126(2):132-8.

6. Coser J, et al. Relação entre fatores de risco e lesão precursora do câncer do colo do útero em mulheres com e sem ectopia cervical. Rev Bras Anal Clin 2012;44(1): 50-7.

7. Critchlow CW, et al. Determinants of cervical ectopia and of cervicitis: Age, oral contraception, specific cervical infection, smoking, and douching. Am J Obstet Gynecol. 1995;173(2):534-62.

8. Remoue F, et al. High intraepithelial expression of estrogen and progesterone receptors in the transformation zone of the uterine cervix. Am J Obstet Gynecol. 2003;189(6):1660-5.

9. Hwang LY, et al. Factors that influence the rate of epithelial maturation in the cervix in healthy young women. J Adolesc Health. 2009;44(2):103-10.

10. Bright PL, et al. Hormonal contraception and area of cervical ectopy: a longitudinal assessment. Contraception. 2011;84(5):512-9.

11. Hwang LY, et al. Cervical ectopy and the acquisition of human papillomavirus in adolescents and young women. Obstet Gynecol 2012;119(6):1164-9.

12. De Luca Brunori I, et al. Cell-mediated immunity in the course of cervical ectropion. Clin Exp Obstet Gynecol. 1994;21(2):105-7.

13. Venkatesh KK, ET AL. Assessing the relationship between cervical ectopy and HIV susceptibility: implications for HIV prevention in women. Am J Reprod Immunol. 2013;60(suppl 1):68-72.

14. Musset R, et al. On some adverse effects of diathermocoagulation of the cervix uteri (pregnancy complications excluded). Revue française de gynécologie et d'obstétrique.1973;68(3):1997-201.

15. Fritsch H, et al. Development of epithelial and mesenchymal regionalization of the human fetal utero-vaginal anlagen. J Anat. 2013;222(4):462-72.

16. Reich O, et al. The developmental origin of cervical and vaginal epithelium and their clinical consequences: a systematic review. J Low Genit Tract Dis. 2014;18(4):358-64.

17. Tahirović H, Toromanović A. Adhesion of the labia minora in girls: a common disorder that is rarely considered. Journal of Pediatric Endocrinology and Metabolism. 2012;25(7-8):631-8.

18. Aaro LA, et al. Endocervical polyps. Obstet Gynecol 1963;21:659-65.

19. De Palo G, et al. Colo Uterino. In: Patologia e tratamento do trato genital inferior. São Paulo: Medsi; 2002. p. 227.

20. Turhan N, et al. Totally inverted cervix due to a huge prolapsed cervical myoma simulating chronic non-puerperal uterine inversion. Int J Surg Case Rep. 2014;5(8):513-8.

21. Sim CH, et al. Necrotizing ruptured vaginal leiomyoma mimicking a malignant neoplasm. Obstet Gynecol Sci. 2014;7(6):560-9.

22. Odobasic A, et al. Perineal endometriosis: a case report and review of the literature. Techn Coloproctol 2010;14(1):25-30.

23. Mazzeo C, et al. Vulvar endometriosis and Nuck canal. Ann Ital Chir. 2014; 85(ePub). pii: S2239253X14023482.

24. Sánchez-Ferrer ML, et al. Endometrial stromal nodule of the vaginal wall with a review of vulvovaginal endometrial stromal neoplasms. Gynecol Oncol Rep. 2014;20(11):13-8.

25. Jaiman S, et al. Polypoid endometriosis of the cervix: a case report and review of the literature. Arch Gynecol Obstet. 2014;289(4):915-9.

26. Machado AM, et al. Achados colposcópicos vários e insatisfatórios. In: Martins NV, et al. Patologia do trato genital inferior. São Paulo: Roca; 2005. p.569.

27. van Diepen DA, et al. Cervical deciduosis imitating dysplasia. BMJ Case Rep 2015;bcr2015210030.

28. Goyal LD, et al. An unusual case of vaginal myoma presenting with postmenopausal bleeding. J Family Reprod Health 2013;7(2):103-7.

29. Rajendran S. Spontaneous discharge from Gartner's duct cyst in a perimenopausal woman: a rare case. Intern J Reprod Contracep Obstetr Gynecol 2015;4(2):497-9.

30. Töz E, et al. Müllerian cyst of the vagina masquerading as a cystocele. Case Rep Obstet Gynecol 2015;2015:376834.

31. Hwang JH, et al. Multiple vaginal mullerian cysts: a case report and review of literature. Archives of gynecology and obstetrics. 2009;280(1):137-9.

32. Eilber KS, et al. Benign cystic lesions of the vagina: a literature review. J Urol 2003;170(3):717-20.

33. Lee MY, et al. Clinical pathology of Bartholin's Glands: a review of the literature. Curr Urol 2015;8 (1):22-9.

34. Kessous R, et al. Clinical and microbiological characteristics of Bartholin gland abscesses. Obstet Gynecol 2013;122(4):794-8.

35. Kushnir VA, et al. Novel technique for management of Bartholin gland cysts and abscesses. J Emerg Med 2009;36(4):388-93.

36. de Góis Speck NM, et al. Carbon dioxide laser treatment of Bartholin's gland cyst. Clin Exp Obstet Gynecol. 2007;34(1):50-1.

37. Begliomini H, et al. Cisto da glândula de Skene: relato de dois casos. Rev Para Med 2004;18(1):65-9.

38. De Palo G, et al. Tumores benignos e processos do tipo tumoral. In: Patologia e tratamento do trato genital inferior. São Paulo: Medsi; 2002. p.227.

39. Barros JA, et al. Tumores benignos da vulva. In: Martins NV, et al. Patologia do trato genital inferior. São Paulo: Roca; 2005. p. 811.

40. Tamega AA, et al. Association between skin tags and insulin resistance. Ann Bras Dermatol 2010;85(1):25.

41. Memon AA, et al. Prevalence of solar damage and actinic keratosis in a Merseyside population. Br J Dermatol. 2000;142(6):1154-8.

42. Herron MD, et al. Seborrheic keratoses: a study comparing the standard cryosurgery with topical calcipotriene, topical tazarotene, and topical imiquimod. Int J Dermatol. 2004;43(4):300-9.

43. Stevens DL, et al. Practice guidelines for the diagnosis and management of skin and soft tissue infections: 2014 update by the infectious diseases society of America. Clin Infect Dis 2014; 59(2):e10-15.

44. De Palo G, et al. Doenças da vulva: alterações da pigmentação. In: Patologia e tratamento do trato genital inferior. São Paulo: Medsi; 2002. p. 219.

45. Abdullgaffar B, et al. Unusual benign polypoid and papular neoplasms and tumor-like lesions of the vulva. Ann Diagn Pathol 2014;18(2):63-8.

46. Mehta V, et al. Extensive congenital vulvar lymphangioma mimicking genital warts. Indian J Dermatol 2010;55(1):121-9.

Capítulo 100

■ Ana Carolina Silva Chuery ■ Leniza Claro de Andrade

Dermatoses Vulvares

■ INTRODUÇÃO

Dermatoses vulvares representam um grupo de doenças responsáveis por ocasionar queixas comuns, como prurido, dor e ardor. Algumas dessas doenças são mais comuns na prática diária em Ginecologia, enquanto outras em Dermatologia. A Sociedade Internacional para o Estudo das Doenças Vulvares (ISSVD, *International Society for Study of Vulvar Diseases*) foi fundada por ginecologistas, dermatologistas e patologistas com o objetivo principal de definir e uniformizar a nomenclatura internacional para as doenças da vulva. Inicialmente, o termo "distrofia" foi sugerido para caracterizar as doenças vulvares não infecciosas, benignas, sendo subdividido em três categorias: líquen escleroso, distrofia hiperplásica e distrofia mista.[1]

Em 1987, a ISSVD propôs nova classificação para esse grupo de doenças, que passaram a ser denominadas distúrbios epiteliais não neoplásicos, sendo divididos em duas categorias específicas – líquen escleroso e hiperplasia de células escamosas – e uma categoria geral – outras dermatoses. Em 2006, nova classificação foi proposta, em substituição à anterior, com a finalidade de facilitar sua utilização por ginecologistas, dermatologistas e dermatopatologistas. Para manter a classificação simples e útil, foram incluídos os padrões histológicos mais comuns e mais relevantes, e somente as doenças mais comuns e importantes que exibem esses padrões. Além disso, foram excluídas condições dermatológicas envolvendo a vulva que geralmente apresentam padrão disseminado. A classificação possui oito grupos, como pode ser observado na Tabela 100.1.[1]

Espongiose traduz o edema intercelular na epiderme, levando ao aumento do espaço entre as células epidérmicas. O padrão acantótico representa o aumento do número de células epiteliais (queratinócitos), levando ao espessamento da epiderme. Alguns patologistas utilizam o termo padrão psoriasiforme ou dermatite psoriasiforme para caracterizar esse aspecto. A infiltração liquenoide contém linfocítico em faixa na derme superior e acompanha dano na camada basal epidérmica, identificado pela morte celular e/ou alteração vacuolar.[1]

Homogeneização dérmica/esclerose é um tipo de alteração do colágeno com obliteração parcial ou completa dos limites entre os feixes de colágeno, de forma que a derme apresenta aparência homogeneizada ou "hialinizada". O padrão vesicobolhoso corresponde a bolhas com células epidérmicas acantolíticas na epiderme ou entre a epiderme e a derme. Acantólise resulta da quebra das junções desmossômicas entre as células epidérmicas ocasionando fissuras entre as células epiteliais. Granulomas consistem de macrófagos epitelioides, células inflamatórias de permeio e número variável de células gigantes. A inflamação granulomatosa ocorre no interior da derme e/ou no tecido subcutâneo. Por fim, o termo vasculopatia, usado em sentido geral, representa qualquer alteração da função dos vasos sanguíneos. Nesta classificação, é caracterizado histologicamente por dano vascular em condições de inflamação dérmica generalizada, resultando em deprivação de oxigênio e nutrientes e, por consequência, erosão e ulceração.[1]

Destaca-se que muitas desses achados histopatológicos são inespecíficos das doenças mencionadas, à exceção da homogeneização dérmica/esclerose, característica do líquen escleroso. Assim, para o correto diagnóstico, a correlação entre os dados clínicos e histopatológicos é essencial.[1]

Neste capítulo, serão analisados os principais aspectos para o diagnóstico e tratamento das dermatoses mais comuns, como líquen escleroso, líquen plano, líquen simples crônico, dermatites (eczemas), entre outras.

Tabela 100.1   Classificação das dermatoses vulvares, ISSVD, 2006: subgrupos patológicos e seus correlatos clínicos.[1]

Padrão	Doenças
Espongiótico	Dermatite atópica Dermatite de contato alérgica Dermatite de contato irritativa
Acantótico (antiga hiperplasia de células escamosas)	Psoríase Líquen simples crônico ■ Primário (idiopático) ■ Secundário (sobreposto ao líquen escleroso, líquen plano ou outra doença da vulva)
Liquenoide	Líquen escleroso Líquen plano
Esclerose/homogeneização dérmica	Líquen escleroso
Vesicobolhoso	Penfigoide, tipo cicatricial Doença linear de IgA
Acantolítico	Doença de Hailey-Hailey Doença de Darier Acantólise genitocrural papular
Granulomatoso	Doença de Crohn Síndrome de Melkersson-Rosenthal
Vasculopático	Úlceras aftosas Doença de Behçet Vulvite plasmocitária

Líquen escleroso

Dermatose inflamatória crônica e progressiva, encontrada mais amiúde na região anogenital. Foi descrita inicialmente em 1887 e, desde então, várias terminologias foram utilizadas, como distrofia vulvar, craurose vulvar, líquen escleroso e atrófico. Todos os termos foram substituídos por líquen escleroso, usado atualmente tanto para lesões genitais quanto extragenitais.[2]

É considerada uma das dermatoses da vulva mais comuns, com prevalência estimada de 1,7% em consultórios ginecológicos.[2,3] A doença tem predileção pela região anogenital e apenas 6% dos casos são lesões extragenitais isoladas.[2]

O líquen escleroso acomete ambos os sexos, na proporção de um homem para cada 10 mulheres, e as mais variadas faixas etárias. Apesar de ser encontrado durante toda a vida reprodutiva, relata-se dois picos de incidência, um no período da peri ou pós-menopausa (5ª ou 6ª décadas de vida) e o outro na infância. Quando acomete crianças, o líquen escleroso pode regredir ou persistir após a puberdade. Relatam-se taxas de persistência em até 75% dos casos.[2,4]

Etiopatogenia

A patogênese exata não é totalmente esclarecida, mas relatam-se múltiplos fatores envolvidos, como genéticos, autoimunes, hormonais e infecciosos. A contribuição genética é complexa e o padrão de herança não está descrito, com casos familiares relatados em gêmeos idênticos e não idênticos.[5]

A ideia de doença autoimune é reforçada pela associação a outras enfermidades autoimunes, como tireoidite, alopecia areata, anemia perniciosa e vitiligo, e pela grande incidência de autoanticorpos nas áreas afetadas pela doença. Há evidências de autoanticorpos contra molécula de adesão da célula endotelial (ECAM-1) em 67% dos casos.[5]

Fatores hormonais são sugeridos, visto que os dois picos de incidência ocorrem em períodos de baixos níveis de estrogênio. Também se relata menor expressão do receptor de androgênios na vulva em indivíduos com líquen escleroso.[5]

É possível que a infecção por *Borrelia burgdorferi* atue como um dos vários fatores ambientais que desencadeiam o líquen escleroso em pessoas geneticamente suscetíveis. Entretanto, ainda há controvérsias em relação ao seu papel etiológico e patogênico, pois evidências de seu envolvimento surgiram na Europa, mas não nos Estados Unidos.[5]

Quadro clínico

O sintoma mais expressivo é o prurido, embora a doença seja assintomática em um terço dos casos. Os sintomas podem ocorrer tanto na vigília ou durante o sono, ocasionando escoriações ou erosões profundas dolorosas.[5]

Inicialmente, a doença afeta com frequência a região periclitoridiana e, com o tempo, em alguns casos, assume a forma característica imitando um 8 na área vulvar e perianal, que é afetada em 60% dos casos. Manifestações extragenitais ocorrem em menos de um terço das mulheres com líquen escleroso vulvar. Embora o epitélio vaginal seja poupado no líquen escleroso, o envolvimento da região vestibular pode acarretar o estreitamento do introito e laceração da comissura labial posterior, com consequente dispareunia.[2,5]

O exame clínico é típico, com pápulas e placas brancas peroladas, atróficas ou espessadas, bem definidas envolvendo vulva e ânus. No início, os sinais cutâneos podem ser discretos e, em decorrência do ato de coçadura, desenvolvem-se hiperqueratose e erosões superficiais. À medida que a doença progride, aumenta a despigmentação, a pele adquire textura adelgaçada e enrugada, sinal característico do líquen escleroso, e há distorção da arquitetura genital, com apagamento dos pequenos lábios, encapuzamento de clitóris e estenose do introito vaginal (Figuras 100.1 e 100.2).[5]

Diagnóstico

O diagnóstico é geralmente clínico, em especial em crianças. O diagnóstico pode ser mais difícil nos estágios iniciais da doença e deve ser diferenciado de psoríase, líquen plano, líquen simples crônico, penfigoide benigno mucoso e vitiligo. Os estágios iniciais de líquen escleroso e líquen plano podem ser difíceis de diferenciar clinicamente, e os casos estabelecidos de líquen escleroso da vulva podem desenvolver líquen plano no introito. A concomitância dessas duas doenças pode causar maior refratariedade ao tratamento.[5]

A biópsia, apesar de não obrigatória, é recomendável para confirmar o diagnóstico. Por outro lado, deve ser feita quando há dúvida em relação ao diagnóstico, suspeita de malignidade, áreas pigmentadas, a fim de excluir proliferação anormal de melanócitos e ausência de resposta ao tratamento. No estudo histopatológico, observa-se adelgaçamento na epiderme, carência de melanócitos com ou sem hiperqueratose. Edema e depósito de fibrina são marcantes sob o epitélio, e abaixo da zona

edematosa há infiltrado inflamatório, composto predominantemente por linfócitos, acompanhado por outras células do processo inflamatório crônico. As características clássicas do líquen escleroso não complicado são epiderme com hiperqueratose, faixa branca de colágeno homogeneizado abaixo da junção dermoepidérmica e infiltrado linfocítico abaixo da área homogeneizada.[2,5]

Em alguns casos, nota-se acantose da epiderme com hiperplasia escamosa, o que pode sugerir maior risco de

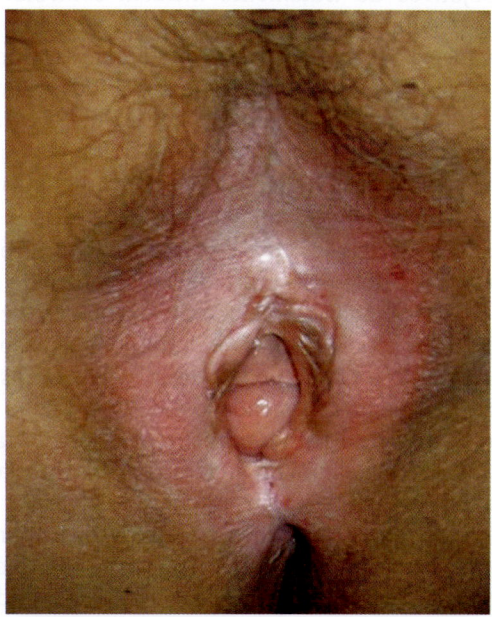

Figura 100.1 Líquen escleroso com placa hipocrômica ocupando desde a comissura anterior até a região perineal e um pouco da região perianal. Observa-se a pele enrugada e o início do apagamento de pequenos lábios e encapuzamento de clitóris. Arquivo Nuprev – Unifesp.

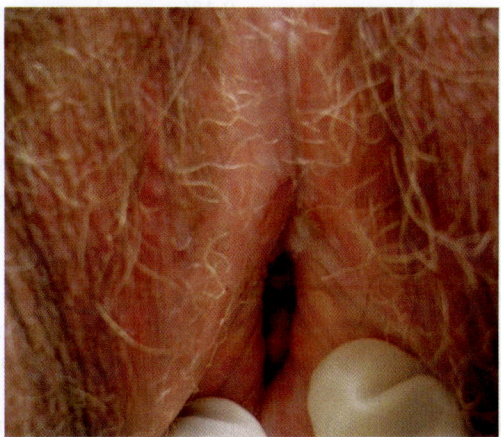

Figura 100.2 Caso avançado de líquen escleroso vulvar, com apagamento completo de pequenos lábios e estenose de introito vaginal. Arquivo Nuprev – Unifesp.

carcinoma espinocelular. Cerca de 60% dos casos de carcinoma escamoso de vulva surgem de líquen escleroso. O risco estimado de transformação maligna do líquen escleroso é de 2% a 5%. Há indícios de que o risco seja maior em mulheres que respondam mal ao tratamento e não sejam controladas. Por esse motivo, o líquen escleroso é doença de acompanhamento de longo prazo, mesmo após a remissão dos sintomas.[5]

Tratamento

Os objetivos do tratamento incluem controlar os sintomas e evitar a progressão da doença e sua possível transformação maligna para carcinoma escamoso. Orientações de higiene gerais são feitas a todas as mulheres: utilizar sabonete com pH neutro de glicerina, vestir roupas íntimas de algodão, evitar irritantes (amaciante de roupa, absorvente externo, papel higiênico) e fazer uso de emolientes quando necessário.[2]

O tratamento de escolha é com corticoide tópico de alta potência, sendo o mais utilizado o propionato de clobetasol 0,05% pomada. Prefere-se a pomada em vez do creme, pois ela promove maior hidratação e oclusão da região, enquanto o creme pode causar efeitos locais de ardência. O esquema recomendado é de uma vez ao dia por 30 dias, quando é feito o primeiro controle do tratamento. Se houver melhora do quadro clínico e do exame da vulva, recomenda-se iniciar esquema de retirada: em dias alternados por 30 dias, duas vezes por semana por 30 dias e, então, uma vez por semana, uma vez a cada 15 dias e deixando, se necessário, na doença controlada. É ideal que se façam controles mensais nos primeiros três meses de tratamento para o monitoramento de efeitos colaterais e avaliação da resposta terapêutica. Os casos assintomáticos, mas com sinais de atividade da doença no exame de vulva, também devem ser tratados da mesma maneira.[2,5]

Outro corticoide tópico que vem sendo aconselhado é o furoato de mometasona 0,1% pomada, que possui potência média-alta. A posologia e os controles recomendados são os mesmos para o clobetasol. No ambulatório do Núcleo de Prevenção de Doenças Ginecológicas da Unifesp, esse corticoide é a primeira escolha no tratamento do líquen escleroso, com bons resultados. As taxas de remissão completa são de 65% e remissão parcial de 30%.[6] Esse tratamento também é feito para líquen escleroso na infância e em gestantes.

Estudos recentes mostraram que o tratamento ativo e de manutenção do líquen escleroso com propionato de clobetasol ou furoato de mometasona, na posologia indicada acima, apresentaram eficácia, segurança e tolerabilidade semelhantes durante período de seguimento de até um ano.[7-9]

Durante o seguimento, algumas pacientes necessitarão de corticoterapia em doses semanais ou quinzenais, e outras somente quando necessário. A potência do fármaco pode ser ajustada a fim de se alcançar o resultado desejado. Lee et al. destacam que o tratamento preventivo de longo prazo com corticoide tópico de várias potências, ajustadas para obter controle dos sintomas e normalização da textura e da cor da pele, em pacientes que fazem acompanhamento regular, ajuda a modificar o curso da doença, provocando efeitos adversos mínimos. Vale ressaltar que muitos casos de líquen escleroso controlado mantêm a hipocromia residual. Com a doença estabilizada, recomenda-se visitas de revisão semestrais ou anuais.

Durante as reavaliações, se não houver resposta à corticoterapia tópica, deve-se verificar se houve uso incorreto da medicação, possibilidade de infecção bacteriana ou fúngica concomitante, ocorrência de dermatite de contato pela medicação tópica ou por produtos usados para higiene local, e possibilidade de doença sobreposta, como líquen plano erosivo.[2,5]

Ante infecção secundária bacteriana ou fúngica associada, recomenda-se introduzir antibióticos com cobertura contra estafilococos (cefalexina, doxiciclina ou eritromicina) nas duas primeiras semanas, e antifúngico oral (150 mg de fluconazol) ou tópico.

Outros tratamentos de segunda linha são sugeridos, como os inibidores da calcineurina (pimecrolimo e tacrolimo), com efeito benéfico relatado em aproximadamente 50% das mulheres. A posologia é duas vezes por dia durante três meses. Esses fármacos possuem atividade anti-inflamatória significativa, efeitos imunomoduladores e baixo potencial imunossupressor sistêmico. A terapia é realizada quando a resposta a outros tratamentos for ruim ou quando os efeitos colaterais associados aos corticoides forem inaceitáveis.[2,11]

A terapia fotodinâmica vem sendo sugerida para o líquen escleroso com bons resultados, mas necessita de treinamento para ser aplicada. A terapia sistêmica (ciclosporina, metotrexato e outros imunossupressores) é utilizada apenas para casos de doenças resistentes ao tratamento tópico. A cirurgia é indicada somente para doenças malignas ou sequelas cicatriciais, como estenose de região vestibular.[2,12]

Líquen plano

Líquen plano vulvovaginal é condição inflamatória crônica, complexa e frequentemente não diagnosticada. É considerada a doença erosiva da vulva mais comum, acometendo principalmente mulheres na pós-menopausa. Apresenta prevalência de 1% a 2% na população geral. Ocasionalmente ocorre em mulheres antes da menopausa e não é observado em crianças. Além da região genital, o líquen plano pode acometer outros locais, como o couro cabeludo, unhas e cavidade oral. Relata-

-se concomitância de lesões vulvares e orais em cerca de 50% dos casos.[13-15]

Etiopatogenia

Sua causa exata é desconhecida e alguns autores sugerem que seja doença mediada por células T, com resposta autoimune a autoantígenos alterados. Pacientes com líquen plano apresentam maior incidência de doenças autoimunes. Também foi sugerido que alguns medicamentos, como inibidores da enzima de conversão da angiotensina, anti-inflamatórios não esteroides, hidroclorotiazida, betabloqueadores, antimaláricos, alopurinol, entre outros, poderiam desencadear o líquen plano.[14]

Quadro clínico

As queixas mais habituais do líquen plano vulvar incluem dor, ardência, prurido e dispareunia. Quando há acometimento da vagina, pode haver corrimento e sangramento. Em líquen plano vaginal, deve-se fazer o diagnóstico diferencial com vaginite descamativa. Alguns casos podem ser assintomáticos.[13,14]

O líquen plano possui duas formas: a nodular e a erosiva. A forma nodular ocorre em pele queratinizada e é caracterizada por pápulas achatadas, violáceas (Figura 100.3), pruriginosas e placas associadas com estrias esbranquiçadas finas. É menos comum na vulva. Já a forma erosiva é mais usual na região anogenital, caracterizada por eritema vulvar, erosões (Figura 100.4) ou úlceras. Apresentação semelhante é observada no líquen plano oral ou gengival.[13]

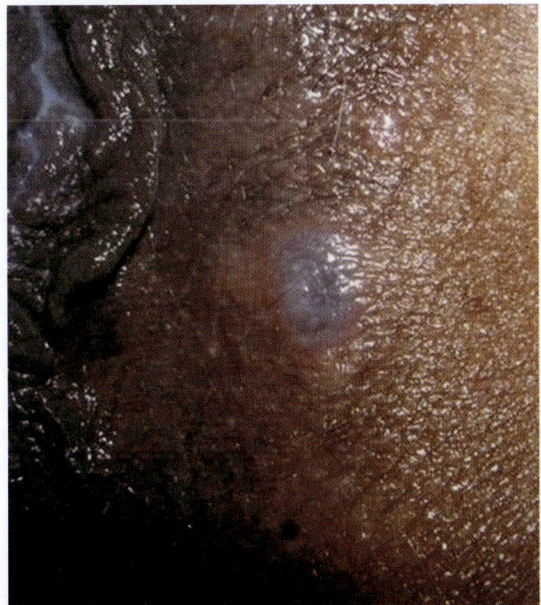

Figura 100.3 Forma nodular do líquen plano. Observa-se pápula violácea achatada em grande lábio esquerdo. Cortesia Dr. Jefferson Alfredo de Barros.

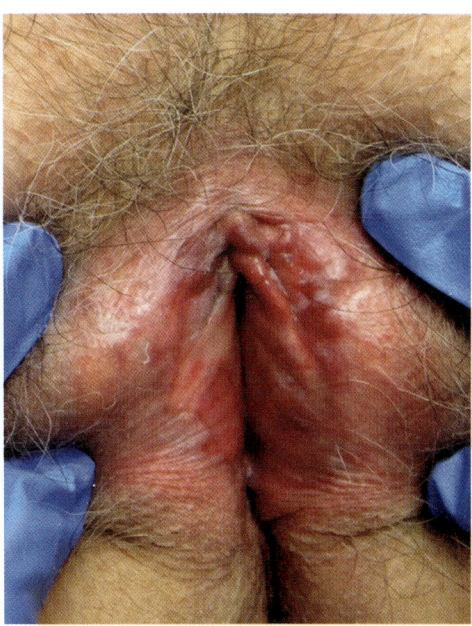

Figura 100.4 Líquen plano erosivo de vulva, caracterizado por erosões em face interna de grande lábio direito e esquerdo. Observa-se também apagamento quase total de pequeno lábio direito. Acervo Nuprev – Unifesp.

Assim, a doença vulvar apresenta três morfologias primárias: erosões leves e úlceras não específicas, estrias esbranquiçadas e placas esbranquiçadas que podem mimetizar líquen escleroso. Todas as três formas podem manifestar-se simultaneamente. Em doenças mais avançadas, observa-se alteração da anatomia vulvar, com perda de sua função pelo apagamento dos pequenos lábios, estreitamento do introito vaginal e encapuzamento de clitóris (Figura 100.4). Associado a isso, a progressão da doença vaginal resulta em diminuição da profundidade da vagina, ocasionando desconforto durante as relações sexuais. Líquen plano vaginal deve ser suspeitado ante erosões ou estreitamento da vagina.[13,14]

Quando há perda da anatomia vulvar, o líquen plano pode ser confundido com líquen escleroso. A presença de todas as alterações secundárias, como atrofia, eritema, ulceração, erosão e maceração justifica a avaliação mucocutânea completa, em busca de lesões em outros locais além da região anogenital.[13]

Diagnóstico

O diagnóstico do líquen plano é feito pelo exame clínico e biópsia para confirmação. As melhores áreas de biópsia incluem as estrias esbranquiçadas (estrias de Wickham) ou epitélio esbranquiçado ao redor da erosão. Entretanto, muitas pacientes não exibem lesões esbranquiçadas. Se apenas houver a doença erosiva, a biópsia na borda da lesão envolvendo área de pele normal é recomendada.[14]

A histologia mostra dermatite de interface, com infiltrado predominantemente linfocítico na junção dermoepidérmica, tanto no líquen plano cutâneo quanto no de mucosa. Há dano da célula basal com a forma de corpos de Civatte (queratinócitos apoptóticos). Também estão presentes corpos coloides na derme papilar. Células plasmáticas são proeminentes em biópsias de mucosas.[13,14]

O diagnóstico diferencial deve ser feito com doenças papuloescamosas, atróficas, eczematosas e vesicobolhosas, dependendo da variante morfológica e área afetada, tais como dermatite seborreica, psoríase, líquen escleroso, penfigoide cicatricial, pênfigo vulgar, dermatite de contato, infecções herpéticas ou fúngicas e neoplasia intraepitelial da vulva.[13]

A imunofluorescência direta pode ajudar em casos duvidosos, especialmente para diferenciar de doenças vesicobolhosas. No líquen plano, observa-se depósito de IgG, IgM, IgA, C3 e fibrina na membrana basal. A banda de fibrina está presente na maioria das pacientes e pode estender-se para a derme papilar.[13,14]

O líquen plano vulvar possui potencial maligno inferior a 1% para desenvolvimento de carcinoma de células escamosas. Estima-se que a incidência desse câncer com líquen plano vulvar seja entre 1% e 2%. Por esse motivo, todas as pacientes devem ser acompanhadas durante longo prazo e biópsias devem ser feitas em lesões novas ou que não respondem ao tratamento.[14,16]

Tratamento

Líquen plano genital geralmente não é curável e os objetivos do tratamento incluem o alívio dos sintomas e impedir sua progressão e suas complicações em longo prazo. Em geral, a doença erosiva de mucosa é mais dolorosa e mais difícil de tratar.[13,14] Medidas de suporte são importantes para auxiliar no tratamento, incluindo evitar fatores que irritem o tecido (sabonetes, loções, etc.), utilizar compressas frias para diminuir a queimação, anti-histamínicos sistêmicos para controlar o prurido, emolientes tópicos e estrogênios tópicos se houver atrofia associada à deficiência estrogênica.[13]

Os corticoides tópicos são considerados a primeira linha de tratamento, sendo o mais empregado o propionato de clobetasol 0,05% pomada no mesmo esquema de tratamento do líquen escleroso. Se necessário, a dose inicial pode ser duas vezes por dia. A retirada da corticoterapia e as reavaliações também são semelhantes às do líquen escleroso.[13,14]

No ambulatório do Núcleo de Prevenção de Doenças Ginecológicas da Unifesp, o furoato de mometasona 0,1% pomada vem sendo utilizado no líquen plano vulvar, com bons resultados.

No líquen plano vaginal, manipulam-se supositórios de hidrocortisona 25 mg, que são inseridos na vagina em dias alternados no primeiro mês, diminuindo a dose durante esse período. O tratamento de manutenção com duas aplicações por semana pode ser necessário durante vários meses até a melhora clínica. Sugere-se, concomitantemente, fazer profilaxia de candidíase com dose oral semanal de fluconazol 150 mg. Na presença de estenose vaginal, associa-se dilatadores vaginais.[13,14]

Em áreas mais resistentes, a triancinolona intralesional entre 3,3 e 10 mg/mL pode ser injetada.[14]

Tracolimo e pimecrolimo são considerados tratamentos de segunda linha, aplicados duas vezes por dia por três meses. Os sintomas geralmente se atenuam em quatro semanas e assim continuam nos meses subsequentes. A frequência pode ser modificada em algumas pacientes, iniciando com uma aplicação diária, então diminuindo para três vezes por semana e, então, aplicação semanal. O tacrolimo pode causar queimação. Há preocupação quanto ao potencial risco de malignidade com esses medicamentos, mas sua absorção sistêmica é mínima.[13,14]

Em casos de doença erosiva grave, a associação de corticoterapia sistêmica com a tópica pode ser necessária. Outros medicamentos que podem mostrar algum benefício incluem azatioprina, metotrexato, ciclofosfamida, retinoides e ciclosporina.[13,14] Há relatos também da terapia fotodinâmica para o tratamento do líquen plano erosivo genital, com bons resultados de eficácia e segurança.[17]

A cirurgia para a abertura de estenose de introito vaginal é recomendada somente quando a doença está controlada. Após o procedimento, mantém-se o uso de cremes tópicos de estrogênio e dilatadores vaginais para prevenir novas aderências.[13,14]

Líquen simples crônico

Líquen simples crônico corresponde à dermatose inflamatória crônica da vulva e uma das causas primárias mais comuns de prurido. É considerada doença comum, mas a real incidência é desconhecida. Afeta mais as mulheres do que homens e representa cerca de 35% das mulheres que passam em consulta em ambulatórios especializados em doenças da vulva. Aproximadamente dois terços das pacientes encontram-se na pré-menopausa. O líquen simples crônico também é conhecido como hiperplasia de células escamosas e antigamente era denominado de distrofia hiperplásica ou leucoplasia.[18]

Etiopatogenia

Existem dois tipos de líquen simples crônico: primário, que se desenvolve em pele de aparência normal e tende a surpreender em pacientes com atopia, e secundário, que ocorre como complicação de qualquer doença vulvar pruriginosa, como líquen escleroso, psoríase, líquen plano, dermatite de contato, infecções, etc. No primário, o prurido inicial é desencadeado por eventos pequenos, como toque, vestuário ou higiene. O ato de coçar, que oferece sensação agradável, começa a espessar a pele e danificar sua barreira protetora. Como resultado, há mais vontade de coçar e maior suscetibilidade a irritantes e infecções (candidíase, *Tinea cruris*). Assim, a irritação contínua origina o ciclo prurido-coçadura, que é a base para o líquen simples crônico.[19]

Na forma secundária, esse ciclo prurido-coçadura é iniciado pelas condições subjacentes. Nas duas formas de líquen simples crônico, o estresse, o calor, a sudorese, a atividade e a fricção comumente agravam a sensação de prurido. Destaca-se que o ciclo prurido-coçadura permanece mesmo com a remoção dos fatores desencadeantes.[19]

Quadro clínico

O principal sintoma é o prurido vulvar, frequentemente não controlável, que permanece de maneira intermitente ou crônica, por semanas, meses ou anos. Muitas mulheres sentem-no de forma consciente, enquanto outras coçam à noite, sem perceber, ou apresentam piora do prurido à noite, interferindo com o sono. Ocasionalmente, há sensação de queimação ou dor vulvar, em decorrência das alterações secundárias.[18,19]

O líquen simples crônico pode afetar toda a vulva e região perianal ou parte dela. Pode ser localizado, uni ou bilateral. Ao exame observa-se placa liquenificada com acentuação dos sulcos cutâneos, de coloração variável, desde acinzentada, até avermelhada ou mesmo hipopigmentada (Figuras 108.5 e 108.6). Também podem existir áreas escuras de hiperpigmentação pós-inflamatória, eritema e edema dos lábios, e fissuras decorrentes do ato de coçar. O dano à barreira cutânea aumenta a vulnerabilidade a infecções secundárias e irritantes.[18,19]

Diagnóstico

O diagnóstico é clínico e a diferenciação entre os tipos primário e secundário é difícil. Se houver suspeita de infecções fúngicas ou bacterianas associadas, a feitura de culturas e exame com KOH das secreções poderá ajudar. A biópsia fica reservada apenas para os casos cujo diagnóstico é duvidoso. O diagnóstico diferencial é feito principalmente com outras dermatoses vulvares, como líquen escleroso, líquen plano, dermatite de contato, psoríase, candidíase vulvovaginal, herpes, neoplasia intraepitelial de vulva, câncer de vulva e dermatite seborreica.[18,19]

O exame histopatológico revela hiperqueratose, hipergranulose, acantose, espongiose e infiltrado inflamatório crônico. Todas essas alterações são características inespecíficas, podendo ser encontradas em outras condições patológicas da vulva.[19]

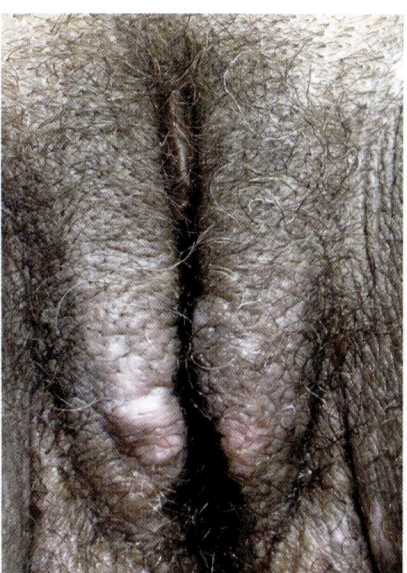

Figura 100.5 Líquen simples crônico caracterizado por placa liquenificada, esbranquiçada, em grandes lábios bilateralmente. Nota-se a acentuação dos sulcos cutâneos. Acervo Nuprev – Unifesp.

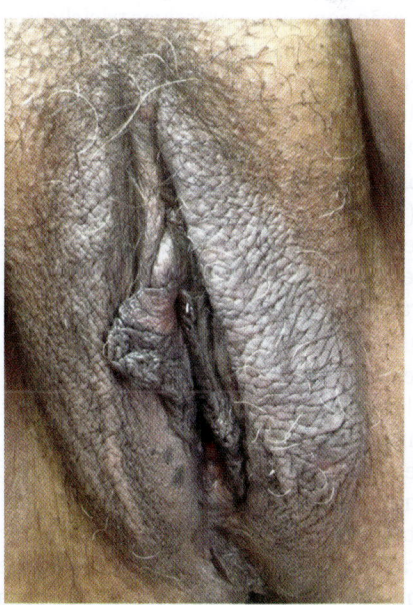

Figura 100.6 Líquen simples crônico caracterizado por placa liquenificada, acinzentada, em grande lábio esquerdo e terço anterior de grande lábio direito. Nota-se a acentuação dos sulcos cutâneos. Acervo Nuprev – Unifesp.

Diferentemente do líquen escleroso e do líquen plano, o líquen simples crônico não é considerado como tendo potencial maligno para câncer escamoso. Entretanto, destaca-se que as mulheres com hiperplasia de células escamosas, e que têm como fundo o líquen escleroso, possuem maior risco de desenvolver câncer.

Tratamento

A base do tratamento é a combinação de corticoide com anti-histamínico a fim de reduzir a inflamação e cortar o ciclo prurido-coçadura. Como a pele está espessada, é necessário aplicar corticoide tópico de alta potência, como o propionato de clobetasol 0,05% pomada. O esquema é feito de maneira semelhante ao do líquen escleroso. Se necessário, a dose inicial poderá ser duas vezes ao dia por 30 dias, diminuindo para uma vez ao dia se houver melhora dos sintomas e do exame da vulva, seguindo-se o desmame conforme mencionado para o líquen escleroso.[19]

No Núcleo de Prevenção de Doenças Ginecológicas da Unifesp, a corticoterapia com furoato de mometasona 0,1% pomada, na mesma posologia que o propionato de clobetasol, vem sendo aconselhada para o tratamento do líquen simples crônico, mostrando taxas de remissão completa de cerca de 65% e de remissão parcial de cerca de 20%.[20]

Como anti-histamínico, recomenda-se a hidroxizina 25 mg à noite, a fim de proporcionar sedação noturna para melhorar o prurido e suspender o ato de coçar à noite. Sedação com antidepressivos tricíclicos, como amitriptilina ou doxepina, também é efetiva, especialmente em pacientes deprimidas ou ansiosas. A dose é de 10 a 100 mg duas horas antes de dormir, iniciando-se com doses menores e aumentando conforme necessário.[19]

Outros tratamentos incluem os inibidores da calcineurina (tacrolimo e pimecrolimo), triancinolona intralesional em placas espessadas ou em mulheres que não podem se submeter à corticoterapia tópica, e triancinolona intramuscular (60 a 80 mg) a fim de obter alívio imediato do prurido.[18,19]

As mesmas medidas gerais recomendadas para o líquen escleroso são importantes nos casos de líquen simples crônico. Orientar as pacientes para cortar as unhas, visto que muitas coçam a região sem saber durante o sono. O tratamento da condição de base ou de infecções concomitantes também é essencial para obter boa resposta terapêutica. Na ausência de resposta, deve-se verificar a adesão à corticoterapia tópica e ao sedativo.[18,19]

O seguimento é feito a cada 30 dias nos primeiros meses da corticoterapia tópica, podendo ser espaçado quando houver controle da doença. Devido à associação de depressão, estresse e ansiedade com o líquen simples crônico, muitas pacientes apresentam retorno da condição após o controle clínico, o que faz com que permaneçam em acompanhamento por longos períodos de tempo.

Dermatites (eczemas)

A dermatite ou eczema atópico é doença de pele comum frequentemente associada com outros transtornos atópicos. É rara na vulva e causa prurido e eritema leve em região anogenital. As pacientes referem história de atopia e exibem reações atópicas em outros locais. Em geral, respondem bem ao tratamento.

Já a dermatite (eczema) de contato é vista mais frequentemente na vulva, com prevalência estimada em cerca de 50% em clínicas especializadas em doenças vulvares, e resulta da exposição a agentes exógenos, tanto irritativos quanto alergênicos. A dermatite de contato irritativa é mais encontrada que a alérgica, mas a exata prevalência é desconhecida. Ambos os tipos podem coexistir, com características clínicas e histopatológicas que se sobrepõem. A dermatite de contato sempre deve ser considerada na avaliação de pacientes com sintomas vulvares crônicos ou naquelas que não respondem apropriadamente ao tratamento.[21,22]

Etiopatogenia

A dermatite de contato irritativa ocorre pela exposição da pele a substâncias que causam efeito citotóxico direto aos queratinócitos sem sensibilização prévia. Existem vários irritantes vulvares comuns: corrimento vaginal, fezes, urina, sêmen, suor, banho excessivo, produtos de higiene feminina (cremes depilatórios, absorventes, duchas, lubrificantes), calor excessivo, medicamentos (cremes e géis de base alcoólica, ácido tricloroacético, fluorouracil, imiquimode, podofilina, espermicidas), sabonetes, perfumes, diafragma. Concentrações maiores do irritante têm maior probabilidade de causar a dermatite. Da mesma forma, irritantes mais fortes causam sintomas imediatos, enquanto os mais fracos ocasionam alterações mais sutis e mais difíceis de serem identificadas.[21,22]

Já na dermatite de contato alérgica há reação de hipersensibilidade retardada (tipo IV) que atinge pessoa geneticamente predisposta após a sensibilização por algum alérgeno. Há apresentação do antígeno pelas células de Langerhans, reconhecimento do antígeno pelas células T e subsequente ativação e proliferação das células T. O período de tempo entre a exposição ao alérgeno e o aparecimento do quadro clínico é de 48 a 72 horas. Por isso, muitas vezes os alérgenos não são prontamente identificados. Alérgenos mais fortes mais amiúde provocam quadros mais agudos. Quadros crônicos associam-se com exposição intermitente e prolongada a alérgeno relativamente fraco.[21,22]

Alérgenos vulvares comuns incluem: anestésicos (lidocaína), antibióticos (neomicina, sulfonamida), antifúngicos (clotrimazol, miconazol, nistatina), antissépticos (clorexidina, violeta de genciana, povidine), corticosteroides, duchas, emolientes, fragrâncias (bálsamo do Peru, eugenol, isoeugenol), esmalte de unha, níquel, preservativos, látex, absorventes e espermicidas.[21,22]

Quadro clínico

Reações irritativas manifestam-se com queimação, sensação de ferroada, prurido, além de dor e disúria na presença de erosões. Quadros agudos e graves de dermatite de contato irritativa causam eritema, edema e vesículas que evoluem rapidamente em erosões e ulcerações superficiais. Já em casos subagudos e crônicos, observam-se placas eritematosas pouco demarcadas (Figura 100.7), com descamação variável e escoriações. Alguns casos mais graves podem desenvolver pápulas pseudoverrucosas eritematosas a violáceas e nódulos.[21,22]

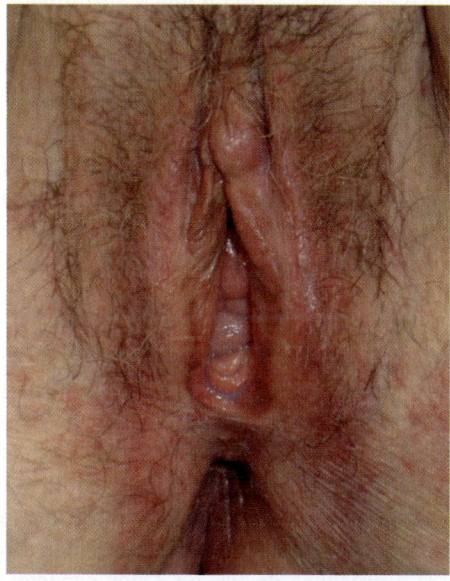

Figura 100.7 Dermatite de contato após uso de estrogênio tópico. Observa-se placa eritematosa pouco demarcada, ocupando grandes lábios, região perineal e perianal. Acervo Nuprev – Unifesp.

Em quadros agudos de dermatite de contato alérgica, o exame da vulva exibe erupção vesicobolhosa com prurido intenso e/ou dor vulvar, além de eritema, edema, vesículas coalescentes e ulcerações. Reações alérgicas mais fortes podem tornar-se generalizadas em locais de prévia dermatite de contato ao mesmo alérgeno. Já a dermatite de contato alérgica crônica apresenta-se como inflamação subaguda com graus variados de prurido e frequente padrão de exacerbação e remissão, de acordo com a exposição ao alérgeno. Na vulva há placas eritematosas a hiperpigmentadas, liquenificadas, com diferentes graus de descamação e escoriação.[21,22]

Diagnóstico

A história clínica detalhada, procurando correlacionar os sintomas e achados clínicos com a exposição aos irritantes ou alérgenos, é essencial na avaliação diagnóstica da dermatite de contato. Assim, deve-se fazer questionamento detalhado sobre o uso dessas substâncias, bem como estabelecer a relação temporal entre sua utilização e a ocorrência dos sintomas.[21,22]

As características clínicas das dermatites de contato irritativa e alérgica podem não ser diferenciadas entre si ou dos achados de outras dermatoses vulvares, além das reações poderem ocorrer simultaneamente, dificultando ainda mais o diagnóstico. O teste de contato é essencial para identificar adequadamente as substâncias alergênicas. Se o teste apresentar resultado positivo, deve-se fazer a correlação entre a história da exposição e o exame clínico.[21,22]

A biópsia para avaliação histopatológica e imunofluorescência direta é reservada para os casos com lesões erosivas a fim de excluir doenças vesicobolhosas, líquen plano erosivo ou outras. As características histopatológicas da dermatite de contato não são específicas, com sobreposição dos achados dos tipos irritativo e alérgico. Hiperplasia psoriasiforme, caracterizada por acantose, hiperqueratose e paraqueratose podem ocorrer em ambas as formas da dermatite de contato.[22]

O diagnóstico diferencial é feito com outras dermatoses inflamatórias, entre elas, líquen simples crônico, líquen escleroso, dermatite seborreica, psoríase, penfigoide bolhoso, pênfigo vulgar, além de câncer, doença de Paget e doenças infecciosas, como candidíase e herpes.[21]

Tratamento

A primeira medida na dermatite de contato é retirar os fatores irritativos ou alergênicos e aconselhar as pacientes a evitar qualquer substância que possa ocasionar sintomas vulvares. As medidas gerais para evitar irritação da pele vulvar também são recomendadas. Dependendo do grau e da cronicidade da dermatite, utiliza-se corticoide tópico em pomada de potência baixa (hidrocortisona 2,5%), média (triancinolona acetonida 0,1%, furoato de mometasona 0,5%) ou alta (propionato de clobetasol 0,01%). A posologia inicial é duas vezes ao dia até que as lesões tenham cicatrizado completamente. A potência e a frequência da corticoterapia tópica podem ser ajustadas de acordo com a resposta clínica.[21,22]

Casos graves, incluindo aqueles com lesões vesiculares e/ou erosivas, podem requerer corticoides sistêmicos, como prednisona 40 a 60 mg por dia, com ajuste gradual da dose durante 14 a 21 dias. Profilaxia para candidíase com 150 mg por semana com fluconazol oral deve ser considerada na vigência da corticoterapia.[21,22]

Para aliviar o prurido, recomendam-se compressas frias e hidroxizina 25 mg a 100 mg ou doxepina 10 mg a 75 mg à noite. Infecções secundárias por bactérias, fungos ou vírus devem ser avaliadas e tratadas.[21,22]

Outras doenças

Psoríase

Dermatose inflamatória crônica recidivante, diagnosticada em 5% das mulheres com sintomas vulvares persistentes. Caracteriza-se por placas eritematosas bem demarcadas com descamação associada (Figura 100.8), localizadas em superfícies extensoras de extremidades, região sacral e couro cabeludo. O acometimento da vulva, conhecido como psoríase invertida, é geralmente acompanhado por lesões em outras regiões do corpo. O diagnóstico é clínico e confirmado pelo exame anatomopatológico. A doença deve ser diferenciada da dermatite seborreica, dermatite de contato, síndrome de Reiter, candidíase e dermatofitose. O tratamento da psoríase genital e perigenital mais utilizado é o corticoide tópico em pomada. Outras terapêuticas tópicas incluem calcipotriol, calcitriol e tacrolimo. Medicamentos sistêmicos, entre eles o metotrexato e a ciclosporina, são reservados aos casos graves.[23,24]

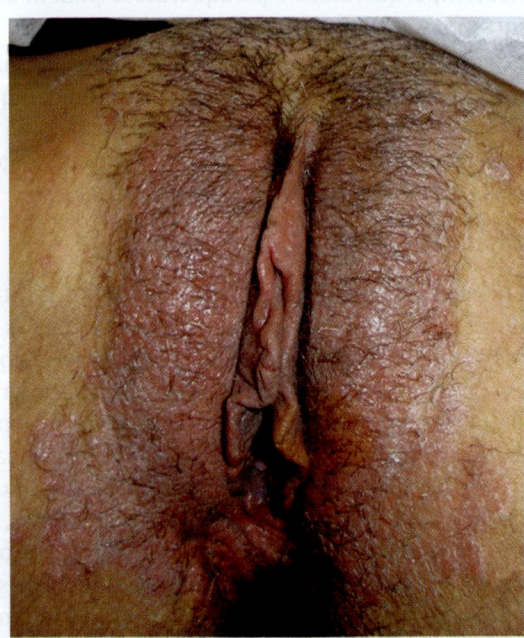

Figura 100.8 Extensa placa eritematodescamativa, estendendo-se desde monte pubiano até região perineal. AP: psoríase. Paciente apresentava lesões também em cotovelo. Acervo Nuprev - Unifesp.

Dermatite seborreica

Também denominada de eczema seborreico, é dermatose crônica recidivante, que acomete regiões ricas em glândulas sebáceas e áreas intertriginosas. A etiologia não é totalmente estabelecida, mas relata-se causa multifatorial, com participação de fatores genéticos,

hipersecreção sebácea, estresse emocional, colonização pelo fungo *Malassezia furfur* e fatores hormonais. Ocorre principalmente em couro cabeludo e face. Outros locais de acometimento incluem área esternal, axilas, sulcos inframamários, região anogenital e pregas glúteas. Ao exame, apresenta-se como placa eritematodescamativa que pode estar associada com fissuras e infecção secundária. Liquenificação pode estar presente em quadros crônicos. O diagnóstico é clínico e histopatológico, e deve ser diferenciado da dermatite de contato, psoríase, síndrome de Reiter, candidíase e dermatofitose. O tratamento é tópico, por corticoide em creme de potência moderada a alta, associado ou não a antifúngico. Em lesões úmidas, secativos como permanganato de potássio ajudam a melhorar os sintomas.[23]

Pênfigo vulgar

Doença bolhosa autoimune rara, que afeta pele e mucosas e é causada por autoanticorpos contra desmogleína 3, uma glicoproteína componente do desmossomo. Geralmente acomete indivíduos entre 50 e 60 anos. Os pacientes expõem erosões dolorosas em mucosas e/ou bolhas flácidas envolvendo mucosa anogenital, boca ou nariz. Na maioria dos casos, o sítio inicial é a cavidade oral. O pênfigo vegetante é forma clínica rara e mais benigna do pênfigo vulgar, caracterizado por lesões vegetantes e verrucosas que resultam da cicatrização das bolhas que se romperam. O diagnóstico do pênfigo é confirmado pelo anatomopatológico, que evidencia acantólise suprabasal dos queratinócitos, e pela imunofluorescência direta, que demonstra a presença de IgG e C3 nos espaços intercelulares. A imunofluorescência indireta detecta autoanticorpos circulantes. O tratamento é feito com corticoide tópico na doença limitada. Nos casos disseminados, utilizam-se corticoides sistêmicos em altas doses, que podem ser associados a outros medicamentos, como dapsona, ciclofosfamida e metotrexato.[14,23,24]

Penfigoide bolhoso e cicatricial

Ambos correspondem a doenças bolhosas autoimunes subepidérmicas causadas por autoanticorpos contra componentes do hemidesmossomo e colágeno tipo VII, resultando em dano da membrana basal e subsequente perda de adesão entre a derme e a epiderme. Entretanto, reações de hipersensibilidade a medicamentos podem desencadear ambos os tipos de penfigoide. O penfigoide cicatricial é associado com formação de cicatrizes e envolvimento de mucosas, enquanto o bolhoso não. Clinicamente, o penfigoide bolhoso apresenta-se inicialmente com bolhas grandes e tensas, de base eritematosa, em pele seca, queratinizada, com preferência pelas áreas flexurais, virilha e tronco. Já o penfigoide cicatricial tem predileção por mucosas da cavidade oral e conjuntiva. As lesões clínicas são semelhantes às do penfigoide bolhoso, à exceção da formação de cicatrizes. A vulva é mais acometida pelo penfigoide cicatricial do que o bolhoso, com lesões mais de aspecto erosivo, visto que as bolhas se rompem rapidamente nessa região. O diagnóstico é confirmado pelo histopatológico e pela imunofluorescência direta. O diagnóstico diferencial inclui pênfigo vulgar, eritema polimorfo, líquen plano erosivo, doença de Behçet, necrólise epidérmica tóxica e líquen escleroso. O tratamento do penfigoide bolhoso é semelhante ao vulgar. Já o tratamento do penfigoide cicatricial é mais difícil e a escolha depende da gravidade da doença, local de acometimento e rapidez de progressão. Pacientes com doença em região genital são consideradas de alto risco e o tratamento pode ser feito com corticoide sistêmico associado ou não à dapsona. Imunossupressores como a ciclofosfamida podem ser úteis em casos graves.[14,23,24]

Doença de Crohn

Manifestações mucocutâneas dessa doença inflamatória intestinal ocorrem em 20% a 40% dos pacientes, principalmente nos indivíduos com doença colônica. A doença de Crohn vulvar mostra-se mais comumente com eritema e edema labial uni ou bilateral. O edema crônico forma pápulas coalescentes firmes e nódulos fibróticos. Apresentação considerada patognomônica de doença de Crohn vulvar é por úlceras "em facada" nas pregas genitocrurais ou sulcos interlabiais. Abscessos, fístulas e cicatrizes também podem existir. O diagnóstico diferencial deve ser feito com tuberculose, sarcoidose, hidradenite supurativa, linfogranuloma venéreo, implantação de corpo estranho e infecções fúngicas. O tratamento é difícil e requer a administração sistêmica de vários antibióticos, imunossupressores e anti-inflamatórios, como metronidazol, sulfassalazina, azatioprina e prednisona. A cirurgia é feita para incisão e drenagem dos abscessos e reparo das fístulas.[23-25]

Úlceras aftosas

Lesões dolorosas e recidivantes, relativamente raras na vulva, e sem causa definida. Podem acometer mulheres adultas e, mais comumente, adolescentes ou meninas na pré-menarca. A localização mais comum é a face interna dos pequenos lábios, frequentemente apresentando-se com lesões bilaterais em espelho. Região de pele queratinizada, com pelos, bem como a vagina, também pode ser acometida. As úlceras são tipicamente redondas a ovaladas, de 1 a 3 cm de diâmetro e de 1 a 2 mm de profundidade, com bordas irregulares bem demarcadas. A base da úlcera varia do tecido necrótico, escuro, até exsudato aderente amarelado. A pele circundante geralmente é eritematosa, edemaciada e com aumento da temperatura. Pode haver linfonodopatia regional e celulite. A avaliação diagnóstica deve incluir os exames para descartar outras causas de úlceras vulvares, especialmente aquelas de transmissão sexual. A biópsia deve ser feita na borda da úlcera. O tratamento inclui medidas locais, anti-inflamatórios não esteroides e redução da duração da úlcera. O principal tratamento tópico é o corticoide de alta potência em pomada. Casos crônicos requerem tratamento sistêmico com prednisona por via oral na posologia inicial de 0,5 mg/kg/dia por duas semanas, reduzindo a dose em seguida.[24,25]

Doença de Behçet

Doença recidivante multissistêmica, rara, de causa desconhecida. Fatores genéticos (HLA-B51), imunológicos (autoanticorpos contra a mucosa e maior citotoxicidade dos linfócitos) e infecciosos (infecção viral ou bacteriana) são sugeridos como possível etiologia. É caracterizada pela tríade de úlceras orais e genitais, e uveíte. Tem maior prevalência na região mediterrânea, principalmente na Turquia, com taxa de um caso por 250 indivíduos. É mais frequente no sexo masculino, em pessoas de 10 a 30 anos de idade. Depois das úlceras orais, as vulvares são a característica mais comum, presente em cerca de 50% a 90% dos casos. São encontradas principalmente nos grandes lábios, mas podem aparecer em qualquer região da vulva, períneo, região perianal e vagina, com possível formação de fistula uretral ou vesical. As úlceras genitais são geralmente profundas e dolorosas, com halo eritematoso e base fibrinosa, e, eventualmente, resolvem-se com formação de cicatrizes. Outras alterações dermatológicas podem coexistir, como lesões pustulosas, eritema nodoso e pioderma gangrenoso, além de manifestações sistêmicas (artrite, alteração cardiovascular, distúrbio gastrointestinal e neurológico) e oculares (catarata e glaucoma). O diagnóstico é essencialmente clínico e de exclusão, visto que o histopatológico é inespecífico. O tratamento das úlceras é feito com corticoides tópicos ou intralesionais e anestésicos tópicos. Nas formas sistêmicas, recomenda-se a prescrição de anti-inflamatórios e corticoides sistêmicos. Outros medicamentos incluem colchicina, dapsona, ciclosporina, azatioprina, ciclofosfamida e clorambucil.[23-25]

REFERÊNCIAS BIBLIOGRÁFICAS

1. Lynch PJ, et al. 2006 ISSVD classification of vulvar dermatoses: pathologic subsets and their clinical correlates. J Reprod Med 2007;52(1):3-9.
2. Fistarol SK, et al. Diagnosis and treatment of lichen sclerosus. An update. Am J Clin Dermatol 2013;14(1):27-47.

3. Goldstein AT, et al. Prevalence of vulvar lichen sclerosus in a general gynecology practice. J Reprod Med. 2005;50(7):477-80.

4. Powell J, et al. Childhood vulvar lichen sclerosus: the course after puberty. J Reprod Med 2002;47(9):706-9.

5. Murphy R. Lichen sclerosus. Dermatol Clin 2010; 28 (4): 707-15.

6. Suzuki E, et al. Action of mometasone furoate in the treatment of vulvar lichen sclerosus. 14th World Congress of Cervical Pathology and Colposcopy – IFCPC. Rio de Janeiro, July 7, 2001. p. 38. (Abstract)

7. Virgili A, et al. First randomized trial on clobetasol propionate and mometasone furoate in the treatment of vulvar lichen sclerosus: results of efficacy and tolerability. Br J Dermatol 2014;171(2):388-96.

8. Corraza M, et al. Clobetasol propionate vs. mometasone furoate in 1year proactive maintenance therapy of vulvar lichen sclerosus: results from a comparative trial. J Eur Acad Dermatol Venereol 2016 Jun;30(6):956-61.

9. Murina F, et al. Vulvar lichen sclerosus: a comparison of the short-term topical application of clobetasol dipropionate 0.05% versus mometasone furoate 0.1%. J Low Genit Tract Dis 2015;19(2):149-51.

10. Lee A, et al. Long-term management of adult vulvar lichen sclerosus: a prospective cohort study of 507 Women. JAMA Dermatol. 2015;151(10):1061-7.

11. Chi CC, et al. Systematic review and meta-analysis of randomized controlled trials on topical interventions for genital lichen sclerosus. J Am Acad Dermatol. 2012;67(2):305-12.

12. Pérez-López FR, et al. EMAS clinical guide: vulvar lichen sclerosus in peri and postmenopausal women. Maturitas 2013;74(3):279-82.

13. Mirowski GW, et al. Treatment of vulvovaginal lichen planus. Dermatol Clin 2010;28:717-25.

14. Pipkin C. Erosive diseases of the vulva. Dermatol Clin. 2010;28(4):737-51.

15. Regauer S, et al. Vulvar cancers in women with vulvar lichen planus: a clinicopathological study. J Am Acad Dermatol 2014;71(4):698-707.

16. Kennedy CM, et al. Erosive vulvar lichen planus? A cohort at risk for cancer? J Reprod Med. 2008;53(10):781-4.

17. Helgesen AL, et al. Vulvovaginal photodynamic therapy vs. topical corticosteroids in genital erosive lichen planus: a randomized controlled trial. Br J Dermatol 2015;173(5):1156-62.

18. Thorstensen KA, et al. Recognition and management of vulvar dermatologic conditions: lichen sclerosus, lichen planus, and lichen simplex chronicus. J Midwifery Womens Health 2012;57(3):260-75.

19. Stewart KM. Clinical care of vulvar pruritus, with emphasis on one common cause, lichen simplex chronicus. Dermatol Clin 2010;28(4):669-80.

20. Vieira FM, et al. Furoato de mometasona no tratamento do líquen simples crônico de vulva. XV Congresso Brasileiro de Genitoscopia. Porto Alegre, 7-10 de outubro de 2010. (Resumo)

21. Connor CJ, et al. Vulvar contact dermatitis. Proc Obstet Gynecol 2014;4(2): 1-14.

22. Schlosser BJ. Contact dermatitis of the vulva. Dermatol Clin. 2010;28(4):697-706.

23. Barros JA. Outras dermatoses. In: Martins NV. Patologia do trato genital inferior. São Paulo: Roca; 2005. p. 775-810.

24. Selim MA, et al. A histologic review of vulvar inflammatory dermatoses and intraepithelial neoplasm. Dermatol Clin 2010;28(4):649-67.

25. Bandow GD. Diagnosis and management of vulvar ulcers. Dermatol Clin. 2010;28(4):753-63.

Capítulo 101

■ **Mayara Keila Figueiredo Facundo**

Cervicites e Endocervicites

■ CONCEITO

O termo cervicite designa condição de inflamação aguda ou crônica do colo uterino, associada a maior risco de infecção do trato genital superior, complicações reprodutivas e aquisição do vírus da imunodeficiência humana tipo 1 (HIV-1). Sua etiologia é múltipla, infecciosa ou não, podendo ser causada por vários patógenos. Porém, em várias ocasiões, agentes etiológicos não são identificados, o que leva a cogitar ser a flora vaginal, ou a resposta imunológica anormal do hospedeiro, a causa do processo inflamatório. Casos sem etiologia conhecida podem chegar a mais de 60%.[1,2]

Nas endocervicites, a inflamação acontece no canal endocervical, acometendo o epitélio glandular. Por vezes, os termos cervicite e endocervicite são utilizados indistintamente.

■ INCIDÊNCIA E PREVALÊNCIA

Das infecções endocervicais mais prevalentes, as causadas por *Chlamydia trachomatis* (CT) e *Neisseria gonorrhoeae* destacam-se nas jovens entre 15 e 24 anos de idade. Cerca de 63% das infecções clamidianas e 70% das gonocócicas acometem o sexo feminino e o masculino nessa faixa etária. Essas duas afecções computam de um terço à metade de todos os casos de doença inflamatória pélvica (DIP).[3] Estão também relacionadas à redução da feracidade, pela doença inflamatória pélvica (DIP) subclínica, representada por endometrites e alterações tubárias assintomáticas.[4]

O Centro de Controle de Doenças dos Estados Unidos (CDC) estima que aproximadamente 20 milhões de casos novos de infecções sexualmente transmissíveis (IST) ocorrem naquele país todos os anos, sendo metade entre a população nessa idade. Tanto homens quanto mulheres jovens são marcadamente afetados por IST, mas as últimas encaram as piores consequências em longo prazo. Se não tratadas podem silenciosamente diminuir a chance reprodutiva. É estimado que 24.000 mulheres tornam-se inférteis a cada ano pelo subdiagnóstico das IST.[5]

■ DIAGNÓSTICO CLÍNICO E LABORATORIAL

Os achados clínicos de cervicite incluem friabilidade tissular, com sangramento facilmente induzido pela manipulação do colo, e saída de secreção mucopurulenta pelo orifício externo. É frequentemente assintomática, mas algumas queixas, como corrimento vaginal anormal e sangramento intermenstrual ou ao coito, podem ser reportadas. Critérios menores incluem edema da ectopia e número elevado de leucócitos polimorfonucleares no exame microscópico corado pelo Gram.

Referente aos testes diagnósticos para detecção de CT e Neisseria, não é recomendada a microscopia do material endocervical pelo Gram. A cultura convencional em meios específicos tem sensibilidade de 83,6%, e a captura híbrida 2, de 94,8%.[6]

Os testes de amplificação de ácidos nucleicos (NAATs), como o PCR (reação em cadeia de polimerase), são padrão-ouro para diagnóstico das cervicites sexualmente transmissíveis, apresentando a maior sensibilidade entre todos os testes, sendo 20% a 35% mais sensíveis que os demais.[7]

■ HIV-SOROPOSITIVAS

O diagnóstico e a terapêutica das mulheres HIV-soropositivas com cervicites devem ser iguais às das HIV-soronegativas. Melhor diagnóstico e, subsequentemente, um tratamento mais eficaz promovem diminuição da carga viral na endocérvice e menor transmissão do HIV.

■ ENDOCERVICITES POR *CLAMYDIAS* E GONOCÓCICAS

Chlamydia trachomatis

É a bactéria sexualmente transmissível mais comum, responsável por infecções oftalmológicas e genitais. É transmitida por meio de sexo vaginal, oral ou anal com parceiro infectado, e pode ser transmitida para o neonato pelo canal de parto. Pertence ao filotipo *Chlamydiae*, cujas espécies apresentam-se em sorotipos variados. Os sorotipos de A a C provocam infecções oculares, como o tracoma; os sorotipos de D a K causam infecções urogenitais, como uretrites clamidianas e endocervicites, que culminam, por vezes, em doença inflamatória pélvica; os sorotipos L1 a L3 ocasionam o linfogranuloma venéreo, infectando os linfonodos e o sistema linfático.

A *Chlamydia trachomatis* (CT) é bactéria Gram-negativa obrigatoriamente intracelular. Possui desenvolvimento bifásico diretamente ligado a diferentes estados metabólicos do patógeno. Seus corpos elementares entram na célula do hospedeiro e diferenciam-se em formas metabolicamente mais ativas, os corpos reticulados. Isto é acompanhado de perda completa de infectividade. O aumento do tamanho desses corpos reticulados ocorre depois de algumas horas, e eles se multiplicam por divisão binária.

Nas próximas 12 a 24 horas, a bactéria começa a se rediferenciar em corpos elementares, e o ciclo infeccioso termina com a lise da célula do hospedeiro. Porém, a persistência da clamídia é um estágio de desenvolvimento intracelular completamente diferente deste ciclo de infecção produtiva. As bactérias são viáveis, mas não cultiváveis, o que torna um desafio para o diagnóstico e o tratamento das infecções persistentes.[8]

A clamídia demanda a imunidade Th1 para seu clareamento. Ainda não existe vacina profilática contra a bactéria.[9]

O alvo da CT são as células endocervicais, estando a mulher com ectopia cervical mais suscetível à infecção. A bactéria induz inflamação crônica, hipertrofia cervical e metaplasia escamosa, mudanças potenciais para a infecção pelo papilomavírus humano (HPV). O efeito biológico da clamídia pode causar danos à barreira mucosa, aumentando a infecção por HPV, ou pode interferir na resposta imunológica e no clareamento viral, ajudando na persistência desta infecção. Tanto a CT como o HPV secretam mais citocinas pró-inflamatórias, e ambos aumentam a expressão de Ki67, marcador de proliferação celular.[10]

A prevalência de CT em homens e mulheres é muito parecida. A idade é um fator de risco para contrair a clamídia, particularmente mulheres jovens com menos de 25 anos, e homens com menos de 35 anos. O início da infecção geralmente é desconhecido, a reexposição é bastante comum, e raramente há seguimento do clareamento do patógeno.[11]

Na mulher, as infecções urogenitais causadas pela CT, caso não tratadas, podem levar a uretrite, cervicite mucopurulenta, endometrite, salpingite, doença inflamatória pélvica, peri-hepatite, periapendicite, gravidez ectópica e infertilidade tubária. Na gravidez, pode provocar corioamnionite, parto pré-termo e baixo peso ao nascer. O rastreamento em mulheres abaixo de 25 anos busca evitar as sequelas crônicas mais graves. A prevenção primária por meio de mudanças comportamentais não se mostra eficaz.

A alta prevalência de infecção por clamídia, gonococos e *Trichomonas* nos parceiros sexuais reforça as implicações no tocante à notificação do parceiro e ao seu tratamento. Este tratamento dos parceiros sexuais é uma estratégia efetiva para reduzir a reinfecção e prevenir as sequelas das IST, devendo ser implementado quando os agentes etiológicos das cervicites são identificados como sexualmente transmissíveis, assim como naqueles homens cujas parceiras receberam tratamento presuntivo e são não retornantes.

Diagnóstico

As infecções por CT no trato genital são assintomáticas em 75% das mulheres e em até 50% em homens, o que leva ao subdiagnóstico e ao subtratamento. Se sintomática, a infecção pode provocar sangramento ao coito, hipertrofia cervical e secreção mucopurulenta. Por vezes, apresenta-se como corrimento vaginal inespecífico (Figura 101.1).

O rastreamento anual de CT é preconizado para mulheres sexualmente ativas com idade abaixo de 25 anos, e para aquelas acima de 25 anos com fatores de risco,

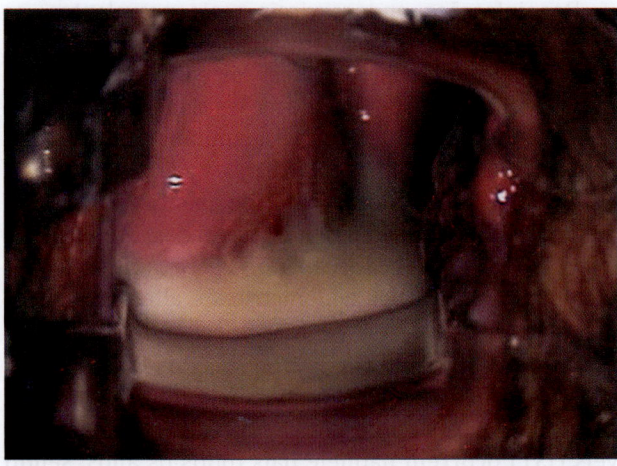

Figura 101.1 Corrimento por *Chlamydia trachomatis*.
Fonte: Acervo do Nuprev – Unifesp.

como novo ou múltiplos parceiros sexuais, ou parceiro que se apresenta com IST, ou intercursos não mutuamente monogâmicos.

O teste padrão-ouro recomendado é a amplificação de ácidos nucleicos (NAATs), por apresentar maior sensibilidade (> 96%) e especificidade (≥ 99%). Nas mulheres, pode ser feito no primeiro jato de urina, no conteúdo vaginal ou no muco cervical. Nos homens, por meio da avaliação molecular de conteúdo uretral ou do primeiro jato de urina.[12,7]

Tratamento

É o mesmo para mulheres HIV soronegativas e HIV soropositivas. Deve ser baseado no diagnóstico laboratorial, porém, se for indisponível, deve ser realizado de forma presuntiva em mulheres de risco aumentado, ou seja, naquelas com as mesmas características das rastreadas anualmente.

O tratamento recomendado é a azitromicina 1 g, via oral, em dose única, ou a doxiciclina 100 mg, via oral, duas vezes ao dia, por sete dias. Dos regimes alternativos, opta-se pela eritromicina 500 mg, via oral, quatro vezes ao dia, por sete dias, ou a levofloxacina 500 mg, via oral, uma vez ao dia, por sete dias.

O tratamento do parceiro sexual é mandatório e, para diminuir a transmissão e reinfecção, as mulheres devem ser instruídas à abstinência sexual por uma semana. Todos os parceiros sexuais dos últimos 60 dias devem ser avaliados e tratados se CT for identificada ou suspeitada em mulheres com cervicite, mesmo que de forma presuntiva.

Controle de cura

É importante nova pesquisa em três meses, não esquecendo de outras IST, como HIV, gonorreia e sífilis. Não é recomendado em três semanas após completado o tratamento clássico, a não ser que a adesão a ele seja questionada, sintomas persistam ou haja risco de reinfecção. Não se deve fazer controle de cura antes de três semanas devido a falso-positivos.[12]

Grávidas

Deve ser realizado rastreio no primeiro trimestre, o controle de cura em três semanas após término do tratamento, reteste em três meses, e a repetição do teste no terceiro trimestre nos grupos de risco. A doxiciclina é contraindicada no segundo e terceiro trimestres. O regime recomendado é a azitromicina 1 g, via oral, em dose única. Como regimes alternativos, opta-se pela amoxicilina 500 mg, via oral, três vezes ao dia, por sete dias.[12,1]

Neisseria gonorrhoeae

É um diplococo Gram-negativo, aeróbio ou anaeróbio facultativo, que infecta o trato urogenital masculino ou feminino, podendo provocar infecções na endocérvice (80%-90%), na uretra (80%), assim como no reto (40%) e na faringe (10%-20%).

A estimativa da Organização Mundial de Saúde (OMS) foi de que um surto de gonorreia em adultos atingiu 106 milhões de casos em 2008, um aumento de 21% comparado a 2005.[13]

Muito comumente associada à infecção por CT, mostra-se ainda mais prevalente em populações como a de mulheres HIV-soropositivas. Seu modo de transmissão dá-se por contato sexual, com período de incubação entre dois a cinco dias.[14]

A maioria das mulheres (≅ 70%) com infecção por *Neisseria* é assintomática. Quando sintomática, pode se manifestar como disúria, secreção uretral, corrimento vaginal, ou sangramento anormal do colo uterino. Infecções não tratadas podem resultar em complicações reprodutivas, como infertilidade e gestação ectópica.[3]

Diagnóstico

Assim como nas infecções por *Clamydia*, o rastreamento anual para *N. gonorrhoeae* deve ser feito naquelas mulheres abaixo de 25 anos de idade. Naquelas acima dessa idade, devem ser rastreadas as que abrigam fatores de risco, como novo ou mais de um parceiro sexual, parceiro com outros concomitantes, ou parceiro sexual com IST. Outros fatores de risco incluem uso inconsistente de preservativo entre pessoas não mutuamente monogâmicas, profissionais do sexo, IST prévias ou coexistentes.

A sensibilidade do Gram para diagnóstico de *Neisseria* é de 50%. Este exame não é recomendado na avaliação endocervical do gonococo, pois a detecção do microrganismo é insuficiente por este método.[12]

Devem ser realizados testes específicos, como cultura em meio de Thayer-Martin e NAATs. A sensibilidade destes últimos é superior à da cultura.

A cultura requer espécimes endocervicais nas mulheres, e uretrais em homens. Os NAATs permitem diagnóstico da *Neisseria* em outros sítios além do canal endocervical, como na vagina e urina. Nos homens, na uretra e urina.

Apesar da menor sensibilidade, a cultura é de grande valia nos casos de resistência ou falha de tratamento, pois demonstra a suscetibilidade do patógeno por meio do antibiograma.

Tratamento

Assunto de grande preocupação mundial, algumas cepas de *N. gonorrhoeae* desenvolveram resistência a fluoroquinolonas, as tetraciclinas e a penicilina nos Estados Unidos e a cefixime em outros países. No Brasil, segundo dados do Ministério da Saúde, a ciprofloxacina pode ser usada na dose única de 500 mg, associando-se à cobertura para clamídia.[15] Cerca de 46% das mulheres infectadas por *Neisseria* também são positivas para CT.[16]

O tratamento recomendado pelo CDC 2015 é pela ceftriaxona 250 mg, via intramuscular, dose única, mais azitromicina 1 g, via oral, também em dose única. O índice de cura pela ceftriaxona é de 99,2%.

A fim de diminuir os riscos de transmissão, deve haver abstinência sexual por uma semana após a terapêutica ou até que o parceiro sexual esteja adequadamente medicado.

Lembrar sempre na avaliação de outras IST, como clamídia, sífilis e HIV.

Seguimento

Não há necessidade de controle de cura se as drogas usadas foram as recomendadas. Se os sintomas persistirem, deve ser realizada cultura endocervical com antibiograma.

As infecções persistentes podem não ser atribuídas à resistência ou falha de tratamento, mas à reinfecção por parceiros que não seguiram tratamento adequado ou mesmo por novo parceiro infectado. Neste caso, fazer controle de cura em três meses se houver risco de reinfecção.[7]

■ ENDOCERVICITES NÃO CLAMIDIANAS E NÃO GONOCÓCICAS

Micoplasmas e ureaplasmas

Os micoplasmas são bactérias do filotipo *Tenericutes* e da classe *Mollicutes*, do gênero *Mycoplasma* e *Ureaplasma*, incluídos nas IST e também encontrados em indivíduos saudáveis. Não possuem parede celular, sendo, a maioria, anaeróbios facultativos. Os *Mollicutes* são os menores microrganismos vivos, têm genoma extremamente pequeno e capacidade de biossíntese limitada. Sua natureza é, então, parasita ou saprofítica. As espécies com algum papel nas infecções no trato genital, são *Mycoplasma hominis*, *Ureaplasma urealyticum* e *Ureaplasma parvum*. O *Mycoplasma genitalium* merece

maior atenção como causador de processos inflamatórios cervicais.[17,18]

O *Mycoplasma* e o *Ureaplasma* não têm camada de peptoglicanos, então são naturalmente resistentes aos antibióticos beta-lactâmicos, assim como à coloração pelo Gram.[19]

A cultura, método diagnóstico mais econômico, é considerada positiva para os micoplasmas e ureaplasmas quando $\geq 10^4$ unidades formadoras de colônia/ mL (UFC/mL),[20] porém menos da metade dos exames PCR-positivos em sêmen, urina, secreção prostática e líquido amniótico mostram cultura positiva.[21] Apresenta limitações porque sozinha não pode distinguir as espécies.

O PCR é mais sensível e capaz de detectar um número menor de microrganismos, até mesmo para *M. hominis* e *Ureaplasma* sp., que são relativamente de fácil e rápido cultivo.[18]

Mycoplasma genitalium

É reconhecido como responsável por 35% a 45% de uretrites não gonocócicas e não clamidianas em homens. Apesar de ainda indefinida sua função na patogenicidade em mulheres, pode ser encontrado no colo – em 10% a 30% delas com sinais de cervicite –, na vagina e no endométrio, principalmente naquelas com diagnóstico de doença inflamatória pélvica (DIP). Também está implicado como causa sexualmente transmissível de cervicite e de endometrite aguda, porém ainda se desconhece seu envolvimento na infertilidade. Deve ser suspeitado em casos de uretrite persistente e recorrente, podendo ser considerado também em casos persistentes e recorrentes de cervicite e DIP.

Adere-se às superfícies de células epiteliais, espermatozoides e de hemácias do hospedeiro, por meio da adesina MgPa, além de invadir as células epiteliais. Pode, então, ser intracelular, diferentemente dos outros micoplasmas.[18,7]

Detecção de 28,1% de prevalência já foi reportada em amostras vaginais em mulheres brasileiras, quase equiparada à de 31,8% do *M. hominis*.[22]

De difícil cultivo, é diagnosticado por NAATs, testes ainda não disponíveis no mercado para a detecção dessa espécie, especificamente. Seu isolamento por biologia molecular pode ser obtido da urina, em material da uretra, vagina e colo, e de biópsias endometriais.

Com relação ao tratamento, a azitromicina em dose única é mais efetiva que a doxiciclina, porém a resistência ao primeiro antibiótico já tem sido reportada; a moxifloxacina pode ser uma alternativa nos casos de falha de tratamento, na dose de 400 mg, uma vez ao dia, por sete, 10 ou 14 dias.

O controle de cura em assintomáticos não é recomendado. Para os parceiros sexuais, se o PCR estiver validado e disponível, testar o parceiro e tratar se positivo.[7]

Mycoplasma hominis

São microrganismos da flora vaginal normal, porém, podem ser causadores de infecções no trato reprodutivo.

Cerca de 21% a 53% de mulheres assintomáticas sexualmente ativas são colonizadas pelo *M. hominis* no colo e na vagina. Esta espécie de micoplasma existe menos na uretra masculina, porém com frequência está presente de forma conjunta com os ureaplasmas.

Em estudo com mulheres assintomáticas, a prevalência do *M. hominis* foi de 15,4%, e do *U. urealyticum*, de 16,1%. Quando associados à CT, a prevalência passou a ser de 22,5% e 35%, respectivamente.[23]

O *M. hominis* tem transmissão sexual ou vertical. A colonização durante a gravidez encontra-se entre 35% a 90% para o *U. urealyticum*, e entre 5% e 75% para o *M. hominis*.[19] Pode causar pielonefrite, DIP, corioamnionite, endometrite pós-parto e infecções neonatais, como pneumonia congênita, meningite, bacteremia e abscessos.[18]

Há associação direta do *Mycoplasma hominis* com a vaginose bacteriana, sendo o micoplasma um cofator nesse tipo de infecção vaginal. É encontrado em quantidade reduzida na vagina saudável, como comensal, mas seu número pode aumentar em 10^4 em mulheres com vaginose.[24]

As espécies de *Mycoplasma* são geralmente consideradas suscetíveis à tetraciclina, fluoroquinolonas, macrolídeos e clindamicina. Porém cerca de 10% a 40% dos micoplasmas e ureaplasmas são resistentes às tetraciclinas. Na gravidez a droga de escolha é a azitromicina e, como segunda opção, a clindamicina.[19]

Ureaplasma urealyticum/parvum

Os ureaplasmas hidrolisam a ureia e a utilizam como substrato metabólico para a geração de energia. Quarenta a 80% das mulheres adultas saudáveis podem abrigar ureaplasmas no colo e na vagina. Sua transmissão também é por via sexual ou vertical, e a colonização cervicovaginal e/ou a infecção do líquido amniótico pode induzir a resposta inflamatória com desfechos obstétricos desfavoráveis. Podem estar associados à uretrite, corioamnionite, parto pré-termo, pneumonia, bacteremia, abscessos e meningite.[18,19]

Apresentam dois biotipos e 14 sorotipos: *Ureaplasma urealyticum* biotipo parvo (*U. parvum*), que inclui os serotipos 1, 3, 6 e 14, *Ureaplasma urealyticum* biotipo T960 (*U. urealyticum*), que inclui os sorotipos 2, 4,

5 e 7-13. Podem ser encontrados em 67% de mulheres sexualmente ativas, em 40% das sexualmente inativas, em 25% na pós-menopausa e 5% em crianças. O biotipo parvo é encontrado quatro vezes mais frequentemente do que o T960.[21]

Os ureaplasmas residem primariamente nas superfícies mucosas do trato urogenital dos adultos, porém seu papel clínico nas infecções do trato urogenital feminino ainda permanece pouco claro. Em homens e mulheres inférteis, o *U. urealyticum* é mais encontrado quando comparado aos homens e mulheres férteis, sendo que de forma significante nos homens.[25]

O *Ureaplasma parvum*, apesar de aparentemente sem significância clínica, apresenta-se mais prevalente quando detectado por PCR, com 57% a 89% de positividade, isoladamente ou em combinação com outro membro *Mollicutes*, contra 6,1% a 16,6% de *U. urealyticum*. Há prevalência das duas espécies em 5,5%. O PCR é teste capaz de diferenciar as espécies.

Mais de 90% dos índices de erradicação do *U. urealyticum* foram obtidos com azitromicina 1 g em dose única.[19,26]

■ CERVICITES – OUTRAS CAUSAS INFECCIOSAS

Trichomonas vaginalis

Pode causar inflamação erosiva no epitélio ectocervical, provocando colpite macular ou "colo em morango ou framboesa". Há variação no grau de dano epitelial, havendo desde petéquias isoladas a pontos hemorrágicos, rodeados por uma pálida mucosa. O tratamento dá-se com nitroimidazólicos via oral, como o metronidazol ou tinidazol, ambos na mesma dose, isto é, 2 g via oral.[1]

Herpes-vírus tipo 2 (HSV-2)

A cervicite provocada por HSV-2 caracteriza-se por lesões erosivas e hemorrágicas difusas no epitélio ectocervical, frequentemente associadas a ulcerações. Naquelas mulheres com infecção genital primária vulvar pelo HSV-2, a cervicite ocorre entre 15%-20%. A infecção pelo herpes-vírus tipo 1 (HSV-1) também pode causar cervicite, porém manifestando-se muito menos drasticamente, em geral durante a infecção genital primária. A prevalência de HSV-1 em infecção genital pode chegar a 3,4%.[26]

Citomegalovírus (CMV)

A detecção do CMV no colo do útero pode ser feita por hibridização *in situ* ou PCR, sendo mais encontrado em mulheres jovens, com prevalência de cerca de 6,3%.[26] Esse tipo de cervicite tem sido reportado em assintomáticas e imunocompetentes que, por sua vez, não necessitam de tratamento, assim como em imuno-comprometidas sintomáticas, incluindo mulheres com Aids. Deve-se ter cautela no manejo em grávidas, pelo risco de aborto espontâneo e citomegalovirose congênita. A cervicite é pouco reportada ou mesmo subestimada, caracterizando-se por colo uterino hiperemiado com lesões vesiculares. O diagnóstico histológico de cervicite por CMV é raro, onde são encontrados corpos de inclusão citomegálica, principalmente, nas células epiteliais glandulares endocervicais. Há infiltrado celular inflamatório composto por neutrófilos, linfócitos e células plasmáticas. O diagnóstico diferencial com cervicite por HSV deve ser aventado.[27,28]

Schistosoma haematobium

Endêmico na África Subsaariana, é outra causa de cervicite. A esquistossomíase genital, em que os ovos do parasita parecem depositar-se na mucosa, provoca lesões e inflamação no trato genital feminino, levando a sangramento, dor pélvica, dispareunia, infertilidade e maior risco de aquisição de HPV e HIV. O diagnóstico é realizado com teste laboratorial, como PCR do lavado cervicovaginal, e por meio de achados colposcópicos e histopatológicos (Figura 101.2). As alterações colpos-

cópicas características são placas arenosas em grânulos únicos ou agrupados, placas arenosas tipo áreas amarelas homogêneas, ou pápulas. O diagnóstico diferencial é o de lesões atípicas cervicais. O tratamento de escolha é com praziquantel, porém, os ovos calcificados após a erradicação do parasita podem perdurar e provocar inflamação persistente no colo do útero.[29,30]

Mycobacterium tuberculosis

Dentre todos os casos de tuberculose, o colo uterino é acometido em 0,1% a 0,65%. Dentre os casos de tuberculose genital na mulher, o envolvimento cervical é de 5% a 10%. É causa rara de cervicite. A lesão no colo pode tanto ser exofítica, ulcerativa como polipoide, facilmente sangrante e, por vezes, simula um câncer. O diagnóstico geralmente é feito por citologia em esfregaços cervicais ou por estudo histopatológico que, apesar de inespecífico, pode mostrar granulomas com áreas de necrose caseosa. Testes moleculares como PCR podem ser um avanço no índice de detecção.[31,32]

■ CAUSAS NÃO INFECCIOSAS

Correspondem a substâncias que podem provocar erosão ou irritação na mucosa genital, e incluem, entre outras etiologias, duchas químicas e alguns espermicidas com nonoxynol-9.

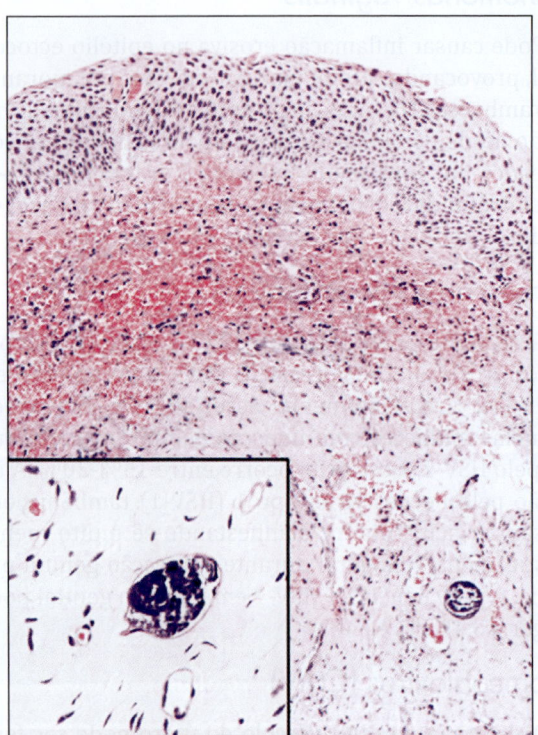

Figura 101.2 Fotomicrografia de espécime de conização cervical, mostrando ovos calcificados de *S. haematobium* no estroma.[30]

Fonte: Acervo do Nuprev – Unifesp.

■ REFERÊNCIAS BIBLIOGRÁFICAS

1. Marrazzo JM, et al. Management of women with cervicitis. Clin Infect Dis, 2007; 44: S102-10

2. Taylor SN et al. Prevalence and treatment outcome of cervicitis of unknown etiology. Sex Transm Dis 2013; 40(5): 379-85.

3. Mark H, et al. Sexually transmitted infections in the United States: overview and update. AJN 2015; 115(9): 34-44

4. Wiesenfeld HC, Hillier SL, Meyn LA, Amortegui AJ, Sweet RL. Subclinical pelvic inflammatory disease and infertility. Obstet Gynecol 2012;120(1):37-43

5. Satterwhite CL, et al. Sexually transmitted infections among U.S. women and men: prevalence and incidence estimates, 2008. Sex Transm Dis, 2013;40(3):197-93.

6. Darwin LH, et al. Comparison of digene hybrid capture 2 and conventional culture for detection of Chlamydia trachomatis and Neisseria gonorrhoeae in cervical specimens. J Clin Microbiol 2002; 40(2): 641-4

7. Workowski KA, et al. Sexually transmitted diseases treatment guidelines, 2015. MMWR Recomm Rep 2015; 64(3); 1-137.

8. Käding N, et al. Imaging of Chlamydia and host cell metabolism. Future Microbiol 2014; 9(4):509-21

9. Vasilevsky S, et al. Genital Chlamydia trachomatis: Understanding the roles of innate and adaptive immunity in vaccine research. Clin Microbiol Rev 2014; 27(2): 346-70

10. Silva J, et al. Chlamydia trachomatis infection: implications for HPV status and cervical cancer. Arch Gynecol Obstet 2014; 89(4):715-23.

11. Mackern-Oberti JP, et al. Chlamydia trachomatis of the male genital tract: an update. J Reprod Immunol 2013; 100(1):37-53.

12. Papp JR, et al. Recommendations for the laboratory-based detection of Chlamydia trachomatis and Neisseria gonorrhoeae--2014. MMWR 2014;63(2):1-18

13. WHO. Global incidence and prevalence of selected curable sexually transmitted infections - 2008. Geneva, Switzerland: WHO; 2012.

14. Lewis DA, et al. Urethritis/cervicitis pathogen prevalence and associated risk factors among asymptomatic HIV-infected patients in South Africa. Sex Transm Dis, 2012; 39(7): 531-6.

15. Doenças infecciosas e parasitárias: guia de bolso/ Ministério da Saúde, Secretaria de Vigilância em Saúde. 6 ed. Ministério da Saúde, 2005. 320p.

16. Menon S, et al. Human and pathogen factors associated with Chlamydia trachomatis-related infertility in women. Clin Microbiol Rev 2015; 28(4): 969-85.

17. Waites KB, et al. Mycoplasmas and ureaplasmas as neonatal pathogens. Clin Microbiol Rev 2005; 18(4):757-89.

18. Waites KB, et al. Molecular methods for the detection of mycoplasma and ureaplasma infections in humans. J Mol Diagn 2012; 14(5):437-50.

19. Capoccia R, et al. Ureaplasma urealyticum, Mycoplasma hominis and adverse pregnancy outcomes. Curr Opin Infect Dis 2013; 26(3):231-40.

20. Marovt M, et al. Ureaplasma parvum and ureaplasma urealyticum detected with the same frequency among women with and without symptoms of urogenital tract infection. Eur J Clin Microbiol Infect Dis 2015; 34(6):1237-45.

21. Volgmann T, et al. Ureaplasma urealyticum-- harmless comensal or underestimated enemy of human reproduction? A review. Arch Gynecol Obstet, 2005; 273(3):133-9.

22. Campos GB, et al. Prevalence of Mycoplasma genitalium and Mycoplasma hominis in urogenital tract of Brazilian women. BMC Infect Dis 2015; 15:60.

23. Kim SJ, et al. The prevalence and clinical significance of urethritis and cervicitis in asymptomatic people by use of multiplex polymerase chain reaction, 2011;52(10):703-8

24. Patel MA, et al. Role of mycoplasma and ureaplasma species in female lower genital tract infections. Curr Infect Dis Rep 2010;12(6):417-22.

25. Lee JS, et al. Concordance of Ureaplasma urealyticum and Mycoplasma hominis in infertile couples: impact on semen parameters. Urology 2013;81(6):1219-24.

26. McIver CJ, et al. Multiplex PCR testing detection of higher-than-expected rates of cervical Mycoplasma, Ureaplasma, and Trichomonas and viral agent infections in sexually active Australian women. J Clin Microbiol 2009; 47(5):1358-63

27. McGalie CE, et al. Cytomegalovirus infection of the cervix: morphological observations in five cases of a possibly under-recognised condition. J Clin Pathol 2004; 57(7): 691-4.

28. Abou M, et al. Acute cervicitis and vulvovaginitis may be associated with cytomegalovirus. BMJ Case Reports 2013.

29. Holmen SD, et al. The first step toward diagnosing female genital schistosomiasis by computer image analysis. Am J Trop Med Hyn 2015; 93(1):80-6.

30. Toller A, et al. An interesting finding in the uterine cervix: Schistosoma hematobium calcified eggs. Autopsy Case Rep 2015; 5(2):41-44.

31. Samantaray S, et al. Cytologic detection of tuberculous cervicitis: a report of 7 cases. Acta Cytol, 2009; 53(5): 594-6.

32. Elkattan E, et al. Tuberculosis cervicitis mimicking cancer cervix: a case study. Mid East Fertil Society J 2014;19(1):75-7.

Capítulo **102**

■ Elizabeth Deak ■ Fernanda Kesselring Tso ■ Jade Cury Martins ■ Ricardo Shiratsu

Doenças Sexualmente Transmissíveis

■ INTRODUÇÃO

As doenças sexualmente transmissíveis (DST) são causadas por patógenos adquiridos ou transmitidos por via sexual. Representam um problema de saúde pública. A inflamação decorrente de uma DST facilita a infecção pelo vírus da imunodeficiência humana (HIV). Portanto, o tratamento precoce dos pacientes, por vezes em fase subclínica da doença, minimiza os danos, elimina a cadeia de transmissão e dificulta a transmissão do HIV.

Sífilis, cancro mole e herpes genital estão associados a maior risco de transmissão do HIV. A infecção por herpes triplica o risco de contraí-lo[1] e aumenta cinco vezes o risco de transmiti-lo.[2]

O Ministério da Saúde tem se esforçado em implantar a abordagem sindrômica das DST, dividindo-as em úlceras genitais, corrimentos vaginais, corrimentos uretrais e infecção pelo HPV. Quando todos os agentes possíveis em cada síndrome são tratados, atinge-se o objetivo adequado mais rapidamente e quebra-se a cadeia de transmissão. Essa abordagem é útil em áreas sem recursos diagnósticos e auxilia também no raciocínio diagnóstico a partir das síndromes clínicas.[3]

Neste capítulo, serão explanados a diagnóstico e o tratamento etiológico das DST caracterizadas por úlceras genitais, representadas pela sífilis, cancro mole, donovanose, linfogranuloma venéreo e herpes genital. O condiloma acuminado, os corrimentos vaginais e as cervicites, assim como a infecção pelo HIV, serão abordados em outros capítulos.

Importante ressaltar que, segundo o Manual de Controle da DST do Ministério da Saúde, todo paciente portador ou suspeito de DST deve:

■ Ter o(a) parceiro(a) também examinado(a);
■ Ser avaliado e aconselhado quanto à adoção de práticas mais seguras para a redução do risco de contrair DST;
■ Realizar teste para infecção pelo HIV, com aconselhamento pré e pós-teste e se possível também para sífilis e hepatites B e C.

Diante do paciente que se apresenta com quadro de úlcera genital, anal ou perianal, o tratamento empírico deve ser implementado de acordo com quadro clínico e história, antes mesmo de testes confirmatórios.[3] Os principais agentes causais estão resumidos no Quadro 102.1, e o fluxograma de tratamento sugerido pelo Ministério da Saúde está representado na Figura 102.1.

Quadro 102.1   Agentes causadores de úlceras genitais.

DST	Agente	Tipo	Curável	Tratar paceiros
Sífilis	*Treponema pallidum*	bactéria	sim	sim (últimos 90 dias)
Cancro mole	*Haemophilus ducreyi*	bactéria	sim	sim (últimos 10 dias)
Herpes	*Herpes simplex vírus*	vírus	não	não
Donovanose	*Klebsiella granulomatis*	bactéria	sim	não
Linfogranuloma	*Chlamydia trachomatis*	bactéria	sim	sim (últimos 60 dias)

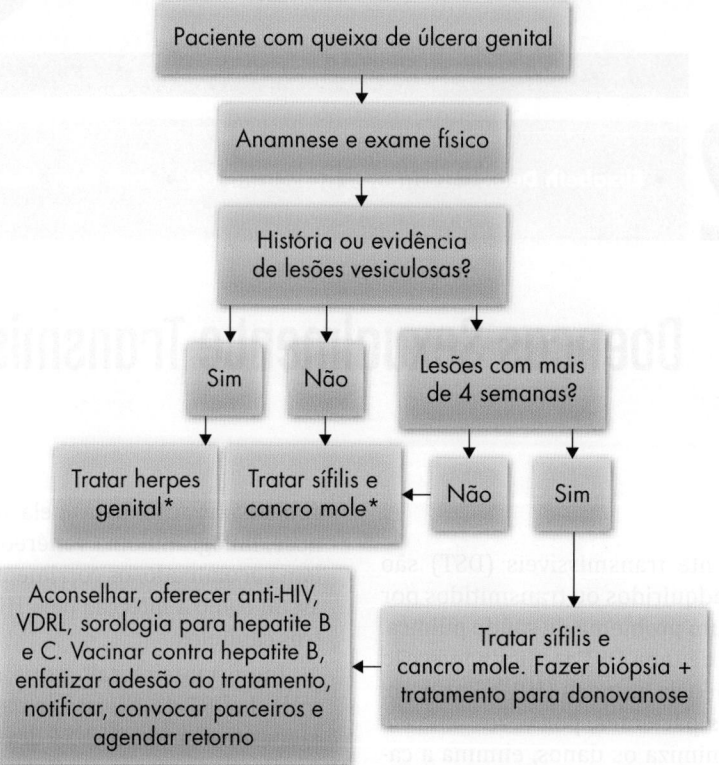

Figura 102.1 Fluxograma da abordagem das úlceras genitais, segundo recomendação do Ministério da Saúde.
* Sempre aconselhar, oferecer anti-HIV, VDRL, sorologia para hepatite B e C. Vacinar contra hepatite B, enfatizar adesão ao tratamento, notificar, convocar parceiros e agendar retorno.

■ SÍFILIS

A sífilis é doença sistêmica de evolução crônica, sujeita a surtos de agudização e períodos de latência quando não tratada, causada pelo *Treponema pallidum*, uma espiroqueta de transmissão sexual e vertical. O risco de infecção em um intercurso sexual é de 60% nas lesões de cancro duro e condiloma plano. A notificação compulsória era indicada nos casos de sífilis congênita e sífilis na gestante, mas desde 2010 a sífilis adquirida foi incluída nos agravos de notificação compulsória (Portaria nº 2.472, 31 de agosto de 2010).

Segundo a Organização Mundial de Saúde, a estimativa da incidência da sífilis no mundo foi de 10,6 milhões de casos em 2008. No sexo masculino, as taxas de incidência variaram de 0,3 a 94,4 casos por 100.000, e no feminino, de 0,1 a 70,7 casos por 100.000.[4]

Em 2013, foram notificados nos países da União Europeia 22.237 novos casos de sífilis, com taxa de 5,4 casos/100.000 habitantes. Desde 2010 ocorreu aumento na incidência da doença nessa região, sendo a população masculina mais acometida, na faixa etária acima de 25 anos.[5]

Nos Estados Unidos da América, em 2013, foram notificados 17.375 casos, com taxa de 5,5 casos/100.000 habitantes, representando aumento de 10% em relação a 2012.[6]

A sífilis pode ser classificada de acordo com sua manifestação clínica e tempo de evolução em:

- Recente (menos de um ano de evolução): primária, secundária e latente recente;
- Tardia (com mais de um ano de evolução): latente tardia e terciária.

Sífilis primária

Caracteriza-se pelo cancro duro (Figura 102.2), com exulceração ou ulceração não dolorosa, geralmente única, de borda regular e bem delimitada, fundo limpo, que ocorre de 10 a 90 dias, com média de 21 dias, após o contato infectante; adenomegalia regional não supurativa acompanha o quadro; se não tratada, involui espontaneamente em três a seis semanas. É altamente infectante e rica em treponemas que podem ser visualizados pela pesquisa direta em campo escuro. Em 25% dos casos o cancro pode estar ausente, conhecida como sífilis decapitada.

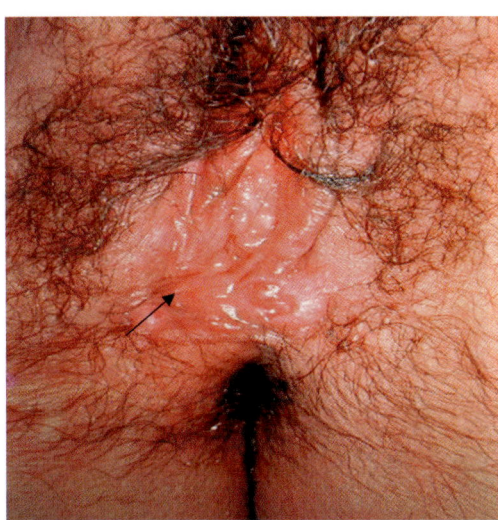

Figura 102.2 Cancro duro (Acervo do Serviço de Combate às Doenças Sexualmente Transmissíveis da Universidade Federal de São Paulo – Unifesp).

Sífilis secundária

Ocorre, em geral, de seis a oito semanas após o surgimento da lesão primária. Seus achados clínicos são:

- **Micropoliadenopatia generalizada:** atenção especial aos linfonodos epitrocleares que são muito sugestivos;
- **Roséola sifilítica:** lesões eritematosas-róseas, disseminadas pelo tegumento (Figura 102.3), em geral não pruriginosas e levemente descamativas; o acometimento palmoplantar de lesões de roséola é típico da sífilis (Figuras 102.4 e 102.5);
- **Lesões mucosas brancas:** placas brancas de superfície lisa nas mucosas (Figura 102.6);
- **Alopécia em "clareira":** com perda linear de fios, conferindo aspecto rarefeito aos cabelos e sobrancelhas;
- **Condiloma plano:** placas de 1 a 2 cm, brancas e úmidas (maceradas), nas áreas de dobras, principalmente perianais e vulvares (Figuras 102.7 e 102.8).

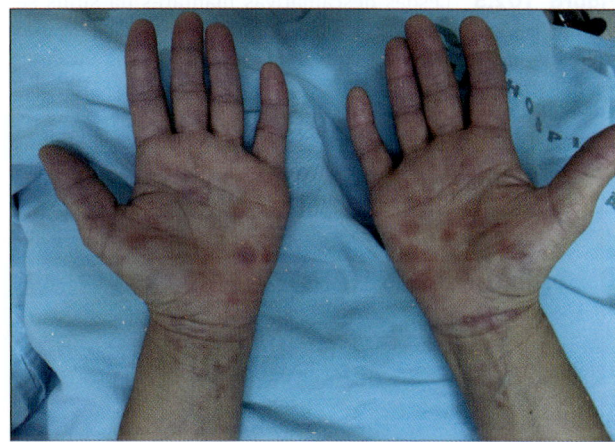

Figura 102.4 Máculas eritemato-descamativas palmares da sífilis secundária (Acervo do Serviço de Combate às Doenças Sexualmente Transmissíveis da Universidade Federal de São Paulo – Unifesp).

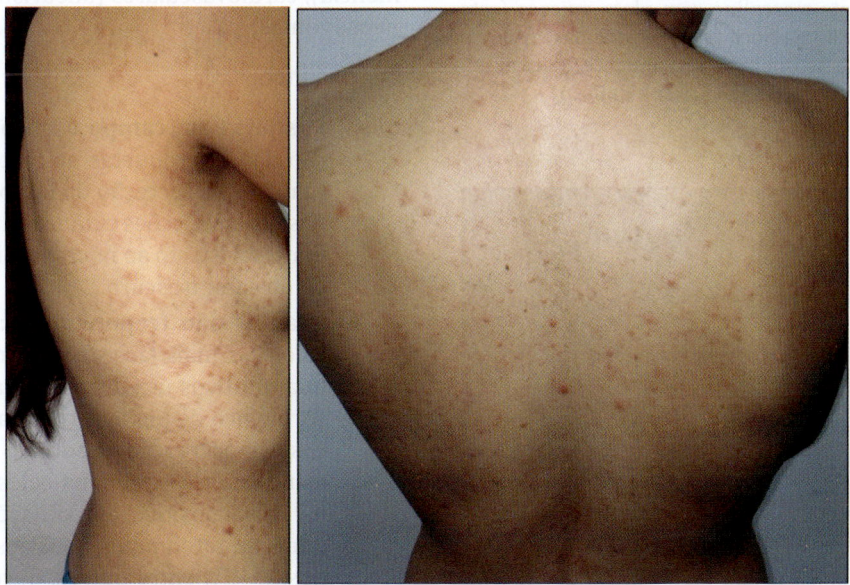

Figura 102.3 Roséola sifilítica do secundarismo (Acervo do Serviço de Combate às Doenças Sexualmente Transmissíveis da Universidade Federal de São Paulo – Unifesp).

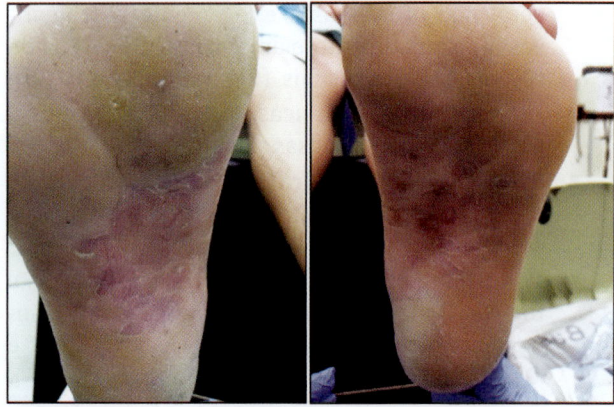

Figura 102.5 Lesões descamativas plantares da sífilis secundária (Acervo do Serviço de Combate às Doenças Sexualmente Transmissíveis da Universidade Federal de São Paulo – Unifesp).

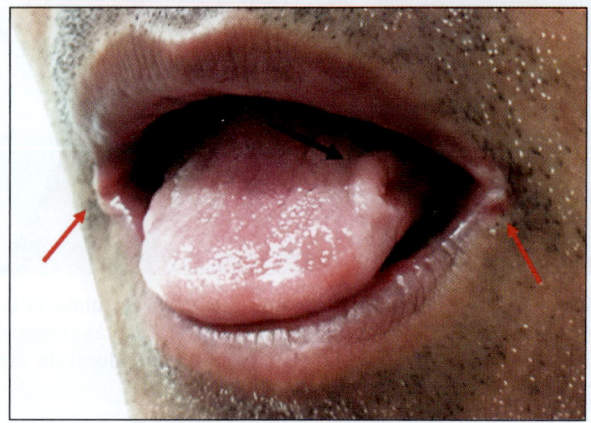

Figura 102.6 Paciente masculino com placa mucosa (seta preta) e lesões no ângulo da boca (setas vermelhas) (Acervo do Serviço de Combate às Doenças Sexualmente Transmissíveis da Universidade Federal de São Paulo – Unifesp).

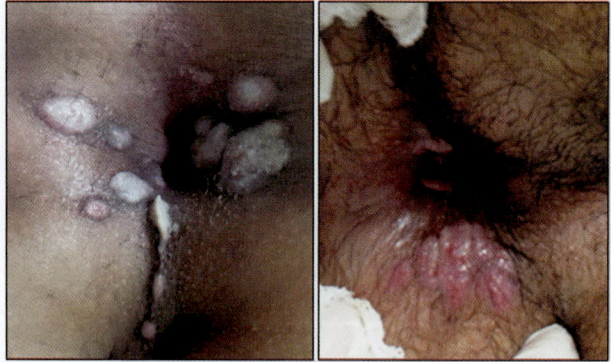

Figura 102.7 Condilomas planos perianais (Acervo do Serviço de Combate às Doenças Sexualmente Transmissíveis da Universidade Federal de São Paulo – Unifesp).

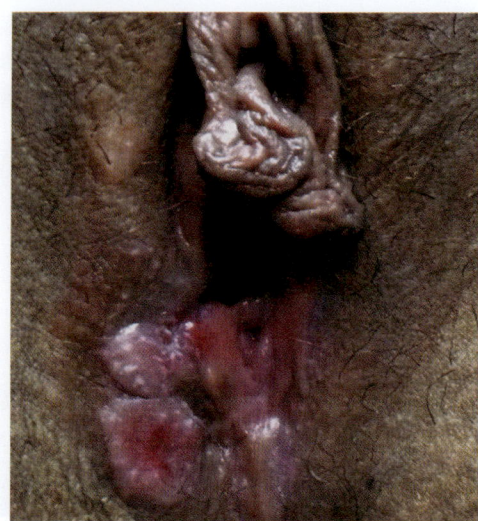

Figura 102.8 Condiloma plano na fúrcula (Acervo do Serviço de Combate às Doenças Sexualmente Transmissíveis da Universidade Federal de São Paulo – Unifesp).

Sífilis latente (recente e tardia)

É a forma da sífilis adquirida na qual não se observam sinais e sintomas clínicos. Nos casos de dúvida quanto ao tempo de evolução, chamada de sífilis latente de tempo indeterminado, deve ser considerada como tardia para fins terapêuticos.

Sífilis terciária

Ocorre de três a 12 anos após a fase de latência, pode apresentar sintomas neurológicos (*tabes dorsalis* e demência), cardiovasculares (aneurisma de aorta) e cutâneos (gomas).

Diagnóstico

- **Pesquisa em campo escuro:** busca a visualização das espiroquetas no material coletado diretamente da secreção da lesão do cancro duro ou nas placas e lesões cutâneas da fase secundária. O material é visto ao microscópio com luz polarizada ou campo escuro.
- **Exames não treponêmicos:** são as provas sorológicas mais fáceis e disponíveis. São métodos quantitativos usados para triagem e seguimento sorológico de pessoas tratadas. São não específicos como a reação do soro do paciente com sífilis a antígenos cardiolipina-colesterol-lecitina; pode ter falso positivo em situações como gestação, doenças autoimunes, usuários de drogas endovenosas, HIV, entre outros, devendo, portanto, ser confirmado por teste treponêmico. Podem também ter falso negativo em situações como: exa-

me precoce, 20%-30% dos pacientes com cancro duro podem ter sorologia negativa; fenômeno prozona, o excesso de anticorpos dificulta a aglutinação do complexo antígeno-anticorpo; e em casos de imunossupressão avançada (HIV).

Um dos mais utilizados é o VDRL (*Venereal Diseases Research Laboratories*) ou o RPR (*rapid plasma reagin*). Positiva-se a partir da segunda semana após o cancro e, via de regra, está mais elevado na segunda fase da doença. Seus resultados são expressos em titulações. Após o tratamento, seu título diminui duas diluições a cada três meses e pode permanecer baixo indefinidamente, o que se denomina cicatriz sorológica. Subidas repentinas e para títulos altos, como 1/256 ou 1/512, podem indicar reinfecção. Títulos baixos sem tratamento ou com história incerta podem indicar doença antiga não tratada ou tratamento inadequado, sugerindo-se nova terapêutica. Para o seguimento sorológico, deve-se comparar títulos de um mesmo exame e de um mesmo laboratório, sempre que possível, visto que entre testes diferentes pode haver uma variação de até dois títulos.

- **Exames treponêmicos:** são as provas sorológicas mais específicas, anticorpos contra antígenos treponêmicos, e capazes de dizer se o paciente teve contato com o treponema em algum momento. Tornam-se positivos 15 dias após a infecção. Não se prestam ao seguimento de tratamento e

na grande maioria dos casos permanece positivo por toda a vida. Os principais testes são FTA-abs (*Fluorescent Treponemal Antigen – absorbed*) e mais recentemente Elisa. Seu resultado é expresso em positivo ou negativo.

O perfil sorológico e as manifestações clínicas da sífilis estão resumidos na Figura 102.9.

- **Líquor:** punção liquórica está indicada nos casos de falha terapêutica, naqueles que apresentarem sintomas neurológicos ou oftalmológicos, diante de qualquer outra manifestação de sífilis terciária ou em pacientes HIV+; para o *Centers for Disease Control and Prevention* – CDC, sorologia positiva para HIV não é indicação de punção liquórica. O VDRL no líquor é pouco sensível, mas muito específico; já o teste treponêmico é menos específico, porém muito sensível. Outros achados que devem ser avaliados são as manifestações clínicas, celularidade como o aumento no número de linfócitos e proteína no líquor. A neurossífilis pode ocorrer em qualquer estágio da doença.

Tratamento

- **Sífilis primária (cancro duro):** penicilina benzatina 2.400.000 UI, intramuscular, em dose única (1.200.000 UI em cada nádega). Total de 2.400.000 UI.

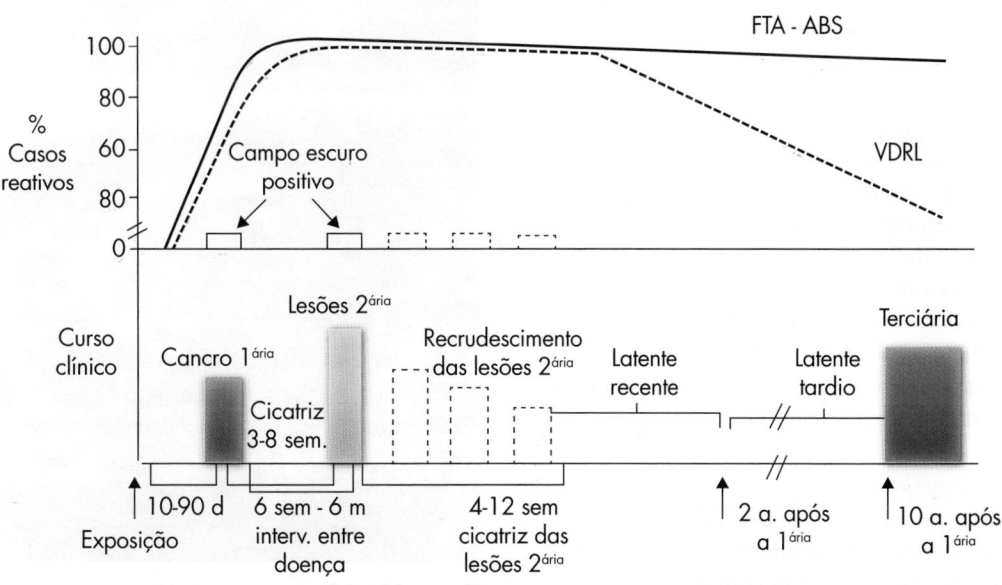

Figura 102.9 Perfil sorológico e manifestações clínicas e laboratoriais da sífilis (Manual de Controle das Doenças Sexualmente Transmissíveis DST do Ministério da Saúde).

- **Sífilis secundária e latente recente (menos de um ano):** penicilina benzatina 2.400.000 UI intramuscular por semana, por duas semanas. Total de 4.800.000 UI segundo o Ministério da Saúde. Segundo o CDC, a dose recomendada é a mesma da sífilis primária (penicilina benzatina 2.400.000 UI em dose única).
- **Sífilis terciária, latente de tempo indeterminado e latente tardia com mais de um ano:** penicilina benzatina 2.400.000 UI intramuscular por semana, por três semanas. Total de 7.200.000 UI.
- **Neurossífilis:** penicilina cristalina endovenosa, 3 a 4 milhões de unidades por dose de quatro em quatro horas por 10 a 14 dias. Total de 18 a 24 milhões de unidades por dia. Como alternativa pode ser usada a penicilina procaína 2.400.000 UI intramuscular ao dia, associada à probenecida 500 mg seis em seis horas por 10 a 14 dias. A penicilina benzatina não ultrapassa a barreira hematoencefálica. O seguimento é feito com punção liquórica semestral até que a celularidade esteja normal.
- **Gestantes:** deve-se prescrever penicilina benzatina nos mesmos esquemas, com seguimento sorológico com VDRL mensal. Deve ser feito o retratamento caso o título não caia duas diluições.[7]
- **Alergia à penicilina:** é um evento raro (1:100.000 pessoas). O Ministério da Saúde orienta que, em caso de reação, deve-se tentar a dessensibilização à penicilina e, só em último caso, substituí-la por eritromicina ou tetraciclina, 500 mg a cada seis horas, via oral, por 15 dias para sífilis recente e por 30 dias para sífilis tardia. Gestantes alérgicas à penicilina devem ser dessensibilizadas.[3]
- **Reação febril de Jarisch-Herxheimer:** após o tratamento, principalmente nos casos de doença mais recente, pode ocorrer piora das lesões cutâneas, geralmente acompanhada de sintomas sistêmicos como febre e cefaleia. O quadro involui espontaneamente em 12 a 48 horas e não representa reação de hipersensibilidade, não devendo ser indicada a interrupção do tratamento. Os pacientes devem ser orientados e o uso de sintomáticos alivia os sintomas.[3]
- **Parceiros:** devem ser convocados e tratados independentemente do resultado da sorologia.[7]

Seguimento

Deve ser feito por meio de métodos quantitativos, o VDRL, a cada três meses no primeiro ano e a cada seis meses no segundo ano, de acordo com o Ministério da Saúde. Segundo o CDC, o seguimento sorológico deve ser feito seis e 12 meses após o tratamento, exceto nos casos de pacientes HIV+, para os quais o seguimento sugerido é aos três, seis, nove, 12 e 24 meses. Nas gestantes, o seguimento deve ser mensal.[7]

Após seis a 12 meses do tratamento, espera-se a negativação dos títulos, mas alguns casos podem permanecer com títulos baixos e estáveis por toda a vida, o que se denomina cicatriz sorológica. Estabilidade, sem queda dos títulos, pode indicar reservatório no sistema nervoso central, devendo-se fazer a punção liquórica.[3] Aumento de dois títulos pode indicar falha terapêutica ou reinfecção, sendo indicado o retratamento.

■ CANCRO MOLE

O cancro mole, também conhecido como cancroide, é causado pelo *Haemophilus ducreyi*, bacilo Gram-negativo intracelular. Sua prevalência no mundo vem diminuindo, mas ainda ocorre com maior frequência em algumas regiões da África e do Caribe.[7] O cancro mole também é fator de risco para transmissão e aquisição de infecção do HIV.[8]

Quadro clínico

Após um período de incubação de três a cinco dias, ocorre uma ou mais úlceras dolorosas, de fundo sujo (purulento), com bordas irregulares, que variam de 0,5 a 2 cm, com borda edematosa e eritematosa e odor fétido (Figura 102.10). A infecção não se resolve sozinha e, em 2/3 dos casos, ocorre linfadenomegalia regional associada, podendo ocorrer a formação de bubão com

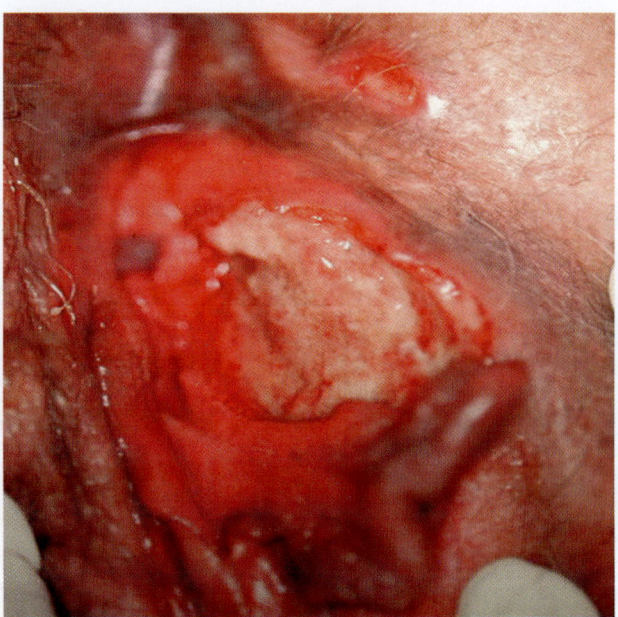

Figura 102.10 Cancro mole (Acervo do Serviço de Combate às Doenças Sexualmente Transmissíveis da Universidade Federal de São Paulo – Unifesp).

drenagem por orifício único.[9] A chance de contágio por relação sexual é de 80%.

Diagnóstico

Realiza-se a coloração Gram de esfregaço do fundo da úlcera, após limpeza leve com soro, que revela bacilos Gram-negativos intracelulares aos pares ou em cadeias, podendo também ser realizada no aspirado do bubão.

Tratamento

Azitromicina 1 g, via oral, em dose única; ciprofloxacina 500 mg, a cada 12 horas, via oral, por três dias, a qual é contraindicada para gestantes; eritromicina 500 mg, via oral, a cada seis horas, por sete dias; ceftriaxona 250 mg, intramuscular, em dose única. Em gestantes, usar ceftriaxona, intramuscular, ou estearato de eritromicina por via oral.

Os parceiros dos últimos 10 dias antes do início dos sintomas devem ser avaliados e tratados, independentemente de ter ou não lesões ativas.[7]

Cancro misto de Rollet

É o nome dado à ocorrência conjunta do cancro mole e cancro duro. Lesões típicas de cancro mole podem ser mistas em cerca de 5% dos casos, devendo-se solicitar VDRL no momento do diagnóstico e repetir após um mês. Lembrar que as infecções foram adquiridas em épocas diferentes, pois os períodos de incubação são distintos: sífilis, 21 a 30 dias; e cancro mole, três a cinco dias.[10]

Atenção: nos casos de cancro mole e cancro duro, as sorologias para HIV e hepatites B e C devem ser repetidas após três meses, devido à possível janela sorológica.[7]

■ DONOVANOSE

Infecção crônica da região genital, que progressivamente adquire caráter granulomatoso e destrutivo. Causada pela *Klebsiella granulomatis*, parasita intracitoplasmático obrigatório, Gram-negativo, de contagiosidade baixa. Atualmente rara no Brasil, mas ainda endêmica em alguns países tropicais e subtropicais como Índia, Nova Guiné, Austrália central, Caribe e sudeste da África.[7] O período de incubação é de 30 dias a seis meses.

Quadro clínico

Apresenta-se como ulceração bem delimitada, de fundo granuloso, vermelho vivo, com sangramento fácil, que evolui lenta e progressivamente para lesão vegetante ou ulcerosa vegetante e até mesmo elefantíase dos genitais. Com frequência surgem lesões em espelho, geralmente é indolor e sem linfadenopatia associada.

Diagnóstico

Úlceras genitais com mais de quatro semanas de duração devem ser biopsiadas, tendo como diagnósticos diferenciais: sífilis, cancro mole, tuberculose cutânea, amebíase cutânea, neoplasias ulceradas, leishmaniose tegumentar americana e outras doenças cutâneas ulcerativas e granulomatosas.

A identificação dos corpúsculos de Donovan no material de biópsia define o diagnóstico de Donovanose, e as colorações de Wright, Giemsa ou Leishman podem ser utilizadas.

Tratamento

Doxiciclina 100 mg, via oral, de 12 em 12 horas; ou eritromicina (estearato) 500 mg, via oral, de seis em seis horas; ou sulfametoxazol/trimetoprim (800 mg e 160 mg), via oral, 12 em 12 horas; ou tetraciclina 500 mg, de seis em seis horas; todos por no mínimo três semanas ou até cura clínica; ou azitromicina 1 g via oral em dose única, seguido por 500 mg via oral ao dia por três semanas ou até cura clínica. Checar resultado da biópsia e fazer seguimento semanal. Caso não apresente melhora nos primeiros dias de tratamento, pode-se associar um aminoglicosídeo.

Os parceiros dos últimos 60 dias antes do início dos sintomas devem ser convocados e avaliados, mas não precisam ser tratados se assintomáticos.[7]

■ LINFOGRANULOMA VENÉREO

Trata-se de doença infecciosa de transmissão exclusivamente sexual, caracterizada pelo bubão inguinal, com período de incubação entre três e 30 dias. O agente causal é a *Chlamydia trachomatis* – sorotipos L1, L2 e L3. É mais frequente no norte e nordeste do país.[3]

Em 2013, 1.043 casos de linfogranuloma venéreo (LGV) foram reportados nos países da união europeia. Comparando-se com dados de 2012, houve aumento de 22%.[5]

Quadro clínico

A evolução da doença ocorre em três fases:

- **Lesão de inoculação:** inicia-se por pápula, pústula ou exulceração indolor, que desaparece sem deixar sequela em menos de sete dias. Frequentemente não é notada pelo paciente e raramente o é pelo médico.
- **Disseminação linfática regional:** desenvolve-se entre uma a seis semanas após a lesão inicial, com surgimento de intumescimento, dor, supuração e fistulização por orifícios múltiplos dos lin-

fonodos regionais ao local da lesão de inoculação. No homem é geralmente unilateral, em 70% dos casos (Figura 102.11); na mulher, a localização da adenopatia varia de acordo com o local da lesão de inoculação. A lesão da região anal pode levar à proctite. Sintomas gerais podem estar presentes.

- **Sequelas:** são mais frequentes nas mulheres e homossexuais masculinos, pelo acometimento do reto, podendo levar à ocorrência de fístulas retais, vaginais, vesicais e estenose retal. Pode levar também à obstrução linfática crônica, causando elefantíase genital.[11]

Diagnóstico

É clínico e pode ser considerado em todos os casos de adenite inguinal, elefantíase genital, estenose uretral ou retal. Sorologia identifica anticorpos contra todas as infecções por clamídia (uretrite, cervicite, conjuntivite, tracoma), não sendo, portanto, específica. O exame torna-se positivo após quatro semanas. Cultura, imunofluorescência indireta, pesquisa de ácidos nucleicos podem ser utilizadas. Métodos moleculares para detectar o sorotipo da clamídia existem, mas não são utilizados na prática clínica.

Tratamento

Doxiciclina via oral, 100 mg, de 12 em 12 horas, por 21 dias; ou eritromicina via oral, 500 mg, seis em seis horas, por 21 dias.

O bubão não deve ser drenado diretamente, sob risco de cicatrização mais demorada. Deve-se realizar punção lateral por agulha a partir de pele sã.

Parceiros dos últimos 60 dias antes do início dos sintomas devem ser avaliados e tratados com azitromicina 1 g via oral, dose única, ou doxiciclina 100 mg via oral de 12 em 12 horas por sete dias.

■ HERPES GENITAL

O herpes genital é infecção crônica e por toda a vida, causada pelo herpes simples vírus (HSV) tipo 2, mais frequentemente, ou tipo 1. Estima-se a prevalência de infecção pelo HSV2 em 14,4% da população entre 15 a 49 anos na América. Em 2012 a estimativa foi de 417 milhões de pessoas infectadas em todo mundo, mais mulheres (com 267 milhões) do que homens (com 150 milhões).[12]

Os vírus da família *herpesviridae* têm em comum o neurotropismo e a tendência a se alojar permanentemente em gânglios do sistema nervoso periférico, apresentando episódios de latência e reativação ao longo da vida. A doença é de transmissão sexual, que pode ocorrer não só na vigência de lesões, mas também por meio de contato com indivíduos assintomáticos previamente

infectados.[13] As recorrências e a transmissão nas fases latentes parecem ser menos frequentes nas infecções relacionadas ao tipo 1.

Quadro clínico

- **Primoinfecção:** ocorre entre quatro a sete dias após a exposição, em indivíduos não expostos previamente ao herpes-vírus. Surgem vesículas em grande número, por vezes acometendo toda a área dos genitais (Figuras 102.12, 102.13 e 104.14), com febre, mialgia, prostração em 58% a 62% e linfonodos palpáveis e dolorosos em 80%

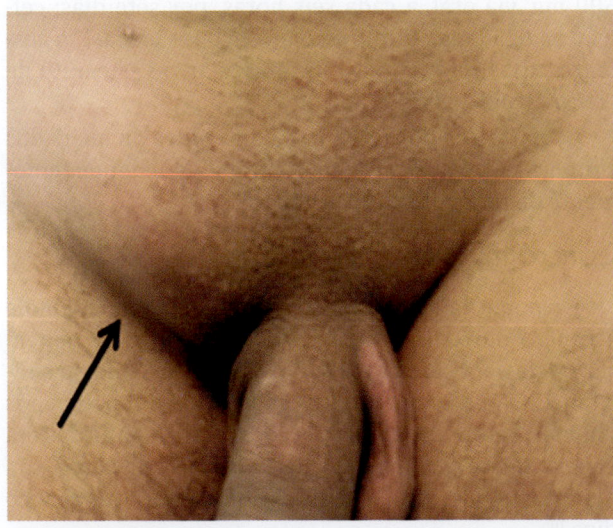

Figura 102.11 Bubão inguinal unilateral (seta preta) em paciente do sexo masculino (Acervo do Serviço de Combate às Doenças Sexualmente Transmissíveis da Universidade Federal de São Paulo – Unifesp).

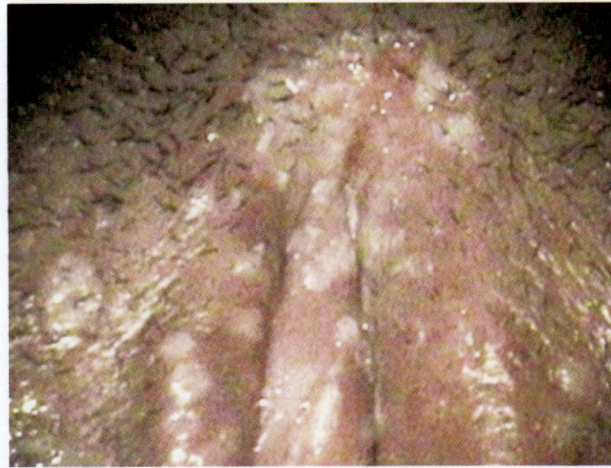

Figura 102.12 Úlceras na primoinfecção herpética (Acervo do Serviço de Combate às Doenças Sexualmente Transmissíveis da Universidade Federal de São Paulo – Unifesp).

dos casos. Meningite asséptica pode ocorrer em 16% a 26% dos pacientes.[14] O quadro todo pode durar 20 ou 30 dias até a resolução completa, quando não tratado. Nem todos os expostos desenvolverão manifestação clínica exuberante, podendo haver infecção subclínica com evolução para a fase de portador.

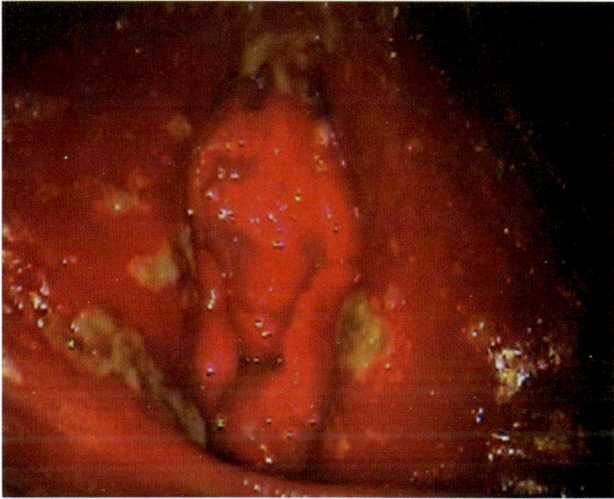

Figura 102.13 Úlceras na primoinfecção herpética em gestante (Acervo do Serviço de Combate às Doenças Sexualmente Transmissíveis da Universidade Federal de São Paulo – Unifesp).

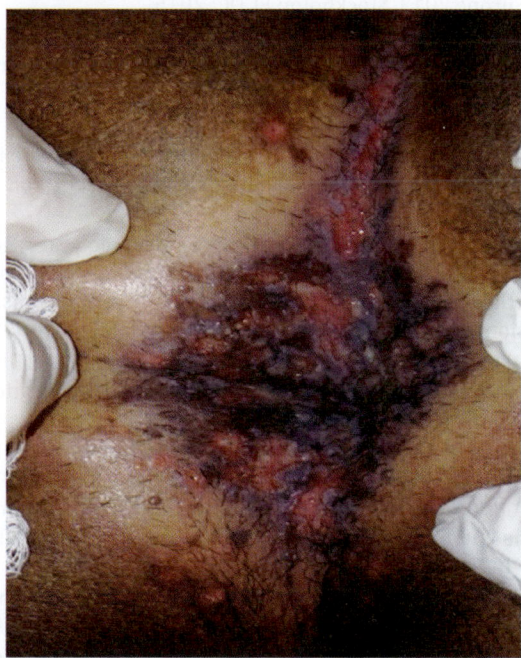

Figura 102.14 Lesões herpéticas na região perianal (Acervo do Serviço de Combate às Doenças Sexualmente Transmissíveis da Universidade Federal de São Paulo – Unifesp).

- **Recorrência:** ocorre com a migração do vírus, em um indivíduo portador, pelo nervo sensitivo, com sensação de formigamento ou ardência (pródromo), seguida de surgimento de vesículas, em geral agrupadas, sobre base eritematosa. Em dois dias as vesículas se rompem, dando origem a erosões de fundo limpo, dolorosas, que evoluem com a formação de crostas que cicatrizam em sete a 10 dias. Alguns fatores podem predispor à recorrência, como febre, radiação ultravioleta, traumatismos, menstruação, estresse físico ou emocional, antibioticoterapia e imunodeficiência.

Diagnóstico

- Clínico;
- **Citologia de Tzank:** presença de células gigantes multinucleadas. Não diferencia infecção pelos diferentes tipos de herpes (simples 1, 2 ou zoster). Tem baixa sensibilidade e especificidade;
- **Sorologia:** tem seu papel na identificação da soroprevalência ou confirmação de soroconversão, porém não se aplica na rotina. Hoje já existem testes sorológicos tipo-específicos para o HSV-1 ou HSV-2;
- **Testes virológicos – cultura e PCR:** a cultura é pouco sensível e a sensibilidade diminui rápido à medida que as lesões vão reepitelizando. A pesquisa do DNA viral por PCR é mais sensível,[15] mas ainda pouco utilizada no Brasil. O CDC já coloca esses métodos como os de preferência no caso de lesões ulceradas genitais.

Tratamento

Os três antivirais orais utilizados são o aciclovir, valaciclovir, com melhor absorção por administração oral, e famciclovir, também com melhor biodisponibilidade. O uso de antiviral tópico tem pouca eficácia e seu uso não é preconizado. O tratamento não erradica o vírus, mas pode atenuar a duração e intensidade dos sintomas e parece diminuir a transmissão nos casos de infecção pelo HSV-2.[16]

- Primoinfecção:
  - Aciclovir 200 mg via oral de quatro em quatro horas, por sete a 10 dias ou 400 mg via oral de oito em oito horas, por sete dias;
  - Valaciclovir 1 g via oral de 12 em 12 horas por sete a 10 dias;
  - Famciclovir 250 mg via oral de 8 em 8 horas, por sete a 10 dias.
- **Recorrência:** a eficácia do tratamento está diretamente relacionada ao uso de medicação no

1º dia do surgimento da lesão ou durante o pródromo. O paciente deve ser orientado a iniciar a medicação tão logo os sintomas apareçam. As doses utilizadas são:

- Aciclovir 400 mg via oral de oito em oito horas, por cinco dias (ou 200 mg via oral de quatro em quatro horas);
- Valaciclovir 500 mg via oral de 12 em 12 horas, por cinco dias, ou 1 g dose única diária, por cinco dias;
- Famciclovir 125 mg, via oral de 12 em 12 horas, por cinco dias.

- O CDC ainda coloca como opções o uso de aciclovir 800 mg de 12 em 12 horas, por cinco dias; 800 mg, de oito em oito horas, por dois dias; Famciclovir 1 g de 12 em 12 horas, por um dia.

- **Terapia supressiva:** para casos recidivantes, com seis ou mais episódios ao ano. O CDC também preconiza o uso no caso de indivíduos infectados que têm parceiros com sorologia negativa para o HSV-2 ou naqueles indivíduos infectados que têm múltiplos parceiros, para diminuir o risco de transmissão. Entre as três drogas, o famciclovir parece o menos eficaz na terapia supressiva.[17] As doses utilizadas são:

- Aciclovir 400 mg, de 12 em 12 horas, por até seis meses;
- Valaciclovir 500 mg ou 1 g por dia, por até um ano (1 g parece mais eficaz em pacientes com recidivas muito frequentes);
- Famciclovir 250 mg de 12 em 12 horas por dia, por até um ano.

- Casos extensos e graves podem ser tratados com aciclovir 5 a 10 mg/kg/dose, de 8 em 8 horas, endovenoso, por sete dias ou até cura clínica, seguido de manutenção com terapia oral até completar no mínimo 10 dias.

- **Gestantes:** o risco de transmissão neonatal é alto, ocorrendo em 30% a 50% dos casos, entre gestantes que adquirem o herpes genital durante o último trimestre, e baixo, em menos de 1%, entre aquelas que apresentam episódios recorrentes durante o pré-natal e que adquirem a infecção na primeira metade da gestação.[18] Toda gestante sem história de herpes genital deve ser aconselhada a não ter relações sexuais com parceiros sabidamente portadores de herpes no final da gestação. As parturientes devem ser cuidadosamente examinadas e questionadas sobre sintomas e sinais de herpes. Aquelas com lesões herpéticas deverão ser submetidas a parto cesáreo.[7] O aciclovir pode ser administrado durante a gestação e a amamentação.[19] Tratamento supressivo com aciclovir no final da gestação diminui as taxas de cesárea nas mulheres com herpes genital recorrente.[20] Inicia-se a partir da 36ª semana[21] a utilização de aciclovir 400 mg via oral de 8 em 8 horas ou de valaciclovir 500 mg via oral de 12 em 12 horas.

REFERÊNCIAS BIBLIOGRÁFICAS

1. Freeman EE, Weiss HA, Glynn JR, Cross PL, Whitworth JA, Hayes RJ. Herpes simplex virus 2 infection increases HIV acquisition in men and women: systematic review and meta-analysis of longitudinal studies. AIDS 20(1):73-83, 2006.

2. Gray RH, Wawer MJ, Brookmeyer R, Sewankambo NK, Serwadda D, et al. Probability of HIV-1 transmission per coital act in monogamous, heterosexual, HIV-1-discordant couples in Rakai, Uganda. Lancet 357:1149–1153, 2001.

3. Brasil. Ministério da Saúde. Secretaria de Vigilância em Saúde. Programa Nacional de DST e Aids. Manual de Controle das Doenças Sexualmente Transmissíveis/ Ministério da Saúde, Secretaria de Vigilância em Saúde, Programa Nacional de DST e Aids. Brasília: Ministério da Saúde. 4ª edição – 2005.

4. Boletim Epidemiológico de DST/Aids. Publicação anual da Coordenação do Programa Estadual de DST/Aids de São Paulo. C.R.T. . DST/AIDS. C.V.E. . ANO XXX - Nº 1. 2013.

5. SURVEILLANCE REPORT. European Centre for Disease Prevention and Control. Sexually transmitted infections in Europe 2013. Stockholm: ECDC; 2015.

6. CDC. Reported STDs in the United States 2013 National Data for Chlamydia, Gonorrhea, and Syphilis. Disponível na Internet: http://www.cdc.gov/std/publications/ (06 Nov. 2015).

7. CDC. Sexually transmitted diseases treatment guidelines, 2015. MMWR Recommendations and Reports / Vol. 64 / No. 3 June 5, 2015.

8. Fleming DT, Wasserheit JN. From epidemiological synergy to public health policy and practice: the contribution of other sexually transmitted diseases to sexual transmission of HIV infection. Sex Transm Infect 75:3–17, 1999.

9. STD Surveillance Case Definitions. January 1, 2014. Disponível na Internet: http://www.cdc.gov/std/publications/ (06 Nov. 2015).

10. Doenças Sexualmente Transmissíveis em Imagens. Ministério da Saúde. Elaboração Coordenação Nacional DSTe Aids.Secretaria de Políticas de Saúde. 1999. Disponível na Internet: http://www.aids.gov.br/sites/default/files/ (06 Nov. 2015).

11. White JA. Manifestations and management of lymphogranuloma venereum. Curr Opin Infect Dis 22:57–66, 2009.

12. Looker KJ, Magaret AS, Turner KM, Vickerman P, Gottlieb SL, Newman LM. Global estimates of prevalent and incident herpes simplex virus type 2 infections in 2012. PLoS One 21;10(1), 2015.

13. Leone P. Asymptomatic shedding in the transmission, prevention, and treatment of genital herpes. Medscape Infectious Diseases 6(1), 2004.

14. Public Health Agency of Canada. Canadian guidelines on sexually transmitted infections. 2006 ed. Centre for Communicable Diseases and Infection Control; 2010. Disponível na Internet: http://www.phac-aspc.gc.ca/std-mts/sti-its/ (06 Nov. 2015).

15. Van Der Pol B, Warren T, Taylor SN, et al. Type-specific identification of anogenital herpes simplex virus infections by use of a commercially available nucleic acid amplification test. J Clin Microbiol 50:3466–71,2012.

16. Corey L, Ashley R. Valacyclovir HSV Transmission Study Group. Prevention of herpes simplex vírus type 2 transmission with antiviral therapy. Herpes 11 Suppl 3:170A--174A, 2004.

17. Wald A, Selke S, Warren T, et al. Comparative efficacy of famciclovir and valacyclovir for suppression of recurrent genital herpes and viral shedding. Sex Transm Dis 33:529–33, 2006.

18. American College of Obstetricians and Gynecologists. Clinical management guidelines for obstetrician-gynecologists. Management of herpes in pregnancy. ACOG Practice Bulletin No. 82. Obstet Gynecol 109:1489–98, 2007.

19. Briggs GC, Freeman RK, Yaffe SJ. Drugs in Pregnancy and Lactation, 9th ed. Philadelphia, PA: Lippincott Williams & Wilkins; 2011.

20. Hollier LM, Wendel GD. Third trimester antiviral prophylaxis for preventing maternal genital herpes simplex virus (HSV) recurrences and neonatal infection. Cochrane Database Syst Rev. 1–CD004946, 2008.

Laser no Rejuvenescimento Genital

■ INTRODUÇÃO

A atrofia vaginal encontra-se entre os principais eventos do período da pós-menopausa, relacionados ao hipoestrogenismo. Diferentemente dos demais sintomas vasomotores que tendem a regredir com o decorrer do tempo, os relacionados à atrofia do epitélio vaginal, como ressecamento, dispareunia, irritação, prurido e disúria, têm caráter progressivo e afetam significantemente a qualidade de vida.[1-6]

O conjunto de sinais e sintomas secundários à atrofia vulvovaginal, também conhecido como síndrome geniturinária da pós-menopausa, agrava-se de quatro a cinco anos com o cessar da menstruação em aproximadamente 60% das mulheres.[1,4,7] O estrogênio influencia diretamente a produção de colágeno tipo I e III no tccido conjuntivo, e sua redução é responsável pelo ressecamento e afinamento da parede vaginal, pela menor elasticidade, irritação local e sangramentos.

O hipoestrogenismo provoca alterações morfológicas do epitélio vaginal, redução do aporte sanguíneo e declínio de lactobacilos da flora, produtores de ácido láctico com consequente aumento do pH.[1,4,7]

De fato, a mucosa possui em sua estrutura fibrócitos quiescentes em vez de fibroblastos, incapazes de produzir ativamente ácido hialurônico e outras moléculas necessárias para formação de matriz extracelular com nível adequado de glicoproteínas. A mucosa superficial encontra-se frágil e mais suscetível a infecções pelo baixo teor de água no tecido conjuntivo, entre outros motivos. Tanto os nutrientes quanto os linfócitos da lâmina própria têm maior dificuldade de migração através da matriz extracelular e de atingir camadas mais superficiais do epitélio.

■ INDICAÇÕES

O tratamento hormonal tópico é um dos mais utilizados, promovendo a recuperação da integridade epitelial.[7] No en-

tanto, a aplicação de estrogênio tópico é contraindicada em pacientes com neoplasias hormônio-dependentes.

Outras opções terapêuticas são representadas pelos fitoterápicos, estrogênios sistêmicos e outras terapias não hormonais.[1,3] Como alternativa aos tratamentos já existentes, propõe-se a utilização da técnica minimamente invasiva com emissão de *laser* fracionado na mucosa. Este novo tratamento reverte as modificações causadas pelo hipoestrogenismo no epitélio vaginal, melhorando as disfunções urogenitais que prejudicam o bem-estar da mulher. O procedimento está indicado nos casos com sinais e sintomas de atrofia vaginal, frouxidão dos tecidos vulvovaginais e incontinência urinária em decorrência do hipoestrogenismo. É também recomendado para prevenção de sintomas de secura vaginal, dispareunia e frouxidão. A indicação do procedimento pode ser exclusivamente clínica com a correta avaliação dos sinais e sintomas em pacientes com sintomas geniturinários da pós-menopausa.

■ SELEÇÃO DAS PACIENTES

As pacientes deverão se submeter à anamnese, exame ginecológico e citologia oncótica cervicovaginal antes do procedimento, garantindo a inexistência de contraindicações. Serão também orientadas a preencher consentimento informado a respeito do procedimento e dos cuidados após sua realização.

■ CONTRAINDICAÇÕES

Os casos de infecção e inflamações urogenitais de caráter agudo ou recorrente devem ser curados antes da terapia a *laser*. Esta terapia é contraindicada ante lesões com potencial de evolução neoplásica, nas pacientes com prolapsos pélvicos avançados, nas gestantes, nas pacientes imunodeprimidas, nas portadoras de colagenoses, nas com coagulopatias ou que receberam radioterapia pélvica, esta última considerada como contraindicação relativa.

CARACTERÍSTICA DOS TIPOS DE *LASER*

Atualmente, existem dois tipos de *laser* fracionados: *laser* de Erbium Yag e o *laser* CO$_2$ fracionado (Deka-Pulse). Ambos possuem efeito térmico e diferentes níveis de penetração e dispensação de energia na profundidade da parede vaginal. Além disso, podem também ser utilizados externamente para rejuvenescimento vulvar e no tratamento de outras doenças do trato genital, já citadas em capítulos anteriores.

- **Laser Erbium Yag:** é técnica minimamente invasiva, não ablativa, com emissão de luz pulsada e penetração de 100 µm na mucosa vaginal; segura por não atingir órgãos adjacentes e atualmente é utilizada no tratamento de atrofia vaginal e incontinência urinária decorrentes do hipoestrogenismo.

  O efeito fototérmico atinge camada extremamente fina e promove a imediata retração da mucosa. Com emissão de pulso estendido estimula a neocolagenose e remodela o tecido, quando atinge camadas mais profundas. Possui comprimento de onda de 2940 nm, com poder de difusão térmica limitada. A taxa de absorção pela água é a mais alta entre os tipos de *laser* disponíveis, produzindo ablação tissular de cerca de 15 e 20 µm, sendo assim utilizado para remoção de pele danificada e células mortas (*reshaping*).

- **Laser CO$_2$:** técnica minimamente invasiva e microablativa, caracterizada pela vaporização da mucosa e dispensação de energia térmica sobre a derme. Apresenta diferentes parâmetros energéticos: potência de emissão, formato e duração do pulso, sistema de varredura e distância entre os pontos (*dots*). A função SmartStack permite controle preciso da profundidade da vaporização da mucosa e a ação térmica. É muito utilizado no rejuvenescimento vulvovaginal, ninfoplastia, tratamento da síndrome geniturinária da pós-menopausa e de outras doenças do trato genital inferior.

A tecnologia do sistema *laser* CO$_2$SmartXide^2 V^{2}LR (MonalisaTouch, DEKA, Florence, Italy), apresenta como peculiaridade o Deka-Pulse. Este pulso pode ser didaticamente dividido em duas fases: a primeira promove ablação superficial rápida do epitélio da mucosa, com potência de pico alta. A segunda fase caracteriza a penetração da energia do *laser* na derme profunda, apresentando potência de pico mais baixa e tempo de emissão prolongado (Figura 103.1). Desta forma, o Deka-Pulse diminui a dispersão do *laser* CO$_2$ na superfície úmida da mucosa.

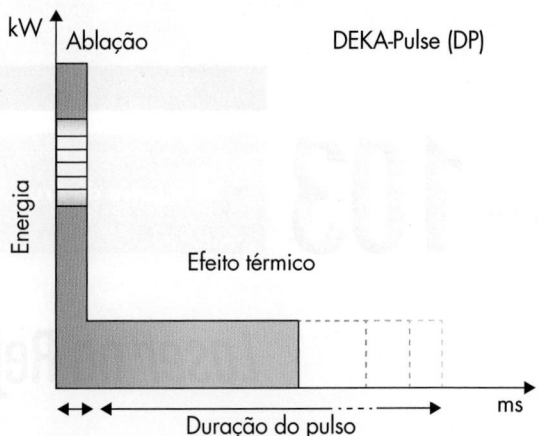

Figura 103.1 Representação do pulso Deka-Pulse – efeito microablasivo inicial seguido de efeito térmico prolongado (DEKA®).

O objetivo do tratamento com *laser* CO$_2$ é recuperar a atividade metabólica da parede vaginal atrófica, estimulando a replicação de fibroblastos, neocolagenose e o aumento da produção de ácido hialurônico, glicosaminoglicanas e proteoglicanas. O resultado é uma mucosa túrgida hidratada com todas as funções típicas de tecido jovem e saudável.[8]

APLICAÇÃO

O tratamento para rejuvenescimento vulvovaginal consiste em aplicações de *laser* fracionado, sendo normalmente necessárias de duas a três sessões com intervalo de pelo menos 30 dias, quando iniciado o tratamento. A partir da primeira abordagem, são indicadas aplicações anuais ou conforme a necessidade da paciente. Ponteiras de 90° ou 360° (Figuras 103.2, 103.3) são acopladas ao *scanner* do *laser*, promovendo a varredura de toda a extensão da parede vaginal. O procedimento tem, em média, duração de 10 minutos. Esta prática é indolor e dispensa anestésicos, o que permite ser realizada em ambulatório.

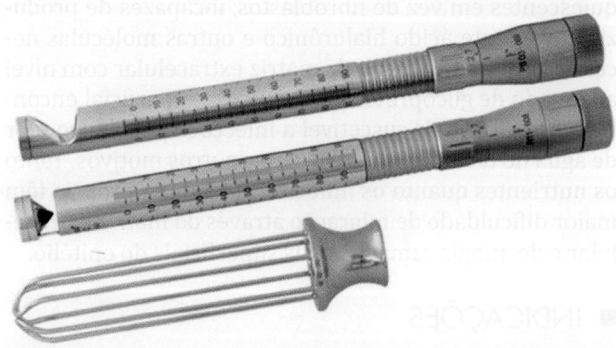

Figura 103.2 Ponteiras disponíveis para tratamento com *laser* ErbiumYag (Fotona®).

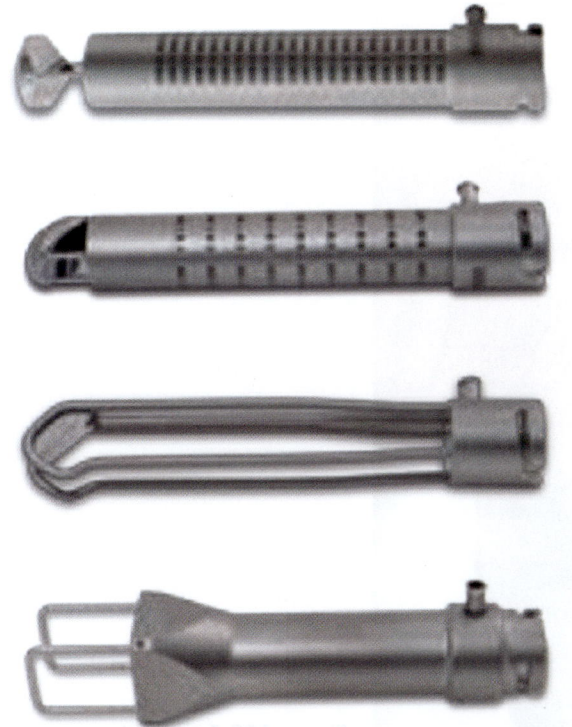

Figura 103.3 Ponteiras disponíveis para tratamento com *laser* CO_2 (Deka® Monalisa Touch).

Na vulva há sensibilidade térmica, que pode ser minimizada com anestésicos tópicos em gel.

■ EFEITOS COLATERAIS E CUIDADOS PRÉ E PÓS-APLICAÇÃO

A paciente deverá ser orientada a não usar cremes ou lubrificantes vaginais nos sete dias que antecedem o tratamento. O procedimento não produz efeitos cola-

terais. Dentre os principais cuidados pós-*laser*, tem-se a abstinência sexual por 10 dias após aplicação e o uso de hidratantes locais em vulva, sem corticoide nos casos de rejuvenescimento. A terapia tem demonstrado eficácia por aproximadamente 12 meses.

■ RESULTADOS

Salvatore *et al.* reportaram melhora significativa de todos os sintomas relacionados à atrofia vaginal em 84% das pacientes submetidas ao tratamento com três aplicações de *laser* CO_2, e descreveram a diminuição da dor ou incômodo relacionado à inserção e movimentação do probe no decorrer das sessões, o que enfatiza a melhora das condições vulvovaginais.[9] A avaliação da função sexual com a terapia mostrou-se também muito eficaz, e estudos demonstram melhora estatisticamente significante dos resultados do índice de saúde vaginal, usado na avaliação dos sintomas.[9-12] Sintomas de incontinência urinária de esforço e função sexual foram também melhorados com a terapia.[12]

A melhora da dispareunia e da dor persistente no introito vaginal relacionada ao parto natural foi verificada em estudo piloto. Pacientes submetidas à episiotomia ou que apresentaram lacerações de canal de parto foram submetidas ao tratamento com *laser* CO_2 aproximadamente um ano após o parto, sendo reportado resultados positivos com melhora da dor perineal em 50% e da dispareunia em 70,7% das pacientes.

A melhora microscópica e não somente sintomatológica desta doença pode ser verificada por meio de biópsias analisadas em microscopia óptica e eletrônica.[8,10,13] Notáveis mudanças na morfologia da mucosa atrófica com reestruturação da matriz pós-tratamento podem ser vistas na Figura 103.4, bem como os resultados estéticos (Figuras 103.5 a 103.8).

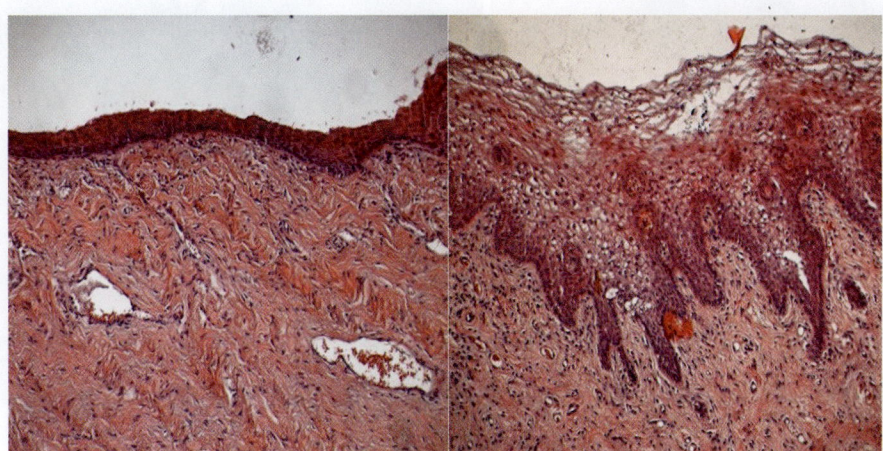

Figura 103.4 Cortes histológicos de mucosa vaginal atrófica antes e dois meses após uma sessão de *laser* fracionado (Cortesia do Prof. A. Calligaro – Universidade de Pavia).

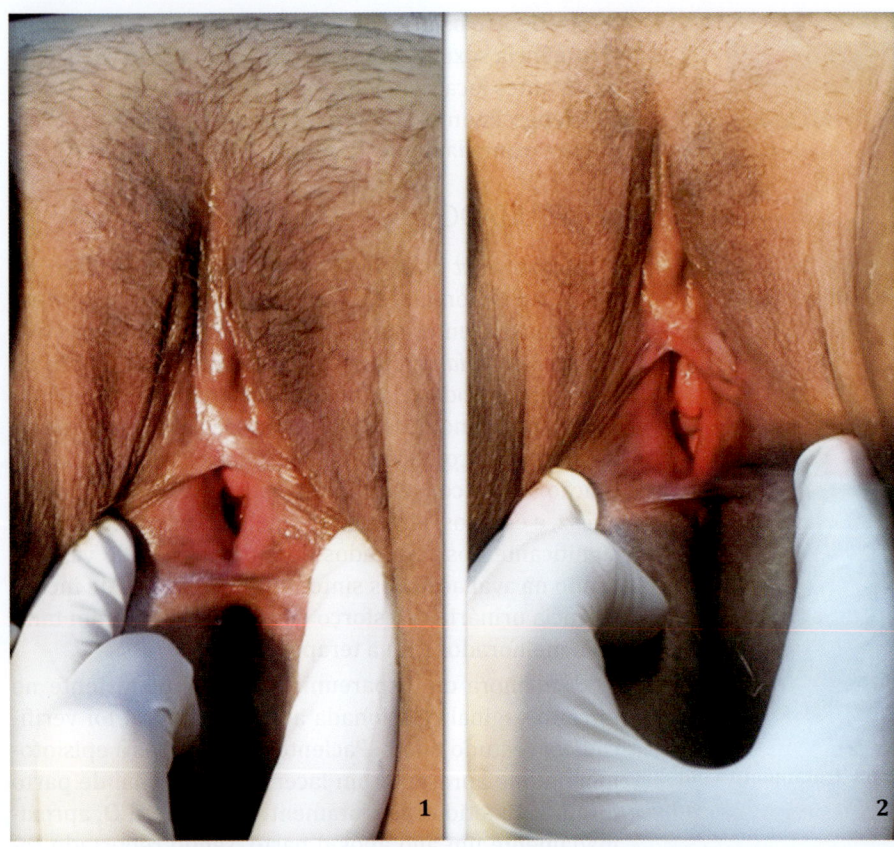

Figura 103.5 Aspecto macroscópico de atrofia vulvovaginal **(1)** e após 30 dias de uso do *laser* fracionado **(2)** (Cortesia da Dra. Fabiane Gama).

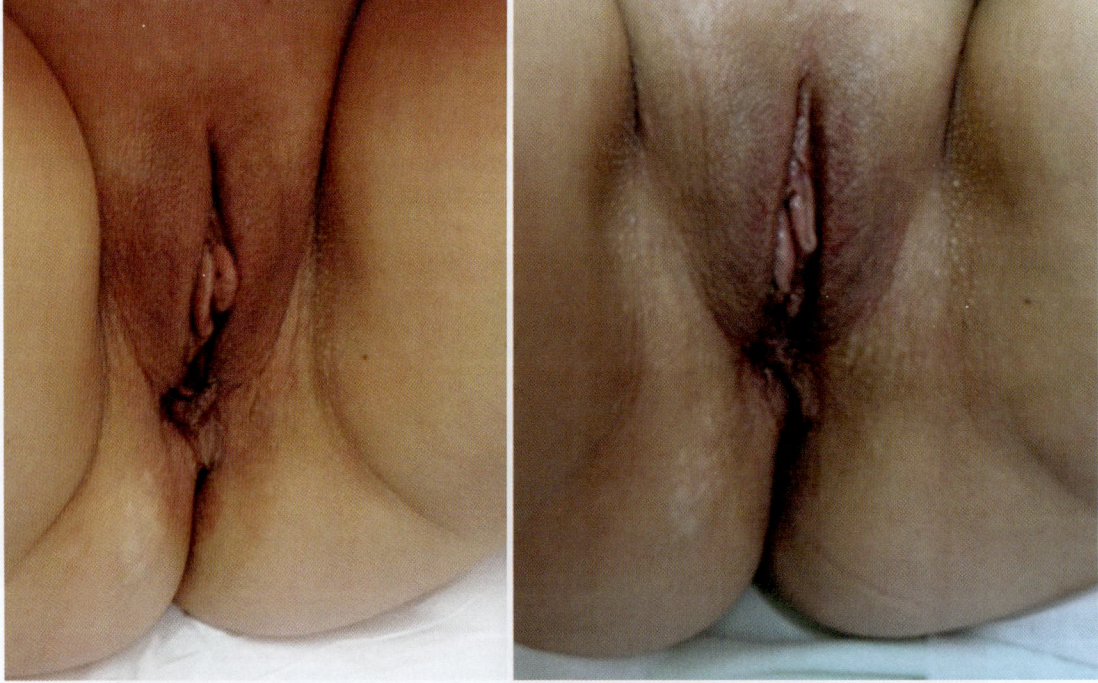

Figura 103.6 Rejuvenescimento vulvo-perineal após 30 dias de aplicação de *laser* CO_2 fracionado, onde se observa retração dos pequenos lábios e melhora da cicatriz de episiotomia (Acervo pessoal dos autores).

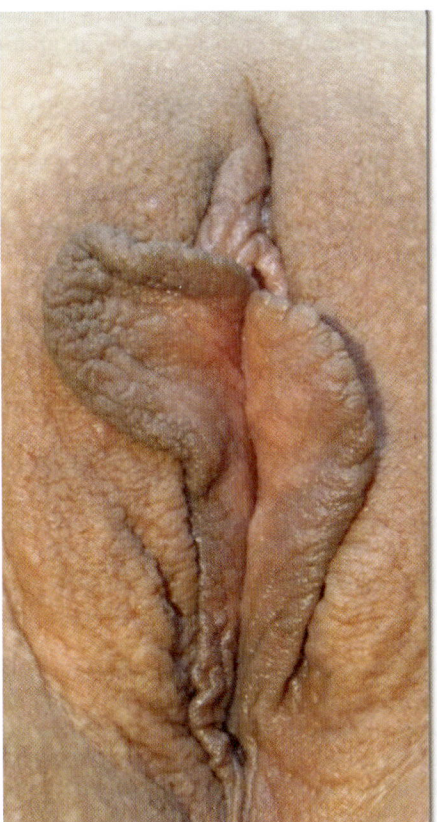
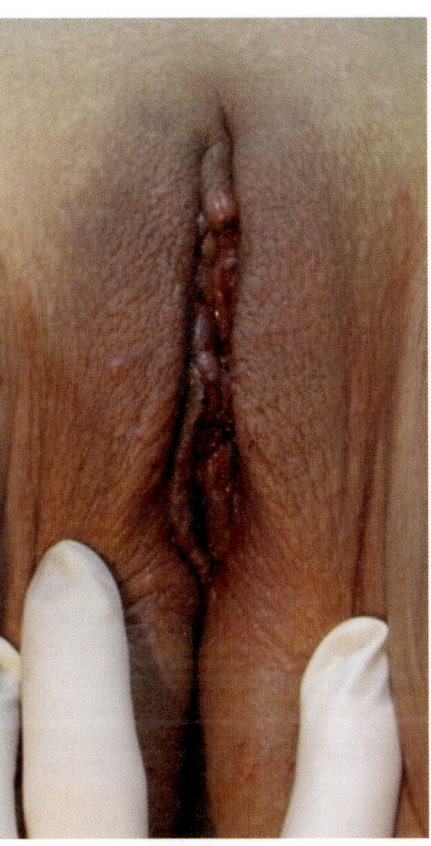

Figura 103.7 Ninfoplastia e rejuvenescimento vulvar com *laser* CO_2 (Cortesia da Dra. Fabiane Gama).

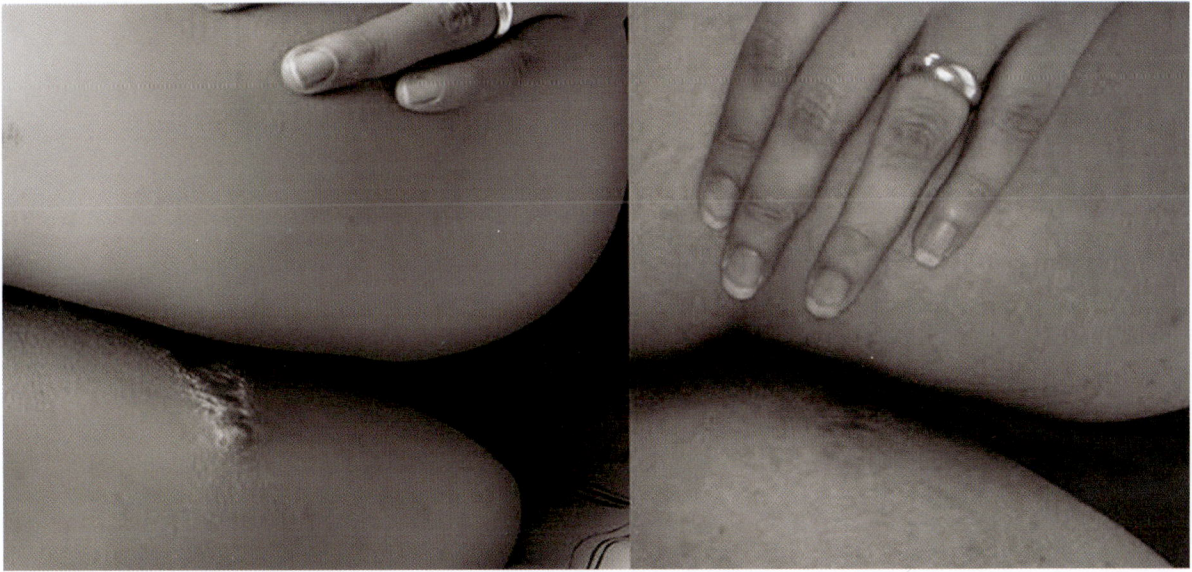

Figura 103.8 Episiotomia tratada com *laser* CO_2 (Acervo pessoal dos autores).

■ CONCLUSÃO

O *laser*, em atrofia vaginal, é alternativa de tratamento eficaz para mulheres sintomáticas. Estudos recentes comprovam não apenas a melhora dos sintomas urogenitais, mas também da função sexual. A terapia a *laser* é, portanto, promissora principalmente em se tratando de pacientes que apresentam contraindicação à terapia hormonal.

REFERÊNCIAS BIBLIOGRÁFICAS

1. Johnston S, et al. The detection and management of vaginal atrophy. International Journal of Gynecology & Obstetrics. 2005;88(2):222-8.

2. Camargos A, et al. Anticoncepção, endocrinologia e infertilidade: soluções para as questões da ciclicidade feminina. Belo Horizonte: Belo Horizonte: Coopmed; 2011.

3. Management of symptomatic vulvovaginal atrophy. Menopause. 2013; 20(9):888-92.

4. Pastore L, et al. Self-reported urogenital symptoms in postmenopausal women: women's health initiative. Maturitas. 2004;49(4):292-9.

5. Al-Azzawi F, et al. Hormonal changes during menopause. Maturitas. 2009;63(2):135-42.

6. Al-Baghdadi O, et al. Topical estrogen therapy in the management of postmenopausal vaginal atrophy: an up-to--date overview. Climacteric. 2009;12(2):91-8.

7. Estrogen and progestogen use in postmenopausal women. Menopause.2010;17(2):242-9.

8. Zerbinati N, et al. Microscopic and ultrastructural modifications of postmenopausal atrophic vaginal mucosa after fractional carbon dioxide laser treatment. Lasers in Medical Science. 2014;30(1):429-35.

9. Salvatore S, et al. A 12-week treatment with fractional CO2 laser for vulvovaginal atrophy: a pilot study. Climacteric.2014;17(4):363-9.

10. Gaspar A, et al. Vaginal fractional CO2 laser: a minimally invasive option for vaginal rejuvenation. Am J Cosmet Surg 2011;28(3):156-9.

11. Gonzalez I P, et al. Tratamiento de la atrofia vaginal en la menopausia con microablación con láser de CO2 fraccionado. Unnuevo enfoque. Revista de Enfermedades del Tracto Genital Inferior. 2014;8(1):36-9.

12. Salvatore S, et al. Sexual function after fractional microablative CO2 laser in women with vulvovaginal atrophy. Climacteric. 2015;18(2):219-28.

13. Karram, M, et al. Genitourinary syndrome of menopause: current and emerging therapies With more than 1 billion menopausal women likely to be affected by vulvovaginal atrophy worldwide by 2025, the need for effective remedies is acute. Here, 3 experts survey the options. OBG Manag. 2015;27 (8):e1–e6.

Planejamento Familiar

- Zsuzsanna Ilona Katalin de Jármy Di Bella
- Fabio Fernando de Araujo

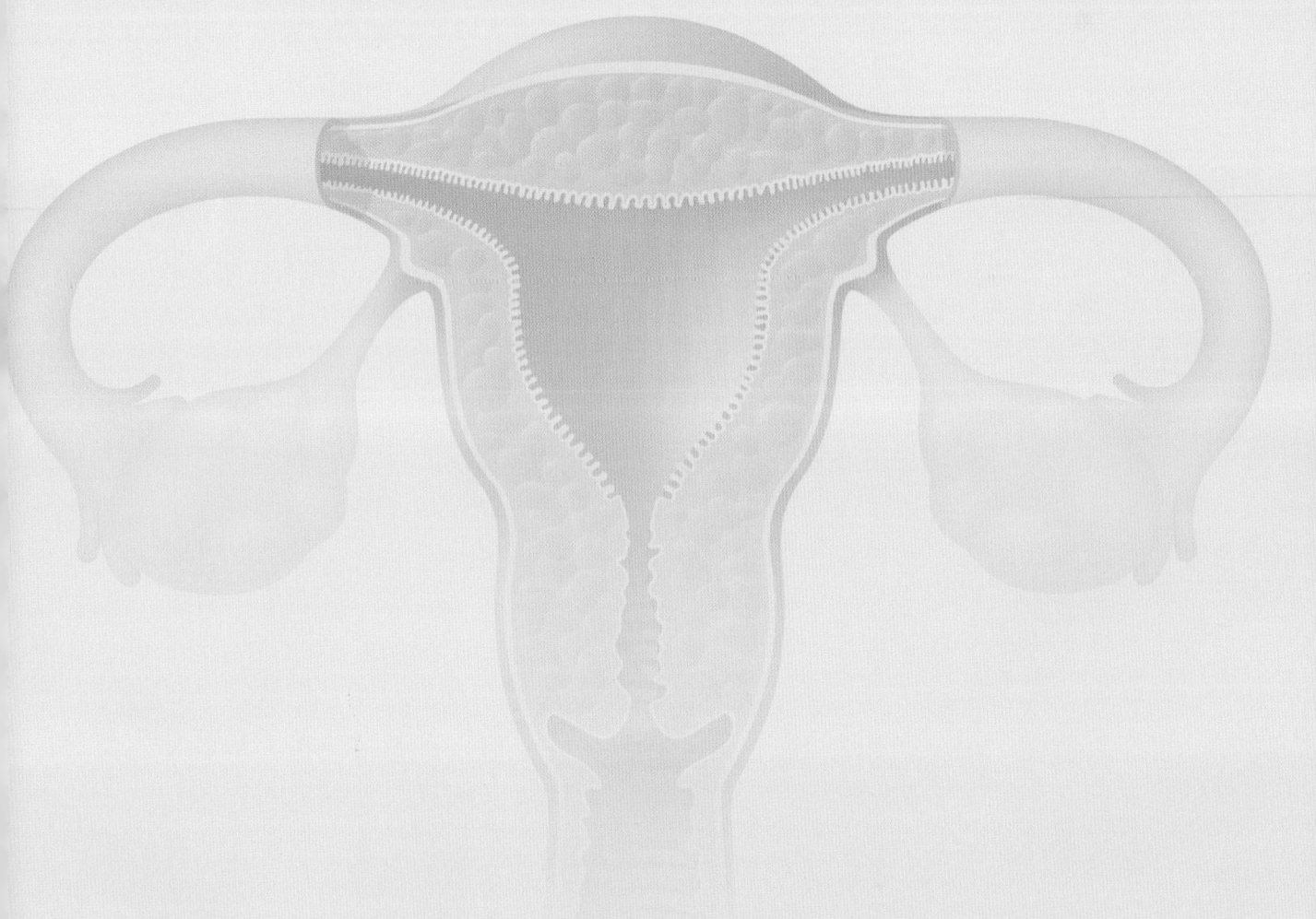

■ Fabio Fernando de Araujo   ■ Zsuzsanna Ilona Katalin de Jármy Di Bella

Capítulo **104**

Introdução ao Planejamento Familiar

■ HISTÓRICO

Segundo a Organização Mundial da Saúde, o planejamento familiar (PF) é a atividade de saúde que proporciona informações e meios, para que os casais possam decidir, de maneira livre, consciente e responsável, pelo número de filhos e a época que desejarem tê-los. Esse conceito e os referentes à saúde sexual foram estabelecidos como partes fundamentais dos programas de saúde reprodutiva, inseridas nas resoluções finais da Conferência do Cairo sobre populações e desenvolvimento, patrocinada pela ONU.[1,2]

Contudo, a preocupação em programar os nascimentos é muito mais antiga. No papiro de Ebbers, cerca de 1550 anos a.C., já se descreviam receitas de anticoncepcionais.[3] Todavia, por milhares de anos, a humanidade somente dispôs de métodos anticoncepcionais pouco eficientes.

Mil anos a.C. já havia evidências do uso de camisinhas de linho na civilização egípcia, seguido de uso de materiais com intestino de animais, pele de peixes e couros finos e, somente em 1930, com a descoberta do látex, surgiram os atuais preservativos, as seringas para duchas vaginais e o diafragma.[4]

Com relação ao DIU, os árabes colocavam pedras dentro do útero de camelas para evitar que ficassem prenhas e, assim, servissem como principal meio de transporte da época. Em humanas, tem-se conhecimento de pessários que se encaixavam dentro do colo uterino em 1902. A seguir, surgiram o DIU de seda e o DIU com fios de prata, que também continham cobre. Gradativamente, as taxas de infecção e gestação foram caindo, sendo que, em 1968, surgiu o primeiro DIU de cobre e, mais recentemente, em 1990, o sistema intrauterino liberador de levonorgestrel.[4]

No começo do século passado, na Europa e nos Estados Unidos e posteriormente no Brasil, cresciam rapidamente as mudanças sociais e econômicas advindas do desenvolvimento industrial e seu decorrente urbanismo. Em consequência, cresciam as pressões sociais para controlar a reprodução, apesar de encontrar aí fortes obstáculos. Entre essas mudanças se deve salientar o novo papel da mulher na sociedade. Nesse movimento há de se destacar o papel assumido por Margareth Sanger, que pugnava pelo empoderamento da mulher no direito ao controle da fertilidade.

Em meio a esse período de intensos progressos científicos e mudanças sociais, em 1960 finalmente ocorreu o lançamento da primeira pílula anticoncepcional hormonal. Coube a Pincus sua divulgação, com o inestimável apoio de Sanger, no âmbito social e clínico, e financeiro de Katharine McCormick.

A primeira pílula, denominada Enovid® 10 mg (mestranol e noretinidrel), aprovada pelo Órgão Regulatório Americano Food and Drug Administration (FDA) em 1960, foi lançada como um regulador menstrual que indiretamente bloqueava a ovulação. Foi retirada do mercado em 1988, por conta de seus muitos efeitos colaterais, uma vez que a formulação era superior a dez vezes o necessário para a finalidade contraceptiva.[4]

Esses métodos contraceptivos modernos contribuíram intensamente para a liberação das mulheres de seu papel tradicional: casa, igreja e crianças, até então vigentes. Os casais já podiam com um meio acessível e efetivo regular a fertilidade. Em consequência, as mulheres teriam a oportunidade de se dedicar a outros afazeres não domésticos como realização profissional e independência financeira. De tal forma, os anticoncepcionais hormonais vieram modificar profundamente as características das sociedades, sendo considerados uma das mais importantes invenções do século passado.[1,5]

No entanto, sempre existiram detratores da política de delegar a escolha do número de filhos. Por serem pró-natalistas, a igreja católica bem como regimes ditatoriais, posicionaram-se contra a política hoje universalmente aceita dos direitos humanos, depois particularizados no direito reprodutivo, patrocinados pela OMS. Essa tendência saiu vencedora e tem sido referendada por inúmeros países, em diversas conferências sobre populações. A última capitulação proveio da China, onde foi revogada a lei coercitiva do filho único. Essa lei parece inócua em seus resultados, no entanto, muitas transgressões e abusos dos direitos humanos foram cometidas em sua execução, como foi relatado pelo prêmio Nobel Amartya Sen.[6]

Atestando a importância do planejamento em nosso país estão os dados da Pesquisa Nacional de Demografia e Saúde do Brasil, realizada pelo IBGE em 2008. Verificou-se que praticamente todas as mulheres em idade fértil tinham conhecimento e já haviam experimentado algum método contraceptivo, sendo que 80,6% das brasileiras unidas usavam algum tipo de contraceptivo, dos quais: 29,1% esterilização; 24,7% pílula; 12,2% preservativo masculino e 4,1% outro método hormonal; taxas estas comparáveis às de países desenvolvidos.[7]

Ressalta-se que os demais métodos não apresentam significância populacional, porém os reversíveis de longa duração aos poucos vêm ganhando maior número de adeptas, embora o SUS recentemente tenha optado por não disponibilizar o sistema intrauterino de levonorgestrel para a população.

Em decorrência do acesso ao planejamento familiar e às diversas opções de contraceptivos, as taxas de fecundidade registraram impressionantes quedas nas últimas décadas ao passar de 2,38 filhos por mulher em 2000 para 1,74 em 2014, nível este abaixo da substituição natural das gerações, a qual se aproxima da fertilidade chinesa, que era impositiva.[6]

Esse novo comportamento social suscitou grande interesse no país, ao ponto de o planejamento familiar estar inserido na própria Constituição Federal do Brasil e, regulamentado pela lei do planejamento familiar de 1996. No espírito dessa lei está que a contracepção deve ser parte importante no atendimento global à saúde da mulher, com focos específicos sobre contracepção, atendimento pré-natal, rastreamento e prevenção de neoplasias ginecológicas e doenças sexualmente transmissíveis. De maneira mais incisiva está a proibição da esterilização feminina durante o ciclo grávido-puerperal até 42 dias após o parto, em uma tentativa de diminuir a incidência do método definitivo, sempre particularmente passível de arrependimento quando realizado nesse período.[8]

Na Escola Paulista de Medicina, o Ambulatório de Planejamento Familiar foi idealizado pelo prof. Walter Leser no final da década de 1960 e implementado pelo prof. Magid Iunes, antigos professores titulares do Departamento de Medicina Preventiva no ano de 1975. É muito significante nesse sentido, além de esclarecedora, a frase proferida pelo prof. Leser sobre a função do planejamento familiar: "O nascimento de uma criança, que poderia ser considerado um desastre nos programas de controle de natalidade, pode ser entendido como sucesso se essa criança for desejada e vier em boas condições de saúde".[1]

A alta prevalência de uso de contraceptivos no país é uma demonstração da importância que a população lhe confere. Porém, sob a ótica do leigo, essa importância contempla mais seus aspectos socioeconômicos. No entanto, deve-se considerar outros pontos de vista que também são muito importantes, como os aspectos médicos e os governamentais. As vantagens auferidas pelo planejamento familiar podem ser vistas na promoção de saúde em geral, diminuição das gestações de alto risco e/ou indesejadas, as quais muitas vezes trilham para abortamentos realizados em condições inseguras, o que certamente vai refletir em satisfação pessoal, melhor qualidade de vida e integração interfamiliar.

Na Tabela 104.1 se apresentam os principais fatores de risco à saúde de mulheres em idade fértil, segundo

Tabela 104.1 Principais fatores de risco à saúde de mulheres em idade fértil.		
Principais fatores de risco à saúde reprodutiva		
Médicos propriamente ditos	Biológicos	Socioeconômicos
Doenças cardiovasculares	Intervalo interpartal	Escolaridade materna
Neoplasias malignas	Idade materna	Renda familiar
Infecções	Paridade	Acessibilidade à saúde
Fatores de risco para doenças cardiovasculares	Estado nutricional	Mobilidade
Condições obstétricas	Estado vacinal	Saneamento básico
Malformações	Baixa estatura	Emprego ■ Acidentes e violência

a classificação dos fatores de riscos de origem médica propriamente dito, biológica e socioeconômica, que podem influenciar a saúde reprodutiva.

Baseados em princípios éticos expostos no Código de Ética Médica, ditames legais estabelecidos na Lei do Planejamento Familiar de 1996, e também para se obter melhor eficácia terapêutica, a escolha do método anticoncepcional é atribuída ao casal. Ao profissional de saúde resta a função de oferecer as informações necessárias para que essa decisão se torne consciente, livre e responsável, ratificando o método escolhido dentro dos Critérios de Elegibilidade para Contraceptivos e acompanhar as condições de saúde da usuária.

Na Escola Paulista de Medicina da Universidade Federal de São Paulo, a atividade educativa é realizada obrigatoriamente para todas as pacientes, e ela precede a consulta médica. Nessa oportunidade, são discutidos os objetivos do PF, a fisiologia da reprodução, as considerações sobre contraceptivos disponíveis, a importância do rastreamento de neoplasias malignas, as orientações sobre DST/AIDS e são dadas informações a respeito do funcionamento do serviço. Com relação aos contraceptivos, procura-se enfatizar o desejo quanto ao tipo de método e as experiências prévias, o mecanismo de ação, o modo de usar, as vantagens, as desvantagens, as complicações e o acompanhamento.

Para a prescrição de contraceptivos, parte-se da premissa de que não existe um método que possa ser considerado ideal: eficiente, seguro, fácil de usar, aceitável e acessível, válido para todas as pessoas e que não possua nenhuma desvantagem ou efeito colateral. As taxas de efetividade e de continuidade são formas indiretas de avaliação do uso dos diferentes contraceptivos.

■ TAXA DE EFETIVIDADE

A segurança para evitar a gestação é a principal propriedade de um contraceptivo, e utiliza-se a taxa de efetividade para efeitos comparativos. Por definição, ela mede a probabilidade de uma mulher não engravidar, ou seja, indiretamente detecta a incidência de falha durante o uso de determinado contraceptivo, a qual é diferente para cada método, o que precisa ser bem esclarecido às pacientes.

O índice de Pearl é o mais utilizado para avaliar a efetividade dos métodos anticoncepcionais. Ele corresponde à fórmula do percentual de gestações ocorridas durante o primeiro ano de emprego do método, em relação ao número total de usuárias.[9]

Se o índice de Pearl for obtido dentro das condições normais de prática diária, ou de uso habitual, essa taxa é denominada taxa de uso comum ou habitual. Dessa forma, observam-se as interferências no uso não perfeito

do contraceptivo, como, por exemplo, atraso ou esquecimento da tomada dos métodos contraceptivos orais ou injetáveis.

Em condições de rigoroso controle, como é o caso das pesquisas, essa taxa é certamente maior, e então ela é denominada taxa de uso correto ou teórica, pois auxilia a usuária a não ter esquecimentos ou atrasos ao tomar o contraceptivo.

Segundo Trussel, os contraceptivos podem ser classificados em:

a) muito efetivos, quando as taxas de falha chegam a 1% (implante subdérmico, os dispositivos intrauterinos (DIU) medicados levonorgestrel ou com cobre e as esterilizações feminina e masculina);

b) métodos efetivos, que em condições de uso habitual apresentam falha entre 1% e 10% (métodos hormonais combinados, como as pílulas, injetáveis mensal, adesivo e anel vaginal; métodos hormonais de apenas progestagênios: pílulas ou injetável trimestral; e a lactação exclusiva com amenorreia). Nesse último caso, deve-se ressaltar que essa efetividade vale para a lactação exclusiva, ou seja, quando ela é a única fonte alimentar, no máximo até seis meses pós-parto;

c) métodos moderadamente efetivos apresentam taxas de falha entre 10% e 25% (preservativos masculino e feminino, espermicida associado ao diafragma e os métodos comportamentais);

d) métodos pouco efetivos, como o coito interrompido, espermicidas e o diafragma, têm falhas de mais de 25%. Como termo de comparação, cabe lembrar que um casal com vida sexual regular e que não usa nenhum anticoncepcional tem normalmente a probabilidade de 85% de engravidar no primeiro ano de vida conjugal.

Na Tabela 106.2 se observam as taxas de efetividade no uso habitual e no uso correto dos diferentes métodos contraceptivos.

■ TAXA DE CONTINUIDADE

A taxa de continuidade do método é também uma propriedade a ser destacada, pois dá uma ideia a respeito da sua aceitação, complementando, assim, as informações da taxa de efetividade. Também é avaliada pelo período de um ano e mede o número de usuárias de determinado método anticoncepcional ao fim do primeiro ano de uso.

Os métodos definitivos, que são as esterilizações, apresentam taxa de continuidade de 100%, sendo que os demais métodos muito efetivos têm taxa de continuidade entre 78% e 85%. Os métodos como pílulas, adesivo e anel vaginal possuem continuidade ao redor de 67%, a camisinha masculina, de 43%, e os demais métodos, taxas abaixo de 50%.

É interessante mencionar que, a longo prazo, os custos dos contraceptivos diminuem, também influindo na continuidade do método. Isso ocorre com os de longa duração e reversíveis, como os dispositivos intrauterinos e o implante subdérmico de alta taxa de continuidade, pois não dependem da aderência da usuária. Em 10 anos, as maiores taxas de continuidade são do DIU de cobre e as esterilizações.

Na Tabela 104.2 são apresentados os dados de Trussel modificados, a respeito da efetividade teórica ou de uso perfeito e da efetividade prática ou de uso habitual, ao final do primeiro ano de uso dos contraceptivos, bem como as respectivas taxas de continuidade.[10]

É sabido que a taxa de continuidade está muito associado à aderência da usuária do contraceptivo, mas também depende da orientação médica no momento da prescrição, estimando-se que 7% a 27% dos abandonos de métodos dos contraceptivos teriam sido evitados se houvesse adequada explicação dos benefícios e possíveis efeitos não contraceptivos dos métodos anticoncepcionais.[11]

Nos Estados Unidos, a taxa de descontinuidade da pílula no primeiro ano é em torno de 37%, sendo os principais motivos as mudanças menstruais, acne e problemas no cabelo, seguidos da expressão "não gostei".[11]

Interessante estudo envolvendo 400 ginecologistas do Brasil e quase 3.500 usuárias de pílulas observou uma taxa de continuidade em seis meses de apenas 63,5%. As principais razões alegadas para a descontinuação do método foram: desejo de engravidar (36,5%), cefaleia (37,6%), sangramento irregular (23,6%) e aumento de peso (16,6%).[12]

Dessa forma, é fundamental conhecer as taxas de efetividade e continuidade para cada método contraceptivo, aliando-se aos diferentes perfis de mulheres para ajudar na escolha da contracepção, otimizando-se a taxa de continuidade inclusive no uso habitual.

Tabela 104.2 Classificação dos métodos anticoncepcionais, segundo a efetividade, uso habitual e uso correto, continuidade e custo inicial em nosso país.

Métodos	Efetividade	Uso habitual	Uso correto	Taxas de continuidade
Implante	Muito efetivo	0,05	0,05	84
Vasectomia		0,15	0,10	100
Ligadura tubária		0,5	0,5	100
SIU		0,2	0,2	84
DIU T 380*		0,8	0,6	78
Lactação e amenorreia	Efetivo	2	0,2	—
Injetáveis*		6	0,2	56
Adesivo e anel vaginal		9	0,3	67
Contraceptivo hormonal oral*		9	0,3	67
Camisinha masculina*	Moderadamente efetivo	18	2	43
Camisinha feminina*		21	5	41
Tabelinha		24	0,4 - 5	46
Diafragma com espermicida		16	6	42
Coito interrompido	Pouco efetivo	27	4	36
Espermicida		29	18	42
Nenhum método		85	85	—

*Existe nos postos de saúde ou na farmácia popular.
Fonte: Adaptada de Trussel – OMS, 2011.

REFERÊNCIAS BIBLIOGRÁFICAS

1. Araujo FF, et al. Planejamento familiar: definição e histórico. In: Anticoncepção e planejamento familiar: condutas em ginecologia. São Paulo: Atheneu; 2014. p. 3-10.

2. ONU. Relatório da Conferência Internacional sobre População e Desenvolvimento - Plataforma de Cairo, Egito, 1994. www.unfpa.org.br/Arquivos/relatorio-cairo.pdf (Acessado em 7 de maio de 2016)

3. Arie MT, et al. Anticoncepção dos papiros egípcios à AIDS. In: Arie WM, et al. História da anticoncepção. São Paulo: Casa Leitura Médica; 2009. p.11-28.

4. Camargos AF, et al. Fundamentos da anticoncepção. In: Camargos AF, et al. Anticoncepção, endocrinologia e infertilidade: soluções para as questões da ciclicidade feminina. Belo Horizonte: Coopmed; 2011. p. 3-53.

5. Alkema L, et al. A National, regional, and global rates and trends in contraceptive prevalence and unmet need for family planning between 1990 and 2015: a systematic and comprehensive analysis. Lancet 2013;381(9878):1642-52.

6. Sen A. Avanço feminino derrotou política do filho único na China. O Estado de São Paulo, 4 de novembro de 2015. p. A11.

7. Ministério da Saúde do Brasil – PNDS 2006. Pesquisa Nacional de Demografia e Saúde da Criança e da Mulher. Brasília – DF, 2008. Disponível em: http://bvsms.saude.gov.br/bvs/pnds/ publicacao.php.

8. Lei Federal Nº 9.263, de 12 de janeiro de 1996. Regula o § 7º do art. 226 da Constituição Federal, que trata do planejamento familiar, estabelece penalidades e dá outras providências.

9. Gerlinger C, et al. Different Pearl Indices in studies of hormonal contraceptives in the United States: impact of study population. Contraception 2014;90(2):142-6.

10. Trussell J. Contraceptive failure in the United States. Contraception 2011;83(5):397-404.

11. Westhoff CL, et al. Oral contraceptive discontinuation: do side effects matter? Am J Obstet Gynecol. 2007;196(4):412.e1-6.

12. Bahamondes L, et al. Fatores associados à descontinuação do uso de anticoncepcionais orais combinados. Rev Bras Gin Obst 2011;33(6):303-8.

Zsuzsanna Ilona Katalin de Jármy Di Bella

Capítulo 105

Classificação dos Métodos Contraceptivos

■ INTRODUÇÃO

Os métodos contraceptivos podem ser classificados de várias formas, entre elas quanto à efetividade, composição (hormonais ou não hormonais) e duração (definitivos ou reversíveis).

Quanto à efetividade, a Organização Mundial da Saúde (OMS) dividiu os métodos contraceptivos em quatro grupos: muito efetivos, efetivos, moderadamente efetivos e pouco efetivos.[1]

Os métodos muito efetivos são os dispositivos intrauterinos (DIU e SIU), o implante subcutâneo e as esterilizações cirúrgicas (vasectomia e laqueadura tubária), que respondem a taxas de até 1% de gestação.

Por sua vez, os métodos efetivos correspondem aos demais métodos hormonais e ao aleitamento materno exclusivo até o sexto mês de pós-parto e apresentam taxas de gravidez entre 1% a 10%.

Os métodos de barreira e os comportamentais são classificados como moderadamente efetivos, e permitem risco de gravidez entre 10% a 25%.

Por fim, os métodos pouco efetivos, que fornecem taxa de falha maior que 25%, são o coito interrompido e o uso isolado de espermicidas. Estes métodos não são indicados quando se busca altas taxas de prevenção de gravidez.

Do ponto de vista prático, a classificação mais utilizada é quanto à composição, que divide os contraceptivos em métodos hormonais ou não hormonais.[2,3] Os métodos hormonais são ainda classificados quanto à via de administração (oral ou não oral), constituição hormonal (estroprogestativa ou progestagênio isolado) e quanto aos tipos hormonais (estrogênios naturais ou sintéticos e os diferentes progestagênios). O regime de administração dos contraceptivos hormonais pode ser contínuo, cíclico ou estendido.

O regime contínuo tem por finalidade evitar sangramentos endometriais cíclicos, e é principalmente utilizado nos progestagênios isolados, embora seja possível o uso sem interrupção dos compostos estroprogestativos também. Já o uso cíclico, é o mais difundido e tem por objetivo mimetizar ciclos menstruais mensais, com a vantagem de proporcionar fluxos mais regulares que os ciclos menstruais fisiológicos.

Por outro lado, o regime estendido é uma forma de administração mais recente, que programa sangramentos cíclicos a cada três a quatro meses.

A vantagem da classificação dos métodos contraceptivos em definitivos ou reversíveis é que possibilita incluir todos os métodos em um único quadro (Figura 105.1).[1-3]

Os métodos não hormonais podem ser reversíveis ou definitivos. Os métodos não hormonais reversíveis dividem-se em: de barreira, comportamentais e dispositivo intrauterino liberador de cobre.

Os métodos de barreira classificam-se, ainda, em mecânicos (preservativos masculino e feminino e diafragma) ou químicos, como espermicidas e esponja vaginal, pouco difundidos em nosso meio.[3] Sem dúvida, o preservativo masculino é o método de barreira mais utilizado pela facilidade de uso, sendo que, além da ação contraceptiva, tem importante efeito protetor contra as doenças sexualmente transmissíveis.

Quanto aos métodos comportamentais, estes baseiam-se na abstinência da atividade sexual em determinados dias ou na interrupção do ato sexual antes da ejaculação, por meio da observação dos sinais de fertilidade, no coito interrompido ou no controle dos dias do calendário (Figura 105.2). São métodos considerados menos eficazes do que os hormonais ou os dispositivos intrauterinos e, além disso, não protegem contra as doenças sexualmente transmissíveis.

Os dispositivos intrauterinos de cobre são classificados conforme a quantidade de cobre liberado e o seu formato, sendo os mais comuns os com superfície de cobre de 375 ou 380 mm², em formato de T ou U invertido.

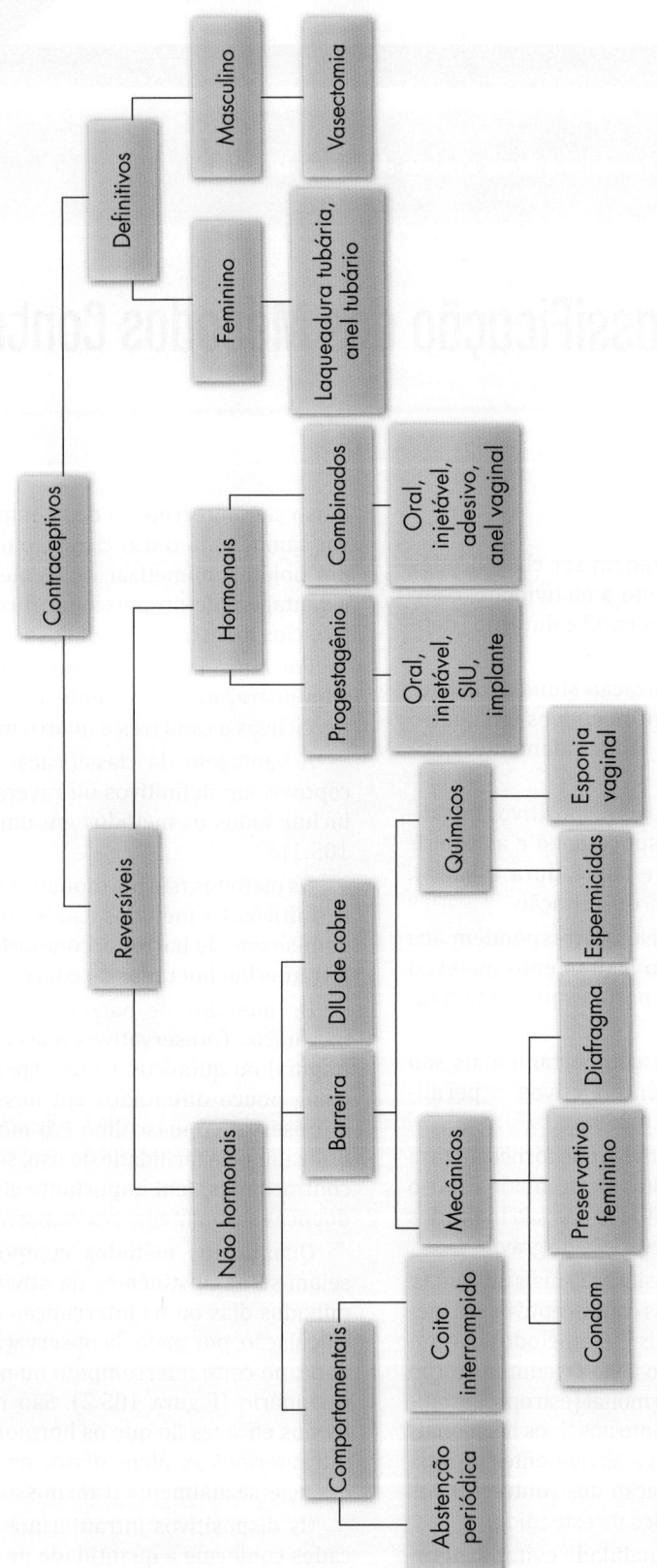

Figura 105.1 Classificação dos métodos contraceptivos em reversíveis ou definitivos.

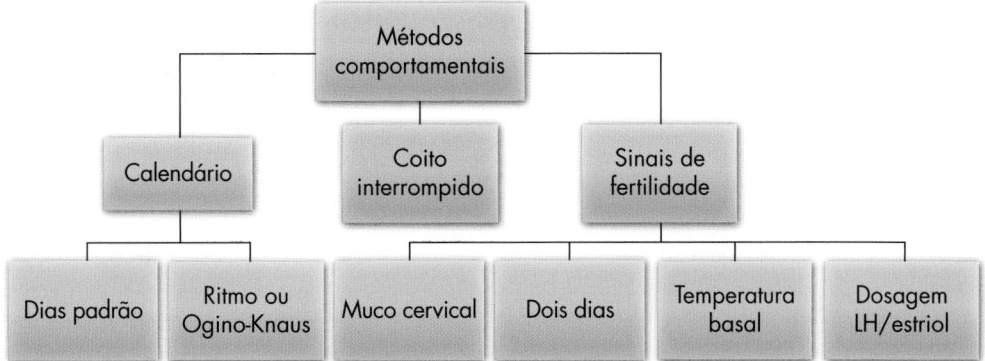

Figura 105.2 Classificação dos métodos não hormonais comportamentais.

Por sua vez os métodos não hormonais definitivos são as esterilizações cirúrgicas (laqueadura tubária e vasectomia) e as molas intratubárias de níquel.

Os métodos contraceptivos hormonais são divididos em orais (pílulas) e não orais (injetável, anel vaginal, adesivo transdérmico, implante subdérmico e sistema intrauterino liberador de progestagênio).[2]

Os métodos hormonais também são classificados em combinados (associação de estrogênio e progestagênio) ou progestagênio isolado. Subclassificam-se ainda conforme o estrogênio, que pode ser sintético (etinilestradiol) ou natural (17-β-estradiol ou valerato de estradiol). A maior parte das pílulas combinadas contém etinilestradiol, sendo que no mercado brasileiro existem apenas duas formulações com estrogênios naturais. As pílulas combinadas ainda classificam-se conforme a dose do etinilestradiol (Gráfico 105.1) e os tipos de progestagênios (Figura 105.3).[3]

Quanto à dose de estrogênio, as primeiras pílulas formuladas na década de 1960 possuíam altas doses, e foram associadas a riscos tromboembólicos arteriais. Gradativamente as doses foram diminuindo, sendo que atualmente existem formulações com apenas 15 microgramas de etinilestradiol consideradas de ultrabaixa dose; de 20, 30 e 35 microgramas denominadas de baixa dose, e as de 50 ou mais microgramas conhecidas como de alta dose.

A liberação diária de etinilestradiol do anel vaginal e do adesivo transdérmico correspondem a aproximadamente 20 microgramas.

Quanto aos progestagênios, salienta-se que os estranos e os gonanos são derivados da 19 nor-testosterona, enquanto os pregnanos são derivados da progesterona (17-OH progesterona e 19 nor-progesterona). O acetato de ciproterona, considerado como progestagênio com maior efeito antiandrogênico, é derivado da 17-OH progesterona. Por sua vez, o dienogeste, progestagênio mais recente, é um híbrido da noretindrona, e a drosperinona é derivada da espironolactona.

Entre os progestagênios disponíveis no mercado, o levonorgestrel é considerado o de menor risco de eventos tromboembólicos, e está disponível em pílulas associadas ao etinilestradiol ou isolado no sistema intrauterino.

Dessa forma, os contraceptivos hormonais classificam-se conforme o progestagênio em primeira geração, compostos de mestranol e noretisterona (retirados do mercado); de segunda geração, compostos de 30 a 50 microgramas de etinilestradiol e 150 a 250 microgramas de levonorgestrel; de terceira geração, compostos

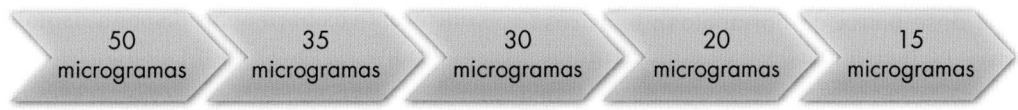

alta dose – > 35 microgramas de etinilestradiol
baixa dose – 35 ≤ 20 microgramas de etinilestradiol
ultra baixa dose – 15 microgramas de etinilestradiol

Gráfico 105.1 Classificação dos contraceptivos combinados monofásicos quanto à dosagem de etinilestradiol.

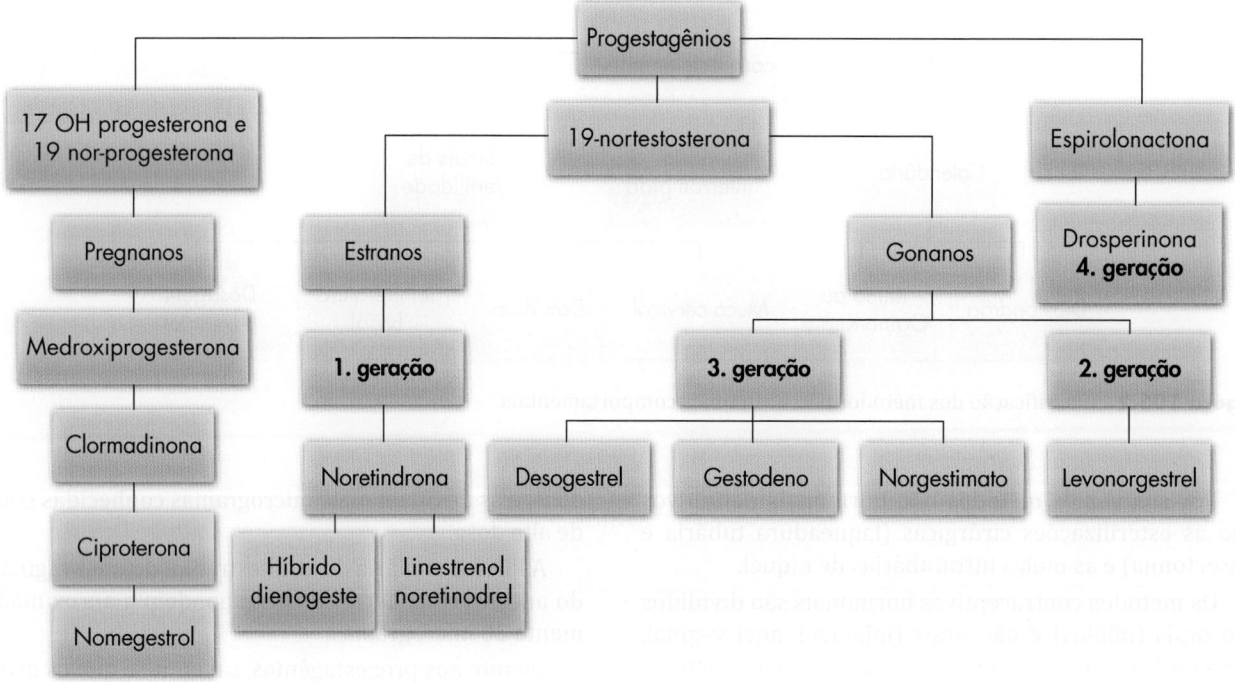

Figura 105.3 Classificação dos progestagênios.

de 30 microgramas ou menos de etinilestradiol associados a um gonano (gestodene, desogestrel ou norgestimato) e, por fim, de quarta geração, os compostos de etinilestradiol associados à drosperinona.[1,2]

Atualmente consideram-se os contraceptivos hormonais de terceira ou quarta geração como de risco superior para provocar fenômenos tromboembólicos quando comparados aos de segunda geração.

Os contraceptivos apenas de progestagênios são também denominados de minipílulas, embora a eficácia seja semelhante à dos contraceptivos combinados, particularmente os compostos com 75 microgramas de desogestrel. As outras opções disponíveis no mercado são formuladas com 35 microgramas de noretisterona ou 30 microgramas de levonorgestrel, e são aconselhadas durante o aleitamento materno.

Entre tantas classificações, os contraceptivos hormonais orais podem ainda ser classificados em monofásicos (mesma dose diária de hormônios), bifásicos (uma formulação no mercado à base de etinilestradiol e desogestrel com duas doses diferentes dos hormônios), trifásicos (três doses diferentes de hormônios ao longo de 21 dias) e multifásico (variação das doses hormonais ao longo de 26 dias em pílula com valerato de estradiol).[1-3]

Com relação aos métodos hormonais injetáveis, classificam-se em combinados ou de progestagênio isolado, sendo que os primeiros são de aplicação mensal, e o último, trimestral. Os injetáveis disponíveis no mercado são intramusculares, embora em breve será lançado o injetável trimestral subcutâneo de 104 mg de medroxiprogesterona autoaplicável. Por sua vez, o injetável trimestral corresponde a 150 mg de medroxiprogesterona. Classificam-se os injetáveis mensais conforme a composição: enantato de estradiol e algestona acetofenida, valeriato de estradiol e enantato de noretisterona, cipionato de estradiol e medroxiprogesterona.

Para encerrar o capítulo, apresentamos os métodos contraceptivos hormonais disponíveis no Brasil, classificados por cores, na Tabela 105.1.

Tabela 105.1 Métodos contraceptivos hormonais disponíveis no mercado brasileiro.

Nome comercial	Laboratório	Tipo de progestagênio	Dose (miligramas)	Tipo de estrogênio	Dose (miligramas)	Caixa
		Principais contraceptivos hormonais disponíveis no Brasil				
ADOLESS®	Farmoquímica	gestodeno	0,060	etinilestradiol	0,015	24+4 cp
ALDIJET	Supera	algestona acetofenida	150	enantato estradiol	10	1 amp
ALEXA®	Sigma Pharma	gestodeno	0,060	etinilestradiol	0,015	24 cp
ALLESTRA 20®	Aché	gestodeno	0,075	etinilestradiol	0,020	21 cp
ALLESTRA 30®	Aché	gestodeno	0,075	etinilestradiol	0,030	21 cp
ANACYCLIN®	Novartis	linestrenol	1	etinilestradiol	0,050	22+6 cp
ANFERTIL®	Wyeth	norgestrel	0,500	etinilestradiol	0,050	21 cp
ARACELI	Medley	desogestrel	0,075	—	—	28 cp
ARTEMIDIS 35®	Sigma Pharma	ciproterona	2	etinilestradiol	0,035	21 cp
BELARA®	Jansen Cilag	clormadinona	2	etinilestradiol	0,030	21 cp
CERAZETTE®	Merck	desogestrel	0,075	—	—	28 cp
CICLO 21®	União Química	levonorgestrel	0,150	etinilestradiol	0,030	21 cp
CICLOFEMINA®	Carnot	medroxiprogesterona	25	cipionato estradiol	5	1 amp
CICLOGYN®	União Química	gestodeno	0,075	etinilestradiol	0,030	21 cp
CICLOVULON®	Teuto	ciproterona	2	etinilestradiol	0,035	21 cp
CIPRANE®	Teuto	ciproterona	2	etinilestradiol	0,035	21 cp
CONCEPNOR®	Neo	levonorgestrel	0,150	etinilestradiol	0,030	21 cp
CONTRACEP®	Sigma Pharma	medroxiprogesterona	150	—	—	1 amp
DAIVA	Eurofarma	algestona acetofenida	150	enantato estradiol	10	1 amp
DAIYNE	Sigma Pharma	dropserinona	3	etinilestradiol	0,030	21 cp
DEPOMES	Biolab	medroxiprogesterona	25	cipionato estradiol	5	1 amp
DEPOPROVERA®	Pharmacia	MPA	150	—	—	1 amp
DIAD®	Cimed	levonorgestrel	0,750	—	—	2 cp
DIANE 35®	Schering	ciproterona	2	etinilestradiol	0,035	21 cp
DICLIN®	Merck	ciproterona	2	etinilestradiol	0,035	21 cp
DIMINUT®	Libbs	gestodeno	0,075	etinilestradiol	0,020	21 cp

Legenda			
	Métodos combinados orais monofásicos com etinilestradiol 0,015/0,020 mg		Injetável trimestral
	Métodos combinados orais monofásicos com etinilestradiol 0,030 mg		Métodos não orais não injetáveis
	Métodos combinados orais monofásicos com etinilestradiol > 0,030 mg		Métodos combinados orais não monofásicos
	Progestagênio isolado via oral		Contracepção de emergência
	Injetável mensal		cp = comprimido + número = número de comprimidos placebo

(Continua)

Tabela 105.1	Métodos contraceptivos hormonais disponíveis no mercado brasileiro.					*(Continuação)*
	Principais contraceptivos hormonais disponíveis no Brasil					
Nome comercial	Laboratório	Tipo de progestagênio	Dose (miligramas)	Tipo de estrogênio	Dose (miligramas)	Caixa
ELANI 28®	Libbs	drosperinona	3	etinilestradiol	0,030	28 cp
ELANI CICLO®	Libbs	drosperinona	3	etinilestradiol	0,030	21 cp
ELÔ	EMS	drosperinona	3	etinilestradiol	0,030	21 cp
EVANOR®	Wyeth	levonorgestrel	0,250	etinilestradiol	0,050	21 cp
EVRA®	Jansen Cilag	norelgestromina	6	etinilestradiol	0,600	3 adesivos
EXLUTON®	Merck	linestrenol	0,500	—	—	28 cp
FEMIANE®	Schering	gestodeno	0,075	etinilestradiol	0,020	21 cp
FEMINA®	Aché	desogestrel	0,150	etinilestradiol	0,020	21 cp
FERANE 35®	Cifarma	ciproterona	2	etinilestradiol	0,035	21 cp
FERTNON®	Cifarma	gestodeno	0,075	etinilestradiol	0,030	21 cp
GESTINOL®	Libbs	gestodeno	0,075	etinilestradiol	0,030	28 cp
GESTRADIOL	Neoquímica	desogestrel	0,150	etinilestradiol	0,030	21 cp
GESTRELAN®	Biolab	levonorgestrel	0,150	etinilestradiol	0,030	21 cp
GINESSE®	Farma Química	gestodene	0,075	etinilestradiol	0,020	21 cp
GRACIAL®	Schering-Plough	desogestrel	7 cp 0,025 15 cp 0,125	etinilestradiol	7 cp 0,040 15 cp 0,030	22 cp
GYNERA®	Schering	gestodeno	0,075	etinilestradiol	0,030	21 cp
HARMONET®	Wyeth	gestodeno	0,075	etinilestradiol	0,020	21 cp
IMPLANON®	Merck	etonogestrel	68	—	—	1 implante
IUMI®	Libbs	drosperinona	3	etinilestradiol	0,020	24 cp
JULIET®	União Química	desogestrel	0,750	—	—	28 cp
KELLY®	Sigma Pharma	desogestrel	0,750	—	—	28 cp
LEVEL®	Biolab	levonorgestrel	0,100	etinilestradiol	0,020	21 cp
LEVOGEN®	Eurofarma	levonorgestrel	0,150	etinilestradiol	0,030	21 cp
LEVORDIOL®	Nova Química	levonorgestrel	6 cp 0,050 10 cp 0,075 7 cp 0,125	etinilestradiol	6 cp 0,030 10 cp 0,040 7 cp 0,030	23 cp + 5

Legenda

Métodos combinados orais monofásicos com etinilestradiol 0,015/0,020 mg	Injetável trimestral
Métodos combinados orais monofásicos com etinilestradiol 0,030 mg	Métodos não orais não injetáveis
Métodos combinados orais monofásicos com etinilestradiol > 0,030 mg	Métodos combinados orais não monofásicos
Progestagênio isolado via oral	Contracepção de emergência
Injetável mensal	cp = comprimido + número = número de comprimidos placebo

(Continua)

Tabela 105.1 Métodos contraceptivos hormonais disponíveis no mercado brasileiro. (*Continuação*)

Principais contraceptivos hormonais disponíveis no Brasil						
Nome comercial	Laboratório	Tipo de progestagênio	Dose (miligramas)	Tipo de estrogênio	Dose (miligramas)	Caixa
LIARA®	Germed	drosperinona	3	etinilestradiol	0,030	21 cp
LIDY	Germed	drosperinona	3	etinilestradiol	0,020	24 cp
LIZZY®	Abbot	gestodeno	0,060	etinilestradiol	0,015	24 cp
LYDIAN	Farmasa	ciprotenona	2	etinilestradiol	0,035	21 cp
LYLLAS®	Abbot	drosperinona	3	etinilestradiol	0,030	21 cp
LOVELLE®	Biolab Sanus	levonorgestrel	0,250	etinilestradiol	0,050	21 cp vaginal
MALÚ®	Sigma Pharma	desogestrel	0,150	etinilestradiol	0,020	21 cp
MERCILON®	Merck	desogestrel	0,150	etinilestradiol	0,020	21 cp
MERCILON CONTI®	Merck	desogestrel	21 cp 0,150 2 cp 0 5 cp 0	etinilestradiol	21 cp 0,020 2cp 0 5cp 0,010	21 cp + 2 + 5cp
MESIGYNA®	Schering	enantato noretisterona	50	valeriato estradiol	25	1 amp
MICRODIOL®	Merck	desogestrel	0,150	etinilestradiol	0,030	21 cp
MICRONOR®	Jansen Cilag	noretisterona	0,350	—	—	35 cp
MICROPIL®	Sigma Pharma	gestodeno	0,075	etinilestradiol	0,020	21 cp
MICROVLAR®	Schering	levonorgestrel	0,150	etinilestradiol	0,030	21 cp
MINESSE®	Wyeth	gestodeno	0,060	etinilestradiol	0,015	24 cp
MINIAN®	Libbs	desogestrel	0,150	etinilestradiol	0,020	21 cp
MINÍMA®	Medley	gestodeno	0,060	etinilestradiol	0,015	24cp + 4
MINIPIL®	Sigma Pharma	levonorgestrel	0,030	—	—	35 cp
MINIPIL POST 2®	Sigma Pharma	levonorgestrel	0,750	—	—	2 cp
MINULET®	Wyeth	gestodeno	0,075	etinilestradiol	0,030	21 cp
MIRANOVA®	Schering	levonorgestrel	0,100	etinilestradiol	0,020	21 cp
MIRELLE®	Schering	gestodeno	0,060	etinilestradiol	0,015	24 cp
MIRENA®	Schering	levonorgestrel	52	—	—	1 DIU
MOLIERE 20®	Eurofarma	drosperinona	3	etinilestradiol	0,020	24 ou 72 cp
MOLIERE 30®	Eurofarma	drosperinona	3	etinilestradiol	0,030	21 cp

Legenda

Métodos combinados orais monofásicos com etinilestradiol 0,015/0,020 mg	Injetável trimestral
Métodos combinados orais monofásicos com etinilestradiol 0,030 mg	Métodos não orais não injetáveis
Métodos combinados orais monofásicos com etinilestradiol > 0,030 mg	Métodos combinados orais não monofásicos
Progestagênio isolado via oral	Contracepção de emergência
Injetável mensal	cp = comprimido + número = número de comprimidos placebo

(*Continua*)

Tabela 105.1	Métodos contraceptivos hormonais disponíveis no mercado brasileiro.						*(Continuação)*
Principais contraceptivos hormonais disponíveis no Brasil							
Nome comercial	Laboratório	Tipo de progestagênio	Dose (miligramas)	Tipo de estrogênio	Dose (miligramas)	Caixa	
NACTALI®	Libbs	desogestrel	0,75	—	—	28 cp	
NEOVLAR®	Schering	levonorgestrel	0,250	etinilestradiol	0,050	21 cp	
NIKI	Sigma Pharma	drosperinona	3	etinilestradiol	0,020	24 cp	
NORDETTE®	Wyeth	levonorgestrel	0,150	etinilestradiol	0,030	21 cp	
NORESTIN®	Biolab	noretisterona	0,350	—	—	35 cp	
NORMAMOR®	União Química	levonorgestrel	0,250	etinilestradiol	0,050	21 cp	
NORTREL®	Wyeth	levonorgestrel	0,030	—	—	35 cp	
NOVIAL®	Sigma Pharma	desogestrel	7 cp 0,050 7 cp 0,100 7 cp 0,150	etinilestradiol	7 cp 0,035 7cp 0,030 7 cp 0,030	21 cp	
NUVARING®	Merck	etonogestrel	11,7	etinilestradiol	2,7	1 anel	
OVORESTA®	Merck	linestrenol	0,75	etinilestradiol	0,0375	22 cp	
PERLUTAN®	Boehringer	algestona acetofenida	150	enantato estradiol	10	1 amp	
PILEM®	União Química	levonorgestrel	0,75	—	—	2 cp	
POSLOV®	Cifarma	levonorgestrel	0,75	—	—	2 cp	
POSTINOR UNO®	Aché	levonorgestrel	1,5	—	—	1 cp	
POSTINOR - 2®	Aché	levonorgestrel	0,75	—	—	2 cp	
POZATO UNI®	Libbs		1,5	—	—	1 cp	
PREG-LESS®	Sigma Pharma	algestona acetofenida	150	enantato estradiol	10	1 amp	
PREVIANE®	EMS	gestodeno	0,075	etinilestradiol	0,020	21 cp	
PREVIDES 2®	Nova Química	levonorgestrel	0,75	—	—	2 cp	
PREVYOL 2®	EMS Sigma Pharma	levonorgestrel	0,75	—	—	2 cp	
PRIMERA 20®	Eurofarma	desogestrel	0,150	etinilestradiol	0,020	21 cp	
PRIMERA 30®	Eurofarma	desogestrel	0,150	etinilestradiol	0,030	21 cp	

Legenda		
Métodos combinados orais monofásicos com etinilestradiol 0,015/0,020 mg		Injetável trimestral
Métodos combinados orais monofásicos com etinilestradiol 0,030 mg		Métodos não orais não injetáveis
Métodos combinados orais monofásicos com etinilestradiol > 0,030 mg		Métodos combinados orais não monofásicos
Progestagênio isolado via oral		Contracepção de emergência
Injetável mensal		cp = comprimido + número = número de comprimidos placebo

(Continua)

Tabela 105.1 Métodos contraceptivos hormonais disponíveis no mercado brasileiro.						*(Continuação)*
Principais contraceptivos hormonais disponíveis no Brasil						
Nome comercial	Laboratório	Tipo de progestagênio	Dose (miligramas)	Tipo de estrogênio	Dose (miligramas)	Caixa
QLAIRA®	Schering	dienogeste	2 cp 0 mg 5 cp 2 mg 17 cp 3 mg 2 cp 0 mg	valerato estradiol	2 cp 3 mg 5 cp 2 mg 17 cp 2 mg 2 cp 1 mg	28 cp + 2 cp
REPOPIL®	Sigma Pharma	ciproterona	2	etinilestradiol	0,035	21 cp
SELENE®	EuroFarma	ciproterona	2	etinilestradiol	0,035	21 cp
SEASONIQUE®	Teva	levonorgestrel	84 cp 1,015	etinilestradiol	84 cp 0,030 7 cp 0,010	84 cp + 7 cp
STEZZA®	MSD	nomegestrol	2,5	estradiol	1,5	24 cp + 4
SIBLIMA®	Libbs	gestodeno	0,060	etinilestradiol	0,015	24 cp
TÂMISA 20®	Eurofarma	gestodeno	0,075	etinilestradiol	0,020	21 cp
TÂMISA 30®	Eurofarma	gestodeno	0,075	etinilestradiol	0,030	21 cp
TANTIN®	Biolab	gestodeno	0,06	etinilestradiol	0,015	24 cp + 4 cp
TESS®	Biolab	ciproterona	2	etinilestradiol	0,035	21 cp
TRICILON®	Merck	medroxiprogesterona	150	—	—	1 amp
TRINORDIOL®	Wyeth	levonorgestrel	6 cp 0,050 5 cp 0,075 10 cp 0,125	etinilestradiol	6 cp 0,030 5 cp 0,040 6 cp 0,030	21 cp
TRINOVUM®	Jansen Cilag	Noretisterona	7 cp 0,5 7 cp 0,75 7 cp 1,00	etinilestradiol	0,035	21 cp
TRIQUILAR®	Schering	Levonorgestrel	6 cp 0,05 5 cp 0,075 10 cp 0,125	etinilestradiol	6 cp 0,03 5 cp 0,04 10 cp 0,01	21 cp
UNO-CICLO®	Glenmark	algestona acetofenida	150	enantato estradiol	10	1 amp
YANG®	Althaia	drosperinona	3	etinilestradiol	0,030	21 cp

Legenda			
	Métodos combinados orais monofásicos com etinilestradiol 0,015/0,020 mg		Injetável trimestral
	Métodos combinados orais monofásicos com etinilestradiol 0,030 mg		Métodos não orais não injetáveis
	Métodos combinados orais monofásicos com etinilestradiol > 0,030 mg		Métodos combinados orais não monofásicos
	Progestagênio isolado via oral		Contracepção de emergência
	Injetável mensal		cp = comprimido + número = número de comprimidos placebo

(Continua)

Tabela 105.1 Métodos contraceptivos hormonais disponíveis no mercado brasileiro.						*(Continuação)*
Principais contraceptivos hormonais disponíveis no Brasil						
Nome comercial	Laboratório	Tipo de progestagênio	Dose (miligramas)	Tipo de estrogênio	Dose (miligramas)	Caixa
YASMIN®	Schering	drosperinona	3	etinilestradiol	0,030	21 cp
YAZ®	Schering	drosperinona	3	etinilestradiol	0,020	24 cp
YAZ 24+4®	Schering	drosperinona	3	etinilestradiol	0,020	24 cp + 4 cp 72 cp + 12 cp

Legenda			
	Métodos combinados orais monofásicos com etinilestradiol 0,015/0,020 mg		Injetável trimestral
	Métodos combinados orais monofásicos com etinilestradiol 0,030 mg		Métodos não orais não injetáveis
	Métodos combinados orais monofásicos com etinilestradiol > 0,030 mg		Métodos combinados orais não monofásicos
	Progestagênio isolado via oral		Contracepção de emergência
	Injetável mensal	cp = comprimido + número = número de comprimidos placebo	

REFERÊNCIAS BIBLIOGRÁFICAS

1. Camargos A, et al. Anticoncepção. In: Camargos AF, et al. Anticoncepção, endocrinologia e infertilidade. Soluções para a ciclicidade feminina. Belo Horizonte: Coopmed/UFMG; 2011.

2. Poli ME, et al. Manual de anticoncepção da Febrasgo. Femina, 2009;37(9):459-65.

3. Jármy-Di Bella ZI, et al. Classificação dos anticoncepcionais. In: Araujo FF, et al. Anticoncepção e planejamento familiar. São Paulo: Atheneu; 2014.

Critérios de Elegibilidade para Uso dos Métodos Contraceptivos

■ INTRODUÇÃO

Há de se considerar que o desenvolvimento dos métodos contraceptivos hormonais mobilizou uma plêiade de cientistas notadamente nos Estados Unidos e Europa, que estimularam os laboratórios farmacêuticos a lançar uma quantidade considerável de produtos.

Porém, pouco tempo depois dos lançamentos, começaram a surgir publicações descrevendo efeitos colaterais importantes que assombravam os esforços desenvolvidos, levando a muitas apreensões a respeito da gravidade e qual seria a melhor possibilidade de contorná-los. Considerava-se que nenhum outro medicamento tinha sido tão profunda e extensivamente estudado como os contraceptivos hormonais na segunda metade do século passado.

As publicações se sucediam no âmbito da farmacologia, da clínica, nas mais diversas regiões geográficas e classes sociais. Em consequência, ocorreram opiniões divergentes, controversas, que levariam a incontáveis dúvidas no seio da comunidade médica e de autoridades da saúde, preocupando muitas usuárias.

Por fim, a OMS viria dar resposta a essa situação em 1996, ao lançar a primeira edição dos critérios de elegibilidade para contraceptivos. Ela patrocinou a publicação oriunda de conclusões de diversos especialistas como uma proposta de consenso a respeito das indicações e contraindicações dos diversos tipos de métodos anticoncepcionais.

Desse estudo se originaram os "Critérios médicos de elegibilidade para o uso dos contraceptivos", que ganhou ampla divulgação e aceitação em todo o mundo; e esses critérios vêm sendo atualizados periodicamente, sendo que a última divulgação ocorreu em 2015.[1]

O objetivo principal foi auxiliar os profissionais da saúde na indicação dos métodos anticoncepcionais. São fundamentalmente recomendações para que cada país possa adaptar essas indicações conforme sua cultura, suas crenças e a disponibilidade aos diversos contraceptivos.

A segunda edição foi lançada em 2004, a terceira em 2007 e a quarta em 2009. Baseada nas modificações da quarta edição, o CDC (Centers for Disease Control and Prevention) lançou seus próprios critérios para o uso dos contraceptivos e a Febrasgo lançou o manual para uso dos contraceptivos em 2010.[2]

Entre os principais tópicos revisados na última edição, salientam-se os seguintes:

- mudança nos critérios relacionados à idade (acima e abaixo de 40 anos);
- mudança nos critérios relacionados ao pós-parto e ao aleitamento materno;
- mudança nos critérios relacionados a afecções do sistema venoso superficial e dislipidemias;
- inclusão de novos métodos contraceptivos, como o acetato de medroxiprogesterona subcutânea e de menor dose, o implante subcutâneo chinês com preço mais acessível, anel de progestagênio e o acetato de ulipristal como contracepção de emergência,
- mudança nos critérios relacionados a contracepção de emergência,
- mudança nos critérios relacionados a contraceptivos intrauterinos nas mulheres de alto risco para DST, para HIV-positivas e para as que estão em terapia retroviral.

■ CRITÉRIOS MÉDICOS DE ELEGIBILIDADE PARA O USO DE CONTRACEPTIVOS (2015)

A OMS propôs que os termos indicações e contraindicações sejam substituídos por quatro categorias. Na categoria 1 estão as condições clínicas para as quais não se encontra impedimento ao uso de um determinado método. Ela corresponderia às indicações de uso universal na classificação antiga, portanto o método pode ser usado de forma segura.

Na categoria 2 estão as condições para as quais se supõe que os benefícios sejam maiores que os riscos teóricos ou reais. Portanto, o método pode ser usado, mas com atenção em seu acompanhamento. Ela corresponderia às antigas contraindicações relativas leves.

Por sua vez, a categoria 3 corresponde aos casos em que o método incorre em riscos teóricos ou reais maiores que os benefícios. Nesse caso, o método somente poderá ser orientado se não houver outra alternativa aceitável, assegurado que haja restrito acompanhamento. Ela corresponde à antiga contraindicação relativa grave.

Por fim, na categoria 4 a condição clínica se opõe formalmente ao contraceptivo e o método não deverá ser usado em nenhuma hipótese. Ela diz respeito às antigas contraindicações absolutas.

Observa-se no Quadro 106.1 as categorias utilizadas pela OMS para classificar o uso de determinado contraceptivo para cada situação ou afecção.

Os critérios de elegibilidade para contraceptivos da OMS abrangem todos os tipos de anticoncepcionais, porém redobra-se a atenção no tocante aos métodos hormonais e ao dispositivo intrauterino de cobre, uma vez que os efeitos negativos podem agravar algumas afecções de forma intensa.

Com relação aos progestagênios, deve-se atentar para:

1. Aumento de peso, aumento dos valores glicêmicos e dislipidemia. Embora essas condições possam estar presentes em algumas mulheres, elas são na maioria das vezes de pequena intensidade e destituídas de maior significado clínico. Como exceção, observa-se ganho de peso nas usuárias de medroxiprogesterona de depósito.
2. O risco cardiovascular dos progestagênios é menor do que o dos estrogênios, porém eles não são totalmente isentos de risco. Nos contraceptivos hormonais combinados, descreve-se um efeito trombogênico crescente, que vai do levonorgestrel, seu produto mais androgênico, gestodeno e desogestrel, até a drospirenona e ciproterona, esse último o mais antiandrogênico e de maior risco trombogênico quando associado ao etinilestradiol.
3. Interferência na densidade mineral óssea é mais observada quando se utiliza medroxiprogesterona de depósito por tempo prolongado, efeito este mais pronunciado nas adolescentes. Sabe-se que o efeito de diminuição da massa óssea é revertido após a parada do método contraceptivo.
4. Quadros depressivos, distúrbios de sangramentos, aumento de acne e retenção hídrica também podem ser ocasionados pelos progestagênios e são mais comuns no uso isolado e menos observados quando associado ao estrogênio.

As complicações atribuídas aos estrogênios provêm dos estudos realizados com o etinilestradiol, por ser o estrogênio mais potente e também o mais utilizado, embora as novas pílulas combinadas sejam compostas de estradiol; porém ainda não existem conclusões da superioridade dessas composições.

As maiores preocupações com o etinilestradiol se referem aos itens a seguir:

1. Maior potencial de desenvolver hipercoagulação e hipertensão arterial, que são muito ligadas aos fenômenos tromboembólicos e às doenças cardiovasculares. As pílulas de baixa dose, ou seja, menor ou igual a 30 microgramas de etinilestradiol, agem pouco sobre as artérias. Com relação ao risco tromboembólico venoso, o risco da pílula combinada é bem menor que o da gestação e do puerpério.
2. Embora os estrogênios possam promover neoplasias hormônio-dependentes na mama, ainda existe muita controvérsia na literatura em relação ao tempo de uso, às vias de administração e aos esquemas hormonais de risco maior.

| Quadro 106.1 | Categorias dos critérios de elegibilidade para o uso dos contraceptivos (OMS, 2015). | | |
Categorias	Esclarecimentos	Antiga denominação	Conclusão
1	Não existem dados que contraindiquem o método	Indicação	Pode ser usado
2	Teoricamente, os benefícios são maiores que os malefícios	Contraindicação relativa leve	
3	Teoricamente, os malefícios são maiores que os benefícios	Contraindicação relativa grave	Não deve ser usado
4	Os riscos são inaceitáveis	Contraindicação absoluta	

3. O aumento do SHBG sérico devido ao etinilestradiol age negativamente sobre a sexualidade de algumas mulheres (diminui a testosterona livre).
4. Ganho de peso de pouca repercussão clínica com diferentes métodos contraceptivos hormonais.

Dessa forma, as principais condições clínicas, como a hipertensão, o diabetes, a obesidade e a dislipidemia, são valorizadas nos atuais Critérios de elegibilidade para uso dos métodos contraceptivos. Todavia, fatores como a dose de etinilestradiol, as diferentes vias de administração dos métodos combinados, a repercussão dos estrogênios naturais, bem como os diferentes tipos de progestagênios, ainda não foram contemplados na recente avaliação da Organização Mundial da Saúde.

Critérios como idade, puerpério, aleitamento materno e tabagismo também são categorizados na recente publicação.

No Quadro 106.2 estão apresentadas as principais condições clínicas e as categorias referentes aos métodos anticoncepcionais hormonais conforme a Quinta Edição dos Critérios de Elegibilidade para uso de contraceptivos da Organização Mundial da Saúde, publicada em 2015. As categorias e os critérios citados em negrito indicam que foram modificados em relação à quarta edição, que foi publicada em 2010.

Quadro 106.2 Principais condições clínicas e critérios de elegibilidade para contraceptivos hormonais da Organização Mundial da Saúde – 2015. Em negrito, as condições recém-atualizadas na última edição.

Condições	Associação de estrogênio e progestagênio		Progestagênio isolado							
	Pílulas, adesivo, anel vaginal	Injetável	Pílulas	Injetável DMPA	Implante	SIU	DIU	Condom	Diafragma	Espermicida
Idade										
menarca – 40 anos	1	1						1	1	1
> 40 anos	2	2						1	1	1
menarca – 18 anos			1	2	1					
18 aos 45 anos			1	1	1					
> 45 anos			1	2	1					
menarca – 20 anos						2	2			
> 20 anos						1	1			
Paridade										
nulípara ou multípara	1	1	1	1	1	1/2	1/2	1	1	1/2
Puerpério com lactação										
< 6 semanas	4	4	**2**	3	2			1	1	1
6 sem – 6 meses	3	3	1	1	1			1	1	1
> 6 meses	2	2	1	1	1			1	1	1
Puerpério sem lactação										
< 21 dias										
Sem fatores de risco cardiovascular	3	3	1	1	1		1	1	1	1
Com fatores de risco cardiovascular	**4**	**4**	1	1	1		1	1	1	1

(Continua)

Quadro 106.2 Principais condições clínicas e critérios de elegibilidade para contraceptivos hormonais da Organização Mundial da Saúde – 2015. Em negrito, as condições recém-atualizadas na última edição. *Continuação*

Condições	Associação de estrogênio e progestagênio		Progestagênio isolado					Condom	Diafragma	Espermicida
	Pílulas, adesivo, anel vaginal	Injetável	Pílulas	Injetável DMPA	Implante	SIU	DIU	Condom	Diafragma	Espermicida
21-42 dias								1	1	1
Sem fatores de risco cardiovascular	2	2	1	1	1		1	1	1	1
Com fatores de risco cardiovascular	**3**	**3**	1	1	1		1	1	1	1
> 42 dias	1	1	1	1	1		1	1	1	1
SIU com ou sem lactação										
< 2 dias e lactação						2	1			
< 2 dias sem lactação						1	1			
2 dias – 4 semanas						3	3			
> 4 semanas						1	1			
Sepse puerperal						4	4			
Pós-aborto										
1º trimestre	1	1	1	1	1	1	1			
2º trimestre	1	1	1	1	1	2	2			
Séptico	1	1	1	1	1	4	4			
Após gravidez ectópica	1	1	1	1	1	1	1			
História cirurgia pélvica	1	1	1	1	1	1	1			
Tabagismo										
< 35 anos	2	2	1	1	1	1	1			
> 35 anos e < 15 cigarros/dia	3	2	1	1	1	1	1			
> 35 anos e > 15 cigarros/dia	4	3	1	1	1	1	1			
Obesidade										
IMC > 30g/m²	2	2	1	1	1	1	1			
até 18 anos e IMC > 30g/m²	2	2	1	2	1	1	1			

(Continua)

Quadro 106.2 Principais condições clínicas e critérios de elegibilidade para contraceptivos hormonais da Organização Mundial da Saúde – 2015. Em negrito, as condições recém-atualizadas na última edição. *Continuação*

Condições	Associação de estrogênio e progestagênio		Progestagênio isolado							
	Pílulas, adesivo, anel vaginal	Injetável	Pílulas	Injetável DMPA	Implante	SIU	DIU	Condom	Diafragma	Espermicida
Múltiplos fatores de risco cardiovascular (idade, tabagismo, diabetes, hipertensão e dislipidemia)	3/4	3/4	2	3	2			1	1	1
Hipertensão arterial								1	1	1
História de hipertensão sem possibilidade de avaliar pressão atual	3	3	2	2	2	2	1	1	1	1
História de hipertensão na gestação, pressão atual normal	2	2	1	1	1	2	1	1	1	1
Hipertensão controlada		1		2	1	1	1	1	1	1
Leve (até 140 X 90 mmHg)	3	3	1	2	1	1	1	1	1	1
Grave (≥ 160 X 100 mmHg)	4	4	2	3	2	2	1	1	1	1
Com lesão vascular	4	4	2	3	2	2	1	1	1	1
Trombose venosa profunda/embolia pulmonar										
história pessoal	4	4	2	2	2	2	1	1	1	1
doença aguda	4	4	3	3	3	3	1	1	1	1
doença aguda em tratamento	4	4	2	2	2	2	1	1	1	1
história familiar (1. grau)	2	2	1	1	1	1	1	1	1	1
Cirurgia maior										
a. imobilização prolongada	4	4	2	2	2	2	1	1	1	1
b. sem imobilização	2	2	1	1	1	1	1	1	1	1
Cirurgia menor sem imobilização	1	1	1	1	1	1	1	1	1	1
Mutação trombogênica conhecida (fator V Leiden, mutação protrombina, proteína C, proteína S e deficiências antitrombina	4	4	2	2	2	2	1	1	1	1

(Continua)

Quadro 106.2   Principais condições clínicas e critérios de elegibilidade para contraceptivos hormonais da Organização Mundial da Saúde – 2015. Em negrito, as condições recém-atualizadas na última edição.   *Continuação*

Condições	Associação de estrogênio e progestagênio		Progestagênio isolado							
	Pílulas, adesivo, anel vaginal	Injetável	Pílulas	Injetável DMPA	Implante	SIU	DIU	Condom	Diafragma	Espermicida
Afecções nas veias superficiais										
veias varicosas	1	1	1	1	1	1	1	1	1	1
trombose venosa superficial	2	2	1	1	1	1	1	1	1	1
História de cardiopatia isquêmica ou doença atual	4	4	I = 2 C = 3	3	I = 2 C = 3	I = 2 C = 3	1	1	1	1
História de AVC	4	4	I = 2 C = 3	3	I = 2 C = 3	2	1	1	1	1
Dislipidemia sem outros fatores cardiovasculares	**2**	**2**	**2**	**2**	**2**	**2**	**1**	**1**	**1**	**1**
Valvulopatias										
não complicadas	2	2	1	1	1	1	1	1	1	1
complicadas (hipertensão pulmonar, fibrilação atrial, endocardite aguda)	4	4	1	1	1	2	2	1	1	2
Lúpus eritematoso sistêmico										
Anticorpos antifosfolípides positivo ou desconhecido	4	4	3	3	3	1	3	1	1	1
trombocitopenia grave	2	2	2	I = 3 C = 2	2	I = 3 C = 2	2	1	1	1
Com tratamento imunossupressor	2	2	2	2	2	2	1/2	1	1	1
Nenhum dos acima	2	2	2	2	2	2	1	1	1	1
Cefaleia										
não enxaquecosa	I = 1 C = 2	I = 1 C = 2	1	1	1	1	1	1	1	1
enxaqueca sem aura e idade < 35 anos	I = 2 C = 3	I = 2 C = 3	I = 1 C = 2	I = 2 C = 2	I = 2 C = 2	2	1	1	1	1
enxaqueca sem aura e idade > 35 anos	I = 3 C = 4	I = 3 C = 4	I = 1 C = 2	I = 2 C = 2	I = 2 C = 2	2	1	1	1	1

(Continua)

Quadro 106.2 Principais condições clínicas e critérios de elegibilidade para contraceptivos hormonais da Organização Mundial da Saúde – 2015. Em negrito, as condições recém-atualizadas na última edição. *Continuação*

Condições	Associação de estrogênio e progestagênio		Progestagênio isolado							
	Pílulas, adesivo, anel vaginal	Injetável	Pílulas	Injetável DMPA	Implante	SIU	DIU	Condom	Diafragma	Espermicida
enxaqueca com aura	4	4	I = 2 C = 3	I = 2 C = 3	I = 2 C = 3	I = 2 C = 3	1	1	1	1
Epilepsia	1	1	1	1	1	1	1	1	1	1
Transtornos depressivos	1	1	1	1	1	1	1	1	1	1
Sangramento vaginal regular ou irregular moderado ou intenso ou prolongado	1	1	1	1	1	2	I = 1 C = 2	1	1	1
Sangramento genital inexplicado com suspeita de condição grave em avaliação	2	2	2	3	3	I = 4 C = 2	I = 4 C = 2	1	1	1
Endometriose	1	1	1	1	1	1	2	1	1	1
Cistos e tumores benignos ovarianos	1	1	1	1	1	1	1	1	1	1
Dismenorreia intensa	1	1	1	1	1	1	2	1	1	1
Doença trofoblástica gestacional benigna ou maligna	1	1	1	1	1	3/4	3/4	1	1	1
Ectopia cervical	1	1	1	1	1	1	1	1	1	1
Neoplasia intraepitelial cervical	2	2	1	2	2	2	1	1	1	1
Câncer cervical aguardando tratamento	2	2	1	2	2	I = 4 C = 2	I = 4 C = 2	1	2	1
Afecções mamárias										
tumor sem diagnóstico	2	2	2	2	2	2	1	1	1	1
doença benigna mama	1	1	1	1	1	1	1	1	1	1
história familiar de câncer mama	1	1	1	1	1	1	1	1	1	1
câncer de mama atual	4	4	4	4	3	4	1	1	1	1
após 5 anos de câncer de mama tratado	3	3	3	3	3	3	1	1	1	1
câncer endometrial	1	1	1	1	1	I = 4 C = 2	I = 4 C = 2	1	1	1

(Continua)

Quadro 106.2 Principais condições clínicas e critérios de elegibilidade para contraceptivos hormonais da Organização Mundial da Saúde – 2015. Em negrito, as condições recém-atualizadas na última edição. *Continuação*

Condições	Associação de estrogênio e progestagênio	Progestagênio isolado								
	Pílulas, adesivo, anel vaginal	Injetável	Pílulas	Injetável DMPA	Implante	SIU	DIU	Condom	Diafragma	Espermicida
câncer ovariano	1	1	1	1	1	I = 3 C = 2	I = 3 C = 2	1	1	1
mioma uterino										
sem deformar cavidade uterina	1	1	1	1	1	1	1	1	1	1
deformando cavidade uterina	1	1	1	1	1	4	4	1	1	1
anomalidades anatômicas (congênitas ou adquiridas) deformando a cavidade						4	4	1	1	1
anomalidades anatômicas (estenose cervical) que não interfiram na inserção						2	2	1	1	1
Doença inflamatória pélvica										
histórico DIP com gestação subsequente	1	1	1	1	1	I = 1 C = 1	I = 1 C = 1	1	1	1
histórico DIP sem gestação subsequente	1	1	1	1	1	I = 2 C = 2	I = 2 C = 2	1	1	1
DIP atual	1	1	1	1	1	I = 4 C = 2	I = 4 C = 2	1	1	1
Doenças sexualmente transmissíveis										
cervicite purulenta ou clamídia ou gonorreia	1	1	1	1	1	I = 4 C = 2	I = 4 C = 2	1	1	1
outras DST (sem incluir HIV e hepatite B)	1	1	1	1	1	2	2	1	1	1
Vaginites (incluindo tricomoníase e vaginose)	1	1	1	1	1	2	2	1	1	1
risco aumentado DST	1	1	1	1	1	I = 2/3 C = 2	I = 2/3 C = 2	1	1	1
HIV/AIDS										
risco aumentado de HIV	1	1	1	1	1	2	2	1	4	4
HIV + sem doença ou AIDS estágios 1 e 2 da OMS	1	1	1	1	1	2	2	1	3	3

(Continua)

Quadro 106.2 Principais condições clínicas e critérios de elegibilidade para contraceptivos hormonais da Organização Mundial da Saúde – 2015. Em negrito, as condições recém-atualizadas na última edição. *Continuação*

Condições	Associação de estrogênio e progestagênio		Progestagênio isolado							
	Pílulas, adesivo, anel vaginal	Injetável	Pílulas	Injetável DMPA	Implante	SIU	DIU	Condom	Diafragma	Espermicida
AIDS estágios 3 ou 4	1	1	1	1	1	I = 3 C = 2	I = 3 C = 2	1	3	3
Esquistossomose										
não complicada	1	1	1	1	1	1	1	1	1	1
fibrose hepática	1	1	1	1	1	1	1	1	1	1
Tuberculose										
pélvica	1	1	1	1	1	1	1	1	1	1
não pélvica	1	1	1	1	1	I = 4 C = 3	I = 4 C = 3	1	1	1
Malária	1	1	1	1	1	1	1	1	1	1
História de síndrome de choque tóxico								1	1	3
Infecção do trato urinário								1	1	2
Diabetes *mellitus*										
histórico diabetes gestacional	1	1	1	1	1	1	1	1	1	1
não insulino-dependente sem vasculopatia	2	2	2	2	2	2	1	1	1	1
insulino-dependente sem vasculopatia	2	2	2	2	2	2	1	1	1	1
nefropatia/retinopatia/ neuropatia	3/4	3/4	2	3	2	2	1	1	1	1
diabetes há mais de 20 anos ou outras vasculopatias	3/4	3/4	2	3	2	2	1	1	1	1
Tiroidopatias										
nódulo/bócio	1	1	1	1	1	1	1	1	1	1
hipertiroidismo	1	1	1	1	1	1	1	1	1	1
hipotireoidismo	1	1	1	1	1	1	1	1	1	1
Calculose biliar										
tratada com colecistectomia	2	2	2	2	2	2	1	1	1	1
tratamento medicamentoso	3	2	2	2	2	2	1	1	1	1
aguda	3	2	2	2	2	2	1	1	1	1
assintomática	2	2	2	2	2	2	1	1	1	1

(Continua)

Quadro 106.2 Principais condições clínicas e critérios de elegibilidade para contraceptivos hormonais da Organização Mundial da Saúde – 2015. Em negrito, as condições recém-atualizadas na última edição. *Continuação*

Condições	Associação de estrogênio e progestagênio		Progestagênio isolado						
	Pílulas, adesivo, anel vaginal	Injetável	Pílulas	Injetável DMPA	Implante	SIU	DIU	Condom	Diafragma	Espermicida
História de colestase										
na gestação	2	2	1	1	1	1	1	1	1	1
no uso de contraceptivo hormonal	3	2	2	2	2	2	1	1	1	1
Hepatite viral										
aguda ou icterícia	I = 3/4 C = 2	I = 3 C = 2	1	1	1	1	1	1	1	1
portador do vírus	1	1	1	1	1	1	1	1	1	1
crônica	1	1	1	1	1	1	1	1	1	1
Cirrose hepática										
compensada	1	1	1	1	1	1	1	1	1	1
descompensada	4	3	3	3	3	3	1	1	1	1
Tumores hepáticos										
hiperplasia nodular focal	2	2	2	2	2	2	1	1	1	1
adenoma celular (benigno)	4	3	3	3	3	3	1	1	1	1
hepatoma (maligno)	4	3/4	3	3	3	3	1	1	1	1
Anemias										
talassemia	1	1	1	1	1	1	2	1	1	1
anemia falciforme	2	2	1	1	1	1	2	1	1	1
anemia ferropriva	1	1	1	1	1	1	2	1	1	1
Interações medicamentosas										
1. drogas antirretrovirais										
a. inibidores nucleoside transcriptase reversa (abacavir, tenofovir, zidovudine, lamivudine, didanosine, emtricitabine, stavudine)	1	1	1	1	1	I = 2/3 C = 2	I = 2/3 C = 2	1	3	3
b. inibidores não nucleoside transcriptase reversa						I = 2/3 C = 2	I = 2/3 C = 2	1	3	3

(Continua)

| Quadro 106.2   Principais condições clínicas e critérios de elegibilidade para contraceptivos hormonais da Organização Mundial da Saúde – 2015. Em negrito, as condições recém-atualizadas na última edição. *Continuação* |||||||||||

Condições	Associação de estrogênio e progestagênio	Progestagênio isolado								
	Pílulas, adesivo, anel vaginal	Injetável	Pílulas	Injetável DMPA	Implante	SIU	DIU	Condom	Diafragma	Espermicida
efavienz	2	2	2	1	2	I = 2/3 C = 2	I = 2/3 C = 2	1	3	3
etravirine	1	1	1	1	1	I = 2/3 C = 2	I = 2/3 C = 2	1	3	3
nevirapine	2	2	2	1	2	I = 2/3 C = 2	I = 2/3 C = 2	1	3	3
rilpivirine	1	1	1	1	1	I = 2/3 C = 2	I = 2/3 C = 2	1	3	3
c. inibidores da protease						I = 2/3 C = 2	I = 2/3 C = 2	1	3	3
ritonavir – atazanavir	2	2	2	1	2	I = 2/3 C = 2	I = 2/3 C = 2	1	3	3
ritonavir – lopinavir	2	2	2	1	2	I = 2/3 C = 2	I = 2/3 C = 2	1	3	3
ritonavir	2	2	2	1	2	I = 2/3 C = 2	I = 2/3 C = 2	1	3	3
d. inibidores integrasse (raltegravir)	1	1	1		1	I = 2/3 C = 2	I = 2/3 C = 2	1	3	3
2. Drogas anticonvulsivantes										
fenitoína, carbamazepina, barbitúricos, primidona, topiramato, oxcarbazepina	3	2	3	1	2	1	1	1	1	1
lamotrigina	3	3	1	1	1	1	1	1	1	1
3. Terapia antimicrobiana										
a. antibióticos	1	1	1	1	1	1	1	1	1	1
b. antifúngicos	1	1	1	1	1	1	1	1	1	1
c. antiparasitários	1	1	1	1	1	1	1	1	1	1
d. rifampicina	3	2	3	1	2	1	1	1	1	1
Alergia ao látex								3	1	3

I = início do método; C = continuidade do método.

(Continua)

Além dessas categorias, o documento apresenta ainda avaliações quanto aos métodos comportamentais (Quadro 106.3) e a esterilização cirúrgica feminina (Quadro 106.4) e masculina (Quadro 106.5). Essas e outras informações são acessadas na internet conforme a referência bibliográfica citada a seguir.

Quadro 106.3 Critérios de elegibilidade para métodos comportamentais pela OMS.

Condições	Métodos baseados em sintomas	Métodos baseados em calendário
Faixa hormonal		
pós-menarca	C	C
perimenopausa	C	C
Pós-parto sem aleitamento materno		
< 4 semanas	D	D
≥ 4 semanas	A	D
Pós-aborto	C	D
Sangramento vaginal irregular	D	D
Corrimento vaginal	D	A
Uso de medicações que afetam regularidade do ciclo (hormônios)	C/D	C/D
Doenças que cursam com elevação da temperatura	C	A
Doenças agudas	D	A

A: aceito; C: precaução; D: postergar o método.

Quadro 106.4 Critérios de elegibilidade para esterilização feminina pela OMS.

Condições	Categoria
Gestação	D
Idade jovem	C
Nuliparidade	A
Paridade	A
Aleitamento materno	A
Pós-parto	
até 7 dias	A
de 7 a 42 dias	D
após 42 dias	A
Pré-eclâmpsia leve	A
Pré-eclâmpsia grave/Eclâmpsia	D

(Continua)

Quadro 106.4 Critérios de elegibilidade para esterilização feminina pela OMS.	*Continuação*
Condições	**Categoria**
Rotura das membranas além de 24 horas	D
Sepse puerperal ou febre puerperal	D
Hemorragia periparto	D
Trauma obstétrico colo/vagina importante	D
Perfuração ou rotura uterina	S
Pós-aborto	
não complicado	A
Sepse ou febre pós-aborto	D
Hemorragia importante pós-aborto	D
Trauma colo/vagina importante	D
Perfuração uterina	S
Hematometra agudo	D
Histórico gestação ectópica	A
Tabagismo	A
Obesidade	C
Múltiplos fatores de risco arterial para doenças cardiovasculares (idade avançada, cigarro, diabetes, hipertensão, dislipidemia)	S
Hipertensão	
controlada	C
Pressão sistólica 140-159 mmHg ou diastólica 90-99 mmHg	C
Pressão sistólica ≥ 160 mmHg ou diastólica ≥ 100 mmHg	S
Doença vascular	S
História de doença hipertensiva gestacional	A
Trombose venosa profunda/embolia pulmonar	
História	A
doença aguda	D
TVP/EP estável em anticoaguloterapia	S
História familiar (1 grau)	A
Cirurgia maior com ou sem imobilização prolongada	A
Cirurgia menor sem imobilização prolongada	A
Mutações trombogênicas (fator V Leyden, mutação protrombina, proteína S, proteína C, deficiências antitrombina)	A
veias varicosas ou trombose venosa superficial	A

(Continua)

Quadro 106.4 Critérios de elegibilidade para esterilização feminina pela OMS.	*Continuação*
Condições	**Categoria**
Cardiopatia	
história atual de doença cardíaca isquêmica	D
história passada de doença cardíaca isquêmica	C
AVC	C
dislipidemia sem outros fatores de risco cardiovascular	A
doença cardíaca valvular não complicada	C
doença cardíaca valvular complicada (hipertensão pulmonar, risco fibrilação atrial, endocardite bacteriana subaguda)	S
Lúpus eritematoso sistêmico	
anticorpos antifosfolípides positivos ou desconhecidos	S
com trombocitopenia	S
em tratamento imunossupressor	S
nenhuma das situações anteriores	C
Cefaleia	
moderada ou acentuada	A
enxaqueca sem ou com aura	A
Epilepsia	C
Distúrbios depressivos	C
Sangramentos vaginais regulares ou irregulares, prolongados ou acentuados	A
Sangramento vaginal suspeito de condição séria	D
Endometriose	S
Tumor benigno ou cisto ovariano	A
Dismenorreia acentuada	A
Doença trofoblástica gestacional com queda de BHCG	A
Doença trofoblástica gestacional com aumento do BHCG ou maligno	D
Ectopia cervical	A
Neoplasia intraepitelial cervical	A
Câncer cervical aguardando tratamento	D
Doença mamária	
tumor sem diagnóstico	A
doença benigna da mama	A
história familiar de câncer	A

(Continua)

Quadro 106.4 Critérios de elegibilidade para esterilização feminina pela OMS.	Continuação
Condições	Categoria
Câncer de mama atual	C
Câncer de mama há mais de 5 anos curado	A
Câncer endometrial	D
Câncer de ovário	D
Mioma uterino	C
Doença inflamatória pélvica	
História sem gestação subsequente	A
com gestação subsequente	C
Atual	D
Doenças sexualmente transmissíveis	
cervicite purulenta atual ou clamídia ou gonorreia	D
outras DST (excluindo HIV e hepatite)	A
vaginites (incluindo tricomoníase e vaginose)	A
Risco aumentado para DST	A
alto risco HIV	A
AIDS moderado ou assintomático	A
AIDS moderado ou avançado	S
Esquistossomose	
não complicada	A
fibrose hepática	C
Tuberculose	
pélvica	S
não pélvica	A
Malária	A
Diabetes *Mellitus*	
História de diabetes gestacional	A
não insulino-dependente sem vasculopatia	C
insulino-dependente sem vasculopatia	C
nefropatia/retinopatia/neuropatia	S
diabetes há mais de 20 anos ou outras vasculopatias	S
Tiroidopatias	
nódulo/bócio	A
hipertiroidismo	S
hipotireoidismo	C

(Continua)

Quadro 106.4 Critérios de elegibilidade para esterilização feminina pela OMS.	*Continuação*
Condições	Categoria
Calculose biliar	
tratada com colecistectomia	A
tratamento medicamentoso	A
aguda	D
assintomática	A
História de colestase	
na gestação	A
no uso de contraceptivo hormonal	A
Hepatite viral	
aguda ou icterícia	D
portador do vírus	A
crônica	A
Cirrose hepática	
compensada	A
descompensada	S
Tumores hepáticos	
hiperplasia nodular focal	A
adenoma celular (benigno)	C
hepatoma (maligno)	C
Anemias	
talassemia	C
anemia falciforme	C
anemia ferropriva Hb < 7 g/dL	D
anemia ferropriva Hb > 7 a < 10 g/dL	C
Infecção local	D
Coagulopatias	S
Distúrbios respiratórias	
agudas (bronquite, pneumonia)	D
crônicas (asma, bronquite, enfizema, infecção pulmonária)	S
Gastroenterites ou infecções sistêmicas	D
Aderências pélvicas e uterinas	S
Hérnia umbilical ou de parede abdominal	D
Hérnia diafragmática	C
História de cirurgia pélvica ou abdominal	C

(Continua)

Quadro 106.4 Critérios de elegibilidade para esterilização feminina pela OMS.	Continuação
Condições	**Categoria**
Esterilização concomitante a cirurgia abdominal	
eletiva	C
emergência (sem prévio consentimento)	D
Condição de infecção	D
esterilização concomitante a cesárea	A

A: aceito; C: com precaução, mas aceito; D = adiar; S = em condições especiais.

Quadro 106.5 Critérios de elegibilidade para esterilização masculina pela OMS.	
Idade jovem	C
Distúrbios depressivos	C
HIV/AIDS	
alto risco para HIV	A
AIDS assintomático ou moderado	S
AIDS avançado	S
Diabetes	C
Anemia falciforme	A
Infecção local	
infeção pele escrotal	D
DST ativa	D
balanite	D
epididimite ou orquite	D
Coagulopatias	S
Alterações locais	
Trauma escrotal prévio	C
Infecção sistêmica ou gastroenterite	D
Varicocele grande	C
Hidrocele grande	C
Filiaríase, elefantíase	D
Tumor intraescrotal	D
Criptorquidia	S
Hérnia inguinal	S

A: aceito; C: com precaução, mas aceito; D: adiar; S: em condições especiais.

Em suma, apesar de os Critérios de elegibilidade da OMS terem sido atualizados recentemente, ainda não contemplam toda gama de situações clínicas e o arsenal de opções contraceptivas disponíveis na atualidade. Dessa forma, certamente novas reuniões entre especialistas será realizada em breve.

REFERÊNCIAS BIBLIOGRÁFICAS

1. http://www.who.int/reproductivehealth/publications/family_planning/MEC-5/en/.(Acessado em 13 de maio de 2016)
2. Update to CDC's U.S. Medical eligibility criteria for contraceptive use, 2010: revised recommendations for the use of contraceptive methods during the postpartum period. MMWR Morb Mortal Wkly Rep. 2011 Jul 8;60(26):878-83.

Capítulo 107

Métodos Não Hormonais de Contracepção

107.1

Métodos Comportamentais

• Zsuzsanna Ilona Katalin de Jármy Di Bella

■ INTRODUÇÃO

Os métodos comportamentais, ou naturais, preconizam a abstinência sexual durante o período fértil. Embora sem alta eficácia, pois a taxa de gravidez varia entre 10% e 15%, eles permitem à mulher que identifica o início e o fim de seu período fértil fazer anticoncepção sem efeitos colaterais ou deletérios ao organismo.[1]

É essencialmente um método de casal, pois requer a participação dos cônjuges. Não é indicado para as mulheres nos extremos da vida reprodutiva e durante a amamentação, pois a ocorrência de ciclos menstruais irregulares ou anovulatórios é maior, e também nas usuárias de medicações que poderiam influenciar a ovulação, como antidepressivos, anti-inflamatórios e alguns antibióticos.

Especificamente na adolescência, esses métodos não são indicados, pois busca-se alta eficácia contraceptiva e a proteção contra doenças sexualmente transmissíveis, além de os ciclos serem frequentemente irregulares.

Classificam-se os métodos comportamentais com base no calendário ou na observação dos sinais de fertilidade (Figura 107.1).[1]

■ MÉTODOS DE CALENDÁRIO

O período fértil corresponde àquele no que se dá a ovulação, por volta do 14º dia de um ciclo de 28 dias, mas expande-se esse período para o 11º ao 18º dia do ciclo para maior segurança. Considera-se que o óvulo sobreviva de 24 a 48 horas e o espermatozoide até 72 horas para o cálculo de todos os períodos férteis, nos quais o casal deverá se abster.[1,2]

Os métodos baseados no calendário podem ser classificados em dias-padrão ou ritmo do calendário. O primeiro, indicado para mulheres com ciclos menstruais regulares, com intervalos entre 26 e 32 dias, atribui-se ao período fértil entre o oitavo e o 19º dia do ciclo, no qual o casal deve se abster de atividade sexual.

Pelo método de Ogino-Knaus, o período fértil é determinado avaliando-se os últimos seis ciclos menstruais. Subtraem-se 18 do número de dias do ciclo mais curto para determinar o início do período fértil e subtraem-se 11 do número de dias do ciclo mais longo para determinar o final do período fértil. Pelo método da tabelinha, o período fértil ocorrerá entre o 10º e o 20º dia.[2]

No final da fase folicular, graças ao estrogênio, o muco cervical torna-se mais abundante e cristalino, e são conhecidos como dias úmidos. Logo a seguir ocorre

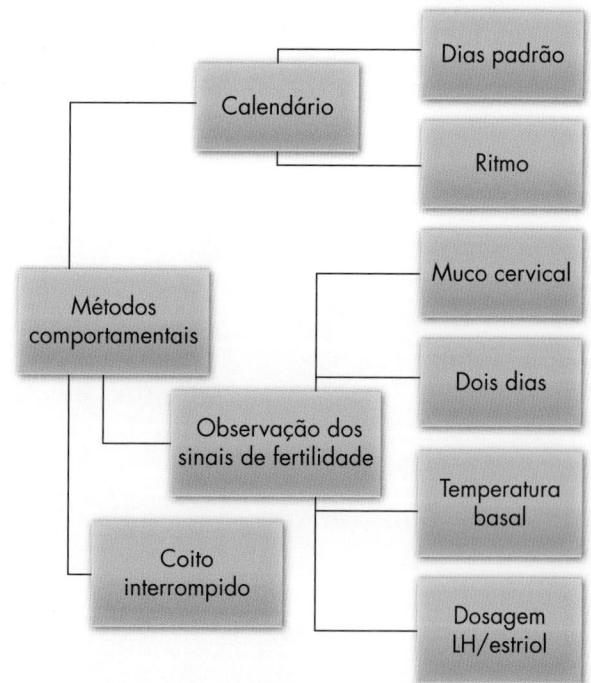

Figura 107.1   Métodos comportamentais.

o pico ovulatório e a elevação das taxas de progesterona acompanhada pela inibição do muco cervical, os dias secos, e da temperatura basal.

MÉTODOS DE OBSERVAÇÃO DE FERTILIDADE

Entre os métodos de observação de fertilidade, destaca-se o método de dois dias, ou seja, a atividade sexual só é retomada dois dias após a cessação da umidade vaginal, que corresponde ao período secretório da mulher. Pelo método do muco cervical ou de Billings, o casal pode ter relações até quatro ou cinco dias após o término da menstruação até o início do período úmido, e após o início do período seco, quando o muco cervical é viscoso, opaco e em pequena quantidade.[1-3]

A medida da temperatura basal é uma forma clássica de observar a ovulação. No período imediatamente pré-ovulatório ocorre diminuição de meio grau centígrado. Logo a seguir, a progesterona eleva a temperatura basal em aproximadamente um grau centígrado, que daria na prática meio grau de diferença. Por esse método, as relações sexuais poderiam ser reiniciadas depois de três dias do pico térmico.

COITO INTERROMPIDO

Esse método consiste na retirada do pênis da vagina antes da ejaculação, porém não é considerado eficiente para contracepção, pois na sensação iminente de ejaculação já há considerável número de espermatozoides liberados.

O coito interrompido poderia ser incluído entre os métodos naturais, mas segundo alguns autores ele não deveria ser considerado contraceptivo pelo alto índice de falhas, tendência a estases pélvicas masculina e feminina, e por ser uma fonte potencial de desarmonia conjugal.

DOSAGEM DE LH

Por fim, cita-se o medidor portátil de LH e estriol que indica o dia da ovulação como interessante método contraceptivo comportamental.

CONSIDERAÇÕES FINAIS

Os métodos comportamentais apresentam como inconvenientes a não proteção contra doenças sexualmente transmissíveis, o impacto na espontaneidade da relação sexual e uma eficácia questionável. Dessa forma, não devem ser estimulados na atualidade como métodos contraceptivos eficazes e inócuos, a não ser que para o casal a prática não traga desconfortos, e se uma eventual gestação acontecer, seja bem recebida.

Os critérios de elegibilidade da OMS são classificados de forma diferente dos métodos contraceptivos hormonais utilizando-se as letras A (método aceito), C (método que inspira precaução) e D (método que deve ser adiado), e podem ser observados no capítulo próprio.[4]

REFERÊNCIAS BIBLIOGRÁFICAS

1. Camargos AF, et al. Fundamentos da anticoncepção In: Camargos AF, et al. Anticoncepção, endocrinologia e infertilidade. soluções para as questões da ciclicidade feminina. Belo Horizonte: Coopmed; 2011. p. 3-53.

2. Jennings VII, et al. Fertility awareness-based methods. In: Hatcher RA, et al. Contraceptive technology. 20th ed. New York: Ardent Media; 2007. p.417-34.

3. Poli MEH, et al. Manual de anticoncepção da FEBRASGO. Femina 2009;37(9):459-92.

4. http://www.who.int/reproductivehealth/publications/family_planning/MECguidelinePart-2.pdf?ua=1. (Acessado em junho de 2016)

■ INTRODUÇÃO

Os métodos de barreira podem ser mecânicos e químicos, embora estes não sejam utilizados de forma única, mas sim associados aos últimos (Figura 107.2).[1]

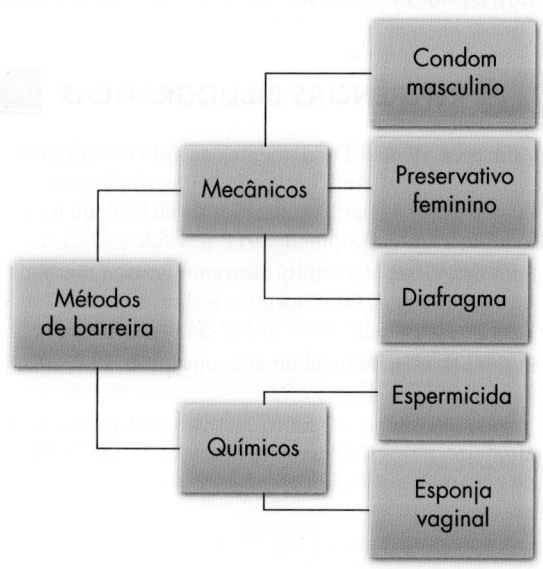

Figura 107.2 Métodos contraceptivos de barreira mecânicos.

Sem dúvida, o preservativo masculino é o mais empregado, mais divulgado e mais aceito pela população, por aliar a proteção contraceptiva com a prevenção das doenças sexualmente transmissíveis, promovendo, assim, dupla proteção. Toda vez que se orienta um método contraceptivo hormonal, deve-se sugerir o uso adicional de um método de barreira, principalmente nos relacionamentos iniciais ou eventuais.

O índice de Pearl, ou taxa de efetividade, tanto no uso típico quanto no perfeito, é pior nos métodos de barreira comparativamente com os métodos hormonais, e a taxa de abandono em um ano de uso é bastante elevada (Tabela 107.1).[2]

■ PRESERVATIVO MASCULINO

No Brasil, o uso do preservativo masculino corresponde a 12,9% dos casais unidos e a 26% dos não unidos porém sexualmente ativos, números considerados muito aquém do ideal.

Também denominado condom masculino, tem custo muito acessível, é distribuído gratuitamente pelo governo e tem boa aceitação populacional (Figura 107.3). As únicas contraindicações seriam a resistência de um dos cônjuges em usá-lo e a alergia ao látex. É disponibilizado nas versões com e sem lubrificante. Ressalta-se que os lubrificantes oleosos e os cremes vaginais antifúngicos como miconazol danificam o látex. O rompimento de preservativo masculino de látex, em uso correto, dá-se em até 2%.

Em uso habitual, o risco de falha é de 10% a 25%, sendo considerado um método moderadamente efetivo.

O envoltório peniano tubular de fundo cego, feito de látex, deve estar adequadamente embalado, armazenado e dentro do prazo de validade. Sua colocação é feita

Tabela 107.1 Índice de Pearl e taxa de descontinuação em um ano dos métodos de barreira.[2]

	Uso típico	Uso perfeito	% descontinuação
Preservativo feminino	21%	5%	41%
Preservativo masculino	18%	2%	43%
Diafragma	12%	6%	57%

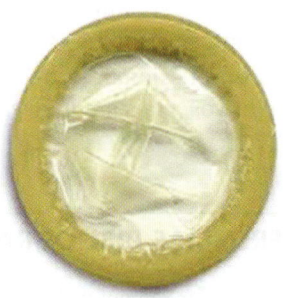

Figura 107.3   Preservativo masculino – condom.

com o pênis ereto e seco antes de qualquer penetração. Desenrola-se inicialmente sobre a glande, em seguida se faz a expressão da extremidade, para a expulsão do ar do reservatório que vai receber o sêmen e, com isso, diminuir a possibilidade de rotura. A seguir, desenrola-o até a base do pênis. Não se deve prolongar o uso por mais de meia hora, pelo maior risco de rotura. Logo após a ejaculação, deve-se segurá-lo junto à base do pênis e retirá-lo da vagina, a fim de evitar escape do esperma. Não pode ser reutilizado em nenhuma condição.

O preservativo masculino tem como único critério de elegibilidade que o contraindica a alergia ao látex, sendo que produtos livres de látex podem ser indicados nessa situação.

■ PRESERVATIVO FEMININO

Por sua vez, o preservativo feminino é feito de película de plástico transparente lubrificada por silicone, que possui dois anéis em suas extremidades, um interno e móvel para facilitar a introdução na vagina e outro fixo na borda externa, com a finalidade de ajudar a penetração do pênis (Figura 107.4). É feito de poliuretano, e

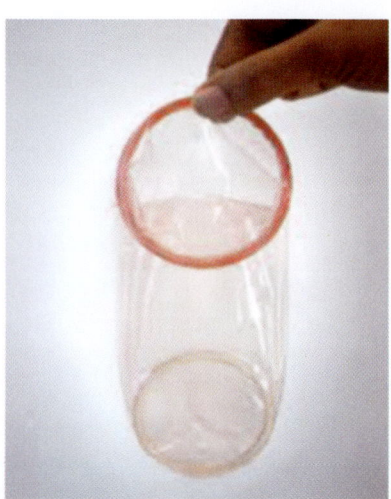

Figura 107.4   Preservativo feminino.

pode ser uma opção para casais em que um dos parceiros tenha alergia ao látex.

Uma das suas grandes vantagens é que a iniciativa do uso contraceptivo é feminina, não dependendo da boa vontade do parceiro, e também protege contra as doenças sexualmente transmissíveis. Porém, em nosso meio, não é bem aceito, pois, além do custo maior em relação à camisinha masculina, a distribuição governamental é restrita e deve ser colocado até oito horas antes da relação sexual. Outro fator negativo é o ruído incômodo que acontece ao coito.

■ DIAFRAGMA

O diafragma, também um método de barreira feminino, é dispositivo de látex ou plástico no formato de uma calota, que pode ser de vários diâmetros entre 60 e 95 mm (Figura 107.5). O ginecologista mede a vagina e testa os diversos tamanhos do diafragma para indicar o maior diâmetro que não incomode a paciente.

O diafragma é colocado de modo a ocupar desde o fórnice vaginal até a sínfise púbica, incluindo, no meio, o colo uterino; associa-se um espermicida. Pode ser colocado 15 minutos antes da relação sexual e deve ser retirado oito horas depois. Se houver nova relação, há necessidade de colocar espermicida novamente, sem movimentar o diafragma. A sua vida útil é em torno de dois anos. Seu custo torna-se acessível, pois é utilizado por um período relativamente longo. O diafragma não é indicado para mulheres com grandes roturas perineais, prolapso genital e útero retrovertido.[3]

Em nosso meio, é pouco aceito, sendo que as mulheres que mais usufruíam do diafragma eram as universitárias americanas nos anos 1980.

O tamanho do diafragma deve ser reavaliado após parto vaginal, cirurgia vaginal ou mudança de peso para mais ou para menos de cinco quilos.

O diafragma é responsável por poucas contraindicações na tabela dos Critérios de Elegibilidade da OMS, sendo categoria 3 para casais em que um dos parceiros

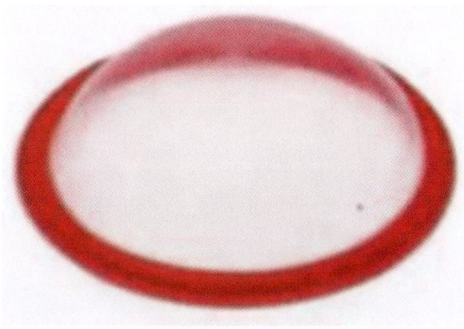

Figura 107.5   Diafragma.

tenha AIDS nos estágios III e IV e nos casos de HIV positivo em uso de retrovirais.[4]

Existem outras alternativas não disponíveis no Brasil, como o capuz cervical, o tampão vaginal e o escudo de Lea.

■ ESPERMICIDA

O método contraceptivo de barreira química mais conhecido é o espermicida nonoxinol-9, que é associado normalmente aos preservativos e ao diafragma. Como efeitos indesejáveis, produz maior risco de contrair infecção urinária e de HIV por alterar o pH vaginal e consequentemente a flora vaginal. Deve ser inserido na vagina de 10 a 15 minutos antes da relação sexual (supositórios e geleias) e sua ação dura uma hora (cremes e espumas).

■ CONSIDERAÇÕES FINAIS

Os métodos de barreira são alternativa interessante para a mulher que não pode ou não quer usar métodos hormonais, mesmo que sua taxa de efetividade seja inferior à dos métodos hormonais. Ademais, o uso associado de preservativos aos métodos hormonais diminui de forma importante o risco de transmissão de doenças sexualmente transmissíveis, tanto na população em idade reprodutiva quanto nas mulheres na pós-menopausa.

Quanto mais os profissionais da saúde indicam e oferecem os preservativos, mais a população torna-se aderente ao método.[5]

REFERÊNCIAS BIBLIOGRÁFICAS

1. Camargos AF, et al. Fundamentos da anticoncepção In: Camargos A, et al. Anticoncepção, endocrinologia e infertilidade: soluções para as questões da ciclicidade feminina. Belo Horizonte: Coopmed; 2011. p.3-53.
2. Trussell J. Contraceptive efficacy. In: Hatcher RA, et al. Contraceptive technology. 20th ed. New York (NY): Ardent Media; 2011.
3. Poli MEH, et al. Manual de Anticoncepção da FEBRASGO. Femina 2009;37(9):459-92.
4. http://www.who.int/reproductivehealth/publications/family_planning/MECguidelinePart-2.pdf?ua=1. (Acessado em junho de 2016)
5. O'Connor EA, et al. Behavioral sexual risk-reduction counseling in primary care to prevent sexually transmitted infections: a systematic review for the U.S. Preventive Services Task Force. Ann Intern Med 2014;161(12):874-83.

Dispositivos Intrauterinos

■ Denise Belleza Haiek

■ INTRODUÇÃO

O uso de dispositivo intrauterino (DIU) com finalidade contraceptiva iniciou-se no século X, quando os nômades árabes e turcos colocavam pequenas pedras no útero das fêmeas dos camelos para evitar gestações nas longas jornadas pelo deserto.[1,2.]

O primeiro dispositivo intrauterino desenhado para a contracepção humana foi desenvolvido em 1909 por Richard Richter, um anel flexível de 27 mm de diâmetro feito de intestino de bicho-da-seda.[1,2.]

Na década de 1960, iniciou-se o emprego do plástico biologicamente ativo e seguro na produção de DIUs, com o surgimento de modelos flexíveis que diminuíram as taxas de dor na inserção e de sangramento, como o Gynecoil e a alça de Lippes. Com isso, obteve-se aumento da popularidade e da aceitabilidade do método.[1]

O dispositivo de cobre foi lançado em meados dos anos 1970 e hoje representa a opção contraceptiva de cerca de 150 milhões de mulheres em todo o mundo. É método seguro, rapidamente reversível, barato, altamente eficaz, sem hormônio e de longa duração.[3,4] Porém, complicações como sangramento, dismenorreia, dor pélvica, infecção, expulsão, perfuração e gravidez podem ocorrer.[3]

A ultrassonografia endovaginal é útil no posicionamento do DIU, sendo considerada a visão bidimensional de melhor custo-benefício;[5,6] porém, ao longo dos anos e com a técnica 3D, a literatura tem mostrado que o 2D pode não conseguir detectar adequadamente o posicionamento do DIU em detalhes, principalmente quando este está embebido no miométrio (Figura 107.6, 107.7).[7-9]

O DIU tem ramificações laterais flexíveis, constituído de uma mistura de polietileno de alta densidade, copolímero de acetato de vinila e etileno e sulfato de bário em uma razão de peso de 44/36/20. Um fio de cobre é enrolado à haste vertical e em alguns modelos também em volta dos braços, como o T380A. Um fio

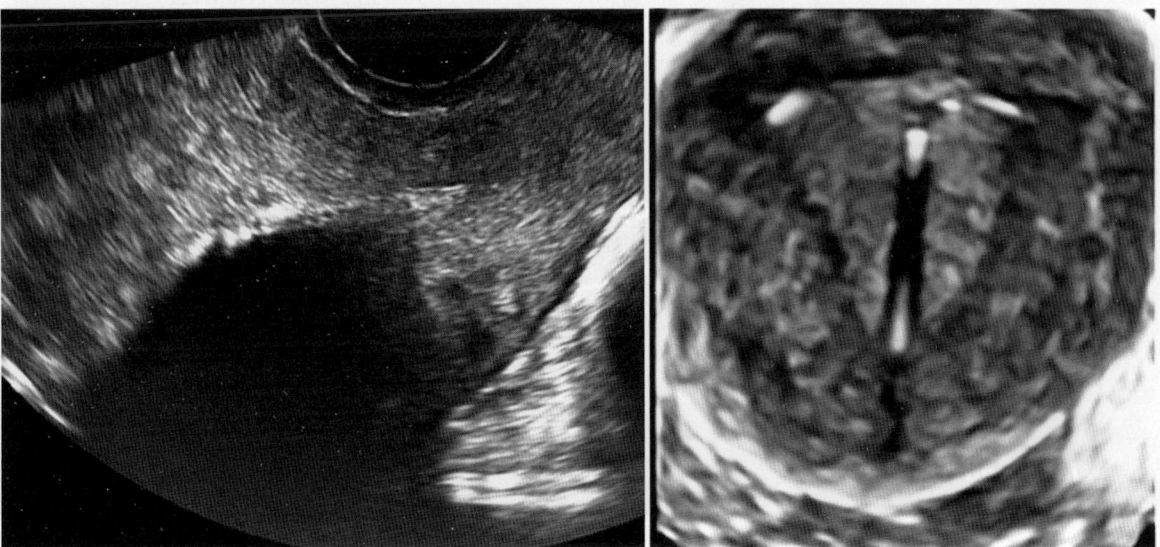

Figura 107.6 DIU medicado a imagem de ultrassom 2D e 3D. Fonte: Peri N *et al.* 2007.

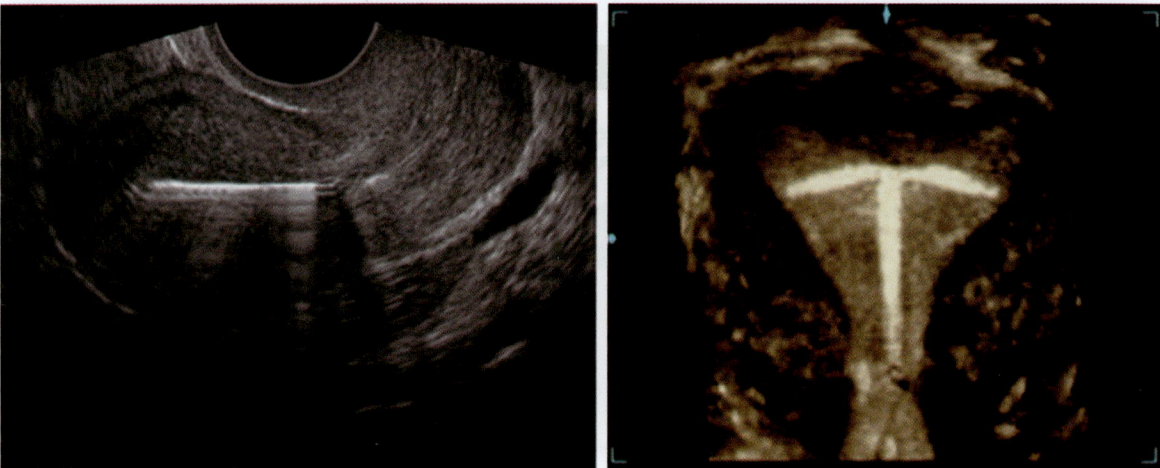

Figura 107.7 Imagem do DIU de cobre ao ultrassom 2D e 3D.

monofilamentoso de náilon é amarrado à parte terminal da haste. O comprimento da haste do DIU, modelo Standard, é de 35 mm, sendo que a haste de DIU SL
mede 30 mm. Exceto pelo comprimento da haste, os
modelos têm dimensões idênticas. As ramificações laterais flexíveis do DIU asseguram sua permanência na
posição correta, em contato íntimo no fundo da cavidade do útero.[10] A presença de cobre metálico melhora a
eficácia contraceptiva. Seu corpo plástico contém sulfato de bário para torná-lo radiopaco. O DIU é apresentado dentro de um aplicador constituído de um tubo
de polipropileno. O anteparo cervical é feito de uma
mistura de polietilenos de alta e baixa densidade.[10] O
método tem validade de uso de 10 anos.

■ TAXA DE EFETIVIDADE

Vários estudos foram conduzidos para avaliar a eficácia do DIU. Em uma revisão que avaliou 35 estudos
randomizados envolvendo 50.000 mulheres, concluiu-
-se que o DIU de cobre T-380A é mais eficaz que outros
modelos como Multiload 375, Multiload 250, Copper
T-220 e Copper T-200 (Figura 107.8).[11]

Com validade de 10 anos, a maioria das falhas ocorrem no primeiro ano de uso (0,5-1,0 por 100 mulheres).[11] Vários estudos continuaram mostrando taxa
acumulada de gestação muito baixa ao longo dos anos
como 1,7 por 100 mulheres em três anos,[12] 1,5 por 100
mulheres em sete anos,[13,14] e dois grandes estudos mos-

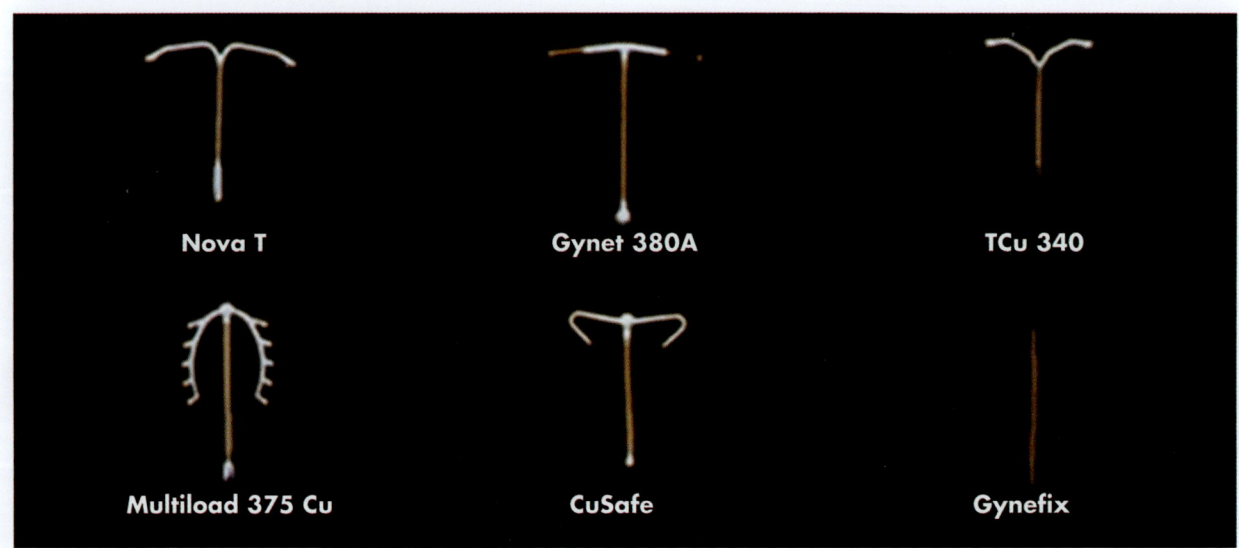

Figura 107.8 Tipos de DIU.

Fonte: http://www.dexeus.com/informacion-de-salud/enciclopedia-ginecologica/ginecologia/anticoncepcion.

traram zero gestações após o sétimo ano.[13,14] Embora esteja na bula a indicação de uso por 10 anos, alguns estudos sugerem o uso por até 12 anos, porém com ligeira elevação de gestações (2,2 por 100 mulheres).[13,14]

Estudo recente envolvendo 7.486 participantes mostrou um índice de falha com usuárias de pílula, anel e adesivo 20 vezes maior do que nas usuárias de métodos de longa duração, entre eles o DIU de cobre (4,55 e 0,27 por 100 participantes/ano respectivamente) (Figura 107.9).[15]

As mulheres usam o DIU por mais tempo do que outros métodos anticoncepcionais reversíveis. As taxas de continuidade do DIU de cobre podem ser de até 85% em um ano e 77% em dois anos, contra 57% em um ano e 41% em dois anos para os métodos de curta duração.[16]

Como foi mostrado em vários estudos, a falha contraceptiva do DIU não está associada a paridade, posição ou tamanho do útero.[17,18] Por outro lado, está intimamente relacionada com o posicionamento do dispositivo na cavidade uterina.[19,20]

■ MECANISMO DE AÇÃO

Por algum tempo se acreditou que o DIU era abortivo, embora já se soubesse que o cobre teria ação espermicida, e por isso seu uso foi desestimulado, principalmente nos Estados Unidos e em países de forte influência religiosa, como o Brasil. Pesquisas recentes trouxeram novos esclarecimentos sobre a forma com que o DIU previne a gestação.

O mecanismo primário de ação do DIU é o impedimento da fertilização por meio da reação citotóxica inflamatória com efeito espermicida. A concentração de cobre no muco cervical inibe a motilidade dos esperma-

tozoides na vagina e os íons de cobre promovem alteração na motilidade, na qualidade e na viabilidade dos espermatozoides no endométrio.[21,22]

Várias investigações foram conduzidas com o objetivo de encontrar e analisar espermatozoides na tuba uterina, e estudos controle com não usuárias de DIU mostraram que houve uma dramática redução do número de espermatozoides em usuárias de DIU na região ampolar da tuba.[23]

Há evidências de que o DIU impacta também na implantação do embrião demonstrada pelo fato de se encontrar fator precoce de gestação (EPF) e gonadotrofina coriônica humana (HCG) em menos de 1% das usuárias.[22,23]

A média diária de liberação de cobre do DIU é de cerca de 30 mcg, a depender do modelo.[10] Essa quantidade não causa aumento mensurável da concentração sérica de cobre nem aumento nas concentrações séricas de ceruloplasmina. Isso já era esperado, uma vez que a liberação média diária de cobre pelos DIU é somente cerca de um centésimo da ingestão diária média de cobre via alimentação.[10]

■ VANTAGENS

A grande vantagem do DIU é o fato de ser um método não hormonal e por isso apresentar poucas contraindicações e não interferir no metabolismo de carboidratos, lipídios e parâmetros hemostáticos. Não interfere também na atividade sexual.

Tem alta eficácia contraceptiva e, por não depender da ação da usuária, tem eficácia semelhante para uso típico e uso ideal. É considerado um método LARC (*long acting reversible contraceptive*).

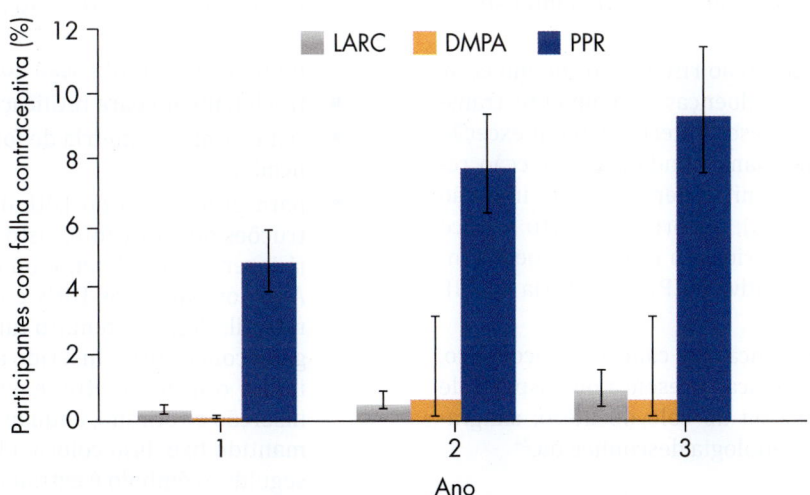

Figura 107.9 Falha contraceptiva acumulada por 3 anos. Legenda: LARC: contraceptivo de longa duração; DMPA: acetato de mdroxiprogesterona; PPR: adesivo, anel e oral.

Fonte: Winner B. *et al.* 2012.

A fertilidade é facilmente revertida. Após 42 meses de remoção do DIU, as taxas de gestação não diferem das de mulheres que descontinuaram outros métodos contraceptivos, e em torno de 88% delas engravidam em até dois anos após a retirada.[20]

É um método que pode ser usado por adolescentes, nulíparas e inclusive ser inserido no puerpério imediato, nas primeiras 48 horas. Não interfere na amamentação, é de baixo custo e está disponível gratuitamente nos serviços de saúde pública do país.

■ DESVANTAGENS

A inserção deve ser realizada por um médico, não permitindo autoaplicação. Também há necessidade de confirmar se não há gravidez incipiente antes da inserção, sendo sugerida a inserção durante a menstruação ou a feitura de teste de gravidez para afastar a suspeita.

Complicações, embora raras, podem ocorrer, como menstruações de fluxo abundante e prolongado, dismenorreia, dor pélvica, infecção, expulsão, perfuração e até mesmo gravidez.[3]

■ CONTRAINDICAÇÕES

A lista completa de contraindicações pode ser apreciada em capítulo específico do Critérios de elegibilidade da OMS, porém estão reservadas ao DIU as contraindicações relacionadas à alteração da estrutura da cavidade uterina, presença de infeção uterina ou risco de aumento para tal, gestação e neoplasia de colo e útero, a saber:

- malformações uterinas congênitas (como útero bicorno ou didelfo) ou adquiridas (distorções do útero ou cérvix; mioma grande ou múltiplo com presença de sangramento menstrual intenso, hiperplasia endometrial);
- afecções que expõem ao risco maior de infecção, como presença de doenças sexualmente transmissíveis nos 12 meses anteriores (com exceção de vaginase bacteriana, candidíase, infecção recidiva de herpes genital, hepatite B ou infecção por citomegalovírus); história de aborto séptico nos três meses anteriores à inserção; doença inflamatória pélvica ativa (DIP) ou história de DIP recorrente;
- suspeita ou presença de câncer ginecológico, como displasia cervical, presença ou suspeita de neoplasia uterina ou do colo do útero; sangramento genital de etiologia desconhecida.[24]

■ EFEITOS COLATERAIS

O aumento do sangramento (fluxo e/ou duração) e dor se responsabilizam pela remoção do DIU em 15% das usuárias no primeiro ano de uso, porém um número ainda maior, apesar de não terem o DIU removido, toleram esses sintomas.[25]

Estudos mostraram que até 67% das mulheres referem problemas como sangramento no primeiro ano de uso do DIU, mas que estes sintomas tendem a reduzir com o passar do tempo.[26-28] Porém, objetivamente, apenas o sangramento menstrual e não o intermenstrual diminui ao longo de um ano.[29]

Existe maior incidência de dor e sangramento quando o DIU tem alguma porção do braço e/ou da haste embebido no endométrio, miométrio ou na cérvice.[30] Também se observou que a dor e o sangramento aumentado estavam relacionados não só à posição anormal do DIU, mas também a afecções ovarianas.[31] Outros autores, porém, não encontraram relação com o fato de haver alguma parte do DIU embebido no endométrio e maior incidência de dor e sangramento.[32-34]

■ INSERÇÃO DO DIU

Antes de qualquer procedimento, deve-se conversar com a paciente explicando a técnica, e resolvendo seus questionamentos, tornando a colocação do dispositivo mais fácil e menos dolorosa.

Técnica de colocação

- realizar toque bimanual para verificar tamanho, posição, consistência e mobilidade do útero;
- colocar o espéculo com exposição total do colo uterino;
- limpar o colo do útero com antisséptico aquoso, como o gluconato de clorexidina ou com povidine;
- com pinça de Pozzi ou de allis, pinçar lábio anterior da cérvice. Há descrições que em úteros retrovertidos pode-se pinçar lábio posterior, obtendo melhor retificação do útero;
- tracionar colo para retificação do útero;
- realizar histerometria de forma firme, lenta e delicada;
- para preparação do DIU, deve-se seguir as instruções do fabricante, visto que existem modelos já inseridos totalmente no êmbolo e outros não. A maior parte dos DIUs é colocada pela técnica retrátil. Nesse sistema, o tubo de inserção, carregado com o DIU, é inserido até o fundo, conforme indica o histerômetro, e, em seguida, o tubo de inserção é retirado, enquanto o êmbolo interno é mantido fixo. Isso coloca o DIU em posição e, em seguida, o êmbolo é extraído;
- corta-se o fio a 3 cm do orifício externo do colo;
- é feita a limpeza final;
- retira-se o espéculo.

A inserção pode ser feita em qualquer dia do ciclo, com a segurança de a paciente não estar grávida, porém recomenda-se que seja feita durante a menstruação, pois, como o orifício externo encontra-se entreaberto para escoamento do sangue, as inserções, de maneira geral, podem ser mais fáceis e menos dolorosas, embora não haja evidências científicas para tal afirmação.[23]

A inserção no puerpério e/ou pós-aborto imediato deve ser amplamente estimulada, visto que é um momento em que a paciente está fortemente estimulada à contracepção. Em estudo que compara diretamente a inserção no pós-aborto imediato e tardio não foi observada diferente taxa de expulsão, mas foi interessante observar que 42% das pacientes que foram randomizadas para a inserção tardia não compareceram para o procedimento.[35]

A OMS recomenda a inserção com menos de 48 horas ou 4 semanas pós-parto.[24] Estudos mostram um taxa menor de expulsão quando o DIU é inserido até 10 minutos após a dequitação da placenta. Um estudo prospectivo que analisou as expulsões mostrou que 36,9% foram nos 10 primeiros minutos, 69,8% após os 10 minutos e 6,9% após seis semanas do puerpério.[36]

■ PERFURAÇÃO UTERINA

A perfuração uterina, apesar de ser evento raro, apresenta sérias complicações, podendo provocar danos a órgãos intra-abdominais como bexiga e reto ou sigmoide.[37] A incidência varia de 0,87/1.000 a 1,6/1.000 inserções,[38,39] e a maioria dos casos ocorre no momento da inserção e apresenta como fator de risco o puerpério menor que três meses, lactação, operador inexperiente, útero em anteversoflexão acentuada ou muito retrovertido e úteros muito pequenos.[37,40] O hipoestrogenismo no momento de puerpério pode levar a uma atrofia uterina, deixando-o com paredes finas e, portanto, mais suscetível à perfuração. Além disso, no puerpério, as intensas contrações, a involução do útero e sua consistência mais macia podem aumentar o risco de perfuração.[41,42]

■ EXPULSÃO

A expulsão se dá mais frequentemente no primeiro ano de inserção, mas pode ocorrer a qualquer momento[43]. As taxas cumulativas de expulsão são de 2,4% a 6,0% para o primeiro ano de uso, de 3,4% a 6,7% para dois anos de uso, de 4,4% a 5,4% para três anos de uso e de 11,2% para 10 anos de uso.[43,44] Normalmente, a expulsão ocorre com cólica e sangramento aumentado. Os fatores associados a um maior risco de expulsão são a idade menor de 20 anos e a nuliparidade.[43,45]

■ INTERAÇÃO MEDICAMENTOSA

Não há evidência científica que demonstre que os anti-inflamatórios não hormonais reduzam a eficácia contraceptiva do DIU.[46] Porém, como não há estudos de grande porte que assegurem seu uso, consta em bula a restrição da associação do DIU com corticoides, anti-inflamatórios não hormonais e analgésicos como a aspirina.

■ GESTAÇÃO ECTÓPICA

De maneira geral, o risco de gestação ectópica reduz com o uso de DIU de cobre T 380A quando comparado a não usuárias de métodos contraceptivos (0,20 e 3.00 a 4.50 por 1.000 mulheres/ano respectivamente).[47,48] No entanto, se ocorrer uma gravidez com DIU, há maior risco de essa gestação ser ectópica. Cerca de 6% das gestações entre as usuárias de DIU de cobre são ectópicas.[47]

■ GESTAÇÃO TÓPICA

A taxa de aborto espontâneo é de 40% a 50% em uma gestação intrauterina com a presença do DIU de cobre.[49] O DIU pode ser removido desde que o fio esteja visível e não seja inserido nenhum instrumental dentro do útero, com taxas de aborto menores que 20%.[49] Não há evidência de teratogenicidade para o concepto na presença do DIU de cobre.[50]

■ REFERÊNCIAS BIBLIOGRÁFICAS

1. Pina H CJ. Dispositivo Intrauterino: Séculos de História. Femina 2000;28:573-5.
2. Valencia MH, et al. Uso del DIU Tcu 380 modificado con filamentos de cromo en el posparto inmediato. Ginecol Obstet Mex 2000; 68(2):70-6.
3. Grimes DA. Intrauterine device and upper-genital-tract infection. The Lancet. 2000;356(9234):1013-9.
4. Sivin I. Utility and drawbacks of continuous use of a copper T IUD for 20 years. Contraception. 2007;75(6):S70-S5.
5. Bonilla-Musoles F, et al. How accurate is ultrasonography in monitoring IUD placement? J Clin Ultras 1990;18(5):395-9.
6. Sherer DM, et al. Transvaginal sonographic confirmation of a displaced intrauterine laminaria tent not seen on transabdominal examination. Journal of clinical ultrasound. 1995;23(3):195-8.
7. Bonilla-Musoles F, et al. Control of intrauterine device insertion with three-dimensional ultrasound: Is it the future? Journal of clinical ultrasound. 1996;24(5):263-7.
8. Peri N, et al. Imaging of Intrauterine Contraceptive Devices. JUM. 2007;26 (10):1389-401.

9. Moschos Eet al. Does the Type of Intrauterine Device Affect Conspicuity on 2D and 3D Ultrasound? AJR. 2011; AJR Am J Roentgenol. 2011;196(6):1439-43.

10. Multiload-375 Bd.

11. Kulier R, et al. Copper containing, framed intrauterine devices for contraception. Contraception. 2008;77(5):318-27.

12. The TCu380A IUD and the frameless IUD "the FlexiGard": interim three-year data from an international multicenter trial: UNDP, UNFPA, and WHO Special Programme of Research, Development and Research Training in Human Reproduction, World Bank. Contraception. 1995;;52(2):77-83.

13. Long-term reversible contraception. Twelve years of experience with the TCu380A and TCu220C. Contraception. 1997;56(6):341-52.

14. The TCu 380A, TCu220C, Multiload 250, and Nova T IUDs at 3, 5 and 7 years of use. . Contraception. 1990; 42(2):141-58.

15. Winner B, et al. Effectiveness of long-acting reversible contraception. New England Journal of Medicine. 2012;366(21):1998-2007.

16. Birgisson NE et al. Preventing Unintended Pregnancy: The Contraceptive CHOICE Project in Review. J Womens Health (Larchmt). 2015 24(5):349-53.

17. Chi IC, et al. Do retroverted uteri adversely affect insertions and performance of IUDs? Contraception. 1990; 41(5):495-506.

18. Sivin I. Long-acting, more effective copper T IUDs: a summary of US experience1970-75. Stud Fam Plann. 1979; 10(10):263-81.

19. Anteby E, et al. Intrauterine device failure: relation to its location within the uterine cavity. . Obstet Gynecol 1993; 81(1):112-4.

20. DR. M. Intrauterine devices: mechanisms of action, safety and efficacy. Contraception. 1998; 58:45S-53S.

21. Holland MK, et al. Heavy metals and human spermatozoa. III. The toxicity of copper ions for spermatozoa. Contraception. 1988;38(6):685-95.

22. Stanford JB MR. Mechanisms of action of intrauterine devices: update and estimation of postfertilization effects. Am J Obstet Gynecol. 2002; 187(6):1699-708.

23. Kaneshiro B AT. Long-term safety, efficacy, and patient acceptability of the intrauterine Copper T-380A contraceptive device. Int J Womens Health. 2010; 2: 211–220.

24. Health WHOR. Medical eligibility criteria for contraceptive use: World Health Organization; 2015.

25. Trieman K L, et al. IUDs-- an update. Population reports, Series B, No 6, Johns Hopkins School of Public Health. Baltimore: Population Information Program; 1995.

26. Farr G, et al. Contraceptive efficacy of the Copper T380A and the Multiload Cu250 IUD in three developing countries. Adv Contracep 1994;10(2):137-49.

27. Sivin IS, et al. Health during prolonged use of levonorgestrel 20 micrograms/d and the copper TCu 380Ag intrauterine contraceptive devices: a multicenter study.

International Committee for Contraception Research (ICCR). Fertility and sterility. 1994;61(1):70-7.

28. Suvisaari J, et al. Detailed analysis of menstrual bleeding patterns after postmenstrual and postabortal insertion of a copper IUD or a levonorgestrel-releasing intrauterine system. Contraception. 1996;54(4):201-8.

29. Hubacher D, et al. Side effects from the copper IUD: do they decrease over time? Contraception. 2009;79(5):356-62.

30. Benacerraf B, et al. Three-dimensional ultrasound detection of abnormally located intrauterine contraceptive devices which are a source of pelvic pain and abnormal bleeding. Ultrasound in Obstetrics & Gynecology. 2009;34(1):110-5.

31. Aboulghar MM, et al. Three-dimensional ultrasound versus office hysteroscopy in assessment of pain and bleeding with intrauterine contraceptive device. Middle East Fertility Society Journal. 2011;16(2):121-4.

32. Moschos E, et al. Does the type of intrauterine device affect conspicuity on 2D and 3D ultrasound? American journal of roentgenology. 2011;196(6):1439-43.

33. Van Schoubroeck D, et al. Pain and bleeding pattern related to levonorgestrel intrauterine system (LNG-IUS) insertion. European Journal of Obstetrics & Gynecology and Reproductive Biology. 2013;171(1):154-6.

34. Nouh A, et al. Does Uterine artery Doppler or copper intrauterine device location by three dimensional transvaginal ultrasound correlates with clinical symptoms? Med J Cairo Med 2010; 1(9):WMC00702.

35. Gillett PG et al. A comparison of the efficacy and acceptability of the Copper-7 intrauterine device following immediate or delayed insertion after first-trimester therapeutic abortion. Fertil Steril. 1980; 34(2):121-4.

36. Eroglu K et al. Comparison of efficacy and complications of IUD insertion in immediate postplacental/early postpartum period with interval period: 1 year follow-up. . Contraception. 2006; 74(5):376-81.

37. Speroff LD. Intrauterine Contraception. A clinical guife for contraception 2001:221-58.

38. Markovitch O. Extrauterine mislocated IUD: is surgical removal mandatory? Contraception. 2002;66(2):105-8.

39. Harrison-Woolrych M, et al. Uterine perforation on intrauterine device insertion: is the incidence higher than previously reported? Contraception. 2003;67(1):53-6.

40. Tuncay Y, et al. Transuterine migration as a complication of intrauterine contraceptive devices: six case reports. European J of Contraception and Reproductive Healthcare. 2004;9(3):194-200.

41. Caliskan E ON, et al Analysis of risk factors associated with uterine perforation by intrauterine devices. Eur J Contracept Reprod Health Care. 2003;8(3):150-5.

42. Hoscan MB, et al. Intravesical migration of the intrauterine device resulting in pregnancy. Int J Urol 2006; 13(3):301-2.

43. A randomized multicentre trial of the Multiload 375 and TCu380A IUDs in parous women: three-year results. Contraception. 1994; 49(6):543-9.

44. Arowojolu AO et al. Performances of copper T 380A and multiload copper 375/250 intrauterine contraceptive devices in a comparative clinical trial. Afr J Med Sci. 1995; 24(1):59-65.

45. Speroff L et al. A Clinical Guide for Contraception. 4th ed. Philadelphia: Lippincott Williams and Wilkins; 2005.

46. Thonneau P, et al. Risk factors for IUD failure: results of a large multicentre case-control study. Hum Reprod Update. 2006; 21(10):2612-6.

47. Sivin I. Dose- and age-dependent ectopic pregnancy risks with intrauterine contraception. Obstet Gynecol. 1991; 78(2):291-8.

48. Skjeldestad FE. How effectively do copper intrauterine devices prevent ectopic pregnancy? Acta Obstet Gynecol Scand. 1997; 76(7):684-90.

49. Alvior GT. Et al. Pregnancy outcome with removal of intrauterine device. Obstet Gynecol. 1973; 41(6):894-6.

50. Snowden R. Pregnancy outcome associated with the use of IUDs. Br J Fam Plann. 1989; (59):1-3.

107.4

Dispositivos Intratubários

■ Zsuzsanna Ilona Katalin de Jármy Di Bella

■ INTRODUÇÃO

Ao contrário dos dispositivos intrauterinos, que são métodos reversíveis, o dispositivo intratubário é indicado para mulheres que desejam anticoncepção definitiva, ou seja, irreversível. Portanto, deve-se adotar os mesmos critérios de indicação da esterilização cirúrgica masculina ou feminina, mesmo que não conste na lei, pois é método relativamente recente.

Um ponto fundamental é de que se deve orientar a paciente a usar método contraceptivo efetivo adicional nos primeiros três meses após o procedimento.

O dispositivo é composto de uma estrutura metálica de aço inoxidável, uma mola expansível elástica e fibras de poliéster. As fibras de poliéster estimulam a reação de corpo estranho e posterior fibrose e oclusão irreversível das tubas (Figura 107.10).

O Essure® foi introduzido no mercado europeu em 2002, sendo que já foram inseridos mais de 650.000 pares em todo o mundo. Em estudo retrospectivo de 1.166 mulheres, houve sucesso na inserção em 97,2% e apenas três gestações, correspondendo a 0,25% das pacientes. Todas as gravidezes ocorreram no primeiro ano de uso do dispositivo.[1,2]

■ INSERÇÃO

A inserção é feita pela via histeroscópica e pode ser em ambulatório, sob anestesia local (ou não) (Figura 107.11). Para tornar o procedimento menos desconfortável, o ideal é iniciar com a vaginoscopia mediante soro fisiológico, poupando o pinçamento do colo uterino e a introdução de espéculo, conhecida como técnica de Bettocchi. Muitos serviços realizam o procedimento em ambiente cirúrgico, que é a tendência atual, inclusive observando-se menos complicações quando se emprega a anestesia. Deve-se inserir pelo menos um dispositivo em cada tuba.

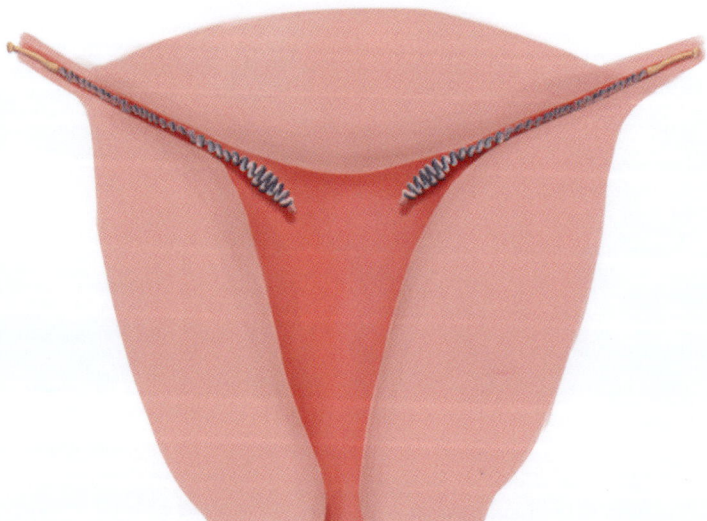

Figura 107.10 Esquema do posicionamento adequado dos dispositivos intratubários.

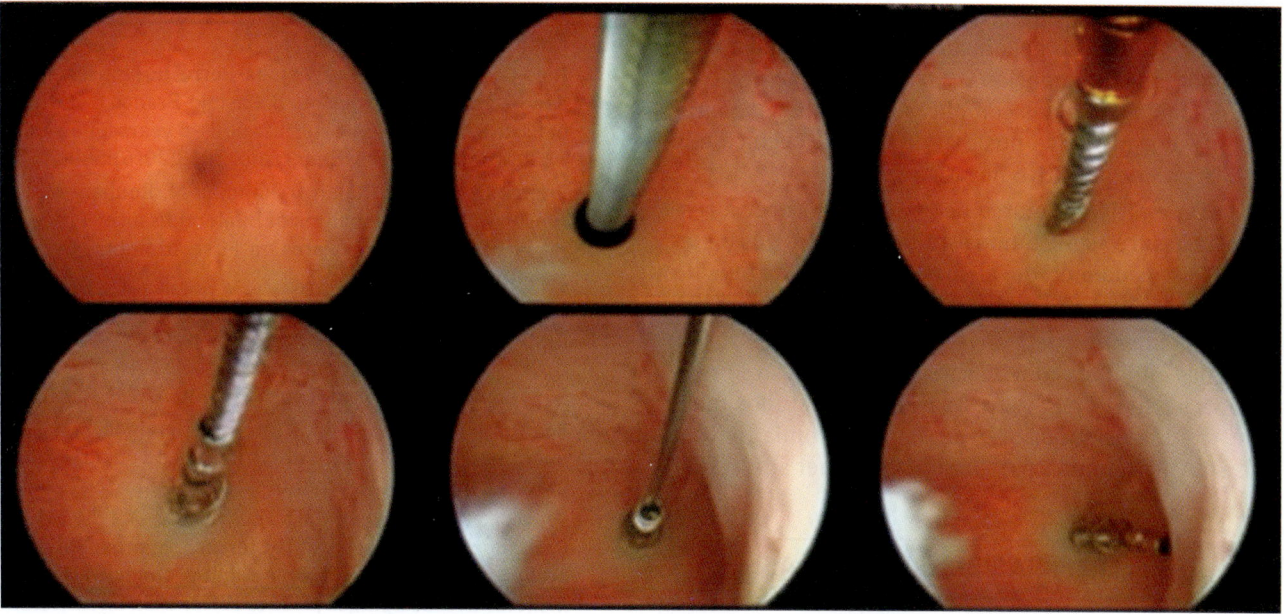

Figura 107.11 Principais tempos da inserção dos dispositivos intratubários pela histeroscopia.

Eventos adversos após inserção

Sangramento após o procedimento por até uma semana ocorre em 57% das mulheres, geralmente em quantidade pequena. Por sua vez, a dor pós-procedimento foi queixa de 31% das mulheres na primeira semana. Quando se comparou a dor pós-inserção do Essure® via histeroscópica e via laparoscópica, houve o dobro da dor no segundo procedimento, sendo o escore de dor pós-operatória, respectivamente, 1,3 e 5,7.[3]

Em recente publicação sobre as complicações dos dispositivos intratubários, verificam-se migração do dispositivo, fragmentação da mola, perfuração tubária ou uterina e expulsão pela vagina e necessidade de histerectomia, além de quadros álgicos de difícil controle.[4]

Confirmação do posicionamento

A esterilização só é atingida após três meses, e a obstrução deve ser confirmada por meio de radiografia pélvica; observar ambos os dispositivos simétricos e em direção oposta, a uma distância não maior que 4 cm da borda uterina.

Se a posição dos dispositivos não for clara, solicita-se ultrassonografia endovaginal ou histerossonografia, onde se verifica na secção transversa do útero a presença das molas nas junções uterotubárias (Figuras 107.12 e 107.13). A histerossalpingografia está indicada quando há dúvidas quanto ao posicionamento do dispositivo, ou seja, visualização de mais de oito voltas da mola pela histeroscopia (Figura 107.11).

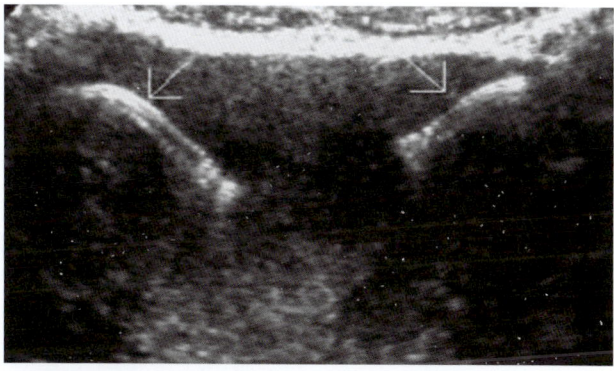

Figura 107.12 Dispositivos intratubários bem posicionados pela ultrassonografia bidimensional.

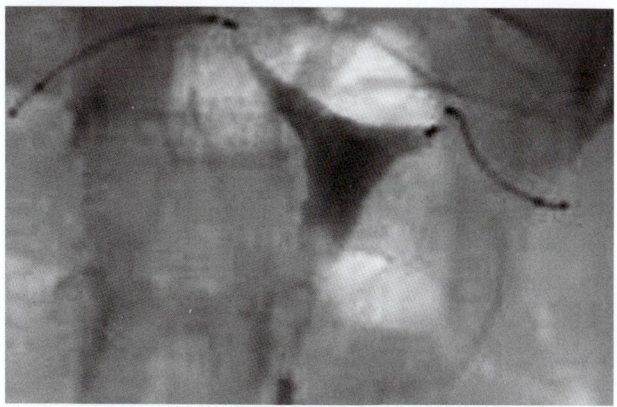

Figura 107.13 Dispositivos intratubários bem posicionados pela histerossalpingografia.

Um estudo que comparou o posicionamento do dispositivo intratubário pela histerossalpingografia e a ultrassonografia bidimensional e tridimensional mostrou que, no diagnóstico das complicações, a ultrassonografia tem valor preditivo positivo de 85%, especificidade de 95% e valor preditivo negativo de 98%.[5]

O FDA emitiu em março de 2016 um parecer a respeito do Essure® solicitando estudo a respeito dos benefícios e riscos do método, além de mudanças na bula do produto para orientar melhor as usuárias.

Recentemente, existe nova indicação para o Essure®, isto é, nas mulheres com hidrossalpinge que vão se submeter à fertilização *in vitro*. Os primeiros estudos mostram resultados superiores da salpingectomia, porém este é um procedimento cirúrgico que requer anestesia.[6]

REFERÊNCIAS BIBLIOGRÁFICAS

1. Hurskainen R, Hovi SL, Gissler M, Grahn R, Kukkonen-Harjula K, Nord-Saari M, Mäkelä M. Hysteroscopic tubal sterilization: a systematic review of the Essure system. Fertil Steril 2010;94(1):16-9.

2. Rios-Castillo JE, Velasco E, Arjona-Berral JE, Monserrat Jordan JA, Povedano-Canizares B, Castelo-Branco C. Efficacy of Essure hysteroscopic sterilization – 5 years follow up of 1200 women. Gynecol Endocrinol 2013;29(6):580-2.

3. Frietze G, Leyser-Whalen O, Rahman M, Rouhani M, Berenson AB. A Meta-Analysis of Bilateral Essure® Procedural Placement Success Rates on First Attempt. J Gynecol Surg. 2015;31(6):308-317

4. Sills ES, Dalton MM. Referrals for complications following hysteroscopic sterilisation: characteristics associated with symptomatic patients after the Essure procedure. Eur J Contracept Reprod Health Care. 2016 ;21(3):227-33.

5. VanBuren WM, Suchet IB, Thiel JA, Karreman E. Essure microinsert imaging: does abnormal shape on ultrasound predict complications on HSG? Abdom Radiol (NY). 2016

6. Dreyer K, Lier MC, Emanuel MH, Twisk JW, Mol BW, Schats R, Hompes PG, Mijatovic V. Hysteroscopic proximal tubal occlusion versus laparoscopic salpingectomy as a treatment for hydrosalpinges prior to IVF or ICSI: an RCT. Hum Reprod. 2016.

■ INTRODUÇÃO

No Brasil, a esterilização cirúrgica está regulamentada pela Lei nº 9.263/96, que trata do planejamento familiar que estabelece condições obrigatórias para a sua execução:

I. em homens ou mulheres com capacidade civil plena e maiores de 25 anos de idade ou, pelo menos com dois filhos vivos, desde que observado o prazo mínimo de 60 dias entre a manifestação da vontade e o ato cirúrgico, período no qual será propiciado à pessoa interessada acesso a serviço de regulação da fecundidade, incluindo aconselhamento por equipe multidisciplinar, visando desencorajar a esterilização precoce;

II. risco à vida ou à saúde da mulher ou do futuro concepto, testemunhado em relatório e assinado por dois médicos;

III. consentimento expresso de ambos os cônjuges;

IV. a esterilização cirúrgica feminina não pode ser realizada durante os períodos de parto ou aborto ou até o 42º dia do pós-parto ou aborto, exceto nos casos de comprovada necessidade, por cesarianas sucessivas anteriores.[1]

O casal deve ter atendimento por equipe multidisciplinar com psicóloga, enfermeira ou assistente social para nova avaliação das expectativas, temores ou esclarecimento de dúvidas que eventualmente surjam a respeito do método escolhido, para, com isso, minimizar arrependimentos e a decisão pelo método ser madura e consciente.

■ MÉTODOS CIRÚRGICOS FEMININOS

Laqueadura tubária ou salpingotripsia

Conceito

A salpingotripsia é um procedimento cirúrgico que tem por objetivo bloquear o trajeto das tubas uterinas, impedindo o contato entre espermatozoide e óvulo, visando assim à esterilização feminina. Trata-se de um método irreversível, embora seja possível fazer a recanalização microscópica.

Foi largamente difundida no Brasil, como mostrou a Pesquisa Nacional sobre Demografia e Saúde (PNDS) em 1986: 28,2% das mulheres brasileiras unidas, entre 15 e 44 anos de idade, estavam esterilizadas. Em 1996, esse percentual era de 40,1%. Em 2006, ele retorna ao nível de 1996: 29% (Figura 107.14).[2]

Em estudo realizado em Campinas, 1.012 mulheres laqueadas responderam a um questionário revelando que aquelas acima de 35 anos com escolaridade até o ensino fundamental estavam mais sujeitas a escolher a laqueadura como método anticoncepcional; os motivos principais para a sua realização foram o desejo de não ter mais filhos e falta de condições de criá-los.[3]

Taxa de efetividade

A taxa de falha depende da técnica cirúrgica, do tempo da cirurgia e da idade da paciente. O índice de falha da laqueadura gira em torno de 2%, em 10 anos. O estudo CREST (Revisão Colaborativa sobre Esterilização nos Estados Unidos) mostrou que, em 10 anos, a taxa de falha cumulativa é de 18,5 em 1.000 pacientes.[4]

Vantagens

A principal vantagem da laqueadura tubária é que sua eficácia independe da paciente.

Desvantagens

Por ser um método definitivo, arrependimentos podem ocorrer. É um método que, além de depender de médico, precisa de estrutura de centro cirúrgico e anestésica. Além disso, pelo fato de a legislação não permitir sua realização rotineira concomitante com o parto, existe a dificuldade de nova internação e necessidade de recuperação pós-operatória. Quando efetuada em mu-

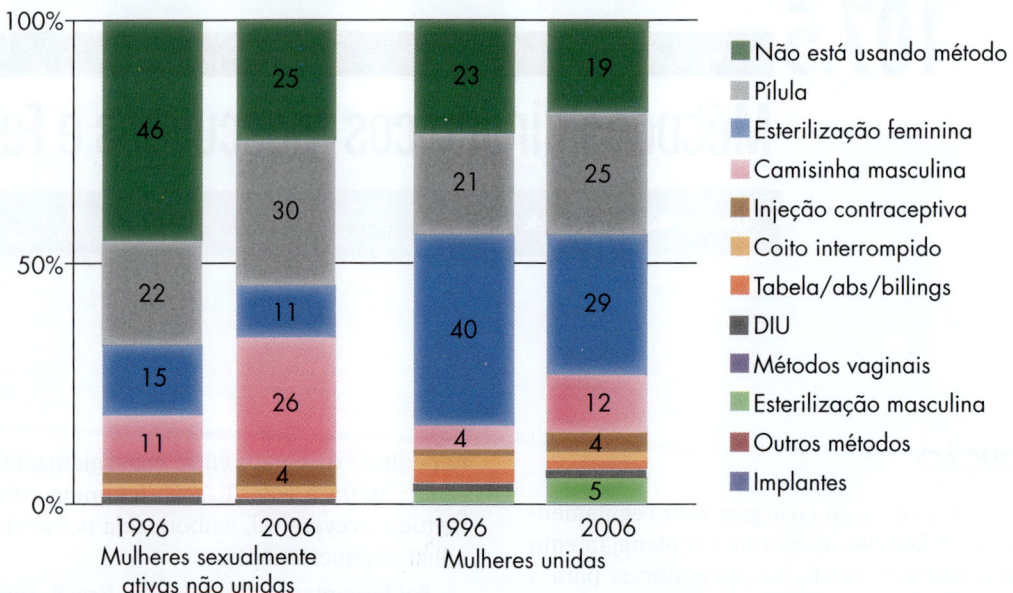

Figura 107.14 Porcentagem de mulheres atualmente unidas e mulheres sexualmente ativas não unidas usando algum método, segundo o tipo de método usado. PNDS 1996 e 2006.

Fonte: PNDS 2006.

lheres jovens, existe tendência de sangramentos irregulares e dores pélvicas.

Contraindicação

Praticamente não existem contraindicações para a salpingotripsia, a não ser as habituais para qualquer procedimento cirúrgico. A paciente já submetida a cirurgias ou com passado de infecção pélvica apresenta contraindicação para as técnicas por laparoscopia em razão da possibilidade de aderências intraperitoneais, aumentando os riscos de complicações. As únicas contraindicações absolutas são as dúvidas do casal sobre o desejo de nova gravidez e a recusa da paciente, por motivos emocionais ou psicológicos.[5]

Técnicas cirúrgicas

- **Pomeroy:** após seu desenvolvimento, em 1930, vem sendo a técnica mais difundida em todo o mundo, por sua facilidade. É executada a partir da tração da porção média da tuba, formando uma alça que é ligada com fio absorvível e, posteriormente, seccionada. Com a posterior absorção do fio, as extremidades seccionadas se afastam. Apresenta índice de falhas que varia de 0,4% a 1,35%.[5]
- **Ressecção cornual:** nessa técnica, a porção intersticial da tuba é retirada juntamente com a porção em cunha da região cornual do útero. Tam-

bém apresenta grande índice de falhas (2,89% a 36%), principalmente gestações ectópicas.[5]

- **Fimbriectomia (técnica de Kroener):** criada em 1935, caracteriza-se pela retirada da porção distal da tuba, isto é, infundíbulo e fímbrias. Apresenta uma taxa de falha em torno de 1,27%.[5]
- **Técnica de Irving (1924):** retira-se um segmento de 4 cm de porção medial da tuba e as extremidades são ligadas separadamente. A extremidade proximal é, posteriormente, sepultada em um túnel criado no miométrio. Só existe um caso de falha descrito com a utilização dessa técnica.[5]
- **Técnica de Uchida (1961):** essa técnica sugere a retirada de 5 cm da tuba. As extremidades seccionadas são ligadas e a extremidade proximal é sepultada entre os folhetos do ligamento largo. Estes são separados por meio da distensão com solução de soro fisiológico com adrenalina. Nos poucos casos de falha descritos foi constatado desvio na realização da técnica.[5]
- **Coagulação por laparoscopia:** pode ser conseguida com cautério unipolar ou bipolar; as complicações cirúrgicas são menores com esse último, mas a formação de trato fistuloso entre os cotos tubários é mais frequente. Além da coagulação de uma porção da tuba, pode-se seccioná-la ou realizar a exérese de uma porção. As falhas são tão menos frequentes quanto maior for a experiência do cirurgião, estando em torno de 0,4%.[5]

- **Colocação de clipes e anéis tubários:** também é feita por meio de laparoscopia, sendo o método mais rápido e com menores danos à tuba, havendo maior possibilidade de reanastomose. A experiência do cirurgião é fundamental, pois a correta colocação do aparelho é essencial para a eficácia do método, uma vez que as diferentes porções da tuba possuem diâmetros internos variados. Além da colocação inadequada dos aparelhos pelo cirurgião, as falhas podem ser decorrentes de defeitos de fabricação. Os clipes utilizados são os de Hulka e de Rocket, e o anel, de Yoon. Os índices de falha variam de 0,4% a 1,0%.[5]

Alterações pós-operatórias

As mulheres que se submeteram à laqueadura têm maior chance de apresentar gestação ectópica quando comparadas às não laqueadas. A proporção de gravidez ectópica é três vezes maior entre quatro e dez anos após a esterilização do que nos três primeiros.[4,6]

Durante muito tempo foi relatada a ocorrência de distúrbios menstruais após essa cirurgia; entretanto, estudos mais recentes não confirmam esse dado.[5]

Num total de 4.576 mulheres estudadas, 80% delas manifestaram que não houve mudanças na atividade de desejo sexual, enquanto as restantes tiveram um efeito positivo no desempenho sexual após a laqueadura.[7]

■ MÉTODOS CIRÚRGICOS MASCULINOS

Vasectomia

A esterilização masculina é processada pela secção dos canais deferentes, apresentando maior eficácia do que a salpingotripsia (índice de falha de 0,15%) e também menor morbidade, uma vez que é feita sob anestesia local e sem a necessidade de abertura da cavidade peritoneal. A mortalidade associada ao procedimento é nula. Também o tempo de permanência hospitalar é muito pequeno, e as complicações são praticamente inexistentes; quando ocorrem, são de fácil resolução (hematoma, infecção de ferida). O procedimento só se torna de difícil realização em situações especiais, como em pacientes que apresentem grande varicocele, hidrocele e hérnia.[7] O risco de recanalização espontânea é de aproximadamente 0,15% no primeiro ano.

A técnica cirúrgica consiste em incisão de 1 cm na bolsa escrotal após anestesia local, isolamento do ducto deferente bilateralmente e localização de sua porção média, que é excisada, e os seus cotos, ligados.

Dos homens, 50% atingem a azoospermia com oito semanas de pós-operatório e praticamente 100% deles com dez semanas de pós-operatório.[8]

Embora a vasectomia seja considerada um método definitivo, encontra-se taxa de arrependimento entre 6% e 8% nos Estados Unidos, e é possível fazer a reversão. Os melhores resultados são nas vasectomias realizadas há menos de 10 anos. Também há necessidade de microcirurgia e equipe especializada, como na reversão da laqueadura tubária.

O número de cirurgias de esterilização em mulheres caiu de 27,3%, em 1996, para 21,8%, em 2006, enquanto a participação dos homens na anticoncepção, por meio da esterilização, dobrou nesses dez anos, passando de 2,5% para 5,0%, mantendo-se a tendência de aumento de vasectomias nos dias atuais (Tabela 107.2)[2].

Tabela 107.2 Porcentagem de vasectomia realizado no Brasil.

PNDS 2006		
	1996	2006
Laqueadura	40%	29%
Aco	21%	25%
Injetáveis	1%	4%
DIU	1%	2%
Vasectomia	2,5%	5%
Condom	4%	12%

Fonte: PNDS 2006.

REFERÊNCIAS BIBLIOGRÁFICAS

1. Básica. MdSSdAàSDdA. Saúde sexual e saúde reprodutiva. 2010.
2. Saúde Md. Pesquisa Nacional de Demografia e Saúde da Criança e da Mulhe PNDS. 2006.
3. Carvalho LEC CJ, Osis MJD, Sousa MH. Número ideal de filhos como fator de risco para laqueadura tubária. Cad Saúde Pública. 2004;20:1565-74.
4. Westhoff C DA. Tubal sterilization: focus on the U.S. experience. Fertility and sterility. 2000;73:913-22.
5. S MMVLG. Esterilização. Bibliomed. Visualizado em 05/2016 em: http://www.bibliomed.com.br/bibliomed/bmbooks/ginecolo/livro8/cap/cap31.htm;livro 8(31).
6. Medicina. AMBeCFd. Esterilização Feminina: Indicação. Projeto Diretrizes. 2009
7. Costello C HS, Marchbanks PA, Jamieson DJ, Peterson HB; US Collaborative Review of Sterilization Working Group. . The effect of interval tubal sterilization on sexual interest and pleasure. Obstetrics and gynecology. 2002;100:511-7.
8. Kopelman A, Ferreira FP, Manzano JP. Esterilização Feminina e Masculina – Critérios e Indicações. In Anticoncepção e Planejamento Familiar. Girão MJBC, Sartori MGF, Nazário ACP. p. 125. Belo Horizonte. Ed. Atheneu, 2014.

Capítulo 108

Métodos Hormonais de Contracepção

108.1
Contraceptivos Orais

■ Zsuzsanna Ilona Katalin de Jármy Di Bella

■ HISTÓRICO

A primeira pílula cuja composição era mestranol e noretinodrel foi aprovada pelo Órgão Regulatório Americano FDA (Food and Drug Administration) em 1960 para distúrbios menstruais com o alerta de que a droga poderia prevenir a ovulação. Após 20 anos, foi retirada do mercado em razão de seus muitos efeitos colaterais consequentes à alta concentração hormonal, principalmente a estrogênica.[1]

Ainda nos anos 1960 já se produziam pílulas com menos estrogênio do que a primeira formulação, ou seja, comprimidos com 75 microgramas diários de etinilestradiol associado a um progestagênio. Gradativamente, as doses foram diminuindo e nos anos 1970 surgiram as pílulas bifásicas e trifásicas com 50 microgramas de etinilestradiol associado a um progestagênio. Por sua vez, nos anos 1980 predominaram as pílulas conhecidas com dose de 35 ou 30 microgramas de etinilestradiol. Por último, nos anos 1990, chegaram ao mercado as pílulas com as menores doses de etinilestradiol, que perduram até os dias atuais (20 e 15 microgramas).[2]

Mais recentemente, houve a introdução de contraceptivos hormonais combinados orais no mercado brasileiro com estrogênios naturais (valerato de estradiol em 2011 e 17-beta estradiol em 2015), visando à diminuição dos efeitos colaterais e mantendo as altas taxas de efetividade.

O progestagênio é componente obrigatório de qualquer contraceptivo hormonal, na maior parte das vezes associado ao etinilestradiol, porém existem formulações com progestagênio isolado também. A maioria dos contraceptivos é monofásica, ou seja, a mesma quantidade hormonal ao longo do ciclo, contudo existem pílulas combinadas bifásicas, trifásicas e quadrifásicas.

Com relação aos progestagênios, as pílulas combinadas dos anos 1960 eram compostas de noretinodrel ou norgestrel (primeira geração); as dos anos 1970, de levonorgestrel (segunda geração); nos anos 1980, surgiram o desogestrel e o gestodeno (terceira geração). Nos anos 1990, houve diminuição da dose de gestodeno para acompanhar a menor dose de etinilestradiol. Posteriormente surgiram a drospirenona, o dienogeste e o nomegestrol (quarta geração) , sendo o primeiro associado ao etinilestradiol e os dois últimos ao estradiol.[2]

O número de usuárias de contraceptivos hormonais orais espalhou-se pelo mundo inteiro, sendo que na década de 1960 havia 1,2 milhão de americanas e, em 1970, 50 milhões de mulheres pelo mundo. Atualmente, o número de usuárias de contraceptivos hormonais orais é em torno de 100 milhões, o que representa 15% das mulheres em idade fértil.[3]

■ TIPOS DE HORMÔNIO

Ainda na década de 1940 observou-se que a molécula de progesterona sem o carbono 19 aumentava muito sua atividade progestacional e, assim, deu-se início à família de compostos 19-nor esteroides, cujos precursores foram o noretinodrel e a noretindrona (também conhecida como noretisterona).[3,4] Dessa forma, os progestagênios são muito mais potentes pela via oral do que a progesterona, e pequenas doses são suficientes para a contracepção.

Curiosamente, o componente hormonal responsável pelo efeito contraceptivo é o progestagênio, derivado da progesterona, que significa hormônio favorável à gestação. Dessa forma, todos os contraceptivos hormonais orais possuem progestagênio, sendo que a maior parte das pílulas tem também um estrogênio sintético ou natural associado, e são conhecidas como contraceptivos hormonais orais combinados.[4]

Curioso observar nas Figuras 108.1 e 108.2 e no Quadro 108.1 a semelhança entre as moléculas dos diferentes estrogênios e progestagênios.

Por sua vez, a molécula de estradiol substituída por um grupo acetileno na posição 17 resultou no etinilestradiol, componente até hoje presente na maioria dos contraceptivos combinados, torna-se muito mais ativa quando ingerida via oral.[4]

Mais recentemente, sintetizou-se a forma esterificada do estradiol e foi denominada valerato de estradiol, permitindo a administração oral com potência significativa.

Assim como se substituiu o etinil na posição 17 da molécula de estradiol, o mesmo aconteceu na molécula de testosterona formando a etisterona, derivado oralmente ativo da testosterona. Seguiu-se a remoção do carbono 19 da etisterona resultando na noretisterona, composto inicialmente androgênico que foi transformado num progestagênio, porém mantendo mínimas características anabólicas.[4] A noretisterona isolada é denominada minipílula e é indicada durante o aleitamento materno.

Compõem a família da noretisterona, o noretinodrel, o linestrenol, o norgestrel, o norgestimato, o desogestrel e o gestodeno, sendo o levonorgestrel o isômero ativo do norgestrel. Adicionalmente, o etonogestrel, que é o metabólito ativo do desogestrel, presente no implante subcutâneo e no anel vaginal, difere do levonorgestrel apenas pelo grupo metileno na posição 11.

O levonorgestrel é uma das progestinas de maior potencial androgênico, porém a associação com etinilestradiol aumenta os níveis da proteína carreadora de hormônios sexuais (SHBG) diminuindo a testosterona livre, melhorando assim os sinais androgênicos.

Por sua vez, o gestodeno difere do levonorgestrel pela presença de um laço duplo entre os carbonos 15 e 16. Por fim, o norgestimato exerce sua atividade pela norelgestromina e metabólitos do levonorgestrel.[4]

O dienogeste é progestagênio semissintético não etinilado com estrutura relacionada à testosterona que exerce atividade antiandrogênica. É progestina híbrida derivada dos estranos associada a um grupo 17 ciano-metil. Inicialmente, foi aprovada na Europa para tratamento de endometriose e, posteriormente, para diminuição do fluxo menstrual. Sabe-se que a partir de 1 miligrama diário consegue-se a anovulação, sendo que nessa dose pouco altera os valores de FSH e LH. É comercializado como contraceptivo hormonal oral associado ao valerato de estradiol.

Por sua vez, a ciproterona é a progestina de maior potencial antiandrogênico, pois liga-se aos receptores de testosterona e de di-idrotestosterona, inibe a secreção de LH e, por esse motivo, a secreção ovariana de androgênio; como todo progestagênio, inibe a atividade da 5 alfa redutase diminuindo a conversão de testosterona em di-idrotestosterona e aumenta a depuração de testosterona.[5] Quanto maior o potencial antiandrogênico do progestagênio, maior seu risco relativo tromboembólico.

A clormadinona tem leve efeito glicocorticoide, efeito antiestrogênico e antiandrogênico, além de excelente ação antigonadotrófica.

A drospirenona é derivada da espironolactona, tendo atividade essencialmente antimineralocorticoide. É a progestina mais semelhante à progesterona natural, sem efeito glicocorticoide, e tem 30% do efeito antiandrogênico da ciproterona.

Por fim, o progestagênio mais recente é o nomegestrol, que se liga especificamente ao receptor de progesterona. Tem 20 vezes menor efeito antiandrogênico do que a ciproterona. É o progestagênio de maior vida média, alcançando 46 horas de duração.

Os progestagênios são classificados conforme a origem:

- **primeira geração:** estranos (derivados da noretisterona incluindo linestrenol) e pregnanos (medroxiprogesterona, ciproterona, megestrol);
- **segunda geração:** gonanos (levonorgestrel);
- **terceira geração:** novas progestinas (desogestrel, gestodeno, norelgestromina, norgestimato);
- **quarta geração:** dienogeste, nomegestrol, trimegestona, drospirenona.

■ MODO DE AÇÃO DOS CONTRACEPTIVOS HORMONAIS

Como já visto, o esteroide responsável pelo efeito contraceptivo é o progestagênio, inclusive nas pílulas combinadas. Entre suas principais ações estão o bloqueio da liberação pulsátil do LH pela hipófise inibindo a ovulação, a inibição da síntese dos receptores de progesterona, a diminuição da quantidade e da espessura do muco cervical, a redução no número e no tamanho das glândulas endometriais e a diminuição da atividade ciliar das tubas, além da luteólise prematura que interfere no corpo lúteo.

A associação do estrogênio nas pílulas combinadas justifica-se para manter ciclos regulares de sangramento por deprivação hormonal assemelhando-se aos ciclos menstruais fisiológicos e para a estabilização endometrial além da diminuição da produção de FSH, inibindo o desenvolvimento folicular.

Os sintomas e os riscos atribuídos aos estrogênios têm sido envolvidos em controvérsias, uma vez que sempre se encontram associados a um progestagênio, porém o efeito certamente é dose-dependente e mais pronunciado com doses diárias superiores a 35 microgramas de etinilestradiol. Ainda pouco se sabe sobre os riscos das formulações com estrogênios naturais.

Entre os principais efeitos dos estrogênios exógenos no metabolismo destacam-se as ações hepáticas e renais. O etinilestradiol aumenta os níveis de albumina sérica e também da globulina carreadora de hormônios, o SHBG. Tem efeito sobre a coagulação aumentando os fatores VII e XII e o inibidor de plasminogênio, além de diminuir a antitrombina III, sendo o perfil trombogênico dose-dependente. Além disso, diminui o colesterol total e o LDL e aumenta o HDL, promovendo perfil lipídico favorável, sem alteração no metabolismo dos carboidratos. O etinilestradiol ainda aumenta a relação angiotensina/aldosterona, promovendo retenção de sódio e água, e esse efeito também é dose-dependente e na maioria das vezes de pouca repercussão clínica.[6]

Observa-se também aumento de resistência periférica à insulina e diminuição da tolerância à glicose com pouca repercussão clínica e também efeito dose-dependente, sendo mais pronunciado na dose de 50 microgramas de etinilestradiol.[6]

Com relação aos progestagênios, o levonorgestrel tem efeito dose-dependente, sendo que acima de 150 microgramas causa menor redução do colesterol total e do LDL e menor aumento do HDL, além de elevar os triglicérides. Já a ciproterona, a drospirenona, o desogestrel e o gestodeno têm pouco efeito sobre o perfil lipídico.

Comparando-se usuárias de contraceptivo combinado oral com estradiol e nomegestrol ou etinilestradiol e levonorgestrel por um ano não foram observadas diferenças no perfil lipídico e glicêmico no primeiro, e queda de 13% do HDL, aumento de 7% do LDL e 17% triglicérides com o segundo esquema.[7]

A metabolização dos estrogênios e dos progestagênios é predominantemente hepática pelas enzimas microssomais do citocromo p-450. Embora no passado questionava-se a diminuição da eficácia das pílulas por determinadas drogas como rifampicina, fenitoína, fenobarbital, carbamazepina, efavirenz, oxcarbamazepina, primidona e *Hypericum perforatum*, na recente revisão da Organização Mundial da Saúde, não há contraindicação ao uso dessas drogas associadas ao contraceptivo hormonal.

■ EFEITOS EXTRACONTRACEPTIVOS

Ganho de peso

Várias são as hipóteses para o ganho de peso nas usuárias de contraceptivos hormonais, entre elas a retenção hídrica, o aumento da massa muscular decorrente do efeito androgênico de alguns progestagênios e a deposição de gordura nas mamas, coxas e abdome; porém, recente revisão sistemática da Cochrane não detectou ganho de peso consistente associado ao uso de contraceptivos hormonais em mulheres saudáveis em 49 estudos avaliados.[8]

Densidade óssea

Em recente revisão sistemática Cochrane, observaram-se seis estudos que correlacionaram os efeitos de diferentes contraceptivos hormonais orais e o risco de fratura óssea, sendo que a maioria relatou maior risco de fratura óssea além de 10 anos de uso.[9]

Pele

Todos os métodos hormonais combinados orais melhoram a acne, tanto inflamatória quanto a não inflamatória, principalmente após três meses de uso. As pílulas combinadas com levonorgestrel possibilitam resultado inferior, enquanto as que têm na composição drospirenona são mais efetivas do que as que contêm norgestimato ou nomegestrol, porém menos efetivas do que as com acetato de ciproterona.[10]

■ PREVENÇÃO DE NEOPLASIAS GINECOLÓGICAS E AFECÇÕES BENIGNAS DA MAMA

Muito se discute a respeito de desenvolvimento de eventuais neoplasias hormônio-dependentes em uso prolongado de contraceptivos por mulheres saudáveis, porém o que se observa é que usuárias de contraceptivos hormonais orais por mais de sete anos têm menor risco de desenvolvimento de doenças benignas da mama (RR = 0,64), bem como de câncer de ovário (20% de redução para cada 5 anos de uso, mesmo nas portadoras de BRCA 1 e 2) e 50% de redução do câncer de endométrio.

Por outro lado, existe aumento de risco de câncer de mama (RR 1,24), que varia conforme a idade de início de uso de contraceptivos hormonais. O início antes dos 20 anos se associa a risco relativo de 1,95, sendo de 1,27 o início entre 35 e 40 anos. Felizmente, o risco aumentado desaparece após 10 anos de interrupção do contraceptivo.[11]

Afecções benignas ginecológicas

As principais afecções benignas como miomas uterinos, síndrome da tensão pré-menstrual, endometriose, adenomiose, cistos ovarianos funcionais e dismenorreia não pioram com o uso de contraceptivos hormonais orais, seja combinado, seja com progestagênio isolado. Ao contrário, estes muitas vezes são indicados como terapêutica ou controle dessas afecções.

■ COMO ESCOLHER O MELHOR CONTRACEPTIVO?

Opta-se sempre pelas menores doses de esteroides para minimizar os riscos teóricos e reais dos contraceptivos hormonais orais sem diminuir a eficácia contraceptiva. Quando não se busca melhora de acne ou sangramento cíclico, indica-se muitas vezes o progestagênio isolado. O desogestrel é a pílula mais prescrita na atualidade tanto para mulheres puérperas ou não, sobretudo nas que estão em aleitamento materno. O efeito colateral mais comum é o sangramento irregular, frequente e por vezes duradouro.

Quando a opção for por pílula combinada, sugerem-se doses de etinilestradiol igual ou menor que 35 microgramas diárias associada a levonorgestrel ou noretisterona.[12]

Mais recentemente, com o advento das pílulas contendo estrogênio natural, existe uma tendência em prescrevê-las para diminuir os riscos tromboembólicos, porém não há estudos grandes a longo prazo que mostrem esse benefício, tampouco se a pílula monofásica promove menos sangramentos irregulares do que as que apresentam variação da dose ao longo da cartela.

Em questão de doses ou tipos de hormônio não há diferença significativa na eficácia dos contraceptivos. A maior diferença entre os diversos compostos é o efeito no padrão de sangramento. Estudos sugerem que drogas com etinilestradiol em doses diárias iguais ou menores que 20 microgramas levam ao abandono do método em maior incidência do que as pílulas com 30 ou mais microgramas diários de etinilestradiol. O principal motivo seriam os relacionados ao padrão de sangramento, seja motivados pela amenorreia, por sangramento infrequente ou irregular ou ainda sangramento frequente ou prolongado e os escapes. Vale ressaltar que os estudos não avaliaram os efeitos dos diferentes progestagênios.[13]

A escolha do progestagênio levará em conta a menor dose possível e o seu principal efeito: diurético (drospirenona e clormadinona), menor risco tromboembólico (levonorgestrel), melhor efeito sobre a pele (ciproterona), maior meia vida (nomegestrol).

Acrescenta-se ainda o uso do levonorgestrel em alta dose na contracepção de emergência, que pode ser feita com dose única ou duas doses com intervalo de 12 horas.

Qual o melhor regime de administração?

Existem regimes de administração cíclica, contínua e mais recentemente estendida (intervalos cíclicos a cada três meses espaçando os sangramentos programados). Opta-se pelo regime cíclico quando se buscam sangramentos por deprivação hormonal, mimetizando o ciclo menstrual. Para tanto, indicam-se 21 dias de uso esteroídico seguido de sete dias de pausa para os compostos combinados com pelo menos 20 microgramas de etinilestradiol. Os compostos com 15 microgramas de etinilestradiol, bem como 20 microgramas de etinilestradiol associado à drospirenona, devem ser utilizados por 24 dias seguidos para a manutenção da eficácia contraceptiva. Faz-se a pausa hormonal por apenas quatro dias, com comprimidos placebo ou não.

O regime contínuo tem por finalidade evitar sangramentos uterinos e sintomas cíclicos (síndrome da tensão pré-menstrual, dismenorreia e cefaleia), e é principalmente utilizado nos progestagênios isolados, embora seja possível o uso sem interrupção dos métodos combinados também. Aliás, o regime estendido (3 a 4 ciclos contínuos sem pausa) tem sido cada vez mais bem aceito pelas usuárias de métodos contraceptivos hormonais orais.

É importante apresentar os possíveis regimes de administração para cada formulação hormonal para que a usuária possa fazer sua melhor escolha sem prejuízos na eficácia do método contraceptivo.

Observam-se no Quadro 108.2 os principais contraceptivos hormonais de baixa dose prescritos na atualidade.

■ CRITÉRIOS DE ELEGIBILIDADE DA OMS PARA CONTRACEPTIVOS HORMONAIS ORAIS

Não existem critérios de elegibilidade específicos para contraceptivos hormonais orais. Como via de regra, os contraceptivos hormonais orais combinados seguem as normas para os contraceptivos hormonais combinados independentemente da via de administração, e o mesmo acontece para os progestagênios isolados.

Mulheres saudáveis são categoria 1 (prescrição sem contraindicação) tanto para os contraceptivos orais combinados quanto para os progestagênios isolados desde a menarca até os 40 anos. Acima dos 40 anos, ambos os métodos são categoria 2 (benefícios são superiores aos riscos teóricos ou reais).[14]

Durante o aleitamento materno, até seis semanas pós-parto ambos os métodos são categoria 4 (contraindicação absoluta), sendo categoria 3 (riscos teóricos ou reais maiores que os benefícios) entre seis semanas e seis meses para ambos os métodos. Além dos seis meses, ambos os métodos são categoria 2.[14]

No puerpério, às mulheres que não amamentam, até 21 dias pós-parto, está contraindicado o uso de pílulas tanto combinadas quanto de progestagênio isolado (categoria 3 quando não há fatores de risco para tromboembolismo e categoria 4 quando há fatores de risco para tromboembolismo). Entre 21 e 42 dias pós-parto, nas mulheres com fatores de risco para tromboembolismo, o uso das pílulas é categoria 3, sendo que nas que não têm fatores de risco para tromboembolismo a categoria é 2. Além dos 42 dias pós-parto, o uso de pílulas combinadas ou com progestagênio isolado torna-se categoria 1.[14]

A obesidade (IMC ≥ 30 kg/m²) tem critério de elegibilidade 2 para ambos os métodos orais.

■ CONTRAINDICAÇÕES PARA CONTRACEPTIVOS ORAIS

Algumas situações clínicas são contraindicações absolutas para o uso de contraceptivos orais, como câncer de mama, tumores hepáticos malignos, sangramentos genitais sem etiologia, fumantes com mais de 35 anos e mais de 15 cigarros ao dia, hipertensão arterial (pressão sistólica ≥ 160 mmHg ou pressão diastóli-

ca ≥ 100 mmHg), história ou tromboembolismo agudo, presença de fatores trombogênicos (fator V Leyden, mutação da protrombina, proteína S, proteína C e deficiência da antibrombina), presença de anticorpos fosfolípides, enxaqueca com aura, história de AVC, história ou infarto isquêmico, valvulopatias associadas a hipertensão pulmonar ou com risco de fibrilação atrial e vasculopatias.[14]

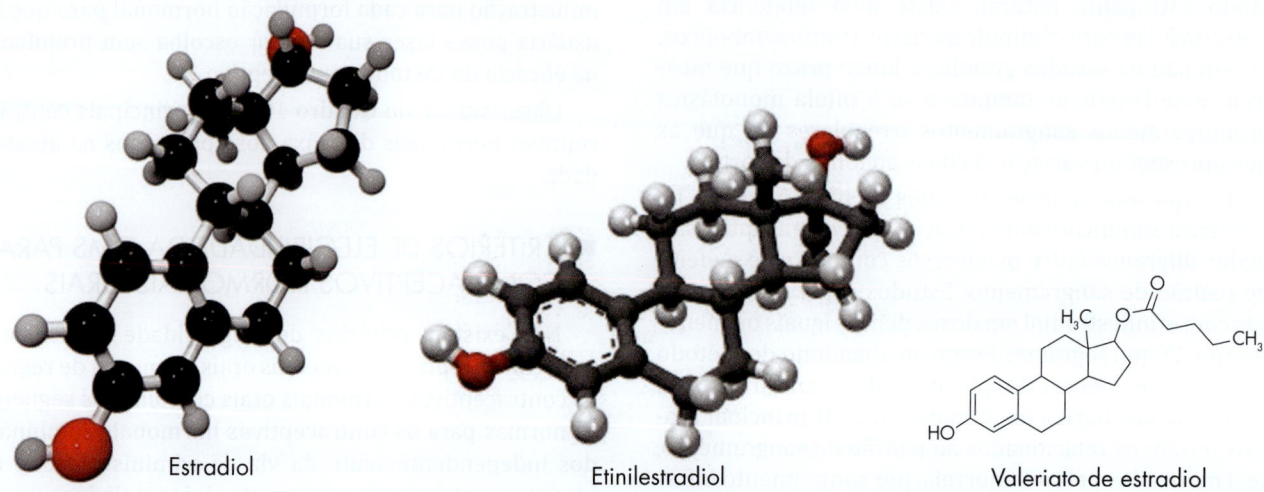

Estradiol

Etinilestradiol

Valeriato de estradiol

Figura 108.1 Estrutura química das moléculas de estradiol e estrogênio.

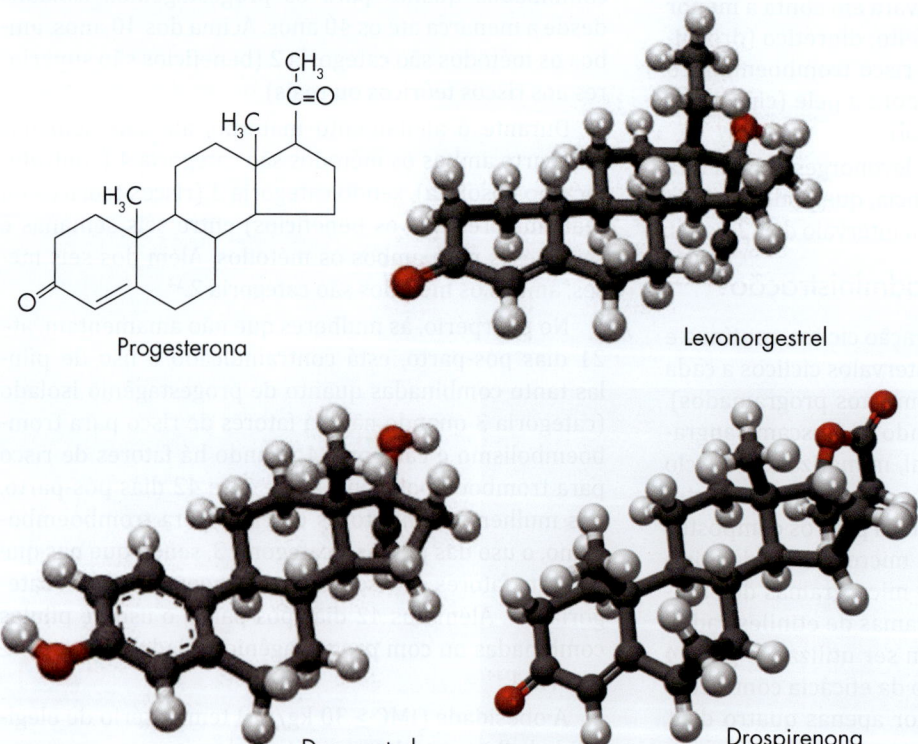

Progesterona

Levonorgestrel

Desogestrel

Drospirenona

Figura 108.2 Estrutura química das moléculas de progesterona e os principais progestagênios.

Quadro 108.1 Principais fórmulas químicas dos esteroides presentes nos contraceptivos hormonais comparados à progesterona.

estradiol	$C_{18}H_{24}O_2$
etinilestradiol	$C_{20}H_{24}O_2$
progesterona	$C_{21}H_{30}O_2$
desogestrel	$C_{22}H_{30}O$
levonorgestrel	$C_{21}H_{28}O_2$
gestodeno	$C_{21}H_{26}O_2$
nomegestrol	$C_{21}H_{28}O_3$
dienogeste	$C_{20}H_{25}NO_2$
drospirenona	$C_{24}H_{30}O_3$

Quadro 108.2 Principais tipos de contraceptivos hormonais de baixa dose comercializados conforme a composição química.

Nomes comerciais	Composição
cerazette®, nactali®, juliet®, kelly®	75 mcg desogestrel 28 comprimidos
micronor®, norestin®	350 mcg noretisterona 35 comprimidos
nortrel®, minipil®	300 mcg levonorgestrel 35 comprimidos
exluton®	500 mcg linestrenol
mirelle®, minesse®, mínima®, tantin®, adoless®, alexa®, siblima®, lizzy®	15 mcg etinilestradiol 60 mcg gestodeno 24/28 comprimidos
level®, miranova®	20 mcg etinilestradiol 100 mcg levonorgestrel 21 comprimidos
yaz®, iumi®, moliere 20®, niki®	20 mcg etinilestradiol 300 mcg drospirenona 24 comprimidos
femiane®, harmonet®, micropil®, diminut®, allestra 20®, ginesse®, previane®, tamisa 20®	20 mcg etinilestradiol 75 mcg gestodeno 21 comprimidos
mercilon®, femina®, minian®, primera 20®, malu®	20 mcg etinilestradiol 150 mcg desogestrel 21 comprimidos
mercilon cont®	20/10 mcg etinilestradiol 150 mcg desogestrel 28 comprimidos

(Continua)

Quadro 108.2 Principais tipos de contraceptivos hormonais de baixa dose comercializados conforme a composição química. *(Continuação)*	
Nomes comerciais	Composição
Yasmin®, Elani®, Elani Ciclo®, Dalyne®, Elô®, Liara®, Lyllas®, Moliere 30®, Yang®	30 mcg etinilestradiol 300 mcg drospirenona 21 comprimidos
Belara®	30 mcg etinilestradiol 200 mcg clormadinona 21 comprimidos
Gynera®, Minulet®, Allestra 30®, Gestinol®, Cyclogyn®, Amisa 30®, Fertnon®	30 mcg etinilestradiol 75 mcg gestodeno 21 comprimidos
Primera 30®, Microdiol®, Gestradiol®	30 mcg etiniestradiol 150 mcg desogestrel 21 comprimidos
Nordette®, Ciclo 21®, Microvlar®, Concepnor®, Gestrelan®, Levogen®, Nociclin®	30 mcg etinilestradiol 150 mcg levonorgestrel 21 comprimidos
Levordiol®	30/40 mcg etinilestradiol 50/75/125 mcg levonorgestrel
Diane®, Selene®, Artemidis®, Ciprane®, Diclin®, Ferane®, Repopil®, Ciclovulon®	35 mcg etinilestradiol 200 mcg ciproterona 21 comprimidos
Gracial®	40/30 mcg etinilestradiol 25/125mcg desogestrel 22 comprimidos
Novial®	35/30 mcg etinilestradiol 50/100/150 mcg desogestrel 21 comprimidos
Triquilar®, Trinordiol®	30/40/10 mcg etinilestradiol 50/75/125 mcg levonorgestrel 21 comprimidos
Levordiol®	30/40 mcg etinilestradiol 50/75/125 mcg levonorgestrel 28 comprimidos
Qlaira®	3000/2000/1000 mcg valerato estradiol 2000/3000 mcg dienogeste 30 comprimidos
Stezza®	1500 mcg 17-B estradiol 2500 mcg nomegestrol 28 comprimidos
Seasonique®	300/100 mcg etinilestradiol 1015 mcg levonorgestrel 84 comprimidos
Pozzato Uni®, Diad®, Minipil Post®, Pilem®, Poslov®, Postinor Uno®, Postinor 2®, Prevides®, Prevynol®, Dopo®	1500 mcg levonorgestrel 1 ou 2 comprimidos

REFERÊNCIAS BIBLIOGRÁFICAS

1. Jármy-Di Bella ZI, et al. Planejamento familiar: definição e histórico. importância governamental, médica e individual. In: Girão MJBC, et al. Anticoncepção e planejamento familiar. São Paulo: Atheneu; 2014. p. 3-10.

2. Araujo FF, et al. Métodos hormonais de anticoncepção. In: Girão MJ, et al. Anticoncepção e planejamento familiar. São Paulo: Atheneu; 2014. p. 83-100.

3. Hatcher RA, et al. Combined hormonal contraceptive methods.. In: ---------.Contraceptive technology. 18th ed.(New York: Ardent Media; 2004. p.391-460.

4. Fritz MA, et al. Contracepção oral. In: Fritz MA, et al. Endocrinologia ginecológica clínica e infertilidade. 8 ed. Rio de Janeiro: Revinter; 2015. p.977-1090.

5. Vigo F, et al. Progestógenos: farmacologia e uso clínico. Femina 20011;39(3): 127-37.

6. Sondheimer SJ. Oral contraceptives: mechanism of action, dosing, safety, and efficacy.Cutis. 2008;81(1 Suppl):19-22.

7. Burke A. Nomegestrol acetate 17b estradiol for oral contraception. Patient Prefer Adher 2013;7:607-19.

8. Gallo MF, et al. Combination contraceptives: effects on weight. Cochrane Database Syst Rev, 2014; (1):CD003987.

9. Lopez LM, et al. Steroidal contraceptives and bone fractures in women: evidence from observational studies. Cochrane Database Syst Rev. 2015; (7):CD009849.

10. Arowojolu AO, et al. Combined oral contraceptive pills for treatment of acne. Cochrane Database Syst Rev 2015; (7):CD004425.

11. Facina G, et al. Anticoncepção nas doenças benignas e malignas da mama. In: Girão MJBC, et al. Anticoncepção e planejamento familiar. São Paulo: Atheneu; 2014. p.177-82.

12. Stewart M, et al. Choosing a combined oral contraceptive pill. Aust Prescr. 2015;38(1):6-11.

13. Gallo MF, et al. 20 µg versus >20 µg estrogen combined oral contraceptives for contraception. Cochrane Database Syst Rev. 2011; (1):CD003989.

14. Medical eligibility criteria for contraceptive use - Part II. http://who.int/reproductivehealth/publications/ family_planning/MECguidelinePart-2.pdf?ua=1. (Acessado em julho de 2017)

108.2

Contraceptivos Injetáveis

■ Marise Samama ■ Zsuzsanna Ilona Katalin de Jármy Di Bella

■ HISTÓRICO

Os estudos com anticoncepcionais hormonais injetáveis se intensificaram em razão da observação de alta incidência de uso inadequado dos métodos orais, no intuito de aumentar sua taxa de adesão e eficácia.

A via parenteral começou a ser estudada ainda na década de 1960. Os primeiros estudos para avaliar a eficácia desse método anticoncepcional foram com o acetato de medroxiprogesterona associado a um estrogênio, sendo publicados em 1966.[1,2] Posteriormente, após análise de diversos estudos, a Organização Mundial da Saúde concluiu que o acetato de medroxiprogesterona era um contraceptivo de alta eficácia. Surgiram então os injetáveis combinados de uso mensal e a medroxiprogesterona de depósito, que é trimestral. Atualmente, observa-se que, de forma global, os injetáveis correspondem a 6% dos contraceptivos usados.[3]

■ MECANISMO DE AÇÃO

Os contraceptivos injetáveis combinados, assim como os orais combinados, têm como finalidade inibir a secreção e a liberação das gonadotrofinas hipofisárias, mais precisamente o progestagênio, que inibe o LH e o estrogênio dificultando o FSH, não havendo assim foliculogênese e ovulação.

Já os contraceptivos injetáveis compostos só por progestagênios agem inibindo a secreção de LH e seu pico, impedindo o processo ovulatório. Também têm papel sobre o muco cervical, tornando-o espesso, dificultando a subida dos espermatozoides pelo canal endocervical.

Na liberação hormonal dos injetáveis, os níveis séricos são mais constantes e homogêneos do que nos orais; os veículos de liberação são lentos e não existe pico hormonal diário. Além disso, a via parenteral tem vantagens na absorção, não havendo metabolização hepática na primeira passagem, que inativaria em parte os esteroides, como ocorre na via oral. Também não sofre interferência na sua absorção por alguns medicamentos que usam a mesma via hepática do citocromo.

■ TIPOS DE CONTRACEPTIVOS INJETÁVEIS

Os contraceptivos injetáveis podem ser aplicados mensalmente ou a cada três meses.

Contraceptivos injetáveis mensais

Os contraceptivos injetáveis mensais são considerados métodos hormonais combinados não orais. Um dos aspectos mais positivos é de que na sua composição utiliza-se sempre um estrogênio natural associado a um progestagênio, ao contrário dos outros métodos hormonais combinados, em que, na maioria das vezes, há um estrogênio sintético, o etinilestradiol. O estrogênio natural é menos associado a fenômenos cardiovasculares deletérios e a possíveis interferências na atividade de desejo sexual, sendo uma opção apenas recente nas pílulas orais combinadas.

No mercado nacional existem as seguintes opções (Tabela 108.1):

- 10 mg de enantato de estradiol associado a 150 mg de acetofenido de algestona, a diidroxiprogesterona (é o mais utilizado na América Latina, e atualmente encontra-se em avaliação a dose mais baixa de 6 mg de enantato de estradiol e 90 mg de acetofenido de diidroxiprogesterona;[4]
- 5 mg de valerato de estradiol associado a 50 mg de enantato de noretisterona;
- 5 mg de cipionato de estradiol associado a 25 mg de acetato de medroxiprogesterona.

Tem havido aumento progressivo de seu uso, sendo considerado um contraceptivo muito efetivo e de posologia cômoda mensal. Indica-se o início de uso até o quinto dia do ciclo menstrual e aplicação intramuscular de nova dose a cada 30 dias. Mais recentemente, seguin-

Nome comercial	Ciclicidade	Classificação	Composição
Unociclo® Daiva® Aldjet® Pregless® Perlutan®	Mensal	Combinado	10 mg enantato 150 mg acetofenido de algestona
Mesigyna®	Mensal	Combinado	5 mg valerato de estradiol 50 mg enantato noretisterona
Depomês® Cyclofemina®	Mensal	Combinado	5 mg cipionato estradiol 25 mg acetato medroxiprogesterona
Depo-provera® Tricilon® Demedrox® Sayana®	Trimestral	Progestagênio isolado	150 mg intramuscular 104 mg subcutâneo acetato medroxiprogesterona

Tabela 108.1 Contraceptivos injetáveis hormonais disponíveis no Brasil.

do a linha de raciocínio de quanto antes a contracepção se iniciar, menores os riscos de uma gestação não planejada, preconiza-se após descarte de prenhez em curso, o início a qualquer dia do ciclo menstrual, orientando-se o método de barreira nos primeiros sete dias.

Contraceptivo injetável trimestral

O injetável trimestral é um método de progestagênio isolado composto de acetato de medroxiprogesterona na dose de 150 mg. A medroxiprogesterona tem estrutura semelhante à da progesterona natural, sendo um progestagênio muito potente, com alta afinidade pelo receptor de progesterona. Tem também afinidade com receptores androgênicos e glicocorticoides. Tem ação no receptor endometrial, levando o endométrio à atrofia após um mês de uso. É essa atrofia que expõe os vasos endometriais, podendo causar sangramento irregular que clinicamente se manifesta como escapes ou perdas sanguíneas prolongadas.

Melhora a síndrome da tensão pré-menstrual e a dismenorreia. Algumas mulheres com mioma uterino e sangramento anormal se beneficiam com o método ao entrarem em amenorreia ou apresentarem apenas sangramentos de pequena monta. Pode ser utilizado na amamentação, após seis semanas. Antes disso, alguns estudos sugerem efeitos adversos sobre o desenvolvimento cerebral do neonatal.[5]

Assim como os métodos combinados, os injetáveis de progestagênio também reduzem o risco de câncer de endométrio e de ovário, porém a relação com câncer de mama ainda é controversa e, do ponto de vista clínico, pouco significativa.

Aguarda-se para breve a comercialização no Brasil, da nova versão do injetável trimestral, com 104 mg de acetato de medroxiprogesterona, com a possibilidade de aplicação subcutânea no abdome ou nas coxas, podendo ser realizada pela própria usuária. Com isso, espera-se a diminuição dos efeitos colaterais, como a possibilidade de ganho de peso, particularmente nas adolescentes com sobrepeso ou obesas. Em poucos casos, ainda pode ocorrer a diminuição da atividade de desejo sexual e mudanças de humor (depressão e nervosismo). Os critérios de elegibilidade da OMS seguem os mesmos critérios preconizados para a medroxiprogesterona de depósito trimestral de 150 mg.[6]

Embora o sistema de liberação do acetato de medroxiprogesterona seja de depósito, não é um sistema de liberação prolongada, dependendo de picos mais altos de hormônio para sua ação anovulatória e de espessamento do muco cervical. Observa-se na Figura 108.1 as diferenças entre os níveis séricos dos progestagênios no sistema de liberação sustentada do implante de etonorgestrel e do sistema *depot* da medroxiprogesterona.[5]

É importante salientar o início das curvas, quando se observa o rápido aumento dos níveis de etonorgestrel nos primeiros meses, ao contrário da medroxiprogesterona, que é iniciada com a dose plena.

Com relação à aplicação intramuscular dos contraceptivos injetáveis, indica-se a técnica da trilha em Z (pressionar a pele antes da introdução da agulha na pele, subcutâneo e musculatura, injetar o conteúdo da seringa, aguardar alguns segundos e retirar a agulha, dessa forma o conteúdo não extravasa para fora da musculatura) e não massagear ao redor da área. O fato de a

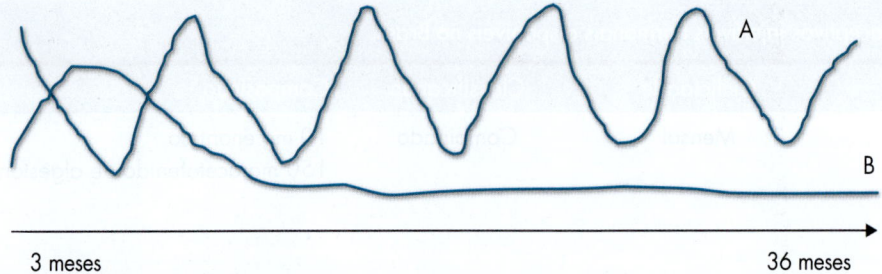

3 meses   36 meses

Figura 108.1 Níveis séricos de progestagênio ao longo de três anos nas usuárias de implante de etonogestrel e acetato de medroxiprogesterona de depósito. **(A)** Sistema *depot* liberador de acetato de medroxiprogesterona intramuscular a cada três meses. **(B)** Sistema de liberação sustentada do etonorgestrel no implante subdérmico ao longo de três anos.

aplicação ser mensal ou trimestral aumenta a aderência da usuária ao método, que não necessita da lembrança diária da tomada do contraceptivo.

■ EFICÁCIA DOS MÉTODOS INJETÁVEIS

O índice de Pearl no uso ideal é de 0,3 e 0,05, respectivamente, para o injetável trimestral e mensal combinado, enquanto o uso típico é de 6,7 e 3,0 para os métodos citados.

A taxa de continuidade é boa, sendo que 56% das mulheres continuam com o método após um ano.[3]

As mulheres com menos de 21 anos têm duas vezes mais risco de gravidez indesejada do que aquelas com mais de 21, usuárias de contraceptivos orais, transdér-

micos ou anéis vaginais, diferenças que não são observadas com o uso do injetável trimestral e implante.[7]

Em estudo realizado com 1.527 mulheres usuárias de métodos hormonais combinados, como pílula, adesivo transdérmico ou anel vaginal, 176 de injetáveis trimestrais e 5.781 de implantes (métodos contraceptivos reversíveis de longa duração), quanto à falha de contracepção um, dois, e três anos após o início do uso, as usuárias de contraceptivos combinados têm maior risco de gravidez indesejada (4,8% no primeiro ano, 7,8% no segundo ano e 9,4% no terceiro ano) quando comparadas com usuárias de DIU e implante, 0,3%, 0,6% e 0,9%, respectivamente, sendo significativamente menor. E, quando comparado com o injetável trimestral, 0,1%, 0,7%, 0,7%, respectivamente (Figura 108.2).[7]

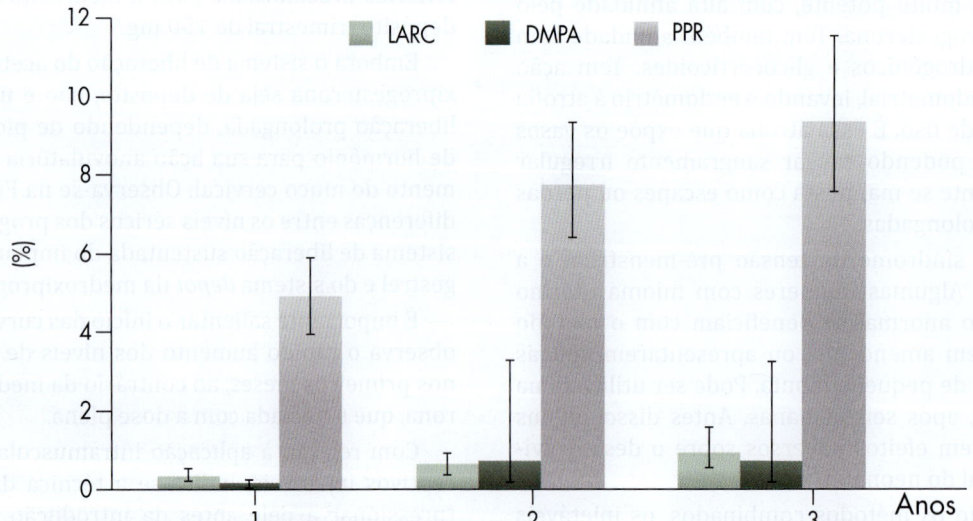

Figura 108.2 Percentagem cumulativa de mulheres que tiveram falha na contracepção com um, dois e três anos de uso de implantes (*LARC*), injetáveis trimestrais (*DMPA*), pílula/adesivo/anel vaginal (*PPR*). Usuárias de *PPR* tiveram significativamente mais gestações indesejadas que com *LARC* OU *DMPA* (p < 0,001).[7]

Os injetáveis progestínicos não apresentam a menor eficácia em mulheres com sobrepeso ou obesas, apesar de haver poucos estudos.[3]

Se houver esquecimento da aplicação do injetável de progestagênio por até quatro semanas e até duas semanas para os injetáveis combinados, pode ser feita nova aplicação. Não há necessidade de método adicional. Mas, se for acima desses períodos, o contraceptivo pode ser aplicado se não houve atividade sexual durante duas semanas após a data correta da aplicação; se houve uso de método adicional; se utilizou contraceptivo de emergência; ou na condição de aleitamento exclusivo. Nesses casos, preconiza-se o método adicional por sete dias após a injeção. Se não se enquadrar nessas condições, deverá ser realizado teste de gravidez; sendo o resultado negativo, aplica-se o injetável e indica-se uso de método adicional nos primeiros sete dias.[3]

■ EFEITOS COLATERAIS

Entre os efeitos colaterais, salientam-se as perdas irregulares de sangue, mastalgia, dor abdominal, cefaleia, sendo os últimos mais comuns nos primeiros meses. Entre as desvantagens, uma vez feita a aplicação intramuscular, não se consegue interromper os efeitos hormonais. Com relação aos efeitos não contraceptivos mais comuns, citam-se:

- **Alteração do padrão de sangramento:** é o principal motivo para a descontinuidade do método, portanto é fundamental orientar a futura usuária das possibilidades de aumento ou diminuição do fluxo sanguíneo, da presença de sangramentos frequentes ou infrequentes e a possível amenorreia.[8] Comparativamente, o injetável trimestral causa alterações do padrão de sangramento em muito maior incidência do que os injetáveis mensais, que tendem a causar sangramentos cíclicos por deprivação hormonal, mimetizando ciclos menstruais. A amenorreia ocorre em 2/3 das mulheres usuárias dos injetáveis trimestrais e em 1/4 das usuárias dos injetáveis combinados.[9]

- **Ganho de peso:** embora seja uma queixa clínica frequente e também motivo de abandono dos injetáveis trimestrais, não se observou em metanálise diferença entre os injetáveis mensais comparados com outros métodos hormonais. Quando comparado com métodos não hormonais, houve ganho de 2 kg no primeiro ano de uso dos injetáveis trimestrais[3]. Nas adolescentes, o ganho de peso foi maior quando o uso foi superior a quatro anos e também nas adolescentes com sobrepeso ou obesas usuárias dos injetáveis trimestrais.[8]

- **Risco de tromboembolismo:** os contraceptivos injetáveis combinados provocam menor impacto na coagulabilidade sanguínea do que os métodos orais, provavelmente porque contêm estrogênios naturais em sua formulação. Poucos estudos avaliaram o risco de tromboembolismo venoso ou arterial com os injetáveis, que se mostrou baixo, porém não há dados suficientes para considerar ausência de risco de trombose.[10] No caso de apenas histórico familiar de trombose, o método injetável não tem restrição, porém, nas trombofilias hereditárias, o método pode ser utilizado na maioria das vezes. Em situações de cirurgia de grande porte, com ou sem imobilização prolongada, esse método também pode ser utilizado. O injetável trimestral também não causou riscos de tromboembolismo apesar da alta dose de progestagênio.

- **Perda de massa óssea:** em relação à massa óssea, principalmente no uso prolongado do método injetável trimestral (acima de dois anos), pode haver comprometimento da densidade mineral decorrente do hipoestrogenismo relativo prolongado, que é revertido com a interrupção do método. É uma perda semelhante à que ocorre na lactação[11]. Não há evidências de risco maior para fraturas. Nas mulheres acima de 40 anos, deve-se avaliar o custo-benefício do uso em razão da proximidade da fase climatérica, quando sabidamente iniciar-se-á a perda óssea de forma mais significativa.[9] Todavia, as mulheres mais jovens, na fase final da adolescência, são mais atingidas pela ação da medroxiprogesterona de depósito, pois ainda encontram-se na fase de formação óssea.[8] Mister se faz indicar medidas comportamentais para a menor alteração da massa óssea nas usuárias de medroxiprogesterona, como exercício regular, ingesta de alimentos ricos em cálcio e exposição solar moderada, para uma melhor absorção de vitamina D. Também se observa a piora na massa óssea na injeção subcutânea com a dose menor. A recuperação da massa óssea ocorre de um a dois anos após a descontinuidade do método.[11] Com relação ao uso dos injetáveis combinados, não há interferência negativa sobre a densidade óssea, pois existe estrogênio na composição e, além disso, ele é um composto natural, que atua beneficamente sobre o osso.

- **Retardo do retorno à fertilidade:** o uso do injetável trimestral também pode retardar o retorno à fertilidade por 10 meses até dois anos. Existem estudos que relatam que o tempo de retorno da fertilidade independe do tempo de utilização,[8] porém, há controvérsias. Já no injetável mensal combinado, o retorno à fertilidade ocorre geralmente de quatro a oito semanas após a última aplicação, podendo se estender em até seis meses.[3]

- **Risco metabólico:** pouco se sabe sobre o efeito de contraceptivos injetáveis sobre mulheres com risco metabólico. Alterações glicêmicas podem ser observadas em mulheres usuárias de injetáveis com medroxiprogesterona com IMC elevado.[12] Para diabéticas, o uso de injetáveis com progestínicos é categoria 2, porém, se há risco cardiovascular, passa a ser categoria 3, segundo a Organização Mundial da Saúde.[12] Após 12 meses de uso de injetável progestínico comparado com injetável combinado, observou-se aumento do nível glicêmico nas usuárias das primeiras.[12]

Alguns estudos sugerem aumento de risco na transmissão do vírus HIV quando do uso de contraceptivos injetáveis progestínicos.[13] Também, na mulher portadora de HIV, relatam que pode haver interferência na ação de alguns retrovirais. Segundo a Organização Mundial da Saúde, é importante reforçar o uso de preservativos.

Considerando que os contraceptivos injetáveis são de baixo custo e de fácil utilização, e o alto índice de esquecimento e descontinuidade do uso dos contraceptivos orais, os injetáveis têm indicação em programas sociais, e se tornam excelente opção contraceptiva com alta eficácia. Ainda hoje, observa-se crescente aceitação do método, sendo particularmente interessante nos países em desenvolvimento para mulheres de qualquer faixa etária durante a menacme.

REFERÊNCIAS BIBLIOGRÁFICAS

1. Coutinho EM, et al. Conception control by monthly injections of medroxyprogesterone suspension and a long-acting estrogen, J. Reprod. Fertil 1966; 15(2):209-14.

2. Besch PK, et al. In vivo metabolism of H3-medroxyprogesterone acetate in pregnant and non pregnant women and in the fetus. Am.J.Obstet.Gynecol 1966; 95(2):228-38.

3. Family Planning. A global handbook for providers. World Health Organization 2011. http://apps.who.int/iris/bitstream/10665/44028/1/9780978856373_eng.pdf

4. Coutinho EM, et al Multicenter, double-blind, comparative clinical study on the efficacy and acceptability of a monthly injectable contraceptive combination of 150 mg dihydroxyprogesterone acetophenide and 10 mg estradiol enanthate compared to a monthly injectable contraceptive combination of 90 mg dihydroxyprogesteroneacetophenide and 6 mg estradiol enanthate. Contraception 1997; 55(3):175-81.

5. Camaryn E, et al. Effective use of hormonal contraceptives Part II: combined hormonal injectables, progestogen-only injectables and contraceptive implants. Contraception 2006; 73(2):125-33.

6. WHO. Familar planning. http://www.who.int/reproductivehealth/publications/family_planning /Ex-Summ-MEC-5/en. (Acessado em maio de 2016)

7. Jacobstein R, et al. Progestin-only contraception: injectables and implants. Best Pract Res Clin Obstet Gynaecol. 2014 Aug;28(6):795-806.

8. Cornet A. Challenges in contraception in adolescents and young women; Curr Opin Obstet Gynecol 2013; 25(Suppl 1):S1-10.

9. Bhathena RK et al. Contraception for the older woman: an update. Climateric 2006; 9(4):264-76.

10. http://www.ambr.org.br/contracepcao-hormonal-e--tromboembolismo-2/ (Acessado em maio de 2016)

11. Roberts H. Steroidal contraceptives: effect on bone fractures in women. Maturitas 2015; 80(4):340-1.

12. Lopez LM, et al. Steroidal contraceptives: effect on carbohydrate metabolism in women without diabetes mellitus. Cochrane Database of Systematic Reviews 2014; (4):CD006133. Review.

13. Noguchi LM, et al. Risk of HIV1 acquisition among women who use different types of injectable progestin contraception In South Africa: a prospective cohort. Lancet HIV 2015;2(7):e27987.

ANEL VAGINAL

Introdução

O interesse pelo contraceptivo anel vaginal foi despertado há quase cinquenta anos, quando se evidenciou que a vagina poderia ser eficiente via de administração de medicamentos, particularmente na contracepção, pois o epitélio vaginal absorvia bem os esteroides sexuais.[1]

O seu terço superior apresenta baixa sensibilidade tátil, o que permite colocar um dispositivo nessa região, com pouco ou quase nenhum incômodo.

O desenvolvimento de produtos porosos capazes de armazenar e liberar constante e lentamente substâncias nele inseridas, como o elastômero e, entre eles, o etileno vinil acetato (EVA), permitiu a expansão de métodos anticoncepcionais hormonais não orais. Atualmente, estuda-se a vagina como via de administração de progesterona, noresterona e também um modulador de receptor de progesterona.

Um estudo comparativo em nosso meio mostrou que as preferências femininas sobre os contraceptivos se dividem em pílula anticoncepcional (65%), anel vaginal (23%) e adesivo (12%).[2]

Porém, existe apenas um único modelo aprovado no Brasil, no início de 2000. Ele é constituído por um anel de EVA, um plástico poroso, flexível, transparente, com diâmetro externo de 54 mm e diâmetro transversal de 4 mm (Figuras 108.3 e 108.4). Cada anel contém 2,7 mg de etinilestradiol (EE) e 11,7 mg de etonogestrel (ENG) dispersos de maneira uniforme dentro do núcleo EVA. Uma membrana de EVA, que envolve o anel, controla a eliminação contínua dos hormônios (Figura 108.5).[3]

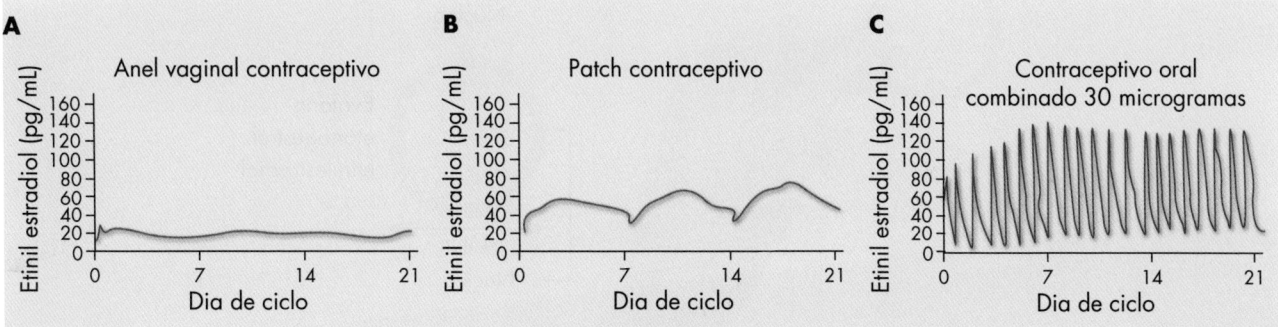

Figura 108.3 Perfil farmacocinético do anel intravaginal. **(A)** Perfil farmacocinético representativo para EE administrado por via vaginal. **(B)** Perfil farmacocinético representativo para EE administrado por via transdérmica. **(C)** Perfil farmacocinético representativo para EE administrado por via oral.

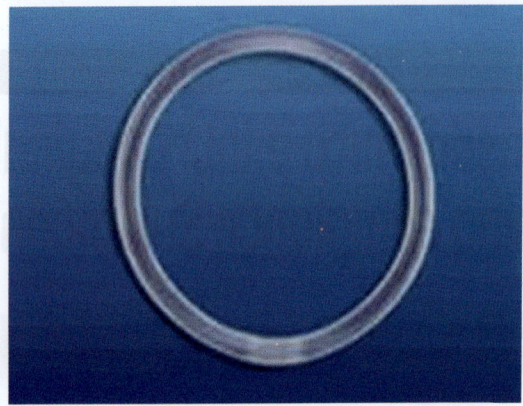

Figura 108.4   Anel vaginal.

Fonte: http://sexoyeso.blogspot.com.br/2011/06/4-metodos-anticonceptivos-hormonales-i.html.

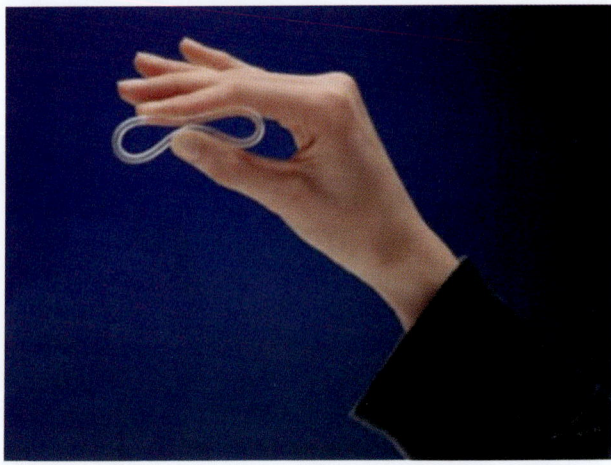

Figura 108.5   Anel vaginal sendo comprimido.

Fonte: http://sexoyeso.blogspot.com.br/2011/06/4-metodos-anticonceptivos-hormonales-i.html.

Diariamente são liberados 15 mcg de EE e 120 mcg de ENG de maneira contínua, o que corresponderia a uma pílula anticoncepcional de dose muito baixa.[4,5]

O ENG é o metabólito biologicamente ativo do desogestrel (DSG), progestagênio derivado da 19-nortestosterona, que possui elevada afinidade para o receptor de progesterona e baixa afinidade para o de androgênio, o que reduz seus efeitos arrenomiméticos.

A afinidade com um receptor é medida pelo índice de seletividade; e o índice de seletividade do ENG ao receptor de progesterona RP é substancialmente superior ao índice de outros progestagênios (Figura 108.6) o que contribui para diminuir a dose efetiva.[6-8]

Após colocar o anel vaginal, as concentrações séricas efetivas de ENG são imediatas e atingem o platô em dois dias,[9] e suas concentrações máximas ($C_{máx.}$) são alcançadas em aproximadamente uma semana, subsequentemente declinam de maneira gradual e linear.

Como se observaram nos níveis de EE, o declínio gradual nos níveis de ENG continuou quando o uso do anel foi prolongado por mais duas semanas, indicando que a farmacocinética não se altera substancialmente quando o anel permanece colocado por até duas semanas após o período normal de uso de três semanas (Figura 108.7).[6] No entanto, esse intervalo de confiança não é abonado para fins contraceptivos, e para tanto é preconizado, em bula, o uso do anel por três semanas, e outra de descanso.

Efetividade

A efetividade do anel vaginal pode variar significantemente, como a de todos os contraceptivos que dependem da atuação da usuária. Trabalhos mostraram que ele pode ser muito efetivo quando usado corretamente, com taxas que se aproximam de menos de uma gravidez entre cem usuárias, no primeiro ano de uso.

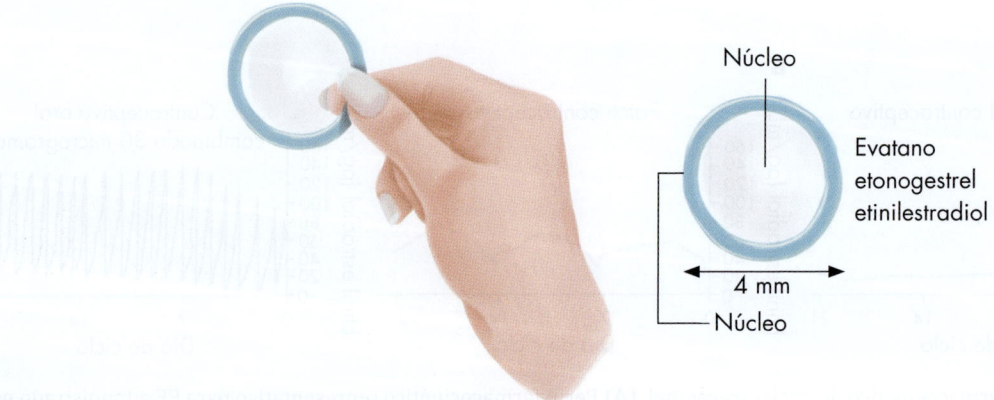

Figura 108.6   Esquema de liberação hormonal do anel intravaginal.

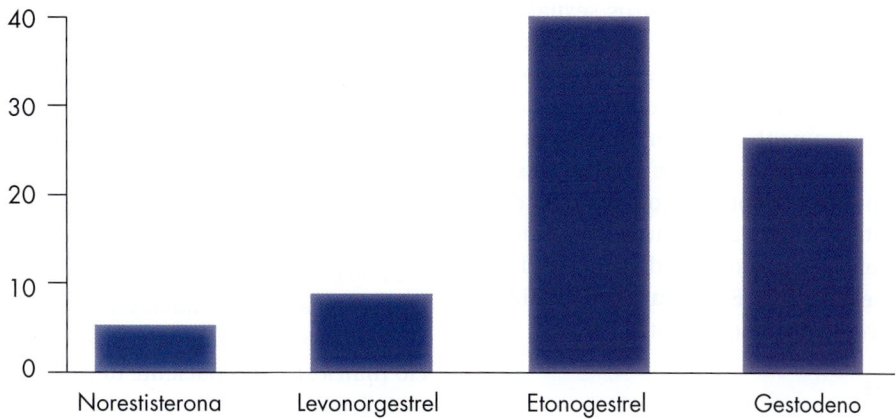

Figura 108.7 Índice de seletividade de vários progestagênios.

No entanto, a taxa de efetividade para uso habitual mostra uma taxa de gravidez mais elevada, com variação entre 1% e 10% semelhante à dos demais métodos hormonais combinados, a depender das características étnicas, experiência anterior com contraceptivo, gravidez pregressa e locais estudados,[10] ao que se poderia acrescentar a importante influência do ginecologista. Estudo mostrou que o uso correto foi significantemente maior para o anel vaginal do que para o adesivo e a pílula.[2]

Relata-se que a continuidade com o anel vaginal parece ser maior do que para a pílula, injetáveis e adesivo, da ordem de 65% a 70% no primeiro ano de uso.[2]

Os resultados dos estudos europeus diferiram significativamente dos americanos, porém quando foram combinados, o Índice de Pearl geral para o anel vaginal (população ITT) foi de 1,18 (95% CI 0,73 - 1,80) e o Índice de Pearl PP foi de 0,77 (95% CI 0,37 - 1,41).[11] Em análise de estudo fase III, as pacientes foram agrupadas de acordo com o peso corporal no início do estudo, havendo 41 com peso maior de 85 quilos (85 a 123 kg), sendo observada eficácia semelhante em todas as faixas de peso.[12]

Mecanismo de ação

A absorção por via vaginal e a passagem inicial por circulação não hepática permite diminuir as doses consideradas para a via oral, e em consequência pode haver diminuição dos efeitos colaterais e de complicações, sem comprometer a efetividade do contraceptivo.

De igual forma aos outros esteroides, os efeitos contraceptivos do anel são centrais por inibição do eixo hipotálamo-hipofisário. O ENG diminui a liberação de LH tanto dos teores como de seus picos, e o EE a do FSH, impedindo então o desenvolvimento folicular e, em decorrência, a ovulação.

Nos genitais modifica o muco cervical, que passa a exercer verdadeira barreira à passagem dos espermatozoides. As alterações no endométrio e nas tubas são secundárias.[13,14]

A supressão da ovulação (diâmetro folicular e níveis hormonais séricos) é mantida pelas três semanas de uso,[13,14] com rápida reversão da fertilidade, pois os níveis de FSH subiram de novo após três dias da retirada do método.[14] Também o crescimento endometrial foi suprimido durante esse período, embora esse efeito provavelmente tenha pouca relevância, já que a inibição completa da ovulação e o efeito antiestrogênico sobre o muco cervical são suficientes para a eficácia do contraceptivo.[13]

Vantagens

O anel é uma alternativa à ingesta diária de comprimidos, não interfere com o ato sexual, e pode ser usado junto com absorvente intravaginal. O uso mensal colabora para haver menos esquecimentos.

A liberação contínua, a menor quantidade de hormônios séricos, e a eliminação da primeira passagem gástrica e hepática justificam a superioridade do anel em relação à pílula, adesivo e injetável, que agem positivamente na taxa de continuidade do método.[15]

Além dessas vantagens pode-se acrescentar as seguintes: rápido retorno à fertilidade e ausência de alterações metabólicas ou ósseas significantes.[14,16]

Por outro lado, ainda que possam existir os mesmos efeitos colaterais de intolerância dos demais métodos hormonais (mal-estar geral, náuseas, epigastralgia, cefaleia, mastalgia), parece que são menos intensos.[2,17-19]

Desvantagens

Algumas mulheres não apreciam inserir um contraceptivo na vagina, tornando este método mais restrito; 1% a 3% das mulheres e seus parceiros sexuais se queixam da presença do anel na vagina.[11] Além disso, é método que necessita de orientação mais específica do ginecologista, antes de ser usado. O anel vaginal pode sofrer interações medicamentosas com rifampicina e alguns barbitúricos, tornando-o menos efetivo. Assim como outros métodos contraceptivos, com exceção dos de barreira, não protege contra as doenças sexualmente transmissíveis. A eficácia e a continuidade dependem muito da aceitação pela usuária. Existe rara probabilidade de ocorrer a síndrome do choque séptico.[20,21]

Contraindicações

Os critérios de elegibilidade da OMS para anel seguem praticamente os mesmos daqueles das pílulas combinadas, dos injetáveis mensais e do adesivo. Desta forma, atentar para a categoria 4 dos critérios de elegibilidade, ou seja, contraindicação absoluta. Em primeiro lugar vêm as condições clínicas, que embutem possíveis efeitos tromboembólicos e ateroscleróticos, como aqueles presentes no puerpério, nas doenças cardiovasculares atuais ou pregressas (infarto do miocárdio, hemorragia cerebral, tromboembolismo pulmonar, arritmias cardíacas, hipertensão pulmonar, insuficiência cardíaca graus II e IV); nos fatores de risco para doenças tromboembólicas e cardiovasculares, tais como: transplantes de órgãos sólidos em rejeição, lúpus eritematoso, grandes cirurgias com imobilização prolongada, hipertensão grave, diabetes complicada, enxaqueca com aura, e tabagismo. Além disso, nessa categoria é listado o risco de promover neoplasias hormônio-dependentes como as da mama.

Não se recomenda iniciar o método na vigência de vulvovaginites. As portadoras de grandes roturas perineais ou de prolapsos genitais podem ter dificuldade em manter o anel no local correto.[4]

Modo de usar

Inserir o anel no primeiro dia do ciclo menstrual, uma vez confirmada a ausência de gravidez. Em caso de troca de contraceptivo, no dia que seria correto para início do método anterior. Anotar esse dia da semana, pois este será o mesmo dia da semana que o anel deverá ser retirado daí a três semanas, e outro anel será inserido uma semana após.

Na necessidade de iniciar em algum outro dia do ciclo (*quick start*), a paciente deverá usar um método adicional, por dez dias, e esperar que possivelmente ocorra um atraso do "fluxo menstrual".

Para a inserção, a mulher deve escolher a posição mais confortável, para obter ampla exposição dos genitais externos. Por exemplo: em pé, com uma das pernas levantada, agachada ou deitada. Com a devida higienização das mãos, o anel deve ser dobrado em forma de 8, inserido profundamente na vagina no sentido do eixo sagital, até sentir que a sua presença não seja mais incômoda ou que ele não seja mais sentido. A posição exata do anel na vagina não é crítica para o bom efeito contraceptivo (Figura 108.8).[4]

Caso o anel venha a incomodar o parceiro sexual, pode ser eventualmente retirado por até três horas do intercurso e reinserido, sem que sua eficácia seja comprometida. Caso o anel seja expelido acidentalmente, ele pode ser lavado com água, desde que não seja quente, e deverá ser reinserido imediatamente. Após três semanas, no mesmo dia da semana em que o anel foi colocado, ele deve ser removido. A seguir, a paciente ficará uma semana sem o método (a semana de descanso),

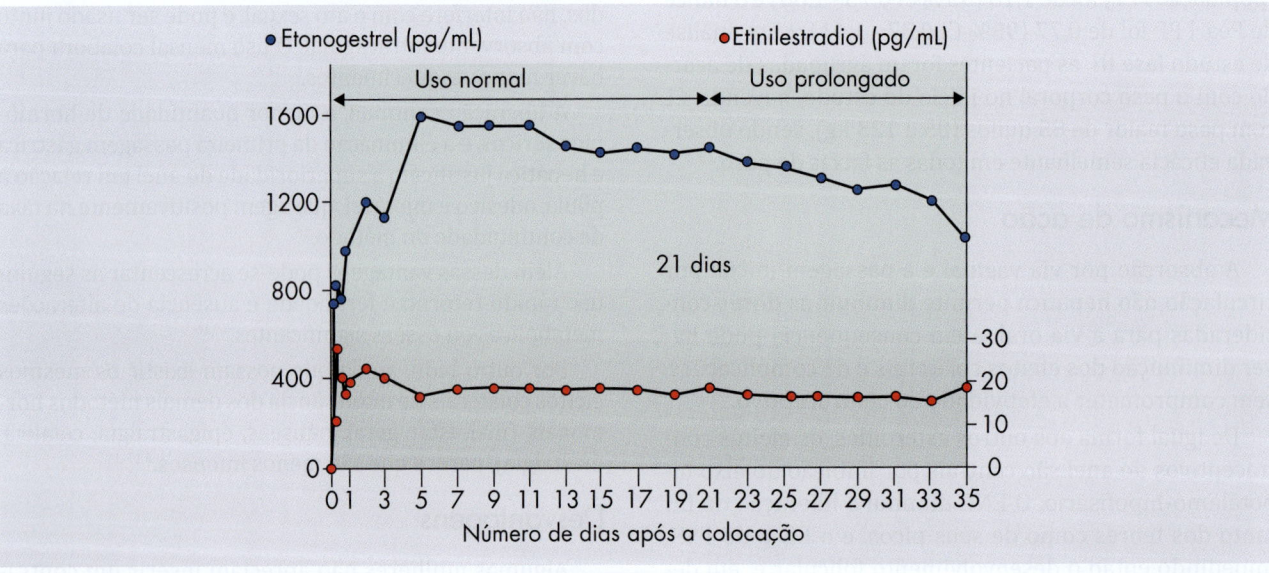

Figura 108.8 Curvas concentração-tempo em soro (valores médios) (Timmer e Mulders 2000).

quando ocorrerá o início do sangramento por privação hormonal. Após esta semana, um novo anel será posto.[4]

Existem dados indicando que esquemas *off-label* de uso estendido do método podem ter vantagens. Trata-se de inserir um anel a cada 21 dias, sem intervalo de descanso, por vários meses, e no final desse período fazer sete dias de descanso. Com isso verificou-se melhor aceitação, menos sangramentos intercorrentes e outros efeitos colaterais.

Estudo prospectivo comparativo foi conduzido com o objetivo de avaliar o uso estendido do anel *vs.* contraceptivo oral com 30 mcg de EE e 150 mcg de DSG. Foram envolvidas 150 pacientes (75 usando o anel e 75 usando o oral). Elas usaram 84 dias seguidos a medicação com sete dias de pausa, por um ano. Houve significativa redução do número de sangramento de privação e de *spotting* em ambos os métodos (p = 0,001). Com o anel, a redução do número de dias de sangramento não programado foi menor ainda, comparado ao oral (p = 0,033).[22]

Entre as usuárias do anel foram verificados menores índices de dismenorreia, de desconforto mamário, de dor nas pernas e cefaleia quando comparados ao início do estudo.[23] Não é demais salientar que é importante adquirir o produto em boas condições de apresentação e dentro do prazo de validade. Conservar a uma temperatura inferior a 30 °C, na embalagem de origem. Descarte o anel após quatro meses da data de dispensa ou após o prazo de validade.[4]

Padrão de sangramento iatrogênico

Diversos fatores determinam a aceitação de um método contraceptivo, sendo o controle do sangramento um dos mais importantes. Dois grandes estudos foram conduzidos para avaliar o padrão de sangramento do anel vaginal nos Estados Unidos, no Canadá e na Europa. Foram acompanhadas 2.322 mulheres durante 23.298 ciclos, o equivalente a 1.786 mulheres-anos. Cada mulher recebeu até 13 ciclos de tratamento. Os resultados mostraram que o sangramento de privação (sangramento durante a pausa do contraceptivo) ocorreu em 98,5% dos ciclos e o sangramento irregular intercorrente, durante o período de uso do anel, foi em média de 5,5%, nos ciclos de 1 a 13, sendo em sua maioria apenas como *spotting*.[11] Estudos comparativos mostraram superioridade do anel vaginal em relação ao contraceptivo oral contendo 30 mcg EE e 150 mcg de levonorgestrel (LNG) (100% *vs* 98,2% respectivamente) no quesito sangramento irregular e semelhante *performance* no sangramento de privação (Figura 108.9).[24]

Efeitos colaterais

O índice de efeitos colaterais é baixo, sendo os mais comuns: cefaleia (5,8%), vaginite (5,6%), leucorreia (4,8%), aumento de peso (4,0%), náuseas (3,2%), sensibilidade nas mamas (2,6%).[11] Acne esteve presente em 2,0%, o que poderia ser pelo efeito antiandrogênico do etinilestradiol e ENG, pois ele é um derivado do desogestrel, que minimiza a ocorrência de efeitos colaterais como acne.[11,25] Apenas 4,4% das mulheres relataram efeitos colaterais relacionados ao dispositivo, como sensação de corpo estranho, problemas no coito e expulsão.[11] A expulsão espontânea do anel ocorre raramente; durante os estudos sobre eficácia, apenas 2,6% das mulheres expulsaram o anel e, na maioria delas, isso ocorreu apenas uma vez.[11]

Uma análise retrospectiva dos estudos fase III com o anel (quatro estudos com duração de um ano) mostrou sua expulsão em apenas 0,5% dos ciclos (n = 33.462), e em 2,3% das pacientes. Esse índice de expulsão reduziu com o tempo de uso, 1,1% no ciclo um, e 0% no ciclo 13.[26] A remoção temporária do anel (por exemplo, durante a relação sexual) não foi frequente; na análise de 2.322 mulheres expostas a 23.298 ciclos, equivalendo a 1.786 mulheres/ano, mais de 97% delas nunca removeram o anel durante quaisquer períodos de uso.[11] A maioria nunca ou raramente sentiu o anel durante a relação sexual, embora a proporção de mulheres que relataram senti-lo ocasionalmente foi bem maior no grupo daquelas que não concluíram o estudo (23% *vs* 15%). Apenas 32% das mulheres relataram que seu parceiro ocasionalmente percebeu o anel, porém a maioria não se opôs ao seu uso (Figura 108.10).[11]

A   **B**

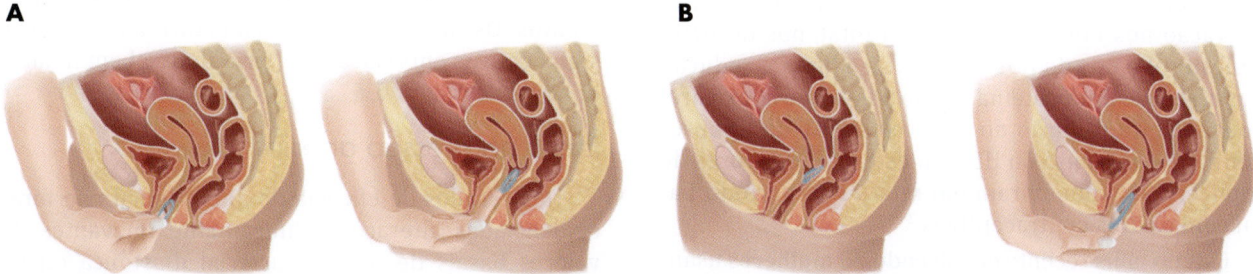

Figura 108.9 **(A)** Introduzindo o anel intravaginal. **(B)** Removendo o anel intravaginal.

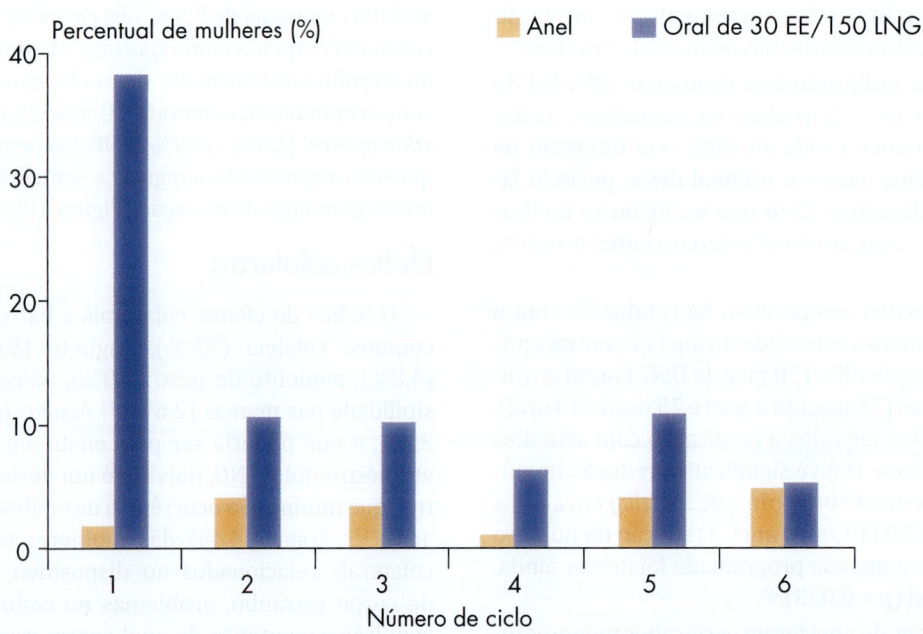

Figura 108.10 Incidência de sangramento irregular com o NuvaRing ou COC com 30 EE/150 LNG (** p<0,001) (Bjarnadóttir *et al.* 2002).

Efeito no metabolismo lipídico

Estudos realizados com contraceptivo oral mostraram que as formulações contendo progestagênio de terceira geração, entre eles o DSG, tendem a aumentar os níveis de HDL-colesterol, enquanto as formulações com agentes de segunda geração, entre eles o LNG, não afetam ou reduzem os níveis de HDL-colesterol. Acredita-se que o efeito diferente dos agentes de segunda e terceira geração sobre o metabolismo lipídico se deva aos seus diversos índices de seletividade. Agentes com baixo índice de seletividade têm, consequentemente, atividade androgênica relativamente alta.[27,28] Estudo avaliando 83 mulheres saudáveis durante seis meses comparado ao efeito de um contraceptivo oral com 30 EE/150 LNG mostrou que o anel vaginal exerceu mínimo efeito sobre os vários parâmetros lipídicos.[29] Com o anel não houve alteração nos níveis de colesterol total, nos de HDL--colesterol e nos de LDL-colesterol, e ligeira redução nos níveis de lipoproteína (a), ao passo que com o oral houve ligeira redução do LDL-colesterol, da lipoproteína (a) e aumento do HDL-colesterol.[29] Os teores de triglicérides aumentaram em relação ao período basal com os dois contraceptivos.[29]

Estudo mais recente envolvendo 75 mulheres usando o anel vaginal de maneira estendida (continuamente por 84 dias e pausa de 7 dias) mostrou significativo aumento dos níveis de triglicérides, do colesterol total, do HDL-colesterol e da lipoproteína (a), redução da lipoproteína (b) e nenhuma alteração nos níveis de LDL--colesterol. No geral, os autores concluíram que o perfil lipídico produzido pelo anel vaginal pode ter efeito benéfico sobre o risco cardiovascular.[23]

Efeito no metabolismo do carboidrato

O efeito do anel vaginal sobre o metabolismo dos carboidratos foi comparado com o efeito de um COC 30 EE/150 LNG em 85 mulheres, após seis ciclos de tratamento.[30] O estudo empregou o teste de tolerância oral à glicose e mediu a hemoglobina glicada (HbA1C) como um índice de controle glicêmico a longo prazo. Não houve alteração na curva da glicose, mas foi mostrada maior resistência insulínica em ambos os tratamentos. Os níveis de HbA1C não sofreram alterações significativas em relação ao período basal em nenhum dos grupos.[30]

Efeito na pressão arterial

Nos estudos de eficácia do anel vaginal não foram evidenciadas alterações clinicamente relevantes dos valores basais de pressão arterial diastólica ou sistólica.[11,31]

Efeitos nos parâmetros hemostáticos

Estudo comparativo do anel vaginal e um contraceptivo oral com 30 EE/150 LNG foi desenvolvido para avaliação dos parâmetros hemostáticos envolvendo noventa mulheres, por seis meses.[32] Ambos os contraceptivos causam pequena alteração nas variáveis hemostáticas (Tabela 108.2).[32]

Efeitos locais

Não foram evidenciados: aumento de risco para anormalidades cervicais, nem alteração da flora vaginal pelo anel.[11,33] O endométrio permaneceu fino, mostrando que seu crescimento foi suprimido.[13]

Algumas mulheres se queixam de leucorreia, que parece ser uma resposta inflamatória não específica e não infecciosa.[34,35]

Interações medicamentosas

Foram estudadas as interações medicamentosas do anel com outras medicações administradas pela vagina, e, de acordo com os dados farmacocinéticos, é improvável que a coadministração de espermaticidas ou antimicóticos possa afetar a eficácia e a segurança contraceptivas do anel.[36] A interação de outras drogas como as antiepilépticas em geral, a rifampicina e recentes antirretrovirais, no fígado, poderia diminuir o efeito de ambos os medica-

Tabela 108.2 Mediana da porcentagem de alteração desde o período basal nas variáveis de coagulação e fibrinólise após o tratamento, por seis ciclos, com anel intravaginal ou 30 EE/150 LNG (Magnúsdóttir et al. 2004).

Efeito do anel intravaginal sobre as variáveis hemostáticas			
Parâmetro	Mediana de alteração do período basal ao ciclo 6 (%)		
	Anel	30 EE/150 LNG	(entre os grupos)
Pró-coagulação			
▪ Fibrinogênio	24,5	15,4	NS
▪ Atividade do fator VII	8,8	-1,2	< 0,0001
Anticoagulação			
▪ Atividade antitrombina	0,9	-1,1	0,046
▪ Atividade da proteína C	14,2	6,5	0,003
▪ Atividade da proteína S (livre)	0,5	6,7	0,019
Pró-fibrinólise			
▪ Plasminogênio	16,9	26,5	0,006
▪ Ativador de plasminogênio tecidual	-35,8	-46,8	0,006
▪ Complexo plasmina-antiplasmina	61,7	35,4	NS
Antifibrinólise			
▪ Antígeno do inibidor I ativador de plasminogênio	-47,2	-59,3	NS
Turnover de fibrina e trombina			
▪ Dímero D	46,8	61,8	NS
▪ Produtos da degradação de fibrinogênio	1,2	30,4	NS
▪ Fragmentos de protrombina 1 e 2	39,7	35,2	NS
▪ Trombina-antitrombina III	-5,6	0,0	NS

NS = não significativo.

mentos e devem prevalecer os critérios de elegibilidade propostos para os contraceptivos combinados orais pela OMS, acessível no capítulo específico deste tratado.

Seguimento

Como para outros contraceptivos, as pacientes com anel devem voltar em três meses para avaliação clínica, onde se procuram dados sobre aceitação, desejo de con-

tinuidade e, sobretudo, saber sobre os efeitos adversos, controle do ciclo e esclarecer sobre o seu significado. Essa data de três meses se prende ao fato de que os efeitos colaterais tendem a diminuir após os primeiros meses, logo é uma época oportuna para avaliar o método, sanar alguma dúvida e estimular a continuidade. Após esses três meses é suficiente o controle anual, por ocasião do exame ginecológico periódico (Figura 108.11).

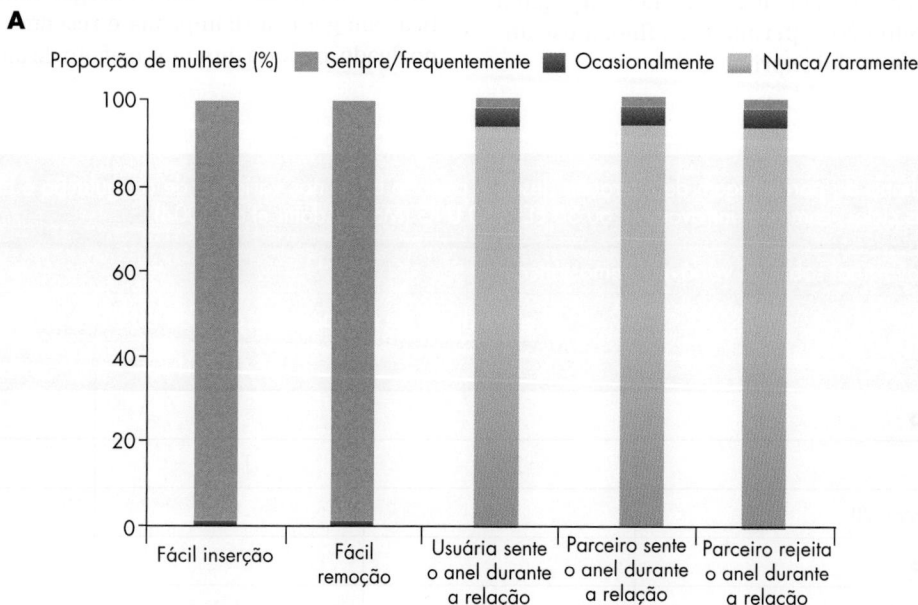

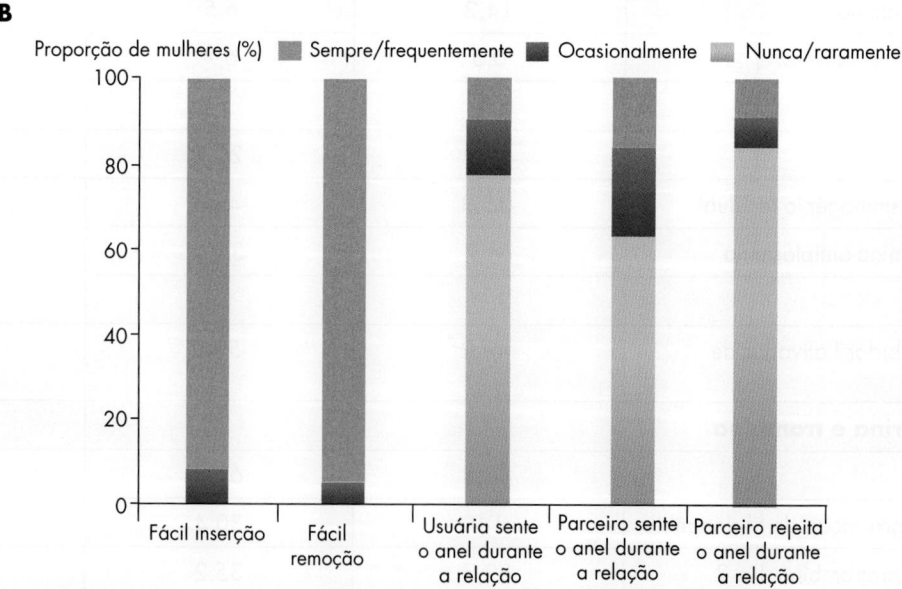

Figura 108.11 Aceitabilidade do anel em **(A)** Mulheres que concluíram o estudo e **(B)** Mulheres que não concluíram o estudo. (Dieben *et al.* 2002).

ADESIVO TRANSDÉRMICO

Introdução

O adesivo hormonal combinado transdérmico é feito com três adesivos quadrados de 4,2 cm de lado, de cor bege, um para cada semana, e se deve ficar uma semana sem os hormônios a fim de arremedar um ciclo menstrual de 28 dias (Figura 108.12). Nesses adesivos há um novo progestagênio, a norelgestromina (NRGM), e o etinilestradiol. A norelgestromina é um derivado da via que se inicia com a 19-nortestosterona, norestisterona, norgestrel e o norgestimate.[37] Cada adesivo vem dentro de envelopes de papel alumínio e possui várias camadas de plástico. O interior da camada intermediária contém 6 mg de norelgestromina e 0,60 mg de etinilestradiol; a camada inferior é de folha de polietileno transparente, que protege a face adesiva e o adesivo, e a camada mais superficial contém o pigmento e a proteção.

O anticoncepcional libera diariamente 0,203 mg de NRGM e 0,034 mg de etinilestradiol, portanto é um método hormonal combinado, de baixa dose, e por não ser uma via oral passa primeiro pelo fígado.

O platô de concentração plasmática é alcançado 48 horas após a aplicação. A distribuição sistêmica é ampla. A norelgestromina e o norgestrel (metabólito sérico) ligam-se de forma elevada (> 97%) às proteínas séricas, à globulina ligadora de hormônios sexuais e à albumina, especialmente o etinilestradiol. A norelgestromina sofre ação hepática, assim como o etinilestradiol, que é metabolizado a vários produtos hidroxilados e conjugados ao ácido sulfônico e glucorônico. Sua principal via de eliminação é a urina, e menos as fezes. A meia-vida de eliminação após sua retirada foi estimada em 28 horas para a norelgestromina e 17 para o etinilestradiol.[38]

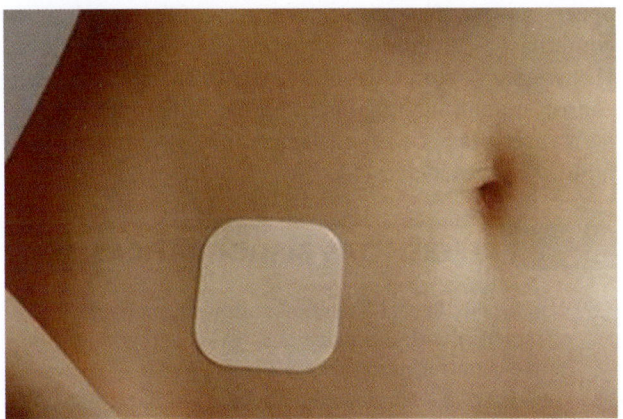

Figura 108.12 Adesivo transdérmico.

Efetividade

O registro do produto foi baseado em três estudos multicêntricos de eficácia envolvendo ao total 4.578 mulheres para 31.026 ciclos. Nesses estudos, 3.319 mulheres colocaram o adesivo e 1.248 receberam um dentre dois contraceptivos orais, um contendo levonorgestrel/etinilestradiol e o outro desogestrel/EE. Esses estudos mostraram que a eficácia do adesivo foi similar à dos contraceptivos orais.[39-41] Houve falha de 0,8% para o uso típico e 0,6% para o uso perfeito.[41] Ainda, um estudo comparativo com contraceptivo oral em condições de "vida real" mostrou maior eficácia do adesivo por menor "erro de ingesta".[42]

Análises nos estudos de fase III (n = 3.319) avaliando peso corporal mostraram que o adesivo tem a eficácia comprometida em pacientes acima de 90 quilos (5 das 15 gestações foram nessa população). As análises indicaram não haver associação de idade e raça com gravidez.[41]

Um estudo clínico avaliou o retorno da atividade do eixo hipotalâmico-pituitário-ovariano e evidenciou que os valores médios de FSH, LH e estradiol, apesar de suprimidos durante a terapia, retornaram a valores próximos aos da condição de base em seis semanas pós-terapia, ou seja, o retorno da fertilidade é rápido.[39,41]

Mecanismo de ação

Esses produtos exercem sua ação contraceptiva de maneira semelhante aos contraceptivos orais, ou seja, interferem no eixo neuroendócrino, no mecanismo de estimulação ovariana pelas gonadotrofinas, promovendo bloqueio gonadotrófico, especialmente do pico de LH, e, com isso, impedindo a ovulação. EE é responsável pela diminuição de FSH, inibindo então o desenvolvimento folicular, e em decorrência, a ovulação. Afora isso, atuam, por meio do componente progestogênico, sobre o muco cervical, tornando-o impróprio à progressão dos espermatozoides, e o endométrio é hipotrófico, sem condição para a implantação do embrião.

Vantagens

O adesivo parece ser uma escolha menos popular entre os métodos hormonais combinados, talvez por ser menos discreto. Ele é muito efetivo em uso correto (taxas de gravidez menores que 1% no primeiro ano de uso), e apenas efetivo (taxas de gravidez entre 1% e 10%) em uso habitual.[41]

O maior benefício é sua efetividade, pelo seu uso simples, desvinculado do ato sexual e com poucos efeitos colaterais. Não é metabolizado na primeira passagem hepática por não ser um método oral. Permite rápido retorno à fertilidade. Efeitos benéficos secundários podem ser citados por extensão aos que foram estudados para a pílula anticoncepcional. Entre elas incluem melhora da dismenorreia e tensão pré-menstrual, e evita gravidez ectópica, cistos ovarianos, moléstia inflamatória pélvica e infertilidade; acne, a longo prazo, proteção contra câncer de ovário e de endométrio, diminui doenças mamárias benignas, anemia ferropriva. Pode ser utilizado no tratamento de endometriose, sangramento uterino anormal não estrutural e sintomas pré-menstruais.

Desvantagens

A NRGM aumenta levemente o peso e a glicemia, sem importância clínica imediata. Deve-se lembrar que existe o risco do EE induzir à hipertensão arterial e alterações procoagulantes. Ainda que esse risco seja raro e esteja muito amenizado pela diminuição da dose, algumas publicações mostram leve aumento na prevalência dos fenômenos tromboembólicos. Contudo, o risco para tanto é o que direciona a maioria das contraindicações.

Os efeitos colaterais são leves e, em geral, desaparecem no decorrer de primeiros meses. Eles incluem sangramentos como manchas ou *spotting*, mastalgia, náuseas ou vômitos, irritação cutânea local, e podem se descolar. Algumas pacientes se queixam de hipoatividade de desejo sexual. Tem sido alertado que o adesivo em pacientes com mais de 90 quilos poderia ter menor eficácia.

Contraindicações

Assim como no anel vaginal, os critérios de elegibilidade do adesivo seguem as mesmas orientações que para qualquer método hormonal combinado.

Modo de usar

O adesivo deve ser colocado sobre uma área de pele sadia, seca, sem pelos e limpa (glúteo, abdome, face externa do braço ou parte superior do dorso) a cada semana. Cada adesivo consecutivo deverá ser aplicado em uma zona cutânea diferente da anterior. Na retirada da película protetora, não tocar na face adesiva subjacente.

Colocar o primeiro adesivo no primeiro dia da menstruação, um adesivo por semana, logo a seguir de sua retirada, colocar outro adesivo em lugar diferente do anterior; mas pode ser próximo a ele.[38]

A adesividade à pele é potente, não descola com água, e habitualmente provoca pouca reação local. Nos raros casos de descolamento: se ele for de pequena extensão, tentar colá-lo novamente. Se o descolamento for grande, substituir esse adesivo por outro e, por segurança, usar um método de barreira por sete dias.[38]

Efeitos colaterais

Foram avaliadas em 3.330 mulheres sexualmente ativas que participaram de três estudos clínicos fase III, que foram desenhados para estimar a eficácia contraceptiva. As pacientes receberam seis ou treze ciclos do adesivo. Os eventos adversos mais comuns relatados durante os estudos clínicos foram: mastalgias, cefaleia, distúrbios no local da aplicação e náusea. Os eventos adversos mais comuns que motivaram a interrupção do uso foram: reações no local da aplicação, sintomas mamários (desconforto, ingurgitamento e dor), náusea, dor de cabeça e labilidade emocional.[39,40]

Efeito nos parâmetros hemostáticos

Foi realizado um estudo que demonstrou que TEV provocado pelo adesivo com liberação diária de 20 mcg de EE tem incidência similar à de um COC com 35 mcg de EE; isso significa que se deve evitar esse método para pacientes de alto risco para a doença.[43]

Efeito na pressão arterial

A via de administração dos contraceptivos hormonais não interfere na pressão arterial.[44] Os estudos desenhados para avaliar alterações na pressão e progestagênios isolados são poucos, porém consistentes de que não há associação entre seu uso e hipertensão em mulheres saudáveis durante seguimento por dois anos.[44,45]

Interações medicamentosas

Apesar de não haver a primeira passagem hepática, os hormônios dermoaderidos terão a segunda passagem pelo fígado, logo, todas as medicações que interferem no metabolismo do citocromo P450 são produtos que potencialmente podem interferir na eficácia contraceptiva: alguns antiepilépticos (carbamazepina, acetato de eslicarbazepina, felbamato, oxcarbazepina, fenitoína, rufinamida e topiramato); barbitúricos; bosentana; aprepitanto e fosaprepitanto; griseofulvina; algumas combinações de inibidores de protease do HIV (nelfinavir, ritonavir, ritonavir-inibidor de protease potencializado); modafinila; alguns inibidores não nucleosídeos da transcriptase reversa (nevirapina); rifampicina e rifabutina; erva-de-são-joão.[38]

REFERÊNCIAS BIBLIOGRÁFICAS

1. Wadsworth PF, et al. Treatment of rhesus monkeys (macaca mulatta) with intravaginal rings loaded with levonorgestrel. Contraception. 1979; 20(6):559-67.
2. Lete I, et al. Self-described impact of noncompliance among users of a combined hormonal contraceptive methods. Contraception. 2008; 77(4):276-82.

3. Roumen FJ. Etonogestrel--ethinylestradiol vaginal ring for hormonal contraception. Expert Rev Obstet Gynecol 2008;3(6):705-14 .

4. Nuvaring Bdp.

5. van den Heuvel MW, et al. Comparison of ethinylestradiol pharmacokinetics in three hormonal contraceptive formulations: the vaginal ring, the transdermal patch and an oral contraceptive. Contraception. 2005;72(3):168-74.

6. Timmer CJ, et al. Pharmacokinetics of etonogestrel and ethinylestradiol released from a combined contraceptive vaginal ring. Clinical pharmacokinetics. 2000;39(3):233-42.

7. Stone SC. Desogestrel. Clin Obst Gynecol 1995;38(4):821-8.

8. Kloosterboer H, et al. Selectivity in progesterone and androgen receptor binding of progestagens used in oral contraceptives. Contraception 1988;38(3):325-32.

9. Jackson R, et al. The in vivo release characteristics of a multi-compariment vaginal ring releasing 3-keto-Desogestrel. Contraception. 1989; 40(5):615-21.

10. Gerlinger C, et al. Different Pearl Indices in studies of hormonal contraceptives in the United States: impact of study population. Contraception. 2014;90(2):142-6.

11. Dieben TO, et al. Efficacy, cycle control, and user acceptability of a novel combined contraceptive vaginal ring. Obstet Gynecol. 2002;100(3):585-93.

12. Westhoff C. Higher Body Weight Does Not Affect NuvaRing's Efficacy. Obst Gynecol 2005;105(4):56S-9.

13. Mulders TM, et al. Use of the novel combined contraceptive vaginal ring NuvaRing for ovulation inhibition. ertil Steril. 2001;75(5):865-70.

14. Mulders TM, et al. Ovarian function with a novel combined contraceptive vaginal ring. Hum Reprod. 2002; 17(10):2594-9.

15. Wan GJ, et al. Treatment satisfaction with a transdermal contraceptive patch or oral contraceptives. Contraception 2007;75(4):281-4.

16. Massaro M, et al. Effects of the contraceptive patch and the vaginal ring on bone metabolism and bone mineral density: a prospective, controlled, randomized study. Contraception. 2010;81(3):209-14.

17. Kerns J, et al. Vaginal ring contraception. Contraception 2011;83(2):107-15.

18. Roumen FJ. The contraceptive vaginal ring compared with the combined oral contraceptive pill: a comprehensive review of randomized controlled trials. Contraception. 2007;75(6):420-9.

19. Monteiro DL, et al. Experience of more than 3000 cycles of Brazilian women using the contraceptive vaginal ring (nuvaring®). Open J Obst Gynecol 2013;4(01):10-15.

20. Nanda K. Contraceptive patch and vaginal contraceptive ring. In: Hatcher RA, et al. Contraceptive technology. 20th ed. New York: Ardent Media; 2011.

21. Kavanaugh ML, et al. Contraception and beyond: the health benefits of services provided at family planning centers. New York: Guttmacher Institute; 2013.

22. Guazzelli CA, et al. Extended regimens of the vaginal contraceptive ring: cycle control. Contraception. 2009;80(5):430-5.

23. Barreiros FA, et al. Extended regimens of the combined contraceptive vaginal ring containing etonogestrel and ethinyl estradiol: effects on lipid metabolism. Contraception. 2011;84(2):155-9.

24. Bjarnadóttir RI, et al. Comparison of cycle control with a combined contraceptive vaginal ring and oral levonorgestrel/ethinyl estradiol. Am J Obst Gynecol 2002;186(3):389-95.

25. Newton JR. Classification and comparison of oral contraceptives containing new generation progestogens. Hum Reprod Update. 1995; 1(3):231-63.

26. Kaptein MZ, et al. Expulsion of nuvaring is low. Obst Gynecol 2005;105(4):56S-9.

27. Collins D. Selectivity information on desogestrel. Am J Obstet Gynecol 1993; 168(3 Pt 2):1010-6..

28. Kloosterboer HJ et al. Selectivity in progesterone and androgen receptor binding of progestagens used in oral contraceptives. Contraception. 1988; 38(3):325-32.

29. Tuppurainen M, et al. The combined contraceptive vaginal ring (NuvaRing®) and lipid metabolism: a comparative study. Contraception 2004;69(5):389-94.

30. Duijkers I, et al. A comparative study on the effects of a contraceptive vaginal ring NuvaRing® and an oral contraceptive on carbohydrate metabolism and adrenal and thyroid function. European J of Contraception and Reproductive Healthcare. 2004;9(3):131-40.

31. Roumen F, et al. Efficacy, tolerability and acceptability of a novel contraceptive vaginal ring releasing etonogestrel and ethinyl oestradiol. Human Reproduction. 2001;16(3):469-75.

32. Magnusdottir E, et al. The contraceptive vaginal ring (NuvaRing®) and hemostasis: a comparative study. Contraception. 2004;69(6):461-7.

33. Archer D, et al. An open-label noncomparative study to evaluate the vagina and cervix of NuvaRing® users. Fertil Steril 2002;78(Suppl 1):S25-9.

34. Schwan A, et al. Effects of contraceptive vaginal ring treatment on vaginal bacteriology and cytology. Contraception 1983;28(4):341-7.

35. Miller L, et al. A scanning electron microscopic study of the contraceptive vaginal ring. Contraception. 2005;71(1):65-7.

36. Haring T, et al. The combined contraceptive ring NuvaRing and spermicide co-medication. Contraception. 2003; 67(4):271-2.

37. Sitruk-Ware R. Pharmacological profile of progestins. Maturitas. 2004;47(4):277-83.

38. EVRA B.

39. Audet M-C, et al. Evaluation of contraceptive efficacy and cycle control of a transdermal contraceptive patch vs an oral contraceptive: a randomized controlled trial. JAMA. 2001;285(18):2347-54.

40. Smallwood GH, et al. Efficacy and safety of a transdermal contraceptive system. Obstetrics & Gynecology. 2001;98(5, Part 1):799-805.

41. Zieman M, et al. Contraceptive efficacy and cycle control with the Ortho Evra/Evra transdermal system: the analysis of pooled data. Fertil Steril 2002; 77(2 Suppl 2):S13-8.

42. Sonnenberg FA, et al. Cost-effectiveness and contraceptive effectiveness of the transdermal contraceptive patch. Am J Obstet Gynecol. 2005;192(1):1-9.

43. Jick SS KJ, et al. Risk of nonfatal venous thromboembolism in women using a contraceptive transdermal patch and oral contraceptives containing norgestimate and 35 Ag of ethinyl estradiol. Contraception 2006;73(3):223-8.

44. Organization. WH. Medical eligibility criteria for contraceptive use. 5th ed. Washington: Who; 2015.

45. Hussain SF. Progestogen-only pills and high blood pressure: is there an association? A literature review. Contraception. 2004;69(2):89-97.

Capítulo **109** ▪ **Claudio Emilio Bonduki**

Anticoncepção Hormonal e Riscos Tromboembólicos

▪ INTRODUÇÃO

Uma das grandes preocupações do uso de contraceptivos hormonais é o eventual risco dessas usuárias estarem sujeitas a eventos adversos. Estas reações são raras, sendo que 99,95% das mulheres usando estas medicações por ano não apresentarão eventos graves.[1,2]

O tromboembolismo venoso (TEV) representa um dos mais importantes riscos nessas usuárias, sendo que o primeiro relato dessa eventual associação ocorreu em 1961.[1,2]

Vários estudos epidemiológicos têm mostrado associação clara entre os contraceptivos orais combinados e o aumento do risco de trombose venosa e arterial.[3,4,5]

Apesar de as tromboses venosas e arteriais apresentarem alguns fatores de risco em comum para sua ocorrência, sabe-se que as fisiopatologias são distintas. A estase sanguínea e o desequilíbrio entre os elementos do sistema de coagulação, que promove um estado de hipercoagulabilidade, representam os principais fatores etiopatogênicos para o desencadeamento do tromboembolismo venoso. Já a lesão do endotélio com a ativação dos fatores plaquetários, com posterior formação do coágulo, representa a principal determinante da trombose arterial.[6]

Vale ressaltar que a trombose arterial é menos frequente na idade reprodutiva que o tromboembolismo venoso (um caso de trombose arterial para cada cinco a 10 casos de tromboembolismo venoso).[7]

Considera-se trombose arterial o infarto agudo do miocárdio, o acidente vascular cerebral e a doença vascular periférica.[7]

▪ CONTRACEPÇÃO HORMONAL E HEMOSTASIA

Os contraceptivos combinados provocam trombose, uma vez que produzem estado de hipercoagulabilidade. Assim, é essencial um breve conhecimento sobre o sistema hemostático.[5]

O sistema hemostático compõe-se de um conjunto de mecanismos que regulam a manutenção da integridade do endotélio vascular, o que permite o estado fluido sanguíneo e a perfusão adequada a todos os tecidos do organismo. Os componentes da hemostasia são as plaquetas, o fator von Willebrand, os vasos sanguíneos, os fatores de coagulação, os anticoagulantes naturais e o sistema fibrinolítico.[6]

O etinilestradiol induz alterações significativas no sistema de coagulação, culminando com aumento da geração de trombina. Ocorre aumento dos fatores de coagulação (fibrinogênio, VII, VIII, IX, X, XII e XIII) e redução dos inibidores naturais da coagulação (proteína S e antitrombina), produzindo-se um efeito pró-coagulante leve.[8,9] Esses efeitos são mais claramente observados em testes que avaliam globalmente a hemostasia, os quais mostram resistência adquirida à proteína C (marcador mais importante de risco de trombose em usuárias de contracepção hormonal) e aumento de geração de trombina.[10]

O tipo de progestagênio utilizado com o etinilestradiol pode modular essas alterações. No entanto, quando usado de forma isolada, o progestagênio não altera de forma negativa o sistema hemostático.[9]

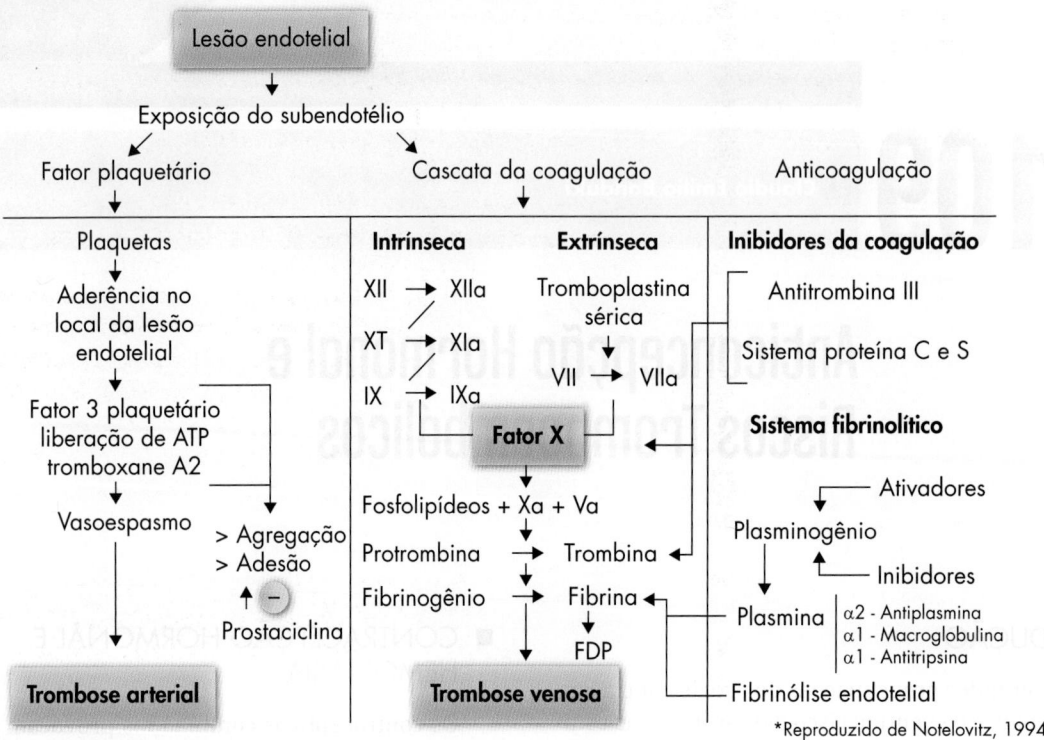

Figura 109.1 Esquema dos elementos da fisiopatologia das tromboses arterial e venosa.

■ RISCO DE TROMBOSE E CONTRACEPÇÃO

Inicialmente, o risco de tromboembolismo venoso foi associado ao componente estrogênico dos contraceptivos orais combinados, de forma dose-dependente, ocorrendo queda gradual da quantidade de etinilestradiol de 100 μg para 20 μg ou 15 μg. Foi demonstrado que doses acima de 50 μg de etinilestradiol aumentaram em duas vezes o risco de tromboembolismo venoso, quando comparadas a doses menores, mas em formulações ultrabaixas (15 e 20 μg), não houve significativa redução do risco.[3,4] Observou-se, ainda, que o risco é maior no primeiro ano de uso do contraceptivo com pico nos primeiros três meses. Outro aspecto relacionado também é que depende do tipo de progestagênio usado na associação contraceptiva.[3,5]

O risco de tromboembolismo venoso associado ao contraceptivo oral combinado com etinilestradiol e levonorgestrel é duas vezes maior do que o risco em não usuárias, sendo, das opções hormonais combinadas, a menos trombogênica.[3,4]

Desogestrel, gestodeno, drospirenona e ciproterona aumentam quatro vezes o risco de tromboembolismo venoso, quando comparado ao risco em não usuárias. Esses valores são os mais atuais, pois, anteriormente, achava-se que quanto mais antiandrogênico o progesta-

gênio, maior seria o risco de tromboembolismo venoso. Cabe destacar que tais números representam o risco absoluto.[9,10,11]

O risco absoluto de tromboembolismo venoso em não usuárias depende da idade, ou seja, em menores de 30 anos é de 1 a 2 casos/10.000 mulheres. Assim, usar etinilestradiol e levonorgestrel eleva o risco de 1 a 2 casos/10.000 para 2 a 4 casos/10.000. Usar gestodeno, desogestrel, drospirenona ou ciproterona – todos associados ao etinilestradiol – faz o risco saltar de um a dois casos por 10.000 mulheres para quatro a oito casos por 10.000 usuárias.[4,12]

Entretanto, na literatura, com relação a esses tipos de progestagênios, especialmente de segunda e terceira geração, ainda não há consenso. Existem estudos mostrando haver diferenças estatísticas, enquanto outros não. Os estudos de captação ativa comparando os tipos de progestagênios e risco de fenômenos tromboembólicos mostram ser semelhantes conforme dados de riscos relativos dos seguintes estudos: Ingenix (RR 0,9); Euras (RR 0,9); Lass (RR 0,7); German (RR 1,0); Inas (RR 1,0).[12,13,14,15]

Recentemente, foi introduzido no mercado um contraceptivo oral combinado, utilizando-se um estrogênio natural (valerato de estradiol) e dienogeste.[11] Um estudo comparativo entre os principais marcadores de risco de tromboembolismo arterial não evidenciou diferença estatística entre a resistência à proteína C ativada entre usuárias de valerato de estradiol e dienogeste com etinilestradiol e levonorgestrel, sugerindo que ambos oferecem riscos semelhantes.[16,17] No entanto, ainda são necessários estudos que avaliem a ocorrência de tromboembolismo venoso e a alteração em marcadores de risco, para que se tenha evidência mais conclusiva sobre o risco com contraceptivos de estrogênio natural.[16,17]

Com relação à trombose arterial, os contraceptivos orais combinados estão associados a aumento do risco. Da mesma forma que em casos de tromboembolismo venoso, foi revelado que doses acima de 50 µg de etinilestradiol aumentaram em duas vezes este risco quando comparadas a doses menores. Nesse caso, porém, o tipo de progestagênio parece não influenciar o risco.[18]

Por fim, os contraceptivos de progestagênio isolado não aumentam o risco de tromboembolismo venoso ou de trombose arterial, sendo indicados para doentes com risco de ter essas enfermidades.[4,18,19]

■ OUTRAS VIAS DE ADMINISTRAÇÃO

Os contraceptivos injetáveis combinados provocam menor impacto na hemostasia que as preparações orais, provavelmente porque contêm estrogênios naturais (valerato de estradiol e cipionato de estradiol).[20] Um estudo com amostra pequena mostrou risco discreto ou ausente de tromboembolismo venoso, infarto agudo do miocárdio e acidente vascular cerebral, com os contraceptivos combinados injetáveis, porém não é suficiente para considerar ausência de risco de trombose.[21]

Recentemente, foi mostrado que o anel vaginal e o adesivo transdérmico – ambos os métodos combinados com etinilestradiol – aumentam o risco de tromboembolismo venoso da mesma forma que os contraceptivos orais combinados.[22,23] Esse risco é maior que o observado para contraceptivos orais combinados contendo levonorgestrel, e é semelhante aos riscos para combinações com os demais progestagênios.[22,23]

Assim, em contracepção hormonal combinada, a opção mais segura é o contraceptivo oral com etinilestradiol e levonorgestrel. Os demais contraceptivos combinados (anel vaginal, adesivo transdérmico e outros progestagênios associados ao etinilestradiol) oferecem o mesmo risco de tromboembolismo venoso.[22,23] Apesar dos dados apresentados, não quer dizer que o ginecologista deva apenas usar o levonorgestrel como progestagênio associado ao etinilestradiol, mas que deve conhecer os riscos de tromboembolismo venoso, bem como os benefícios adicionais de cada progestagênio, para que forneça uma prescrição adequada aos anseios e às características clínicas da paciente.[22,23]

É relevante lembrar que o puerpério pode aumentar em até 84 vezes o risco de tromboembolismo venoso, e nenhum contraceptivo hormonal produz tamanho perigo.[24]

■ CONCLUSÃO

Acredita-se que os episódios de tromboembolismo venoso sejam multicausais pela combinação de predisposição genética com influência de fatores de causa externa, como puerpério, viagem prolongada, uso de contraceptivos orais combinados, obesidade e outros. As trombofilias (tendência genética ou adquirida para trombose venosa) aumentam o risco basal de a doente sofrer tromboembolismo venoso, potencializando-se o efeito trombogênico dos contraceptivos orais combinados.[10]

O grau de potencialização vai depender do tipo de trombofilia. Há trombofilias que aumentam em três vezes o risco de tromboembolismo venoso (heterozigose com mutação do gene da protrombina G20210A), e outras chegam a aumentar de cinquenta a oitenta vezes esse risco (homozigose para fator V de Leiden).[10]

Cerca da metade dos episódios de tromboembolismo venoso é idiopático, ou seja, sem causa (hereditária ou adquirida) conhecida para o evento. A frequência de trombofilias hereditárias conhecidas na população geral é baixa (0,02 a 0,5/1.000 pessoas), com exceção do fator V de Leiden heterozigoto, hiper-homocisteinemia e mutação do gene da protrombina G20210A, que apresentam prevalência máxima de 6% na população.[25]

Assim, o rastreamento universal de trombofilias antes da prescrição de contraceptivo oral combinado não é recomendado, uma vez que não é clinicamente viável nem é custo-efetivo. Soma-se a isso o fato de que o achado de trombofilia em mulheres assintomáticas não indica que estas terão tromboembolismo venoso, apenas que terão maior risco de sua ocorrência. Da mesma forma, a ausência de trombofilia conhecida também não exclui a existência de causas genéticas ainda ignoradas que elevem a paciente a um patamar com maior risco de tromboembolismo venoso.[26] Além do mais, o puerpério possui maior risco de tromboembolismo venoso que qualquer método combinado e não se cogita o rastreamento de trombofilia antes de uma gestação.

Enfim, é necessária cuidadosa anamnese antes da prescrição do contraceptivo oral combinado, identificando-se fatores de risco adicionais de tromboembolismo venoso. Os principais fatores a serem pesquisados em mulheres na menacme são história pessoal ou familiar (parentes de primeiro grau) de tromboembolismo venoso, obesidade, tabagismo e síndrome metabólica. A obesidade aumenta de 2,7 a 4,6 vezes o risco de trombose, e a história familiar de tromboembolismo venoso garante o acréscimo de 2,5 vezes a esse risco.[27] Uma história pessoal prévia de tromboembolismo venoso contraindica a contracepção combinada.[18] O Quadro 109.1, a seguir, enfatiza as principais recomendações para o uso de contraceptivos e o risco de tromboembolismo.

Quadro 109.1   Recomendações sobre uso de contraceptivos e risco de trombose.[15]

- Avaliar na anamnese fatores de risco de trombose venosa e arterial;
- Se a mulher tiver risco de trombose e tiver contraindicação ao estrogênio (passado de tromboembolismo venoso e ou trombofilia), indicar progestagênios isolados ou métodos não hormonais;
- Preferir contraceptivos combinados com menos de 50 μg de etinilestradiol para reduzir risco de tromboembolismo venoso e trombose arterial;
- O tipo de progestagênio usado na composição do contraceptivo oral combinado altera o risco de tromboembolismo venoso, sendo o levonorgestrel o que se associa ao menor risco. Os demais contraceptivos combinados oferecem o mesmo risco de tromboembolismo venoso. Lembrar que o risco absoluto é pequeno;
- Progestagênios isolados não alteram o risco de tromboembolismo venoso, sendo indicados para mulheres de risco para tanto;
- Ainda não se sabe se os contraceptivos combinados com o estrogênio natural possibilitarão menor risco de tromboembolismo venoso;
- As vias de administração, transdérmica ou vaginal, não diferem da via oral dos contraceptivos combinados quanto ao risco de tromboembolismo venoso, apresentando-se as mesmas contraindicações da via oral;
- Para trombose arterial, o tipo de progestagênio não influencia o risco de trombose;
- Não há evidências favoráveis ao rastreamento universal de trombofilias previamente à prescrição do contraceptivo;
- Deve-se lembrar que a gestação ou o puerpério estão associados ao risco mais elevado de tromboembolismo venoso que qualquer formulação contraceptiva;
- Se houver dúvida sobre o risco de tromboembolismo venoso, recomenda-se prescrever progestagênios isolados ou métodos não hormonais.

REFERÊNCIAS BIBLIOGRÁFICAS

1. Maguire K, et al. The state of hormonal contraception today: established and emerging noncontraceptive health benefits. Am J Obstet Gynecol. 2011;205(Suppl 4):S4-8.

2. Shulman LP. The state of hormonal contraception today: benefits and risks of hormonal contraceptives: combined estrogen and progestin contraceptives. Am J Obstet Gynecol. 2011;205(Suppl 4):S9-13.

3. Lidegaard Ø, et al. Hormonal contraception and risk of venous thromboembolism: national follow-up study. BMJ. 2009;339:b2890.

4. Lidegaard Ø, et al. Risk of venous thromboembolism from use of oral contraceptives containing different progestogens and oestrogen doses: Danish cohort study, 2001-9. BMJ. 2011;343:d6423.

5. van Hylckama et al. The venous thrombotic risk of oral contraceptives, effects of oestrogen dose and progestogen type: results of the MEGA case-control study. BMJ. 2009;339:b2921.

6. Mosher DF. Blood coagulation and fibrinolysis: an overview. Clin. Cardiol 1990;13(4): 5-11.

7. Girolami A, et al. Arterial thrombosis in young women after ovarian stimulation: case report and review of the literature. J Thromb Thrombolysis. 2007;24(2):169-75.

8. Mammen EF. Oral contraceptive pills and hormonal replacement therapy and thromboembolic disease. Hematol Oncol Clin North Am. 2000;14(5):1045-9.

9. Rosendaal FR, et al. Estrogens, progestogens and thrombosis. J Thromb Haemost. 2003;1(7):1371-7.

10. Rosendaal FR. Venous thrombosis: the role of genes, environment, and behavior. Hematol Am Soc Hematol Educ Program. 2005;1-12.

11. Fraser IS, et al. Normalization of blood loss in women with heavy menstrual bleeding treated with an oral contraceptive containing estradiol valerate/dienogest. Contraception. 2012;86(2):96-9.

12. Kemmeren JM, et al. Third generation oral contraceptives and risk of venous thrombosis: meta analysis. BMJ 2011; 23(7305):131-4.

13. Jick SS, et al. Risk of nonfatal venous thromboembolism in women using a oral contraceptives containing drospirenone compared with women using oral contraceptives containing levonorgestrel: case controlstudy using United States Claims data. BMJ 2011;342:d2151.

14. Dinger JC, et al. The safety of a drospirenone containing oral contraceptive: final results from the European Active Surveillance Study on oral contraceptives based on 142.475 women years of observation. Contraception 2007; 75(5): 344-9.

15. Dinger JC, et al. The risk of thromboembolism in OC users: time patterns after initiation of traetment. Pharmacoepidemiol Drug Saf 2010; 19(Suppl 1): S214-5.

16. Raps M, et al. Resistance to APC and SHBG levels during use of a four-phasic oral contraceptive containing dienogest and estradiol valerate: a randomized controlled trial. J Thromb Haemost. 2013; 11(5):855-61.

17. Junge W, et al. Metabolic and haemostatic effects of estradiol valerate/dienogest, a novel oral contraceptive: a randomized, open-label, single-centre study. Clin Drug Investig. 2011;31(8):573-9.

18. Lidegaard O, et al. Thrombotic stroke and myocardial infarction with hormonal contraception. N Engl J Med. 2012;366(24):2257-65.

19. World Health Organization. Medical eligibility criteria for contraceptive use, 4th ed. WHO. 2009 Disponível em: http://www.who.int/reproductivehealth/publications/ family_planning/978924156 3888/en/ (Acessado em março 2013)

20. United Nations Development Programme/United Nations Population Fund/World Health Organization/World Bank Special Programme of Research, Development and Research Training in Human Reproduction, Task Force on Long-acting Systemic Agents for Fertility Regulation. Comparative study of the effects of two once-a-month injectable contraceptives (Cyclofem and Mesigyna) and one oral contraceptive (Ortho-Novum 1/35) on coagulation and fibrinolysis. Contraception. 2003;68(3):159-67.

21. World Health Organization Collaborative Study of Cardiovascular Disease and Steroid Hormone Contraception. Cardiovascular disease and use of oral and injectable progestogen-only contraceptives and combined injectable contraceptives. Results of an international, multicenter, case-control study. Contraception 1998;57(5):315-22.

22. Jick SS, et al. Risk of nonfatal venous thromboembolism in women using a contraceptive transdermal patch and oral contraceptives containing norgestimate and 35Ag of ethinylestradiol. Contraception. 2006;73(3):223-8.

23. Magnusdóttir EM, et al. The contraceptive vaginal ring (NuvaRing) and hemostasis: a comparative study. Contraception. 2004;69(6):461-6.

24. Pomp ER, et al. Pregnancy, the postpartum period and prothrombotic defects: risk of venous thrombosis in the MEGA study. J Thromb Haemost. 2008;6(4):632-9.

25. Pabinger I, et al. Thrombophilia and pregnancy outcomes. J Thromb Haemost. 2005;3(8):1603-10.

26. Wu O, et al. Screening for thrombophilia in high-risk situations: systematic review and cost-effectiveness analysis. The Thrombosis: Risk and Economic Assessment of Thrombophilia Screening (TREATS) study. Health Technol Assess. 2006;10(11):1-9.

27. Lijfering WM, et al. Risk factors for venous thrombosis – current understanding from an epidemiological point of view. Br J Haematol. 2010;149(6):824-8.

Capítulo **110**

■ **Carolina Carvalho Ambrogini** ■ **Ivaldo Silva**

Métodos Contraceptivos e Influência na Sexualidade

A sexualidade feminina, por sofrer influência de múltiplos fatores. Questões físicas, emocionais e culturais influenciam de forma diversa e particular a vida sexual de cada indivíduo. Assim, um fator benéfico a uma mulher pode não ser para outra.[1]

Os contraceptivos de modo geral parecem agir desta forma, melhorando, não alterando ou mesmo piorando a atividade sexual das mulheres, de acordo com pré-disposições individuais.[2] Além disto, muitas mulheres culpam os métodos contraceptivos como único fator causal da sua disfunção sexual.[1,2] De acordo com revisão publicada por Shah *et al.*[3] segue o impacto dos principais métodos contraceptivos na sexualidade (Tabela 110.1).

Tabela 110.1 Impacto dos contraceptivos sobre a sexualidade[3]	
Métodos	**Impacto**
Condom e método natural	Neutro Interferências comportamentais
Esterelização	Positivo emocional
Diu	Neutro Interferências sobre a menstruação
Contraceptivos hormonais combinados	Neutro Diminuição da Testosterona livre sérica Interferências individuais
Progestagênio Isolado	Negativo quando há sangramento iatrogênico

■ CONTRACEPTIVOS HORMONAIS

A chegada, na década de 1960, da pílula anticoncepcional trouxe a liberdade de escolher, com segurança, o melhor momento para engravidar. Separou-se o sexo da gravidez, portanto a sexualidade pôde ser expressa de forma mais autêntica, sem as amarras do medo de gravidez não planejada.[2,3]

Atualmente, os contraceptivos hormonais orais são responsáveis pela maioria das prescrições médicas destinadas a métodos reversíveis. Apesar da eficácia contraceptiva e dos benéficos efeitos extra contraceptivos, as taxas de não adesão às pílulas giram em torno de 10% a 60%.[4] As principais razões para abandono são: sangramentos irregulares, ganho de peso, náuseas e alterações do humor. As queixas sexuais também merecem atenção como causa de descontinuação do método, porém poucos investigam a questão. Em levantamento de 1.637 usuárias de contraceptivo oral combinado, encontrou-se uma taxa de descontinuação por distúrbios sexuais de 4,1%.[5] No entanto, os trabalhos são controversos em afirmar efeitos positivos ou negativos sobre a sexualidade.[2,3,4]

A alta segurança contraceptiva traz tranquilidade ao casal, que não precisa se preocupar com o possível dia fértil, possibilitando maior atividade sexual. Além disso, os benefícios extras merecem ser levados em consideração, já que a usuária de contraceptivo hormonal tem menor incidência de sintomas peri-menstruais e geralmente tem redução da quantidade de fluxo e da duração do sangramento. A redução da acne, proporcionada pelos contraceptivos de terceira geração, melhora a autoestima e, consequentemente, a sexualidade.[1,3,4]

Por outro lado, todos os contraceptivos hormonais combinados, não importando a via de administração, diminuem os níveis de testosterona total e livre[5] e este hormônio é importante para aumentar o desejo sexual ao estimular a hipotámo anterior. Os níveis baixos de LH, responsáveis pela produção androgênica ovariana e o aumento das proteínas hepáticas que se ligam aos hormônios sexuais (SHBG) seriam os principais responsáveis por esta diminuição dos androgênios livres, biologicamente ativos.[5,6] Ademais, muitos dos progestagênios contidos nos contraceptivos têm propriedades antiandrogênicas, em especial a drospirenona e a ciproterona.[6,7]

Apesar dessa diminuição nos níveis de testosterona, a maioria dos autores não observa maior incidência de queixas sexuais nas usuárias de contraceptivos hormonais combinados.[3,6] No entanto, há uma parcela de mulheres extremamente sensíveis à ação anti-androgênica, enquanto outras não têm a sua sexualidade alterada.[8]

Muitas vezes, as queixas sexuais surgem após o uso prolongado dos contraceptivos hormonais, que leva à atrofia genital, diminuindo a excitação e podendo ainda ser causa de dispareunia.[9] Alguns estudos apontam incidência maior de vestibulodínea (dor no introito vaginal) e observam que essa incidência aumenta após dois anos de uso contínuo do contraceptivo e também nas mulheres que o iniciaram na adolescência.[10] Apesar de alguns estudos comparativos demonstrarem maior relação entre a atrofia genital e a menor a dose do etinilestradiol, outros ressaltam que a sensibilidade individual de cada mulher ao hormônio é mais relevante do que a dose. Portanto, cabe ao ginecologista avaliar o trofismo genital das usuárias dos contraceptivos hormonais e questioná-las a respeito de dificuldades para lubrificação e dispareunia.[9,10]

Os contraceptivos com valerato de estradiol tendem a ter menor impacto nos concentrados de testosterona do que as outras pílulas com etinilestradiol, por conta da menor elevação dos níveis de SHBG causada pelo estrogênio natural. Em um estudo preliminar com 57 mulheres usuárias de pílula com valerato de estradiol e dienogeste, por seis ciclos, houve melhora da atividade de desejo, da excitação e do orgasmo.[11]

Ao que parece, não há modificação no perfil androgênico que cause impacto na sexualidade com o anel vaginal e o adesivo.[12] Porém, estudo comparando o anel vaginal com contraceptivo hormonal oral combinado (atividade de desejo etinilestradiol 30 mg e drospirenona 3 mg) mostrou que a diminuição de libido foi mais acentuada nas usuárias do anel vaginal.[8] Por sua vez, Gracia et al. observaram discreta melhora dos parâmetros sexuais com a utilização de adesivo, comparando-se

com usuárias de anel vaginal, porém sem significância estatística.[12]

No que se refere aos contraceptivos só de progestagênio, apenas um estudo mostrou incidência de 5,8% de queixas sexuais após a medroxiprogesterona de depósito (DMPA), o injetável trimestral.[13] Ao que parece não há diferenças na sexualidade entre usuárias de DMPA e de pílulas combinadas, bem como quando se compara com mulheres não usuárias.[4]

Com relação ao implante de etonorgestrel, existem poucos estudos que demostram seu efeito na sexualidade. Alguns apontam para uma ação neutra, entanto outro estudo observou a taxa de 2,5% de remoção do implante por causa de queixas sexuais.[14]

O sistema intrauterino com levonorgestrel (SIU-LNG), por sua vez, também provoca baixa incidência de queixas sexuais. Observou-se, no estudo de Skrzypulec e Drosdzol, que as usuárias deste SIU tiveram melhora na atividade de desejo e excitação, com menores índices de disfunção sexual comparadas ao grupo controle.[15]

As pílulas de progestagênio também parecem ser neutras com relação aos parâmetros sexuais, porém a literatura carece de estudos a longo prazo e com número expressivo de pacientes.[3]

Porém, pode ter efeito negativo sobre a sexualidade, em virtude dos constantes sangramentos iatrogênicos, de incidência variável nas usuárias.[4]

Ao se deparar com uma paciente que associa o contraceptivo hormonal com queixas sexuais, principalmente diminuição da atividade de desejo e lubrificação, é importante investigar outras causas antes de mudar o método.[16] Co-morbidades como hipotireoidismo e diabetes mellitus podem interferir na sexualidade, bem como a depressão e os antidepressivos.[2,4]

O relacionamento também precisa ser avaliado, bem como a dinâmica sexual do casal. Se não houver fatores agravantes, o ideal é interromper por três a seis meses o método e substituí-lo por um contraceptivo não hormonal, já que os níveis de SHBG podem manter-se elevados por até seis meses após a parada dos contraceptivos hormonais combinados.[6] A troca por um outro tipo de contraceptivo hormonal não se mostra eficaz, principalmente nas queixas de diminuição de atividade de desejo. Para aquelas que não se sentem seguras com um contraceptivo não hormonal, os métodos de progestagênio isolados podem ser considerados, em especial o SIU-LNG.[10,15]

Se a queixa for diminuição da lubrificação ou dispareunia, deve-se aumentar a dose dos estrogênicos ou mesmo aplicá-las topicamente por três meses.[9] Formulações à base de testosterona tópica também podem ajudar nestas queixas e devem ser aplicadas na região clitoridiana e pequenos lábios por três a seis meses.[10]

■ CONTRACEPTIVOS NÃO HORMONAIS

Existem poucos estudos mostrando o impacto destes métodos na sexualidade dos casais. À princípio são neutros por não interferirem nos índices de testosterona e de estrogênio, porém podem provocar alguns inconvenientes específicos.[1,3]

Com relação aos métodos naturais, há interferência direta na espontaneidade da relação, já que o casal evita manter relações no período fértil, justamente na época em que o desejo sexual pode estar aumentando por conta da elevação fisiológica da testosterona. Pelos seus altos índices de falha, também podem gerar tensão durante a relação sexual, principalmente quando o casal pratica o coito interrompido.[3]

Embora o método de barreira seja altamente indicado pelos ginecologistas como forma de prevenção de doenças sexualmente transmissíveis, pode gerar distração e tensão no momento da colocação do preservativo e o temor de que ele estoure durante o ato, atrapalhando muitas vezes o envolvimento do casal.[3,5]

Por sua vez, o Diu de cobre, que é método muito eficaz como contraceptivo, pode causar transtornos como aumentar o fluxo menstrual, bem como prolongar sua duração, e dessa forma limitar as relações sexuais por vários dias.[3]

Por fim, no tocante à laqueadura tubária, não existe comprovação científica de que possa alterar a sexualidade, uma vez que não há diminuição da produção de testosterona, porém existe um mito de que a atividade de desejo possa diminuir após o procedimento.[3,15] Esse mito adquire força maior ainda em relação à vasectomia, sendo fator determinante para que muitos homens abstenham-se de se submeter ao procedimento.[3]

■ REFERÊNCIAS BIBLIOGRÁFICAS

1. Davis A, Castaño PM. Contraceptives and libido in womem. Annu Ver sex. 2004;15:297.

2. Schaffir J. Hormonal contraception and sexual desire: a critical review. J. sex Mar Ther. 2006;32:305.

3. Shah MB, Hoffstetter S. Contraception and sexuality. Minerva Ginecol. 2010;62:331.

4. Burrows L, Basha M. The effects of hormonal contraceptives on female sexuality: a review. J. sex Med. 2012;9:2213.

5. Moreau C, et al. Contraceptive discontinuation attributed to method dissatisfaction in the united states. Contraceotion. 2007:76:267.

6. Panzer C, et al. Impact of oral contraceptives on sex hormone binding globulin and androgen levels: a retrospective study in women with sexual dysfunction. J sex Med. 2006;3;104.

7. Sabatini R. Cagiano R. Comparasion profiles of cycle control, side effects and sexual satisfaction of three hormonal contraceptives. Contraception. 2006;74:220

8. Sitruk- Ware RL, Menard J. Comparision of the impact of vaginal and oral administration of hormonal contraception on hepatic proteins sensitive to estrogen. 2007;75:430.

9. Greentein A, Ben-Aroya Z. Vulvar vestibulitis syndrome and estrogen dose of oral contreceptives pills. J sex Med 2007;4:1679.

10. Smith NK, Jozkowski K, Sanders AS. Hormonal contraception and female Pain, orgasm and sexual pleasure. J Sex Med 2014;11:462

11. Caruso S, Angello C. Preliminar study on the effect of four-phasic estradiol valerato and dienogest oral contraceptives on quality of sexual life. J. sex Med. 2011;8:2841.

12. Gracia CR, et al. sexual function in first time contraceptive ring and contraceptive patch users. Fertil steril 2010;93:218.

13. Shaffir JA, Isley MM. Oral contraceptives vs injectable progestin in their effect on sexual beha viour. Am J Obst Gynecol. 2010;203:545. el-5.

14. Gezginc K, Balci O. Contraceptive efficacy and side effects of implanom. Eur J contracept Reprod Health Care. 2007;12:362.

15. Skrzypulec V, Drosdzol A. Evalution of quality of life and sexual functioning of women using levonorgestrel-releazing intrauterine contraceptive system-Mirena. Coll Antropol. 2008;32:1059.

16. Mohamed AM. Combined contraceptives ring versus combined oral oral contraceptive. Int J Gynaecol Obstet. 2011;114:145.

Cristina Aparecida F. Guazzelli ■ **Márcia Barbieri**

Anticoncepção nas Diferentes Fases Hormonais

Capítulo **111**

■ INTRODUÇÃO

As mulheres apresentam durante sua vida reprodutiva alguns períodos marcantes como a adolescência, a gravidez e o climatério. Estes momentos possuem peculiaridades específicas, que necessitam ser conhecidas para que se possa realizar a orientação anticonceptiva adequada.

Não existe um método ideal que atinja todas as necessidades das mulheres e que consiga ser aplicável durante o período reprodutivo. O método ideal é aquele que é o melhor para a mulher naquele momento de vida.

Atualmente os contraceptivos apresentam alta eficácia, com rápido retorno à fertilidade, poucos efeitos colaterais e estão associados à facilidade, praticidade e conveniência de uso. Todos possuem vantagens e desvantagens, assim nenhum está isento de apresentar efeitos colaterais.

A informação prévia, adequada à realidade e ao entendimento das mulheres, é fundamental para o sucesso do uso dos anticoncepcionais. A escolha do método é prerrogativa da mulher, para a qual ela deve ser adequadamente preparada com informações ajustadas às suas necessidades, limitadas pelas contraindicações e disponibilidade do serviço.

■ ANTICONCEPÇÃO NA ADOLESCÊNCIA

A adolescência é uma fase do desenvolvimento que marca a transição entre a infância e a vida adulta, evidenciada por transformações físicas, hormonais, sexuais, psicológicas, sociais, entre outras, determinadas por fatores genéticos e ambientais que capacitam o corpo para o seu crescimento físico acompanhado da maturação sexual. Compreende um período etário entre os 10 a menos de 20 anos completos, segundo a Organização Mundial de Saúde. A importância da anticoncepção neste período apresenta relevância social constatada pela ocorrência da gravidez e pela vulnerabilidade de exposição às doenças sexualmente transmissíveis (DSTs).[1]

■ ATENDIMENTO À ADOLESCENTE

A adolescente tem direito à informação e à orientação sobre métodos contraceptivos. Sua consulta ginecológica, independentemente da idade, deve obedecer alguns critérios éticos, como o direito ao sigilo médico, à confidencialidade, à privacidade, à autonomia e à individualidade.

Algumas situações são consideradas de exceção, como adolescentes com déficit intelectual, falta de crítica (distúrbios psiquiátricos, drogadição) e referência explícita ou suspeita de abuso sexual. Nestes casos, além de ser determinante a quebra de sigilo, imediatamente deverá fazer parte da consulta outro profissional da equipe de saúde, com a intenção de salvaguardar o profissional médico que atende a adolescente.

■ PRIMEIRA CONSULTA GINECOLÓGICA

A primeira consulta pode ser realizada entre os 13 e 15 anos (Colégio Americano de Obstetrícia e Ginecologia).[2]

O objetivo principal dessa consulta é prestar serviços de saúde preventiva, incluindo orientações sobre anatomia do aparelho reprodutor feminino, utilizando, para este fim, materiais visuais. Quanto à presença do pai ou da mãe é a adolescente quem deve decidir, uma vez que a privacidade é o direito que a adolescente possui, independentemente

1357

da idade, de ser atendida sozinha, em um espaço privado de consulta, inclusive durante o exame físico, em que são reconhecidas sua autonomia e individualidade. Um histórico médico da paciente deve ser realizado, incluindo antecedentes pessoais e familiares, como tromboembolismo venoso, doenças cardiovasculares e doenças ginecológicas, situação da imunização (vacinas indicadas para esta idade devem ser recomendadas).

O ginecologista deve esclarecer dúvidas sobre higiene, cuidados pessoais, ciclo menstrual, dismenorreia e fluxo menstrual, duração e frequência do sangramento. Aconselhamento sobre anticoncepção e prevenção das doenças sexualmente transmissíveis deve ser realizado para aquelas que têm vida sexual ativa ou estão para iniciá-la.

ASPECTOS LEGAIS

A constituição brasileira reformulada em 1988, no artigo 226, já garantia ao cidadão o direito ao planejamento familiar livre de coerção, e o Estatuto da Criança e do Adolescente (lei nº 8.069 de 1990) prevê o direito à maternidade segura e ao acesso universal e igualitário para promoção, proteção e recuperação da saúde por meio do Sistema Único de Saúde.[3,4]

Neste âmbito, a lei nº 9.263 de 12 de janeiro de 1996 assegura o planejamento familiar como um direito de todo o cidadão brasileiro, incluindo os adolescentes. O Código de Ética Médica e a lei do Planejamento Familiar não fazem nenhuma menção com relação às idades, quanto à oferta de serviços desta natureza.

ORIENTAÇÃO EM RELAÇÃO AOS MÉTODOS ANTICONCEPCIONAIS

Apesar das controvérsias quanto à anticoncepção na adolescência, deve-se considerar que a utilização adequada de qualquer método é preferível às repercussões de uma gravidez inoportuna.

A adolescente precisa ser informada sobre todas as opções contraceptivas, suas vantagens, desvantagens, indicações e contraindicações.

A conversa deve ser clara e objetiva, dando oportunidade para ela se expressar e perguntar livremente sobre os métodos. Sua escolha dependerá principalmente da eficácia, mas também da inocuidade, reversibilidade e aceitação, não devendo ser imposta pelo médico.

MÉTODOS ANTICONCEPCIONAIS

O Departamento de Saúde Reprodutiva da Organização Mundial da Saúde (OMS) divulga desde 1996 seus critérios médicos de elegibilidade para a escolha de métodos anticoncepcionais. Apresenta como principal objetivo garantir que além da opção livre e informada ela seja adequada para as condições de saúde das mulheres, de modo a diminuir os riscos do uso do contraceptivo.[5]

Para a OMS,[5] os métodos anticoncepcionais podem ser classificados em quatro categorias para uso, a saber:

1. Condição que não significa nenhuma restrição para o uso do método;
2. Condição na qual os benefícios do uso do método, geralmente, são maiores que os riscos provados ou teóricos que seu uso poderia acarretar;
3. Condição na qual os riscos teóricos e provados de usar o método, geralmente, superam os benefícios de utilizar o método;
4. Condição na qual o uso do método representa um risco de saúde inaceitável.

Pelos critérios de elegibilidade médica da OMS publicados em 2015, a idade não constitui restrição para o uso de qualquer método contraceptivo. Se a adolescente for saudável, a idade não impede a indicação e a utilização de nenhum método anticoncepcional.

Desta forma, todos os métodos devem ser apresentados e discutidos com a adolescente.

INICIANDO A ANTICONCEPÇÃO

A orientação do uso de métodos anticoncepcionais de alta eficácia deve ser enfatizada para diminuir o risco de gravidez não planejada, sempre associado ao uso de métodos de barreira como o preservativo masculino ou feminino para se obter realmente "SEXO SEGURO" em ambos os sentidos, não engravidar e não contrair DSTs.

A adolescente deve ser ouvida e a ESCOLHA DO MÉTODO DEVE SER DELA, obedecendo sempre às contraindicações.

Uma anamnese cuidadosa auxiliará na opção do melhor método contraceptivo.

CUIDADOS ESPECIAIS NO SEGUIMENTO DOS MÉTODOS

A adolescente necessita de atenção constante. Seus atendimentos devem ser com intervalos curtos. Em nosso serviço ambulatorial, a orientação é para que compareçam a cada três meses, independentemente do método prescrito.

O cuidado é maior quando utilizam anticoncepção hormonal oral, pois a chance de uso incorreto é grande. Outro dado relevante é que o acesso ao atendimento deve ser fácil e o serviço deve ter condições de receber a garota mesmo que a consulta não tenha sido previamente agendada.

■ OS MÉTODOS UTILIZADOS ENTRE AS ADOLESCENTES

Métodos de barreira

Os métodos de barreira incluem o condom masculino, a camisinha ou preservativo feminino, o diafragma e o uso de espermicida. Apresentam eficácia moderada, e o uso desses métodos não é constante entre os adolescentes. A partir de um relacionamento considerado fixo (dois ou três meses), o condom geralmente é abandonado.

Os métodos de barreira devem ser estimulados para serem usados em todas as relações sexuais, para proteção de doenças sexualmente transmissíveis mesmo quando a adolescente estiver usando outra forma de anticoncepção.

Métodos hormonais

O anticoncepcional hormonal oral é um dos métodos mais conhecidos e utilizados entre as adolescentes, podendo atingir 50% da população. Consiste no uso de substâncias de ação hormonal que visam à anticoncepção, sendo mais frequentemente utilizado por via oral, intramuscular, transdérmica e vaginal. Atualmente seu emprego pode ser feito independentemente do tempo decorrido desde a menarca (idade ginecológica). O anticoncepcional hormonal oral não interfere no amadurecimento do eixo hipotálamo-hipófise-ovário nem na soldadura das epífises ósseas.

Para sua indicação, devem ser respeitados os critérios de elegibilidade médica para uso de contraceptivos hormonais categoria 3 e 4, Isto é, este método não deve ser utilizado em presença de gravidez, amamentação (< 6 semanas pós-parto), hipertensão arterial, hepatopatia aguda ou grave, diabetes mellitus com lesão vascular, fenômeno tromboembólico, acidente vascular cerebral, coronariopatia, doenças isquêmicas do coração, cefaleia com sintomas neurológicos focais, câncer de mama, neoplasia dependente de estrogênio.[5]

Atualmente, há uma grande variedade de anticoncepcionais hormonais que podem ser oferecidos com diferentes doses de estrogênio e tipos de progestagênios. O médico necessita valorizar e individualizar os benefícios dos métodos contraceptivos antes da prescrição. Os benefícios mais procurados nessa faixa etária são a melhora da dismenorreia, da regularização do ciclo, da diminuição da duração e da intensidade do fluxo sanguíneo, de acne, hirsutismo e tensão pré-menstrual.

Os contraceptivos hormonais orais, usados preferencialmente, são os combinados monofásicos de baixa dose hormonal, que contêm associação de estrogênio (30 mcg de etinilestradiol) e progestagênios (levonorgestrel, gestodene, desogestrel ou drospirenona).

Apesar de serem conhecidos e muito utilizados, a taxa de continuidade de uso dos métodos hormonais orais é baixa. Ressalta-se a necessidade de ingestão regular dos comprimidos, para que não ocorra queda da eficácia do método.[6] A incidência de falha por esquecimento ou uso incorreto pode atingir 8% no primeiro ano de uso, com 28% das jovens de 15 a 17 anos referindo que esqueceram duas ou mais pílulas nos últimos ciclos.[7] Para tentar diminuir o esquecimento das orientações sobre o uso correto do método, alguns autores têm preconizado o início no mesmo dia da consulta (Quick start).[8,9] A vantagem é que a adolescente fica mais propensa para iniciar e continuar utilizando o método.

O retorno para controle do uso do método deve ser feito um mês após o início do anticoncepcional e a cada três meses para ser reforçado seu uso. Na literatura se descreve alta taxa de descontinuidade deste método, aumentando assim a incidência de falha.

O anticoncepcional hormonal oral só com progestagênio pode ser usado, mas a adolescente deve ser advertida sobre a maior frequência de irregularidade de sangramentos e que poderá evoluir para a amenorreia. Tem indicação em algumas situações especiais, como no aleitamento ou em pacientes com contraindicação para o uso de estrogênio, como as hipertensas, cardiopatas e epiléticas.

■ OUTRAS VIAS

As adolescentes buscam métodos mais fáceis, práticos, seguros e com alta eficácia. A informação sobre outras vias de administração pode aumentar a satisfação e consequentemente a taxa de continuidade.

Via intramuscular

Podem ser utilizados os constituídos exclusivamente de progestagênios ou os associados com estrogênio.

Os injetáveis hormonais combinados (mensais) são métodos de grande aceitabilidade entre as adolescentes, podendo ser prescritos, observando-se as contraindicações, que são semelhantes às dos anticoncepcionais hormonais combinados orais. Como vantagens apresentam alta eficácia, facilidade de uso, principalmente por não dependerem de ingestão diária regular pela paciente. Em estudo realizado no setor de Planejamento Familiar da Escola Paulista de Medicina – Unifesp, esse método mostrou boa taxa de aceitação e satisfação entre as adolescentes, com alta eficácia, bom controle de ciclo, melhora da dismenorreia e da irritabilidade.[10]

O injetável trimestral compreende o uso de um progestagênio isolado, o acetato de medroxiprogesterona, aprovado como contraceptivo pelo Food and Drugs Administration desde 1992. Apresenta praticidade, facilidade de uso, alta eficácia e um retorno à fertilidade que pode demorar de seis a oito meses. Esse método tem indicação precisa para aquela jovem que está amamentando ou que é portadora de alguma doença, como anemia falciforme, epilepsia, retardo mental, ou que tenha contraindicação para uso de estrogênio.[5,11]

Uma preocupação quanto à sua prescrição e ao uso prolongado é seu efeito na densidade mineral óssea da adolescente. Estudos têm demonstrado alteração, como perda de massa óssea, durante sua utilização em longo prazo. Porém, a literatura tem revelado que após a paralisação de seu uso há um ganho de massa óssea com retorno aos valores iniciais.[12]

As usuárias devem ser orientadas a ingerir dieta com quantidade adequada de cálcio, de vitamina D e estimuladas a praticar exercícios.

Via vaginal

O anel vaginal é um contraceptivo hormonal combinado que contém etinilestradiol e etonogestrel, com liberação diária de 15 mcg e 120 mcg, respectivamente. Pode ser utilizado, observando-se as contraindicações, que são semelhantes às dos anticoncepcionais hormonais orais combinados. É um método anticoncepcional de alta eficácia, praticidade e facilidade de uso. Apresenta bom controle de ciclo, com poucos efeitos colaterais. Está indicado principalmente para aquelas jovens que se esquecem de tomar os comprimidos ou que apresentam intolerância gástrica.

Via transdérmica

Uma opção contraceptiva hormonal combinada composta de etinilestradiol e norelgestromina com liberação diária de 20 mcg e 150 mcg, respectivamente. É constituída de três adesivos que devem ser usados a partir do primeiro dia de menstruação e trocados a cada sete dias, até completar 21 dias, seguidos de uma semana sem adesivo por ciclo. Como vantagens apresenta a alta eficácia e facilidade de uso (troca semanal do adesivo).

Via subdérmica

O implante contendo etonogestrel (Implanon®) pode oferecer anticoncepção de alta eficácia por tempo prolongado e é de fácil utilização. Está indicado para todas as adolescentes que queiram utilizá-lo e para as que apresentam contraindicação para o uso de estrogênio, como, por exemplo, as que estão amamentando ou que têm alguma doença, como já mencionado.

Semelhante a todos os métodos que contêm apenas progestagênio, apresenta padrão de sangramento imprevisível, e a adolescente deve ter conhecimento destas alterações.

Em trabalho realizado por nós no setor de Planejamento Familiar da Unifesp, 38,6% das usuárias evoluíram em amenorreia e menos de 5% delas apresentaram sangramento prolongado (sangramento por mais de 14 dias) ou frequente (mais de 4 episódios de sangramento em 90 dias) após um ano de seguimento. Não houve gravidez ou desejo de retirar o implante, mostrando bom grau de satisfação com o método.[13]

Contracepção de emergência

A anticoncepção de emergência (AE) é definida como a utilização de uma droga ou dispositivo para evitar a gravidez após uma atividade sexual desprotegida. Deve ser indicada em situações especiais, como em casos de violência sexual, estupro, relação desprotegida, erro de uso ou falha de outros métodos (Quadro 111.1). Todas adolescentes necessitam ter informação sobre AE. Atualmente, se recomenda o uso de pílula com progestagênio, contendo 1,5 mg de levonorgestrel em dose única. A prescrição e o uso desse método são aprovados pelo Ministério da Saúde.

Quadro 111.1 Indicações para o uso da contracepção de emergência, segundo recomendações da Organização Mundial da Saúde.

Indicar o uso quando a paciente teve relação sexual, porém:

- Não utilizou nenhum método contraceptivo;
- Usou incorretamente o preservativo ou este rompeu;
- Esqueceu de tomar três ou mais pílulas combinadas;
- Ingeriu com três horas de atraso a pílula de baixa dose hormonal;
- Tomou com atraso $\geq$ de duas semanas a injeção de acetato de medroxiprogesterona;
- Houve descolamento, atraso na colocação ou remoção precoce do contraceptivo transdérmico ou anel vaginal hormonal;
- Ocorreu deslocamento, ruptura ou remoção precoce do diafragma;
- Houve falha no uso do coito interrompido (ejaculação na vagina ou no exterior da genitália);
- Ocorreu erro de cálculo do método de abstinência periódica ou a falta de abster-se no dia fértil do ciclo;
- Ocorreu a expulsão do DIU.

Fonte: Hartman LB *et al.* (2012).[9]

Dispositivo Intrauterino (DIU) e Sistema Intrauterino com levonorgestrel (SIU)

Os dispositivos intrauterinos atuais são métodos seguros e eficazes.

A utilização do DIU (com cobre) em adolescentes vem crescendo. O American College of Obstetricians and Gynecologists (ACOG) e a OMS recomendam seu uso, e mais recentemente a American Academy of Pediatrics coloca este método como uma das primeiras opções para as jovens.[14]

As usuárias de DIU necessitam ser informadas que podem evoluir com alterações nos padrões de sangramento, especialmente nos primeiros meses de uso.

Os profissionais de saúde desempenham papel importante no aumento da conscientização e atitudes positivas em relação ao DIU. Por ser um método seguro, conveniente e prático, ele pode ser oferecido como primeira opção de escolha, especialmente naquelas pacientes em risco de gravidez indesejada.[14]

■ MÉTODOS ANTICONCEPCIONAIS DE LONGA DURAÇÃO

Métodos de longa duração são aqueles cuja administração é menor do que uma vez ao mês. Não necessitam de motivação diária das pacientes para obter alta eficácia, uso adequado e boa taxa de continuidade. São eles: injetável trimestral (IT), implante e dispositivo intrauterino (DIU).

A eficácia desses métodos é maior que a dos hormonais administrados por via oral, vaginal ou transdérmica, e não é modificada na usuária adolescente.

Os métodos de longa duração reduzem a incidência de gravidez não planejada em grupos de alto risco, como entre adolescentes e usuárias de droga.[14]

Como conclusão, ressalta-se que a indicação de métodos de longa duração com elevada eficácia e conveniência, como o implante, o injetável trimestral e o DIU, deve fazer parte do arsenal dos métodos contraceptivos indicados para a adolescente com vida sexual ativa.

■ ANTICONCEPÇÃO NO PUERPÉRIO E ALEITAMENTO MATERNO

O puerpério é o período no qual as modificações locais e sistêmicas provocadas pela gravidez e parto no organismo da mulher retornam à situação do estado pré-gravídico.

A orientação sobre anticoncepção no pós-parto é uma decisão que inclui a escolha e o momento de início do método. No puerpério e durante todo processo de amamentação natural, o medo de uma nova gestação está quase sempre presente, sendo, portanto, importante que se ofereça contracepção segura e adequada sem interferir no desenvolvimento da criança e estimulando ao máximo o aleitamento materno.

Na atualidade, constitui uma preocupação a ocorrência de uma nova gravidez em um curto espaço de tempo, que pode interferir não só nas complicações maternas e fetais, mas também apresenta repercussão social e econômica. Até o momento não há um conceito padrão sobre este período, mas vários estudos têm mostrado que um bom intervalo interpartal é aquele entre 18 a mais de 23 meses. Períodos inferiores aumentam o risco de morbimortalidade materna e/ou fetal, em decorrência de maior incidência de doenças hipertensivas e hemorrágicas. A explicação é atribuída à depleção nutricional materna, à teoria de competição materna-fetal e aos fatores ambientais. Assim, as gestantes necessitam ser informadas sobre este risco.

Desta forma, o período durante a gravidez e o pós-parto são decisivos para o conhecimento, orientação e estímulo ao uso de anticoncepção.

Há necessidade de orientação de anticoncepção durante o pré-natal ou após o parto?

O principal objetivo do Planejamento Familiar é reduzir o número de gestações não planejadas e consequentemente não desejadas. A incidência de uso de métodos contraceptivos em nosso país vem aumentando, mas ainda há muitas mulheres que necessitam de auxílio na orientação e escolha.[15]

A gravidez e o período pós-parto são momentos adequados para se falar de anticoncepção, pois há um aumento de motivação para o uso de contraceptivos. Durante o pré-natal a gestante tem contato próximo e constante com profissionais de saúde, devido às várias consultas, em que muitos assuntos podem ser abordados e discutidos. Este momento favorece o relacionamento médico-paciente e o questionamento das necessidades individuais de anticoncepção. Há um tempo para refletir na escolha do melhor método contraceptivo ou naquele que mais agrada a mulher. A orientação interfere diretamente na decisão sobre o uso e no tipo de contracepção que será utilizada. Há algumas evidências de maior receptividade na orientação e informação sobre métodos durante o pré-natal, principalmente na decisão para métodos definitivos como a laqueadura tubária.

Durante a internação no pós-parto, o contato médico ou da enfermagem é diário, propiciando a conversa sobre métodos contraceptivos. Se essas orientações já foram feitas durante o pré-natal, necessitam ser reforçadas para a escolha do melhor ou mais adequado anticoncepcional. A puérpera precisa de cuidados especiais, pois vivencia alterações físicas, emocionais e sociais, que incluem a depressão, o aleitamento, alteração da libido e da vida sexual.

Uma metanálise que avaliou a eficácia da informação e de orientação sobre métodos contraceptivos durante o pós-parto concluiu que o seu uso aumentou e teve como consequência menor número de gestações não planejadas. Os melhores resultados obtidos foram entre as pacientes que participaram de grupos educativos sobre métodos contraceptivos por duas ou mais vezes.[16]

Na realidade, não há um consenso sobre o melhor período de abordagem, se durante o pré-natal ou no puerpério, mas o importante é que em algum momento este assunto seja comentado.

Aleitamento materno

Os benefícios do aleitamento materno são sobejamente conhecidos há muito tempo, tanto na consolidação do vínculo afetivo e psicológico mãe-filho quanto na redução da morbidade e mortalidade neonatal e infantil, principalmente por meio da transmissão de imunoglobulinas, pela modificação da flora bacteriana do trato gastrintestinal do nascituro e pela exposição reduzida a patógenos presentes na água ou em outro leite. Há ainda grandes evidências de que mães que amamentam apresentam menor sangramento no pós-parto, involução uterina mais rápida, atraso da ovulação, aumentando assim o intervalo interpartal. Devem ser ainda lembradas as inúmeras vantagens sob os aspectos práticos e econômicos.

Retorno da fertilidade

O retorno da ovulação após o término da gravidez depende basicamente de como está sendo conduzido o processo de amamentação. Em mulheres que não aleitam, a função do eixo hipófise-hipotálamo geralmente normaliza entre quatro e seis semanas após o parto, com o início da ovulação ocorrendo em média ao redor de 40-45 dias de puerpério. Mas algumas puérperas apresentam ovulação precocemente por volta do 25º dia.[17] Esses relatos são importantes na orientação do início da anticoncepção.

LAM – Método de Amenorreia da Lactação

O aleitamento materno apresenta efeito contraceptivo e tem valor no espaçamento do intervalo interpartal, principalmente em países como o nosso, em desenvolvimento. Durante a lactação ocorrem elevados níveis de prolactina, que são responsáveis pela inibição da secreção de hormônios hipotalâmicos, que interferem no eixo hipotálamo-hipófise-ovário. Há alteração na liberação de estrogênio que interfere na ovulação. O aleitamento como método contraceptivo se baseia na presença de anovulação e amenorreia causadas pelas modificações hormonais já descritas. A efetividade desse método depende da intensidade e da frequência das mamadas.

Puérperas que amamentam de forma exclusiva (quando o aleitamento é a única fonte de alimento para o recém-nascido), com menos de seis meses pós-parto, e em amenorreia devem ser avisadas que a eficácia deste método é de aproximadamente 98%. Estudo prospectivo que avaliou a incidência de gravidez em mulheres que amamentavam exclusivamente e se encontravam em amenorreia observou uma taxa de falha de 0,9% a 1,2% nos primeiros seis meses. A parada da amamentação altera os valores de prolactina, reduzindo-os, ocorrendo o retorno da ovulação entre 14 a 30 dias.

Atualmente poucas mulheres conseguem manter o aleitamento exclusivo durante os primeiros seis meses, mas podem ser orientadas a usar o LAM enquanto isto ocorre. A mulher que amamenta exclusivamente e encontra-se em amenorreia possui baixo risco de gravidez nos seis primeiros meses após o parto, o que é denominado "subfertilidade da lactação".

Alguns fatores podem facilitar o retorno da fertilidade, como redução da frequência das mamadas, parada ou diminuição das mamadas noturnas, introdução de suplementos (chá, suco de frutas, alimentos sólidos), separação do bebê com o retorno ao trabalho, ansiedade, *stress* ou alguma doença materna ou do recém-nascido.

Mulheres que se utilizam do LAM devem ser informadas de que a eficácia desse método diminui quando decresce o número de mamadas e a menstruação retorna, ou com mais de seis meses após o parto. Considera-se retorno da menstruação a ocorrência de sangramento por mais de dois dias e há necessidade de uso de absorvente.

Para puérperas que apresentam alguma doença clínica ou cirúrgica, com risco de piora na gravidez, métodos mais eficazes devem ser escolhidos.

Início do método anticoncepcional

Nas mulheres que não amamentam ou quando o aleitamento é misto, o início do uso de método contraceptivo deve ser na terceira ou quarta semana após o parto. Em presença de aleitamento materno exclusivo, pode-se iniciar a anticoncepção mais tardiamente, a partir da sexta semana após o parto, sendo aconselhável que não se ultrapasse o período de três meses sem o uso de algum método.[5]

Em mulheres em amenorreia é recomendável que antes da introdução de qualquer método contraceptivo se afaste a hipótese de gravidez.

Orientação e escolha de anticoncepção

Neste período após o parto, puerpério, ao se fazer a escolha contraceptiva, além das características inerentes a qualquer método, tais como eficácia, segurança, eventos adversos e reversibilidade, deve-se atentar para a possibilidade de efeitos sobre a lactação e o recém-

-nascido. Algumas opções podem ser limitadas devido às alterações que podem causar na qualidade ou quantidade do leite.

Os métodos devem ser avaliados de acordo com os critérios de elegibilidade para uso de contraceptivos estipulados pela Organização Mundial de Saúde.[5]

Métodos contraceptivos

Os métodos podem ser classificados em transitórios e definitivos. Os transitórios mais utilizados são os de barreira, dispositivo intrauterino e os hormonais.

Métodos de barreira

São métodos que evitam a gravidez impedindo a ascensão dos espermatozoides ao trato genital superior. Atuam por meio de obstáculos mecânicos ou físicos. São divididos em masculino, o condom, e feminino, que compreende o condom feminino, o diafragma, e os espermaticidas.

Todas essas opções podem ser utilizadas durante a amamentação.[5]

Algumas orientações sobre o uso desses métodos devem ser feitas de forma específica para as mulheres no puerpério e durante o aleitamento. O epitélio vaginal da puérpera está atrófico com lubrificação diminuída, assim é recomendável o emprego dos métodos de barreira associados a lubrificantes. A eficácia desses métodos depende do seu uso correto, sendo importante que a mulher esteja consciente da necessidade de colocá-los em todas as relações sexuais, respeitando as instruções sobre seu uso.

- **Condom masculino**: dar preferência aos lubrificados ou associar o emprego de espermicidas, contornando a falta de lubrificação vaginal e aumentando a sua eficácia. Para se obter boa eficácia há necessidade de uso correto, de colocação antes de qualquer contato genital e em todas as relações.
- **Condom feminino**: as características de uso são semelhantes às encontradas fora do puerpério. Necessita ser colocado antes de qualquer contato genital e durante a penetração se certificar que o pênis encontra-se dentro do dispositivo. A opção de uso deste método oferece proteção contra doenças sexualmente transmissíveis, tendo uma vantagem em relação ao condom masculino, que é a cobertura dos genitais externos.
- **Diafragma**: iniciar o uso após seis semanas do parto, quando já ocorreu toda involução uterina, pois sua eficácia depende da medida correta do tamanho, com adequada localização anatômica

no canal vaginal.[5] Em casos em que a puérpera já era usuária de diafragma, impõe-se nova medida. A associação com espermicida traz as mesmas vantagens referidas para o condom.

- **Espermicidas**: formam uma barreira química ao acesso dos espermatozoides ao trato reprodutivo feminino. Não há relatos de alterações no aleitamento ou de efeitos colaterais para o lactente. Recomendações recentes da Organização Mundial de Saúde sugerem que apenas mulheres de baixo risco para doenças sexualmente transmissíveis usem espermaticidas contendo nonoxinol 9. O uso repetido ou em altas doses de nonoxinol 9 está associado com aumento de risco de lesões genitais, que podem propiciar a aquisição de infecção por HIV.[5]

Dispositivo intrauterino

É um método bastante seguro e conveniente durante o puerpério, não interfere no processo de lactação e desenvolvimento da criança. Oferece como vantagens alta eficácia e longa duração, sem apresentar maior incidência de complicações do que fora deste período.[5]

A inserção do dispositivo intrauterino pode ser feita por via vaginal imediatamente após a dequitação placentária ou até 48 horas depois do parto, ou por via abdominal durante a cesárea, antecedendo a histerorrafia (Categoria 1).[5]

Em revisão sistemática publicada em 2010, os autores concluíram que a inserção logo após o parto parece ser segura, eficaz, apesar do pequeno número de estudos comparativos com colocações em outros momentos.[18] Esse procedimento não apresenta aumento significante de complicações como perfurações ou infecções, mas pode evoluir com discreta elevação no número de expulsões.[18] Alguns estudos referem menor taxa de expulsão quando a inserção do dispositivo intrauterino é feita nos primeiros dez minutos após a dequitação e após cesárea quando em comparação com a via vaginal.[19] Essa intercorrência pode ser reduzida ou evitada com treinamento específico e colocação adequada nos primeiros minutos após a dequitação. A inserção logo após o parto apresenta como vantagem a alta motivação da mulher, facilidade e conveniência, principalmente para as que têm dificuldade de acesso a serviços médicos. As taxas de continuidade de uso do método são similares às das inserções em outros momentos.

Em alguns países como China, México e Egito, essa conduta é adotada e se tornou popular.[18]

A colocação do DIU deve ser evitada após 48 horas até 4 semanas pós-parto, pois existe maior risco de perfuração uterina (Categoria 3).[5] Na presença de infecção puerperal o DIU não deve ser colocado (Categoria 4).[5]

Em nosso país a grande maioria das inserções ocorre após quatro a seis semanas do parto.

Quanto ao uso de Sistema intrauterino com levonorgestrel, semelhante ao dispositivo que contém cobre, pode ser inserido logo após o parto. Na dependência de se vai haver ou não aleitamento ele é contraindicado (Categoria 4).[18]

Estudos não têm mostrado alterações no aleitamento nem no acompanhamento do desenvolvimento dessas crianças durante o período de utilização; é um método que pode ser inserido de modo semelhante ao DIU, preferencialmente após quatro semanas do parto (Categoria 1).[19]

O uso desse método tem apresentado alta eficácia e aceitabilidade entre as usuárias. Parece não haver diferença na duração do aleitamento materno e no crescimento de bebês entre usuárias de dispositivo intrauterino de cobre quando comparadas às usuárias do que contém levonorgestrel. Os níveis hormonais séricos obtidos são menores que os das usuárias de contraceptivos hormonais orais ou dos implantes só com progestagênios.

Métodos hormonais

Os anticoncepcionais hormonais são utilizados e preferidos por muitas mulheres. No período logo após o parto e durante o aleitamento, alguns cuidados devem ser tomados.

Há hipótese de que os hormônios transferidos para o recém-nascido durante o aleitamento possam ter valores maiores que o esperado na circulação sanguínea infantil. Isto ocorre devido tanto à imaturidade hepática, que não consegue metabolizar de forma adequada os hormônios, quanto à renal, que não o excreta apropriadamente. Mas é importante ser referido que a transferência dos hormônios pelo leite é pequena e alguns estudos mostram que ela é ausente.

O método contraceptivo hormonal é classificado de acordo com sua composição, só com progestagênio isolado, ou combinado quando contém progestagênio associado ao estrogênio.

Com progestagênio isolado (oral, injetável trimestral, implante subdérmico)

Podem ser empregados durante o aleitamento, sem afetar o crescimento e desenvolvimento do recém-nascido, não alteram o volume do leite produzido, nem a concentração de proteínas, lípides ou lactose. As opções com progestagênios (via oral, subdérmica e intrauterina), com exceção do injetável trimestral, podem ser iniciadas logo após o parto (Categoria 2) e são as preferidas quando a escolha pela puérpera for a contracepção hormonal.[5] A excreção desses hormônios pelo leite é pequena, correspondendo a menos de 1% da dose materna. Poucos trabalhos avaliaram a metabolização desses hormônios nos lactentes, mas há estudo que acompanhou por oito anos crianças cujas mães utilizaram contraceptivos hormonais e que não evidenciou alteração no crescimento ou desenvolvimento. Mas alguns autores referem que alterações psicológicas, neurológicas cognitivas, comportamentais ou sexuais só podem ser estudadas ou avaliadas após o desenvolvimento neurológico e sexual completo.[20]

Em outras publicações, como em uma revisão sistemática em 2010, os autores concluíram que, mesmo com o início precoce do anticoncepcional, ou seja, logo após o parto, não houve interferência no sucesso da amamentação.[21] A eficácia desses métodos é alta, correspondendo a uma taxa de falha menor que 1%.

- A minipílula (0,35 mg de norestisterona ou 0,03 mg de levonorgestrel ou 0,5 mg de linestrenol) pode ser mantida até seis meses ou até a paciente menstruar, geralmente coincidindo com o início da complementação alimentar da criança (Categoria 2,1).[5]
- Anticoncepcional hormonal oral contendo doses maiores de progestagênio (75 mg de desogestrel) apresenta maior eficácia que as minipílulas, podendo ser mantido mesmo após o término da lactação. Estudos recentes não observaram alterações na composição ou quantidade do leite materno (Categoria 2,1).[5]
- A injeção trimestral de 150 mg de acetato de medroxiprogesterona, por via intramuscular, deve ser iniciada após seis semanas do parto (Categoria 1), e seu uso antes desse período necessita ser evitado (categoria 3).[5] É método de alta eficácia, com facilidade de uso e poucos efeitos colaterais. Estudos não detectaram qualquer efeito clinicamente mensurável sobre a saúde ou crescimento de bebês amamentados por mulheres que usaram esse método (Categoria 1). Outro dado positivo é a referência de que usuárias desse método apresentam maior incidência na duração do aleitamento exclusivo quando comparadas a usuárias de outros métodos.
- O implante subdérmico (etonogestrel) apresenta alta eficácia associada a praticidade e conveniência. Estudos que avaliaram a ação hormonal no aleitamento não observaram efeitos sobre o sucesso, continuidade da lactação e desenvolvimento da criança. Tem como vantagem ser um método de longa duração (até três anos), com rápido retorno à fertilidade após sua remoção. Pode ser inserido logo após o parto (Categoria 2).[5]

Trabalhos recentes têm mostrado que as mulheres nas quais o implante foi colocado precocemente, entre um e três dias após o parto, não apresentaram diferenças no aleitamento quando comparadas às com inserção após quatro-oito semanas.

As mulheres que optam por utilizar método só com progestagênio devem ser orientadas que a incidência de amenorreia durante o aleitamento é alta, mas pode ocorrer sangramento irregular.

Hormonal combinado (via oral, injetável, transdérmico ou vaginal)

Durante a gravidez ocorrem alterações hematológicas, como aumento de fatores de coagulação e de fibrinogênio, com decréscimo de anticoagulantes naturais, levando a um maior risco de fenômenos tromboembólicos. Algumas mulheres apresentam um aumento adicional por terem mais de 35 anos ou fumarem. Desta forma, os contraceptivos hormonais combinados não devem ser utilizados nas primeiras semanas após o parto, pois aumentam o risco de complicações tromboembólicas (Categoria 4).

Jackson e Curtis em 2011 publicaram revisão sistemática sobre risco de trombose durante puerpério, após avaliação de 13 estudos que observaram aumento de 22 a 84 vezes de fenômenos tromboembólicos nos primeiros 42 dias após o parto quando em comparação a pacientes não grávidas saudáveis e em idade reprodutiva.[22] Esse risco é muito elevado logo após o parto, mas declina nos primeiros 21 dias, retornando a valores basais após 42 dias.[23] Além disso, por ação do componente estrogênico, pode ocorrer diminuição da quantidade de leite, não alterando significativamente a concentração de proteínas, gorduras e lactose. Na presença de aleitamento, o contraceptivo hormonal combinado não deve ser usado antes de seis semanas do parto (Categoria 4), e deve ser evitado se houver a chance de usar outro método até seis meses após o parto (Categoria 3).[5] Esses cuidados necessitam ser realizados, pois em revisões sistemáticas os dados são insuficientes para afirmar que não há efeito na quantidade ou qualidade do leite.

A passagem dos hormônios para o lactente ocorre em geral em proporções inferiores a 1% da dose materna, semelhantes aos valores hormonais observados em mulheres com ciclos ovulatórios. Muitos estudos não observaram efeitos adversos no leite nem em relação à qualidade ou à quantidade.[23]

Os métodos hormonais combinados não devem ser indicados quando ocorrer aleitamento materno exclusivo. Se forem utilizados em pacientes que já estão menstruando e com amamentação mista, a opção mais adequada será o uso de contraceptivo hormonal de baixa dose (estrógeno ≤ 30 mcg), ingerindo-se a pílula de preferência logo após a mamada, ou no início do inter-

valo mais longo entre elas. Recomenda-se também que haja aumento da duração do estímulo de sucção.

Anticoncepção de emergência

Mulheres que estão amamentando podem usar anticoncepção de emergência sem restrições. O uso deste contraceptivo é recomendado para mulheres que tiverem relação desprotegida ou falha de método. No entanto, não há indicação se ocorrer antes de 21 dias pós-parto.[5]

O seu uso deve ser feito preferencialmente após a mamada.

Métodos definitivos – esterilização

A vasectomia e a ligadura tubária, por serem métodos definitivos, devem ser resultantes de decisão consciente e amadurecida do casal, tomada de preferência fora da gestação ou no início dela, e também não no momento do parto. As condições do recém-nascido devem ser levadas sempre em consideração.

Devem ser respeitadas as orientações da Lei nº 9.263, de 1996, que trata de Planejamento Familiar e se refere à esterilização voluntária, restringindo a esterilização cirúrgica no parto/puerpério nos casos de comprovada necessidade, ou seja, risco de vida materna ou por cesarianas sucessivas. A lei é muito restritiva para a mulher em condição de gestante, a ligadura tubária é proibida durante o período de parto, aborto ou até 42 dias após o parto ou aborto. Assim, a mulher necessita ser aconselhada a procurar um serviço de Planejamento Familiar decorridos 30 dias do parto, para receber orientação necessária, bem como para eventual uso de um método contraceptivo enquanto aguarda o processo de esterilização cirúrgica.

■ CONCLUSÕES

Diante de todas as considerações aqui apresentadas, pode-se afirmar que o período pós-parto é para a mulher, no que se refere à anticoncepção, muito difícil. Assim, informações e orientações sobre os métodos contraceptivos devem ser oferecidas a ela ou ao casal durante o último trimestre da gravidez ou logo após o parto. A escolha do método contraceptivo e o momento de início são de extrema importância para o bom aleitamento materno. Mulheres que estão amamentando devem ser orientadas que a suplementação alimentar do recém-nascido, o retorno da menstruação e o período após seis meses do parto aumentam as chances da fertilidade. Todos os métodos contraceptivos devem ser oferecidos às mulheres que estejam amamentando. A escolha é sempre opção da paciente, obedecendo as indicações e as características de cada método. Deve ser dada preferência a métodos não hormonais.

■ ANTICONCEPÇÃO NO CLIMATÉRIO

A perimenopausa ou climatério é definida pela North American Menopause Society como o intervalo que inicia com as alterações menstruais e a presença de sintomas associados à menopausa até um ano após a cessação da menstruação. Essa transição pode durar, em algumas mulheres, de quatro a seis anos, e tem necessidade de manuseio adequado de anticoncepção. Nesse período, ocorrem alterações hormonais com alguns ciclos anovulatórios, às vezes maiores que 50 dias. A fertilidade diminui gradualmente com a idade, e os oócitos tornam-se mais susceptíveis a algumas modificações, como a aneuploidia e mutações mitocondriais.[24]

Há necessidade de orientar as mulheres que mesmo com essas alterações menstruais elas são férteis e, portanto, podem engravidar. Muitas delas, com idade de 45 a 54 anos, são sexualmente ativas e referem de três a cinco relações sexuais por semana. Apesar de o risco de gestação perto de 50 anos ser baixo, ele existe e, quando ocorre uma gravidez não planejada, há um aumento de morbidade, com pré-eclâmpsia, prematuridade, cromossomopatia e diabetes mellitus gestacional. A gravidez nessa faixa etária vem aumentando, pois as mulheres tendem a postergar pela espera de melhor momento econômico e social.

A utilização de anticoncepção varia muito de acordo com a dependência dos pais, a região estudada, e está relacionada com o programa de saúde local e as tradições há muito já estabelecidas.

Há uma tendência significativa no aumento de uso de contraceptivos relacionados com a idade na maioria dos países, sendo um dos métodos mais utilizados a esterilização masculina ou feminina.

Tem importância nessa faixa etária a utilização de métodos seguros, de alta eficácia, convenientes, práticos e se possível com poucos efeitos metabólicos.

Como citado anteriormente, a Organização Mundial da Saúde elaborou uma orientação abrangente sobre a elegibilidade médica para uso de métodos anticoncepcionais para auxiliar na prescrição segura. Com a idade, a incidência de intercorrências clínicas ou cirúrgicas aumenta e os riscos podem ser agravados pelo uso de alguns métodos contraceptivos hormonais. Deve haver cuidados com o uso de métodos que podem apresentar risco cardiovascular e de manutenção de massa óssea.

A idade por si só não contraindica nenhum método anticoncepcional. Dessa forma, todos os métodos podem ser oferecidos, respeitando suas particularidades. Nessa fase de vida, é comum a família já estar constituída, com os filhos crescidos. As mulheres devem ser informadas e incentivadas a usar os métodos de longa duração, o dispositivo intrauterino e implante. São métodos adequados para essa fase de vida, pela facilidade de uso, pela sua duração e poucos efeitos colaterais.

■ POSSIBILIDADES CONTRACEPTIVAS
Métodos hormonais

A anticoncepção hormonal combinada (AHC) está disponível na via oral, transdérmica e vaginal, e essas opções na grande maioria das vezes contêm etinilestradiol entre 15 e 35 mcg em combinação com um progestagênio. Os estudos não confirmam se o uso de dose mais baixa de estrogênio apresenta vantagem para as mulheres mais velhas, mas sabe-se que pode efetivamente resultar em um inadequado controle de sangramento.

Nos últimos anos, os anticoncepcionais combinados foram desenvolvidos com um estrogênio semelhante ao produzido pelos ovários como o 17β estradiol e o valerato de estradiol. Talvez, essas novas combinações possam oferecer uma alternativa mais segura do que a tradicional. No entanto, ainda há necessidade de estudos epidemiológicos para comprovar essa afirmação.

Os métodos hormonais combinados são eficazes e apresentam alguns benefícios não contraceptivos, como bom controle de sangramento, tratamento de sintomas vasomotores, proteção de massa óssea e redução no risco de câncer de endométrio e ovário.

Na perimenopausa a AHC pode proteger contra a perda de densidade mineral óssea. Estudos sugerem que a densidade mineral óssea aumenta com a utilização de AHC em comparação com grupos de controle que tomaram somente o cálcio. Mas não existem dados suficientes para confirmar se isso resultaria em uma redução em futuras fraturas osteoporóticas na pós-menopausa.

Mulheres no climatério podem fazer uso de método anticoncepcional hormonal combinado se respeitarem suas contraindicações; apenas o fator idade não impede sua prescrição (Categoria 2).[5] Os AHC podem ser usados até os 50 anos.

Método hormonal só com progestagênio

Métodos hormonais que contêm apenas progestagênio estão disponíveis por via oral, subdérmica (implantes), intramuscular (injetável trimestral) e intrauterina (sistema intrauterino com levonorgestrel). São opções interessantes para qualquer faixa etária, com poucas contraindicações.

A idade avançada não contraindica métodos apenas com progestagênio, exceto a utilização do injetável trimestral após os 50 anos (Categoria 3).[5]

Há estudos com evidências consistentes de que métodos apenas com progestagênio não aumentam o risco de infarto do miocárdio ou de acidente vascular cerebral em mulheres mais velhas.[25]

Sistema intrauterino

O sistema intrauterino contendo levonorgestrel (SIU) libera diariamente 20 mcg do hormônio, resultando em níveis hormonais elevados no endométrio, mas com baixa concentração sérica. A maioria das mulheres ovula normalmente após os primeiros meses, e o nível de estradiol reduz até o declínio natural com a menopausa.[26] Mais recentemente no Reino Unido mulheres com mais de 45 anos no momento da inserção são aconselhadas a permanecer com o dispositivo para efeitos de contracepção durante sete anos ou até a menopausa.[27,28]

O benefício não contraceptivo mais significativo desse método para as mulheres no climatério é seu efeito sobre o sangramento anormal do útero, comum nesse período. A literatura refere que após três meses da inserção do sistema intrauterino há uma redução de mais de 80% do sangramento, sendo uma das formas mais eficazes de tratamento.[28]

Dispositivo intrauterino

O Dispositivo intrauterino (DIU) é um método com alta aceitação nesse período de vida da mulher, devido sua praticidade, duração e ausência de interferência no metabolismo lipídico e de hidrato de carbono. Contudo, deve-se chamar atenção para os sangramentos que podem surgir. Em geral, o sangramento não é abundante, embora possa ser persistente, fato este que pode preocupar o profissional no sentido de estabelecer o diagnóstico diferencial com o sangramento uterino anormal, hiperplasia endometrial ou até mesmo neoplasia uterina.[29]

Esterilização

Existe nessa fase maior liberalidade para suas indicações, pois as pacientes estão mais convictas de sua escolha e com prole constituída.

Devem ser respeitadas as orientações da Lei nº 9.263, de 1996, que trata de Planejamento Familiar e se refere à esterilização voluntária.

Art. 10. Somente é permitida a esterilização voluntária nas seguintes situações:

I – em homens e mulheres com capacidade civil plena e maiores de vinte e cinco anos de idade ou, pelo menos, com dois filhos vivos, desde que observado o prazo mínimo de sessenta dias entre a manifestação da vontade e o ato cirúrgico, período no qual será propiciado à pessoa interessada acesso a serviço de regulação da fecundidade, incluindo aconselhamento por equipe multidisciplinar, visando desencorajar a esterilização precoce.

Método de barreira

Os preservativos oferecem uma contracepção eficaz, com baixos índices de falha, embora a eficácia seja altamente dependente do usuário. O benefício adicional de proteção contra doenças sexualmente transmissíveis é relevante, pois, nos dias atuais, há maior incidência de troca de parceiros.

A dificuldade na utilização do preservativo pode ser um problema para as mulheres mais velhas, cujos parceiros são também mais velhos e mais propensos a ter disfunção erétil. Os preservativos femininos são uma opção para algumas mulheres nessa situação.[29]

Quando parar a anticoncepção?

Por convenção, uma mulher que usa contracepção não hormonal pode parar o seu método contraceptivo um ano após seu último sangramento menstrual natural, se ela tiver mais de 50 anos ou 2 anos após o último sangramento se tiver menos de 50 anos.[27]

A menopausa é mais difícil de ser diagnosticada em mulheres que usam contracepção hormonal, pois esses métodos alteram os padrões de sangramento. No Reino Unido, as mulheres são aconselhadas a parar a contracepção aos 55 anos.[27]

Métodos hormonais que contêm apenas progestagênios, incluindo o acetato de medroxiprogesterona, não suprimem a alteração dos níveis séricos do hormônio folículo estimulante (FSH). A avaliação pode ser realizada com a observação de dois exames consecutivos com intervalo de um mês, se apresentarem valores maiores de 30 UI/mL, a contracepção poderá ser interrompida após mais 1 ano de uso de métodos em mulheres com mais de 50 anos (ou 2 anos em mulheres com menos de 50 anos).[27]

REFERÊNCIAS BIBLIOGRÁFICAS

1. Organizacion Mundial de la Salud. El embarazo y el aborto en la adolescência, 1975. (Serie de Informes Técnicos. nº 538)

2. The American College of Obstetricians and Gynecologists. Committee Opinion, number 598. Committee on adolescent health care, 2010.

3. Brasil. Lei n.º 8.069, de 13 de julho de 1990. Dispõe sobre o estatuto da criança e do adolescente e dá outras providências. Diário Oficial da União, Poder Executivo, Brasília, DF, 16 jul. 1990. Disponível em: www.mj.gov.br/sedh/ct/conanda/eca3.pdf

4. Brasil. Presidência da República. Lei nº 12.015 de 7 de agosto de 2009 que altera Decreto-lei no 2.848, de 7 de

dezembro de 1940. Código penal. Art. 216 e 217. Disponível em: http://www.planalto.gov.br/ccivil_03/_ato2007-2010/2009/lei/l12015.htm

5. WHO. Medical eligibility criteria for contraceptive use. 5th ed. Geneva: WHO; 2015. Disponível em: http://www.who.int/reproductivehealth/publications/family_planning/9789241563888/en/ index.html

6. Bitzer J. Oral contraceptives in adolescent women. Best Pract Res Clin Endocrinol Metab. 2013;27(1):77-9.

7. Trussell J. Contraceptive failure in the United States. Contraception. 2011;83(5):397-101.

8. Lara-Torre E, et al. Adolescent compliance and side effects with Quick Start initiation of oral contraceptive pills. Contraception. 2002;66(2):81-8.

9. Hartman LB, et al. Adolescent contraception: review and guidance for pediatric clinicians. Curr Probl Pediatr Adolesc Health Care. 2012;42(9):221-9.

10. Jacobucci MSB, et al. Bleeding patterns of adolescents using a combination contraceptive injection for 1 year. Contraception. 2006;73(6):594-9.

11. Cromer BA, et al, Society for Adolescent Medicine. Depot medroxyprogesterone acetate and bone mineral density in adolescents – the black box warning: a position paper of the Society for Adolescent Medicine. J Adolesc Health. 2006;39(2):296-102.

12. Depot Medroxyprogesterone Acetate and Bone Effects. (Joint with the Committee on Gynecologic Practice). Obstet Gynecol. 2014;123(6):1398-103.

13. Guazzelli CA, et al. Etonogestrel implant in postpartum adolescents: bleeding pattern, efficacy and discontinuation rate. Contraception. 2010;82(3):256-9.

14. Committee on Adolescent Health Care Long-Acting Reversible Contraception Working Group. American College of Obstetricians and Gynecologists. Committee opinion nº 539: adolescents and long-acting reversible contraception: implants and intrauterine devices. Obstet Gynecol. 2012;120(4):983-9.

15. Brasil. Ministério da Saúde. Pesquisa Nacional de Demografia e Saúde da Criança e da Mulher – PNDS 2006: dimensões do processo reprodutivo e da saúde da criança/ Ministério da Saúde, Centro Brasileiro de Análise e Planejamento. Brasília: Ministério da Saúde; 2009.

16. Lopez LM, et al. Education for contraceptive use by women after childbirth. Cochrane Database Syst Rev. 2010;(1):CD001863.

17. Jackson E, et al. Return of ovulation and menses in post-partum, non-lactating women: a systematic review. Obstet Gynecol. 2011;117(3):657-65.

18. Grimes DA, et al. Immediate post-partum insertion of intrauterine devices. Cochrane Database Syst Rev. 2010;(5):CD003036.

19. Kapp N, et al. Intrauterine device insertion during the postpartum period: a systematic review. Contraception. 2009;80(4):327-32.

20. World Health Organization. Technical consultation on hormonal contraceptive use during lactation and effects on the newborn: summary report. Geneva: WHO; 2010.

21. Kapp N, et al. Progestogen-only contraceptive use among breastfeeding women: a systematic review. Contraception. 2010;82(1):17-37.

22. Jackson E, et al. Risk of venous thromboembolism during the postpartum period: a systematic review. Obstet Gynecol. 2011;117(3):691-8.

23. Kapp N, et al. Combined oral contraceptive use among breastfeeding women: a systematic review. Contraception. 2010;82(1):10-15.

24. Mercer CH, et al. Changes in sexual attitudes and lifestyles in Britain through the life course and over time: findings from the National surveys of sexual attitudes and lifestyles (Natsal). Lancet. 2013;382(9907):1781-3.

25. Chakhtoura Z, et al. Progestogen-only contraceptives and the risk of stroke: a meta-analysis. Stroke. 2009;40(4):1059-67.

26. Mansour D. Modern management of abnormal uterine bleeding: the levonorgestrel intrauterine system. Best Pract Res Clin Obstet Gynaecol. 2007;21(6):1007-15.

27. Faculty of Sexual and Reproductive Healthcare of the Royal College of Obstetricians and Gynaecologists. Clinical guidance: contraception for women aged over 40 years. 2010. Available from: http://www.fsrh.org/pdfs/ContraceptionOver40July10.pdf

28. Andersson JK et al. Levonorgestrel-Faculty of Sexual and Reproductive Healthcare of the Royal College of Obstetricians and Gynaecologists. Clinical guidance: contraception for women aged over 40 years. 2010. Available from: http://www.fsrh.org/pdfs/ ContraceptionOver40July10.pdf

29. Hardman SMR, et al. The contraception needs of the perimenopausal woman. Best Pract Res Clin Obstet Gynaecol. 2014; 28(6):903.

Capítulo 112

Situações Especiais em Anticoncepção

112.1

Histórico Prévio de Trombose

■ **Zsuzsanna Ilona Katalin de Jármy Di Bella**

■ INTRODUÇÃO

O termo trombose normalmente associa-se com o tromboembolismo venoso profundo. Cumpre ressaltar que também ocorre a trombose das veias superficiais, afecção esta que não expõe ao risco de embolia pulmonar, como ocorre na trombose venosa profunda.

Dessa forma, a história prévia ou atual de trombose venosa superficial não interfere na indicação dos métodos contraceptivos tanto hormonal quanto não hormonal, embora revisão sistemática recente questione a possibilidade de aumentar risco de trombose venosa profunda.[1]

Com relação ao risco de trombose arterial, como acidente vascular cerebral prévio ou doença miocárdica ou valvar, não se admite o uso de hormônios.

É duas a seis vezes mais comum numa usuária de contraceptivo hormonal combinado, independentemente da via de administração, a ocorrência de tromboembolismo venoso do que numa mulher não usuária. A maior incidência ocorre nos primeiros 12 meses, sendo que este risco reduz drasticamente no decorrer do uso. Importante ressaltar que, apesar do aumento do risco relativo, o risco absoluto populacional é baixo, pois a trombose venosa é um evento raro na população geral.[2]

Estima-se a incidência de tromboembolismo venoso em 1 a 3 para cada 1.000 indivíduos por ano, sendo mais comum acima dos 50 anos. Portanto, numa mulher jovem usuária de contracepção hormonal o risco absoluto é 1 para 2.000 usuárias. Por outro lado, num evento fisiológico como a gestação o risco é maior: 1 a 2 casos para cada 1.000 gestações, sendo que nos primeiros 21 dias do puerpério o risco relativo pode aumentar em 50 vezes.[2]

O risco nas mulheres abaixo de 30 anos não usuárias de terapia hormonal é 1,2 por 10.000/ano; 2,0 por 10.000/ano entre 30 e 40 anos e 2,3 por 10.000/ano entre 40 e 50 anos, mostrando a importância do avanço da idade nessa afecção.

A seguir apresentar-se-á o escopo do capítulo que é analisar os métodos contraceptivos na mulher que já apresentou trombose de qualquer origem, independentemente se associado ou não a pílula.

■ TESTES PARA DETECÇÃO DE TROMBOFILIAS

Enquanto para a população feminina em geral não se recomenda a pesquisa de trombofilia simplesmente para o início do uso de contraceptivo hormonal, na mulher com histórico prévio de trombose ou vários casos familiares, principalmente abaixo dos 50 anos sem fator desencadeante, como pós-operatório, neoplasia concomitante ou imobilização prolongada, está recomendada a investigação. Observe no Quadro 112.1 os principais testes.

Os principais motivos para a não indicação dos testes para a população feminina que iniciará terapia hormonal se apoiam na incidência da embolia pulmonar e da trombose venosa profunda em mulheres na fase reprodutiva, no custo do teste e no fato de as mutações do fator V de Leiden serem frequentes na população dependendo da etnia.[2]

Quadro 112.1 Principais testes para detecção de trombofilias.

- Antitrombina
- Proteína C
- Proteína S livre
- Fator V Leiden
- Mutação da protrombina g201210a
- Anticoagulante lúpico
- Anticardiolipina
- Anti B2 glicoproteína I
- Homocisteína (jejum)

O fator V de Leiden é presente em 8% da população normal dos países escandinavos e a mutação da protrombina em 2%, configurando polimorfismos e não mutações. Estudos sugerem que a maior parte desses portadores nunca desenvolverá trombose venosa profunda.

■ CRITÉRIOS DE ELEGIBILIDADE DA OMS[3]

Segundo os critérios de elegibilidade para uso de contraceptivos da OMS atualizado em 2015, contraindicam-se todos os métodos hormonais combinados sem exceção, independentemente da composição e da via de administração para mulheres com histórico pessoal de trombose venosa profunda, configurando-se categoria 4.

Também é categoria 4 durante a afecção, seja trombose venosa profunda ou embolia pulmonar, mesmo que a anticoagulação já esteja bem estabelecida.

Por sua vez, os progestagênios isolados podem ser prescritos como categoria 2 na história prévia de trombose venosa profunda ou embolia pulmonar qualquer que seja a via de administração, e devem ser evitados durante a vigência da trombose venosa profunda ou da embolia pulmonar como categoria 3. Uma vez instalada e estabilizada a terapia de anticoagulação, voltam para a categoria 2. Recente revisão sistemática a respeito de progestagênios isolados não mostrou maior chance de recorrência de trombose em usuárias desse método com histórico prévio de trombose.[4]

Acrescentando, o histórico familiar de trombose venosa profunda e/ou embolia pulmonar de parentes de primeiro grau é considerado categoria 2 para todos os tipos de contraceptivos hormonais combinados, independentemente da via de administração, e categoria 1 para os progestagênios isolados por qualquer via.

Ainda segundo a OMS, devido ao risco trombogênico de 2 a 20 vezes aumentado quando existe mutação trombogênica, nos casos em que se tem conhecimento de risco para trombofilia (mutação do fator V de Leiden, da protrombina, deficiência das proteínas S ou C e da antitrombina) detectado previamente contraindica-se qualquer método hormonal combinado, configurando novamente categoria 4. Por sua vez, o uso de progestagênios isolados é liberado como categoria 2 nessas situações, independentemente da via de administração.

A presença de veias varicosas não aumenta os riscos de trombose venosa profunda, e qualquer método hormonal pode ser prescrito como categoria 1. Por sua vez, a trombose venosa superficial é categoria 2 para qualquer um dos métodos hormonais combinados e categoria 1 para os progestagênios isolados por qualquer via de administração.

Ao se analisar os riscos de trombose arterial (embora um evento bem mais raro que o venoso na mulher na fase reprodutiva) e a associação hormonal, como na história prévia ou atual de doença cardíaca isquêmica ou acidente vascular cerebral, no risco de fibrilação atrial e na história de endocardite contraindica-se absolutamente qualquer método contraceptivo hormonal combinado, novamente categoria 4.

Com relação aos progestagênios isolados faz-se uma individualização incluindo os orais e o implante subdérmico nas mesmas categorias e colocando a medroxiprogesterona de depósito numa categoria à parte quando avaliam-se os riscos arteriais. Esta última é categoria 3 para história ou doença cardíaca isquêmica atual, bem como para história de acidente vascular cerebral. Com relação às pílulas, ao sistema intrauterino e ao implante, considera-se categoria 2 para início e categoria 3 para manutenção do uso do método nessas afecções, com exceção do sistema intrauterino, que é categoria 2 para história de acidente vascular cerebral.

Os progestagênios isolados podem ser prescritos para mulheres com valvulopatias complicadas ou não, sendo categoria 1. O SIU é considerado categoria 2 para valvulopatia complicada pelo risco de endocardite, e a OMS recomenda antibioticoprofilaxia na inserção.

Ainda em relação aos riscos e/ou histórico de trombose, a positividade de anticorpos antifosfolípideos nas mulheres com lúpus eritematoso sistêmico está associada a maior risco de trombose arterial e venosa, e contraindica qualquer terapia hormonal, sendo categoria 4 para os métodos combinados e categoria 3 para os progestagênios isolados independentemente da via de administração.[5]

Cumpre salientar que os Critérios de Elegibilidade da OMS não avaliam os diferentes compostos combinados de estrogênicos e progestagênicos. Ao que parece, as pílulas com estrogênios naturais (17β-estradiol e valerato de estradiol) expõem as mulheres de alto risco para trombose a menor risco, porém ainda faltam estudos robustos para essa confirmação. Com relação aos progestagênios que acompanham o etinilestradiol, alguns estudos encontraram que o levonorgestrel traria menos risco do que os compostos com drospirenona e ciproterona, mas ainda pairam dúvidas sobre essa questão. Discute-se ainda a respeito dos novos progestagênios, como dienogeste e nomegestrol, e sobre seus riscos menores.[6] Além disso, o risco de uma gestação não planejada pode expor a mulher a uma incidência muito maior à trombose do que algumas situações categorizadas como 3.

■ REFERÊNCIAS BIBLIOGRÁFICAS

1. Tepper NK, et al. Superficial venous disease and combined hormonal contraceptives: a systematic review. Contraception. 2016;94(3):275-9.

2. Lourenço DM. Anticoncepção nas trombofilias: associação de anticoncepção hormonal e trombose. In: Araujo FF, et al. Anticoncepção e planejamento familiar. São Paulo: Atheneu. 2014. p. 221.

3. Medical eligibility criteria for contraceptive use.http:// www.who.int/ reproductivehealth/ publications/family_ planning/Ex-Summ-MEC-5/en/. (Acessado em 20 de julho de 2017)

4. Tepper NK, et al. Progestin-only contraception and thromboembolism: A systematic review. Contraception. 2016; 94(6):678-700.

5. Choojitarom K, et al. Lupus nephritis and Raynaul's phenomenon are significant risk factors for vascular thrombosis in SLE patients with positive antiphospholipid antibodies. Clin Rheumatol 2008;27(3):345-51.

6. Han L, et al. Does the progestogen used in combined hormonal contraception affect venous thrombosis risk? Obstet Gynecol Clin North Am. 2015;42(4):683-98.

112.2
Síndrome Metabólica

■ **Japy Angelini Oliveira Filho**

■ INTRODUÇÃO

A Síndrome Metabólica (SM) constitui um conjunto de diversas condições clínicas, que possuem em comum um risco mais elevado de resistência periférica à insulina com deficiência tissular na captação de glicose pela insulina.

SM eleva o risco de diabetes mellitus (DM) em duas vezes, de aterosclerose e o risco de morte por doenças cardiovasculares (DCV) em até três vezes. Estima-se que o infarto do miocárdio pode ser evitado em 25% dos ca-

sos quando se tomam medidas preventivas primárias, em 29% com medidas de prevenção secundárias.

A SM possui vários critérios para diagnóstico, devendo-se utilizar as recomendações do NCEP-ATP IIII (*National Cholesterol Education Program – Adult Treatment Panel III*) (Tabela 112.1).[1] A obesidade apresenta-se como dado fundamental: o início das alterações fisiopatológicas, as quais vão terminar na SM por mecanismos complexos, ainda não conhecidos (Tabela 112.2).

Tabela 112.1   Critérios diagnósticos para Síndrome Metabólica.[1]

Variável	
Circunferência abdominal	Homens > 102; mulheres > 88 cm
Pressão arterial	≥ 130 x 85 mmHg
Glicemia de jejum	≥ 110 mg/dL
HDL-colesterol	Homens ≤ 40 mg/dL; Mulheres ≤ 50 mg/dL
Trigliceridemia	≥ 150 mg/dL

Tabela 112.2   Orientações nutricionais para controle da hipercolesterolemia NCEP/ATPIII.[1]

Nutrientes	Orientação
Hidratos de carbono	50%-60% do total de calorias
Gordura total	25%-35% do total de calorias
Ácidos graxos saturados	< 7% do total de calorias
Ácidos graxos poli-insaturados	< 10% do total de calorias
Ácidos graxos monoinsaturados	> 20% do total de calorias
Proteínas	15% do total de calorias
Colesterol	< 200
Fibras	20- 30 g
Calorias	Necessárias manter o peso ideal

Segundo critérios da NCEP III, mais utilizados nas Américas, a SM ocorrerá quando houver alterações nos valores de três ou mais de qualquer das variáveis. De acordo com IDF, mais utilizado na Europa, o diagnóstico de SM é dado quando há obesidade e dois ou mais dos fatores de risco referidos.

A prevalência da SM é variável segundo condições sociais, econômicas, étnicas e etárias. Em amostra do Setor de Planejamento Familiar da Escola Paulista de Medicina (idade média 26,1 anos), as prevalências encontradas foram: SM, 2,0%; obesidade, 11,6 %; hipertensão arterial sistêmica (HAS), 12,8%; hiperglicemia, 1,7%; redução do HDL-colesterol, 53,2%; hipertrigliceridemia, 11,4%. Nesta população, a presença de fatores de risco de SM for nula (35%), um fator (44,9%), dois fatores (18,1%), três fatores (1,6%), e com quatro fatores (0,4%). Não houve pacientes com cinco fatores de risco. A prevalência da SM foi idade dependente. Em subgrupo de pacientes com idade ≥ 40 anos, encontraram-se obesidade (21,7%), HAS (20,7%), hiperglicemia (26.7%), redução do HDL-colesterol (52,1%), hipertrigliceridemia (35,6%). Detectaram-se pacientes sem fatores de risco (20,2%), com um fator de risco (25,0%), com dois fatores de risco (26,2%), com três fatores de risco (20,2%), com quatro fatores de risco (8,3%). Ocorreu expressivo aumento de 288,5% na prevalência da SM. Registraram-se elevações da hiperglicemia (15,7 vezes), da trigliceridemia (3,1 vezes), da obesidade (2,3 vezes), da HAS (1,6 vez). A prevalência de SM atingiu a 60% dos casos.[2]

A avaliação do risco coronário pelo escore de Framingham auxilia o tratamento da SM.[1]

■ OBESIDADE

Entre as causas endócrinas da obesidade estão: diabetes *mellitus*, síndrome de *Cushing*, alcoolismo, hipotireoidismo, hipertireoidismo, menopausa e SM. A obesidade se associa à esteatose hepática não alcoólica, transtornos alimentares – bulimia, compulsão alimentar e SM.[3]

O Índice de Massa Corpórea [IMC, **IMC = Peso/altura² (kg/m²)**, (v.r. 18-24,9 kg/m²)], permite o diagnóstico de sobrepeso (IMC = 25-29,9 kg/m²), obesidade classe 1 (IMC = 30-34,9 kg/m²), obesidade classe 2 (IMC = 35-39,9 kg/m²), obesidade classe 3 (IMC = 40 kg/m²), (*NCEP-ATP IIII*).[1] Outro índice é a medida da circunferência abdominal: > 102 cm (homens, v.r. < 94cm) ou > 88 cm (mulheres, v.r. <80).[4]

O principal tratamento para a obesidade é a redução da gordura corporal pela dieta e pelo exercício físico, que produzem perda de aproximadamente 8% da massa total; a perda de 5% da massa pode contribuir significativamente para a saúde. Segundo o *National Institute of Health*, o prazo de seis meses seria necessário para atingir a perda de peso recomendável, que deveria ser em torno de 10%, com uma velocidade aproximada de meio a um quilograma por semana. Entretanto, a maior dificuldade consiste em manter o peso reduzido: 85% a 95 % dos que conseguiram perder 10% ou mais de peso, recuperam a massa corporal em dois a cinco anos.

A dieta deve reduzir a ingestão calórica, com nutrientes equilibrados, pobre em carboidratos simples e gorduras saturadas (até 8% das gorduras), rica em vegetais e fibras, individualizada, respeitando-se os hábitos e a disponibilidade socioeconômica e cultural.

Exercícios físicos, especialmente os aeróbios, devem ser praticados de rotina. Os benefícios do exercício vêm listados na Tabela 112.3.[5,6] O exercício físico regular aeróbio não contribui na perda de peso; apenas os exercícios resistidos têm ação discreta na redução do peso. Entretanto, a prática de exercícios contribui de forma decisiva para a melhoria das condições de saúde. Na clínica diária, pode-se utilizar um método simples para

Tabela 112.3 Benefícios do exercício.[6]

Resistido	Aeróbio
↑↑↑ Força muscular	↔↑ Força muscular
↔ Potência aeróbia	↑↑↑ Potência aeróbia
Metabolismo basal	↔↑ Metabolismo basal
↑ Peso corporal	↓ Peso corporal (mínima)
↑↑ Massa magra	↔ Massa magra
↓ Gordura corporal	↓↓ Gordura corporal
↑↑ Densidade óssea	↑↑ Densidade óssea
↑↑ Sensibilidade à insulina	↑↑ Sensibilidade à insulina
↓ Insulinemia	↓ Insulinemia
↑↔HDL-colesterol	↑↔ HDL-colesterol
↓↔ LDL-colesterol	↓↔ LDL-colesterol
↓↔ Triglicérides	↓↓ Triglicérides
↔ FC basal	↓↓ FC basal
↔ PA sistólica	↓↔ PAS sistólica
↔ PA diastólica	↓↔ PA diastólica
↔ Volume sistólico	↔ Volume sistólico
↔↑ Qualidade de vida	↔↑ Qualidade de vida

FC: frequência cardíaca; PA: pressão arterial.

estimar a intensidade dos os exercícios moderados, em pacientes aparentemente sadios, por meio da medida da frequência cardíaca (FC) aferida pelo pulso: FC treinamento = X% FC pico. A FC pico corresponde à FC máxima obtida durante teste ergométrico sintoma limitante e recente, com o uso das medicações usuais. A constante X compreenderia um limite inferior correspondente a 60% do valor máximo, e um limite superior correspondente a 80% do valor máximo. A caminhada a 5-6 km/h, seria adequada para a maioria dos pacientes aparentemente sadios. O cálculo da FC treinamento pela Fórmula de Karvonen (FC pico = 220 – idade em anos) deve ser evitado ou, ao menos, ser usado com cautela, pois seus dados implicam valores cujo desvio padrão atinge 10 bpm. Os exercícios podem ser prescritos considerando a percepção do exercício de "pouco cansativo" a "cansativo", correspondendo à escala de Borg 12 a 14.[7]

O número de horas semanais para um indivíduo de 70 kg atingir gasto calórico de 2.000 kcal/semana varia com a atividade proposta: corrida, duas a quatro horas; natação, três a quatro horas; jardinagem, quatro horas e 40 minutos; caminhada, seis horas; dança de salão em pares, sete horas e meia; varrer calçadas, 10 horas e meia.[8] A prescrição de exercício deve ser realizada após avaliação cardiovascular e ortopédica por cardiologista e/ou médico do esporte, levando-se em conta as limitações musculoesqueléticas.

Essas medidas devem ser complementadas com orientações a respeito de se evitar o fumo e drogas, promover melhor qualidade de vida, reduzir o estresse e aumentar a autoestima.

Pacientes bem motivados mostraram bons resultados em programas multiprofissionais. O apoio psicológico é também muito importante para levar a paciente ao autorreconhecimento do distúrbio, à melhora da autoestima, ao envolvimento da família e ao combate do isolamento social.

O tratamento medicamentoso deveria ser reservado para pacientes com IMC ≥ 30 kg/m² ou com sobrepeso, associado a outras afecções. Os fármacos utilizados para redução do peso são a sibutramina e o orlistate (≥ 12 meses). Em 2011, a Anvisa lançou diretrizes para o uso da sibutramina, sob monitoramento por 12 meses, e proibiu a comercialização de anfepramona, femproporex e mazindol. Em casos selecionados, indica-se a cirurgia bariátrica: obesidade classe III ou obesidade classe II e uma ou mais comorbidades, refratariedade ao tratamento convencional, risco cirúrgico aceitável e condições para acompanhamento adequado em longo prazo.

■ HIPERTENSÃO ARTERIAL

A HAS é uma afecção caracterizada por aumento da pressão arterial (≥ 140 mmHg para a pressão sistólica e/ou ≥ 90 mmHg para a pressão diastólica). A aferição da pressão deve ser confimada em três ocasiões. Em certos casos utiliza-se a monitorização ambulatorial da pressão arterial (MAPA).[6]

A etiologia da HAS é desconhecida em 95% dos casos; na hipertensão secundária se encontram várias condições, como: gravidez, coartação da aorta, síndrome de Cushing, tireoidopatias, feocromocitoma, insuficiência renal, estenose da artéria renal, policitemia. De início, HAS se manifesta de forma lábil e leve, mas com a evolução da doença ela se torna fixa e com tendência a se elevar progressivamente. São agravantes o uso de sal, bebidas alcoólicas e fármacos (anti-inflamatórios não hormonais, corticosteroides, contraceptivos combinados de média ou alta dose).

Os níveis pressóricos são classificados em: normal (PA <120 × 80 mmHg); normal alta (PA = 130-139 × 85-89 mmHg), HAS leve ou estágio 1 (PA = 140-159 × 90-99 mmHg); HAS moderada ou estágio 2 (PA = 160 -179 × 100-109 mmHg); HAS grave ou estágio 3 (PA >180 × 110 mmHg); hipertensão sistólica isolada (PA sistólica > 140 e PA diastólica < 90 mmHg).[6]

HAS pode ser assintomática. O sintoma inicial mais comum é a cefaleia incaracterística, por vezes suboccipital, pulsátil, matutina. Com a evolução, pode ocorrer mal-estar geral, tonturas, sonolência. Em casos mais graves, encefalopatia hipertensiva, acidente vascular cerebral, miocardiopatia hipertensiva, insuficiência coronária, retinopatia, insuficiência renal.

Os valores aferidos na medida da pressão arterial devem ser corrigidos segundo a circunferência do braço e a largura do manguito (Tabela 112.4).

Tabela 112.4 Correção dos valores da pressão arterial em mmHg, segundo a circunferência do braço – manguito de 23 × 13 cm.[7,9]

Braço (cm)	PA sistólica	Braço (cm)	PA diastólica)
15-18	Adicionar 15	15-20	Sem correção
19-22	Adicionar 10	21-26	Subtrair 5
23-26	Adicionar 5	27-31	Subtrair 10
27-30	Usar valor obtido	32-37	Subtrair 15
31-34	Subtrair 5	38-43	Subtrair 20
35-38	Subtrair 10	44-47	Subtrair 25
39-41	Subtrair 15		
42-45	Subtrair 20		
46-49	Subtrair 25		

PA: pressão arterial.

A crise hipertensiva frequentemente é causada pela baixa aderência ou interrupção da medicação, podendo ser assintomática. A urgência hipertensiva pode ser assintomática ou oligossintomática e a PA atinge até 220 × 125 mmHg ou mais, sendo reversível. A emergência hipertensiva é sintomática e progressiva, com lesões de órgãos alvo, eclâmpsia, sintomas neurológicos (mal-estar geral, cefaleia occipital, tonturas, vertigens, confusão mental, podendo ocorrer acidente vascular cerebral), sintomas cardiovasculares (insuficiência cardíaca e coronária) e manifestações renais (hematúria e insuficiência renal).

Os exames laboratoriais avaliam as repercussões e as associações eventuais da HAS secundária e inclui testes para detecção de feocromocitoma, síndrome de Cushing, hipertensão renovascular e nefropatias.

O tratamento baseia-se em mudança do estilo de vida, dieta hipossódica, medicamentos e, eventualmente, a correção de lesões obstrutivas das artérias renais por angioplastia transluminal. Os níveis pressóricos devem manter-se abaixo de 140 × 90 mmHg, quando a hipertensão é isolada; em casos de portadores de DM, insuficiência renal, insuficiência cardíaca, os níveis pressóricos devem ser mantidos abaixo de 130/80 mmHg.[10]

Os fármacos utilizados são os bloqueadores dos receptores da angiotensina II (BRA, losartana, valsartana), os inibidores da enzima conversora da angiotensina (IECA, captopril, ramipril), bloqueadores do canal de cálcio (diltiazem), bloqueadores beta-adrenérgicos (atenolol), simpatolíticos e diuréticos.

■ DISLIPIDEMIAS

Os lipídeos plasmáticos são o colesterol total e as frações (VLDL-colesterol, *very low density lipoprotein*; LDL-colesterol, *low density lipoprotein-cholesterol*; HDL-colesterol, *high density lipoprotein-cholesterol*) e os triglicérides. O HDL-colesterol é produzido no fígado e intestino e é responsável pela transferência das apoproteínas entre as lipoproteínas e o transporte reverso do colesterol para o fígado, bem como de outras lipoproteínas para eliminação intestinal. Níveis elevados de HDL-colesterol (≥ 60 mg/dL) são benéficos; níveis menores (40 mg/dL) estão associados à aterosclerose. As lesões ateroscleróticas estão relacionadas aos níveis de LDL-colesterol, essencial para o desenvolvimento da placa aterosclerótica. Valores de LDL-colesterol < 70 mg/dL são utilizados na prevenção secundária da aterosclerose (Tabelas 112.5 e 112.6).

Em geral, as dislipidemias são assintomáticas e se manifestam pelas complicações da aterosclerose. Em níveis plasmáticos elevados causam sinais característicos: xantelasma, arco branco pericorneal, lipemia retiniana, xantomas na pele, tendões e músculos. A pancreatite pode ocorrer em taxas elevadas de triglicérides (acima de 1.000 mg/dL).

O tratamento das dislipidemias depende dos fatores de risco associados. O escore de risco de Framinghan estima o risco de eventos coronários em 10 anos.[12]

As mudanças do estilo de vida (MEV) são a base da terapêutica a ser instituída. As MEV, incluindo dieta apropriada, devem preceder o uso de medicamentos entre três e seis meses, de acordo com a gravidade (Tabela 112.5). Diversos fármacos podem ser utilizados: estatinas, inibidores da absorção intestinal de colesterol, sequestrantes dos sais biliares, ácido nicotínico, fibratos e ômega 3. São mais usados as estatinas, que reduzem a produção do colesterol total e da LDL-colesterol, dos triglicérides e da apo-lipoproteína B.

■ *DIABETES MELLITUS*

O DM é uma afecção causada pela deficiência na secreção e ou na utilização da insulina. Há elevação da glicemia, dos ácidos graxos e síntese proteica, alterações neuropáticas, principalmente nos nervos periféricos, macrovasculares (aterosclerose) e microvasculares (arteriolares, na retina, rins, etc.).

Tabela 112.5 Classificação dos valores do colesterol total, LDL-colesterol e triglicérides em indivíduos adultos segundo a Sociedade Brasileira de Cardiologia e a American Heart Association (mg/dL).[1,11]

Colesterol total	**Ótimo**	**Limítrofe**	**Alto**		
	< 200	200 – 239	≥ 240		
LDL-colesterol	**Ótimo**	**Desejável**	**Limítrofe**	**Elevado**	**Muito Elevado**
	<100	100 – 129	130 – 159	160 – 189	≥ 190
HDL-colesterol	**Baixo**	**Desejável**			
	< 40	≥ 60			
Triglicérides	**Ótimo**	**Limítrofe**	**Elevado**	**Muito Elevado**	
	< 150	150 – 199	200-499	≥ 500	

Tabela 112.6 Escore de risco de Framinghan (ERF) e meta terapêutica.				
Risco de eventos coronários estimado para 10 anos	E R F	Meta terapêutica (mg/dL)		
		LDL-colesterol	HDL-colesterol	Triglicérides
Baixo	< 10%	< 160	≥ 40	< 150
Médio	10%-20%	< 130	≥ 40	<150
Alto	>20%	<100	≥40	<150
Diabetes *Mellitus*		< 50	≥ 40	<150
Aterosclerose manifesta		< 70	≥ 40	<150

O DM pode ser: tipo 1, tipo 2, gestacional e tipos específicos. Os tipos específicos são 2% do total e surgem em pancreatopatias, com ou sem associação a outras moléstias endócrinas, infecções (rubéola congênita, citomegalovírus), neoplasias, traumas, medicamentos (glicocorticoides, tiazídicos, etc.).

No DM tipo 1 (DM1) ocorre destruição das células beta das ilhotas de Langherans, por autoimunidade ou infecção em pacientes geneticamente suscetíveis. DM1 corresponde a 8% a 10% dos casos e aparece mais em jovens (10 a 14 anos), em pacientes não obesos. Os sintomas incluem polidipsia, poliúria, polifagia, perda de peso e tendência à cetoacidose.

O DM tipo 2 (DM2) acomete pacientes mais idosos com substrato genético; as taxas de insulina são variáveis, predominando a hipoinsulinemia. Este tipo de diabetes também pode ser associado a distúrbios hormonais intestlnais. As incretinas como o *glucagon-like-peptide* aumentam a secreção da insulina e inibem a secreção de glucagon das células alfa pancreáticas. O DM2 é agravado pela idade, obesidade visceral, a qual está presente em 90% dos casos casos e na falta de atividade física. Dois processos fisiopatológicos são descritos: a resistência periférica à insulina e a baixa secreção do hormônio. Nas primeiras fases pode haver hiperplasia das cédulas B levando à hiperinulinemia e hiperglicemia; e esta é devida à resistência periférica à insulina. As adipocinas – leptina e adiponectina – parecem aumentar a sensibilidade à insulina.

No início assintomático, observa-se com o tempo candidíase de repetição, visão opacificada recorrente, neuropatia periférica, fraqueza e poliúria, polidipsia, e polifagia, emagrecimento, frequentemente acompanhados por dificuldade de cicatrização, obesidade, HAS, aterosclerose, que leva ao óbito por coronariopatia isquêmica, acidente vascular cerebral ou insuficiência vascular periférica.

Com a evolução, principalmente em pacientes sob controle precário dos níveis glicêmicos, podem surgir lesões neurológicas periféricas, micro e macrovasculares. A hiperglicemia contribui para o aparecimento de isquemia, com a redução da perfusão e da permeabilidade vascular, e aumento de exsudatos, principalmente na retina, glomérulos e nervos periféricos. Ela também pode aumentar a sensibilidade à angiotensina, facilitando o aparecimento de hipertensão arterial.

O diagnóstico clínico baseia-se na associação de obesidade e polis (polidipsia, poliúria e polifagia), emagrecimento, candidíase de repetição, dificuldade de cicatrização, feridas, doenças cardiovasculares precoces, antecedentes obstétricos (diabetes gestacional, prematuridade, fetos macrossômicos, pré-eclâmpsia, más-formações fetais, mortalidade perinatal), antecedentes familiares de DM. A confirmação diagnóstica é dada pela: glicemia de jejum [[valor de referência: ≤ 99 mg/d, glicemia de jejum alterada (100 e 125 mg/dL), DM (≥ 126 mg/dL)] e pela glicemia pós-sobrecarga de duas horas [[intolerância à glicose, 140 – 200 mg/dL), DM > 200 mg/mL)], realizando-se a coleta da amostra em jejum de 12 horas (Tabela 115.7).[13]

A hemoglobina glicada A1c (HbA1c) afere a glicemia pregressa de 8 a 12 semanas (valor de referência, 4% a 6%, independentemente ou não de gestação), permitindo o acompanhamento do tratamento, e não tendo valor diagnóstico.

O diabetes gestacional inclui os casos encontrados na gestação que cessam após a gravidez, independentemente se iniciados ou diagnosticados previamente. Entre nós, acredita-se que até 7% das gestantes apresentam diabetes. Na gravidez deve-se solicitar glicemia de jejum (valor de referência ≤ 85 mg/dL). Em pacientes com fatores de risco, deve-se realizar o teste de tolerância à glicose (TTG) entre a 24ª e a 28ª semana. Nos casos com glicemia de jejum ≥ 126 mg/dL, deve-se confirmar o diagnóstico de DM com a repetição da glicemia de jejum, e não solicitar o TTG; caso no segundo exame a glicemia se mantiver ≥ 126 mg/dL, deve-se considerar a paciente diabética. Em casos intermediários (glicemia entre 85 e 125 mg/dL), deve-se realizar o TTG, sendo considerados diabéticos os casos alterados; em casos com resultados normais, deve-se repetir a pesquisa entre a 24ª e 28ª semanas.

Tabela 112.7 Critérios diagnósticos para diabetes mellitus (glicemia em mg/dL).[13]				
Condição	Jejum	Glicemia com sobrecarga		Amostra Aleatória
		1ª hora 2ª hora		
Normal	≤ 99		< 140	≥ 200
Glicemia de jejum alterada	100 – 119		140 – 200**	
Diabetes *Mellitus*	≥ 126		≥ 200	
Gestante	93	180	152	3ª hora: 140

** Jejum de 12 horas.

O tratamento deve envolver na parte social os familiares e as entidades paramédicas especializadas. Quando bem-sucedido, o tratamento pode evitar em 76% as retinopatias, 60% das neuropatias, 54% das albuminúrias, e 39% das microalbuminúrias.

O tratamento envolve dieta, exercícios físicos adequados e fármacos que modificam a ação da insulina (metformina e glitazonas), aumentam a secreção de insulina (sulfonilureias: primeira e segunda gerações) ou inibem a absorção da glicose (acarbose). As metas de tratamento compreendem: a) Níveis de hemoglobina glicolisada (HbA1c) < 7,0%, que são capazes de reduzir as complicações vasculares; b) glicemia pré-prandial, 80 a 130 mg/dL e pico de glicemia pós-prandial < 180 mg/dL, em aferições 1-2 horas após a refeição.[14] Em casos de DM em tratamento com estatinas, o objetivo deve ser a redução de LDL-colesterol para menos de 70 mg/dL ou de pelo menos 30%-50% do valor inicial do LDL-colesterol.[10] Recomenda-se o uso de AAS 81-100 mg/dia para pacientes com risco estimado de eventos cardiovasculares em 10 anos > 5% desde que não tenham risco aumentado de sangramento. A meta para o controle da HAS deve ser uma PA < 140 × 90 mmHg. Os IECAs devem ser a primeira escolha terapêutica. [10,15]

REFERÊNCIAS BIBLIOGRÁFICAS

1. Third report of the National Cholesterol Education Program (NCEP) Expert Panel on Detection, Evaluation, and Treatment of High Blood Cholesterol in Adults (Adult Treatment Panel III) final report. Circulation. 2002; 106(25):3143-421.

2. Araujo F. Serviço de Planejamento Familiar. São Paulo: UNIFESP-EPM. (Dados não publicados)

3. Godoy-Matos AF, et al. Diretrizes brasileiras de obesidade 2009/2010/ABESO – Associação Brasileira para o Estudo da Obesidade e da Síndrome Metabólica. 3 ed. Itapevi: AC Farmacêutica; 2009.

4. WHO Consultation on obesity. Obesity and managing the global epidemic: report of a WHO consultation. Geneve: WHO; 1999.

5. Taaffe DR. Sarcopenia: exercise as a treatment strategy. Aust Fam Physician. 2006;35(3):130-9.

6. Braith RW, et al. Resistance exercise training: its role in the prevention of cardiovascular disease. Circulation. 2006; 113(22):2642-50.

7. Oliveira Filho JA, et al. Prescrição do exercício em cardiopatas. In: Borges DR, et al. Atualização terapêutica de Prado, Ramos e Valle: diagnóstico e tratamento. 25 ed. São Paulo: Artes Médicas; 2014. p.128-33.

8. Carvalho T, et al. Posição oficial da Sociedade Brasileira de Medicina do Esporte: atividade física e saúde. Rev Bras Med Esport 1996; 2(6):79-81.

9. Oliveira Filho JA, et al. (Ragan e Brodley, 1941. Apud:). O atleta paraolímpico. In: Ghorayeb N, et al. Tratado de cardiologia do exercício e do esporte. São Paulo: Atheneu; 2006. p.121-9.

10. Gualandro DM, et al. I Diretriz de sobre Aspectos Específicos de Diabetes Melito (tipo 2) Relacionados à Cardiologia. Arq Bras Cardiol 2014; 102(5 Suppl 1): 1-30.

11. Herdy AH, et al. Diretriz Sul-Americana de Prevenção e Reabilitação Cardiovascular. Arq Bras Cardiol 2014;103 (Suppl 1):1-30.

12. Taylor BWW, et al. Evidence-based guidelines for cardiovascular disease prevention in women. J Am Coll Cardiol. 2007 Mar 20;49(11):1230-50. Review.

13. Andrade JP, et al. VI Diretrizes Brasileiras de Hipertensão. Arq Bras Cardiol 2010; 95 (1 Suppl1): 1-51.

14. Chacra AR, et al. Diabetes melito. In: Borges DR. et al. Atualização terapêutica de Prado, Ramos e Valle: diagnóstico e tratamento. 25 ed. São Paulo: Artes Médicas; p.366-79.

15. Standards of medical care in diabetes-2015. Diabetes Care. 2015; 38(Suppl 1): S1-S93.

112.3
Anticoncepção e Cardiopatias

- **Nilson Roberto de Melo** - **Zsuzsanna Ilona Katalin de Jármy Di Bella**
- **Luciano de Melo Pompei**

■ INTRODUÇÃO

A gestação é essencial para o desempenho do papel feminino completo para a maioria das mulheres. Quando existe concomitância de gravidez e doença cardíaca, deve-se discutir a repercussão de uma entidade sobre a outra, tanto pelo cardiologista quanto pelo ginecologista [1].

O planejamento familiar significa a paternidade responsável; consiste em orientar, disponibilizar os métodos contraceptivos e dar condições à sua utilização, permitindo à família determinar o numero de filhos. Em mulheres cardiopatas, consiste na orientação dos aspectos da gestação considerada muitas vezes de alto risco, com o intuito de diminuir a morbiletalidade.

Até o século passado, proibia-se a gestação em cardiopatas como forma mais adequada de evitar a mortalidade. O conhecimento cientifico crescente permitiu a várias cardiopatas uma gestação segura [2].

No Brasil, a cardiopatia reumática é a mais comum seguida pelas congênitas, sendo que a chagásica ainda é muito prevalente em algumas regiões.

Neste contexto, medidas tanto de apoio à concepção quanto de anticoncepção são habitualmente indicadas, de acordo com peculiaridades médicas de cada mulher e de cada momento da vida do casal. Ao pensar na gestação de cardiopatas, deve-se ter em mente vários aspectos relevantes, tais como: tipo de doença cardíaca, interferência da gestação na cardiopatia e vice-versa e a possível transmissão genética [3].

Interessante estudo comparando a sexualidade e a anticoncepção em adolescentes e adultas jovens com cardiopatia congênita e na população geral concluiu que elas têm vida sexual menos ativa, e que aproximadamente 23% não usam método contraceptivo eficiente. [4]

Em outro estudo, avaliando portadoras de cardiopatia congênita na menacme, observou-se que 75% das que tinham vida sexual ativa usavam algum método contraceptivo, sendo que em apenas 36% o método era muito seguro, com taxas de falha inferior a 1% por ano [5].

■ GESTAÇÃO E RISCOS CARDÍACOS

Classificam-se as cardiopatias segundo Clark *et al*, de acordo com a mortalidade, a saber [6]:

- Grupo I – mortalidade < 1% (defeito de septo interatrial não complicado, defeito de septo interventricular não complicado, persistência do canal arterial não complicada, valvulopatias pulmonares e tricúspides, tetralogia de Fallot corrigida, estenose mitral grau I e II, insuficiência mitral grau I e II, insuficiência aórtica grau I e II e miocardiopatias grau I e II);
- Grupo II – mortalidade entre 5% e 15% (estenose mitral com fibrilação atrial, valvas artificiais, estenose mitral graus III e IV, estenose aórtica, coartação da aorta não complicada, tetralogia de Fallot não corrigida, infarto do miocárdio prévio, síndrome de Marfan com aorta normal, miocardiopatias grau III e IV);
- Grupo III – mortalidade entre 25% e 50% (hipertensão pulmonar primária, síndrome de Einsenmenger, coartação da aorta complicada, síndrome de Marfan com envolvimento aórtico, esquistossomose pulmonar e transplante cardíaco prévio).

Dessa forma, são contraindicações absolutas para a gestação, pelo alto risco materno (inclusive com possível interrupção), as seguintes situações:
- Síndrome de Einsenmenger
- Hipertensão pulmonar de qualquer etiologia
- Disfunção ventricular com fração de ejeção de ventrículo esquerdo menor que 30%
- Estenose mitral grave
- Estenose aórtica grave sintomática
- Dilatação aórtica maior que 50 mmm em valva aórtica tricúspide
- História de dissecção aórtica

- Síndrome de Marfan com raiz da aorta maior que 40 mm
- Miocardiopatia peripartal sem regressão da área cardíaca
- Capacidade funcional graus III e IV sem possibilidade de tratamento cirúrgico

Entre fatores de risco que indicam pior prognóstico de uma gestação na cardiopata destacam-se:

- cianose com saturação inferior a 90%
- capacidade funcional cardíaca III e IV
- fração de ejeção do ventrículo esquerdo menor que 40%
- histórico prévio de arritmias, edema pulmonar, acidente vascular cerebral, ataque isquêmico transitório

Por outro lado, estenose pulmonar, ducto arterioso patente tratado (ou não), prolapso de valva mitral, lesões reparadas de comunicação interatrial e ou interventricular, drenagem anômala de veias pulmonares e extrassístoles atriais ou ventriculares isoladas são de baixo risco. Ainda assim o planejamento familiar é recomendado, para que a gravidez ocorra em momento oportuno e não de forma intempestiva.

A escolha do método contraceptivo para as cardiopatas segue os mesmos princípios estabelecidos pelos Critérios de Elegibilidade para uso de contraceptivos pela OMS, sendo aqui apresentados e discutidos as orientações da última atualização, que ocorreu em 2015 [7].

■ MÉTODOS CONTRACEPTIVOS REVERSÍVEIS

Métodos de barreira

Os principais métodos são os preservativos masculino e feminino, o diafragma e espermicida, sendo que em geral permitem baixa taxa de falha, porém três a seis vezes maior que o anticoncepcional hormonal combinado oral e o dispositivo intrauterino. Podem ser utilizados por mulheres cardiopatas de baixo risco, e que sejam bem informadas, motivadas e aderentes a estes métodos. Na prática, são pouco utilizados como forma de contracepção exclusiva pelas cardiopatas [8].

Métodos comportamentais

Considerando que os métodos comportamentais, como a "tabelinha", o calendário, a detecção da ovulação pelo aumento da temperatura basal e a observação do muco cevical dependem muito do conhecimento orgânico e funcional, que podem variar a cada mês, tornando estes métodos menos eficientes; não devem ser utiliza-

dos pelas cardiopatas, a não ser que tenham baixo risco de complicações na gestação e que estejam querendo constituir prole num curto espaço de tempo.[8]

Contraceptivos hormonais combinados (pílulas, anel vaginal, adesivo transdérmico e injetáveis mensais)

Embora seja consenso na literatura e recomendação da Organização Mundial da Saúde a não necessidade de investigar dislipidemias bem como a pressão arterial sistêmica para a prescrição de contraceptivos hormonais, alguns estudos mostram que mulheres saudáveis que iniciaram uso de contraceptivos orais combinados sem avaliação inicial da pressão arterial sistêmica têm risco aumentado de infarto agudo de miocárdio e acidente vascular cerebral.[9,10]

A dislipidemia por si só não contraindica os métodos contraceptivos hormonais, embora em face de associação de valores aumentados de colesterol total, de colesterol não HDL, de LDL e de triglicérides, e baixos níveis de HDL, a ocorrência de fenômenos cardiovasculares arteriais não seja bem estabelecida.

Com relação às lipoproteínas, os estrogênios aumentam a HDL, e diminuem a LDL, que é a de risco cardiovascular. Os progestagênios 19-nor derivados, que representam a grande maioria nos anticoncepcionais, têm efeito oposto ao do estrogênio, isto é, diminuem a HDL e aumentam a LDL, sendo esse efeito dependente da dose e do tipo do hormônio. Assim, os mais modernos como dienogeste e nomegestrol são menos impactantes no perfil lipídico. Com relação à glicemia, praticamente não há alteração pelos compostos com baixa dose de hormônios.

Com a gradativa redução das doses das pílulas (3 a 5 vezes menos estrogênio e dez vezes menos progestagênio) ao longo dos anos, constatou-se queda na incidência de complicações cardiovasculares; adotam-se, na atualidade, e sempre que possível, baixas doses na contracepção combinada.

Recente metanálise da Revisão Cochrane concluiu que só existe aumento do risco para infarto do miocárdio ou acidente vascular cerebral isquêmico nas usuárias de contraceptivos com 50 microgramas de etinilestradiol. Desta forma, ao que parece, a associação de levonogestrel com 30 microgramas de etinilestradiol é a combinação mais segura [11].

Um estudo de coorte também observou que baixa dose de estrogênio na pílula expõe a menores riscos de tromboembolismo venoso e doenças isquêmicas arteriais, além disso, não houve interferência do tipo de progestagênio presente nos desfechos cardiovasculares [12].

Os estrogênios principalmente os sintéticos, são mais associados às complicações tromboembólicas venosas sendo o risco dose dependente. Por sua vez, os progestagênios são mais associados às complicações arteriais, principalmente aterogênicas e é também dose dependente [11].

Ademais, a ocorrência simultânea de múltiplos fatores de risco para doença arterial cardiovascular, (idade acima de 40 anos, tabagismo, diabetes, hipertensão e dislipidemia) contraindicam o uso de hormônios como método contraceptivo.

É importante ter ciência de que hipertensas em uso de contraceptivos hormonais combinados têm maior risco para acidente vascular cerebral, infarto do miocárdio e doenças arteriais periféricas quando comparadas às não usuárias.

Salienta-se apenas que a história de hipertensão específica da gravidez com normalização dos níveis pressóricos a *posteriori* é considerado categoria 2, possibilitando utilizar métodos contraceptivos hormonais combinados.[13]

É contraindicado (categoria 4) o uso de contraceptivos hormonais combinados em mulheres com histórico ou diagnóstico atual de infarto agudo de miocárdio ou de acidente vascular cerebral.

Com relação às valvulopatias, quando não complicadas, os métodos contraceptivos hormonais combinados podem ser prescritos, ao contrário do que acontece nas doenças cardíacas valvulares complicadas por hipertensão pulmonar, risco de fibrilação atrial e endocardite bacteriana subaguda, quando os contraceptivos hormonais combinados são categoria 4.[7]

Resumindo destacam-se a seguir as doenças cardíacas que têm contraindicação absoluta de contraceptivos hormonais combinados:

- prótese cardíaca valvar
- estenose mitral com fibrilação atrial ou aumento significante do átrio esquerdo
- hipertensão pulmonar primária ou secundária
- doença cardiovascular hipertensiva
- coronariopatia ou infarto do miocárdio
- cardiomiopatia
- Síndrome de Marfan
- Coartação da aorta complicada

Estas cardiopatias incluem as doenças nas quais há risco de hipercoagulabilidade ou aumento de retenção líquida. Ressalta-se, ainda, que mulheres com mais de 50 anos ou fumantes de mais de 20 cigarros por dia não devem tomar contraceptivo oral, apesar de sua aparente saúde cardiovascular.

Mulheres com doença cardíaca congênita não complicada, tais como o defeito do septo atrial, ventricular e persistência do canal arterial, assim como as da classe funcional I ou II, na maioria das doenças valvares em que prevalece o ritmo sinusal, podem usar o AHCO contendo 30 microgramas ou menos de etinilestradiol.

Com relação aos novos compostos combinados com estrogênios naturais (valerato de estradiol ou 17 β estradiol) não existem até o momento estudos consistentes sobre os riscos cardiovasculares, mas supõem-se que são mais seguros do que os compostos que contêm etinilestradiol.

Contraceptivos apenas com progestagênio (pílulas, injetável trimestral, implante subdérmico, sistema intrauterino)

Os progestagênios isolados, nas doses atuais pouco atuam no metabolismo das lipoproteínas, mas podem reduzir o HDL-colesterol, ficando inalterado o colesterol total, LDL, VLDL e os triglicerídeos. Relatam-se pequenas alterações no metabolismo de carbohidratos com o injetável trimestral, com leve aumento na glicemia de jejum, nos níveis de insulina e resposta insulínica aumentada ao teste de tolerância à glicose.

Mulheres com múltiplos fatores de risco cardiovascular (idade acima de 40 anos, tabagistas, diabetes, hipertensão e dislipidemia) têm categoria 2 para os progestagênios, com exceção para a medroxiprogesterona de depósito cuja contraindicação é relativa (categoria 3). Embora existam riscos maiores para as complicações cardiovasculares, são menores do que as relatados com contraceptivos hormonais combinados [7].

Com relação às diferentes formas de hipertensão arterial sistêmica, os progestagênios isolados podem ser prescritos, evitando-se medroxiprogesterona de depósito apenas nas hipertensas graves (pressão sistólica maior ou igual a 160 mmHg e pressão diastólica maior ou igual a 100 mmHg) e na presença de vasculopatias.

Por sua vez, na vigência de doença cardíaca isquêmica e de acidente vascular cerebral contraindica-se a medroxiprogesterona de depósito. Iniciar o progestagênio isolado nessas condições considerando os Critérios de Elegibilidade como categoria 2.

Ademais, em relação às valvulopatias, tanto complicadas quanto sem complicações, o uso de progestagênios isolados é bem aceito.

A contracepção de emergência com progestagênio isolado sempre é preferível do que expor uma cardiopata a uma gestação não programada, mesmo que a dose hormonal dada de forma aguda possa aumentar o risco de eventos cardiovasculares, certamente serão ínfimos quando comparados aos de uma gestação. O levonorgestrel na dose de 1,5 mg pode potencializar o efeito da varfarina nas cardiopatas em uso de anticoagulação.[14]

DIU de cobre

Há três grandes cuidados a serem tomados com o uso do DIU em mulheres com doença cardiovascular: infecção, síndrome vasovagal (que pode ocorrer no momento da inserção em até 5% dos casos) e aumento do sangramento uterino; este é o problema mais comum encontrado nas usuárias de DIU, podendo aumentar em quantidade e duração e ainda ocorrer fora do período menstrual, podendo impor a remoção do dipositivo.

As seguintes doenças cardiovasculares são contraindicações ao DIU, segundo a Diretriz da Sociedade Brasileira de Cardiologia para Gravidez na Mulher Portadora de Cardiopatia, seja por risco de endocardite bacteriana seja pelo risco de reação vagal fatal em portadoras de circulação de Fontan ou doença vascular pulmonar.[14]:

- Prótese valvular cardíaca
- Endocardite infecciosa prévia
- Cardiopatia congênita cianótica não corrigida
- Síndrome de Eisenmenger
- Hipertensão pulmonar de qualquer etiologia
- Circulação de Fontan
- Doença valvular aórtica (estenose e insuficiência)
- Insuficiência mitral

A inserção se acompanha de baixos índices de infecção aguda do trato genital superior, principalmente se levarmos em conta que atualmente, utilizam-se melhores técnicas de inserção e de esterilização do DIU. Contudo, é improvável que tais técnicas eliminem todo o risco de infecção, podendo ocorrer doença inflamatória pélvica em algumas mulheres vários meses após a inserção.

Interessante estudo bacteriológico da cavidade endometrial mostrou cultura positiva em 100% das mulheres 24 horas após a inserção do DIU, sendo que com 48 horas apenas 20% delas ainda mantinham a contaminação transitória assintomática. Dessa forma não se indica antibioticoprofilaxia na inserção do DIU, embora alguns autores a realizem com eritromicina ou doxaciclina nas valvulopatas.[8]

O reflexo vasovagal, que por vezes ocorre na inserção do DIU, pode causar palidez, fraqueza e letargia, raramente síncope e taquicardia ou bradicardia persistente. Essas alterações na frequência cardíaca podem ser deletérias em mulheres com doenças cardiovasculares. Aproximadamente 20% das cardiopatas podem ter taquicardia transitória ou persistente e 14% bradicardia ou arritmia durante o procedimento.

Deve-se pensar nas seguintes precauções ao indicar DIU em cardiopatas:

- evitar nas mulheres de alto risco para doença inflamatória pélvica, com antecedentes de endocardite infecciosa, em anticoagulação e na presença de próteses valvulares
- inserção sob analgesia sistêmica ou bloqueio paracervical
- inserção num ambiente com condições de assistência cardiovascular, se necessário

Em suma, observa-se na Tabela 112.8 as recomendações para contracepção da Diretriz da Sociedade Brasileira de Cardiologia para Gravidez na Mulher portadora de Cardiopatia

■ MÉTODOS CONTRACEPTIVOS DEFINITIVOS

Laqueadura tubária

Recomenda-se que seja feita por minilaparotomia, embora possa também ser realizada pela laparoscopia e culdoscopia. Lembrar-se apenas que a infusão do gás carbônico durante a laparoscopia em cardiopatas é questionável, pois aumenta a pressão intrabdominal, diminuindo o retorno venoso e acarretando maiores riscos cardiovasculares intra e pós-operatórios. Deve-se mencionar que a cardiopatia pode ser contraindicação ao procedimento cirúrgico, pelo risco anestésico ou pelo próprio procedimento. Também deve-se analisar se a laqueadura imediata no pós-parto normal, por prolongar o tempo anestésico, é segura, preferindo-se executá-la em um tempo posterior algumas vezes.

A esterilização feminina está indicada em mulheres com síndrome de Eisenmenger, síndrome de Marfan, cardiomiopatia dilatada e hipertensão pulmonar primária, pois nessas doenças há risco de serias complicações e de morte, se ocorrer a gravidez.[14]

Vasectomia

Em homens cujas mulheres têm cardiopatia, seu emprego deve ser restrito, uma vez que essas mulheres muitas vezes apresentam pior prognostico gestacional e de expectativa de vida. Portanto, é inapropriado esterilizar um homem que possivelmente viverá mais que sua companheira e terá desejo reprodutivo com uma nova parceira.

Tabela 112.8 Resumo das recomendações da Diretriz da Sociedade Brasileira de Cardiologia para Gravidez na Mulher portadora de Cardiopatia

condição	pílula combinada	injetável combinado	pílula progestagênio	implante	injetável progestagênio	DIU cobre	SIU
vários fatores risco cardiovascular	não	não	sim*	sim	não**	sim	sim*
tabagismo > 35 anos	não	não**	sim	sim	sim	sim	sim
tabagismo < 35 anos	sim*	sim*	sim	sim	sim	sim	sim
obesidade IMC > 30 kg/m²	sim*	sim*	sim	sim	sim	sim	sim
hipertensão grave	não	não	sim*	sim*	não**	sim	sim*
hipertensão leve	não**	não**	sim	sim	sim*	sim	sim
Tromboembolismo venoso prévio	não	não	sim*			sim	sim*
tromboembolismo atual	não	não	não**				
veias varicosas	sim	sim	sim	sim	sim	sim	sim
trombofilia	não	não	sim*	sim*	sim*	sim	sim*
doença arterial coronariana	não	não	não**	não**	não**	sim	não**
AVC	não	não	não**	não**	não**	sim	sim*
enxaqueca com aura	não	não	não**	não**	não**	sim	não**
enxaqueca sem aura	não**	não**	sim*	sim*	sim*	sim*	sim
valvulopatia leve	sim*	sim*	sim	sim	sim	sim	sim
Valvulopatia grave	não	não	sim	sim	sim	sim	não
diabetes não complicada	sim*	sim*	sim*	sim*	sim*	sim*	sim
diabetes complicada	não	não	sim*	sim*	não**	sim	sim*
cardiopatia congênita cianótica com hipertensão pulmonar	não	não	sim (desogestrel)	sim	sim	não	não
cardiopatia congênita cianótica sem hipertensão pulmonar	não	não	sim (desogestrel)	sim	sim	não**	sim*
prótese valvar mecânica	não	não	sim (desogestrel)	sim*	não**	não	não

* permitido se não houver método mais seguro

** desaconselhado, mas preferível a uma gestação não planejada

REFERÊNCIAS BIBLIOGRÁFICAS

1. Mohan AR, Nelson-Piercy C. Drugs and therapeutics, including contraception, for women with heart disease. Best Pract Res Clin Obstet Gynaecol.2014;28(4):471-82

2. Bonassi Machado R1, Santana N, Gonzaga M, Antonacio F. Contraception for women with heart disease. Minerva Ginecol.2014;66(6):565-74.

3. Roos-Hesselink JW, Cornette J, Sliwa K, Pieper PG, Veldtman GR, Johnson MR. Contraception and cardiovascular disease. Eur Heart J. 2015;36(27):1728-34, 1734a-1734b.

3. Fry KM, Gerhardt CA, Ash J, Zaidi AN, Garg V, McBride KL, Fitzgerald-Butt SM. Lifetime prevalence of sexual intercourse and contraception use at last sex among adolescents and young adults with congenital heart disease. J Adolesc Health. 2015;56(4):396-401

4. Lindley KJ, Madden T, Cahill AG, Ludbrook PA, Billadello JJ. Contraceptive Use and Unintended Pregnancy in Women With Congenital Heart Disease. Obstet Gynecol. 2015;126(2):363-9.

5. Born D, Araujo FF, Jármy Di Bella ZIK. Planejamento Familiar em Cardiopatias. In: Anticoncepção e Planejamento Familiar. Condutas em Ginecologia. Girão MJBC, Sartori MGF, Nazário ACP. Volume 4. Atheneu, Belo Horizonte, 2014, p. 233.

6. http://apps.who.int/iris/bitstream/10665/181468/1/9789241549158_eng.pdf?ua=1. acessado em 25 de maio de 2016.

7. Ávila WS, Grinberg M, Melo NR, Pinotti JA, Pileggi F. Uso de contraceptivos em portadoras de cardiopatia. Arq Bras Cardiol 1996;66(4):205-11.

8. World Health Organization. Ischaemic stroke and combined oral contraceptives: results of an international, multicenter, case-control study. WHO Collaborative Study on Cardiovascular Disease and Steroid Hormone Contraception. Lancet 1996;348:498-505.

9. World Health Organization. Acute myocardial infarction and combined oral contraceptives: results of an international multicenter case-control study. WHO Collaborative Study on Crdiovascular Disease and Steroid Hormone Contraception. Lancet 1997;349:1202-9.

10. Roach RE, Helmerhorst FM, Lijfering WM, Stijnen T, Algra A, Dekkers OM. Combined oral contraceptives: the risk of myocardial infarction and ischemic stroke. Cochrane Database Syst Rev. 2015

11. Lalude OO. Risk of cardiovascular events with hormonal contraception: insights from the Danish cohort study. Curr Cardiol Rep. 2013;15(7):374.

12. Lubianca JN, Moreira LB, Gus M, Fuchs FD. Stopping oral contraceptives: an effective blood pressure, lowering intervention in women with hypertension. J Hum Hypertens 2005;19:451-5.

13. Ávila WS, Tedoldi CL. Planejamento Familiar e Anticoncepção. Diretriz da Sociedade Brasileira de Cardiologia para Gravidez na Mulher Portadora de Cardiopatia. Arq Bras Cardiol 2009; 93(6 supl.1): e110-e178

112.4

Cefaleias

■ Fabio Fernando de Araujo ■ Zsuzsanna Ilona Katalin de Jármy Di Bella

■ INTRODUÇÃO

Cefaleia ou cefalalgia é o nome científico da dor de cabeça. Em essência, é nada mais que um sintoma, um desconforto no crânio ou na face. A cefaleia é muito presente entre as mulheres em idade fértil, ou seja, na fase mais produtiva da vida, por isto deveria despertar mais atenção no atendimento primário à saúde.[1,2,3]

Em geral, as cefaleias são leves, passageiras, sem maior comprometimento clínico, e; não necessitam de medicação. Em uma faixa intermediária se encontram manifestações que podem comprometer as atividades habituais, e necessitam de medicamentos e seguimento adequados. Porém, se calcula que apenas 16% dos pacientes com cefaleia tipo tensional, a mais prevalente delas, e, 56% dos com enxaqueca ou migrânea procuram atendimento médico, e; destes, 4% e 16%, respectivamente, consultam um neurologista.[4]

No outro extremo, a cefaleia pode representar alto risco de morte, como a que acompanha o acidente vascular cerebral. Esta é uma enfermidade incluída entre as doenças cardiovasculares, que são as principais causas de morte entre as mulheres adultas.[1,2,5,6] Apesar de ser bem conhecido o baixo risco para a hemorragia cerebral entre as mulheres na menacme, a associação com outros fatores de risco pode modificar completamente esse quadro. Entre estes fatores se destacam os contraceptivos hormonais combinados, o tabagismo e a hipertensão, síndrome metabólica, sedentarismo, estresse, trombofilias e antecedentes pessoais e familiares.

Segundo a Sociedade Internacional de Cefaleia (IHS), as cefaleias são classificadas em:[5,7]

A) Cefaleias primárias
- cefaleia tipo tensional
- enxaqueca (migrânea)
- cefaleia trigeminal autonômica
- outras cefaleias primárias

B) Cefaleias secundárias
- traumas na cabeça ou pescoço
- alterações articulares, infecciosas ou vasculares cranianas ou cervicais
- problemas intracranianos não vasculares, atribuídos a substâncias ou à sua retirada, infecções, alterações da homeostase,
- cefaleia ou dor facial atribuída a alterações cranianas ou cervicais (olhos, ouvidos, nariz, seios da face, dentes, boca ou de estrutura facial ou cervical)
- associadas a alterações psiquiátricas.

C) Neuropatias cranianas dolorosas e outras dores faciais

D) Outras alterações com cefaleia

■ CEFALEIA PRIMÁRIA

A cefaleia primária é desencadeada por neurotransmissores que atuam sobre o componente vascular do tecido nervoso, cujo mecanismo íntimo está para ser totalmente elucidado. As sensações de dor ou distúrbios de sensibilidade, tanto intra como extracerebrais, são transmitidas ao tálamo via nervo trigêmeo. Esse nervo craniano possui três ramos: do couro cabeludo, dos vasos sanguíneos intra e extracranianos e das meninges; e face, boca, ouvido externo, ouvido interno, garganta e pescoço. Nas cefaleias primárias não há outras alterações ao exame neurológico clínico e de imagem.[8,9]

Cefaleia do tipo tensional

É o tipo mais prevalente das cefaleias primárias. O componente emocional, estresses e conflitos mentais *é muito frequente,* e pode ser considerável tanto no desencadear como no desenrolar das crises. Frequentemente existem quadros depressivos, ansiedade, fadiga, fome, alterações do sono. Em muitos casos a cefaleia é acompanhada por aumento da tensão muscular no couro cabeludo, face e pescoço. Não se encontram importantes componentes hormonal e familiar.[9,10] Esse tipo de cefaleia pode ser episódico ou crônico. No episódico, as crises duram até 15 dias ao mês por pelo menos 30 minutos. Na tensional crônica as crises aparecem com maior frequência e o diagnóstico deve ser reavaliado em menos três meses.

Enxaqueca sem aura ou migrânea comum

Este tipo é menos frequente que a cefaleia do tipo funcional, porém mais comum do que as enxaquecas com aura. Ela pode comprometer as atividades habituais quando de maior intensidade, portanto essas pacientes são mais encaminhadas aos neurologistas. Podem ocorrer sinais premonitórios, como alterações do humor, do apetite, bocejos e retenção de líquidos. A seguir surge a cefaleia que se caracteriza por ser de localização unilateral, de início lento e progressivo, com intensidade chegando até ser forte no meio da duração da crise; ela é do tipo latejante ou em pontadas. Pode ser associada à confusão mental leve, náuseas e vômitos, visão borrada, alterações do humor, fadiga e aumento da sensibilidade à luz, som ou aos ruídos.

Enxaqueca com aura

Por vezes a migrânea é antecedida ou acompanhada de aura, quando então ela encerra um prognóstico mais sério, no tocante ao risco de acidente vascular cerebral e intensidade da dor. As auras são fenômenos que ocorrem entre 15% e 30% das enxaquecas, antecedem a crise dolorosa desde minutos até uma hora, podendo acompanhar parcialmente a duração da crise. Caracteriza-se por uma área brilhante com perda de visão em um olho, que cresce em forma de ondas, que, ao voltar, aparecem linhas em zig-zag na periferia. Em 30% dos casos as auras são acompanhadas de sensação de picadas ou formigamento que se iniciam na mão e seguem para o ombro e um lado da face. Algumas auras podem ser acompanhadas por dificuldades na fala. Todavia, os pontos luminosos ou *flashes* e visão borrada que acompanham alguns casos de enxaqueca não devem ser considerados como aura.[11]

As crises de enxaquecas podem ser desencadeadas pelas causas mais diversas, como: mudança de tempo, estresse, ansiedade e depressão, fadiga, tabaco, odores, sons, determinados alimentos, álcool e ressaca, drogas, alterações hormonais, abuso de analgésicos. Pioram com as atividades habituais, tosse ou espirro. Podem ser acompanhadas de confusão mental, paresias, parestesias leves em um lado do corpo e algum distúrbio da fala. Os antecedentes familiares podem estar presentes. As crises de enxaqueca podem ser previstas com certa frequência quando são periódicas e conhecidos seus fatores desencadeantes: enxaqueca menstrual, de estresse repetitivo ou fadiga crônica. É comum a queixa de fadiga e leve confusão mental após a crise.

Cefaleias trigeminal autonômica

São bem menos usuais. Destas, a cefaleia em salvas (*cluster headache*) é a menos infrequente. Esse tipo de cefaleia é mais prevalente em homens, tabagistas, ao redor dos 30 anos, e desde o início as salvas de cefaleia são mais intensas e acompanhadas por manifestações autonômicas.

Quadro 112.1 Principais diferenças entre as cefaleias primárias.[12]			
	cefaleia tensional	enxaqueca	cefaleia em salvas
intensidade da dor	leve a moderada	moderada a incapacitante	incapacitante
tipo de dor e localização	em peso e bilateral	pulsátil e hemicraniana	em salvas; periorbitária, unilateral frontal e occcipital
duração	30 minutos a 7 dias	4 a 72 horas	15 a 180 minutos
fonofobia e fotofobia	ausente	presente	presente
sinais autonômicos*	ausente	ausente	presente
aura	ausente	presente	ausente
história familiar	ausente	presente	ausente
sinais prodrômicos	ausente	presente	ausente

* Lacrimejamento, ptose palpebral, hiperemia conjuntival e miose.

■ CEFALEIA SECUNDÁRIA

Entre as numerosas causas de cefaleia secundária estão: hipertensão arterial, intoxicações do tipo alimentar, álcool, drogas, doenças infecciosas, vasculopatias, trombofilias, retiradas de substâncias (álcool, drogas, medicamentos), traumas, alterações da homeostase ou da estrutura craniana, problemas psiquiátricos, tumores e iatrogênicas. Portanto, o quadro clínico pode ser muito variado, a depender da condição que lhe deu origem.

Todavia se deve chamar atenção aos ginecologistas, a respeito de uma situação que pode prenunciar o diagnóstico de acidente vascular cerebral, que é uma condição que encerra alto perigo de morte. Nessa situação podem ocorrer alguns sinais e sintomas denominados de alerta, os quais são apresentados no Quadro 112.2.[8,13]

Quadro 112.2 Sinais de alerta para cefaleia.

- Cefaleia de início súbito, intensa e duradoura, que pode acordar o paciente
- Mudança nas características da cefaleia habitual e da aura
- Desencadeada por esforços físicos ou pelo coito
- Comprometimento do estado geral
- Presença de sinais gerais, como: febre, náuseas e vômitos, dispneia
- Sintomas cranianos como distúrbios de visão, diplopia, anisocoria, de audição, paralisia facial, secreção nasal purulenta
- Comprometimento do nível de consciência

Condições neurológicas como:

- Enxaqueca com aura
- Antecedentes familiares de hemorragia cerebral
- Sinais neurológicos localizados na face ou nos membros, e seus reflexos
- Rigidez de nuca
- Convulsões

Precedidos ou associados a:

- Trauma
- Antecedentes de doença cardiovascular
- Fatores de risco, como: hipertensão grave, tabagismo, sedentarismo, estresse, síndrome metabólica, contraceptivo hormonal combinado
- Infecções
- Tumor

Na anamnese estão os principais desafios para chegar ao diagnóstico, pois muitas vezes os sintomas das cefaleias primárias, bem como os sintomas e sinais das secundárias são superponíveis, ou estão sendo encobertos pelas dificuldades do estado geral da paciente, não lhe permitindo adequada comunicação. A orientação para fazer o registro diário das crises e dos demais fatores associados pode ser especialmente útil; também pode ser de valia a contribuição feita por um acompanhante bem orientado.[14,15]

■ CEFALEIA E ANTICONCEPÇÃO

No Planejamento Familiar, a maior preocupação com as cefaleias está relacionada com o aumento de risco dos hormônios contraceptivos de desencadear fenômenos trombóticos, como o acidente vascular cerebral. A gravidade dessa condição necessita ser enfatizada, principalmente para as usuárias de contraceptivos hormonais combinados (etinilestradiol e um progestagênio), que apresentam outros fatores de risco.

O aumento da incidência de AVC em usuárias de contraceptivos hormonais combinados foi atribuído ao etinilestradiol (EE_2). Nas primeiras pílulas anticoncepcionais combinadas o etinilestradiol em alta dose foi correlacionado com eventos tromboembólicos graves. Atualmente o risco trombogênico foi muito reduzido com as pílulas de baixa dose (30 mcg de etinilestradiol ou menos). E, tem-se esperança na atenuação desse risco, com o emprego de estrogênios naturais como o estradiol; todavia, enquanto se aguardam as conclusões de estudos robustos, por precaução, as orientações referentes ao estradiol seguem aquelas apontadas para o etinilestradiol.

Enquanto na população em geral, o AVC ocorre entre três e cinco casos por 10.000 mulheres, o uso das pílulas de alta dose elevou esse risco para 10 a 15 casos/10.000 usuárias. Atualmente, com o emprego de doses muito baixas ou baixas existem relatos epidemiológicos em que a incidência de AVC não difere significativamente da população geral. É interessante esclarecer à paciente que essas taxas de AVC são bem maiores durante o ciclo grávido puerperal, que atingem 60 a 80 casos/10.000 gestantes.

Com relação aos contraceptivos de progestagênios isolados, considera-se desprezível o risco de doenças cardiovasculares. No entanto, decreve-se para os progestagênios associados ao etinilestradiol uma gradação crescente de risco para fenômenos tromboembólicos, partindo do levonorgestrel, o mais androgênico dos progestagênios. Seguem-lhe o gestodeno e desogestrel; e os de maior risco trombogênico residem naqueles que são os mais antiandrogênicos: drospirenona e ciproterona.[18-25]

De forma geral, a cefaleia que se inicia com um contraceptivo hormonal combinado é de baixa intensidade e curta duração e tende a desaparecer em poucos meses. Ainda que na maioria desses casos não haja necessidade de analgésicos, para algumas pacientes, principalmente entre as mais ansiosas, há referência de comprometimento significativo na qualidade de vida, o que torna a cefaleia uma das causas mais alegadas para esquecimento e abandono do método contraceptivo.

A cefaleia que surge em decorrência do uso de pílula parece mais uma variante da cefaleia do tipo tensional, e que apresenta matizes muito diversas.[26] Um estudo de cefaleia com usuárias de pílula anticoncepcional e placebo não mostrou diferença significativa em suas prevalências, o que poderia ser uma demonstração da ampla variação do estudo da cefaleia na menacme.[27]

O médico também deve ficar atento para a possibilidade de ocorrerem outros riscos simultaneamente. Entre esses fatores se destacam: idade maior de 35 anos e tabagismo, hipertensão arterial e síndrome metabólica, antecedentes pessoais e familiares de trombose, grandes cirurgias com imobilização prolongada.

Dessa forma, pode-se compreender melhor o esquema proposto pela OMS, nos critérios de elegibilidade para o uso dos contraceptivos em casos de cefaleia.[11]

Considera-se categoria 1 (onde não se encontraram evidências que contraindicam o método) para todos tipos de contraceptivos nos casos de cefaleia tipo tensional. E atenção, para os casos em que cefaleia aparece na continuidade do uso do contraceptivo, especialmente os hormonais combinados (pílulas, injetáveis, anel vaginal e adesivo), que passam para categoria 2, (onde o método ainda pode ser usado com supervisão mais cerrada).

Para as enxaquecas:

a) contraceptivos hormonais combinados: pacientes com menos de 35 anos, o risco de AVC é baixo. Portanto: categoria 2 para as usuárias iniciantes; e, categoria 3 (é melhor interromper o método, ou usá-lo com muita atenção se a paciente não tiver outra alternativa e aceitar o risco), se a enxaqueca surgir na continuidade do uso dos contraceptivos hormonais combinados.

b) contraceptivos de progestagênios isolados (pílulas, injetável, implante e SIU) são: categoria 1 para enxaquecosas iniciantes; e categoria 2 para a cefaleia que ocorre na continuidade do método.

c) para as enxaquecosas com mais de 35 anos a OMS preconiza maior cautela. Dessa forma, os contraceptivos hormonais combinados são categoria 3 para as iniciantes; e categoria 4 (contraindicação formal ou absoluta) para os casos em que a cefaleia surgiu na continuidade do método.

d) na enxaqueca com aura e para qualquer idade: para os métodos hormonais combinados (iniciais e os de continuidade): categoria 4.

f) enxaqueca com aura e métodos de progestagênios isolados: categoria 2 para os casos iniciais; e, categoria 3 para os casos na continuidade.

Os métodos não hormonais não sofrem restrições para as pacientes com cefaleia.

Por fim, salienta-se que as cefaleias são causas consideráveis de abandono dos métodos anticoncepcionais hormonais.

■ CEFALEIA NA MENACME E NA USUÁRIA DE MÉTODOS CONTRACEPTIVOS HORMONAIS

Como visto, as cefaleias na mulher apresentam um quadro muito frequente, variado e vistoso. No entanto, na grande maioria das vezes é do tipo tensional, sem relação com o ciclo menstrual. Em outros casos, a cefaleia é bem definida apenas para os períodos pré-menstrual ou menstrual, onde predomina o tipo de enxaqueca sem aura. Assim, a cefaleia tem sido relacionada também com a queda dos estrogênios (que antecede o fluxo).

Em certas mulheres a enxaqueca ocorre no período pré-menstrual (2 dias), onde predomina o tipo sem aura e tende a desaparecer logo após o catamênio, coincidindo com a elevação dos níveis de estrogênios. Quando se usam pílulas de dose muito baixa com maior número de pílulas com etinilestradiol (24 dias ou mais), onde a queda do estrogênio é menos intensa, a cefaleia pré-menstrual é pouco problemática.

Corroborando com essa hipótese, o emprego dos anticoncepcionais de baixa dose em regime estendido, por três meses, ou até mais, também diminui significantemente a incidência de cefaleia. Desse modo, essas pílulas podem ser uma opção bem interessante para pacientes com enxaqueca pré-menstrual. A experiência com os anticoncepcionais é muito variada, pois a cefaleia também pode estar sujeita a múltiplos fatores como as várias combinações de progestagênios e estrogênios. Tem sido relatado um desequilíbrio no sistema inibitório dos receptores de membrana celular do GABA (ácido gama-amino-butírico), causado por metabólitos da progesterona no sistema nervoso central.[28-31]

O diagnóstico da cefaleia na menacme pode ser prejudicado por outros fatores, como estresses de várias origens, tabagismo, personalidade ansiosa e com problemas psicológicos. Por vezes se detectam queixas recentes de cefaleia em usuárias de longa duração, o que poderia estar mascarando um desejo reprodutivo subconsciente. Ainda que possa ser anedótico, já se disse que a cefaleia pode servir inclusive como contraceptivo, por ser um motivo alegado como desculpa para não haver relação sexual. Por fim, existem trabalhos mostrando cefaleia de igual modo entre usuárias de pílulas anticoncepcionais e placebo.[32]

Na síndrome pré-menstrual a cefaleia pode ser um transtorno, até incapacitante, aliada a quadros psicóticos de transtorno disfórico. Existe um paralelismo entre a maior intensidade da cefaleia e a maior exacerbação dos demais sintomas da síndrome pré-menstrual.[31]

Uma das formas de controle da cefaleia menstrual é bloquear a menstruação por métodos hormonais combinados estendidos ou contínuos, ou por progestagênios isolados em mulheres que não menstruam durante o uso.

Em certas vezes, pode ser necessário diversos ciclos de tratamento para chegar ao melhor resultado terapêutico e, aqui, o diário de crises feito pela paciente pode ser de muita valia.[14,15]

■ TRATAMENTO DA CEFALEIA

O objetivo é aliviar os sintomas nas crises, se necessário instituir o tratamento profilático para melhorar os casos crônicos e atender simultaneamente os fatores associados. O tratamento também pode ser decepcionante pela dificuldade de fazer corretamente o diagnóstico e de acertar a dose; impaciência da parte da enferma, o que até certo ponto seria compreensível. Mas, ela deve ser prevenida para evitar a automedicação, que pode dificultar a avaliação dos esquemas terapêuticos, ou levar ao abuso das medicações e ocasionar efeitos colaterais e à ineficácia dos resultados. À medida do necessário deve-se infundir esperanças nos esquemas profiláticos, pois eles podem promover alívios consideráveis, na duração e intensidade das crises, com sensíveis melhoras para a qualidade de vida.

O tratamento das crises de cefaleias se faz com medidas gerais e medicamentos, sendo raramente indicada a cirurgia.

Entre as medidas gerais estão as orientações que visam combater os fatores desencadeantes. Combater o estresse é fundamental e pode ser iniciado com medidas simples, como, por exemplo: evitar situações conflitivas, repouso em quarto escuro e olhos fechados, compressas frias na testa, banhos quentes, massagem, relaxamento, acupuntura, evitar fumo e álcool, banhos quentes e terapia comportamental cognitiva. Os exercícios físicos e de relaxamentos, *biofeedback* também são oportunos.

O tratamento medicamentoso para as crises de cefaleias de intensidade leve a moderada pode ser iniciado com analgésicos como aspirina e paracetamol. A depender da evolução do quadro, pode-se lançar mão dos anti-inflamatórios e outros medicamentos além da acupuntura. Entre estas outras drogas estão os triptanos, antidepressivos, barbitúricos e derivados do ergot. Além disso, pode ser necessária a combinação de drogas, outras vias de administração que a oral, e a prescrição de antieméticos. Em princípio não se preconizam opioides ou ansiolíticos como medicação de primeira linha nas crises e nas recorrências das cefaleias devido à possibilidade de mascarar situações de vida que causam desconforto, e têm potencial de adição de efeitos, sem que isso resolva o problema.[8,16]

Os triptanos são inibidores dos receptores da 5HT, elevam os níveis da serotonina e norepinefrina no cérebro, causando vasoconstricção e rebaixamento do limiar da dor. Eles são as drogas preferenciais para as enxaquecas de intensidade leve a moderada. No entanto, se deve ter cautela com seu efeito vasoconstritor, em casos de hipertensão não controlada, e de outros órgãos, como coronárias, rim e fígado, bem como na associação de inibidores da monoaminoxidade.

O cloridrato de amitriptilina é potente antidepressivo com propriedades sedativas e possui boa tolerabilidade. Desconhece-se o seu mecanismo de ação, entretanto, sabe-se que não é inibidor da monoaminoxidase e não estimula o sistema nervoso central.

Para as crises de intensidade alta, melhor seria encaminhar a doente para serviços especializados e com experiências em drogas com a di-hidroergotamina (DHE).

As cefaleias tipo tensional e enxaqueca podem se cronificar em 40% dos casos; e para tratá-la podem ser indicados os antidepressivos tricíclicos, anticonvulsivantes e betabloqueadores. Entre os betabloqueadores estão o propranolol, metoprolol, timolol; entre os antidepressivos tricíclico, a amitriptilina; dos anticonvulsivante, o topiramato, lembrando também o ácido valproico pode produzir malformação fetal.

O manejo da cefaleia em salva tem início com a orientação das pacientes sobre hábitos que desencadeiam as crises. Algumas medidas gerais podem ser eficientes para o manejo das crises, como oxigênio a 100%, sendo uma alternativa válida e eficiente, com praticamente nenhum efeito colateral. As drogas utilizadas para o manejo da crise de cefaleia em salvas são a ergotamina, 1 mg, endovenosa, intramuscular ou subcutânea até 3 mg ao dia, e os triptanos – sumatriptano, 6 mg, via subcutânea, ou 20 mg intranasal, que devem ser usados em doses plenas para o controle das crises.[3]

Para as cefaleias em salvas, que desde o início se apresentam intensas, as drogas preferenciais na crise são: ergotamina (1 mg a no máximo 3 mg endovenoso, intramuscular ou subcutâneo); e sumatriptano (6 mg, via subcutânea, ou 20 mg intranasal), oxigênio a 100%.

Nos casos crônicos: prednisona 40 mg, oferece alívio e pode ser mantido nessa dose, iniciando-se a retirada após três dias de tratamento, num ritmo de 5 mg ao dia. Bloqueadores de canais de cálcio: verapamil (240 a 320 mg/dia).

No Quadro 112.3 se apresentam as drogas mais utilizadas no tratamento das cefaleias com suas doses iniciais e máximas, baseado em Diretrizes Brasileiras para cefaleia e *American Academy of Neurology*.[3,17]

Quadro 112.3 Drogas mais utilizadas no tratamento das cefaleias.		
Drogas	**Dose inicial (mg)**	**Máxima (mg)**
Aspirina	1.000	3.000
Paracetamol	1.000	3.000
Dipirona	500	3.000
Naproxeno	550 a1.250	1.650
Ibuprofeno	800 a 1.200	1.600
Se/Necessário/previamente		
Metoclopramida	20	40
Domperidona	20	40
É válida a associação com cafeína		
Crise de enxaqueca		
Analgésicos, anti-inflamatórios		
Triptanos*		São vasoconstritores
sumatriptano	25 a 100 mg VO, 20: nasal	
	6: subcutânea	
zolmitriptano	2,5 a 5 mg	10
rizatriptano	5 a 10 mg	10
naratriptano	2,5 a 10 mg	
Triptano + naproxene		
Amitriptilina	75	200
Nortriptilina	75	150
Venlafaxina	75	225
Duloxetina	30	60
Profiláticos da enxaqueca		
Propranolol	80	240
Metoprolol		
Timolol		
Topiramato	50	200
Valproato	800	1.500
Gabapentin	1.200	2.400
Amitriptilina 25-150	150	
Venlafaxina	75	150

*Cautela em pacientes com cardiopatia isquêmica, insuficiência renal e insuficiência hepática.

■ RESUMO

Cefaleia é um sintoma muito prevalente entre as mulheres, especialmente na menacme. Inúmeros fatores que incidem nesse período podem dificultar o diagnóstico e a eficácia do tratamento. Em serviços de atendimento primário à saúde predomina a cefaleia primária do tipo tensional, que, em sua grande maioria, é sintoma leve e sem complicações. No entanto, pacientes com quadros mais intensos onde ocorrem com maior prevalência as enxaquecas sem e com auras devem ser encaminhadas para serviços especializados. Todavia o mais importante é que a cefaleia pode ser um sintoma de enfermidades com alto risco de mortalidade, como traumas, tumores e AVC. E, é justamente este último que deve mais preocupar as usuárias de contraceptivos hormonais combinados e menos as de contraceptivos de progestagênios. Por outro lado, as cefaleias mais frequentes nas usuárias de contraceptivos, ainda que sejam pouco preocupantes, são causas importantes de abandono do método. Nas pacientes que não usam métodos contraceptivos hormonais se destacam pela prevalência, as cefaleias do tipo tensional, mas as crises de enxaqueca pré-menstrual, embora em menor frequência, podem comprometer seriamente a qualidade de vida. O ginecologista também deve ficar atento para os sinais de alerta para os quadros mais importantes de cefaleia.

REFERÊNCIAS BIBLIOGRÁFICAS

1. Hillard PJA. Atenção preventiva à saúde e rastreamento. In: Berek J, et al. Tratado de ginecologia. 14 ed. Rio de Janeiro: Guanabara Koogan; 2010. p.147.

2. Daberkow DW, et al. Atenção primária em ginecologia. In: Berek J, et al. Tratado de ginecologia 14 ed. Guanabara Koogan; 2010. p.163.

3. Pinto MEB, et al. Cefaleias em adultos na atenção primária à saúde: diagnóstico e tratamento. In\; Associação Médica Brasileira e Conselho Federal de Medicina--Projeto Diretrizes, 2009. p.14.

4. Rasmussen BK, et al. Impact of headache on sickness absence and utilisation of medical services: a Danish population study. J Epidemiol Community Health. 1992;46(4):443-6.

5. Carvalho DS. Cefaleias primárias e secundárias. In: Doenças neurológicas. In: Borges DR, editor. Atualização terapêutica de Prado, Ramos, Vale. 25 ed. São Paulo: Artes Médicas; 2014. p.1295.

6. Shechter AL, et al. Migraine comorbidity. In: Silberstein SD, et al. Wolf's headache and other head pain. 6th ed. Oxford: University Press; 2001. p.108.

7. The International Classification of Headache Disorders 3rd edition. Cephalalgia.2013; 33(9):629-808.

8. National Institute of Neurological Disorders and Stroke National, Institutes of Health National Institute of Neurological Disorders and Stroke National Institutes of Health Department of Health and Human Services Bethesda, MD 20892-2540. Headache Hope Through Research. NIH Publication No. 09-158 August 2009. p.50. (Acessado em 20/11/2015)

9. Silva Junior AA, et al. Frequência dos tipos de cefaleia no centro de atendimento terciário do Hospital das Clínicas da Universidade Federal de Minas Gerais. Rev Assoc Med Bras 2012; 58(6):709-13.

10. Carvalho DS. Como diagnosticar e tratar cefaleias. RBM 2003,60(5):238-60.

11. WHO. Identifying migraine headaches and auras. WHO and Johns Hopkins Bloomberg School of Public Health/ Center for Communication Programs. Family Planning. A global handbook for providers. Update 2011. Baltimore - Geneva.2011,p368-370. http://www.infoforhealth.org/globalhandbook/book/tools/headaches.shmtml. (Acessado em setembro 2012)

12. Aurora SK. Practical Guidance for Headache and Migraine Management in Primary Care. Medscape Education Family Medicine. CME Released: 10/30/2015.

13. Aminoff MJ. Nervous system-- headache. In: Tierney Jr LM, et al. Current medical diagnosis & treatment. 48th ed. New York: Lange Medical Books/Mgraw-Hill; 2004. p.941-4.

14. Chang CL, et al. Migraine and stroke in young women: case-control study. The World Health Organisation Collaborative Study of Cardiovascular Disease and Steroid Hormone Contraception. BMJ. 1999, 318(7175): 13-8.

15. SIGN. Scottish Intercollegiate Guidelines Network. Diagnosis and management of headache in adults.2008,p10. www.sign.ac.uk. (Acessado em 11/2015)

16. Kaniecki R. Headache update 2015. UPMC. (Acessado em 11/2015)

17. American Academy of Neurology. Summary of Evidence-based Guideline for CLINICIANS Update: Pharmacologic Treatment for Episodic Migraine Prevention in Adults©. 2007 American Academy of Neurology. (Acessado em 15/11/2015)

18. Lidegaard O, et al. Risk of venous thromboembolism from use of oral contraceptives containing different progestogens and oestrogen doses: Danish cohort study, 2001-9. BMJ. 2011;343: d6423.

19. Lidegaard O, et al. Thrombotic stroke and myocardial infarction with hormonal contraception. N Engl J Med 2012;366(24):2257-66.

20. Petitti DB. Hormonal contraceptives and arterial thrombosis--not risk-free but safe enough. N Engl J Med 2012,366(24): 2316-8.

21. Lalude OO. Risk of cardiovascular events with hormonal contraception: insights from the Danish cohort study. Curr Cardiol Rep. 2013,15(7): 374-9.

22. Chakhtoura Z, et al. Progestogen-only contraceptives and the risk of stroke: a meta-analysis. Stroke 2009;40(4):1059-62.

23. Schürks M, et al. Migraine and cardiovascular disease: systematic review and meta-analysis. BMJ 2009,339: b3914.

24. Bassuk SS, et al. Oral contraceptives and menopausal hormone therapy: relative and attributable risks of cardio-

vascular disease, cancer, and other health outcomes. Ann Epidemiol 2015,25(3):193-200.

25. Gompel A, et al. Are we overestimating the stroke risk related to contraceptive pills? Curr Opin Neurol 2014; 27(1): 29-34.

26. Melhado EM, et al. Headache classification and aspects of reproductive life in young women. Arq Neuropsiquiatr 2014;72(1):17-23.

27. Westhoff CL, et al. Oral contraceptive discontinuation: do side effects matter? Am J Obstet Gynecol 2007;196(4):412.e1-6.

28. Silberstein T. Complications of menstruation; abnormal uterine bleeding. In: DeCherney AH, et al. Current obs-tetric & gybecologic: diagnosis & treatment. 9th ed. New York: Lange Medical Books/McGraw-Hill; 2003. p.623.

29. Machado RB, et al. 4Anticoncepcionais orais combinados em regime estendido. Femina 2011,39(10):471-7.

30. Rapkin AJ, et al. Pathophysiology of premenstrual syndrome and premenstrual dysphoric disorder. Menopause Int. 2012;18(2):52-9.

31. Imai A, et al. Premenstrual syndrome: management and pathophysiology. Clin Exp Obstet Gynecol. 2015;42(2):123-8.

31. Nelson AL, et al. Combined oral contraceptives. In: Hatcher RA, et al. Contraceptive technology. 20th ed. Atlanta Ga: Ardent Media; 2011. p.315.

112.5

Obesidade

■ Zsuzsanna Ilona Katalin de Jármy Di Bella ■ Denise Belleza Haiek

■ INTRODUÇÃO

Inicialmente preocupada com a desnutrição e atualmente com o grau de obesidade da população, a OMS categorizou o índice de massa corpórea para estabelecer o estado nutricional utilizando a fórmula: peso em quilogramas (kg) dividido pela altura ao quadrado medida em metros (m), conforme a Tabela 112.9. Considera-se obesidade quando o IMC é igual ou superior a 30 kg/m². [1]

Surpreendentemente, 52,5% dos brasileiros estão com sobrepeso ou obesos, sendo que entre as mulheres esse número atinge 49,1%, segundo dados do Ministério da Saúde em 2014. Houve um aumento de 23% na população brasileira com excesso de peso nos últimos nove anos. Medida que se envelhece aumenta a incidência de excesso de peso, encontrando-se 31,5% na faixa etária dos 18 aos 24 anos, 48% entre 25 e 34 anos e 58,6% entre 35 c 44 anos, mantendo-se valores próximos desse patamar nas faixas etárias subsequentes. [2]

■ INDICAÇÃO DOS MÉTODOS CONTRACEPTIVOS

Com relação aos atuais Critérios de Elegibilidade para uso de Contraceptivos revisados pela OMS em 2015, nenhum método contraceptivo é contraindicado para as mulheres obesas, porém existem ressalvas. [3]

Classifica-se como critério 1, ou seja, sem restrição de uso, os métodos de progestagênio isolado administrados por qualquer via (oral, subdérmica, injetável ou intrauterina) e todos os métodos não hormonais para as obesas. Por sua vez, todos os métodos hormonais combinados, independentemente da via de administração, são categorizados como 2, o que significa que os benefícios superam os eventuais riscos teóricos ou reais, e eles podem ser prescritos levando-se em conta apenas a obesidade. Quando há associação de riscos como hipertensão e tabagismo, existe mudança de categoria de prescrição. [3]

Todavia, as obesas com menos de 18 anos de idade têm o injetável trimestral de medroxiprogesterona categorizado como 2, e não 1, como nas demais obesas, pelo maior risco de ganho de peso. [3]

Por outro lado, estudos mostram que a biodisponibilidade dos hormônios diminui nas obesas, encontrando-se redução nas concentrações de 31% a 63% do etonogestrel nas usuárias de implante e de 22% de levonorgestrel nas usuárias do sistema intrauterino. Paradoxalmente, ao se avaliar um método hormonal combinado, nas usuárias

Tabela 112.9   Estado nutricional conforme o índice de massa corpórea.

Estado nutricional	IMC (kg/m²)	Grau de obesidade
Baixo peso	< 18,5	0
Normal	18,5-24,9	0
Sobrepeso	25-29,9	0
Obesidade leve	30-34,9	I
Obesidade moderada	35-39,9	II
Obesidade mórbida	≥ 40	III

de anel vaginal observou-se redução dos níveis do etinilestradiol, e não do etonogestrel.[4-6]

Porém, sabe-se que menor biodisponibilidade não é suficiente para comprometer a eficácia dos métodos contraceptivos hormonais em obesas, embora possa influenciar negativamente o padrão de sangramento.

Um grande estudo prospectivo envolvendo a avaliação de mais de 52.000 mulheres por três anos encontrou 23% de obesas e, nelas, um aumento discreto no risco relativo de gestação (IMC superior a 35 kg/m²).[7] Entretanto, outros estudos não observaram maior risco de gestação nas obesas, e a revisão da Cochrane, de 2013, também não mostrou evidência de aumento de risco de gravidez não programada quando do uso de métodos contraceptivos de forma adequada pelas obesas.[8]

■ EFICÁCIA DOS CONTRACEPTIVOS HORMONAIS NAS OBESAS

Sabidamente, a quantidade de hormônios exógenos séricos é menor na mulher obesa, estando os valores dos progestagênios isolados como o desogestrel ou o etonogestrel próximos dos níveis inferiores de bloqueio da ovulação. Face a essa situação, a Sociedade Europeia de Contracepção sugere a troca do implante de etonogestrel em dois anos, e não três anos, como nas outras mulheres, por causa da queda hormonal mais acentuada nas obesas.[9]

Apesar de poucos estudos específicos, mas pelo fato de o contraceptivo diário de desogestrel ter impacto mínimo no metabolismo de glicose e não estar associado a aumento de risco tromboembólico, é um método altamente recomendável para a obesas.[9] O implante liberador de etonogestrel tem essas mesmas vantagens. Acrescenta-se, ainda, que o sistema intrauterino liberador de levonorgestrel não aumenta riscos tromboembólicos e tem mínimo efeito no metabolismo glicêmico e perfil lipídico, atuando principalmente na cavidade endometrial, portanto sem repercussões negativas para a mulher obesa.[5] Assim sendo, os métodos intrauterinos, seja o DIU de cobre sem efeito hormonal, seja o SIU, são métodos preferenciais para a obesa.

Por sua vez, também se observa menor nível sérico de medroxiprogesterona nas obesas quando comparadas às não obesas, porém o nível continua bem acima do necessário para a inibição folicular, incluindo as obesas mórbidas.[9]

Como ponto negativo, constatou-se ganho de 2 kg em um ano nas usuárias de medroxiprogesterona, enquanto com os outros progestagênios não se observou ganho de peso comparando-se com usuárias de métodos não hormonais, além do potencial efeito prejudicial ao metabolismo dos carboidratos. Porém, ainda assim, a me-

droxiprogesterona de depósito é considerado o método mais seguro e eficaz do que os combinados na obesa.[10,11]

Diante da questão de eficácia, é sabido que os níveis de estabilidade dos progestagênios demoram mais para serem atingidos em obesas, recomendando-se, dessa forma, 14 dias de associação de método de barreira no início do uso, e não apenas sete dias, como nas demais mulheres.[9]

Ainda em relação à metanálise, avaliando ganho de peso em usuárias de contraceptivos combinados, não se identifica ganho de peso importante. Faltam estudos na literatura com placebo ou comparação com usuárias de métodos não hormonais para variações menores no peso corpóreo.[11]

Embora os níveis séricos de etinilestradiol não sejam fundamentais para a contracepção, observa-se menor quantidade nas obesas do que nas mulheres com peso adequado.[12]

Mister se faz lembrar que o uso de adesivo por mulheres com mais de 90 kg não é recomendado, pois a chance de falha desse contraceptivo combinado mostrou-se maior, inclusive constando-se essa advertência na bula do medicamento.[9,13] Por outro lado, não se observaram nas obesas usuárias de anel vaginal maiores índices de gestação não programada, embora a Sociedade Europeia considere que não existam dados suficientes para avaliar nelas a eficácia desse método contraceptivo.

■ RISCOS DO USO DE HORMÔNIOS EM OBESAS

Tanto o perfil lipídico quanto o de carboidratos pouco se altera nos métodos de progestagênios isolados de baixa dose (exceção a medroxiprogesterona de depósito) nas obesas.[9]

Já em relação ao risco de eventos tromboembólicos, a obesa tem risco de dois a quatro vezes maior do que a mulher com peso adequado, correspondendo a 6 a 11 casos/10.000/ano.[9]

Dessa forma, em obesas ou obesas mórbidas em uso de contraceptivo hormonal combinado, o risco de tromboembolismo é dois a três vezes maior do que na não obesa, dependendo do tipo de progestagênio.[9]

Ademais, os fatores de risco para doença arterial coronariana, como tabagismo, hipertensão, hipercolesterolemia e diabetes aumentam o risco relativo para infarto agudo do miocárdio na obesa usuária de contraceptivo hormonal combinado quando comparada à não usuária.[14]

■ ASSOCIAÇÃO DE GANHO DE PESO E USO DE CONTRACEPTIVO

Em recente estudo, avaliando-se o ganho de peso ao longo de dez anos, observou-se que as mulheres nórdicas ganham cerca de 0,5 kg ao ano até os 44 anos de vida. Nesse período, usuárias de DIU de cobre ganharam 4,9 kg, de SIU, 4 kg, e as usuárias de medroxiprogesterona de depósito trimestral ganharam 6,6 kg, resultado este significantemente maior e que deve ser levado em conta ao se prescrevê-la para obesas.[15]

REFERÊNCIAS BIBLIOGRÁFICAS

1. WHO. http://apps.who.int/bmi/index.jsp?introPage= intro_3.html. (Acessado em maio de 2016)

2. Vigitel e os Dados sobre Obesidade e Sobrepeso. http://www.endocrino.org.br/vigitel-e-os-dados-sobre-obesidade-e-sobrepeso. (Acessado em de maio de 2016)

3. Sexual and reproductive health. http://www.who.int/reproductivehealth/ publications/family_ planning/Ex--Summ-MEC-5/en. acessado em 07 de maio de 2016.

4. Mornar S, et al. Pharmacokinetics of the etonogestrel contraceptive implant in obese women. Am J Obstet Gynecol. 2012;207(2):110.e1-6.

5. Seeber B, et al. Quantitative levonorgestrel plasma level measurements in patients with regular and prolonged use of the levonorgestrel releasing intrauterine system. Contraception 2012;86(4):345-9.

6. Dragoman M, et al. Contraceptive vaginal ring effectiveness is maintained during 6 weeks of use: a prospective study of normal BMI and obese women. Contraception. 2013;87(4):432-6.

7. Dinger J, et al. Effectiveness of oral contraceptive pills in a large U.S. cohort comparing progestogen and regimen. Obstet Gynecol. 2011;117(1):33-40.

8. Lopez LM, et al. Hormonal contraceptives for contraception in overweight or obese women. Cochrane Database Syst Rev 2013; (4):CD008452.

9. Merki-Field GS, et al. European Society of Contraception Statement on Contraception in Obese Women. Eur J Contraception Reprod Health Care 2015; 20(1):19-28.

10. Vickery Z, et al. Weight change at 12 months in users of three progestin only contraceptives methods. Contraception 2013;88(4):503-8.

11. Gallo MF, et al. Combination contraceptives: effects on weight. Cochrane Database Syst Rev 2014; (1):CD003987.

12. Westhoff CL, et al. Ovarian suppression in normal weight and obese women during oral contraceptive use: a controlled trial. Obstet Gynecol 2010;116(2 Pt 1):275-83.

13. Zieman M, et al. Contraceptive efficacy and cycle control with the Ortho Evra transdermal system: the analysis of pooled data. Fertil Steril 2002;77(2 Suppl 2):S13-8.

14. Tanis BC, et al. Oral contraceptives and the risk of myocardial infarction. N Engl J Med 2001; 45(25):1787-93.

15. Modesto W, et al. Body composition and bone mineral density in users of the etonogestrel releasing contraceptive implant. Arch Gynecol Obstet 2015;292(6):1387-91.

112.6

Pós-gastroplastia

Zsuzsanna Ilona Katalin de Jármy Di Bella ▪ Denise Belleza Haiek

■ INTRODUÇÃO

A cirurgia bariátrica é o tratamento mais efetivo da obesidade de grau III, e tem sido cada vez mais realizada à luz da melhoria das técnicas operatórias e anestésicas.

Dificilmente medidas dietéticas e de exercício físico levam a perder o peso excessivo na obesidade de grau III. A cirurgia também tem sido indicada na obesidade grau II associada a comorbidades, como diabetes e diminuição significativa da mobilidade, bem como refratariedade aos tratamentos não cirúrgicos.[1]

No período de 1998 a 2005, nos Estados Unidos, o número de cirurgias bariátricas aumentou em 800%, sendo que 83% dos pacientes eram mulheres entre 18 e 45 anos, ou seja, encontravam-se em plena fase reprodutiva.[2]

Do ponto de vista de planejamento familiar, nos primeiros 12 a 18 meses do pós-operatório, quando acontece a perda rápida de peso, em média de 30 a 40 kg, existe substancial melhora da fertilidade feminina, havendo ciclos ovulatórios mais frequentes.[3]

Além disso, pacientes com síndrome dos ovários policísticos, potenciais anovuladoras crônicas, com a diminuição da resistência periférica à insulina consequente à perda de peso pós-operatória, passam também a ovular com mais frequência.[3]

Justamente nesse período do pós-operatório inicial não se recomenda a gestação pelos possíveis efeitos negativos no binômio mãe-feto. Existem relatos de defeitos de tubo neural associados a níveis insuficientes de ácido fólico após cirurgias restritivas ou de má-absorção.

Quando a gestação ocorre nos primeiros meses após a cirurgia bariátrica, observa-se menor ganho de peso materno e fetal, além de se questionar as repercussões clínicas das deficiências de macro e micronutrientes, que são mais observadas nos procedimentos que causam má-absorção.[4]

Exemplificando, a deficiência proteica pode levar a hipoalbuminemia materna, crescimento fetal restrito, oligo-hidrâmnio e até mesmo óbito fetal. Já a deficiência de ferro leva a anemia; da vitamina K, a maior risco de hemorragia intracerebral fetal; da vitamina A, a microftalmia e lesão de retina.[4]

Além disso, nas cirurgias restritivas, existe o risco de 29% de deslocamento da banda gástrica, que resulta em vômitos, desidratação e distúrbios eletrolíticos. Destacam-se ainda complicações pós-operatórias associadas à gestação, como obstrução intestinal, hérnia intestinal e úlcera gástrica, mais comuns no pós-operatório recente.[4]

Portanto, a contracepção adequada é fundamental nesse período, para preservar a recuperação pós-operatória e aguardar o equilíbrio orgânico após a perda de peso mais acentuada. Por outro lado, os riscos de hipertensão arterial e diabetes são diminuídos nas mulheres pós-cirurgia bariátrica comparada com as obesas não tratadas.

Além disso, existe a preocupação da não absorção adequada de contraceptivos orais e possível interferência na eficácia, principalmente nas cirurgias bariátricas que levam à má-absorção no pós-operatório, como o *by-pass* gástrico em Y de Roux. Felizmente, as técnicas de má-absorção, principalmente aquelas que envolvem a diminuição do intestino delgado, estão em desuso atualmente. Não existem dados consistentes na literatura que provem a menor absorção dos contraceptivos hormonais orais, mas de forma geral eles são evitados para essas mulheres.[5]

Classificam-se as cirurgias bariátricas em restritivas, de má-absorção ou mistas. As técnicas de banda gástrica ajustável e gastrectomia vertical são procedimentos restritivos, que diminuem a capacidade de armazenamento do estômago, resultando em saciedade precoce. São os procedimentos mais realizados na atualidade por via laparoscópica.

Por sua vez, o *by-pass* gástrico e a derivação biliopancreática associam o componente restritivo gástrico ao de menor absorção do intestino delgado em razão de seu encurtamento, sendo consideradas técnicas mistas de cirurgia bariátrica, menos indicadas nos dias atuais.

■ CRITÉRIOS DE ELEGIBILIDADE DA OMS

Não existem critérios específicos para mulheres submetidas a cirurgia bariátrica, devendo-se avaliar os demais fatores de riscos para a indicação dos diferentes métodos contraceptivos. Nos primeiros 18 meses após a cirurgia, indicam-se os métodos contraceptivos muito efetivos, que se resumem nos métodos hormonais ou no DIU de cobre.

■ MÉTODOS CONTRACEPTIVOS HORMONAIS APÓS A CIRURGIA BARIÁTRICA

As cirurgias bariátricas restritivas não têm qualquer interferência na eficácia dos métodos contraceptivos orais.[6] Por outro lado, nas cirurgias má-absortivas, recomenda-se evitar os contraceptivos hormonais orais, seja os combinados ou de progestagênio isolado, pois não se tem segurança na quantidade dos esteroides absorvidos e consequentemente na eficácia.

Como a obesidade ainda permanece como fator de risco nos primeiros meses de pós-operatório da cirurgia bariátrica para o tromboembolismo, é preferível optar por métodos que não tenham o estrogênio em sua formulação, dando-se preferência para o DIU de cobre ou métodos de progestagênio isolado, independentemente da via de administração, em particular nas cirurgias bariátricas restritivas.[7] O implante de etonogestrel e o sistema intrauterino liberador de levonorgestrel são interessantes, principalmente quando se busca contracepção por um período mais longo.

Interessante ainda discutir os efeitos da medroxiprogesterona de depósito em mulheres submetidas à cirurgia bariátrica.[5] A importante redução de peso e eventual menor absorção de vitaminas e cálcio causam redução da densidade mineral óssea, especialmente nas cirurgias má-absortivas. Existe um efeito sinérgico nas mulheres em uso de medroxiprogesterona, resultando na diminuição da densidade óssea, porém nenhum estudo associou até o momento maior índice de fraturas.[8,9]

■ REFERÊNCIAS BIBLIOGRÁFICAS

1. Mechanick, JI, et al. Clinical practice guidelines for the perioperative nutritional, metabolic, and nonsurgical support of the bariatric surgery patient--2013 update: cosponsored by American Association of Clinical Endocrinologists, the Obesity Society and American Society for Metabolic & Bariatric Surgery. Endocr Pract, 201;19(2):337-72.

2. Maggard MA, Yermilov I, Li Z, Maglione M, Newberry S, Suttorp M, Hilton L, Santry HP, Morton JM, Livingston EH, Shekelle PG et al., Pregnancy and fertility following bariatric surgery: a systematic review. JAMA 2008;300(19): 2286-96.

3. Teitelman M, Grotecut CA, Williams NN, Lewis JD. The impact of bariatric surgery on menstrual patterns. Obes Surg 2006;16(11):457-63.

4. Shekelle PG, et al. Bariatric surgery in women of reproductive age: special concerns for pregnancy. Evid Rep Technol Assess 2008; (169):1-51.

5. Paulen ME, et al. Contraceptive use among women with a history of bariatric surgery: a systematic review. Contraception 2010;82(1):86-94.

6. Karmon, A, et al. Pregnancy after bariatric surgery: a comprehensive review.Arch Gynecol Obstet, 2008;277(5)381-8.

7. Gurney EP, et al. Obesity and contraception: metabolic changes, risk of thromboembolism, use of emergency contraceptives, and role of bariatric surgery. Minerva Ginecol. 2013;65(3):279-88.

8. Kumari A, et al. Bariatric surgery in women: a boon needs special care during pregnancy. J Clin Diagn Research.2015;9(11):QE01-QE05.

9. Committee opinion no. 602: depot medroxyprogesterone acetate and bone effects. Obstet Gynecol, 2014;123(6): 398-402.

Anticoncepção Pós-transplante

■ **Fabio Fernando de Araujo** ■ **Zsuzsanna Ilona Katalin de Jármy Di Bella**

■ INTRODUÇÃO

Aproximadamente um terço dos transplantes de órgãos sólidos no mundo inteiro acontece nas mulheres em idade reprodutiva. O primeiro parto após um transplante renal foi descrito em 1967, tornando muito comum, desde então, a ocorrência de gestação pós-transplante de diferentes órgãos.[1] Em 2006, foram reportados mais de 14 mil nascimentos em mulheres transplantadas ao redor do mundo.[2,3]

No Brasil, o número de transplantes de órgãos vem crescendo muito rapidamente, tendo-se observado um aumento de 84% em um período de 10 anos. Os órgãos mais transplantados são: rim, pulmão, coração, fígado, córnea e tecido hematopoiético.

Dessa forma, cuidados especiais são necessários para mulheres na menacme pós-transplantadas, como a contracepção efetiva (principalmente no primeiro ano após o procedimento), o preparo para a concepção em momento oportuno, evitar o risco maior de infecções e possíveis interações medicamentosas com as drogas imunossupressoras, além do acompanhamento obstétrico especializado.

Um estudo sobre a vida sexual ativa antes e após o transplante observou um aumento das relações após o procedimento, pela melhora das condições clínicas e psicológicas, chegando a ter uma frequência similar à da população normal feminina.[4]

É essencial que se pense em uma anticoncepção altamente efetiva, uma vez que o retorno da fertilidade pós-transplante costuma ocorrer nos primeiros seis meses do procedimento.

Uma metanálise recente descreveu que o tempo médio entre o transplante e a concepção é de aproximadamente 38 meses. Evidências sugerem que o período mínimo de um ano pós-transplante, para a gestação, diminui o risco de rejeição do órgão transplantado e a prematuridade do concepto. As principais complicações obstétricas são: parto pré-termo em 40% a 60% das vezes, restrição de crescimento intrauterino, baixo peso ao nascimento e pré-eclâmpsia em 30% nas transplantadas renais.[5]

Especificamente em relação ao transplante renal, é fundamental que não haja proteinúria e que a pressão arterial sistêmica esteja adequadamente controlada para permitir a gestação.[2]

Independentemente do órgão transplantado, para ser programada uma gestação, é fundamental que o enxerto esteja funcionando de forma adequada e que a imunossupressão esteja estabilizada.[6]

Portanto, como visto, a incidência de mulheres que passaram por um transplante de órgão vem aumentando, inclusive na menacme, havendo implicações sérias quanto ao uso de imunossupressores na gravidez (Tabela 112.10), à preservação do órgão transplantado e aos

Tabela 112.10 Categorias das drogas imunossupressoras para uso na gestação, segundo o FDA (US Food and Drug Administration).[2]

Droga imunossupressora	Categoria
Prednisolona	B
Basiliximab	B
Metilprednisolona	C
Belatacept	C
Rituximab	C
Tacrolimus	C
Ciclosporina	C
Sirolimus	C
Everolimus	C
globulina antitimócito	C
mofetil micofenolato	D
Azatioprina	D
Leflunomide	X

B: sem riscos detectados; C: riscos não estabelecidos; D: evidências de risco; X: risco inaceitável.

riscos obstétricos. Dessa forma, a anticoncepção eficaz se faz necessária.

■ MÉTODOS CONTRACEPTIVOS

Um estudo avaliou a sexualidade das transplantadas e observou aumento das relações sexuais no pós-transplante. Também concluiu que o método mais utilizado era o preservativo masculino e que, após a orientação adequada, um número maior passou a utilizar o DIU e o SIU.[1,4]

De forma geral, os métodos contraceptivos definitivos, como a laqueadura tubária, são muito bem aceitos pelas mulheres transplantadas com prole constituída. Por sua vez, a vasectomia deve ser reservada a casos selecionados, uma vez que pode haver a possibilidade de o parceiro ter desejo reprodutivo posterior, em caso de má evolução clínica da transplantada.

Com relação aos métodos reversíveis, todos podem ser prescritos para as transplantadas com alguns detalhes importantes, como veremos a seguir.

Os métodos comportamentais, por apresentarem significativas taxas de falha, não são indicados para as transplantadas, principalmente no primeiro ano após o procedimento.

Por sua vez, os métodos de barreira, principalmente os preservativos masculino e feminino, podem ser utilizados de forma adequada, para que as taxas de falha mantenham-se no limite inferior. Além disso, diminuem os riscos de exposição a bactérias, vírus, fungos e protozoários, minimizando as chances de infecção na mulher imunossuprimida.

Sem dúvida, os métodos hormonais são os mais utilizados, até por serem de alta efetividade.[7] Os métodos hormonais combinados e os progestagênios isolados podem ser prescritos para as transplantadas sem complicações. Eles são classificados como categoria 2, segundo os Critérios de Elegibilidade da OMS. Embora não exista um tópico exclusivo para transplantadas, as informações são contempladas no tópico das lúpicas, em uso de imunossupressores.

Apesar de os benefícios dos métodos hormonais superarem os eventuais riscos teóricos ou reais, ressalta-se que a metabolização tanto dos imunossupressores quanto dos hormônios da pílula se faz pelo sistema do citocromo P4503A4 hepático. Essa interação medicamentosa tem ação sobre os inibidores da calcineurina (ciclosporina e tacrolimus).[6]

Recomenda-se o controle das transaminases hepáticas nos primeiros meses, para avaliar um eventual risco de colestase nas transplantadas hepáticas. As vias injetável, vaginal e transdérmica, por não possuírem a primeira passagem hepática, interferem menos. Além disso, os métodos hormonais são contraindicados e classificados como categoria 4 nas transplantadas com complicações.

Os progestagênios isolados são considerados boas opções contraceptivas, minimizando o fluxo sanguíneo. Isso é particularmente interessante nas mulheres anêmicas e que se submeteram a transplante de células hematopoiéticas.[8] As diferentes vias de administração alternativas à via oral (injetável trimestral, implante e sistema intrauterino) tornam o método mais eficaz ainda, pois não dependem da tomada diária da absorção gástrica nem da primeira passagem hepática.

O sistema intrauterino, comparado ao DIU de cobre, tem a vantagem de não permitir que agentes infecciosos adentrem o colo, por causa do espessamento do muco cervical.

Por fim, na década passada pairavam dúvidas em relação ao fato de os imunossupressores diminuírem o poder inflamatório do DIU de cobre no endométrio, e, dessa forma, reduzirem a segurança do método, mas não existiram evidências suficientes que comprovassem essa preocupação.[1] Atualmente, os Critérios de Elegibilidade para o uso de contraceptivos hormonais do CDC (Centro de Controle de Doenças e Prevenção dos EUA) aprovam o DIU de cobre em transplantadas imunossuprimidas.

Com relação ao risco maior de infecção nessas pacientes, a literatura tem mostrado que isso também não acontece em proporção significativa e até mesmo a antibioticoprofilaxia no momento da inserção não é procedimento rotineiro.

■ REFERÊNCIAS BIBLIOGRÁFICAS

1. Rafie S, et al. Contraceptive use in female recipients of a solid-organ transplant. Prog Transplant. 2014;24(4):344-8.
2. AMohamed EAY, et al. Contraception after kidney transplantation, from myth to reality: a comprehensive review of the current evidence. Exp Clin Transplant 2016:14(3):252-8.
3. Josephson MA, et al. Pregnancy in the renal transplant recipient. Obstet Gynecol Clin North Am. 2010;37(2):211-222.
4. Szymusik I, et al. Contraception in women after organ transplantation. Transplant Proc 2014;46(10):3268-72.
5. Deshpande NA, et al. Pregnancy outcomes in kidney transplant recipients: a systematic review and meta-analysis. Am J Transplant. 2011;11(11):2388-2404.
6. Parolin MB, et al. Contraception and pregnancy after liver transplantation: an update overview. Arq Gastroenterol. 2009;46(2):154-8.
7. Pietrzak B, et al. Combined oral contraception in women after renal transplantation. Neuro Endocrinol Lett. 2006;27(5):679-82.
8. Chang K, et al. Hormone use for therapeutic amenorrhea and contraception during hematopoietic cell transplantation. Obstet Gynecol 2015;126(4):779-84.

Leiomioma Uterino

■ Mariano Tamura Vieira Gomes

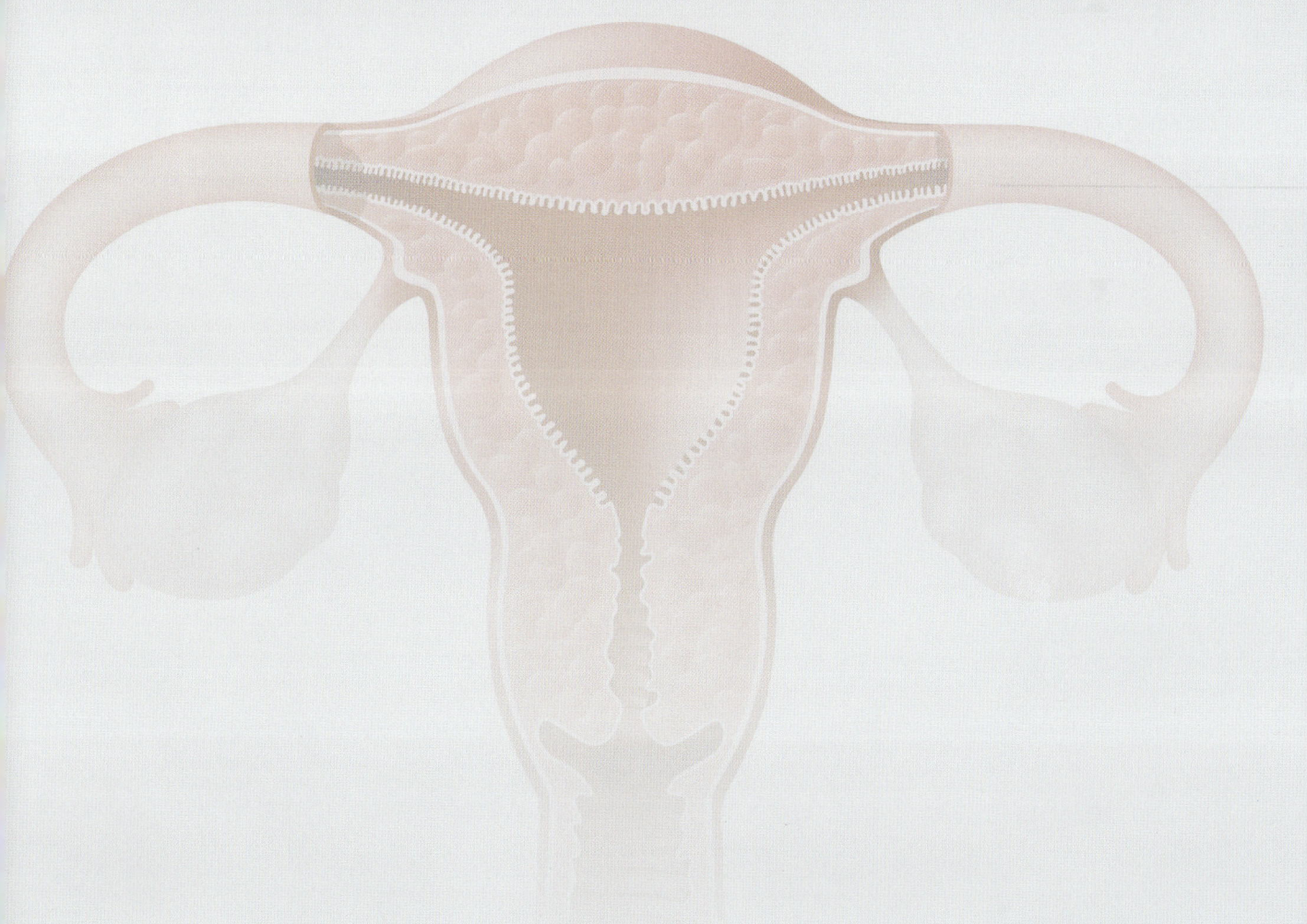

Capítulo **113**

- Mariano Tamura Vieira Gomes
- Marco Antônio Barão
- Rita Oliveira da Silva
- Rodrigo de Aquino Castro

Definição, Fatores de Risco, Fisiopatologia e Quadro Clínico

DEFINIÇÃO

O leiomioma, neoplasia benigna constituída por fibras musculares lisas em meio ao tecido conjuntivo, apresenta-se como nódulo no útero e acomete cerca de 50% das mulheres, com predomínio entre 30 e 50 anos de idade. Em dois terços dos casos, os tumores são múltiplos. Localizam-se no colo (raramente) ou no corpo do útero (98% das vezes), aqui subdivididos em subserosos, intramurais ou submucosos. Raras vezes identificam-se leiomiomas que perderam contato com o útero e passaram a receber fluxo sanguíneo de outros órgãos, então denominados miomas parasitas. Outra situação incomum é a dos nódulos submucosos pediculados expulsos pelo colo uterino, chamados miomas paridos.[1] Atualmente, essa afecção responde por cerca de dois terços das indicações de histerectomia em mulheres de meia-idade e estima-se a mortalidade decorrente dessas cirurgias em 0,5/1.000, sendo que, nos 30 dias subsequentes à intervenção operatória, o risco de vida é seis vezes maior que o da população em geral.[2]

Macroscopicamente, tem aspecto nodular ou bocelado, esbranquiçado, de consistência fibroelástica, envolto por uma pseudocápsula. Os feixes de fibras musculares lisas entrecruzadas, com tecido conjuntivo ao redor, vistos na microscopia, são responsáveis pelo aspecto homogêneo dos nódulos. Podem ser observadas áreas císticas, amareladas ou calcificadas, relacionadas a algum tipo de degeneração: hialina, gordurosa, hemorrágica, cística, necrobiose asséptica ou calcificações. A mais comum é a hialina, com amolecimento e eosinofilia do nódulo. Na degeneração cística, há liquefação de áreas do tumor, geralmente no centro. Na gordurosa, como o próprio nome diz, o tecido se torna rico em adipócitos. A degeneração vermelha ou necrobiose asséptica representa, na verdade, o infarto hemorrágico do leiomioma,

mais frequente no ciclo gravídico-puerperal, na vigência de pílula anticoncepcional ou de análogo do GnRH. A deposição de sais de cálcio em áreas hipóxicas do tumor indica calcificação e é frequente na pós-menopausa. A análise citogenética dos nódulos mostra cariótipos normais em 50% dos casos e, nos demais, várias alterações cromossômicas (deleções, trissomias e translocações), que parecem surgir tardiamente ao desenvolvimento do tumor e ser decorrentes de multiplicações celulares anômalas. Tais alterações ocorrem mais frequentemente nos cromossomos 3, 6, 7, 10, 12 e 14.[3]

Algumas variantes histopatológicas devem ser mencionadas, entre as quais o leiomioma mitoticamente ativo, o leiomioma celular ou hipercelular, o leiomioma bizarro, o tumor de musculatura lisa de potencial maligno indeterminado e a leiomiomatose intravascular e peritoneal.

FATORES DE RISCO

Descrevem-se alguns fatores predisponentes para a doença:[4-11]

- Raça, com risco entre duas e três vezes maior nas negras em relação às brancas, com diagnóstico em idade mais jovem e com nódulos maiores, mais numerosos e sintomáticos.
- História familiar, com elevação do risco em 2,2 vezes para aquelas com mãe e irmã acometidas.
- Idade, com maior incidência entre 35 e 50 anos, uma vez que os leiomiomas surgem e se desenvolvem na menacme, momento em que os níveis de esteroides sexuais (estradiol e progesterona) estão elevados, regredindo após a menopausa (natural, cirúrgica, rádio ou quimioterápica).
- Obesidade, com aumento do risco em 20% a cada 10 kg de ganho ponderal, em virtude da diminui-

ção da síntese hepática de SHBG e do aumento da estrona circulante, fruto da conversão periférica da androstenediona pela aromatase do tecido gorduroso.

- Deficiência de vitamina D, uma vez que ela reduz a expressão de PCNA (proliferação celular) e BCL2 (antiapoptose) nas células tumorais.

Entre os fatores de proteção, destacam-se:

- Paridade, com diminuição do risco de desenvolver mioma a cada gravidez, reduzindo-se a 1/5 após cinco gestações.
- Anticoncepcional combinado, por mecanismos não totalmente esclarecidos, com redução de 17% para o risco de leiomioma a cada cinco anos de uso.
- Tabagismo, com diminuição de 18% no risco de desenvolver miomas com o consumo de 10 cigarros por dia, decorrente do estado hipoestrogênico.

■ FISIOPATOLOGIA

A transformação neoplásica ocorre em etapas, nas quais as células adquirem um novo fenótipo, decorrente de alterações genômicas (mutações somáticas) que levam à perda de controle do seu crescimento. Pode-se dizer que diferentes nódulos no mesmo útero têm comportamento biológico variável e origem monoclonal independente. Os esteroides sexuais atuam localmente e medeiam o crescimento tumoral pela ligação aos seus receptores (ER, PR), que se encontram em maior concentração no tecido tumoral do que no miométrio adjacente, seguida da ativação de proto-oncogenes, fatores de crescimento (IGF-I, VEGF, EGF e TGFβ, entre outros) e seus receptores. Alterações estruturais e funcionais de antioncogenes e de genes reguladores do crescimento celular também são descritas.[12]

Embora o estrogênio seja há muito tempo apontado como o principal responsável nesse processo, evidências bioquímicas, patológicas e clínicas demonstram que a progesterona promove proliferação tumoral. Enquanto o estradiol estimula a produção de componentes da matriz extracelular (colágeno, proteoglicanos e fibronectina), a progesterona aumenta a atividade mitótica e inibe a apoptose. Além disso, sugere-se que a expressão anômala dos receptores de progesterona (RP-A e RP-B), por meio do polimorfismo Progins, pode levar à redução da capacidade de ligação e ativação transcricional da progesterona, com consequente menor incidência da doença. Parece concebível, portanto, que estrogênio e progesterona atuem em sinergia, estimulando a proliferação celular e o crescimento do tecido neoplásico.[13]

No entanto, até o momento não se conhecem os mecanismos fisiopatológicos moleculares dessa afecção e permanece incerto se a ação dos esteroides sexuais estaria relacionada com a iniciação neoplásica ou se somente promoveria o crescimento do tumor, iniciado por outros mecanismos. É interessante, ainda, notar que a resposta dos miomas à privação hormonal não é uniforme, ou seja, os tumores têm graus diferentes de regressão, provavelmente em virtude da vascularização e da composição celular.[14]

■ QUADRO CLÍNICO

Grande parte das pacientes permanece assintomática e os leiomiomas são achados de exame ginecológico ou ultrassonográfico. Nas sintomáticas, as principais queixas são sangramento uterino anormal excessivo, dismenorreia secundária, dor acíclica, dispareunia, sensação de pressão pélvica, aumento do volume abdominal, tumor palpável, sintomas urinários, sintomas gastrintestinais, infertilidade ou abortamento.[15]

O sangramento excessivo, um dos sintomas da afecção, relacionado com os leiomiomas intramurais, é explicado por alguns mecanismos: aumento da cavidade sangrante; pior contratilidade das fibras miometriais; estase venosa endometrial; aumento de prostaciclinas no endométrio adjacente ao nódulo, com prejuízo na formação de trombos e na vasoconstrição endometrial. O mioma submucoso relaciona-se, em geral, com episódios de sangramento intermenstrual, que decorrem de erosões na superfície do nódulo pelo atrito e pela eventual isquemia.[16] Já os nódulos subserosos não alteram os padrões menstruais, sendo com mais frequência assintomáticos ou causadores de sintomas de compressão pélvica.

O leiomioma causa, quase sempre, dismenorreia secundária de caráter progressivo. A dor aguda pode decorrer de degeneração vermelha ou, também, de torção de nódulos pediculados e expulsão de miomas submucosos (mioma parido).[17] Quando o útero estiver em retroversão, mesmo que o tumor não seja muito grande, pode causar lombossacralgia, que, em geral, piora no período pré-menstrual. O leiomioma, por seu tamanho e sua posição, pode comprimir a bexiga e provocar polaciúria, noctúria, retenção urinária e até incontinência (talvez pelo deslocamento da junção uretrovesical). Essa afecção pode causar anemia, com fadiga, astenia, taquicardia e dispneia, e, raramente, cursa com poliglobulia e hipoglicemia, por mecanismos até o momento não totalmente esclarecidos.

O papel do leiomioma na infertilidade relaciona-se à obstrução das tubas ou à ocupação do leito de implantação ovular na cavidade uterina, impedindo-a ou causando perda precoce. Vale lembrar que, em face da infertilidade conjugal, deve-se investigar todos os outros possíveis motivos antes de assumir o mioma como responsável; isso porque somente em até 5% dos casos não há outras causas associadas.[18-20]

A suspeita diagnóstica baseia-se nos sintomas mencionados e nos dados obtidos no exame físico, salientando-se a percepção de tumor no hipogástrio, bocelado, de consistência fibroelástica e com alguma mobilidade laterolateral. Ao toque vaginal, identifica-se útero de volume aumentado, por vezes irregular, e confirma-se tratar de tumor do corpo uterino quando os movimentos realizados no colo, digitalmente ou com instrumentos, são transmitidos ao tumor abdominal. Tal manobra é extremamente útil na diferenciação entre tumor ovariano e uterino, porém falha nos casos de leiomiomas subserosos pediculados e nos tumores ovarianos aderidos ao corpo do útero.

O diagnóstico diferencial deve ser feito com outras afecções, como endometriose, adenomiose, adenomioma, pólipo endometrial, tumor anexial (benigno ou maligno), gravidez, câncer do endométrio e sarcoma do útero.

REFERÊNCIAS BIBLIOGRÁFICAS

1. Bozzini N, editor. Leiomioma uterino: manual de orientação FEBRASGO. São Paulo: Ponto; 2004.

2. Sistema de Vigilância Alimentar Nutricional – SISVAN. Disponível em: <http://www.datasistemas.saude.gov/sistemas/sisvan/relatorios_publicos/relatorios.php. (Acessado: 02/10/2015)

3. Gomes MTV, et al. Análise da patogênese do leiomioma do útero. Femina 2006;34(6):381-7.

4. Moorman PG, et al. Comparison of characteristics of fibroids in African, American and white women undergoing pre-menopausal hysterectomy. Fertil Steril 2013 99(3):768-76.

5. Rodrigues CJ, et al. Epidemiologia do mioma uterino. In: Bozzini N, editor. Leiomioma uterino. São Paulo: PlanMark; 2007. 234p.

6. Araújo TV, et al. Fatores de risco para histerectomia em mulheres brasileiras. Cad Saúde Pública 2003;19(Supp 2):S407-17.

7. Wise LA, et al. African ancestry and genetic risk for uterine leiomyomata. Am J Epidemiolol 2012;176(12):1159-68.

8. Radin RG, et al. Hypertension and risk of uterine leiomyomata in US black women. Human Reproduction 2012;17(5):1504-9.

9. Wise LA, et al. Influence of body size and body fat distribution on risk of uterine leiomyomata in US black women. Epidemiology 2005;16(3):346-54.

10. Wise LA, et al. A prospective study of diary intake and risk of uterine leiomyomata. Am J Epidemiol 2010; 171(2):221-32.

11. Sharan C, et al. Vitamin D inhibits proliferation of human uterine leiomyoma cells via catechol-O-methyltransferase. Fertil Steril 2011;95(1):247-53.

12. Ligon AH, et al. Genetics of uterine leiomyomata. Genes Chromosomes Cancer 2000; 28(3):235-45.

13. Gomes MT, et al. The progesterone receptor gene polymorphism, PROGINS, may be a factor to the development of uterine fibroids. Fertil Steril 2007 May;87(5):1116-21.

14. Vieira LCE, et al. Association of the CYP17 gene polymorphism with for uterine leiomyoma in Brazilian women. Gynecol Endocrinol 2008; 24(7):373-7.

15. Borah BJet al. The impact of uterine leiomyomas: a national survey of affected women. Am J Obstetr Gynecol 2013; 204(9):319e1-20.

16. Shavell VI, et al. Adverse obstetric outcomes associated with sonographically identified large uterine fibroids. Fertil Steril 2012; 97(1):107-10.

17. Lamping DL, et al. Development and validation of the menorrhagia outcomes questionnaire. Br J Obstet Gynaecol 1998; 105(7):766-79.

18. Spies JB, et al. The UFS-QoL, a new disease-specific symptom and health-related quality of life questionnaire for leiomyomata. Obstet Gynecol 2002;99(2):290-300.

19. Harding G, et al. The responsiveness of the uterine fibroid symptom and health-related quality of life questionnaire (UFS-QOL). Health and Quality of Life Outcomes 2008;6:99.

20. Silva RO. Tradução e validação do questionário UFS-QoL para língua portuguesa em mulheres com leiomioma uterino. (Dissertação) - Universidade Federal de São Paulo; 2015. 81p.

Capítulo **114**

■ Claudio Emilio Bonduki ■ Suzan Menasce Goldman ■ Vinicius Adami Vayego Fornazari
■ Mariano Tamura Vieira Gomes

Exames Complementares de Imagem

■ INTRODUÇÃO

Os principais métodos de imagem para avaliação do leiomioma uterino são ultrassonografia transabdominal e/ou transvaginal, ressonância magnética, histeroscopia, histerossalpingografia e histerossonografia.[1]

Os miomas não são habitualmente identificados na radiografia convencional, exceto quando muito volumosos ou na presença de calcificações, as quais são mais comuns nos subserosos pediculados e em mulheres menopausadas.[2]

■ HISTEROSSALPINGOGRAFIA

A partir da infusão endocavitária de contraste radiológico iodado pelo orifício do colo, a histerossalpingografia proporciona a avaliação da permeabilidade tubária, da cavidade uterina e, consequentemente, de lesões expansivas intracavitárias, como o mioma, apresentando-se como falha de enchimento. Por esse motivo, no passado, a histerossalpingografia já foi considerada o método padrão-ouro para avaliação de miomas submucosos.[3] No entanto, não delimita com precisão as lesões. O exame visa obter radiografias precoces logo após a injeção do contraste, para possibilitar a detecção de pequenos defeitos de preenchimento (Figura 114.1). Para evitar que pequenas lesões sejam sobrepostas e escondidas pelo contraste, deve ser respeitada a diluição, suficientemente necessária para delimitação e contrastação parietal, além da quantidade proporcionalmente necessária de acordo com as dimensões da pelve e do útero.[4]

■ ULTRASSONOGRAFIA

A ultrassonografia transvaginal ou transabdominal, método de ampla disponibilidade, é o exame de imagem mais utilizado no estudo de miomas, em especial como extensão da avaliação clínica inicial. Pode ser suficiente no acompanhamento de casos com conduta expectante, trata-

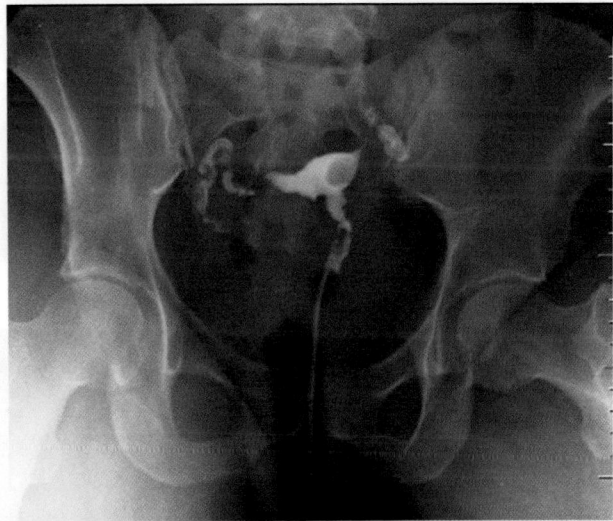

Figura 114.1 Histerossalpingografia, com cavidade uterina e tubas preenchidas por contraste de forma homogênea, exceto pela falha de enchimento cornual esquerda, referente a mioma submucoso.

mento clínico ou mesmo quando indicada a histerectomia. No entanto, quando se planejam tratamentos conservadores que necessitam de intervenção, como miomectomia ou embolização das artérias uterinas, por exemplo, outros exames se fazem importantes, em especial a ressonância magnética.[5] Com a ultrassonografia, é possível analisar a morfologia e as dimensões do útero e do endométrio. Avaliamos também a presença e a morfologia dos nódulos, o padrão de vascularização do parênquima, pelo estudo *doppler* colorido, e a análise espectral das artérias uterinas, pelo estudo *doppler* espectral (Figuras 114.2 e 114.3). O exame transvaginal permite maior detalhamento que o transabdominal, porém está limitado ao volume uterino, com dificuldades nos úteros volumosos ou massas que se estendem para a cavidade abdominal.[6]

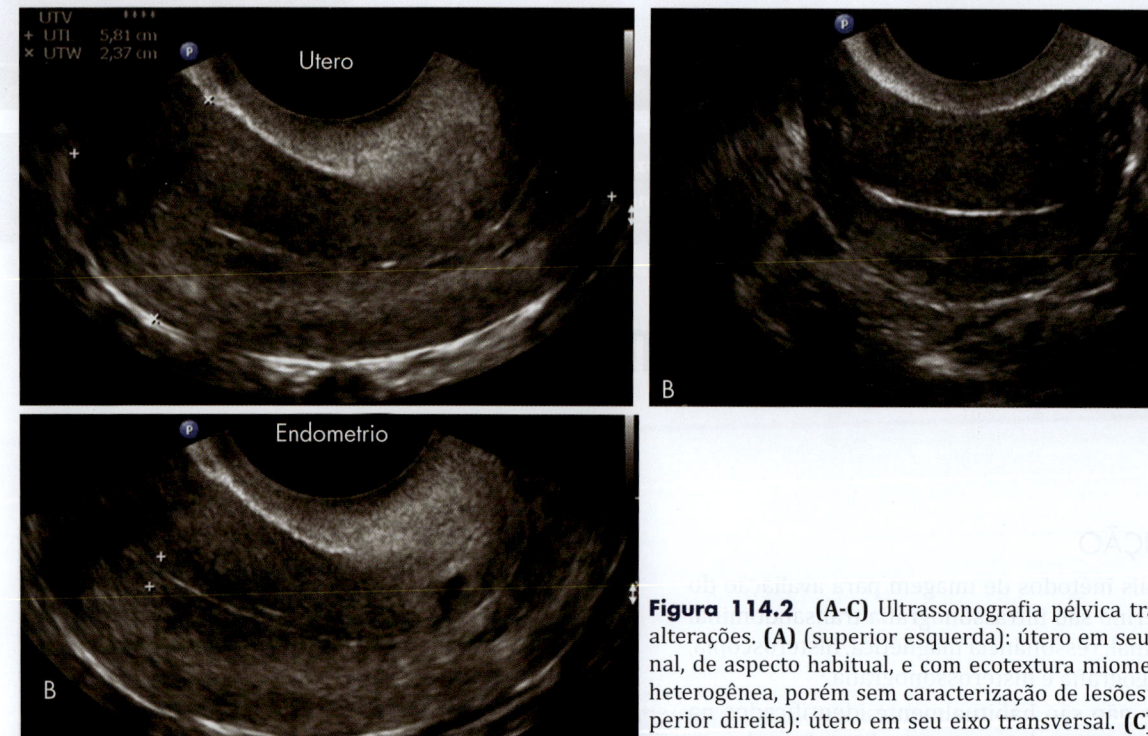

Figura 114.2 (A-C) Ultrassonografia pélvica transvaginal sem alterações. **(A)** (superior esquerda): útero em seu eixo longitudinal, de aspecto habitual, e com ecotextura miometrial finamente heterogênea, porém sem caracterização de lesões focais. **(B)** (superior direita): útero em seu eixo transversal. **(C)** (inferior): em destaque, o endométrio trilaminar, homogêneo e normoespesso, de acordo com o status funcional da paciente (fase proliferativa).

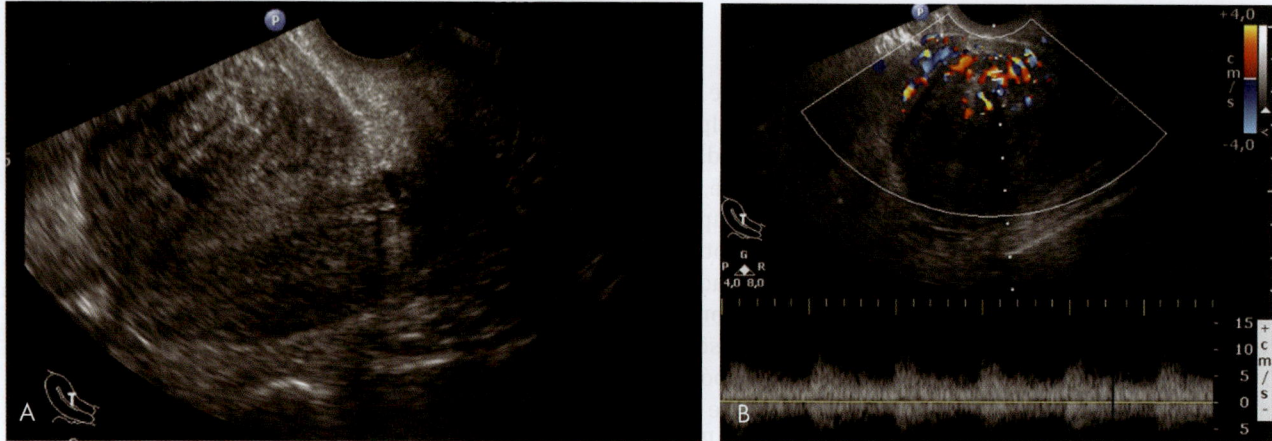

Figura 114.3 (A e B) Ultrassonografia pélvica transvaginal com estudo *doppler* do mioma. **(A)** (esquerda): Nota-se, no corpo uterino, massa miometrial intramural anterior, heterogênea e predominantemente hipoecogênica, com limites mal definidos. **(B)** (direita): Estudo *doppler* espectral evidenciando ramos vasculares intratumorais com fluxo de baixa resistência.

Miomas geralmente se apresentam como nódulos hipoecogênicos e podem exibir calcificações ou tênues reforços acústicos (casos de degeneração cística); já os contornos, bem ou mal definidos, ficam na dependência da pseudocápsula, formada pelo edema e pela compressão do miométrio adjacente.[7,8] Por se tratar de nódulos compostos por musculatura lisa, os miomas possuem

vascularização predominantemente periférica, o que os diferencia dos adenomiomas (nódulos de adenomiose).[9]

Outra modalidade ultrassonográfica é a reconstrução tridimensional, que consiste na realização de ultrassonografia transvaginal em equipamento que permita aquisição multiplanar e volumétrica, possibilitando reconstruir as imagens adquiridas em diferentes planos anatômicos (axial, sagital e coronal). A obtenção desse bloco de imagens é rápida e feita durante o exame transvaginal convencional. Essa tecnologia tem, como principal aplicação, o diagnóstico das malformações mullerianas. Estudos recentes vêm demonstrando elevada acurácia do método em comparação à ressonância magnética, à histeroscopia e à laparoscopia para tais situações. Outras indicações incluem a avaliação de dispositivos intrauterinos, o mapeamento de miomas, o diagnóstico de pólipos endometriais e o estudo da cavidade uterina, com sensibilidade maior quando comparada ao método convencional.[5]

■ HISTEROSSONOGRAFIA

A histerossonografia é um exame para avaliação de doenças focais da cavidade uterina, como pólipos e miomas submucosos, com possibilidade de mensuração de sua extensão miometrial, que atinge níveis de sensibilidade e especificidade próximos a 90%.[9] As desvantagens do método são que a técnica é trabalhosa para o realizador e desconfortável para a paciente. Por isso, assim como pelo fato de outros exames fornecerem informações semelhantes, tem sido pouco utilizada. Pode ser compreendida como uma complementação da ultrassonografia convencional, a ser realizada em situações duvidosas.[10]

■ HISTEROSCOPIA

A histeroscopia possibilita a identificação dos miomas submucosos, assim como de outras lesões intracavitárias. Deve ser realizada, de preferência, na primeira fase do ciclo menstrual, tendo alta acurácia, com sensibilidade de 88% a 100% e especificidade próxima a 100%. Promove uma avaliação direta da morfologia endocavitária e dos nódulos submucosos, porém não os mensura e nem determina a margem miometrial livre quando há componente intramural. Por isso, seus achados devem somar-se aos dos demais exames, em especial ultrassonografia ou ressonância magnética, para a programação terapêutica.[2,5]

De acordo com a *European Society of Gynaecological Endoscopy* (ESGE), os miomas submucosos são classificados pela histeroscopia como G0 (totalmente intracavitário), G1 (≥ 50% intracavitário) ou G2 (< 50% intracavitário).[8,10]

■ TOMOGRAFIA COMPUTADORIZADA

A tomografia computadorizada não é método indicado para avaliação da maior parte das estruturas e doenças pélvicas em razão da baixa especificidade na discriminação de massas uterinas e anexiais, além da radiação ionizante inerente ao método. No entanto, miomas podem ser achados de exame em pacientes que se sujeitam à técnica por outros motivos.[11]

■ RESSONÂNCIA MAGNÉTICA

Atualmente, a ressonância magnética é o método que possui melhor resolução espacial, assim como detalhada discriminação anatômica da pelve feminina (Figuras 117.4, 114.5 e 114.6). Permite distinção entre afecções que por vezes coexistem, como a adenomiose (Figura 114.7), além de topografar, mensurar e inferir informações histológicas com acurácia de até 69%.[4,6-10,12]

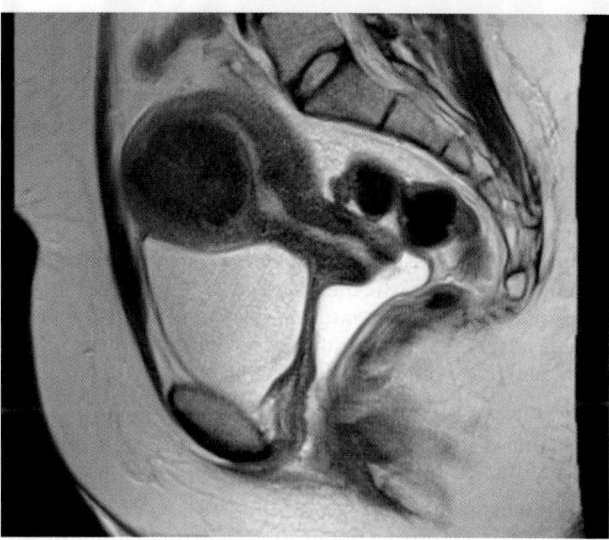

Figura 114.4 Ressonância magnética, corte sagital, sequência T2 *blade*, com gel vaginal. Útero antevertido, apresentando nódulo miometrial hipointenso na topografia intramural da parede anterior.

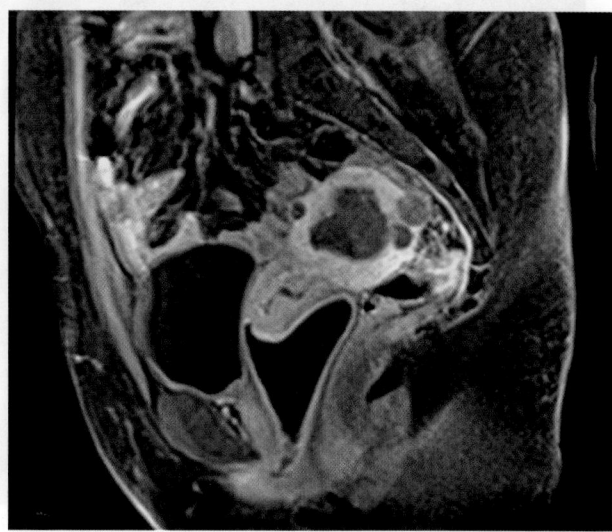

Figura 114.5 Ressonância magnética, corte sagital, sequência em T1 pós-contraste. Útero retrovertido contendo nódulos miometriais hipointensos e hipovasculares, destacando-se nódulo dominante na topografia submucosa, abaulando os contornos da cavidade endometrial.

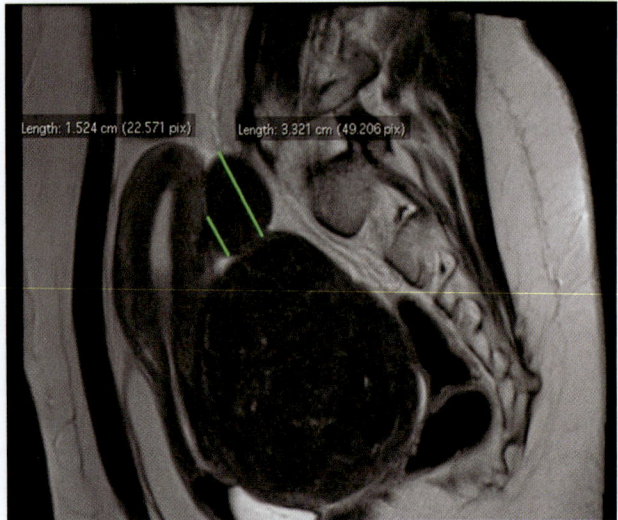

Figura 114.6 Ressonância magnética, corte sagital, sequência em T1 pós-contraste. Útero antevertido, apresentando nódulos miometriais isointensos e hipervasculares, situados na parede posterior em topografia subserosa, sendo o menor (em destaque) um exemplo de pediculado.

É um método que apresenta sensibilidade de 85% a 99% e especificidade de 91% a 94% no mapeamento e medição dos miomas, ante a 69% e 87%, respectivamente, da ultrassonografia,[4,13] principalmente em úteros volumosos (maiores que 375 mL), miomas múltiplos ($\geq$ 5) ou de grandes dimensões, que geram sombra acústica posterior, interferindo na atenuação ultrasso-

nográfica.[13,14] No entanto, esse arsenal diagnóstico só é possível com um equipamento que opera em alto campo magnético (igual ou superior a 1,5 Tesla), o qual obtém imagens com elevada resolução espacial durante um curto período de tempo, reduzindo assim artefatos indesejáveis e melhorando o detalhamento.[15-17]

Em 60% dos casos, os miomas apresentam extensa hialinização,[18] mostrando-se com intensidade de sinal semelhante ou mais baixa que o miométrio nas sequências ponderadas em T1 e com baixo sinal em T2 (Figuras 114.8A e B). Os contornos podem ser regulares ou irregulares, variando de acordo com a rapidez de crescimento. É possível, em alguns casos, identificar um halo de hipersinal na periferia do nódulo, referente à combinação de vasos linfáticos comprimidos, veias dilatadas e edema, caracterizado como pseudocápsula.[18] Miomas com alto grau de celularidade apresentam sinal hiperintenso nas sequências ponderadas em T2 (Figura 114.9). Tais características são decorrentes do menor conteúdo de colágeno e maior acúmulo de líquido, com espaços intersticiais abundantes.[18]

A sequência de difusão DWI consiste numa técnica funcional capaz de mensurar, em escalas numéricas e de cor, os movimentos aleatórios das moléculas de água no tecido analisado. Diante da alta celularidade ou da necrose (mais frequentes em neoplasias e abscessos, respectivamente), essas moléculas têm movimento reduzido e podem ser discriminadas e classificadas em diferentes velocidades. Assim, para avaliação de miomas, essa técnica se faz necessária apenas na suspeita de leiomiossarcoma, nos quais se observam graus mais acentuados de restrição à difusão (Figuras 114.10A a C e 114.17).[19]

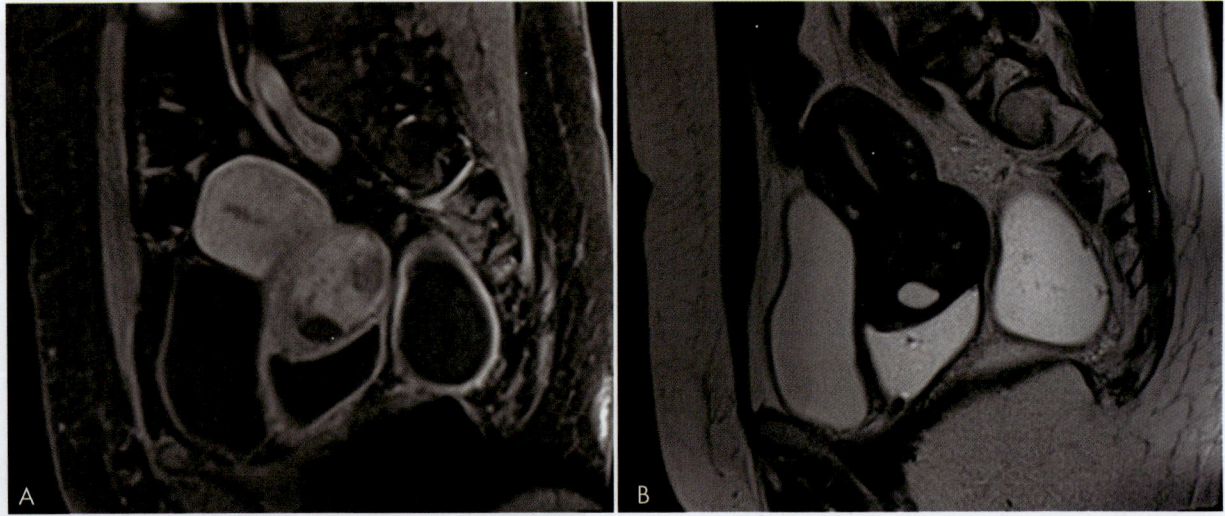

Figura 114.7 **(A e B)** Adenomioma. **(A)** (esquerda): Ressonância nuclear de pelve feminina, corte sagital, sequência T1 adquirida após a infusão de meio de contraste paramagnético, mostra na topografia da parede posterior do colo/istmo uterino, nódulo intramural, isovascular em relação ao restante do parênquima, apenas com áreas hipovasculares de permeio. **(B)** (direita): Ressonância nuclear de pelve, corte sagital, sequência T2, exibe o nódulo supracitado com isointensidade de sinal em relação ao parênquima restante, com áreas com hipersinal de permeio (mesmas áreas hipovasculares em T1 pós-contraste). Nota-se ainda aumento simétrico da zona juncional maior que 12 mm, inferindo adenomiose e sugerindo que o nódulo corresponde a adenomioma.

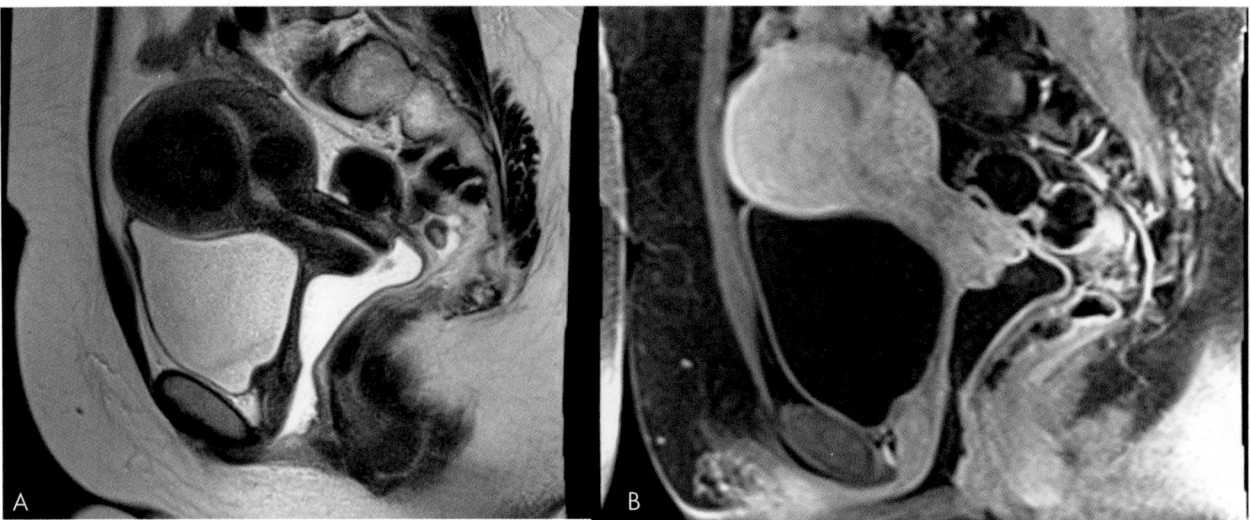

Figura 114.8 **(A e B)** Leiomiomas. **(A)** (esquerda): Ressonância de pelve, sequência T2 *blade*, desvela útero com os miomas previamente caracterizados hipointensos nessa sequência. **(B)** (direita): Ressonância de pelve, sequência T1 pré-contraste, mostra útero com mioma dominante na parede anterior e outro na parede posterior, ambos isointensos, intramurais, sendo o segundo com porção submucosa.

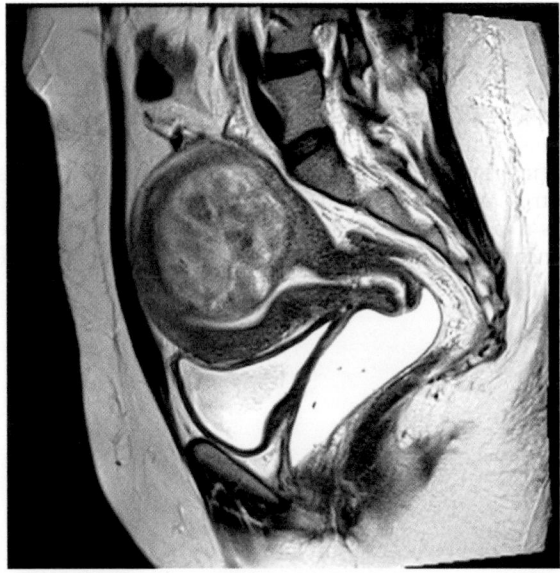

Figura 114.9 Ressonância com corte sagital, sequência ponderada T2 *blade*, ilustra nódulo miometrial fúndico posterior, intramural, com hipersinal heterogêneo.

■ RESSONÂNCIA NA AVALIAÇÃO DOS PROCESSOS DEGENERATIVOS

Os miomas podem ser classificados de acordo com o tipo histológico dominante ou a degeneração presente, eventual consequência de isquemia por aporte sanguíneo insuficiente.[2,17,18]

As degenerações dos miomas podem ser classificadas em hialina, cística, mixoide, vermelha/rubra, lipoleiomioma, edema, hemorrágica/necrose e calcificação, lembrando que pode haver sobreposição de degenerações no mesmo nódulo ou em nódulos distintos do mesmo útero. O leiomiossarcoma, apesar de mimetizar um nódulo degenerado, deve ser isoladamente classificado por tratar-se de neoplasia maligna.[17-24]

Um dado a ser ressaltado, por ser frequentemente interpretado de forma equivocada, é o alto sinal em T2. O alto sinal em T2 em miomas pode ser referente à degeneração cística ou mixoide, porém nesses casos os miomas apresentam heterogeneidade de sinal (Figuras 114.9 e 114.11). Já um mioma com alta celularidade, oriundo de excessivo líquido do citoplasma, geralmente apresentará hipersinal mais homogêneo em T2 e hipervascularização em T1 pós-contraste (Figura 114.12).[20]

Segundo alguns autores, não é possível a diferenciação pela ressonância magnética entre os diversos tipos de degeneração.[20] Entretanto, existem algumas características que nos permitem sugeri-lo:

- **Degeneração hialina:** é a forma mais comum, podendo ser focal ou difusa. Na microscopia, consiste na substituição das células musculares por estroma, caracterizado pelo baixo sinal em T2 e ausência de realce em T1 pós-contraste (Figuras 114.13A e B).[17]

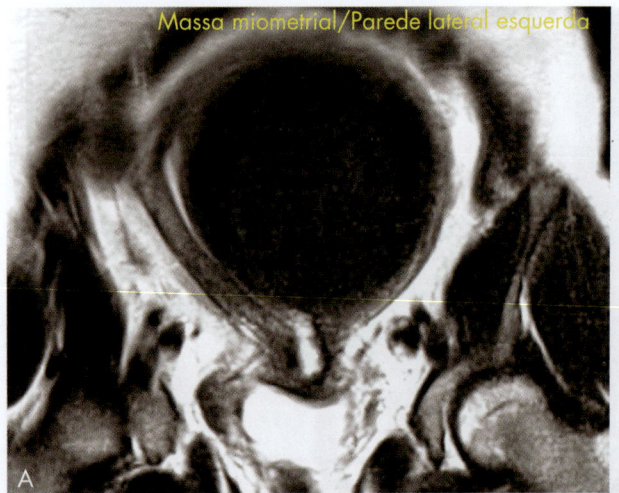

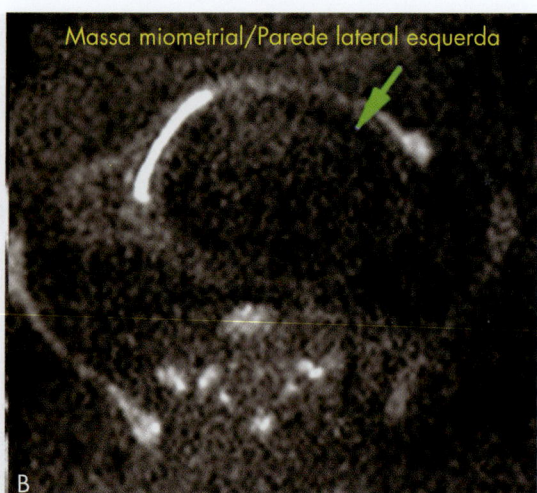

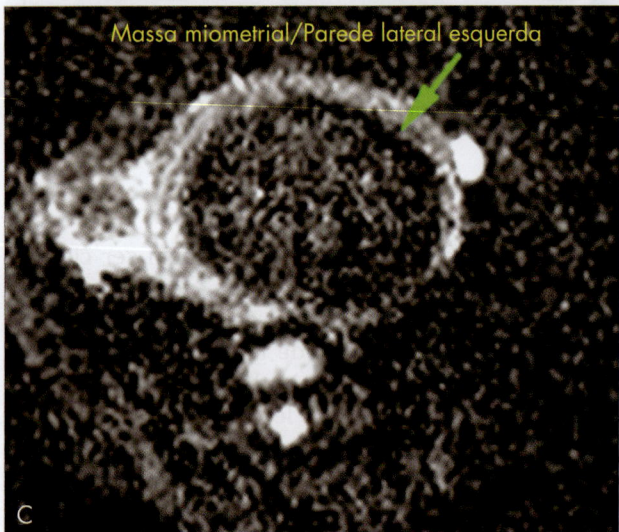

Figura 114.10 (A-C) Leiomioma, diferentes sequências. **(A)** (superior): Ressonância de pelve, sequência ponderada em T2 *blade*, corte coronal, apresenta útero com miomas. Destaca-se a massa miometrial intramural, situada na parede lateral esquerda, nessa sequência predominantemente com hipossinal. **(B)** (inferior esquerda): Sequência difusão b-700, corte axial, evidencia massa miometrial intramural, situada na parede lateral esquerda. **(C)** (inferior direita): Sequência MAPA ADC, evidencia a massa miometrial, antes discriminada, também com hipossinal. Em análise das três sequências expostas, podemos sugerir massa com tecido predominantemente fibroso desidratado (hipointensa em T2, difusão e MAPA).

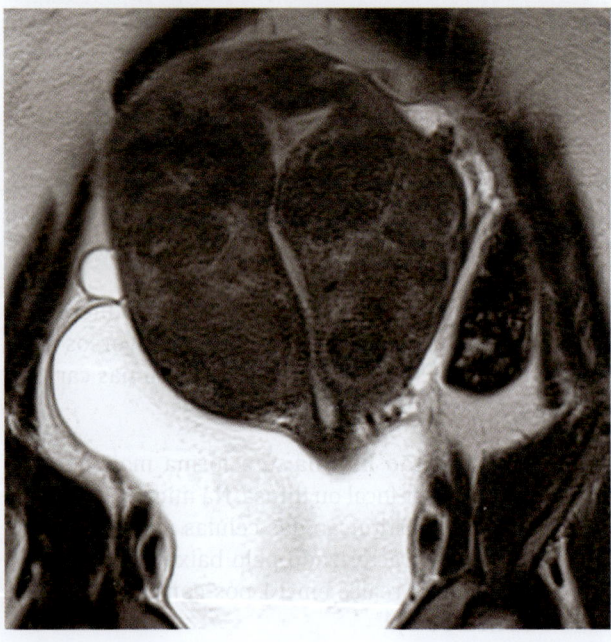

Figura 114.11 Ressonância, sequência T2 coronal da pelve, apresenta útero com miomas, nódulos com focos de hipersinal de permeio (heterogeneidade), inferindo degeneração.

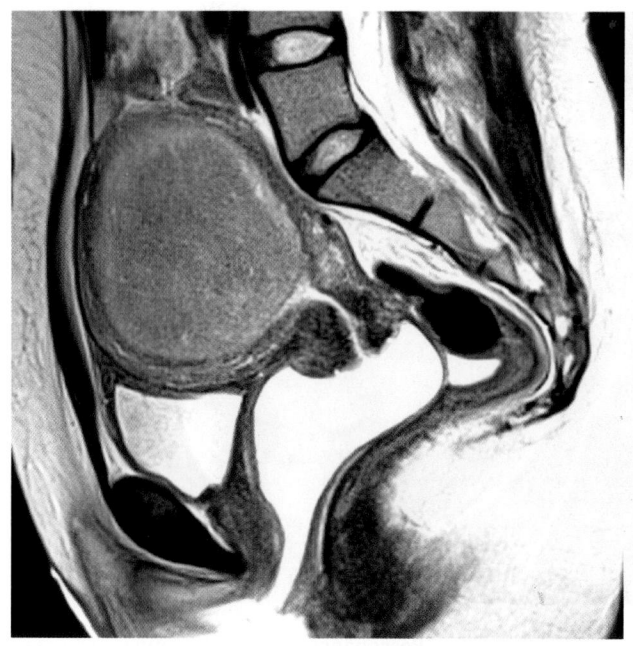

Figura 114.12   Ressonância de pelve feminina, sequência ponderada em T2 *blade*, corte sagital, apresenta útero com mioma submucoso, com hiperintensidade homogênea, inferindo hipercelularidade.

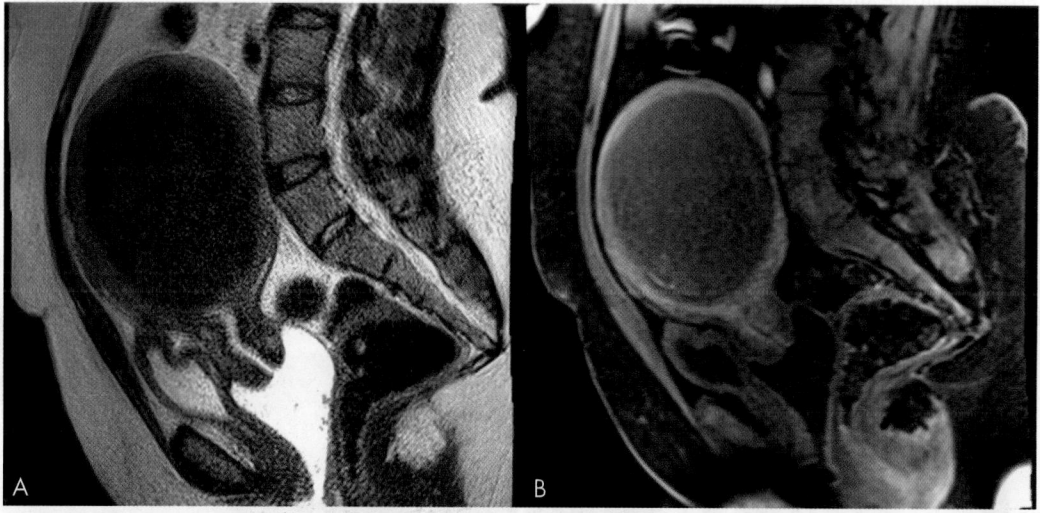

Figura 114.13   **(A e B)** Exemplo de massa miometrial com degeneração hialina. **(A)** (esquerda): Ressonância em sequência T2 sagital da pelve, apresenta massa miometrial submucosa, com hipossinal em sua totalidade. **(B)** (direita): Ressonância em sequência T1 sagital da pelve, após a infusão de contraste gadolínio paramagnético, o nódulo exibe-se totalmente hipovascular.

- **Degeneração cística:** pode ser identificada em até 4% dos casos e é secundária ao edema excessivo, com grandes e pequenos espaços em centros acelulares e edematosos. A degeneração cística geralmente se manifesta como lesão de paredes irregulares, exibem áreas císticas com grandes componentes sólidos no interior, que na ressonância se apresentam com hipersinal nas sequências ponderadas em T2, e áreas císticas em realce vascular (Figuras 114.14A e B).[21]

- **Degeneração mixoide:** é muito rara, com abundante material mixoide permeando as células de músculo liso, algumas com alterações císticas (massas císticas preenchidas por material gelatinoso). São miomas macios, sólidos e translucentes. Apresentam alto sinal em T2, com realce heterogêneo e persistente, secundário a focos sem captação que representam lagos mucinosos (Figura 114.15).[11]

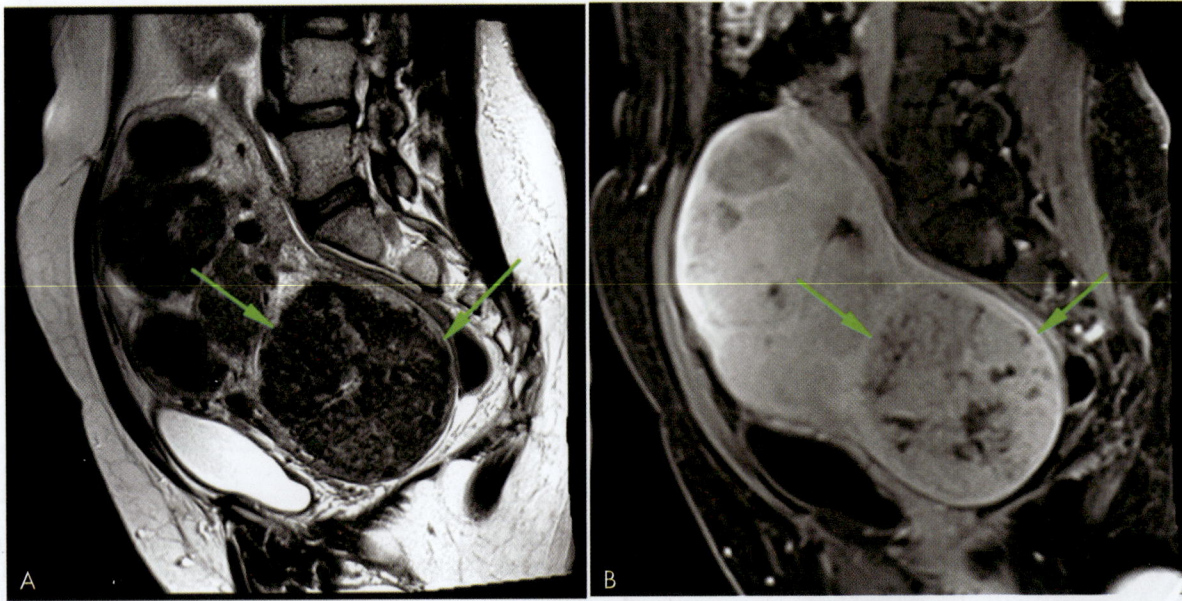

Figura 114.14 **(A e B)** Exemplo de mioma com degeneração mixoide. **(A)** (esquerda): Ressonância de pelve feminina, corte sagital, sequência ponderada em T2 *blade*, apresenta útero com múltiplos miomas; porém, em destaque (entre as setas) está ilustrada a massa miometrial na parede anterior, istmo/corpo, com heterogeneidade de sinal e focos/lagos de hipersinal. **(B)** (direita): Ressonância de pelve feminina, corte sagital, sequência ponderada em T1 pós-contraste, em análise comparativa com a massa miometrial destacada, ilustra heterogeneidade de sinal, com realce heterogêneo após a infusão de contraste paramagnético e com focos/lagos de hipossinal (mesma topografia dos focos/lagos com hipersinal em T2), inferindo degeneração mixoide.

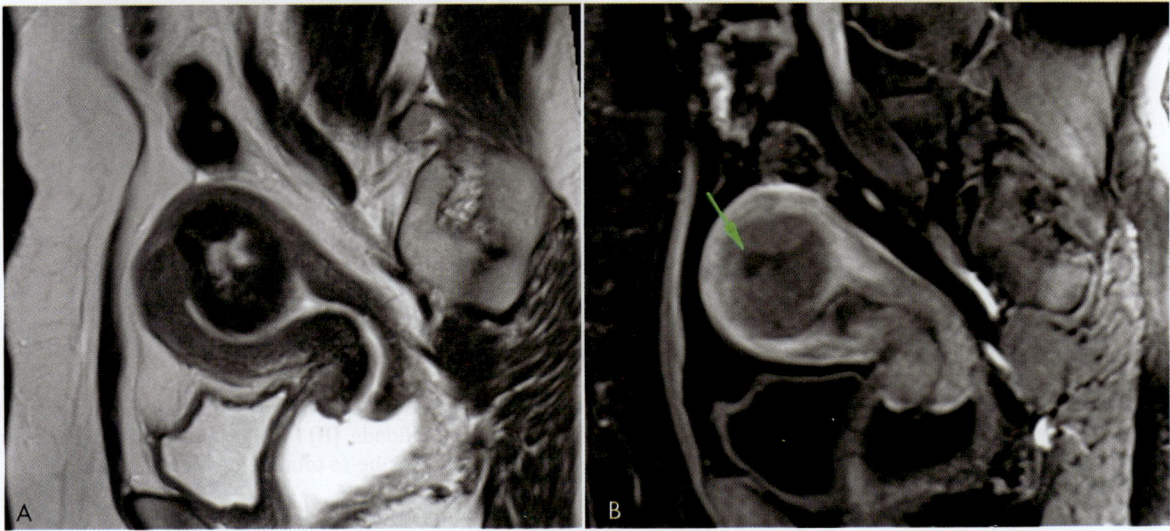

Figura 114.15 **(A e B)** Exemplo de massa miometrial com degeneração cística. **(A)** (esquerda): Ressonância de pelve, corte sagital, sequência ponderada em T2 *blade*, indica massa na parede fúndica do útero, intramural com componente submucoso, apresentando lago com hipersinal de permeio. **(B)** (direita): Ressonância de pelve, corte sagital, sequência ponderada em T1 *vibe* após a infusão de contraste endovascular paramagnético gadolínio, ilustra a massa com hipovascularização na mesma topografia de hipersinal antes categorizada (seta).

- **Degeneração vermelha ou rubra:** está relacionada ao infarto hemorrágico maciço de mioma secundário à obstrução da drenagem venosa periférica, sendo considerada um tipo de necrose coagulativa extensa (necrose não liquefeita). Acontece mais frequentemente na gravidez e também está relacionada ao uso de anticoncepcionais.[17] Essa degeneração não apresenta um padrão usual; o hipersinal em T1 pode ser difuso ou periférico (deposição proteica oriunda da meta-hemoglobina) e a sequência T2 pode apresentar-se com ou sem hipossinal. O hipossinal em T2, quando presente, corresponde a veias obstruídas, com ausência de realce completo da massa e focos de sangramento (Figuras 114.16A e B).

- **Lipoleiomioma:** é um tipo específico de mioma que contém gordura. Sua prevalência é estimada em 0,8%, acometendo principalmente mulheres após a menopausa.[22,23] Representa transformação gordurosa de um mioma, com porções de músculo liso. O lipoleiomioma é uma variação composta de tecido adiposo maduro e fibroso, com células musculares lisas. Histologicamente, é subdividido em três grupos: lipoma puro (encapsulado), lipoleiomioma e fibromiolipoma, além de outras variações. Na ressonância magnética, encontramos hipersinal nas sequências ponderadas em T1 (*in phase*) e T2, além do hipossinal na sequência T1 (*out phase*) (sequência de supressão de gordura), inferindo seu conteúdo adiposo (Figura 114.17).[22,23]

- **Edema:** em até 50% dos casos, o edema pode antecipar as degenerações hialina, cística, hemorrágica e calcificação. Não é necessariamente secundário à degeneração. O edema pode ser observado em toda a lesão, mas geralmente é mais periférico. Apresenta-se com hipersinal em T2 e realce intenso em T1 após a infusão de contraste paramagnético. O hipersinal é secundário ao componente líquido acumulado (estroma) e o realce é decorrente da retenção do contraste nos espaços intersticiais abundantes. O edema pode variar nos diferentes graus da deposição de colágeno e da degeneração cística.[17,18]

- **Hemorrágica ou necrose:** ocorre em apenas 10% dos casos e, em determinados contextos, pode sugerir leiomiossarcoma. As células musculares lesadas podem ser substituídas por tecido colagenoso, proporcionando uma heterogeneidade de sinal em T1 e hipossinal em T2, sem realce vascular após a infusão de contraste paramagnético (Figura 114.17). Geralmente, associa-se a uma massa com margens irregulares e crescimento progressivo.[17,18,21]

- **Calcificação:** ocorre secundariamente à hialinização em 4% dos miomas, geralmente densa e amorfa. A calcificação em anel geralmente é secundária à degeneração vermelha. A ressonância magnética é bastante limitada na caracterização de calcificações, ao contrário da radiografia, da tomografia e da ultrassonografia.

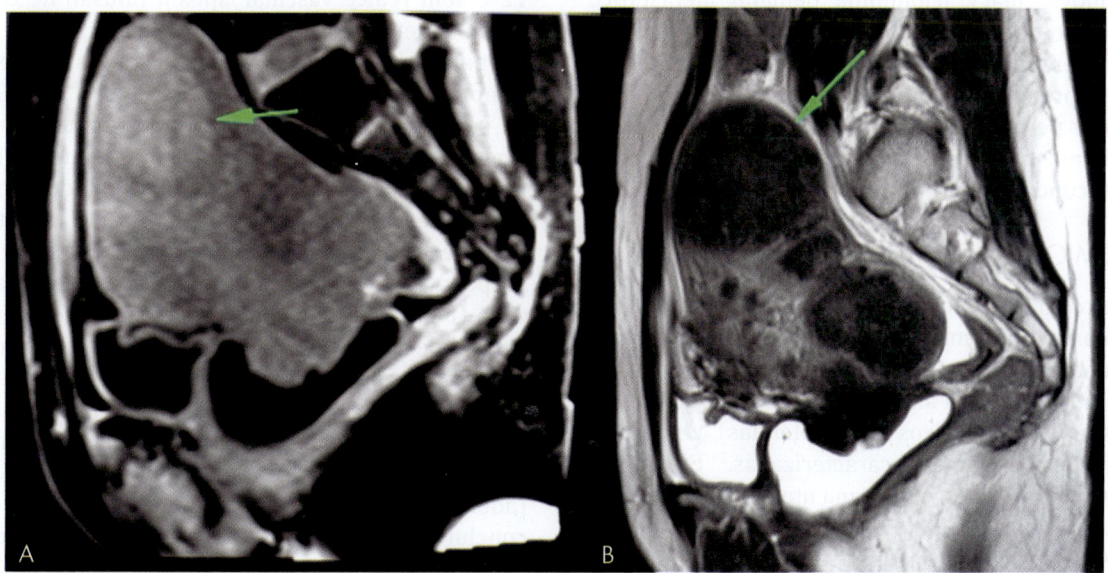

Figura 114.16 (**A** e **B**) Ressonância de pelve com ilustração de nódulos miometriais com degeneração vermelha. (**A**) (esquerda): Ressonância de pelve, corte sagital, sequência ponderada em T1 sem contraste endovascular, apresenta útero com múltiplas massas miometrais com características semelhantes, destacando-se na parede posterior fúndica do útero massa intramural com moderada hiperintensidade. (**B**) (direita): Ressonância de pelve, corte sagital, sequência ponderada em T2 *blade*, com ênfase para a mesma massa, a qual se mostra hipovascular.

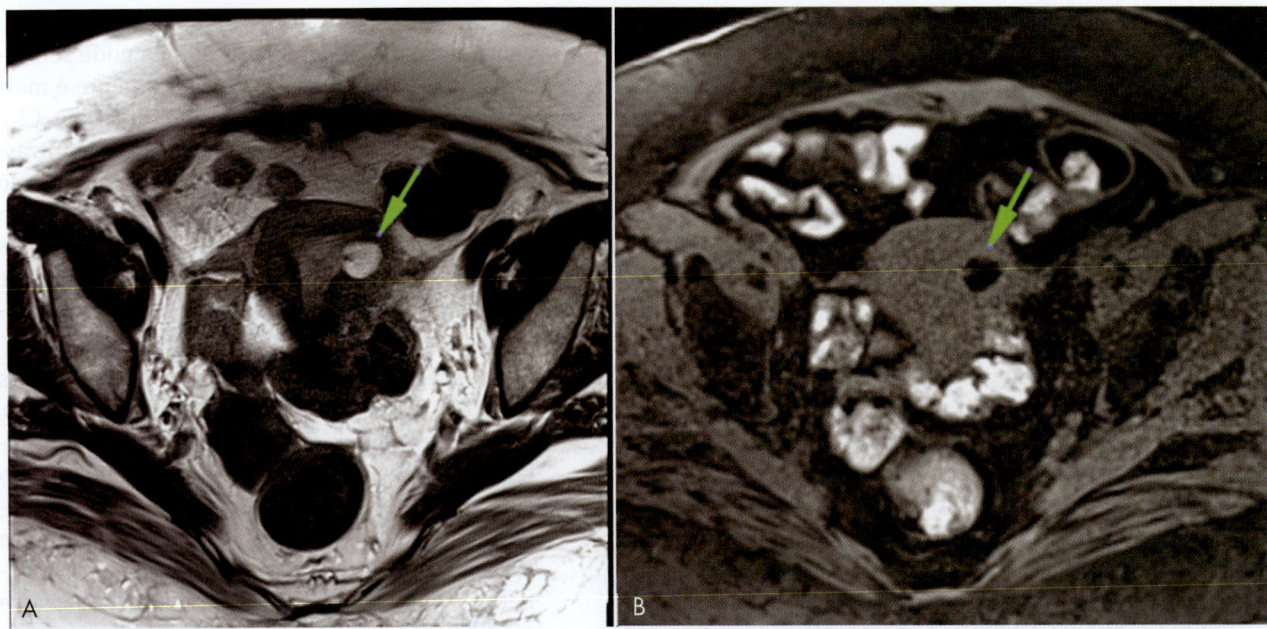

Figura 114.17 **(A e B)** Lipoleiomioma. **(A)** (esquerda): Ressonância de pelve feminina, corte axial, sequência ponderada em T2 *blade*, apresenta mioma intramural na parede lateral esquerda, com hiperintensidade homogênea. **(B)** (direita): Ressonância de pelve feminina, corte axial, sequência ponderada em T1 com saturação de gordura pré-contraste, apresentando-se totalmente hipointensa, inferindo lipoleiomioma.

Algumas formas raras de leiomiomas uterinos podem ser inferidas por exames de imagem, como leiomiomatose intravenosa (massas vermiformes com contiguidade endovascular), leiomioma benigno metastático (presença no pulmão, linfonodo e abdome), leiomioma parasita (geralmente consequência a mioma subseroso que se desprendeu e adquiriu neovascularização), leiomiomatose peritoneal disseminada (múltiplos nódulos de tecido muscular liso dispersos pelo abdome, considerada secundária à metaplasia do peritônio.[22,23]

■ LEIOMIOSSARCOMA

Os sarcomas, tumores malignos mesenquimais do útero, representam menos de 1% dos casos, e aproximadamente um terço destes são leiomiossarcomas,[2] os quais têm relação com anomalias genéticas (distúrbios cromossômicos complexos e aneuploidias), e não com degenerações previamente caracterizadas.[24] Em um estudo com 21 pacientes, o sarcoma uterino expressou-se como massa única em 20 (95%), indicando que miomas volumosos merecem ao menos reavaliação periódica.[12]

O leiomiossarcoma típico é solitário, volumoso, com limites mal definidos, áreas de tecido hemorrágico e necrótico, com sinal heterogêneo em T1, hipossinal em T2 e sem realce vascular após a infusão de contraste paramagnético nas áreas necróticas (Figura 114.18A e B), porém com realce vascular nas áreas de expansão tumoral, geralmente periféricas (Figura 114.19A e B), ou seja, aspecto semelhante a um mioma degenerado (degenerações vermelha/rubra ou hemorrágica, porém com aspecto mais grosseiro). Um dado importante será o crescimento contínuo e constante caracterizado durante os exames de controle.[2,12,24] Após aventada a suspeita, a investigação de metástases deve ser realizada (Figura 114.20). Entretanto, sua heterogeneidade variará de acordo com a deposição do tecido neoplásico (maior heterogeneidade: células musculares estriadas, cartilagem, osso, gordura; menor heterogeneidade: células com estroma endometrial, células musculares lisas e fibroblastos) e com o subtipo histológico vigente (adenossarcoma ou carcinossarcoma).[2,12,17,24] De onde se conclui que não há achados específicos de imagem.

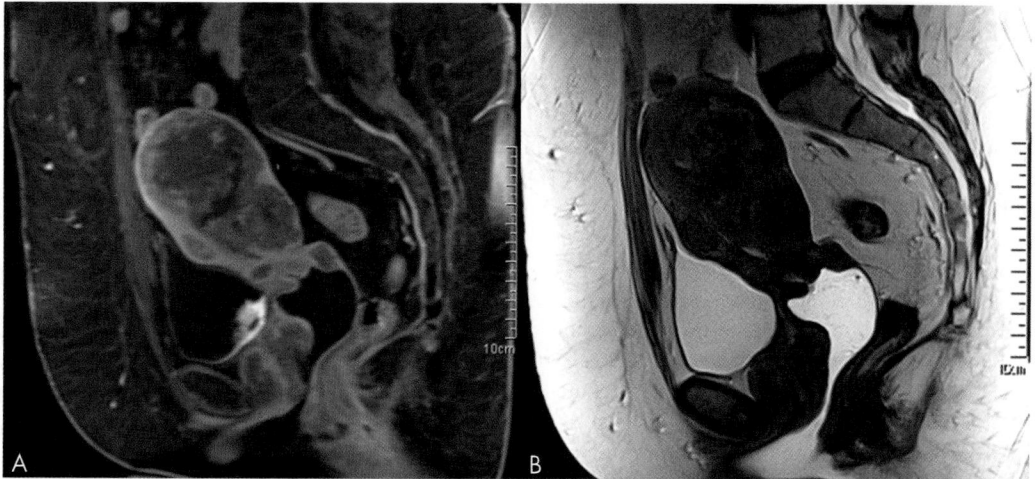

Figura 114.18 **(A e B)** Leiomiossarcoma. **(A)** (esquerda): Ressonância de pelve, sequência ponderada em T1 após infusão de contraste paramagnético, evidencia massa intramural na parede posterior, com extensão do fundo até o istmo uterino, com limites mal definidos e invasão do endométrio, heterogênea e com focos de hipersinal e hipossinal de permeio, inferindo degeneração. **(B)** (direita): Ressonância de pelve, sequência ponderada em T2, evidencia a massa supracitada com a mesma morfologia já citada. Em comparação com a sequência T1, alguns focos de hipossinal daquela sequência apresentam-se nesta com hipersinal, inferindo necrose de coagulação; outros que exibem hipossinal têm agora hipersinal, inferindo degeneração cística.

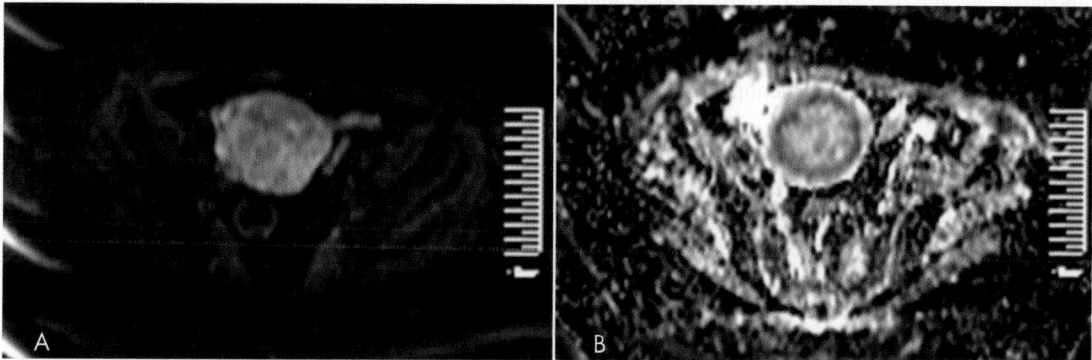

Figura 114.19 **(A e B)** Leiomiossarcoma, sequência de difusão. **(A)** (esquerda): Ressonância de pelve apresenta parte da massa miometrial com hipersinal. **(B)** (direita): Ressonância de pelve em sequência MAPA de ADC 800, indica diminuição do sinal, inferindo alta celularidade (ou seja, necrose ou neoplasia).

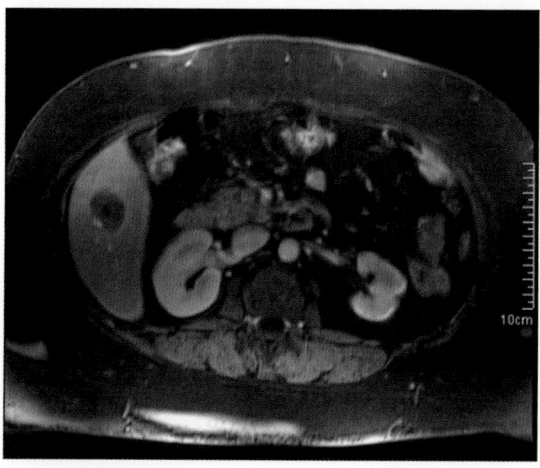

Figura 114.20 Ressonância de abdome superior em sequência ponderada em T1 após a infusão de contraste paramagnético gadolínio, referente à mesma paciente, apresenta nódulo hipovascular com necrose central (conhecida como "imagem em olho de boi"), que, na ausência de outro focos, infere metástase da massa uterina.

REFERÊNCIAS BIBLIOGRÁFICAS

1. Jacobs MA, et al. Uterine fibroids: diffusion-weighted mr imaging for monitoring therapy with focused ultrasound surgery--preliminary study. Radiology 2005; 236(1):196-203.

2. Karasick S, et al. Imaging of uterine leiomyomas. Am J Roentgenol 1992;158(4):799-805.

3. Simpson WL, et al. Hysterosalpingography: a reemerging study. RadioGraphics 2006; 26(2):419-31.

4. Krysiewicz S. Infertility in women: diagnostic evaluation with hysterosalpingography and other imaging techniques. Am J Roentgenol 1992;159(2):253-61.

5. Parker WH. Etiology, symptomatology, and diagnosis of uterine myomas. Fertility and Sterility 2007;87(4):725-36.

6. KisilevzkyI NH, et al. Embolização uterina para tratamento de mioma sintomático. Experiência inicial e revisão da literatura. Radiol Bras 2003;36 (3):129-40.

7. Weintraub JL, et al. Uterine artery embolization: sonographic imaging findings. J Ultrasound Med 2002; 21(6):633-7.

8. Hughes JL, et al. Imaging and treatment of uterine fibroids including the role of uterine artery embolisation. Imaging 2003; 72(2):80-5.

9. Fleischer AC, et al. Color Doppler sonohysterography of endometrial polyps and submucosal fibroids. J Ultrasound Med 2003; 22(6):601-4.

10. Ceccato Júnior BP, et al. A histerossonografia na avaliação da cavidade uterina em pacientes menopausadas. RBGO 2002; 24(8):541-5.

11. Benda JA. Pathology of smooth muscle tumors of the uterine corpus. Clin Obst Gynecol 2001;44(2):350-63.

12. Zawin M, et al. High-field MRI and US evaluation of the pelvis in women with leiomyomas. Magnetic Resonance Imaging 1990;8(4):371-6.

13. Weintraub JL, et al. Uterine artery embolization: sonographic imaging findings. J Ultrasound Med 2002; 21(6):633-7.

14. Yamashita Y, et al. Hyperintense uterine leiomyoma at T2-weighted MR imaging: differentiation with dynamic enhanced MR imaging and clinical implications. Radiology 1993; 189(3):721-5.

15. Corleta HE, et al. Tratamento atual dos miomas. Rev Bras Ginecol Obstet 2007;29(6):324-8.

16. Okuda S, et al. Semiquantitative Assessment of MR Imaging in Prediction of Efficacy of Gonadotropin-releasing Hormone Agonist for Volume Reduction of Uterine Leiomyoma: Initial Experience. Radiology 2008; 248(3):917-24.

17. Schwartz LB, et al. Does pelvic magnetic resonance imaging differentiate among the histologic subtypes of uterine leiomyomata? Fertil Steril 1998;70(3):580-7.

18. Mittl RL, et al. High-signal-intensity rim surrounding uterine leiomyomas on MR images: pathologic correlation. Radiology 1991;180(1):81-3.

19. Whittaker CS, et al. Diffusion-weighted MR Imaging of Female Pelvic Tumors: A Pictorial Review. RAdioGraphics 2009; 29(3):759-7.

20. Yamashita Y, et al. Hyperintense uterine leiomyoma at T2-weighted MR imaging: differentiation with dynamic enhanced MR imaging and clinical implications. Radiology 1993; 189(3):721-5.

21. Teixeira AC, et al. Degeneração cística maciça de leiomioma uterino em gestante simulando neoplasia ovariana: relato de caso. Radiol Bras 2008;41(4):277-9.

22. Cohen DT, et al. Uterine Smooth-Muscle Tumors with Unusual Growth Patterns: Imaging with Pathologic Correlation. AJR Am J Roentgenol. 2007;188(1):246-55.

23. Kitajima K, et al. MRI Findings of Uterine Lipoleiomyoma Correlated with Pathologic Findings. AJR Am J Roentgenol. 2007 Aug;189(2):W100-4.

24. Corleta HE, et al. Tratamento atual dos miomas. Rev Bras Ginecol Obstet 2007;29(6):324-8.

Anatomia Patológica

■ INTRODUÇÃO

Leiomiomas são neoplasias mesenquimais benignas que acometem diversos órgãos e tecidos. São particularmente comuns no útero, onde constituem o subtipo mais frequente de neoplasias mesenquimais. Acometem mulheres na quarta ou quinta década de vida, e são didaticamente classificados, quanto à sua localização, em subserosos, intramurais e submucosos. Os sintomas estão relacionados ao número e ao volume de lesões, bem como suas localizações.[1]

■ MACROSCOPIA

Na dependência do número e da localização das lesões, o útero pode ter seu aspecto geral mínima ou acentuadamente alterado e, nesse caso, o órgão pode ter seu peso e seu volume bastante aumentados, bem como perder seu formato piriforme habitual, dando lugar a um órgão distorcido, de aspecto multinodular. Os nódulos são sólidos, em geral esbranquiçados e de consistência fibroelástica, com superfície de corte de padrão fasciculado (Figura 115.1). Alterações degenerativas, contudo, podem alterar os parâmetros macroscópicos das lesões, conferindo consistência reduzida e pontos hemorrágicos. Os leiomiomas submucosos comprimem o endométrio adjacente, podendo projetar-se para a cavidade uterina e simular pólipos. Raros casos são pedunculados e prolapsam pelo colo.[1]

■ HISTOLOGIA

Histologicamente, a grande maioria dos leiomiomas é composta de feixes entrelaçados de células musculares lisas fusiformes, caracterizadas por núcleos de bordas rombas e citoplasma eosinófilo, frequentemente com vacuolização perinuclear (Figuras 115.2 e 115.3). Fenômenos degenerativos são comuns, e incluem hialinização, em função da deposição de colágeno (Figura 115.4), necrose isquêmica (tipo infarto), calcificações, hemor-

ragia e degeneração mixoide. As margens da maioria dos leiomiomas são microscopicamente circunscritas.[1]

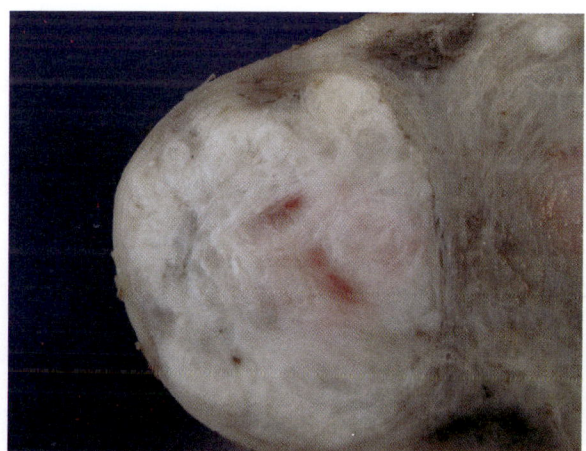

Figura 115.1 Leiomioma, aspeto macroscópico.

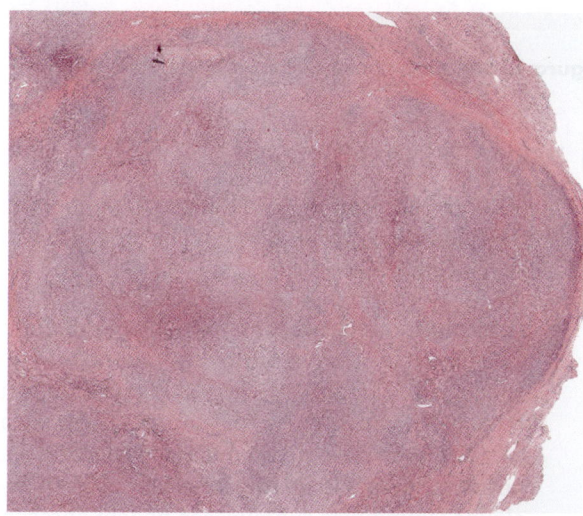

Figura 115.2 Leiomioma, microscopia de pequeno aumento.

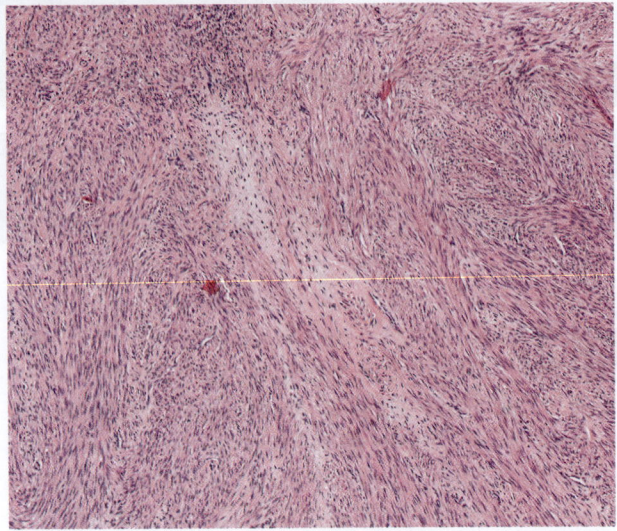

Figura 115.3 Leiomioma, microscopia de grande aumento.

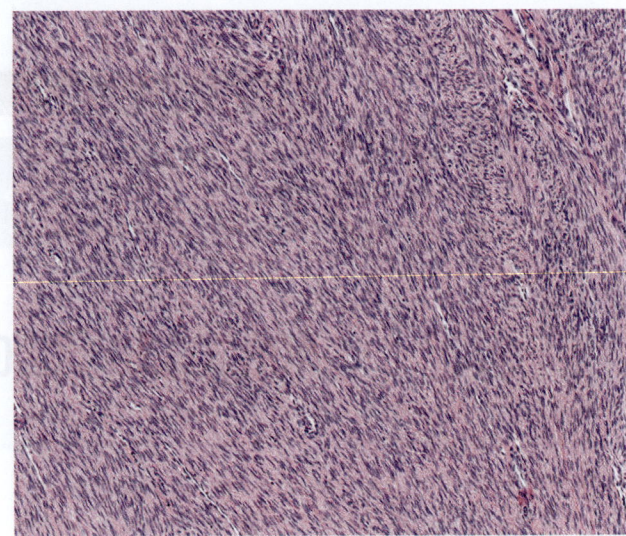

Figura 115.5 Leiomioma celular.

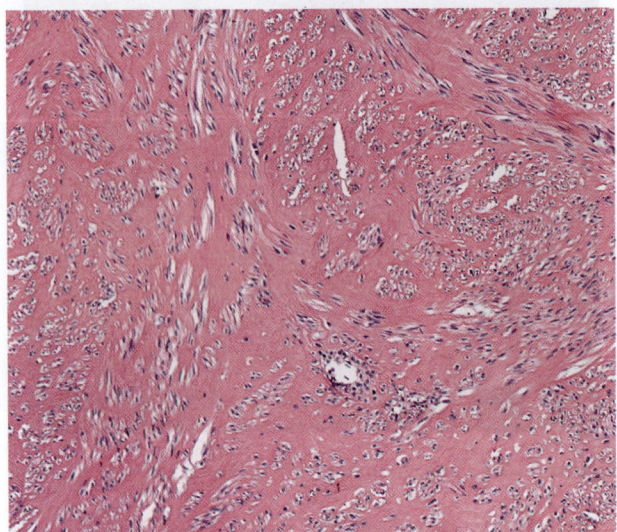

Figura 115.4 Leiomioma com áreas de degeneração.

- **Leiomioma celular hemorrágico ou apopléti-co:** é uma forma de leiomioma celular observada em pacientes que utilizam contraceptivos orais, durante a gestação ou no puerpério. Microsco-picamente, além da elevada celularidade, exibe edema e hemorragia intersticial. Com o advento da terapia com a-GnRH para o tratamento dos leiomiomas, pode haver alterações de vasculari-zação do tumor, padrão de necrose, índice mitóti-co e celularidade.

- **Leiomioma com núcleos bizarros:** caracteriza-do pela presença de variada proporção de células multinucleadas ou de núcleos gigantes, multilo-bulados e hipercromáticos (Figura 115.6). Apesar

■ VARIANTES HISTOLÓGICAS

Além da forma comum, a Organização Mundial da Saúde[2] reconhece algumas variantes histológicas de leiomioma uterino:

- **Leiomioma celular:** possui celularidade mui-to aumentada em relação ao miométrio cir-cunjacente (Figura 115.5). É importante seu reconhecimento para o diagnóstico diferencial com tumores do estroma endometrial, dado seu potencial de malignidade. Deve-se destacar que alguns leiomiomas submucosos podem apresen-tar celularidade elevada.

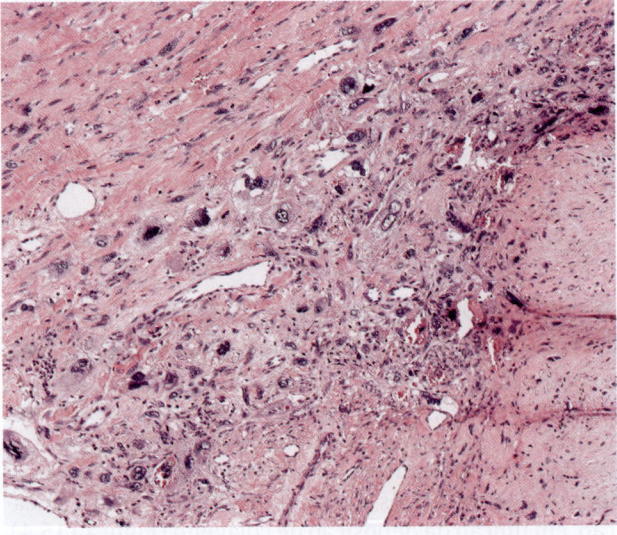

Figura 115.6 Leiomioma com núcleos bizarros.

de seus achados morfológicos um tanto preocupantes, o comportamento clínico é benigno, inclusive em casos tratados com miomectomia. Assim, é importante reconhecer apropriadamente esses leiomiomas, notadamente em casos com extensas áreas de atipias, evitando-se o diagnóstico inapropriado de malignidade.[3]

- **Leiomioma mitoticamente ativo:** caracterizado por atividade mitótica superior a cinco mitoses por 10 campos de grande aumento, normalmente entre cinco e nove mitoses, mas ocasionalmente pode ter entre 10 e 20 mitoses. São mais frequentes em mulheres jovens. A evolução clínica é benigna, mesmo em pacientes tratadas com miomectomia. O estado hormonal da paciente tem importante papel na contagem mitótica. Na fase secretória do ciclo, costuma-se observar número significativamente maior de mitoses, quando comparado à fase proliferativa.

- **Leiomioma mixoide:** caracteristicamente hipocelular, à custa de acúmulo intersticial de mucinas. Grandes tumores mixoides de músculo liso e aqueles com margens infiltrativas, atipia citológica ou atividade mitótica devem ser analisados com cautela.

- **Leiomioma cotiledonoide dissecante:** caracterizado pela dissecção do miométrio adjacente por células neoplásicas, o que causa preocupação quanto à possibilidade de malignidade. Entretanto, essa variante não apresenta as outras características morfológicas descritas de malignidade.

- **Leiomioma epitelioide:** essa categoria inclui tumores classificados anteriormente como leiomioblastoma, leiomioma de células claras e leiomioma plexiforme. O fenótipo epitelioide – células arredondadas, rabdoides ou poligonais – pode ocorrer como achado morfológico focal em leiomiomas convencionais. Quando esse padrão predomina (envolve mais que 50% da área neoplásica), o termo leiomioma epitelioide se aplica. Os leiomiomas plexiformes pequenos, que são detectados apenas ao exame microscópico, são referidos como tumores plexiformes.

Há formas raras de leiomiomas, que apesar de histologicamente benignas, apresentam algumas características "quase malignas". São elas:

- **Leiomiomatose intravenosa:** nessa condição, o tecido neoplásico, histologicamente indistinguível de um leiomioma uterino, dissemina-se a partir de um tumor de origem para o interior de espaços venosos, podendo envolver a veia cava e as câmaras cardíacas direitas. O quadro clínico vai depender da extensão do envolvimento venoso. O tratamento cirúrgico geralmente é resolutivo.[4]

- **Leiomioma benigno metastatizante:** é condição rara e pouco compreendida, caracterizada por nódulos viscerais – quase sempre nos pulmões – com morfologia de leiomioma (benigno), surgindo em pacientes com leiomiomas uterinos. Hipóteses para sua origem incluem a disseminação a partir dos nódulos uterinos, ou origem *de novo*, favorecendo-se a primeira. O tratamento consiste na remoção cirúrgica das lesões ou, eventualmente, no uso de antiestrogênios, como o tamoxifeno.[5]

■ IMUNO-HISTOQUÍMICA

Em geral, o diagnóstico é baseado apenas na histopatologia. Marcadores musculares habituais, como actina de músculo liso, desmina e h-caldesmon, são em geral positivos, assim como receptores de estrogênio e progesterona e WT-1. A expressão de CD10 pode ser observada em número significativo de casos, o que deve ser levado em consideração quando houver necessidade de diagnóstico diferencial com tumores do estroma endometrial, os quais são caracteristicamente positivos para esse marcador.[2]

■ CARACTERÍSTICAS GENÉTICAS E MOLECULARES

Os leiomiomas são considerados neoplasias com baixo grau de instabilidade cromossômica. Entretanto, demonstra-se que 40% a 50% dos leiomiomas apresentam alterações cromossômicas. Destacam-se deleções de 7q e rearranjos envolvendo 12q15 e 6p21.[6] A mutação mais frequente é o rearranjo em 12q15, sendo *HMGA2* o gene envolvido e, em geral, o parceiro é o gene RAD51 em 14q24. Os leiomiomas que contêm alterações cromossômicas costumam ser maiores e apresentar mais atividade mitótica.

Além das alterações cromossômicas, mutações pontuais também são descritas nos leiomiomas uterinos, especialmente em *MED12*. Makinen et al., em estudo de 225 leiomiomas, detectaram mutações no exon 2 desse gene em 70% dos casos.[7] Outro gene descrito é *FH*, codificador da fumarato desidrogenase, cuja mutação é característica de casos familiares, mas detectada também em 1,3% dos leiomiomas esporádicos. Evidências recentes demonstram ainda que. em pacientes com múltiplos leiomiomas uterinos, frequentemente verifica-se origem clonal entre os diferentes nódulos neoplásicos.[8]

■ DIAGNÓSTICOS DIFERENCIAIS

Os leiomiomas convencionais não costumam trazer problemas para seu diagnóstico. Detacam-se os seguintes diagnósticos diferenciais:

- **Leiomiossarcoma:** é importante frisar as características e critérios utilizados no diagnóstico diferencial dos leiomiossarcomas com os leiomiomas. Além de critérios tradicionais de malignidade, como atipia nuclear (de grau variável) e atividade mitótica elevada, a presença de necrose tumoral é um importante critério diagnóstico. Esse tipo de necrose é caracterizada por transição abrupta entre as áreas viáveis e as áreas necróticas do tumor, sendo possível, por vezes, detectar a atipias nas áreas necróticas. É necessário diferenciá-la da necrose de padrão isquêmico/infarto, que tem transição gradual para as áreas viáveis, com frequência associadas à hialinização. Eventualmente, essa separação pode ser problemática. Lim et al. relatam, em estudo com seis renomados patologistas ginecológicos, em que foram avaliados 34 casos de leiomiossarcoma quanto à presença de necrose tipo tumoral, que o nível de concordância foi apenas moderado, com ausência de consenso em 18% dos casos.[9]

- **Tumor muscular liso de malignidade incerta (STUMP – *smooth muscle tumor with uncertain malignant potential*):** neoplasias musculares lisas que não contêm todos os critérios para o diagnóstico de leiomiossarcoma, mas que não preenchem os requisitos para o diagnóstico de leiomioma são consideradas nessa categoria. O risco de recorrência é variável, possivelmente refletindo a variabilidade interobservadora na aplicação dos critérios diagnósticos de malignidade.[1]

- **Tumores do estroma endometrial:** essas neoplasias podem ter aspectos morfológicos parcialmente superponíveis aos leiomiomas celulares, porém, seu comportamento biológico distinto reforça a importância do diagnóstico diferencial. Os tumores do estroma endometrial de baixo grau apresentam padrão vascular peculiar, com arteríolas delicadas rodeadas pelas células neoplásicas, que não costumam ter citoplasma abundante, tampouco eosinofílico, como nos leiomiomas, e o padrão de reticulina. Os tumores do estroma endometrial caracteristicamente expressam CD10, com expressão ausente ou fraca de marcadores musculares habitualmente utilizados, como desmina, actina de músculo liso e h-caldesmon, ou seja, um perfil oposto dos que os leiomiomas costumam ter.

■ REFERÊNCIAS BIBLIOGRÁFICAS

1. Zaloudek CJ, et al. Mesenchymal tumors of the uterus. In: Blaustein's pathology of the female genital tract. 6th ed. New York: Springer; 2011. p. 455-96.

2. Kurman RJ, et al. WHO classification of tumours of female reproductive organs. 4th ed. Philadelphia: IARC Press; 2014.

3. Croce S, et al. Uterine leiomyomas with bizarre nuclei: a clinicopathologic study of 59 cases. Am J Surg Pathol 2014;38(10):1330-9.

4. Carr RJ, et al. Intravenous leiomyomatosis revisited : an experience of 14 cases at a single medical center. Int J Gynecol Pathol 2015;34(2):169-76.

5. Miller J, et al. Benign metastasizing leiomyomas to the lungs: an institutional case series and a review of the recent literature. Ann Thorac Surg. 2016;101(1):253-8

6. Ligon AH, et al. Genetics of uterine leiomyomata. Genes Chromosomes Cancer 2000; 28(3):235-45. Review.

7. Makinen N, et al. MED12, the mediator complex subunit 12 gene, is mutated at high frequency in uterine leiomyomas. Science 2011; 334(6053):252-5.

8. Mehine M, et al. Characterization of uterine leiomyomas by whole-genome sequencing. N Engl J Med 2013;369(1):43-9.

9. Lim D, et al. Interobserver variability in the interpretation of tumor cell necrosis in uterine leiomyosarcoma. Am J Surg Pathol 2013;37(5):650-8.

Capítulo 116

Mariano Tamura Vieira Gomes ▪ **Marco Antonio Barão**

Leiomioma e Fertilidade

▪ LEIOMIOMA COMO CAUSA DE INFERTILIDADE CONJUGAL

A infertilidade conjugal, conceituada como ausência de gestação após um ano de relações sexuais regulares, sem o uso de método anticoncepcional, é condição presente em torno de 10% a 15% dos casais. O êxito da fertilização e da gestação depende de múltiplos fatores, sendo difícil avaliar precisamente as consequências de determinadas afecções quando presentes. Em aproximadamente 55% dos casais inférteis existem fatores femininos, com destaque, em ordem decrescente, para os fatores tuboperitoneais (infecções e suas sequelas, endometriose, cirurgias prévias), ovulatórios (distúrbios centrais, periféricos e metabólicos) e, mais raramente, uterinos (cervicites, endometrites, estenoses, sinéquias, malformações, tumores).

O leiomioma do útero apresenta-se em até 10% das mulheres durante a investigação de infertilidade e, ao redor de 5% dos casos, é a única alteração encontrada. Existem diversas hipóteses que tentam explicar como o tumor poderia alterar a dinâmica pélvica, inviabilizando o sucesso na obtenção e/ou manutenção da gestação. Atribui-se, assim, importância ao número, ao tamanho e, principalmente, à localização dos nódulos no útero para tentar explicar suas relações com os mecanismos reprodutivos em mulheres inférteis.[1]

Séries de casos e estudos com reprodução assistida sugerem piores resultados nas pacientes com miomas submucosos ou intramurais que distorcem a cavidade, associando-os a menores taxas de implantação e de gestação, e a maiores índices de abortamento. A alteração da cavidade uterina pode dificultar a migração ascendente dos espermatozoides ao longo do útero. Pode, também, causar desarranjo das artérias basais e radiais, comprometendo a vascularização do tecido endometrial que recobre o leiomioma. A pressão exercida sobre a mucosa pode levar à inflamação ou à ulceração,

com possíveis alterações bioquímicas do fluido uterino e com liberação de substâncias vasoativas. Tais mudanças têm o potencial de prejudicar o processo reprodutivo em pontos críticos, como viabilidade, migração e disponibilidade de espermatozoides, transporte do ovo, nidação, sustentação do blastocisto e manutenção da gestação inicial.[2-6]

A incerteza é maior no caso de mulheres inférteis com miomas que não distorcem a cavidade. Nódulos intramurais poderiam causar disfunção contrátil uterina e interferir na migração espermática, no transporte ovular e na nidação; o aumento global do volume do útero e o alongamento da sua cavidade elevam a distância que os espermatozoides têm que percorrer para atingir os óstios tubários; a presença de nódulo no corno uterino pode obstruir a porção intersticial da tuba uterina, seja por compressão ou por alteração dos mecanismos neuromusculares que controlam a junção uterotubária. Entretanto, taxas menores de implantação e de gestação nas pacientes com nódulos intramurais sem distorção cavitária não têm sido consistentemente demonstradas.[2-6]

Miomas intraligamentares e subserosos por vezes distorcem o trajeto das tubas uterinas e alteram a relação tubo-ovariana. Miomas cervicais de grande volume podem comprimir o canal cervical e modificar a posição da cérvice com respeito ao eixo vaginal, alterando a secreção glandular endocervical e interferindo na captação de espermatozoides no fórnice vaginal posterior. A presença de tumores nessas localizações e com essas características é, todavia, menos frequente, e suas possíveis alterações anatomofisiológicas, da mesma maneira que as de outros nódulos, devem ser comprovadas por meio de ultrassonografia, histerossonografia, histerossalpingografia, histeroscopia ou de ressonância magnética.

Os miomas são, na maioria das vezes, múltiplos, têm diferentes dimensões e localizações, e apresentam quadros clínicos com sintomas e intensidade variados, tornando complexa a decisão pelo tratamento adequado. Outros fatores, femininos e masculinos, que possam contribuir ou serem responsáveis pelo insucesso reprodutivo devem ser avaliados, já que a coexistência de outras afecções demanda tratamento específico e não será corrigida pela terapêutica do leiomioma. Devemos também considerar a diminuição do potencial reprodutivo que acompanha a mulher após os 35 anos de idade (período a partir do qual o diagnóstico de mioma é mais comum), e que se acentua após os 40.[7]

Portanto, a conduta para mulheres inférteis com miomas do útero deve ser individualizada e baseada nos riscos, nos benefícios, e nas consequências do tratamento proposto, assim como na idade, na reserva ovariana, na história reprodutiva, na duração da infertilidade, na existência de outros fatores e no tratamento para eles indicado, além do tamanho, do número e da localização dos miomas e de outros sintomas associados, como sangramento uterino anormal e dor pélvica.[8-10]

A opção por tentativa de fecundação natural ou fertilização por meio de técnicas de reprodução assistida depende da avaliação clínica completa do casal e, uma vez realizada, indicar-se-á tratamento do leiomioma para mulheres inférteis nas seguintes situações:

- mioma(s) submucoso(s);
- mioma(s) intramural(is) que causa(m) distorção da cavidade uterina;
- quando há obstrução mecânica das tubas uterinas (não indicado quando há programação de FIV ou ICSI);
- quando há obstrução cervical que dificulte acentuadamente a passagem de espermatozoides ou de cateter intrauterino;
- pacientes sintomáticas que têm, além da queixa de infertilidade, sangramento uterino anormal, dor pélvica e/ou sintomas compressivos.[11-13]

O tratamento conservador do leiomioma uterino também é indicado para mulheres que não têm queixa de infertilidade, porém apresentam outros sintomas, como dismenorreia e/ou menorragia e desejam manter seu potencial reprodutivo. A intervenção profilática não se justifica em pacientes assintomáticas com desejo de ter filhos, pelos riscos e complicações inerentes ao tratamento, com possível prejuízo da capacidade reprodutiva. Pode-se, porém, indicar tratamento para as mulheres com antecedentes de complicações obstétricas (inserção baixa de placenta, ruptura prematura de membranas, trabalho de parto prematuro, apresentação anômala, descolamento prematuro da placenta, abortamento), quando associadas ao mioma uterino, sempre avaliando os riscos e os benefícios do procedimento no que se refere ao futuro reprodutivo.[14]

■ FERTILIDADE PÓS-TRATAMENTO DO LEIOMIOMA

Os possíveis tratamentos conservadores para pacientes inférteis ou com desejo de manter a capacidade reprodutiva são:

- **Tratamento medicamentoso com análogo agonista do GnRH (a-GnRH):** reduz temporariamente as dimensões dos miomas e do útero, sendo indicado no pré-operatório de casos selecionados, com a finalidade de diminuir distúrbios hemorrágicos, recuperar estados anêmicos, permitir coleta para autotransfusão, reduzir a perda sanguínea intraoperatória e a necessidade de transfusões sanguíneas, diminuir o tempo cirúrgico e possibilitar incisões mais estéticas.[15] Promove, também, atrofia endometrial, facilitando assim o procedimento histeroscópico. Não há estudos avaliando o seu uso isolado como tratamento para infertilidade em pacientes com leiomioma e a sua indicação no pré-operatório não eleva os índices de gestação após a cirurgia. Os efeitos colaterais são notados, com frequência, pelas pacientes, que passam a se queixar de fogachos, secura vaginal e dispareunia, dentre outros sintomas do hipoestrogenismo.[16] Também pode ocorrer redução da densidade mineral óssea de até 6% a partir de seis meses de tratamento, persistindo após a sua descontinuidade.[17] Os efeitos dos a-GnRH sobre os miomas não são definitivos, com retorno dos sintomas após a suspensão da medicação, inclusive com casos de aumento do volume uterino, atingindo valores maiores do que aqueles prévios à administração da droga, em até 50% das vezes. Portanto, sua indicação deve ser criteriosa, em casos específicos e por tempo limitado, entre dois a seis meses.[18]
- **Miomectomia laparotômica:** trata-se da cirurgia clássica, indicada para nódulos intramurais, subserosos, intraligamentares, cervicais intra-abdominais e até para nódulos com componente submucoso, quando o volume é muito grande para a ressecção histeroscópica. Apresenta índice de 45% (9,6%-75%) de gestações com recém-nascidos vivos em mulheres previamente inférteis, atribuindo-se as diferenças encontradas à influência dos demais fatores, tais como: idade, tempo de infertilidade, outras causas de infertilidade associadas, uso ou não de reprodução assistida, e aspectos técnicos.[19-21] A maioria das gestações ocorre no primeiro ano após a cirurgia. Tem como principais riscos a possibilidade de sangramento intraoperatório importante (com necessidade de

transfusão), de histerectomia, de lesão de anexos e de outros órgãos, de infecção e de formação de aderências pélvicas pós-operatórias, que prejudicam os processos reprodutivos naturais (principalmente quando há necessidade de múltiplas incisões uterinas, e no caso de incisões posteriores).[22] As recidivas em cinco anos, com necessidade de nova cirurgia, situam-se entre 8% e 14% dos casos. Tanto as complicações como as recorrências parecem aumentar de modo proporcional ao número de nódulos removidos.[23]

- **Miomectomia laparoscópica e laparoscópica robô-assistida:** têm indicação seguindo o número, a localização e o tamanho dos miomas, embora não haja um limite definido para a aplicação dessas técnicas.[24,25] Apresentam riscos e resultados reprodutivos em mulheres inférteis semelhantes aos da laparotomia, desde que sejam realizadas com boa técnica cirúrgica e, sobretudo, de sutura.[26] Há relatos, nas primeiras séries de casos, de ruptura uterina no terceiro trimestre de gestação subsequente. Acredita-se, porém, que o risco (presente também na laparotomia, histeroscopia ou miólise) seja pequeno, e diretamente relacionado à aplicação excessiva de coagulação tecidual ou à qualidade da sutura, que deve ser realizada com tensão adequada e em quantos planos forem necessários.[27,28]

- **Miomectomia histeroscópica:** técnica indicada para os miomas submucosos, apresenta índice de gestação com recém-nascidos vivos de 48% (16,7%-76,9%) em mulheres previamente inférteis, relacionando-se as diferenças encontradas à influência dos demais fatores, como idade, tempo de infertilidade, outras causas de infertilidade associadas, uso (ou não) de reprodução assistida e aspectos técnicos.[29] O principal risco do procedimento, com repercussão sobre a fertilidade, é a possibilidade de formação de sinéquias intracavitárias, especialmente quando se trata de nódulo de grande volume ou de múltiplos nódulos.[30] Nessas situações, pode-se realizar a exérese em dois tempos, e/ou indicar uma histeroscopia ambulatorial em 40 a 60 dias após o procedimento, para diagnóstico e lise de sinéquias em fase inicial de formação. Em casos extremos, podemos contraindicar essa via de acesso.[31]

- **Miomectomia vaginal:** cirurgia praticada para exérese de nódulo submucoso pediculado, que se projeta pelo canal cervical (mioma parido) ou para a retirada de nódulo cervical intravaginal que esteja comprometendo a passagem pelo canal cervical.

Pode haver necessidade de combinação de diferentes vias de acesso ou de técnicas cirúrgicas, devendo a equipe estar preparada para o tratamento mais adequado para cada situação. A proporção de gestações espontâneas pós-miomectomia em mulheres inférteis sem outros fatores associados é alta; porém, casais com outros fatores de infertilidade necessitam de técnicas de reprodução assistida para alcançar uma gravidez em 40% das vezes. Para esses casais, em que as possibilidades de fecundação espontânea são menos favoráveis, o objetivo da miomectomia pode ser, muitas vezes, otimizar os resultados da reprodução assistida.

Para finalizar, citaremos outros tratamentos conservadores do leiomioma uterino que, até o momento, não têm indicação para as pacientes inférteis. São eles:

- **Embolização das artérias uterinas (EAU):** surgiu como alternativa à histerectomia em mulheres com miomas sintomáticos nas quais outros tratamentos são contraindicados, não desejados ou ineficazes. Há redução do volume uterino e do mioma em torno de 40% a 60%, e melhora significativa dos sintomas relacionados, como menorragia, dismenorreia e sintomas compressivos em 80% a 90% das mulheres no primeiro ano pós-tratamento. Porém, traz consigo o risco de eventos adversos imediatos que podem ser alarmantes, como infecções uterinas (levando à histerectomia), falência ovariana, amenorreia por atrofia e/ou sinéquias endometriais e atraso no diagnóstico de leiomiossarcomas.[32-35] Tem 20% de recorrência com necessidade de novo tratamento em cinco anos. Embora haja relatos de gestações sem intercorrências em mulheres que se submeteram a essa técnica conservadora, pacientes que engravidam após a embolização de miomas podem sofrer complicações obstétricas, com aumento na taxa de cesáreas (58%), abortamento (35%), partos prematuros (28%), apresentações anômalas (17%), hemorragia pós-parto (13%) e fetos pequenos para a idade gestacional (7%).[36-38] Dessa forma, a sua utilização em pacientes inférteis ou com desejo reprodutivo restringe-se a situações de exceção ou protocolos de pesquisa aprovados, após esclarecimento e assinatura do termo de consentimento pelas participantes.

- **Ultrassom focalizado guiado por ressonancia magnética (*HIFU – high intensity focused ultrasound*):** trata-se de técnica que aplica feixes de ultrassom de alta intensidade concentrados nos miomas, monitorizada em tempo real por ressonância magnética, com o intuito de gerar necrose térmica. Espera-se degeneração e redução do nódulo em até 60% do seu volume. Há relatos de gestações sem intercorrências após o procedimento, porém resultados consistentes sobre fertilidade e gravidez permanecem desconhecidos. Portanto, até o momento, não há segurança para a sua prática em mulheres inférteis ou com desejo reprodutivo fora de protocolos de pesquisa.[39]

- **Ligadura ou coagulação videolaparoscópica das artérias uterinas, ligadura vaginal das artérias uterinas, alcoolização dos miomas uterinos, miólise com energia elétrica:** não há informações suficientes sobre o impacto na fertilidade e a segurança quando feitos em mulheres com desejo reprodutivo.[40,41]

REFERÊNCIAS BIBLIOGRÁFICAS

1. Buttram VC Jr, et al. Uterine leiomyomata: etiology, symptomatology, and management. Fertil Steril 1981; 36(4):433-45.
2. Forsaman L. Venous changes in the endometrium of the myomatous uteri as measured by locally injected 133 Xenon. Acta Obstet Gynecol Scand 1976;55:101-4.
3. Iosif CS, et al. Fibromyomas and uterine activity. Acta Obstet Gynecol Scand 1983; 62(2):165-7..
4. Hart R, et al. A prospective controlled study of the effect of intramural uterine fibroids on the outcome of assisted conception. Hum Reprod 2001; 16(11):2411-7.
5. Pritts EA. Fibroids and infertility: a systematic review of the evidence. Obstet Gynecol Surv 2001; 56(8):483-91.
6. Donnez J, et al. What are the implications of myomas on fertility? A need for a debate? Hum Reprod 2002;17(6):1424-30.
7. Soares JB, et al. Infertilidade conjugal. In: Taborda W, et al. Ginecologia: diagnóstico e tratamento. São Paulo: Cultura Médica; 2005. p.115-47.
8. Lumsden MA, et al. Clinical presentation of uterine fibroids. Baillieres Clin Obstet Gynaecol 1998; 12(2):177-95. Review.
9. Bajekal N, et al. Fibroids, infertility and pregnancy wastage. Hum Reprod Update 2000; 6(6):614-20.
10. Donnez J, et al. What are the implications of myomas on fertility? A need for a debate? Hum Reprod 2002; 17(6):1424-30.
11. Surrey ES. Impact of intramural leiomyomata on in-vitro fertilization-embryo transfer cycle outcome. Curr Opin Obstet Gynecol 2003; 15(3):239-42. Review.
12. Bulletti C, et al. Myomas, pregnancy outcome, and in vitro fertilization. Ann N Y Acad Sci 2004; 1034:84-92.
13. Parker WH. Etiology, symptomatology, and diagnosis of uterine myomas. Fertil Steril 2007; 87(4):725-36.
14. Bozzini N, et al. Doenças benignas do corpo uterino. In: Taborda W, et al. Ginecologia: diagnóstico e tratamento. São Paulo: Cultura Médica; 2005. p.301-12.
15. Kuhlmann M, et al. Uterine leiomyomata and sterility: therapy with gonadotropin-releasing hormone agonists and leiomyomectomy. Gynecol Endocrinol 1997; 11(3):169-74.
16. Abulafia O, et al. Effect of gonadotropin-releasing hormone agonist treatment upon angiogenesis in uterine leiomyoma. Gynecol Obstet Invest 2001; 52(2):108-13.
17. Makita K, et al. Long-term effects on bone mineral density and bone metabolism of 6 months' treatment with gonadotropin-releasing hormone analogues in Japanese women: comparison of buserelin acetate with leuprolide acetate. J Bone Miner Metab 2005; 23(5):389-94.
18. Olive DL, et al. Non-surgical management of leiomyoma: impact on fertility. Curr Opin Obstet Gynecol 2004; 16(3):239-43.
19. Babaknia A, et al. Pregnancy success following abdominal myomectomy for infertility. Fertil Steril 1978;30(6):644-7.
20. Chong RKL, et al. Myomectomy: indications, results of surgery and relation to fertility. Sing Med J 1988; 29(1):35-7.
21. Bernard G, et al. Fertility after myomectomy: effect of intramural myomas associated. Eur J Obstet Gynecol Reprod Biol 2000; 88(1):85-90.
22. Tulandi T, et al. Adhesion formation and reproductive outcome after myomectomy and second-look laparoscopy. Obstet Gynecol 1993; 82(2):213-5.
23. Li TC, et al. Myomectomy: a retrospective study to examine reproductive performance before and after surgery. Hum Reprod 1999;14(7):1735-40.
24. Dubuisson J-B, et al. Reproductive outcome after laparoscopic myomectomy in infertile women. J Reprod Med 2000;45(1):23-30.
25. Seinera P, et al. Laparoscopic myomectomy and subsequent pregnancy: results in 54 patients. Hum Reprod 2000;15(9):1993-6.
26. Iavazzo C, et al. Robotic assisted vs laparoscopic and/or open myomectomy: systematic review and meta-analysis of the clinical evidence. Arch Gynecol Obstet 2016 294(1):5-17.
27. Rossetti A, et al. Fertility outcome: long-term results after laparoscopic myomectomy. Gynecol Endocrinol 2001; 15(2):129-34.
28. Palomba S, et al. A multicenter randomized, controlled study comparing laparoscopic versus minilaparotomic myomectomy: reproductive outcomes. Fertil Steril 2007;88(4):933-41.
29. Narayan R, et al. Treatment of submucous fibroids, and outcome of assisted conception. J Am Assoc Gynecol Laparosc 1994; 1(4 Pt 1):307-11.
30. Hallez JP. Single-stage total hysteroscopic myomectomies: indications, techniques, and results. Fertil Steril 1995; 63(4):703-708.
31. Fernandez H, et al. Hysteroscopic resection of submucosal myomas in patients with infertility. Hum Reprod 2001;16(7):1489-92.
32. Belenky A, et al. Uterine arterial embolization for the management of leiomyomas. IMAJ 2001; 3(10):719-21.

33. McLucas B, et al. Pregnancy following uterine fibroid embolization. Int J Gynecol Obstet 2001; 74(1):1-7.

34. Kovacs P, et al. Successful pregnancy after transient ovarian failure following treatment of symptomatic leiomyomata. Fertil Steril 2002;77(6):1292-5.

35. Lumsden MA. Embolization versus myomectomy versus hysterectomy. Hum Reprod 2002;17(2):253-9.

36. Domenico L Jr, et al. Uterine artery embolization and infertility. Tech Vasc Interv Radiol 2006; 9(1):7-11. Review.

37. Mara M, et al. Midterm clinical and first reproductive results of a randomized controlled trial comparing uterine fibroid embolization and myomectomy. Cardiovasc Intervent Radiol 2008;31(1):73-85.

38. Homer H, et al. Uterine artery embolization for fibroids is associated with an increased risk of miscarriage. Fertil Steril 2010;94(1):324-30.

39. Bohlmann MK, et al. High-Intensity Focused Ultrasound Ablation of Uterine Fibroids – Potential Impact on Fertility and Pregnancy Outcome. Geburtshilfe Frauenheilkd 2014;74(2):139-45.

40. The Practice Committee of the American Society for Reproductive Medicine. Myomas and reproductive function. Fertil Steril 2006;86(Supplement):S194-9.

41. Chittawar PB, et al. Review of nonsurgical/minimally invasive treatments and open myomectomy for uterine fibroids. Curr Opin Obstet Gynecol 2015;27(6):391-7.

Capítulo 117

■ Claudio Emilio Bonduki ■ Eduardo Cordioli ■ Mariano Tamura Vieira Gomes

Leiomioma e Gestação

■ INTRODUÇÃO

A importância do estudo do leiomioma uterino no ciclo gravídico-puerperal justifica-se pela grande incidência dessa afecção durante a vida reprodutiva, especialmente com a mudança de comportamento da mulher atual, que está deixando para ter filhos em uma fase mais tardia, aumentando a prevalência desse tumor na gestação, embora muitas vezes o mioma seja assintomático e não leve a intercorrências nesse período.[1,2]

■ COMPLICAÇÕES NO CICLO GRAVÍDICO-PUERPERAL RELACIONADAS AO LEIOMIOMA UTERINO

Gestação

Maior incidência de abortamento tem sido demonstrada, e a variedade submucosa constitui a maior causa. O determinismo não seria apenas em razão do aumento da excitabilidade do miométrio e da deformação da cavidade uterina. Alguns autores assinalam a importância das alterações tróficas do endométrio e do aumento das citocinas locais.[3-6] Alterações de remodelação da matriz extracelular pelas metaloproteinases e seus inibidores podem contribuir para aumento da frequência de abortamentos, com dificuldades na implantação embrionária.[7] A curetagem que, por vezes, se impõe, não é inócua, sobretudo pelos riscos de sangramento e de infecção.

A prematuridade é outra complicação imposta pelo leiomioma. Diferentes fatores podem contribuir para a ocorrência de contrações prematuras, tais como: físicos, químicos, bacterianos e mecânicos, aí incluído o leiomioma. Além disso, foi demonstrado que mulheres com leiomiomas exibem níveis significativamente menores de aminopeptidase de cistina (neutralizadora da ocitocina) no segundo e no terceiro trimestres, promovendo aumento da contratilidade miometrial.[8] O aumento do risco relativo de prematuridade foi recentemente avaliado por meio de um estudo populacional conduzido por Chen *et al.*[9] Nesse estudo, a prematuridade saltou de 7,78% na população sem mioma para 10,98% naquela com o tumor. Há recomendação de seguimento especializado dessas pacientes, em especial com medida do colo uterino pela ultrassonografia via transvaginal em 16 e 22 semanas. Se o colo se apresentar menor que 25 mm, estará indicada a progesterona micronizada por via vaginal, na dose de 200 mcg ao dia, até 34 semanas, para prevenção da prematuridade.

A restrição de crescimento fetal também pode ocorrer nos casos de leiomiomas, embora ainda seja tema controverso. Alguns estudos referem que pode ser ocasionado por miomas submucosos retroplacentários. A expressão anormal do Fator de Crescimento Endotelial Vascular (VEGF) poderia estar envolvida na restrição de crescimento do concepto.[10]

Salientamos, ainda, outras complicações, como gestação ectópica, inserção baixa de placenta, ruptura prematura de membranas e torção axial do útero. Essa última, intercorrência rara, pode ser conceituada como rotação do útero superior a 30 graus em torno do seu eixo. Enfatizamos a importância do leiomioma subseroso na etiologia desse evento.

No entanto, destaca-se que, apesar de todas as complicações relatadas, há elevado número de tumores pequenos e médios que coexistem de forma pacífica com a gravidez, sem produzir qualquer alteração ou intercorrência.[3-5]

Parto

Os leiomiomas também não obrigatoriamente determinam problemas no parto. Algumas complicações, contudo, são mais comuns e dependem essencialmente do tamanho e da localização da neoplasia. Os subserosos, quando de tamanho apreciável, podem originar fenômenos de compressão ou cair na escavação retouterina, à custa de pedículo longo, dificultando a parturição.[3-5]

Poderíamos salientar que a distensão e a deformação da cavidade uterina, alterando a lei de acomodação de Pajot, originam maior porcentagem de modificações das apresentações previstas,[3-5] de tal maneira que tumores grandes ou múltiplos, às vezes, se responsabilizam por apresentações anômalas (pélvica, córmica), assim como cefálicas defletidas.

Os miomas intramurais, ao comprometerem a estrutura do miométrio, dificultam a propagação da onda contrátil, alteram a dinâmica uterina e causam distocia funcional, resultando em dificuldade para a evolução do parto. O nódulo tumoral, ao alojar-se na pelve ou envolver a região cervical durante o seu crescimento, pode também impedir a progressão do parto. Assim, constitui conhecimento clássico, endossado constantemente por vários autores, que o leiomioma, atuando como tumor prévio, determina distocia de partes moles.[5]

A ruptura uterina, produto do parto obstruído, representa outra grave complicação. Assinala-se, ainda, maior possibilidade de ruptura prematura das membranas ovulares e de prolapso de cordão.[5] No terceiro e quarto períodos do parto podemos observar atonia uterina com maior frequência nas pacientes com leiomioma, assim como retenção da placenta, acretismo e inversão uterina aguda.[5]

Puerpério

O leiomioma deve preocupar o tocólogo no pós-parto, em função de certas afecções. A hemorragia tardia, por vezes, resulta da má contratilidade e da subinvolução uterina. Outrossim, as dificuldades da dequitação, que levam à retenção de restos placentários, e os leiomiomas, que ocluem o conduto cervical originando loquiometra, facilitam a infecção puerperal.[3-5]

A flebotrombose e mais raramente a torção axial do útero podem ser verificadas no puerpério. Foram relatados, também, casos de coagulopatia na puerperalidade, originários de processos degenerativos do leiomioma, semelhantes aos encontrados na coagulação intravascular de pacientes com neoplasia maligna.[3-5]

■ COMPORTAMENTO DO LEIOMIOMA UTERINO NO CICLO GRAVÍDICO-PUERPERAL

Gestação

Há possibilidade de crescimento dos leiomiomas durante a gravidez, em razão de hipertrofia, hiperplasia, hiperemia e edema. Esses processos reconhecem sua principal causa no grande afluxo hormonal de estradiol e progesterona. Essas alterações estão intimamente relacionadas aos efeitos desses hormônios e dos fatores de crescimento envolvidos na patogênese do tumor.[3-6,11]

A alteração anatomopatológica predominante do leiomioma durante a gestação é a necrobiose asséptica (chamada de degeneração rubra ou carnosa). Também pode ocorrer degeneração hialina, mixoide ou calcificação. A torção de leiomioma subseroso durante a gravidez não é rara, provocando dor abdominal aguda, evoluindo mais raramente para necrose e supuração. Cirurgia nesses casos é indicada e pode ser realizada durante a gestação, podendo ser, eventualmente, por via laparoscópica.[12]

Parto

Durante a parturição há possibilidade de alterações topográficas do leiomioma, ocorrendo inicialmente achatamento e esvaecimento do tumor, notando-se a seguir ascensão espontânea.[3-5]

Puerpério

No puerpério, os leiomiomas, sobretudo os pequenos e médios, sofrem regressão notável, por causa da diminuição do edema, da menor irrigação sanguínea, da involução dos elementos celulares ou mesmo da necrose e reabsorção.[3-5] Nesse período verifica-se, em certas ocasiões, necrobiose séptica, com evolução para gangrena e peritonite, o que constitui risco para a paciente.

■ SINTOMAS ASSOCIADOS AO LEIOMIOMA UTERINO NO CICLO GRAVÍDICO-PUERPERAL

Os sintomas causados pelos leiomiomas podem ser divididos em gerais e locais. Os leiomiomas com necrose asséptica podem acarretar grave repercussão no estado geral, como emagrecimento, anorexia, adinamia, astenia, anemia, calafrios, náuseas e vômitos resultantes da desintegração proteica que ocorre na neoplasia.[13,14] As perturbações tóxico-infecciosas são particularmente mais frequentes e importantes no puerpério.

A dor pode traduzir estado de sofrimento do tumor resultante de processos degenerativos (o principal é a necrobiose asséptica), isquêmicos (torção do pedículo) ou infecciosos. Encontramos, também, dor quando dos miomas paridos e dos cervicais, dificultando a loquiação. Os leiomiomas podem determinar sintomas compressivos urinários e intestinais. Os tumores do segmento inferior promovem compressão da uretra e do trígono vesical, levando à disúria progressiva e mesmo à isquiúria paradoxal. Em geral, o reto se adapta melhor aos fenômenos compressivos, ocorrendo, por vezes, congestão venosa (causando hemorroidas), tenesmo e obstipação.[5,13-15]

A variedade intraligamentar do tipo subseroso, que se desenvolve nas folhas do ligamento largo, pode causar dor ao atingir o ceco, o sigmoide, o ureter, os vasos e os nervos da região. Os sintomas peritoneais resultam de processos degenerativos (degeneração carnosa ou rubra), isquêmicos (torção do pedículo) ou inflamatórios. Em certas ocasiões encontramos quadros de peritonite, como nos leiomiomas supurados.[5,14,15]

■ CONDUTA DIANTE DE LEIOMIOMA NO CICLO GRAVÍDICO-PUERPERAL

Gestação

A conduta inicial é expectante. Diante de sintomas é essencialmente conservadora e paliativa, recomendando-se, algumas vezes, repouso, analgésicos e sedação. A atitude cirúrgica deverá ser adotada apenas em face de complicações ou de quadros dolorosos intensos e rebeldes, com repercussão no estado geral. Ao adotar postura ativa, o tocólogo deverá agir sempre de modo responsável e cuidadoso, segundo os interesses maternos e fetais. A miomectomia durante a gestação será indicada apenas excepcionalmente, pois aumenta a incidência de abortamento, ruptura prematura das membranas, prematuridade, óbito fetal e doença tromboembólica.[3-5,16]

Parto

O leiomioma não constitui por si razão para cesariana, salvo se interferir na evolução do parto. A indicação de parto cesáreo está comumente relacionada a apresentações anômalas, com distocia funcional ou de partes moles.[4,17]

Desaconselhamos firmemente a miomectomia na cesárea, pelo risco de hemorragia (com elevada morbidade puerperal, necessidade de hemotransfusão e, por vezes, histerectomia), de infecção, de atrapalhar a adequada involução uterina e de favorecer os quadros obstrutivos intestinais. Julgamos que a miomectomia deve ser praticada durante a cesárea apenas nos casos selecionados de miomas subserosos pediculados ou nos tumores sediados na linha da histerotomia. Porém, algumas vezes não podemos deixar de realizar a miomectomia em casos de aderências placentárias a miomas intracavitários.[18] Miomas muito volumosos podem requerer histerectomia sempre subtotal, quando não mais se deseja gravidez.

Atualmente, com a evolução da radiologia intervencionista e com sua maior disponibilidade nos centros hospitalares, em casos selecionados em que prevemos o risco de complicação hemorrágica no parto (tamanho e posição dos miomas e acretismo placentário), podemos realizar cateterização percutânea das artérias ilíacas internas, bilateralmente, com cateteres balonados que, na emergência, podem ser inflados, promovendo a obstrução temporária desses vasos, com o objetivo de controlar o sangramento e favorecer o procedimento cirúrgico. Trata-se de uma nova tática a ser considerada em algumas situações.[19]

REFERÊNCIAS BIBLIOGRÁFICAS

1. Schwartz, SM. Epidemiology of uterine leyomiomata. Clin Obstet Gynecol 2001;44(2):316-26.

2. Rein MS. Advances in uterine leiomyoma research: the progesterone hypothesis. Environ Health Perspect 2000;108(Suppl 5):791-3.

3. Rice JP, et al. The clinical significance of uterine leiomyomas in pregnancy. Am J Obstet Gynecol 1989;160(5 Pt 1):1212-6.

4. Coronado GD, et al. Complications in pregnancy, labor, and delivery with uterine leiomyomas: a population-based study. Obstet Gynecol 2000;95(5):764-9.

5. Camano L et al. Leiomioma e puerperalidade. In: Guias de medicina ambulatorial e hospitalar da UNIFESP-EPM. 2003. p.663-72.

6. Donnez J, et al. Unusual growth of a myoma during pregnancy. Fertil Steril 2002;78(3):632-3.

7. Bajekal N, et al. Fibroids, infertility and pregnancy wastage. Hum Reprod Update 2000;6(6):614-20.

8. Campo S, et al. Reproductive outcome before and after laparoscopic or abdominal myomectomy for subserous or intramural myomas. Eur J Obstet Gynecol Reprod Biol 2003;110(2):215-9.

9. Chen YH, et al. Increased risk of preterm births among women with uterine leiomyoma: a nationwide population-based study. Hum Reprod 2009;24(12):3049-56.

10. Blum M. Comparative study of serum CAP activity during pregnancy in malformed and normal uterus. J Perinat Med 1978;6(3):165-8.

11. Maruo T, et al. Sex steroidal regulation of uterine leiomyoma growth and apoptosis. Hum Reprod Update 2004;10(3):207-20.

12. Kosmidis C, et al. Laparoscopic Excision of a Pedunculated Uterine Leiomyoma in Torsion as a Cause of Acute Abdomen at 10 Weeks of Pregnancy. Am J Case Rep 2015;16:505-8

13. Kröncke TJ, et al. Role of magnetic resonance imaging (MRI) in establishing the indication for, planning, and following up uterine artery embolization (UAE) for treating symptomatic leiomyomas of the uterus. Radiologie 2003;43(8):624-33.

14. Bonduki CE, et al. Miomatose uterina no menacme--propedêutica prévia a tratamentos cirúrgicos: como evitar falsas recidivas. I Consenso Latino Americano de Procedimentos Clínicos e Cirúrgicos em Reprodução Humana e Imagenologia Relativa, 2003. (Resumo)

15. Cooper NP, et al. Fibroids in pregnancy--common but poorly understood. Obstet Gynecol Surv 2005;60(2):132-8.

16. Lolis D, et al. Surgical management of leiomyomata during pregnancy. Int J Gynec Obst 1994; 44(1):71-2.

17. Kempson RL, et al. Smooth muscle, endometrial stromal, and mixed Müllerian tumors of the uterus. Mod Pathol 2000;13(3):328-42.

18. Tower AM, et al. Myomectomy after a vaginal delivery to treat postpartum hemorrhage resulting from an intracavitary leiomyoma. Obstet Gynecol 2015;125(5):1110-3.

19. Heaston DK, et al. Transcatheter arterial embolization for control of persistent massive puerperal hemorrhage after bilateral surgical hypogastric artery ligation. AJR Am J Roentgenol 1979;133(1):152-4.

CONDUTA DIANTE DE LEIOMIOMA NO CICLO GRAVÍDICO PUERPERAL

Gestação

118

Capítulo

- Gustavo Anderman Silva Barison ▪ Zsuzsanna Illona Katalin de Jármy Di Bella
- Claudio Emilio Bonduki

Leiomioma Uterino e Contracepção

▪ INTRODUÇÃO

O leiomioma uterino é o tumor genital mais frequente, estando presente entre 20% e 30% das mulheres em idade fértil, como também em mais de 40% quando acima dos 40 anos. Nos EUA, estima-se que a incidência de leiomioma uterino gira em torno de 12,8 por 1.000 mulheres/ano.[1, 2]

Sabe-se que sua etiopatogenia, apesar de ainda não totalmente conhecida, está relacionada à exposição aos esteroides sexuais. É considerado um tumor hormônio-dependente, de tal forma que o estrogênio e a progesterona promovem seu crescimento durante a fase reprodutiva, da mesma forma que a menor exposição a esses hormônios, como na pós-menopausa, promove sua regressão (Figura 118.1).

A literatura comprova que há relação entre alterações genéticas, hormônios sexuais, fatores de crescimento e citocinas na formação dos miomas. Inúmeros trabalhos mostram a maior expressão de receptores de estrogênio e progesterona no tecido miomatoso quando comparado ao miométrio normal.[3] Diversos fatores de crescimento também foram estudados, tendo sua expressão diferente no leiomioma quando comparado ao tecido normal. A proteína Bcl-2, por exemplo, responsável pela inibição da apoptose celular, encontra-se expressa no leiomioma e indetectada no miométrio normal.[4] A progesterona aumenta a expressão dessa proteína. Outro fator de crescimento presente no mioma é o EGF (Fator de Crescimento Epidermal), cujo aumento é estimulado pelo estrogênio.[5] O fator de crescimento fibroblástico básico tem papel importante na gênese dessa doença. O PCNA (antígeno

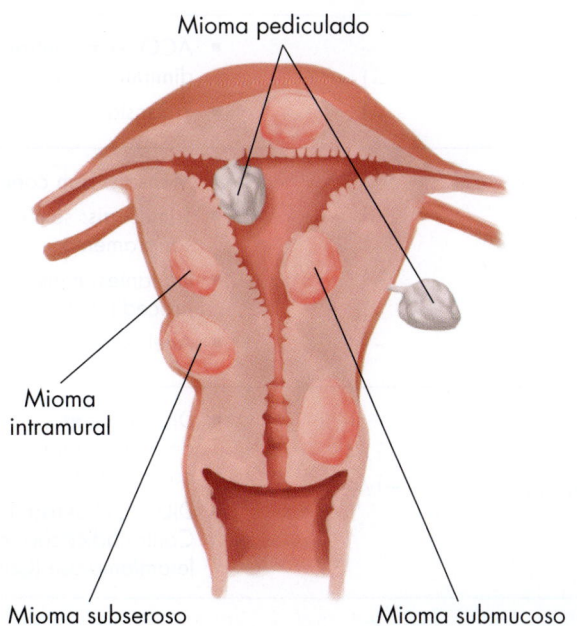

Figura 118.1 Diferentes tipos de leimiomas uterinos.

nuclear de proliferação celular) e o Ki-67 (antígeno associado à proliferação celular) também têm sua expressão aumentada na leiomiomatose e estão vinculados à produção de hormônios sexuais (seja o estrogênio ou a progesterona).[5,6] A proteína p53, proteína de supressão tumoral, tem sua expressão reduzida pelo estrogênio.[7]

De uma forma geral, por ser um tumor altamente prevalente na mulher em sua fase reprodutiva e ter essa relação importante com os hormônios sexuais, entende-se a necessidade de estudar os métodos de contracepção e sua relação com o leiomioma (Tabela 118.1).

■ MÉTODO NATURAL (LACTÂNCIA-AMENORREIA)

Pode ser usado sem contraindicação nas pacientes com leiomioma, sendo, pela Organização Mundial de Saúde (OMS), considerado critério de Elegibilidade 1.

O puerpério e a lactação reduzem o volume dos miomas, pela supressão hormonal fisiológica. A hiperprolactinemia do puerpério leva a uma condição de hipoestrogenismo em consequência do *feedback* negativo na hipófise, que reduz o hormônio liberador de gonado-

Tabela 118.1 Diferentes métodos anticoncepcionais e seu uso na leiomiomatose.

Método	Critério de elegibilidade (OMS)	Uso na leiomiomatose
Método natural (lactância-amenorreia)	–1	Sem contraindicação
Métodos comportamentais		Sem contraindicação
■ Calendário de Ogino-Knaus	–1	Método de Ogino-Knaus com baixa eficácia devido às
■ Temperatura basal	–1	alterações menstruais
■ Muco cervical	–1	
■ Coito interrompido	–1	
Métodos de barreira		Sem contraindicação
■ Condom masculino/feminino	–1	Diafragma – uso com cautela no caso de miomas
■ Diafragma	–1	cervicais e miomas paridos
■ Esponjas	–1	
■ Espermicidas	–1	
Métodos hormonais orais		■ ACO: sem contraindicação. Recomendados, podem
■ Combinados	–1	diminuir o risco de leiomioma, controlam fluxo
■ Progestagênios	–1	■ Progestagênios: sem contraindicação
Métodos hormonais não orais		■ Mensais: sem contraindicação
■ Injetáveis mensais	–1	■ Trimestrais: sem contraindicação. Podem reduzir
■ Injetáveis trimestrais	–1	sangramento
■ Implantes	–1	■ Implantes: muito escape, custo elevado,
■ Anel vaginal	–1	procedimento invasivo
■ Transdérmicos	–1	■ Anel: sem contraindicação
Dispositivo intrauterino		■ DIU: uso com cautela devido a risco aumentado
■ DIU de cobre	–1/4	de hemorragia. Contraindicação: distorção da
■ DIU com liberador de progesterona	–1/4	cavidade uterina pela leiomiomatose (Categoria 4)
		■ DIU com liberador de progesterona: recomendado
		Contraindicação: distorção da cavidade uterina pela
		leiomiomatose (Categoria 4)
Métodos cirúrgicos	C	—

trofina (GnRH) e a produção subsequente de gonadotrofinas hipofisárias.

A sucção do mamilo, por outro lado, também leva ao hipoestrogenismo, pela supressão do GnRH por beta-endorfinas.

■ MÉTODOS COMPORTAMENTAIS

Podem ser usados sem contraindicação em pacientes portadoras de leiomioma, critério de Elegibilidade 1 estabelecido pela OMS,.

É sabido que um dos principais sintomas dos leiomiomas, mais especificamente dos intramurais e submucosos, é a alteração menstrual, com fluxos abundantes e por vezes prolongados, ou ainda perda da ciclicidade e sangramentos intermenstruais. Tal sintoma acaba por alterar muitas vezes o calendário menstrual da paciente. No método de Ogino-Knaus, em que a paciente identifica o período fértil pelas características cíclicas de sua menstruação e seu intervalo, o leiomioma pode promover falhas na sua eficácia, já que altera as características menstruais, com redução consequente do índice de PEARL.

■ MÉTODOS DE BARREIRA

Podem ser usados sem contraindicação em pacientes com leiomioma, apresentando pela OMS critério de Elegibilidade 1. Destaque especial para os miomas cervicais que, embora raros, merecem cuidado especial de quem se usa o diafragma, por conta de possíveis sangramentos e traumas vasculares; e ainda, os miomas paridos, que devem ser extirpados cirurgicamente, antes do uso do método.

■ MÉTODOS HORMONAIS

Inúmeros estudos da literatura mundial já tentaram estudar a relação de métodos hormonais anticoncepcionais e os leiomiomas, tanto no que diz respeito à sua incidência e risco como ao benefício no controle do sangramento e dor.

Pela OMS, tem critério de Elegibilidade 1.

Anticoncepcional hormonal oral

Alguns estudos da literatura, como o de Ross *et al.* mostraram diminuição do risco de desenvolvimento de leiomiomas, com uma taxa 31% mais baixa que a esperada, em pacientes que faziam uso de ACO (Anticoncepcional Combinado Oral), e essa redução de risco era tanto maior quanto mais longo o tempo de uso.[8] Marshall *et al.* observaram risco relativo de 0,47 entre as mulheres que faziam uso do método por período de tempo de quatro a cinco anos.[9]

Chiaffarino *et al.* mostraram também um decréscimo do risco de desenvolvimento de leiomioma mediante o uso do ACO.[10] Jamin *et al.* mostraram diminuição da duração dos ciclos menstruais pelos contraceptivos orais, bem como do volume dos leiomiomas.[11]

Entende-se que o ACO age, nos casos de leiomioma, modificando o endométrio pela ação combinada do estrogênio e progestagênio, declina sua atividade proliferativa e instala fenômenos de pseudodecidualização, diminuindo, dessa forma, a quantidade do fluxo menstrual.[12]

Desse modo, é possível concluir que os anticoncepcionais orais não são contraindicados para as portadoras de leiomioma; pelo contrário, são bastante recomendados, pelos seus benefícios clínicos comprovados no controle do fluxo menstrual. A diminuição do risco de aparecimento de leiomiomas e eventual redução do seu volume ainda são controversos. Se não reduzem seu valor, pelo menos impedem que surjam novos nódulos. Recomenda-se sempre um acompanhamento clínico ginecológico dessas usuárias do método, pelas interações hormonais nos leiomiomas.

Anel vaginal

Não tem contraindicação nas portadoras de leiomioma, apresentando, pela OMS, critério de Elegibilidade 1. Age liberando diariamente etinilestradiol e etonogestrel, sendo suas considerações as mesmas dos anticoncepcionais orais.

Implantes

Não apresentam contraindicação nas portadoras de leiomioma, apresentando, pela OMS, critério de Elegibilidade 1. É um método interessante para as portadoras de leiomioma, porém tem como pontos negativos a ocorrência de frequentes escapes, o custo elevado e a necessidade de intervenção médica para sua inserção. Em nosso serviço, temos evitado seu uso.

Progestagênios (orais e injetáveis)

Não há contraindicação para o uso dos diferentes progestagênios que existem no mercado nas pacientes com leiomioma, apresentando pela OMS critério de Elegibilidade 1.

Existem estudos, como o de Cameron *et al.*, que mostram que o progestagênio isolado, além de atuar na anticoncepção, inibe as mitoses do epitélio endometrial, bloqueando o aumento dos receptores do estradiol. Além disso, o progestagênio inibe a multiplicação dos vasos sanguíneos da camada funcional do endométrio, assim como o aumento do seu estroma. Esses dados poderiam apontar a progesterona isolada como um método bem indicado para controle do sangramento causado pelo leiomioma.[13]

Outros estudos, como o de Olvera-Maldonado *et al.*, mostram uma diminuição do risco de leiomioma, bem como sugerem diminuição do seu volume, pelo acetato de medroxiprogesterona (injetável trimestral). Essa relação mostrou-se mais acentuada quando o seu uso for por mais de cinco anos.[14]

Em nosso ambulatório da Unifesp/EPM, temos evitado o método injetável trimestral de medroxiprogesterona em pacientes com leiomioma uterino, pelo seu efeito de depósito e duração de três meses, desvantagem no caso de eventual má aceitação do método e sintomas colaterais.

No entanto, a literatura ainda é pobre em estudos que mostrem a relação da contracepção com progestagênio isolado em pacientes com leiomioma.

Injetáveis mensais

A OMS não contraindica o injetável mensal como método contraceptivo em pacientes com leiomioma uterino, que também apresenta atualmente critério de Elegibilidade 1. A OMS recomenda o uso do método, individualizando aqueles que associam acetato de medroxiprogesterona com cipionato de estradiol e enantanato de noretisterona com valerato de estradiol.

Dispositivos intrauterinos

Pela OMS, o DIU de cobre não tem contraindicação em portadoras de leiomioma, apresentando critério de Elegibilidade 1. No entanto, é sabido que seu uso deve ser feito com cautela, principalmente pelo risco aumentado de hemorragia, relacionado à própria fisiopatologia da doença, maior volume uterino e, portanto, maior área de sangramento. Como ressalva, ainda, é sabido que há contraindicação (critério 4) para seu uso, que é a distorção da cavidade uterina por miomas intramurais e submucosos, motivo pelo qual deve haver uma avaliação pré-inserção adequada da paciente e suas condições uterinas.

O Sistema Intrauterino (SIU) liberador de progestagênio é bastante recomendado em pacientes com leiomioma, mais até que o DIU de cobre apenas. No Brasil, o mais conhecido é o que libera 25 mcg diários de levonorgestrel (Mirena®).

A literatura mostra que a liberação diária do progestagênio reduz os receptores de progesterona do endométrio, bem como indução à produção do fator de crescimento insulina-símile, que acaba por diminuir a produção do fator de crescimento epidermal, conforme demonstrado por estudos como o de Critchley *et al.*[15,16]

Existem estudos da literatura que mostraram a diminuição da incidência de leiomioma em usuárias do SIU, quando comparadas às usuárias do DIU de cobre comum, bem como diminuição da necessidade de cirurgias para leiomioma nas pacientes usuárias do método, como o estudo de Sivin e Stern.[17]

Outros mostraram redução do fluxo menstrual, como Starczewski *et al.*[18] Coleman *et al.* apontam possível redução do volume dos leiomiomas com o método, embora esse último achado seja ainda controverso na literatura (Figura 118.2).[19]

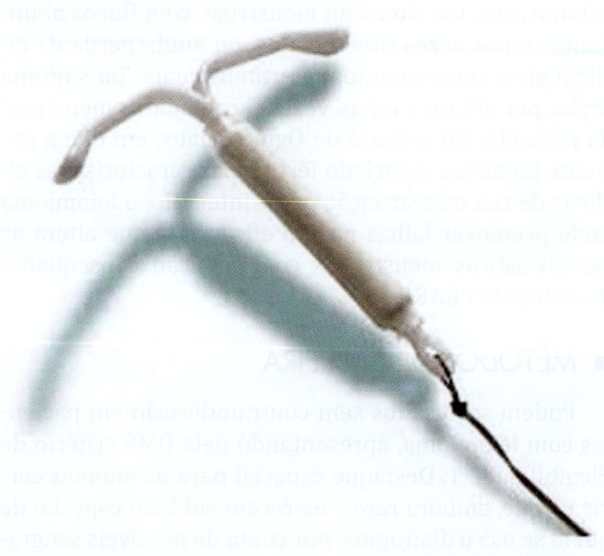

Figura 118.2 Dispositivo intrauterino liberador de levonorgestrel (Mirena®).

■ MÉTODOS DEFINITIVOS

A literatura também é pobre em trabalhos que comparem a relação entre a laqueadura tubária e o leiomioma uterino.

Pela OMS, seu uso é recomendado, porém, com cautela.

Alguns estudos, como o de Chen *et al.*, mostram que o método pode ser considerado um fator de risco para leiomioma, observando uma prevalência maior da doença em pacientes laqueadas do que nas usuárias de outros métodos. Esse dado é controverso, uma vez que tal aumento pode ser justificado, por exemplo, pela média de idade das mulheres laqueadas, maior do que as usuárias de outros métodos, que por si só aumenta a incidência dos leiomiomas.[20]

A existência da chamada síndrome pós-laqueadura, com aumento do fluxo menstrual, cólicas e irregularidade menstrual, é bastante controversa.[21]

CONSIDERAÇÕES FINAIS

Como conclusão, vê-se que o tema *anticoncepção* e *leiomioma* é bastante complexo, apresentando pontos ainda controversos na literatura. De uma forma geral, pode-se dizer que os anticoncepcionais hormonais orais (tanto combinados como apenas com progestagênios), o injetável mensal e os SIUs são métodos muito indicados e recomendados para pacientes com leiomioma, podendo propiciar importante benefício clínico para tais pacientes, como temos observado bastante em nosso ambulatório.

É importante lembrar sempre que o acompanhamento clínico ginecológico dessas pacientes é fundamental.

REFERÊNCIAS BIBLIOGRÁFICAS

1. Lemgruber M, et al. Mioma uterino. In: Febrasgo: tratado de ginecologia. Rio de Janeiro: Revinter; 2000. p.1102.

2. Bozzini N. Febrasgo manual de orientação: leiomioma uterino. São Paulo: Ponto; 2004.

3. Englund K, et al. Sex steroids receptors in human myometrium and fibroids: changes during the menstrual cycle and gonadotropin-releasing hormone treatment. J Clin Endocrinol Metab 1998;83(11):409-21.

4. Matsuo H, et al. Increased expression of Bcl-2 protein in human uterine leiomyoma and its up-regulation by progesterone. J Clin Endocrinol Metab 1992;82(1):293-9.

5. Shinomura Y, et al. Up-regulation by progesterone of proliferating cell nuclear antigen and epidermal growth fator expression in human uterine leiomyoma. J Clin Endocrinol Metab 1998;83(6):2192-201.

6. Wu J, et al. Research on the relationship between estrogen receptor and progesteron receptor, cell proliferation hormone concentrations. Zhonghuan Ke Za 1998;30(10):603-7.

7. Gao Z, et al. p53 Tumor Suppressor protein content in human uterine leiomyomas and its down-regulation by 17 beta-estradiol. J Clin Endocrinol Metab 2002;87(8):3915-20.

8. Ross RK, et al. Risk factors for uterine fibroids: reduced risk associated with oral contraceptives. Br J Med 1986;293(6543):359-65.

9. Marshall LM, et al. A prospective study of reproductive factors and oral contraceptive use in relation to the risk of uterina leiomyomata. Fertil Steril 1998;70(3):43-9.

10. Chiaffarino F. Use of oral contraceptives and uterine fibroids: results from a case- control study. Br J Obstet Gynecol 1999;106(8):857-65.

11. Jamin C, et al. Selective prescribing of third generation oral contraceptives. Contraception 1996;54(1):55-8.

12. Claessens EA, et al. Acute adolescent menorrhagia. AM J Obstet Gynecol 1981;139(3):277-86.

13. Cameron IT. Dysfunctional uterine bleeding. Baillieres Clin Obstet Gynaecol 1989;3(2):315-27.

14. Olvera-Maldonado AJ, et al. Treatment of uterine fibroids with medroxiprogesterone in perimenopause patients. Ginecol Obstet Mex 2015;83(1):41-9.

15. Anderson, JK, et al. Levonorgestrel-releasing intrauterine device in the treatment of menorrhagia. Br J Obstet Gynaecol 1990;97(8):690-8.

16. Critchley HO, et al. Endometrial effects of intrauterine levonorgestrel. Contraception 2007;75(6 Suppl):S93.

17. Sivin I, et al. Health during prolonged use of levonorgestrel 20 ug/d and the copper Tcu 380 Ag intrauterine contraceptive devices: a multicenter study. International Committee for Contraception Research (ICCR). Fertil Steril 1994; 61(1):70-9.

18. Starczewski A, et al. Intrauterine therapy with levonorgestrel releasing IUD of women with hypermenorrhea secondary to uterine fibroids. Ginekol Pol 2000;71(9):1221.

19. Coleman BG, et al. Leiomyomas: sonographic study. Radiology 1987 164(2):375.

20. Chen CR, et al. Risk factors for uterine fibroids among women undergoing tubal sterilization. Am J Epidemiol 2001;153(1):20-6.

21. Araujo F, et al. Planejamento familiar. In: Prado C, et al. Atualização terapêutica. Porto Aletre: Artes Médicas; 2007. p.559.

Manejo Clínico

▪ TRATAMENTO

O tratamento de miomas pequenos e assintomáticos pode ser expectante. Quando provocam sintomas relevantes (como dismenorreia e sangramento excessivo), é necessário tratá-los. Deve-se proceder da mesma forma em relação aos os leiomiomas grandes que provocam sintomas compressivos.

A histerectomia total com salpingectomia bilateral e conservação ou não dos ovários (a depender da idade) é o padrão-ouro do tratamento (vide capítulo específico). Pode ser efetuada por qualquer técnica. Na vaginal, é importante previamente descartar miomas pediculados, pelo ultrassom, para que não deixem de ser removidos. A FDA, em 2014, alertou que, nos miomas, podem existir células sarcomatosas e, desse modo, desaconselha por ora a morcelação. A histerectomia deve ser total porque podem, depois, surgir miomas no colo residual. Desnecessário dizer que, quando o útero for importante para a reprodução, dever-se-á conservá-lo.

Ausente o desejo de gravidez e o útero não sendo suficientemente grande para merecer a histerectomia, pode-se tratar, temporariamente, as pacientes com medicamentos. Os anti-inflamatórios atenuam a dismenorreia e a quantidade de fluxo porque reduzem as prostaglandinas e aumentam os leucotrienos. Os anticoncepcionais orais (ou parenterais) podem ser usados segundo o modo convencional ou contínuo, impedindo a ovulação e a menstruação. Podem-se administrar as pílulas por 12 meses ou fazer interrupções a cada quatro, de modo que a paciente só vai "menstruar" três vezes ao ano. É esperado que, após longo tempo de uso de anticoncepcionais hormonais, ao se interrompê-los, o sangramento seja pequeno e a paciente sinta cólicas fortes. Porém, só as terão poucas vezes e é sempre conveniente iniciar os anti-inflamatórios dois dias antes da interrupção da terapêutica hormonal para evitar as dores ou pelo menos atenuá-las.

Melhor do que esses anticoncepcionais, o uso do sistema liberador intrauterino de levonorgestrel (Mirena®) deve ser a preferência, uma vez que elimina o sangramento em 60% a 70% das pacientes e o diminui nas demais. Da mesma forma, também acaba com a dismenorreia e reduz o volume dos nódulos pequenos e, portanto, do útero.

Os antiprogestínicos ou os moduladores seletivos de receptor de progesterona (por serem antiproliferativos) podem ser benéficos; porém, estão indisponíveis no momento. Seu lançamento, no entanto, é aguardado para logo. Do mesmo modo, os SERMs, os antiestrogênios completos e os inibidores de aromatase, estão insuficientemente testados.

Esses tratamentos hormonais devem ser prolongados até a menopausa porque, depois, o hipoestrogenismo impede o aumento ou até diminui os nódulos. Pode ser interrompido antes e dar lugar à histerectomia, diante do insucesso daqueles tratamentos já referidos.

Entre os métodos não cirúrgicos destaca-se o agonista GnRH, que reduz o volume dos nódulos em até 80%, ao provocar diminuição intensa de estrogênios e de progesterona. Também causa apoptose, aumento de resistência vascular, isquemia, estresse oxidativo e dano ao DNA; por fim, necrose tissular.

Parece que muitas das ações do agonista se fazem por meio de receptores de GnRH no leiomioma e também no miométrio; em outras palavras, o agonista impediria a atividade proliferativa normalmente induzida pelo GnRH. Os agonistas diminuem mais os miócitos do que a matriz extracelular, e mais os nódulos do que o miométrio normal. Também reduzem a expressão de vários genes envolvidos na etiologia do tumor. O efeito máximo é obtido com três meses de tratamento, não se prolongando por mais tempo porque não se conseguem, em geral, resultados adicionais significantes. Caso não responda ao tratamento, pensar em leiomiossarcoma.[1]

A indicação principal é o preparo do útero para a gravidez, porém, ao diminuir o volume do órgão como um todo, facilita a miomectomia, havendo também menor perda sanguínea durante o ato cirúrgico. Desse modo, o a-GnRh tem igualmente indicação pré-operatória.

Durante o hipoestrogenismo provocado pela agonista, para evitar os fogachos, a dispareunia, a disforia (depressão) e as lesões endoteliais, devem-se prescrever estrogênios. Evitar os progestagênios, inclusive a tibolona, pois reduzem os benefícios que os agonistas propiciarão, provavelmente por conta de sua ação antiapoptótica.

Apesar de contrassenso, a reposição hormonal após a menopausa não está contraindicada. Pequenas doses de estrogênio com progestagênios ou, melhor ainda, tibolona são aconselháveis. Não se devem prescrever só estrogênios por causa de eventuais focos residuais de endometriose associados. Em particular, o estrogênio por via transdérmica não deveria ser utilizado porque pode fazer com que os leiomiomas submucosos sangrem com mais facilidade.

O tratamento com inibidores de fatores de crescimento, em especial do fibroblástico básico é uma esperança que está por vir.

Como procedimentos preventivos devem-se fazer estudos genéticos para analisar os polimorfismos dos receptores de estrogênios que estão, pelo menos nas mulheres negras, relacionados ao desenvolvimento de leiomiomas.

Entretanto, o próprio antecedente familiar e a raça, reforçados ou não por estudos gênicos, já apontam aquelas que têm maior probabilidade em desenvolver a moléstia. Aconselha-se que essas pacientes tenham o desejo reprodutivo realizado em curto espaço de tempo, antes que apareçam os miomas ou os já existentes tornem-se complicadores da fertilidade.[2]

Deve-se recomendar a correção de hábitos de vida, como manter o peso (ou perdê-lo) por meio de dietas e de exercícios físicos, abster-se de carne vermelha e de álcool; aconselhar laticínios para as pacientes negras.

Os contraceptivos hormonais (combinados monofásicos) podem ser prescritos para impedir o nascimento de novos nódulos, portanto, de algum modo controlar a evolução da doença. A reposição hormonal após a menopausa pode ser feita. Se houver crescimento, suspeitar de leiomiossarcoma.

■ CONCLUSÕES

- É doença benigna, frequente, crônica e recidivante provocada por alterações cromossômicas e por estrogênios e pela progesterona; aparece na menacme, em pacientes com menarca precoce, nuligesta, obesas; melhora ou desaparece após a menopausa e durante a ação dos agonistas de GnRH.

- Sangramento uterino anormal e dismenorreia são os sintomas mais comuns (miomas intramurais) e compressão de órgãos quando subserosos e grandes; porém, há casos assintomáticos.

- O tratamento ideal é a histerectomia total por qualquer técnica. Porém, quando há desejo reprodutivo, e até o momento que queiram engravidar, deve-se cuidar da doença com contraceptivos hormonais e com AINH para combater a cólica e o sangramento. Os contraceptivos hormonais bloqueiam o nascimento de novos nódulos e não interferem no crescimento dos já existentes. O SIU-LNG é uma excelente forma terapêutica para diminuir o sangramento excessivo e a dismenorreia.

Tabela 119.1 Modalidades terapêuticas.
Medicamentoso
- Anti-inflamatórios não hormonais
- Contracepção hormonal (qualquer via)
- SIU-LNG
- Antiestrogênios
- Agonista ou antagonista de GnRH
- Inibidores de aromatase
- SERMs
- Antiprogestínicos

REFERÊNCIAS BIBLIOGRÁFICAS

1. Lima GR, Aldrighi JM, et al. Leiomiomas. In: --------- Ginecologia clínica. São Paulo: Atheneu; 2015. p.193-9.
2. Gomes MTV et al. Doenças do corpo do útero. Leiomiomas. In: Sartori MH, et al. Saúde da mulher. São Paulo:Elsevier; 2013. p.177.

Capítulo 120

■ Mariano Tamura Vieira Gomes

Tratamento Conservador – Indicações, Técnica, Resultados e Complicações

■ INTRODUÇÃO

Frente aos sintomas causados pelos leiomiomas e considerando-se idade, paridade, condições concomitantes e desejo reprodutivo ou de manter o útero, assim como número, localização e tamanho dos tumores, existem opções terapêuticas conservadoras, sejam cirúrgicas ou intervencionistas. A oportunidade de tratamento conservador dá à mulher, muitas vezes, a possibilidade de gravidez futura, assim como a de manutenção da função menstrual. Vai, também, ao encontro daquelas pacientes que buscam técnicas que tratem a doença e mantenham o órgão acometido, de maneira minimamente invasiva, com rápida recuperação e retorno às atividades diárias. Segundo o Colégio Americano de Ginecologia e Obstetrícia e a Sociedade Americana de Medicina Reprodutiva, a miomectomia é o tratamento cirúrgico conservador indicado para mulheres que desejam preservar a fertilidade e a menstruação e deve ser realizada quando as indicações para a cirurgia são cumpridas, ou seja, há pelo menos um dos seguintes sintomas: sangramento uterino anormal não responsivo ao tratamento medicamentoso, dor pélvica que interfere na qualidade de vida, dispareunia, infertilidade acompanhada de distorção do endométrio, oclusão tubária ou cervical, complicações obstétricas prévias relacionadas ao mioma, compressão de estruturas adjacentes ao útero com alteração da frequência urinária, urgência miccional e/ou obstipação intestinal.[1]

Diferentes vias e técnicas estão disponíveis para o procedimento e, inclusive, podem ser associadas. A miomectomia histeroscópica é a técnica de escolha para o leiomioma submucoso, por vezes precedida pela a-GnRH, com o objetivo de reduzir o nódulo e causar atrofia do endométrio e, quando não há desejo reprodutivo, pode ser acompanhada de sua ablação, com o intuito de di-

minuir ainda mais o sangramento. Por meio da miomectomia vaginal, retiram-se o leiomioma parido, pela torção do seu pedículo, e nódulos cervicais intravaginais. Laparotomia e laparoscopia (convencional ou assistida por robô) são as vias de acesso para o tratamento dos miomas intramurais e/ou subserosos, devendo-se proceder minuciosa avaliação de seu número, tamanho e localização, além da mobilidade uterina e das condições pélvicas eventualmente associadas, como outras enfermidades. A miomectomia por laparotomia tem sua indicação em face de tumores múltiplos e/ou volumosos, e a prescrição de a-GnRH no pré-operatório deve ser individualizada.

Devemos ressaltar que a miomectomia, assim como outros tratamentos conservadores, nem sempre é definitiva, já que a taxa de recorrência se mantém em torno de 30% a 40% em cinco anos, com indicação de histerectomia em 8% das pacientes.[2] Acredita-se que a avaliação pré-operatória adequada, seguida da remoção de todos os tumores, seja importante para diminuir esses índices, que são menores quando os miomas são únicos. As complicações da miomectomia também estão diretamente relacionadas ao número de nódulos, e os principais riscos são: hemorragia intra e pós-operatória, formação de aderências e rotura uterina em gestação subsequente, no terceiro trimestre ou durante o trabalho de parto.

Os índices de gestação pós-miomectomia em pacientes previamente inférteis são semelhantes da laparotomia e laparoscopia. Situam-se em torno de 50%, com cerca de 70% para aquelas pacientes sem fatores associados (85% de gestações espontâneas) e 33% a 45% para casais com outras causas de infertilidade (39% de gestações com reprodução assistida). A taxa de abortamento é de 20%, semelhante à da população geral.[3,4]

■ MIOMECTOMIA LAPAROSCÓPICA × MIOMECTOMIA LAPAROTÔMICA

Leiomiomas intramurais e subserosos, além de alguns miomas submucosos de grandes dimensões, que provocam sintomas justificando a intervenção cirúrgica, encontram, na videolaparoscopia ou na laparotomia, alternativas de tratamento conservador. O número de nódulos e sua localização podem determinar a via de escolha. Tumores com diâmetro máximo de 7 cm a 10 cm, únicos ou acompanhados de até quatro a seis nódulos menores, provavelmente poderão ser tratados por laparoscopia. Nos leiomiomas maiores ou nos casos de nódulos muito numerosos, podem-se encontrar algumas limitações para a laparoscopia, como sangramento excessivo, sutura inadequada e tempo cirúrgico muito longo, anulando as vantagens dessa via. No entanto, tais características não impedem a laparoscopia; tudo dependerá da experiência da equipe cirúrgica, assim como da disponibilidade de instrumentos adequados, com possível extensão das indicações laparoscópicas por meio do advento da cirurgia robótica (laparoscopia assistida por robô), principalmente pela facilitação da sutura endoscópica.

Estudo comparando laparoscopia e minilaparotomia, quanto à viabilidade, segurança, morbidade e índice de gravidez, mostrou menores morbidade, perda sanguínea e tempo de internação e maior taxa de gravidez no grupo submetido à laparoscopia. O índice de complicações foi semelhante e o tempo cirúrgico foi um pouco maior na laparoscopia.[5] Outro estudo, multicêntrico, encontrou menores tempo de sutura e grau de dificuldade cirúrgica na minilaparotomia, enquanto perda sanguínea, tempo de internação e quantidade de analgésicos foram menores na laparoscopia. A taxa de recorrência foi de 27% na laparoscopia e de 23% na laparotomia.[6] Em metanálise de ensaios clínicos aleatorizados, com 576 pacientes, a miomectomia laparoscópica associou-se à redução da perda sanguínea intraoperatória, com menor queda de hemoglobina, menos complicações e dor pós-operatória e melhor recuperação no prazo de 15 dias, porém com tempo mais longo de cirurgia. Complicações graves, taxa de gravidez e recorrência foram comparáveis nos dois grupos.[7] Tais dados demonstram que, se realizada por cirurgiões capacitados e em pacientes adequadamente selecionadas, a miomectomia laparoscópica pode ser melhor opção que a cirurgia aberta.

Duas questões, porém, têm sido relacionadas à miomectomia laparoscópica e, por isso, merecem especial atenção. A primeira diz respeito à rotura uterina no local da cicatriz cirúrgica em gravidez subsequente. Trata-se de evento de origem multifatorial, a depender do número, da localização, da extensão e da profundidade das suturas, além de fatores relacionados à gravidez, em especial aqueles que levam à hiperdistensão miometrial (gemelidade, poli-hidrâmnio, macrossomia) ou ao tônus uterino aumentado. Com relação à laparoscopia, para minimizar esse risco, é preciso que a sutura tenha tensão adequada em quantos planos forem necessários e ter cuidado para não usar eletrocoagulação no leito miometrial de maneira excessiva, preferindo-se a hemostasia com pontos de sutura.[4] Avanços tecnológicos, como a plataforma cirúrgica robótica e os fios de sutura farpados, podem auxiliar o cirurgião a executar essa tarefa, que é tecnicamente complexa e trabalhosa e, ao mesmo tempo, fundamental para um bom resultado cirúrgico.[8] A segunda questão diz respeito ao uso do morcelador eletromecânico, com riscos inerentes à técnica, descritos a seguir: disseminação inadvertida de células malignas, na eventualidade do diagnóstico incidental de sarcoma por ocasião da cirurgia para mioma sintomático (risco de 0,3%); surgimento de miomas parasitas, localizados em omento, intestino ou peritônio; e lesões viscerais ou vasculares graves.[9,10] Com o propósito de minimizar esses riscos, além do manuseio cuidadoso do instrumental e da inspeção minuciosa da cavidade abdominal, para que não se deixem fragmentos de tumores após o procedimento, têm-se buscado alternativas mais seguras para a remoção de tecidos e peças cirúrgicas de médias ou grandes dimensões. Nesse sentido, opta-se pela colpotomia sempre que possível.

■ MIOMECTOMIA HISTEROSCÓPICA

Além do sangramento uterino anormal, principal manifestação dos leiomiomas submucosos, os nódulos intracavitários também podem contribuir para infertilidade e complicações obstétricas. São adequadamente tratados pela histeroscopia na maioria das vezes, e sua exérese está associada à melhora clínica e da taxa de gravidez e redução das complicações obstétricas.[11]

A classificação mais utilizada, desenvolvida pela Sociedade Europeia de Endoscopia Ginecológica (ESGE), tem importância na medida em que ajuda a identificar os casos em que há maior dificuldade para a ressecção histeroscópica, dividindo-os em três grupos:

- tipo 0 – o nódulo encontra-se inteiramente na cavidade uterina;
- tipo 1 – 50% ou mais do nódulo está na cavidade uterina;
- tipo 2 – menos de 50% do nódulo localiza-se na cavidade uterina.

Estudo com miomectomias histeroscópicas demonstrou sucesso em 94,4% das pacientes, com recidiva de 2% entre 12 e 24 meses e de 3% em 36 meses.[12] Ressecções incompletas podem ocorrer quando há sobrecarga hídrica, sangramento excessivo ou quando o nódulo chega muito próximo à serosa (leiomioma submucoso do tipo 2). Se isso ocorrer, uma histeroscopia diagnóstica de controle deve ser agendada dois a três meses após a cirurgia, para determinar a necessidade de complementação terapêutica. Caso haja sangramento excessivo durante o procedimento, pode-se realizar coagulação do leito cirúrgico e, após o término do procedimento, colocar um cateter de Foley na cavidade uterina, inflando-o com 15 a 30 mL, por seis a 12 horas. Alternativamente, pode-se controlar o sangramento inserindo uma gaze impregnada com vasoconstritor.

Sobrecarga hídrica pode ocorrer quando o meio líquido de distensão da cavidade uterina é absorvido em grande quantidade e entra no sistema vascular rapidamente, em especial quando se utiliza meio hipotônico, como manitol, sorbitol ou glicina (necessários quando se aplica corrente monopolar), com risco de hiponatremia, hipo-osmolaridade, insuficiência cardíaca congestiva, edema agudo de pulmão, edema cerebral e arritmia cardíaca. Em contrapartida, a distensão com soro fisiológico (indicada quando se usa corrente bipolar) proporciona uma redução do potencial de sobrecarga e de complicações osmóticas e desequilíbrio hidroeletrolítico.[13,14] O controle do balanço hídrico é importante e o procedimento deve ser suspenso se o déficit estiver em 1.500 mL ou 2.500 mL, a depender do fluido utilizado, das condições clínicas e do monitoramento. A utilização da pressão mais baixa possível para distensão da cavidade (até 100 mmHg) também é uma estratégia para atenuar os riscos de absorção excessiva de fluidos e a anestesia peridural ou a raquidiana são preferidas por possibilitarem avaliação do nível de consciência da paciente, já que confusão mental pode ser um dos primeiros sintomas da sobrecarga hídrica. Além disso, a paciente pode manifestar cefaleia, tontura, agitação, tosse, vômitos ou dor abdominal. Podem ocorrer aumento da pressão arterial e queda da frequência cardíaca. Sintomas neurológicos, incluindo espasmos musculares, perda da consciência, convulsões e coma, podem surgir com a evolução do quadro, se o tratamento não for imediato. Em geral, essas condições são corrigidas com interrupção do ato cirúrgico, restrição hídrica, administração de diurético de alça (furosemida), oxigenação e reversão do distúrbio hidroeletrolítico.

A perfuração uterina com ou sem queimadura com corrente elétrica pode ser complicação grave, mais fre-

quente durante a ressecção de leiomioma do tipo 2. Embora o eletrodo de corrente bipolar seja mais seguro que o monopolar, as mesmas lesões podem acontecer, envolvendo alças intestinais ou bexiga. Nessa situação, é mandatório realizar uma laparoscopia para avaliar a gravidade da lesão e repará-la adequadamente.

REFERÊNCIAS BIBLIOGRÁFICAS

1. Olive D, et al. Conservative surgical management of uterine myomas. Obstet Gynecol Clin N Am 2006; 33(1):115-24.
2. Rosetti A, et al. Long-term results of laparoscopic myomectomy: recurrence rate in comparison with abdominal myomectomy. Hum Reprod 2001; 16(4):770-4.
3. Bradley SH, et al. Laparoscopic miomectomy for symptomatic uterine myomas. Fertil Steril 2005; 83(1):1-23. Review.
4. Seracchioli R, et al. Fertility and obstetric outcome after laparoscopic myomectomy of large fibroid: a randomized comparison with abdominal myomectomy. Hum Reprod 2000; 15(12):2663-8.
5. Palomba S, et al. A multicenter randomized, controlled study comparing laparoscopic versus minilaparotomic myomectomy: short-term outcomes. Fertil Steril 2007; 88(4):942-51.
6. Sizzi O, et al. Italian multicenter study on complications of laparoscopic myomectomy. J Minim Invasive Gynecol. 2007;14(4):453-62..
7. Jin C, et al. Laparoscopic versus open myomectomy--a meta-analysis of randomized controlled trials. Eur J Obstet Gynecol Reprod Biol 2009 ;145(1):14-21.
8. Iavazzo Cet al. Robotic assisted vs laparoscopic and/or open myomectomy: systematic review and meta-analysis of the clinical evidence. Arch Gynecol Obstet. 2016 Jul;294(1):5-17.
9. Epstein JH, et al. Parasitic myomas after laparoscopic myomectomy: case report. Fertil Steril 2009;91(3):932.e13-14.
10. Bogani G, et al. Morcellation of undiagnosed uterine sarcoma: a critical review. Crit Rev Oncol Hematol 2016;98:302-8.
11. Istamatellos I, et al. Hysteroscopic myomectomy. Eur Clinics Obstet Gynaecol 2007; 130(2):232-7.
12. Polena V, et al. Long-term results of hysteroscopic myomectomy in 235 patients. EJOGRB 2007;130:232–7.
13. Arieff AI, et al. Endometrial ablation complicated by fatal hyponatraemic encephalopathy. JAMA 1993; 270(10):1230-2.
14. Istre O, et al. Changes in serum electrolytes after resection of the endometrium and submucous fibroids with the use of glycine 1.5% for uterine irrigation. Obstet Gynecol 1992; 80(2):218-22.

120.1
Miomectomia

120.1.1 Miomectomia Laparotômica

■ Mariano Tamura Vieira Gomes ■ Franco Loeb Chazan

■ INTRODUÇÃO

A miomectomia por laparotomia, também denominada aberta ou convencional, tem sua indicação frente aos miomas sintomáticos, nas mulheres que querem manter o útero, principalmente na presença de tumores múltiplos e/ou volumosos. A avaliação plena e minuciosa da paciente, somada ao preparo pré-operatório necessário, ao ato operatório criterioso e ao pós-operatório cuidadoso, constituem os alicerces para a obtenção do resultado almejado.[1]

A avaliação pré-operatória tem como finalidade identificar condições ou eventos que possam influenciar de forma desfavorável o intraoperatório, assim como o pós-operatório imediato ou tardio. Essas medidas devem ser realizadas, de preferência, em regime ambulatorial ou, excepcionalmente, com a paciente internada. Na avaliação clínica, procura-se determinar o risco cirúrgico que envolve os vários sistemas (cardiovascular, respiratório, urinário, digestório, hematológico – importantíssimo na miomectomia, pelo risco de sangramento intraoperatório –, neurológico, endocrinológico), bem como obesidade, idade, imunodepressão, alergias, medicações em uso (anticoncepcionais, por exemplo), hábitos pessoais (tabagismo e alcoolismo, entre outros), antecedentes familiares, cirurgias prévias, alteração psíquica. Entre os exames laboratoriais, destacam-se a hemoglobina e o hematócrito, que devem também ser monitorizados no pós-operatório.

Já na sala cirúrgica:

1. A paciente é posicionada em decúbito dorsal horizontal após a realização da anestesia. Ela também pode ser posicionada em posição semiginecológica, com as coxas flexionadas 15 graus em relação ao abdome e os joelhos separados por 30 graus, especialmente em cirurgias mais complexas, que necessitam do segundo auxiliar próximo ao campo operatório, assim como na presença de leiomiomas maiores, fixos na cavidade pélvica, para possibilitar o toque vaginal no intraoperatório.

2. É realizada sondagem vesical de demora, após antissepsia do abdome, da região perineal e da vagina. O toque vaginal, realizado após a anestesia, e o esvaziamento vesical podem ajudar a obter informações relativas ao tamanho do útero, à mobilidade, proximidade e aderências a órgãos adjacentes e, assim, auxiliar na escolha da incisão.

3. Utilizam-se preferencialmente incisões abdominais transversas, pelo melhor resultado estético, menos dor pós-operatória e menor índice de deiscência da ferida operatória. A incisão de Pfannenstiel fornece habitualmente um adequado campo operatório. Quando é necessária maior exposição em razão do grande volume uterino, têm-se utilizado as aberturas à Cherney ou à Maylard (seccionando os músculos retoabdominais na sua inserção tendínea ou acima dela). A incisão longitudinal mediana fica restrita aos casos em que há uma incisão prévia ou em úteros muito grandes e de difícil mobilização.

4. Em seguida, avalia-se criteriosamente a cavidade. O conjunto do útero e dos miomas é estudado para definir qual mioma deve ser retirado primeiro. Essa determinação ajuda na enucleação de outros nódulos e minimiza o sangramento. Afastadores autoestáticos e compressas úmidas para afastar as alças intestinais podem ser utilizados.

5. Pode-se recorrer a algumas técnicas para redução do sangramento nos casos com alto risco hemorrágico, como injeção de vasopressina na superfície dos nódulos, garroteamento istmo-cervical uterino ou ligadura das artérias uterinas, que pode ser temporária ou definitiva, embora não esteja bem definido qual o impacto dessa prática em gestações futuras.[2]

6. A dissecção deve expor gradativamente o leiomioma, com palpação simultânea, para delimitar fibras sadias do miométrio e sua pseudocápsula. A técnica palpatória é um passo importante não apenas para a enucleação do nódulo, mas também para reconhecimento e exérese de pequenos nódulos intramurais ou submucosos. O cuidado para não lesar as tubas uterinas é uma preocupação. Na eventualidade de se abrir a cavidade uterina, é tomado grande cuidado para não lesar o endométrio. Ao enuclear os miomas contidos nesse local, deve-se ter bastante zelo para não trazer conjuntamente tecido endometrial.

7. Se a cavidade uterina estiver aberta, seu fechamento será realizado em sutura contínua, com fio absorvível fino de poliglactina multifilamentar (3-0). A sutura dos demais planos deve ser feita em quantas camadas forem necessárias, mediante o espaço deixado pelo leiomioma. Quanto ao fio de sutura, são utilizados os absorvíveis de poliglactina multifilamentar (2-0 ou 0).

8. Ao término do procedimento, a hemostasia é revisada minuciosamente e a cavidade, lavada. Eventualmente, são aplicados hemostáticos ou membranas antiaderentes.

Ao realizar a prescrição, deve-se ter especial atenção ao risco inerente de sangramento no pós-operatório imediato da miomectomia.

REFERÊNCIAS BIBLIOGRÁFICAS

1. Saridogan E. Surgical treatment of fibroids in heavy menstrual bleeding. Womens Health 2016;12(1):53-62.
2. Conforti A, et al. Techniques to reduce blood loss during open myomectomy: a qualitative review of literature. Eur J Obstet Gynecol Reprod Biol 2015;192:90-5.

A via laparoscópica impede a palpação direta para identificação dos miomas no intraoperatório. Dessa forma, os exames de imagem pré-operatórios são essenciais para mapeamento dos nódulos e planejamento cirúrgico. A ultrassonografia transvaginal é o primeiro exame a ser realizado, com baixos custo e complexidade; no entanto, é examinador-dependente e tem suas limitações, principalmente nos úteros grandes e/ou com múltiplos miomas. Por isso, a ressonância magnética, se disponível, torna-se o exame de escolha. São informações importantes as dimensões uterinas, as medidas e a topografia dos miomas e os mantos miometriais interno e externo. É útil também a histeroscopia diagnóstica, para avaliação dos miomas submucosos.[1]

■ PRÉ-OPERATÓRIO

Em teoria, o tratamento pré-cirúrgico com análogo de GnRH (a-GnRH) poderia diminuir os miomas e simplificar a miomectomia. As principais vantagens são a correção da anemia e uma pequena redução na perda sanguínea intraoperatória.[2] Porém, o medicamento pode dificultar a enucleação do nódulo, pelas alterações na interface mioma-miométrio, aumentando dessa forma o tempo cirúrgico. Também há evidências de maior risco de recorrência após miomectomia laparoscópica. Por isso, sua indicação não é rotineira nem frequente, mas esporádica, após análise caso a caso.[3-5]

■ TÉCNICA

Posicionamento da paciente e punções

Paciente sob anestesia geral, em posição semiginecológica, com braços ao longo do corpo. Após antissepsia e colocação dos campos cirúrgicos, realiza-se sondagem vesical de demora e insere-se o manipulador uterino.[1] Faz-se a primeira punção transumbilical com agulha de Veress, seguida de pneumoperitônio e trocarte de 11 mm; porém, se o mioma tiver diâmetro maior que 10 cm, a primeira punção poderá ser até 4 cm acima da cicatriz umbilical. Após inspeção da cavidade, coloca-se a paciente em Trendelemburg e procede-se às punções acessórias de 5 mm ou 10 mm, em fossas ilíacas e suprabúbica. Outras punções, a depender do caso, podem ser adicionadas.[6]

Incisão uterina

Incisão linear ou elíptica vertical no mioma (realizar incisão oblíqua em casos de miomas anteriores), desde o local mais proeminente até a pseudocápsula, com exposição do nódulo.[6] A incisão pode ser realizada com gancho (*hook*), tesoura com corrente monopolar ou com bisturi harmônico.[1]

Enucleação do mioma

Após a identificação do plano de clivagem, o mioma é enucleado com auxílio de pinças de apreensão, exercendo tração e giros, expondo dessa forma pontes miovasculares e pequenos vasos, que devem ser coagulados com energia bipolar e seccionados. Pequenos miomas subjacentes podem ser enucleados, tunelizando a incisão já realizada, porém deve-se atentar para não haver a formação de hematomas.[1,6]

Sutura

Sutura-se por planos, com pontos que devem coaptar o tecido e promover hemostasia, no entanto, sem causar isquemia. Utiliza-se preferencialmente fio de poliglactina multifilamentar 2-0 ou 0. Os nós podem ser intracorpóreos ou extracorpóreos, a depender da experiência do cirurgião.[1]

Retirada do mioma da cavidade

Pode ser retirado pelo morcelador eletromecânico, minilaparotomia ou colpotomia, que tem sido o preferencial, sempre que possível. Se necessário, utilizar o morcelador eletromecânico, manuseá-lo com muito cuidado e com insuflação suficiente para afastar estruturas pélvicas, além de manter a ponta cortante sempre visível. Direciona-se o mioma com uma pinça de apreensão, removendo-se rigorosamente todos os fragmentos da cavidade, uma vez que podem gerar miomas parasitas ou, o que é mais grave, promover a disseminação de células malignas na eventualidade do diagnóstico incidental de sarcoma (risco de 0,3%), piorando o estadiamento e o prognóstico da doença.[1,7]

Estratégias para redução de sangramento

O principal fator para conversão em laparotomia é o sangramento intraoperatório[8] e, para minimizar essa complicação, algumas estratégias são descritas e podem ser incorporadas à cirurgia.

- **Oclusão das artérias uterinas:** a ligadura definitiva das artérias uterinas diminui notavelmente a perda sanguínea na miomectomia laparoscópica;[9,10] no entanto, aumenta as taxas de aborto e de parto prematuro.[11,12] Já a sua ligadura transitória também diminui nitidamente a perda sanguínea, e parece não alterar a taxa de fertilidade.[13,14] Porém, faltam dados prospectivos para melhor avaliação do impacto na fertilidade ao se ocluírem as artérias uterinas.[15]
- **Agente vasoconstritor intramiometrial:** a injeção de 5 mL a 10 mL de solução com vasopressina (diluída na proporção de 1 U/mL) na interface mioma-miométrio reduz a perda sanguínea, diminui o tempo cirúrgico e facilita a ressecção; no entanto, deve-se monitorar a paciente quanto a possíveis alterações hemodinâmicas, como elevação da pressão arterial e taquicardia.[16]
- **Fios de sutura farpados:** dispositivos de fechamento de ferida farpados diminuem o tempo de sutura, uma vez que não necessitam de nós para fixação e, consequentemente, reduzem a perda sanguínea, assim como o tempo cirúrgico.[17]
- **Laparoscopia robô-assistida:** entendendo que a sutura laparoscópica, em especial a do miométrio em planos, exige técnica apurada e habilidade do cirurgião, além de ser cansativa e ter baixa reprodutibilidade, a cirurgia robótica possui imagem 3D do campo operatório e pinças articuladas sob o controle do cirurgião, com manuseio mais simples e eficaz para a sutura do que o porta-agulhas laparoscópico; pode reduzir o sangramento e até mesmo estender a indicação de miomectomia laparoscópica para casos mais complexos.

Risco de conversão

O risco de conversão varia entre 2% e 29%,[15,18-20] sendo os principais fatores de risco os miomas acima de 5 cm, os intramurais, localização em parede anterior e uso de a-GnRH pré-operatório.[15] O tempo cirúrgico está relacionado ao diâmetro do tumor,[21] e a perda sanguínea é menor na via laparoscópica, porém há muita heterogeneidade entre os estudos, que pode ser explicada por diferentes técnicas, protocolos e habilidades dos cirurgiões.[22]

■ PÓS-OPERATÓRIO

Aderências

O índice de aderências pós-miomectomia laparoscópica é consistentemente menor do que o da laparotômica. Para diminuir ainda mais a formação dessas aderências, pode-se utilizar produtos como a celulose regenerada oxidada ou o ácido hialurônico com carboximetilcelulose sobre a linha de sutura.[23]

Rotura uterina

A rotura uterina é evento raro pós-miomectomia (ao redor de 1%), e os principais fatores de risco são sutura em um único plano e uso excessivo de energia no miométrio. Existem, inclusive, estudos com pacientes submetidas a trabalho de parto e parto vaginal pós-miomectomia laparoscópica sem incidência de rotura uterina.[24]

■ REFERÊNCIAS BIBLIOGRÁFICAS

1. Crispi CP, et al. Tratado de endoscopia ginecológica: cirurgia minimamente invasiva. 3 ed. Rio de Janeiro: Revinter; 2012. p. 344-58.
2. Lethaby A, et al. Pre-operative GnRH analogue therapy before hysterectomy or myomectomy for uterine fibroids. Cochrane Database Syst Rev 2001;(2):CD000547.
3. Zullo F, et al. A prospective randomized study to evaluate leuprolide acetate treatment before laparoscopic myomectomy: efficacy and ultrasonographic predictors. Am J Obstet Gynecol 1998;178(1Pt1):108-12.
4. Campo S, et al. Laparoscopic myomectomy in premenopausal women with and without preoperative treatment using gonadotrophinreleasing hormone analogues. Hum Reprod 1999;14(1):44-8.
5. Palomba S, et al. Short-term administration of tibolone plus GnRH analog before laparoscopic myomectomy. J Am Assoc Gynecol Laparosc 2002;9(2):170-4.
6. Mencagli L, et al. Manual of gynecological laparoscopic surgery. 2 ed. Tuttlingen: Endo Press; 2013. p.139-50.
7. Paul PG, et al Multiple peritoneal parasitic myomas after laparoscopic myomectomy and morcellation. Fertil Steril 2006;85(2):492-3.
8. Dubuisson JB, et al. Laparoscopic myomectomy: predicting the risk of conversion to an open procedure. Hum Reproduc 2001;16(8):1726-31.
9. Liu WM, et al. Laparoscopic bipolar coagulation of uterine vessels: a new method for treating symptomatic myomas. Fertil Steril 2001;75(2):417-22.
10. Liang Z, et al. Laparoscopic blockage of uterine artery and myomectomy: a new method of treating symptomatic uterine leiomyomas. Surg Endosc 2006;20(6):983-6.
11. Chen YJ, et al. Pregnancy following treatment of symptomatic myomas with laparoscopic bipolar coagulation of uterine vessels. Hum Reprod 2003;18(5):1077-81.

12. Holub Z, et al. Pregnancy outcomes after uterine artery occlusion: prospective multicentric study. Fertil Steril 2008;90(5):1886–91.

13. Liu L, et al. Laparoscopic transient uterine artery occlusion and myomectomy for symptomatic uterine myoma. Fertil Steril 2001;95(1):254-8.

14. Qu X, et al. Controlled clinical trial assessing the effect of laparoscopic uterine arterial occlusion on ovarian reserve. J Minim Invasive Gynecol 2010:17(1):47-52.

15. Dubuisson J, et al. The role of preventive uterine artery occlusion during laparoscopic myomectomy: a review of the literature. Arch Gynecol Obstet 2015;291(4):737-43.

16. Assaf A. Adhesions after laparoscopic myomectomy: effect of the technique used. Gynaecol Endoscopy 1999;8(4):225-9.

17. Zhang Y, et al. The role of barbed sutures in repairing uterine wall defects in laparoscopic myomectomy: a systemic review and meta-analysis. J Minim Invasive Gynecol 2016; 23(5):684-91.

18. Darai E, et al. Fertility after laparoscopic myomectomy: preliminary results. Hum Reprod 1997;12(9):1931-4.

19. Marret H, et al. A retrospective multicentre study comparing myomectomy by laparoscopy and laparotomy in current surgical practice: what are the best patient selection criteria? Eur J Obstet Gynecol Reprod Biol 2004;117(1):82-6.

20. Altgassen C, et al. Complications in laparoscopic myomectomy. Surg Endosc 2006;20(4):614-8.

21. Sizzi O, et al. Italian multicenter study on complications of laparoscopic myomectomy. J Minim Invasive Gynecol 2007;14(4):453-462.

22. Bhave Chittawar P, et al. Minimally invasive surgical techniques versus open myomectomy for uterine fibroids. Cochrane Database Syst Rev 2014;10:CD004638.

23. Hurst BS, et al. Laparoscopic myomectomy for symptomatic uterine myomas. Fertil Steril 2005;83(1):1-23.

24. Yoo EH, et al. Predictors of leiomyoma recurrence after laparoscopic myomectomy. J Minim Invasive Gynecol 2007;14(6):690-7.

120.1.3 Miomectomia Histeroscópica

■ Gustavo Anderman Silva Barison ■ Mariano Tamura Vieira Gomes

Sabe-se que os sintomas dos leiomiomas estão intimamente relacionados à sua localização no útero. Os leiomiomas submucosos são aqueles protrusos para o interior da cavidade uterina, gerando uma distorção anatômica. Estão associados a sangramentos na maioria dos casos. Lopes *et al.* relatam que o leiomioma submucoso foi encontrado em 15% das pacientes em idade reprodutiva que apresentavam sangramento uterino anormal.[1] Revisão conduzida por Sutton observou que 30% das pacientes com mioma têm sangramento uterino anormal excessivo. Dessas, 40% têm leiomioma submucoso ao estudo anatomopatológico.[1,2]

Sabe-se que a incidência dos miomas submucosos em pacientes inférteis equivale a aproximadamente o dobro daquela do restante da população, relação essa decorrente da alteração anatômica da cavidade uterina, podendo levar também a abortamentos de repetição e a parto pré-termo.[3] No passado, a histerectomia ou a miomectomia laparotômica eram as opções de tratamento para pacientes com sintomas importantes. Hoje, com o avanço da Endoscopia Ginecológica, técnicas conservadoras e menos invasivas, como a miomectomia histeroscópica, são utilizadas com excelentes resultados.

■ INDICAÇÕES

A miomectomia histeroscópica está indicada para pacientes com mioma submucoso e sangramento uterino anormal, além daquelas com infertilidade ou complicações gestacionais relacionadas ao leiomioma.[4] Bosteels *et al.* mostraram aumento da taxa de gravidez após o tratamento histeroscópico de afecções intrauterinas, como pólipo, mioma ou sinéquia, em pacientes com infertilidade sem outra causa aparente.[5] Makris *et al.* também observaram aumento da taxa de gravidez em pacientes inférteis sem outra causa aparente, após a ressecção histeroscópica de mioma submucoso.[6]

■ CLASSIFICAÇÃO

No que diz respeito às dimensões e à localização do mioma submucoso, a classificação proposta pela Sociedade Europeia de Endoscopia Ginecológica (*European Society of Gynaecological Endoscopy* – ESGE) é atualmente a mais utilizada para identificar o tipo de leiomioma de acordo com sua localização, submucoso e intramural, e a consequente viabilidade da cirurgia histeroscópica. Esta classificação foi proposta por Wamsteker *et al.*[7] (Tabela 120.1 e Figura 120.1).

O grau de extensão miometrial do leiomioma, pela avaliação histeroscópica na classificação da ESGE, é analisado pelo ângulo formado entre a parede do mioma protruso para a cavidade e a superfície endometrial adjacente, conforme descrito por Donnez.[8] Se o ângulo for de 90 graus, pode-se dizer que o mioma tem 50% de extensão intramural e 50% do seu volume é submucoso. Se o ângulo for menor que 90 graus, a maior parte do mioma é submucosa. Ao contrário, se o ângulo for maior que 90 graus, a sua maior parte é intramural. Se a cirurgia do mioma tipo 0 pode ser relativamente simples, por outro lado, a do tipo 2 requer um cirurgião com bastante experiência. É interessante notar que essa classificação não inclui o diâmetro do leiomioma. Baseada nela, a complexidade cirúrgica será diretamente relacionada ao componente intramural do mioma. Outro aspecto importante é que essa classificação não faz menção ao manto externo (espessura de miométrio remanescente entre a margem profunda do mioma e a serosa do útero). A maioria dos autores define como manto seguro uma espessura miometrial entre 0,5 cm e 1 cm.

Outra classificação foi proposta por Lasmar *et al.*,[9] denominada pelos autores como *Step-W classification*. Ela utiliza cinco parâmetros: tamanho, localização, extensão da base em relação à parede uterina, penetra-

Tabela 120.1 Classificação histeroscópica dos miomas submucosos, de acordo com a ESGE.	
Tipo 0	Mioma totalmente intracavitário
Tipo 1	Mioma com porção intramural ≤ 50%; ângulo de Donnez ≤ 90 graus
Tipo 2	Mioma com componente intramural predominante (> 50%); ângulo de Donnez > 90 graus

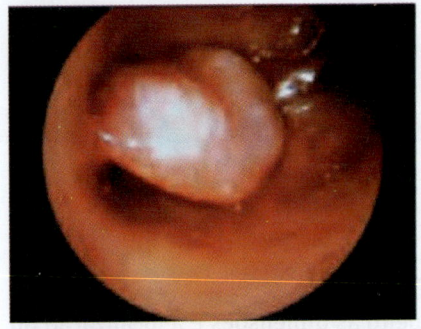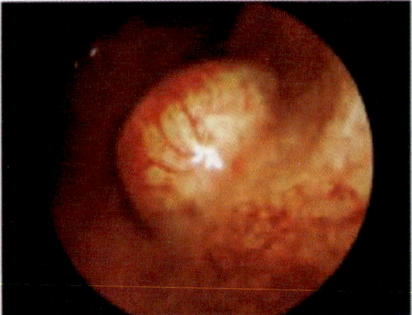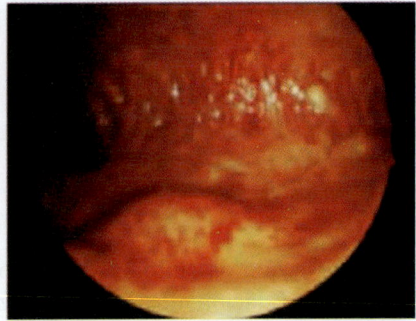

Figura 120.1 Classificação histeroscópica dos miomas submucosos, segundo a ESGE. Na sequência, da esquerda para a direita, tipos 0, 1 e 2.

ção no miométrio e parede onde está localizado o leiomioma. Todos esses parâmetros, com seus respectivos escores, são então somados e, dependendo do valor obtido, propõe-se a conduta (Tabelas 120.2 e 120.3).

■ PRÉ-OPERATÓRIO

Dueholm *et al.* compararam a acurácia diagnóstica da ressonância magnética, ultrassonografia transvaginal, histerossonografia e histeroscopia, obtendo uma sensibilidade de 100% e especificidade de 90% para a ressonância magnética.[10] Concluíram, então, que a ressonância seria o melhor exame diagnóstico para o mioma submucoso. Já outros estudos, como o de Towbin *et al.*, reforçaram a utilidade e a acurácia da histeroscopia diagnóstica no pré-operatório de leiomioma submucoso.[11]

Em nossa prática, no Setor de Mioma Uterino do Departamento de Ginecologia da Escola Paulista de Medicina da Universidade Federal de São Paulo (EPM/Unifesp),

o bom manejo pré-operatório pode se apoiar na realização da ultrassonografia transvaginal de qualidade, complementada por histeroscopia diagnóstica, e/ou ressonância magnética, cujas indicações são individuais.

A ultrassonografia transvaginal é excelente ferramenta para confirmação diagnóstica, sendo importante para localizar e dimensionar o nódulo, além de indicar a extensão da sua porção intramural e o manto miometrial externo. A histeroscopia diagnóstica tem grande valor na localização do leiomioma, além de permitir o eventual diagnóstico de afecções endometriais concomitantes. A ressonância magnética, além de mostrar com precisão as características do nódulo, tem grande valor na determinação dos mantos interno e externo e na análise global do útero e de todos os seus nódulos, orientando a programação não apenas da histeroscopia cirúrgica, mas também de procedimentos associados, como miomectomia laparoscópica ou laparotômica[12] (Figura 120.2).

Tabela 120.2 Critérios e escores da classificação de Lasmar *et al.*

Escore	Tamanho	Terço	Base	Penetração	Parede
0	≤ 2 cm	Inferior	≤ 1/3	0	Anterior ou Posterior
1	> 2 e < 5 cm	Médio	> 1/3 e < 2/3	≤ 50%	Esquerda ou Direita
2	≥ 5 cm	Superior	≥ 2/3	> 50%	

Tabela 120.3 Condutas sugeridas por Lasmar *et al.*

Escore	Grupo	Conduta
0 a 4	I	Miomectomia histeroscópica de baixa complexidade
5 e 6	II	Miomectomia complexa: pensar em preparo com a-GnRH e/ou cirurgia em dois tempos
7 a 9	III	Indicar outra técnica não histeroscópica

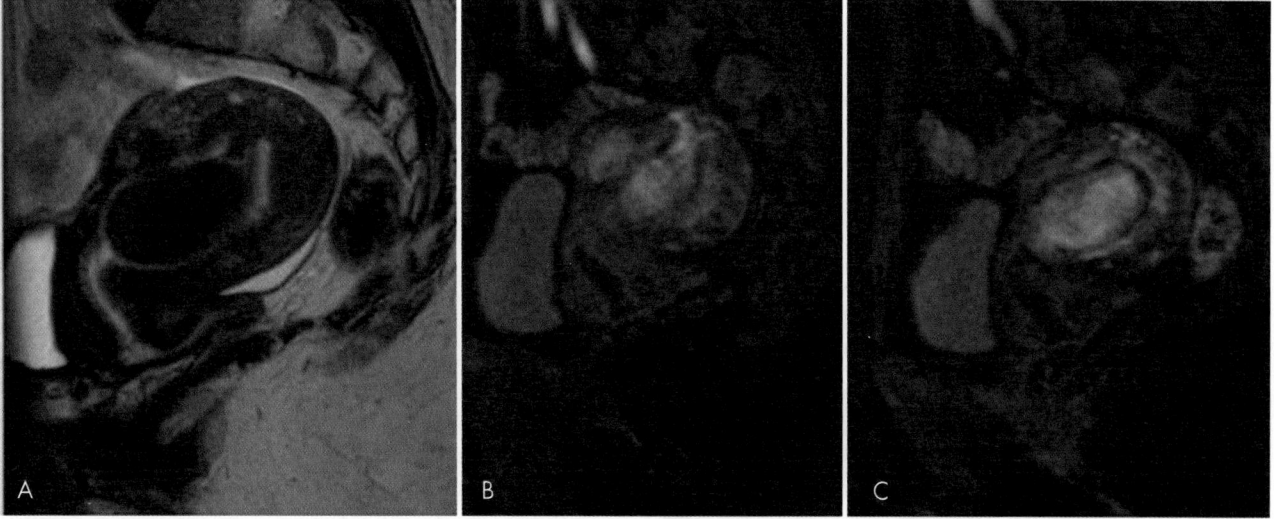

Figura 120.2 Avaliação do mioma submucoso pela ressonância magnética. (**A**) Cavidade ocupada pelo mioma submucoso pediculado. (**B**) Identificação do pedículo vascular do mioma na sequência contrastada. (**C**) Realce do mioma mediante o contraste endovenoso gadolínio.

O a-GnRH pré-operatório pode ser útil no tratamento dos leiomiomas submucosos em algumas situações. Ele pode ser empregado de dois a três meses antes da cirurgia, de tal forma a facilitar o tratamento cirúrgico. Seu uso provoca a diminuição do tumor, atrofia endometrial e redução significativa do sangramento uterino anormal.[13] A diminuição do nódulo facilita a histeroscopia e ajuda no manejo dos miomas grandes. Pode ainda ser empregado quando a histeroscopia cirúrgica inicial não consegue remover totalmente o mioma. A redução de volume do tumor persistente pelo a-GnRH, associada à atividade contrátil das fibras uterinas, provoca protrusão desse nódulo residual para a cavidade uterina, facilitando uma segunda intervenção histeroscópica.[14,15] Deve-se sempre lembrar, entretanto, que, nos casos com múltiplos miomas, o a-GnRH pode mascarar a existência dos nódulos pequenos, aumentando a probabilidade de tratamento incompleto.

■ TÉCNICA

Casos selecionados podem ser submetidos à cirurgia ambulatorial. São passíveis de tratamento ambulatorial os miomas com até 2 cm e totalmente protrusos para a cavidade uterina (tipo 0).[16] A miomectomia, nesses casos, se faz com energia bipolar, seccionando-se o mioma na sua base. Ainda ambulatorialmente, há a técnica desenvolvida por Bettocchi *et al.* (2002), chamada *OPPIuM (Office Preparation of Partially Intramural Myomas)*, que prepara os miomas com componente intramural prevalente, de diâmetro maior que 1,5 cm, para a cirurgia

histeroscópica posterior.[16] Essa técnica pode ser empregada durante a avaliação histeroscópica pré-operatória e consiste em fazer uma incisão ao longo da mucosa endometrial e da pseudocápsula do mioma com corrente bipolar, na região do plano de clivagem do nódulo. Essa incisão objetiva facilitar a protrusão do componente intramural do mioma para a cavidade, o que, nos meses seguintes, pode auxiliar na sua remoção completa com ressectoscópio, em centro cirúrgico.

Apesar dos grandes avanços da cirurgia ambulatorial, porém, na maioria dos casos é preferível tratar os miomas submucosos no centro cirúrgico, usando-se um ressectoscópio mono ou bipolar. Em geral, opta-se pelo bloqueio intradural, sem necessidade de grande hidratação endovenosa. Uma das vantagens da anestesia de bloqueio é a percepção, pelo anestesista, de algum eventual grau de confusão mental da paciente, tosse e poliúria vista pela sonda vesical, sinais de complicação de sobrecarga hídrica. Dilata-se o colo do útero com velas de Hegar até o nº 9, calibradas a cada 0,5 cm. A seguir, introduz-se o ressectoscópio com alça conectada a um eletrodo mono ou bipolar. A cavidade uterina é distendida com glicina, sorbitol ou manitol diluídos, no caso de alça monopolar, ou com soro fisiológico, no caso de ressectoscópio bipolar. O conjunto tem calibre de 9 mm e ótica de 30 graus. Irrigação constante é mantida por um sistema de irrigação/sucção com pressão suficiente para manter a cavidade sempre distendida. Esse sistema controla automaticamente o fluxo do líquido e a pressão intrauterina, além de promover constante aspiração.

Miomas submucosos tipo 0

Faz-se a ressecção colocando-se a alça elétrica atrás do mioma e retraindo-a em direção à lente do histeroscópio. O nódulo deve ser sistematicamente fatiado com a alça do ressectoscópio até o pedículo. Leiomiomas são facilmente diferenciados dos pólipos durante o procedimento cirúrgico, por terem aparência branca e consistência endurecida. Além disso, durante a sua ressecção, a pseudocápsula pode ser facilmente identificada na maioria das vezes, o que confirma o diagnóstico, além de nortear o procedimento (Figura 120.3).

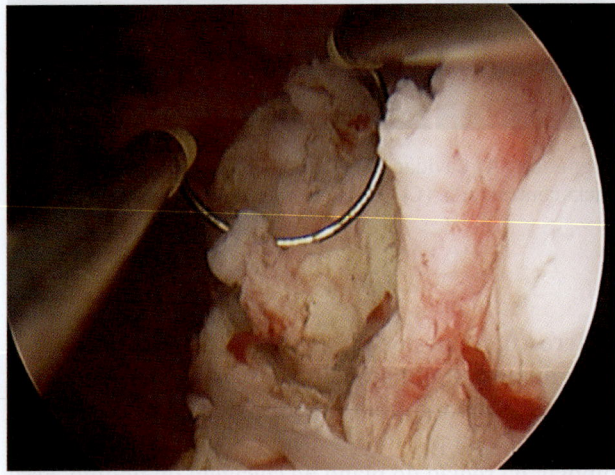

Figuras 120.3 Técnica de fatiamento do mioma submucoso com alça de ressecção.

Miomas submucosos com componente intramural (tipos 1 e 2)

A ressecção desses miomas oferece mais dificuldade, e seu sucesso está intimamente relacionado à experiência da equipe cirúrgica, à disponibilidade de material adequado e também ao volume do mioma, sua localização e sua distância em relação à serosa (manto externo). Por vezes, é melhor efetuar a cirurgia em dois tempos, dependendo da dificuldade encontrada. Segundo Valle *et al.*, nos miomas do tipo 1, 90% das vezes é possível ressecá-los em apenas um tempo cirúrgico, enquanto nos do tipo 2 em 90% das vezes é necessário um segundo tempo cirúrgico.[17]

Yang e Lin afirmaram que, se a distância entre o mioma e a serosa uterina for de 5 mm ou mais, pode ser feita a ressecção em apenas um tempo cirúrgico.[18] Outro estudo, de Coccia *et al.*, propôs a realização de ultrassonografia pélvica durante a ressecção da porção intramural dos miomas submucosos, comparando com controle laparoscópico. Concluí-se que a ultrassonografia dispensa a laparoscopia de controle.[19]

O detalhe técnico da cirurgia implica em promover a protrusão da parte profunda do mioma para o interior da cavidade uterina. Para tanto, Mazzon *et al.* propuseram uma técnica sem energia, que consiste em dissecar a pseudocápsula do mioma com alça do ressectoscópio sem usar energia, de tal forma a dissecá-lo de suas conexões fibrosas que o fixam à parede uterina.[20] Essa técnica tem a vantagem de não lesionar o miométrio que circunda o mioma. O seu objetivo é afastar as fibras miometriais que envolvem o mioma, contribuindo finalmente para sua protrusão. A lesão elétrica do tecido miometrial pode causar redução ou eventual perda do potencial de contratilidade, além de aumentar a chance de formar fibrose local. Esses danos endometriais, por sua vez, poderiam danificar a implantação do embrião, o que pode prejudicar a fertilidade.[20]

É importante salientar que nem sempre é possível identificar o plano de clivagem a ser dissecado com a alça pela técnica de Mazzon. Em casos com dissecção mais difícil, a insistência na dissecção da cápsula do mioma pode prolongar o tempo cirúrgico, com maior índice de complicações, principalmente aquelas relacionadas à intoxicação hídrica. Nesses casos, deve-se saber o momento de retornar à técnica clássica de secção sistemática com a alça de ressecção, procurando preservar ao máximo a integridade das fibras da musculatura lisa do miométrio e, principalmente, saber o momento de interromper o procedimento.[21]

A cirurgia pode ser considerada completa quando há apenas miométrio na área dissecada. Nos casos em que não é possível a ressecção total do leiomioma pela presença de manto miometrial < 5 mm ou à dificuldade técnica, o seu tratamento pode ser complementado em um segundo tempo, após dois a três meses, quando o componente intramural do mioma, na maioria das vezes, migra para o interior da cavidade.[18]

Ao final da miomectomia, raramente é necessária a coagulação sistemática do leito cirúrgico, uma vez que, na grande maioria dos casos, a contração miometrial é suficiente para a hemostasia. Porém, o uso da energia da alça de ressecção ou do *rollerball* pode ser necessário na eventualidade de sangramentos residuais. Outras opções são o uso de drogas uterotônicas e, em casos de sangramento intenso refratário, de uma sonda de Foley para compressão intrauterina.[22] Lembrar que todo material removido deve ser enviado para estudo histopatológico.

■ PÓS-OPERATÓRIO

A paciente tem curto tempo de internação após a miomectomia histeroscópica, podendo, na maioria das vezes, receber alta no próprio dia da cirurgia. Casos selecionados, como os que sofrem intoxicação hídrica ou sangramento intra ou pós-operatório, requerem maior tempo de internação. Histeroscopia diagnóstica de controle é recomendada geralmente dois a três meses após a cirurgia, no intuito de avaliar a epitelização da área operada e desfazer sinéquias que possam ter sido formadas. Após esse período, a paciente é liberada para engravidar.

Quando a ressecção do leiomioma é parcial, a terapia com a-GnRH pode ser realizada por dois a três meses, para a programação de outra cirurgia complementar.

■ COMPLICAÇÕES

A miomectomia é o procedimento histeroscópico que possui os maiores índices de complicações, com prevalência de 1,65%, segundo Metler *et al.*, sendo as principais o falso trajeto e a perfuração uterina.[23] Tais complicações, em geral, estão mais relacionadas à experiência do cirurgião do que à técnica usada. A perfuração uterina é uma complicação, na maioria das vezes simples e relacionada, quase sempre, à dilatação mecânica do canal cervical. Quando diagnosticada, deve-se interromper o procedimento e manter a paciente internada para monitorização hemodinâmica. A perfuração é frequentemente fúndica e o sangramento é mínimo, sendo rara a necessidade de laparoscopia ou laparotomia para seu tratamento. Nova cirurgia pode ser proposta após dois a três meses.

Infecção raramente ocorre em histeroscopia, variando de 0,25% a 1%, segundo Donnez *et al.* Hemorragia deve ser citada como uma complicação séria, tendo incidência muito variável, relacionada à experiência do cirurgião e ao tipo de mioma tratado.[24] Outra complicação importante a ser destacada relaciona-se ao meio de distensão uterino, também conhecida como *overload*, e ocorre em 1,1% das pacientes submetidas à miomectomia histeroscópica.[25] Durante a cirurgia, deve-se ter controle rigoroso do volume de líquido infundido e do que retorna do sistema, admitindo-se como limite tolerável o débito de 500 mL a 1.500 mL para sorbitol, glicina ou manitol e de 1.500 mL a 2.500 mL para soro fisiológico; acima disso, deve-se interromper o procedimento. A depender das condições clínicas, da idade da paciente e do monitoramento no leito, essa suspensão pode necessitar ser ainda mais precoce. O distúrbio consequente é hiponatremia e hipo-osmolaridade, podendo levar a condições graves, como edema agudo de pulmão, edema cerebral, coma e morte.

Outras complicações mais raras são hematomas pós-cirúrgicos, sinéquias endometriais, complicações obstétricas como inserção baixa de placenta, acretismo placentário e quebra do instrumental dentro da cavidade do útero.

REFERÊNCIAS BIBLIOGRÁFICAS

1. Lopes RGC, et al. Comparative study between the hysteroscopic and hystological diagnosis of patients with abnormal uterine bleeding during menacme. Einstein 2006;4(3):187-91.
2. Sutton C. Uterine fibroids: a critical review of currently available treatment methods. Gynaecol Endosc 2009;9(6):345-50.
3. Bernard G, et al. Fertility after hysteroscopic miomectomy: effect of intramural myomas associated. Eur J Obstet Gynecol Reprod Biol 2000;88(1):85-90.
4. Brandão G. Miomectomia histeroscópica. Rev Para Med 1998;12(1):39-42.
5. Bosteels J, et al. The effectiveness of hysteroscopy in improving pregnancy rates in subfertile women without other gynaecological symptoms: a systematic review. Hum Reprod Update 2010;16(1):1-11.
6. Makris N, et al. Role of bipolar ressectoscope in subfertile women with submucous myomas and menstrual disorders. J Obst Gynecol Res 2007;33(6):849-54.
7. Wamsteker K, et al. Transcervical hysteroscopic resection of submucous fibroids for abnormal uterine bleeding: results regarding the degree of intramural extension. Obstet Gynecol 1993;82(5):736-40.
8. Donnez J. Nd:YAG laser hysteroscopic myomectomy. In: Sutton C, et al. Endoscopic surgery for gynaecologists. London: WB Saunders;1993: p.331-7.
9. Lasmar BB, et al. Miomectomia histeroscópica. In: Crispi CP. Tratado de videoendoscopia e cirurgia minimamente invasiva em ginecologia. 2 ed. Rio de Janeiro: Revinter; 2007. p.1029-45.
10. Dueholm M, et al. Regression of residual tissue after incomplete resection of submucous myomas. Gynaecol Endosc 1998;7:309-14.
11. Towbin NA, et al. Office hysteroscopy versus transvaginal ultrassonography in the evaluation of patients with excessive uterine bleeding. Am J Obstet Gynecol 1996;174(6):1678-82.
12. Alavez GT, et al. Hysteroscopic miomectomy: surgical management. Ginecol Obstet Mex 1994;62(12):381-3.
13. Mencaglia L, et al. Manual of hysteroscopy: diagnostic, operative and office hysteroscopy. Tuttlingen: Endo--Press; 2013.
14. Kamath MS, et al. Use of GnRH analogues pre-operatively for hysteroscopic ressection of submucous fibroids: a systematic review and meta-analysis. Eur J Obstet Gynecol Reprod Biol 204;177:11-8.
15. Neuwirth RS. A new technique for and additional experience with hysteroscopic resection of submucous fibroids. Am J Obstet Gynecol 1978;131(1):91-4.

16. Bettocchi S, et al. Advanced operative office hysteroscopy without anaesthesia: analysis of 501 cases treated with a 5 Fr. Bipolar electrode. Human Reprod 2002;17(9):2435-8 .

17. Valle RF, et al. Hysteroscopic myomectomy. In: Baggish MS, et al. Diagnostic and operative hysteroscopy. A text and atlas. St. Louis: Mosby; 1999.

18. Yang JH, et al. Changes in myometrial thickness during hysteroscopic resection of deeply invasive submucous myomas. J Am Assoc Gynecol Laparosc 2001;8(4):501-5.

19. Coccia ME, et al. Intraoperative ultrasound guidance for operative hysteroscopy. A prospective study. J Reprod Med 2000;45(5):413-8.

20. Mazzon I, et al. Does cold loop hysteroscopic miomectomy reduce intrauterina adhesions? A retrospective study. Fertil Steril 2014;101(1):294-8.

21. Fonseca MF, et al. Predictors of fluid intravasation during operative hysteroscopy: a preplanned prospective observational study with 200 cases. Rev Bras Gynecol Obstet 2015;37(1):29-39.

22. Propst AM, et al. Complications of hysteroscopic surgery: predicting patients at risk. Obstet Gynecol 2000;96(4):517-20.

23. Mettler L, et al. Hysteroscopy: an analysis of 2-year experience. J Laparoendosc Surg 2002;6(3):195-7.

24. Donnez J, et al. Neodymium:YAG laser hysteroscopy in large submucous fibroids. Fertil Steril 1990;54(6):999-1003.

25. Indman PD, et al. Complications of fluid overload from resectoscopic surgery. J Am Assoc Gynaecol Laparosc 1998;5(1):63-7.

120.2

Embolização das Artérias Uterinas

■ Claudio Emilio Bonduki   ■ Nathalia Franco de Godoy Pereira
■ Mariano Tamura Vieira Gomes

■ INDICAÇÕES

Desde 1995, quando Ravina *et al.* descreveram os primeiros relatos de embolização de artérias uterinas (EAU) em pacientes com leiomioma, a técnica passou a ser uma opção de tratamento eficaz e pouco invasiva para mulheres com miomas sintomáticos.[1] O principal sintoma que leva a paciente a procurar tratamento para miomas é o sangramento uterino anormal.[2] Dor pélvica, dismenorreia e sintomas compressivos, como polaciúria e constipação intestinal, também são frequentes. Eventualmente, infertilidade ou complicações obstétricas também são citadas.

Na seleção de pacientes candidatas à embolização, é necessário levar em conta algumas considerações anatômicas. Miomas intracavitários são mais propensos à expulsão pós-procedimento, causando dor abdominal intensa, sangramento vaginal, risco de infecção e possibilidade de histerectomia subsequente.[3] Miomas subserosos pediculados também têm maior chance de desprendimento do útero e de formação de aderências abdominopélvicas.[4] Em comparação com outros subtipos, os miomas cervicais parecem ser resistentes ao infarto completo. Isso pode ocorrer pela irrigação sanguínea adicional ou alternativa da cérvice.[5]

Falha de tratamentos conservadores prévios, recidivas, pacientes sem condições clínicas para cirurgias, assim como aquelas que optam pela embolização como primeira opção, podem ser as candidatas à EAU. Em pacientes com desejo reprodutivo, o procedimento pode ser indicado quando não for possível a miomectomia.

■ CONTRAINDICAÇÕES

São contraindicações absolutas: infecção geniturinária ativa, suspeita ou confirmação de neoplasia maligna ginecológica, imunossupressão, arteriopatia grave, alergia ao contraste iodado, doenças autoimunes, doença renal crônica, coagulopatias ou uso de anticoagulantes e gravidez.

São contraindicações relativas: mioma com predomínio submucoso, único e menor que 5 cm (pela possibilidade de miomectomia histeroscópica como tratamento de escolha); endometriose severa e adenomiose (pela possibilidade de falha terapêutica).

■ COMPLICAÇÕES

Riscos perioperatórios: sangramento, hematoma no local da punção, trombose arterial, alergia ou choque anafilático ao contraste iodado, dor pélvica aguda, síndrome pós-embolização (dor abdominal difusa, febre baixa, anorexia, náusea, vômitos e leucocitose), infecção, necrose maciça do útero e morte.

Riscos a médio prazo: dor pélvica crônica, disfunção ovariana e expulsão transcervical do mioma.

■ AVALIAÇÃO PRÉ-PROCEDIMENTO

A avaliação pré-EAU é de extrema importância para o sucesso terapêutico. Inicialmente, é mandatária a realização de anamnese e exames clínico geral e ginecológico minuciosos. Exames de imagem, como a ultrassonografia (transvaginal e pélvica) e, em especial, a ressonância magnética de abdome e pelve, permitem adequada avaliação das dimensões uterinas, da localização dos miomas e da concomitância de adenomiose ou de outras afecções, auxiliando na escolha do melhor tratamento.

A histeroscopia também faz parte do arsenal diagnóstico, principalmente na presença de mioma submucoso ou quando é necessária a biópsia endometrial. Avaliação laboratorial consiste na análise hematológica, bioquímica, sorológica, hormonal e urinária, teste de gravidez e colpocitologia oncótica.[6]

■ PROCEDIMENTO

A artéria femoral comum direita é a melhor via de acesso para o cateterismo.[7] Ela tem um diâmetro que possibilita a passagem do introdutor, com a manutenção do fluxo distal à punção, evitando complicações como trombose local e isquemia distal.[8] A escolha do cateter deve levar em consideração suas características básicas, a fim de reduzir os efeitos deletérios. Um bom cateter deve ser rígido, para ter torque e poder ser bem posicionado; deve ser resistente, para suportar pressão; deve ter baixa trombogenicidade; curva adequada; ser radiopaco, para ter boa visualização na radioscopia, e ter pequeno coeficiente de atrito.[9] Os materiais mais usados para a confecção dos cateteres são polietileno, polipropileno, náilon, teflon, poliuretano e politetrafluoretileno (PTFE).[10] Alguns deles, os chamados microcateteres, têm o diâmetro tão fino que podem passar pela luz de um cateter normal, permitindo a injeção distal de partículas.

As partículas utilizadas na embolização são de tamanho intermediário, geralmente entre 300 e 900 µ. Podem ser esféricas ou não. As esféricas promovem oclusão mais distal e previsível; já as não esféricas podem ocluir ramos proximais por sua irregularidade e pela possibilidade de aglutinação.[9,11]

Partículas mais utilizadas para EAU no Brasil:[10]

- **Contour (fornecida pela Boston Scientific):** partícula de álcool polivinílico não esférica;
- **Contour SE (fornecida pela Boston Scientific):** partícula de álcool polivinílico esférica;
- **Embosphere Microsphere (fabricada pela Biosphere Medical):** partícula esférica de tisacryl;
- **Bead Block (fabricada pela Biocompatibles):** partícula esférica de acrilamido PVA.

Sob fluoroscopia, a artéria hipogástrica (ou ilíaca interna) é acessada com um cateter. Então, na maioria das vezes, o operador cateteriza a artéria uterina com um microcateter. Depois de realizar arteriografia da artéria uterina, o material embólico é injetado para ocluir os vasos uterinos. Esse procedimento é repetido na artéria uterina contralateral, pois o suprimento sanguíneo dos nódulos tumorais raramente é unilateral[11] (Figuras 120.4 e 120.5).

■ MANEJO PÓS-PROCEDIMENTO

A maioria das pacientes apresenta dor importante nas primeiras horas pós-procedimento pela isquemia local. Estudo publicado em 2004, por Bruno *et al.*, mostrou que o escore de dor nas primeiras 24 horas, em pacientes tratadas com anti-inflamatórios não hormonais e narcóticos endovenosos, foi de 3,03 (em uma escala de 0 a 10, sendo 0 a ausência de dor e 10 a pior dor já sentida) e o pico foi de 4,83 na primeira semana. Menos de 18% das pacientes apresentaram escore superior a 7 na primeira semana.[12] Outros sintomas identificados no estudo foram fadiga, náusea, perda de apetite e febre baixa, sendo o primeiro o mais frequente.

■ RESULTADOS

A melhora dos sintomas pós-procedimento é significativa. O controle do sangramento uterino anormal acontece em 90% a 92% das pacientes, e os sintomas compressivos regridem em 88% a 96% após 12 meses de seguimento.[13-15]

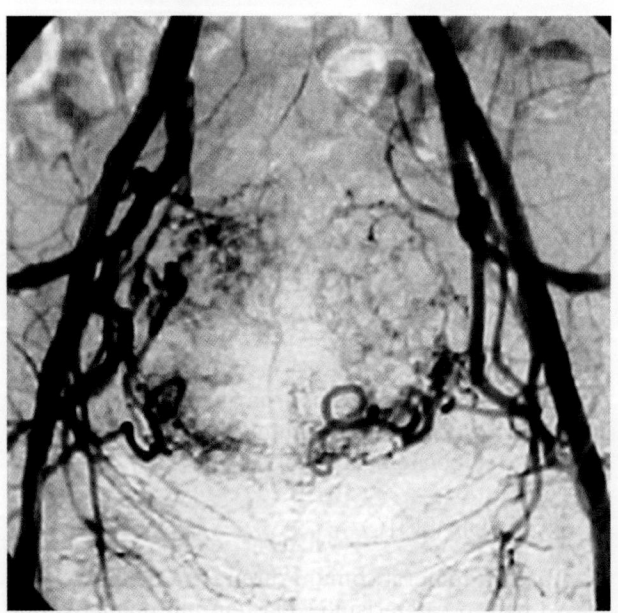

Figura 120.4 Arteriografia pélvica pré-embolização.

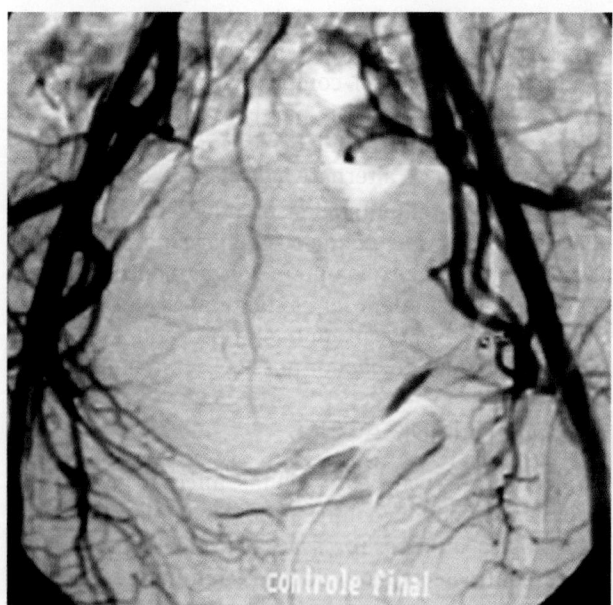

Figura 120.5 Arteriografia pélvica pós-embolização.

Dois grandes estudos randomizados comparam os resultados da embolização das artérias uterinas com o tratamento cirúrgico, primariamente a histerectomia. O controle de sintomas foi similar, avaliado por meio da melhora da qualidade de vida e da satisfação da paciente. No entanto, a recorrência dos sintomas após dois anos de seguimento foi maior nas pacientes submetidas à EAU. As taxas de reintervenção também foram maiores nessas pacientes, podendo chegar a 20% (histerectomia, miomectomia ou nova EAU).[16,17]

EMBOLIZAÇÃO DAS ARTÉRIAS UTERINAS EM PACIENTES QUE DESEJAM PRESERVAR A FERTILIDADE

Embora eficaz no tratamento dos miomas sintomáticos, a EAU em mulheres com desejo reprodutivo permanece controversa. Sabe-se que o procedimento diminui a vascularização uterina, principalmente dos nódulos tumorais. Contudo, essa redução de fluxo sanguíneo pode também comprometer o endométrio, leito tão importante para a obtenção e o desenvolvimento de uma gestação saudável. Outras preocupações são as complicações infecciosas e a expulsão transcervical do mioma, que podem levar a endometrite e, eventualmente, necessidade de histerectomia, selando o futuro reprodutivo da paciente.

Diminuição ou perda da reserva ovariana pós-embolização também deve ser lembrada. A migração de esferas para a circulação dos ovários, seja por variação anatômica ou de forma iatrogênica, pode causar a falência da gônada. Kaump e Spies em trabalho de revisão, em 2013,[18] utilizando os termos *embolization* AND *uterine leiomyomas* OR *fibroids* AND *ovarian function* analisaram 15 artigos. Embora possa haver prejuízo da reserva e função ovariana a longo prazo considerando-se toda paciente submetida a essa técnica, isso não é imediatamente detectável. Os estudos apontam que são as com mais de 45 anos que têm risco iminente de antecipar a menopausa, com amenorreia e sintomas climatéricos.[18] McLucas *et al.* publicaram, em 2015, estudo observacional não randomizado, avaliando mulheres com menos de 40 anos que foram submetidas a embolização das artérias uterinas. Os resultados mostraram que não houve mudança significativa dos níveis de hormônio antimülleriano pré e pós-procedimento.[19]

Vale ressaltar que a EAU está relacionada ao aumento do risco de aborto e de complicações gestacionais, tanto no terceiro trimestre como próximo ao parto, tais como sangramento, parto prematuro, aumento da incidência de cesáreas, pré-eclâmpsia, restrição de crescimento intrauterino, apresentação anômala, placentação anormal e hemorragia pós-parto.[20-25]

Portanto, a miomectomia segue como padrão-ouro de tratamento para pacientes que desejam engravidar. No entanto, a cirurgia pode ser de difícil execução, inclusive com risco considerável de histerectomia em alguns casos com múltiplos miomas intramurais e/ou submucosos em que a anatomia uterina está completamente comprometida. Assim, quando a miomectomia for contraindicada, a embolização das artérias uterinas passa a ser a alternativa conservadora.

REFERÊNCIAS BIBLIOGRÁFICAS

1. Ravina JH, et al. Arterial embolisation to treat uterine myomata. Lancet 1995;346(8976):671-2.
2. Parker WH. Etiology, symptomatology, and diagnosis of uterine myomas. Fertil Steril 2007;87(4):725-36.
3. Radeleff B, et al. Expulsion of dominant submucosal fibroids after uterine artery embolization. Eur J Radiol 2009;75(1):e57-63.
4. Andrews RT, et al. Patient care and uterine artery embolization for leiomyomata. J Vasc Interv Radiol 2004;15(2 pt 1):115-20.
5. Kim MD, et al. Limited efficacy of uterine artery embolization for cervical leiomyomas. J Vasc Interv Radiol 2012;23(2):236-40.
6. Bozzini N. Leiomioma uterino. São Paulo: Planmark; 2005.
7. Bratby MJ, et al. Prospective study of elective bilateral versus unilateral femoral arterial puncture for uterine artery embolization. Cardiovasc Intervent Radiol 2007;30(6):1139-43.
8. Bakal CW, et al. Vascular and interventional radiology: principles and practices. Nova York: Thieme; 2002.
9. Ryu RK. Uterine artery embolization: current implications of embolic agent choice. J Vasc Inter Radiol 2005; 16(11):1419-22.
10. Bonduki CE. Embolização das artérias uterinas. São Caetano do Sul (SP): Yendis; 2010.
11. Spies BJ, et al. Spherical polyvinil alcohol versus tris-acryl gelatin microspheres for uterine artery embolization for leiomyomas: results of a limited randomized comparative study. J Vasc Inter Radiol 2005; 16(11):1431-7.
12. Bruno J, et al. Recovery after uterine artery embolization for leeiomyomas: a detailed analysis of its duration and severity. J Vasc Interv Radiol 2004;15(8):801-7.
13. Hutchins FL Jr, et al. Selective uterine artery embolization as primary treatment for symptomatic leiomyomata uteri. J Am Assoc Gynecol Laparosc 1999;6(3): 279-84.
14. Spies JB, et al. Uterine artery embolization for leiomyomata. Obstet Gynecol 2001;98(1):29-34.
15. Walker W, et al. Bilateral uterine artery embolisation for myomata: results, complications and failures. Min Invas Ther & Allied Technol 1999;8(6):449-54.
16. Hehenkamp WJ, et al. Uterine artery embolization versus hysterectomy in the treatment of symptomatic uterine fibroids (EMMY trial): peri- and postprocedural results

from a randomized controlled trial. Am J Obstet Gynecol 2005;193(5):1618-29.

17. Edwards RD, et al. Uterine-artery embolization versus surgery for symptomatic uterine fibroids. N Engl J Med 2007;356(4):360-70.

18. Kaump GR, et al. The impact of uterine artery embolization on ovarian function. J Vasc Interv Radiol 2013;24(4):459-67.

19. McLucas B, et al. Anti Müllerian hormone levels before and after uterine artery embolization: a preliminary report. Minim Invasive Ther Allied Technol 2015;24(4):242-5.

20. Carpenter TT, et al. Pregnancy following uterine artery embolisation for symptomatic fibroids: a series of 26 completed pregnancies. BJOG 2005;112(3):321-5.

21. McLucas B, et al. Pregnancy following uterine fibroid embolization. Int J Gynaecol Obstet 2001;74(1):1-7.

22. Rabinovici J, et al. Pregnancy outcome after magnetic resonance-guided focused ultrasound surgery (MRgFUS) for conservative treatment of uterine fibroids. Fertil Steril 2010;93(1):199-209.

23. Ravina JH, et al. Pregnancy after embolization of uterine myoma: report of 12 cases. Fertil Steril 2000;73(6):1241–3.

24. Pron G, et al. Pregnancy after uterine artery embolization for leiomyomata: the Ontario multicenter trial. Obstet Gynecol 2005;105(1):67-76.

25. Goldberg J, et al. Pregnancy outcomes after treatment for fibromyomata: uterine artery embolization versus laparoscopic myomectomy. Am J Obstet Gynecol 2004;191(1):18-21.

Ligadura Cirúrgica das Artérias Uterinas

■ **Edvaldo Cavalcante** ■ **Mariano Tamura Vieira Gomes** ■ **Rodrigo de Aquino Castro**

Nos últimos anos, observamos aumento da demanda de pacientes com leiomiomas sintomáticos, acima de 30 anos, e com desejo de preservar o útero, seja por interesse reprodutivo ou por atitude conservadora.[1] Inúmeras são as alternativas terapêuticas que surgem na tentativa de auxiliar no controle do crescimento tumoral, assim como na sua destruição ou extirpação. Até o momento, se compararmos os tratamentos medicamentosos com os cirúrgicos, esses têm prevalecido com melhores resultados.[2] Novas técnicas, tidas como minimamente invasivas, têm sido descritas e, com a busca por tratamentos conservadores do útero, novas opções devem ser avaliadas e confrontadas com as técnicas já existentes e consagradas.

Com relação ao sangramento pélvico abundante, há tempos tem-se tentado tratá-lo com manobras conservadoras. Segundo Yildirim *et al.*,[3] a primeira ligadura unilateral da artéria ilíaca interna foi realizada em 1812, indicada para o tratamento de aneurisma da artéria glútea. Aproximadamente oito décadas mais tarde, Howard Kelly, em 1894, ligou as artérias ilíacas internas e as ovarianas durante histerectomia abdominal para tratamento de hemorragia intensa causada por câncer cervical.[3] Mais tarde, Bateman[4] publicou o primeiro artigo apresentando a oclusão das artérias uterinas como tratamento do sangramento por leiomioma, assim como do sangramento uterino não estrutural.

Para compreensão da ligadura das artérias uterinas, convém recordar a anatomia de irrigação do útero e suas variações. As artérias uterinas e as ovarianas são responsáveis pela irrigação do útero, das tubas uterinas e dos ovários. Deve-se mencionar que a aorta se bifurca e origina as artérias ilíacas comuns direita e esquerda, e essas originam a ilíaca interna (também chamada de hipogástrica) e a externa de cada lado. A ilíaca interna, por sua vez, origina as artérias glúteas superior e inferior e, por fim, essa última dá origem à artéria uterina, que segue inicialmente ao longo da parede lateral da pelve, para então dirigir-se medialmente – no interior do ligamento largo – rumo ao colo do útero, cruzando anteriormente o ureter. Após gerar ramos para o colo do útero e para a vagina, inflete-se cranialmente sobre a borda lateral do útero. Ao aproximar-se da mesossalpinge, a artéria uterina divide-se em dois ramos. Um deles, o ovariano, anastomosa-se diretamente com a artéria ovariana (anastomose artéria-artéria). O outro, tubário, segue a mesossalpinge e anastomosa-se com ramos da artéria ovariana. Criam-se assim duas arcadas vasculares arteriais de grande importância na irrigação ovariana (Figura 120.6).

A origem das artérias uterinas pode apresentar algumas variações anatômicas. Gomez-Jorge *et al.*,[5] em estudo com 257 pacientes que se submeteram a embolização, categorizaram as variantes anatômicas das artérias uterinas por meio de estudo angiográfico, classificando-as em quatro tipos a depender da sua origem (Tabela 120.4).

As Figuras 120.7, 120.8, 120.9 e 120.10 ilustram as variantes anatômicas da artéria uterina.

Tabela 120.4 Classificação das artérias uterinas (Gomez-Jorge et al.).

Classificação da artéria uterina	Incidência	Descrição anatômica
Tipo I	45%	Artéria uterina é o primeiro ramo da artéria glútea inferior
Tipo II	6%	Artéria uterina é o segundo ou terceiro ramo da artéria glútea inferior
Tipo III	43%	Artéria uterina e artérias glúteas inferior e superior surgem no mesmo nível (trifurcação)
Tipo IV	6%	Artéria uterina é o primeiro ramo da artéria ilíaca interna (artéria hipogástrica)

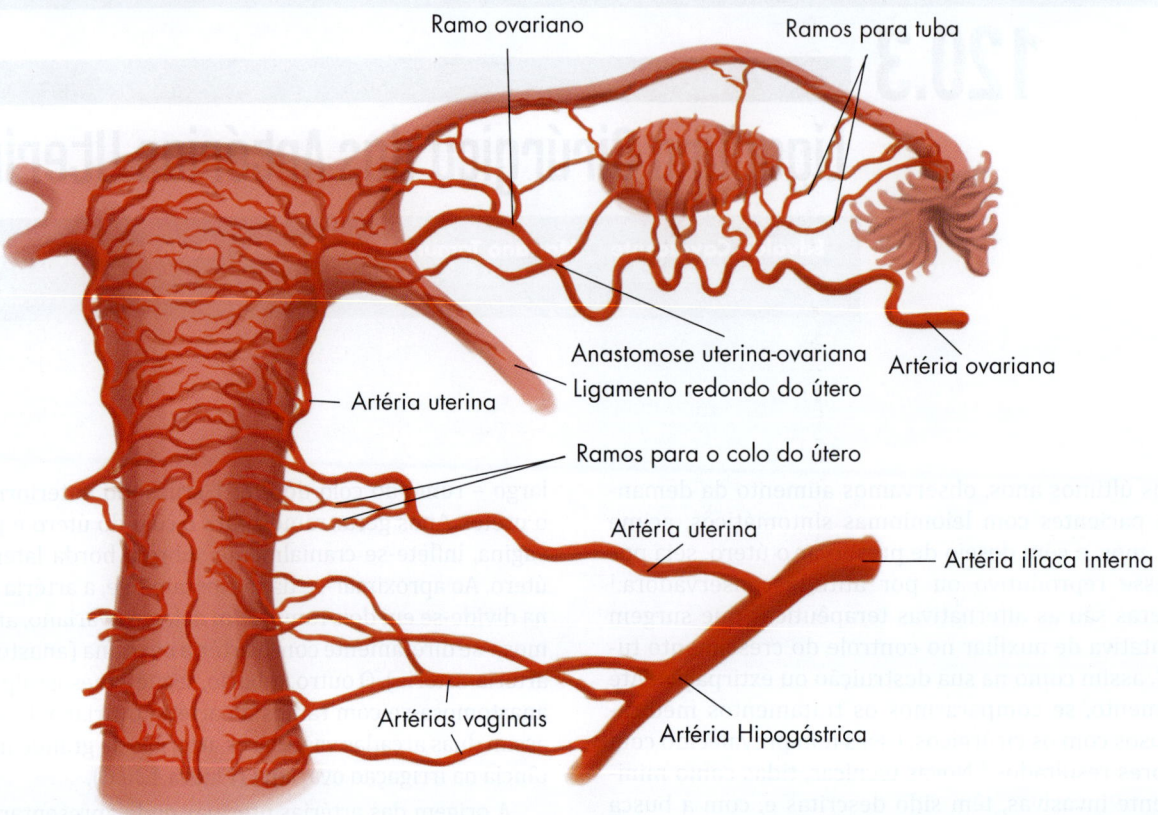

Figura 120.6 Ilustração da irrigação uterino-ovariana (<www.unifesp.br/dmorfo/histologia/ensino/utero/irriga-cao.htm>*).*

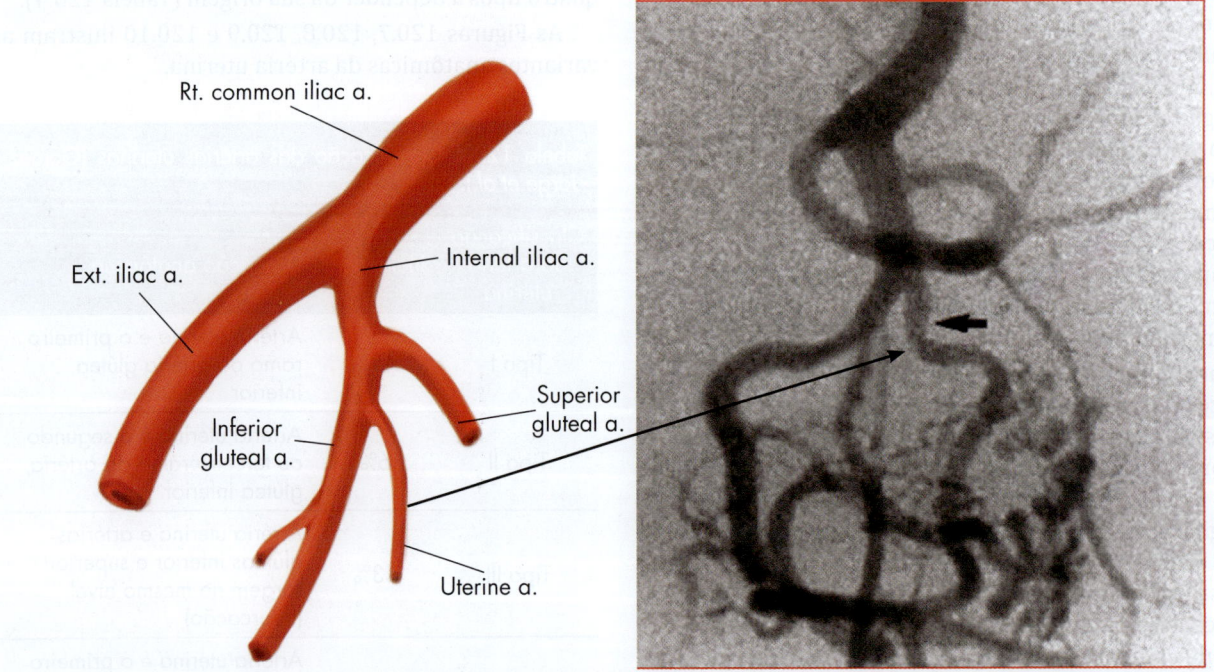

Figura 120.7 Tipo I: A artéria uterina origina-se da artéria glútea inferior (Gomez-Jorge *et al.*).

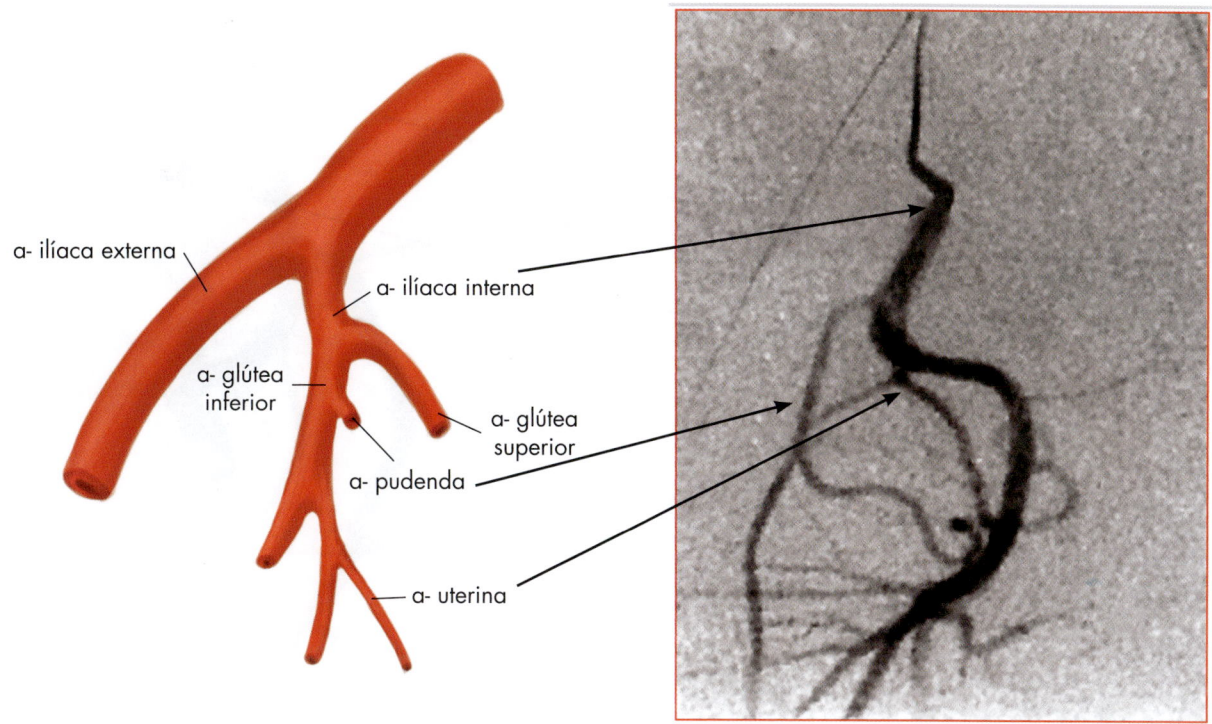

Figura 120.8 Tipo II: A artéria uterina é o segundo ou terceiro ramo da artéria glútea inferior (Gomez-Jorge *et al.*).

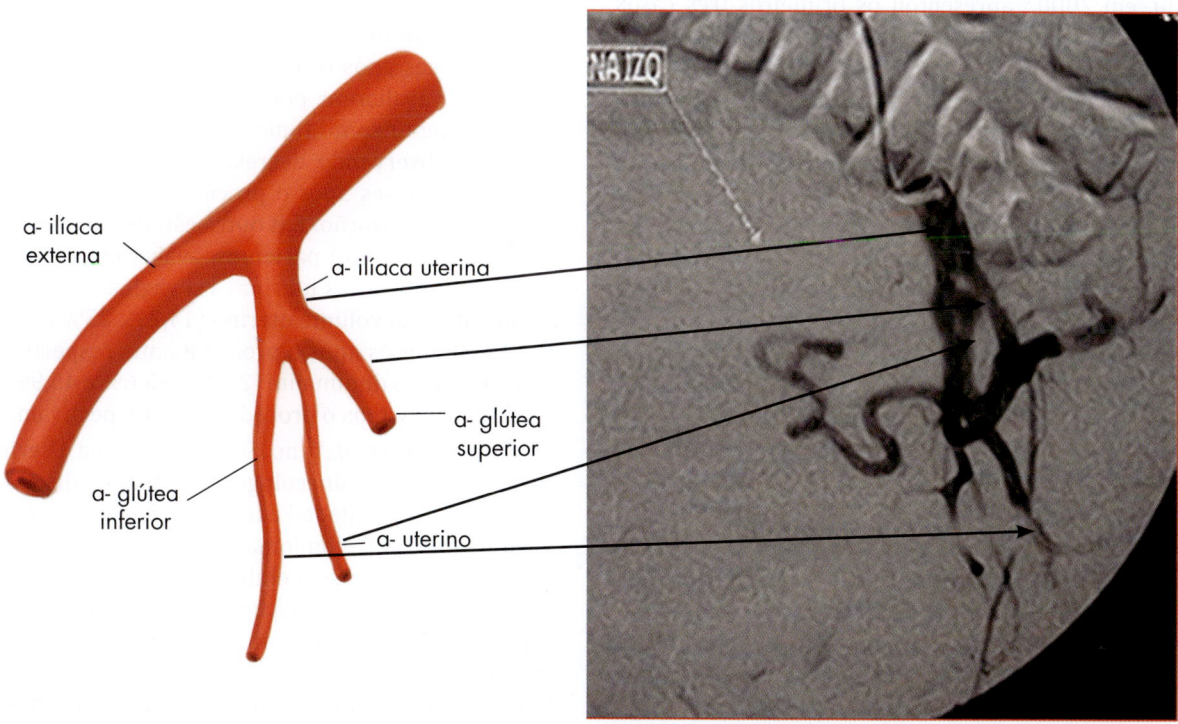

Figura 120.9 Tipo III: Artéria uterina, artérias glúteas inferior e superior surgem no mesmo nível (Gomez-Jorge *et al.*).

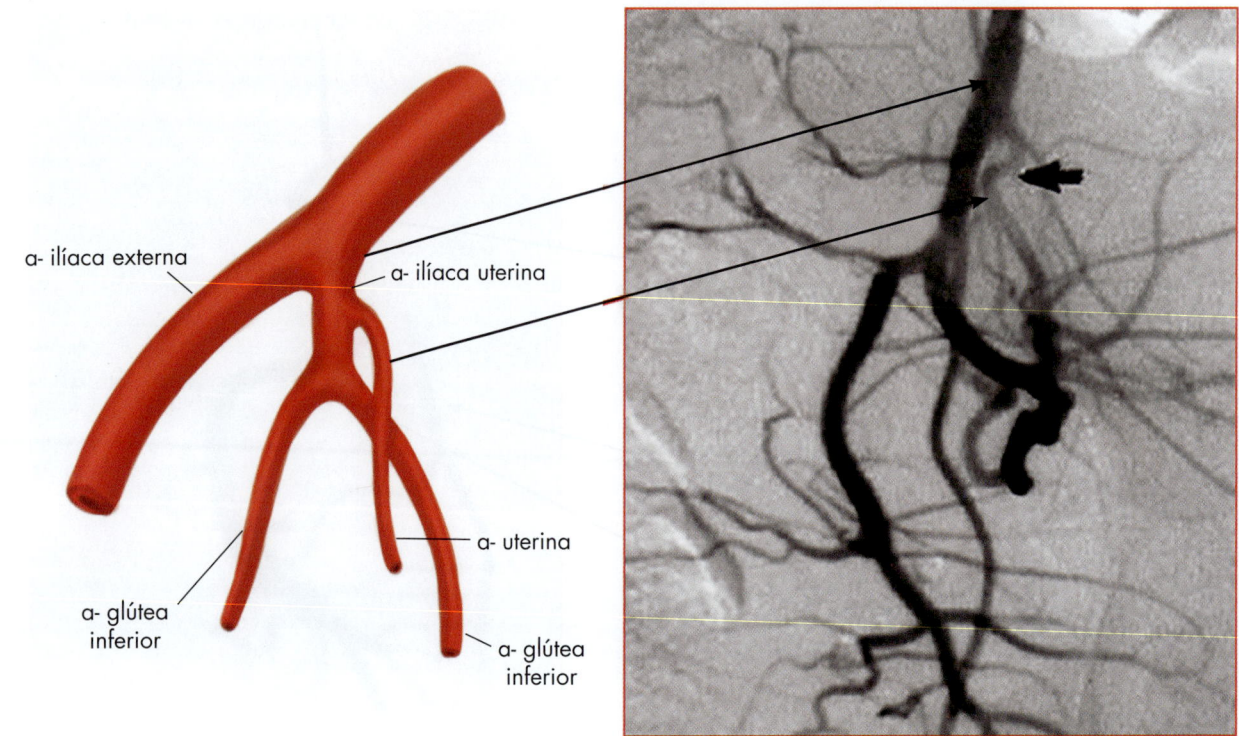

a- ilíaca externa

a- ilíaca uterina

a- uterina

a- glútea inferior

a- glútea inferior

Figura 120.10   Tipo IV: A artéria uterina é o primeiro ramo da hipogástrica (Gomez-Jorge *et al.*).

Liu, em 2000,[6] apresentou os primeiros três casos de ligadura das artérias uterinas por laparoscopia para tratamento do leiomioma do útero. Em 2001, Liu *et al.*[7] realizaram novo estudo, com 85 pacientes sintomáticas (sangramento uterino abundante, dismenorreia ou alteração da frequência urinária), todas com indicação cirúrgica de histerectomia ou miomectomia. Após coagulação com bisturi bipolar das artérias uterinas e da anastomose dos vasos ovarianos com as artérias uterinas – justificada pela abundante circulação colateral existente nos úteros com miomas –, os autores observaram melhora dos sintomas em 89,4% das pacientes, sendo 23% com melhora leve, 52% com melhora moderada e 23% com melhora acentuada. Lichtinger *et al.*[8] e Holub *et al.*[9] realizaram ligadura das artérias uterinas por laparoscopia e, embora com casuística menor, demonstraram bons resultados após o procedimento.

Outra técnica proposta para tratamento do leiomioma sintomático é a ligadura das artérias uterinas via vaginal, descrita inicialmente por Harmanli e Khandelwal.[10] Surge assim a possibilidade de tratamento conservador via vaginal como mais uma alternativa terapêutica. Dessa maneira, Akinola *et al.*,[11] em estudo piloto com 21 pacientes, avaliaram a eficácia da ligadura das artérias uterinas via vaginal, com redução significativa do volume uterino (28,6% e 57,5%, em 6 e 12 meses após o procedimento, respectivamente), assim como do volume do nódulo dominante (36,7% e 55,3%, em 6 e 12 meses após o procedimento, respectivamente). Lee *et al.*[12] avaliaram, por meio de dopplerfluxometria, o fluxo sanguíneo no tumor após ligadura das artérias uterinas, observando decréscimo com uma semana e em quatro meses após o procedimento, sem presença de neovascularização. Em outro estudo, Akinola *et al.*,[13] em casuística de 50 pacientes, avaliaram a eficácia da ligadura das artérias uterinas via vaginal, com redução significativa do volume uterino (14,2%, 25% e 26% em 6, 12 e 36 meses após o procedimento, respectivamente) e do nódulo dominante (27,4%, 43,6% e 45,9% em 6, 12 e 36 meses após o procedimento, respectivamente).

Cavalcante *et al.*,[14] no Setor de Mioma Uterino do Departamento de Ginecologia da Escola Paulista de Medicina da Universidade Federal de São Paulo, avaliaram 52 mulheres com leiomioma uterino sintomático, 29 das quais submeteram-se a embolização das artérias uterinas, enquanto outras 23 à ligadura das artérias uterinas via vaginal. Tanto a ligadura via vaginal quanto a embolização das artérias uterinas levaram à redução significativa (p < 0,05) em seis meses do volume uterino, com 7,1% e 35,7%, respectivamente, assim como do diâmetro médio do maior nódulo de leiomioma, com 9,3% e 22%, respectivamente. O sucesso terapêutico nesse período, medido pela melhora subjetiva sem necessidade de tratamento complementar, foi maior no grupo que se submeteu à embolização das artérias uterinas, com 93,1% de mulheres satisfeitas, contra 69,6% nas pacientes que se submeteram à ligadura de artérias uterinas via vaginal (p < 0,05).

Assim exposto, espera-se por mais estudos que possam definir precisamente qual o espaço da ligadura das artérias uterinas no arsenal terapêutico do leiomioma uterino, assim como a via de escolha para o procedimento, quando indicado.

REFERÊNCIAS BIBLIOGRÁFICAS

1. Anand N, et al. Uterine artery embolization versus abdominal myomectomy: a Long-term Clinical Outcome Comparison. J Vasc Interv Radiol 2010; 21(7):1011-7.

2. Parker WH. Uterine myomas: management. Fertil Steril 2007;88(2):255-71.

3. Yildirim Y, et al. Color Doppler analysis of pelvic arteries following bilateral internal iliac artery ligation for severe postpartum hemorrhage. Int J Gynaecol Obstet 2009;104(1):22-4.

4. Bateman W. Treatment of intractable menorrhagia by bilateral uterine vessel interruption. Am J Obstet Gynecol 1964;89:825-7.

5. Gomez-Jorge J, Keyoung A, Levy EB, Spies JB. Uterine artery anatomy relevant to uterine leiomyomata embolization. Cardiovasc Intervent Radiol 2003;26(6):522-7.

6. Liu WM. Laparoscopic bipolar coagulation of uterine vessel to treat symptomatic leiomyomas. J Am Assoc Gynecol Laparosc 2000;7(1):125-9.

7. Liu WM, et al. Laparoscopic bipolar coagulation of uterine vessel: a new method for treating symptomatic fibroids. Fertil Steril 2001;75(2):417-22.

8. Lichtinger M, et al. Laparoscopic uterine artery occlusion for symptomatic leiomyomas. J Am Assoc Gynecol Laparosc 2002;8(2):191-8.

9. Holub Z, et al. Short-term results from Laparoscopic dissection of uterine vessels in women with symptomatic fibroids. Eur J Obstet Gynecol Reprod Biol 2003;110(1):94-8.

10. Harmanli OH, et al. Transvaginal uterine artery ligation in a woman with uterine leiomyomas. J Reprod Med 2003; 48(5):384-6.

11. Akinola OI, et al. Uterine artery ligation for management of uterine fibroids. Int J Gynaecol Obstet 2005; 1(2):137-40.

12. Lee CH, et al. Color Doppler evaluation of blood flow changes in leiomyomas after uterine artery ligation. Int J Gynaecol Obstet 2005; 90(2):118-22.

13. Akinola OI, et al. Uterine artery ligation for the treatment of fibroids. Acta Obstet Gynecol Sacand 2009;88(1):59-62.

14. Cavalcante E, et al. Comparação entre embolização seletiva e ligadura via vaginal das artérias uterinas no tratamento de pacientes com leiomioma uterino. XIX Congresso da Associação de Obstetrícia e Ginecologia do Estado de São Paulo. São Paulo, SP, 2014. (Resumo)

120.4

Miólise por Ultrassom Focalizado de Alta Intensidade e por Radiofrequência

■ Mariano Tamura Vieira Gomes ■ Franco Loeb Chazan

Opções terapêuticas minimamente invasivas e conservadoras para mulheres com leiomiomas sintomáticos são desejáveis. O ultrassom focalizado de alta intensidade (*High Intensity Focused Ultrasound* – HIFU) é um procedimento que aplica ondas sonoras concentradas em um ponto para aquecê-lo, produzindo necrose coagulativa nesse local e destruição do tecido.[1] A capacidade da energia ultrassônica de interagir com tecidos humanos é conhecida há muitos anos e, nas últimas décadas, vários estudos têm demonstrado o potencial clínico do método.[2-6] Mais recentemente, a técnica aprovada pelo *Food and Drug Administration* (FDA) em 2004 vem sendo utilizada em combinação com a ressonância magnética para tratamento do leiomioma uterino.[7-9] Entretanto, esses procedimentos ainda apresentam limitações, dependendo do tamanho do mioma, da sua localização e da dor pós-operatória.

■ APLICAÇÃO TÉCNICA, REDUÇÃO DE VOLUME DO LEIOMIOMA, MELHORA DOS SINTOMAS E COMPLICAÇÕES. ANÁLISE CRÍTICA

Em estudo prospectivo, incluindo 48 mulheres com média etária de 42,6 anos, submetidas ao tratamento de miomas sintomáticos por meio da termoablação com HIFU guiado por ressonância magnética, foi observada redução de 33% no volume do tumor após seis meses. Porém, ao início do estudo, nove pacientes desistiram em virtude da dor e, após um ano, duas necessitaram de tratamento cirúrgico e duas de tratamento medicamentoso. Não houve complicações graves.[10] Redução semelhante foi notada em outro estudo prospectivo com 40 pacientes, com acompanhamento de três anos. Observou-se redução de 32% no volume dos leiomiomas, embora 11 pacientes (27%) tenham abandonado o estudo sem causas declaradas. Foi constatada, ainda, melhora nos escores de avaliação dos sintomas relacionados ao mioma, acessados por meio de questionário validado (UFS-QOL). Ao longo do período, em virtude da persistência dos sintomas, seis pacientes (15%) necessitaram de intervenção, sendo quatro cirurgias (histerectomia ou miomectomia) e duas embolizações das artérias uterinas. Complicações maiores não foram relatadas.[11]

Mikami *et al.* avaliaram a viabilidade da técnica em 48 mulheres e obtiveram sucesso com sua aplicação em 32 delas. Nas demais 16 (33% do total), obesidade e sinal heterogêneo do mioma à ressonância em T2 foram identificados como causas da falha. Importante relatar que seis pacientes (12,5% daquelas submetidas ao tratamento) apresentaram queimaduras cutâneas, sendo três de segundo grau.[12] Gorny *et al.* publicaram os resultados de um ano de acompanhamento com 130 mulheres submetidas ao HIFU para tratamento do mioma uterino. Obtiveram boa melhora clínica nesse período e 17 pacientes com complicações (13%), sendo 16 menores (edema de abdome e de parede abdominal) e uma maior, com trombose venosa profunda.[13] Segundo Pron, em revisão publicada em 2015,[14] embora os critérios de elegibilidade para essa modalidade de tratamento ainda não estejam claramente definidos na literatura, tem-se obtido bons resultados de melhora clínica e de redução dos miomas (na maioria das vezes, com acompanhamento de apenas um ano), com complicações maiores ao redor de 1,6%. Procedimentos de emergência são raros e gestações a termo foram relatadas, embora não haja ensaios clínicos aleatorizados e controlados comparando o HIFU a outras modalidades amplamente utilizadas, como miomectomia, embolização das artérias uterinas e histerectomia.

Não há dúvidas de que a técnica vem evoluindo até os dias atuais, mas fica claro que tem seus riscos associados e, além da seleção adequada de pacientes, tipos de miomas a serem tratados e seus limites, apenas profissionais bem treinados e afeitos ao procedimento devem realizá-lo. Deve-se também levar em conta o tempo para execução da miólise tumoral e a viabilidade de tratar vários nódulos durante o mesmo procedimento sem prolongá-lo demais, assim como a necessidade de múltiplas repetições para tratamento completo. Quanto à sua aplicação em mulheres com desejo reprodutivo, entende-se como restrito a protocolos de pesquisa, mediante consentimento livre e informado das participantes.

REFERÊNCIAS BIBLIOGRÁFICAS

1. Stewart EA, et al. Focused ultrasound treatment of uterine fibroid tumors: safety and feasibility of a noninvasive thermoablative technique. Am J Obstet Gynecol 2003;189(1):48-54.

2. Fry WJ, et al. Ultrasonically produced localized selective lesions in the central nervous system. Am J Phys Med 1955;34(3):413-23.

3. Gelet A, et al. Local control of prostate cancer by transrectal high intensity focused ultrasound therapy: preliminary results. J Urol.1999;161(1):156-62.

4. Paterson RF, et al. Laparoscopic partial kidney ablation with high intensity focused ultrasound. J Urol 2003;169(1):347-51.

5. Yang R, et al. Extracorporeal liver ablation using sonography-guided high-intensity focused ultrasound. Invest Radiol 1992;27(10):796-803.

6. Watkin NA, et al. A feasibility study for the noninvasive treatment of superficial bladder tumours with focused ultrasound. Br J Urol 1996;78(5):715-21.

7. Hesley GK, et al. A clinical review of focused ultrasound ablation with magnetic resonance guidance: an option for treating uterine fibroids. Ultrasound Q 2008;24(2):131-9.

8. McDannold N, et al. Uterine leiomyomas: MR imaging-based thermometry and thermal dosimetry during focused ultrasound thermal ablation. Radiology 2006;240(1):263-72.

9. Rabinovici J, et al. Clinical improvement and shrinkage of uterine fibroids after thermal ablation by magnetic resonance-guided focused ultrasound surgery. Ultrasound Obstet Gynecol 2007;30(5):771-7.

10. Morita Y, et al. Non-invasive magnetic resonance imaging-guided focused ultrasound treatment for uterine fibroids - early experience. Eur J Obstet Gynecol Reprod Biol 2008;139(2):199-203.

11. Kim HS, et al. MR-guided high-intensity focused ultrasound treatment for symptomatic uterine leiomyomata: long-term outcomes. Acad Radiol 2011;18(8):970-6.

12. Mikami K, et al. Magnetic resonance imaging-guided focused ultrasound ablation of uterine fibroids: early clinical experience. Radiat Med 2008;26(4):198-205.

13. Gorny KR, et al. Magnetic resonance-guided focused ultrasound of uterine leiomyomas: review of a 12-month outcome of 130 clinical patients. J Vasc Interv Radiol 2011;22(6):857-64.

14. Pron G. Magnetic resonance-guided high-intensity focused ultrasound (mrghifu) treatment of symptomatic uterine fibroids: an evidence-based analysis. Ont Technol Assess Ser 2015;15(4):1-86.

Capítulo **121**

■ **Mariano Tamura Vieira Gomes**

Tratamento Definitivo: Histerectomia – Indicações, Técnicas, Resultados e Complicações

■ INTRODUÇÃO

A histerectomia é o tratamento cirúrgico definitivo para o leiomioma uterino, apresentando eficácia bem estabelecida, com resultados favoráveis na grande maioria das pacientes. Não afeta adversamente a função sexual e, naquelas com sintomas importantes prévios à cirurgia, há melhora dessa função, pois cessam os episódios hemorrágicos e álgicos. Dividimos a histerectomia em duas modalidades, total e subtotal, e preconizamos a retirada das tubas uterinas no mesmo ato. Já a remoção dos ovários é indicada eventualmente, quando anormais ou se há risco elevado para câncer. Realiza-se o procedimento por laparotomia, laparoscopia, laparoscopia assistida por robô ou por via vaginal, a qual, quando factível, oferece vantagens de menor tempo cirúrgico, rápida recuperação pós-operatória e custos mais baixos. As vias laparoscópica e assistidas por robô facilitam a investigação de doença pélvica associada e a revisão meticulosa da hemostasia. São consideradas quando o útero é pouco móvel ou menos acessível por via vaginal ou se há fatores de risco, como doença inflamatória pélvica, endometriose, aderências densas, doença anexial ou importantes distorções anatômicas. A laparotomia está indicada em casos de úteros volumosos, pois possibilita dissecção adequada, com exploração de todo o abdome, e remoção rápida e eficaz da peça, evitando prolongamento do tempo cirúrgico e suas complicações associadas. O índice de complicações intraoperatórias, como trauma de ureter, vesical ou de alças intestinais, é de 1% a 2%, independentemente da via cirúrgica.[1] Devemos também destacar a necessidade de capacitação da equipe médica em todas as modalidades e a importância de que se mantenha, pratique e discuta a execução do procedimento por diferentes vias, de distintas maneiras, porque pacientes e casos diversos, com particularidades inerentes, não se beneficiariam de uma técnica única para sua resolução segura. Sempre que possível, a via menos invasiva deve ser indicada, porém, por vezes, a laparotomia é imprescindível.

A histerectomia é um dos procedimentos mais comuns em Ginecologia, com aproximadamente 600.000 casos por ano nos Estados Unidos. Mais de 70% são realizados para tratamento de doenças benignas e, entre essas, o leiomioma representa a principal indicação, com aproximadamente 200.000 cirurgias/ano naquele país (33% do total).[2] No Brasil, 112.000 histerectomias foram realizadas em 2005 no sistema público, sem contar as cirurgias dos sistemas privado e de saúde suplementar. A taxa de histerectomia por leiomioma foi estimada em 1,9 por 1.000 mulheres/ano pela US National Hospital Discharge Survey.[3]

■ HISTERECTOMIA TOTAL × SUBTOTAL

A primeira questão a se considerar e discutir com a paciente durante o planejamento é se a histerectomia será total, com a remoção de corpo e colo do útero, ou subtotal, com preservação do colo. Questiona-se se haveria diferenças no risco de complicações perioperatórias, duração da cirurgia, tempo de internação hospitalar, tempo de retorno às atividades diárias, dor pós-operatória, função sexual, qualidade de vida, risco de distopia de órgãos pélvicos no futuro, prevenção do câncer do colo do útero e custo global.

Ensaios clínicos demonstram que, nas cirurgias abertas (por laparotomia), a histerectomia subtotal associa-se a menor tempo cirúrgico, menor sangramento intraoperatório, menos febre no pós-operatório e alta precoce. Porém, há sangramento cíclico em 7% das mulheres no período pós-operatório. Quanto à capacidade de suporte do assoalho pélvico, assim como funções sexual, urinária e intestinal, não há diferenças. Com relação ao risco de câncer cervical no futuro, deve-se levar em consideração a idade, os hábitos sexuais e o histórico de lesões cervicais pré-neoplásicas. A incidência de câncer cervical em colo residual pós-histerectomia subtotal situa-se entre 0,3% e 1,9%, sendo raro naquelas que fazem exames preventivos periódicos em razão da possibilidade de tratamento das lesões com potencial neoplásico.[4-6]

■ PRESERVAÇÃO DOS OVÁRIOS × OOFORECTOMIA

Outra questão de grande importância a ser analisada por médico e paciente no pré-operatório diz respeito à retirada dos ovários, como medida profilática do câncer, em especial quando a cirurgia é realizada na perimenopausa ou após determinada idade (50 anos, por exemplo). No que diz respeito à função das gônadas, sabe-se que, mesmo após a menopausa, os ovários continuam a produzir androstenediona e testosterona em quantidades significativas até os 80 anos, e que esses androgênios são convertidos em estrogênios na gordura, nos músculos e na pele. Em estudo prospectivo e observacional (Nurses› Health Study) com 29.380 mulheres que se submeteram à histerectomia por doença benigna, 55,6% à histerectomia com ooforectomia bilateral e 44,4% à histerectomia com preservação ovariana, avaliou-se a incidência de eventos ou morte decorrentes de doença arterial coronariana (DAC), acidente vascular encefálico, câncer de mama, ovário, pulmão e colorretal, fratura da bacia e embolia pulmonar. Comparada à preservação ovariana, a ooforectomia bilateral no momento da histerectomia, associou-se à diminuição do risco de câncer de mama e de ovário, porém apresentou aumento do risco de doença cardíaca coronariana e de câncer de pulmão, com maior sobrevida no grupo com preservação dos ovários.[7,8] Portanto, salvo em situações claras de risco, como história pessoal e familiar ou mutações BRCA1 e BRCA2, por exemplo, preconiza-se a histerectomia com salpingectomia bilateral (o que já reduz substancialmente o risco de câncer de tuba/ovário) e a manutenção das gônadas.

■ DEFINIÇÃO E COMPARAÇÃO ENTRE DIFERENTES TIPOS DE HISTERECTOMIAS VÍDEO-ASSISTIDAS

Quando se executa uma histerectomia vídeo-assistida, pode-se fazê-la totalmente por laparoscopia ou de maneira híbrida, com parte da cirurgia executada por via vaginal.[9,10] A seguir, destacamos a classificação de tais procedimentos, de acordo com o nível de dissecção laparoscópica ou vaginal, de interesse para a comparação entre as técnicas:

- **Histerectomia vaginal assistida por laparoscopia:** faz-se dissecção das estruturas acima da artéria uterina pela laparoscopia, enquanto o restante da cirurgia é concluído por via vaginal.
- **Histerectomia laparoscópica assistida por via vaginal:** faz-se dissecção laparoscópica até a artéria uterina, incluindo-se sua coagulação e secção; o restante da cirurgia é concluído por via vaginal.
- **Histerectomia total laparoscópica:** todo o procedimento é conduzido por via laparoscópica, com exérese do colo uterino.
- **Histerectomia subtotal laparoscópica:** todo o procedimento é feito por via laparoscópica, com preservação do colo uterino.

Comparando-se a histerectomia laparoscópica assistida por via vaginal com a histerectomia vaginal assistida por laparoscopia, não houve diferença quanto a complicações intra ou pós-operatórias, e a única vantagem notada foi em favor da histerectomia vaginal assistida por laparoscopia, com respeito à diminuição do tempo cirúrgico. Conclui-se que a decisão sobre o quanto deve ser dissecado por via laparoscópica ou vaginal se faz no ato cirúrgico, com base no julgamento do cirurgião e de sua equipe.[11]

Estudo com 3.190 histerectomias laparoscópicas (total, subtotal e assistida por via vaginal), encontrou 0,99% de complicações menores (febre acima de 38,5°C, incisão da bexiga menor que 2 cm) e 0,37% de complicações maiores (hemorragia, fístula vesico-peritonial, lesão ureteral, perfuração ou fístula retal) no grupo de histerectomia subtotal. Naquelas que se submeteram à total (laparoscópica ou assistida por via vaginal), as taxas de complicações menores e maiores foram de 1,14% e 0,51%, respectivamente.[12] Outro estudo comparou 231 laparoscopias para tratamento do leiomioma uterino, divididas em dois grupos (histerectomia total × subtotal), com úteros de tamanhos semelhantes. Não houve diferença quanto à perda sanguínea, tempo cirúrgico, internação hospitalar e uso de analgésicos. Duas complicações intraoperatórias e uma complicação pós-operatória foram descritas no grupo de histerectomia total.[13]

Em uma série de 1.501 histerectomias totais laparoscópicas para tratamento de doença benigna do útero, a taxa de lesão vesical foi de 1%, e os fatores de risco foram cesárea e laparotomia prévias. A taxa de lesões diminuiu para 0,4% quando considerados apenas os cirurgiões com experiência de 100 histerectomias realizadas.[14] Conclui-se, após análise de diferentes estudos, que, em mãos experientes, a histerectomia laparoscópica claramente não está associada a aumento nos principais índices de complicação.[15]

■ HISTERECTOMIA LAPAROSCÓPICA × LAPAROTÔMICA

Os benefícios da histerectomia laparoscópica são menores sangramento intraoperatório e queda do nível de hemoglobina, tempo de internação hospitalar mais curto, rápido regresso às atividades habituais, menos infecções da parede abdominal e menos episódios de febre. Em contrapartida, a histerectomia laparoscópica apresenta a desvantagem de maior tempo cirúrgico e necessidade de treinamento específico, para que não haja aumento do número de lesões do trato urinário (bexiga e ureter). Estudo prospectivo, com 10.100 histerectomias na Finlândia, demonstrou aumento do risco de lesão ureteral (RR: 7,2) para laparoscopia em relação à laparotomia.[16] No entanto, a taxa de lesão ureteral foi maior quando os cirurgiões tinham experiência de menos de 30 procedimentos laparoscópicos (2,2% × 0,5%).

Um estudo prospectivo analisou 37.512 mulheres que se submeteram à histerectomia no Reino Unido durante um período de 12 meses, em 1994.[17] Desses procedimentos, a grande maioria foi feita por laparotomia (67%), com 30% por via vaginal e apenas 3% por laparoscopia. Complicações operatórias foram mais frequentes nos procedimentos laparoscópicos (6%) do que nos abdominais (3,6%) ou vaginais (3,1%), e não foram constatadas diferenças nas taxas de lesão de ureter e de bexiga entre as três técnicas (0,5%-0,6%). Por outro lado, uma metanálise associou a histerectomia laparoscópica à redução global das complicações perioperatórias, menor perda sanguínea, menor período de internação hospitalar e maior tempo cirúrgico, sem diferenças em relação às complicações maiores.[18] Por fim, uma análise de estudos prospectivos e aleatorizados, comparando qualidade de vida no pós-operatório, constatou melhor recuperação das pacientes submetidas à histerectomia laparoscópica nas seis primeiras semanas, sem diferenças entre as duas vias após esse período.[19]

■ HISTERECTOMIA LAPAROSCÓPICA × VAGINAL

Embora a histerectomia laparoscópica tenha passado por uma série de aperfeiçoamentos desde 1989, quando foi inicialmente descrita, inúmeros estudos demonstram tempo cirúrgico menor na via vaginal. Não parece haver, porém, diferenças nas taxas de complicações intra e pós-operatórias imediatas ou tardias, e o uso de analgésicos, assim como a recuperação cirúrgica, são semelhantes nas duas técnicas.[20]

■ HISTERECTOMIA LAPAROSCÓPICA × ROBÔ-ASSISTIDA

Alguns autores afirmam que a histerectomia robótica está associada à redução do risco de conversão para laparotomia, menor sangramento e menos reinternações no primeiro mês de pós-operatório;[21] porém, estudo populacional e metanálise demonstram resultados perioperatórios equivalentes entre as técnicas, com elevação dos custos na cirurgia robótica.[22,23] Dessa maneira, entendemos que a laparoscopia robô-assistida tem potencial de proporcionar vantagens apenas se reservada aos casos mais complexos.

■ HISTERECTOMIA VAGINAL × HISTERECTOMIA LAPAROTÔMICA

Vários autores associam a histerectomia vaginal à redução significativa da dor, com menos necessidade de analgésicos, menos episódios de febre, menor internação hospitalar e rápido retorno às atividades habituais. Em ensaios revistos pelo grupo Cochrane, em 2005, confirmou-se que a histerectomia vaginal proporcionou diminuição do número de infecções pós-operatórias e episódios de febre, com menor internação hospitalar e regresso mais rápido às atividades diárias.[24] Finalmente, outros autores não encontraram diferença nas taxas de lesões do trato urinário e de complicações entre as duas técnicas.[25]

REFERÊNCIAS BIBLIOGRÁFICAS

1. Wilcox LS, et al. Hysterectomy in the United States, 1988-1990. Obstet Gynecol 1994; 83(4):549-55.
2. Wu JM, J et al. Hysterectomy rates in the United States, 2003. Obstet Gynecol 2007;110(5):1091-5.
3. Whiteman MK, et al. Inpatient hysterectomy surveillance in the United States, 2000–2004. Am J Obstet Gynecol 2008;198(1):34.e1–7.
4. Thakar R, et al. Outcomes after total versus subtotal abdominal hysterectomy. N Engl J Med 2002;347(17):1318-25.

5. Lethaby A, et al. Total versus subtotal hysterectomy for benign gynaecological conditions. Cochrane Database Syst Rev 2006:CD004993.

6. Gimbel H. Total or subtotal hysterectomy for benign uterine diseases? A meta-analysis. Acta Obstet Gynecol Scand 2007;86(2):133-44.

7. Parker WH, et al. Ovarian conservation at the time of hysterectomy for benign disease. Clin Obstet Gynecol 2007;50(2):354-61.

8. Jacoby VL, et al. Oophorectomy as a risk factor for coronary heart disease. Am J Obstet Gynecol 2009;200(2):140.e1–9.

9. Reich H, et al. Laparoscopic hysterectomy. J Gynecol Surg1989;5:213-6.

10. Garry R, et al. Laparoscopic hysterectomy--definitions and indications. Gynaecol Endosc 1994; 3:1-3.

11. Long CY, et al. Comparison of total laparoscopic hysterectomy and laparoscopically assisted vaginal hysterectomy. Gynecol Obstet Invest 2002;53(4):214-19.

12. Donnez O, et al. A series of 3190 laparoscopic hysterectomies for benign disease from 1990 to 2006: evaluation of complications compared with vaginal and abdominal procedures. BJOG 2009;116(4):492-500.

13. Mueller A, et al. Comparison of total laparoscopic hysterectomy (TLH) and laparoscopy-assisted supracervical hysterectomy (LASH) in women with uterine leiomyoma. Eur J Obstet Gynecol Reprod Biol. 2011;158(2):269-73.

14. Pillet MCL, et al. Incidence and risk factors of bladder injuries during laparoscopic hysterectomy indicated for benign uterine pathologies: a 14.5 years experience in a continuous series of 1501 procedures. Human Reprod 2009;24(4):842-9.

15. Reich H, et al. Laparoscopic hysterectomy in current gynaecological practice. Rev Gynaecol Pract 2003;3:32-40.

16. McPherson K, et al. Severe complications of hysterectomy: the VALUE study. BJOG 2004;111(7):688-94.

17. Ottosen C, et al. Three methods for hysterectomy: a randomised, prospective study of short term outcome. BJOG 2000;107(11):1380-5.

18. Walsh CA, et al. Total abdominal hysterectomy versus total laparoscopic hysterectomy for benign disease: a meta-analysis. Eur J Obstet Gynecol Reprod Biol. 2009;144(1):3-7.

19. Kluivers KB, et al. Comparison of laparoscopic and abdominal hysterectomy in terms of quality of life: a systematic review. ur J Obstet Gynecol Reprod Biol. 2008;136(1):3-8.

20. Darai E, et al. Vaginal hysterectomy for enlarged uteri, with or without laparoscopic assistance: randomized study. Obstet Gynecol 2001;97(5 Pt 1):712–6.

21. Martino MA, et al. A comparison of quality outcome measures in patients having a hysterectomy for benign disease: robotic vs. non-robotic approaches. J Minim Invasive Gynecol 2014;21(3):389-93.

22. Wright JD, et al. Robotically assisted vs laparoscopic hysterectomy among women with benign gynecologic disease. JAMA 2013;309(7):689-98.

23. Albright BB, et al. Robotic Versus Laparoscopic Hysterectomy for Benign Disease: A Systematic Review and Meta-Analysis of Randomized Trials. J Minim Invasive Gynecol 2016;23(1):18-27.

24. Johnson N, et al. Surgical approach to hysterectomy for benign gynaecological disease. Cochrane Database Syst Rev 2005:CD003677.

25. Benassi L, et al. Abdominal or vaginal hysterectomy for enlarged uteri: a randomized clinical trial. Am J Obstet Gynecol 2002;187(6): 1561-5.

121.1

Histerectomia Vaginal

Paulo Cezar Feldner Jr. ■ **Rodrigo de Aquino Castro**
■ **Marair Gracio Ferreira Sartori** ■ **Manoel João Batista Castello Girão**

■ INTRODUÇÃO

Uma das indicações mais comuns para a histerectomia é o leiomioma uterino.[1] A via vaginal tem sido segura e eficaz, com vantagens tanto em relação à via abdominal quanto à laparoscópica. Em um artigo de revisão comparando as diferentes vias para histerectomia na ausência de prolapso uterino, os autores concluíram que, sempre que possível, deve-se preferir a via vaginal.[2]

■ VANTAGENS

Quando comparada à via abdominal, suas principais vantagens são: ausência de cicatriz visível, menor tempo operatório, menor tempo de íleo paralítico, menos dor pós-operatória (o que implica em menos uso de analgésicos), menor risco de lesão visceral e de sangramento importante, menor tempo de internação, custo mais baixo e retorno mais rápido às atividades habituais.[2-4]

Comparando-se à via laparoscópica, observa-se que a via vaginal é associada a um menor tempo operatório, ausência de pneumoperitônio e menos complicações.[5] Além disso, o custo e a curva de aprendizado da via laparoscópica são significativamente maiores.[5,6]

Entretanto, apesar das vantagens que apresenta, a via vaginal geralmente é indicada somente quando existe prolapso uterino. A histerectomia abdominal, portanto, continua sendo a mais realizada.[6,7]

Um estudo envolvendo 64 serviços de residência médica de Ginecologia e Obstetrícia no Brasil demonstrou que a via operatória preferencial para a realização de histerectomia foi a abdominal (79%). A via vaginal foi realizada em 20,4% das vezes e a vaginal assistida por laparoscopia, em apenas 6%.[8] Para Kovac (2004), uma das causas do predomínio da histerectomia abdominal é que muitas vezes a escolha da via é feita com base em critérios como conforto e preferência do cirurgião, não se levando em conta a medicina baseada em evidências.[4]

■ CONTRAINDICAÇÕES

Várias situações que já foram contraindicações absolutas à histerectomia vaginal na ausência de prolapso uterino atualmente são consideradas relativas:

Tamanho e volume uterino

Não foi estabelecido o tamanho máximo do útero em que se pode indicar a histerectomia vaginal na ausência de seu prolapso. Entretanto, estudos demonstraram que, em mãos experientes, a via vaginal é segura e eficaz mesmo em face de úteros volumosos.[9,10]

Deval e colaboradores (2003) estudaram prospectivamente 214 pacientes com úteros menores que 180 g (grupo 1), entre 180 g e 500 g (grupo 2) e entre 500 g e 1.350 g (grupo 3), que se submeteram à histerectomia vaginal, na ausência de prolapso uterino. O tempo operatório foi significativamente maior nos grupos 2 e 3, comparando-se às pacientes do grupo 1. Entretanto, não houve diferença entre os grupos quanto às taxas de complicações intra e pós-operatórias, perda sanguínea, tempo de internação, tempo de íleo e necessidade de analgésicos.[3]

O morcelamento uterino transvaginal é, muitas vezes, indispensável para viabilizar a extração de úteros volumosos pela vagina.[3,4] Vários autores referiram que as diferentes técnicas de morcelamento via vaginal são eficazes e seguras, não aumentando a incidência de complicações.[3,11]

No estudo de Unger e colaboradores (2002), o morcelamento uterino foi necessário em 80% dos casos, com úteros variando de 200 g a 700 g; e em apenas 10%, quando o volume era inferior a 200 g.[12]

Cirurgias prévias

Embora exijam cuidados adicionais, as cirurgias pélvicas (inclusive uterinas, como cesárea e miomectomia) ou vaginais prévias não são contraindicações absolutas à via vaginal. Diversos autores reportaram não terem encontrado diferença na taxa de complicações, ao compararem histerectomias vaginais em pacientes com e sem antecedente de cirurgias pélvicas.[3,6,10]

Ausência de partos vaginais

Não há evidências na literatura de que a nuliparidade ou a ausência de partos vaginais por si só dificultem a histerectomia vaginal.[4] Autores reportaram que esta cirurgia foi possível em até 96,2% de mulheres nulíparas, sem prolapso uterino.[13] O acesso inadequado, como vagina pérvia para menos de dois dedos (especialmente na cúpula) pode contraindicar a via vaginal.[4] Embora o arco púbico estreito seja associado à impossibilidade de se executar a via vaginal, estudos ainda não a comprovaram.[4]

Indicação de anexectomia

Alguns autores referem que a escolha da via da histerectomia é grandemente influenciada pela experiência da equipe cirúrgica, pelo índice de massa corpórea da paciente e pela necessidade de anexectomia.[14] A anexectomia (exceto quando houver suspeita de malignidade) não contraindica a via vaginal. Estudos reportaram que, em mãos experientes, a anexectomia bilateral é possível em 95% dos casos de histerectomia vaginal.[15,16] Alguns autores relataram ainda a possibilidade de anexectomia via vaginal mesmo em pacientes sem indicação de histerectomia, por meio de colpectomia posterior.[17]

Davies e colaboradores (2002) referiram que houve necessidade de laparoscopia para ooforectomia em apenas uma dentre 40 pacientes (2,5%) que se submeteram à histerectomia vaginal.[15] Sheth demonstrou que a anexectomia via vaginal por tumores anexiais benignos foi possível em 158 em um total de 166 pacientes, ou seja, em 95% dos casos.[16]

Diante de tumores anexiais suspeitos de malignidade, deve-se, de preferência, realizar uma laparoscopia, para avaliar detalhadamente toda a cavidade peritonial e as características macroscópicas dos ovários.[18] Algumas vezes, o cirurgião se depara, no intraoperatório, com um tumor anexial não diagnosticado previamente. No caso de tumores móveis, acessíveis e não muito volumosos, normalmente é possível retirá-los intactos pela via vaginal. Tumores císticos de maior volume necessitam ser esvaziados. Sempre que houver dúvida, deve-se solicitar a biópsia de congelação.

Mobilidade uterina

A mobilidade uterina é um dos parâmetros mais importantes na avaliação pré-operatória de pacientes com indicação da técnica.[3,6,10] O útero fixo ou com pouca mo-

bilidade dificulta ou até impossibilita a histerectomia vaginal. Por outro lado, quanto mais móvel for o útero, mais fácil será a cirurgia. A laparoscopia pode ser útil nos casos de úteros pouco móveis, permitindo desfazer aderências e facilitando a sua retirada pela vagina.[4,10]

Obesidade

A obesidade está associada a uma maior dificuldade técnica e ao aumento significativo do tempo operatório, embora não contraindique a via vaginal.[19] Em um estudo retrospectivo, Toma e et al. (2004) confirmaram que o aumento do índice de massa corpórea eleva a possibilidade da via abdominal.[20]

Extensão da doença

A extensão da doença, se restrita ao útero ou não, deve ser sempre considerada ao se indicar a via da histerectomia. Quando a avaliação pré-operatória sugere que pode haver envolvimento extrauterino (endometriose, aderências, tumores anexiais, entre outros), a laparoscopia está indicada. O laparoscópio avalia a mobilidade uterina, a acessibilidade aos fundos de saco vaginais e desfaz aderências. Essa avaliação intraoperatória também auxilia o cirurgião a decidir se existe indicação de histerectomia laparoscópica ou mesmo laparotômica.[4,21] Se a laparoscopia evidenciar que não existe doença extrauterina ou que essa é mínima, a histerectomia vaginal pode ser executada.

REFERÊNCIAS BIBLIOGRÁFICAS

1. Gimbel H, et al. Hysterectomy on benign indication in Denmark 1988-1998. Acta Obstet Gynecol Scand 2001; 80(3):267-72.

2. Johnson N, et al. Methods of hysterectomy: systematic review and meta-analysis of randomized controlled trials. BMJ 2005;330(7506):1478. Review.

3. Deval Bet al. Morbidity of vaginal hysterectomy for benign tumors as a function of uterine weight. J Reprod Med 2003; ;48(6):435-40.

4. Kovac SR. Clinical opinion: guidelines for hysterectomy. Am J Obstet Gynecol 2004; 191(2):635-40.

5. Garry R, et al. The evaluate study: two parallel randomised trials, one comparing laparoscopic with abdominal hysterectomy, the other comparing laparoscopic with vaginal hysterectomy. BMJ. 2004;328(7432):129-35.

6. Brill AI. Hysterectomy in the 21st century: different approaches, different challenges. Clin Obstet Gynecol 2006;49(4):722-35.

7. Farquhar CM, et al. Hysterectomy rates in the United States 1990-1997. Obstet Gynecol 2002; 99(2):229-34.

8. Sória HLZ, et al. Histerectomia e as doenças ginecológicas benignas: o que está sendo praticado na Residência Médica no Brasil? RBGO 2007;29(2):67-73.

9. Nazah I, et al. Comparison between bisection/morcellation and myometrial coring for reducing large uteri during vaginal hysterectomy or laparoscopically assisted vaginal hysterectomy: results of a randomized prospective study. Acta Obstet Gynecol Scand 2003; 82(11):1037-42.

10. Kovac SR, et al. Guidelines for selection of the route of hysterectomy: application in a resident clinic population. Am J Obstet Gynecol 2002; 187(6):1521-7.

11. Switala I, et al. Is vaginal hysterectomy important for large uterus of more than 500 g? Comparison with laparotomy. J Gynecol Obstet Biol Reprod 1998; 27(6):585-92.

12. Unger JB, et al. Hysterectomy for the massive leiomyomatous uterus. Obstet Gynecol 2002; 00(6):1271-5.

13. Agostini A, et al. Vaginal hysterectomy in nulliparous women without prolapse: a prospective comparative study. BJOG 2003; 110(5):515-8.

14. Shao JB, et al. Factors influencing choice of hysterectomy. Aust N Z J Obstet Gynaecol 2001; 41(3):303-6.

15. Davies A, et al. Hysterectomy: surgical route and complications. Eur J Obstet Gynecol Reprod Biol 2002; 104(2):148-51.

16. Sheth SS. Adnexectomy for benign pathology at vaginal hysterectomy without laparoscopic assistance. BJOG 2002; 109(12):1401-5.

17. Massi GB, et al. Management of benign adnexal masses by the vaginal route. Frontiers in Bioscience 1996;1:12-5.

18. Canis M, et al. Laparoscopic diagnosis of adnexal cystic masses: a 12 year experience with long term follow-up. Obstet Gynecol 1994;83(5 Pt 1):707-12.

19. Meeks GR, et al. Surgical approach to hysterectomy: abdominal, laparoscopy-assisted, or vaginal. Clin Obstet Gynecol 1997; 0(4):886-94.

20. Toma A, et al. Hysterectomy at a Canadian tertiary care facility: results of a one year retrospective review. BMC Womens Health 2004; 4(1):10.

21. Kovac SR. Guidelines to determine the route of hysterectomy. Obstet Ginecol 1995; 5(1):18-23.

121.2

Histerectomia Laparoscópica Robô-assistida

■ José Maria Cordeiro Ruano ■ Lea Mina Kati ■ Mariano Tamura Vieira Gomes

■ INDICAÇÕES, RESULTADOS E COMPLICAÇÕES

Uma das primeiras descrições de histerectomia laparoscópica foi publicada em 1989.[1] Nos anos seguintes, a partir de 1992, foram publicadas as primeiras séries de casos de histerectomia total e subtotal laparoscópica.[2-4] As vantagens da laparoscopia, magnificando a imagem da pelve e facilitando a identificação e o acesso aos vasos uterinos, ureter, reto e vagina, aumentaram gradativamente o interesse pela técnica. Considerando-se o fato de reduzir significantemente a dor da incisão abdominal, o íleo paralítico, as taxas de infecção, o tempo de hospitalização e o surgimento de aderências, essa via de acesso começou a ser cada vez mais preconizada para o tratamento das doenças benignas do útero[5], mas foi sendo considerada também para o tratamento das malignas.[6,7]

A partir de então, a técnica foi sendo gradativamente aplicada na Europa e nos EUA, mas, até meados de 2000, a histerectomia abdominal ainda era a via mais utilizada na maioria dos hospitais.[8] O principal temor com a via laparoscópica era a lesão de trato urinário. Uma metanálise de 2006 havia descrito mais lesões de ureter e bexiga na laparoscopia em relação à laparotomia.[9] No entanto, estudos posteriores mostraram que as lesões ureterais variavam de 0,3% a 1,2%.[10,11] De acordo com a literatura, a curva de aprendizado para avaliação dos riscos cirúrgicos deve exceder 20 casos, pois a experiência da equipe cirúrgica pode minimizar ou maximizar os riscos.[12]

Estudos na Finlândia detectaram que as complicações ureterais eram menos frequentes em hospitais de grandes centros. Programa de treinamento e educação continuada em laparoscopia no país mostrou redução das complicações de 1,9%, em 1993, para 0,4%, em 1999.[13] Ainda na Finlândia, estudo publicado em 2008 acompanhou 13.942 histerectomias laparoscópicas em seis anos (2000 a 2005), em que a taxa de lesão do trato urinário foi de 0,66% (bexiga, ureter, fístula vesicovaginal), a de lesão de alça foi de 0,09% e a de lesão vascular foi de 0,11%.[14] Os maiores índices de lesões ureterais foram descritos antes de 1995, em sua maioria por dano térmico, sendo por isso imprescindível a cuidadosa identificação e dissecção de ureteres e da bexiga, além do conhecimento em eletrocirurgia, para correto uso da técnica, utilizando-se materiais e equipamentos adequados.[10]

Lesões intestinais em laparoscopia foram analisadas por 90 estudos publicados entre 1972 e 2014, sendo que a taxa variou entre 0,03% (para laqueadura) a 0,39% (para histerectomias). O intestino delgado foi o mais frequentemente atingido, e o dano ocorreu durante o uso da agulha de Veress ou a inserção do trocanter em 55% das vezes. A maioria das lesões foi observada e corrigida no intraoperatório, mas 41% foram diagnosticadas após o primeiro dia de pós-operatório. O índice de mortalidade foi de 0,8%, por causa da demora no diagnóstico. Não houve óbito em nenhuma lesão diagnosticada e corrigida no intraoperatório.[15]

Estudos que analisaram a morbidade pós-operatória em pacientes obesas indicam que as vias laparotômica, vaginal e laparoscópica apresentam a mesma taxa de doença tromboembólica e o mesmo tempo de internação, mas as vias vaginal e laparoscópica reduzem bastante a incidência de infecção de ferida operatória em relação à laparotomia (0,3% × 2,1%).[16] Em estudo sobre infecção de sítio cirúrgico publicado em 2013, a taxa de infecção de tecido celular subcutâneo foi de 2,6% em histerectomia total abdominal (laparotomia) e somente de 0,6% em histerectomia vaginal. Quanto à taxa de infecção de área cirúrgica, foi de 1,2% em histerectomia abdominal (laparotômica), 1,0% em histerectomia vaginal e somente 0,5% em histerectomia total laparoscópica. Essas baixas taxas mostram o benefício da técnica em relação à laparotomia.[17]

Como em qualquer cirurgia, podemos minimizar os riscos infecciosos observando os passos recomendados de degermação da área cirúrgica, antibioticoprofilaxia e tratamento prévio de vaginose bacteriana e outras afecções vaginais. Quanto ao controle de temperatura, é habitual a febre até 48 horas de pós-operatório. Porém, temperatura acima de 38,3°C ou de 38°C em intervalos de seis horas indica necessidade de pesquisar focos de infecção.[18]

Em 2010, em questionário para avaliação sobre a técnica operatória para histerectomia entre médicos(as) nos EUA, a maioria referiu preferência pela técnica vaginal ou laparoscópica para si mesma ou para a esposa; porém, a técnica laparotômica ainda prevalecia no país. As maiores barreiras para a realização da histerectomia vaginal eram dificuldade técnica, potenciais complicações e pouca experiência com a modalidade, além de contraindicarem em úteros com tamanho maior que 12 semanas, canal vaginal estreito, presença de massa anexial e pouca mobilidade uterina. As principais barreiras para a histerectomia laparoscópica eram escasso treinamento durante a residência médica, dificuldade técnica, pouca experiência pessoal e tempo cirúrgico maior em relação às outras técnicas. A geração mais jovem era mais favorável à via laparoscópica, concluindo-se pela necessidade de melhorar o treinamento para procedimentos laparoscópicos, para que a via de acesso seja escolhida de acordo com o caso clínico e não limitada pela habilidade da equipe cirúrgica.[19]

■ TÉCNICA

Todas as cirurgias laparoscópicas para histerectomia começam com a paciente em posição semiginecológica e sondagem vesical de demora para esvaziamento contínuo da bexiga; quatro punções são realizadas e um manipulador uterino é introduzido pelo canal endocervical. As punções mais comumente utilizadas são intraumbilical, fossa ilíaca direita, hipogástrio e fossa ilíaca esquerda. Em casos de úteros de maior volume ou dificuldade técnica, optamos pela realização mais cranial das punções: supraumbilical, umbilical, flanco direito e esquerdo. Sonda naso ou orogástrica é inserida, para redução do volume do trato gastrointestinal, evitando-se lesões de punção. Aderências anexiais, abdominais ou pélvicas são desfeitas quando necessário, e os ureteres são identificados. Os ligamentos redondos são pinçados, coagulados e seccionados. Quando a anexectomia está indicada, o ligamento infundíbulo pélvico é coagulado e seccionado, preferencialmente por pinça bipolar. Se a ooforectomia não está indicada, são realizados pinçamento, coagulação e secção dos ligamentos útero-ováricos, sempre dando-se preferência à coagulação bipolar (vide capítulo sobre eletrocirurgia). Faz-se abertura e dissecção com tesoura e/ou alça monopolar do peritônio vesicouterino, expondo-se os ligamentos cardinais. Optando-se pela histerectomia vaginal assistida por laparoscopia, o procedimento prossegue agora via vaginal.[20]

O procedimento continua por via laparoscópica quando se opta pela histerectomia total ou subtotal laparoscópica. Identificam-se e dissecam-se os vasos uterinos e, após visão dos ureteres, os vasos são coagulados com energia bipolar e seccionados bilateralmente. Quando a histerectomia indicada for subtotal, faz-se a secção abaixo do orifício interno do colo uterino com energia monopolar. O corpo uterino pode ser retirado por colpotomia, laparotomia ou morcelador eletromecânico.[21,22]

Habitualmente, quando a histerectomia subtotal era indicada em doenças benignas, retirava-se sempre o corpo uterino por morcelamento eletromecânico. Porém, em dezembro de 2013, o FDA divulgou comunicado recomendando a não utilização do morcelador nas cirurgias ginecológicas em razão do risco de se aumentar o estágio do câncer uterino em casos pré-diagnosticados como benignos. O morcelador, ao fragmentar o tecido uterino em pequenos pedaços, permite a retirada do útero ou do mioma sem aumentar o tamanho da incisão. O procedimento pode espalhar células e tecidos pela cavidade peritonial e, se benignas, poderiam causar aderências e dores. Se cancerosas, podem causar diagnóstico tardio e impreciso, com aumento do estadiamento da doença maligna. Porém, o diagnóstico final só é determinado após a cirurgia. Enquanto alguns centros e associações médicas mantêm a recomendação do morcelamento, desde que com cautela e critérios nas indicações, justificando a baixa incidência de sarcomas, outros o contraindicam, favorecendo a laparotomia ou a colpotomia para extração de peças. No momento, a indústria tenta desenvolver um morcelador com *containment bag* (saco de contenção, em tradução livre), evitando-se que células e tecidos se espalhem durante o procedimento, mas por enquanto não há maneira completamente segura de morcelar.[23]

Quando a histerectomia total laparoscópica é indicada, realiza-se a incisão, com energia monopolar, da cúpula sobre o molde inserido no fundo vaginal, que atualmente é acoplado aos manipuladores uterinos. Esses moldes são fundamentais para minimizar os riscos de lesões de estruturas adjacentes. O útero é retirado, então, via vaginal, com tração ou morcelamento com bisturi frio. A cúpula pode ser suturada por via vaginal ou laparoscópica,[10] e os últimos estudos publicados a partir de 2011 com mais de 12.000 mulheres cada, nos EUA e na Europa, sugerem que a taxa de deiscência de cúpula vaginal é menor quando a sutura é feita por via vaginal em relação à laparoscópica.[24,25] Em seguida, a pelve é lavada com solução fisiológica salina e realizam-se revisão e hemostasia da área cirúrgica.

■ CONSIDERAÇÕES FINAIS

Em revisão Cochrane publicada em 2015, os autores concluem que, analisando-se histerectomias por doença benigna, a histerectomia vaginal parece ser superior à laparoscópica, e essa, por sua vez, superior à abdominal (laparotômica). Quando a histerectomia vaginal não é possível, a laparoscopia tem muitas vantagens em relação à laparotomia, em razão de menor perda sanguínea, recuperação mais rápida, menos episódios febris e menor taxa de infecção da parede abdominal, apesar do maior tempo cirúrgico. A revisão Cochrane não encontrou vantagens da laparoscópica sobre a vaginal, sendo que a laparoscopia apresentaria maior tempo cirúrgico e taxa de lesão de trato urinário. Porém, sabemos que a via laparoscópica permite a identificação e a ressecção de aderências pélvicas e abdominais que podem fazer parte das complicações da cirurgia vaginal. Em estudos transversais, não incluídos, portanto, na revisão Cochrane, a taxa de infecção de sítio cirúrgico é menor por via laparoscópica do que por vias abdominal e vaginal.[26]

Há recomendação de que a via de acesso seja sempre discutida com a paciente, apresentando-lhe os riscos e os benefícios, levando-se em conta a doença a ser tratada e a experiência do cirurgião. Em países em desenvolvimento, o alto custo de compra e manutenção dos equipamentos e materiais laparoscópicos também apresenta-se como limitação à difusão da técnica laparoscópica. As histerectomias laparoscópicas assistidas por robô e robótica por portal único (*single site*) para doença benigna, incluindo-se aí os miomas, aguardam evidências de benefícios em relação à laparoscopia convencional ou indicações precisas para seu uso; portanto, são necessários mais estudos de longo prazo e com subgrupos de pacientes/doenças.[27]

REFERÊNCIAS BIBLIOGRÁFICAS

1. Reich H, et al. Laparoscopic hysterectomy. J Gynecol Surg 1989;5:213-6.
2. Mage G, et al. Hystérectomie per-coelioscopique: résultats dune série de 44 cas. J Gynecol Obstet Biol Reprod 1992; 21(4):436-44.
3. Lyons TL. Laparoscopic supracervical hysterectomy: a comparison of morbidity and mortality results with laparoscopic assisted vaginal hysterectomy. J Reprod Med 1993; 38(10):763-7.
4. Donnez J, et al. Laparoscoic supracervical (subtotal) hysterectomy (LASH). J Gynecol Surg 1993; 9(2):91-4.
5. Johnson N, et al. Surgical approach to hysterectomy for benign gynaecological disease. Cochrane Database Syst Rev 2005;(1):DC003677.
6. Reich H, et al. Laparoscopic management of stage 1 ovarian cancer: a case report. J Reprod Med 1990; 35(6):601-4.
7. Querleu D, et al. Laparoscopic pelvic lymphadenectomy in the stagin of ealy carcinoma of the cervix. Am J Obstet Gynecol 1991; 164(2):579-81.
8. Kolkman W, et al. Operative lparoscopy in the Netherlands: diffusion and acceptance. Eur J Obstet Gynecol Reprod Biol 2007; 30(2):245-8.
9. Johnson N, et al. Methods of hysterectomy: a systematic review and meta-analysis of randomized controlled trials. BMJ 2005; 330(7506):1478. Review.
10. Leonard F, et al. Ureteral complicatons from laparoscopic hysterectomy indicated for benign uterine pathologies: a 13-year experience in a continuous series of 1300 patients. Hum Reprod 2007; 22(7):2006-11.
11. David-Montefiore E, et al. Surgical routes and comlications of hysterectomy for benign disorder? A prospective observational study in French University Hospital. Hum Reprod 2007; ;22(1):260-5.
12. Wattiez A, et al. The learnig curve of total laparoscopic hysterectomy: comparative analysis of 1647 cases. J Am Assoc Gynecol Laparosc 2002; 9(3):339-45.
13. Härkki P, et al. Safety aspects of laparoscopyc hysterectomy. Acta Obstet Gynecol Scand 2001;80: 80(5):383-91.
14. Brummer THI, et al. National learning curve for laparoscopic hysterectomy and trends in hysterectomy in Finland 2000-2005. Hum Reprod 2008; 23(4):840-5.
15. Llarena NC, et al. Bowel Injury in Gynecologic laparoscopy: a systematic review. Obstet Gynecol 2015;125(6):1407-17.
16. Shah DK, et al. Association of body mass index and morbidity after abdominal, vaginal and laparoscopic hysterectomy. Obstet Gynecol 2015;125(3):589-98.
17. Lake AG, et al. Surgical Site infection afer hysterectomy. Am J Obstet Gynecol 2013 209(5):490.e1-9.
18. Lachiewicz MP. Infection prevention and evaluation of fever after laparoscopic hysterectomy. JSLS 2015j; 19(3): e2015.00065.
19. Einarsson JI, et al. Minimally invasive hysterectomies--a survey on attitudes and barriers Among Practicing Gynecologists. J Minim Invasive Gynecol. 2010;17(2):167-75.
20. Donnez O, et al. A series of 3190 laparoscopic hysterectomies for benign disease from 1990 to 2006: evaluation of complications compared with vaginal and abdominal procedures. BJOG 2009;116(4):492-500.
21. Donnez O, et al. Post-hysterectoy pelic adenomyotic masses observed in 8 cases out of a series of 1405 laparoscopic subtotal hysterectomies. J minim Ivasive Gynecol 2007; 14(2):156-60..
22. Nassif J, et al. Clemont Ferrand uterine manipulator. Surg Technol Int 2010;20: 20:225-31.
23. Vicki Brower. FDA Considers Restricting or Banning Laparoscopic Morcellation. JNCI 2014; 106(10).
24. Fanning J, et al. Effects of electrosurgery and vaginal closure technique on postoperative vaginal cuff dehiscence. JSLS 2013;17(3):414-17.
25. Uccella S, et al. Vaginal cuff dehiscence in a series of 12.398 hysterectomies: effect of different types of colpotomy and vaginal closure. Obstet Gynecol. 2012;120(3):516-23.
26. Lake AG, et al. Surgical Site infection afer hysterectomy. Am J Obstet Gyneco 2013; 209(5):490.e1-9.
27. 2015 The Cochrane Collaboration. Published by John Wiley & Sons, Ltd.

Histerectomia Abdominal

■ **Rodrigo de Aquino Castro** ■ **Mariano Tamura Vieira Gomes** ■ **Claudia Cristina Takano**

■ INDICAÇÕES

Kovac publicou uma revisão completa de *guidelines*, em 1995, estabelecendo critérios objetivos para a escolha da via de histerectomia.[1,2] No Setor de Mioma Uterino do Departamento de Ginecologia da Escola Paulista de Medicina (EPM/Unifesp) utilizamos critérios baseados nos *guidelines* propostos por Kovac e nas recomendações do Colégio Americano de Obstetrícia e Ginecologia (ACOG).[3] Assim, indicamos a via abdominal nas seguintes situações:

1. **Úteros volumosos:** embora não haja um consenso sobre o volume a partir do qual deva ser indicada a via abdominal, temos considerado o volume de 500 cm^3 (Figuras 124.1 e 124.2). Em volumes ainda maiores, a decisão da via cirúrgica irá depender, além da experiência do cirurgião, da análise de outros fatores. Ausência de descenso uterino e partos vaginais prévios, presença de ângulo subpúbico fechado e/ou tuberosidades isquiáticas proeminentes indicam a via abdominal.

2. **Forma do útero:** também indicamos a via abdominal se a forma do útero dificultar demais a ligadura das artérias uterinas por via vaginal, como em úteros em "bola de canhão", com diâmetro transverso acima de 15 cm (Figura 121.3).

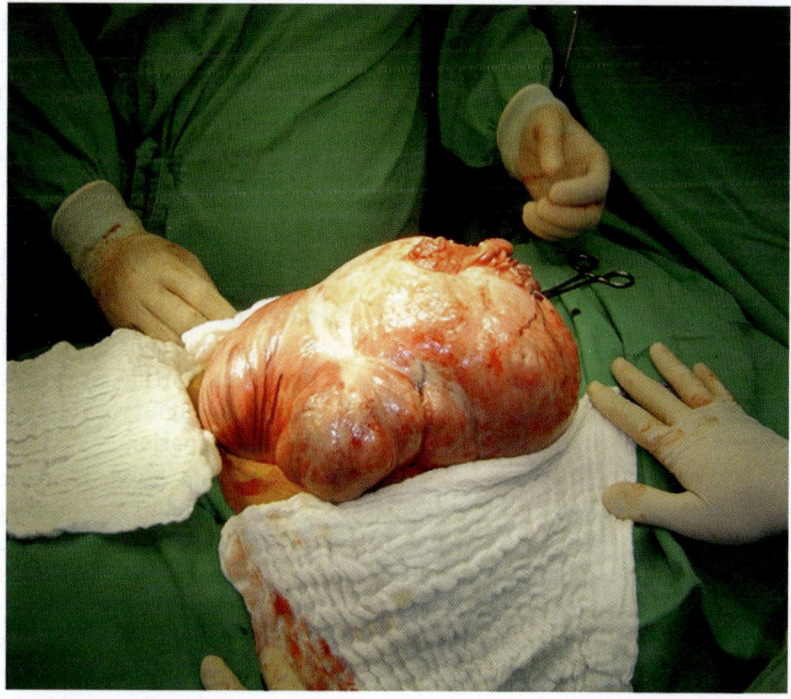

Figura 121.1 Útero de grandes dimensões.

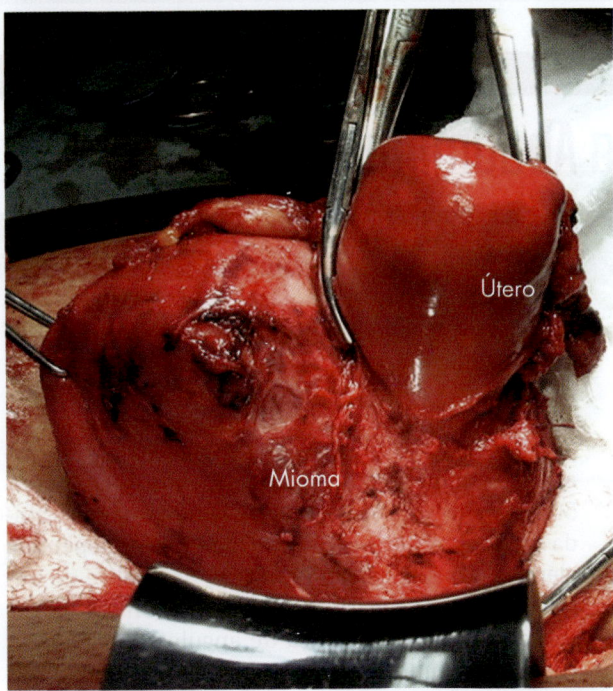

Figura 121.2 Grande mioma, distorcendo as relações anatômicas.

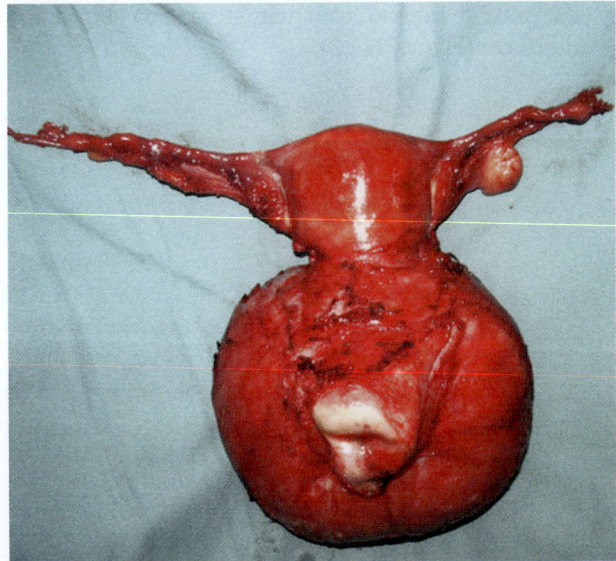

Figura 121.3 Mioma istmocervical, com grande diâmetro transverso.

Na ausência das indicações citadas, a nuliparidade e a cesárea prévia não constituem isoladamente recomendações para a via abdominal. Salientamos, também, que a obesidade torna tanto a via abdominal como a vaginal mais difíceis, não sendo critério a ser avaliado isoladamente.

3. **Suspeita de doença anexial:** neoplasia benigna ou maligna dos ovários, abscesso tubo-ovariano, endometriose dos ovários ou dos ligamentos uterossacrais.
4. **Endometriose pélvica extensa ou profunda.**
5. **Aderências** por doença inflamatória pélvica, endometriose ou por cirurgias prévias.
6. **Dor pélvica crônica de causa indeterminada:** nesse caso, a via vaginal não permite exposição suficiente para adequada exploração da pelve, a fim de determinar a causa da algia.

Observamos que, nos casos citados, com exceção dos úteros muito volumosos, podem ser indicadas as vias laparoscópica ou laparoscópica robô-assistida.

■ TÉCNICA

1. Posicionamento da paciente em decúbito dorsal horizontal, após a anestesia. A paciente também pode ser posicionada em posição semiginecológica, com as coxas flexionadas 15 graus em relação ao abdome e os joelhos separados em 30 graus, especialmente se um procedimento para correção de incontinência urinária for associado.
2. Realização de sondagem vesical de demora, após antissepsia do abdome, da região perineal e da vagina. O toque vaginal praticado logo após a anestesia e o esvaziamento vesical podem ajudar a obter melhores informações relativas ao tamanho do útero, mobilidade, proximidade e aderências a órgãos adjacentes e, assim, auxiliar na escolha da incisão.
3. Incisão abdominal: utilizamos preferencialmente incisões transversas, pelo melhor resultado estético, menores taxas de dor pós-operatória e de deiscência da ferida operatória. A abertura à Pfannenstiel habitualmente fornece adequado campo operatório. Quando é necessária uma exposição maior, devido ao grande volume uterino, temos utilizado as aberturas à Cherney ou à Maylard (seccionando os músculos retoabdominais na sua inserção tendínea ou acima dela). A incisão longitudinal mediana fica restrita aos casos em que há uma incisão prévia ou em úteros muito grandes, que atingem o abdome superior.
4. Inspeção da cavidade, para avaliação do volume uterino, mobilidade, presença de aderências e de alterações anexiais. Afastadores autoestáticos e compressas úmidas para afastar as alças intestinais podem ser utilizados.
5. Iniciamos com a ligadura dos ligamentos redondos. Eles são pinçados, seccionados e ligados próximos ao corno uterino. Em seguida, incisamos o folheto anterior do peritônio visceral, na reflexão vesicouterina.

6. Se os ovários forem preservados, procedemos à ligadura dos ligamentos útero-ováricos e das tubas. Fazemos duplo pinçamento: uma pinça é colocada próxima ao útero, para tracioná-lo e prevenir sangramento por refluxo, e outra na lateral, envolvendo ligamento útero-ovárico, tuba e mesossalpinge. Seccionamos os tecidos entre as pinças, e em seguida fazemos a ligadura. Quando os ovários são retirados, ligamos os infundíbulos pélvicos, bilateralmente.

7. Descolamos o peritônio visceral da região ístmica do útero, separando a bexiga do istmo e do colo uterino com tesoura de Metzenbaum.

8. Abre-se o folheto posterior do peritônio visceral, iniciando no ligamento redondo e seguindo até o ponto de inserção dos ligamentos uterossacrais.

9. Após a abertura dos folhetos anterior e posterior do peritônio, temos a exposição dos vasos uterinos, podendo fazer a sua "esqueletização", seguida de pinçamento, secção e ligadura. Realizamos duplo pinçamento: a pinça inferior é colocada primeiro e a superior impede o sangramento de refluxo. As pinças devem ser colocadas na altura do orifício interno do colo e em ângulo reto com o segmento inferior do útero.

10. Pinçamento, secção e ligadura dos ligamentos uterossacrais. Reparo dos fios para posterior fixação na cúpula vaginal.

11. Completamos a dissecção da bexiga, afastando-a completamente do colo e da parede vaginal anterior. Sob firme tração do útero, tocamos os dois dedos indicadores abaixo do colo, para verificar se o colo está livre e móvel, ou se é necessária maior dissecção anterior ou posterior, que é então efetuada.

12. Os paramétrios laterais são pinçados lateralmente ao útero, por baixo da fáscia pubovesicocervical, e, em seguida, realiza-se sua secção, ligadura e reparo.

13. Retiramos o útero por meio de uma incisão circular na vagina, próxima ao colo.

14. Suturamos a cúpula vaginal com pontos separados. Procedemos, então, à fixação dos ligamentos uterossacrais e dos paramétrios laterais, suturando-os no terço médio e nas extremidades laterais da cúpula vaginal, respectivamente.[4]

Observações:

1. As ligaduras são feitas com fios sintéticos de absorção lenta nº 0 (poliglactina).

2. Realizamos ligaduras duplas dos pedículos vasculares (artérias uterinas e ligamentos infundíbulos pélvicos).

■ HISTERECTOMIA SUBTOTAL

Indicamos a histerectomia subtotal quando há situações que dificultam a retirada do colo uterino e aumentam a morbidade intraoperatória, como aderências e obesidade. A técnica da histerectomia subtotal é igual à da total, até a ligadura das artérias uterinas. Em seguida, disseca-se a bexiga, separando-a do istmo e da parte superior do colo, e procedemos à sua amputação, logo abaixo do orifício interno. Realizamos, então, a sutura do coto cervical com pontos separados.

■ COMPLICAÇÕES

Podem ocorrer em histerectomias por qualquer via, porém são mais frequentes na abdominal.[5,6] Dentre as complicações descritas, destacam-se a morbidade febril intraoperatória (32,3%) e a hemorragia com necessidade de transfusão (15,4%). A seguir, relatamos uma série de complicações relacionadas à histerectomia:

1. Intraoperatórias:[7,8]
   - **Lesão vesical:** estima-se que ocorra em 0,3% a 1% das histerectomias totais abdominais. O reconhecimento e reparo apropriados da lesão, com fechamento em duas camadas de fio absorvível, e a sondagem vesical por sete dias são suficientes para a resolução sem sequelas.
   - **Lesão ureteral:** a incidência estimada é de 0,5%, e a maioria das lesões ocorre nos 3 cm inferiores, durante a retirada do colo do útero. A prevenção primária da lesão envolve a adequada identificação do ureter, para que as ligaduras das artérias uterinas, paramétrios laterais e posteriores, e infundíbulos pélvicos sejam feitas de forma segura. A prevenção secundária envolve a identificação da lesão no intraoperatório, pois a correção nesse momento diminui a morbidade pós-operatória e reduz a possibilidade de perda da função renal.
   - **Lesão intestinal:** descrita em 0,3% dos casos, ocorre geralmente durante a lise de aderências, especialmente em casos de cirurgias prévias, endometriose ou salpingite. A adequada identificação e reparo impedem a formação de fístula enterocutânea ou de abscesso intra-abdominal.
   - **Hemorragia intraoperatória:** embora a lesão de grandes vasos pélvicos seja rara em histerectomias por doenças benignas, pode ocorrer sangramento inesperado e de difícil controle de vasos colaterais. Raramente é necessária a ligadura das artérias hipogástricas, porém o cirurgião ginecológico deve estar apto a realizá-la.
   - **Lesão nervosa:** o posicionamento inadequado da paciente durante a cirurgia pode levar a lesões

nervosas; neuropatia femoral quando os quadris são hiperflexionados, hiperextendidos ou hiperabduzidos na posição de litotomia, ou lesão do nervo fibular comum por compressão dos joelhos nas perneiras são as lesões mais frequentes. Lesões nervosas também podem decorrer de posicionamento inadequado e compressão prolongada dos afastadores autoestáticos, com traumatismo do músculo psoas e dos nervos femoral, ileoinguinal, íleo-hipogástrico ou genitofemoral.

2. Pós-operatórias:[7-10]

- **Hemorragia pós-operatória:** é rara a necessidade de reoperação para controlar sangramento ou drenar hematomas (0,3%). Para a sua detecção e tratamento imediatos, é necessária adequada e contínua observação clínica no pós-operatório imediato, com aferição de pressão arterial, pulso, temperatura, frequência respiratória, observação do nível de consciência, aspecto da pele e mucosas e débito urinário.

- **Complicações vasculares:** trombose venosa profunda e tromboembolismo pulmonar ocorrem em 0,2% das histerectomias abdominais. São mais frequentes em idosas, obesas, usuárias de anticoncepcionais hormonais e diabéticas, mas ocorrem também em mulheres saudáveis. O tratamento requer anticoagulação imediata. A prevenção envolve uso de compressão pneumática ou anticoagulação farmacológica em pacientes de moderado e alto risco.

- **Complicações do trato urinário:** infecção do trato urinário ocorre em cerca de 7% das mulheres devendo ser considerada em qualquer paciente com morbidade febril pós-operatória. A análise dos exames de urina permite o tratamento adequado. A oligúria geralmente é causada por hipovolemia, sendo prevenida com adequada reposição volêmica. Diante de anúria, porém, deve ser considerada a possibilidade de obstrução ureteral bilateral, que exige pronta resolução. Fístulas vésicovaginais ocorrem em 0,5% a 1% das pacientes, e podem resultar lesão vesical não diagnosticada no intraoperatório, ou de isquemia tecidual. A perda urinária contínua inicia-se logo após a cirurgia no primeiro caso, e após cerca de duas semanas no último. O diagnóstico é certificado, além do exame clínico, pela cistoscopia e por outros exames das vias urinárias (urografia excretora, uroressonância, tomografia computadorizada). O tratamento cirúrgico é realizado entre seis e 12 semanas do diagnóstico. Nas lesões pequenas, pode-se aguardar resolução espontânea após cateterismo prolongado por até quatro semanas.[9,10]

- **Complicações pulmonares:** são mais comuns em pacientes com bronquite crônica, enfisema ou fumantes. As mais frequentes são a atelectasia (5%) e a pneumonia (0,4%). Essa, geralmente ocorre após atelectasia ou broncoaspiração. A prevenção consiste em minimizar a dor abdominal pós-operatória, estimular deambulação precoce e fisioterapia. Pneumonite aspirativa e pneumotórax são mais raros, e normalmente associados com intubação orotraqueal na anestesia geral.

- **Complicações gastrointestinais:** nas primeiras 48 horas após a cirurgia, pode ocorrer íleo paralítico, porém se persistente e acompanhado de febre, devemos investigar a possibilidade de corpo estranho ou de lesão urológica com extravasamento de urina. Obstrução intestinal é complicação rara e acontece geralmente em casos de peritonite, em que há formação de aderências entre as alças intestinais, comumente entre o quinto e sexto dias de pós-operatório. Lesões intestinais não reparadas no intraoperatório podem levar à formação de fístulas enterocutâneas. Outras complicações descritas são obstipação intestinal, impactação fecal e diarreia por pseudocolite membranosa. Essa última pode decorrer do uso de antibióticos, como as penicilinas e as cefalosporinas.

- **Abscesso pélvico e infecção de ferida operatória:** abscessos pélvicos podem advir de infecção de hematoma ou seroma. O tratamento consiste em antibioticoterapia e drenagem. A frequência de infecção de ferida operatória depende, além de cuidados de antissepsia pré-operatória e antibioticoprofilaxia, de fatores relacionados à paciente, como idade, estado nutricional, imunodepressão, diabetes, hábitos de higiene, entre outros. É vista geralmente entre o quarto e o quinto dia, e o tratamento consiste em antibioticoterapia adequada, limpeza, drenagem, e debridamento, quando necessário.

- **Deiscência de ferida operatória:** raramente ocorre em incisões transversas (0,2%). Os fatores de risco são idade avançada, diabetes, tabagismo, desnutrição, malignidade, cicatriz de cirurgia prévia. A evisceração, com ruptura de todas as camadas da parede abdominal, é complicação rara e séria, devendo se fazer a ressutura e administrar antibioticoterapia imediatamente.

REFERÊNCIAS BIBLIOGRÁFICAS

1. Kovac SR. Guidelines to determine the route of hysterectomy. Obstet Gynecol 1995;85(1):18-22.
2. Kovac SR, et al. Guidelines for the selection of the route of histerectomy: application in a resident clinic population. AM J Obstet Gynecol 2002;186(6):1521-7.

3. Precis IV. An update in obstetrics and gynecology. Washington, DC: American College of Obstericians and Gynecologists; 1990. p.197.

4. Thompson JD, et al. In: Rock JA, et al. Te Linde's Operative Gynecology. 8th ed. Lippincott-Raven; 1996. p.771.

5. Johnson N, et al. Surgical approach to hysterectomy for benign gynaecological disease. Cochrane Database of Systematic Reviews 2006(2):CD003677.

6. Wilcox LS, et al. Histerectomy in the United States, 1988-1990. Obstet Gynecol 1994;83:549-55.

7. Dicker RC, et al. Complications of abdominal and vaginal histerectomy among women in reroductive age in the United States: the colaborative review of sterilization. Am J Obstet Gunecol 198 144(7):841-8.

8. Aronson MP, et al. Intraoperative and postoperative complications of gynecologic surgery. In: DeCherney AH, et al. Current obstetric & gynecologic--diagnosis & treatment. 9th ed. Philadelphia: McGraw-Hill; 2003; p.838.

9. Gonçalves PD, et al. Lesões urinárias em Ginecologia. 2 ed. In: Girão MJ, et al. Vaginal e uroginecologia. Porto Alegre: Artes Médicas; 2002. p.175.

10. Hamerski MG, et al. Fistulas urogenitais. In: Girão MJ, et al. Uroginecologia e cirurgia vaginal. São Paulo: FEBRASCO; 2006.

Videoendoscopia Ginecológica

- **José Maria Cordeiro Ruano**
- **Lea Mina Kati**

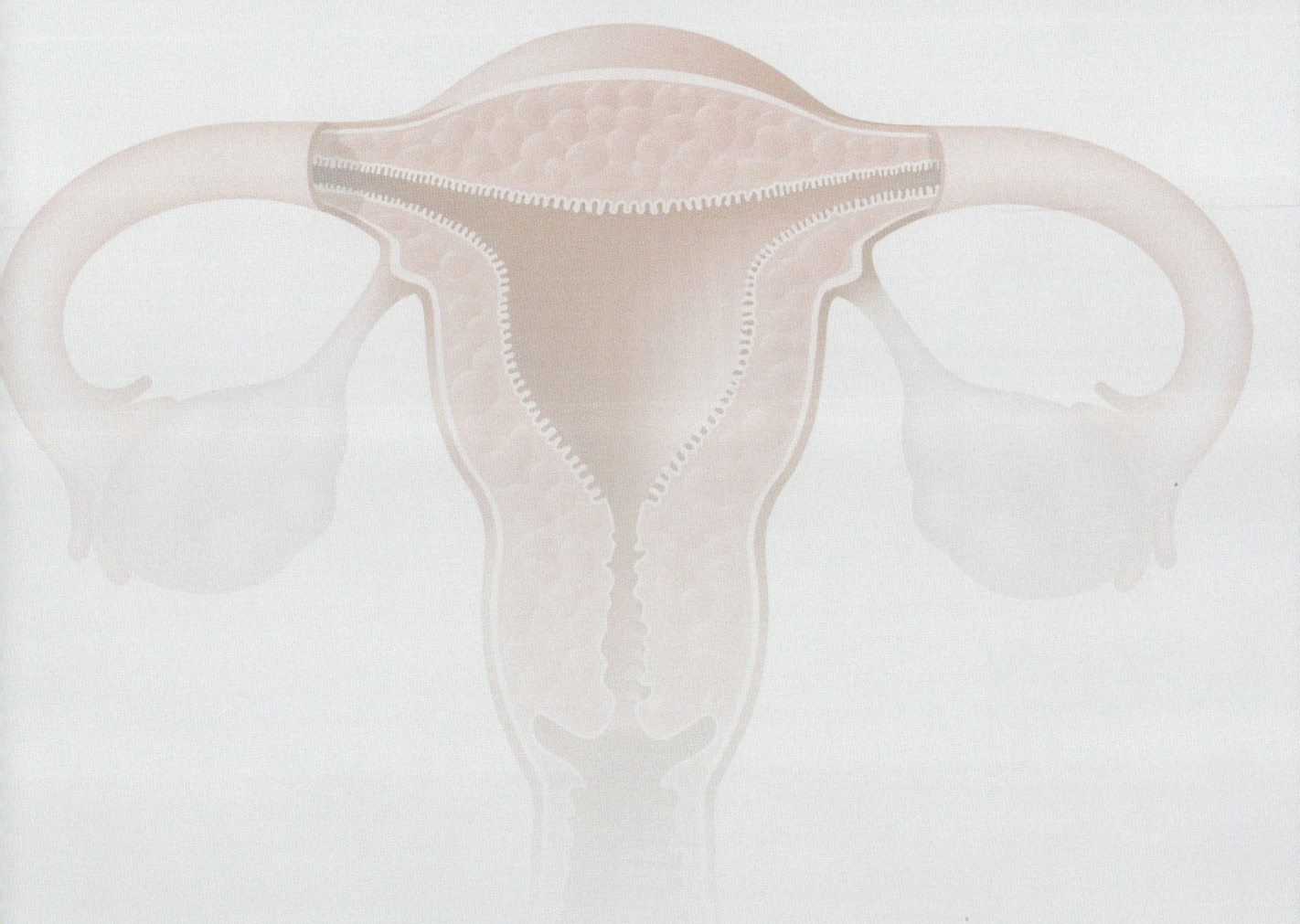

Seção 13

Videoendoscopia Ginecológica

Videolaparoscopia Ginecológica

■ INTRODUÇÃO

Em Ginecologia, cirurgia laparoscópica é usada para muitos procedimentos que eram tradicionalmente executados por laparotomia. Estas são executadas para doenças benignas e malignas.[1]

A cirurgia endoscópica ampliou sobremaneira seu campo de atuação nas várias áreas da Medicina. A laparoscopia é um modo de acessar a cavidade abdominal por meio de pequenas incisões na parede abdominal sem a necessidade de laparotomias. Isto permite mais rápida recuperação no pós-operatório e menor período de convalescença.

De modo geral, os resultados das cirurgias laparoscópicas tendem a ser superiores aos da convencional, no que pesa à redução da dor, pelas menores incisões e melhor resultado estético, bem como menor período de internação hospitalar. Tecnicamente, a laparoscopia reduz a exposição dos órgãos abdominais ao meio externo, evitando o ressecamento das vísceras, reduzindo aderências e perda de calor. Esses atributos abrem um conceito de cirurgia minimamente invasiva ou de cirurgia de acesso mínimo.

A laparoscopia em comparação à laparotomia agrega potenciais vantagens que incluem: menor tempo operatório (para alguns, mas não todos, os procedimentos), cicatrizes menores, recuperação mais rápida, diminuição de aderência e de custo. Uma metanálise de 27 estudos randomizados comparando a laparoscopia com a laparotomia, para condições ginecológicas benignas, encontraram o risco geral de complicações menores (por exemplo, infecção do trato urinário ou ferida, febre) em mulheres submetidas a procedimentos laparoscópicos (RR = 0,55, IC 95%, 0,45-0,66).[2] Em comparação, ambos os grupos tiveram o mesmo risco de complicações maiores, tais como embolia pulmonar, transfusão, formação de fístulas e cirurgia adicional não planejada.

■ AVALIAÇÃO PRÉ-OPERATÓRIA E PREPARO DA PACIENTE

- Avaliação de comorbidades que afetam a hemostasia ou fatores clínicos incapacitantes que contraindicam a cirurgia laparoscópica. Uma questão específica é a capacidade de tolerar o aumento da pressão intra-abdominal pelo pneumoperitônio.
- Pesquisa de fatores que se relacionam a aderências (doença inflamatória pélvica) ou reparo prévio de hérnia umbilical ou ventral. Estas podem dificultar a escolha do local de acesso ao laparoscópio e aumentar o risco de complicações relacionadas à entrada laparoscópica. Além disso, as aderências pélvicas extensas podem aumentar a probabilidade de conversão para laparotomia, a qual deve ser incluída no processo de consentimento informado.
- Testes de gravidez, no pré-operatório, em mulheres de idade reprodutiva.
- Profilaxia antibiótica e de trombose venosa profunda
- Preparo intestinal, que não é prática padrão antes da cirurgia ginecológica, excetuando-se o envolvimento intestinal como na endometriose profunda. Nesses casos, recomenda-se preparo mecânico com enemas.

■ PREPARAÇÃO E POSICIONAMENTO DA PACIENTE

A mulher é colocada em posição de litotomia dorsal ou supina – posição ginecológica – para cirurgia laparoscópica. É importante posicioná-la cuidadosamente para evitar lesões neurológicas, prever o posicionamento ergonômico do cirurgião e equipe cirúrgica, e permitir acesso adequado à vagina, se necessário.

O apropriado posicionamento da paciente facilita para a equipe operatória, pelo melhor acesso ao campo operatório. Os braços são posicionados ao longo do corpo (palmas viradas em direção lateral às coxas), com "estofamento" protegendo a face posteromedial dos cotovelos, pulsos e mãos. Se a opção for ter os braços abduzidos e colocados em apoios próprio, deve haver cuidadosa atenção no sentido de por o ombro em posicionamento neutro, isto é, em um ângulo menor que 90 graus, para evitar a lesão do plexo braquial.[3]

A posição de litotomia dorsal permite acesso à vagina, para exame, cirurgias associadas, ou utilização de instrumentos. As pernas da paciente são colocadas em perneiras acolchoadas (como perneiras articuladas, Allen). Com esse tipo de perneiras, a posição das pernas pode ser ajustada durante o procedimento.

É importante que a flexão do joelho em relação ao quadril seja moderada, com mínima abdução e rotação externa.[4] Para reduzir o impacto dessa flexão, um travesseiro pode ser útil quando sob as nádegas, a fim de elevar os quadris e reforçar, quando a paciente estiver em posição de Trendelenburg, a mobilização dos intestinos para o abdome superior.

As nádegas devem ultrapassar alguns centímetros a borda da mesa cirúrgica, o que permite melhor manipulação uterina.

No início do procedimento, a mesa cirúrgica deve estar em posição horizontal nivelada, a baixa altura. Isso permite que os braços e os ombros do cirurgião e da equipe fiquem relaxados.[5]

Os monitores de vídeo devem ser posicionados virados diretamente para cada cirurgião, na direção da posição do joelho contralateral, no nível dos olhos, a fim de evitar a tensão do pescoço.[6]

A posição de Trendelenburg é normalmente adotada para permitir o deslocamento dos intestinos da pelve em direção ao abdome superior, facilitando a visibilização das vísceras pélvicas. No entanto, essa posição pode fazer a paciente deslizar na mesa cirúrgica. Algumas manobras podem ser utilizadas para impedir esse movimento migratório: colchão em casca de ovo, espuma diretamente abaixo da paciente,[7] colchão de vácuo (*vac-pac; vacum bean bag*) que se adapta ao seu corpo, ou cintas de ombro. Um acentuado Trendelenburg (30° a 45°), por compressão, pode contribuir para a lesão do plexo braquial.[7]

Um cateter na bexiga é útil para descomprimir a bexiga; a distensão vesical aumenta o risco de perfuração do órgão.

O cirurgião deve posicionar-se à esquerda se for destro, já os canhotos preferem se colocar à direita da paciente. Essas posições não são fixas e devem ser treinadas para permitir mudá-las de acordo com a necessidade cirúrgica. O primeiro assistente habitualmente posiciona-se à direita e o segundo tem seu lugar entre as pernas da paciente.

■ INSTRUMENTOS E DISPOSITIVOS UTILIZADOS EM CIRURGIA LAPAROSCÓPICA

As 10 funções básicas dos instrumentos em laparoscopia são:

- Preensão
- Tração
- Dissecção
- Separação
- Corte monopolar
- Corte mecânico
- Coagulação monopolar
- Coagulação por acoplamento direto
- Coagulação bipolar
- Aspiração e lavagem

Outro dispositivo que pode ser utilizado em laparoscopia é a cânula de manipulação ou manipulador uterino. Introduzida na cavidade, respeitando a histerometria, é usada para manipular o útero e, assim, facilitar o acesso e inspeção das estruturas pélvicas. A maioria das cânulas também permite a injeção de uma solução de corante para avaliar a permeabilidade tubária (cromotubagem). Há uma variedade de manipuladores uterinos. Alguns modelos, permanentes, permitem delinear o fundo vaginal para histerectomia total laparoscópica. A cânula uterina não deve ser usada quando há suspeita de gravidez intrauterina, anomalias genitais que dificultam o acesso à vagina e/ou canal cervical, e em pré-púberes ou virgens.

■ CONCEITOS EM CIRURGIA LAPAROSCÓPICA

- Instrumentos, múltiplas funções e técnica cirúrgica: se o assistente tem uma pinça de preensão (função principal do assistente), o cirurgião deve ter em sua via lateral a função oposta de tração e na via central um instrumento com capacidade de corte.
- Estratégia e tática da intervenção. Refere-se ao plano de ação específico desta paciente e da afecção em particular.
- Evitar a irrigação o máximo possível durante a cirurgia. A irrigação, ao contrário do que se acreditava antigamente, gera dificuldades e atrasa a

cirurgia. Deve ser deixada para o final da intervenção nas doenças benignas.

- O auxiliar que tenha de passar parte de seu tempo apenas afastando tecidos perde sua função. A pinça que se utiliza somente para apresentar tecidos, perde sua capacidade cirúrgica. Recomenda-se considerar a possibilidade de utilizar um caminho alternativo para afastar, tracionar e fixar estruturas, por meio de agulhas junto à parede abdominal anterior, por exemplo. Assim, o assistente fica com um acesso a mais para auxiliar o procedimento.

- O monitor mostra um campo cirúrgico virtual que seleciona e dá forma às informações. É oportuno aproveitar as vantagens desta virtualidade empregando pequenas manobras como, por exemplo, a mudança da altura do trocarte umbilical para "diminuir" o tamanho do útero na tela, permitindo encontrar os ângulos ideais para a realização da cirurgia.

- A posição dos trocartes deve variar de acordo com cada paciente e doença a ser tratada. Mudanças de posição podem facilitar ângulos de acesso e manobras cirúrgicas laparoscópicas.

A colocação de porta normalmente envolve uma porta principal no umbigo com duas portas acessórias nos quadrantes inferiores bilaterais. Para evitar lesões aos nervos ou vasos sanguíneos da parede abdominal (nervos ilioinguinal e ílio-hipogástrico, artérias epigástricas superficiais e inferiores), as portas de quadrantes inferiores são colocadas aproximadamente a 2 cm medial e 2 cm caudal à espinha ilíaca anterossuperior, lateral à borda do reto.[8]

Uma quarta porta pode ser útil, particularmente em casos envolvendo extensa dissecção ou sutura, e pode ser colocada em posição suprapúbica ou na parede abdominal lateral na altura do umbigo. Em casos de aumento do útero em que o fundo se aproxima do umbigo, pode ser necessário colocar as portas mais altas na parede abdominal para garantir a distância adequada para visibilização e manuseio dos instrumentos.

Acesso umbilical abdominal

O acesso à cavidade abdominal para instalar o laparoscópio ginecológico, com frequência, é feito através do umbigo.[9] Outras alternativas, sítios ou pontos da parede abdominal podem servir de porta de entrada inicial, bem como a vagina ou o útero.

A técnica tradicional de entrada laparoscópica para cirurgia ginecológica consiste na passagem, às cegas, de uma agulha de Veress, comumente após uma incisão prévia na pele, de cerca de 10 mm, no umbigo. Verifica-se o adequado posicionamento da agulha e, em seguida, inicia-se a insuflação. Alcançada a pressão intra-abdominal, retira-se a agulha e coloca-se um trocarte de 10/11 mm.

Alternativas à técnica de Veress para entrada são os métodos de entrada direta, tais como acesso aberto (Hasson) ou o uso de trocartes radialmente em expansão, ou trocarte óptico. Duas revisões sistemáticas das técnicas de entrada umbilical concluíram que não há provas de que uma via seja superior à outra.[10] A melhor escolha de acesso dependerá das condições clínicas da paciente e da experiência do cirurgião. Como exemplo, pacientes com suspeita de aderências podem se beneficiar de um acesso umbilical aberto, porque seriam identificadas lesões do trajeto da parede abdominal.

Um acesso umbilical normalmente é escolhido, a menos que seja considerado muito arriscado. O uso de trocartes ópticos, trocartes com redes que se expandem à dilatação, ou técnicas abertas, ajudam a evitar falha de insuflação ou lesão durante a entrada umbilical.

A doença adesiva pode ser suspeitada em mulheres com obstrução intestinal ou história de cirurgia prévia intra-abdominal, malignidade ou infecção. Aquelas que tiveram incisão periumbilical prévia (por exemplo, laqueadura pós-parto, laparoscopia, reparação de hérnia ventral umbilical ou outros) estão em risco especial de aderências do omento ou intestino à parede abdominal anterior.[11]

Em pacientes com grande massa pélvica, a punção da massa deve ser evitada, pois pode causar hemorragia ou disseminação de células neoplásicas. Nesses casos, pode ser necessário realizar o acesso aberto ou a inclinação adequada da agulha de Verres.

Na gravidez, o risco de trauma durante a entrada umbilical depende do tamanho do útero e da sua posição em relação ao umbigo.

Em obesas, o uso de um ângulo superior a 45° da agulha frequentemente resulta em inserção pré-peritoneal falha de insuflação.[12,13] Para resolver esse problema, muitos cirurgiões posicionam a agulha de Veress em um ângulo mais próximo da vertical. Isto é baseado no pressuposto de que o umbigo deve ser inferior ao nível da bifurcação da aorta em mulheres obesas.

Pacientes que são muito magras também estão em maior risco, em particular quando o promontório sacral é facilmente palpável.[14,15] Em tais pacientes, os grandes vasos podem estar próximos ao umbigo e o uso de um ângulo de 45° em relação à vertical pode ser não protetor contra lesão vascular.

Em mulheres com flacidez extrema da parede abdominal, pode haver dificuldade na perfuração da parede e, como resultado, o instrumento pode não entrar na cavidade peritoneal, e a entrada umbilical não será possível.

Acesso não umbilical

Certos fatores aumentam o risco de complicações quando se utiliza uma porta de acesso umbilical. Esses fatores incluem aderência periumbilical, tela periumbilical, hérnia umbilical ou ventral, grande massa pélvica e gravidez. Além disso, a entrada umbilical pode ser perigosa, difícil ou impossível em mulheres obesas, extremamente magras, bastante musculosas, ou com acentuada frouxidão da parede abdominal, como descrito anteriormente.

Nesses casos, outros locais de acesso podem ser usados para a entrada inicial e/ou insuflação. Sítios comumente usados em laparoscopia ginecológica incluem o 9º espaço intercostal esquerdo ou a margem costal esquerda no ponto de Palmer (3 cm abaixo da margem costal esquerda na linha médio-clavicular esquerda). Este acesso é contraindicado em pacientes com esplenectomia anterior. Cuidados devem ser tomados para esvaziar o estômago antes de tentar a inserção neste local.

Também podem ser usados outros locais na região hipogástrica e abdome na linha média.

Acessos não abdominais

O acesso transvaginal pelo fórnice vaginal posterior foi utilizado como via de acesso para fins de diagnóstico (culdocentese) ou para acesso cirúrgico (colpotomia).

Embora raramente usados na prática atual, o fórnice vaginal posterior pode ser útil à entrada laparoscópica. Tem sido principalmente utilizado para insuflação, mas há relatos de colocação de porta vaginal.[16] Há algum tempo, renovou-se o interesse pela via vaginal para procedimentos não ginecológicos, utilizando o orifício natural para acesso endoscópico transluminal (NOTES).

A escavação retos uterina é proxima aos vasos uterinos, uretra e reto. No entanto, o útero pode estar aderido ao reto. Pacientes com cirurgia prévia por via vaginal ou fórnice posterior, ou com retroversão uterina fixa, podem constituir uma contraindicação relativa à essa via. A utilidade desse procedimento foi avaliada em uma série de pacientes submetidas à laparoscopia usando a entrada de fórnice vaginal posterior; a insuflação para pneumoperitônio foi bem-sucedida em 103 de 107 pacientes.[17] Uma falha foi pela instrumentação e as outras três, por posicionamento lateral da agulha de Veress. Complicações graves não foram relatadas.

As etapas a seguir são envolvidas quando se usa o fórnice vaginal posterior para a entrada laparoscópica:

- Paciente em posição de Trendelenburg moderada para permitir que o intestino caia longe do colo e do corpo do útero;
- Uma pinça traciona o bordo posterior da parede vaginal sobre a parte posterior do colo do útero e o eleva;
- Inserção da agulha de Veress através do fórnice posterior, em um ponto aproximadamente 1,75 cm posterior, até a junção cervicovaginal na linha média, para evitar danos aos vasos uterinos ou ureteres, que são laterais. Uma agulha de Veress mais longa (150 mm ao invés de 120 mm) é normalmente mais fácil de usar. Não se deve avançar a agulha mais de 3 cm para evitar lesões nos vasos pré-sacrais;
- Insuflação até 10 mmHg de pressão indicam bom posicionamento da agulha. Retira-se a agulha de Veress e retorna-se a paciente à posição horizontal para inserir um trocarte em outro local.

■ COMPLICAÇÕES

Graves complicações relacionadas à laparoscopia em pacientes ginecológicas são raras. A taxa global de complicações da laparoscopia é 5,7 por 1.000 procedimentos.[18,19] Uma revisão incluindo mais de 1,5 milhões de pacientes ginecológicas relatou complicações (qualquer tipo) em 0,1% a 10% dos procedimentos.[20] Mais de 50% destas complicações ocorreram na entrada e 20% a 25% delas foram reconhecidas no pós-operatório.

Os fatores de risco para complicações incluem cirurgia prévia ou doença intra-abdominal (endometriose, doença inflamatória pélvica), distensão intestinal e da bexiga e grandes massas pélvicas/abdominais.

Complicações do pneumoperitônio

O CO_2 é o mais utilizado para o pneumoperitônio e responsável pela vasodilatação. A pressão excessiva do gás na cavidade peritoneal, acima de 15 mmHg, pode diminuir o retorno venoso ou levar à embolia gasosa.

O extravasamento do gás no tecido celular subcutâneo pode causar enfisema subcutâneo, caracterizado por crepitação em abdome, coxas, tórax e até na face. Tem resolução espontânea em alguns dias.

Lesões vasculares

Acidentes de punção podem envolver lesão das artérias epigástricas durante a inserção dos trocartes. Portanto, essa área deve ser evitada durante as punções. O uso da luz colocada pela porta umbilical pode transiluminar a parede abdominal e auxiliar a visão da artéria epigástrica.

A primeira punção é a maior responsável pelas lesões vasculares mais graves, como lesões de aorta, artérias ilíacas ou de veia cava. Muitas vezes, é necessária a conversão para laparotomia a fim de cessar o sangramento, utilizando suturas ou agentes hemostáticos.

Lesão de vísceras

A primeira punção pode atingir segmentos do intestino delgado ou até do intestino grosso. Dispositivos com retratores de agulha podem diminuir o risco de lesões vasculares e vísceras. É importante avaliar cuidadosamente as alças intestinais após a punção, principalmente na presença de aderências pélvicas importantes.

A bexiga deve estar drenada por meio de sonda vesical, pois isso diminui o risco de perfuração nas punções suprapúbicas. Hematúria pode sugerir lesão vesical.

■ INDICAÇÕES DA LAPAROSCOPIA

Há duas modalidades de videolaparoscopia: diagnóstica e terapêutica.

Laparoscopia diagnóstica

A videolaparoscopia sem dúvida trouxe um auxílio bastante importante no que tange à elucidação de doenças cujo diagnóstico dependa de procedimentos mais invasivos. Nesse ponto, a videocirurgia trouxe uma melhoria no diagnóstico.

Apesar da designação "videolaparoscopia diagnóstica", acreditamos ser esta uma denominação apenas didática. Não se pode conceituá-la isoladamente dessa forma, já que o procedimento videolaparoscópico envolve manobras terapêuticas aplicáveis durante a investigação: adesiólise, cauterização de focos de endometriose ou mesmo remoção de cistos ou miomas. Seria mais conveniente simplesmente defini-la como um procedimento cirúrgico que visa complementar a terapêutica, de investigação ou tratamento.

Está indicada em:

- Algia pélvica crônica;
- Dismenorreia secundária;
- Dispareunia;
- Possibilidade de endometriose;
- Doença inflamatória pélvica;
- Infertilidade;
- Abdome agudo: inflamatório ou hemorrágico (gestação ectópica; apendicite);
- Anomalias congênitas.

Videolaparoscopia cirúrgica ou terapêutica

Nesse particular, a videolaparoscopia aumenta sobremaneira a sua aplicação. Praticamente todas as indicações em Ginecologia, das doenças benignas às malignas oncológicas, têm um paralelo na indicação videocirúrgica. Exceção se faz aos tumores de grandes volumes e com características sólidas, que impossibitam o acesso à pelve.

A seguir, estão as diversas cirurgias que podem ser realizadas por via laparoscópica:

1. Corpo uterino
   - Miomectomia (nódulo seroso ou intramural);
   - Histerectomia total laparoscópica;
   - Histerectomia vaginal assistida por laparoscopia;
   - Histerectomia supracervical (subtotal).
2. Tuba uterina
   - Salpingectomia: gravidez ectópica, hidrossalpinge, envolvimento inflamatório;
   - Salpingosplastia;
   - Salpingostomia;
   - Salpingoneostomia (na hidrossalpinge);
   - Fimbrioplastia;
   - Laqueadura tubária (eletrocoagulação bipolar, monopolar, *clips* de Hulka, anéis de Yoon);
   - Salpingólise: lise de aderências anexiais.
3. Ovário
   - Biópsia;
   - Ooforectomia;
   - Ooforoplastia (exérese de cisto).
4. Outras indicações
   - Retirada de DIU intracavitário após perfuração uterina;
   - Dor pélvica crônica:
     - Ablação de ligamentos uterossacros na dismenorreia;
     - Neurectomia pré-sacral.
   - Endometriose em seus diferentes estágios, dissecção de obliteração da escavação reta uterina até sigmoidectomia nas lesões envolvendo septo retovaginal, na endometriose profunda;
   - Correção da retroversão uterina;
   - Correção de incontinência de esforço pela técnica de Burch;
   - Distopias genitais:
     - Procidência da parede vaginal anterior (defeito paravaginal);
     - Prolapso de cúpula vaginal pós-histerectomia;
     - Enterocele.

- Cirurgias de bexiga: cistectomias parciais: retiradas de nódulos (endometriose ou mioma) em parede vesical;
- Cirurgia em ureter: dissecção retroperitonial de ureter e anastomose;
- Malformações genitais:
  - Diagnóstico do tipo de malformação mülleriana e terapêutica (ex: hemi-histerectomia em hemiútero bicorno não comunicante com a vagina na hematometra);
  - Neovagina nas agenesias vaginais (técnica de Vecchietti ou Davidoff) (Ex.: síndrome Mayer--Rokitanski-Kuster-Hauser).

5. Oncologia
- Carcinoma de endométrio: histerectomia radical e linfonodectomia pélvica como procedimento terapêutico e prognóstico nos estadios iniciais;
- Carcinoma de colo: histerectomia radical, linfonodectomia pélvica, terço superior de vagina;
- Carcinoma de ovário: *second look*.

Embora este quadro de indicações seja abrangente, é importante ressaltar que um procedimento que possa ser realizado por via videolaparoscópica não significa que deva ser realizado necessariamente por esta via. De fato, as vantagens atribuídas à via laparoscópica devem estar associadas à experiência do cirurgião e da equipe, e ao uso adequado do instrumental cirúrgico endoscópico.

REFERÊNCIAS BIBLIOGRÁFICAS

1. Schlaerth AC, et al. Role of minimally invasive surgery in gynecologic cancers. Oncologist 2006;11(8):895-901.
2. Chapron C, et al. Laparoscopic surgery is not inherently dangerous for patients presenting with benign gynaecologic pathology: results of a meta-analysis. Hum Reprod 2002; 17(5):1334-42.
3. Shveiky D, et al. Brachial plexus injury after laparoscopic and robotic surgery. J Minim Invasive Gynecol 2010; 17(4):414-20.
4. Agostini J, et al. Patient positioning in laparoscopic surgery: tricks and tips. J Visc Surg 2010; 147(4):e227-32.
5. Berquer R, et al. An ergonomic study of the optimum operating table height for laparoscopic surgery. Surg Endosc 2002; 16(3):416-21.
6. van Det MJ, et al. Optimal ergonomics for laparoscopic surgery in minimally invasive surgery suites: a review and guidelines. Surg Endosc 2009; 23(6):1279-85.
7. Irvin W, et al. Minimizing the risk of neurologic injury in gynecologic surgery. Obstet Gynecol 2004; 103(2):374-82. Review.
8. Whiteside JL, et al. Anatomy of ilioinguinal and iliohypogastric nerves in relation to trocar placement and low transverse incisions. Am J Obstet Gynecol 2003; 189(6):1574-8.
9. Varma R, et al. Laparoscopic entry techniques: clinical guideline, national survey, and medicolegal ramifications. Surg Endosc 2008; 22(12):2686-97.
10. Varma R, et al. Laparoscopic entry techniques: clinical guideline, national survey, and medicolegal ramifications. Surg Endosc 2008; 22(12):2686-97.
11. Agarwala N, et al. Safe entry techniques during laparoscopy: left upper quadrant entry using the ninth intercostal space-a review of 918 procedures. J Minim Invasive Gynecol 2005; 12(1):55-61.
12. Parker J, et al. The advantages of microlaparoscopic left upper quadrant entry in selected patients. Aust N Z J Obstet Gynaecol 2001; 41(3):314-6.
13. Hurd WW, et al. The relationship of the umbilicus to the aortic bifurcation: implications for laparoscopic technique. Obstet Gynecol 1992; 80(1):48-51.
14. Hurd WW, et al. The relationship of the umbilicus to the aortic bifurcation: implications for laparoscopic technique. Obstet Gynecol 1992; 80(1):48-51.
15. Nezhat F, et al. Laparoscopic appraisal of the anatomic relationship of the umbilicus to the aortic bifurcation. J Am Assoc Gynecol Laparosc 1998; 5(2):135-40.
16. Tsin DA, et al. Operative culdolaparoscopy: a new approach combining operative culdoscopy and minilaparoscopy. J Am Assoc Gynecol Laparosc 2001; 5(2):135-40.
17. Neely MR, et al. Laparoscopy: routine pneumoperitoneum via the posterior fornix. Obstet Gynecol 1975; 45(4):459-60.
18. Härkki-Sirén P, et al. A nation wide analysis of laparoscopic complications. Obstet Gynecol 1997; 89(1):108-12.
19. Neudecker J, et al. The European Association for Endoscopic Surgery clinical practice guideline on the pneumoperitoneum for laparoscopic surgery. Surg Endosc 2002; 16(7):1121-43.
20. Magrina JF. Complications of laparoscopic surgery. Clin Obstet Gynecol 2002; 45(2):469-80.

Anestesia em Videolaparoscopia

■ **Fábio Luiz Malisano**

■ INTRODUÇÃO

A laparoscopia hoje se impõe como método preferencial para diagnóstico e tratamento cirúrgico das doenças ginecológicas pélvicas. A indicação da laparoscopia permite recuperação mais rápida, com menor tempo de internação, diminuição dos custos hospitalares e volta ao trabalho mais precoce.[1] A principal peculiaridade da laparoscopia em comparação à laparotomia é o pneumoperitônio, responsável por alterações significativas tanto na mecânica respiratória quanto na função cardiovascular das pacientes durante a cirurgia laparoscópica.[2] Cabe ao anestesiologista, além de indicar uma boa técnica anestésica, conhecer em profundidade as mudanças provocadas pelo pneumoperitônio na fisiologia dos diversos aparelhos (respiratório, cardiovascular, digestório e renal). O cuidado com os efeitos do pneumoperitônio é preocupação constante do anestesiologista, sendo seu papel procurar sempre atenuá-los durante a cirurgia. Além disso, é fundamental conhecer os outros fatores que interferem nas repercussões do pneumoperitônio, como o posicionamento da paciente na mesa operatória, que pode tanto atenuá-los ou acentuá-los. Esse conhecimento, aliado à boa comunicação da equipe anestésico-cirúrgica, é fundamental para aumentar a segurança e o sucesso dessas cirurgias.[3]

■ ALTERAÇÕES FISIOLÓGICAS PROVOCADAS PELO PNEUMOPERITÔNIO

Alterações respiratórias

A associação de pneumoperitônio com cefalodeclive, provoca inúmeras alterações na mecânica respiratória. O diafragma é deslocado no sentido cefálico, com diminuição de todos os volumes e capacidades pulmonares. Como resultado há alteração da ventilação-perfusão, aumento da resistência e diminuição da complacência pulmonar.[4] O aumento do espaço morto (áreas com ventilação sem perfusão) e do efeito *shunt* (áreas com perfusão sem ventilação),

prejudica as trocas gasosas, com risco de hipoxemia, retenção de CO_2 e acidose respiratória. A respiração espontânea não é capaz de compensar essas alterações provocadas pelo pneumoperitônio na mecânica respiratória, sendo a ventilação mecânica com pressão positiva obrigatória durante a laparoscopia.[5] As alterações respiratórias provocadas pelo pneumoperitônio podem permanecer em algum grau até 72 horas após a laparoscopia como resultado do prejuízo da função diafragmática.[6] As Figuras 122.1 a 122.3 ilustram as alterações na mecânica respiratória.

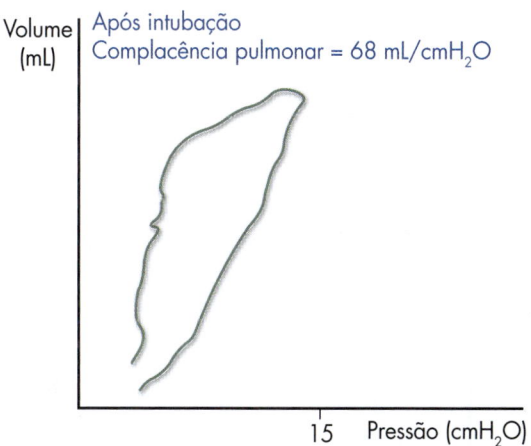

Figura 122.1 Curva de pressão-volume pulmonar, ilustrando complacência pulmonar normal.

Os aparelhos de anestesia modernos dispõem de várias modalidades de ventilação com pressão positiva, sendo possível uma adequação de acordo com a paciente e o tipo de cirurgia.

A estratégia da ventilação é manter a boa homeostase sem utilizar altas pressões de insuflação pulmonar e a utilização de (PEEP), diminuindo o risco de barotrauma. Pressões endotraqueais acima de 40 cmH_2O não são desejáveis, sendo necessário o ajuste da ventilação da pressão do pneumoperitônio e posição, caso isso aconteça. A boa curarização durante a cirurgia é muito importante nesse esforço para manter as pressões de insuflação pulmonar num patamar adequado. Por meio do controle na capnografia, o CO_2 expirado ($ETCO_2$) deve-se manter em um patamar de 35 a 40 mmHg, evitando hipercarbia, que pode provocar arritmias e acidose respiratória. O volume corrente deve ser de 8 mL/kg de peso corpóreo ideal e a frequência respiratória de 10 a 15 movimentos por minuto. Devem-se evitar volumes correntes acima de 10 mL/kg, com risco de injúria pulmonar.[7]

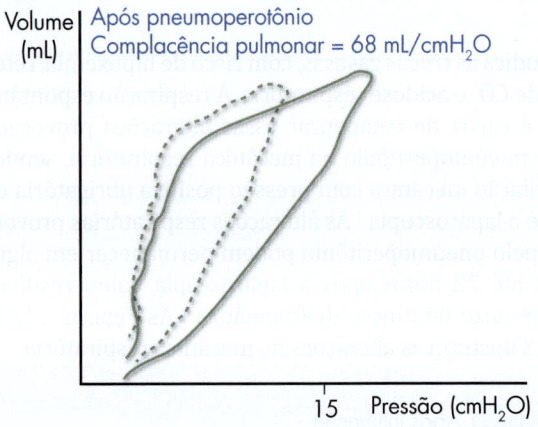

Figura 122.2 Após a insuflação do pneumoperitônio, observa-se queda acentuada da complacência pulmonar, na curva pressão-volume.

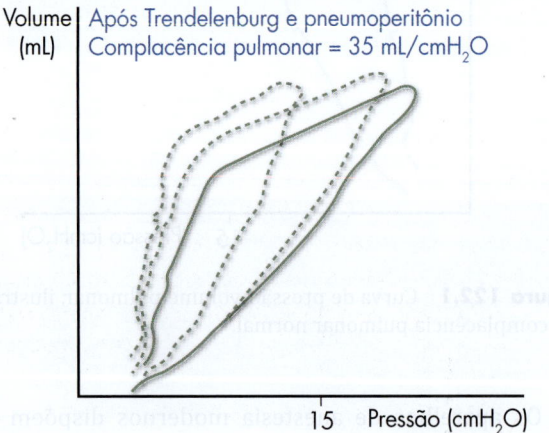

Figura 122.3 A associação do pneumoperitônio com a posição de Trendelenburg (cefalodeclive), acentua a diminuição da complacência pulmonar, praticamente reduzindo-a pela metade. Ou seja, um volume corrente de 600 mL, gerava uma pressão endotraqueal em torno de 10 cmH_2O, após o pneumoperitônio associado ao Trendelenburg. Esse mesmo volume corrente de 600 mL, gera uma pressão endotraqueal de 20 a 25 cmH_2O.

■ ALTERAÇÕES CARDIOVASCULARES PROPOSTAS PELO PNEUMOPERITÔNIO

Depois do sistema respiratório, o sistema cardiovascular também sofre alterações significativas após a instalação do pneumoperitônio. A extensão e gravidade dessas alterações dependem da combinação de fatores, como estado de hidratação, pressão de insuflação do pneumoperitônio, posição operatória, condição cardiovascular prévia e técnica anestésica utilizada.

Após a insuflação de ar, ocorre a compressão da vasculatura abdominal, arterial, venosa e capilar. Essa compressão tem grande influência sobre o sistema venoso (65% do sangue se encontra no sistema venoso, que tem como característica baixa resistência e alta complacência). Como resultado, observamos aumento da resistência venosa, com sequestro de sangue nas extremidades inferiores e diminuição da pré-carga (retorno do sangue ao coração).[8] Do lado arterial, pela compressão do pneumoperitônio, há o aumento das resistências vascular e sistêmica, tanto pelo efeito direto de compressão como pela liberação de catecolaminas, aldosterona e vasopressina. Esses efeitos, somados, provocam o aumento da pós-carga.

Efeitos sobre o débito cardíaco

O débito cardíaco (DC) é o resultado do produto entre volume sistólico (VS) e a frequência cardíaca (FC), e pode ser definido pela fórmula DC = VS vs. FC. O volume sistólico depende de três fatores: pré-carga, contratilidade miocárdica e pós-carga. Quando a contratilidade miocárdica é adequada, há uma relação direta entre pré-carga e DC, e inversa com a pós-carga. O pneumoperitônio provoca diminuição da pré-carga e aumento da pós-carga, restringindo o volume sistólico e, consequentemente, o DC. Essa queda pode chegar a 50%. À primeira vista, pneumoperitônio e DC são inversamente proporcionais. Mas, alguns fatores podem atenuar essa relação. Os mais importantes são: grau de hidratação, a pressão de insuflação utilizada e posição na mesa cirúrgica.

Segundo o trabalho de Kashtan, a mudança no DC provocada pelo pneumoperitônio depende diretamente do grau de hidratação. Numa situação de normovolemia, a queda do DC é moderada, contrastando com uma redução drástica na situação de hipovolemia. Ou seja, as pacientes, durante uma laparoscopia, devem permanecer bem hidratadas; a hipovolemia não combina com pneumoperitônio.

A pressão de insuflação mantém uma relação diretamente proporcional com a queda do DC. Quanto maior a pressão, maior é a alteração cardiovascular. Utilizando uma pressão de insuflação de 10 mmHg, numa situação de normovolemia, observa-se aumento do volume sistólico pela diminuição da capacitância venosa e aumento da pré-carga. Elevando a pressão de insuflação para 20 mmHg, existe tendência ao colabamento do leito venoso, com diminuição drástica do DC pela queda do retorno venoso. A pressão considerada ideal durante a laparoscopia é 12 mmHg; essa pressão de insuflação uma paciente bem hidratada é bem tolerada durante a cirurgia. As pacientes com estado físico ASA1 e ASA2 toleram bem uma pressão do pneumoperitônio até 15 mmHg.[9] No início da laparoscopia, durante a instalação do pneumoperitônio, pode ser usada pressão maior em torno de 20 mmHg por um breve período, para a realização das punções, aumentando o espaço entre a parede abdominal e as alças intestinais, e diminuindo o risco de acidentes de punção. Com essa pressão ocorre queda importante no retorno venoso que requer atenção do anestesista. A distensão do peritônio no início da laparoscopia pode desencadear o reflexo vagal com bradicardia intensa e assistolia, sendo necessária a interrupção imediata do pneumoperitônio.

O posicionamento da paciente na mesa cirúrgica pode acentuar ou amenizar as alterações cardiovasculares durante a laparoscopia. A posição de cefalodeclive atenua as alterações cardiovasculares, enquanto a cefaloaclive tende a acentuar a influência do pneumoperitônio.

Alterações no sistema digestório

O pneumoperitônio aumenta a pressão intragástrica, facilitando a regurgitação. A posição de Trendelenburg também facilita essa regurgitação. Além das importantes mudanças provocadas na mecânica respiratória, e que exigem a ventilação mecânica durante a laparoscopia, o risco de regurgitação do conteúdo gástrico impõe a intubação com sonda com balonete para selar a via aérea, protegendo-a contra a aspiração do conteúdo gástrico. A máscara laríngea não assegura a proteção da via aérea contra a regurgitação, não devendo ser utilizada. Outro cuidado importante é a passagem de sonda orogástrica antes da instalação do pneumoperitônio, a que drena o estômago diminuindo o risco de acidentes de punção e regurgitação do seu conteúdo.

Alterações renais

A compressão das veias cava e renal, provocada pelo pneumoperitônio, associada à queda do DC e liberação de catecolaminas, hormônio antidiurético e aldosterona promovem oligúria durante a laparoscopia. Esse quadro de oligúria é revertido após a retirada do pneumoperitônio.[10]

É importante salientar outras alterações provocadas pelo pneumoperitônio, como o aumento das pressões intracraniana e da pressão intraocular. Pacientes com glaucoma devem ser bem avaliadas antes da realização de uma cirurgia laparoscópica, além daqueles com hipertensão intracraniana.

■ AVALIAÇÃO PRÉ-OPERATÓRIA DOS PACIENTES CANDIDATOS À CIRURGIA LAPAROSCÓPICA

Pelas vantagens da cirurgia laparoscópica em comparação à convencional (menor tempo de internação e dor no pós-operatório), as contraindicações da laparoscopia se tornam relativas e não absolutas. A avaliação pré-operatória inicialmente não precisa ser específica às candidatas à cirurgia laparoscópica. As pacientes com estado físico ASAI, abaixo de 40 anos, necessitam de hemograma e coagulograma; acima de 40 anos, incluir um eletrocardiograma, e após 60 anos, também deve-se incluir ureia e creatinina para avaliação da função renal. Ás demais pacientes com estado físico ASAII, ASAIII, ASAIV, além dos exames de hemograma, coagulograma, eletrocoagulograma, ureia e creatinina, incluir exames específicos da doença base. Nas cardiopatas incluir a avaliação do cardiologista, que poderá indicar exames suplementares caso sejam necessários. As pacientes diabéticas merecem ser vistas pelo endocrinologista. As pneumopatas necessitam de avaliação do pneumologista. É importante, na história clínica, perguntar sobre glaucoma, e, se necessário, realizar exame com o oftalmologista. Nas cirurgias de urgência devemos considerar, além de todas as condições pré-operatórias, a hipovolemia, que dificulta a indicação da laparoscopia. Nos casos de hipotensão e choque hipovolêmico, a instalação do pneumoperitônio não é alternativa segura, sendo preferível a cirurgia laparotômica. Durante a gravidez, a laparoscopia tem risco aumentado durante a punção, risco de acidose fetal e aumento da chance de trabalho de parto prematuro.[11] De qualquer forma, a indicação da cirurgia laparoscópica deve, por um lado, avaliar as comorbidades e sua piora durante a laparoscopia vs. o benefício da cirurgia laparoscópica na recuperação da paciente e no pós-operatório. Nas situações extremas, essa balança entre risco x benefício sempre tende a pender para um lado, facilitando a decisão. Mas, na maioria das situações, essa balança se encontra equilibrada, tornando as contraindicações da laparoscopia relativas e não absolutas. A decisão final depende da análise individual de cada caso.

Técnica anestésica na laparoscopia

Todo procedimento laparoscópico por menos invasivo que seja, deve ser realizado em ambiente hospitalar.

As pacientes devem ser submetidas a anestesia geral, com intubação traqueal com sonda com balonete, ventilação mecânica e relaxamento muscular.[3] A anestesia geral fornece hipnose, controle da dor, relaxamento muscular e bloqueio dos reflexos autonômicos.

A boa técnica anestésica na cirurgia laparoscópica deve ter como objetivo garantir a segurança da paciente durante a cirurgia, atenuando os efeitos do pneumoperitônio, além de promover bom planejamento para o controle da dor no pós-operatório, assim como diminuir o risco de eventos adversos, com cuidados no posicionamento da paciente na mesa cirúrgica, prevenção da hipotermia, náuseas e vômitos no pós-operatório. Para isso, devemos lançar mão de uma boa técnica anestésica com monitorização adequada, controle da hidratação e ventilação mecânica com pressão positiva.

Monitorização

A monitorização básica na laparoscopia inclui oximetria de pulso, pressão arterial não invasiva, eletrocardiografia e capnografia. Nos procedimentos acima de uma hora é desejável a monitorização da temperatura. A capnografia é muito importante, pois pela medida do CO_2 expirado pode-se continuamente verificar a eficiência da ventilação, impedindo o acúmulo do CO_2 (hipercarbia). A capnografia também oferece informações sobre o DC (a eliminação de CO_2 depende da adequada perfusão pulmonar, que por sua vez depende do adequado DC), quedas no $ETCO_2$ podem indicar declínio do DC. Queda abrupta no $ETCO_2$ pode indicar algum fenômeno tromboembólico, como trombose pulmonar ou embolia gasosa. Deve-se manter o $ETCO_2$ entre 35 e 40 mmHg, ajustando os parâmetros da ventilação mecânica sempre que necessário.

A utilização do estimulador de nervo periférico, apesar de não ser obrigatória, ajuda no controle da curarização durante a cirurgia; adequada curarização durante a laparoscopia facilita a ventilação mecânica, melhorando a curva de insuflação pulmonar. A utilização do BIS (*bispectral index*), para controle da profundidade do plano anestésico pela medida da atividade cerebral, pode ser importante naquelas pacientes com comorbidades e na prevenção do *recall* intraoperatório.

Anestesia geral

Quanto ao tipo de anestesia geral, técnica venosa ou inalatória, ambas podem ser utilizadas com algumas vantagens e desvantagens individuais. Na anestesia venosa, além de permitir um despertar mais precoce, observa-se melhor controle de náuseas e vômitos no pós-operatório. A anestesia inalatória permite melhor controle da dose de anestésico (através do analisador de gases) e menor custo comparada à anestesia venosa.

Anestesia combinada

A técnica de anestesia combinada, anestesia geral associada à regional (raquianestesia e peridural), pode ser considerada nas cirurgias de maior porte em que existe expectativa de dor no pós-operatório. A vantagem dessa associação é o melhor controle da dor tanto no intra como no pós-operatório. A anestesia regional utiliza a associação de anestésico local e opioides. O anestésico local, além do bloqueio da dor, promove bloqueio do sistema nervoso autônomo simpático, podendo provocar hipotensão e diminuição do retorno venoso. Nas pacientes com comorbidades, deve-se diminuir a dose do anestésico local e dar preferência ao opioide espinhal na prevenção da dor no pós-operatório. A morfina é a droga mais utilizada na anestesia regional (raquianestesia ou peridural) para o controle da dor no pós-operatório. Ela apresenta um pico de ação entre seis e oito horas, e duração de até 24 horas. O prurido e a retenção urinária são eventos frequentes, sendo necessária a permanência da sonda vesical por pelo menos 12 horas após a administração da morfina. A morfina espinhal no pós-operatório proporciona controle melhor da dor e a diminuição da dose de opioides endovenosos no pós-operatório. Os opioides endovenosos no pós-operatório, para o controle da dor, podem aumentar a incidência de náuseas e vômitos, prolongar o íleo e causar distensão e desconforto abdominal.

Cuidado muito importante durante a cirurgia laparoscópica é a prevenção da hipotermia, a qual é definida quando a temperatura central fica abaixo de 35°C. Durante a anestesia geral, observa-se queda da temperatura corporal, devido em parte à diminuição da temperatura do termostato hipotalâmico e pela perda de calor corporal durante o procedimento. O CO_2 utilizado para a manutenção do pneumoperitônio não é aquecido, causando perda adicional de calor durante a laparoscopia.

A hipotermia provoca diversas alterações, desde cardiovasculares (aumento da pós-carga, diminuição do DC) até na coagulação, diminuindo a função plaquetária. Para sua prevenção, além da monitorização contínua da temperatura corporal, a principal medida é empregar aquecedores térmicos (mantas térmicas), que fornecem fluxo de ar quente contínuo sobre o paciente. Nas cirurgias ginecológicas, essa manta deve ser colocada sobre o tórax da paciente.

O adequado posicionamento da paciente na mesa cirúrgica é fundamental para diminuir o risco das lesões de nervo periférico. Algumas considerações são importantes na cirurgia laparoscópica ginecológica pela utilização de perneiras, de ombreiras e da posição dos membros superiores com cefalodeclive. As ombreiras impedem a descida da paciente durante o cefalodeclive, que pode comprimir o espaço retroclavicular e causar lesão do plexo braquial, com queixa de fraqueza muscular e parestesia do membro superior no pós-operatório. É preferível utilizar faixas de segurança no tórax ao invés das ombreiras. Outro cuidado importante é no posicionamento dos membros superiores, não permitindo abdução maior que 90°, com o risco de causar lesão por estiramento do plexo braquial. Com relação aos membros inferiores, o adequado posicionamento nas perneiras previne as lesões dos nervos fibular (compressão na face lateral do joelho) e poplíteo (face posterior do joelho).

As meias elásticas e compressores pneumáticos intermitentes (sequel), durante a cirurgia laparoscópica, diminuem a ocorrência de fenômenos tromboembólicos, sendo sua utilização desejável. O pneumoperitônio tende a sequestrar o sangue nas extremidades inferiores aumentando o risco de estase sanguínea. A decisão de usar anticoagulantes (heparinas de baixo peso molecular) e o momento adequado para seu início podem ser determinados por meio de protocolos que levam em conta a duração da cirurgia, a idade da paciente e comorbidades.

Complicações relacionadas à cirurgia laparoscópica

O início da laparoscopia requer muita atenção do anestesiologista pela possibilidade de acidentes de punção durante a introdução da agulha de Veress e passagem dos trocartes. Já foram descritas perfurações no baço, estômago, fígado e grandes vasos como veia cava e aorta. Esses acidentes de punção são raros: menos que 1% dos casos.[12] Cabe ao anestesiologista reportar qualquer instabilidade ao cirurgião para o diagnóstico e pronto tratamento dessa complicação.

A embolia gasosa ocorre pela comunicação direta da fonte de ar com a vasculatura, quando o gradiente de pressão é favorável à entrada do ar. A embolia gasosa venosa é a entrada de ar na circulação venosa, que viaja até o ventrículo direito e circulação pulmonar. Seu diagnóstico inclui a queda súbita do $ETCO_2$ na saturação do O_2, além do aumento das pressões pulmonares, taquicardia, alterações eletrocardiográficas (sobrecarga ventricular esquerda), edema pulmonar e falência cardíaca. A severidade do quadro está relacionada ao volume de ar absorvido, podendo ser fatal acima de 50 mL.[13] O tratamento inclui o rápido reconhecimento dos sinais de embolia, interrupção do procedimento, medidas de suporte cardíaco e pulmonar.

Não é raro, no pós-operatório da cirurgia laparoscópica, as pacientes referirem dor no ombro. Esse evento está relacionado à distensão das fibras musculares do diafragma, provocada pelo pneumoperitônio e pela retenção do CO_2 na cavidade abdominal (espaço subfrênico) após a cirur-

gia, que provoca irritação do diafragma.[14] A representação de dor do diafragma no córtex sensitivo é o ombro, ou seja "a dor do diafragma é sentida no ombro". A manobra de hiperinsuflação pulmonar no final do procedimento, para facilitar a drenagem do ar residual do pneumoperitônio, pode diminuir a possibilidade de dor no pós-operatório.[15]

Mesmo com todas as suas peculiaridades e possíveis complicações, a laparoscopia se tornou grande ferramenta no tratamento das doenças ginecológicas e vem de encontro no desenvolvimento de técnicas menos invasivas, que possibilitam pós-operatório de melhor qualidade e volta ao trabalho mais precoce.

REFERÊNCIAS BIBLIOGRÁFICAS

1. Medeiros LR, et al. Laparoscopy versus laparotomy for benign ovarian tumor: A systematic review and meta analysis. Int J Gynecol Cancer 2008; 18(3):387-99.

2. Kashtan J, et al. Hemodynamic effects of increase abdominal pressure. J Surg Res.1981 30(3):249-55.

3. Lopes RG, et al. Consenso brasileiro em videoendoscopia ginecológica.Anestesia em videolaparoscopia. São Paulo, 15 a 18 de maio de 2000. p.42.

4. Fahy BG, et al. The effects of increased abdominal pressure on lung and chest wall mechanics during laparoscopic surgery. Anesth Analg. 1995;81(4):744-50.

5. Hirvonen EA, et al. Ventilatory effects, blood gas changes, and oxygen consumption during laparoscopic hysterectomy. Anesth Analg.1995;80(5):744-9.

6. Wahba R, et al. Ventilatory requirements during laparoscopic cholecystectomy. Can J Anaesthesia 1993;40(3):206-12.

7. Hemmes SN, et al. Intraoperative ventilator strategies to prevent postoperative pulmonary complications: a meta analysis.Curr Opin Anaesthesiol 2013; 26(2):126-33.

8. Borten M. Circulatory changes. In: Laparoscopic complications.Toronto: Deckers; 1986. p.85-195.

9. Magrina JF. Complications of laparoscopis surgery. Clin Obstet Gynecol 2002; 45(2):469-80.

10. Ost MC, et al. Urological laparoscopic: basic physiological considerations and immunological consequences. J Urol 2005; 174(4 Pt 1):1183-8. Review.

11. Pearl J, et al. Guidelines for diagnosis, treatment, and use of laparoscopy for surgical problems during pregnancy. Surg Endosc 2011; 25(11):3479-92.

12. Molloy D, et al. Laparoscopic entry: a literature review and analysis of techniques and complications of primary port entry. Aust N Z J Obstet Gynaecol 2002; 42(3):246-54.

13. King MB, et al. Unusual forms of pulmonary embolism. Clin chest med 1994; 15(3):561-80. Review.

14. Wallace DH, et al. Randomized trial of different insuflation pressures for laparoscopic cholecystectomy. Br J Surg 1997; 84(4):455-8.

15. Abbot J, et al. Intraperitoneal gas drain reduce painafter laparoscopy:randomized masket trial. ObstGynec 2001:98(1):97-101.

■ INTRODUÇÃO

A videolaparoscopia vem sendo amplamente utilizada nos últimos anos como importante instrumento na investigação e no tratamento de várias doenças ginecológicas.

As vantagens, em relação às cirurgias convencionais, são: maior satisfação das pacientes em relação à parte estética, com incisões menores; menor tempo de internação, menos trauma cirúrgico e sangramento intraoperatório, menor taxa de infecção, retorno precoce às atividades habituais e ao trabalho, além de menor morbimortalidade.[1-3] As possíveis desvantagens estão relacionadas aos custos dos equipamentos e ao treinamento especial do cirurgião.

A criação do pneumoperitônio é o primeiro passo para a realização da videolaparoscopia: forma-se um "campo cirúrgico", um espaço na cavidade abdominal e pélvica, para que permita a inserção dos instrumentos e a manipulação sobre os órgãos internos.[1] Para a insuflação de gás carbônico na cavidade abdominal é necessária uma primeira punção, que poderá ser realizada com uma agulha especial, agulha de Veress, ou com um trocarte. Estas técnicas podem ser classificadas em fechada ou aberta, respectivamente.

Técnica fechada

A introdução da agulha de Veress é a técnica frequentemente utilizada. A criação do pneumoperitônio com esta agulha é fácil, rápida e efetiva. O problema deste método é quanto à segurança do procedimento, pois é realizado "às cegas".[4,5] O preparo da paciente, a anamnese e o exame físico são fundamentais, além da checagem dos instrumentos. Alguns cuidados são importantes, como o cateterismo nasogástrico e vesical, pois este procedimento evita lesões do estômago e da bexiga.

O local clássico da punção com a agulha de Veress é a linha média do abdome, junto à cicatriz umbilical.[6]

A incisão vertical na cicatriz umbilical é a mais anatômica, estética e está em situação de menor distância da pele até o peritônio anterior.[7] A técnica inicia-se com uma pequena incisão na região umbilical, o suficiente para a passagem da agulha de Veress. Trata-se de uma agulha composta por estilete rombo, acionado por uma mola dentro da cânula e, que se estende além da ponta da agulha. O estilete se retrai à medida que a agulha é empurrada através da pressão abdominal, avançando automaticamente assim que o peritônio for penetrado.

A tração da parede abdominal é feita em sentido superior no momento da introdução da agulha, a fim de que as vísceras livres se afastem ao local de sua inserção. A posição da agulha deve estar perpendicular à fáscia, puncionando até vencer o peritônio.

Algumas táticas são utilizadas para confirmar se a agulha foi introduzida adequadamente:

A) **Prova de aspiração:** considera-se positiva quando nenhum material é aspirado pela seringa.

B) **Prova de infusão:** injeta-se 5 mL de solução fisiológica pela agulha, verificando-se moderada resistência ao fluir do líquido (prova positiva) ou, ao contrário, constatando-se aumento dessa resistência (prova negativa). Na sequência, aspira-se o êmbolo, considerando positiva a prova de recuperação na ausência de recobramento do líquido infundido.

C) **Prova de escoamento:** após colocação de 2 mL de solução fisiológica na agulha de Veress a prova é considerada positiva no caso de desaparecimento do líquido após desconexão da seringa.

No momento em que alguma destas provas é considerada negativa, o procedimento inteiro é abortado, sendo reiniciado.

Na vigência de positividade das provas, prossegue-se com a insuflação de gás carbônico.[8] Inicialmente, a pressão intra-abdominal encontra-se baixa. Pressão elevada considera-se falha na introdução da agulha.

Após atingir a pressão abdominal predeterminada (15 mmHg), retira-se a agulha de Veress, introduzindo o trocarte de 10/12 mm.[9] A preocupação com a segurança na punção "às cegas" com agulha de Veress na linha média vem sendo frequentemente estudada. Palmer descreveu a punção no hipocôndrio esquerdo a 3 cm abaixo do rebordo costal, na linha hemiclavicular.[10] O objetivo é se afastar dos grandes vasos e de aderências na linha medida, e é utilizada quando há cirurgias prévias em abdome inferior, gestantes ou em politraumatizados com fratura pélvica.

Técnica aberta

A técnica aberta tem a vantagem de induzir o pneumoperitônio sob visão direta da cavidade abdominal, realizada principalmente em pacientes com cirurgias abdominais prévias.

Incisa-se desde a pele até o peritônio anterior, quando já se observam alças intestinais e omento. Feita exploração digital, excluem-se aderências de vísceras no local da punção.

Introduz-se um trocarte comum ou especial de Hasson (ponta romba).[11] Embora existam as duas técnicas, ainda não há evidência clara para apoiar a superioridade de uma sobre a outra, e esta opinião é corroborada pela literatura. Acreditamos que os cirurgiões devem ser competentes em ambas as técnicas.[12]

Punções subsequentes

As punções acessórias são sempre por visão direta, podendo ser de 5 ou 10 mm, de acordo com o procedimento proposto.

REFERÊNCIAS BIBLIOGRÁFICAS

1. Silveira F P, et al. Avaliação dos níveis séricos de interleucina-6 e interleucina-10 nos pacientes submetidos à colecistectomia laparoscópica versus convencional. Rev Col Bras Cir 2012; 39(1) :33-10.

2. Correa CM. Anesthetic considerations for laparoscopic procedures. ABCD Arq Bras Cir Dig 2008; 21(3):136-8.

3. Michel G, et al. Laparoscopic liver ressection benefits and controversies. Suy N Am 2004; 84(2):451-62.

4. Catarci M, et al. Routine use of open laparoscopy: technique and results in 1006 consecutive cases. Chir Ital. 1999 Mar-Apr; 51(2):151-9.

5. Molloy D, et al. Laparoscopic entry: a literature review and analysis of techniques and complications of primary port entry. Aust N Z J Obstet Gynaecol. 2002; 429(3):246-10.

6. Guimarães P. Pneumoperitônio, punções e trocateres. In: Donadio N, et al. Consenso Brasileiro em Videoendoscopia Ginecologica. São Paulo: Artes Médicas; 2001, p.27.

7. Dangelo JG, et al. Anatomia humana sistemica e segmentar para o estudante de medicina. 2 ed. São Paulo: Atheneu; 2006.

8. Azevedo OC, et al. Criação do pneumoperitônio mediante punção de Agulha de Veress no hipocôndrio esquerdo: ensaio clínico, prospectivo e randomizado. Rev Col Bras Cir 2005;32(5):235-9.

9. Corrêa CM, et al. Considerações anestésicas na cirurgia laparoscópica. ABCD Arq Bras Cir Dig 2008; 21(3):136-9.

10. Palmer R. Safety in laparoscopy. J Reprod Med 1974; 13(1)1-10.

11. Guimarães PR, et al. Pneumoperitônio, punções e trocáteres. Gastroentest Endosc1999; 49(1), 84-9.

12. N Dunne, et al. Establishing pneumoperitoncum: Verres or Hasson? The debate continues. Ann R Coll Surg Engl 2011;93(1): 22-7.

122.3

Cirurgias Tubárias

Joji Ueno ▪ Alexander Kopelman

▪ INTRODUÇÃO

Os procedimentos tubários para restaurar a fertilidade exigem treinamento especializado. No passado, a capacidade do especialista em operar as tubas o diferenciava dos outros que não sabiam corrigir as suas deformidades em mulheres inférteis, principalmente com o desenvolvimento da microcirurgia tubária na década de 1970.[1] Nas últimas décadas, houve grande desenvolvimento da fertilização *in vitro* (FIV)[2] e da videolaparoscopia (VLP), que substituiu com vantagens a laparotomia, apresentando resultados semelhantes, menos desconforto e sem necessidade de analgésico no pós-operatório, além de menor período de internação e de convalescença, redução de custo e melhor resultado cosmético.

Atualmente, o avanço e redução do custo da FIV têm levado à menor utilização da VLP em cirurgias de infertilidade. Porém, as cirurgias reconstrutivas, principalmente pela VLP, ainda são opção viável para algumas formas leves e moderadas de comprometimento tubário e devem fazer parte da formação do médico que trata de infertilidade.[3] Além disso, a VLP é a principal via de acesso para o tratamento de gravidez ectópica tubária, salpingectomias e para a esterilização. O objetivo deste capítulo é descrever a técnica da VLP em cirurgias tubárias na prática ginecológica.

▪ ANATOMIA DAS TUBAS

As tubas uterinas possuem comprimento médio de 10 cm. A sua porção intersticial, que atravessa a porção cornual do útero, tem 1 cm de comprimento. O segmento seguinte, a porção ístmica, com 2 a 3 cm, apresenta em média 1 mm de diâmetro. A porção ampolar tem em média 5 a 7 cm e seu lúmen, 1 a 2 mm de diâmetro. O segmento terminal, o infundíbulo, tem 3 cm de comprimento e termina com as fímbrias, que abraçam os ovários e são importantes no processo de captação ovular.[4,5]

A parede muscular (média circular, externa e interna longitudinal) no istmo, local preferencial para realizar a laqueadura pelo melhor prognóstico de reversibilidade, é revestido por células ciliares e secretórias, importantes para a sobrevivência do embrião e para o seu movimento em direção à cavidade uterina.[6] Além disso, a tuba tem movimento de contratilidade da musculatura que ajuda o deslocamento do embrião pelo seu interior, em direção ao útero.[7,8] A irrigação se origina de ramos das artérias ovarianas e uterina. Esses ramos percorrem o mesossalpinge e suas tributárias irrigam a tuba. A drenagem venosa dirige-se para as veias ovariana e uterina, acompanhada pela circulação linfática.

O embrião fica na porção distal da tuba (na junção istmo-ampolar) por três dias quando então se desloca em direção ao útero, alcançando a cavidade cerca de seis dias após a ovulação.[9] O líquido no interior das tubas contém glicoproteínas e diversos eletrólitos essenciais para a sobrevivência dos óvulos, espermatozoides e embriões em desenvolvimento.

Tanto a permeabilidade das tubas como sua anatomia e capacidade funcional são importantes para o processo de reprodução. Os danos tubários podem ter diferentes graus, podendo ser corrigidos ou obrigando a fertilização *in vitro*.

▪ ETIOLOGIA DAS ALTERAÇÕES TUBÁRIAS

As alterações tubárias são responsáveis por 25% a 35% das causas de infertilidade feminina, e decorrem principalmente de doença inflamatória pélvica (DIP).[10] A endometriose e as aderências após cirurgia pélvica também podem acometer as tubas, além da salpingite ístmica nodosa, que é outra causa de obstrução tubária, geralmente proximal. A tuberculose, as infecções secundárias decorrentes de DIU e abortamentos são outros exemplos de agentes etiológicos de alterações tubárias. As tubas também podem ter anatomia alterada por malformações congênitas, hidrossalpinge, gravidez ectópica e laqueadura.

AVALIAÇÃO DAS TUBAS UTERINAS

A histerossalpingografia (HSG) é o exame mais utilizado para pacientes inférteis. Ela pode detectar alterações uterinas, oclusões e dilatações tubárias, bem como alterações da arquitetura intratubária. No entanto, apresenta baixa especificidade, sendo que em 60% das vezes em que mostra obstrução tubária proximal, as tubas estão pérvias.[11]

Na histerossonografia, injetam-se contraste, líquido específico ou solução salina a 0,9% através do canal cervical, podendo-se avaliar a permeabilidade tubária, a cavidade uterina e a interrupção da tuba após laqueadura. É um exame ambulatorial simples, causa discreto desconforto e tem baixo risco de infecção. Ajuda na complementação diagnóstica da ultrassonografia no estudo da cavidade uterina, delineando contornos de eventuais tumores intrauterinos, e sua principal vantagem é a habilidade de distinguir a obstrução de espasmo tubário.[12] É importante a realização da ultrassonografia transvaginal (USG TV) para avaliar alterações morfológicas pélvicas em relação às tubas é especialmente importante para a detecção de hidrossalpinge. A ressonância magnética também pode dar esta informação com bastante acurácia, porém, é menos disponível e mais onerosa. A USG TV, associada à dosagem de beta hCG plasmático, é essencial no diagnóstico precoce da gravidez ectópica.

A VLP permite o estudo objetivo das tubas, mas não é indicada como método propedêutico em infertilidade.[13] Atualmente, indicamos a VLP já com o planejamento cirúrgico e não somente diagnóstico.

Outros métodos diagnósticos possibilitam acesso à pelve via vaginal, como hidrolaparoscopia transvaginal,[14,15] fertiloscopia,[16,17] e videopelviscopia transvaginal.[18] O procedimento mais utilizado dentre estes para o estudo das tubas é a hidrolaparoscopia transvaginal, sendo uma alternativa para avaliar a permeabilidade tubária associando-se à cromotubagem. A salpingoscopia possibilita o exame visual do interior das tubas,[19] permitindo avaliação da sua mucosa. Já foi descrito o colposcópio com diâmetro extremamente fino (0,5 mm), que possibilita o estudo de toda a tuba pela via transcervical e desobstrução tubária proximal pela cateterização. São técnicas que não se mostraram efetivas e hoje raramente são utilizadas.

CONSIDERAÇÕES GERAIS

A reprodução assistida e a cirurgia microcirúrgica são complementares. Devem-se considerar muitas variáveis para indicar a cirurgia ou a FIV. A análise seminal pode ser decisiva na conduta. Idade da paciente, reserva ovariana, fertilidade anterior, número de filhos desejados, extensão da lesão, presença de outros fatores de infertilidade, experiência do cirurgião e taxa de sucesso do serviço de reprodução assistida são os fatores mais importantes, assim como desejo da paciente, crenças religiosas e custos.[20] É a paciente quem deve decidir pela cirurgia ou FIV após as informações recebidas. A vantagem da FIV é a boa taxa de gravidez por ciclo e o fato de ser menos invasiva em termos cirúrgicos. As desvantagens incluem custo, risco de gravidez múltipla e da síndrome de hiperestimulação ovariana, além de complicações obstétricas e neonatais. A vantagem da cirurgia tubária é sua realização em procedimento único, geralmente de maneira minimamente invasiva, e a paciente pode tentar naturalmente a concepção para gestações posteriores. A desvantagem é a necessidade de cirurgião capacitado com experiência em microcirurgia e cirurgia laparoscópica e sutura, riscos próprios da cirurgia e a maior taxa de gravidez ectópica.[20] A candidata ideal para cirurgia tubária é jovem, sem outras causas importantes de infertilidade e anatomia tubária reparável. A laparoscopia é a via de acesso preferencial para a salpingectomia ou anexectomia, pelo menor risco de complicações, dor, duração de internação e convalescença.

EQUIPAMENTO E INSTRUMENTAL DE VIDEOLAPAROSCOPIA PARA CIRURGIA TUBÁRIA

- **Equipamento:** Atualmente boa parte dos hospitais conta com equipamento de qualidade para realização das cirurgias VLP avançadas. A sua falta prolonga o tempo cirúrgico, prejudica o resultado e submete a paciente a riscos desnecessários. Assim, as imagens precisam ter alta definição e os insufladores capazes de restabelecer a pressão intra-abdominal rapidamente.
- **Instrumental:** Dois trocartes de 10 mm, dois de 5 mm, um redutor de 10 mm para 5 mm, uma agulha de aspiração, uma pinça de biópsia saca-bocado, uma pinça traumática, uma tesoura, uma microtesoura, dois porta-agulhas, uma pinça bipolar e outra microbipolar, agulha monopolar e duas pinças atraumáticas. Estas devem ter concavidade suficiente para abraçar a tuba sem traumatizá-la e a ponta precisa ser firme para alcançar somente a serosa tubária durante a salpingoplastia. Acessórios para o *laser* podem ser úteis, mas facultativos pela relação custo-benefício.

Atualmente, encontram-se disponíveis em alguns hospitais ópticas e pinças mais apropriadas, mais finas e delicadas para a realização de microcirurgias ou outras cirurgias tubárias, até a salpingectomia, o que ajuda a preservar a estética da parede abdominal ainda mais a dor pós-operatória.

Outros instrumentais utilizáveis em cirurgias tubárias são os desenvolvidos para punção única umbilical. Mas, há necessidade de incisão no umbigo de 15 a 20 mm, pelos locais em que passam a ótica e os instrumentais.[21]

■ PROCEDIMENTOS VIDEOLAPAROSCÓPICOS

Estabelece-se o pneumoperitônio e coloca-se a cânula de manipulação uterina que serve para fazer a cromotubagem. A seguir, realiza-se uma punção umbilical com trocarte de 10 mm e procede-se à laparoscopia diagnóstica. Realizam-se quantas punções forem necessárias, para que os procedimentos se façam de maneira confortável e segura com melhor efeito estético possível. Normalmente, utilizam-se dois a três trocartes colocados na região suprapúbica, com uma distância adequada entre ambos para que as pontas dos instrumentais se cruzem a mais ou menos 90° na região dos órgãos genitais internos. Esse cuidado técnico permite a manipulação das tubas, bem como evita o "efeito tricô", que é a dificuldade de movimentação dos instrumentos pela proximidade deles. A peça operatória pode ser retirada por um dos trocartes auxiliares, que pode ser de 10 mm a 12 mm ou pela primeira punção, utilizando-se uma das punções auxiliares para introduzir uma óptica mais fina e visibilizar a extração da peça pela punção umbilical. Avalia-se cuidadosamente o estado da pelve, em especial as condições cirúrgicas da tuba. Utiliza-se bastão palpador ou pinça de apreensão atraumática.

Caso o prognóstico cirúrgico laparoscópico se confirme como adequado, prossegue-se à cirurgia. Na cirurgia conservadora das tubas, em pacientes com desejo de futura gestação, devemos manipular os órgãos pélvicos de maneira delicada com pinças que permitam apreensão precisa das tubas; evitar o monopolar próximo das tubas ou a coagulação vigorosa pelos possíveis danos às tubas, comprometendo a sua funcionalidade para concepção futura.

Procedimentos para obstruções tubárias proximais

As obstruções proximais são responsáveis por 10% a 25% das doenças tubárias.[10] Podem ser causadas por acúmulo de muco e detritos amorfos, espasmo do óstio uterotubário, oclusão decorrente de fibrose da salpingite ístmica nodosa (SIN), doença inflamatória pélvica ou endometriose. A menos que o bloqueio proximal na HSG seja claramente decorrente da SIN, pode-se tentar a cateterização seletiva da tuba. Pode ser feita guiada por fluoroscopia ou via histeroscópica com confirmação laparoscópica após introdução de cateter através da tuba proximal. Antes da sua feitura, é necessário confirmar a normalidade tubária distal.[20]

Frente ao insucesso da passagem do cateter, em 93% das pacientes encontra-se SIN, salpingite crônica ou fibrose causadora da obliteração.[22] Nestes casos, indica-se a FIV, bem como naqueles nos quais há associação com fator masculino grave. A correção microcirúrgica pode ser considerada nestes casos, mas exige profissional qualificado para a realização de microcirurgia para anastomose tubária. O reimplante tubário não é mais feito. Uma metanálise sobre tratamento de obstrução tubária bilateral proximal mostrou que 85% delas foram resolvidas e metade das pacientes engravidou.[10] A taxa de gravidez é melhor com a histeroscopia do que com a fluoroscopia, provavelmente pela vantagem da execução concomitante da VLP, corrigindo outros fatores de infertilidade eventuais e pelo menor trauma intrauterino. Diante da falha da cauterização tubária, pode-se considerar a microcirurgia, se a FIV não for opção viável.[20]

Salpingoplastias

A decisão para reparar ou retirar a tuba geralmente é feita durante a cirurgia. A hidrossalpinge é decorrente de obstrução completa da tuba e, a fimose tubária, da aglutinação das fímbrias.

A aglutinação das fímbrias pode ser resolvida com movimentos cuidadosos de introdução e retirada da pinça atraumática no interior da tuba (fimbrioplastia). Para isso, bastam uma segunda e terceira punções de 5 mm ou, ainda, pode-se fazer com microtesouras.

No caso das salpingostomias (criação cirúrgica de uma nova abertura tubária), ou salpingoneostomia (salpingostomia terminal), são necessárias a segunda, terceira e quarta punções.

Pelas punções, passam-se uma ou duas pinças atraumáticas para apreender a tuba, um instrumental cortante (ou *laser*) e/ou uma pinça hemostática. Procede-se inicialmente à lise de aderência próxima à tuba e ao ovário e distende-se a tuba com azul de metileno. Realizam-se secções radiais na parte distal da tuba, que pode ser em X ou Y *laser* CO_2 com pequeno ponto focal (< 1 mm) numa potência de 25 w em superpulso, ou mesmo em modo contínuo com potência entre 5.000 e 15.000 w/cm², em região menos vascularizada. Caso haja sangramento, coagula-se o sangue com *laser* desfocado ou utiliza-se pinça microbipolar. Outra opção para corte seria a utilização de monopolar com ponta bem pontiaguda, mas deve-se lembrar que a necrose térmica é maior do que a produzida pelas outras formas de energia. Os bordos podem se manter evertidos através de sutura da parte distal da serosa, porém é preferível incidir o feixe desfocado do *laser* de CO_2

a mais ou menos 1 cm da parte distal seccionada da tuba a uma potência de 2 a 5 w; com isso, há retração da serosa pela absorção da água, mantendo aberta a tuba para potencial captação ovular.[23] Esse efeito também pode ser conseguido tocando-se delicadamente o microbipolar a baixa potência ou endocoagulador na região referida. A sutura para manter os bordos evertidos é outra possibilidade, porém, pouco utilizada.

Antes de proceder à salpingostomia para promoção da fertilidade, é necessária a avaliação cuidadosa do prognóstico cirúrgico. A taxa de gravidez está relacionada diretamente com a extensão da doença tubária e a formação de aderências pélvicas. A taxa de permeabilidade tubária diminui com a extensão da doença. Assim, tubas com paredes muito espessas ou com mucosa "careca" devem ser consideradas inadequadas para a cirurgia, tendo em vista os péssimos resultados em termos de gravidez; nestes casos, deve-se optar pela FIV.

A fimbrioplastia e a neossalpingostomia deveriam ser realizadas somente pela VLP, porque os resultados são comparáveis à laparotomia, com menos riscos. A taxa de gravidez após fimbrioplastia laparoscópica varia de 40% a 48% e a taxa de gravidez ectópica de 5% a 6%.[3]

A salpingostomia antes da FIV pode melhorar a taxa de sucesso em FIV subsequente e há a possibilidade de gravidez espontânea. A salpingoplastia não é indicada em pacientes com doença grave ou com oclusão concomitante distal e proximal. Para pacientes com hidrossalpinge de mau prognóstico é indicada a salpingectomia seguida de FIV. A tuba pode se fechar novamente, necessitando cirurgia adicional para realizar a salpingectomia ou o procedimento para sua oclusão proximal.

Recomenda-se antibiótico profilático, uma vez que infecções, mesmo que pequenas, podem comprometer a fertilidade. Prescreve-se cefalosporina na dose de 1 a 2 g, uma hora antes da cirurgia, e mais duas doses com intervalo de seis horas.

Quando há suspeita de infecção por clamídia, deve-se administrar doxiciclina, 200 mg por dia, durante 10 dias, antes da cirurgia. Caso não ocorra gravidez em três meses, procede-se nova histerossalpingografia. Se houver obstrução tubária bilateral, indica-se a FIV. Porém, se pelo menos uma tuba mostrar-se favorável à concepção, aguardam-se 12 a 18 meses antes de indicar a FIV ou outra cirurgia, logicamente quando a idade e a reserva folicular ovariana permitirem esta espera. Caso o resultado não seja favorável para gravidez, indica-se FIV.

Deve-se atentar para a possibilidade de gravidez ectópica (complicação tardia mais frequente de salpingoplastia). Por isso, diante de atraso menstrual, deve-se dosar β-hCG e fazer ultrassonografia precoce para confirmar ou excluir gravidez ectópica.

Salpingectomia

É indicada quando há aderências densas peritubárias, tubas muito dilatadas com parede fibrótica e/ou mucosa comprometida. A salpingectomia laparoscópica é indicada quando a tuba está danificada além do local de reparo por infecção, endometriose ou gravidez ectópica. A presença de hidrossalpinge à USG TV obriga a salpingectomia a otimizar os resultados da FIV. A taxa de implantação e nascimento é 50% menor e a taxa de aborto espontâneo é maior quando há hidrossalpinge.[24] Isso se deve à eliminação mecânica de dentro do útero causada pelo líquido, diminuição da receptividade endometrial ou efeito tóxico direto sobre o embrião. Deve-se considerar a salpingectomia (ou salpingostomia para tubas com prognóstico favorável) em pacientes com hidrossalpinge unilateral, pela possibilidade de gravidez espontânea ou a fim de melhorar os resultados de FIV.

A aspiração da hidrossalpinge guiada por ultrassonografia parece não ser tão eficaz para melhorar a taxa de gravidez por FIV, pois o líquido volta a se acumular rapidamente, comprometendo o resultado.[25] Uma alternativa à salpingectomia por hidrossalpinge, é a colocação histeroscópica de um dispositivo tubário para ocluir a tuba (Essure®),[26] mas a taxa de sucesso de FIV ainda se restringe a poucos trabalhos.

A técnica para salpingectomia laparoscópica baseia-se na coagulação da tuba em sua região justa uterina e seccioná-la; faz-se o mesmo no mesossalpinge de forma seriada e extrai-se a peça operatória pelo trocarte mais calibroso. É recomendável seccionar próximo à tuba para evitar risco de comprometer a vascularização ovariana e consequentemente sua reserva folicular. Porém, salpingectomia por hidrossalpinge não acarreta diferença na estimulação ovariana ou nos parâmetros de FIV antes e depois da cirurgia.[27] Caso a peça seja muito volumosa, procede-se a sua fragmentação para posterior retirada.

Gravidez ectópica

A gravidez ectópica ocorre em 3% das gestações, sendo a grande maioria (97%) nas tubas uterinas e é responsável por 6% a 13% dos óbitos relacionados à gestação.[28]

Os fatores de risco são: DIP, clamídia, fumo, cirurgia tubária, ciclos de reprodução assistida e endometriose.

O diagnóstico precoce é de extrema importância e é feito pela anamnese, dosagem de β-hCG e USG TV.

O tratamento consiste em observação cuidadosa, clínico e cirúrgico. A decisão pelo tipo de tratamento deve ser feita com base no desejo reprodutivo e nas condições clínicas da paciente.

A taxa de β-hCG deve dobrar a cada dois dias. Quando não ocorre o aumento esperado deve-se fazer o diagnóstico de gravidez ectópica o mais precocemente possível pela possibilidade de tratamento clinico com o metotrexato (MTX).[29] ou realização de cirurgia conservadora. O diagnóstico tardio obriga a salpingectomia ou mesmo a laparotomia quando não há condições clínicas por instabilidade hemodinâmica grave.

O melhor custo-benefício para optar-se pela injeção de MTX é quando o β-hCG é menor que 1.500 UI/L. Entre 1.500 e 3.000 UI/L, o custo fica semelhante quando comparado à VLP. Quando o valor é maior que 5.000 UI/L, o tratamento cirúrgico tem melhor custo-benefício.[30] Alguns estipulam o tamanho máximo da ectópica pela USG TV de 3 cm, outros 5 cm para a utilização do MTX com β-hCG de até 10.000 UI/L.[31]

A cirurgia é indicada quando há instabilidade hemodinâmica, ectópica rota ou com ruptura iminente, saco gestacional > 4 cm (diagnóstico tardio), dor persistente, ectópica ovariana, cornual e abdominal. Diante de gestação heterotópica (intrauterina com ectópica), procede-se à VLP sem manipulador uterino.

A VLP, quando comparada com a laparotomia, apresenta menor morbidade, custo, tempo de internação, duração da cirurgia, perda sanguínea, necessidade de analgésicos e período de recuperação.[28]

A depender das condições cirúrgicas e do desejo da paciente, realiza-se a salpingectomia (prole constituída, receio de recorrência da ectópica, β-hCG > 8.000UI/L) ou a salpingostomia (desejo de gravidez futura).

No tratamento cirúrgico da gravidez ectópica, a laparoscopia pode ser utilizada desde que se considere as contraindicações relativas e absolutas, descritas a seguir:

- **Contraindicações absolutas:** Choque (paciente hemodinamicamente instável), hemoperitônio superior a 2.000 mL, contraindicações de anestesia para laparoscopia, sangramento agudo intenso e incontrolável, condições anatômicas locais desfavoráveis para esse tipo de cirurgia (aderências).
- **Contraindicações relativas:** Saco gestacional maior que 5 cm β-hCG inicial superior a 20.000UI/mL, gravidez intersticial, hematocele retrouterina e obesidade.

Na salpingostomia, realiza-se uma incisão linear na posição contramesentérica proximal da gravidez tubária, com comprimento de 1 a 3 cm através das três camadas da tuba. Opta-se por eletrocoagulação com bisturi elétrico monopolar com ponta de agulha fina, devido à possibilidade de destruição da parede tubária. O saco gestacional ectópico é exposto e o trofoblasto, aspirado com aspirador/irrigador introduzido pela incisão da tuba, fazendo-se sucessivas sucções e lavagens.

Em seguida, o saco gestacional pode ser extirpado pelo próprio aspirador ou, dependendo de seu tamanho, ser retirado íntegro pelo trocarte de 10 mm, ou introduzido em um saco plástico. Nos casos em que o saco ectópico é grande, a sua aspiração é frequentemente incompleta, e a retirada do tecido trofoblástico residual pode ser facilitada com pinça atraumática. Posteriormente, realizam-se a lavagem e limpeza de toda cavidade peritoneal, com aspiração do sangue coletado. A incisão é deixada aberta, após cuidadosa revisão da hemostasia com bisturi bipolar. Deve-se fazer a revisão da hemostasia também com a diminuição da pressão intra-abdominal mantida pelo pneumoperitônio, já que algum pequeno vaso poderia estar colabado e voltar a sangrar após o término da cirurgia.

A alta é dada de 24 a 48 horas após a cirurgia, e os níveis séricos de β-hCG devem ser monitorados até valor nulo.

Ressecção segmentar

A ressecção segmentar com anastomose é preconizada para gestações ectópicas de localização ístmica. A prática de salpingostomia ou salpingotomia acarreta oclusão do local.

A ressecção segmentar é procedimento de fácil execução, constituindo-se de incisão do mesossalpinge localizado logo abaixo da região comprometida e posterior ressecção do produto da concepção. A reanastomose pode ser realizada no mesmo ato cirúrgico, porém, devido ao edema, hiperemia e potencial de infecção causado pelo sangramento, a maioria dos autores prefere efetuá-la posteriormente. Logicamente, deve-se considerar o prognóstico de reversibilidade para executar esta cirurgia conservadora.

Após a aspiração do hemoperitônio, quando presente, o segmento tubário que contém a gestação ectópica é pinçado e elevado. As porções tubárias proximal e distal são coaguladas com o bisturi bipolar e depois seccionadas com tesoura. O mesossalpinge é então coagulado e seccionado da mesma forma. O segmento é removido pelo trocarte de 10 mm.

Salpingectomia

Pode ser realizada tecnicamente de maneira inversa à da cirurgia convencional, ou seja, iniciando-se do istmo para as fímbrias, por maior facilidade cirúrgica. Após a lavagem e aspiração do hemoperitônio, apreende-se a tuba no local da gravidez ectópica, com uma pinça atraumática, para sua apresentação, e quando existe sangramento ativo para pinçamento e hemostasia.

Utilizando-se o bisturi bipolar (com o qual existe menor risco de lesão elétrica acidental de órgãos adjacentes), inicia-se a coagulação do istmo seguida pela secção com tesoura, repetindo-se essa manobra pelo mesossalpinge até sua porção próxima às fímbrias. A tuba é retirada pelo trocarte maior, como já foi descrito.

A revisão da hemostasia deve ser feita também com diminuição da pressão do pneumoperitônio. A alta é dada entre 24 e 48 horas após a cirurgia.

A detecção precoce da persistência de tecido trofoblástico é facilmente diagnosticada pela dosagem quantitativa, com intervalo semanal, dos níveis séricos de β-hCG. Nova intervenção laparoscópica pode ser repetida se os níveis não diminuírem, ou se a paciente apresentar dor abdominopélvica, ou ainda, hemorrágica intra-abdominal. Após salpingectomia, as falhas são raras e, quando acontecem, são por implantação peritoneal ou subcutânea de tecido trofoblástico. A utilização de MTX é uma opção à persistência do tecido trofoblástico.

As pacientes submetidas a cirurgias para gravidez ectópica devem ficar atentas pelo risco de nova gestação ectópica. O acesso à FIV permite ser mais radical, com diminuição dos riscos da persistência do tecido trofoblástico e gravidez ectópica recorrente.

Laqueadura tubária

Recomenda-se que seja feita na primeira fase do ciclo, evitando-se o risco de gestação incipiente. A escolha do tipo de esterilização a ser efetuada em uma paciente deve levar em conta a possibilidade do seu arrependimento, com a necessidade consequente de recanalização das tubas.

A técnica é relativamente simples, procurando-se interromper a passagem dos espermatozoides e danificando-se o mínimo possível as tubas. Assim, o procedimento deve ser feito na porção ístmica, deixando-se fragmentos proximal e distal da tuba para uma possível reversão em caso de arrependimento. Uma maneira simples é a utilização delicada da pinça bipolar para provocar lesão térmica lateral mínima com cuidado de secção do segmento coagulado com tesoura, o que diminui a incidência de recanalização espontânea. A utilização da corrente monopolar é menos recomendável pelo maior risco de lesão térmica extensa, prejudicando a possibilidade de reversão da laqueadura. Ao se iniciar o ato operatório laparoscópico com a utilização da corrente elétrica, é fundamental uma técnica acurada com visualização panorâmica de toda a cavidade abdominal, perfeita identificação das tubas e sua fixação pela pinça de coagulação, sem que esta esteja conectada ao gerador de corrente. O pedal que liga a corrente deve ser unicamente acionado pelo laparoscopista, com visão direta do local atingido. Tanto o *laser* como a endocoagulação não são utilizados na prática, pelo alto custo e por se tratar de técnica obsoleta, respectivamente.

Outra variante de oclusão tubária por via endoscópica é a obstrução por meios mecânicos, com aplicação de vários tipos de grampos ou anéis de Yoon, cuja técnica é muito simples, rápida e de baixo custo.[32] A maioria dos grampos e anéis é feita de silastic, material inerte que não provoca praticamente nenhuma reação do organismo. São os que oferecem melhor prognóstico de reversibilidade.[30] As desvantagens são o custo e a necessidade de instrumental específico.

Realizam-se também técnicas endoscópicas mais agressivas para a esterilização tubária, dentre as quais citam-se: ligaduras com endossutura, salpingectomias parciais ou totais e coagulação da tuba em vários locais.

Mais recentemente, houve grande divulgação da esterilização tubária por histeroscopia com a colocação de um dispositivo no óstio tubário.[33]

Feita com boa técnica, a laqueadura não compromete a reserva folicular ovariana, nem mesmo com a utilização da energia bipolar.[34]

Reversão de laqueadura

É extremamente importante a avaliação do casal antes de decidir entre a reversão ou a FIV. Assim, avaliam-se o homem e a mulher. É importante obter um relatório de como foi a laqueadura. Realiza-se a HSG e excluem-se eventuais doenças como a salpingite ístmica nodosa, endometriose, etc.

A reversão já foi muito efetuada por laparotomia, minilaparotomia e microcirurgia. Mas, a evolução da VLP propiciou a melhoria dos resultados. Assim, mesmo com instrumentais laparoscópicos não microcirúrgicos, consegue-se bons resultados, realizando-se de três a quatro pontos na tuba. A relação custo-benefício é melhor em mulheres com menos de 40 anos em relação à FIV.[30]

Em metanálise recente, concluiu-se que não existe diferença entre reversão tubária por laparotomia ou laparoscopia em relação à taxa de gravidez, seja intrauterina ou ectópica.[35] A idade é o mais importante fator prognóstico. Quando a mulher tem 40 anos, a taxa cumulativa de gravidez em dois anos é de 70% com técnica não microcirúrgica, comparada com mais de 90% após reversão microcirúrgica de esterilização tubária.[36] Mesmo em mulheres com idades entre 40 e 45 anos, há possibilidade de reversão da laqueadura; as taxas cumulativas de gravidez são de 41,7% a 70,6% .[37,38]

A anastomose não é recomendada quando o comprimento final da tuba é < 4 cm, há muita aderência tubo-ovariana ou estágio III/IV de endometriose, e/ou se há fator masculino de infertilidade.

Ressalta-se que os resultados da VLP são comparáveis se a reversão for feita de modo idêntico à microcirurgia por laparotomia. Somente cirurgiões com experiência em microcirurgia convencional, ou os que possuem treinamento em sutura laparoscópica, deveriam realizar a reversão tubária laparoscópica.

Pelo custo com a cirurgia robótica, fica difícil justificar esta nova tecnologia neste tipo de procedimento.[3]

A decisão entre reversão tubária ou FIV é deixada para a paciente, depois de analisar os prós e contras de cada tipo de tratamento.

REFERÊNCIAS BIBLIOGRÁFICAS

1. Gomel V. Tubal reanastomosis by microsurgery. Fertil Steril 1977;28(1):59.

2. Steptoe PC, et al. Birth after the reimplantation of a human embryo. Lancet. 1978;2(8085):366-8.

3. Gomel V. The place of reconstructive tubal surgery in the era of assisted reproductive techniques. Reprod Biomed Online. 2015;31(6):722-31.

4. Gray H, et al. Gray's anatomy. 35th ed. Philadelphia: Saunders; 1973. p.1471.

5. Pauerstein CJ. The fallopian tube: a reappraisal. Philadelphia: Lea & Febiger; 1974. p.196.

6. Rizk B. Infertility and assisted reproduction. Cambridge: Cambridge University Press; 2008.

7. Leese HJ, et al. Formation of Fallopian tubal fluid: role of a neglected epithelium. Reproduction. 2001;121(3):339-45.

8. Donnez J, et al. Cyclic changes in ciliation, cell height, and mitotic activity in human tubal epithelium during reproductive life. Fertil Steril. 1985;43(4):554-9.

9. Gordts S, et al. Endoscopic visualization of the process of fimbrial ovum retrieval in the human. Hum Reprod. 1998;13(6):1425-15.

10. Honore GM, et al. Pathophysiology and management of proximal tubal blockage. Fertil Steril. 1999;71(5):785-92.

11. Dessole S, et al. A second hysterosalpingography reduces the use of selective technique for treatment of a proximal tubal obstruction. Fertil Steril. 2000;73(5):1037-44.

12. Hajishafiha M, et al. Diagnostic value of sonohysterography in the determination of fallopian tube patency as an initial step of routine infertility assessment. J Ultrasound Med. 2009;28(12):1671-9.

13. Tanahatoe SJ,et al. The role of laparoscopy in intrauterine insemination: a prospective randomized reallocation study. Hum Reprod. 2005;20(11):3225-33.

14. Gordts S, et al. Transvaginal hydrolaparoscopy as an outpatient procedure for infertility investigation. Hum Reprod. 1998;13(1):99-110.

15. Zhang YX, et al. Clinical analysis of transvaginal hydrolaparoscopy in infertile patients. Eur J Obstet Gynecol Reprod Biol. 2014; 182:208-10.

16. Watrelot A, et al. Evaluation of the performance of fertiloscopy in 160 consecutive infertile patients with no obvious pathology. Hum Reprod. 1999;14(3):707-18.

17. Franz M, et al, et al. Prospective evaluation of the learning curve of fertiloscopy with and without ovarian drilling. Reprod Biomed Online. 2015;30(4):408-18.

18. Ueno J, et al. Transvaginal videopelviscopy, a new technique for assessing pelvic cysts. J Am Assoc Gynecol Laparosc. 2000;7(4):535-42.

19. Marana R, et al. The prognostic role of salpingoscopy in laparoscopic tubal surgery. Hum Reprod. 1999;14(12):2991-9.

20. Role of tubal surgery in the era of assisted reproductive technology: a committee opinion. Fertil Steril. 2015;103(6):e37-40.

21. Carbonnel M, et al. Single-port approach to benign gynecologic pathology. A review. Minerva Ginecol. 2015;67(3):239-46.

22. Letterie GS, et al. Histology of proximal tubal obstruction in cases of unsuccessful tubal canalization. Fertil Steril. 1991;56(5):831-9.

23. Daniell JF, et al. Laparoscopic salpingostomy utilizing the CO2 laser. Fertil Steril. 1984;41(4):558-65.

24. Camus E, et al. Pregnancy rates after in-vitro fertilization in cases of tubal infertility with and without hydrosalpinx: a meta-analysis of published comparative studies. Hum Reprod. 1999;14(5):1243-54.

25. Fouda UM, et al. Ultrasound guided aspiration of hydrosalpinx fluid versus salpingectomy in the management of patients with ultrasound visible hydrosalpinx undergoing IVF-ET: a randomized controlled trial. BMC Womens Health. 2015;15:21.

26. Arora P, et al. Essure(®) for management of hydrosalpinx prior to in vitro fertilisation-a systematic review and pooled analysis. BJOG. 2014;121(5):527-36.

27. Strandell A, et al. Prophylactic salpingectomy does not impair the ovarian response in IVF treatment. Hum Reprod. 2001;16(6):1135-42.

28. Stock L, et al. Surgical management of ectopic pregnancy. Clin Obstet Gynecol. 212;55(2):448.

29. Cecchino GN, et al, Elito Junior J. Methotrexate for ectopic pregnancy: when and how. Arch Gynecol Obstet. 2014;290(3):417-25.

30. Ebner F, et al. Treatment cost evaluation of extrauterine gravidity: a literature review of medical and surgical treatment costs. Arch Gynecol Obstet. 2015;291(3):493-9.

31. Yoon I, et al. Laparoscopic tubal ligation. A follow-up report on the Yoon falope ring methodology. J Reprod Med. 1979;23(2):76-9.

32. Hirshfeld-Cytron J, et al. Laparoscopic tubal reanastomosis versus in vitro fertilization: cost-based decision analysis. Am J Obstet Gynecol. 2013;209(1):56 e1-6.

33. Chudnoff SG, et al. Levie M. Hysteroscopic Essure Inserts for Permanent Contraception: Extended Follow-Up Results of a Phase III Multicenter International Study. J Minim Invasive Gynecol. 2015;22(6):951.

34. Silva AL,et al. Impact of tubal ligation on ovarian reserve as measured by anti-Mullerian hormone levels: a prospective cohort study. Contraception. 2013;88(6):700-17.

35. la Grange J, et al. Fallopian tube reanastomosis by laparotomy versus laparoscopy: a meta-analysis. Gynecol Obstet Invest. 2012;74(1):28-34.

36. Kim JD, et al. A report on 387 cases of microsurgical tubal reversals. Fertil Steril. 1997;68(5):875-80.

37. Petrucco OM, et al. Live birth following day surgery reversal of female sterilisation in women older than 40 years: a realistic option in Australia? Med J Aust. 2007;187(5):271-9.

38. Cha SH,et al et al. Fertility outcome after tubal anastomosis by laparoscopy and laparotomy. J Am Assoc Gynecol Laparosc. 2001;8(3):348-55.

122.4

Infertilidade

■ **Leopoldo de Oliveira Tso**

■ INTRODUÇÃO

Infertilidade pode ser definida como ausência de gestação em um casal que tem relações sexuais frequentes sem método contraceptivo há mais de um ano.[1]

Os fatores de infertilidade conjugal podem ser divididos em feminino, masculino, misto e sem causa aparente. Dentre os femininos, destacam-se: fator ovulatório, tuboperitoneal, endometriose, uterino e cervical.[2]

Os tratamentos para infertilidade podem ser divididos didaticamente em: clínicos, cirúrgicos e de reprodução assistida (RA). A indicação de cada um dependerá do fator de infertilidade, da idade da paciente, de fatores associados (como presença de fator masculino) e do tempo de infertilidade.

A idade da mulher, juntamente com o fator de infertilidade, é fundamental na estratégia terapêutica a ser adotada e é o principal fator prognóstico de sucesso e, por isso, deve ser bastante considerada quando se discutem as alternativas. Desse modo, as mulheres com mais de 35 anos merecem rapidez no diagnóstico, e a terapêutica deve ser a mais eficaz possível.[3]

A videolaparoscopia pode ser indicada tanto na investigação do fator de infertilidade quanto no tratamento cirúrgico de inúmeras situações, como: fator tuboperitoneal, hidrossalpinge, endometriose, mioma uterino e, em casos selecionados, síndrome dos ovários policísticos (SOP). A seguir, discutiremos suas principais indicações e os cuidados pré-operatórios necessários.

■ INDICAÇÕES E CUIDADOS PRÉ-OPERATÓRIOS

Investigação do fator tuboperitoneal

A videolaparoscopia diagnóstica tem sua principal indicação quando o a histerossalpingografia é duvidosa e o clínico planeja tratamentos *in vivo*, como o coito programado ou a inseminação intrauterina. Outras indicações são: alergia ao iodo (o contraste para a histerossalpingografia é iodado hidrossolúvel) e em infertilidade sem causa aparente (ISCA).[4]

Apesar da histerossalpingografia ser ainda o exame padrão-ouro na investigação do fator tubáreo, a videolaparoscopia oferece algumas vantagens importantes: altas sensibilidade e especificidade, diagnóstico e estadiamento da endometriose, possibilidade de obter amostra de tecido para estudo anatomopatológico e, por fim, tratamento da afecção naquele ato (Quadro 122.1).[4]

Quadro 122.1 Vantagens da videolaparoscopia diagnóstica.

- Alta sensibilidade
- Alta especificidade
- Diagnóstico e estadiamento a endometriose
- Capacidade de diagnosticar e tratar lesões no mesmo tempo cirúrgico
- Possibilidade de obter amostra de tecido para estudo anatomopatológico

Por revisão sistemática de estudos caso-controles, Luttjeboer *et al.*[5] avaliaram a associação da história clínica e a afecção tuboperitoneal e demonstraram forte associação com apendicite complicada (OR = 7,2; IC95%: 2,2-22,8) e doença inflamatória pélvica (OR = 3,2; IC95%, 1,6-6,6), ambos em estudos de coorte; também com gestação ectópica (OR = 16,0; IC95%, 12,5-20,4) e endometriose (OR = 5,9; IC95%, 3,2-10,8). Esses dados, sugerem que a laparoscopia deva ser indicada precocemente na avaliação do fator tuboperitoneal.

Endometriose

A suspeita de endometriose baseia-se nos sintomas de dismenorreia, dor pélvica refratária a tratamento clínico, dispareunia e infertilidade, apesar de nenhum deles isoladamente ter alto valor preditivo. A anamnese, associada ao exame físico e a exames de imagem, sugerem a existência de doença, que é confirmada pela biópsia de lesões pélvicas suspeitas durante a videolaparoscopia; que é, considerada padrão-ouro no diagnóstico da doença.[6]

Ainda muito se discute sobre a melhor forma de tratar as pacientes inférteis com endometriose, como também sobre a necessidade de abordagem cirúrgica dos endometriomas. No entanto, não há dúvidas de que a escolha do tratamento, seja cirúrgico seja por meio de RA, deva levar em consideração os seguintes aspectos: idade, outros fatores de infertilidade, tempo de dificuldade para engravidar, algia pélvica associada, reserva folicular, ansiedade do casal e tratamentos disponíveis.

Dois ensaios clínicos randomizados foram realizados em mulheres inférteis com endometriose mínima/leve (AFS/ASRM estadios I e II), comparando as taxas de gravidez do grupo cirurgicamente tratado (excisão dos focos peritoneais) e do não tratado (apenas videolaparoscopia diagnóstica). No entanto, os resultados dos dois estudos são conflitantes: o estudo italiano, com menor casuística (54 tratadas e 47 não), não demonstrou diferença entre as taxas de gravidez entre os dois grupos (24% vs. 29%); o canadense demonstrou benefício (aumento de 73% na probabilidade cumulativa de gestação após 20 semanas; 30,7 vs. 17,7%).[7,8]

Revisão Cochrane recente,[9] mostrou taxa de gestação clínica (OR = 1,89; IC95%: 1,25-2,86, p = 0,003, 32 estudos clínicos, 528 participantes, I^2 = 0%, evidência de moderada qualidade) e de nascidos vivos (OR = 1,94: IC95%: 1,20-3,16, p = 0,007, 2 estudos clínicos, 382 participantes, I2 = 0%, evidência de moderada qualidade) estatisticamente superiores no grupo tratado cirurgicamente.

Opoien et al., em estudo de coorte retrospectivo,[10] compararam os desfechos reprodutivos em mulheres com endometriose mínima e leve tratadas cirurgicamente antes de se submeterem à RA, com o grupo no qual não se removeram as lesões endometrióticas antes da fertilização in vitro (FIV); encontraram maiores taxas de implantação, gestação e de nascidos vivos no grupo que recebeu tratamento cirúrgico. No entanto, esse achado, baseado em estudo único retrospectivo (grau de recomendação C), não é evidência científica suficiente para justificar a videolaparoscopia para diagnosticar e tratar cirurgicamente a endometriose peritoneal (AFS/ASRM estadios I e II) antes dos procedimentos de RA.[11]

Já nos casos de endometriose moderada e grave com infertilidade, não há estudos randomizados controlados que compararam taxas de gravidez e de nascidos vivos em mulheres tratadas e as não tratadas por cirurgia. A Sociedade Europeia de Reprodução Humana e Embriologia (ESHRE),[11] baseada na avaliação de três estudos de coorte prospectivos (Olive et al. 1985;

Nezhat et al. 1989; Vercellini et al. 2006),[4-12] orienta que o tratamento cirúrgico deva ser indicado para mulheres inférteis com endometriose moderada e grave, ao invés da conduta expectante, por aumentar a chance de gestação espontânea (grau de recomendação B). No entanto, a excisão de focos de endometriose profunda antes da RA não melhora o prognóstico, portanto a cirurgia não deve ser recomendada para pacientes inférteis assintomáticos com endometriose profunda que se submeteram à FIV.[13,14]

No que se refere à abordagem cirúrgica dos endometriomas antes da RA, não há consenso sobre a melhor conduta. Os estudos disponíveis têm consistência limitada e, em alguns, os autores aconselham ooforoplastia prévia à FIV, enquanto outros não, advertindo sobre o efeito deletério na reserva folicular.[11] Qualquer abordagem cirúrgica ovariana deve levar em consideração a experiência da equipe de cirurgiões, a reserva ovariana prévia, a idade da paciente, a sintomatologia e, logicamente, os reais benefícios do procedimento. Não resta dúvida de que a excisão da cápsula do endometrioma, apesar dos riscos relatados, é a melhor estratégia por provocar menor risco de recidiva e de infecção, do que apenas aspirá-lo.[11,15,16]

Segundo protocolo atualizado da ESHRE sobre manejo da endometriose em mulheres inférteis, não há evidências que demonstram que a abordagem cirúrgica dos endometriomas maiores do que 3 cm previamente aos ciclos de FIV melhoram os desfechos reprodutivos (grau de evidência A) e, por esse motivo, as pacientes devem ser cuidadosamente esclarecidas quanto aos riscos de redução da reserva ovariana após a cirurgia ou, até, de ooforectomia (Quadro 122.2).[11]

Quadro 122.2 Cuidados no intraoperatório durante a videolaparoscopia.

Tipo de cirurgia	Risco
Salpingectomia	Lesão da arcada vascular com diminuição da irrigação ovariana e da reserva folicular
Exérese de endometrioma ovariano	Exérese da cápsula do endometrioma com destruição de folículos primordiais e diminuição da reserva ovariana
Exérese de tumores ovarianos benignos (teratomas, cistos serosos, entre outros)	Excisão tumoral com destruição do parênquima ovariano e diminuição da reserva folicular
Drilling ovariano laparoscópico	Aderência e diminuição da reserva folicular

Outros cistos benignos dos ovários

Vários estudos mostram que o tratamento cirúrgico dos tumores benignos ovarianos (endometriomas e não endometriomas) afeta negativamente a reserva folicular (Quadro 125.2).[9-14,17-19] Esse dano é proporcional ao tamanho da lesão, do tipo de dissecção (com corrente elétrica ou não), da bilateralidade e do grau de aderência do tumor, além da, obviamente, experiência do cirurgião.[20] Estudo realizado por Chang et al.,[21] demonstrou diminuição significativa (cerca de 48%) da concentração sérica de hormônio antimülleriano (HAM) em pacientes que se submeteram à ooforoplastia por tumores benignos (HAM médio pré-operatório de 2,23 ng/mL – IC95%: 1,35-3,41 ng/mL e HAM médio após um mês da cirurgia de 1,50 ng/mL – IC95%: 0,58-3,26 ng/mL).

Atualmente, é muito importante o cirurgião oferecer à paciente a possibilidade de criopreservar os oócitos antes da remoção dos tumores benignos ovarianos. A vitrificação, técnica de congelamento ultrarrápido descrita em 2005 por Kuwayama,[22] revolucionou o congelamento de oócitos e graças a ela o dano celular diminuiu muito e, consequentemente, houve melhora significativa da sobrevida celular pós-descongelamento, das taxas de gravidez e de nascido vivo.

No que se refere à técnica operatória da abordagem cirúrgica dos ovários, recomenda-se a menor potência elétrica necessária para vaporizar ou coagular e por diminuir tempo e, quando possível, optar pela sutura laparoscópica à coagulação com pinça bipolar. Estudo prospectivo randomizado conduzido por Asgari et al.[23] comparou a reserva ovariana (por meio de dosagem sérica de HAM e de hormônio folículo-estimulante [FSH] pré e pós-operatória) entre mulheres submetidas à exérese de endometrioma unilateral com sutura laparoscópica (52 participantes) e coagulação com pinça bipolar (57 participantes). Em ambos os grupos, houve redução significativa da reserva ovariana. No entanto, o grupo no qual se utilizou a coagulação bipolar apresentou taxa de queda da concentração de HAM significativamente maior (53,42 ± 15,28) que o grupo com sutura laparoscópica (15,94 ± 18,55).

Drilling ovariano

O *drilling* ovariano laparoscópico (DOL) consiste na cauterização dos cistos foliculares em pacientes com SOP. Após três décadas da primeira descrição do *drilling*[24] seu mecanismo de ação ainda não está bem elucidado. Parece que a destruição dos cistos foliculares e, mais importante, de parte do estroma, diminui o hiperandrogenismo e reduz a secreção de inibina, restabelecendo a secreção fisiológica de FSH e, pois, a ovulação.[25]

A técnica mais utilizada é a eletrocauterização com bisturi monopolar ou *laser*. Normalmente são puncionados três a oito cistos foliculares em cada ovário com 600 a 800 J de energia, por cerca de quatro segundos em cada punção. Após três a seis meses do procedimento a ovulação é restabelecida de forma espontânea em cerca de 75% dos casos. Acima de oito punções em cada ovário parece aumentar o risco de aderências e restrição da reserva ovariana. No entanto, ainda não há consenso sobre qual seria a melhor técnica.[26]

O DOL deve ser indicado em casos selecionados que não responderam à indução da ovulação com os fármacos de primeira linha, como o citrato de clomifeno e as gonadotrofinas, ou que tiveram síndrome de hiperestímulo grave após estímulo da ovulação em ciclos de FIV. O tratamento cirúrgico da SOP vem sendo cada vez menos indicado não só por ser procedimento invasivo, como também pelos efeitos adversos (como risco de diminuição da reserva ovariana e aderências pós-operatórias – Quadro 125.2), falta de padronização da técnica e pela maior quantidade de indutores da ovulação disponíveis atualmente (diferentes gonadotrofinas, sensibilizadores da insulina e inibidores da aromatase).[25] Além disso, uma revisão Cochrane, com 25 ensaios clínicos incluindo mulheres inférteis com SOP clomifeno-resistentes que foram tratadas com DOL, não encontrou benefícios nos desfechos reprodutivos (taxa de gravidez, de nascido vivo e de abortamento) quando comparado ao grupo de mulheres não tratadas.[26]

Salpingite e hidrossalpinge

As tubas uterinas são órgãos que desempenham funções importantes no processo reprodutivo: captação oocitária, transporte de espermatozoides, fertilização e transporte embrionário. Sua irrigação vem das arcadas vasculares arteriais. Ao aproximar-se do mesossalpinge, a artéria uterina divide-se em dois ramos: o ovariano, que se anastomosa diretamente com a artéria ovariana (que origina-se da aorta abdominal e segue o ligamento infundíbulo-pélvico) e o ramo tubáreo, que segue o mesossalpinge e se anastomosa com ramos da artéria ovariana, formando, assim, duas arcadas vasculares arteriais de grande importância para a irrigação dos ovários e tubas uterinas. Gelbaya et al.[27] demonstraram que a salpingectomia pode comprometer o fluxo ovariano, piorando a reserva e a resposta ovariana às gonadotrofinas nos ciclos de FIV. Por isso, em casos em que há necessidade de salpingectomia, como no tratamento da hidrossalpinge (ASRM, 2006),[28] a ligadura tubárea deve ser efetuada no mesossalpinge o mais próximo possível à tuba (Quadro 125.2). Em casos de bloqueio extenso da pelve e de dificuldade técnica para realizar a salpingectomia recomenda-se clampear a tuba hidrossalpinge proximalmente e realizar fenestra na parte distal (salpingostomia).[29]

O hidrossalpinge compromete a implantação embrionária e diminui o sucesso dos tratamentos de RA por vários mecanismos: "lavagem" mecânica do embrião da cavidade endometrial, processo inflamatório "tóxico", por aumentar a concentração de substâncias nocivas ao embrião, como a IL (interleucina)-1α, IL-1β, IL-8 e fator de necrose tumoral (TNF) α e alteração da receptividade endometrial, por diminuir substâncias importantes para a implantação embrionária, como a integrina αvβ3 (tipo de receptor transmembrana) e a HOXA 10 (uma classe de fatores de transcrição envolvidos na embriogênese uterina e na implantação embrionária).[30]

Revisão Cochrane realizada por Johnson *et al.*[29] concluiu que salpingectomia laparoscópica deve ser considerada em casos de hidrossalpinge uni ou bilateral antes da FIV, por aumentar a taxa de gravidez clínica (OR = 2,14, IC95%: 1,23-3,73). Além disso, a versão mais atual dessa revisão evidencia que a oclusão tubárea proximal laparoscópica é alternativa à salpingectomia nos casos em que essa última não possa ser concretizada. No entanto, ressalta-se que a hidrossalpinge só deve ser abordada cirurgicamente apenas quando for persistente e visível à ultrassonografia.

Em conclusão, independentemente do tipo de cirurgia, os cuidados durante a videolaparoscopia em pacientes inférteis devem ser redobrados, especialmente, com os ovários. O trauma cirúrgico ao parênquima ovariano é irreversível e, por esse motivo, deve ser o menor possível. Em casos de tumores ovarianos volumosos ou de processo aderencial de difícil abordagem, já suspeitados nos exames de imagem, o cirurgião deve alertar as pacientes dos riscos de comprometimento da reserva folicular e, sempre que possível, apresentar a possibilidade de criopreservação profilática dos oócitos. Além disso, antes de indicar a videolaparoscopia como forma de tratamento das pacientes inférteis, o cirurgião deve considerar: fatores de infertilidade associados, idade e reserva ovarianas, tempo de infertilidade, possibilidade ou não de acesso aos tratamentos de RA, sintomas associados e desejo da paciente.

REFERÊNCIAS BIBLIOGRÁFICAS

1. Zegers-Hochschild F, et al. International Committee for Monitoring Assisted Reproductive Technology (ICMART) and the World Health Organization (WHO) revised glossary of ART terminology, 2009. Fertil Steril 2009;92(5):1520-30.
2. Speroff L, et al. Female infertility. In: Clinical gynecologic endocrinology and infertility. 7.ed. Philadelphia: Lippincott Williams & Wilkins; 2005.
3. Practice Committee of the American Society for Reproductive Medicine. Role of tubal surgery in the era of assisted reproductive technology: a committee opinion. Fertil Steril 2015;103(6):e37-43.
4. Practice Committee of the American Society for Reproductive Medicine. Diagnostic evaluation of the infertile female: a committee opinion. Fertil Steril 2015;103(6):e44-52.
5. Luttjeboer FY, et al. The value of medical history taking as risk indicator for tuboperitoneal pathology: a systematic review. BJOG 2009;116(5):612-8.
6. Podgaec S. Roteiro Terapêutico da Endometriose. In: Manual de endometriose. São Paulo: Federação Brasileira das Associações de Ginecologia e Obstetrícia (FEBRASGO), 2014. p.45.
7. Marcoux S, et al. Laparoscopic surgery in infertile women with minimal or mild endometriosis. Canadian Collaborative Group on Endometriosis. N Engl J Med 1997;337(4):217-25.
8. Parazzini F. Ablation of lesions or no treatment in minimal-mild endometriosis in infertile women: a randomized trial. Gruppo Italiano per lo Studio dell'Endometriosi. Hum Reprod 1999;14(5):1332-9.
9. Duffy JM, et al. Laparoscopic surgery for endometriosis. Cochrane Database Syst Rev 2014;4:CD011031.
10. Opoien HK, et al. Complete surgical removal of minimal and mild endometriosis improves outcome of subsequente IVF/ICSI treatment. Reprod Biomed Online 2011; 23(3):389-95.
11. Dunselman GA, et al. European Society of Human Reproduction and Embryology. ESHRE guideline: management of women with endometriosis. Hum Reprod 2014;29(3):400-20.
12. Olive DL, et al. Expectant management and hydrotubations in the treatment of endometriosis-associated infertility. Fertil Steril 1985; 44(1):35-41.
13. Nezhat C, et al. Videolaseroscopy for the treatment of endometriosis associated with infertility. Fertil Steril 1989; 51(2):237-40.
14. Vercellini P, et al. Reproductive performance, pain recurrence and disease relapse after conservative surgical treatment for endometriosis: the predictive value of the current classification system. Hum Reprod 2006; 21(10):2679-85.
15. Bianchi PH, et al. Extensive excision of deep infiltrative endometriosis before in vitro fertilization significantly improves pregnancy rates. J Minim Invasive Gynecol 2009; 16(2):174-80.
16. Papaleo E, et al. Deep pelvic endometriosis negatively affects ovarian reserve and the number of oocytes retrieved for in vitro fertilization. Acta Obstet Gynecol Scand 2011; 90(8):878-84
17. Celik HG, et al. Effect of laparoscopic excision of endometriomas on ovarian reserve: serial changes in the serum antimüllerian hormone levels. Fertil Steril 2012;97(6):1472-9.

18. Raffi F, et al. The impact of excision of ovarian endometrioma on ovarian reserve: a systematic review and meta--analysis. J Clin Endocrinol Metab 2012;97(9):3146-54.

19. Chiang HJ, et al. The impact of previous ovarian surgery on ovarian reserve in patients with endometriosis. BMC Womens Health 2015 Sep 10;15:74.

20. Shao MJ, et al. AMH trend after laparoscopic cystectomy and ovarian suturing in patients with endometriomas. Arch Gynecol Obstet. 2015;293(5):1049-52.

21. Chang HJ, et al. Impact of laparoscopic cystectomy on ovarian reserve: serial changes of serum anti-Müllerian hormone levels. Fertil Steril 2010;94(1):343-9.

22. Kuwayama M, et al. Highly efficient vitrification method for cryopreservation of human oocytes. Reprod Biomed Online 2005;11(3):300-15.

23. Asgari Z, et al. Comparing ovarian reserve after laparoscopic excision of endometriotic cysts and hemostasis achieved either by bipolar coagulation or suturing: a randomized clinical trial. Arch Gynecol Obstet 2015;293(5):1015-22.

24. Gjonnaess H. Polycystic ovarian syndrome treated by ovarian electrocautery through the laparoscope.Fertil Steril 1984 41(1):20-5.

25. Api M. Is ovarian reserve diminished after laparoscopic ovarian drilling? Gynecol Endocrinol 2009; 25(3):159-65.

26. Farquhar C, et al. Laparoscopic drilling by diathermy or laser for ovulation induction in anovulatory polycystic ovary syndrome. Cochrane Database Syst Rev 2012;6:CD001122.

27. Gelbaya TA, et al. Ovarian response to gonadotropins after laparoscopic salpingectomy or the division of fallopian tubes for hydrosalpinges. Fertil Steril 2006;85(5):1464-9.

28. Practice Committee of the American Society for Reproductive Medicine. Salpingectomy for hydrosalpinx prior to in vitro fertilization. Fertil Steril 2006;86(5 Suppl 1):S200-15.

29. Johnson N, et al. Surgical treatment for tubal disease in women due to undergo in vitro fertilisation. Cochrane Database Syst Rev 2010 Jan 20;(1):CD002125.

30. Strandell A, Lindhard A. Why does hydrosalpinx reduce fertility? The importance of hydrosalpinx fluid. Hum Reprod 2002;17(5):1141-9.

Ginecologia Oncológica

■ Maria Gabriela Baumgarten Kuster Uyeda

■ INTRODUÇÃO

O papel da cirurgia minimamente invasiva tem progredido em várias disciplinas cirúrgicas nas últimas três décadas e continua se expandindo a cada dia na Ginecologia Oncológica, melhorando os benefícios para a paciente e a qualidade do tratamento.[1]

As primeiras técnicas cirúrgicas por laparoscopia datam da década de 1970 e relatam o uso da cirurgia minimamente invasiva como ferramenta diagnóstica no câncer de ovário (peritonioscopia).[2]

A partir da década de 1990, houve os primeiros relatos de linfonodectomia pélvica em câncer do colo do útero por Nichols.[3] Outros relatos se seguiram com linfonodectomia periaórtica por Herd e Nezhat relatando uma histerectomia radical.[4,5]

A partir destes relatos, inúmeros procedimentos foram sendo realizados e as técnicas se difundindo. Com o mesmo objetivo da medicina moderna, reduzir morbidade e mortalidade associadas à cirurgia, melhorando os resultados e a qualidade de vida da paciente, trabalhos sendo publicados e as comparações entre a cirurgia minimamente invasiva (laparoscopia, robótica videoassistida) e a laparotomia foram surgindo.

Atenção máxima deve ser tomada na utilização de técnicas minimamente invasivas, pois estas não eximem o cirurgião de executar todos os princípios de uma cirurgia oncológica requerendo, eventualmente, maior habilidade cirúrgica e treinamento avançado, e a curva de aprendizado é mais longa e difícil comparada às laparotomias.

As técnicas minimamente invasivas, que eram apenas simples ferramentas diagnósticas, evoluíram, sendo possível a realização de cirurgias complexas com menor tempo de hospitalização, recuperação pós-operatória mais rápida, incisões menores, redução da necessidade de analgesia e menor número de complicações perioperatórias.[6]

■ CÂNCER DO COLO DO ÚTERO

Os procedimentos cirúrgicos minimamente invasivos seguem as mesmas etapas descritas por Wertheim e Schauta[7,8] há mais de 100 anos, mudando apenas a forma de aproximação, preensão e instrumental, mantendo as técnicas operatórias da cirurgia aberta.[9]

Quando comparamos a cirurgia aberta com a minimamente invasiva, encontramos maior tempo cirúrgico, menor tempo de hospitalização, menor perda sanguínea e menor necessidade de transfusões coma as técnicas endoscópicas.[1,10-12]

A preocupação com a qualidade da técnica cirúrgica em relação aos princípios oncológicos é de máxima importância. Múltiplas revisões e trabalhos já demonstraram que os procedimentos minimamente invasivos e as cirurgias abertas são equivalentes em número de linfonodos ressecados, margens vaginais e parametriais livres de doença. O mesmo vale para os dois parâmetros mais importantes da Ginecologia Oncológica, que são a sobrevida global e o tempo livre de doença.[1,12-16]

As técnicas minimamente invasivas podem, também, ser utilizadas para linfonodectomia retroperitoneal em casos de câncer de colo uterino avançado, para estadiamento e melhor programação de tratamento.[9]

■ CÂNCER DO ENDOMÉTRIO

Muitos artigos enumeram os benefícios das técnicas minimamente invasivas em relação às cirurgias abertas para o tratamento do câncer do endométrio em estadios iniciais. De modo similar aos trabalhos relacionados ao câncer do colo do útero, observam-se menor tempo de hospitalização e menor perda sanguínea, além de menor morbidade perioperatória e melhor qualidade de vida nas técnicas endoscópicas. Esses achados foram confirmados por revisão Cochrane em oito trabalhos prospectivos, randomizados e controlados, que incluíram um total de 3.644 pacientes.[17,18] Não foram encontradas diferenças estatisticamente significantes entre a laparoscopia e a cirurgia aberta em relação a morbidades perioperatórias, necessidade de transfusão sanguínea e lesões vesicais, intestinal e vasculares. Do ponto de vista oncológico, não houve diferença significante entre as duas técnicas mediante ao tempo livre de doença e a sobrevida global.[18-20]

No caso da linfonodectomia, os trabalhos também mostram ausência de diferença entre as técnicas (minimamente invasiva e aberta), com quantidades equivalentes de linfonodos, tanto pélvicos quanto periaórticos.[13,21]

Sabe-se que o câncer do endométrio tem a obesidade como importante fator de risco cirúrgico e que a mesma representa grande fator de risco para morbidades perioperatórias, resultando em maior tempo cirúrgico, maior perda sanguínea e maiores taxas de transfusão. O acesso à cavidade pélvica e aos espaços retroperitoneais é mais difícil e limitado, assim como anestesia, podendo haver complicações e contraindicações para a cirurgia. Apesar de todas essas dificuldades, o sucesso das técnicas minimamente invasivas em pacientes obesas com câncer do endométrio no estadio inicial chega a 89%. Apesar do maior tempo cirúrgico, as morbidades pós-operatórias são menores, e a qualidade de vida após a cirurgia tem índices melhores e maiores.[1,22,23]

Portanto, as técnicas minimamente invasivas têm benefícios e não possuem qualquer detrimento em relação aos resultados oncológicos.

■ CÂNCER DO OVÁRIO

Tradicionalmente, a cirurgia para estadiamento do câncer do ovário era realizada por incisão longitudinal mediana com grande exposição das cavidades abdominal e pélvica, incluindo andar superior do abdome e cúpulas diafragmáticas, e um estadiamento cirúrgico meticuloso pode elevar o estadio em 16% a 35% dos casos.[24]

Inicialmente, a laparoscopia no câncer do ovário não era utilizada por ausência de evidência e a incerteza da possibilidade de realização da cirurgia completa. Em meados da década de 1990, Querleu e Le Blanc demonstraram a viabilidade de realizar uma linfonodectomia retroperitoneal para-aórtica.[25]

Com a certeza da viabilidade de uma cirurgia completa, inúmeros estudos começaram a ser realizados em busca dos resultados oncológicos.

Assim como nos demais cânceres ginecológicos descritos, as técnicas minimamente invasivas, no câncer do ovário e estadio inicial, trazem menores tempo de hospitalização e perda sanguínea, mesmo número de linfonodos pélvicos e retroperitoneais removidos, maior tempo cirúrgico, e não possuem diferença estatistica-

mente significante na sobrevida global ou no tempo livre de doença quando comparadas à cirurgia aberta.[26-32] Alguns autores preconizam que a videoendoscopia tem, ainda, a vantagem de melhor visualização e magnificação, com detecção de lesões menores não percebidas em laparotomias e exames de imagem.[33] A maior preocupação das técnicas minimamente invasivas é a rotura do tumor com extravasamento intracavitário, necessitando de proteção com bolsas coletoras (Figura 122.4), aspiração controlada e retirada cautelosa pela parede abdominal.[9,27] A probabilidade de rotura é maior em laparoscopias do que em laparotomias, porém, ainda assim o índice é baixo.[34]

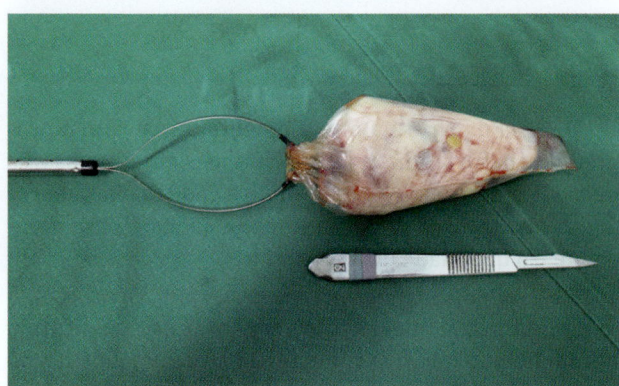

Figura 122.4 Bolsa coletora com massa anexial a esclarecer, para retirada sem comprometer a parede abdominal.

Outra preocupação é a metástase nos locais de inserção dos trocartes, Zivanovic demonstrou taxa ínfima após mais de 2.200 laparoscopias.[35] Os trabalhos mostram que é maior a probabilidade disso ocorrer em estadios avançados e com carcinomatose.[36-38]

Sendo assim, os estudos concluem que a cirurgia minimamente invasiva executada no câncer de ovário de estadio inicial é adequada e possível de ser realizada com excelentes resultados e segurança oncológicos.[39]

Porém, o câncer do ovário se apresenta em estadios iniciais em menos de 20% dos casos.[40]

Nos casos de estadios avançados, o papel da cirurgia minimamente invasiva ainda é limitado, e não existem trabalhos com grau de evidência comparando as técnicas aberta e endoscópica.

Sabe-se que as técnicas minimamente invasivas possuem a desvantagem nas exéreses de grandes tumores, na impossibilidade de palpação, na acessibilidade em áreas críticas como o ligamento hepatofrênico, trígono hepático, mesentério e entre alças.

Excelente aplicabilidade da técnica minimamente invasiva é a laparoscopia para estadiamento, pois é de conhecimento que o fator prognóstico mais importante nas pacientes de estadio avançado é a execução de citorredução ótima (debastamento), devendo-se evitar, ao máximo, cirurgias subótimas (doença residual maior que 1 cm).[41, 42]

Portanto, nos casos em que não se pode determinar a extensão completa da doença abdominal, não existe a certeza da ressecabilidade e plausibilidade da execução da citorredução ótima, as técnicas minimamente invasivas são de extrema utilidade, tornando-se ferramenta acurada na predição da ressecabilidade, evitando o atraso do início da quimioterapia neoadjuvante e laparotomias desnecessárias em pacientes com doença irressecável.[9, 43]

Sendo assim, a laparoscopia avalia a cavidade para evitar laparotomias que têm maiores morbidade e custo e atrasam o início da quimioterapia.

Técnicas videoendoscópicas em ginecologia oncológica

A técnica laparoscópica não difere muito das cirurgias ginecológicas usuais. Utiliza posição semiginecológica, braços ao longo, proteção dos membros superiores e inferiores, posição de Trendelenburg, manipulação uterina (caso possível), sonda naso ou orogástrica. O número de trocartes, eventualmente, difere se for realizada a linfonodectomia; nestes casos, o número de portes costuma ser maior para melhor exposição da região, que será realizado o procedimento. O posicionamento destes trocartes depende do cirurgião, com o cuidado de evitar os vasos epigástricos inferiores.

A retirada de qualquer espécime (massas anexiais, linfonodos, biópsias peritoneais) através da parede abdominal deve ser protegida. Nesses casos, as bolsas coletoras são essenciais. Em caso de não estarem disponíveis, a utilização de materiais improvisados também é possível, como luvas estéreis (Figuras 122.5 e 122.6).

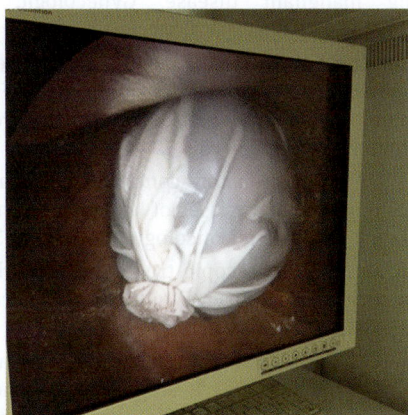

Figura 122.5 *Luvobag* – bolsa coletora improvisada com luva estéril – dentro da cavidade abdominal protegendo massa anexial a ser retirada.

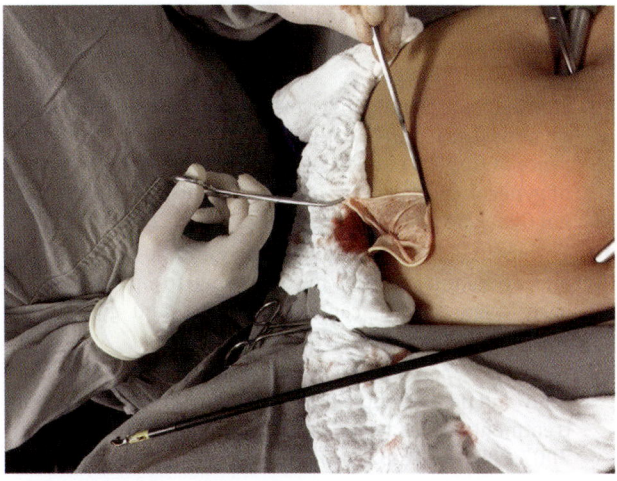

Figura 122.6 *Luvobag* – bolsa coletora improvisada com luva estéril – em exteriorização através da parede abdominal – conteúdo: massa anexial a ser retirada.

REFERÊNCIAS BIBLIOGRÁFICAS

1. Rimbach S, et al. Current and Future Status of Laparoscopy in Gynecologic Oncology. Geburtshilfe und Frauenheilkunde. 2014;74(9):852-62.
2. Rosenoff SH, et al. Peritoneoscopy: a valuable staging tool in ovarian carcinoma. Annals of internal medicine. 1975;83(1):37-45.
3. Nichols DH. Gynecologic and Obstetric Surgery. St. Louis: Mosby; 1993.
4. Herd J, et al. Laparoscopic para-aortic lymph node sampling: development of a technique. Gynecologic oncology. 1992;44(3):271-9.
5. Nezhat CR, et al. Laparoscopic radical hysterectomy with paraaortic and pelvic node dissection. American journal of obstetrics and gynecology. 1992;166(3):864-75.
6. Nezhat F. Minimally invasive surgery in gynecologic oncology: laparoscopy versus robotics. Gynecologic oncology. 2008;111(2 Suppl):S29-34.
7. Wertheim E. The extended abdominal operation for carcinoma uteri. American journal of obstetrics and gynecology. 1912(66):169-76.
8. Schauta F. Die elWeiterte vaginale totalexstirpation des uterus beim collumcarcinom. 1908.
9. Di Saia PJ, et al. Clinical Gynecologic Oncology. 8th ed. St. Louis: Mosby; 2012.
10. Wright JD, et al. Comparative effectiveness of minimally invasive and abdominal radical hysterectomy for cervical cancer. Gynecologic oncology. 2012;127(1):11-24.
11. Naik R, et al. Laparoscopic assisted radical vaginal hysterectomy versus radical abdominal hysterectomy--a randomised phase II trial: perioperative outcomes and surgicopathological measurements. BJOG : an international journal of obstetrics and gynaecology. 2010;117(6):746-51.

12. Mori KM, et al. Minimally invasive surgery in gynecologic oncology. ISRN Obstetrics and Gynecology. 2013;2013:312982.

13. van de Lande J, et al. Open versus laparoscopic pelvic lymph node dissection in early stage cervical cancer: no difference in surgical or disease outcome. International journal of gynecological cancer : official journal of the International Gynecological Cancer Society. 2012;22(1):107-22.

14. Frumovitz M, et al. Comparison of total laparoscopic and abdominal radical hysterectomy for patients with early-stage cervical cancer. Obstetrics and gynecology. 2007;110(1):96-105.

15. Li G,et al. A comparison of laparoscopic radical hysterectomy and pelvic lymphadenectomy and laparotomy in the treatment of Ib-IIa cervical cancer. Gynecologic oncology. 2007;105(1):176-82.

16. Nam JH, et al. Laparoscopic versus open radical hysterectomy in early-stage cervical cancer: long-term survival outcomes in a matched cohort study. Annals of oncology : official journal of the European Society for Medical Oncology/ESMO. 2012;23(4):903-15.

17. Palomba S, et al. Laparoscopic versus abdominal approach to endometrial cancer: a 10-year retrospective multicenter analysis. International journal of gynecological cancer: official journal of the International Gynecological Cancer Society. 2012;22(3):425-32.

18. Zullo F, et al. Safety of laparoscopy vs laparotomy in the surgical staging of endometrial cancer: a systematic review and metaanalysis of randomized controlled trials. American journal of obstetrics and gynecology. 2012;207(2):94-103.

19. Walker JL, et al. Laparoscopy compared with laparotomy for comprehensive surgical staging of uterine cancer: Gynecologic Oncology Group Study LAP2. Journal of clinical oncology : official journal of the American Society of Clinical Oncology. 2009;27(32):5331-9.

20. Walker JL, et al. Recurrence and survival after random assignment to laparoscopy versus laparotomy for comprehensive surgical staging of uterine cancer: Gynecologic Oncology Group LAP2 Study. Journal of clinical oncology : official journal of the American Society of Clinical Oncology. 2012;30(7):695-102.

21. Juhasz-Boss I. Laparoscopic and laparotomic approaches for endometrial cancer treatment: a comprehensive review. Archives of gynecology and obstetrics. 2012;286(1):167-78.

22. Gunderson CC, et al. The impact of obesity on surgical staging, complications, and survival with uterine cancer: a Gynecologic Oncology Group LAP2 ancillary data study. Gynecologic oncology. 2014;133(1):23-32.

23. Tinelli R, et al. Advantages of laparoscopy versus laparotomy in extremely obese women (BMI>35) with early-stage endometrial cancer: a multicenter study. Anticancer research. 2014;34(5):2497-101.

24. Stier EA, et al. Laparotomy to complete staging of presumed early ovarian cancer. Obstetrics and gynecology. 1996;87(5 Pt 1):737-42.

25. Querleu D LeBlanc E. Laparoscopic infrarenal paraaortic lymph node dissection for restaging of carcinoma of the ovary or fallopian tube. Cancer. 1994;73(5):1467-74.

26. Nezhat FR, et al. Role of minimally invasive surgery in ovarian cancer. Journal of minimally invasive gynecology. 2013;20(6):754-9.

27. Nezhat C, et al. Nezhat's video-assisted and robotic-assisted laparoscopy and hysteroscopy [book two-dimensional moving image. Cambridge: Cambridge University Press; 2013.

28. Brockbank EC, et al. Laparoscopic staging for apparent early stage ovarian or fallopian tube cancer. First case series from a UK cancer centre and systematic literature review. European journal of surgical oncology : the journal of the European Society of Surgical Oncology and the British Association of Surgical Oncology. 2013;39(8):912-9.

29. Montanari G, et al. Laparoscopic management of early stage ovarian cancer: is it feasible, safe, and adequate? A retrospective study. European journal of gynaecological oncology. 2013;34(5):415-22.

30. Park HJ. Staging laparoscopy for the management of early-stage ovarian cancer: a metaanalysis. American journal of obstetrics and gynecology. 2013;209(1):58 e1-8.

31. Chi DS, et al. The safety and efficacy of laparoscopic surgical staging of apparent stage I ovarian and fallopian tube cancers. American journal of obstetrics and gynecology. 2005;192(5):1614-9.

32. Lee M, et al. Comparisons of surgical outcomes, complications, and costs between laparotomy and laparoscopy in early-stage ovarian cancer. International journal of gynecological cancer : official journal of the International Gynecological Cancer Society. 2011;21(2):251-9.

33. Weber S, et al. Laparoscopic surgical staging of early ovarian cancer. Rev Obstet Gynecol. 2011;4(3-4):117-23.

34. Smorgick N, Barel O, Halperin R, Schneider D, Pansky M. Laparoscopic removal of adnexal cysts: is it possible to decrease inadvertent intraoperative rupture rate? American journal of obstetrics and gynecology. 2009;200(3):237 e1-3.

35. Zivanovic O, et al. The rate of port-site metastases after 2251 laparoscopic procedures in women with underlying malignant disease. Gynecologic oncology. 2008;111(3):431-8.

36. Nagarsheth NP, et al. The incidence of port-site metastases in gynecologic cancers. JSLS : Journal of the Society of Laparoendoscopic Surgeons/Society of Laparoendoscopic Surgeons. 2004;8(2):133-9.

37. Wang PH, et al. Risk factors contributing to early occurrence of port site metastases of laparoscopic surgery for malignancy. Gynecologic oncology. 1999;72(1):38-43.

38. Tozzi R, et al. Laparoscopic treatment of early ovarian cancer: surgical and survival outcomes. Gynecologic oncology. 2004;93(1):199-205.

39. Koo YJ, et al. Comparison of laparoscopy and laparotomy for the management of early-stage ovarian cancer: surgical and oncological outcomes. Journal of gynecologic oncology. 2014;25(2):111-9.

40. American Cancer S. Cancer Facts and Figures 2011.

41. Rutten MJ, et al. Laparoscopy for diagnosing resectability of disease in patients with advanced ovarian cancer. Cochrane database of systematic reviews. 2014;2:CD009786.

42. Elattar A, et al. Optimal primary surgical treatment for advanced epithelial ovarian cancer. Cochrane database of systematic reviews. 2011(8):CD007565.

43. Petrillo M, et al. Definition of a dynamic laparoscopic model for the prediction of incomplete cytoreduction in advanced epithelial ovarian cancer: Proof of a concept. Gynecologic Oncology. 2015;139(1):5-10.

122.6

Malformações Genitais

▪ Tatila Ferreira Sanches Arduino

■ INTRODUÇÃO

As malformações genitais são também chamadas de malformações dos ductos de Müller e constituem desafio permanente aos ginecologistas, por sua variedade de apresentações morfológicas e de sintomas.

Estima-se que sua incidência seja em torno de 3% na população em geral, sendo mais prevalente nas mulheres inférteis e com abortos de repetição.[1]

Pelas repercussões ginecológicas, obstétricas e emocionais, a melhor compreensão dessas anomalias pelo profissional médico é de extrema importância, com destaque para o especialista em videolaparoscopia, profissional que poderá ser requisitado tanto no diagnóstico quanto no tratamento das malformações uterinas, sendo estes o destaque deste capítulo.

■ ETIOPATOGENIA

O útero e dois terços da porção proximal da vagina são derivados dos ductos paramesonéfricos de Müller. No início da embriogênese, os genitais internos masculino e feminino são constituídos por dois pares de ductos que têm origem comum, na crista mesodérmica: os ductos mesonéfricos, ou de Wolff, que darão origem aos ureteres, cálices renais e túbulos coletores, participando também da formação dos rins, e os ductos paramesonéfricos, ou de Müller.

Os ductos paramesonéfricos podem se desenvolver a partir da sexta semana da embriogênese, somente na ausência do Fator Inibidor Mülleriano, secretado pelas células de Sertoli e induzido pelo cromossomo Y.

Tal desenvolvimento acontece de forma caudal e medial, guiado pelos ductos mesonéfricos, a partir das faces laterais das gônadas, e se juntam caudalmente, entre a nona e décima semanas. Inicialmente, são separados por um septo, o qual é reabsorvido por volta da 11ª semana, formando o canal uterovaginal. Na 12ª semana, o útero já exibe sua morfologia normal.

O terço inferior da vagina é formados pelos bulbos sinovaginais, a partir do seio urogenital primitivo. O canal uterovaginal permanece separado dos bulbos sinovaginais por uma placa horizontal que, posteriormente, originará o hímen. Já os ovários são derivados do mesênquima e do epitélio da crista gonadal e recebem células germinativas primordiais, que migram do saco vitelínico. Assim, ovários e porção distal da vagina não estão associados a anomalias dos ductos müllerianos.

Por terem origem em comum, as malformações uterinas podem estar acompanhadas de malformações no sistema urinário. Quanto mais precoce for a alteração na embriogênese, maior a chance de as malformações uterinas serem acompanhadas de anomalias no sistema urinário. É o momento na alteração da embriogênese que determinará também os tipos de malformações presentes, como exemplificado a seguir:

- **Entre 6ª e 9ª semana:** não desenvolvimento de um ou dos dois canais de Müller, podendo resultar em agenesia uterina, útero unicorno, útero unicorno com corno rudimentar ou síndrome de Mayer-Rokitansky-Küster-Hauser (útero rudimentar sólido).
- **Entre 9ª e 10ª semana:** falha de fusão dos ductos de Müller, que resultam em útero didelfo ou útero bicorno, uni ou bicervical.
- **Entre 11ª e 12ª semana:** falha na reabsorção do septo, resultando em úteros septados.

■ CLASSIFICAÇÃO

Muitas classificações já foram e continuam sendo propostas para as malformações müllerianas, e isso se deve principalmente às variedades nas apresentações dessas anomalias, já que múltiplas alterações podem acontecer, em uma ou mais fases da embriogênese.[2]

Uma das mais utilizadas é a classificação anatomoembriológica proposta por Buttram e Gibbons, de 1975, e posteriormente adaptada pela *American Fertility Society*, em 1988[3] (Figura 122.7):

- **Grupo I** – Hipoplasias e agenesias
  - Ausência de vagina com colo normal;
  - Ausência de colo uterino com útero e vagina normais;
  - Agenesia do corpo uterino ou corpo rudimentar com vagina e tubas normais;
  - Ausência de tubas;
  - Combinação das anteriores.
- **Grupo II** – Úteros unicornos
  - Com corno uterino rudimentar e em comunicação com o hemiútero;
  - Com corno uterino rudimentar canalizado, mas sem comunicação com o hemiútero;
  - Com corno uterino rudimentar sem cavidade endometrial;
  - Sem corno uterino rudimentar.
- **Grupo III** – Útero didelfo
- **Grupo IV** – Útero bicorno
  - Completo
  - Parcial
- **Grupo V** – Útero septado
  - Completo
  - Parcial
- **Grupo VI** – Útero arqueado
- **Grupo VII** – Defeitos uterinos secundários ao Dietilbestrol

O dietilbestrol foi um estrogênio sintético bastante prescrito a partir da década de 1940 para evitar abortamentos. Seu uso teve como efeitos colaterais riscos de câncer e anomalias genitais nos conceptos femininos. A característica mais importante dessas alterações é a diminuição da cavidade endometrial e o excesso de tecido muscular.[1,4]

■ QUADRO CLÍNICO

As malformações uterinas são condições benignas e, na grande maioria das vezes, assintomáticas. Porém, a sua ampla gama de apresentações é responsável também por grande variedade de sintomas, sendo importante o seu conhecimento nas práticas clínica ginecológica e obstétrica para o diagnóstico diferencial de afecções mais comuns.

Estão intimamente relacionadas a alterações no prognóstico reprodutivo, sendo frequentemente encontradas

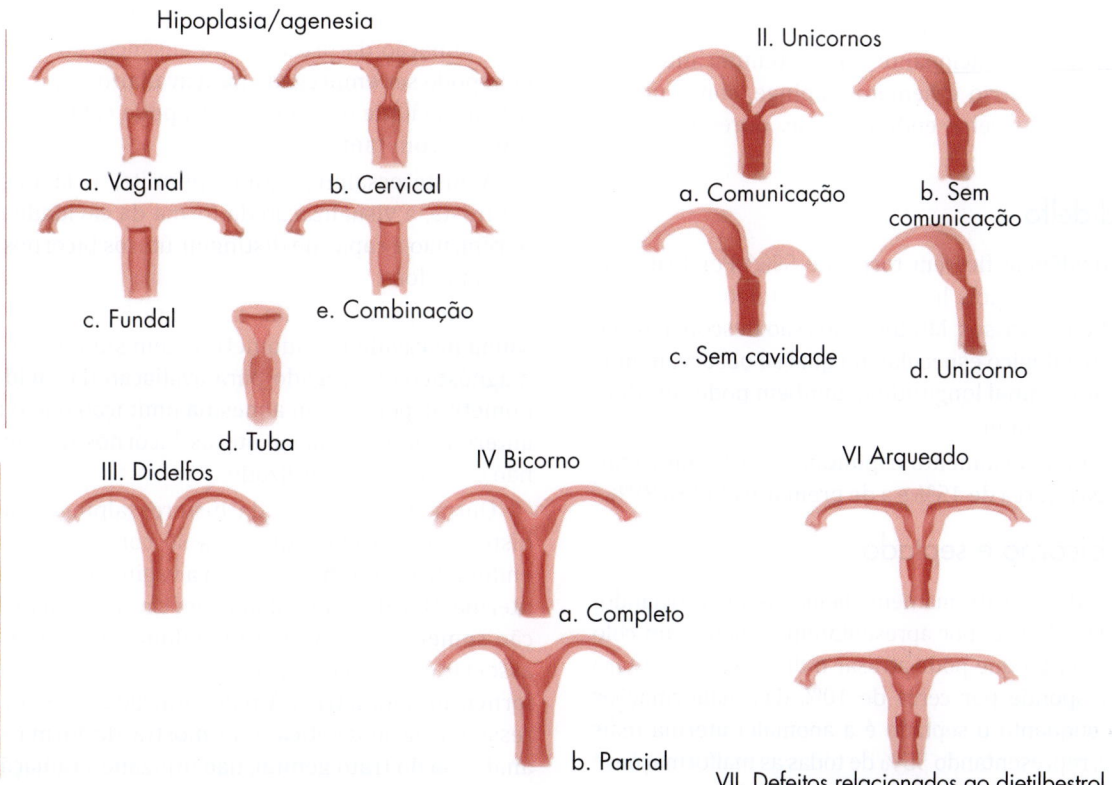

Figura 122.7 Classificação das malformações uterinas congênitas pela *American Fertility Society* (1988).

na investigação de abortos de repetição, insuficiência cervical e prematuridade.[5]

Hipoplasia uterina

A hipoplasia uterina está relacionada com a síndrome de Mayer-Rokitansky-Küster-Hauser. A paciente apresenta-se inicialmente ao ginecologista com quadro de amenorreia primária, apesar de todos os caracteres sexuais secundários estarem desenvolvidos. Pode também queixar-se de dificuldade ao coito, pois nesta condição a vagina é curta.[4] Em casos de útero hipoplásico com endométrio funcionante, haverá dificuldade no escoamento, com consequente hematométrio, e a paciente pode se queixar de dores cíclicas, à época da menarca.

Útero unicorno

Corresponde a cerca de 20% das malformações müllerianas.[6] A grande maioria das pacientes é assintomática. A taxa de abortamento nesta alteração alcança 50% e a de prematuridade é de cerca de 15%, com sobrevivência fetal de 40%.[4] A maioria dos casos é descoberta na investigação dessas condições.

Essas situações são explicadas por alterações na vascularização uterina e na diminuição da massa muscular miometrial. Gravidez ectópica também pode ocorrer, por vascularização aumentada nas tubas uterinas.[7]

Pode também estar associada a corno rudimentar com endométrio funcionante e não comunicante, causando hematométrio e hematossalpinge, com tumoração pélvica palpável e endometriose, dores cíclicas e progressivas.

Útero didelfo

Sua incidência fica em torno de 5%.[4] Por tratar-se de condição com dois hemiúteros completos, os sintomas são bem escassos. Muitos casos são descobertos no exame ginecológico especular, no qual se observam dois colos. Septo vaginal longitudinal também pode ser identificado neste exame.

A taxa de abortamento espontâneo nesta anormalidade chega a cerca de 45% e a de prematuridade a 38%.[6]

Úteros bicorno e septado

São condições extremamente benignas, diferenciando-se do útero didelfo, por apresentarem somente um colo uterino, situação que pode atrasar o diagnóstico. O útero bicorno responde por cerca de 10% das malformações uterinas, enquanto o septado é a anomalia uterina mais frequente, representando 55% de todas as malformações.[4]

Podem estar relacionados a maiores taxas de abortamento espontâneo. Cerca de 28% a 35% das pacientes com essa anomalia apresentam-se com essa complicação. São esses abortamentos que, por vezes, indicam a investigação da cavidade uterina, levando ao diagnóstico. A taxa de partos prematuros fica entre 14% e 23%.[8,9] Septos vaginais superiores e longitudinais podem estar presentes em 25% dos casos.[4]

Útero arqueado

Trata-se de situação em que há ligeiro abaulamento superior do endométrio em fundo uterino, como resultado de incompleta reabsorção do septo uterovaginal. Apesar de ser classificado como anomalia, alguns autores o consideram como variante de útero normal. Está relacionado com prognóstico reprodutivo melhor do que as outras condições, com taxas de parto com nascidos vivos de aproximadamente 85%.[4] O tratamento cirúrgico raramente é proposto, e só deve ser considerado naquelas pacientes com abortamentos recorrentes e abaulamentos pronunciados no fundo uterino.

Técnicas diagnósticas

Apesar de serem muitas as técnicas utilizadas para diagnóstico das anomalias uterinas, a histerossalpingografia e a ultrassonografia continuam sendo os primeiros exames imaginológicos a serem realizados.

A ultrassonografia, por ser método diagnóstico de fácil acesso, baixo custo e rotineiro, tem importância na determinação da presença ou ausência do útero. Também pode ser empregada para avaliar ovários e sistema urinário, já que este, por vezes, pode conter malformações concomitantes.

A histerossalpingografia permite, pela injeção de contraste, a visualização da forma da cavidade uterina, porém, não é capaz de distinguir úteros bicornos de úteros septados.

A histerossonografia, mediante injeção de solução salina na cavidade endometrial, tem sido outro método diagnóstico empregado para avaliação da cavidade endometrial, porém tem a mesma limitação que o método anterior em diferenciar úteros bicornos de septados e não é amplamente utilizado.

Outra desvantagem da histerossalpingografia e de histerossonografia é que elas só conseguem avaliar o endométrio comunicante com a vagina por meio do colo uterino. Devido à dificuldade em classificar a malformação somente com avaliação endometrial, é importante associar outras técnicas que possam demonstrar a conformação miometrial. A mais utilizada hoje em dia é a ressonância magnética, que mostra de forma nítida a anatomia do trato genital, não utilizando radiação e não sendo técnica invasiva;[10] tem o inconveniente de ser mais cara, sendo reservada para casos com dúvida diagnóstica

(Figura 122.8). Para o mesmo propósito, a ultrassonografia tridimensional também é método pertinente, porém menos utilizada que a anterior.

A laparoscopia e histeroscopia também podem ser empregadas como exames complementares ao diagnóstico, oferecendo como vantagens a visualização direta dos contornos uterinos externos e internos, sendo mais precisos para o diagnóstico. Todavia, são métodos mais invasivos e caros, mais empregados no tratamento cirúrgico das anomalias uterinas, como será detalhado a seguir.

Tratamento

O tratamento das malformações uterinas é sempre cirúrgico.

Casos de cornos uterinos não comunicantes com endométrio funcionante, ou seja, que apresentam difuldade no escoamento do fluxo catamenial e consequente hematométrio, deverão ser tratados com histerectomia, de preferência por via laparoscópica. Esta histerectomia deverá ser realizada excisando o corno rudimentar.

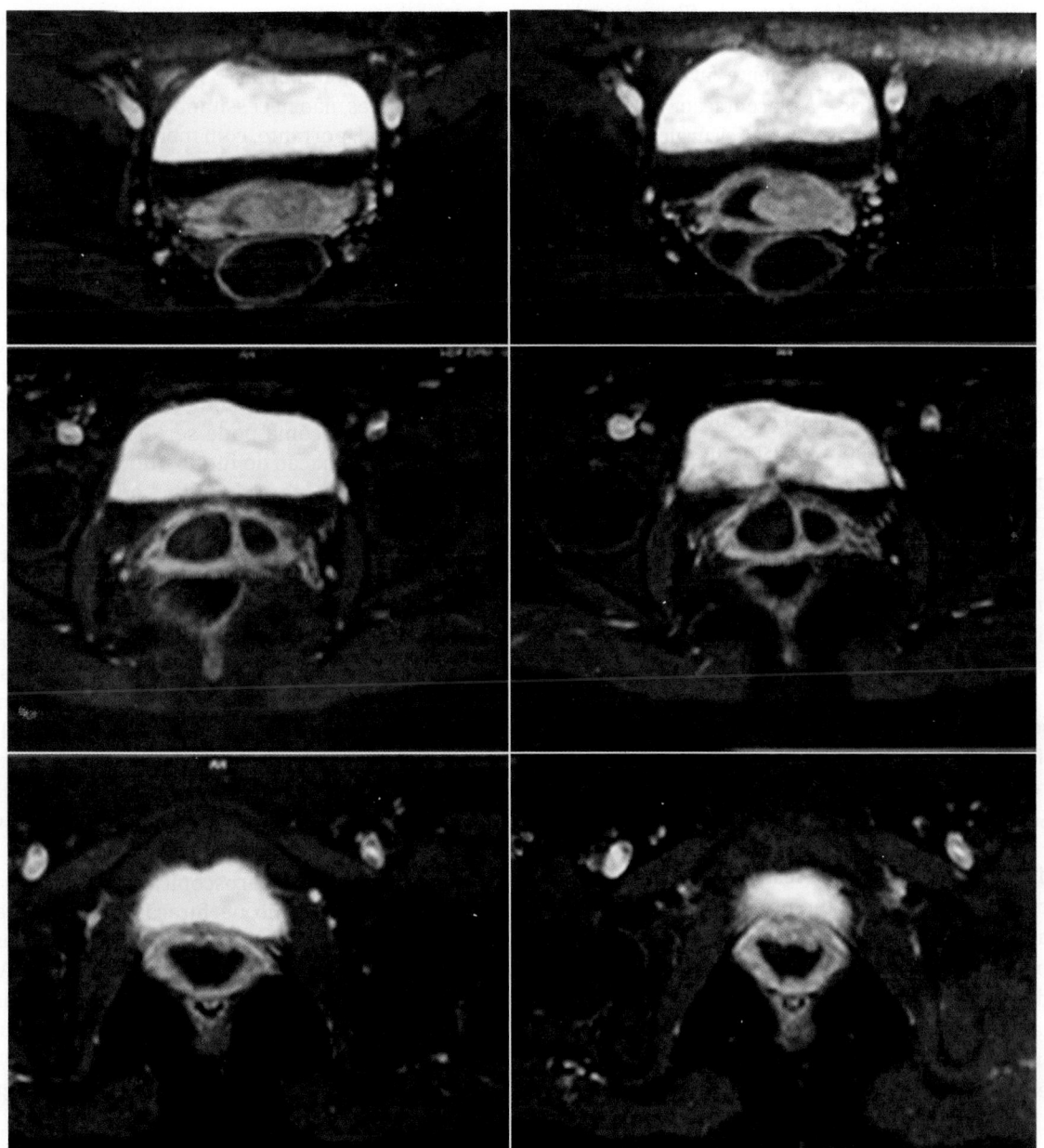

Figura 122.8   Útero septado em imagem de ressonância magnética.

No caso de úteros didelfos, não existe tratamento cirúrgico para correção uterina.[11] As cirurgias somente serão indicadas em caso de anomalias vaginais concomitantes, cirurgias estas que fogem ao objetivo deste capítulo.

Já em úteros bicornos e septados, o tratamento cirúrgico deverá ser considerado se houver comprometimento da função reprodutiva, entre elas infertilidade, abortos recorrentes e complicações obstétricas como descolamento de placenta, trabalho de parto prematuro, retardo de crescimento fetal, entre outras.[12]

Acredita-se que esses problemas ocorram porque a região do septo é constituída de tecido fibromuscular, pouco responsivo à ação hormonal e pobremente vascularizado, não propiciando ambiente favorável ao desenvolvimento embrionário e à placentação.[13,14] Assim, o objetivo por trás das diversas técnicas cirúrgicas é executar a exérese do septo, área desfavorável à implantação embrionária e, consequentemente, ampliar a cavidade uterina, tornando-a mais favorável a uma próxima gestação.[15,16]

Existem diversas técnicas para correção dessas anomalias, como as de Jones & Jones, Bret-Palmer, Tompkins e Strassman, sendo esta última a mais utilizada ainda nos dias de hoje.

A metroplastia de Strassman é a técnica clássica para correção de útero bicorno. Consiste em incisão transversa entre os ligamentos redondos de cada corno, em formato de cunha e aprofundada até a cavidade endometrial. A partir daí, identifica-se o septo e procede-se a sua ressecção. A sutura das bordas é feita de forma a transformar a incisão transversa em anteroposterior. O objetivo nesta cirurgia é formar uma cavidade uterina única, sem que ocorra lesão ou oclusão dos óstios tubários.[11,17] Inicialmente praticada por via laparotômica, hoje pode ser realizada por via laparoscópica, com auxílio de histeroscopia, com o benefício de menor formação de aderências pélvicas.[18, 19]

As outras técnicas são:

- **Técnica de Tompkins:** realizada por meio de incisão sagital até dois terços das paredes uterinas anterior e posterior, dividindo útero e septo ao meio. O septo é ressecado de seu ápice até cerca de 2,0 cm de distância da inserção da tuba, um lado de cada vez. A sutura de cada parede é feita individualmente, em direção ao fundo uterino e em camadas.[17]

- **Técnica de Jones & Jones:** são realizadas duas incisões individuais no útero a partir do fundo uterino, em sentindo anteroposterior, de modo a formar uma cunha que englobe o septo uterino.[11]

- **Técnica de Bret-Palmer:** a partir da depressão fúndica é executada incisão medial até o ápice do septo, com formação de dois hemiúteros, seguida de incisão perpendicular paralela ao septo até o endométrio correspondente de cada hemiútero. A vantagem dessa metroplastia é que não é necessário excisar miométrio sadio, ao contrário das outras metroplastias descritas.[11]

Já para casos de útero septado, a escolha é pela metroplastia por histeroscopia cirúrgica, apesar das diversas técnicas transabdominais.[19] Trata-se de técnica relativamente simples, não necessitando de abertura da cavidade abdominal, portanto, com menos complicações como sangramento e infecção, e com rápida recuperação, diminuindo o tempo de permanência hospitalar. Como benefício adicional em relação às metroplastias abdominais, as chances de rotura uterina em gravidez e trabalho de parto são menores, por não haver incisão das paredes do útero.

A metroplastia histeroscópica consiste em ressecar o septo uterino, com alça de ressecção ou tesoura, da extremidade caudal à cranial do septo, unindo as cavidades. A laparoscopia pode ser efetuada em conjunto para transiluminação do fundo uterino, de forma a servir de parâmetro para delimitar o limite superior da ressecção e evitar perfurações uterinas acidentais.[20-22]

Existem diversos estudos retrospectivos que confirmam o sucesso da metroplastia histeroscópica no restabelecimento da morfologia uterina normal, com diminuição importante das taxas de abortamentos e aumento nas taxas de nascidos vivos após esses procedimentos.[23,24] Porém, as próprias pacientes submetidas a metroplastia histeroscópica servem de controle neste estudo, e existe a probabilidade de que mulheres com abortamento recorrente engravidem e tenham filhos vivos ao nascimento sem que nenhuma intervenção cirúrgica seja realizada.[25]

A metroplastia histeroscópica também não é livre de complicações, como perfuração uterina, lacerações cervicais, incompetência cervical, apresentações fetais anômalas e maiores taxas de parto cesário.[26,27] Assim, a opção por este tipo de tratamento deverá ser particularizada para cada paciente, até que estudos controlados e randomizados possam provar a real importância da metroplastia histeroscópica na melhora do prognóstico reprodutivo.[28]

REFERÊNCIAS BIBLIOGRÁFICAS

1. Bagnoli VR, et al. Conduta frente às malformações genitais uterinas: revisão baseada em evidências. Femina. 2010; 38 (4):217-22.

2. Sardo ADS, et al. The comprehensiveness of the ESHRE/ESGE classification of female genital tract congenital anomalies: a systematic review of cases not classified by the AFS system. Human Reproduction. 2015;30(5):1046-9.

3. The American Fertility Society classifications of adnexal adhesions, distal tubal occlusions, tubal occlusions secondary to tubal ligations, tubal pregnancies, mullerian anomalies and intrauterine adhesions. Fertil Steril 1988; 49(6):944-55.

4. Gallardo CA, et al. Pronóstico reproductive de las malformaciones müllerianas. Prog Obstet Ginecol. 2008;51(12):721-9.

5. Regan L, Rai R. Epidemiology and the medical causes of miscarriage. Bailliere's Best Practice & Research. Clin Obstet Gynaecol 2000;14(5):839-43.

6. Troiano RN, et al. Mullerian duct anomalies: imaging and clinical issues. Radiology. 2004; 233(1):19-34.

7. Fedele L, et al. Reproductive performance of women with unicornuate uterus. Fertil Steril. 1987; 47(3):416-9.

8. Heinonen PK, et al. Reproductive performance of women with uterine anomalies. An evaluation of 182 cases. Acta Obstet Gynecol Scand. 1982; 61(2):157-62.

9. Buttram VC Jr. Mullerian anomalies and their management. Fertil Steril. 1983; 40(2):159-63.

10. Behr SC, et al. Imaging of müllerian duct anomalies. RadioGraphics 2012; 32(6):E233-50.

11. Damian Junior JC, et al. Malformações uterinas. In: Crispi CP. Crispi: tratado de videoendoscopia e cirurgia minimamente invasiva em ginecologia. 2 ed. Rio de Janeiro: Revinter; 2007.

12. Lin PC, et al. Female genital anomalies affecting reproduction. Ferti Steril 2002;78(5):899-102.

13. Fayez JA. Comparison between abdominal and hysteroscopic metroplasty. Obstet Gynecol 1986; 68(3):399-403.

14. Fedele L, et al. Ultrastructural aspects of endometrium in fertile women with septate uterus. Fertil Steril 1996; 65(4):750-2.

15. Ayhan A, et al. Reproductive performance after conventional metroplasty: an evaluation of 102 cases. Fertil Steril. 1992 Jun;57(6):1194-9.

16. Papp Z, et al. Reproductive performance after transabdominal metroplasty: a review of 157 consecutive cases. J Reprod Med. 2006;51(7):544-9.

17. Hirsch HA, et al. Malformações uterinas. In: Atlas de ginecologia ginecológica. 3 ed. Barueri (SP): Manole. p.158.

18. Rechberger T, et al. Clinical effectiveness of Strassman operation in the treatment of bicornuate uterus. Ginekol Pol. 2009 Feb;80(2):88-95.

19. Alborzi S, et al. Laparoscopic metroplasty in bicornuate and didelphic uteri. Fertil Steril. 2009;92(1): 352-8.

20. Bacskó G. Uterine surgery by operative hysteroscopy. Eur J Obstet Gynecol Reprod Biol. 1997;71(2):219-23.

21. Bosteels J, et al, Broekmans FJ, Mol BWJ, D'Hooghe TM. Hysteroscopy for treating subfertility associated with suspected major uterine cavity abnormalities (Review) The Cochrane Collaboration, 2011. Disponível em http://www.thecochranelibrary.com

22. Sinha R, et al. Laparoscopic metroplasty for bicornuate uterus. J Minim Invasive Gynecol. 2006;13(1):70.

23. Barranger E, et al, Fernandez H. Reproductive performance after hysteroscopic metroplasty in the hypoplastic uterus: a study of 29 cases. BJOG. 2002;109(12):1331.

24. Homer HA, et al. The septate uterus: a review of management and reproductive outcome. Fertil Steril 2000;73(1):1.

25. Christiansen OB, et al, Hvijd TV, et al. Evidence-based investigations and treatments of recurrent pregnancy loss. Fertil Steril 2005;83(4):821.

26. Agostini A, et al, Gamerre M. Adverse obstetric outcomes at term after hysteroscopic metroplasty.. J Minim Invasive Gynecol. 2009; 16(4):454.

27. Litta P, et al. Resectoscope or Versapoint for hysteroscopic metroplasty.. Int J Gynaecol Obstet. 2008;101(1):39-42.

28. Kowalik CR, et al. Metroplasty versus expectant management for women with recurrent miscarriage and a septate uterus (Review). The Cochrane Collaboration, 2011; (6): CD008576.

■ INTRODUÇÃO

Doença inflamatória pélvica aguda (DIPA) ocorre por infecção da parte superior do trato reprodutor feminino. É mais frequente em mulheres sexualmente ativas entre 20 e 40 anos. Os principais fatores de risco são múltiplos parceiros sexuais, baixa condição socioeconômica e o não uso de contraceptivos.[1,2]

O abscesso tubo-ovariano é uma complicação que pode ocorrer em até 34% das pacientes com doença inflamatória pélvica aguda, principalmente naquelas que não são diagnosticadas ou não são tratadas corretamente. Corresponde ao acúmulo uni ou bilateral de secreção purulenta nas tubas uterinas e nos ovários.[2,3]

Mais de 85% das infecções são causadas por patógenos sexualmente transmissíveis, que ascendem pela vagina, colo do útero, endométrio, tubas uterinas e órgãos adjacentes.[1]

As pacientes com DIPA podem apresentar quadro clínico com sintomas leves ou evolução lenta. Já as com abscesso tubo-ovariano costumam ter febre, dor abdominal ou pélvica de moderada a intensa, tumor anexial e dispareunia.[2,4]

O diagnóstico do abscesso tubo-ovariano pode ser feito associando-se exames de imagem (principalmente a ultrassonografia pélvica, transabdominal e transvaginal) ao quadro clínico e ao exame físico. Pode demonstrar imagem de cisto anexial complexo ou tumor em escavação retouterina, com parede irregular espessa, septações e debris.[2,4,5]

A videolaparoscopia, nos casos de abscesso tubo-ovariano, tem importância tanto na confirmação diagnóstica quanto no tratamento. Este pode propiciar, além dos benefícios da cirurgia minimamente invasiva, recuperação clínica mais rápida pela drenagem do abscesso e maior chance de preservar a fertilidade.[2]

Após a introdução das cânulas e a inspeção da cavidade, coleta-se o material purulento para cultura, seguido de aspiração de toda secreção e lavagem exaustiva da cavidade abdominal, lise de aderências e retirada de todo tecido necrótico.[6]

Nos casos mais iniciais, em que o abscesso se encontra restrito à tuba uterina, uma incisão simples, com drenagem do material purulento e lavagem, pode ser capaz de manter a sua estrutura, preservando a fertilidade futura. Já nos casos mais avançados, com evolução mais lenta ou diagnóstico mais tardio, a retirada de todo tecido necrótico pode incluir a ooforectomia, a salpingectomia ambas.[3,7]

Ao final do procedimento pode-se deixar um dreno na cavidade abdominal, saindo por uma das incisões de 5 mm, normalmente feitas na parte inferior do abdome.[6]

■ CISTO DE OVÁRIO ROTO

Cistos ovarianos funcionais são relativamente comuns na menacme, e a grande maioria não causa sintomas e tem resolução espontânea num período de um a dois meses. Apesar de a rotura e a hemorragia de um cisto ovariano serem eventos fisiológicos e autolimitados, podem causar quadro de abdome agudo por hemoperitônio, que por vezes necessita de tratamento cirúrgico.[8] Apesar de ser bem mais raro, pode acontecer a rotura de cistos dermoides ou endometriomas de ovário, com sintomas semelhantes.[9]

A etiologia é indeterminada, mas acredita-se que ocorra mais frequentemente em mulheres com distúrbios de coagulação ou após traumas abdominais.[10]

A dor pélvica ou abdominal intensa, geralmente em mulheres na segunda fase do ciclo menstrual, pode estar associada a náuseas e vômitos. Deve-se excluir a possibilidade de gravidez ectópica ou alterações gastrointestinais, como apendicite, por meio de exames laboratoriais e de imagem.[11]

A indicação de cirurgia nos casos de cisto de ovário roto depende principalmente do quadro clínico, como dor abdominal severa e persistente, alterações hemodinâmicas, volume do hemoperitônio ou seu aumento, e também nos casos em que não se pode afastar a possibilidade de torção anexial.[9] A via de acesso mais indicada habitualmente é a laparoscópica, sempre levando em consideração o estado clínico da paciente e as contraindicações ao método.[12]

Na videolaparoscopia, deve-se avaliar inicialmente a cavidade abdominal e identificar a causa da dor abdominal ou de sangramento, com lavagem e aspiração do líquido coletado. Sugere-se a retirada completa do cisto e não a sua simples drenagem e cauterização, de forma a obter material para o exame anatomopatológico. Deve-se fazer a revisão hemostática e a coagulação com pinça bipolar das áreas de sangramento no leito ovariano remanescente e lavagem exaustiva da cavidade abdominal para retirada de coágulos. Apesar de a maioria das pacientes estar em idade reprodutiva, nos casos em que não é possível realizar a hemostasia adequada ou quando há cistos volumosos com grande destruição da arquitetura ovariana, devemos efetuar a ooforectomia.[9,10]

■ TORÇÃO ANEXIAL

Ocorre quando a tuba uterina e o ovário torcem em torno do eixo formado pelos ligamentos infundíbulo-pélvico e útero-ovárico. Na maioria das vezes, envolve as duas estruturas, apenas o ovário e, em casos mais raros, somente a tuba uterina. Acomete pacientes em qualquer idade, sendo mais comum na menacme, podendo acontecer inclusive na gestação.[13]

A torção geralmente ocorre em mulheres que apresentam aumento moderado do ovário, frequentemente por cisto, sendo mais rara naquelas com ovários muito aumentados. Raramente a tuba uterina se torce sozinha e, quando isso acontece, na maioria das vezes, está associada ao aumento do seu volume por hidrossalpinge ou hematossalpinge, ou a tuba é anormalmente longa, tem prévia ligadura ou contém cisto paratubário.[14] Torções anexiais são mais comuns do lado direito do que esquerdo, pois o sigmoide é relativamente fixo, gerando menor mobilidade do anexo deste lado.[15]

A torção anexial é uma emergência cirúrgica, e a via de acesso mais indicada é a videolaparoscopia. Deve-se levar em consideração a idade, o desejo reprodutivo, o estado hormonal e a evidência de doença ovariana. Acreditava-se que distorcer o anexo poderia causar o desprendimento de trombos vasculares; dessa forma, a maioria dos casos era tratada com anexectomia. Entretanto, McGovern *et al.*, em revisão de mais de 1.000 casos de torção anexial, demonstraram o mesmo risco de embolia pulmonar em grupos tratados com remoção do anexo sem a sua distorção prévia, ou apenas com a distorção, sendo essa a primeira etapa recomendada.[16-18]

Mesmo quando o anexo parece azulado ou escurecido à inspeção inicial, a grande maioria volta a demonstrar vitalidade após sua distorção, o que pode ser confirmado pelo desenvolvimento folicular normal visto ao ultrassom, ao Doppler ou aspecto macroscópico em eventual segunda cirurgia.[13,19,20]

O tratamento mais conservador inclui apenas a distorção do anexo e o acompanhamento da sua vitalidade. Nos casos de cistos, estes devem ser drenados ou retirados, para diminuir o risco de recorrência. Uma dificuldade frequentemente encontrada na retirada de cistos ovarianos é a perda do plano de dissecção, causada pelo edema.[13,18]

A decisão por tratamento cirúrgico definitivo como ooforectomia, salpingectomia ou salpingooforectomia é mais facilmente tomada em pacientes na pós-menopausa, mas também naquelas em que o anexo se apresenta como aspecto necrótico mais evidente ou com evolução mais prolongada.[14]

Alguns autores indicam a ooforopexia, como forma de prevenção da recorrência de torções anexiais. Esta pode ser executada por diferentes técnicas, como a fixação do ovário na parede uterina ou mesmo no fundo uterino, ou por meio de um encurtamento do ligamento útero-ovárico. Discute-se, porém, seu efeito na arquitetura tubária e seu impacto na fertilidade.[18,21]

■ REFERÊNCIAS BIBLIOGRÁFICAS

1. Campion EW, et al. Pelvic Inflammatory Disease. N Engl J Med 2015;372(21):2039-41.
2. Rosen M, et al. Tubo-ovarian abscess management. Obstet Gynecol Surv. 2009;64(10):681-8.
3. Henry-Suchet J. Laparoscopic treatment of tubo-ovarian abscess: thirty years' experience. J Am Assoc Gynecol Laparosc. 2002;9(3):235-42.
4. Granberg S, et al. The management of pelvic abscess. Best Pract Res Clin Obstet Gynaecol [Internet]. Elsevier Ltd; 2009;23(5):667-76.
5. Schindlbeck C, et al. Diagnosis of pelvic inflammatory disease (PID): Intra-operative findings and comparison of vaginal and intra-abdominal cultures. Arch Gynecol Obstet. 2014;289(6):1263-9.
6. Yang C-C, et al. Advantages of open laparoscopic surgery over exploratory laparotomy in patients with tubo-ovarian abscess. J Am Assoc Gynecol Laparosc 2002;9(3):327-32.
7. Topçu HO, et al. Risk factors for adverse clinical outcomes in patients with tubo-ovarian abscess. J Obstet Gynaecol 2014;3615.
8. MacKenna A, et al. Clinical management of functional ovarian cysts: a prospective and randomized study. Hum Reprod 2000;15(12):2567-9.

9. Bottomley C, Bourne T. Diagnosis and management of ovarian cyst accidents. Best Pract Res Clin Obstet Gynaecol. 2009; 23(5):711-24.

10. Teng SW, et al. Comparison of Laparoscopy and Laparotomy in Managing Hemodynamically Stable Patients with Ruptured Corpus Luteum with Hemoperitoneum. J Am Assoc Gynecol Laparosc. 2003;10(4):474-9.

11. Kim JH, et al. Successful Conservative Management of Ruptured Ovarian Cysts with Hemoperitoneum in Healthy Women. PLoS One. 2014;9(3):1-11.

12. Hackethal A, et al. Feasibility of laparoscopic management of acute haemoperitoneum secondary to ruptured ovarian cysts in a haemodynamically unstable patient. Minim Invasive Ther Allied Technol. 2015; 292(1):135-41..

13. Sasaki KJ, et al. Review of the Literature. J Minim Invasive Gynecol 2014;21(2):196-8.

14. Huchon C, et al. Adnexal torsion: a literature review. Eur J Obstet Gynecol Reprod Biol 2010;150(1):8-15.

15. Ghani A, et al. Update on the management of ovarian torsion in children and adolescents. World J Clin Pediatr. 2015;11(1):35-42.

16. McGovern PG, et al. Adnexal torsion and pulmonary embolism: case report and review of the literature. Obstet Gynecol Surv. 1999;54(9):601-15.

17. Pansky M, et al. Torsion of normal adnexa in postmenarchal women and risk of recurrence. Obstet Gynecol. 2007;109(2 Pt 1):355-9.

18. Fuchs N, et al. Oophoropexy to Prevent Adnexal Torsion : How, When , and for Whom ? J Minim Invasive Gynecol 2010;17(2):205.

19. Ashwal E, et al. Original study presentation , diagnosis, and treatment of ovarian torsion in premenarchal girls. J Pediatr Adolesc Gynecol 2015;28(6):526-30.

20. Wilkinson C, et al. A multimodality imaging review. Clin Radiol [Internet]. The Royal College of Radiologists; 2012;67(5):476-9.

21. Weitzman VN, et al. Prevention of recurrent adnexal torsion. Fertil Steril 2008. 90(5):2018.e1-3.

Capítulo **123**

- Arlley Cleverson Belo da Silva ■ Maria Gabriela Baumgarten Kuster Uyeda
- Marair Gracio Ferreira Sartori

Vídeo-histeroscopia

■ INTRODUÇÃO

A histeroscopia é um procedimento minimamente invasivo, diagnóstico e/ou terapêutico, em que é possível a visualização direta da cavidade uterina além do canal endocervical.

Pela sua segurança e eficácia, tornou-se procedimento indispensável em Ginecologia.

■ INDICAÇÕES

As indicações da histeroscopia são avaliar e/ou tratar doenças na cavidade endometrial, óstios tubários ou canal endocervical, tais como investigação de sangramento uterino anormal, espessamento endometrial, pólipos endometriais ou endocervicais, miomas submucosos, infertilidade, sinéquias, anormalidades mullerianas, desobstrução de tuba proximal, desejo de esterlizição e retirada de dispositivos.

Sangramento uterino anormal (SUA)

É uma das queixas mais comuns que frequentemente leva a paciente a procurar ajuda médica.[1]

A histeroscopia é utilizada no processo de investigação etiológica dos sangramentos uterinos anormais (SUA), tanto por permitir a visualização direta do canal endocervical e da cavidade endometrial, facilitando o diagnóstico de anormalidades intrauterinas, e, ainda, permitindo realizar seu tratamento simultâneo. Além disso, a histeroscopia diagnóstica pode ser ambulatorial sem anestesia ou analgesia.[1]

Histeroscopia diagnóstica para investigação de anormalidades intrauterinas em mulheres com quadro de SUA possui sensibilidade de 94% e especificidade de 89%. Além disso, a acurácia diagnóstica da histeroscopia para câncer endometrial é alta, com sensibilidade e especificidade em torno de 86% e 99%, respectivamen-te. Isso deve-se a possibilidade de biopsiar a área endometrial suspeita sob visualização direta.[2]

Entre as principais causas de SUA, encontram-se hiperplasias e pólipos endometriais, e miomas. Com relação à hiperplasia, a ablação endometrial pode ser considerada uma alternativa terapêutica aceitável em relação à histerectomia. No seguimento de curto prazo, 30% das pacientes podem evoluir com amenorreia. Além disso, estudos mostram que pacientes podem apresentar perdas sanguíneas esporádicas (*spotting*) após ablação ou diminuição do fluxo menstrual. A minoria dos casos, cerca de 10%, não apresentam alteração do quadro de SUA ou ainda evoluem com piora dos sintomas.

No geral, a eficácia da ablação endometrial a longo prazo no tratamento de sangramento excessivo do útero e miomas está entre 60% e 90%, e a taxa de reabordagem, seja em caso de ablação endometrial com ressectoscópio com vaporização, é 38% em cinco anos.[2]

Pólipos e miomas

Pólipos endometriais e miomas são condições comuns em ginecologia. Miomas são os tumores pélvicos mais usuais em mulheres e constituem-se de tecidos fibromusculares benignos de origem miometrial. Pólipos também são tumores benignos que apresentam mucosa endometrial, com proliferação epitelial e variável quantidade de tecido glandular e vasos sanguíneos.[3] Entretanto, há poucos relatos de pólipos endometriais que podem ser hiperplásicos com transformação maligna ou ainda de carcinoma confinado em pólipos. São fatores de risco para malignidade de pólipos: hipertensão, arterial, tomoxifeno, menopausa e pólipos maiores de 1,5 cm.[4]

Pólipos endometriais e miomas podem ser assintomáticos e diagnosticados como achado por exame de imagem de rotina. Quando causam sintomas, esses são frequentemente sangramento uterino anormal e infertilidade. SUA acontece em cerca de 68 % dos casos.[4,5]

O diagnóstico de pólipos por histeroscopia apresenta sensibilidade e especificidade de 94% e 92%, respectivamente. A histeroscopia com biópsia é método padrão-ouro para diagnóstico de pólipos endometriais. Já para diagnóstico de miomas, a histeroscopia tem sensibilidade de 87% e especificidade de 95%.[2]

As vantagens do tratamento pela histeroscopia são diversas. Entre elas, encontra-se a obtenção de material para exame histopatológico. Nos casos de miomectomia, incluem-se, entre os benefícios, a não realização de laparotomia, a ausência de cicatriz uterina e a diminuição da hospitalização.

Infertilidade

Fatores uterinos podem ser encontrados em 2% a 3% dos casos de mulheres com infertilidade. Com intuito de diagnosticá-los, a histerossalpingografia é utilizada rotineiramente na avaliação de pacientes inférteis. Apesar da histeroscopia não ser utilizada como rotina na investigação de casos de infertilidade, ela é equivalente à histerossalpingografia para avaliar a cavidade endometrial.[6]

Apesar de estudos observacionais sugerirem o aumento de gestações após tratamento histeroscópico como polipectomias, miomectomias, retiradas de septos ou de aderências, a histeroscopia no manejo de pacientes com infertilidade permanece sob debate, pois não há consenso sobre a eficácia da cirurgia histeroscópica em relação à melhora do prognóstico.[6]

Aderências intrauterinas

A presença de sinéquias uterinas é conhecida com síndrome de Asherman. Está frequentemente associada à amenorreia e infertilidade. Histeroscopia é usada para diagnóstico e tratamento destas aderências. O tratamento é feito pela sua lise da sobre visualização direta. Depois, a maioria das pacientes apresenta fluxo menstrual normal. Em casos de infertilidade, se nenhuma outra causa estiver presente, cerca de 80% das pacientes tratadas podem engravidar normalmente. Casos de recorrência de aderências após lise histeroscópica permitem taxas de concepção significativamente menor do que aqueles com cavidade uterina normal após a cirurgia. Além disso, esse tratamento pode aumentar o risco para acretismo placentário e placenta prévia.

Malformações mullerianas

Malformações mullerianas estão presentes em 1% a 2 % de todas as mulheres, em 4% das com infertilidade e em até 15 % das com abortamento habitual. Histeroscopia pode ser utilizada principalmente para diagnosticar, mas nem sempre para tratar de malformações.[2]

Útero septado é a malformação mais comum, correspondendo a 35% de todos os casos e está associado com maior incidência de falha reprodutiva. Historicamente sua correção era realizada por laparotomia, mas atualmente tem sido mais comumente por histeroscopia. Complicações cirúrgicas são menores com a histeroscopia.[2]

Contracepção

A contracepção por laqueadura tubária irreversível pode ser realizada por meio de histeroscopia com dispositivo de oclusão tubária conhecido como Essure®. É procedimento rápido, não havendo necessidade de incisão abdominal e a recuperação pós-operatória é adequada. Oclusão bilateral pode ser visualizada em cerca de 92% das pacientes após três meses do procedimento, podendo ser repetido uma segunda vez. Um método contraceptivo adicional deve ser considerado até confirmação de completa oclusão tubária bilateral.

Obstrução de tuba proximal

Obstrução da parte proximal da tuba pode ser diagnosticada pela histerossalpingografia, tendo como fator causal salpingites, endometriose e espasmos. Até 85% das oclusões podem ser tratadas, mas a recidiva acontece em aproximadamente um terço dos casos.[2] Sendo assim, não existem estudos controlados que demonstrem a eficácia do tratamento histeroscópico de obstrução de tuba proximal.

Retirada de corpo estranho

Pela vantagem de visualização direta da cavidade intrauterina oferecida pela histeroscopia, é possível dela retirar corpos estranhos. Como exemplo, podemos citar a realização de histeroscopia para retirada de dispositivo intrauterino (DIU) após falha da tentativa sem visão direta.

■ CONTRAINDICAÇÕES

Por ser um procedimento invasivo com visualização da cavidade endometrial está contraindicado em caso de gestação em curso, infecção uterina ou cervical agudas (incluindo herpes genital) sob risco de ascender; câncer de colo do utero diagnosticado ou paciente sem condições clínicas para sofrer procedimentos invasivos. O sangramento uterino excessivo não é contraindicação, apesar de prejudicar a visualização.[1,2]

■ COMPLICAÇÕES

A histeroscopia é considerada um procedimento seguro e as complicações são raras, mas podem acontecer entre 0,3 e 3% dos casos.[7-9] A histeroscopia cirúrgica provoca maior risco de complicações do que a diagnóstica.[7]

Podemos dividir as complicações entre intraoperatórias ou precoces e pós-operatórias ou tardias.

Complicações precoces

Dentre as complicações precoces ou intraoperatórias, destacam-se: perfuração uterina, hemorragia, laceração cervical e absorção excessiva de fluidos (sobrecarga), levando ou não a disturbios hidroeletrolíticos.

O risco depende da experiência do cirurgião. Quanto maior a experiência, menor o risco de complicações comparando procedimentos de mesma complexidade.[7]

Perfuração uterina e laceração de canal cervical

A perfuração uterina é a complicação mais comum, variando entre 0,12% a 3%, sendo 10 vezes mais prevalente na histeroscopia cirúrgica do que na diagnóstica.[7-11]

Na maioria das vezes, a perfuração acontece durante a dilatação do canal cervical[12] e fatores que levam ao maior risco de perfuação são: estenose no canal, nuliparidade, período pós-menopausal, manipulação cirúrgica prévia do colo do utero. O diagnóstico de perfuração é feito pela visualização direta ou suspeitado pela da presença de hematúria, visualização de intestino ou omento na cavidade uterina, dor pélvica de forte intensidade e instabilidade hemodinâmica ou hemorragia importante.

Em face de perfuração, deve-se interromper imediatamente o exame e retirar o instrumental. Observação clínica deve ser realizada com monitorização dos sinais vitais, podendo ser necessária a dosagem de hemoglobina e hematócritos seriados. No caso de perfuração da parede anterior ou posterior, pode haver acometimento de órgãos adjacentes ao útero como alças intestinais, reto, bexiga e vasos sanguíneos, havendo relato que lesão de vasos está mais associada à perfuração de paredes laterais. Nesses casos, deve-se fazer uma laparoscopia. Cistoscopia é recomendada para avaliar possível lesão de bexiga nos casos de perfuração de parede anterior.[10,11]

Sangramento/Hemorragia

Sangramentos podem acontecer durante e após todo o procedimento. Primeiramente, o cirurgião deve se assegurar que o sangramento não é devido à perfuração uterina ou à laceração de colo ou vagina.[11]

Entre os procedimentos com maior risco de sangramento, ablação endometrial, polipectomia e ressecção de mioma com componente intramural são os principais. Para pacientes com anemia, que consequentemente pioram após a perda sanguínea, pode ser considerado um tratamento prévio à histeroscopia com análogo de GnRH, causando amenorreia, associado com reposição de ferro ou ainda transfusão de concentrados de hemácias.[12]

Sangramentos leves a moderados com frequência são autolimitados, não necessitando de intervenções. Entretanto, nos casos de perda de sangue vivo e em grande quantidade pode-se tentar a cauterização dos vasos , ou ainda suturar, principalmente em relação a laceração de canal cervical, e se não houver sucesso, pode-se inserir uma sonda de Foley na cavidade uterina com insuflação do balão para tamponamento dos vasos sanguíneos. Por último, pode-se indicar a histerectomia.[9] É importante diagnosticar e tratar distúrbios de coagulação, se presentes.

Sobrecarga de fluidos e distúrbio hidroeletrolítico

Meios de distensão são essenciais para realizar a histeroscopia para manter as paredes uterinas afastadas e proporcionar boa visualização da cavidade.

Meios líquidos para distender a cavidade podem ser classificados como: ricos em eletrólitos, (soro fisiológico); ou pobres ou livres de eletrólitos (glicina 1,5%, manitol 5% ou sorbitol). Esses últimos ainda podem-se subdividir, de acordo com a viscosidade, onde meios com alta viscosidade raramente são hoje usados.[13]

Absorção sistêmica dos meios líquidos pode acontecer por dois mecanismos conhecidos como intravasamento ou extravasamento. O intravasamento acontece quando a absorção do fluido acontece de maneira direta pelos vasos lesados durante o procedimento, sendo esse o mecanismo mais comum. Extravasamento pode acontecer pela absorção peritoneal do líquido que, através das tubas, vai para cavidade abdominal.

Sobrecarga de fluidos é definida como a absorção de mais de 1.500 mL de meio de distensão associado a complicações clínicas.[7] Entretanto, maioria das pacientes saudáveis podem absorver até 2.500 mL de soro fisiológico, sem risco significativo, devendo haver, por outro laudo, maior cuidado quando há morbidades.[13]

A incidência desta complicação encontra-se entre 0,1% e 0,2%,[13] ou seja, é bastante incomum durante a histeroscopia, entretanto, quadros graves pode levar a paciente ao óbito.

Anemia dilucional, edema agudo de pulmão, insuficiência cardíaca, edema cerebral são exemplos de complicações possíveis em decorrência da sobrecarga de líquidos. Essas são relacionadas ao desenvolvimento de hiponatremia sérica e hiposmolaridade plasmática que devem ser prontamente reconhecidas e tratadas, evitando maiores danos.

Entre os fatores de risco relacionados com essa complicação estão ressecção de endométrio ou de miomas grandes e com grande componente intramural; tempo cirúrgico prolongado; pressão na cavidade uterina alta, maior que a pressão arterial média e perfuração uterina.

Para diminuir o risco desta complicação é necessário haver controle da quantidade de líquido infundido durante a cirurgia e ainda que se mantenha a pressão intrauterina abaixo da pressão arterial média e abaixo de 120 mmHg.

Embolismo gasoso

O gás dióxido de carbono (CO_2) foi o primeiro a ser utilizado como meio para distender a cavidade uterina em 1925. Entre as vantagens deste gás estão o baixo preço, a fácil disponibilidade, o fato de não ser inflamável e sua relativa solubilidade ao sangue.[13]

Entretanto, a embolia de gás ou ar vem sendo complicação perigosa possível durante a histeroscopia com incidência variando entre 10% e 50%, havendo relatos de casos fatais.[14]

Nos casos de histeroscopia, embolismo de gás ou ar acontece quando vasos uterinos são danificados durante o procedimento proporcionando seu acesso à circulação sistêmica. Esses gases podem ser derivados tanto da eletrocoagulação (hidrogênio, monóxido de carbono, CO_2) quanto do ar ambiente (nitrogênio e oxigênio). A distinção entre o tipo de embolismo deve ser feita, devendo o manejo clínico ser direcionado de acordo com o gás envolvido. Gás altamente solúvel provavelmente proporcionará quadro clínico de menor gravidade do que quando pouco solúvel.

O CO_2 é mais solúvel no sangue do que o ar, oxigênio ou óxido nitroso. Assim, a dose letal de ar é cinco vezes menor do que a dose de CO_2, o que torna o embolismo de ar ambiente mais perigoso do que embolismo por CO_2. Esse gás não é usado para distensão da cavidade nos casos de histeroscopia cirúrgica, sendo recomendado o soro fisiológico sempre que possível, devido a menor risco de efeitos colaterais.

Os sinais e sintomas que podem surgir em pacientes quando acordadas durante histeroscopia cirúrgica e sob o efeito de raquianestesia são dor torácica ou dispneia, assim como queda dos níveis de saturação de O_2. Durante histeroscopia diagnóstica é recomendado que se monitorize a paciente com oxímetro, avaliando além da saturação de oxigênio, a frequência cardíaca. Já nos casos de histeroscopia cirúrgica recomenda-se monitorização mais rigorosa, além de oximetria de pulso, com

eletrocardiograma, pressão arterial e padrão de ventilatório e capnografia, sendo essa último considerado o mais importante.[14] A rápida identificação de provável quadro de embolia de gás proporciona rápido manejo clínico com suporte e medidas adequadas para reverter o quadro.

Infecção

Quadros infecciosos, como endometrite, após histeroscopia são raros e quando presentes são mais comumente associados com lises de sinéquias uterinas ou cirurgias realizadas em pacientes com história de doença inflamatória pélvica prévia. Pela ausência de estudos clínicos randomizados, não há recomendação de antibioticoprofilaxia rotineira.

Complicações tardias

Complicações tardias são: hematometra, neoplasia do endometrio após ablação, esterilização por obstrução tubária e rotura uterina em gestações após histeroscopia cirúrgica.

Aderências intrauterinas

Cirurgia na cavidade uterina pode resultar no desenvolvimento de aderências que podem causar uma variedade de efeitos. Hematometra pode desenvolver-se após a ressecção do endométrio, se há estenose cervical o que levará à oclusão do fluxo menstrual a partir da cavidade endometrial.

Síndrome da ablação endometrial pós-laqueadura tubária tem sido relatada, quando sinéquias dentro da cavidade endometrial impedem o fluxo de sangue sair através do colo, ao passo que as tubas oclusas dificultarão a passagem de sangue para dentro da cavidade peritoneal, resultando em dor cíclica associada ao fluxo menstrual.

Rotura uterina em gestação após histeroscopia

No caso de gravidez, rotura uterina é consequência potencial, especialmente se a cirurgia histeroscópica violou a integridade do miométrio. Pacientes devem ter ciência do alto risco que elas estarão sujeitas no caso de uma gravidez.

Mulheres que são submetidas à ablação endometrial devem ser bem alertadas sobre os riscos de complicações tardias. O uso de método contraceptivo contínuo até a menopausa pode ser considerado a fim de diminuir o risco associado à gestação.

Caso a gravidez venha acontecer, deve-se considerar a cesariana eletiva como via de parto a fim de diminuir o risco potencial de rotura uterina.

REFERÊNCIAS BIBLIOGRÁFICAS

1. Guin G, Sandhu SK, Lele A, Khare S. Hysteroscopy in evaluation of abnormal uterine bleeding. J Obstet Gynecol India. 2011;61(5):546–9.

2. Petrozza AJC, Editor C, Rivlin ME. Hysteroscopy. http://emedicine.medscape.com/article/267021-overview. 2016;1–11.

3. Munro MG, Critchley HOD, Broder MS, Fraser IS, Working F, Disorders M. International Journal of Gynecology and Obstetrics SPECIAL COMMUNICATION FIGO classi fi cation system (PALM-COEIN) for causes of abnormal uterine bleeding in nongravid women of reproductive age. Int J Gynecol Obstet. Elsevier B.V.; 2011;113(1):3–13.

4. Salim S, Won H, Nesbitt-Hawes E, Campbell N, Abbott J. Diagnosis and Management of Endometrial Polyps: A Critical Review of the Literature. J Minim Invasive Gynecol. Elsevier Ltd; 2011;18(5):569–81.

5. Di Spiezio Sardo A, Calagna G, Guida M, Perino A, Nappi C. Hysteroscopy and treatment of uterine polyps. Best Pract Res Clin Obstet Gynaecol. Elsevier Ltd; 2015;29(7):908–19.

6. Carneiro MM. What is the role of hysteroscopic surgery in the management of female infertility? A review of the literature. Surg Res Pract. 2014;2014:105412.

7. Jansen FW, Vredevoogd CB, Van Ulzen K, Hermans J, Trimbos JB, Trimbos-Kemper TCM. Complications of hysteroscopy: a prospective, multicenter study. Obstet Gynecol. 2000;96(2):266–70.

8. Shveiky D, Rojansky N, Revel A, Benshushan A, Laufer N, Shushan A. Complications of hysteroscopic surgery: "Beyond the learning curve." J Minim Invasive Gynecol. 2007;14(2):218–22.

9. Aydeniz B, Gruber I V, Schauf B, Kurek R, Meyer a, Wallwiener D. A multicenter survey of complications associated with 21,676 operative hysteroscopies. Eur J Obstet Gynecol Reprod Biol [Internet]. 2002;104(2):160–4.

10. Cooper JM, Brady RM. Intraoperative and early postoperative complications of operative hysteroscopy. Obstet Gynecol Clin North Am [Internet]. W.B. Saunders Company; 2000;27(2):347–66.

11. John A, Crochet R, Editor C, Isaacs C. Operative Hysteroscopy. Http://EmedicineMedscapeCom/Article/1848467- -Overview. 2014;1–14.

12. Munro MG. Complications of hysteroscopic and uterine resectoscopic surgery. Obstet Gynecol Clin North Am. 2010;37(3):399–425.

13. McGurgan PM, McIlwaine P. Complications of hysteroscopy and how to avoid them. Best Pract Res Clin Obstet Gynaecol. 2015;29(7):982–93.

14. Groenman FA, Peters LW, Rademaker BMP, Bakkum EA. Embolism of Air and Gas in Hysteroscopic Procedures: Pathophysiology and Implication for Daily Practice. J Minim Invasive Gynecol. 2008;15(2):241–7.

Capítulo **124**

■ Fabio Luiz Malisano

Anestesia em Vídeo-Histeroscopia

Hoje, a vídeo-histeroscopia é o método padrão-ouro na avaliação tanto do colo como da cavidade uterina. É método pouco invasivo que permite fazer o diagnóstico e o tratamento, tornando-se comum na rotina operatória ginecológica. Sua principal indicação é a avaliação do sangramento uterino anormal.[1] A vídeo-histeroscopia guarda algumas peculiaridades que precisam ser bem conhecidas pelo anestesiologista, pois são responsáveis por importantes alterações fisiológicas que podem ocorrer no intraoperatório. Essas alterações são determinadas pelos reflexos uterinos, posicionamento da paciente na mesa cirúrgica e métodos de distensão da cavidade uterina. Esse conhecimento é fundamental para o reconhecimento precoce e tratamento das complicações associadas à vídeo-histeroscopia.

■ CONSIDERAÇÕES FISIOLÓGICAS

Reflexos uterinos

A manipulação do útero para a prática da histeroscopia, como tração do colo ou distensão da cavidade, pode desencadear o reflexo vagal. O nervo vago carrega cerca de 75% de todas as fibras parassimpáticas, passando por todo tórax e abdome.[2] O sistema nervoso autônomo controla as funções viscerais por meio dos reflexos autonômicos, sendo notáveis a rapidez e a intensidade com as quais podem se manifestar. Como exemplo, pode-se dobrar o número de batimentos cardíacos em menos de cinco segundos, assim como baixar a pressão arterial até provocar síncope entre três e cinco segundos. O nervo vago conduz as fibras parassimpáticas que, ativadas, provocam: bradicardia severa, hipotensão, palidez cutânea, náuseas, vômitos, tonturas e perda da consciência. É importante lembrar que esse reflexo pode aparecer na histeroscopia cirúrgica, com a paciente anestesiada, como também na diagnóstica, em que muitas vezes

o anestesiologista não está presente. O tratamento começa com a cessação do estímulo, posição de Trendelenburg (cefalodeclive de 30% a 45%), atropina (dose inicial de 0,5 mg/IV), hidratação e suporte respiratório.

Posicionamento da paciente na mesa cirúrgica

A posição de litotomia é a habitual para a histeroscopia. A convencional requer que os membros inferiores da paciente sejam separados na linha média em 30% a 45% em abdução não forçada (calcanhares separados em aproximadamente 70 cm), cada membro colocado em apoio elevado.[3] Os quadris são fletidos até que as coxas fiquem anguladas com o tronco entre 80 e 100 graus, com os joelhos fletidos, até que as pernas estejam paralelas dorso. A elevação das pernas pode piorar a herniação do núcleo pulposo nas pacientes com história de hérnia de disco lombar, sendo útil colocar a paciente acordada em posição de litotomia e verificar se essa posição pode ser bem tolerada pela paciente. Os membros inferiores devem ser posicionados simultaneamente nas perneiras, evitando a torção e estiramento da região lombar; no final do procedimento devem ser retirados também simultaneamente.[4] Com relação aos membros inferiores e seu posicionamento, é importante destacar: evitar a compressão da fossa poplítea (face posterior do joelho) na perneira, utilizando uma superfície acolchoada, prevenindo a lesão do nervo tibial. Muito importante também proteger a face lateral do joelho, impedindo a compressão e lesão do nervo fibular, que causa a perda da flexão do dorso do pé. A acentuada flexão da coxa pode provocar lesão do nervo obturador, e a compressão do nervo safeno na região medial da tíbia pode causar parestesia na face medial da panturrilha.

Quanto aos membros superiores, deve-se evitar a extensão e a abdução dos membros superiores, na prevenção das lesões do plexo braquial. Deve-se limitar a abdução do braço em 90%. Estatisticamente, as lesões de nervo periférico, pelo mau posicionamento na mesa cirúrgica, são responsáveis por 15% das complicações nas histeroscopias.[5] Outras considerações pela posição de litotomia referem-se às alterações respiratórias e cardiovasculares. Nessa posição, observamos a diminuição da capacidade residual funcional, predispondo a formação de atelectasias e hipóxia, por deslocamento cefálico do diafragma provocado pelas vísceras abdominais. Quando se associa a litotomia ao Trendelenburg (cefalodeclive de 30 a 45%), essas alterações tornam-se mais importantes. A elevação dos membros inferiores aumenta o retorno venoso e pode agravar um quadro de insuficiência cardíaca, assim como a descida dos membros inferiores diminui o retorno venoso, reduzindo a pré-carga cardíaca, podendo causar hipotensão ao final do procedimento.

Meios de distensão da cavidade uterina

A distensão da cavidade uterina na vídeo-histeroscopia é fundamental para se conseguir uma visão panorâmica e global. O CO_2 pode ser utilizado nas histeroscopias diagnósticas, enquanto nas cirúrgicas, os meios líquidos são utilizados.

CO_2

O CO_2 é o único gás utilizado como meio de distensão e deve ser empregado apenas na histeroscopia diagnóstica.[6] Ele deve ser utilizado apenas com insufladores eletrônicos com fluxo de 50 mL/min. e pressão de insuflação de 100 mmHg. O risco de embolia gasosa aumenta com pressões de insuflação acima de 120 mmHg.

■ MEIOS LÍQUIDOS PARA DISTENSÃO DA CAVIDADE UTERINA

Esses meios devem ter como características: permitir uma clara visualização e não conduzir eletricidade (quando se utiliza corrente monopolar). Como essas soluções são absorvidas na circulação, elas também devem apresentar como características serem iso-osmolares em relação ao sangue, não serem tóxicas, não provocarem hemólise e serem facilmente eliminadas pelo organismo. A água destilada deve ser vetada como meio de distensão pelo risco de hemólise.

Os meios líquidos de distensão podem ou não conter eletrólitos. Quando se opera com o Versapoint (corrente bipolar), as soluções com eletrólitos podem ser utilizadas

– nesse caso, o soro fisiológico 0,9% ou a solução de Ringer lactato. A vantagem dessas soluções com eletrólitos está no fato de não provocarem distúrbios de osmolaridade (hiponatremia dilucional) intra e extracelular, porém podem causar, se absorvidas em excesso, hipervolemia e falência cardíaca.[7] Quando se opera com corrente monopolar, devem-se usar as soluções sem eletrólitos como meios para distensão uterina, pois são eletricamente inertes, não causando propagação da corrente elétrica. As principais soluções para a distensão da cavidade uterina são descritas a seguir.

Dextrose 5%

Além do risco da hiponatremia dilucional relacionada ao volume da solução absorvido durante o procedimento, a hiperglicemia também pode ocorrer como complicação.

Glicina 1,5%

A glicina é metabolizada no fígado em amônia. A hiperamoniemia provoca distúrbios visuais, fraqueza muscular e, nos casos mais graves, falência cardíaca e convulsões.

Sorbitol 5%

Metabolizado no fígado em glicose e frutose, pode causar, além de hiponatremia, hiperglicemia quando absorvido em excesso.

Manitol 3%

O manitol possui uma vantagem quando comparado às outras soluções, pois não sofre metabolização. É excretado por via renal, causando diurese osmótica e aumentando a perda de água. O excesso de água é responsável pela hiponatremia dilucional. Quando disponível, deve ser o meio preferido para histeroscopia.

Independentemente do meio utilizado, é imprescindível o controle do volume de entrada e saída do líquido de distensão, para avaliação do volume absorvido. Quanto maior esse volume, maior o risco de complicações. O cirurgião deve ser continuamente informado sobre o volume de solução absorvido, devendo ser alertado quando passar de 500 mL.[8] Quando passar de 1.000 mL, o procedimento deve ser interrompido pelo risco da hiponatremia dilucional. Quando se utilizam soluções com eletrólitos (SF0,9% ou Ringer lactato), em pacientes jovens sem comorbidades, pode ser admitida uma absorção de até 2.500 mL; no entanto, alguns trabalhos sugerem aumento do risco de embolia aérea quando há absorção acima de 1.000 mL do líquido com eletrólitos.[9]

■ HIPONATREMIA DILUCIONAL OU INTOXICAÇÃO HÍDRICA

Pelo fato de não possuírem eletrólitos, essas soluções quando absorvidas durante a ressecção provocam hipervolemia e consequente diluição dos eletrólitos plasmáticos, causando a hiponatremia dilucional ou intoxicação hídrica. O fator principal para ocorrência da hiponatremia é o "excesso de água" absorvido durante a ressecção, e não a falta de sódio. Quanto maior a área de ressecção e pressão utilizada, maior é a absorção do líquido de distensão e maior o risco da intoxicação hídrica. Lembrando que a pressão venosa gira em torno de 12 a 15 mmHg, e a pressão para distensão da cavidade pode chegar a 10 vezes esse valor; logo, o gradiente de pressão é sempre favorável à absorção do líquido de irrigação. Nas miomectomias o risco aumenta, pois os vasos sanguíneos que irrigam o mioma são de maior calibre.[10] O tempo do procedimento também tem relação com o risco de hiponatremia, porém parece ser mais importante a velocidade de absorção do líquido do que a duração do procedimento. Quando o balanço entre entrada e saída do líquido de distensão chegar a 1.000 mL, o procedimento deve ser interrompido. Mesmo que não ocorra a hiponatremia, o excesso de absorção do líquido de distensão provoca hipervolemia, com sobrecarga cardíaca, podendo causar falência cardíaca e edema pulmonar.

■ SINAIS E SINTOMAS DA INTOXICAÇÃO HÍDRICA

O sódio é um eletrólito essencial para a adequada função celular, particularmente das membranas excitáveis do cérebro e coração. Basicamente, uma redução significativa dos níveis de sódio provoca a alteração das funções cerebrais e cardíacas. Já que os principais órgãos afetados são coração e cérebro, os sinais e sintomas da hiponatremia dilucional se manifestam clinicamente com a alteração da função cardíaca e cerebral. A queda do sódio até 120 mEq/L normalmente é bem tolerada. O quadro da intoxicação hídrica começa com queixa de tontura, sensação de aperto no tórax e garganta, náuseas e vômitos, agitação e confusão mental. Do ponto de vista cardiovascular, observa-se hipertensão com bradicardia, o que é sugestivo de um quadro de edema cerebral. As alterações no eletrocardiograma evidenciam bradicardia, ritmo nodal, alteração do segmento ST, onda U e achatamento do complexo QRS. Se o processo não for prontamente tratado, o paciente evolui com convulsões, cianose e parada cardíaca. A função renal também é afetada na hiponatremia dilucional.

Tratamento da hiponatremia dilucional

O primeiro passo no tratamento é identificar o quadro e interromper a cirurgia. Como o distúrbio principal é o excesso de água e não a falta de sódio, inicialmente o tratamento se baseia na eliminação do excesso de água com o uso de diuréticos (furosemida 20 mg), suporte respiratório com oxigênio e intubação traqueal – caso necessário. Nos casos mais graves, além de diuréticos, é necessária a correção do sódio. Lembrando-se que a correção do sódio deve ser lenta, pelo risco de lesão cerebral. Normalmente, utiliza-se solução salina (3% a 5%), com a infusão de 100 mL/hora. Na maioria dos casos, 300 mL dessa solução são suficientes para a correção do sódio.

■ EMBOLIA GASOSA

Outra grande preocupação além da hipervolemia associada ou não à hiponatremia é a embolia gasosa. Ela pode acontecer quando existe ar sobre a vasculatura, com um gradiente de pressão favorável à sua absorção pelos vasos sanguíneos – ela não é um fenômeno raro na histeroscopia cirúrgica.[11] A embolia gasosa pode ser causada pela distensão da cavidade com CO_2 ou meio líquido, com entrada de ar pelo canal cervical durante a entrada e a saída do aparelho. Durante a ressecção com alça, a passagem da corrente elétrica no meio de distensão pode provocar a formação de bolhas; como a pressão de distensão é sempre muito maior do que a pressão venosa da vasculatura uterina, a embolia gasosa é sempre possível. O ideal é que se mantenha a pressão de insuflação < 125 a 150 mmHg durante o procedimento. Quando a altura do eixo do coração estiver abaixo do sítio cirúrgico, aumenta-se a chance de embolia gasosa, por isso a posição de Trendelenburg não deve ser usada durante a histeroscopia; um discreto cefaloaclive (próclive) pode diminuir o risco de embolia.[12] Outro cuidado importante é limitar a retirada e a reintrodução do histeroscópio durante o procedimento, pois esse movimento força a entrada de ar para a cavidade uterina.

Nos casos de ressecção de miomas, a chance cresce pela maior vascularização dos miomas. A gravidade da embolia gasosa depende do volume de ar absorvido, acreditando-se que um volume maior que 300 mL com uma taxa de absorção de 100 mL/min. pode ser fatal.[13] Inicialmente, o quadro clínico da embolia gasosa se manifesta como piora aguda dos parâmetros cardíacos e pulmonares, podendo evoluir para edema agudo de pulmão e insuficiência cardíaca. Durante a anestesia geral, pode-se fazer o diagnóstico pela queda do $ETCO_2$ expirado, queda da saturação de O_2 e aumento da pressão endotraqueal. As alterações eletrocardiográficas incluem taquicardia, aumento da onda P, bloqueio do ramo direito e sinais de sobrecarga cardíaca direita. Mudanças no segmento ST (depressão ou elevação) são compatíveis com isquemia cardíaca e infarto. A presença de forame oval patente (cerca de 25 a 30 % da população[14]) pode fazer com que o ar no coração direito passe para o coração esquerdo, transformando a embolia aérea inicialmente venosa em embolia arterial, com possibilidade de infarto cardíaco e acidente vascular cerebral (AVC). O tratamento inclui cessar o procedimento, realizar suporte respiratório com pressão positiva e suporte cardiovascular; e a câmara hiperbárica de oxigênio também deve ser considerada.

Técnica anestésica nas vídeo-histeroscopias abrange uma série de procedimentos, desde um exame diagnóstico até ressecções de grande extensão. Cabe ao anestesiologista, além de boa indicação da técnica anestésica, orientar o posicionamento adequado da paciente na mesa cirúrgica e reconhecer precocemente os eventos adversos.

Nas histeroscopias diagnósticas, pode se considerar a anestesia local como opção. O bloqueio cervical é realizado com infiltração de anestésico local em quatro pontos do colo uterino às 11, 13, 16 e 19 horas, próximo ao orifício externo ao nível 2 colposcópico (1,5 mL de lidocaína a 2% por ponto). Com isso, diminui-se o desconforto da paciente, principalmente naquelas com hipersensibilidade ao manuseio do colo uterino. É importante lembrar que, na ausência do anestesiologista, o ginecologista deve estar atento, durante a realização da histeroscopia com anestesia local, à possibilidade de ocorrer o reflexo vagal, sendo necessário, além da interrupção do procedimento, o acesso a medicações para seu tratamento.

Tanto a anestesia regional quanto a anestesia geral são escolhas adequadas para a realização dos procedimentos vídeo-histeroscópicos. A anestesia regional (raquianestesia ou peridural), comparada à anestesia geral, tem a vantagem de diminuir o sangramento e a chance de trombose venosa.[15] A anestesia regional, associada à sedação, apresenta também, como vantagem, permitir o reconhecimento mais precoce dos casos de intoxicação hídrica, devido à mudança de comportamento da paciente, como inquietação e agitação. Nos procedimentos com maior duração e maior área de ressecção (miomas uterinos, em que a chance de hipervolemia e hiponatremia é maior), essa técnica parece ser a mais adequada. O nível de bloqueio até T10 é suficiente para os procedimentos de vídeo-histeroscopia; bloqueios com maior extensão, além de desnecessários, aumentam a chance de hipotensão no intraoperatório. Nos casos com menor duração, a anestesia geral pode ser empregada, tanto com máscara laríngea quanto intubação traqueal. Tanto a anestesia geral inalatória quanto a anestesia venosa podem ser realizadas. A anestesia venosa permite um despertar mais precoce e diminui a chance de náuseas e vômitos no período pós-operatório. Tão importante quanto a escolha da técnica anestésica é o conhecimento das possíveis complicações desses procedimentos, sendo muito importante a monitorização contínua dos parâmetros respiratórios e cardiovasculares. Nesse sentido, o bom entrosamento da equipe anestésico-cirúrgica é fundamental.

REFERÊNCIAS BIBLIOGRÁFICAS

1. Machado SB, et al. Indicações, contra-indicações e complicações em histeroscopia diagnóstica. Consenso brasileiro em Videoendoscopia Ginecológica, 2000. p.325.

2. Gyton A. Tratado de fisiologia médica. Rio de Janeiro: Guanabara; 1989. p.550.

3. Martin JT. Lithotomy positions. In: Martin JT, et al. Positioning in anesthesia and surgery. Philadelphia: W.B. Saunders; 1997. p.47.

4. Stoelting RK, et al. Basic of anesthesia. 4th ed. New York: Churchill Livingstone; 2004. p. 202.

5. Soares Jr WN, et al. Anestesia em videohisteroscopia. Consenso Brasileiro em Videoendoscopia, 2000. p.318.

6. Pellicano M, et al. Carbon dioxide versusnormal saline as a uterine distension medium for diagnostic vaginoscopic hysteroscopy in infertile patients:a prospective randomized, multicenter study. Fertil Steril 2003; 79(2):418-21.

7. Grove JJ, et al. Noncardiogenic pulmonary edema and venous air embolusas complications of operative hysteroscopy. J Clin Anesth 2004;16(1):48-50.

8. ACOG technology assessment in obstetrics and gynecology, number 4, August 2005: hysteroscopy. Obstet Gynecol 2005;106(2):439-42.

9. Dyrbye BA, et al. Gas embolism during hysteroscopy surgery using bipolaror diathermia: a randomized controlled trial. Am J obstet Gynecol 2012; 207(4):271.e1-6.

10. Hahn RG. Fluid absortion inendoscopic surgery. Br J Anaesth 2006; 6(1):8-20.

11. Imasogie N, et al. Probable gas embolism during operative hysteroscopy causedby products of combustion. CanJ Anaesth 2002; 9(10):1044-7.

12. Groenmann FA, et al. Embolism of air and gas in hysteroscopy procedures: pathophysiology and implication for daily practice. J Minin Invasive Gynecol 2008; 15(2):241-7.

13. King MB, et al. Unusual forms of pulmonary embolism. Clin chest med 1994;15(3):561-80.

14. Hagen PT, et al. Incidence and size of patent foramen during the first 10 decades of life: an autopsy study of 965 normal hearts. Mayo Clin Proc 1984; 59(1):17-20.

15. Morgan Jr, et al. Clinical anesthesiology. 2 ed. New York: Appleton & Lange1996. p. 604.

Capítulo 125

● **Carla Ferreira Kikuchi Fernandes**

Ensino em Videoendoscopia Ginecológica

■ INTRODUÇÃO

A paciente aceita submeter-se a um procedimento cirúrgico baseado na confiança depositada em seu cirurgião. Confia que ele é suficientemente experiente e competente tecnicamente para o procedimento. Nas relações interpessoais médico-paciente, médico-médico e mesmo entre pacientes, surgem questões: "como definir competência cirúrgica?"; "o que faz um cirurgião competente?".[1]

Durante décadas, o treinamento em cirurgia foi baseado no famoso modelo "veja, faça, ensine", desenvolvido por Wiliam Halsted em 1904. Por mais de 100 anos, esse modelo tem produzido uma geração de bons cirurgiões.[2] As últimas décadas representam um dos tempos mais dinâmicos em educação cirúrgica, pois o "professor de cirurgia" tem sido constantemente desafiado e questionado quanto ao modelo tradicional de ensino. Novas tecnologias surgem e demandam treinamento e transferência de conhecimento. Com a evolução das cirurgias minimamente invasivas, fica cada vez mais difícil seguir esse modelo. E, dessa forma, a aquisição de habilidades cirúrgicas se faz cada vez mais necessária. A presença do professor dentro do centro cirúrgico, base no modelo citado, é inevitável, e não há treinamento que não inclua essa etapa. Sabe-se que os treinamentos encurtam a curva de aprendizado, dão visão mais ampla dos procedimentos cirúrgicos, em particular dos endoscópicos, e diminuem o número de complicações. Por consequência, os treinamentos de habilidades cirúrgicas, embora caros, tornam-se economicamente efetivos a longo prazo.[3]

No modelo halsteadiano, a habilidade e perícia podem variar muito dependendo do tipo e do número de casos que cada residente participa. Em um mesmo programa de residência médica, podem ocorrer variações no número de casos envolvidos. E, com as variações no ensino e na aquisição de habilidades técnicas, torna-se difícil assegurar que todos os residentes recebam os mesmos procedimentos e avaliem suas habilidades. Além disso, com o aparecimento de novas técnicas e equipamentos, faz-se necessário maior envasamento para adquirir habilidades laparoscópicas. Os exercícios de técnica cirúrgica proporcionam aos residentes maior confiança e maior habilidade antes de entrar no centro cirúrgico.[4-5]

Com as recentes inovações e o aumento do número de instrumentais, a cirurgia ginecológica ampliou sua atuação. A laparoscopia tornou-se parte da atividade prática diária da Ginecologia, e seus benefícios são bem documentados, como melhor pós-operatório, recuperação mais rápida e menor tempo de internação. Oferecer adequado treinamento para envolver toda a extensão cirúrgica da Ginecologia, em três anos de residência, já é desafiador, e ensinar cirurgia laparoscópica torna-se ainda mais complexo.[6]

No modelo tradicional de educação cirúrgica aprendiz/mentor, o cirurgião iniciante não consegue mimetizar as mesmas manobras dos preceptores, sem antes se ambientar na laparoscopia.[6]

Sabe-se que algumas características da laparoscopia podem dificultar o ensino, como a lenta curva de aprendizagem para a coordenação mão-olho, necessária para utilizar o monitor de vídeo; lidar com a visão bidimensional e transformá-la em tridimensional, assim como ver o campo cirúrgico em uma tela, ao invés de vê-lo diretamente, como em cirurgias abertas.[6]

Outras dificuldades são os longos instrumentais, que são visíveis parcialmente e apresentam movimentos limitados pelo trocarte, sendo mais difíceis de controlar do que os instrumentais convencionais, já que requerem associação com a coordenação mão-olho.[7-9] Não menos importante é o *feedback* háptico, prejudicado pelos instrumentais utilizados. *Feedback* háptico, ou de força, refere-se à sensação de toque que o operador experimenta durante a cirurgia, consciente ou inconscientemente. Sabe-se que, durante uma cirurgia minimamente invasiva, o tato é menor do que em cirurgias abertas. Este proporciona a sensação das estruturas, dependendo do tipo ou da força aplicada. Durante uma cirurgia laparoscópica, o cirurgião está em contato com a paciente utilizando o tato, ainda que de forma menos intensa que na cirurgia aberta.[10]

Assim, se o cirurgião precisar desenvolver as habilidades dentro do centro, há aumento do tempo cirúrgico, dos custos efetivos e do risco para a paciente que confiou em seu cirurgião. Sabe-se que o melhor desempenho no aprendizado ocorre em um nível de estresse moderado. Os alunos consideram a aquisição de habilidades no centro cirúrgico estressante, desconfortável e até hostil. Alguns fatores aumentam o estresse na sala cirúrgica, tais como restrição de tempo, dificuldades técnicas, preocupação com a paciente, falhas de equipamento, questões interpessoais e manipulação de chamadas telefônicas sobre problemas com outras pacientes.

Existem duas teorias de aprendizado que podem ser aplicadas em habilidades cirúrgicas. A primeira é a "behaviorista", a qual propõe que a habilidade em particular pode ser quebrada em partes específicas. Essa hierarquia de aprendizado em blocos, quando realizada em sequência, compõe uma rotina. A outra escola de pensamento engloba a neurofisiologia, e reconhece a importância da prática frequente e repetitiva para se reter as habilidades. Ambas as teorias envolvem três componentes: a organização da visão espacial, referente à habilidade de construir uma imagem tridimensional de um objeto ou espaço; a memória somatossensorial, que é a habilidade de interpretar e integrar informações sensoriais de experiências prévias, e a tolerância ao estresse, que distingue o detalhe essencial do não essencial.[11] A incorporação desses conceitos nos programas de educação em laparoscopia permite que o cirurgião iniciante aumente a propriocepção e percepção tátil, enquanto desenvolve a orientação da visão espacial.[12]

Haluck e Krummel propuseram uma abordagem de ensino em habilidades cirúrgicas baseada em níveis de aprendizado em pirâmide (Figura 125.1). Quando um nível de aprendizado é atingido, o aluno pode seguir para outro, com base nas realizações anteriores. A ponta da pirâmide é o treinamento de habilidades no centro cirúrgico. A base da pirâmide ocorre com o desempenho de tarefas, seguido do treinamento de visão espacial, da configuração e exposição, da cirurgia virtual e por último, da cirurgia real. No primeiro nível, cada procedimento cirúrgico seria dividido em tarefas simples, necessárias para realizar uma cirurgia complexa. Em um segundo nível, adicionado às tarefas básicas, inicia-se o treinamento da visão espacial, que pode ser ensinada de forma semelhante às habilidades motoras.[2-13]

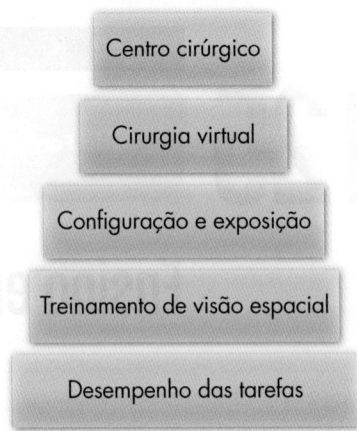

Figura 125.1 Pirâmide dos níveis de aprendizado para ensino em habilidade cirúrgica.

A visão espacial não é reconhecida como componente no aprendizado cirúrgico, mas sua aquisição é tão importante quanto à da psicomotora. A visão espacial necessita de conhecimento crescente da anatomia normal, patológica e de manobras cirúrgicas durante o procedimento. Uma vez adquiridas essas habilidades, o aluno é colocado na etapa "configuração e exposição". Devem-se repetir exercícios básicos e avançados até que se tornem automáticos, buscando objetivos específicos durante os exercícios. Após vencidas essas etapas, inicia-se a prática em simuladores (cirurgia virtual) e, por último, cirurgias em pacientes.[2]

Estudos acreditam que a fórmula adequada para o treinamento deveria ser baseada em uma padronização e reprodutibilidade fácil dos exercícios, um *feedback* imediato após cada treinamento e na sala de cirurgia, com curva de aprendizado favorável e custos aceitáveis.[25] Definir o modelo a ser utilizado ainda é dúvida na literatura.

Hoje, os educadores em laparoscopia básica sabem que as habilidades cirúrgicas precisam ser ensinadas fora do centro cirúrgico, e a maior parte dos treinamentos faz uso de variados modelos, como caixa preta, simuladores virtuais, animais ou cadáveres.[7,8-14]

Existe um consenso de que o treinamento deve ser inserido formalmente no currículo da residência médica, deve haver uma combinação de modelos de ensino (sendo os mais utilizados a caixa preta, simuladores virtuais e animais) e os residentes devem ser submetidos à avaliação objetiva de aprendizado antes de terem sua iniciação no centro cirúrgico.

Ainda devem-se lembrar que um cirurgião competente precisa mais do que da habilidade técnica que já comentamos. Ele também deve ter habilidades não técnicas como a comunicação, liderança e trabalho em equipe para obter sucesso na cirurgia a ser realizada. Um colapso de qualquer um desses fatores pode aumentar a chance de erros na sala de cirurgia.

Assim, o ensino em laparoscopia exige uma programação no currículo formal, inserindo o treinamento em laboratório no programa de residência médica, englobando a aquisição de habilidades técnicas e não técnicas. Dessa forma, o residente terá maior confiança e destreza no centro cirúrgico.

REFERÊNCIAS BIBLIOGRÁFICAS

1. Starr RA, et al. Implementing a surgical skills training program. Obstet Gynecol Clin North Am 2006;33(2):247-9.

2. Haluck RS, et al. Computers and virtual reality for surgical education in the 21st century. Arch Surg. 2000;135(7):786-9.

3. Laski D, et al. Structuralized box-trainer laparoscopic training significantly improves performance in complex virtual reality laparoscopic tasks. Wideochir Inne Tech Maloinwazyjne. 2012 Mar;7(1):27-32.

4. Jansen FW, et al. Laparoscopic skills training using inexpensive box trainers: which exercises to choose when constructing a validated training course. BJOG 2012;119(3):263-7.

5. Goff Ba, et al. Development of a bench station objective structured assessment of technical skills. Obstet Gynecol. 2001 Sep;98(3):412-8.

6. Mandel LP, et al. Teaching and evaluating surgical skills. Obstet Gynecol. 2000 May;95(5):783-5.

7. Kössi J, et al. Virtual reality laparoscopic simulator as an aid in surgical resident education : two years' experience shown to augment the learning of skills needed in real laparoscopic operations. Scand J Surg. 2009;98(1):48-54.

8. Botchorishvili R, et al. Educational value of an intensive and structured interval practice laparoscopic training course for residents in obstetrics and gynecology: a four--year prospective, multi-institutional recruitment study. J Surg Educ 2012;69(2):173-9.

9. Derossis AM, et al. Development of a model for training and evaluation of laparoscopic skills. Am J Surg 1998;175(6):482-7.

10. Melvin WS, et al. Laparoscopic skills enhancement. Am J Surg 1996;172(4):377-81.

11. Morozov V, et al. Proposal of a formal gynecologic endoscopy curriculum. J Minim Invasive Gynecol;16(4):416-21.

12. Fried GM, et al. Proving the value of simulation in laparoscopic surgery. Ann Surg 2004;240(3):518-23.

13. Stefanidis D, et al. Construct and face validity and task workload for laparoscopic camera navigation: virtual reality versus videotrainer systems at the SAGES Learning Center. Surg Endosc Other Interv Tech 2007;21(7):1158-63.

14. Cundiff G. Analysis of the effectiveness of an endoscopy education program in improving residents' laparoscopic skills. Obstet Gynecol. 1997;90(5):854-9.

■ Carla Ferreira Kikuchi Fernandes

Simuladores Virtuais e Físicos

■ INTRODUÇÃO

Os simuladores podem ser divididos em físicos e virtuais:

1. **Simuladores físicos:** caixa preta (Figura 125.2) e modelos de bancada (Figuras 125.3 e 125.4);
2. **Simuladores virtuais:** simulam de forma virtual a anatomia, exercícios ou cirurgias.

Os modelos sintéticos incluem aqueles designados à cirurgia aberta (como nos modelos de bancada) e aqueles usados para ensinar procedimentos minimamente invasivos (caixa pretas). Numerosos modelos de bancada estão disponíveis para procedimentos, como nós e suturas. A limitação notória desses modelos é ensinar apenas uma técnica por vez, ao invés de toda a cirurgia. Além disso, sua utilização requer a presença de um especialista para demonstrar o procedimento e prover um *feedback* do desempenho do exercício praticado.[1]

O modelo de caixa preta é composto de uma caixa com fendas na parte superior para inserir o trocarte, os instrumentais laparoscópicos são reais, e, ao introduzi-los dentro da caixa, o procedimento pode ser simulado. Uma câmera no seu interior mostra a imagem no monitor, permitindo ao aluno acompanhar seus próprios movimentos. Esse modelo pode simular uma variedade de técnicas, incluindo suturas laparoscópicas, nós, aplicação de clipes e a coordenação mão-olho. O cirurgião também pode se familiarizar com os instrumentos laparoscópicos reais e com *feedback* háptico preservado nesse contato entre instrumento e mão. Uma caixa preta com câmera acoplada pode também oferecer a oportunidade de prática domiciliar, porém sem *feedback* imediato do desempenho.[1]

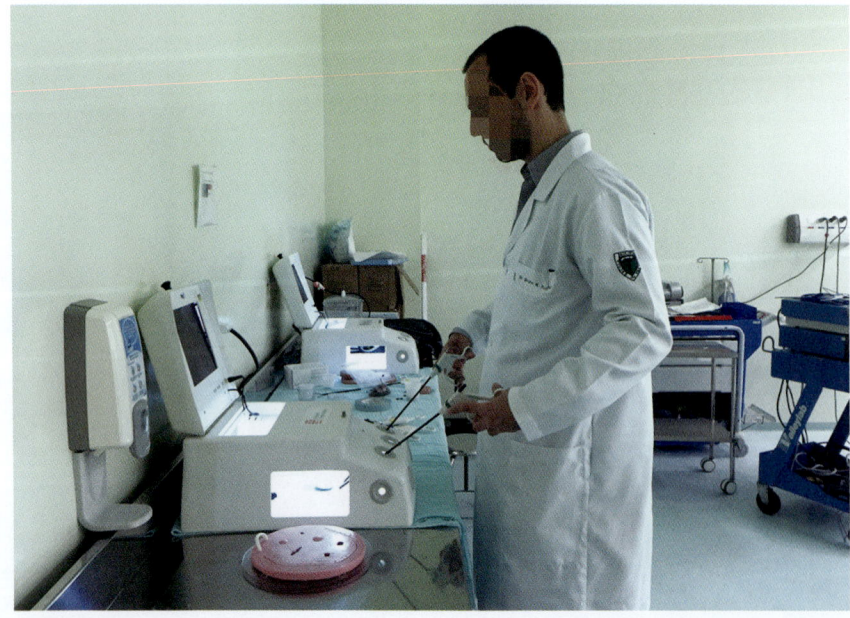

Figura 125.2   Caixa preta.

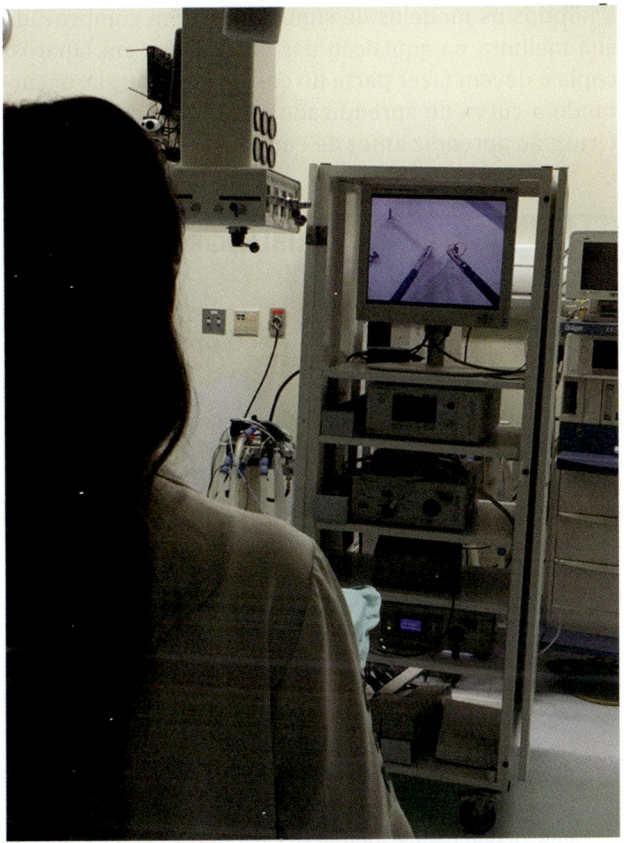

Figura 125.3 Simulador físico – visão do residente durante o treinamento simulando visão 2D no *set* de videolaparoscopia.

O treinamento com modelo de realidade virtual engloba sistemas projetados para ensinar anatomia (Figura 125.5), laparoscopia, endoscopia e intervenções percutâneas. Existem simuladores para ensinar laparoscopia em geral e até sistemas que replicam a cirurgia inteira. Diferentemente do modelo de bancada, o treinamento com simuladores não exige presença de um especialista. Tentar replicar uma cirurgia minimamente invasiva pode ser uma desvantagem, mas pode ser uma representação real de uma cirurgia roboticamente assistida. Como vantagens, esses modelos permitem praticar diferentes níveis de dificuldade, realizar o procedimento inteiro simulando complicações, promover automaticamente uma avaliação resumida do treinamento trazendo um *feedback* instantâneo sobre o desempenho, com precisão e sem vieses de avaliação, permitindo a prática sem uma supervisão direta.[2-3]

Os simuladores de cirurgia em computadores ou realidade virtual permitem aos alunos participarem de eventos da vida real sem riscos, já que não há pacientes em sofrimento. O desempenho de tarefas ou qualquer aprendizado em particular pode ser repetido quantas vezes for necessário, e a simulação de uma cirurgia pode ser abandonada se o estudante alcançar a fadiga. O objetivo do exercício ou da cirurgia pode mudar continuamente até encontrar a necessidade atual do aluno em foco. O computador também pode saber quando o aluno está saturado ou se deve receber novo desafio. Pode-se estudar anatomia em 3D e observar estruturas que raramente são visíveis durante a cirurgia.[4]

Atualmente, os simuladores virtuais são considerados a mais nova ferramenta de educação em laparoscopia. Os simuladores, porém, tiveram início nos anos 1990, e sua tecnologia tem progredido rapidamente. São a primeira opção como método de ensino para

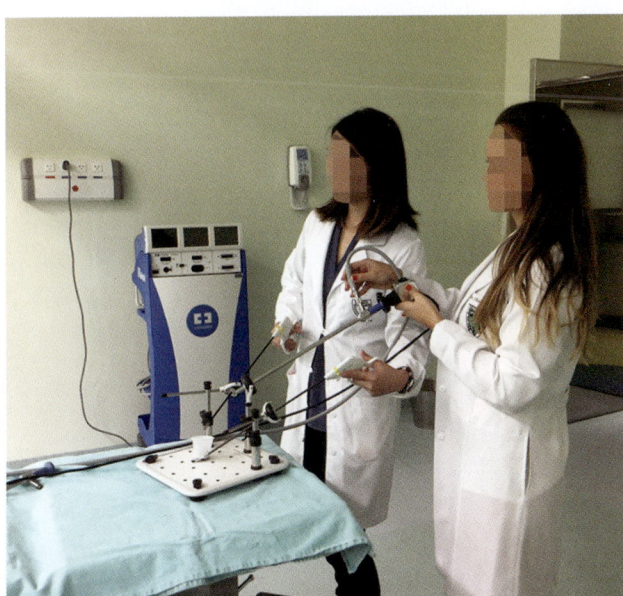

Figura 125.4 Simulador físico – residentes realizando treinamento simultâneo de coordenação mão-olho, visão bidimensional e comunicação durante exercícios.

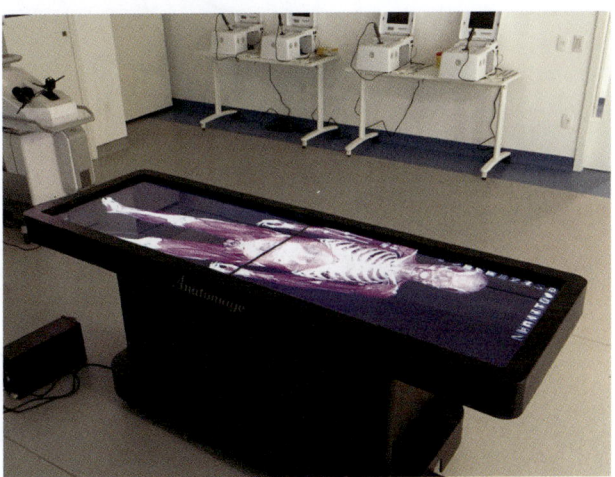

Figura 125.5 Simulador virtual para estudo da anatomia topográfica e cirúrgica.

cirurgiões em treinamento nos últimos 10 anos e têm sido aceitos como um instrumento indispensável para o ensino. Melhoram a educação cirúrgica fora do centro cirúrgico, sem restrições médico legais e éticas.[5]

Os modelos de realidade virtual são criticados pelo alto custo de aquisição, *feedback* háptico limitado, uso dos instrumentais e falta de realismo dos gráficos (Figuras 125.6 e 125.7).[6]

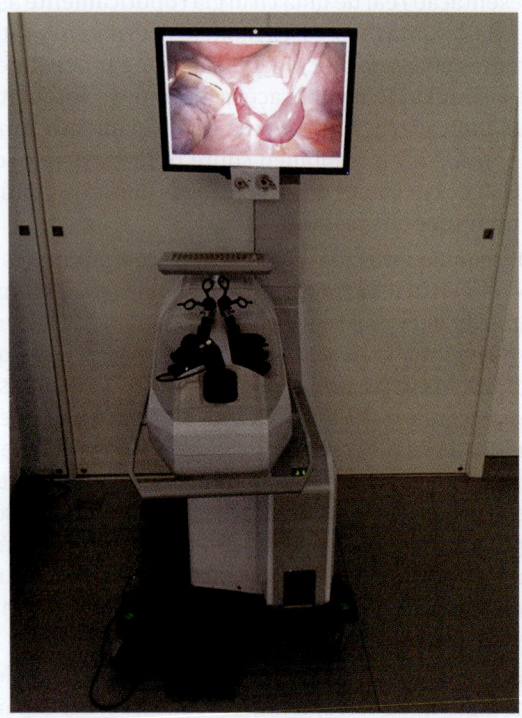

Figura 125.6 Simulador virtual.

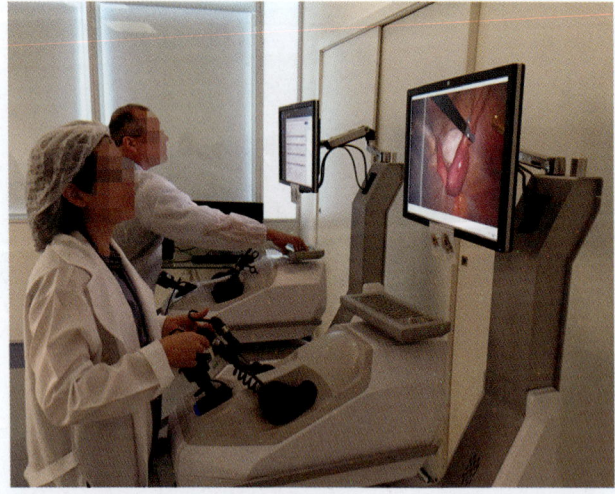

Figura 125.7 Simulador virtual de exercícios de coordenação e cirurgias.

Todos os modelos de simuladores têm comprovado sua melhora na aquisição das habilidades em laparoscopia e devem fazer parte do ensino em cirurgia, encurtando a curva de aprendizado e trazendo confiança ao cirurgião aprendiz antes de entrar no centro cirúrgico.

REFERÊNCIAS BIBLIOGRÁFICAS

1. Jansen FW, et al. Laparoscopic skills training using inexpensive box trainers: which exercises to choose when constructing a validated training course. BJOG 2012;119(3):263-5.
2. Cundiff G. Analysis of the effectiveness of an endoscopy education program in improving residents' laparoscopic skills. Obstet Gynecol 1997;90(5):854-9.
3. Scott DJ, et al. The changing face of surgical education: simulation as the new paradigm. J Surg Res 2008;147(2):189-93.
4. Starr RA, et al. Implementing a surgical skills training program. Obstet Gynecol Clin North Am 2006;33(2):247-58.
5. Kössi J, et al. Virtual reality laparoscopic simulator as an aid in surgical resident education : two years' experience shown to augment the learning of skills needed in real laparoscopic operations. Scand J Surg. 2009;98(1):48-54.
6. Van der Meijden OA, et al. The value of haptic feedback in conventional and robot-assisted minimal invasive surgery and virtual reality training: a current review. Surg Endosc 2009;23(6):1180-9.

■ Luciana Cintra ■ Valéria Vieira Chida

Uso de Modelos Animais

O uso do modelo animal tem provado ser indispensável para o treinamento e desenvolvimento nas cirurgias minimamente invasivas. Técnicas básicas como insuflação da cavidade abdominal com CO_2 para colocação dos trocateres, e uso da câmera para realizar as técnicas com instrumentais especializados através dos trocateres são algumas das habilidades que este tipo de treinamento pode oferecer. Além disso, o treinamento de sutura especializada e técnicas de manipulação dos instrumentais, muito diferentes dos usados em cirurgias abertas, são necessários.[1]

O suíno tem sido o modelo animal mais comumente utilizado em treinamentos de videoendoscopia, estimulando o cirurgião a condições intraoperatórias e ensinando o aluno a onde e como fazer incisões, como remover o tecido da cavidade e a realizar sutura endoscópica, quando indicado. Ainda, o aluno pode observar o que acontece com o tecido sob a influência de várias formas de energia, como a eletro cirurgia bipolar ou monopolar.[2] As simulações em animais são ilimitadas, dependendo apenas da imaginação do instrutor e da ética, otimizando o uso do animal no maior número de procedimentos possíveis e assim melhorando o ensino do aluno (Figura 125.8).

O suíno é um modelo animal importante para avaliar o desempenho em procedimentos laparoscópicos, sob orientação de cirurgiões experientes. Quando associado à instrução didática e prática em laboratório de simulação, demonstrou que os residentes se sentiram mais confortáveis para lidar com instrumentos de laparoscopia e posicionamento de trocateres, e realizam a cirurgia laparoscópica com maior confiança.[3]

O ensino com animais de laboratório desenvolve a coordenação olho-mão-pé.[4] Também propociona o treinamento de técnicas de pneumoperitônio, visão, manipulação, ligação, corte e diatermia.[5] No entanto, não simula exatamente a condição humana in vivo, em que há pouca demonstração de lesões, tal como o representado por sangramentos.[4]

■ ÉTICA E LEGISLAÇÃO

A pesquisa cirúrgica em animais utilizados em laboratório tem se expandido nas últimas décadas, principalmente em decorrência do melhor suporte anestésico, da sofisticação da infraestrutura material para monitorização contínua pré-operatória e de uma busca incessante por modelos que reproduzam condições mórbidas da espécie humana. Os focos principais destes treinamentos têm sido aprimorar o conhecimento acerca dos mecanismos fisiopatológicos, empreender ensaios para novas técnicas cirúrgicas além de exercitar as manobras pré-estabelecidas nos protocolos de cada cirurgia e avaliar novas técnicas com perspectivas de aplicabilidade na espécie humana.

A diversidade de cenários que vinculam as necessidades humanas ao uso de animais fomentou, ao longo da história, reflexões éticas, bioéticas, filosóficas e religiosas direcionadas para pesquisa em animais vertebrados.[6] Aristóteles (384-322 a.C.), Galeno (131-201), Francis Bacon (1561-1626), William Harvey (1578-1657), Claude Bernard (1813-1878) representam alguns dos atores que se destacaram neste contexto. Todavia, somente por ocasião da segunda guerra mundial, em face das atrocidades cometidas nos campos de concentração, dentre as quais as cruéis experiências em anima nobile, ocorreu uma conscientização mundial para ações concretas capazes de preservar a vida humana.[7,8] Assim, o Código de Nurenberg (1947) determinou que a experimentação no homem deveria ter como substrato à pesquisa em animais, posição esta consubstanciada pela Declaração de Helsinque de 1975.

No Brasil, o Decreto Federal nº 24.645, de 1934, já advogava a inviolabilidade do animal, previa infrações com multa e prisão pelos maus tratos, mas reconhecia a atividade praticada no interesse da ciência. A Lei Fe-

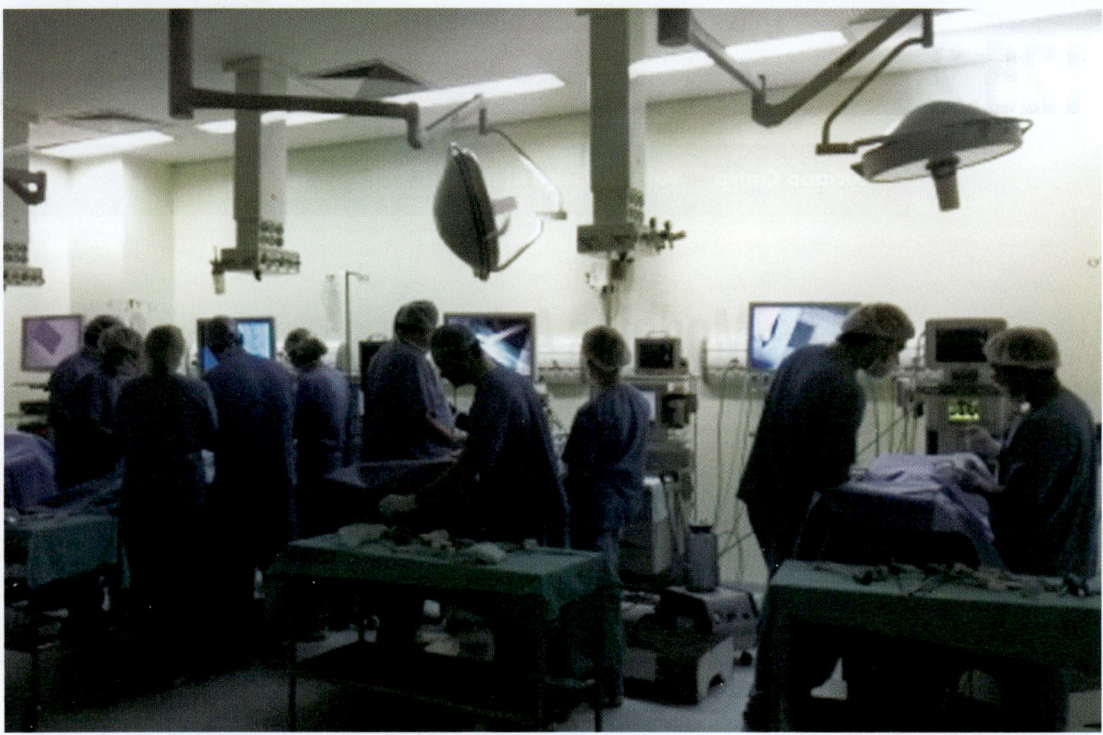

Figura 125.8 Treinamento em Videolaparoscopia- Centro de Experimentação e Treinamento em Cirurgia – CETEC.

deral nº 6638 de 08/05/1979, também regulamentou a matéria. A Lei 6638 de 08/05/1998 enfocou o problema sob uma óptica de crimes ambientais. Com a entrada em vigor da Resolução nº 196/96 do Conselho Nacional de Saúde (Resolução nº 196 do Conselho Nacional de Saúde), criou-se, por equidade de raciocínio, uma expectativa em torno da regulamentação das atividades de pesquisa, ensino e extensão envolvendo animais. A morosidade dos trâmites legislativos não é obstáculo para que a comunidade científica se mobilize no intuito de viabilizar a análise dos projetos de pesquisas e treinamentos experimentais em animais. Várias instituições instalaram Comitês de Ética, porquanto aqueles que lidam com animais devem fazê-lo dentro de normas ético-científicas rígidas capazes, inclusive de validar futuras publicações em revistas indexadas nacionais e internacionais.[9]

O aprendizado do médico, especialmente em alguns campos do saber, não pode prescindir da atividade prática no modelo animal. O desenvolvimento de habilidades psicomotoras e a habilitação para o ato cirúrgico não se consolidam apenas no exercício teórico. Treinar em *anima nobile* é expor o paciente ao dano e o médico ao erro.[7] Logo, faz-se mister a simulação das condições encontradas no campo operatório para que o futuro profissional possa adquirir sua capacitação técnica, sem

o risco de iatrogenias (palavra de origem grega na qual iatros significa médico).[10] O ensino nos laboratórios, sob supervisão, com a valorização dos aspectos éticos deve fazer parte do conteúdo disciplinar obrigatório dos estudantes de Medicina e de outras áreas afins, quer seja sob a forma de programas de iniciação científica, residência médica ou de pós-graduação *stricto sensu*.

Para que possamos fazer uso desses animais de experimentação é importante ressaltar que o Biotério deve ser cadastrado e credenciado junto ao Ministério da Ciência, Tecnologia e Inovação Conselho Nacional de Controle de Experimentação Animal – CONCEA.

Esta instituição por sua vez formula normas relativas à utilização humanitária de animais com finalidade de ensino e pesquisa científica, bem como estabelecer procedimentos para instalação e funcionamento de centros de criação, de biotérios e de laboratórios de experimentação animal; também é responsável pelo credenciamento das instituições que desenvolvam atividades nesta área, além de administrar o cadastro de protocolos experimentais ou pedagógicos aplicáveis aos procedimentos de ensino e projetos de pesquisas científicas realizadas ou em andamento no País. Trata-se de uma legislação governamental importante, sem a qual o biotério que não estiver regulamentado poderá ser fechado a qualquer momento, sem previsão de abertura.

A Sociedade Brasileira de Ciências em Animais de Laboratório (SBCAL) é uma entidade filiada ao *"INTERNATIONAL COUNCIL FOR LABORATORY ANIMAL SCIENCE" (ICLAS)* está sempre procurando aprimorar as condutas éticas dirigidas à experimentação animal no País.

Seguindo as recomendações e as legislações vigentes, é obrigatório que todos os projetos de treinamentos e pesquisa devam ser submetidos ao CEUA (Comitê de Ética no Uso de Animais).

■ INFRAESTRUTURA

O desenvolvimento tecnológico com repercussão na qualidade e variedade cada vez maiores dos equipamentos e instrumentais e o desenvolvimento técnico dos cirurgiões determinaram uma evolução muito rápida do método, o qual se tornou altamente especializado. Assim, para que se possa exercê-la, a videocirurgia requer um processo de aprendizado bem estruturado e de caráter relativamente complexo.

O treinamento laparoscópico deve incluir uma abordagem estruturada e maior acesso a instalações especializadas em treinamentos médicos.[11]

O treinamento em centros adequados permite que o cirurgião treine não apenas a técnica cirúrgica, mas também colabora para o aprendizado da comunicação e trabalho em equipe, importantes durante cenário real no centro cirúrgico.

Centros adequados devem possuir ambiente o mais parecido com o centro cirúrgico hospitalar, com equipamentos médicos, iluminação adequada, ar condicionado e exaustão, gases medicinais, e se possível sistema de filmagem para que os alunos possam avaliar as imagens após treinamento.

Para o treinamento de videoendoscopia em animais, além de essencial possuir o *rack* de videolaparoscopia completa e instrumentais cirúrgicos permanentes e descartáveis, é obrigatório que o centro tenha equipamentos de anestesia e de monitorização anestésica para manutenção dos animais durante o procedimento cirúrgico. Freezer para conservação das carcaças e peças anatômicas também são recomendados.

Para montar um centro de treinamento com uso de animais deve-se seguir as recomendações da legislação nacional (CONCEA) e internacionais, tais como da *AAALAC (Association for Assessment and Accreditation of Laboratory Animal Care)*. As duas principais referências, recomendadas pela AAALAC e que descrevem sobre o uso e cuidados de animais e instalações adequadas são: *Guide for the Care and Use of Laboratory Animals* (2011) e *Guide for the Care and Use of Agricultural Animals in Research and Teaching* (2010).

Vale destacar que é obrigatório um veterinário responsável pelas instalações e cuidados dos animais na instituição. E a instituição deve compor um Comitê de ética interno para avaliação dos projetos de treinamento, conforme descrito na legislação nacional (visite página: http://mct.gov.br/index.php/content/view/310553.html).

■ MODELO ANIMAL PARA LAPAROSCOPIA

Os obstáculos primários no aprendizado da laparoscopia são psicomotor e perceptivo.[12] A primeira fase do treinamento laparoscópico é adquirir coordenação olhos-mãos por meio de exercícios sob visão direta em simuladores mecânicos. Mais tarde, o uso da ótica e da câmera permitirá assegurar a coordenação do olho – mão – TV monitor.

Já o uso de tecidos experimentais e orgânicos permite a prática de dissecção e sutura. O treinamento em animais só deve ser realizado em nível avançado. Durante esta fase do treinamento é importante fases como a seleção do animal adequado, composição da equipe e protocolo anatômico.[13]

O modelo animal mais utilizado no treinamento por vídeo laparoscopia é o suíno, pela sua semelhante a anatomia humana. Uma exceção é o útero das porcas, que é bicorno e possui corpo reduzido, bem diferente da anatomia humana. Com isso, a cabra é preferida como modelo de procedimentos no corpo uterino e histerectomia. Entretanto, o modelo suíno pode ser usado para procedimentos nos ovários e tubas uterinas, tais como ovariectomia e laqueadura. Modelos de porcos da raça Large White, com peso entre 35 e 40kg e idade entre 4 e 5 meses são os mais indicados para o procedimento.

O animal obrigatoriamente deve ser anestesiado e supervisionado por veterinários e técnicos de biotério, e eutanasiado ao final do treinamento, sempre com over dose anestésica.

Em procedimentos de laparoscopia, o suíno deve estar bem anestesiado e intubado para ventilação controlada. O protocolo de anestesia mais comulmente utilizado é pré-anestesia com ketamina (10 mg/kg) e midazolan (0,5 mg/kg) por via intramuscular profunda. Depois, puncionar acesso venoso periférico na orelha para indução com Thionembutal (7 mg/kg) seguido por intubação endotraqueal, após perda do reflexo ocular e globo ocular rotacionado. Manter o animal em ventilação controlada mecânica com volume respiratório de 10 mL/kg e fluxo de oxigênio e ar comprimido (50% cada). A manutenção anestésica mais segura e eficiente é com isoflurano a 2%-3%. Durante a cirurgia laparoscópica, a hidratação também é bem importante, feito por via intravenosa com solução fisiológica (Cloreto de

Sódio a 0,9%) na velocidade de 4 mL/kg/h. Para monitorização do animal, utilizar pelo menos o oxímetro e monitor cardíaco para avaliação das ondas do eletrocardiograma e frequência cardíaca. A analgesia também é realizada em bomba de infusão contínua, utilizando-se citrato de fentanila na dose de 7 a 12 mL/h.

O suíno é posicionado em decúbito dorsal para procedimentos de laparoscopia, e os posicionamentos dos trocateres e da agulha e insuflação dependem do procedimento que será realizado. A agulha de Veress é posicionada na região umbilical, e o abdômen é insuflado em até 12-14 mmHg de CO_2. Um trocater é necessário para inserção da câmera, normalmente próximo a região umbilical, assim o procedimento será visualizado na tela da TV, e até quatro trocateres serão necessários para inserção e manipulação de instrumentais cirúrgicos. Os trocateres de instrumentação são posicionados dependendo da área de interesse cirúrgico que se quer visualizar e manipular com o mínimo de interferência de estruturas no entorno.[1]

A insuflação do abdômen causa alterações hemodinâmicas e o monitoramento da pressão abdominal é essencial. Tanto o posicionamento de Trendelemburg quanto o aumento da pressão intra-abdominal causado pela insuflação, reduzem o fluxo sanguíneo venoso para os membros inferiores, com predisposição a trombose venosa e embolismo pulmonar. Recomenda-se o uso de 8 mmHg de pressão abdominal para reduzir o risco de óbito do animal durante o procedimento.

O pneumoperitôneo com CO_2 contribui para hipercarbia e acidose. A hipercarbia causa hipertensão, taquicardia, arritmia cardíaca, vasodilatação e depressão do miocárdio.

Além disso, o pneumoperitôneo reduz a complacência respiratória e o movimento diafragmático, então é recomendado que o animal fique sob anestesia geral profunda em ventilação controlada e uso de intubação endotraqueal.

Em um estudo foi demonstrado que o uso de ar comprimido ao invés de CO_2, para insuflação abdominal, mostrou-se econômico e seguro na realização de treinamentos de videolaparoscopia em suínos, sendo que nenhum animal apresentou sinais de embolismo gasoso.[14]

Ao final do procedimento, o animal deve ser eutanasiado com overdose anestésica, e este procedimento é realizado pelo veterinário responsável pelo centro. Após a confirmação do óbito do animal, o mesmo deverá ser descartado adequadamente em saco branco, devidamente identificado e mantido sob refrigeração.

REFERÊNCIAS BIBLIOGRÁFICAS

1. Swindle MM, et al. Endoscopic, laparoscopic, and minimally invasive surgery. In: Swindle MM. Swine in the laboratory: surgery, anesthesia, imaging and experimental techniques. South Carolina: CRC Press; 2007. p. 345-63.
2. Wolfe WM, et al. A teaching model for endoscopic surgery: hysteroscopy and pelviscopic surgery. Fertil Steril 1988; 50(4):662-4.
3. Zimmerman H, et al. Intensive laparoscopic training corse for surgical residents: program description, initial results, and requirements. Surg Endosc 2011; 25(11):3636-41.
4. Erian MM, et al. Advanced hysteroscopic surgery training. JSLS. 2014;18(4): pii: e2014.00396.
5. Kirwan WO, et al. Starting laparoscopic cholecystectomy--the pig as a training model. Ir J Med Sci 1991;160(8):243-6.
6. Petroianu A. Aspectos éticos na pesquisa em animais. Acta Cir Bras 2000; 15(4):157-64.
7. Silva LA. Pesquisa "in anima nobile". Acta Cir Bras 1992;7:171-2.
8. Fagundes DJ, et al. Modelo animal de doença: critério de escolha e espécies de animais de uso corrente. Acta Cir Bras 2004;19(1): 59-65.
9. Bowd AD. Ethics and animal experimentation. Am Psychol 1980;35(2):224-5.
10. Goldenberg S. John-John e a curva de treinamento. Acta Cir Bras 1999; 14(3):95-8.
11. Mccormick PH, et al. Minimally invasive techniques in common surgical procedures: implications for training. Ir J Med Sci. 2003;172(1):27-9.
12. Larsen CR, et al. Effect of virtual reality training on laparoscopic surgery: randomised controlled trial. BMJ. 2009;338:b1802.
13. Garcia-Vaqueiro AS, et al. Training in laparoscopy: from the laboratory to the operating room. Arch Esp Urol 2002; 55(6):643-57.
14. Tiraboshi RB, et al. Is CO2 gas insufflator necessary for laparoscopic training in animals?. Acta Cir Bras 2003;18(Suppl 5):8-10.

Reprodução Humana

- Eduardo Leme Alves da Motta
- Renato Fraietta

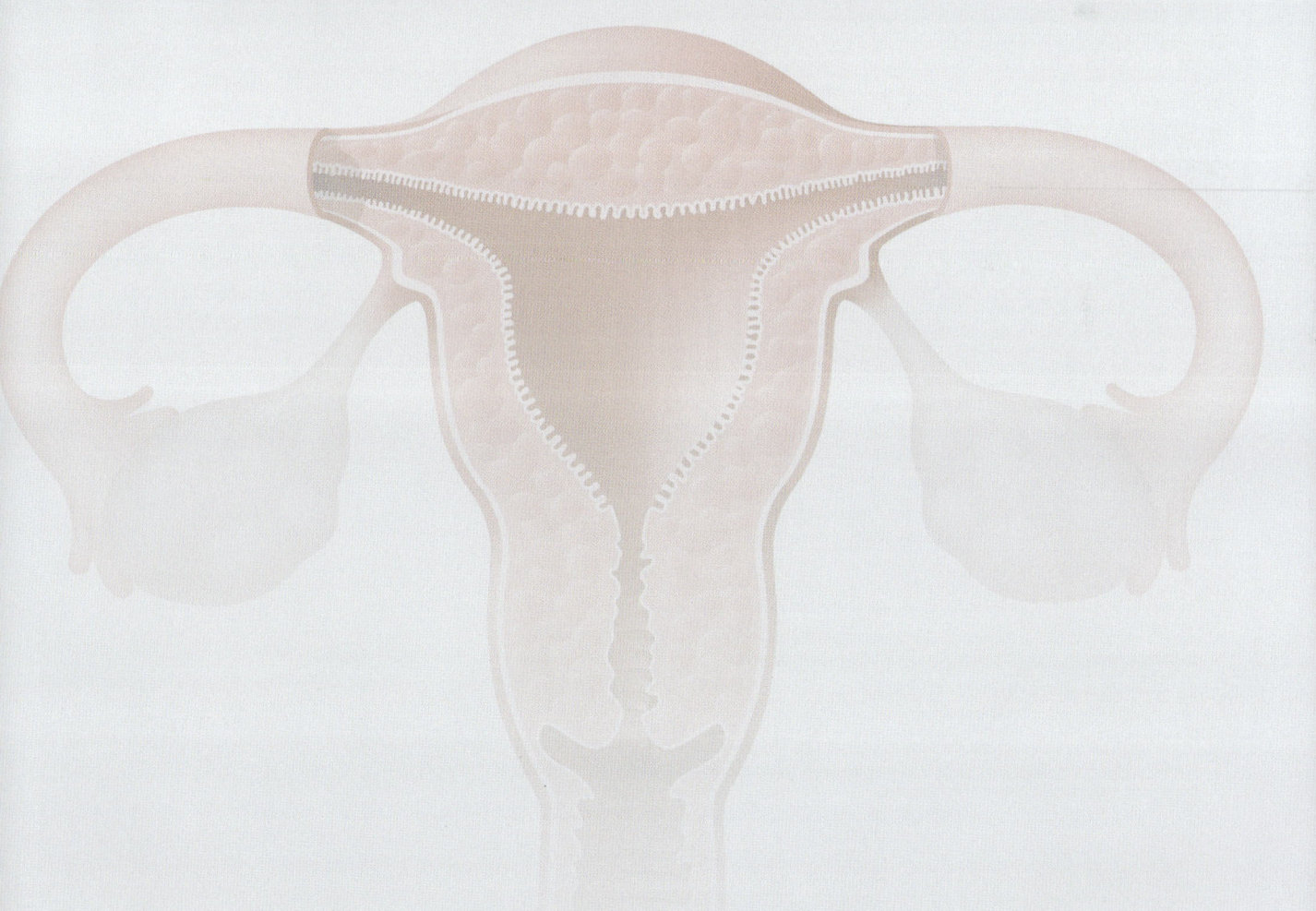

Capítulo 126

■ **Eduardo Leme Alves da Motta** ■ **Renato Fraietta**

Definição, Prevalência e Epidemiologia da Infertilidade Conjugal e a Visão Integrada do Casal Infértil

■ INTRODUÇÃO

Nas ultimas décadas, houve uma dramática mudança em nossa sociedade. Considerando a estabilidade de crescimento da população, onde entre os anos de 1940 a 60, a taxa de natalidade era de mais de 06 filhos por mulher. Decorridos apenas 02 gerações ou 50 anos, ocorreu uma brutal queda ao longo dos anos e, de acordo com o Censo Demográfico, em 2010 era de apenas 1,9 filhos (Gráfico 126.1)[1]. Este dado demonstra uma mudança radical do comportamento das famílias. Vários são as explicações, mas talvez a principal delas por uma decisão

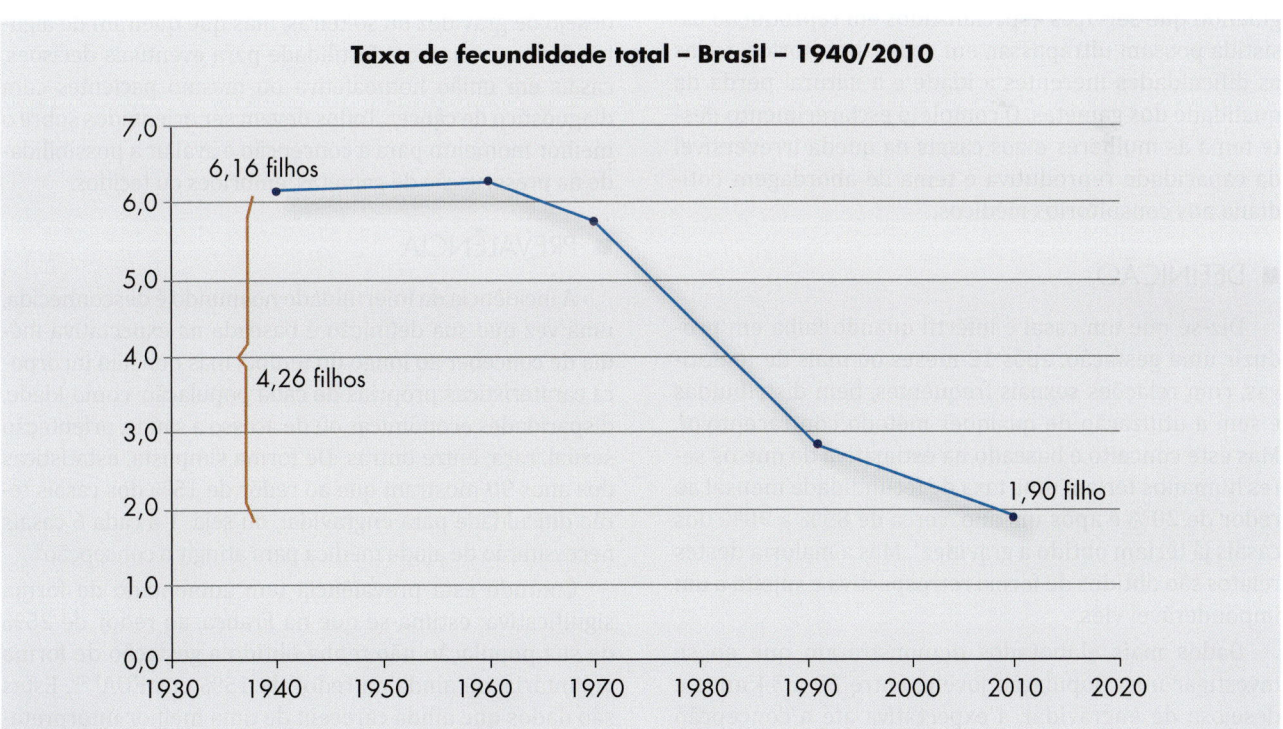

Taxa de fecundidade total – Brasil – 1940/2010

Grafico 126.1   Taxa de fecundidade no Brasil de acordo com o Censo Demográfico de 2010 e sua comparação desde 1940.
Fonte: IBGE.

própria da mulher, que deixou de ser parideira de filhos para completar a força de trabalho familiar nas zonas rurais; para uma mulher urbana, inserida nos mercados, com maior acesso a informação, demandando maior aprimoramento e, acima de tudo, determinando o número de filhos e o momento ideal para si, quando do desejo da gravidez.

Neste sentido, o mundo tem vivenciado o adiamento da maternidade e o Brasil firmemente inserido neste contexto. Contudo esta vida moderna não combina com a habilidade biológica dos ovários, pois é reconhecida a perda da capacidade de produzir bons gametas, já a partir dos 35 anos, de acentuado decréscimo aos 40 e impeditiva dos 45 em diante. Estes dados são evidenciados há décadas, sendo interessante o relato de Tietze, ainda em 1957, quando demonstrou a taxa de infertilidade nas mulheres americanas: apenas 10% tinham alguma dificuldade antes dos 30 anos, cerca de 1/3 delas ao redor dos 35, contudo mais de 80% dos casais não conseguiam conceber se a mulher apresentava 40 anos ou mais, referendando a severa incapacidade ovular nesta fase[2].

Deste modo cabe ao ginecologista reconhecer a nova dinâmica da mulher na sociedade, entender as opções terapêuticas que possam mitigar os efeitos do envelhecimento e orientar as corretas posturas, que poderiam ser adotadas. Não se concebe mais aquele profissional que apoia o adiamento indefinido da maternidade, imaginando que serviços especializados em reprodução assistida possam ultrapassar, em seus laboratórios, todas as dificuldades inerentes a idade e a natural perda da qualidade dos gametas. O completo esclarecimento deste tema às mulheres e aos casais na queda irreversível da capacidade reprodutiva é tema de abordagem cotidiana nos consultórios médicos.

■ DEFINIÇÃO

Diz-se que um casal é infértil quando falha em produzir uma gestação, após 12 meses ou mais de tentativas, com relações sexuais frequentes, bem distribuídas e sem a utilização de qualquer método contraceptivo[3]. Mas este conceito é baseado na estimativa de que os seres humanos teriam uma taxa de fecundidade mensal ao redor de 20% e após um ano, cerca de 85% a 90% dos casais já teriam obtido a gravidez[4]. Mas a maioria destes relatos são obtidos de forma retrospectiva e sujeita a um imponderável viés.

Dados mais elaborados demonstraram que ao se investigar uma população jovem, entre 20 a 34 anos e desejosa de engravidar, a expectativa até a concepção era de no máximo 06 meses e mais de 50% dos casais elegíveis a este estudo já tinham obtivo sucesso com 03 meses de tentativas[5]. De modo contrário, se a gravidez não ocorrer em até 24 meses, apenas 5% dos casais irão obter sucesso ao longo de suas tentativas e, após 48 meses, somente 1% irão conceber espontaneamente[6].

Pelo exposto, recomenda-se o início da investigação diagnóstica aos casais jovens após um ano de infertilidade, mas como o potencial fértil da mulher diminui vertiginosamente após os 35 anos de idade, nesta faixa de idade em diante, aconselha-se que o casal procure ajuda médica após seis meses de tentativas sem sucesso, ou se algum dos membros do casal já tiver fator conhecido que repercuta em sua fertilidade[6].

Conceitos mais antigos consideravam a infertilidade somente após 02 anos de tentativas sem sucesso e justificavam o início da investigação somente após esta data, o que não parece ser a melhor abordagem hoje.

Também não existe um número certo de relações sexuais ao longo do ciclo para se obter uma gravidez. A mulher eumenorreica estaria fértil seguramente no período peri-ovulatório, mas como este dado não é facilmente identificável, recomenda-se a frequência de 2-3 relações sexuais por semana. Este dado parece representar uma boa relação quantidade de espermatozoides por volume ejaculado, no tocante ao lado masculino[7].

Num contexto mais amplo e atual, situações que não preenchem o critério de infertilidade também chegam aos consultórios e devem ser analisados com igual dedicação por parte do profissional médico. Logo, pessoas sem o desejo de gravidez ou solteiras, mas que queiram de alguma forma avaliar sua fertilidade para eventuais decisões, casais em união homoafetiva ou mesmo pacientes com diagnóstico de câncer. Todos devem ser orientados sobre o melhor momento para a concepção e avaliar a possibilidade na preservação de gametas, embriões ou tecidos.

■ PREVALÊNCIA

A incidência da infertilidade no mundo é desconhecida, uma vez que sua definição é baseada na expectativa média de conceber ao longo do tempo, mas que não incorpora caraterísticas próprias de cada população, como idade, disparidades econômicas ou de acesso a saúde, orientação sexual, raça, entre outras. De forma simplista, estatísticas dos anos 90 mostram que ao redor de 15% dos casais terão dificuldade para engravidar, ou seja, 1 a cada 6 casais necessitarão de ajuda médica para atingir a concepção[8].

Contudo esta prevalência tem aumentado de forma significativa: estima-se que na França, ao redor de 25% de sua população não tenha obtido a gestação de forma voluntária, ou ainda ao redor de 15% nos EUA[9-10]. Estes são dados que ainda carecem de uma melhor interpretação, pois existe o aumento de nascimentos por mulheres solteiras ou sem união estável, como também de companheiros que habitam um mesmo lar e sem um vínculo marital definido, mas de modo inverso, existe a significativa queda no número de filhos pelos casais tradicionais[10].

Vários motivos podem ser mencionados como causa desse aumento da infertilidade e, sem dúvida, o mais importante deles se refere à opção, por parte da sociedade moderna, de postergar a maternidade. Tanto no Brasil quanto no resto do mundo, as mulheres têm tido seu primeiro(a) filho(a) mais perto dos 30 do que dos 20 anos de idade[1]. Este fator por si já piora o quadro, pois a gravidez protege o aparelho reprodutor das mais variadas alterações e "economiza" novas ovulações. Já o adiamento da maternidade corrobora ao aumento na prevalência de doenças que estão associadas à infertilidade como doenças sexualmente transmissíveis ou endometriose nas mulheres ou da varicocele nos homens, além da exposição a fatores ambientais como poluição e a mudanças no estilo de vida e o uso de drogas, medicamentos, obesidade entre outros.

EPIDEMIOLOGIA

Embora seja interessante avaliar as causas da infertilidade para determinar sua correta terapia, não se quer responsabilizar um ou outro parceiro, evitando assim qualquer desgaste na relação do casal. Deste modo costuma-se dizer que cada cônjuge contribui com 50% dos fatores de infertilidade[8].

Deste modo optamos por relatar dados epidemiológicos de uma base bastante abrangentes nos EUA, embora a depender do conhecimento e expertise de cada grupo, variadas são os achados[11]. O gráfico abaixo apresenta estes dados em detalhe.

VISÃO INTEGRADA DO CASAL INFÉRTIL

Apesar de ainda não ser reconhecida no Brasil como especialidade, o profissional ginecologista que lida com a infertilidade, requer o título de área de atuação em Reprodução Assistida. Assim as denominações infertileuta ou esterileuta devem ser evitados para afastar a ideia pejorativa de estéril.

De modo prático, este profissional deve ter conhecimento aprofundado na abordagem feminina, mas também na abordagem masculina. Os maiores centros de formação em Reprodução Assistida pelo menos 01 ano de formação complementar, tendo como pré-requisito os 03 anos concluídos do Programa de Residência Médica em Ginecologia e Obstetrícia. A Urologia, por sua vez, é especialidade sem área de atuação, o que significa que um urologista geral está autorizado a tratar infertilidade.

Esta visão integrada representa praticidade na medida em que há diminuição do tempo de investigação e economia na realização de exames ou procedimentos desnecessários. Muitas vezes a atitude médica supostamente evidente em um dos cônjuges pode ser relativa ou não indicada após avaliação do(a) parceiro(a), sendo assim de fundamental importância a investigação conjunta ou, ao menos, o seu encaminhamento ao especialista competente antes da definição da conduta. Exemplo disso é a adequada investigação do potencial feminino antes da realização de uma reversão de vasectomia ou a abordagem do fator masculino antes de se indicar uma recanalização tubária ou uma videolaparoscopia diagnóstica numa mulher sem a mínima evidência de endometriose.

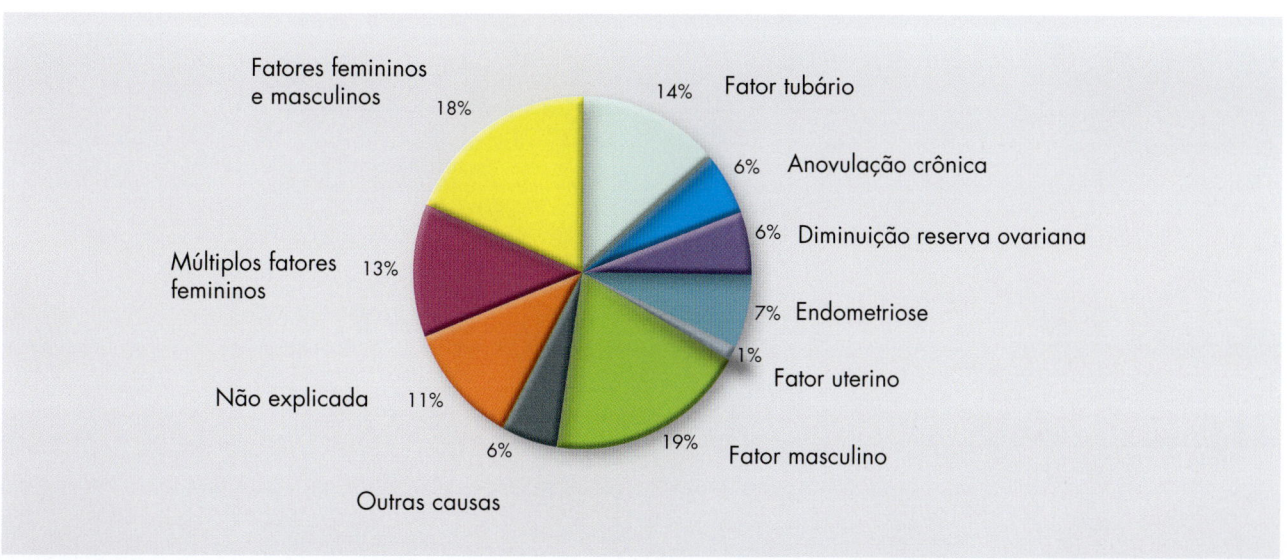

Grafico 126.2 Epidemiologia da infertilidade de acordo com fator. Fonte: CDC – EUA – 2011.

Esta visão integrada só vem trazer benefícios a todos, principalmente, ao casal infértil, abreviando, por consequência, o sofrimento do(a) paciente já tão psicologicamente abalado(a) pela dificuldade de conseguir a tão-desejada gravidez.

REFERÊNCIAS BIBLIOGRÁFICAS

1. Censo Demográfico IBGE. www.ibge.gov.br/2010
2. Tietze C. Reproductive span and rate of reproduction among Hutterite women. Fertil Steril, 1957, 8: 89-97.
3. ASRM – Definitions of infertility and recurrent pregnancy loss: a comittee opinion. Fertil Steril, 2013, 99:63
4. Evers JL. Female subfertility. Lancet 2002, 360:151-9.
5. Wang X, ChenC, Wang L, Chen D, Guang W, French J. Conception, early pregnancy loss, and time to clinical pregnancy: a population-based study. Fertil Steril 2003, 79:577-84.
6. Brosens I, Gordts S, Valkenburg M, Puttemans P, Campo R, Gordts S. Investigation of the infertile couple: when it is appropriate time to explore female infertility? Hum Reprod 2004, 19:1689-92.
7. Oldereid NB, Gordeladze JO, Kirkhus B, Purvis K. Human sperm characteristics during frequent ejaculation. J Reprod Fertil 1984, 71:135-40.
8. Thonneau P, Marchand S, Tallec C, Ferial ML, Lansac J, Lopes P, Tabaste SM, Spira A. Incidence and main causes of infertility in a resident population (1,850,000) of three French regions (1988-1989). Hum Reprod 1991, 6:811-6.
9. Slama R, Hansen OK, Ducot B, Bohet A, Sorensen D, Giorgis AL. Estimation of the frequency of involuntary infertility on a nation-wide basis. Human Reprod 2012, 27:1489-98.
10. Thoma ME, McLain AC, Louis JF, King R, Trumble A, Sundaran R, Louis GB. Prevalence of infertility in the United States as estimated by the current duration approach and a constructed approach. Fertil Steril 2013, 99:1324-31.
11. Center For Disease Control And Prevention (CDC). 2011-Assisted Reproductive Technology National Summary Report. http://www.cdc.gov/art/ART2011/NationalSummary_index.htm.

Capítulo 127

■ **Fernanda de Paula Rodrigues** ■ **Francieli Vigo**

Propedêutica da Mulher Infértil

■ INTRODUÇÃO

Na maior parte das pessoas, a expectativa de ter filhos contempla a existência humana, mas nem todos irão atingir esse objetivo espontaneamente e, portanto, ecessitarão de alguma intervenção médica.

A Organização Mundial da Saúde (OMS) define a saúde reprodutiva como um estado de completo bem-estar físico, mental e social, em todas as instâncias e não apenas em relação à ausência de doenças ou enfermidades, suas funções e processos, considerando a infertilidade como um problema de saúde pública. Portanto, a abordagem clínica e orientação dos casais inférteis se insere, não só à saúde reprodutiva, mas no âmbito da medicina geral e familiar.

Estima se que a infertilidade atinja cerca de 15% da população em idade reprodutiva,[1] e esta incidência tem aumentado nos últimos anos, principalmente pelo adiamento da maternidade, aumento da prevalência das infecções de transmissão sexual e hábitos de vida não saudáveis, como tabagismo, uso de drogas, sedentarismo e obesidade.

Assim, a investigação diagnóstica está indicada para casais que não engravidam depois de um ano tendo relações frequentes e sem contracepção, mas também já estaria justificada após seis meses de tentativas em mulheres com mais de 35 anos. Ainda é de recomendação imediata se fatores impeditivos estiverem presentes, como irregularidade menstrual, endometriose, baixa contagem de espermatozoides, afecções de útero e/ou tuba, ou qualquer alteração que possa dificultar a gestação.[2]

Nas estatísticas mundiais, há grande variabilidade na prevalência das etiologias relacionadas à infertilidade, o que provavelmente se deve às diversidades demográficas, socioeconômicas e metodológicas. De maneira geral, as causas podem ser divididas entre fatores mistos ou entre os dois parceiros (40%), masculinos (26% a 30%) e femininos. Estes últimos são subdivididos em disfunção ovulatória (21% a 25%), alterações tubárias (14% a 20%), sem causa aparente (14% a 20%) e outros (10% a 13%) (Figura 127.1).[3]

Na avaliação da infertilidade, é fundamental o fator emocional. Assim, para que o bem-estar não seja subestimado, ambos devem ser analisados simultaneamente, pois numerosos casais encontram-se ansiosos e com diferentes graus de frustração.[4]

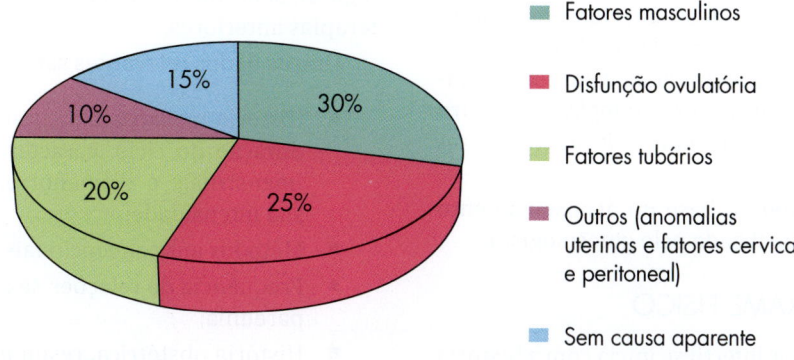

- Fatores masculinos
- Disfunção ovulatória
- Fatores tubários
- Outros (anomalias uterinas e fatores cervical e peritoneal)
- Sem causa aparente

Figura 127.1 Causas de infertilidade.

A consulta inicial deve ser programada para que haja tempo suficiente a fim de obter história médica, reprodutiva e familiar minuciosas, além do exame físico pormenorizado.

Um interrogatório sobre preocupações e suspeitas das pacientes é importante, valorizando, assim, o sentido intuitivo sobre questões que podem estar contribuindo para a infertilidade, que muitas carregam consigo antes da avaliação.[5]

■ AVALIAÇÃO PRÉ-CONCEPCIONAL

A avaliação pré-concepcional é obrigatória num contexto de boas práticas, e visa ponderar com o casal o impacto que diversos fatores podem representar, como antecedentes genéticos, hábitos, doenças crônicas, infecções, uso de fármacos e drogas recreativas, além do contato com fatores tóxicos e poluentes.[6] Especial atenção deve ser dada à exposição e/ou imunidade às doenças infecciosas, incluindo as de transmissão sexual, com suas possíveis consequências sobre a fertilidade e o feto. A participação dos homens também é essencial nas questões de saúde sexual e reprodutiva do casal.

É fundamental expor o impacto da idade na fertilidade feminina, pois nos dias atuais é mandatório conscientizar as mulheres sobre o irreversível declínio das chances de engravidar após os 35 anos, mesmo com os tratamentos hoje disponíveis.[7] É, também, uma oportunidade para alargar os cuidados preventivos, avaliando o estado nutricional, suplementação de ácido fólico, atualização vacinal e adequação do peso.[8] Tanto a obesidade como o baixo peso podem ter reflexos negativos sobre a fertilidade, portanto, a avaliação da dieta e dos hábitos é componente importante do aconselhamento.[6]

Outro aspecto que vem sendo ressaltado recentemente são os testes que avaliam diversas mutações genéticas.[9] Sabemos que cada indivíduo, em média, carrega algumas mutações, sem o menor significado clínico ou histórico familiar importante, mas que poderiam ocasionalmente ter no seu parceiro a mesma mutação, podendo produzir uma doença rara, com base gênica estabelecida, mas até então desconhecida por ambos. A vantagem desses painéis é que eles podem servir de aconselhamento caso ambos possuam a mesma mutação, o que poderia ter implicações patológicas ao futuro nascituro. Hoje, é possível inclusive selecionar os embriões sadios dos alterados.

A Tabela 127.1 propõe a base do aconselhamento pré-concepcional a ser realizada pelo ginecologista.

■ ANAMNESE E EXAME FÍSICO

A avaliação da mulher infértil se inicia com a história clínica adequada e a duração da infertilidade, definida

Tabela 127.1 Avaliação pré-concepcional.
História clínica
Identificar fatores de risco: ■ doenças genéticas   ■ doenças crônicas   ■ uso de medicamentos
Otimização da fertilidade: ■ frequência de relação sexual   ■ ciclo menstrual (período fértil)   ■ adequação dos hábitos (tabagismo, cafeína, álcool, drogas, agravos ambientais e ocupacionais)
Prevenção: ■ controle de medicamentos teratogênicos   ■ imunização   ■ suplementação de ácido fólico   ■ adequação do estado nutricional   ■ compensação de doenças crônicas
Exames laboratoriais   ■ citologia cervical   ■ hemograma   ■ tipo sanguíneo   ■ glicemia de jejum   ■ perfil sorológico (HIV, toxoplasmose, rubéola, sífilis, hepatites B e C, HTLV, CMV)
Conscientização do impacto da idade da mulher sobre a fertilidade.
Identificar se há necessidade de preservação da fertilidade.
Avaliação multidisciplinar: nutrição, psicologia, endocrinologia etc.

como o período em que houve relações sexuais desprotegidas, bem como os resultados de quaisquer exames e terapias anteriores.

Outros dados relevantes são:

■ História menstrual, incluindo idade da menarca, duração do ciclo, características, sintomas pré--menstruais e dismenorreia, com descrição de sua intensidade;

■ Métodos anticoncepcionais prévios;

■ Frequência de relações sexuais, disfunções e dispareunia;

■ História obstétrica, resultados das gestações anteriores e intercorrências;

- Antecedentes cirúrgicos: procedimentos, indicações e resultados;
- Histórico pessoal, incluindo uso de medicamentos, álcool, drogas, quimioterápicos, hospitalizações anteriores;
- Existência de doenças clínicas ou lesões graves, doença inflamatória pélvica, infeções sexualmente transmissíveis;
- Antecedente de citologia cervicovaginal alterada e tratamentos realizados;
- Exposição ambiental/ocupacional a toxinas;
- História familiar de doenças congênitas, retardo mental, menopausa precoce ou problemas reprodutivos.

O exame físico tem como objetivo verificar se há sinais indicativos de potenciais causas de infertilidade, e deve documentar os seguintes aspectos:

- Peso, índice de massa corporal (IMC);
- Pressão arterial;
- Palpação da tireoide;
- Exames das mamas;
- Sinais de hiperandrogenismo;
- Anormalidades da vagina ou do colo do útero;
- Sensibilidade abdominal ou pélvica, aumento de algum órgão ou massas palpáveis;
- Palpação do útero para definição de tamanho, forma, posição e mobilidade;
- Nodulações e sensibilidade em escavação retovaginal.

■ EXAMES LABORATORIAIS COMPLEMENTARES

Os protocolos de propedêutica mínima em infertilidade vêm sofrendo mudanças e adaptações em decorrência dos grandes avanços dos métodos diagnósticos e das técnicas de reprodução assistida observados nas últimas décadas. Além disso, o desenvolvimento em diversas áreas, com enfâse em imunologia, genética e biologia molecular, permitiu determinar etiologias de processos até então inexplicados. Dessa forma, devem-se ter em mente o processo fisiológico da concepção natural e as estruturas anatômicas envolvidas, para que a investigação seja racional, flexível e, principalmente, individualizada a cada casal.[10]

Portanto, ao analisarmos somente a investigação dos fatores femininos, como é o alvo deste capítulo, resumidamente, devemos ter como objetivo os seguintes focos:

1. Avaliação do fator ovulatório;
2. Determinação da reserva folicular ovariana;
3. Estudo da integridade do sistema reprodutor feminino;
4. Pesquisa de fatores peritoneais.

Avaliação do fator ovulatório

Os métodos para avaliar a função ovulatória são indiretos, mas intervalos menstruais regulares ou eumenorreicos indicam ciclos ovulatórios. Deve-se investigar as principais alterações que poderiam levar a um distúrbio ovulatório. Logo, as determinações do hormônio tireoestimulante e da prolactina devem ser sempre feitas, pois podem exigir tratamento específico.[11] Ante hirsutismo ou virilização, avaliação adequada é imperativa. Contudo, destacam-se os seguintes métodos para determinar a ovulação:

Dosagem de progesterona

Determinações da progesterona (P4) sérica na fase lútea podem ser confiáveis da função ovulatória.[10] Deve-se estimá-la aproximadamente uma semana antes do início previsto da próxima menstruação. Uma concentração de progesterona maior que 3 ng/mL comprova ovulação.[12] Embora valores superiores a 10 ng/mL sejam considerados como boa função lútea,[13] este critério é criticável, pois as concentrações séricas são pulsáteis e podem variar dentro de horas.[14]

Kits preditores de ovulação

A determinação do LH na urina, por meio de "kits comerciais", pode identificar seu pico, com aproximadamente 24 horas antes da ovulação. Fornece, portanto, evidência indireta de ovulação e ajuda a definir o intervalo de maior fertilidade aos casais.[6] No entanto, sua confiabilidade varia entre os produtos existentes.

Ultrassonografia

A ultrassonografia transvaginal seriada revela o tamanho e o número de folículos em desenvolvimento e também evidencia presumida ovulação e luteinização; demonstra, de fato, o crescimento folicular progressivo e sinais de ovulação, como perda de margens foliculares, aparecimento de ecos internos dentro do corpo lúteo e aumento no volume de líquido livre na escavação retouterina.[15]

Biópsia endometrial

A histologia do endométrio revela de forma inconteste a ação secretora induzida pela P4. A datação endometrial usando critérios histológicos[16] ainda é considerada por muitos o "padrão-ouro" entre os métodos para avaliar a função lútea. Outrossim, estudos cuidadosos demonstraram claramente que a datação do endométrio pode não ser tão precisa[17] e, portanto, não refletir de forma clara o potencial de implantação no endométrio.[18] Assim, a biópsia endometrial não é recomendada para avaliar a função ovulatória em mulheres inférteis, e deve ser limitada àquelas com suspeita de doença endometrial (endometrite ou neoplasia).[2]

Curva térmica basal

Embora seja método simples e barato para avaliar a função ovulatória, encontra-se em desuso pela falta de confiabilidade e por provocar intensa ansiedade nas mulheres ante sua realização. Considerando a ação térmica da progesterona, os ciclos ovulatórios estão geralmente associados a curvas de temperatura basal claramente bifásicas, com elevação de 1 °C na fase lútea.[10]

Determinação da reserva ovariana

O conceito de "reserva ovariana" relaciona-se ao potencial reprodutivo, pois mede a quantidade de folículos disponíveis para a ovulação.[19] Sua diminuição associa-se a menores taxas de fecundidade, se comparada às mulheres da mesma faixa etária, mas com reserva normal.[20] Entretanto, o diagnóstico de baixa reserva ovariana não implica necessariamente em incapacidade de conceber, pois o melhor marcador para a qualidade do óvulo é a idade da mulher.[7] Portanto, tanto a idade quanto a reserva são úteis para prover o prognóstico e recomendar o tratamento, ressaltando a significativa queda na capacidade de concepção após os 40 anos; aconselha-se assim que a maternidade não seja postergada indefinidamente.[21]

Os testes para avaliação da reserva ovariana estão sempre indicados para mulheres com mais de 35 anos e que nunca engravidaram.[21] Também devem ser realizados em qualquer mulher com risco de sua diminuição, como: 1) história familiar de menopausa precoce; 2) ter ovário único ou ooforoplastia anterior; 3) quimioterapia ou radiação prévia; 4) baixa resposta em ciclos de estimulação ovariana precedentes; 5) antes de se submeter à reprodução assistida.[22]

Os principais testes de reserva ovariana incluem: a dosagem do FSH, estradiol na fase folicular precoce, e do hormônio antimülleriano (AMH) e a contagem de folículos antrais (CFA), por meio da ultrassonografia. Alternativamente, o teste do citrato de clomifeno pode auxiliar a resposta ovulatória.[23]

- **FSH e estradiol:** a dosagem deve ser feito na fase folicular precoce, ao redor do terceiro dia do ciclo, e valores de FSH menores que 15 Ul/mL são considerados ideais[2] e se associam às melhores taxas de gestação. Níveis de FSH acima de 25 UI/mL traduzem baixa resposta ovariana ao estímulo com gonadotrofinas, altas taxas de cancelamento dos ciclos, baixas taxas de implantação e de gravidez.[23]

Convém ressaltar que, por exercer papel importante no recrutamento e na estimulação folicular, o FSH é mais lábil e possui grande variação interciclos.

O estradiol deve acompanhar a dosagem do FSH, pois identifica a fase do ciclo menstrual. Os valores normais são menores que 80 pg/mL e, quando acima disso, denotam rápido crescimento folicular, possivelmente pela baixa reserva. Assim, os poucos folículos restantes responderiam rapidamente ao incremento do FSH no início do ciclo. Isoladamente, a dosagem do estradiol não tem valor para o diagnóstico de baixa reserva folicular.[2]

- **Hormônio antimülleriano:** o AMH é uma glicoproteína produzida pelas células da granulosa de folículos pré-antrais e antrais pequenos, de até 6 a 8 mm.[24] Logo, quanto maiores os níveis de AMH, maior a quantidade de folículos disponíveis e melhor seria a reserva ovariana. Alcançam seu máximo durante a puberdade e declinam progressivamente com o avanço da idade, até se tornarem indetectáveis após a menopausa.[25] Embora ainda não exista uma padronização mundial, as concentrações do AMH são relativamente constantes e independem da fase do ciclo, podendo ser mensurados a qualquer momento.[24] De forma geral, valores abaixo de 1,0 ng/mL estão relacionados à resposta insuficiente e maior necessidade de gonadotrofinas ao estímulo ovulatório. Quando superiores a 4,0 ng/mL, existe maior incidência de hiperestimulação ovariana.[26] O AMH é hoje considerado o melhor marcador sérico da reserva folicular, porém, isoladamente, não é capaz de predizer a gravidez, não sendo necessariamente superior à dosagem de FSH e à contagem de folículos antrais.[24]

A inibina, outro hormônio glicoproteico também secretado pelas células da granulosa, foi considerada por muito tempo como importante marcador da reserva, mas tem sua atividade relacionada ao retrocontrole do FSH.[27] Já o AMH tem sua liberação de forma isolada, denotando valores mais verdadeiros e sem esta interdependência, motivo pelo qual hoje o AMH é preferido.[21]

- **CFA:** é a soma de todos os folículos antrais entre 2 e 10 mm, em seu diâmetro médio, presentes nos ovários e identificados ao ultrassom. A contagem máxima de até seis folículos indica a pobre resposta durante o estímulo com gonadotrofinas, embora este valor preditivo possa ser valorizado apenas nas mulheres com mais de 40 anos, em que a qualidade oocitária é reconhecidamente menor, daí a importância. Nas mulheres com síndrome dos ovários policísticos (SOP), a CFA é muito elevada, com mais de 20 unidades nos estágios iniciais. Tem boa confiabilidade em predizer o número de folículos disponíveis ao longo de um determinado ciclo, embora algumas condições, como uso de contraceptivos hormonais, possam falsear seus resultados.[28]

- **Teste do citrato de clomifeno:** consiste na dosagem de FSH e do E2 no terceiro dia do ciclo, acompanhada da administração de citrato de clomifeno, 100 mg, do quinto ao nono dia. No 10º dia, novamente, é repetida a dosagem do FSH e do E2. A soma dos valores do FSH não deve ultrapassar 26 UI, com o dobro dos níveis iniciais estrogênicos.[10] Comparado com a dosagem isolada do FSH basal e da CFA, o teste do clomifeno não aumentou a eficácia do diagnóstico de baixa reserva ovariana e, portanto, não é mais tão recomentado.[29]

Desse modo e baseados nos dados da literatura, os testes mais adequados para serem utilizados na prática médica são FSH basal, AMH e CFA. É importante ressaltar que a combinação deles para avaliar a reserva ovariana tem mais valor do que um único.[21]

Integridade do sistema reprodutor feminino

O objetivo da avaliação do sistema reprodutor feminino é constatar interferências, comprometimento de órgãos ou processos impeditivos da gravidez, incluindo canal cervical, útero e sua cavidade, tubas uterinas e fatores peritoneais. Além do exame ginecológico completo, a ultrassonografia pélvica transvaginal, a histerossalpingografia (HSG), a histeroscopia e a laparoscopia constituem os métodos rotineiramente mais utilizados para o diagnóstico de alterações morfológicas e anatômicas do aparelho genital feminino.[30]

Investigação do fator cervical

Anormalidades no muco cervical, conhecido como interação muco-espermatozoide, raramente são causadoras da infertilidade,[2] mas sua avaliação pode ser importante para diagnosticar infecções e determinar algum tipo de tratamento. O chamado teste pós-coito, pesquisa de espermatozoides móveis no muco cervical, colhido horas após a relação sexual, já foi um método valorizado para o diagnóstico de infertilidade.[31] Mas, trata-se de teste subjetivo, pois a mobilidade espermática pode variar rapidamente sem representar de fato um impedimento, além de ser inconveniente para o paciente, pois é realizado após a relação sexual, e que raramente muda a conduta. Portanto, não é mais recomendado.

As anormalidades anatômicas do colo uterino também precisam ser descartadas, e podem ser diagnosticadas ao exame ginecológico ou complementadas pela histeroscopia diagnóstica e HSG, úteis para avaliação da amplitude e permeabilidade do canal endocervical.

Investigação do fator uterino

Na simples inspeção geral, ao exame especular e toque bimanual, já é possível obter boa avaliação do contorno uterino. Quando completada pela ultrassonografia, revela, na imensa maioria, toda a integridade da anatomia uterina. Outras modalidades de imaginologia podem ser utilizadas, tais como ultrassom 3D, ressonância magnética, sobretudo nos casos de más-formações e adenomiose inicial, quando nem sempre o estudo pela ultrassonografia fornece com precisão o comprometimento.[32]

A histerossonografia, que consiste na realização de ultrassonografia transvaginal após a introdução de uma solução salina no interior da cavidade uterina, possui boa sensibilidade (> 90%) para detecção de doenças intrauterinas, como pólipos endometriais, miomas submucosos e sinéquias.[33]

Já a histeroscopia é padrão-ouro para a avaliação da cavidade uterina e é ferramenta definitiva para esclarecer achados anormais ao ultrassom.[34] A histeroscopia não só fornece informações visuais, e portanto mais precisas da cavidade, mas também permite eliminar alterações apresentadas.[11] A disponibilidade de histeroscópios com menor diâmetro e com menor custo, aliada a não necessidade de anestesia, fez com que a histeroscopia ambulatorial fosse viável como exame a ser incorporado na propedêutica mínima.[35] Atualmente, existem evidências de que a histeroscopia, antes de iniciar o tratamento de fertilização *in vitro*, pode incrementar as taxas de gravidez.[36]

Apesar das evidências do benefício da histeroscopia durante a propedêutica mínima do casal infértil, a recomendação atual ainda é que seja realizada apenas se houver alguma doença uterina suspeita nos exames iniciais menos invasivos.[2]

Investigação do fator tubário

A permeabilidade das tubas uterinas é fundamental para a ocorrência de uma gestação bem-sucedida. É através deste conduto que se dá a migração dos espermatozoides; regula a captação de oócitos, favorece a fertilização, nutre gametas e embriões, além de garantir a passagem oportuna do embrião para o útero.[10] Entretanto, nenhum teste diagnóstico pode avaliar todos esses aspectos da fisiologia tubária e, portanto, a única indicação do perfeito funcionamento tubário é a constatação do embrião implantado no interior do útero.

Apesar das limitações, a permeabilidade e anatomia interna das tubas são melhor analisadas pela HSG; utiliza-se a injeção de meios de contraste à base de iodo, por via vaginal, e recuperam-se imagens por raios X.[11] É possível notar sua dispersão ao longo da tuba, principalmente junto a sua porção final, a ampola, mais dilatada e com pregueado mucoso característico. Observa-se ainda a permeabilidade da tuba e a dispersão do contraste na cavidade peritoneal. Deste modo, é possível avaliar a integridade deste conduto ou documentar alterações, como oclusões distais, sinais de salpingite ístmica nodosa, detalhes arquitetônicos como a fimose fimbrial ou aderências peritubárias, quando o extravasamento de contraste é atrasado, retido ou com formação de nichos. Achados sugerindo obstrução tubária proximal exigem uma avaliação mais aprofundada, pois podem ser decorrentes de contrações miometriais transitórias, levando ao espasmo do orifício tubário junto ao útero. Nestes casos, não se pode afirmar a ausência de permeabilidade da tuba.

A maior crítica à HSG diz respeito a sua sensibilidade, pois acredita-se que, em aproximadamente ¼ dos exames, os achados, positivos, ou não, refletem de forma equivocada a real capacidade de captação e transporte dos gametas.[2] Mas continua a ser o principal exame para avaliar as tubas uterinas, e os resultados claramente alterados, como hidrossalpinge, distorções de posição ou marcadas retenções do contraste na cavidade, devem sim ser valorizados.

Alternativamente, pode-se realizar a histerossonossalpingografia para determinar a permeabilidade tubária, utilizando-se infusão de solução salina associada à ultrassonografia transvaginal. Embora a permeabilidade possa ser estimada pelo aparecimento de fluido na escavação retouterina, o teste não diferencia entre unilateral ou bilateral, nem oferece informações anatômicas das tubas ou da cavidade peritoneal.[37]

A laparoscopia, aliada à instilação de solução diluída com azul de metileno, introduzida através da cérvice, também pode demonstrar permeabilidade ou obstrução das tubas. O procedimento também pode dar detalhes, como a fimose fimbrial ou alterações do trajeto por finas aderências peritubárias, não identificadas por métodos menos invasivos.[11]

Algumas evidências têm sido relatadas quanto à pesquisa da *Chlamydia Trachomatis*, pois a presença de anticorpos IgG tem valor igual ou superior à HSG, na predição do fator tubário de infertilidade.[38] Resultados falso-positivos podem acontecer pela reação cruzada com *Chlamydia Pneumoniae*.[11] Já a Sociedade Americana de Medicina Reprodutiva classifica a sorologia para *Chlamydia* como método de utilidade clínica limitada.[2] Mesmo a laparoscopia (LSC), frequentemente descrita como um "padrão-ouro", limita-se à análise apenas da porção externa das tubas, não conseguindo esclarecer com exatidão a real capacidade de transporte.[39]

Não há necessidade de HSG aos casais que já tenham indicação de fertilização *in vitro*.

Pesquisa do fator peritoneal

Fatores como a endometriose pélvica ou aderências anexiais podem contribuir para a infertilidade. Anamnese e achados do exame físico podem levantar suspeita, tais como dismenorreia, dor pélvica, dispareunia, cirurgia pélvica prévia, infecção ou gravidez ectópica, mas raramente são suficientes para o diagnóstico.[2] Os fatores peritoneais também devem ser considerados em mulheres com infertilidade inexplicada. A ultrassonografia transvaginal deixou de ser um exame para diagnosticar apenas grandes afecções como o endometrioma, mas quando realizada por profissional habilitado e com preparo adequado, pode revelar processos aderenciais e a endometriose profunda.[40]

A laparoscopia com visualização direta da pelve é o "padrão-ouro" para detecção das doenças peritoneais, e está indicada em mulheres com sintomas ou fatores de risco sugestivos de moléstia pélvica ou em mulheres com achados anormais na HSG ou ultrassom, mas que ainda não possuem indicação de fertilização *in vitro*.[39] Ocasionalmente, também pode ser aplicável para mulheres com menos de 35 anos com infertilidade sem causa aparente, para aprofundar a investigação diagnóstica.[2]

O clínico deve sempre estar atento a investigações desnecessárias que poderiam aumentar os custos, sem ter impacto no sucesso do tratamento. Não há justificativa para solicitar uma laparoscopia em mulher que não tem história sugestiva de doença inflamatória pélvica anterior ou endometriose, especialmente se possuiu HSG normal.[41]

Investigação adicional

- **Cariótipo:** As alterações cromossômicas parecem estar mais incidentes na mulher infértil, sobretudo anormalidades cromossômicas numéricas e estruturais, como inversões e translocações. Cuidadosa história clínica e familiar pode indicar anormalidades no cariótipo e contribuir no abortamento de repetição (anormalidades congênitas, irmão ou parente próximo com infertilidade etc.). O exame de cariótipo está indicado para as mulheres inférteis que possuem alguma suspeita clínica, menopausa precoce ou abortamento de repetição. Também é fortemente recomendado aos casais que irão se submeter às técnicas de reprodução assistida.[42]

- **Mutações gênicas:** é cada vez maior a pesquisa de mutações de genes que se relacionam à infertilidade, como fibrose cística, X-Frágil, entre outras. No caso da fibrose cística, se a mutação está presente no parceiro e provoca a agenesia dos ductos deferentes, sendo indicada a FIV, é mandatória a pesquisa na mulher.[42] Na atualidade, existem testes sanguíneos com a mensuração das mais frequentes mutações, como para talassemia, anemia falciforme, distrofias musculares, entre outras.

REFERÊNCIAS BIBLIOGRÁFICAS

1. Definitions of infertility and recurrent pregnancy loss. Fertil Steril 2008;89(6):1603.
2. Committee of the American Society for Reproductive Medicine. Diagnostic evaluation of the infertile female: a committee opinion. Fertil Steril 2015; 103(6):e44-50.
3. Lindsay TJ, et al. Evaluation and treatment of infertility. Am Fam Physician 2015;91(5):308-14.
4. Boivin J, et al. Guidelines for counselling in infertility: outline version. Hum Reprod 2001; 16(6):1301-4.
5. Hatasaka, Harry. An efficient infertility evaluation. Clin Obstet Gynecol 2011; 54(4):644-55.
6. Optimizing natural fertility: a committee opinion. Fertil Steril 2013;100(3):631-6.
7. Chuang CC, et al. Age is a better predictor of pregnancy potential than basal follicle-stimulating hormone levels in women undergoing in vitro fertilization. Fertil Steril 2013; 79 (1):63-9.
8. Guideline summary No. 2: the initial investigation and management of the infertile couple. BJU 1999;83(6):636-9.
9. Martin J, et al. Comprehensive carrier genetic test using next-generation deoxyribonucleic acid sequencing in infertile couples wishing to conceive through assisted reproductive technology. Fertil Steril 2015;104(5):1286-9.
10. Speroff L, et al. Female infertility. In: Clinical gynecologic endocrinology and infertility. 6th ed. Philadelphia: Lippincott Williams & Wilkins;1999. p.1013.
11. Choussein S. Female fertility assessment. Curr Obstet Gynecol Rep 2012; 1(4):174-9.
12. Wathen NC. Interpretation of single progesterone measurement in diagnosis of anovulation and defective luteal phase: observations on analysis of the normal range. Br Med J 1984; 288(6410):7-9.
13. Jordan J, et al. Luteal phase defect: the sensitivity and specificity of diagnostic methods in common clinical use. Fertil Steril 1994;62(1):54-8.
14. Filicori M, et al. Neuroendocrine regulation of the corpus luteum in the human. J Clin Invest. 1984;73(6):1638-43.
15. Crespigny LC, et al. Ultrasonic observation of the mechanism of human ovulation. Am J Obstet Gynecol 1981;39(6):636-9.
16. Noyes RW, et al. Dating the endometrial biopsy. Am J Obstet Gynecol 1975;122(2):262-8.
17. Murray MJ, et al. A critical analysis of the accuracy, reproducibility, and clinical utility of histologic endometrial dating in fertile women. Fertil Steril 2004;81(43):333-9.
18. Coutifaris C, et al. Histological dating of timed endometrial biopsy tissue is not related to fertility status. Fertil Steril 2004;82(5):1264-7.
19. Testing and interpreting measures of ovarian reserve. Fertil Steril 2015;98(6):1407-9.
20. Testing and Interpreting measures of ovarian reserve: a committee opinion. Fertil Steril 2015; 103(3):e9-e17.
21. Comittee opinion No. 618: ovarian reserve testing. Obstet Gynecol 2015;125(1):268-73.
22. Sharara FI, et al. detection of diminished ovarian reserve in infertile women. Am J Obstet Gynecol 1988;179(3):804-12.
23. Thaís S, et. al. Tests for ovarian reserve: reliability and utility. Curr Opin Obstet Gynecol 2010 22(4):271-8.
24. Broekmans FJ, et al. A systematic review of tests predicting ovarian reserve and IVF outcome. Hum Reprod Update 2006;12(6):685-9.
25. Female age-related fertility decline. Fertil Steril 2014; 101 (3): 633-7.
26. La Marca A, et al. Individualization of controlled ovarian stimulation in IVF using ovarian reserve markers: from theory to practice. Hum Reprod Update 2013;20(1):124-9.
27. Jayaprakasan K, et al. A prospective, comparative analysis of anti-Mullerian hormone, inhibin-B, and three-dimensional ultrasound determinants of ovarian reserve in the prediction of poor response to controlled ovarian stimulation. Fertil Steril 2010;93(3):855-9.
28. Broekmans FJ, et al. The antral follicle count: practical recommendations for better standardization. Fertil Steril 2010; 94(3):1044-51.
29. Hendriks DJ, et al. The clomiphene citrate challenge test for the prediction of poor ovarian response and nonpregnancy in patients undergoing in vitro fertilization: a systematic review. Fertil Steril 2010;86(4):807-18.
30. Crosignani PG, et al. Optimal use of infertility diagnostic tests and treatments. The ESHRE Capri Workshop Group. Hum Reprod 2000;15(3):723-32.
31. Oei SG, et al. Effectiveness of the postcoital test: randomised controlled trial. BMJ1998; 22 (317):502-9.
32. Pavone, M. The progressive simplification of the infertility evaluation. Obstet Gynecol Surv 2014; 66(1):31-6.
33. Soares SR. Diagnostic accuracy of sonohysterography, transvaginal sonography, and hysterosalpingography in patients with uterine cavity diseases. Fertil Steril 2000;73(2):406-11.
34. Jyotsna P, et al. Uterine cavity assessment prior to IVF. Womens Health (Lond. Engl.) 2010; 6 (6):847-54.
35. De Placido G, et al. Compliance and diagnostic efficacy of mini-hysteroscopy versus traditional hysteroscopy in infertility investigation. Eur J Obstet Gynecol Reprod Biol 2007;135(1):83-7.

36. Jyotsna P, et al. Hysteroscopy prior to the first IVF cycle: a systematic review and meta-analysis. Reprod Biomed Online 2014;28(2):151-7.

37. Saunders RD, et al. Current methods of tubal patency assessment. Fertil Steril 2011;95 (7): 2171-8.

38. Rodgers AK, et al. Genome-wide identification of Chlamydia trachomatis antigens associated with tubal factor infertility. Fertil Steril 2011;96(3):715-9.

39. Hassa H et al. The role of laparoscopy in the management of infertility. J Obstet Gynaecol 2014; 34(1):1-7.

40. Chamié L, et al. Findings of pelvic endometriosis at transvaginal US, MR Imaging, and laparoscopy. Radiographics 2011;31(4):E77-E100.

41. Fatum M. Investigation of the infertile couple: should diagnostic laparoscopy be performed after normal hysterosalpingography in treating infertility suspected to be of unknown origin? Hum Reprod 2002;17(1):1-3.

42. Foresta C, et al. Guidelines for the appropriate use of genetic tests in infertile couples. Eur J Hum Genet 2002;10(5):303-8..

128

Capítulo

- **Thais Sanches Domingues** ▪ **Tatiana Carvalho de Souza Bonetti**
- **Eduardo Leme Alves da Motta**

Reserva Ovariana

▪ INTRODUÇÃO

A inserção da "mulher moderna" no mercado de trabalho provocou mudanças drásticas no seu comportamento, evidenciadas principalmente nas últimas décadas. Esse fato, aliado à maior disponibilidade e aceitação de métodos contraceptivos eficazes, fez com que elas, de uma maneira global, adiassem o início da maternidade.[1] Fato este constatado pela idade ao nascimento do seu primeiro filho, que vem aumentando ao longo dos anos, em vários países[2] e inclusive no Brasil.[3]

Entretanto, esta nova realidade mundial, apesar de benéfica em muitos aspectos, fez mais presente o envelhecimento ovariano, acarretando progressiva queda na fecundidade, pois as mulheres com mais de 35 anos têm risco seis vezes maior de não conceber, se comparadas às mais jovens.[4] Fato esse evidenciado há mais de meio século, por Tietze, quando a contracepção era pouco encorajada. Já se reconhecia o aumento da infertilidade feminina com o avançar da idade, pois a dificuldade em conceber é clássica na taxa de 10%-15%, acentuando-se ao redor 35 anos e, mais drástica ainda, após os 40 anos, quando cerca de 87% das mulheres não incapazes de conceber naturalmente.[5]

Ademais, as mulheres com algum tipo de câncer têm vivenciado taxas crescentes de sobrevivência e cura, onde possivelmente terão de enfrentar a perda de sua fecundidade. Assim, mesmo oncologistas estão se voltando para a avaliação da reserva ovariana e seu manejo frente ao risco de gonadotoxicidade das drogas alquilantes, fundamentais no tratamento oncológico.[6]

Logo, há uma demanda crescente do entendimento da fertilidade, quer seja por mulheres solteiras, aquelas cuja habilidade é incerta, face a afecções benignas, como a endometriose, pelas oncológicas e chegando até o desejo intencional de início mais tardio da maternidade. De maneira geral, avaliar a idade é um passo inicial para se estimar a reserva ovariana de cada mulher. Entretanto, inúmeras situações podem trazer substancial

variação neste declínio esperado, como exemplificado acima e evidenciado na Figura 128.1. Desde modo, é imperativo o conhecimento da reserva ovariana individual, que possa prever sua limitação e predizer chances de sucesso, corroborando ainda para a aplicação da correta terapêutica.[7]

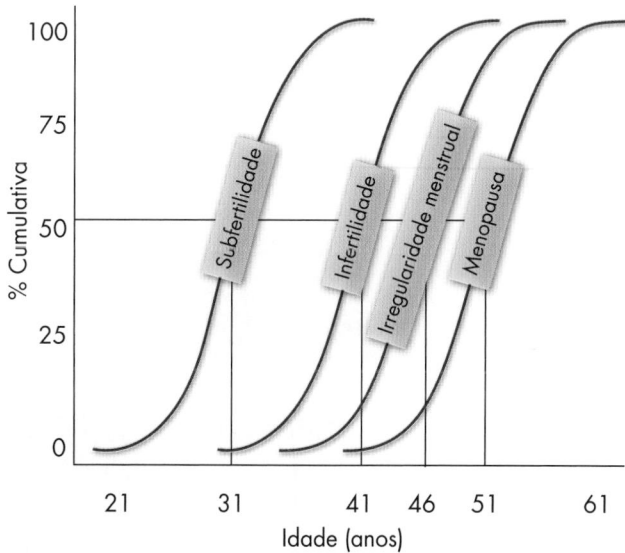

Figura 128.1 Gráfico representativo das variações na idade para o aparecimento de etapas específicas do envelhecimento ovariano (modificado de Te Velde & Pearson, 2002).

Entretanto, até os dias atuais, não existe um único marcador que isoladamente possa traduzir precisamente esta capacidade reprodutiva. É por isso, que durante as últimas duas décadas, inúmeros testes são utilizados no intuito de predizer gestação e longevidade reprodutiva, por meio de tentativas de avaliar a reserva ovariana. Este marcador ideal deveria refletir a sua capacidade funcional, pela medida direta da foliculogênese, não apresentando variação dependente do ciclo.

■ A RESERVA OVARIANA

Define-se reserva ovariana como a coorte de folículos primordiais existente nos ovários.[8] Ainda intrautero, as células germinativas indiferenciadas migradas para as gônadas, em torno da sexta semana darão origem aos óvulos. A partir de então, pronunciada multiplicação mitótica levará à formação de um total de cerca de 10 milhões de oogônias inseridas no córtex ovariano, em torno de 16 a 20 semanas de gestação, refletindo o limite máximo do potencial ovariano. Com cerca de 20 semanas, as células perivasculares (de origem mesenquimal e epitelial) penetram no córtex, circundando os oócitos, no momento em que eles interrompem sua divisão celular, após completarem o primeiro estágio de divisão meiótica. Assim ocorre a formação do folículo primordial, que é constituído pelo oócito estacionado na fase de prófase I, circundado por uma camada única de células da granulosa e outra de membrana basal ("9). A partir de então, o declínio inexorável (inicialmente pela meiose que ocorre na formação dos oócitos a partir das oogônias) levará praticamente à extinção deste estoque em cerca de 50 anos (Figura 128.2).

Essa diminuição progressiva, que se inicia ainda intrautero a partir da 22ª semana, é evidenciada pela existência de apenas um a dois milhões de células germinativas ao nascimento. Assim, a recém-nascida começa a vida aquém do seu potencial reprodutivo, tendo perdido cerca de 80% dos seus óvulos, sendo ainda mais drástica essa realidade à puberdade, principalmente devido à parada meiótica de divisão celular e apoptose vivenciada pelos folículos primordiais, ao longo dos anos inicias de vida, culminando com cerca de 500 mil folículos primordiais à época da menarca.[10]

A transição de folículos primordiais em primários é processo contínuo regulado por um equilíbrio entre fatores estimulatórios e inibitórios independentemente da ação das gonadotrofinas. A partir da puberdade, os folículos passam a desenvolver-se ciclicamente. Uma coorte de folículos inicia o processo de crescimento sob estímulo do hormônio folículo estimulante (FSH). A cada estágio de desenvolvimento uma parte desses folículos sofre atresia enquanto outros passam aos estágios subsequentes chamados de folículos pré-antrais, folículos antrais, até que um chegue ao estágio de folículo pré-ovulatório ou folículo de graaf. Este processo continua durante a vida fértil até que o *pool* de folículos primordiais, ou seja, a reserva ovariana esteja esgotada e como conseqüência não haja mais folículos em desenvolvimento, caracterizando a menopausa.[5]

Esse fenômeno fisiológico e deletério ocasiona, principalmente, menor capacidade de conceber (fecundidade) e manter a gestação, traduzida pela maior incidência de aborto, principalmente após os 40 anos (11). Esse fato resulta em quase 10 anos de intervalo entre a

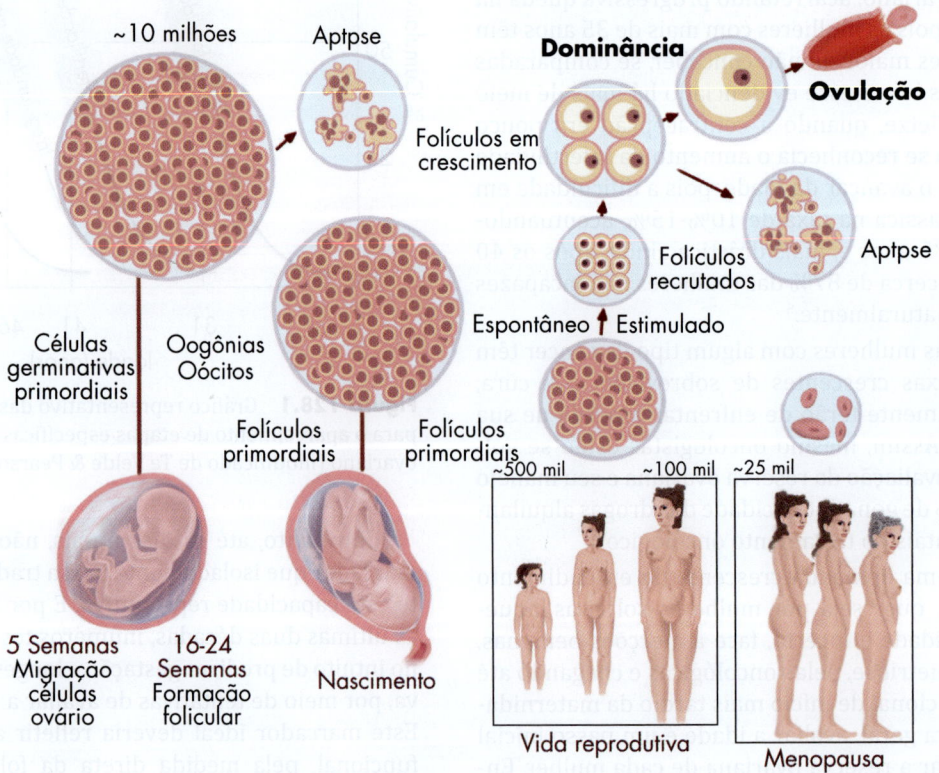

Figura 128.2 Figura representativa da depleção folicular desde a vida intrauterina até a menopausa (modificada de Domingues *et al.*).

exaustão da fertilidade natural e a menopausa (definida como a data da última menstruação), esperada ocorrer, em torno dos 51 anos de idade.[12]

O declínio ovariano se dá, ao longo do tempo, não só pela perda na quantidade dos folículos primordiais, mas também da qualidade dos óvulos remanescentes

Depois do pico de fertilidade aos 20 anos, as mulheres perderão cerca de ¾ da sua reserva folicular já entre os 30 e 40 anos,[13] estimando-se que esta substancial redução seja mais evidente sobretudo após os 37 anos, quando o número de folículos primordiais atinge a marca projetada de cerca de 25.000 unidades. A partir daí, a taxa e velocidade de diminuição da reserva ovariana é errática e variável, principalmente para as mulheres que vivenciam situações deletérias, como cirurgias, doenças benignas ou malignas, sendo mais marcante naquelas portadoras de câncer, com necessidade de quimioterapia.[11]

■ VISÃO GERAL DOS MARCADORES DE RESERVA OVARIANA

Ao longo dos anos, inúmeros candidatos a marcadores de reserva ovariana foram identificados e estudados na busca do melhor preditor. Os mais citados são: idade da mulher, dosagens hormonais e marcadores ultrassonográficos. Já os chamados testes dinâmicos, como CCCT (*Clomifene Citrate Challenge Test*), EFORT (*Exogenous FSH Ovarian Reserve Test*) e GAST (GnRH *Agonist Stimulation Test*) são hoje relatos históricos, pela sua baixa acurácia, restringindo assim sua aplicabilidade clínica. Entretanto, mesmo os testes mais utilizados possuem limitado valor preditivo, por refletirem indiretamente a reserva ovariana, além de poderem apresentar oscilação considerável ao longo do ciclo menstrual, como inibina ou FSH.[14,15] Essas variações estão presentes inclusive em marcadores mais aceitos na literatura atual como promissores na predição da coorte folicular, como o hormônio antimulleriano (HAM) e a contagem de folículos antrais (CFA) ao ultrassom, evidenciando ampla oscilação na coorte folicular entre a população saudável.[16]

Além disso, pela evidente diminuição da reserva ovariana com o passar dos anos, a interpretação dos testes deve ser feita sempre em relação à idade e considerar as possíveis situações deletérias da coorte folicular, diferenciando, assim, a sua diminuição natural em função da idade, de uma insuficiência ovariana prematura.[12]

■ MARCADORES TRADICIONAIS

Idade

Embora nem sempre se correlacione com a capacidade reprodutiva, a idade cronológica ainda é uma importante ferramenta.[17] É bem estabelecido que as mulheres

jovens terão poucos problemas, ao inverso daquelas que enfrentarão enorme dificuldade ou incapacidade, com o início da irregularidade menstrual, que antecede a menopausa em cerca de dois a cinco anos. Entretanto, este momento tardio já reflete a baixa qualidade ovular, muito aquém do desejado.[12] Convém ressaltar, que nesta fase de transição menopausal, os níveis de FSH podem não estar alterados, evidenciando baixa sensibilidade ciclo-dependente deste marcador.[4]

FSH, estradiol e inibina B

Durante o crescimento, os folículos pré-antrais se tornam responsivos ao FSH, e as células da granulosa adquirem atividade da aromatase aumentando da produção de estradiol e inibina B (Figura 128.3). Por retroalimentação negativa, esses hormônios levam a uma queda progressiva dos níveis de FSH. O "envelhecimento" reprodutivo geralmente coexiste com alterações hormonais secundárias à diminuição do recrutamento folicular mensal, como diminuição dos níveis de estradiol e inibina B, com consequente aumento gradual do FSH. Assim, por muito tempo, essas alterações endócrinas, principalmente a elevação dos níveis de FSH, acima de 15 UI/mL, observadas na fase folicular precoce (geralmente segundo ou terceiro dias após o maior fluxo menstrual de pacientes eumenorréicas), foram consideradas como primeiro sinal de depleção da reserva ovariana.[4] Contudo este é evento sabidamente tardio e, portanto, já denota a mínima reserva folicular, sendo mau preditor da habilidade ovariana.[12] Além disso, na fase de transição menopausal, os níveis de FSH podem ou não estar alterados, evidenciando baixa sensibilidade ciclo-dependente deste marcador.[4]

Diferentes ensaios mostram excelente intercorrelação para mensuração do FSH, mas os valores absolutos podem variar. Outra dificuldade para a interpretação dos resultados é a mudança no padrão de referência que antes utilizava a gonadotrofina menopausal humana (IRP-hMG), que foi modificada para um novo padrão internacional (*Second International Standard* IRP 78/549). A Organização Mundial da Saúde (OMS) estabelece que pelo padrão internacional (IRP 78/549) para a dosagem de FSH, valores altos são aqueles acima de 16,7 mUI/mL, moderadamente altos acima de 11.4 mUI/mL e valores normais abaixo de 10 mUI/mL.[18]

Devine, em 2015, mostrou que pacientes submetidas à fertilização *in vitro,* cuja dosagem de FSH basal foi superior a 12mUI/mL, apresentaram maiores taxas de cancelamento da indução da ovulação (especificidade de 92,2%), apesar da baixa sensibilidade.[19] Esta pode ser explicada pela liberação pulsátil e circadiana do FSH na circulação, associada às flutuações de produção de suas isoformas, levando a potenciais erros e variações em sua análise.

Associada à dosagem de FSH, a de estradiol (hormônio esteróide produzido pelas células da granulosa) pode ser benéfica na avaliação inicial do ciclo de pacientes submetidas à fertilização *in vitro* (FIV), como preditor de baixa resposta e alto risco de cancelamento de ciclo, mas não de gestação ou de reserva ovariana. Esse fato é relevante para níveis de estradiol superiores a 75pg/mL na fase folicular precoce.[10]

Embora as dosagens de estradiol e FSH no início do ciclo não sejam benéficas na avaliação da reserva ovariana, elas podem indicar quando a indução da ovulação na FIV deva ser cancelada e, por este motivo, devem ser incluídas na propedêutica para o início de tratamento.

A inibina B é uma das subunidades β do peptídeo dimérico produzido pelas células da granulosa dos folículos pré-antrais e antrais, variando, portanto, ao longo do ciclo menstrual. Apesar da grande oscilação entre os ciclos, apresenta constante diminuição com o avanço da idade ovular biológica, fase na qual se apresenta mais estável na fase folicular precoce.[20] Foi por muito tempo considerado como bom preditor de atividade ovariana e não de sua reserva.[2,10,21]

Por todos os pontos acima discutidos, a inibina B perdeu seu espaço para marcadores mais atuais e precisos na mensuração da reserva ovariana, como a dosagem sérica de hormônio antimulleriano ou a contagem de folículos antrais ao ultrassom.[22]

■ MARCADORES ATUAIS DA RESERVA OVARIANA

Hormônio antimulleriano

Hormônio antimulleriano (HAM), antigamente conhecido como fator inibidor mulleriano, é uma glicoproteína dimérica de 140 kDa, membro da família TGF-β (*transforming growth factor*), assim como as ativinas e inibinas, responsáveis por crescimento e diferenciação celular.[23]

O HAM permaneceu por muito tempo conhecido pelo seu papel predominante na diferenciação sexual masculina.[24] Sintetizado pelas células de Sertoli, nos homens é responsável pela regressão dos ductos de Müller, quando da diferenciação embrionária, a partir da oitava semana de gestação, atingindo seu pico de produção na puberdade e daí sua queda progressiva.[25]

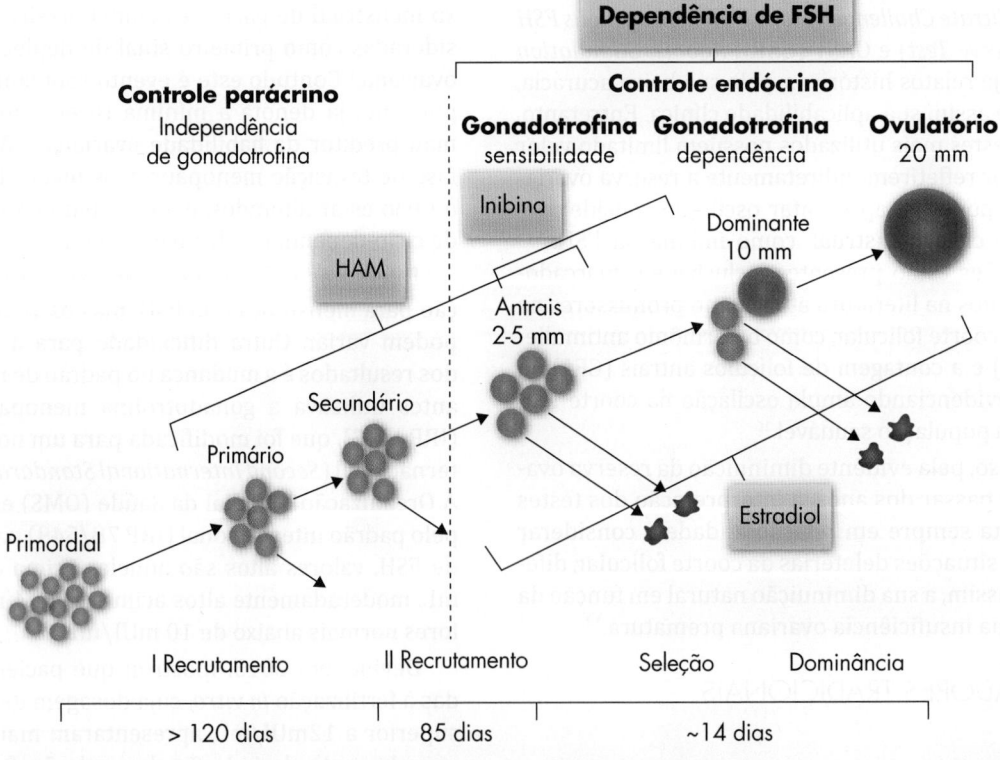

Figura 128.3 Representação esquemática do desenvolvimento folicular, suas relações e dependências hormonais. Na fase inicial, onde se verifica uma independência de gonadotrofinas, há predomínio de produção de HAM. Em contrapartida, com o aumento da dependência do FSH, esta fica menos evidente, privilegiando a secreção de inibina B e estradiol nos estágios mais tardios do desenvolvimento folicular (imagem modificada de Broer *et al.*)

Contrariamente, na mulher, o HAM é pouco detectável ao nascimento, atingindo sua máxima produção somente após a puberdade, sendo produzido pelas células da granulosa dos folículos secundários pré-antrais e antrais pequenos, mas antes de se tornarem sensíveis ao FSH em um ciclo ovulatório normal.[22] Sua produção permanece alta até o folículo atingir ao redor de 08 mm de diâmetro médio, quando sua concentração cai acentuadamente passando a predominar a síntese de estradiol, conforme se pode observar na Figura 128.3.[23] Diminui progressivamente com a idade, tornando-se novamente indetectável próximo à menopausa.[17,26]

O HAM é considerado superior aos marcadores tradicionais, pela estabilidade em sua dosagem sérica ao longo do ciclo menstrual, uma vez que sua secreção não é dependente do FSH.[27] Estes dados sugerem que o HAM possa ser dosado a qualquer momento.[25] Entretanto, estudos mostraram uma variação intraciclo considerável em seus valores, com um aumento na fase folicular tardia.[28] e uma variação interciclo de até 28% (95% CI).[28] Esta possível variação foi sugerida pela diferença comprovada de metodologia entre os *kits* analíticos inicialmente difundidos.[22]

A medida sérica do HAM foi primeiramente reportada nos anos 90, pelo desenvolvimento de três ensaios de imunoabsorção enzimática, ELISA, que resultaram em dois ensaios para uso comercial, entre 2002 e 2010, desenvolvidos pela *Diagnostic Systems Laboratory* (DSL) e pela *Immunotech* (IOT) (23). Entretanto, pelo uso de diferentes anticorpos entre estes ensaios, os valores de HAM ainda divergem entre si, sendo obtidos valores cerca de 40% maiores utilizando o IOT quando comparado com o DSL. Em 2010, os dois kits disponíveis foram adquiridos pela *Beckman-Coulter*, que desenvolveu um ensaio de segunda geração, o "*Beckman-Coulter* AMH Gen II", utilizando um anticorpo mais estável que se liga a uma região madura do HAM e um único calibrador, levando à mensuração dos níveis hormonais com apenas 20 uL de soro em menos de três horas.[29] e sensibilidade de 0,08 ng/mL. Assim, espera-se um método mais estável, que permita mensurar o AMH com menor variação e maior sensibilidade.[29-31]

Especula-se ainda que os fatores ambientais, o fumo e o álcool, as diversas etnias poderiam influenciar o HAM.[32] Já as mulheres com baixos níveis de vitamina D, com hiperprolactinemia ou usuárias de contraceptivos hormonais por longo período, também apresentam níveis menores de HAM, além de uma menor contagem de folículos antrais (CFA).[16] Mas por ser produzido pelas células da granulosa ainda não sensíveis ao FSH, a mensuração do HAM seria pouco afetada pelo uso esporádico dos contraceptivos orais[22] ou tratamentos com agonistas do GnRH.[33]

A completa ação, função e controle fisiológicos do HAM ainda não são totalmente esclarecidos, mas estudos apontam como sendo um marcador de interesse para a avaliação da atividade ovariana.[21,25] É sugerido ao HAM o papel de controlar a taxa de depleção de folículos, pois inibe seu crescimento inicial e, mais adiante, o induzido pelo FSH, prevenindo o consumo precoce e exagerado da reserva ovariana.[22] Acredita-se nesta atuação, pois o HAM é produzido pelos folículos recrutados antes de serem sensíveis à ação do FSH; ao passo que a inibina B é secretada pelos folículos já em crescimento e, portanto, já sensíveis ao FSH.[34]

Os níveis séricos de HAM mostram forte correlação com o número de folículos antrais existentes. Por esta razão, têm melhor potencial de avaliar a reserva ovariana, quando comparado aos marcadores tradicionais, como FSH e inibina B.[35] Ademais, a maior sensibilidade das células foliculares à ação do FSH, na ausência de HAM, demonstrado tanto *in vitro* como *in vivo*, suporta a hipótese de que esse hormônio atue como um fator decisivo em modular o crescimento FSH-dependente de folículos ovarianos.[36, 37]

Somadas as evidências, devemos ser muito cuidadosos com pacientes mais jovens, na tentativa de predição de reserva ovariana, porque as flutuações podem ser mais consideráveis e erros de classificação mais prováveis, principalmente naquelas com menos de 35 anos. [20,38]

Avaliação ultrassonográfica (contagem de folículos antrais)

A reserva ovariana pode ser estimada indiretamente pela medida do volume ovariano ou, de uma maneira mais eficaz, pela contagem dos pequenos folículos, técnica conhecida como contagem de folículos antrais (CFA), pela ultrassonografia em duas ou três dimensões (2D ou 3D). A mensuração do volume ovariano, embora apresente certa relação com idade da mulher, é considerada inferior a CFA, pois tem pobre correlação com reserva ovariana ou resposta à indução da ovulação.[39]

A CFA é um teste minimamente invasivo e de fácil execução. Seu resultado é obtido pela soma dos folículos pequenos, entre 2 e 10 mm de diâmetro médio, nos dois ovários.[15] A CFA esperada para mulheres jovens e eumenorreicas encontra-se entre 10 e 20 folículos, durante seus melhores anos reprodutivos, declinando ao longo dos anos Figura 128.4.[40]

Apesar de realizarmos a CFA em qualquer fase do ciclo menstrual, quando no início do ciclo, parece estimar melhor a resposta ovariana na indução da ovulação.[16,41]

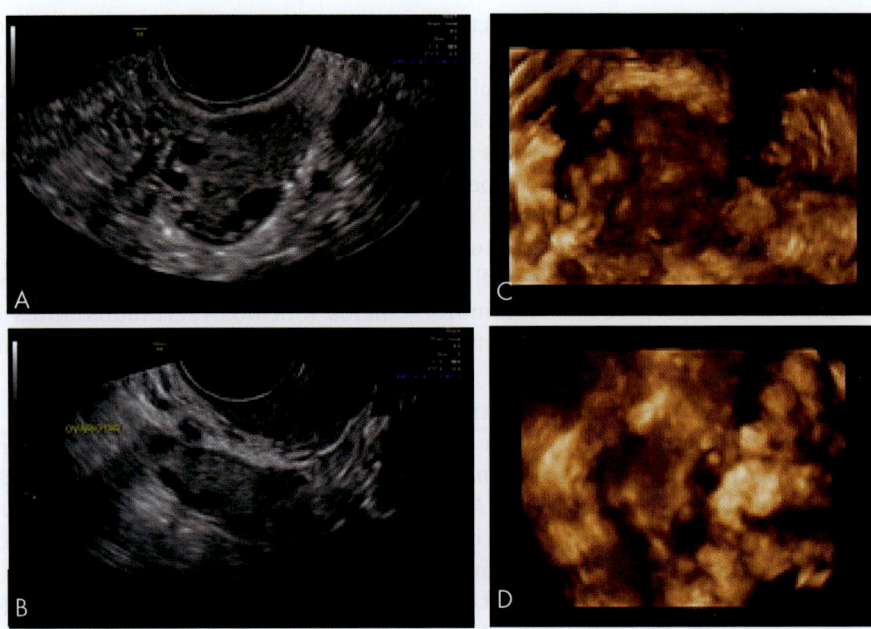

Figura 128.4 Imagens ultrassonográficas comparativas de CFA entre ovários de mulheres antes e após os 37 anos, em modo 2D (**A** – 25 anos e **C** – 40 anos) e 3D (**B** – 25 anos e **D** – 40 anos) (imagens cedidas pela dra. Luciene K. Tsukuda, Huntington Medicina Reprodutiva).

A variabilidade interciclo nas mulheres jovens pode ser devida, em grande parte, à estimativa por mais de um profissional.[42] Este grau variável entre observadores é identificada tanto com ultrassom 2D, quanto 3D, embora é reconhecida certa superioridade na modalidade 3D, especialmente nos folículos pequenos com cerca de 2 mm, que são a primeira coorte a decrescer com o avançar da idade.[21,42]

A CFA também é superior em detectar o envelhecimento ovariano se comparado a marcadores bioquímicos tradicionais, como inibina B, FSH ou estradiol.[40]

Na tentativa de estratificar os valores dos marcadores mais utilizados, como FSH, CFA e HAM pela idade, são sugeridos nomogramas específicos, alguns até evidenciando forte correlação principalmente entre CFA e HAM.[43], conforme sugerido na Figura 128.5.[44]

■ APLICAÇÕES CLÍNICAS DOS MARCADORES DE RESERVA OVARIANA

Avaliação fisiológica da reserva ovariana

Inicialmente, estudando-se os marcadores de envelhecimento ovariano, vários autores detectaram a superioridade da CFA, quando comparado a marcadores bioquímicos como inibina e FSH.[40] Atualmente, os níveis séricos de HAM mostram forte correlação com o número de folículos antrais e por esta razão, têm o potencial de mostrar a depleção da reserva ovariana precocemente,

quando comparado aos marcadores tradicionais, como FSH, inibina B e CFA.[35]

Tais estudos mostram que os níveis de AMH são baixos durante o início do desenvolvimento pré-puberal, aumentam durante o início da puberdade, estabilizando-se por volta de 20 a 25 nos de idade. A seguir, ocorre um declínio gradual até se tornar indetectável ao redor da menopausa. Evolução esta constatada por vários autores, possibilitando a construção de normogramas de dosagens de HAM de acordo com a idade, tanto em pacientes inférteis[43] quanto férteis (Figura 128.6).[23]

Avaliação da resposta ovariana à indução da ovulação

Os estudos mostram uma boa acurácia do HAM na predição tanto da alta, quanto da baixa resposta ovariana à estimulação hormonal. Embora existam variações em suas mensurações, a depender da técnica laboratorial utilizada, a maioria mostra boa especificidade e sensibilidade em predizer a resposta esperada.[35,45] Se o valor apurado do HAM é relacionado com a idade, ambos parecem ser mais consistentes do que a contagem de folículos antrais.[46]

Mulheres submetidas a estimulação ovariana demonstraram forte correlação positiva entre os níveis séricos basais de HAM e o número de oócitos recuperados, pois nas pacientes com pelo menos 11 oócitos obtidos, seus valores eram 2,5 vezes mais elevados, se comparados aquelas com menos de seis oócitos.[47,48]

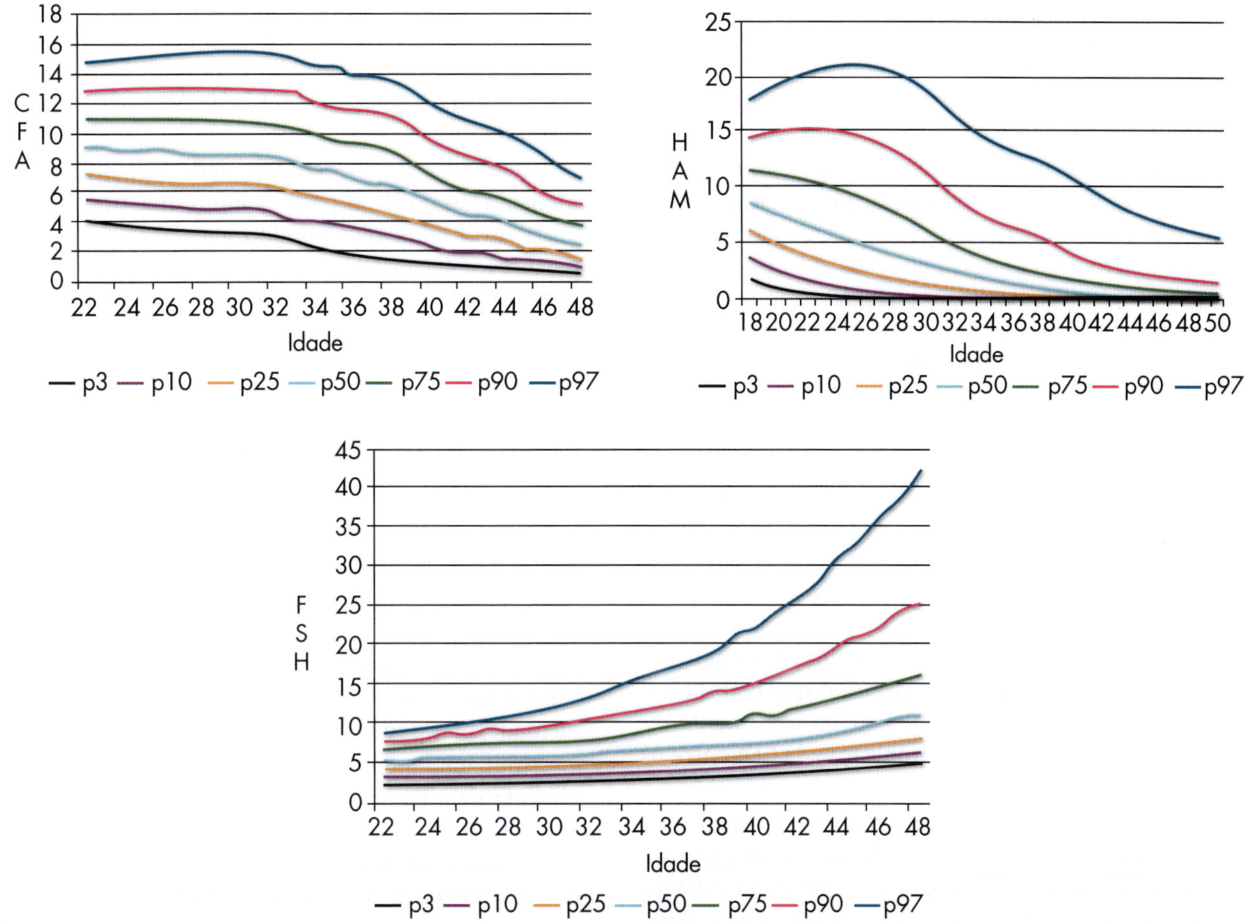

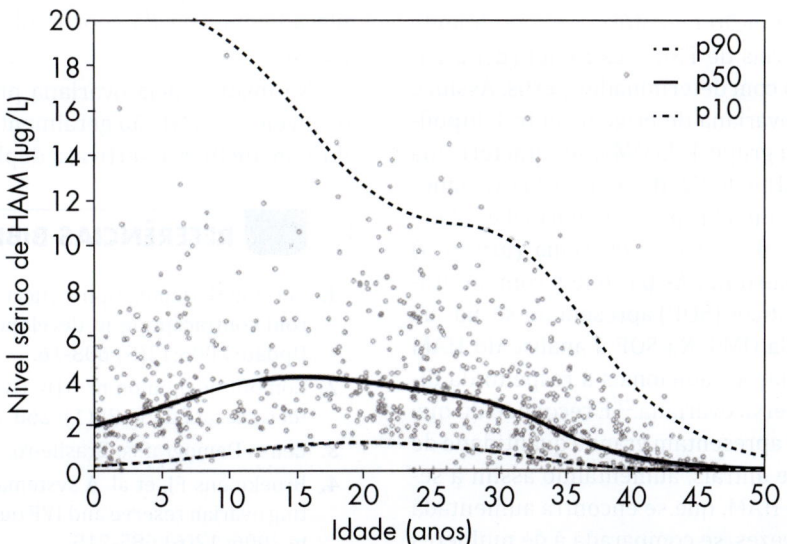

Figura 128.5 Correlação entre FSH, CFA e HAM com idade, mostrando nos diferentes percentis (3, 10, 25, 50, 75, 90 e 97) uma relação direta e crescente entre FSH e idade. Já entre a relação entre CFA e HAM com idade se mostra invertida, sendo mais marcante e pronunciada nos valores de HAM (imagem modificada a partir de Wiweko *et al*, 2013).

Figura 128.6 Normograma da dosagem sérica de HAM desde a infância até o final da vida reprodutiva, evidenciando as linhas de referência de dosagem para cada idade, nos percentis 10, 50 e 90.

Na predição de má resposta, onde menos de quatro óvulos maduros são obtidos, os valores de HAM se mostram inferiores a 0,75 ng/mL,[35] embora nesta situação, a CFA tenha também boa sensibilidade em predizer a pobre recuperação folicular.[49]

No que concerne a síndrome de hiperestímulo ovariano (SHO), importante complicação dos ciclos de estimulação medicamentosa dos ovários, quando mais de 15 a 20 oócitos são obtidos, diversos autores, em estudos prospectivos, foram capazes de detectar a SHO, com alta sensibilidade e especificidade, se os valores de HAM fossem superiores a 3,36 ng/mL.[42]

Os resultados em predizer a exagerada resposta ovariana, em estudos prospectivos, quando da administração de gonadotrofinas exógenas, mostraram que o HAM e a CFA (mais de 15 folículos ao ultrassom transvaginal) têm desempenho semelhantes. Assim é consenso que a correlação entre ambos, possa traduzir de forma mais próxima do ideal, a *performance* do ovário, quer para a recuperação de oócitos, quanto para as possíveis complicações.[25,35] Entretanto os ensaios clínicos randomizados multicêntricos de grande escala, demonstraram que o HAM é o biomarcador mais preciso e robusto, provavelmente refletindo as dificuldades na padronização da CFA entre os diversos observadores.[45]

É importante lembrar que, embora os testes de reserva ovariana, tais como HAM ou a contagem de folículos antrais se relacionam à resposta na estimulação ovariana controlada, não predizem a qualidade ovular ou do futuro embrião ou mesmo a capacidade de gestação.[16]

Reserva ovariana e anovulação crônica

Mulheres com disfunção ovulatória são geralmente classificadas pelos níveis de FSH e estradiol (E$_2$) e padronizadas de acordo com determinados perfis. Assim é clássica a disfunção ovariana de origem central, hipofisária-hipotalâmica ou grupo 1 da OMS, se caracterizada por teors baixo de FSH e de E2, desequilíbrio ovariano-hipofisário grupo 2, com FSH baixo ou normal e E2 em níveis normais ou a insuficiência ovariana (grupo 3) com FSH elevado e baixo E2. As pacientes com síndrome dos ovários policísticos (SOP) apresentam-se, na sua maioria no grupo 2 da OMS. Na SOP a análise do HAM pode fornecer informações adicionais a respeito da dinâmica folicular e reserva ovariana.[23] É reconhecido que as mulheres com SOP apresentam grande quantidade de folículos pré-antrais e antrais, aumentando assim a secreção plasmática do HAM, que se encontra aumentada cerca de duas a três vezes, se comparada à de mulheres eumenorreicas. Isto reflete diretamente o maior número de folículos antrais em desenvolvimento e sugere,

que o HAM pode ser ótimo candidato a marcador diagnóstico na SOP, face à sua alta especificidade (92%) e sensibilidade (69%). O HAM tem sido sugerido também como um marcador de extensão da doença e resposta ao tratamento.[50]

Metanálise de 14 estudos, onde foram ajustadas a mensuração do HAM para os diferentes tipos de testes entre os ensaios, recomendou que valores de HAM superiores a 4,7 ng/mL são determinantes da SOP.[32] Em ensaios com um único tipo de mensuração do HAM, os mesmos resultados foram confirmados, mas a caracterização de pacientes com SOP se deu quando acima de 5,2 ng/mL (Elecsy® assay, Roche Diagnostics).[51]

Reserva e insuficiência ovariana

O processo de envelhecimento reprodutivo é caracterizado pelo declínio gradual de ambos, quantidade e qualidade da coorte folicular presente no córtex ovariano, levando a progressiva incapacidade de recuperação de um oócito viável. A menopausa é estabelecida quando a coorte de folículos primordiais é praticamente extinta, o que acontece geralmente por volta dos 50 anos de idade, mas pode variar entre 40 e 60.

Tradicionalmente, a insuficiência dos ovários é reconhecida pelo padrão menstrual irregular, elevação nos níveis do FSH e queda na contagem de folículos antrais. Entretanto a habilidade destas medidas usuais é limitada em predizer o curso do envelhecimento reprodutivo através do tempo, incluindo o início da menopausa.[12] O AMH, juntamente com a idade, têm sido utilizados como melhores preditores de insuficiência ovariana do que as medidas tradicionais.[23] Os níveis de AMH se tornam indetectáveis aproximadamente cinco anos antes da depleção completa da coorte folicular, ou seja, da menopausa.[52]

Na insuficiência ovariana primária (OMS, grupo 3), os níveis de AMH são geralmente indetectáveis sugerindo, com melhor assertiva, a depleção da coorte folicular.

REFERÊNCIAS BIBLIOGRÁFICAS

1. Leridon H. Demographic effects of the introduction of steroid contraception in developed countries. Hum Reprod Update 2006;12(5):603-16.
2. Committee opinion nº 618: Ovarian reserve testing. Obstet Gynecol 2015;125(1): 268-73.
3. Censo Demografico Brasileiro, 2010.
4. Broekmans FJ, et al. A systematic review of tests predicting ovarian reserve and IVF outcome. Hum Reprod Update 2006; 12(6):685-718.
5. Tiezte C. Reproductive span and rate of reproduction among Hutterite woman. Fertil Steril 1957; 8(1):89-97.

6. Barnabei A, et al. Predicting ovarian activity in women affected by early breast cancer: a meta-analysis-based nomogram. Oncologist. 2015; 20(10):1111-8.

7. Hansen, KR, et al. Correlation of ovarian reserve tests with histologically determined primordial follicle number. Fert Stert 2011;95(1):170-5.

8. Pepling ME. Follicular assembly: mechanisms of action. Reproduction 2012; 143(2):139-49.

9. Speroff L, et al. Endocrinologia ginecológica clínica e infertilidade. 8 ed. Rio de Janeiro: Revinter; 2015.

10. Domingues TS, et al. Tests for ovarian reserve: reliability and utility. Curr Opin Obstet Gynecol 2010; 22(4):271-6.

11. Te Velde ER, et al. The variability of female reproductive ageing. Human Reprod Update 2002; 8(2):141-54.

12. Daan NM, et al. Menopause prediction and potential implications. Maturitas 2015; 82(3): 257-64.

13. Broekmans FJ, et al. Ovarian ageing: mechanisms and clinical consequences. Endocr Rev 2009; 30(5):465-93.

14. Broekmans FJ, et al. The antral follicle count: practical recommendations for better standardization. Fertil Steril. 2010; 94(3):1044-8.

15. La Marca A, et al. Individualization of controlled ovarian stimulation in IVF using ovarian reserve markers: from theory to practice. Hum Reprod Update. 2014; 20(1):124-9.

16. Fleming R, et al. Assessing ovarian response: antral follicle count versus anti-Müllerian hormone. Reprod Biomed Online 2015; 31(4):486-91.

17. Gnoth C, et al. Relevance of anti-Mullerian hormone measurement in a routine IVF program. Hum Reprod 2008; 23(6):1359-65.

18. Testing and interpreting measures of ovarian reserve: a committee opinion. Fertil Steril 2015;103(3):e9-e17.

19. Devine K, et al. Diminished ovarian reserve in the United States assisted reproductive technology population: diagnostic trends among 181,536 cycles from the Society for Assisted Reproductive Tecnology Clinic Outcomes Reporting system. Fert Stert 2015; 104(3): 612-8.

20. Randolph JR. Update assays for inhibin B and AMH provide evidence for regular episodic secretion of inhibin B but not AMH in the follicurar phase of the normal menstrual cycle. Hum Reprod 2014; 29 (3): 592-7.

21. Jayaprakasan K, et al. A prospective, comparative analysis of anti-Mullerian hormone, inhibin-B, and three-dimensional ultrasound determinants of ovarian reserve in the prediction of poor response to controlled ovarian stimulation. Fertil Steril 2008; 93(3):855-64.

22. Dewailly D, et al. The physiology and clinical utility of anti-Mullerian hormone in women. Hum Reprod Update 2014; 20 (3): 370-8.

23. Broer SL, et al. Anti-mullerian hormone: ovarian reserve testing and its potential clinical applications. Hum Reprod Update 2014; 20(5): 688-701.

24. Jost A. The age factor in the castration of male rabbit fetuses. Proc Soc Exp Biol Med 1947; 66(2):302.

25. La Marca A, et al. Anti-Mullerian hormone (AMH) as a predictive marker in assisted reproductive technology (ART). Hum Reprod Update 2009;16(2):113-8.

26. Lie Fong S, et al. Serum anti-müllerian hormone levels in healthy females: a nomogram ranging from infancy to adulthood. J Clin Endocrinol Metab 2012; 97(12):4650-6.

27. Elgindy EA, et al. Anti-Mullerian hormone: correlation of early follicular, ovulatory and midluteal levels with ovarian response and cycle outcome in intracytoplasmic sperm injection patients. Fertil Steril 2008; 89(6):1670-6.

28. Wunder DM, et al. Statistically significant changes of anti-mullerian hormone and inhibin levels during the physiologic menstrual cycle in reproductive age women. Fertil Steril 2008; 89(4):927-33.

29. Li HW, et al. Correlation between three assay systems for anti-Mullerian hormone (AMH) determination. J Assist Reprod Genet 2012; 29(12):1443-6.

30. Fréour T, et al. Measurement of serum anti-Müllerian hormone by Beckman Coulter ELISA and DSL ELISA: comparison and relevance in assisted reproduction technology (ART). Clin Chim Acta 2007; 375(1-2):162-8.

31. Craciunas L, et al. Modification of the Beckman-Coulter second generation enzyme-linked immunosorbent assay protocol. Fertil Steril 2015; 103 (2): 554-9.

32. Iliodromiti S, et al. The predictive accuracy of anti-Müllerian hormone for live birth after assisted conception: a systematic review and meta-analysis of the literature. Hum Reprod Update. 2014; 20(4):560-6.

33. Mohamed KA, et al. Antimüllerian hormone and pituitary gland activity after prolonged down-regulation with goserelin acetate. Fertil Steril. 2006; 86(5):1515-21.

34. Younis JS, et al. A simple multivariate score could predict ovarian reserve, as well as pregnancy rate, in infertile women. Fertil Steril 2010; 94(2):655-9.

35. La Marca A, et al. Individualization of controlled ovarian stimulation in IVF using ovarian markers: from theory to practice. Hum Reprod Udate 2014,20(1):124-8.

36. Themmen AP. Anti-Müllerian hormone: its role in follicular growth initiation and survival and as an ovarian reserve marker. J Natl Cancer Inst Monogr 2005; (34):18-21.

37. Visser JA, et al. Increased oocyte degeneration and follicular atresia during the estrous cycle in anti-Müllerian hormone null mice. Endocrinology 2007; 148(5):2301-8.

38. Sowers M, et al. Anti-Müllerian hormone and inhibin B variability during normal menstrual cycles. Fertil Steril. 2010; 94(4):1482-9.

39. Hendriks DJ, et al. Ultrasonography as a tool for the prediction of outcome in IVF patients: a comparative meta--analysis of ovarian volume and antral follicle count. Fertil Steril 2007; 87(4): 764-8.

40. Scheffer GJ, et al. Antral follicle counts by transvaginal ultrasonography are related to age in women with proven natural fertility. Fertil Steril 1999; 72(5):845-51.

41. Deb S, et al. Intracycle variation in number of antral follicles stratified by size and in endocrine markers of ovarian reserve in women with normal ovulatory menstrual cycles Ultrasound Obstet Gynecol 2013; 41(2):216-22.

42. Broer SL, et al. Prediction of an excessive response in in vitro fertilization from patient characteristics and ovarian reserve tests and comparison in subgroups: an individual patient data meta-analysis. Fertil Steril 2013;100(2):420-5.

43. Shehata F, et al. Age-related normograms of serum antimüllerian hormone levels in a population of infertile women: a multicenter study. Fertil Steril. 2011; 95(7):2359-63.

44. Wiweko B, et al. Chronological age vs biological age: an age-related normogram for antral follicle count, FSH and anti-Mullerian hormone. J Assist Reprod Genet. 2013; 30(12):1563-9.

45. Iliodromiti S, et al. Technical and performance characteristics of anti-Müllerian hormone and antral follicle count as biomarkers of ovarian response. Hum Reprod Update. 2015; 21(6):698-103.

46. Anderson RA, et al. Prospective study into the value of the automated Elecsys antimüllerian hormone assay for the assessment of the ovarian growing follicle pool. Fertil Steril. 2015; 103(4):1074-8.

47. Silberstein T, et al. Müllerian inhibiting substance levels at the time of HCG administration in IVF cycles predict both ovarian reserve and embryo quality. Hum Reprod 2006; n;21(1):159-63.

48. Wunder DM, et al. Anti-mullerian hormone and inhibin B as predictors of pregnancy after treatment by in vitro fertilization/ intracytoplasmic sperm injection. Fertil Steril 2008; 90 (6): 2203-22.

49. Muttukrishna S, et al. Antral follicle count, anti-mullerian hormone and inhibin B: predictors of ovarian response in assisted reproductive technology? BJOG. 2005; 112(10):1384-7.

50. Tremellen K, et al. Serum anti-Mullerian hormone assessment of ovarian reserve and polycystic ovary syndrome status over the reproductive lifespan. Aust N Z J Obstet Gynaecol. 2015 Aug;55(4):384-8.

51. van Helden J, et al. Performance of the two new fully automated anti-Müllerian hormone immunoassays compared with the clinical standard assay. Hum Reprod. 2015; 30(8):1918-23.

52. Sowers MR, et al. Anti-mullerian hormone and inhibin B in the definition of ovarian aging and the menopause transition. J Clin Endocrinol Metab 2008; 3(9):3478-83.

Capítulo **129**

■ **Daniel Suslik Zylbersztejn** ■ **Agnaldo Pereira Cedenho**

Avaliação do Homem Infértil

■ INTRODUÇÃO

A avaliação de infertilidade conjugal frequentemente é iniciada pela investigação feminina pelo ginecologista geral. Este comportamento pode ser explicado pela existência de algumas situações que se perpetuam. Na nossa sociedade, a relação médico-paciente estabelecida entre o ginecologista e sua paciente é completamente diferente da relação existente entre o médico urologista e o homem. O ginecologista é geralmente o médico que acompanha a saúde a as transformações físicas e psicológicas da mulher deste a puberdade, algo que culturalmente não acontece com o homem, que procura o urologista apenas por necessidade pontual de saúde. Desta forma, a estreita relação com o ginecologista o torna o primeiro profissional a ser procurado pelas mulheres que buscam ajuda na dificuldade para engravidar. A procura do ginecologista também deve-se por forte questão cultural dos casais ao acharem que a infertilidade conjugal se deve mais a fatores femininos que masculinos. Esta tendência em ver a infertilidade como problema exclusivamente feminino é mais observada quanto mais subdesenvolvido for o país e a sua sociedade.[1]

Como a infertilidade conjugal é tema cada vez mais frequente na sociedade, cerca de 15% dos casais em idade reprodutiva irão precisar de algum tipo de avaliação e de tratamento, seja pelo ginecologista, urologista ou especialista em reprodução humana, para obter a tão deseja gravidez.[2] Desmitificando a crença popular que as causas da infertilidade conjugal são na sua grande maioria feminina, estudos epidemiológicos mostram que o fator masculino é implicado como fator único ou compartilhado com o fator feminino em 20% a 50% dos casos.[3, 4]

Esta relevante informação tem o potencial de gerar repercussões, tanto na mulher quanto no ginecologista, e na abordagem inicial da infertilidade conjugal. Para a mulher, retira-se um conceito errôneo e nefasto para o aspecto emocional de ser caracterizada como a principal responsável pela infertilidade conjugal, proporcionando melhor autoestima. Já o ginecologista, na posse desta informação, passa a ter responsabilidade maior de, além de avaliar a parte feminina, entender um pouco mais sobre os fatores masculinos. Ao avaliar as questões femininas e simultaneamente avaliar o potencial fértil masculino, o ginecologista estará auxiliando o casal a conseguir a fertilidade, seja tratando ou encaminhando de forma precoce para um especialista em medicina reprodutiva.

Na prática médica do cotidiano, constata-se que a grande maioria dos ginecologistas não é afeita a avaliar a infertilidade feminina. Desta forma, como exigir que haja avaliação mínima e adequada da parte masculina? Esta realidade é consequência da escassa vivência desses profissionais em analisar e tratar casais inférteis na época da formação médica, incluindo graduação e residência. Poucas escolas no Brasil oferecem algum treinamento específico em medicina reprodutiva para os ginecologistas. Desta forma, grande massa de ginecologistas é lançada no mercado de trabalho sem o mínimo de experiência clínica para avaliar os casais inférteis.

Quando o ginecologista se depara com uma mulher com queixa de infertilidade, o conceito de abordar o casal como uma unidade é importante para otimizar a análise das causas de infertilidade e traçar o potencial de fertilidade existente. Muitas condutas que o ginecologista possa a ter em relação à mulher estão relacionadas aos resultados da avaliação clínica e dos exames do companheiro.

Diante do exposto, não se pode mais aceitar que o ginecologista, geralmente o primeiro médico a ser procurado por um casal com dificuldade de engravidar, restrinja a sua avaliação apenas à mulher. Não deve ser exigido que o ginecologista tenha treinamento específico para tratamento de infertilidade conjugal, mas pelo menos capacidade para avaliação inicial básica dos fatores masculinos.

Desta forma, este capítulo tem como objetivo principal mostrar ao ginecologista como realizar o rastreamento inicial do potencial masculino. Na presença de uma história clinica reprodutiva positiva para infertilidade ou uma análise seminal alterada, testes adicionais podem ser solicitados pelo próprio ginecologista. Nos casos complexos, que fogem do escopo de atuação do ginecologista, orienta-se os pacientes para um exame completo por um urologista ou para um especialista em tratamentos de casais inférteis.[5]

■ AVALIAÇÃO MASCULINA

Conforme já salientado, a avaliação masculina inicial deve ser realizada de forma concomitante à feminina, quando for constatado um quadro de infertilidade conjugal, geralmente após um ano de tentativas sem sucesso. Exceções ao tempo de espera de um ano para início de uma avaliação são mulheres acima de 35 após seis meses de tentativas e ausência de gravidez ou ainda naqueles casais que já sabem que um dos cônjuges apresenta algum problema antes conhecido.[5]

O estudo do potencial fértil do homem busca os seguintes objetivos: i) identificar possíveis condições de agravo à fertilidade que possam ser tratados e melhorar o potencial fértil, trazendo para o casal uma chance de gravidez natural; ii) identificar alguma condição irreversível porém tratável com técnicas de reprodução assistida; iii) identificar fatores irreversíveis porém não contornados clinicamente pelas técnicas existentes de reprodução humana, sendo portanto manejadas com sêmen de doador ou até adoção; iv) identificação de alguma doença grave que se manifeste por infertilidade masculina, como por exemplo tumor de testículo; v) identificação de alguma alteração genética que possa trazer risco quando transmitida para a prole.[6]

História clínica

Como toda a avaliação médica, o estudo do potencial fértil do homem passa por uma anamnese objetiva e direcionada ao trato reprodutivo, contendo os seguintes questionamentos:

1. Duração de infertilidade e tratamentos prévios para infertilidade
2. Frequencia sexual de alguma alteração na ejaculação e na ereção.
3. Doenças na adolescência
4. Cirurgias prévias em órgãos sexuais e históricos de doenças sistêmicas (diabete mellitus e doenças respiratórias)
5. Episódios de doenças sexualmente transmissíveis

6. Exposição ocupacional a substâncias tóxicas, incluindo calor crônico
7. Medicamentos de uso crônico
8. Uso de drogas variadas, incluindo cigarro.

Respostas positivas para qualquer destes questionamentos devem alertar o ginecologista para dano ao potencial de fertilidade do homem. Homens com idade mais avançada podem ter prejuízo na ereção e na libido, resultando em menor frequência das relações sexuais. Caxumba na adolescência, por exemplo, pode resultar em orquite e um prejuízo irreversível na espermatogênese. Diabete mellitus de longa duração, esclerose múltipla, cirurgias prostáticas e de retroperitônio promovem redução importante no volume ejaculado, podendo ocasionar ejaculação retrógrada completa ou até aspermia.[7] Doenças respiratórias de repetição podem estar relacionadas à infertilidade masculina. Agenesia bilateral de deferente é encontrada na doença fibrose cística, bem como a discinesia ciliar levando a infecções do trato respiratório está relacionada à redução da motilidade espermática. Inúmeros trabalhos demonstram impacto negativo para a espermatogênese em tabagistas e usuários de drogas recreativas.[8] Homens com varicocele e expostos a temperaturas mais altas ou a substâncias tóxicas podem apresentar redução tanto na quantidade como qualidade de espermatozoides.[9] Estes apenas são alguns exemplos de fatores de agravo à fertilidade masculina que devem atentar o ginecologista em uma anamnese sumária. A Tabela 129.1 mostra pontos importantes na história clínica que podem estar relacionados à perda de potencial masculino e contribuindo para a infertilidade conjugal.[10]

Quando a história clinica é incaracterística e a análise seminal está dentro dos valores normais de referência, o exame físico masculino pode ser dispensado pelo ginecologista, embora tal conduta possa ocultar doenças importantes, como a varicocele. Entretanto, na evidência de história clínica positiva para infertilidade ou espermograma alterado, o ginecologista deve proceder o exame físico apenas caso tenha treinamento específico para isto. O Setor Integrado de Reprodução Humana da Unifesp – Escola Paulista de Medicina promove este treinamento para os residentes de ginecologia em Reprodução Humana. Entretanto, isto não é a normalidade para a grande maioria dos ginecologistas neste país, e em face de alguma anormalidade, o homem deve ser encaminhado para um especialista em infertilidade masculina.

Exame físico

Quando a avaliação do casal infértil é feita por ginecologista, comumente o exame físico masculino é realizado somente na presença de uma história clinica

Tabela 129.1 História e fatores de agravo ao potencial masculino de fertilidade

1. Histórico de infertilidade
- Idade do casal, tempo total de infertilidade

2. História do hábito sexual
- Ereção, ejaculação e frequência das relações sexuais
- Presença de libido, uso de lubrificantes

3. Histórico de saúde na infância e na puberdade
- Criptorquidia, hérnia inguinal, trauma testicular
- Torção de testículo, orquite por caxumba

4. História atual de doenças
- Doenças sistêmicas (diabete, cirrose, hipertensão)
- Infecções respiratórias recorrentes, anosmia, galactorreia, distúrbios visuais
- Obesidade
- Doenças sexualmente transmissíveis, tuberculose, infecções virais
- Varicocele

5. Cirurgias prévias
- Orquidopexia, herniorrafia inguinal, orquiectomia (tumor de testículo, torção testicular)
- Cirurgia de retroperitônio e cirurgias urológicas pélvicas.
- Cirurgia bariátrica, de colo vesical e ressecção transuretral de próstata

6. Exposição a substâncias tóxicas
- Pesticidas, drogas ilícitas como cocaína, maconha e crack
- Medicamentos: (agentes quimioterápicos, cimetidina, sulfazalasina, nitrofurantoína, alopurinol, colchicina, tiazida, beta e alfa-bloqueadores, bloqueadores do canal de cálcio, finasterida)
- Solventes orgânicos, metais pesados
- Anabolizantes esteroides, tabagismo
- Altas temperaturas, energia eletromagnética

7. Radiações (terapêuticas e exposição à irradiação nuclear)
- História familiar
- História de fibrose cística, infertilidade masculina na família, doenças genéticas conhecidas

Modificada de Esteves SC, Miyaoka R, Agarwal A. An update on the clinical assessment of the infertile male. [corrected]. Clinics (Sao Paulo). 2011;66(4):691-700.

positiva e/ou na vigência de uma alteração na análise seminal. Entretanto, apenas um ginecologista treinado e experiente em medicina reprodutiva conduzirá o exame físico no homem. Caso contrário, o paciente será referenciado para um urologista ou um especialista em infertilidade masculina para a da avaliação física.

Pela característica anatômica do trato reprodutivo do homem estar mais a amostra que o feminino, seu exame físico traz informações mais objetivas e diretas sobre o potencial reprodutivo. Uma sala com temperatura ambiente entre 22ºC e 25ºC e com boa iluminação dirigida ao órgão genital são necessários, evitando a perda de importantes informações no exame físico, como por exemplo varicocele clínica (grau II ou grau III). No exame físico, as seguintes estruturas devem ser examinadas:[6]

1. Exame do pênis: visibilização de alguma doença sexualmente transmissível (DST) ativa e localização do meato uretral. Hipospádia pode ser uma causa de falha de deposição de sêmen no fundo vaginal.

2. Palpação dos testículos: apreciação do volume, consistência e pesquisa de nódulos. Espera-se que o volume testicular seja ≥ 15 mL. Há tendência de quanto maior o testículo, maior a quantidade de túbulos seminíferos e melhor a espermatogênese. Testículos amolecidos estão associados a dano por estresse térmico. Testículos pequenos bilateralmente (< 5 mL) e endurecidos fazem suspeitar da síndrome de Klinefelter. Nódulos testiculares podem ser de etiologia tumoral maligna e devem ser avaliados de forma complementar com ultrassom de bolsa testicular e marcadores tumorais.

3. Palpação dos ductos deferentes e epidídimos: ausência de ductos deferentes bilateralmente está associada a doença de fibrose cística. Epidídimos ectasiados são vistos frequentemente em homens submetidos à vasectomia.

4. Presença de varicocele uni ou bilateral e a caracterização do grau de dilatação. Sabe-se que varicocele com dilatação grau II ou III (conhecidas como vari-cocele clínica) estão relacionadas ao prejuízo para a espermatogênese, ao contrário do grau I.

5. Características sexuais secundárias, como distribuição de pelos, estrutura corporal e mamas. Pacientes com alterações hormonais como hipogonadismo hipogonadotrófico (síndrome de Kallman) ou síndromes genéticas como Klinefelter (hipogonadismo hipergonadotrófico) estão associadas a alterações físicas muito características.

Análise seminal

A solicitação de espermograma é geralmente a única atitude da maioria dos ginecologistas para estimar o potencial masculino de fertilidade. É importante ressaltar que a comunidade científica ainda não conseguiu estabelecer valores seminais precisos de um homem verdadeiramente fértil. O último estudo da OMS (Organização Mundial da Saúde) realizado em 2010, caracterizando novamente as referências dos valores seminais esperados de um potencial fértil, foi amplamente criticado pela comunidade científica.[11] O estudo que originou a 5ª edição do manual para exame e processamento do sêmen humano foi colocado em suspeição por não considerar amostras seminais representativas de todas as regiões do globo terrestre, bem como por usar um percentil baixo (percentil de 5%) para indicar o ponto de corte da normalidade.[12] A Tabela 129.2 mostra os valores de referencias para os parâmetros seminais de acordo com Manual da OMS 2010 e sua evolução desde o ano de 1992.

Tabela 129.2 Valores de referência dos parâmetros seminais, de acordo com o Manual da OMS anos 1992, 1999 e 2010.

Parâmetros Seminais	Manual 1992	Manual 1999	Manual 2010
Volume	≥ 2 mL	≥ 2 mL	≥ 1,5mL
Concentração/mL	≥ 20 ×10⁶/mL	≥ 20 ×10⁶/mL	≥ 15 ×10⁶/mL
Concentração total	≥ 40 ×10⁶	≥40 ×10⁶	≥ 39 ×10⁶
Motilidade progressiva	≥ 25% (grau a)	≥ 25% (grau a)	≥ 32% (grau a+b)
Motilidade total	≥ 50%	≥ 50%	≥ 40%
Vitalidade	≥75%	≥75%	≥75%
Morfologia	≥ 30%[1]	> 14%[2]	> 4%[3]
Leucócitos	< 1×10⁶/mL	< 1 × 10⁶/mL	< 1 × 10⁶/mL

Grau a: motilidade progressiva rápida

Grau b: motilidade progressiva lenta

[1] Valor de morfologia sem usar o critério de Kruger

[2,3] Valor de morfologia de acordo com o critério de Kruger.

O manual de 2010 utiliza os valores presentes no percentil 5% da curva da curva de Gauss.

Ao solicitar o espermograma, é muito importante que o ginecologista oriente o casal sobre a necessidade de respeitar o período de abstinência de dois a sete dias para a coleta. Por ser exame manual ou em alguns centros semi-automatizado, a recomendação para realizar em laboratórios específicos e com expertise garante a leitura correta dos dados seminais e a confiança necessária para a correta interpretação dos achados. A análise de morfologia de Kruger do espermatozoide, sempre realizada manualmente pelos laboratoristas, pode ser considerada como trabalho similar ao de um artesão. A leitura correta deste parâmetro exige treinamento árduo, muita prática e aptidão do profissional. O valor da morfologia de Kruger pode definir conduta clinica a ser oferecida para o casal ou para o homem. Deve ser lembrado que muitos laboratórios não estão corretamente preparados para a correta leitura do espermograma, assim cabe ao ginecologista estar atento para resultados distoantes, onde os índices de motilidade e morfologia são excepcionalmente aumentados.

Em face de espermograma alterado ou limítrofe para a normalidade, deve-se sempre solicitar uma segunda amostra, preferencialmente com quatro semanas de intervalo. Caso a segunda amostra contenha dados discrepantes com a primeira, deve-se requerer uma terceira amostra seminal. Desta forma consegue-se compreender melhor o potencial de fertilidade, sem incorrer no erro da variabilidade biológica inerente ao exame ou até de erro de avaliação do laboratorista.

Espermograma alterado

O espermograma normal há muito tempo deixou de ser atestado definitivo da fertilidade masculina. Este exame ainda continua sendo o mais importante para entendermos o potencial reprodutivo masculino, mas devem-se entender também as suas limitações, especialmente relacionadas ao aspecto da qualidade funcional dos espermatozoides.

Ao se deparar com espermograma alterado, a tendência inicial do ginecologista é encaminhar diretamente para o urologista ou ao especialista em medicina reprodutiva. Esta é conduta correta e aceitável, mas que pode ser postergada caso o ginecologista deseje prosseguir com avaliação complementar e objetiva. Desta forma, o próprio ginecologista poderá fazer um diagnóstico para a infertilidade do casal e, caso não esteja apto para tratar, referenciar para um especialista em medicina reprodutiva ou em infertilidade masculina.

O diagnóstico de azoospermia (ausência de espermatozoides no ejaculado) é sempre difícil para o paciente e para o próprio casal, podendo trazer inúmeras repercussões negativas no aspecto psicológico. O diagnóstico correto de azoospermia só pode ser feito após dois espermogramas com centrifugação de todo o volume ejaculado e pesquisa cuidadosa de todo o material.

Ao se deparar com diagnóstico de azoospermia, é importante que o ginecologista consiga definir para o paciente se a azoospermia é do tipo não obstrutiva (primária ou de origem testicular) ou obstrutiva (impedimento do livre escoamento, como na vasectomia). O diagnóstico de azoospemia não obstrutiva acarreta extrema ansiedade e grande incerteza do futuro reprodutivo para o casal. Em média, 50% dos casais cujos homens têm azoospermia não obstrutiva, não apresentarão espermatozoides maduros para a técnica da ICSI. Para estes homens, a única opção é um sêmen heterólogo para ser utilizado no tratamento reprodutivo de suas esposas. Ao contrário, a azoospermia obstrutiva gera expectativa de desfecho mais positivo para a gravidez, pois se pode afirmar para o paciente que existe produção de espermatozoides. O espermograma de azoospermia não obstrutiva usualmente mostrará um volume acima de 1,5 mL e pH > 7,0. Já espermograma compatível com agenesia bilateral dos ductos deferentes, outro clássico exemplo de azoospermia obstrutiva, exibe como características volume de ejaculado muito baixo (< 0,5 mL) e pH acido (< 7,0). A Tabela 132.3 apresenta as principais causas de azoospermia obstrutiva e não obstrutiva.

Avaliação hormonal

Sempre que houver produção de espermatozoides abaixo do limite inferior (< 15 milhões/mL); hipospermia (volume < 1 mL); disfunção erétil ou sinais e sintomas clínicos de endocrinopatias ou de hipogonadismo deve-se prosseguir com estimativa hormonal. Alteração hormonal em homens com espermograma sem alterações é extremamente raro e por isso não se deve solicitar perfil hormonal de rotina, diferentemente de como é realizado na mulher. Devem-se verificar inicialmente os níveis hormonais de FSH, testosterona total e de estradiol. Os níveis de FSH e de testosterona refletem a capacidade de produção do epitélio germinativo e das células de Leydig, respectivamente.[10, 13] A mensuração de estradiol serve para avaliar a relação testosterona/estradiol (T/E). Sabe-se que uma relação T/E < 10 está relacionada com grande atividade de aromatização (encontrado com frequência em homens obesos e na síndrome de Klinefelter), reduzindo os níveis de testosterona total, aumentando os níveis de estradiol e prejudicando a espermatogênese.[14]

Diante alterações na libido ou de testosterona baixa, hormônios com LH, tireoidianos e especialmente de prolactina devem ser solicitados. Desta forma consegue-se avaliar o eixo hipotálamo-hipófise-testicular e descartar doenças congênitas ou adquiridas que possam atestar estado de hipogonadismo hipogonadotrófico.

Tabela 129.3 Causas de azoospermia obstrutivas e não obstrutivas.	
Azoospermia obstrutiva	**Azoospermia não obstrutiva**
Obstrutiva ductal congênita:	**Falência testicular congênita:**
▪ Ausência bilateral dos vasos deferentes	▪ Disgenesia testicular/criptorquidia
▪ Síndrome de Young (tríade clínica de sinusite crônica, bronquiectasia e azoospermia obstrutiva	▪ Anormalidades genéticas (Síndrome de Klinefelter, microdeleção do cromosso Y*)
▪ Atresia ou estenose dos ductos ejaculatórios	▪ Aplasia de células germinativas (Síndrome de células de Sertoli)
▪ Cisto de próstata de linha média (cisto mulleriano e utricular)	▪ Parada de maturação da espermatogênese
▪ Cisto de ducto ejaculatório	
▪ Cisto de vesicular seminal	
Obstrução ductal adquirida:	**Falência testicular adquirida:**
▪ Pós-infecção (epididimite, prostatite, vesiculite)	▪ Trauma
▪ Pós-cirúrgico (cisto de epidídimo)	▪ Torção testicular
▪ Pós-vasectomia	▪ Pós-inflamatório (ex: orquite pós-caxumba)
▪ Pós-cirúrgico (hérnia, cirurgia escrotal, cirurgia de colo vesical, prostatectomia) Iatrogênica (instrumentação endoscópica urológica)	▪ Fatores exógenos (medicamentos esteroides, drogas citotóxicas, irradiação, calor)
	▪ Doenças sistêmica (cirrose hepática, insuficiência renal)
	▪ Tumor testicular
	▪ Varicocele
	▪ Pós-cirúrgico (cirurgias que podem comprometer a vascularização testicular, resultando em atrofia gonodal
Idiopático: Obstrução epididimária idiopática	**Idiopático** (etiologia desconhecida)

Esta condição de baixa produção de FSH e de LH pode ser congênita (síndrome de Kallman, por exemplo) ou secundária a tumores de hipófise (como a hiperprolactinemia). Frente a presença de FSH e LH em concentrações elevadas faz-se o diagnóstico de hipogonadismo hipergonadotrófico. As causas de falência testicular podem se dever por infecção (orquite), por criptorquidia, por uso de anabolizantes esteroides, por alterações genéticas (síndrome de Klinefelter) e, em grande maioria das vezes, de causa idiopática.

Pesquisa de espematozoides na urina após ejaculação

Exame de fácil execução pelo paciente, pode ser solicitado quase há azoospermia e volume ejaculado menor que 1 mL, especialmente quando o paciente apresenta fatores de risco para desenvolver ejaculação retrógrada (diabete mellitus, esclerose múltipla, cirurgias de colo vesical). Não deve ser solicitado na agenesia bilateral dos ductos deferentes e com sinais clínicos de hipogonadismo. A presença da qualquer espermatozoide na análise de urina pós-ejaculação em pacientes com azoospermia ou aspermia (ausência de ejaculação na presença de orgasmo) é sugestivo de ejaculação retrógrada.

Avaliação genética

A avaliação genética não deve ser solicitada para todos os homens. A chance do homem com espermograma dentro dos limites de referencia ter alguma alteração genética é menor que 1%. De forma geral, quanto maior for a alteração no espermograma, maior é a chance de se diagnosticar alterações genéticas. Exames genéticos (cariótipo e microdeleção de cromossomo Y) devem ser sempre solicitados quase houve concentração de espermatozoides menor que 5 milhões/mL. No diagnóstico de alguma alteração cromossômica ou microdeleção de cromosso Y, deve-se encaminhar o casal para um aconselhamento genético antes da realização do ICSI (injeção intracitoplasmática de espermatozoides).[15]

Cariótipo

Exame realizado em sangue periférico por meio de cultura temporária de linfócitos. Em homens com oligozoospermia as alterações estruturais no cariótipo são achadas em 5%, chegando a 15% em azoospérmicos. Aneuploidias de cromossomos sexuais são as alterações mais comuns no cariótipo e a síndrome de Klinefelter é a mais frequente, totalizando 15% das alterações azoospérmicas.[10] As alterações estruturais em cromossomos autossômicos, como as inversões e translocações, estão presentes também em pacientes inférteis. Estes defeitos podem ser responsáveis tanto por abortamentos de repetição quanto por nascituros com alterações cromossômicas e defeitos congênitos.[16]

Microdeleção de cromossomo Y

A região do cromossomo Y relacionada a produção de espermatozoides é conhecida como zona de fator de azoospermia (AZF). Esta região pode apresentar deleções múltiplas de genes responsáveis pela produção de espermatozoides, sendo subdividida em quatro regiões distintas: AZFa, AZFb e AZFc. Tal qual o exame de cariótipo em pacientes azoospérmicos, a chance destes pacientes apresentarem microdeleção de cromossomo Y é de 15%. Este exame é elaborado pela técnica de Reação em Cadeia da Polimerase (PCR), amplificando o número de fragmentos específicos de DNA genômico do cromossomo Y.[17]

Cada sub-região contém um controle de diferentes etapas da espermatogênese. A zona AZFc é onde estão as microdeleções mais comuns. Nesses casos o homem pode ainda ser capaz de ter alguma produção de espermatozoides, ao contrário de quando a microdeleção está presente nas zonas AZFa e/ou AZFb. A deleção de genes destas respectivas zonas, embora menos frequente que a AZFc, não é compatível com a produção de espermatozoides. Nesses casos, a única solução viável é sêmen de doador para o tratamento da parceira.[17]

Em face de microdeleção de cromossomo Y na zona AZFc, até 40% dos homens podem ter espermatozoides no ejaculado, enquanto cerca de 60% podem ter espermatozoides extraídos na biópsia testicular.[17] O uso destes espermatozoides na ICSI pode trazer para a prole masculina a mesma alteração ou até repercussões mais graves na espermatogênese, pois novas deleções podem ocorrer nesta e em outras regiões.[18]

Pesquisa de fibrose cística

O gene da fibrose cística (FC), doença autossômica recessiva, é achado em 4% da população brasileira, sendo portanto muito comum a portabilidade deste gene em heterozigose. Pela grande número de genes mutados (mais de 1000 mutações já foram descobertas) responsáveis pela doença, o homem portador de fibrose cística diagnosticada clinicamente apenas pela ausência dos ductos deferentes não precisa necessariamente ser investigado geneticamente para a doença. Entretanto, caso deseje submeter-se a um tratamento para engravidar (ICSI com retirada de espermatozoides do epidídimo), sua esposa obrigatoriamente deve ser avaliada com painel mais frequente das mutações existentes. Apenas no caso da esposa também ser portadora do gene de FC, o homem também deve ser avaliado geneticamente e o casal passar por aconselhamento genético antes de iniciar o tratamento.[19]

Provas funcionais do espermatozoide

Com o advento dos estudos funcionais dos espermatozóides no final da década de 90, houve um novo entendimento do espermograma, pois esta análise não mais pode ser considerada um atestado de fertilidade como outrora fora, mas sim importante ferramenta de baixo custo e de baixa complexidade de execução. Já os testes funcionais trazem informações que um espermograma convencional não revela. Ao se submeter uma análise seminal considerada normal, à complementação com sua prova funcional, como o teste de fragmentação de DNA, pode-se desvendar melhor os mecanismos envolvidos na correta fertilização e atentar para os casos de infertilidade conjugal, previamente considerados como idiopáticos.

Homens com espermograma normal, porém com fatores de agravo importantes, como varicocele, obesidade, poluição, drogas, febre, câncer, idade paterna avançada e irradiação, podem apresentar importante fragmentação do material genético do espermatozoide. Esta fragmentação elevada pode levar a ausência de gravidez pela formação embrionária de baixa qualidade, abortamentos precoces de repetição e até a diferentes doenças na infância.[20]

Existem no mercado alguns importantes testes validados para a verificação de fragmentação de DNA. Algumas clínicas de reprodução já utilizam estes testes no Brasil, bem como alguns laboratórios de análises clínicas. Testes como TUNEL, SCSA (*Sperm Chromatin Structure Assay*), SCD (*Sperm Chromatin Dispersion*) e COMET são os atualmente disponíveis para verificar fragmentação de DNA em espermatozoides. No Brasil, o único teste de fragmentação de DNA validado pela Anvisa para ser vendido comercialmente é o SCD (*Sperm Chromatin Dispersion*), conhecido também pelo nome de Halosperm®.

Portanto, em homens com espermogramas com valores dentro dos parâmetros de normalidade, porém com histórico de infertilidade e fatores importantes de agravo à fertilidade, a pesquisa de fragmentação de DNA pode nos ajudar a entender melhor a verdadeira qualidade seminal.[21, 22]

Um organograma (Figura 129.1) foi elaborado para melhor visibilização das etapas de avaliação da fertilidade masculina.

■ O QUE NÃO DEVE SER REALIZADO DE ROTINA NA AVALIAÇÃO DO HOMEM INFÉRTIL

Alguns exames que não acrescentam qualquer benefício clínico para avaliação da infertilidade masculina e conjugal ainda muito solicitados tanto por ginecologistas quanto por urologistas não afeitos a investigação da infertilidade. Tais exames, além de acarretar prejuízo econômico pelos custos, geram estado de ansiedade e de angustia desnecessário para o casal. Seguem alguns exames e atitudes médicas que devem ser evitadas durante a avaliação do homem infértil.

Não realize avaliação genética de rotina: de acordo com o que foi exposto previamente neste capítulo sobre

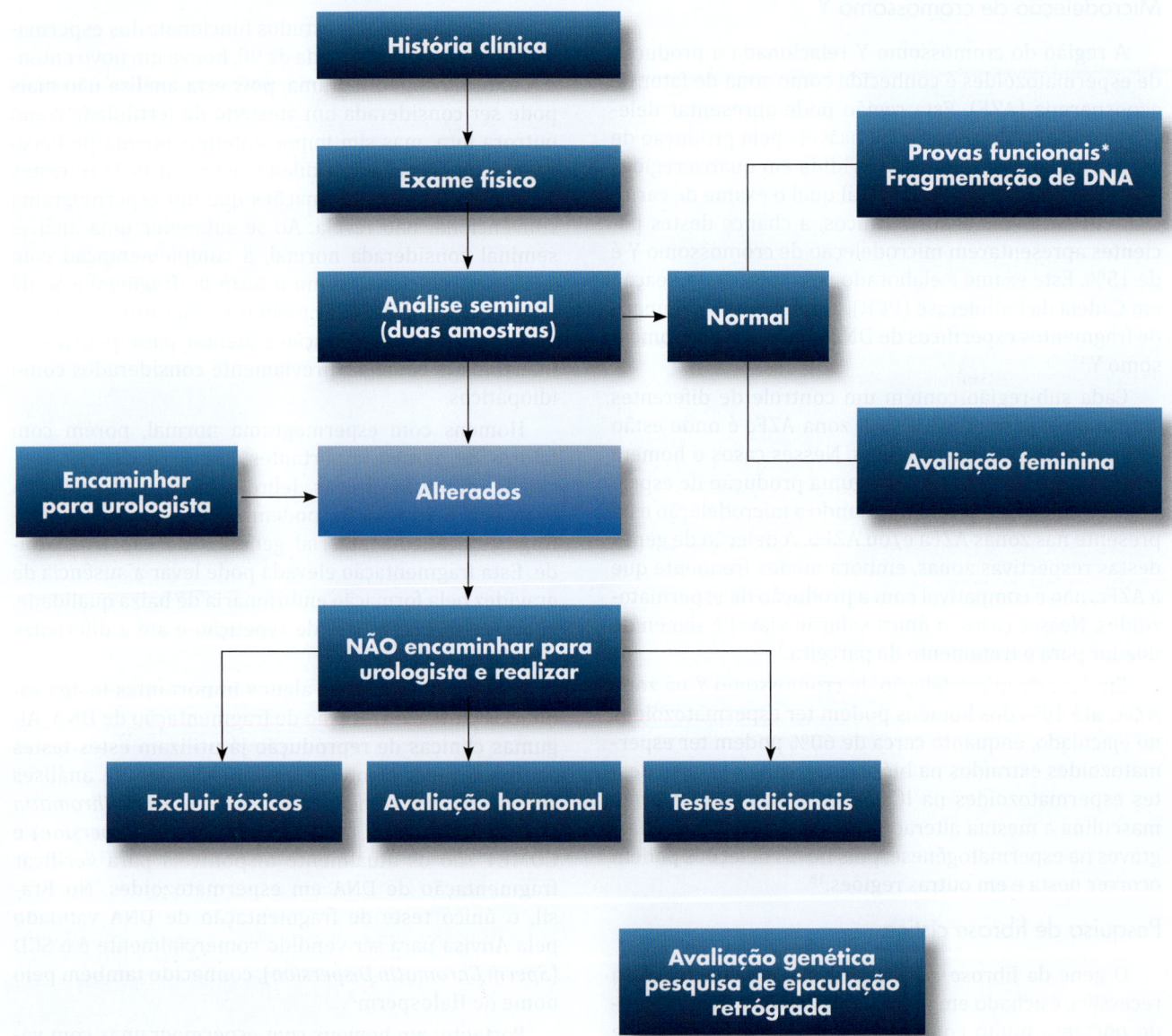

Figura 129.1 Organograma básico da avaliação da fertilidade masculina pelo ginecologista

*Provas funcionais: em casos de desconfiança clínica da qualidade seminal. Não deve ser solicitado de rotina para pacientes com sêmen normal e infertilidade conjugal sem causa aparente.

Modificada de Esteves SC, Miyaoka R, Agarwqal A. An update on tle clinical assessment of the infertile male. [corrected]. Clinics (São Paulo). 2011;66(4):691-700 análise genética, a solicitação de cariótipo sem indicação clínica ou laboratorial apenas onera o sistema de saúde (e o paciente, caso este não tenha convênio médico) e acarreta ansiedade para o casal sem necessidade.[15]

Não solicite teste pós-coito: conhecido também como teste de Sims-Huhner. Solicitado para avaliação da qualidade do muco cervical e a capacidade de motilidade espermática. Para a feitura correta deste teste, a mulher necessita estar no período ovulatório e o homem necessita ter o espermograma considerado normal. Estudos mostram que este teste possui baixa reprodutibilidade e baixo valor preditivo para uma gravidez natural. Além destes comemorativos, este exame é extremamente desconfortável para a mulher.[23, 24]

Não solicite exames imunológicos para o casal: Embora os fatores imunológicos estejam presentes no processo fisiológico de implantação embrionária, testes imunológicos de rotina em casais com infertilidade não parecem trazer nenhum benefício adicional. O teste mais conhecido é o exame de *Cross Match*. Neste exame, a ausência de anticorpos contra a genética paterna poderia deixar o embrião suscetível aos anticorpos maternos pela ausência de reconhecimento, levando ao abortamento de repetição ou falha de implantação. Desta maneira, preconiza-se um tratamento imunológico da mulher baseado na administração de vacinas com linfócitos paternos, gerando uma imunização prévia e, por consequência, proteção ao desenvolvimento embrionário. Até este momento, os estudos científicos sobre o uso de testes imunológicos como o *Cross Match* são conflitantes em predizer resultados de gravidez, além de serem extremamente caros.[25]

Não prescreva testosterona: está bem estabelecido que terapias de reposição hormonal a base de testosterona e derivados leva a falência total da espermatogênese, às vezes de forma irreversível. Existem outros mecanismos para melhorar a produção endógena de testosterona. Caso haja necessidade de melhora dos níveis de testosterona, encaminhe para um especialista em reprodução humana ou em infertilidade masculina.[26]

Não solicite avaliação funcional de espermatozoides de rotina: estes exames devem ser solicitados apenas quando existir dúvida referente à qualidade seminal, especialmente quando o espermograma mostrar-se normal e o homem apresenta uma série de fatores de agravo à fertilidade. A solicitação destes exames de forma rotineira não traz benefícios para o casal, especialmente naqueles homens que já mostram alteração seminal importante.[27]

Avalie com critério a necessidade da pesquisa genética, pois como exposto previamente neste capítulo, a solicitação de cariótipo sem indicação clínica ou laboratorial apenas onera o sistema de saúde (e o paciente, caso este não tenha convênio médico) e acarreta ansiedade para o casal sem necessidade.[15]

■ CONSIDERAÇÕES FINAIS

Este capítulo não tem como objetivo transformar um ginecologista em um especialista em infertilidade masculina, mas sim mostrar que é possível avaliar o homem infértil, além de apenas a solicitação de espermograma.

É importante que o ginecologista saiba que a comprovação de um espermograma alterado, não implica necessariamente tratamento com técnicas de reprodução assistida para o casal. O entendimento de que algumas doenças podem afetar o potencial fértil masculino e que o diagnóstico e o tratamento delas podem trazer substancial melhora para a espermatogênese reacende uma esperança para a conquista de uma gravidez natural. De outra forma, o ginecologista deve lembrar que um espermograma com os valores considerados normais pelo Manual da OMS 2010 pode não espelhar bom potencial fértil masculino.

Por fim, o ginecologista geral irá se defrontar com homens cujo baixo potencial fértil seja o principal entrave para a conquista de gravidez natural e que o tratamento desta situação não esteja mais ao alcance de sua competência. Nestes casos, deve-se referenciar o casal com máxima brevidade para especialistas em reprodução humana ou em infertilidade masculina.

REFERÊNCIAS BIBLIOGRÁFICAS

1. Petok WD. Infertility counseling (or the lack thereof) of the forgotten male partner. Fertil Steril 2015;104(2):260-5.

2. Gnoth C, et al. Definition and prevalence of subfertility and infertility. Hum Reprod. 2005;20(5):1144-7.

3. Jarow JP. Diagnostic approach to the infertile male patient. Endocrinol Metab Clin North Am 2007;36(2):297-101.

4. Thonneau P, et al. Incidence and main causes of infertility in a resident population (1,850,000) of three French regions (1988-1989). Hum Reprod 1991;6(6):811-7.

5. Diagnostic evaluation of the infertile male: a committee opinion. Fertil Steril 2015;103(3):e18-25.

6. Speroff L, et al. Clinical gynecologic endocrionology and infertility. 7th ed. Philadelphia: Lippincott Williams & Wilkins; 2005.

7. Kamischke A, et al. Update on medical treatment of ejaculatory disorders. Int J Androl 2002;25(6):333-9.

8. Barazani Y, et al. Lifestyle, environment, and male reproductive health. Urol Clin North Am. 2014;41(1):55-8.

9. Report on varicocele and infertility: a committee opinion. Fertil Steril 2014;102(6):1556-7.

10. Esteves SC, et al. An update on the clinical assessment of the infertile male. Clinics (São Paulo) 2011;66(4):691-8.

11. World Health Organization. WHO Laboratory Manual for the Examination and Processing of Human Semen. 5th ed. Geneva: World Health Organization; 2010.

12. Esteves SC et al. Critical appraisal of World Health Organization's new reference values for human semen characteristics and effect on diagnosis and treatment of subfertile men. Urology 2012;79(1):16-21.

13. Jarow JP, et al. Best practice policies for male infertility. J Urol 2002;167(5):2138-42.

14. Raman JD, et al. Aromatase inhibitors for male infertility. J Urol 2002;167(2 Pt 1):624-9.

15. Evaluation of the azoospermic male. Fertil Steril 2008;90(5 Suppl):S74-82.

16. De Braekeleer M, et al. Cytogenetic studies in male infertility: a review. Hum Reprod 1991;6(2):245-8.

17. Hopps CV, et al. Detection of sperm in men with Y chromosome microdeletions of the AZFa, AZFb and AZFc regions. Hum Reprod 2003;18(8):1660-7.

18. O'Flynn et al. The genetic causes of male factor infertility: a review. Fertil Steril 2010;93(1):1-9.

19. Pieri Pde C, et al. CFTR missense mutations in Brazilian patients with congenital absence of vas deferens: counseling issues. Clinics (Sao Paulo) 2007;62(4):385-91.

20. Ribas-Maynou J, et al. Comprehensive analysis of sperm DNA fragmentation by five different assays: TUNEL assay, SCSA, SCD test and alkaline and neutral Comet assay. Andrology 2013;1(5):715-21.

21. Blumer CG, et al. Effect of varicocele on sperm function and semen oxidative stress. BJU Int 2012;109(2):259-64.

22. Fariello RM, Association between obesity and alteration of sperm DNA integrity and mitochondrial activity. BJU Int 2012;110(6):863-7.

23. Oei SG, et al. Routine postcoital testing is unnecessary. Hum Reprod 2001;16(5):1051-5.

24. Leushuis E, et al. Prognostic value of the postcoital test for spontaneous pregnancy. Fertil Steril 2011;95(6):2050-4.

25. Carp HJ, Y. The autoimmune bases of infertility and pregnancy loss. J Autoimmun 2012;38(2-3):J266-9.

26. Moss JL, et al. Effect of rejuvenation hormones on spermatogenesis. Fertil Steril 2013;99(7):1814-8.

27. The clinical utility of sperm DNA integrity testing: a guideline. Fertil Steril 2013;99(3):673-9.

Capítulo **130**

Daniel Suslik Zylbersztejn ■ Fernanda de Paula Rodrigues

Causas da Infertilidade

■ INTRODUÇÃO

Especula-se que em, comparação aos outros animais, o potencial de fertilidade inato do ser humano é inferior. Em realidade, a modernidade e o adiamento da maternidade têm trazido muitos agravos à fertilidade da mulher e do homem ao longo da vida. Pode iniciar-se já no período intrauterino, quando da exposição materna à medicamentos, poluição, tabagismo, cosméticos, drogas, obesidade, doenças orgânicas, entre outros. Assim, o potencial reprodutivo final de um indivíduo é determinado tanto pelas suas característica genéticas, quanto pela suscetibilidade a estes agentes agravantes. Ademais, existem diversas doenças conhecidamente envolvidas na etiologia da infertilidade e prevalentes nos casais em idade reprodutiva. Destacamos abaixo os principais fatores, quer sejam masculinos e/ou femininos da infertilidade conjugal.

■ FATORES MASCULINOS

Nos últimos anos muito tem-se discutido sobre a possível queda de potencial de fertilidade dos homens. Um artigo publicado em 1992 por Carlsen et al. avaliando o intervalo de tempo entre 1938 e 1990, mostrou uma significativa queda na concentração média de espermatozoides, de 113 milhões/mL para 66 milhões/mL, como no volume seminal, de 3,4 mL para 2,75 mL, alarmando o mundo sobre um possível declínio na fertilidade masculina.[1] Críticas sobre o método deste estudo foram várias, abordando a existência de uma população heterogênea, uso de diferentes métodos e laboratórios para análise seminal, viés da idade ou o tempo de abstinência sexual. Outros artigos foram publicados sobre este assunto, muitos corroborando a impressão de declínio e outros refutando a perda do potencial.[2] Esta discussão ganhou força em face da última divulgação dos parâmetros seminais pela Organização Mundial da Saúde (OMS), em 2010. Neste novo manual, os valores de volume, concentração, motilidade progressiva e morfologia tiveram seus índices de normalidade reduzidos, levando a especulação que o limiar da fertilidade masculina encontra-se menor que no passado. Na realidade, os valores de normalidade, representam o percentil 5 da curva de Gauss de homens que tiveram seus filhos espontaneamente, transmitindo a premissa que é necessário uma menor quantidade e qualidade seminal para a conquista de uma gravidez de forma natural.

O meio ambiente em que vivemos e o estilo de vida da população mundial passou por grandes e rápidas transformações nas últimas seis décadas. Os avanços tecnológicos e a aquisição de um estilo de vida distinto do conhecido até a era contemporânea trouxeram alguns efeitos colaterais indesejáveis. Sedentarismo, obesidade, alimentos industrializados, drogas sintéticas (lícitas e ilícitas), contato com agrotóxicos e pesticidas, poluição ambiental e irradiações eletromagnéticas são alguns dos fatores que podem trazer um efeito negativo na espermatogênese, impactando não apenas na quantidade de espermatozoides, mas também na qualidade funcional dos gametas masculinos. A seguir, os fatores mais comuns e importantes para a fertilidade masculina serão abordados, como as doenças orgânicas mais prevalentes, os fatores ambientais e o estilo de vida presentes na nossa sociedade.

Varicocele

A varicocele é a doença mais frequente e a mais relevante causa tratável de infertilidade. Definida como uma dilatação da veias do plexo pampiniforme associada a refluxo, sua prevalência é classicamente descrita em 15% na população geral.[3] Entretanto, estudos recentes em adolescentes mostram que a prevalência da varicocele clínica pode chegar a 25% da população.[4] A varicocele é responsável por 40% dos homens com diagnóstico de infertilidade, chegando a 80% naqueles que apresentam algum tipo de prejuízo em sua espermatogênese.[5] Por aparecer já na peripuberdade, ela é caracterizada como doença tempo-dependente, portanto é de extrema relevância sua detecção precoce e o tratamento cirúrgico, nos casos necessários, com a maior brevidade possível.

A fisiopatologia da varicocele está baseada em várias hipóteses, como o refluxo de metabólitos renal e suprarrenal, disfunção do eixo hipotálamo-hipófise-gonadal, estase e pressão venosa e, por último, a teoria mais bem embasada cientificamente, conhecida como a hipertermia testicular. A varicocele, com consequente estase venosa, prejudica todo o sistema de resfriamento do sangue arterial, resultando nesta anormalidade, na temperatura testicular próxima ou igual à corpórea. A hipertermia gonadal, instalada pela perda da capacidade termorreguladora escrotal, gera uma elevação do metabolismo celular, porém não acompanhada de aumento do aporte sanguíneo testicular. Deste modo, a ausência de oxigenação celular adequada, induz à hipóxia crônica, dano direto à célula germinativa e aumento da apoptose durante a espermatogênese, além do estresse celular, caracterizado pela geração em excesso de espécies reativas de oxigênio (EROs).[6] O estresse oxidativo, proveniente da hipertermia testicular crônica, pode acarretar prejuízo tanto da produção, quanto da habilidade de fertilização do espermatozóide, levando o homem à infertilidade.

Tumor de testículo e criptorquidia

O tumor de testículo não raro vem acompanhado de infertilidade masculina. É evidenciado tanto na literatura científica, quanto na prática médica, pois homens com espermograma alterado apresentam um risco 20 vezes maior de desenvolver o tumor testicular, que a população geral. Estudos sugerem a existência de uma pré-disposição genética nestes indivíduos, que igualmente poderia contribuir para a queda na espermatogênese, como para a formação futura de um tumor maligno.[7] Quanto mais grave for a alteração seminal, maior é a probabilidade de um tumor de testículo.

A mesma relação existente entre tumor de testículo e infertilidade é encontrada em pacientes com criptorquidia, consequente à incorreta descida dos testículos da cavidade abdominal ao escroto. A prevalência de criptorquidia em nascidos a termo é de 1% a 3%, enquanto em prematuros pode chegar até 30%. A incidência de azoospermia em criptorquidia unilateral é de 15%, alcançado até 90% em casos bilaterais não tratados.[8] O tempo ideal para a orquidopexia deve ser por volta dos seis meses de vida, pois quanto maior for o tempo da ectopia testicular ou mais distante os testículos do escroto, maior a agressão e perda das células germina-

tivas. O risco de azoospermia após a inserção do testículo na bolsa escrotal decresce para cerca de 46%.[9] A criptorquidia não está associada apenas à infertilidade. Para completar a associação genética, pacientes com testículo ectópico também apresentam risco maior de nele desenvolver tumor, inclusive no gônada normal contralateral. Embora a orquidopexia precoce seja preconizada, a origem genética comum das três alterações não permite que haja a eliminação total dos riscos, tanto para o desenvolvimento de infertilidade, quanto para o aparecimento de tumor.[8, 10]

Causas genéticas

Alterações genéticas respondem por grande parcela da causas de infertilidade. A genética contribui para a infertilidade por influenciar de maneira decisiva uma variedade de processos fisiológicos, como a homeostasia, a espermatogênese e a qualidade espermática. Apesar de muito ter-se avançado sobre o entendimento dos genes relacionados à fertilidade masculina nos últimos anos, um longo caminho para elucidação total da base genética ainda precisa ser percorrido.

As alterações cromossômicas explicam aproximadamente 5% dos casos masculinos, chegando a 15% da população com diagnóstico de azoospermia. A síndrome de Klinefelter é a principal alteração cromossômica encontrada em azoospérmicos. As translocações robertsonianas podem ser encontradas em até 2,5% dos homens inférteis. As translocações podem produzir uma variedade de fenótipos na produção de espermatozoides, variando desde a espermatogênese normal, até a ausência completa da linhagem espermática.

A microdeleção de cromossomo Y pode ser encontrada em até 15% dos azoospérmicos e oligozoospérmicos. São conhecidas, na atualidade, três principais zonas, no braço longo do cromossomo Y, relacionados ao estímulo para a espermatogênese: as zonas A, B e C. Tanto a zona A, quando a zona B, são as mais danosas, pois os homens com a deleção destes genes, não produzem espermatozoides maduros, aptos para serem utilizados em tratamento futuro, mesmo com as técnicas de micromanipulação celular disponíveis. Desta maneira, o uso de sêmen de doador é a alternativa viável para o casal conseguir a gravidez. Ao se diagnosticar a ausência de genes na Zona C, o homem azoospérmico tem uma chance, ao redor de 50%, de possuir espermatozoides viáveis na biópsia de testículo e prosseguir com o tratamento de fertilização *in vitro*. Nestes casos, o aconselhamento genético é imperioso, pois o filho nascido de um pai microdeletado, apresenta a mesma microdeleção ou ainda uma forma mais grave.[11]

Além das alterações cromossômicas e da microdeleção de cromossomo Y, existem outras alterações que completam as causas genéticas mais frequentes de infertilidade masculina. A ausência congênita bilateral dos ductos deferentes ocorre em aproximadamente em 1 a cada 1.000 homens da população e representa 1% a 2% dos inférteis; está relacionada a uma forma genética mais branda da fibrose cística, usualmente sem o comprometimento pancreático e pulmonar, mas levando o homem à azoospermia obstrutiva. As anormalidades nos ductos de Wolff caracterizam anatomicamente estes pacientes, cursando com atresia da vesícula seminal, ausência de ductos deferentes, corpo e cauda do epidídimo. O tratamento com a extração de espermatozoides do epidídimo é o mais efetivo para estes casos, porém a mulher deve ser sempre submetida a rastreamento dos genes mais prevalentes de fibrose cística. Caso a esposa também seja portadora de um gene mutado para esta moléstia, o embrião deve ser submetido ao diagnóstico pré-implantacional, para evitar formas mais graves da fibrose cística no futuro recém-nascido.[12]

A síndrome de Kallmann, assim como na mulher, embora mais rara, também está relacionada à alteração genética no gene KAL1, levando a deficiência na secreção do hormônio liberador de gonadotrofinas (GnRH). Além de gerar hipogonadismo hipogonadotrófico, mutações no gene KAL1 interferem também na migração dos neurônios olfativos, levando a perda do olfato ou anosmia. O uso de gonadotrofinas por um longo prazo (até 18 meses) pode, estimular a espermatogênese e permitir uma chance de gravidez natural, ou com de técnicas de reprodução assistida.[13]

Orquite e epididimite

Infecções e inflamações do trato reprodutivo são importantes causas de infertilidade. As infecções sistêmicas, mais comumente por vírus, costumam ter uma disseminação para o trato reprodutivo de forma hematogênica, enquanto as infecções por patógenos uretrais, como *Chlamydia trachomatis, Neisseria gonorrhoea, Mycoplasma hominis, Ureaplasma urealyticum* e *Escherichia coli* pela via retrógrada ascendente.[14]

As infecções hematogênicas são predominantemente virais, sendo a infecção pelo vírus da caxumba, a mais conhecida e temida devido ao prejuízo para espermatogênese. O acometimento testicular após o diagnóstico da parotidite, pode ocorrer em até 40% dos casos e se dá cerca de três a 10 dias após a infestação do sítio inicial. Aproximadamente 50% dos testículos acometidos progridem para algum grau de atrofia dentro do primeiro ano de infecção. Outros vírus também podem prejudicar a espermatogênese, como Epstein-Barr, Influenza, vírus da imunodeficiência humana (HIV) e Coxsackie vírus.[14, 15]

As infecções por patógenos uretrais, especialmente aquelas pertencentes ao grupo de doenças sexualmente transmissíveis (DSTs), estão relacionadas tanto à infertilidade masculina, quanto à feminina, neste caso devido ao comprometimento da função tubária. Classicamente, os homens abaixo de 35 anos estão no grupo de risco para estes patógenos específicos. A DST mais frequentemente encontrada no homem é a *Chlamydia*, porém ela está mais relacionada ao acometimento das tubas uterinas, levando à obstrução ou à disfunção tubária grave e por consequência, a infertilidade. A *Neisseria gonorrhoea*, além de acarretar a estenose uretral no homem, pode prejudicar o funcionamento testicular até dois anos após o acometimento. Os exatos mecanismo pelo qual o *Mycoplasma hominis* e o *Ureaplasma urealyticum* levam á infertilidade ainda precisam ser melhor esclarecidos, porém se sabe que os efeitos deletérios na cromatina espermática prejudica o desenvolvimento embrionário.[15] Já os homens acima de 35 anos são mais acometidos pelas bactérias relacionadas às infeções urinárias, como *Escherichia coli* e *Proteus Mirabilis*

Estilo de vida e fatores ambientais

Existem dois momentos definidos na vida do homem, onde diversos fatores podem servir como disruptores, afetando a espermatogênese de forma bastante distinta e com repercussões igualmente diferentes. O primeiro período e talvez o mais crítico para a espermatogênese seria ainda durante a vida intrauterina. O estilo de vida materno e fatores de agravos diversos podem produzir consequências irreversíveis para a espermatogênese na vida adulta do filho, especialmente pela redução do número de células de Sertoli e, por consequência, das espermatogônias. O segundo período, já na fase de maturidade sexual, seria de maior complacência, em que os efeitos adversos poderiam potencialmente ser revertidos após o término da exposição. A imperfeição inata da espermatogênese dos seres humanos em relação aos de outros animais traduz-se também em um processo bastante vulnerável de disrupção por fatores externos, especificamente após a retomada da espermatogênese na adolescência.[16] A seguir serão descritos alguns destes fatores, que podem interferir no potencial reprodutivo masculino e, sua gravidade, dependente da dose ou fase de acometimento.

Obesidade e sedentarismo

Cerca de 10% a 30% da população ocidental são obesos na atualidade. Exercícios regulares e uma dieta saudável, com a manutenção do índice de massa corpórea (IMC) entre 20 e 25 kg/m², são recomendados para a manutenção de bom potencial fértil. Atividade física regular mantém os níveis de testosterona e do hormônio folículo-estimulante (FSH) maiores do que em pacientes sedentários, estimulando apropriadamente a espermatogênese.[17] Atenção especial deve ser dada para praticantes de exercícios vigorosos, pois estudos mostram que pode haver redução dos níveis de testosterona total e livre, além de um impacto negativo nos parâmetros seminais de motilidade, concentração e morfologia.[18]

A obesidade também provoca importante impacto negativo na espermatogênese, tanto na quantidade, quanto na qualidade. O aumento de gordura corpórea prejudica diretamente o resfriamento testicular, acarretando hipertermia crônica e, por consequência a produção excessiva de radicais livres de oxigênio e o estresse oxidativo. Os parâmetros seminais de concentração, motilidade e morfologia estão reduzidos em homens obesos, quando comparados aos de IMC normal, além de apresentarem uma taxa maior de fragmentação de DNA espermático.[19] Homens obesos também têm o funcionamento do eixo hipotálamo-hipófise-testicular prejudicado pela intensa aromatização periférica. O aumento da conversão de testosterona, em estradiol, gera importante inibição da secreção de FSH, prejudicando o correto retrocontrole endócrino para a espermatogênese. Deve-se ressaltar que as espermatogônias necessitam de um ambiente rico em testosterona (sempre em níveis fisiológicos) e de uma estimulação apropriada de FSH para perfeita produção de espermatozoides.[16, 17]

Tabagismo e drogas ilícitas

Tabaco e outros tóxicos do cigarro são muito estudados quanto ao seus efeitos sobre a espermatogênese. O cigarro contém mais de duas mil substâncias tóxicas, acometendo diretamente e indiretamente a produção de espermatozóides. Metais pesados, especialmente o chumbo e o cádmio depositam-se no parênquima testicular, gerando ação citotóxica local e catalisando as reações de estresse oxidativo em doenças como a varicocele.[20] Muitos estudos tem mostrado a associação do tabagismo com a redução da concentração, da motilidade e da morfologia, além do aumento da fragmentação de DNA e o comprometimento funcional do espermatozoide. A cessação do hábito de fumar tem o poder de restaurar parcialmente a qualidade da espermatogênese, mas a presença dos metais pesados no testículo, especialmente de cádmio, continuará trazendo repercussões negativas por tempo indefinido.[17]

A maconha se caracteriza por ser a droga ilícita mais utilizada no Brasil e em vários outros países do mundo. Apesar disto, poucos são os estudos que avaliam diretamente os efeitos negativos na função reprodutiva do homem. A substância delta-9-tetrahidrocanabinol, conhecida mais popularmente como THC, tem a capacidade de bloquear o hormônio liberador de LH do hipotálamo, promovendo a queda no nível de testosterona total, podendo acarretar ginecomastia, redução da libido, disfunção erétil e problemas ejaculatórios. Dentro do testículo, os níveis baixos de testosterona prejudicam a espermatogênese, além da ação direta do THC na espermiogênese, com prejuízos para a morfologia espermática. A redução da atividade da região acrossomal, prejudicando o poder de fertilização do espermatozoide, também é outra consequência do TCH na função espermática.[17]

A cocaína e outros opiáceos também exercem efeito negativo na produção de testosterona e também na espermatogênese, reduzindo todos os parâmetros seminais. A falta de estudos com estas drogas não permite maiores detalhes dos efeitos e dos mecanismos de ação envolvidos.

Radiação eletromagnética

O uso cada vez mais frequentes de dispositivos que emitem radiação eletromagnética, como os telefones celulares e *laptops*, se tornaram alvo de inúmeros estudos sobre seus efeitos nos mais variados sistemas do organismo e, entre eles, as gônadas.[17] Estudos em ratos e coelhos mostram que as ondas eletromagnéticas geram prejuízo para todo o compartimento testicular, afetando a espermatogênese, as células de Leydig e os túbulos seminíferos.[21] O modo de usar o telefone celular parece ter relação com a magnitude dos efeitos na função testicular. Quanto maior o tempo de conversa ou exposição as ondas, menor a concentração de espermatozoides rápidos progressivos e maior a proporção de espermatozoides lentos, bem como a piora da morfologia. Os *laptops*, quando usados junto ao corpo, sustentados no colo, também produzem calor local, como forma concomitante de prejuízo a temperatura testicular. Todos os estudos até este momento foram realizados *in vitro* ou de forma retrospectiva. Estudos clínicos novos e prospectivos necessitam ser realizados para que se possa afirmar com segurança o verdadeiro efeito da radiação eletromagnética na função testicular.[17, 22]

Poluição e substâncias tóxicas

O impacto sobre a espermatogênese da exposição a ambientes poluídos e ricos em partículas contaminantes tem sido alvo de inúmeros estudos, tanto em modelos experimentais animais, quanto em seres humanos.[17] Em um estudo de 225 homens, aqueles submetidos a contato com solventes e pesticidas tiveram os parâmetros de análise seminal significativamente reduzidos.[23] Em outro estudo clássico americano, realizado na Califórnia, os autores analisaram os níveis de poluição ambiental em relação aos parâmetros seminais em 5134 amostras, concluindo que a média de concentração de espermatozoides correlacionou-se negativamente com o aumento do níveis de concentração de ozônio.[24] Um estudo em modelos animais machos expostos à poluição na cidade de São Paulo sugere que as partículas contaminantes podem interferir com a distribuição do sexo, por alteração da proporção de gametas X e Y. [25] Apesar de vários estudos realizados, ainda não se consegue determinar por qual mecanismo específico de ação estes poluentes prejudicam a espermatogênese e reduzem o potencial de fertilidade.

■ FATORES FEMININOS

Os fatores femininos correspondem isoladamente de 30% a 40% das causas de infertilidade, mas pela multiplicidade de interações que acontecem no organismo da mulher, devem ser sempre cuidadosamente avaliados.

De modo didático são divididos em fatores ovulatórios, uterinos, tuboperitoneais, genéticos, ambientais e relacionados ao estilo de vida.

Fatores ovulatórios

O óvulo é a maior célula do organismo e a única que, para atingir sua maturidade, finaliza a divisão meiótica, em cada ciclo, ao completar a ovulação e a fertilização. Isto traduz a importância da correta ativação oocitária, tanto nos mecanismos endócrinos e/ou parácrinos envolvidos, mas também na qualidade ovular, intimamente relacionada à idade da mulher e à reserva disponível.

As desordens ovulatórias isoladas respondem por cerca de 20% a 30% dos casos de infertilidade feminina.

Síndrome dos ovários policísticos

Descrita por Stein and Leventhal em 1935,[26] é atualmente a desordem endócrina mais comum em mulheres jovens, responsável por 70% dos casos de infertilidade por disfunção ovulatória.[27] Baseados nos critérios estabelecidos durante a conferência de Rotterdam em 2003,[28] a síndrome dos ovários policísticos (SOP) é diagnosticada pela presença de no mínimo dois dos seguintes fatores: irregularidade menstrual, hiperandrogenismo clínico ou laboratorial e ovários policísticos ao ultrassom transvaginal (contagem de folículos antrais maior que 12 e/ou volume ovariano maior que 10cc), sempre após descartar causas secundárias de hiperandrogenismo (hiperplasia suprarreanal congênita, síndrome de Cushing, hiperprolactinemia, tumor produtor de androgênios). A infertilidade em pacientes com SOP está relacionada ao estado persistente de anovulação crônica e, possivelmente, a disovulia também está relacionado a maior incidência de abor-

tamentos.[29] A síndrome metabólica estão presentes em 50% dos casos de SOP.

Insuficiência ovariana prematura

Insuficiência ovariana prematura (FOP) é uma síndrome clínica definida pela perda da atividade ovariana antes dos 40 anos. A prevalência na população geral é de aproximadamente 1%.[30]

Caracterizada clinicamente por irregularidade menstrual com ciclos longos, por gonadotrofinas elevadas e baixos níveis de estradiol (hipogonadismo hipergonadotrófico). Níveis muito baixos do AMH podem predizer, com alguns anos, a instalação da FOP.

A etiologia da insuficiência ovariana prematura é variada. A ausência de um cromossomo X, ou síndrome de Turner (45, X), e as variantes de mosaicismo representam a principal causa. Nestes casos predomina o infantilismo sexual, decorrentes da ausência dos esteroides sexuais desde a puberdade, mas são relatados raros casos de atividade ovariana e até gestação espontânea. Do lado gênico, as mulheres apresentam importante recombinação do cromossomo X ao longo das gerações, contrariamente aos homens, onde o cromossomo Y é sempre herdado do pai. Deste modo não se conhece, no genoma, regiões especificas relacionados à migração das células germinativas. Contudo, a síndrome do X frágil, caracterizada pela mutação do gene FMR1, no cromossomo X, incide em 20% dos casos de FOP.

As doenças autoimunes, as infecções e as causas iatrogênica, incluindo cirurgia, radioterapia ou quimioterapia também são determinantes da FOP, quando existe intensa agressão à gônada. Finalmente, os fatores ambientais também podem ser determinantes para idade da menopausa. No entanto, em quantidade significativa de mulheres, o fator causador permanece desconhecido, e o termo Insuficiência ovariana prematura idiopática é apropriado.[30]

Outros

A anovulação decorrente de hiperprolactinemia está frequentemente associada à disfunções da glândula hipófise, como por exemplo adenoma, insuficiência de dopamina, hipotireoidismo primário, ou medicamentos.

Os hormônios tireoidianos também desempenham papel importante na função reprodutiva normal e, portanto, disfunções da tireoide podem causar as irregularidades menstruais e infertilidade, porém são usualmente tratáveis. A prevalência de hipotireoidismo entre as mulheres entre as idades de 20 e 40 anos varia entre 2% e 4%. Nesta faixa etária, doença tiroidiana autoimune é a causa mais comum.[31]

Um a 5% das mulheres com sinais de hiperandrogenismo clínico e anovulação crônica têm hiperplasia suprarrenal congênita na sua forma tardia. Pouca ou nenhuma manifestação da condição é evidente antes da puberdade. Muitas dessas pacientes são clinicamente indistinguíveis de outras com anovulação e excesso de androgênios. Trata-se de doença autossômica recessiva, sendo a mais comum a deficiência da enzima 21-hidroxilase para a biossíntese do cortisol. A ausência dessa enzima reduz a produção de cortisol; há aumento compensatório dos níveis de ACTH, hiperplasia da zona reticular do córtex suprarrenal e acúmulo do substrato da enzima afetada na corrente sanguínea, nesse caso a 17-OH-progesterona, a qual é convertida em androgênios. A produção excessiva de androgênio pode induzir o hiperandrogenismo, ciclos anovulatórios e infertilidade.[32]

Fator cervical

Fator pouco frequente, corresponde a não mais do que 3% de todas as causas de infertilidade. As anormalidades anatômicas do colo uterino são as mais comumente relatadas, principalmente as estenoses, que geralmente advêm de infecção ou trauma decorrente de tratamentos cirúrgicos prévios, como biopsias, conização, laser, etc. As anormalidades na produção do muco cervical raramente são consideradas causas de infertilidade.

Fator uterino

O útero está envolvido em grande número de processos da reprodução humana, como a migração dos espermatozoides, o correto preparo endometrial que permita a implantação embrionária e o desenvolvimento do concepto. Desta forma, é fácil depreender que suas desordens podem comprometer a fisiologia da reprodução, em diferentes níveis, e consequentemente causar infertilidade. A seguir são analisadas as principais enfermidades uterinas que podem ser causas ou coadjuvantes da infertilidade feminina.

Leiomioma (mioma)

Aproximadamente 5% a 10% das pacientes inférteis possuem pelo menos um mioma e são considerados os únicos causadores da infertilidade em 1% a 3% das mulheres inférteis.[33] Os miomas uterinos são tumores benignos compostos por células musculares bem diferenciadas. Ocorrem em cerca de 20% a 50% das mulheres em idade reprodutiva. Apesar de serem frequentemente assintomáticos, os miomas podem causar sangramento anormais do útero, dor pélvica, infertilidade e abortamentos de repetição. Uma revisão sistemática publicada em 2009 sobre o impacto dos miomas na infertilidade demonstrou que pacientes inférteis, que possuem miomas submuco-sos apresentam menores taxas de gravidez, implantação e nascidos vivos.[34] Os mecanismos pelo quais os miomas causam infertilidade ainda não são completamente esclarecidos, porém existem evidências de que, além de comprometerem anatomicamente a cavidade uterina, alterarem a contratilidade uterina e sua vascularização; também causam impacto negativo na receptividade endometrial, o que foi demonstrado pela menor expressão dos genes endometriais HOXA 10 e HOXA 11.[35]

Muitos estudos afirmam que os miomas que não distorcem a cavidade uterina, não interferem nos resultados dos tratamentos de reprodução assistida.[36] Porém, em meta-análise incluindo 6087 ciclos de fertilização in vitro publicada em 2008, foram observadas menores taxas de gravidez em pacientes com miomas intramurais que não distorcem a cavidade uterina.[37]

Os efeitos sobre a fertilidade feminina são mais comumente observados em miomas com diâmetro maior que 5 cm.[38]

Pólipos endometriais

Os pólipos endometriais podem ser encontrados em aproximadamente 15% a 24% das mulheres inférteis. O real impacto dos pólipos na fertilidade ainda não foi completamente esclarecido, porém existem evidências de melhora das taxas de gravidez após a polipectomia.[39] Pólipos endometriais são hiperplasias focais no endométrio, em sua maioria de caráter benigno, que contêm glândulas endometriais e estroma. Possuem apresentação variável, como lesões únicas ou múltiplas, com tamanhos desde milímetros até centímetros, séssil ou pediculadas.[40] Podem ser diagnosticados durante a investigação de sangramento uterino anormal, porém muitos pólipos são assintomáticos e só são descobertos durante a investigação da infertilidade.

Os mecanismos pelos quais os pólipos contribuem para infertilidade ainda são incertos, porém, é possível que causem interferência mecânica no transporte dos gametas e/ou embrião, além de comprometer a receptividade endometrial e implantação.

Mittal et al relataram que tanto as glândulas quanto o estroma dos pólipos endometriais não são responsivos à progesterona e, por esse motivo, levariam a uma falha de implantação no local do pólipo.[41] Richlin et al sugeriram que níveis plasmáticos elevados de glicodelina em mulheres com pólipos endometriais também teriam impacto na implantação embrionária.[42] Além disso os pólipos podem promover reações inflamatórias locais e distorção da cavidade uterina, provocando alterações de implantação e desenvolvimento embrionário.[43] Beth et al investigaram a expressão de HOXA 10 e HOXA 11, conhecidos genes marcadores de receptividade endometrial, e observaram que estão significativamente menos expressos no endométrio proveniente de útero com pólipos.[40]

O único estudo randomizado que avaliou o efeito da polipectomia nas taxas de gravidez após inseminação intrauterina, demonstrou aumento significativo de gravidez em pacientes submetidas à histeroscopia cirúrgica, ou seja, sua remoção.[44]

Adenomiose

Adenomiose é a presença ectópica de glândulas estroma endometriais no miométrio. Sua prevalência é bastante variável e é estimada na literatura em 5% a 70%. A grande dificuldade de determinar a correta prevalência se deve ao fato de que um terço dos casos é assintomático. Ocasionalmente pode ser diagnosticada por ultrassonografia pélvica ou é encontrada em espécimes de histerectomia realizada por outras razões médicas.[45]

Com frequência está acompanhada pelo aumento do volume uterino, dismenorreia e sangramento anormal do útero. Também pode coexistir com outras doenças como endometriose (70%), miomas (50%), pólipos (2%). Trata-se de uma doença estrogênio dependente que se origina na interface endométrio-miométrio, sendo uma entidade anatômica e funcional distinta dos demais elementos da parede uterina.[46]

Existe uma hipótese de que a adenomiose seja consequência de um mecanismo de injúria e reparação tecidual, que ocorre no útero pela sua constante atividade durante a vida reprodutiva. Esse mecanismo de reparação tecidual provoca maior produção de prostaglandina E2 (PGE2) e aumento das concentrações locais de estrogênio. A hiperexpressão de receptores estrogênicos locais podem causar resistência aos receptores de progesterona, contribuindo para prejudicar a receptividade endometrial e a implantação.[45] O aumento da PGE-2 e estrogênios locais também incrementam o peristaltismo uterino, alterando tanto o transporte dos gametas, como a adesividade do embrião.[47] Além disso, existem relatos na literatura de falhas de implantação em pacientes com adenomiose, decorrentes da produção excessiva de óxido nítrico e radicais livres, podendo causar impacto direto no DNA e membranas celulares, comprometendo a qualidade dos gametas e embriões formados[45].

Malformações uterinas congênitas

As malformações uterinas são resultantes de defeitos da migração ou fusão dos ductos de Muller ou ainda da imperfeita reabsorção do septo medial e ocorrem ao longo da embriogênese. Perturbam a implantação e o desenvolvimento embrionário pois a cavidade uterina está prejudicada quanto à morfologia, vascularização, espessura e forma. As mais comuns são o útero arqueado e o septo uterino que são defeitos de reabsorção no tecido fibroso medial, decorrente da fusão pós-migração dos ductos. Enquanto o útero arqueado não causa impacto reprodutivo, o septo uterino é a malformação estrutural que mais está associada à infertilidade decorrente do erro congênito. Trata-se de um tecido fibroelástico, com inadequada vascularização, impedindo a implantação e sendo inóspito ao embrião. A depender da extensão do septo, até 79% das pacientes que engravidam, abortam.[48] A remoção cirúrgica do septo elimina o local impróprio para implantação, melhora a função endometrial, expande a cavidade uterina e, por consequência, melhora de forma significativa as condições reprodutivas.[48]

Já o útero bicorno se caracteriza pela fusão parcial dos ductos de Miller, constituído por duas estruturas não fusionados que correspondem a dois hemi-corpos uterinos, mas com colo comum. Assim estas mulheres não têm dificuldades para engravidar, pois o tecido endometrial e sua vascularização estão preservados, mas a diminuta cavidade faz com que estas mulheres apresentam abortos tardios repetitivos ou partos prematuros.[33] Já nos casos de útero unicorno, oriundo da migração unilateral da estrutura ductal, o prognóstico reprodutivo é pior, embora menos usual.

O útero didelfo é ainda mais raro, decorrente da migração dos ductos de forma independente, sem ocorrer qualquer fusão medial. Acredita-se que corresponda a apenas 4% dos casos de anomalias uterinas e se comporta de forma semelhante ao útero unicorno.[33]

Aderências intrauterinas

Aderências intrauterinas têm relevância particular, pelo potencial impacto sobre a função reprodutiva. A maioria das pacientes é assintomática e sua verdadeira prevalência é difícil de determinar, embora possam representar anomalia mais corriqueira que o reportado nas estatísticas de infertilidade. Quando impeditivas, as aderências intrauterinas podem determinar falhas de implantação, abortamentos espontâneos precoces e partos prematuros.[33]

A Síndrome de Asherman é caracterizada por aderências intrauterinas pós-gestação e que resultam na obliteração parcial ou total da cavidade uterina resultante de trauma na camada basal, secundário a cirurgias como curetagem uterina ou cesária. Fora do ciclo gravídico-puerperal, a embolização, a miomectomia, a irradiação pélvica e o dispositivo intrauterino (DIU) podem também acarretar formação de sinéquias.

Embora seja esperado que a maioria das pacientes com aderências apresente amenorreia ou diminuição do fluxo menstrual, Taylor *et al.* observaram entre mulheres inférteis, fluxo menstrual normal, mas 22% de aderências intrauterinas.[49]

Fatores tubo-peritoneais

Aproximadamente 25% a 35% das mulheres inférteis apresentam envolvimento tubo-peritoneal e as causas mais frequentes são a doença inflamatória pélvica e a endometriose, que serão discutidas a seguir.

Doença inflamatória pélvica

A doença inflamatória pélvica (DIP) é a causa mais comum de comprometimento tubário. Nos EUA, a DIP afeta anualmente mais de um milhão de pacientes e é a causa mais comum de internação hospitalar por causa ginecológica.[50]

Trata-se de uma síndrome clínica que compreende largo espectro de distúrbios inflamatórios secundários à ascensão de micro-organismos da vagina e/ou endocérvice ao trato genital superior feminino, podendo causar endometrite, salpingite, abscesso tubo-ovariano e peritonite pélvica. Os agentes etiológicos mais comuns são os sexualmente transmissíveis, como *Chlamydia trachomatis* e *Neisseria gonorrhoea*. É mais comum em jovens com idade entre 15 e 25 anos, solteiras, sexualmente ativas, com início precoce de atividade sexual e história de DST. Os sintomas incluem febre, mal-estar, dispareunia, dor abdominal, sintomas urinários, odor vaginal fétido, prurido, sangramento e leucorreia. Em alguns casos a doença pode ser assintomática ou apresentar sintomas leves que podem se despercebidos. A prevalência de infertilidade, decorrente do fator tubário em pacientes com DIP aumenta com a quantidade e a severidade das infecções pélvicas. Estima-se que 12% das pacientes com DIP se tornarão inférteis após o primeiro episódio, 25% após o segundo e 50% após o terceiro.

Os principais danos tubários pós-infecciosos são espessamento nodular da camada muscular na porção ístmica (salpingite ístmica nodosa), oclusão proximal, aderências perianexiais e oclusões distais, podendo dar origem a hidrossalpinge. Essas alterações além de prejudicarem mecanicamente o transporte de gametas, também tornam o ambiente intratubário desfavorável ao desenvolvimento embrionário.

Vale ressaltar que o risco de gravidez ectópica pode aumentar em seis a sete vezes após um episódio de DIP.

Endometriose

Endometriose é doença benigna amiúde encontrada em mulheres na idade reprodutiva. Alguns estudos demográficos sugerem que cerca de 20% a 50% das pacientes inférteis possuem endometriose. Além disso, das pacientes com endometriose, 30% a 50% têm infertilidade.[51]

Estima-se que a real prevalência é maior do que a relatada na literatura, pois grande parte das pacientes são assintomáticas, enquanto outras são sub-diagnosticadas, mesmo quando apresentam sintomas. Também é descrito menor fecundidade em pacientes com endometriose, ou seja, enquanto a fecundidade de casais normais é de 15% a 20 %, pacientes com endometriose apresentam chance mensal de gravidez de 2% a 10%.[52]

Os principais sintomas descritos da endometriose são dismenorreia, dispareunia, dor pélvica, sintomas gastrointestinais, urinários e infertilidade, podendo acarretar dramático impacto na vida profissional, social e na relação conjugal das doentes.

Atualmente acredita-se que a infertilidade em mulheres com endometriose seja multifatorial, ou seja, vários mecanismos biológicos são propostos na literatura relacionados à endometriose e à infertilidade.[53] O primeiro deles é a distorção da anatomia pélvica causada pelas múltiplas aderências, prejudicando a comunicação entre tubas uterinas e ovários. Nos casos mais avançados, podem causar hidrossalpinge e até obstruções tubárias, impedindo mecanicamente o encontro do espermatozóide com o óvulo.[54] Mais recentemente, outros mecanismos vem sendo descritos como participantes da infertilidade. Foi demonstrado que a endometriose pélvica altera o fluido peritoneal, desregulando grande número de fatores imunológicos incluindo, proliferação, ativação e disfunção de macrófagos. Além do aumento da secreção de fatores pró-inflamatórios, de crescimento, angiogênicos e de espécies reativas de oxigênio.[53] Essas alterações no fluido peritoneal, podem impactar tanto a motilidade espermática, como sua capacitação e interação óvulo-espermatozoide. A produção exagerada de citocinas embriotóxicas, também pode prejudicar óvulos, embriões e motilidade tubária.[55]

Não raramente a endometriose também compromete os ovários, causando cistos denominados endometriomas. Esses cistos, além de produzirem um efeito mecânico por comprimir e reduzir o parênquima ovariano, também promovem reações locais diminuindo a reserva funcional ovariana e a qualidade oocitária. Foi demonstrado por Pellicer et al que embriões de pacientes com endometriose se desenvolvem mais lentamente quando comparado os de pacientes sem a doença, evidenciando o impacto da endometriose na qualidade ovular e, consequentemente, embrionária.[56]

Também existem evidencias sobre o impacto da endometriose na receptividade endometrial e implantação. Mulheres com endometriose apresentam alterações funcionais e bioquímicas no endométrio eutópico, que podem culminar com resistência a progesterona.[53] Mais recentemente foram descritos redução da expressão de moléculas de adesão celular, como as integrinas e menor produção endometrial da proteína ligadora de selectina, alterando a habilidade de adesão do blastocisto.[57,58]

Causas genéticas

Acompanhando os progressos da biologia molecular, muitos estudos foram efetuadas nos últimos anos na tentativa de esclarecer o impacto dos fatores genéticos na infertilidade. Não se sabe com exatidão a ação das eventuais mutações sobre a prevalência da infertilidade, mas é provável que com o avanço científico, a influência da incorreta ativação gênica venha a ser valorizada entre as causas da infertilidade.[59]

Conforme salientado anteriormente, a Síndrome de Turner, caracterizada pelo cariótipo 45,X é o principal erro cromossômico relacionado com a FOP. Estima-se que cerca de 30% das pacientes com amenorreia possuem a síndrome de Turner ou mosaicismos associados a monossomia do X. Outra entidade é a disgenesia gonadal relacionada ao cariótipo 46, XY. Nestes casos, a depender do momento embriológico onde se deu a perda de migração das células germinativas, o fenótipo pode ser altamente variável, em termos de características físicas e da genitália interna e externa, mas que podem determinar infertilidade.[60]

Além das anormalidades cromossômicas, a infertilidade pode ser causada por mutações gênicas. Algumas destas promove modificações no eixo hipotálamo-hipófise-ovariano ou na biossíntese de esteroides gonadal e suprarrenal. Além disso, a possibilidade de defeitos genéticos únicos ou múltiplos em condições clínicas comuns, tais como a síndrome dos ovários policísticos (SOP) ou falência ovariana prematura (POF), já foram recentemente descritos (60). Já a síndrome de Kallmann (mutação no KAL1), embora rara em mulheres, pode se responsabilizar por amenorreia primária hipogonadotrófica e anosmia.

Estilo de vida e fatores ambientais

Também é importante ressaltar os agravos ambientais à fertilidade feminina, que muitas vezes são subestimados e podem passar despercebidos pelos ginecologistas. Embora não sejam considerados fatores causais diretos; muitas vezes antecedem a infertilidade propriamente dita, participam de sua gênese, agravando e comprometendo a resposta aos tratamentos. Nesse contexto, existem evidencias de que fatores relacionados ao estilo de vida, como obesidade, sedentarismo, exercício excessivo, dieta inadequada, tabagismo, consumo de cafeína, álcool, drogas, exposição a poluentes ambientais e produtos químicos, também podem afetar a fertilidade feminina.

Somam-se a todos esses fatores o comportamento da mulher moderna em adiar a gestação, sofrendo também o impacto do declínio da fertilidade com o passar da idade, principalmente após os 35 anos. Paralelamente, o desenvolvimento das técnicas de reprodução assistida (TRA) trouxe à população falsa impressão de que a fertilidade feminina pode ser manipulada ao ponto de tornar possível gravidez em qualquer fase vida. No entanto, os dados demonstram claramente que a idade da mulher (dos óvulos) é o principal fator prognóstico também para o resultado eficaz das TRA e que a idade avançada está associada a menores taxas de gravidez.[61]

Além disso, algumas doenças ginecológicas como miomas e endometriose, são mais prevalentes durante a menacme e podem se tornar mais graves com o passar do tempo, causando maior impacto na fertilidade, sobretudo na quarta década de vida.

A seguir serão descritos alguns dos fatores que podem interferir no potencial reprodutivo feminino.

Obesidade

Atualmente a obesidade é considerada uma pandemia mundial com diversas implicações na saúde como um todo, assim como na fertilidade.[62]

Promove importante efeito no metabolismo e produção dos hormônios sexuais, causando alterações na biodisponibilidade de estrogênios e androgênios. Devido a acentuada aromatização periférica que ocorre na célula adiposa, existe maior concentração de estradiol e testosterona livres. Isso é exacerbado pela associação frequente da obesidade com a resistência insulínica, provocando hiperinsulinemia e menores níveis de SHBG. Ademais, a maior concentração estrogênica, produz importante desequilíbrio hipofisário, cujo resultado é hipersecreção do LH, com impacto na foliculogênese e na anovulação.

Estudos comparando os resultados dos tratamentos de reprodução assistida entre pacientes obesas e não obesas, também demonstram claramente o impacto da obesidade na qualidade ovular e qualidade embrionária.[63]

Apesar de ser tema ainda controverso, existem estudos na literatura demonstrando alterações na expressão gênica endometrial durante a janela de implantação em pacientes obesas, reforçando a hipótese de que a obesidade também pode prejudicar a receptividade endometrial.[64]

Cigarro e álcool

O tabagismo está associado a inúmeros efeitos adversos à fertilidade da mulher. Resumidamente pode alterar o microambiente folicular, os níveis hormonais na fase lútea e a contratilidade das tubas uterinas, prejudicando o transporte de gametas e favorecendo as gestações ectópicas. Baron et al constataram que a menopausa pode estar antecipada em um a quatro anos nas pacientes tabagistas, demonstrando que o cigarro pode acelerar a diminuição da reserva ovariana.[65] Também já foi demonstrado aumento da zona pelúcida dos óvulos de fumantes, o que poderia causar maior dificuldade na penetração do espermatozóide. O cigarro também está associado a aumento do risco de abortamento, tanto em gestações naturais, quanto pós tratamentos de reprodução assistida.[66]

Os mecanismos pelos quais o álcool pode afetar a fertilidade ainda não são claros, porém acredita-se que pode causar aumento dos níveis de estrogênio e redução da secreção de FSH, pertubando a foliculogênese e a ovulação. Pode também ter efeito direto sobre a maturação do oócito, o desenvolvimento embrionário e a implantação. Níveis moderados de consumo de álcool já foram associados com redução da fertilidade e aumento do risco de abortamento espontâneo.[66] Além disso, o álcool é conhecido como agente teratogênico.

Poluição e substâncias tóxicas

As mulheres estão cada vez mais expostas a uma grande variedade de produtos químicos no meio ambiente e local de trabalho. Estima-se que cerca de 17% das mulheres que trabalham durante a idade reprodutiva, são expostas a substancias teratogênicas presentes em seu local de trabalho.[67]

Vários fatores determinam os efeitos deletérios das substâncias tóxicas sobre o funcionamento do sistema reprodutor feminino, como por exemplo, duração e intensidade da exposição além da susceptibilidade dos tecidos alvos. A exposição a determinadas toxinas ambientais, como radiação, pesticidas e solventes, também têm se mostrado como fatores que afetam negativamente a fertilidade.[66] Porém mais estudos são necessários para esclarecer o real impacto desses fatores na fertilidade feminina.

Fator psicológico

Fator presente diariamente na vida da mulher moderna, o estresse é uma preocupação frequente das pacientes que buscam a gravidez. Vários estudos indicam que a infertilidade está associada com níveis elevados de estresse psicológico e não são incomuns sentimentos de perda, tristeza, raiva, depreciação corporal, falta de feminilidade, vergonha, entre outros.

Apesar de existirem dados conflitantes na literatura, ainda não há comprovação cientifica de que o estresse possa ser considerado causador de infertilidade. Porém, sabe-se que pode reduzir o desempenho reprodutivo, influenciando negativamente o sistema nervoso autônomo, o sistema endócrino e o sistema imune.[62]

■ CONCLUSÃO

No que concerne às causas de infertilidade conjugal, é fundamental que o ginecologista esteja familiarizado com os principais aspectos etiopatológicos, tanto do lado feminino, mas também relacionados a saúde reprodutiva do homem. Identificar as afecções permite o diagnóstico adequado e o correto aconselhamento. Esta combinação de fatores irão melhorar o prognóstico reprodutivo destes casais.

REFERÊNCIAS BIBLIOGRÁFICAS

1. Carlsen E, Giwercman A, Keiding N, Skakkebaek NE. Evidence for decreasing quality of semen during past 50 years. BMJ. 1992 Sep 12;305(6854):609-13.

2. Splingart C, Frapsauce C, Veau S, Barthelemy C, Royere D, Guerif F. Semen variation in a population of fertile donors: evaluation in a French centre over a 34-year period. Int J Androl. 2012 Jun;35(3):467-74.

3. Report on varicocele and infertility: a committee opinion. Fertil Steril. 2014 Dec;102(6):1556-60.

4. Mori MM, Bertolla RP, Fraietta R, Ortiz V, Cedenho AP. Does varicocele grade determine extent of alteration to spermatogenesis in adolescents? Fertil Steril. 2008 Nov;90(5):1769-73.

5. Gorelick JI, Goldstein M. Loss of fertility in men with varicocele. Fertil Steril. 1993 Mar;59(3):613-6.

6. Yin Y, Hawkins KL, DeWolf WC, Morgentaler A. Heat stress causes testicular germ cell apoptosis in adult mice. J Androl. 1997 Mar-Apr;18(2):159-65.

7. Raman JD, Nobert CF, Goldstein M. Increased incidence of testicular cancer in men presenting with infertility and abnormal semen analysis. J Urol. 2005 Nov;174(5):1819-22; discussion 22.

8. Chung E, Brock GB. Cryptorchidism and its impact on male fertility: a state of art review of current literature. Can Urol Assoc J. 2011 Jun;5(3):210-4.

9. Hadziselimovic F, Herzog B. The importance of both an early orchidopexy and germ cell maturation for fertility. Lancet. 2001 Oct 6;358(9288):1156-7.

10. Wood HM, Elder JS. Cryptorchidism and testicular cancer: separating fact from fiction. J Urol. 2009 Feb;181(2):452-61.

11. O'Flynn O'Brien KL, Varghese AC, Agarwal A. The genetic causes of male factor infertility: a review. Fertil Steril. 2010 Jan;93(1):1-12.

12. Phillipson GT, Petrucco OM, Matthews CD. Congenital bilateral absence of the vas deferens, cystic fibrosis mutation analysis and intracytoplasmic sperm injection. Hum Reprod. 2000 Feb;15(2):431-5.

13. Fraietta R, Zylberstejn DS, Esteves SC. Hypogonadotropic hypogonadism revisited. Clinics (Sao Paulo). 2013;68 Suppl 1:81-8.

14. Schuppe HC, Meinhardt A, Allam JP, Bergmann M, Weidner W, Haidl G. Chronic orchitis: a neglected cause of male infertility? Andrologia. 2008 Apr;40(2):84-91.

15. Ochsendorf FR. Sexually transmitted infections: impact on male fertility. Andrologia. 2008 Apr;40(2):72-5.

16. Sharpe RM. Environmental/lifestyle effects on spermatogenesis. Philos Trans R Soc Lond B Biol Sci. 2010 May 27;365(1546):1697-712.

17. Barazani Y, Katz BF, Nagler HM, Stember DS. Lifestyle, environment, and male reproductive health. Urol Clin North Am. 2014 Feb;41(1):55-66.

18. Safarinejad MR, Azma K, Kolahi AA. The effects of intensive, long-term treadmill running on reproductive hormones, hypothalamus-pituitary-testis axis, and semen quality: a randomized controlled study. J Endocrinol. 2009 Mar;200(3):259-71.

19. Hammoud AO, Gibson M, Peterson CM, Meikle AW, Carrell DT. Impact of male obesity on infertility: a critical review of the current literature. Fertil Steril. 2008 Oct;90(4):897-904.

20. Benoff S, Gilbert BR. Varicocele and male infertility: part I. Preface. Hum Reprod Update. 2001 Jan-Feb;7(1):47-54.

21. La Vignera S, Condorelli RA, Vicari E, D'Agata R, Calogero AE. Effects of the exposure to mobile phones on male reproduction: a review of the literature. J Androl. 2012 May--Jun;33(3):350-6.

22. Avendano C, Mata A, Sanchez Sarmiento CA, Doncel GF. Use of laptop computers connected to internet through Wi-Fi decreases human sperm motility and increases sperm DNA fragmentation. Fertil Steril. 2012 Jan;97(1):39-45 e2.

23. Oliva A, Spira A, Multigner L. Contribution of environmental factors to the risk of male infertility. Hum Reprod. 2001 Aug;16(8):1768-76.

24. Sokol RZ, Kraft P, Fowler IM, Mamet R, Kim E, Berhane KT. Exposure to environmental ozone alters semen quality. Environ Health Perspect. 2006 Mar;114(3):360-5.

25. Lichtenfels AJ, Gomes JB, Pieri PC, El Khouri Miraglia SG, Hallak J, Saldiva PH. Increased levels of air pollution and a decrease in the human and mouse male-to-female ratio in Sao Paulo, Brazil. Fertil Steril. 2007 Jan;87(1):230-2.

26. Stein I, Leventhal M. Amenorrhea associated with bilateral polycystic ovaries. American Journal of Obstetrics and Gynecology. 1935;29(2):181-191.

27. Hamilton-Fairley D. Anovulation. BMJ. 2003;327(7414):546-549.

28. Revised 2003 consensus on diagnostic criteria and long--term health risks related to polycystic ovary syndrome. Fertility and Sterility. 2004;81(1):19-25.

29. Brassard M, AinMelk Y, Baillargeon J. Basic Infertility Including Polycystic Ovary Syndrome. Medical Clinics of North America. 2008;92(5):1163-1192.

30. ESHRE Special Interest Group Reproductive Endocrinology. (2014). Management of women with premature ovarian insufficiency. Hum Reprod. 29 (1), p87-88.

31. Poppe K, Glinoer D, Van Steirteghem A, Tournaye H, Devroey P, Schiettecatte J et al. Thyroid Dysfunction and Autoimmunity in Infertile Women. Thyroid. 2002;12(11):997-1001.

32. Luciano A, Lanzone A, Goverde A. Management of female infertility from hormonal causes. International Journal of Gynecology & Obstetrics. 2013;123:S9-S17.

33. Taylor E, Gomel V. The uterus and fertility. Fertility and Sterility. 2008;89(1):1-16

34. Pritts EA, Parker WH, Olive DL. Fibroids and infertility: an updated systematic review of the evidence. Fertil Steril. 2009;91(4):1215-23.

35. Rackow B, Taylor H. Submucosal uterine leiomyomas have a global effect on molecular determinants of endometrial receptivity. Fertility and Sterility. 2010;93(6):2027-2034.

36. Surrey E, Lietz A, Schoolcraft W. Impact of intramural leiomyomata in patients with a normal endometrial cavity on in vitro fertilization–embryo transfer cycle outcome. Fertility and Sterility. 2001;75(2):405-410.

37. Sunkara S, Khairy M, El-Toukhy T, Khalaf Y, Coomarasamy A. The effect of intramural fibroids without uterine cavity involvement on the outcome of IVF treatment: a systematic review and meta-analysis. Human Reproduction. 2009;25(2):418-429.

38. Kolankaya A, Arici A. Myomas and Assisted Reproductive Technologies: When and How to Act?. Obstetrics and Gynecology Clinics of North America. 2006;33(1):145-152.

39. Yanaihara A, Yorimitsu T, Motoyama H, Kawamura T. Location of the endometrial polyp and its pregnancy rate of infertility patients. Fertility and Sterility. 2007;88:S191--S192.

40. Rackow B, Jorgensen E, Taylor H. Endometrial polyps affect uterine receptivity. Fertility and Sterility. 2011;95(8):2690-2692

41. Mittal K, Schwartz L, Goswami S, Demopoulos R. Estrogen and Progesterone Receptor Expression in Endometrial Polyps. International Journal of Gynecological Pathology. 1996;15(4):345-348.

42. Richlin S. Glycodelin levels in uterine flushings and in plasma of patients with leiomyomas and polyps: implications for implantation. Human Reproduction. 2002;17(10):2742-2747.

43. Afifi K, Anand S, Nallapeta S, Gelbaya T. Management of endometrial polyps in subfertile women: a systematic review. European Journal of Obstetrics & Gynecology and Reproductive Biology. 2010;151(2):117-121.

44. Pérez-medina T, Bajo-arenas J, Salazar F, et al. Endometrial polyps and their implication in the pregnancy rates of patients undergoing intrauterine insemination: a prospective, randomized study. Hum Reprod. 2005;20(6):1632-5.

45. Garavaglia E, Audrey S, Annalisa I, et al. Adenomyosis and its impact on women fertility. Iran J Reprod Med. 2015;13(6):327-36.

46. Brosens I, Derwig I, Brosens J, Fusi L, Benagiano G, Pijnenborg R. The enigmatic uterine junctional zone: the missing link between reproductive disorders and major obstetrical disorders?. Human Reproduction. 2010;25(3):569-574.

47. Kissler S, Hamscho N, Zangos S, Wiegratz I, Schlichter S, Menzel C et al. Uterotubal transport disorder in adenomyosis and endometriosis—a cause for infertility. BJOG:

An International Journal of Obstetrics and Gynaecology. 2006;113(8):902-908.

48. Hassan M, Lavery S, Trew G. Congenital uterine anomalies and their impact on fertility. Women's Health. 2010;6(3):443-461.

49. Taylor. P, Cumming D, Hill P. Significance of intrauterine adhesions detected hysteroscopically in eumenorrheic infertile women and role of antecedent curettage in their formation. American Journal of Obstetrics and Gynecology. 1981;139(3):239-242.

50. Sutton M, Sternberg M, Zaidi A, St. Louis M, Markowitz L. Trends in Pelvic Inflammatory Disease Hospital Discharges and Ambulatory Visits, United States, 1985-2001. Sexually Transmitted Diseases. 2005;32(12):778-784.

51. Missmer S. Incidence of Laparoscopically Confirmed Endometriosis by Demographic, Anthropometric, and Lifestyle Factors. American Journal of Epidemiology. 2004;160(8):784-796.

52. Hughes EG, Fedorkow DM, Collins JA. A quantitative overview of controlled trials in endometriosis-associated infertility. Fertil Steril. 1993;59(5):963-70.

53. de Ziegler D, Borghese B, Chapron C. Endometriosis and infertility: pathophysiology and management. The Lancet. 2010;376(9742):730-738.

54. Mavrelos D, Saridogan E. Treatment of Endometriosis in Women Desiring Fertility. J Obstet Gynecol India. 2015;65(1):11-16.

55. Endometriosis and infertility: a committee opinion. Fertility and Sterility. 2012;98(3):591-598.

56. Pellicer A, Oliveira N, Ruiz A, Remohi J, Simon C. Exploring the mechanism(s) of endometriosis-related infertility: an analysis of embryo development and implantation in assisted reproduction. Human Reproduction. 1995;10(suppl 2):91-97.

57. Lessey B. Aberrant integrin expression in the endometrium of women with endometriosis. Journal of Clinical Endocrinology & Metabolism. 1994;79(2):643-649.

58. Genbacev O. Trophoblast L-Selectin-Mediated Adhesion at the Maternal-Fetal Interface. Science. 2003;299(5605):405-408.

59. Zorrilla M, Yatsenko A. The Genetics of Infertility: Current Status of the Field. Curr Genet Med Rep. 2013;1(4):247-260.

60. Foresta C, Ferlin A, Gianaroli L, Dallapiccola B. Guidelines for the appropriate use of genetic tests in infertile couples. Eur J Hum Genet. 2002;10(5):303-312.

61. Chuang C, Chen C, Chao K, Chen S, Ho H, Yang Y. Age is a better predictor of pregnancy potential than basal follicle-stimulating hormone levels in women undergoing in vitro fertilization. Fertility and Sterility. 2003;79(1):63-68.

62. Homan GF, Davies M, Norman R. The impact of lifestyle factors on reproductive performance in the general population and those undergoing infertility treatment: a review. Hum Reprod Update. 2007;13(3):209-23.

63. Talmor A, Dunphy B. Female Obesity and Infertility. Best Practice & Research Clinical Obstetrics & Gynaecology. 2015;29(4):498-506.

64. Bellver J, Martínez-Conejero J, Labarta E, Alamá P, Melo M, Remohí J et al. Endometrial gene expression in the window of implantation is altered in obese women especially in association with polycystic ovary syndrome. Fertility and Sterility. 2011;95(7):2335-2341.e8.

65. Baron J, La Vecchia C, Levi F. 90068875 The antiestrogenic effect of cigarette smoking in women. Maturitas. 1990;12(4):361.

66. Optimizing natural fertility: a committee opinion. Fertil Steril. 2013;100(3):631-7.

67. Sharara FI, Seifer DB, Flaws JA. Environmental toxicants and female reproduction. Fertil Steril. 1998;70(4):613-22.

Laboratório em Reprodução Humana

■ LABORATÓRIO DE FERTILIZAÇÃO *IN VITRO*

O processo de produção de embriões *in vitro* requer estrutura, conhecimento e protocolos específicos para se alcançar o sucesso na gravidez de casais inférteis, pois trata-se de um processo que envolve muitas etapas e boa parte delas encontram-se dentro do laboratório de fertilização *in vitro*.

Basicamente em humanos, após a aspiração dos folículos, o líquido coletado dos ovários entra no laboratório onde ocorre todo o processo de procura dos oócitos, transferência para a incubadora, estabilização/maturação, fertilização *in vitro* e cultivo embrionário propriamente dito. Todos esses procedimentos devem ser realizados em laboratório específico e com equipe treinada para realizar todos os procedimentos com qualidade e segurança.

Além da estrutura e dos procedimentos operacionais é importante salientar que todos os protocolos devem ser realizados por profissionais treinados para tal função.

Neste capítulo serão apresentadas algumas técnicas feitas na rotina de um laboratório de fertilização *in vitro*.

Método: após a aspiração folicular junto aos ovários, o material coletado é encaminhado para o laboratório e procuram-se dos oócitos em estéreo-microscópio, vertendo os tubos com o líquido folicular em placas de petri de poliestireno. Após sua identificação, os oócitos são colocados em gotas que podem variar de 0,1 a 1 mL em incubadoras com controle de temperatura, umidade e atmosfera, onde podem permanecer durante em média três horas, podendo variar de acordo com o protocolo adotado pelo laboratório.

Durante esse período, o sêmen do parceiro está sendo colhido e será encaminhado para ser preparado e aplicado ao processo de fertilização *in vitro*.

Técnicas de preparo de sêmen para fertilização *in vitro*.

Existem inúmeros protocolos para a fertilização *in vitro*, no entanto, existem três que são basicamente utilizados para o preparo do sêmen, além de servir como base para outros.

A primeira e mais básica é a lavagem simples do sêmen que consiste em apenas adicionar meio de lavagem de gametas e separar os espermatozoides por centrifugação. Essa técnica geralmente é aplicada para homens que possuem sêmen de extremo baixo potencial, com padrões de qualidade muito abaixo dos determinados pela Organização Mundial da Saúde (OMS). A segunda é a separação dos espermatozoides móveis por centrifugação em gradiente de densidade descontínuo, que pode ser aplicada em homens com sêmen tanto de baixo potencial, quanto de alto potencial. O terceiro e último protocolo é chamado de *swim-up*, mais utilizado em pacientes cujo sêmen possui boa motilidade, uma vez que consiste na migração dos espermatozoides para a superfície do tubo contendo sêmen e meio de cultura de gametas.

Em todos os protocolos de preparo de sêmen realizados no laboratório, sempre deve ser determinados três parâmetros básicos de avaliação seminal: concentração (número de espermatozoides da amostra por mL), motilidade (porcentagem de espermatozoides móveis) e morfologia (classificação e porcentagem de espermatozoides com forma normal)[1].

Fertilização *in vitro* clássica (FIV)

A fertilização *in vitro* clássica é uma técnica relativamente simples e muito utilizada nos laboratórios de fertilização *in vitro*. Compreende a exposição dos oócitos a uma concentração pré-determinada de espermatozoides, por um tempo estipulado, de acordo com o protocolo utilizado.

Existem diferentes protocolos para a feitura da técnica mas, para se obter sucesso nas taxas de fertilização, é necessário que a amostra seminal tenha parâmetros, no mínimo, próximo aos parâmetros de normalidade, segundo o Manual da Organização Mundial de Saúde de 2010.[1]

Para efetuar a técnica, é necessária a preparação da amostra seminal através de um gradiente de densidade descontínuo ou *swim-up*. Uma vez pronta, a amostra é ajustada para obter a concentração e volume que serão utilizados para a inseminação de cada oócito. As gotas de meio de cultura contendo os oócitos são inseminadas de acordo com o protocolo escolhido e levadas à incubadora de CO_2 para tempo de incubação que pode variar de quatro a 18 horas dependendo da dose inseminante.

Após o período de incubação, cada oócito é denudado com o auxílio de pipetas de denudação para que sejam removidos os espermatozoides em excesso e o restante das células do *cumulus* que o circundam e posteriormente são transferidos para uma nova placa com meio de cultura onde serão observadas as fertilizações.

Injeção intracitoplasmática de espermatozoides (ICSI)

A ICSI é uma técnica de fertilização *in vitro* mais recentemente descrito em 1992.[2] Consiste na injeção de um espermatozoide dentro do oócito por meio de aparelhos que recebem o nome de micromanipulador. Só depois da descrição dessa técnica é que homens com infertilidade grave puderam se tornar pais genéticos.[3]

Para a realização da técnica, são necessárias algumas etapas: (i) montagem do micromanipulador com as pipetas **holding e injection**; (ii) montagem da placa de ICSI, onde são utilizados dois meios de cultura diferentes, um mais viscoso onde serão colocados os espermatozoides e outro onde serão colocados os oócitos que serão injetados; (iii) denudação química e mecânica dos oócitos para visualização da maturidade celular (somente oócitos em metáfase dois da meiose estão prontos para receber o espermatozoide); (iv) injeção do espermatozoide propriamente dita.

Para tanto, os espermatozoides são observados em microscópio invertido em magnificação de 200 a 400 vezes para a seleção daquele com características morfológicas dentro da normalidade para, posteriormente, ser realizada a injeção. Uma vez feita, os oócitos são transferidos para outra placa de cultivo com meio de cultura especifico para desenvolvimento embrionário e são levados à incubadora de CO_2 para ser observada a fertilização, em média, 18 horas após a realização da ICSI.[4]

Injeção intracitoplasmática de espermatozoide morfologicamente selecionados (IMSI)

Em meados dos anos 2000, foi descrita uma nova técnica de seleção de espermatozoides através do exame da morfologia de organelas dos espermatozoides móveis (MSOME).[5-6] Essa técnica requer a análise de estruturas morfológicas menores utilizando uma microscopia com alta magnificência, de 6000 vezes, onde são analisadas seis organelas subcelulares: (i) acrossoma; (ii) lâmina pós-acrossomal, (iii) peça intermediária, (iv) mitocôndrias, (v) cauda e (vi) núcleo. Após serem observadas todas essas características, o espermatozoide é selecionado e a ICSI convencional é praticada. Essa técnica, com objetivo de melhorar os resultados no tratamento, ainda é muito discutida; é indicada para casais com falhas de implantação, entretanto, precisam-se mais estudos para se chegar a uma conclusão quanto à sua eficácia.

Fertilização, primeiras clivagens embrionárias e blastocistos

Depois de realizadas as técnicas descritas anteriormente, inicia-se o desenvolvimento embrionário. A primeira etapa é a checagem da fertilização, 17 ± 1horas após a realização das mesmas. A fertilização normal consiste na formação de dois pró-núcleos posicionados centralmente, justapostos e com membranas claras, um feminino e outro masculino, e a extrusão do segundo corpúsculo polar do oócito.[7,8]

Duas aberrações numéricas mais comuns podem ocorrer nessa fase, que são a formação de apenas um ou três pró-núcleos. No primeiro caso, essa alteração numérica é considerada uma ativação partenogênica do oócito; já no segundo caso, o embrião é considerado triploide e a explicação para a ocorrência desse fenômeno depende da técnica realizada. Se a formação do triploide vem posterior à técnica de fertilização *in vitro* convencional, a teoria mais aceita é a penetração de mais de um espermatozoide no oócito, entretanto, se a formação é posterior à técnica de ICSI, onde somente um espermatozoide é colocado dentro do oócito, a teoria mais aceita é a não extrusão do segundo corpúsculo polar. Vale ressaltar que em ambos os casos a transferência desses embriões deve ser evitada.[9]

Embriões em fase de clivagem vão desde embriões com duas células até o estadio de mórula. O número de blastômeros é a característica principalmente usada como valor preditivo de gravidez e um bom embrião deve possuir cinética de desenvolvimento e sincronia adequadas (as divisões celulares ocorrem a cada 18 – 22 horas).[10-13]

É muito comum, durante a mitose dos blastômeros, ocorrer a externalização de parte de citoplasma rodeados de membrana resultando fragmentos anucleados. O tamanho e a quantidade de fragmentos dentro de um embrião são variáveis, sendo definidos como leve (menos que 10% de fragmentação), moderado (10% a 25% de fragmentação) e grave (mais que 25% de fragmentação). Vale ressaltar que quanto maior a taxa de fragmentação menor será o potencial do embrião se implantar.

Para avaliar a clivagem embrionária o seguinte cronograma é utilizado: dia 1 (26 – 28 horas após a ICSI e FIV clássica respectivamente) o embrião deve apresentar dois blastômeros; dia 2 (44 + 1 hora) quatro blastômeros; dia 3 (68 + 1 hora) oito blastômeros e dia 4 (92 horas) 16 – 32 blastômeros com compactação que recebe o nome de mórula. Entretanto, é possível a observação de números ímpares de blastômeros o que demonstra uma assincronia no desenvolvimento.[8]

Já a avaliação de blastocistos é feita no quinto dia de desenvolvimento, e as primeiras publicações sobre essa classificação são de 1991 e 1993. O sistema de classificação mais utilizado hoje para blastocisto é um sistema proposto por Gardner et al Schoolcraft (1999)[14] e Gardner e colaboradores (2000).[15]

Esse sistema leva em consideração as três estruturas presentes no blastocisto: (i) blastocele; (ii) massa celular interna e (iii) trofectoderma. A primeira estrutura recebe uma numeração que vai de um a seis sendo que, quanto maior o número, maior a formação da blastocele; a segunda recebe as letras A, B, C sendo A grande quantidade de células bem compactas, B menor quantidade de células e pouco agrupadas e C pouquíssimas células de difícil visualização. O trofectoderma também recebe as letras A, B e C para sua classificação, sendo A grande quantidade de células formando um bom epitélio, B poucas células e C muito poucas células formando um epitélio ruim.

O principal objetivo da cultura de blastocisto é aumentar a taxa de sucesso da fertilização in vitro devido ao aumento na seleção embrionária e/ou melhora no sincronismo junto ao endométrio.[16] A cultura de blastocisto também tem sido considerada como uma ferramenta para selecionar os embriões mais viáveis reduzindo o número de embriões transferidos e a incidência de gestações múltiplas.

Criopreservação de tecidos, células germinativas e embriões

A criopreservação é uma técnica muito utilizada nos ciclos de reprodução assistida, desde o relato da primeira gravidez com embriões criopreservados e descongelados em 1983.[17] Apresenta diferentes finalidades como a preservação do potencial fértil para pacientes oncológicos, adiamento da maternidade e preservação de embriões excedentes oriundos das técnicas de fertilização in vitro, entre outras.

O objetivo da criopreservação é preservar a viabilidade celular do material para utilização futura, podendo ser desde tecido ovariano e testicular até espermatozoides, oócitos e embriões em diferentes estágios de desenvolvimento (clivagem até blastocisto).[18-20]

O principal problema durante a criopreservação é a formação de gelo intracelular, o que pode levar a danos e perda de viabilidade celular. Para tentar superar este problema, diferentes protocolos de criopreservação, como o congelamento lento ou vitrificação, juntamente com diferentes tipos de crioprotetor (soluções com função de diminuir os danos causados pela diminuição da temperatura), tais como dimetil sufóxido (DMSO) e propanediol, têm sido desenvolvidos. Desta forma, as células ficam protegidas contra as possíveis lesões que possam ocorrer em temperaturas abaixo de zero.[21-23]

O congelamento lento consiste no congelamento celular e do ambiente circundante a uma velocidade controlada através de aparelho automatizado, em combinação com baixo teor de crioprotetores, evitando que se formem cristais de gelo intracelulares.

Por outro lado, a vitrificação consiste no congelamento da célula e do ambiente circundante semelhante a vidro, sem a formação de cristais de gelo. A vitrificação utiliza altas concentrações de crioprotetores e elevadas taxas de resfriamento (15.000C-30.000C/min), eliminando assim tanto a formação de cristais de gelo intra e extracelulares. Existem vários sistemas de vitrificação, como "open pulled straws", Hemi-Straws, o Cryoloop, o Cryotip e o Cryotop. Além disso, certo número de protocolos utilizando diferentes substâncias crioprotetores tem sido descrito para vitrificação, incluindo DMSO, propanediol, glicerol, etileno glicol, e suas combinações. A vitrificação parece ser mais atraente do que o congelamento lento porque não requer equipamentos caros, requer pequena quantidade de nitrogênio líquido e não é demorada. Entretanto, a principal preocupação é a necessidade de utilizar altas concentrações das soluções crioprotetoras, o que pode levar a choque osmótico, afetando a sobrevivência celular.[24-29]

■ DIAGNÓSTICO PRÉ-IMPLANTACIONAL (PGD)

O PGD é um exame cujo objetivo é diagnosticar alterações genéticas nos embriões antes de sua transferência para o útero. Desta forma, pode-se determinar inúmeras doenças tais como as síndromes de Down (trissomia do cromossomo 21), Patau (trissomia do cromossomo 13), Klinefelter (47XXY), Edwards (trissomia do cromossomo 18), além de alterações em genes específicos, tais como, distrofias musculares ou erros do metabolismo de origem em genes mutados, hemofilias, talassemias e até tumores, como o câncer de mama ligado ao BRCA. Hoje existem mais de 300 mutações descritas que potencialmente poderiam ser detectadas pelo diagnóstico pré-implantacional.[30-32]

Para a análise genética do embrião é necessária a biópsia embrionária que consiste na retirada de uma ou mais células dos embriões para a análise genética. A biópsia embrionária, quando bem realizada, parece não ter influência sobre o desenvolvimento embrionário e seu potencial de implantação.[33]

Existem inúmeras técnicas para detecção de anomalias genéticas em embriões, no entanto, algumas são mais usualmente oferecidas na rotina do laboratório de fertilização *in vitro*. A FISH (**Fluorescence In Situ Hybrydization**) permite a análise de alterações numéricas de cromossomos ou alterações de partes de cromossomos; a CGH (**Hibridação Genômica Comparativa**) é uma técnica baseada em microarranjos que tem a capacidade de detectar erros nos 24 cromossomos, para a qual, geralmente, empregam-se amostras de embriões em estadio de blastocisto. Uma outra técnica que está ganhando destaque é a de arranjo de polimorfismo de nucleotídeo único ou simples que é uma variação na sequência de DNA de somente uma das bases. Essa técnica, é mais precisa que o CGH, pois utiliza o genoma dos pais como modelo.

REFERÊNCIAS BIBLIOGRÁFICAS

1. Cooper TG, et al. World Health Organization reference values for human semen characteristics. Hum Reprod Update. 2010;16(3):231-45

2. Palermo G, et al. Pregnancies after intracytoplasmic injection of single spermatozoon into an oocyte. Lancet 1992; 340:17-8.

3. Palermo G, et al. (1993) Sperm characteristics and outcome of human assisted fertilization by subzonal insemination and intracytoplasmic sperm injection. Fertil Steril 1993; 59(4):826-35.

4. Intracytoplasmic sperm injection (ICSI) for non-male factor infertility: a committee opinion. Fertil Steril 2012; 98(6):1395-9.

5. Perdrix A, et al. Motile sperm organelle morphology examination (MSOME) and sperm head vacuoles: state of the art in 2013. Hum Reprod Update 2013;19(5):527-41.

6. Boitrelle F, et al. High-magnification selection of spermatozoa prior to oocyte injection: confirmed and potential indications. Reprod Biomed Online 2014;28(1):6-13

7. Van Royen E, et al. Characterization of a top quality embryo, a step towards single-embryo transfer. Hum Reprod 1999; 14(9):2345-9.

8. The Istanbul consensus workshop on embryo assessment: proceedings of an expert meeting. Hum Reprod 2011; 26(6):1270-83.

9. Reichman DE, et al. Incidence and development of zygotes exhibiting abnormal pronuclear disposition after identification of two pronuclei at the fertilization check. Fertil Steril 2010; 94(3):965-70.

10. Alikani M, et al. Cleavage anomalies in early human embryos and survival after prolonged culture in-vitro. Hum Reprod 2000; 15(12):2634-43.

11. Racowsky C, et al. The number of eight-cell embryos is a key determinant for selecting day 3 or day 5 transfer. Fertil Steril 2000; 73(3):558-64.

12. Leese HJ. Quiet please, do not disturb: a hypothesis of embryo metabolism and viability. Bioessays 2002; 24(9):845-9.

13. Magli MC, et al. Embryo morphology and development are dependent on the chromosomal complement. Fertil Steril 2007; 87(3):534-41.

14. Gardner DK, et al. In vitro culture of human blastocysts. In: Jansen R, et al Toward reproductive certainty: fertility and genetics beyond 1999. London: Parthenon Publishing; 1999. p.378-88.

15. Gardner D, et al. Blastocyst score affects implantation and pregnancy outcome: towards a single blastocyst transfer. Fertil Steril 2000; 73(6):1155-8.

16. Scott L, et al. Morphologic parameters of early cleavage-stage embryos that correlate with fetal development and delivery: prospective and applied data for increased pregnancy rates. Hum Reprod 2007; 22(1):230-40.

17. Trounson A, et al. Human pregnancy following cryopreservation, thawing and transfer of an eight-cell embryo. Nature 1983;305(5936):707-9.

18. Quinn P, et al. Experience with the cryopreservation of human embryos using the mouse as a model to establish successful techniques. J In Vitro Fert Embryo Transf 1986;3:40-5.

19. Liebermann J, et al. Potential importance of vitrification in reproductive medicine. Biol Reprod 2002; 3(1):40-5.

20. Michelmann HW, et al. Cryopreservation of human embryos. Cell Tissue Bank 2006; 7(2):135-41. Review.

21. Ali J. Vitrification of embryos and oocytes with 5.5 mol/l ethylene glycol and 1.0 mol/l sucrose. Hum Reprod 2001; 16(8):1777-9.

22. Chen SU, et al. Cryopreservation of mature human oocytes by vitrification with ethylene glycol in straws. Fertil Steril 2000; 74(4):804-8.

23. Chi HJ, et al. Cryopreservation of human embryos using ethylene glycol in controlled slow freezing. Hum Reprod 2002; 17(8):2146-51.

24. Cohen J, et al. Pregnancies following the frozen storage of expanding human blastocyst. J In Vitro Fert Embryo Transf 1985; 2(2):59-64.

25. Cho HJ, et al. An improved protocol for dilution of cryoprotectants from vitrified human blastocysts. Hum Reprod 2002; 17(9):2419-22.

26. Huang CC, et al. Successful pregnancy following blastocyst cryopreservation using supercooling ultra-rapid vitrification. Hum Reprod 2005; 20(1):122-8.

27. Kuwayama M, et al. Comparison of open and closed methods for vitrification of human embryos and the elimination of potential contamination. Reprod Biomed Online 2005; 11(5):608-14.

28. Kuwayama M, et al. Highly efficient vitrification method for cryopreservation of human oocytes. Reprod Biomed Online 2005; 11(3):300-8.

29. Kumasako Y, et al. Successful pregnancy after the vitrification of zygotes using commercial vitrification solutions and conventional straws to protect against infections in liquid nitrogen. J Assist Reprod Genet 2005; 22(1):33-5.

30. Lizcano Gil LA, et al. Methods in preimplantation genetic diagnosis. Reprod Biomed Online 2001;2(1):20-31.

31. Munné S, et al. Preimplantation genetic diagnosis. Curr Opin Obstet Gynecol 2002;14(3): 239-44.

32. Sermon K, et al. Preimplantation genetic diagnosis. Lancet 2004;363(9421):1633-41

33. Munné S. Chromosome abnormalities and their relationship to morphology and development of human embryos. Reprod Biomed Online 2006;12(2):234-53.

Malformações Genitais

- Claudia Cristina Takano
- Vanessa Rodrigues Apfel

Seção **15**

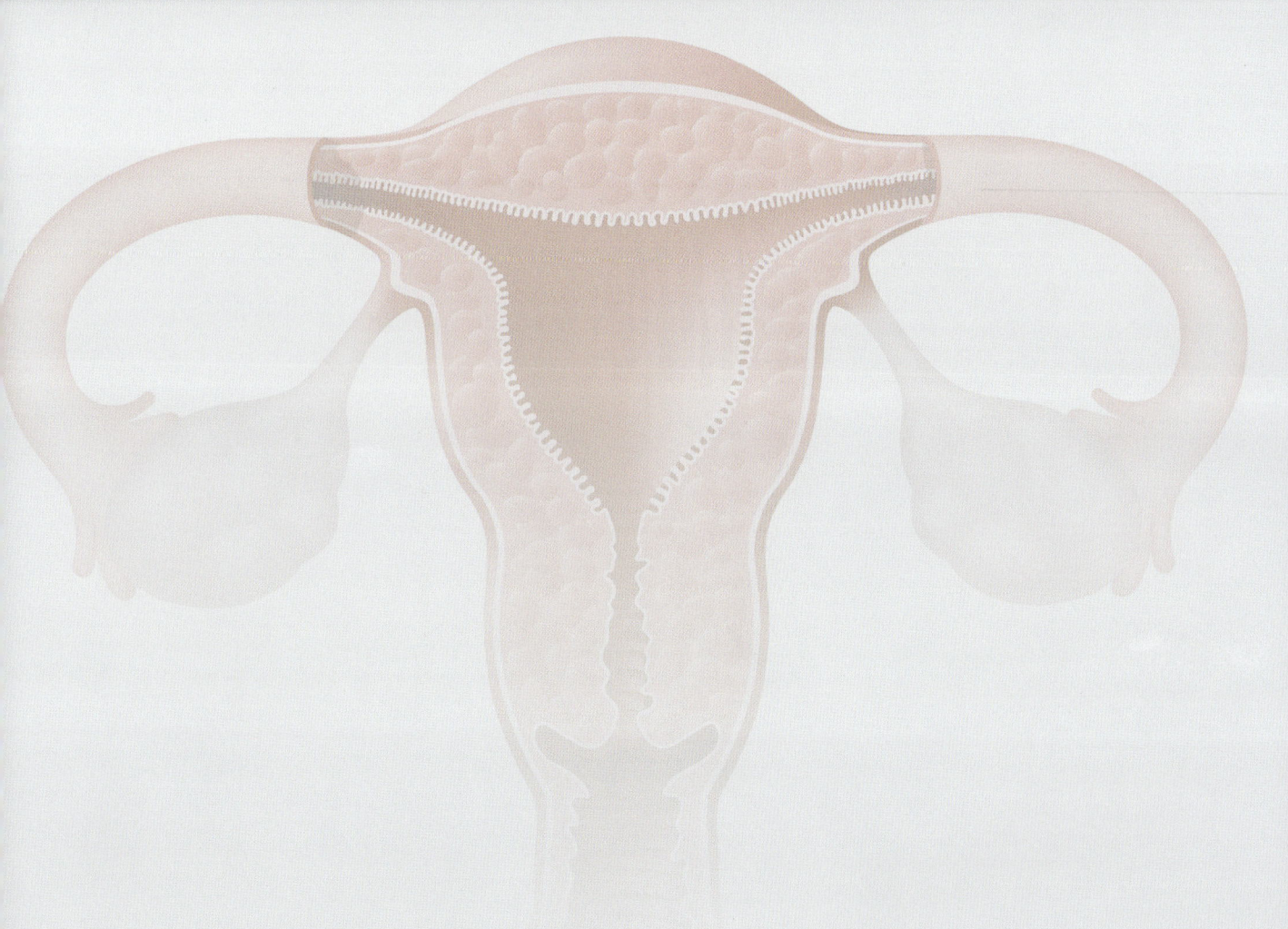

Capítulo 132

■ Ricardo Santos Simões ■ João Henrique Rodrigues Castello Girão
■ Gisela Rodrigues da Silva Sasso ■ Rinaldo Florêncio da Silva ■ Manuel de Jesus Simões

Embriologia do Sistema Genital Feminino

■ INTRODUÇÃO

A literatura médica relata que 1% dos casais que tentam ter filhos são afetados por abortos recorrentes. Essas perdas de gravidez têm diferentes fundos patogênicos (genéticos, endócrinos, anatômicos, imunológicos, microbiológicos, hematológicos e andrológicos), mas abortos recorrentes ainda permanecem inexplicados em mais da metade dos casais afetados. Estudo recente avaliando esse tipo de pacientes encontrou alta incidência de malformações uterinas, entre as quais são citadas: septo uterino (6,5%), pólipo endometrial (2,6%), útero arqueado (2%), útero bicorno (2%) e sinéquias intrauterinas (1,3%).[1] Por esse motivo, devemos ter melhor entendimento da formação do trato genital feminino.

O sexo cromossômico é estabelecido pelo espermatozoide na fertilização pela presença de um cromossomo X ou Y. O desenvolvimento dos sexos masculino e feminino passa, num primeiro momento, pela formação das gônadas em testículos ou ovários; os demais processos decorrem de efeitos provocados pelos hormônios por elas produzidos. As etapas de determinação e diferenciação das gônadas em testículos ou em ovários, e a diferenciação dos genitais externos masculinos ou femininos, envolvem a expressão específica de uma cascata de genes.

Até a nona semana de vida embrionária, o sistema genital humano é indiferenciado. Nessa idade, estão presentes dois pares simétricos de ductos conhecidos como ductos mesonéfricos (ou de Wolff) e paramesonéfricos (ou de Müller) que, juntamente com o seio urogenital, formarão os órgãos genitais femininos internos e externos (pudendo). A diferenciação dos ductos e do pudendo feminino é dependente da ativação gênica sequencial, assim como da presença ou ausência de certos hormônios. O desenvolvimento dos órgãos sexuais no feto masculino depende da existência de dois hormônios testiculares distintos: a testosterona secretada pelas células de Leydig (ou intersticiais), que induz a diferencia-

ção dos ductos mesonéfricos em epidídimo, deferente e vesículas seminais, enquanto o hormônio antimülleriano (HAM), produzido pelas células de Sertoli (ou de sustentação), induz a regressão dos ductos paramesonéfricos. A ausência do HAM no início da vida fetal resulta na formação de tubas uterinas, útero e do terço superior da vagina. Em alguns tecidos-alvo, a testosterona é convertida em di-hidrotestosterona, (DHT) que é responsável pela masculinização do seio urogenital e formação da genitália externa. No entanto, no sexo femininos ocorre a ativação de sequências gênicas que induzem a formação do sistema genital.

■ FASE DE DIFERENCIAÇÃO

Na mulher, o desenvolvimento do sistema genital provém de tecidos com potencial embriológico para ambos os sexos. O fenótipo masculino ou feminino desenvolve-se devido a uma cascata de processos que se iniciam com a determinação do sexo durante a fecundação e prosseguem com a diferenciação sexual. Esta é um processo complexo que envolve muitos genes, entre os quais alguns autossômicos.[2]

O cariótipo 46, XY ou 46, XX do embrião (sexo genético) determina se a gônada primordial se diferencia, respectivamente, em testículo ou ovário (diferenciação gonádica). O gene SRY, localizado no cromossomo Y (Yp11.3), age como indutor na determinação sexual masculina. A sua expressão nas células somáticas da crista genital precede os primeiros sinais do desenvolvimento testicular. Este inicia-se com a transformação dos precursores das células de sustentação em células de Sertoli, as quais vão direcionar o desenvolvimento das demais células da gônada. Assim, ao redor dos cordões onde se localizam as células de Sertoli, ocorre a indução de células que se transformam em células esteróidicas e se desenvolvem como células de Leydig e, no interior dos cordões, as células germinativas se transformam em espermatogônias.[3]

Para que isso ocorra, há complexa cascata gênica formada por uma série de genes que interagem em diferentes momentos do desenvolvimento ou mesmo em fases restritas, onde no tecido gonadal podem interagir com o gene SRY. O WT1 promove a transativação do SRY e participa na diferenciação celular. Já o aumento da expressão do gene Sox9 determina a diferenciação das células de Sertoli, responsáveis pela secreção do fator de inibição mülleriano (MIF). Outro gene importante é o DMRT1 (9p24.3), que tem sua expressão aumentada quando a gônada se diferencia em testículo e diminuída na formação do ovário. Alterações no cromossomo nove, tanto do gene DMRT1 quanto do DMRT2 (9p24.3), podem levar a gônada a um estado de indiferenciação. Já o gene DAX1 (Xp21) é responsável pela diferenciação do ovário e inibição da formação do testículo. Deve-se citar, ainda, que fatores esteroidogênicos podem afetar a formação das gônadas.[4,5]

A produção hormonal das gônadas é necessária para a diferenciação dos órgãos genitais internos e externos durante a vida fetal, assim como para o desenvolvimento das características sexuais secundárias durante a puberdade.

Os ductos mesonéfricos ou de Wolff estão presentes no feto a partir da terceira semana de gestação, e os ductos paramesonéfricos ou de Müller aparecem a partir da sexta semana de gestação. No feto feminino, os ductos de Müller diferenciam-se em tubas uterinas e útero. A porção superior da vagina é formada pelos ductos de Müller e também de Wolff, pois na ausência dos ductos de Wolff ocorre atresia ou agenesia da vagina.

No desenvolvimento do trato feminino, pensava-se inicialmente que a via de desenvolvimento sexual feminina representasse uma situação em que o gene SRY não era ativado. No entanto, evidências atuais indicam que a diferenciação sexual feminina também depende de sinalização célula-célula e de fatores secretados pelos genes Wnt-4 e R-spondin-1. Assim o gene Wnt-4 atua suprimindo os genes de síntese de testosterona (supressão da diferenciação das células de Leydig no ovário), desenvolvimento dos ductos de Müller e controle da iniciação da meiose em células germinativas femininas.[6,7]

No feto masculino, pela ação local da testosterona secretada pelas células de Leydig a partir da oitava semana de gestação, os ductos de Wolff se diferenciam em epidídimo, ducto deferente e vesícula seminal, e os ductos de Müller sofrem atrofia sob ação do HAM, secretado pelas células de Sertoli. O HAM é um hormônio glicoproteico que pertence à superfamília do TGFb (fator transformador de crescimento-β) e é expresso nas células de Sertoli fetais e pré-puberais. O gene que codifica a sua produção contém cinco éxons e está localizado no cromossomo 19,

na posição 19p13.3-13.2. A região promotora do gene do HAM apresenta sítios de ligação para SF-1 e Sox9 além de um sítio GATA, portanto o Sox9 pode ligar-se à região promotora desse gene e interagir com o SF-1 que ativa a transcrição do gene do HAM. Embora o WT-1 não seja capaz de ligar-se à região promotora do gene do HAM, ele interage fisicamente com o SF-1, ativando a transcrição desse gene.[8] Assim, a transcrição do gene do HAM, na vida intrauterina, é regulada por outros fatores implicados na diferenciação sexual, incluindo SF-1, Sox9, GATA-4 e WT-1.

O HAM é produzido pelas células de Sertoli não só na fase embriogênica (entre a 9ª e a 11ª semanas de gestação), mas também no final da gestação, após o nascimento e ainda no adulto, porém em níveis bem mais baixos, sugerindo que esse hormônio tem ação funcional no testículo maduro, além da sua ação na regressão dos ductos de Müller e na descida testicular no final da gestação. Um estudo mostrou dados que indicam que o HAM regula a síntese de andrógenos, suprimindo diretamente a transcrição do gene P450c17 que codifica a produção das enzimas 17 alfa hidroxilase e 17,20 desmolase envolvidas na síntese da testosterona.[9] Descer ação desse hormônio é mediada por seus receptores de membrana treonina/serina quinase tipos I e II; apenas o receptor tipo II, é expresso nas células mesenquimais que circundam os ductos de Müller durante o período de regressão, mas para ocorrer a sinalização pós-receptor, é necessária a fosforilação do receptor tipo I. O gene que codifica o receptor tipo II do HAM contém 11 éxons e está localizado no cromossomo 12 na posição 12q13. A regulação de sua expressão ainda não está esclarecida.[10]

Mutações inativadoras do gene do HAM ou do gene do receptor do HAM tipo II determinam a persistência dos ductos de Müller em indivíduos 46,XY com genitália externa masculina normal associada ou não à criptorquídia. Podem determinar também transtorno do desenvolvimento sexual 46,XY com a presença de tubas uterinas, útero e porção superior da vagina.

A diferenciação da genitália masculina externa depende da transformação da testosterona em DHT por intermédio da 5 alfa-redutase presente nas células da pele da região genital e na parede do seio urogenital. Deve ser mencionado que os efeitos do androgênio só ocorrem na presença do seu receptor (RA). Mutações dos genes que codificam esses receptores, ou da 5 alfa redutase, levam à ambiguidade genital.

Conforme mencionado, acreditava-se que a ausência de estímulos gênicos sobre o tecido embrionário induzisse a formação do sistema genital feminino, no entanto vários genes entre os quais o Wnt-4, DAX-1 e o Lim 1 codificam fatores essenciais para a formação e diferenciação dos ductos paramesonéfricos, no sentido de formar os órgãos genitais femininos internos, sendo que, na sua ausência, ocorre agenesia destas regiões.[11] Embora a formação do ovário e das vias genitais seja independente uma da outra, a influência gonádica é indispensável para que a diferenciação dos genitais internos se realize de forma correta.

■ OVÁRIO

Na fase inicial da formação das gônadas, ambos os sexos desenvolvem-nas de maneira semelhante. Ambas originam-se medialmente na crista urogenital, em que se observa um espessamento denominado crista gonadal, decorrente de proliferação do epitélio celomático, formando uma massa celular – o epitélio germinativo –, que envia brotos para dentro do mesênquima subjacente.

No sexo feminino, a partir do segundo mês de formação embrionária, nota-se a migração de células volumosas denominadas gonócitos ou germinativas primordiais que migram, por movimentos ameboides, a partir do mesênquima presente na parede do saco vitelino, e através do mesentério dorsal do intestino posterior alcançam o esboço gonadal, de tal maneira que essas células adentram o mesênquima juntamente aos brotos epiteliais do epitélio superficial ou germinativo. Essa invaginação epitelial fragmenta-se, formando acúmulos celulares, cada um constituído por um gonócito

envolto por uma camada de células do epitélio germinativo: são os folículos primordiais que não persistem, pois os cordões celulares degeneram (Figura 132.1).

Em seguida, ocorre nova onda de migração de gonócitos, e os cordões novamente produzidos se fragmentam e formam ilhas epiteliais em cujo interior há gonócitos que entram inicialmente em mitose, posteriormente em meiose, formando os folículos definitivos. No ovário, os gonócitos primordiais dão origem às ovogônias, e o epitélio germinativo, às células foliculares.

Na oitava semana do desenvolvimento, o mesênquima da região central da gônada se prolifera intensamente, empurrando as células germinativas para a periferia, ficando o córtex do ovário ricamente povoado pelas ovogônias e a parte medular rica em mesênquima, que origina vasos sanguíneos que vão irrigar o córtex.

É possível observar ovogônias em meiose e outras em mitose concomitantemente. Assim, na 12ª semana, podemos observar figuras pré-meióticas em algumas células germinativas. Na 15ª semana, 5% das ovogônias já iniciaram o processo meiótico. Na 20ª semana, ocorre o pico da atividade meiótica que também é coincidente como o da mitótica, e o número de ovócitos é cerca de 4 a 5 milhões.

Na 28ª semana, quase todas as ovogônias já iniciaram o processo meiótico, existindo nessa fase uma relativa heterogeneidade de maturação. No entanto, ao

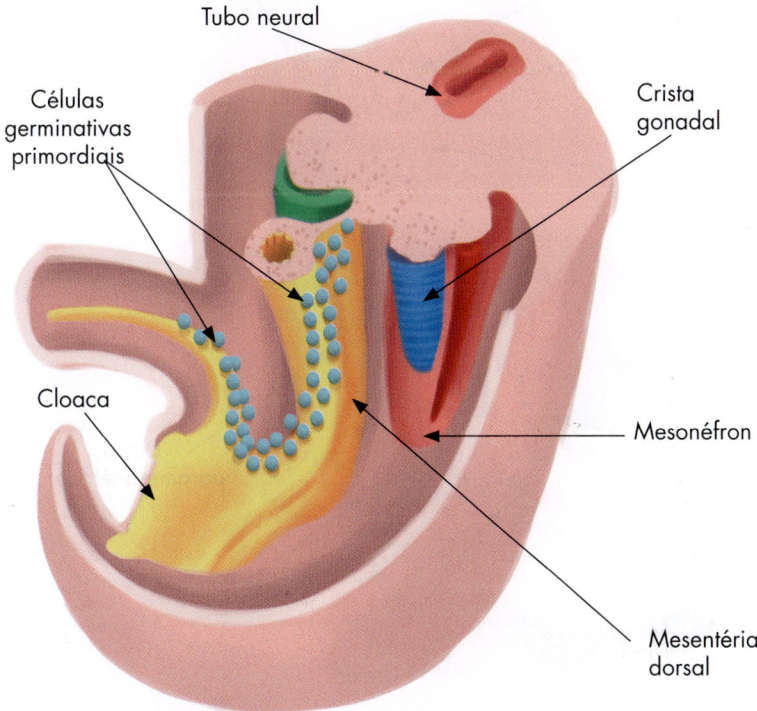

Figura 132.1 Esquema mostrando o trajeto das células germinativas primordiais pelo mesentério dorsal até a crista gonadal.

nascimento, o número de ovogônias é apenas de 1 a 2 milhões, em consequência da depleção ovocitária que ocorre nas últimas 20 semanas.

Assim, após sofrerem inúmeras mitoses, os gonócitos entram em divisão meiótica e param, sendo assim denominados ovócitos ou ovogônias, envoltos apenas por uma camada achatada de células foliculares. Esse conjunto é denominado folículo ovariano primordial; ao nascer, o ovário contém todos os folículos ovarianos formados e parados na primeira fase da meiose (em diplóteno). A segunda divisão meiótica só irá ocorrer na época da ovulação.

Deve ser mencionado que as gônadas originam-se em nível muito mais alto do que a posição que vão ocupar no adulto, pois ocorre uma migração caudal durante o desenvolvimento (Figura 132.2).

■ DIFERENCIAÇÃO DOS DUCTOS PARAMESONÉFRICOS

Conforme mencionado, no embrião feminino, a ausência da testosterona induz o crescimento e a persistência dos ductos paramesonéfricos, que se desenvolvem formando as tubas uterinas, o útero e a porção superior da vagina (três quartos superiores). Cada ducto paramesonéfrico apresenta, no início, três segmentos: cranial, que se abre na cavidade celômica (forma de funil); médio, que cruza anteriormente o ducto mesonéfrico; e caudal, porção unida dos ductos que se localiza no plano sagital mediano (Figura 132.3).

Entre a 10ª e a 12ª semana de vida intraembrionária, inicia-se um processo de crescimento diferencial do corpo do embrião que ocasiona deslocamento caudal e lateral dos ovários, acompanhado pelos segmentos cranial e médio dos ductos paramesonéfricos. Os dois primeiros segmentos dos ductos paramesonéfricos formarão as tubas uterinas; o segmento cranial desenvolve-se irregularmente e forma a região infundibular e as fímbrias; enquanto a porção média forma a ampola e o istmo. Por volta do terceiro mês de vida intrauterina, as tubas uterinas alongam-se e tornam-se delicadamente espiraladas.

A porção caudal dos ductos paramesonéfricos forma o útero e parte da vagina. Na nona semana, os ductos paramesonéfricos na sua porção caudal estão encostados, mas ainda não iniciaram a fusão. A extremidade distal se encosta, sem abrir, à parede do seio urogenital, que se espessa e dá origem ao tubérculo de Müller.

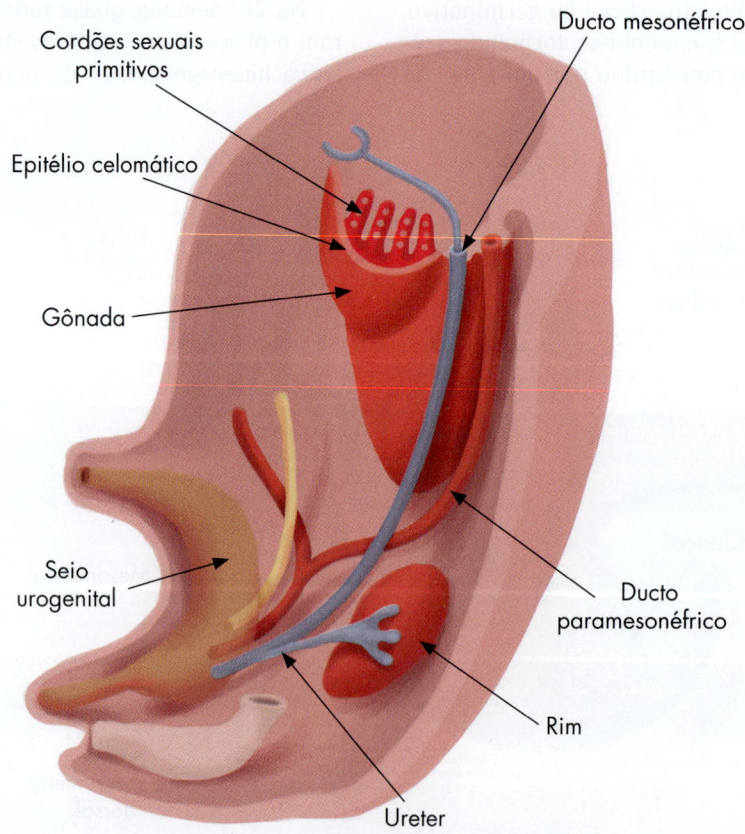

Figura 132.2 Esquema de um feto com seis semanas mostrando a relação espacial das gônadas e dos ductos mesonéfricos e paramesonéfricos.[6]

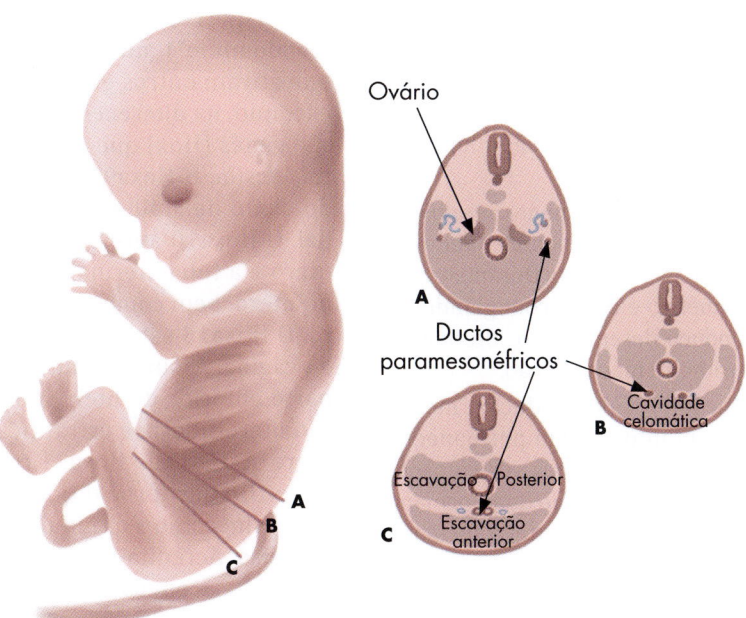

Figura 132.3 Esquema mostrando feto com 60 dias. Notar em **A**, **B** e **C** cortes passando pela crista urogenital em níveis progressivamente inferiores. Observa-se, em C, o início da fusão dos ductos paramesonéfricos.

Na 10ª semana, dá-se a fusão dos ductos, o processo inicia-se quando as partes paralelas dos ductos paramesonéfricos e uma pequena parte em forma de V se unem. Inicialmente, a parte mais cranial sofre modificação, adquirindo formato de T. O útero apresenta-se inicialmente dividido por um septo, decorrente da união dos dois ductos paramesonéfricos, sendo que, na 11ª semana, ocorre a reabsorção progressiva desse septo, iniciando-se no local do futuro istmo, progredindo para cima e para baixo simultaneamente. Na 12ª semana, em condições normais, ocorre o desaparecimento completo do septo e, a partir disso, inicia-se progressiva diferenciação anatômica e estrutural do útero até a 40ª semana.

A porção mais caudal do T formará um sólido segmento que originará a porção cranial da vagina e o colo do útero; a região mais superior do T formará o corpo do útero; e a parte transversal do T formará o fundo do útero e os óstios uterinos das tubas uterinas.

A extremidade distal unida dos ductos faz contato com a parede posterior do seio urogenital, formando pequena protuberância, denominada de tubérculo paramesonéfrico ou de Müller. Já a porção cranial do ducto paramesonéfrico abre-se na cavidade celomática, em uma estrutura em forma de funil, e se torna o óstio abdominal da tuba uterina.

Embora a teoria clássica sugira que o septo regride a partir da região caudal para a cranial do canal uterovaginal, certas anomalias, como a presença de septo vaginal verti-cal com útero normal, não podem ser explicadas por ela. Teorias mais recentes propõem a fusão bidirecional em ambas as direções, tanto cranial quanto caudal.[11]

Após os ductos se fundirem na região caudal, na linha média, uma ampla prega transversal peritoneal é formada. Esta se estende desde as bordas laterais dos ductos fusionados (paramesonéfricos) para as paredes laterais da pelve óssea, sendo conhecida como o ligamento largo do útero. Os ovários ficam localizados na face posterior do ligamento largo. O útero e o ligamento largo dividem a cavidade pélvica em escavação retouterina posteriormente e, escavação vesicouterina, que se encontra anteriormente.

O endométrio, camada mais interna do útero, desenvolve-se ao redor da 16ª semana, a partir da camada mais interna dos ductos paramesonéfricos. O epitélio e as glândulas provêm do epitélio paramesonéfrico e o estroma endometrial, do mesênquima adjacente. O epitélio que reveste a cavidade uterina é inicialmente cilíndrico, tornando-se cada vez mais alto nas semanas que antecedem o nascimento. Em torno da 10ª semana, são observadas, no mesênquima, ao redor do lúmen uterino, células fusiformes que formam o estroma endometrial e o colo do útero. Posteriormente, aparecem outras células fusiformes que se diferenciarão em células musculares lisas. A seguir, essas duas camadas (endométrio e miométrio) individualizam-se. O perimétrio origina-se do epitélio celomático que reveste os ductos paramesonéfricos.

No início do terceiro trimestre, o estroma endometrial é distinguível do miométrio, embora este último não esteja muito desenvolvido. Ao redor da 40ª semana, o útero inicia a anteversão e o esboço da anteflexão, e as relações peritoniais e anatômicas já são idênticas às do adulto.

Ao término da gestação, aproximadamente 5% do endométrio responde aos esteroides maternos, tornando-se decidualizados, descamando após o parto. Durante o período pré-puberal, o endométrio é baixo, com glândulas rudimentares e estroma pouco desenvolvido, alterando-se radicalmente após a primeira menstruação.

Na mulher, pela ausência do HAM, os ductos mesonéfricos desaparecem, no entanto, podem permanecer remanescentes sob a forma de apêndices vesiculosos, que podem se localizar no meso-ovário, no qual formam o epoóforo e o paraoóforo; na parede do útero, formam os cistos de Gartner.

■ DIFERENCIAÇÃO GÊNICA DO DUCTO PARAMESONÉFRICO (MÜLLER)

Conforme foi mencionado anteriormente, o ducto de Müller diferencia-se em tuba uterina, útero, colo do útero e parte superior da vagina, ao longo de um padrão da porção cranial para a caudal. Deve ser relatado que os genes Hoxa são expressos de forma alinhada ao longo do ducto de Müller. Para tanto, existem genes homeobox (medem cerca de 180 pares de bases) que codificam um domínio de proteínas (o "homeodomínio"), que codificam fatores de transcrição que ativam outros genes numa reação em cadeia, por exemplo, na diferenciação do ducto paramesonéfrico, são genes (Hox) que criam um padrão no eixo corporal. Assim, o Hoxa9 está expresso na porção cranial do ducto de Müller, mas ausente na região mais caudal. O Hoxa10 apresenta expressão na região entre o útero e a tuba uterina. O Hoxa11 também é expresso no útero, bem como na porção caudal do colo do útero. O Hoxa13 está expresso principalmente na região da vagina. Assim, em mutantes para o gene Hoxa10, a parte anterior do útero apresenta anomalias na junção uterotubária e estratificação do epitélio distal do útero. A perda do Hoxa11 resulta em redução de todo o útero, o que torna difícil avaliar a junção uterotubária, assim como a diminuição do número de glândulas uterinas. Acredita-se que alterações do Hoxa10 estão associadas com carcinoma de endométrio e endometriose em seres humanos.

O gene Wnt7a desempenha papel fundamental nas interações epitélio-mesenquimais durante o desenvolvimento embrionário. Wnt7a é expresso ao longo de todo o ducto de Müller, considerando que, após o nascimento, torna-se restrita ao epitélio tubário e uterino. Alterações do gene Wnt7a induzem a falta de pregas na tuba uterina, assim como a formação de glândula uterinas em que o epitélio luminal apresenta-se estratificado (Figura 132.4).

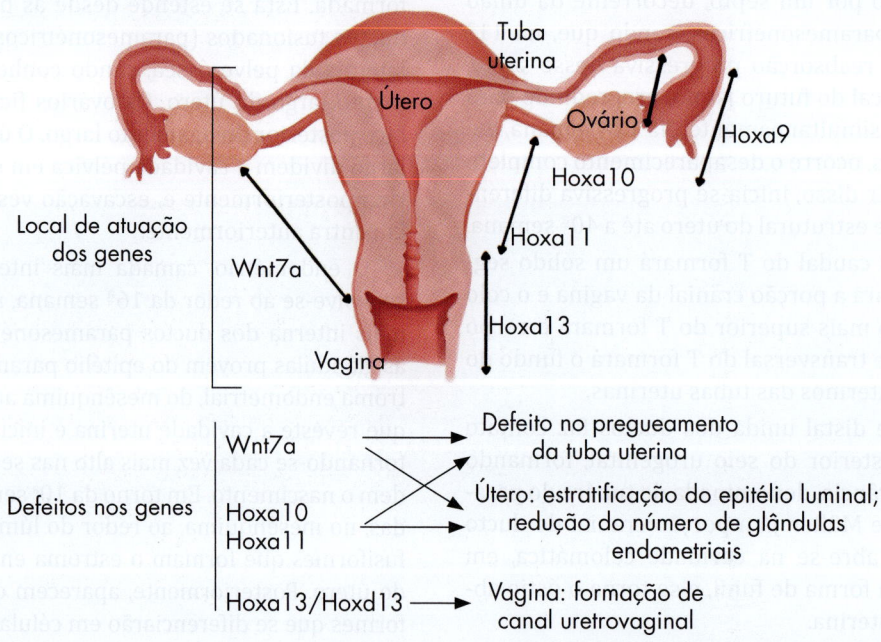

Figura 132.4 Locais da expressão dos genes Hoxa e Wnt7a na diferenciação do sistema genital feminino (Modificado de Miyagawa *et al.*, 2011).[5]

FORMAÇÃO DA VAGINA

A origem da vagina ainda tem sido objeto de controvérsias, existindo várias teorias para a sua formação. Existe a teoria da origem puramente sinusal, ou seja, a vagina teria origem unicamente no seio urogenital. Alguns autores acreditam que a extremidade distal dos ductos mesonéfricos induziria a formação da placa vaginal.[12] Mas, outra teoria mista admite ter a vagina uma origem dupla, ou seja, o terço superior seria oriundo dos ductos paramesonéfricos e os dois terços inferiores a partir do seio urogenital.[13]

Independentemente das teorias, o que se observa é que o ponto de contato dos ductos paramesonéfricos com a parede posterior do seio urogenital (ponta caudal dos ductos) é uma estrutura maciça (tubérculo paramesonéfrico). Nessa região, duas evaginações maciças projetam-se da parede pélvica do seio urogenital em direção ao tubérculo paramesonéfrico e são denominadas bulbos sinovaginais. O conjunto tubérculo paramesonéfrico e bulbos sinovaginais constitui a placa vaginal (Figura 132.5).

A placa vaginal prolifera intensamente, distanciando cada vez mais o útero do seio urogenital. No quinto mês, as células presentes no interior do processo vaginal afastam-se umas das outras, tornando a placa canalizada. A porção que rodeia a extremidade caudal do útero (tubérculo paramesonéfrico) forma os fórnices vaginais. A porção mais caudal à luz da placa vaginal continua separada da cavidade do seio urogenital por delgada lâmina, denominada de hímen, que se acha formada por três camadas, a saber: epitélio do seio urogenital, camada de mesoderma e epitélio vaginal. Posteriormente, o hímen sofre pequenas rupturas na vida perinatal, tornando-se perfurado.

No início da sua formação, a vagina abre-se no seio urogenital; no entanto, com o crescimento diferencial das estruturas pélvicas, a vagina e a uretra abrem-se independentemente na vulva.

ÓRGÃOS GENITAIS FEMININOS EXTERNOS

Os genitais externos, assim como as gônadas, também se desenvolvem de precursores comuns: tubérculo genital, pregas urogenitais, pregas lábio-escrotais e seio urogenital.

No homem, a testosterona secretada pelos testículos é transformada perifericamente em DHT através da enzima 5 alfa-redutase, que age sobre os genitais externos indiferenciados, promovendo sua diferenciação em genitais externos masculinos. Sob a ação da DHT, o tubérculo genital se diferencia em glande do pênis, as pregas urogenitais em corpo do pênis, as pregas labioescrotais em bolsa testicular e o seio urogenital em próstata.

Na mulher, na ausência dos androgênios e pela presença dos estrogênios, mesmo na ausência de ovários, o tubérculo genital se diferencia em clitóris, as pregas genitais em pequenos lábios, as pregas labioescrotais em grandes lábios e o seio urogenital na porção inferior da vagina (Figura 132.6).

Assim, na mulher, durante a terceira semana do desenvolvimento, células mesenquimais oriundas da linha primitiva movem-se em direção à membrana cloacal e, em seu entorno, formam um par de elevações paramedianas, as pregas cloacais. Essas pregas unem-se cranialmente, formando o tubérculo genital. Ao redor da sexta semana (quando a membrana cloacal é dividida pelo septo urorretal), as pregas cloacais subdividem-se

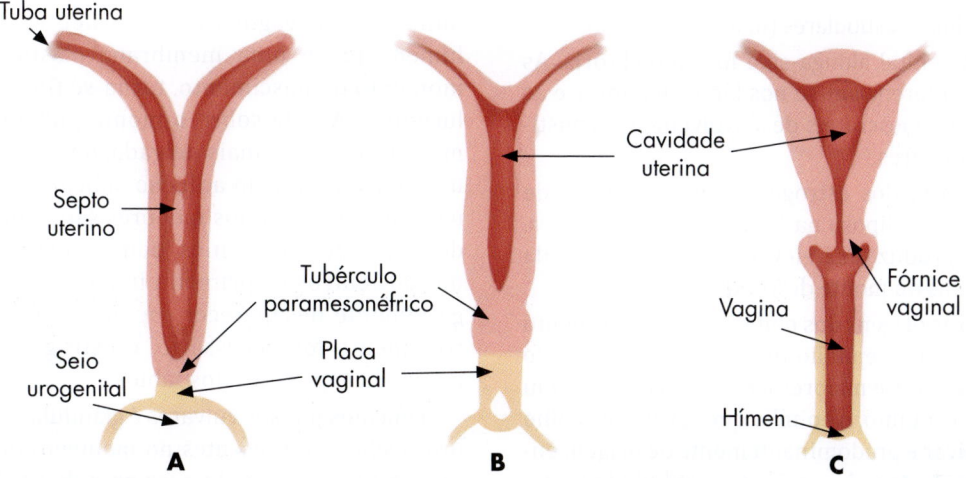

Figura 132.5 Esquema ilustrativo da formação do útero e da vagina. Em **A** (nove semanas), observar o desaparecimento do septo uterino; em **B**, ao final do terceiro mês, notar o aparecimento do lúmen vaginal e, em **C**, aspecto na recém-nascida.

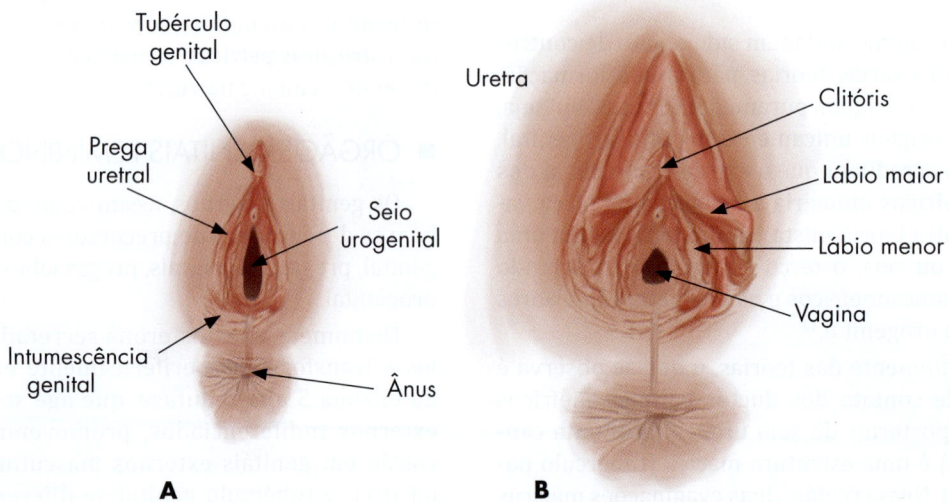

Figura 132.6 Esquema da porção caudal de embrião. Em **A**, 10 semanas e, em **B**, 20 semanas.

formando as pregas uretrais anteriormente (sulco urogenital) e a prega anal posteriormente. Enquanto isso, outro par de elevações, as protuberâncias genitais, tornam-se visíveis em ambos os lados das pregas uretrais. Em sequência, devido ao crescimento diferencial da região caudal do embrião, as membranas urogenital e anal se rompem, de tal maneira que, ao final da sexta semana, ainda é impossível distinguir os dois sexos.

Os fatores que controlam o desenvolvimento dos órgãos genitais femininos externos (vulva ou pudendo) ainda não estão bem elucidados. No entanto, estão sob a influência dos estrogênios maternos e da placenta. O sulco urogenital permanece aberto e forma a rima do pudendo, que delimita um espaço (vestíbulo da vulva), em cujo soalho abrem-se o óstio da vagina, o óstio externo da uretra e as glândulas vestibulares (maiores e menores).

O tubérculo genital alonga-se e forma o clitóris. As pregas uretrais diferenciam-se nos lábios menores e as protuberâncias labioescrotais desenvolvem-se e constituem os lábios maiores.

Sob a influência dos estrogênios, há tendência de se depositar tecido adiposo na frente da sínfise púbica. Esta deposição produz uma elevação da pele chamada de monte do púbis ou monte de Vênus.

Com relação às origens dos epitélios de revestimento da vulva, temos que o epitélio que reveste o monte do púbis, lábios menores e maiores e o clitóris é de origem ectodérmica. No entanto, o epitélio que reveste o soalho do vestíbulo vulvar é predominantemente de origem endodérmica, exceção feita à porção do vestíbulo localizada anteriormente ao óstio externo da uretra.[14]

Assim, ao redor da 20ª semana de gestação, a genitália externa feminina já está bem definida.

■ APÓS O NASCIMENTO

Após o nascimento, a recém-nascida apresenta alguns sinais dos efeitos dos hormônios maternos. As mamas podem ser volumosas e os lábios maiores e os menores, desenvolvidos. A mucosa vaginal é rica em glicogênio, podendo ser visível uma secreção vaginal de tonalidade branca, bem como alguma parede de sangue devido à ação hormonal intraútero.[15]

Quatro semanas após o nascimento, o efeito dos hormônios maternos já desapareceu. O epitélio vaginal torna-se mais delgado, o teor de glicogênio diminui e o pH vaginal torna-se neutro ou alcalino. O hímen, que é uma membrana elástica espessa no momento do nascimento, torna-se fina, frágil e translucente.[16] A pele sobre o monte pubiano e os lábios maiores torna-se mais delgada, bem como perdem-se um pouco do tecido adiposo subcutâneo presente ao nascimento. Os lábios menores são pequenos e, devido à falta de estrogênios, podem tornar-se aderentes uns aos outros na primeira infância. Esta situação vai geralmente desaparecer espontaneamente, mas se o tratamento for necessário, o estrogênio tópico promoverá a separação dos lábios.[15]

Folículos pilosos vulvares e glândulas sebáceas estão provavelmente presentes no momento do nascimento; no entanto, vão amadurecer na puberdade, quando as glândulas suprarrenais são mais ativas.[17]

REFERÊNCIAS BIBLIOGRÁFICAS

1. Galamb Á, et al. Uterine anomalies in women. with recurrent pregnancy loss. Orv Hetil 2015; 156(27):1081-4.

2. Loeffler J, et al. Muellerian aplasia associated with ring chromosome 8p12q12 mosaicism. Am J Med Genet A 2003;116A(3):290-4.

3. Montazer-Torbati F, et al. A study of goat SRY protein expression suggests putative new roles for this gene in the developing testis of a species with long-lasting SRY expression. Dev Dyn. 2010; 239(12):3324-35.

4. Shima H. Differentiation and development of internal sexual organs, and mullerian inhibiting substance. Nippon Rinsho 2004; 62(2):262-74.

5. Miyagawa S, et al. Molecular mechanisms of induction of persistent changes by estrogenic chemicals on female reproductive tracts and external genitalia. J Steroid Biochem Mol Biol 2011;127(1-2):51-7.

6. Sajjad Y. Development of the genital ducts and external genitalia in the early human embryo. J Obstet Gynaecol Res 2010; 36(5):929-37.

7. Naillat F, et al. Identification of the genes regulated by Wnt-4, a critical signal for commitment of the ovary. Exp Cell Res 2015;332(2):163-78.

8. Nachtigal MW, et al. Wilms' tumor 1 and Dax-1 modulate the orphan nuclear receptor SF-1 in sex-specific gene expression. Cell 1998; 93(3):445-54.

9. Teixeira J, et al. Müllerian-inhibiting substance regulates androgen synthesis at the transcriptional level. Endocrinol 1999; 140(10):4732-8.

10. Jamin SP, et al. Requirement of Bmpr1a for Mullerian duct regression during male sexual development. Nat Genet 2002; 32(3):408-10.

11. Marcal L, et al. Mullerian duct anomalies: MR imaging. Abdom Imaging 2011 36(6):756-4.

12. Drews U, et al. Androgens and the development of the vagina. Biol Reprod. 2002; 67(4):1353-9.

13. Torgal I, et al. Embriologia do aparelho genital feminino. In: Oliveira CF. Manual de ginecologia. Lisboa: Permanyer; 2009.

14. Costa AM, et al. Embriologia do trato genital inferior. In: Martins NV, et al. Patologia do trato genital inferior. São Paulo: Roca; 2005. p. 33.

15. Farage MA, et al. Morphology and physiological changes of genital skin and mucosa. Curr Probl Dermatol. 2011 40:9-19.

16. Colvin CW, et al. Anatomy of female puberty: the clinical relevance of developmental changes in the reproductive system. Clin Anat 2013; 26(1):115-29.

17. Cohen Sacher B. The normal vulva, vulvar examination, and evaluation tools. Clin Obstet Gynecol 2015;58(3):442-8.

REFERÊNCIA

Kobayashi A, et al. Requirement of Lim1 for female reproductive tract development. Development 2004; 131(3):539-49.

■ Fernando Franciolli Guastella ■ Claudio Rodrigues Pires
■ Sebastião Marques Zanforlin Filho

Capítulo **133**

Classificação e Diagnóstico das Malformações Genitais

■ INTRODUÇÃO

A prevalência das malformações congênitas do sistema reprodutor feminino é elevada na população geral, aproximadamente 1% a 4%. A maioria das mulheres com tais anomalias não apresentam sintomas clínicos, entretanto, as manifestações mais frequentemente relatadas incluem o abortamento de repetição, parto prematuro, amenorreia e dor pélvica. Observa-se associação frequente com anomalias do trato urinário, notadamente a agenesia renal unilateral, a qual pode estar presente em até 30% das pacientes.[1,2]

■ CLASSIFICAÇÕES DAS MALFORMAÇÕES GENITAIS

Dentre as classificações propostas para as malformações congênitas, a da Sociedade Americana de Medicina Reprodutiva é a mais conhecida e utilizada. A Sociedade Europeia de Reprodução Humana e Embriologia, juntamente com a Sociedade Europeia de Ginecologia Endoscópica publicaram recentemente, em 2013, uma nova classificação que tem recebido grande destaque na literatura e, por este motivo, são descritas a seguir ambas as classificações.[3,4]

Classificação da Sociedade Americana de Medicina Reprodutiva (SAMR), divide as malformações Müllerianas em 7 classes, assim descritas:

Classe I – Hipoplasia e agenesia

Esta classe engloba as agenesias segmentares com graus variados de hipoplasia útero-vaginal e pode ser dividida em 5 subtipos: agenesia vaginal, cervical, fúndica, tubária e combinada. A agenesia dos dois terços superiores da vagina, associada à agenesia do corpo uterino é a anomalia mais característica deste grupo, também conhecida como síndrome de Mayer-Roquitansky-Kuster-Hauser.

Outras variações anatômicas com agenesias segmentares dos órgãos reprodutores internos também foram descritas. A manifestação clínica mais comum é a amenorreia primária, a qual pode estar associada à dor pélvica cíclica nos casos obstrutivos.[1,3] A ultrassonografia apresenta limitação para o diagnóstico, pois muitas vezes não é possível realizar o exame transvaginal, seja pela integridade himenal ou pela agenesia de vagina (Figura 133.1).

Classe II – Útero unicorno

A falha completa ou parcial no desenvolvimento de um dos ductos paramesonéfricos determina o aparecimento do útero unicorno, que pode representar até 20% das malformações Müllerianas. A principal característi-

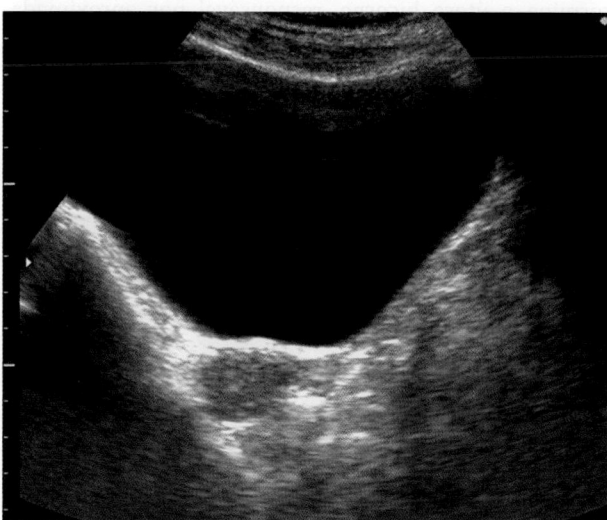

Figura 133.1 Sonograma transabdominal em paciente de 18 anos com amenorreia primária. O corte longitudinal do útero mostra órgão de reduzidas dimensões sem eco endometrial evidente, compatível com hipoplasia uterina.

ca é a cavidade uterina com formato fusiforme, estreita e a presença de somente uma tuba. O corpo uterino geralmente encontra-se desviado para uma das regiões anexiais, curvo, com o formato de "banana". Pode ser subdividida em 4 tipos: sem corno (33%), sem cavidade (32%), comunicante (10%) e não comunicante (22%). A manifestação clínica inicial pode ser dor pélvica cíclica, com início a partir da menarca nos casos de úteros unicornos com corno rudimentar não comunicante. Na ultrassonografia ocorre a identificação de hematométrio no corno rudimentar. Pode-se ainda em exame de rotina, confundir o corno rudimentar sem cavidade com mioma uterino. (Figuras 133.2 a 133.5). O útero unicorno está associado a taxas mais elevadas de parto prematuro (10% a 20%) e abortamentos espontâneos (41% a 62%), quando comparado com úteros normais.[1,5]

Classe III – Útero didelfo

A falha completa na fusão dos ductos paramesonéfricos determina o útero didelfo, caracterizado pela presença de dois corpos uterinos, que não apresentam comunicação entre as cavidades e dois colos. Representa cerca de 5% das malformações Müllerianas, com taxas de abortamento espontâneo que variam de 32% a 52% e partos prematuros entre 20% a 45%. Pode-se ainda identificar, especialmente no exame físico, um septo vaginal longitudinal em 75% das pacientes, determinando duas cavidades vaginais. Quando o septo vaginal é transverso pode ocorrer hematocolpo e hematométrio ipsilateral à obstrução[1,5-7] (Figuras 133.6 a 133.8).

Classe IV – Útero bicorno

A fusão incompleta dos ductos paramesonéfricos determina o útero bicorno, responsável por aproximadamente 10% das malformações Müllerianas. As taxas de abortamento espontâneo variam de 28% a 35% e de partos prematuros entre 14% a 23%. As características mais importantes incluem o fundo uterino bocelado, com incisura superior a 1 cm. As cavidades uterinas apresentam-se

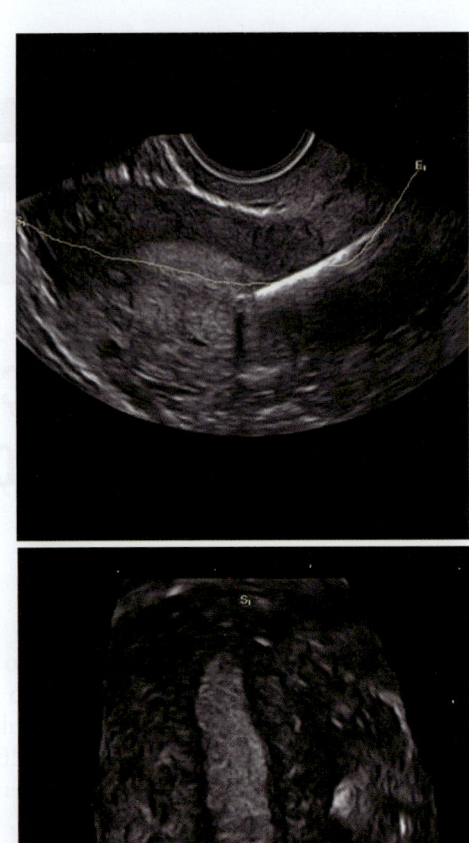

Figura 133.3 Sonograma transvaginal de um útero unicorno. O corte transverso revela útero desviado para a direita e cavidade uterina estreita, com diâmetro transverso de 9 mm.

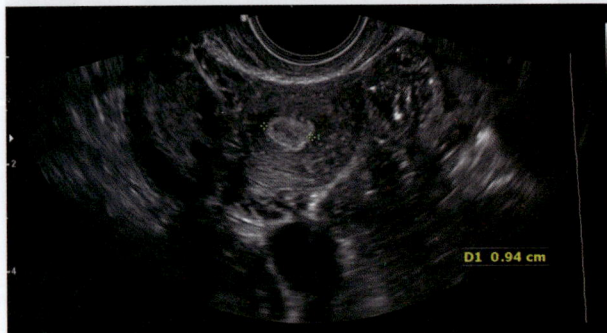

Figura 133.2 Sonograma transvaginal de um útero unicorno. O corte transverso revela útero desviado para a direita e cavidade uterina estreita, com diâmetro transverso de 9 mm.

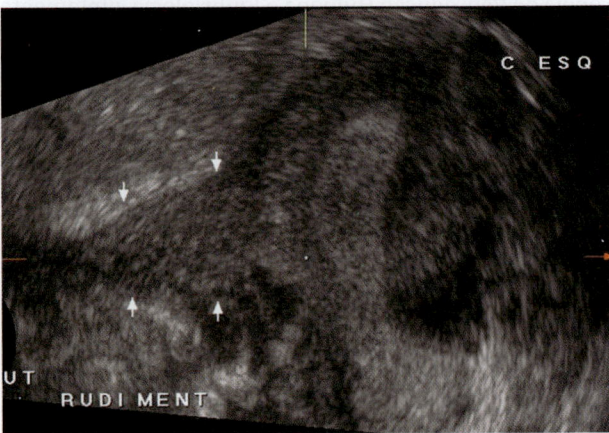

Figura 133.4 Útero unicorno em reconstrução coronal (US-3D) evidencia corno rudimentar à direita (setas) sem eco endometrial detectável.

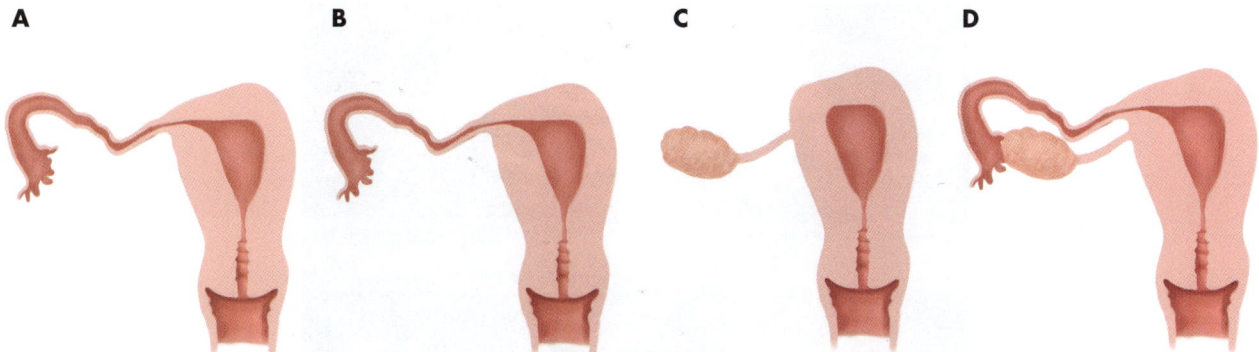

A   **B**   **C**   **D**

Figura 133.5 Desenhos esquemáticos de úteros unicornos. Na figura **(A)** útero únicorno sem corno, **(B)** sem cavidade, **(C)** não comunicante e **(D)** comunicante.

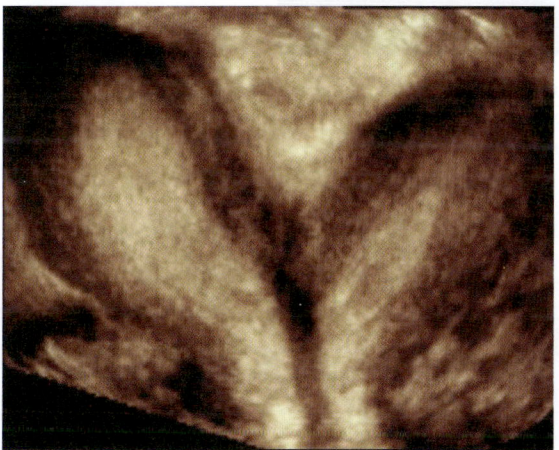

Figura 133.6 Útero didelfo visibilizado em reconstrução coronal US-3D. Os dois corpos uterinos encontram-se nitidamente separados. Observa-se duplicação endometrial e dos canais cervicais.

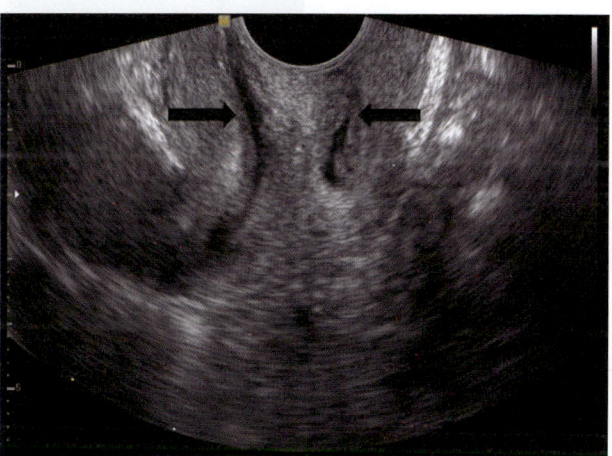

Figura 133.8 Útero didelfo: identifica-se na imagem dois canais endocervicais nitidamente separados (Setas pretas). No exame físico notam-se dois colos uterinos.

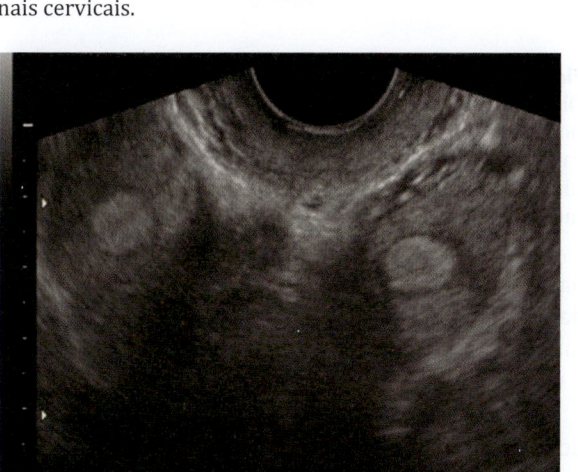

Figura 133.7 Útero didelfo visibilizado em corte transverso (US transvaginal bidimensional). Observa-se a presença de dois corpos uterinos nitidamente separados.

divididas por tecido fibromuscular, mas alguma comunicação entre as cavidades uterinas pode ser identificada, habitualmente na região ístmica. Devido ao ângulo de divergência entre as cavidades uterinas ser eventualmente superior a 105°, o septo é habitualmente espesso e a distância intercornual maior que 4 cm. Pode ser subdividido em útero bicorno completo, quando a incisura atinge a região do orifício interno do colo e útero bicorno parcial, quando a incisura não atinge o orifício interno do colo. A literatura também descreve o útero bicorno bicolo, definido pela presença de dois corpos uterinos e dois colos.

Outra definição que pode ser aplicada na diferenciação entre o útero bicorno e o útero septado consiste na medida da distância entre o fundo uterino e uma linha que cruza a extremidade superior das cavidades uterinas, avaliada em plano coronal. Valores menores ou iguais a 5 mm, caracterizam o útero bicorno[1,5,7,8] (Figura 133.9 a 133.11).

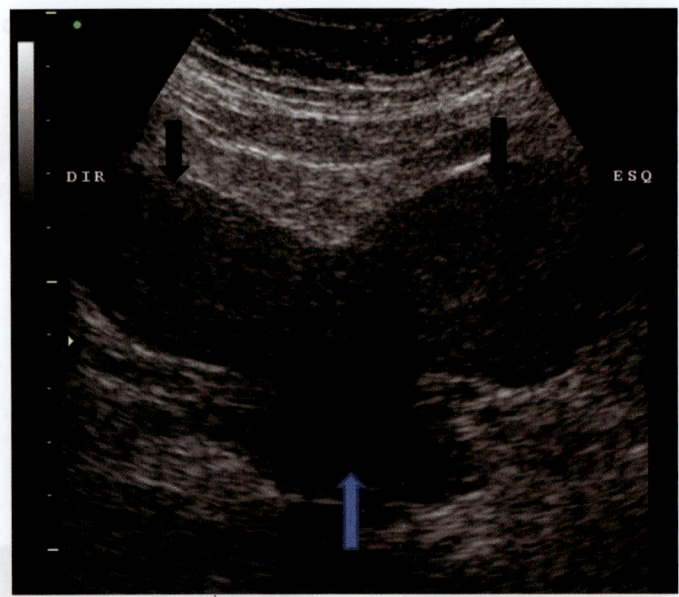

Figura 133.9 Sonograma realizado por via pélvica que evidencia dois corpos uterinos (setas prestas) e um colo (seta azul). Observe a incisura fúndica, o ângulo de divergência entre as cavidades uterinas maior que 105°e a distância intercornual maior que 4 cm, achados compatíveis com útero bicorno.

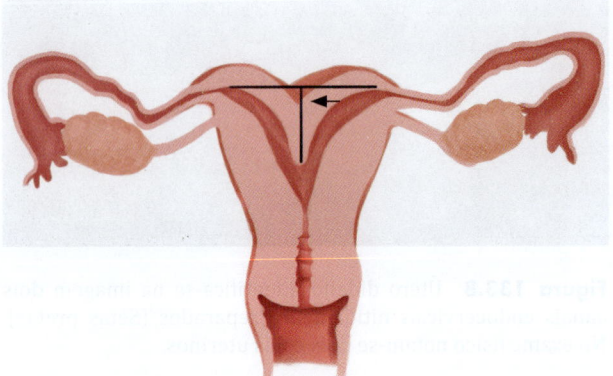

Figura 133.10 Desenho esquemático de um útero bicorno parcial. Observar a incisura no fundo uterino superior a 1,0 cm (seta preta), porém sem atingir o orifício interno do colo

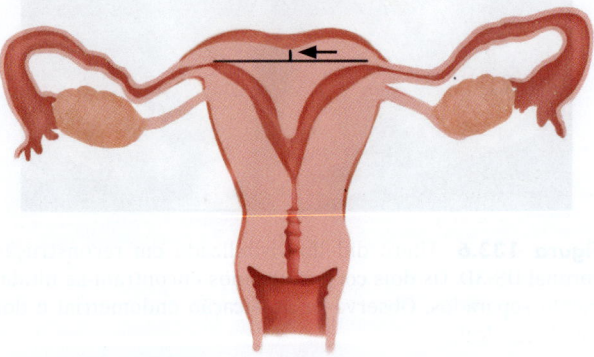

Figura 133.11 Desenho esquemático de um útero bicorno. Observar que a incisura no fundo uterino é discreta, a qual pode ser menor que 1,0 cm. O critério aplicado para a classificação em útero bicorno é a distância do fundo uterino até a linha que cruza a extremidade superior das cavidades uterinas, medindo menos que 5 mm, indicado pela seta preta

Classe V – Útero septado

Determinado por uma falha no processo de absorção do septo útero-vaginal é a alteração congênita mais prevalente (55%), e a anomalia com pior prognóstico obstétrico. Caracteriza-se pelo fundo uterino arredondado ou com uma pequena incisura (menor que 1 cm). A cavidade uterina apresenta-se dividida por um tecido na maior parte fibroso e pouco vascularizado (septo), com extensão maior ou igual a 1,5 cm. Tecido miometrial mais vascularizado pode ser encontrado, notadamente

na base do septo. O ângulo de divergência entre as cavidades uterinas é habitualmente menor que 75°, determinando septo fino e distância intercornual menor que 4 cm. (Figuras 133.12 a 133.14).

Pode ser dividido em útero septado completo, quando o septo estende-se até o orifício externo do colo e útero septado parcial, quando o septo termina antes do orifício externo do colo. Existem variações descritas na literatura, como a presença de dois colos uterinos distintos.[1,2,5,7-9]

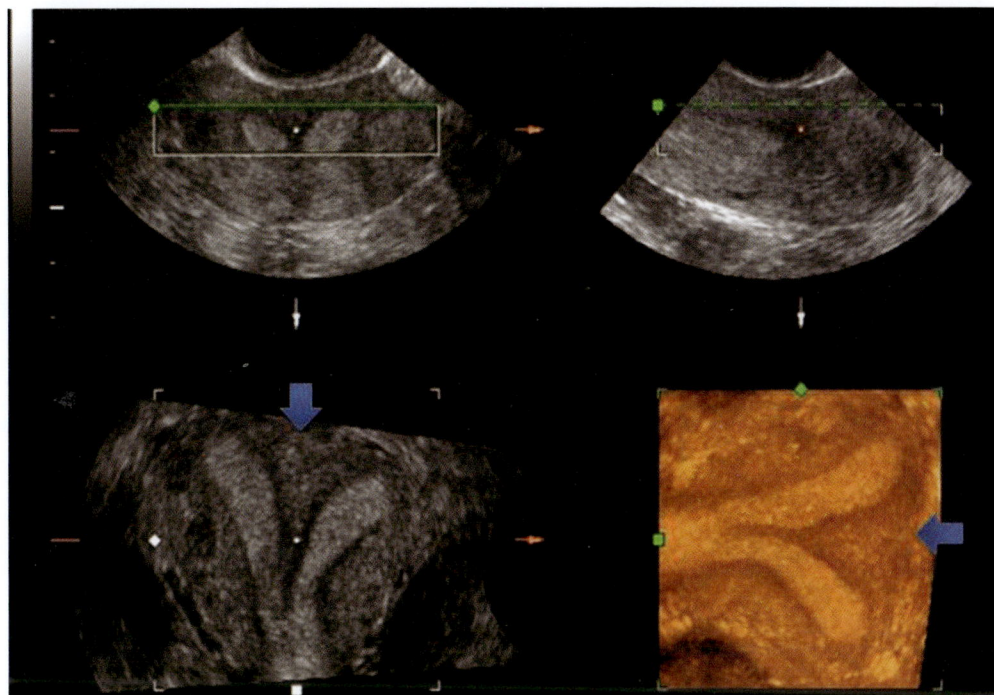

Figura 133.12 Sonograma transvaginal 3D realizado na segunda fase do ciclo evidencia duplicação endometrial e ausência de depressão na superfície serosa do fundo uterino (seta), compatível com útero septado.

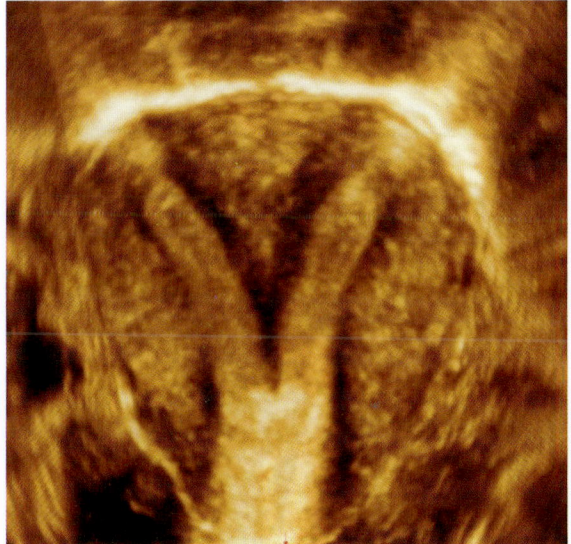

Figura 133.13 Útero septado visibilizado em reconstrução coronal US-3D. A superfície serosa do fundo uterino apresenta-se convexa e a cavidade uterina é divida por septo fino com extensão maior que 1,5 cm, sendo a distância intercornual menor que 4 cm.

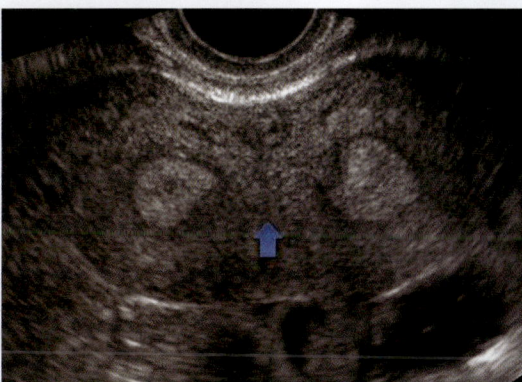

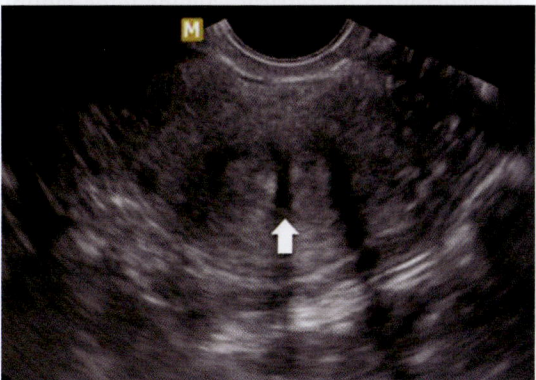

Figura 133.14 Sonograma à esquerda mostra útero bicorno em corte transverso, com septo espesso (seta azul) a partir do início da divisão da cavidade uterina. Sonograma à direita evidencia útero septado em corte transverso, com septo fino (seta branca) a partir do início da divisão da cavidade uterina.

Classe VI – Útero arqueado

Determinado por uma pequena falha na absorção do septo útero-vaginal, em sua região mais proximal, considerado por muitos autores uma variação da normalidade. É caracterizado por um pequeno septo apenas no fundo da cavidade uterina, com extensão menor que 1,5 cm.[1,2,5,9] (Figura 133.15).

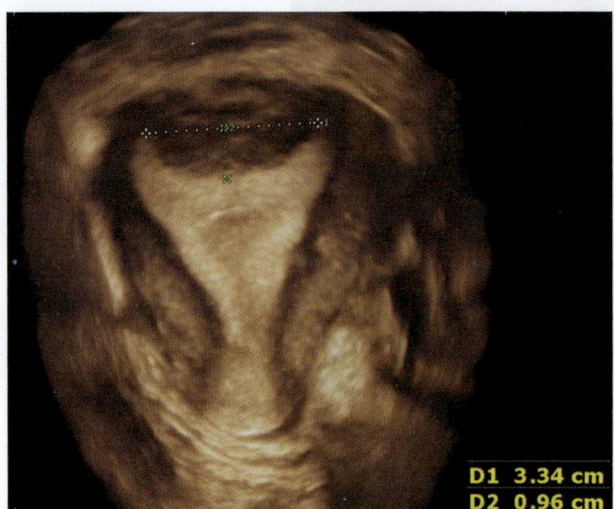

D1 3.34 cm
D2 0.96 cm

Figura 133.15 Útero arqueado visibilizado em reconstrução coronal US-3D. A superfície serosa do fundo uterino apresenta-se convexa e a cavidade uterina é divida por septo com extensão menor que 1,5 cm.

Classe VII – Alterações decorrentes do uso de dietilestilbestrol

O dietilestilbestrol é um estrogênio sintético que foi prescrito até a década de 70 para mulheres com história de abortamentos de repetição, partos prematuros e outras intercorrência obstétricas. Alguns fetos femininos quando expostos, desenvolvem hipertrofia miometrial, determinando alterações no formato da cavidade uterina, sendo a anomalia mais característica o útero em formato de "T".[1] (Figura 133.16 e 133.17).

Classificação da Sociedade Europeia de Reprodução Humana e Embriologia, juntamente com a Sociedade Europeia de Ginecologia Endoscópica (ESHRE-ESGE), que divide as malformações congênitas do corpo uterino em classes principais abreviadas com a letra U, anomalias cervicais abreviadas com a letra C e anomalias vaginais abreviadas com a letra V, como demonstrado na Tabela 133.1.[4]

■ ANOMALIAS DO CORPO UTERINO

As anomalias do corpo uterino podem ser divididas em classes, numeradas de U0 até U7.

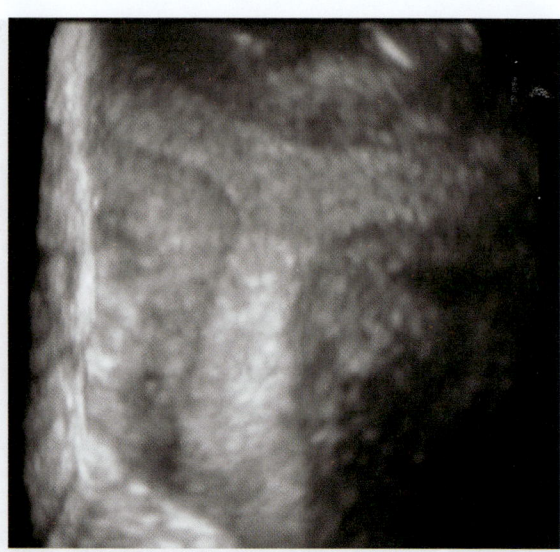

Figura 133.16 US transvaginal 3D evidencia endométrio com área reduzida e cavidade uterina com aspecto em "T".

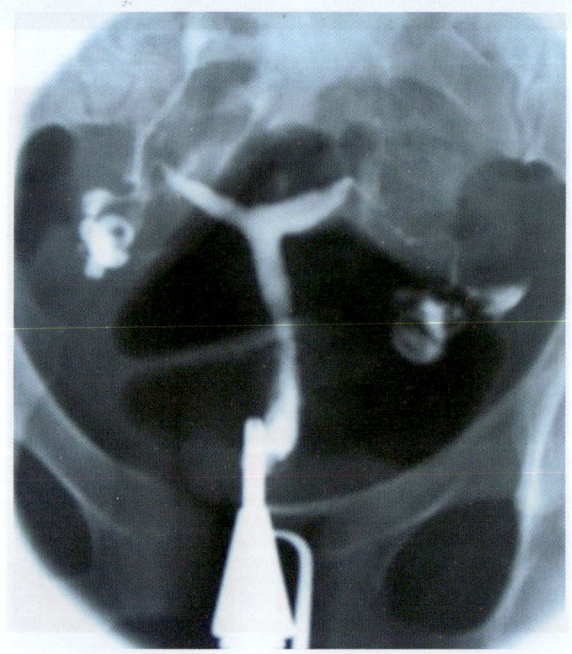

Figura 133.17 Histerossalpingografia evidencia cavidade uterina com aspecto em "T".

Classe U0: Útero normal

Pacientes desta classe apresentam corpo uterino normal, mas podem apresentam alterações cervicais ou vaginais coexistentes. Incisuras fúndicas podem ser encontradas, desde que não apresentem profundidade 50% maior que a espessura da parede uterina.

Tabela 133.1 Classificação ESHRE/ESGE			
Anomalias uterinas	**Anomalias cervicais/vaginais**		
Classe principal	**Subclasse**	**Classe coexistentes**	
U0 Útero normal			
U1 Útero dismófico	a. Formato de T b. Infantil c. Outros	C0	Colo normal
		C1	Colo septado
		C2	Colo duplo "normal"
U2 Útero septado	a. Parcial b. Completo	C3	Aplasia de colo unilateral
		C4	Aplasia de colo
U3 Útero bicorporal	a. Parcial b. Completo c. Bicorporal septado	V0	Vagina normal
		V1	Septo longitudinal vaginal não obstrutivo
A4 Hemi-útero	a. Com cavidade rudimentar (com ou sem comunicação) b. Sem cavidade rudimentar (com ou sem corno)	V2	Septo longitudinal vaginal obstrutivo
U5 Útero aplásico	Com cavidade rudimentar (bi ou unicomunal Sem cavidade rudimentar (remanescentes uterinos bi ou unilateral/aplasia)	V3	Septo vaginal transverso ou hímen imperfurado
		V4	Aplasia de vagina
U6 Malformações não classificadas			

Classe U1: Útero dismórfico

Enquadram-se nesta categoria úteros com contorno externo normal, porém com deformidades na cavidade uterina, incluindo septo. Pode ser dividido em três subcategorias.

1. Útero em formato de T, caracterizado por uma cavidade uterina estreita devido às paredes laterais espessadas e relação corpo/colo de 2/1.
2. Útero infantil, caracterizado por uma cavidade uterina estreita, sem espessamento das paredes laterais e relação corpo/colo de 1/2.
3. Inclui todas as deformidades menores da cavidade uterina, incluindo eventual septação proveniente do fundo uterino, desde que seja inferior a 50% da espessura da parede uterina. Geralmente úteros dismórficos apresentam dimensões reduzidas.

Classe U2: Útero septado

Definido como útero de contornos normais, associado a uma septação com início na região fúndica da cavidade uterina, maior que 50% da espessura da parede uterina. Pode ser dividido em duas subcategorias. (Figura 133.18)

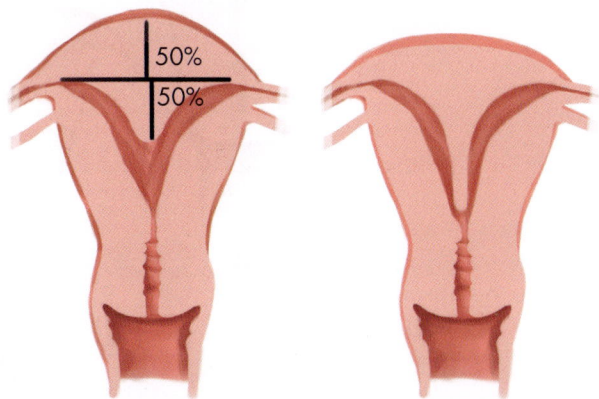

Figura 133.18 Desenhos esquemáticos de útero septado parcial à esquerda e septado completo à direita segundo a classificação ESHRE-ESGE.

1. **Septado parcial:** septo que termina acima do orifício interno do colo.
2. **Septado completo:** septo que termina no orifício interno do colo. Caso o septo continue para o colo e ou a vagina, devem-se descrever estes achados como anomalias cervicais e ou vaginais.

Classe U3: Útero bicorporal

Caracterizado quando o contorno externo do fundo uterino apresenta incisura superior a 50% da espessura da parede uterina e pode ser dividido em três subclasses. Anomalias do colo e vagina devem ser descritas no item correspondente. (Figura 133.19)

1. **Parcial:** definido quando a incisura termina acima do orifício interno do colo.
2. **Completo:** definido quando a incisura estende-se até o orifício interno do colo e, portanto, sem comunicação entre as cavidades.
3. **Bicorporal septado:** do ponto de vista embriológico é determinado por uma falha de fusão, associado a um defeito de absorção. Nas imagens pode ser definido quando a incisura fúndica está presente em grau variado de profundidade e a espessura da parede uterina fúndica, no local da incisura, é 150% maior que a espessura da parede uterina.

Classe U4: Hemi-útero

Descreve os casos de desenvolvimento uterino unilateral, com a parte contralateral ausente ou desenvolvida incompletamente e é dividida em duas subclasses, na ausência ou presença de cavidade uterina rudimentar funcionante.

1. **Hemi-útero associado a corno rudimentar** com cavidade uterina, comunicante ou não comunicante. A presença de cavidade uterina funcionante é clinicamente importante, pelas possibilidades de gestação ectópica ou distensão hemática da cavidade, especialmente nos casos não comunicantes.
2. **Hemi-útero associado à ausência de cavidade uterina** funcionante, podendo ser encontrado corno rudimentar sem cavidade ou ausência de corno rudimentar.

Classe U5: Aplásico/displásico

Engloba todas as categorias de aplasia uterina, pode ser dividida em duas subclasses.

1. **Aplasia uterina associada à cavidade rudimentar** funcionante unilateral ou bilateral.
2. **Aplasia uterina sem cavidade uterina rudimentar** funcionante, podem ser identificados desde remanescentes uterinos, até a aplasia completa, como na síndrome Mayer-Roquitansky-Kuster-Hauser.

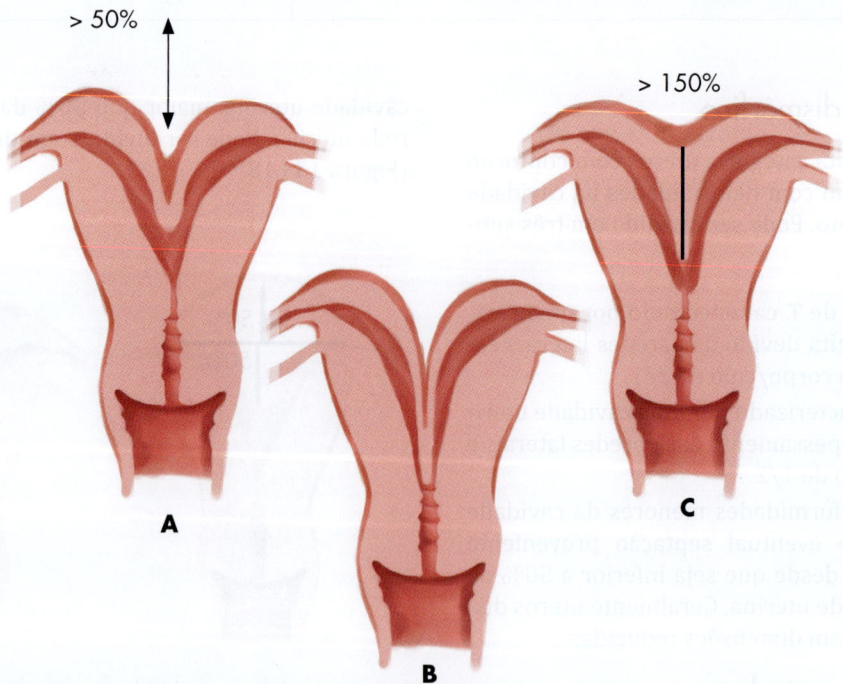

Figura 133.19 Desenhos esquemáticos de úteros bicorporais segundo a classificação ESHRE- ESGE. Em A nota-se incisura maior que 50% da espessura da parede uterina. Em B nota-se incisura até o orifício interno do colo. Em C a espessura do septo é maior que 150% da espessura da parede uterina, associado a incisura maior que 50% da espessura da parede uterina

Classe U6: Não classificadas

Destinada para casos ainda sem classificação. Os métodos de imagem como a US e a RM devem fornecer dados para o entendimento detalhado da anatomia. Malformações combinadas ou tecidos Müllerianas ectópicos podem ser descritos nesta categoria.

■ ANOMALIAS DO COLO UTERINO

As anomalias do colo uterino podem ser divididas em subclasses, numeradas de C0 até C4, sendo assim descritas:

C0	colo uterino normal.
C1	colo uterino septado.
C2	presença de dois colos uterinos completamente separados ou parcialmente unidos.
C3	descreve colos com aplasia unilateral. Anomalias uterinas classificadas como U4 apresentam C3. Para a elaboração do relatório pode-se descrever apenas U4, ao invés de U4/C3. Esta classificação torna-se relevante no caso de útero bicorporal completo, pois na presença de C3 um dos corpos uterinos está obstruído U3b/C3.
C4	descreve os casos de aplasias cervicais completas ou ainda situações de grandes defeitos de desenvolvimento do colo, tais como obstruções cervicais ou colos fragmentados. Pode ou não estar associado a defeitos do corpo uterino, permitindo a possibilidade de classificação das anomalias obstrutivas, também pelas malformações cervicais.

■ ANOMALIAS DA VAGINA

V0	vaginal normal.
V1	septo vaginal longitudinal não obstrutivo.
V2	septo vaginal longitudinal obstrutivo.
V3	septo vaginal transverso e ou hímem imperfurado. Embora apresentem origens embriológicas distintas, ambas as anomalias apresentam-se clinicamente como defeitos obstrutivos.
V4	incorpora casos de agenesia completa ou parcial de vagina.

Considerações

Embora a classificação da SAMR seja abrangente, a classificação ESHRE- ESGE possibilita englobar maior quantidade de diagnósticos. Em um estudo com 140 pacientes que não foram enquadradas em nenhuma das classes da SAMR, apenas um caso não foi possível ser incluído na classificação ESHRE-ESGE. [10]

A reprodutibilidade da classificação ESHRE-ESGE por ultrassonografia foi avaliada em um estudo com 60 pacientes. Usando a RM como padrão ouro, a ultrassonografia tridimensional apresenta para úteros normais sensibilidade (S) de 83,3%, especificidade (E) de 100%, valor preditivo positivo (VPP) de 100% e valor preditivo negativo (VPN) de 98,2%. Para úteros dismórficos e hemi-úteros, valores de S, E, VPP e VPN de 100%, para úteros septados S de 100%, E de 88.9%, VPP 95,5% e VPN de 100%, para úteros bicorporais S de 83,2%, E de 100%, VPP de 100% e VPN de 98,2%. Estes dados demonstram grande acurácia e bom nível de concordância com a RM para a classificação ESHRE- ESGE.[11]

A classificação da ESHRE- ESGE apresenta maior harmonia de raciocínio com o recente consenso publicado que tem como título: Termos, definições e medidas para descrever as características ultrassonográficas do útero e massas uterinas, do grupo Morphological Uterus Sonographic Assessment (MUSA), pois o colo e o corpo uterino podem ser estudados e medidos separadamente, além do que membros do grupo MUSA fazem parte do ESGE (European Society of Gynaecological Endoscopy), do International Ovarian Tumor Analysis (IOTA) e do International Endometrial Tumor Analysis (IETA).[12,13,14]

Diagnóstico

O diagnóstico das malformações congênitas pode ser realizado por diversos métodos de imagem, entre os quais destacam-se a ultrassonografia (US) e a ressonância magnética (RM), pois permitem o estudo anatômico minucioso do fundo uterino e do formato da cavidade uterina. A histerossalpingografia apresenta menor acurácia diagnóstica para anomalias do aparelho reprodutor quando comparado a US e RM, devido à incapacidade de caracterização do contorno externo uterino, porém permanece no arsenal diagnóstico pela sua capacidade em avaliar a morfologia da cavidade uterina e a perviedade tubária. Devido a grande evolução na qualidade dos métodos de imagem a laparoscopia e a histeroscopia apresentam papel secundário no diagnóstico, contudo, são eventualmente utilizados nos casos duvidosos e notadamente como métodos terapêuticos. [2]

A ultrassonografia pode ser realizada em qualquer fase do ciclo menstrual, porém na segunda fase a caracterização da forma da cavidade uterina é facilitada pela maior espessura endometrial e pelo grande contraste de imagem que o endométrio secretor (hiperecóico) possui, em comparação com o miométrio (hipoecóico).

Três características anatômicas devem ser avaliadas em todos os exames ultrassonográficos pélvicos ou pélvicos transvaginais para a triagem das malformações Müllerianas: (I) contorno externo do fundo uterino arredondado ou retilíneo, (II) cavidade uterina mais larga quanto mais próxima do fundo e (III) ausência de divisão da cavidade uterina em qualquer corte transverso do útero. Caso pelo menos uma destas características seja identificada, sugere-se complementação com ultrassonografia tridimensional (3-D) para avaliação do plano coronal uterino, ou ainda, exame pélvico com a bexiga vazia, em pacientes com útero antevertido, visto que nesta situação também é possível adquirir o plano coronal.

A avaliação ultrassonografia do colo uterino e da vagina pode ser facilitada com a colocação de gel vaginal e aquisição volumétrica pela via perineal. Em um estudo envolvendo 16 pacientes, com o exame físico considerado padrão ouro, a ultrassonografia tridimensional e a RM apresentaram boa acurácia e resultados estatísticos semelhantes.[15]

A ultrassonografia tridimensional já foi amplamente descrita como método de boa acurácia e reprodutibilidade por diferentes autores, independente da classificação utilizada. Por estes motivos e pelo baixo custo, pode ser considerado o método de escolha na investigação inicial das malformações congênitas. A complementação com exame físico pode auxiliar especialmente nas malformações cervicais e de vagina. As anomalias complexas ou limítrofes entre as categorias devem ser descritas detalhadamente e, se necessário, complementação diagnóstica com RM, histeroscopia ou laparoscopia.[1,9,11,15,16,17]

REFERÊNCIAS BIBLIOGRÁFICAS

1. Troiano RN, McCarthy SM. Mullerian duct anomalies: imaging and clinical issues. Radiology. 2004 Oct; 233(1):19-34.
2. Kupesic S. Clinical implications of sonographic detection of uterine anomalies for reproductive outcome. Ultrasound Obstet Gynecol. 2001 Oct; 18(4):387-400.
3. The American Fertility Society classifications of adnexal adhesions, distal tubal obstruction, tubal occlusion secondary to tubal ligation, tubal pregnancies, mullerian anomalies and intrauterine adhesions. Fertil Steril 1988; 49:944–955.
4. Grimbizis GF, Gordts S, Di Spiezio Sardo A, Brucker S, De Angelis C, Gergolet M, Li TC, Tanos V, Brölmann H, Gianaroli L, Campo R. The ESHRE/ESGE consensus on the classification of female genital tract congenital anomalies. Hum Reprod. 2013 Aug; 28(8):2032-44.
5. Propst AM, Hill JA. Anatomic factors associated with recurrent pregnancy loss. Semin Reprod Med 2000; 18:341–350.
6. Rezai S, Bisram P, Lora Alcantara I, Upadhyay R, Lara C, Elmadjian M. Didelphys Uterus: A Case Report and Review of the Literature. Case Rep Obstet Gynecol 2015.
7. Heinonen PK, Saarikoski S, Pystynen P. Reproductive performance of women with uterine anomalies: an evaluation of 182 cases. Acta Obstet Gynecol Scand 1982; 61:157–162.
8. Fedele L, Motta F, Frontino G, Restelli E, Bianchi S. Double uterus with obstructed hemivagina and ipsilateral renal agenesis: pelvic anatomic variants in 87 cases. Hum Reprod. 2013 Jun; 28(6):1580-3
9. Bermejo C, Martínez Ten P, Cantarero R, Diaz D, Pérez Pedregosa J, Barrón E, et al. Three-dimensional ultrasound in the diagnosis of Müllerian duct anomalies and concordance with magnetic resonance imaging. Ultrasound Obstet Gynecol. 2010 May; 35(5):593-601.
10. Spiezio Sardo A, Campo R, Gordts S, Spinelli M, Cosimato C, Tanos V, Brucker S, Li TC, Gergolet M, De Angelis C, Gianaroli L, Grimbizis G. The comprehensiveness of the ESHRE/ESGE classification of female genital tract congenital anomalies: a systematic review of cases not classified by the AFS system. Hum Reprod. 2015 May; 30(5):1046-58.
11. Graupera B, Pascual MA, Hereter L, Browne JL, Úbeda B, Rodríguez I, Pedrero C. Accuracy of three-dimensional ultrasound compared with magnetic resonance imaging in diagnosis of Müllerian duct anomalies using ESHRE-ESGE consensus on the classification of congenital anomalies of the female genital tract. Ultrasound Obstet Gynecol. 2015 Nov; 46(5):616-22.
12. Van den Bosch T, Dueholm M, Leone FP, Valentin L, Rasmussen CK, Votino A, Van Schoubroeck D, Landolfo C, Installé AJ, Guerriero S, Exacoustos C, Gordts S, Benacerraf B, D'Hooghe T, De Moor B, Brölmann H, Goldstein S, Epstein E, Bourne T, Timmerman D. Terms, definitions and measurements to describe sonographic features of myometrium and uterine masses: a consensus opinion from the Morphological Uterus Sonographic Assessment (MUSA) group. Ultrasound Obstet Gynecol. 2015 Sep; 46(3):284-98.
13. Timmerman D, Valentin L, Bourne TH, Collins WP, Verrelst H, Vergote I; International Ovarian Tumor Analysis (IOTA) Group. Terms, definitions and measurements to describe the sonographic features of adnexal tumors: a consensus opinion from the International Ovarian Tumor Analysis (IOTA) Group. Ultrasound Obstet Gynecol. 2000 Oct; 16(5):500-5.
14. Leone FP, Timmerman D, Bourne T, Valentin L, Epstein E, Goldstein SR, Marret H, Parsons AK, Gull B, Istre O, Sepulveda W, Ferrazzi E, Van den Bosch T. Terms, definitions and measurements to describe the sonographic features of the endometrium and intrauterine lesions: a consensus opinion from the International Endometrial Tumor Analysis (IETA) group. Ultrasound Obstet Gynecol. 2010 Jan; 35(1):103-12.
15. Bermejo C, Martínez-Ten P, Recio M, Ruiz-López L, Díaz D, Illescas T. Three-dimensional ultrasound and magnetic resonance imaging assessment of cervix and vagina in

women with uterine malformations. Ultrasound Obstet Gynecol. 2014 Mar; 43(3):336-45.

16. Faivre E, Fernandez H, Deffieux X, Gervaise A, Frydman R, Levaillant JM. Accuracy of three-dimensional ultrasonography in differential diagnosis of septate and bicornuate uterus compared with office hysteroscopy and pelvic magnetic resonance imaging. J Minim Invasive Gynecol. 2012 Jan-Feb; 19(1):101-6.

17. Moini A, Mohammadi S, Hosseini R, Eslami B, Ahmadi F. Accuracy of 3-dimensional sonography for diagnosis and classification of congenital uterine anomalies. J Ultrasound Med. 2013 Jun; 32(6):923-7.

Capítulo 134

■ Vanessa Rodrigues Apfel ■ Claudia Cristina Takano

Agenesia Mulleriana

■ INTRODUÇÃO

A agenesia mulleriana, na sua forma mais clássica, ocorre na chamada síndrome de Mayer-Rokitansky-Küster-Hauser (MRKH) e afeta aproximadamente 1:4.000 recém-nascidas no mundo todo.[1]

Essa afecção congênita ocorre durante a embriogênese, em torno da sétima semana de gestação, e é derivada da aplasia ou hipoplasia severa dos ductos paramesonéfricos, também denominados de ductos de Müller. A não fusão desses ductos na linha média acarreta a agenesia do útero, das tubas uterinas e de dois terços superiores da vagina.[1]

Aproximadamente 10% das pacientes com agenesia mulleriana se encaixa no quadro de agenesia cervicovaginal, cm que se dá a formação do útero, mas não há formação de colo nem da vagina.[2,3]

A provável explicação para tais achados seria uma ativação anormal do fator inibidor mulleriano, que levaria à inibição do desenvolvimento dos ductos de Müller. Contudo, ainda nos dias de hoje, não há evidências moleculares que corroborem essa hipótese; portanto, deve ter seu estudo aprofundado ao longo dos próximos anos.[4,5]

A agenesia mulleriana pode apresentar-se na forma típica (sem malformações renais e ovarianas), na forma atípica (com malformações de sistema renal e/ou ovariano) ou na associada MURCS (com malformações mulerianas, renais e cervicotoracossomáticas).[4]

Existem ainda múltiplos genes que parecem ser responsáveis pelo desenvolvimento normal das estruturas mullerianas, renais e ósseas – em particular, dois: HOXA e WNT4. Como os genes HOXA10 representam as áreas do útero, os HOXA11, da cérvice, e os HOXA13, da vagina, é bem plausível que eles tenham sua expressão alterada na síndrome de MRKH.[5]

■ QUADRO CLÍNICO

Na sua forma clássica, a síndrome de Rokitansky se compõe de amenorreia primária com o desenvolvimento normal de caracteres sexuais secundários. A paciente procura auxílio médico pela amenorreia ou mesmo após a tentativa frustrada da primeira relação sexual. Na suspeita de agenesia uterina durante a anamnese e o exame físico, deve-se atentar para o principal diagnóstico diferencial, como a insensibilidade completa aos androgênios, também chamada síndrome de Morris.

Em alguns casos, as pacientes com a forma clínica MURCS apresentam malformações renais e/ou cervicossomáticas, sendo a mais comum a agenesia renal unilateral.[4,6]

Já as pacientes com agenesia cervicovaginal podem ser totalmente assintomáticas caso o útero não seja funcionante, ou apresentarem dor abdominopélvica cíclica e progressiva, que muitas vezes é de grande intensidade, necessitando de internação de urgência para drenagem de hematometra e hematocolpo.[2,3]

■ MÉTODOS DIAGNÓSTICOS

A ultrassonografia é exame de fácil execução e acesso, e seus achados confirmam a suspeita clínica de ausência de útero, estando os ovários normais. A ressonância magnética, contudo, é atualmente o melhor método para diagnóstico e planejamento cirúrgico, por ter maior acurácia para descartar a presença de útero rudimentar e diagnosticar malformações renais associadas.[3,7]

O perfil hormonal (FSH, LH, estradiol e testosterona) é compatível com o de mulheres da mesma faixa etária, permitindo o diagnóstico diferencial com síndrome de insensibilidade aos androgênios.[3]

■ TRATAMENTOS CLÍNICO E CIRÚRGICO NA CRIAÇÃO DA NEOVAGINA

As pacientes devem ser encaminhadas para um centro com equipe multidisciplinar, e são fundamentais a assistência psicológica e o esclarecimento sobre o futuro sexual e reprodutivo. O tratamento ideal tem como objetivo criar uma vagina com aparência e função o mais próximo possível da normal e deve ser oferecido apenas quando as pacientes estiverem preparadas para iniciar atividade sexual.[8]

Segundo recomendação do *American College of Obstetricians and Gynecologists*,[8] o tratamento clínico, por meio da dilatação perineal progressiva, deve ser recomendado como primeira opção, e a cirurgia, reservada para os casos frequentes de falha ou não adesão ao método.

A dilatação perineal progressiva consiste na introdução de moldes progressivamente maiores em tamanho e diâmetro no introito vaginal, com pressão que promova a abertura de um canal idêntico ao da vagina normal. Deve ser repetida diariamente, por cerca de 30 minutos.[8]

Esse procedimento tem como vantagens a não intervenção cirúrgica e anestésica e o fato de não deixar cicatrizes, uma vez que o canal vaginal se forma a partir da mucosa vaginal da própria paciente.

As desvantagens são a necessidade de motivação e empenho por parte das pacientes e o longo tempo de tratamento, descrito como satisfatório quando há a formação de um canal vaginal suficiente para que a paciente consiga manter relação sexual sem dispareunia ou sangramento. Esse tempo varia de seis meses a um ano após o início da dilatação.

Embora alguns autores tenham relatado pontos negativos, como a desmotivação e a falta de persistência por parte de algumas mulheres, recentes relatos de séries mostraram taxas de sucesso superiores a 90%.[9] Durante todo o tratamento, até e após a formação do canal vaginal, a paciente deve manter acompanhamento ginecológico para avaliar a necessidade de manter o uso dos dilatadores de modo intermitente. Se houver atividade sexual regular, os dilatadores podem não ser mais necessários.[8]

O tratamento cirúrgico estará indicado quando não houver sucesso da dilatação vaginal ou quando a paciente o preferiu após receber as informações sobre as alternativas terapêuticas. A cirurgia usualmente é indicada no fim da adolescência, quando a paciente manifesta desejo de iniciar atividade sexual e apresenta maturidade e motivação para cooperar com o período pós-operatório, quando é necessário repouso e uso prolongado de moldes vaginais.[8]

Há inúmeros procedimentos cirúrgicos descritos para formação de neovagina, não havendo consenso na literatura sobre a melhor técnica, devendo se considerar a escolha consoante a experiência do cirurgião. O tratamento preferencialmente deve ser efetuado em centro de referência, no qual a experiência dos cirurgiões aumente as chances de sucesso na primeira intervenção. As reintervenções estão associadas há aumento de risco de lesões a órgãos vizinhos, por tecido cicatricial e pior resultado funcional.[8]

Quanto aos procedimentos cirúrgicos possíveis de serem executados, existem algumas diferenças em relação à via de acesso (laparotômica, laparoscópica ou vaginal) e ao tipo de enxerto (intestino, peritônio, membrana amniótica, retalho de pele, tecidos sintéticos).

A técnica mais difundida é a de Abbé-McIndoe, descrita por Abbé em 1858 e modificada por McIndoe em 1994. A técnica consiste na dissecção do espaço entre o reto e a bexiga e na colocação de um molde vaginal nesse canal neoformado. Na técnica original, o molde era recoberto com retalho de pele. Nos últimos anos, o molde tem sido revestido com outros materiais, como membrana amniótica e tecidos sintéticos, como a tela de celulose oxidada.[10,11]

Esses tecidos impedem a formação de cicatrizes inestéticas no local de retirada do retalho e, como há produção de tecido idêntico à mucosa vaginal, evitam-se pelos, menores elasticidade e lubrificação, que podem ocorrer na neovagina revestida por pele.[10,11]

No Setor de Uroginecologia da Universidade Federal de São Paulo (Unifesp), temos efetuado a cirurgia de McIndoe, com molde revestido de tela de celulose oxidada. Após a cirurgia, aconselhamos repouso absoluto por, no mínimo, três dias, com uso de meias elásticas antitrombóticas e sonda vesical de demora, além da profilaxia para trombose venosa profunda a critério médico. Após esse período, a paciente tem alta hospitalar, mantendo o molde vaginal diariamente por, pelo menos, três meses seguidos, retirando-o apenas para evacuar, urinar e banhar-se. São realizadas avaliações semanais por um mês, e depois, mensais, até que estejam completados seis meses da cirurgia. A liberação para o coito geralmente ocorre entre três e quatro meses.[10,11]

Na vigência de útero funcionante e agenesia cervico-vaginal, o tratamento deve incluir a construção de uma neovagina e sua canalização para a cavidade uterina, a fim de promover o escoamento do fluxo menstrual, evitando-se assim o hematométrio e permitindo melhores condições de fertilidade futura.

Independentemente do tratamento e da técnica utilizada, orienta-se sempre fazer uma abordagem multidisciplinar, incluindo-se avaliações psicológicas e fisioterápicas a fim de proporcionar um resultado satisfatório não só do ponto de vista anatômico mas também funcional, isto é, satisfação sexual.[8]

Após o tratamento, as mulheres com neovagina funcional devem ser orientadas a seguir o acompanhamento ginecológico de rotina. O exame especular e o toque permitem avaliar a presença de estenoses, úlceras ou lesões com suspeita de malignidade, o que é importante nas neovaginas revestidas por pele ou intestino.[8]

REFERÊNCIAS BIBLIOGRÁFICAS

1. Londra L, et al. Mayer-Rokitansky-Kuster-Hauser syndrome: a review. International Journal of Women's Health. 2015:7 865.

2. Fujimoto VY. Congenital cervical atresia: report of seven cases and review of the literature. Am J Obstet Gynecol. 1997;177:1419.

3. Amesse LS, et al. Mullerian Duct Anomalies. Medscape Reference [Internet] (atualizada em 2015 janeiro 08; acesso em 2016 março 24). Disponível em: http://emedicine.medscape.com/article/273534-overview.

4. Oppelt P, et al. Clinical aspects of Mayer_Rokitansky-Kuster-Hauser syndrome: recommendations for clinical diagnosis and staging. Hum Reprod. 2006; 21 (3):792

5. Ekici AB, et al. HOXA10 and HOXA13 sequence variations in human female genital malformations including congenital absence of the uterus and vagina. Gene. 2013;518 (2):267.

6. Oppelt P, et al. Malformations in a cohort of 284 women with Mayer-Rokitansky-Kuster-Hauser syndrome (MRKH). Reprod Biol Endocrinol. 2012;10:57.

7. Fedele L, et al, Candiani GB. Magnetic resonance imaging in Mayer-Rokitansky-Kuster-Hauser syndrome. Obstet Gynecol. 1990; 76(4):593.

8. Commitee on Adolescent Health Care. American College of Obstetrics and Gynecology. ACOG Comitee Opinion No. 562 (May, 2013): Mullerian Agenesis: Diagnosis, Management, and Treatment.

9. Edmonds DK et al. Mayer-Rokitansky-Küster-Hauser syndrome: a review of 245 consecutive cases managed by a multidisciplinary approach with vaginal dilators. Fertil Steril ; 97(3):686.

10. Crema LC, et al. The morphological aspects of neovaginoplasty using oxidized celllulose (Interceed). Journal of Gynecol Surg 2013; 29(4): 169.

11. Dornelas J. Vaginoplasty with oxidized celulose: anatomical, functional and histological evaluation. Eur J Obstet Gynecol Reprod Biol. 2012 ;163(2):204.

Malformações Uterinas e Vaginais

■ MALFORMAÇÕES UTERINAS

Útero unicorno

O útero unicorno resulta do desenvolvimento completo de apenas um ducto mulleriano, com desenvolvimento incompleto ou ausente contralateral. É uma condição rara, correspondendo a 5% de todas as anomalias uterinas e com prevalência em torno de 0,06%.[1]

Podem ocorrer quatro diferentes apresentações do útero unicorno, a depender do grau de desenvolvimento do lado contralateral. Quando um corno acessório rudimentar está presente, essa classe é subdividida em comunicante – quando existe continuidade com a cavidade uterina principal – e não comunicante – quando não existe continuidade. Nesse último caso, subdivide-se ainda de acordo com a presença, ou não, de uma cavidade endometrial. A forma mais comum é a presença do corno contralateral rudimentar e não comunicante.[1]

As pacientes apresentam 40% de risco de anomalias renais associadas, 15% de endometriose e, raramente, ovários ausentes ou extrapélvicos.[2]

As complicações significativas mais associadas com útero unicorno são as obstétricas, sendo uma das anomalias mullerianas com piores resultados reprodutivos. Acompanham-se taxas superiores a 25% de abortamento no primeiro e início do segundo trimestres. A prevalência de parto prematuro é superior a 40%, e a de óbito fetal no terceiro trimestre é de 10%. O risco de rotura do útero gravídico rudimentar é de 50% a 89%, independentemente de ser comunicante ou não. Pode ocorrer gravidez no corno acessório não comunicante, por migração transperitoneal dos espermatozoides.[3,4]

Para o diagnóstico, a histerossalpingografia pode ser útil, porém não permite a detecção de corno não comunicante. A laparoscopia raramente é indicada, já que muitas vezes não auxilia no diagnóstico de corno comunicante. A ressonância magnética é o exame mais difundido para o diagnóstico, permitindo a identificação de útero de volume reduzido; adjacente à cavidade uterina principal, pode haver um corno acessório, com ou sem cavidade endometrial. Essa pode ou não ser comunicante.[1,5]

O tratamento cirúrgico é recomendado se houver corno acessório rudimentar (com cavidade endometrial), sendo indicada a hemi-histerectomia, preferencialmente por via laparoscópica.[1,3]

A conduta recomendada atualmente para o útero unicorno rudimentar gravídico é a imediata excisão e o reparo, podendo-se administrar metotrexato no pré-operatório. Apenas 30% das gestações em corno rudimentar atingem o termo, com taxa de nascidos vivos oscilando entre 0% e 13%. A conduta expectante é pensável, pelos riscos de hemorragia secundária à rotura uterina, acretismo placentário e atonia uterina pós-parto.[2] A gestação no útero unicorno (não rudimentar) tem alto risco de parto pré-termo, porém até o momento a indicação de cerclagem de rotina permanece controversa.[1,3]

Útero didelfo

O útero didelfo decorre da interrupção completa ou parcial da fusão dos ductos mullerianos na linha média. Corresponde a 11% das malformações uterinas.[6]

A forma completa é caracterizada por dois hemiúteros e dois canais endocervicais. A vagina pode ser única ou, mais frequentemente, dupla. Nesse caso, há um septo longitudinal incompleto ou completo (esse último está presente em 75% das vezes). As pacientes usualmente são assintomáticas, exceto quando existe obstrução da vagina. Dos casos de septo vaginal com duplicidade de colo e útero, 6% são caracterizados por obstrução unilateral de uma hemivagina por septo vaginal e, em 65% dos casos, a hemivagina obstruída é a direita. Obstrução persistente pode levar à endometriose, doença inflamatória pélvica e aderências.[7,8] Nesses casos, o diagnóstico é feito em geral na puberdade, e as pacientes apresentam desenvolvimento normal dos caracteres secundários, dismenorreia progressiva, dor abdominal e massa pélvica palpável. Na maioria dos casos, fluxos menstruais regulares pelo hemiútero comunicante levam à falha diagnóstica e aumentam o risco de procedimentos inadequados para sua correção.

Essa condição frequentemente é associada com agenesia renal ipsilateral ou displasia renal.[9]

A ressonância magnética possui altas sensibilidade e especificidade no diagnóstico. Revela duas cavidades uterinas e dois colos, e amiúde um septo vaginal longitudinal. É necessário complementar a investigação do trato urinário com ultrassonografia ou urografia excretora.[1,5]

O tratamento é indicado nos casos de obstrução vaginal e consiste na ressecção do septo vaginal, que deve ser cuidadosa, evitando-se lesões do hímen ou do colo. Recentemente, foram descritas técnicas cirúrgicas fazendo-se a ressecção por vaginoscopia.[10,11]

Quando a vagina não está obstruída, a indicação cirúrgica limita-se aos casos de dispareunia.

Em geral, as complicações obstétricas são pouco comuns. Em pacientes com antecedentes de perdas gestacionais recorrentes, a cirurgia de metroplastia pode ser benéfica, porém os estudos têm mostrado resultados desapontadores nos casos de útero didelfo, ao contrário do septado. A cirurgia de unificação do colo também não é preconizada, já que é tecnicamente difícil e pode levar à incompetência ou estenose cervical.[12,13]

Útero bicorno

O útero bicorno origina-se da fusão incompleta dos ductos mullerianos. Na forma completa, há um septo que se estende do fundo até o orifício interno do colo; na forma incompleta, o septo situa-se apenas no fundo. A cavidade vaginal e o canal cervical são únicos. O útero bicorno corresponde a cerca de 10% das anomalias mullerianas.[13,14]

O útero bicorno parcial raramente provoca complicações obstétricas, e comumente é diagnosticado durante cesáreas, outros procedimentos cirúrgicos ou como "achados de exame". Já o útero bicorno total associa-se com taxas mais elevadas de abortamento espontâneo e parto pré-termo (28% e 20%, respectivamente).[13,15]

É importante o diagnóstico diferencial com o útero septado, já que o prognóstico obstétrico no útero septado é pior, sendo frequentemente necessário tratamento cirúrgico. Para diferenciação, a ressonância magnética oferece melhor acurácia.[1,13]

A imagem na ressonância magnética de útero bicorno caracteriza-se pela existência de dois corpos uterinos e um colo único. A distância intercornual é maior que 105º, e o tecido miometrial que separa os dois corpos tem um sinal idêntico ao do miométrio. O contorno externo do útero é côncavo, diferente do convexo de um útero septado ou normal. Os achados da ressonância magnética no útero septado mostram um septo dividindo a cavidade uterina, com ângulo entre os cornos menor ou igual a 75º.[1,16,17]

O útero bicorno raramente necessita de tratamento cirúrgico, sendo a indicação de metroplastia é restrita aos casos com perdas gestacionais recorrentes, em que foram descartadas outras causas.[1,18]

Embora várias técnicas de metroplastia sejam descritas para os casos de útero bicorno, a de Strassmann é a preconizada. Esta consiste na remoção do septo e unificação das duas cavidades.[13]

Septo uterino completo

É a anomalia mulleriana mais comum, correspondendo a 55% dos casos. Resulta da incompleta reabsorção do septo medial, após fusão dos ductos mullerianos. Esse septo é composto de tecido fibromuscular pouco vascularizado. Há variações no tipo e tamanho do septo, e há associação com septo longitudinal vaginal em 25% dos casos.[13]

O septo uterino completo é geralmente diagnosticado na juventude. Nos casos em que há obstrução por septo vaginal, os sintomas comuns são a dispareunia e dismenorreia. Infertilidade, perdas gestacionais e complicações obstétricas também podem acontecer. Em 20% dos casos, há anomalias renais associadas e endometriose concomitante em 2% a 56% das vezes.[13,14]

A diferenciação com útero bicorno e didelfo deve ser feita por meio da ressonância magnética, pois o prognóstico obstétrico é pior no útero septado, e o septo deve ser removido por histeroscopia. Já nos casos de útero didelfo e bicorno, raramente, é necessária a intervenção cirúrgica.[13] O prognóstico obstétrico é ruim, sendo que em revisão recente foram relatados 10% de partos pré-termo, 58% de nascidos vivos, 1,9% de gestações ectópicas e 75% de abortamentos espontâneos.[3] Apesar desses altos índices, nem sempre o prognóstico é desfavorável, e a simples presença do septo não é indicação de tratamento cirúrgico.[13,14]

Em geral, há necessidade de combinação de métodos para o diagnóstico. A histerossalpingografia e a histeroscopia são úteis, porém não diferenciam o útero didelfo do septado. A ressonância magnética ajuda nessa diferenciação, mostrando contorno externo do útero convexo e sinal de baixa intensidade no septo. O ultrassom tridimensional pode também ser bastante útil, porém atualmente não está disponível na maioria dos centros. A laparoscopia pode auxiliar nos casos de dúvida diagnóstica, sendo indicada principalmente no intraoperatório.[1,17,19,20]

Mulheres que apresentam abortos espontâneos recorrentes ou partos pré-termo são candidatas ao tratamento cirúrgico, sendo que essa indicação em casos assintomáticos permanece controversa. A técnica de eleição é a metroplastia histeroscópica; a laparoscopia concomitante pode ajudar a reduzir o risco de perfuração uterina. Em casos raros, em que não é possível a ressecção histeroscópica, indica-se a metroplastia abdominal. A remoção do septo cervical permanece controversa, não sendo indicada pela maioria dos autores.[17,21,22]

O tratamento cirúrgico tem demonstrado melhora reprodutiva importante em pacientes com abortamento recorrente. Estudos têm demonstrado relevante decréscimo das taxas de abortamento e prematuridade após a metroplastia histeroscópica, de 81% para 18%.[21,22] A melhora nas taxas de infertilidade primária após o tratamento cirúrgico, porém, não foi demonstrada em várias séries de casos.[23]

■ MALFORMAÇÕES VAGINAIS – SEPTOS VAGINAIS

Os septos vaginais são anormalidades estruturais benignas, decorrentes de alterações mullerianas de fusão ou reabsorção. Podem ser classificados em transversos, longitudinais ou oblíquos. O diagnóstico é eminentemente clínico; contudo, a confirmação diagnóstica vem com a ressonância magnética de pelve, que mostra a exata localização e espessura do septo.[14]

Septos vaginais transversos e oblíquos

Os septos transversos se devem à falha de reabsorção da placa vaginal durante o desenvolvimento embrionário. Estima-se que ocorra em 1:2.100 a 1:72.000 mulheres.[14]

Por volta da 12ª semana de gestação, os fetos do sexo feminino possuem uma estrutura chamada placa vaginal, que sofre apoptose para a formação do canal vaginal. Quando a apoptose não acontece ou se faz de maneira incompleta, há formação dos septos transversos, que podem ser encontrados em qualquer porção da vagina (distal, medial ou proximal).[14]

Caso esse septo encontre-se na porção mais distal no canal vaginal, passa a ser denominado hímen imperfurado.

Os septos oblíquos são uma variação dos septos transversos e geralmente estão associados a outras malformações do trato genital, em especial do útero.[24]

Sejam transversos ou oblíquos, os septos devem ser removidos cirurgicamente, uma vez que usualmente cursam com obstrução ao fluxo menstrual e à penetração durante o intercurso sexual.

Em geral, são descobertos à época da menarca como quadro de dor abdominal em cólica de caráter progressivo, associado à amenorreia primária ou criptomenorreia. Caso o diagnóstico não seja realizado rapidamente, pode formar-se um tumor em hipogástrio (hematocolpo e hematometra), caracterizando um quadro mais importante, muitas vezes levando a paciente ao hospital para drenagem de urgência.[14]

Podem também ser descobertos quando a paciente tenta iniciar suas atividades sexuais e percebe um obstáculo à penetração vaginal.

Como achados isolados, os septos transversos ou oblíquos são de fácil resolução cirúrgica.

Em casos de hímen imperfurado, pratica-se a himenectomia por incisão cruciforme com retirada da parte central da membrana.

Para os septos transversos, a excisão é feita por meio de múltiplas incisões radiadas e sutura das bordas superior e inferior da mucosa vaginal, com pontos interrompidos pelo fio de absorção tardia, como o de poligalactina.

Septos vaginais longitudinais

Os septos longitudinais ocorrem quando não há a fusão completa dos ductos mullerianos na linha média durante o período embrionário.[24]

São raros como condições isoladas, mas comuns quando associados a malformações uterinas, como o útero septado e o didelfo.[24]

Geralmente, não causam obstrução ao fluxo menstrual e podem ser descobertos durante tentativa de relação sexual, com dificuldade ao coito ou dispareunia, levando muitas vezes ao rompimento parcial com sangramento vaginal, que pode chegar a ser de grande intensidade, dependendo da espessura do septo.[24]

Em alguns casos, é apenas achado de exame durante consulta ginecológica de rotina.

A remoção cirúrgica independe da malformação uterina associada, uma vez que isoladamente não leva a quadros de infertilidade.

Caso a paciente não deseje a remoção, a conduta expectante é aceitável. Caso a opção seja pela remoção cirúrgica, identificam-se os limites do septo, seguindo-se de ressecção cuidadosa e posterior aproximação da mucosa vaginal por meio de pontos simples com fio de absorção tardia, tal qual usado nos septos transversos.[14]

REFERÊNCIAS BIBLIOGRÁFICAS

1. Troiano RN, et al. Mullerian duct anomalies: imaging and clinical issues. Radiology 2004; 233(1):19-34.
2. Jayasinghe Y, et al. The presentation and early diagnosis of the rudimentar uterine horn. Obstet Gynecol 2005; 105(6):1456-67.
3. Reichman D, et al. Pregnancy outcomes in unicornuate uterus: a review. Fertl Steril 2009; 91(5):1886-94.
4. Lin PC. Reproductive outcomes in women with uterine anomalies. J Womens Health (Larchmt) 2004;13(1):33-8.
5. Scarsbrook AF, et al. MRI appearances of müllerian duct abnormalities. Clin Radiol 2003;58(10):747-9.
6. Nahum GG. Uterine anomalies. How common are they, and what is their distribution among subtypes? J Reprod Med 1998;43(10):877-81.
7. Heinonen PK. Complete septate uterus with longitudinal vaginal septum. Fertil steril 2006; 85(3):700-5.
8. Buttram VC Jr. Müllerian anomalies and their management. Fertil Steril 1983;40(2):159-64.
9. Golan A, et al. Congenital anomalies of the mullerian system. Fertil Steril 1989;51(5):747-53.
10. Miller RJ, et al. Surgical correction of vaginal anomalies. Clin Obstet gynecol 2008; 51(2):223-36.
11. Roth M, et al. Endoscopic ablation of longitudinal vaginal septa in prepuberal girls: a minimally invasive alternative to open ressection. J Pediatr Urol 2010; 6(5): 464-9.
12. Rock JA. Surgery for anomalies of the mullerian ducts. In: Tompson JD, et al. TeLind's operative gynecology. 9th ed. Philadelphia: JB Lippincott Williams & Wilkins; 2003. p.705.
13. Amesse LS, et al. Duct anomalies. Medscape Reference. (Acesso em março de 2016). Disponível em: http://emedicine.medscape.com/article/273534-overview.

14. Vallerie AM, et al. Update in Mullerian anomalies: diagnosis, management, and outcomes. Curr Opin Obstet Gynecol 2010; 22(5):381-7.
15. Heinonen PK, et al. Reproductive performance of women with uterine anomalies. An evaluation of 182 cases. Acta Obstet Gynecol Scand 1982;61(2):157-63.
16. Marten K, et al. MRI in the evaluation of müllerian duct anomalies. Clin Imaging 2003;27(5):346-9.
17. Saleem SN. MR imaging diagnosis of uterovaginal anomalies: current state of the art. Radiographics 2003;23(5):e13-18.
18. Patton PE, et al. Reproductive potential of the anomalous uterus. Sem Reprod Endocrinol 1988;6:217-22.
19. Homer HA, et al. The septate uterus: a review of management and reproductive outcome. Fertil Steril 2000;73(1):1-14.
20. Wu MH, et al. Detection of congenital mullerian duct anomalies using three-dimensional ultrasound. J Clin Ultrasound 1997;25(9):487-92.
21. Wang JH, et al. Histeroscopic septum resection of complete septate uterus with cervical duplication, sparing the double cervix in patients with recurrent spontaneous abortion or infertility. Fertil Steril 2009; 91(6):2643-9.
22. Patton PE, et al. The diagnosis and reproductive outcome after surgical treatment of complete septate uterus, duplicated cervix and vaginal septum. Am J Obstet Gynecol 2004; 190(6):1669-75.
23. Lin K, et al. Reproductive outcomes following resectoscope metroplasty in women having a complete uterine septum with double cervix and vagina. Int J Gynecol Obstet 2009; 105(1):25-8.
24. Suidan FG, et al. The transverse vaginal septum: a clinicopathologic evaluation. Obstet Gynecol 1979;54 (3): 278-81.

Capítulo 136

■ **Suzan Menasce Goldman** ■ **Sergio Elias Nassar De Marchi**

Ressonância Magnética

■ INTRODUÇÃO

É papel dos exames de imagem caracterizar os diferentes tipos de malformações mullerianas, auxiliando no tratamento. Os principais métodos de imagem são a ressonância magnética (RM) e a ultrassonografia tridimensional (USG) 3D, os quais identificam a morfologia uterina e a cavidade endometrial, e a histerossalpingografia, que avalia apenas a cavidade.

■ RESSONÂNCIA MAGNÉTICA

A RM é o melhor e mais completo método para avaliar não invasivamente a pelve feminina, incluindo pesquisa das malformações congênitas. Recomenda-se antiespasmódicos durante o exame, que reduzem não só o peristaltismo intestinal, mas também a contratilidade uterina, diminuindo os artefatos e melhorando a sua qualidade da imagem. O exame deve incluir os rins, uma vez que essas anomalias estão muito associadas.[18,19]

Suas principais vantagens são a riqueza de detalhes anatômicos, que permitem identificar o contorno uterino e a cavidade, bem como a presença de septos, entre outros. É método comprovadamente seguro, não emite radiação ionizante e, portanto, é ideal para pacientes em idade fértil. O meio de contraste é o gadolíneo, que não é nefrotóxico e raramente está relacionado a reações adversas, mesmo em pacientes com comprometimento da função renal.

Para a correta classificação dos subtipos de anomalias, são imprescindíveis as sequências coronais oblíquas – eixos longo e curto da cavidade – ponderadas em T2, realizadas com técnica de alta resolução, com espessura de cortes milimétricos.

■ HISTEROSSALPINGOGRAFIA

A histerossalpingografia é, ainda hoje, útil na avaliação da infertilidade e pode sugerir a presença de anomalias, entretanto, não é possível geralmente a diferenciação adequada entre elas. Esse exame é realizado por imagens radiográficas após a cateterização do colo uterino e durante subsequentes injeções de pequenas quantidades de contraste iodado através dele. Utilizando-se a histerossalpingografia, é possível estudar os contornos da cavidade uterina e do canal endocervical, bem como das tubas uterinas. É o melhor método para pesquisar a perviedade tubária e, por isso, permanece no escopo dos exames solicitados pelos ginecologistas.

■ ULTRASSONOGRAFIA E ULTRASSONOGRAFIA 3D

A ultrassonografia possui importante papel na triagem de pacientes com anomalias mullerianas, sendo o primeiro exame a sugerir tal diagnóstico por meio da identificação de duplicidade da cavidade durante um exame de rotina. Também possibilita a avaliação de alterações associadas. A USG 3D permite exame mais completo, sendo possível melhor caracterização dos contornos uterinos. Entretanto, sua capacidade diagnóstica também é inferior à da RM, por não permitir qualidade de imagem dos contornos uterinos tão precisa. Suas principais vantagens são o custo e a disponibilidade, e a desvantagem é depender muito da experiência do examinador (Figura 136.1).

■ TOMOGRAFIA COMPUTADORIZADA

A tomografia computadorizada (TC) é contraindicada para avaliar as anomalias mullerianas, pois é um método que expõe a paciente à radiação ionizante e não agrega benefícios em contrapartida. Na avaliação da maioria das doenças pélvicas, a tomografia demonstra achados inespecíficos, não sendo um exame conclusivo, com exceção às doenças inflamatórias. Por isso, na suspeita de anomalias mullerianas, pode-se passar direto para a RM (Figura 136.2).

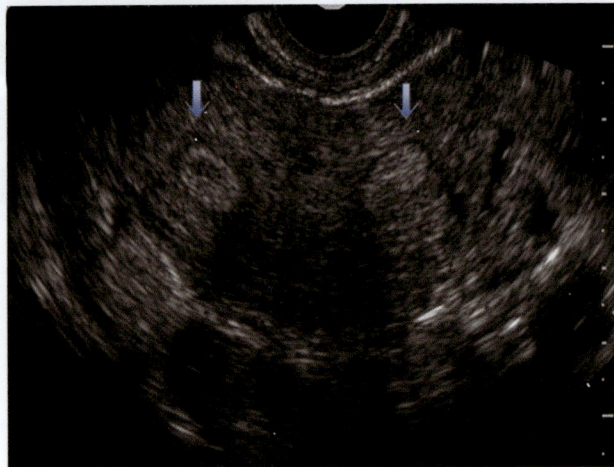

Figura 136.1 Ultrassonografia transvaginal evidenciando duas cavidades distintas (setas). Para avaliação do tipo de anomalia, É necessário examinar os contornos externos uterinos.

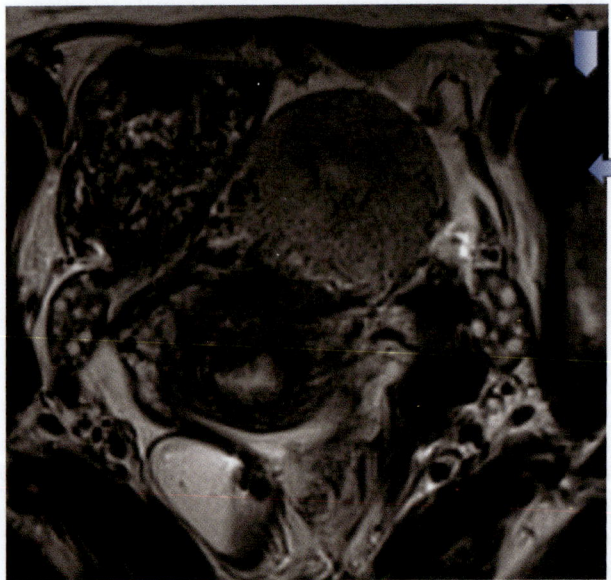

Figura 136.2 Sequência ponderada em T2 – útero normal, observamos cavidade única (seta) e contornos da serosa fúndica de aspecto habitual (cabeça de seta).

■ ANOMALIAS MULLERIANAS

Classificação

A classificação mais conhecida e utilizada é a da Sociedade Americana de Fertilidade.

Classe I – Agenesia ou hipoplasia

Engloba as agenesias e hipoplasias uterinas e cervicais. A forma mais comum é a síndrome de Mayer-Rokitansky-Küster-Hauser, que combina agenesias de útero, cérvix e porção superior da vagina.[12] Essas pacientes não apresentam potencial reprodutivo, exceto pela fertilização *in vitro* e implantada no útero de outra mulher. Também é possível encontrar agenesia parcial dos derivados dos ductos mullerianos (Figuras 136.3 e 136.4).

Classe II – Útero unicorno

É o resultado do não desenvolvimento completo ou incompleto de um dos ductos mullerianos. Em 90% dos casos, o desenvolvimento é incompleto, com a presença de um corno rudimentar que pode (ou não) apresentar cavidade endometrial funcionante. Quando não há comunicação dessa com a cavidade contralateral ou endocervical, podem-se formar volumosas massas pélvicas, resultado da coleção hemática. Se o corno contralateral for saudável, uma gestação completamente normal será possível. O útero unicorno se apresenta nos exames de imagem com aspecto que lembra uma "banana", sem o contorno fúndico arredondado usual e a aparência triangular da cavidade em sua região fúndica. Não existem alterações da anatomia zonal. Quando existe um corno rudimentar, ele é identificado com massa de partes moles que apresentam características semelhantes às do miométrio. Se esse corno rudimentar for funcionante, ele pode estar distendido por sangue e seus derivados (Figuras 136.5 a 136.7).[13]

Classe III – Útero didelfo

Aqui não há fusão de ambos os ductos mullerianos. Os cornos uterinos são desenvolvidos completamente e de tamanhos praticamente normais. Dois colos estão sempre presentes, e pode ser encontrado um septo vaginal longitudinal ou transverso associado. Dentre as malformações mullerianas, o útero didelfo apresenta a maior taxa de associação com septos vaginais transversos (Figura 136.8 a 136.11).[14]

Classe IV – Útero bicorno

Resulta da não fusão parcial dos ductos mullerianos. O tecido miometrial central pode se estender para o nível do orifício interno do canal cervical, quando se denomina útero bicorno *unicollis*, ou o orifício externo, quando denominamos útero bicorno *bicollis*. A distinção entre ele e o útero didelfo se faz pela identificação de algum grau de fusão entre os dois cornos, visto que, no útero didelfo, classicamente, os cornos e os colos são completamente separados. Além disso, os cornos do útero bicorno não são completamente desenvolvidos e parecem menores do que no útero didelfo (Figura 136.12 a 136.14).

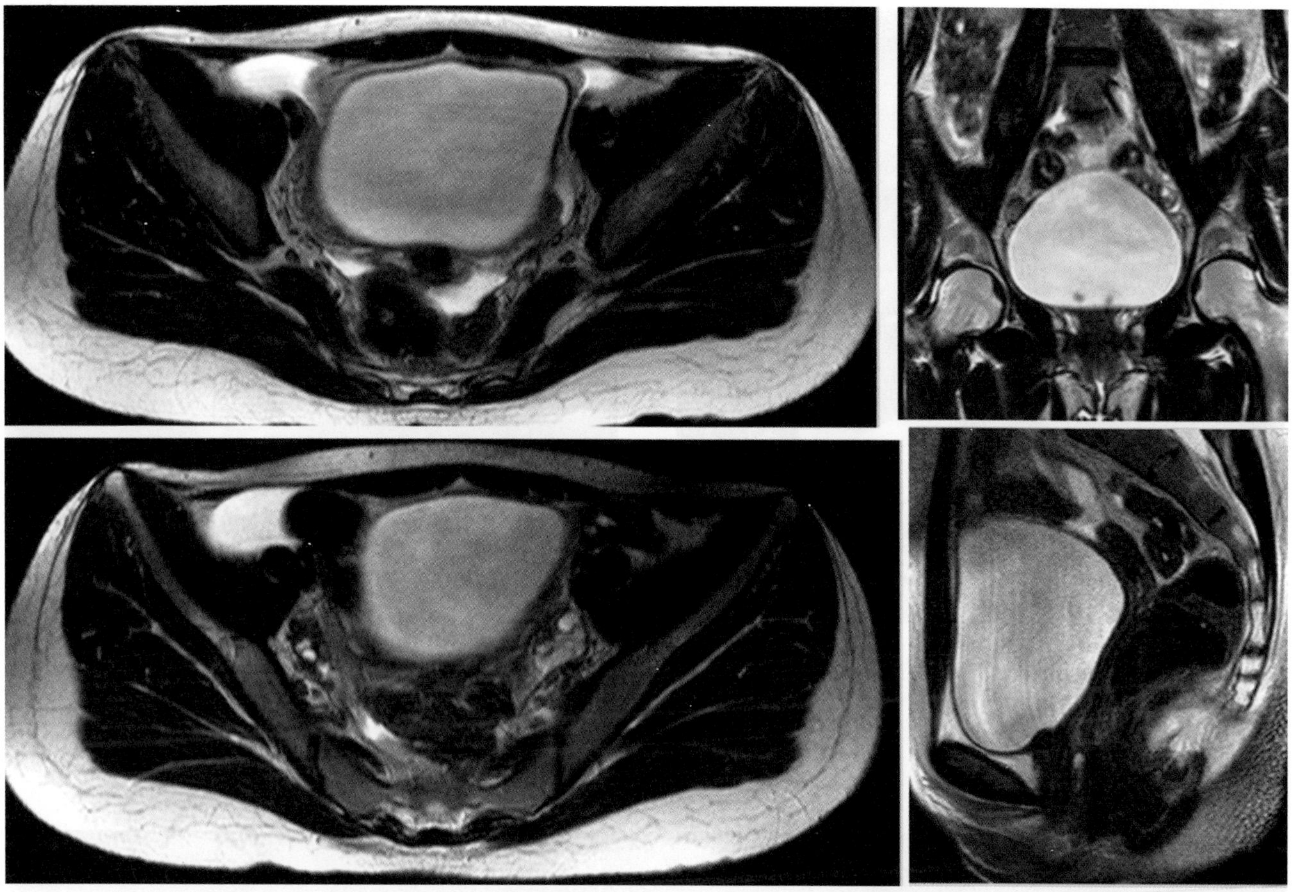

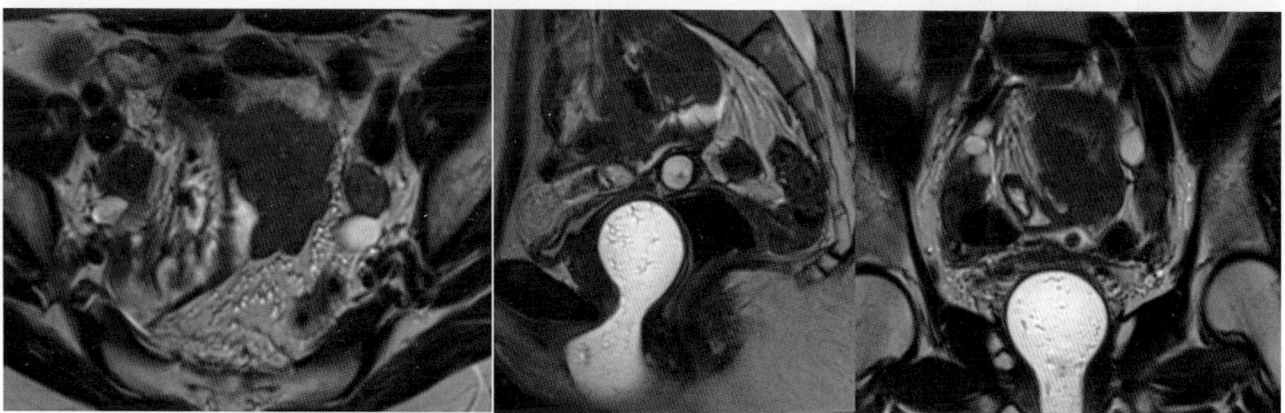

Figura 136.3   Sequências ponderadas em T2 – agenesia/hipoplasia uterina.

Figura 136.4   Sequências ponderadas em T2 – agenesia uterina e do terço superior da vagina, notando-se cornos uterinos residuais adjacentes aos complexos tubo-ovarianos, caracterizando a síndrome de Mayer-Rokitansky-Küster-Hauser.

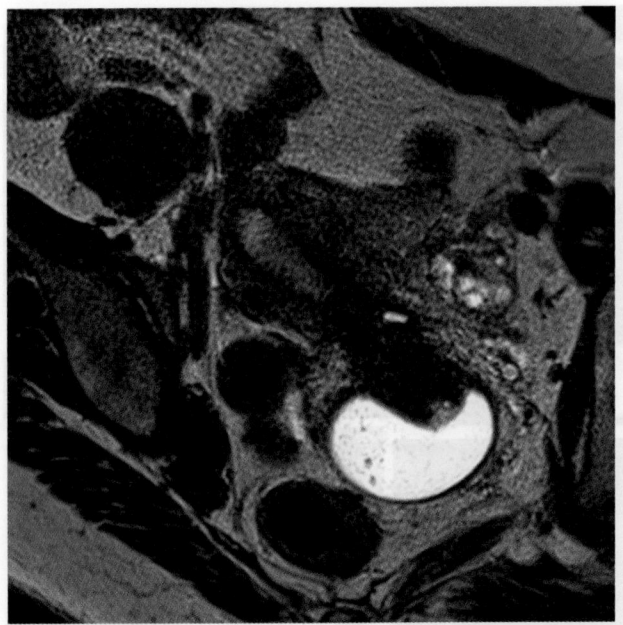

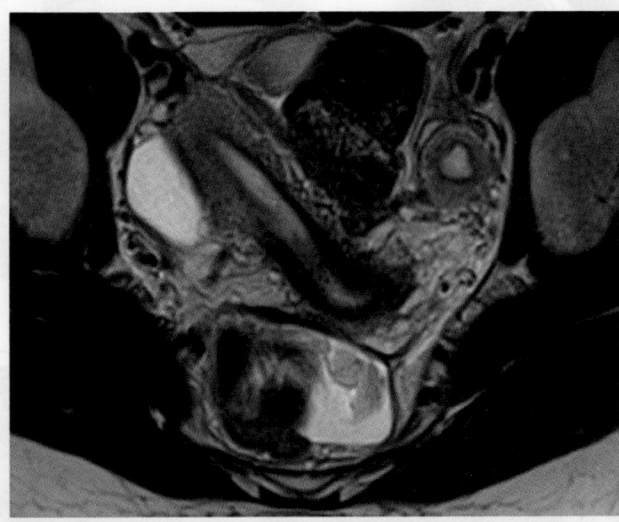

Figura 136.5 Ressonância magnética ponderada em T2 mostrando útero unicorno.

Figura 136.6 Ressonância magnética ponderada em T2, mostrando útero unicorno associado a corno rudimentar com endométrio funcionante.

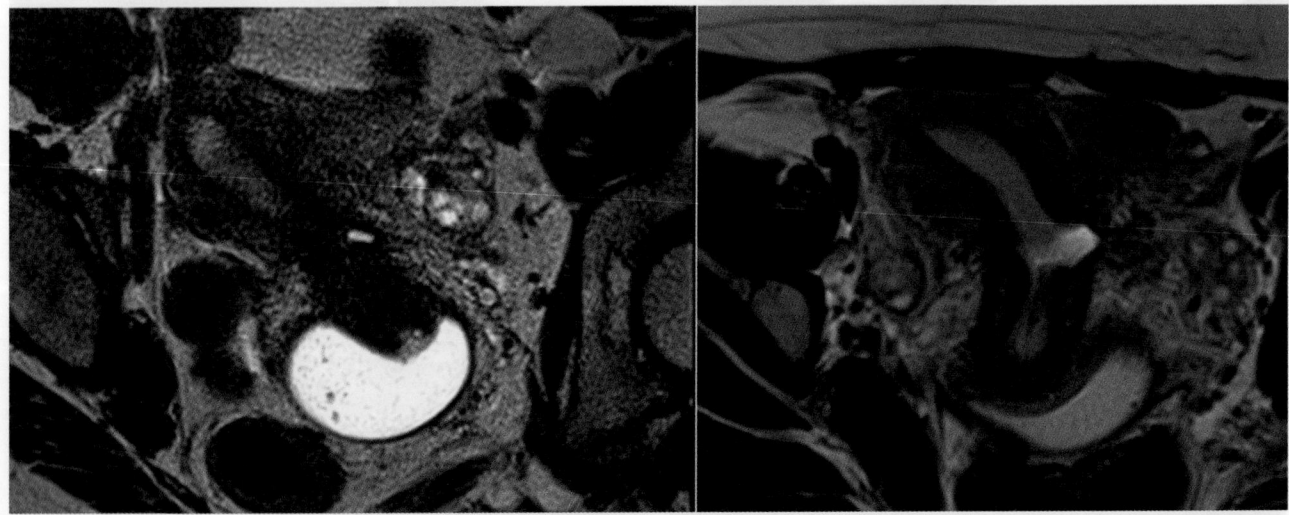

Figura 136.7 Ressonância magnética ponderada em T2, mostrando útero unicorno, com corno rudimentar sem cavidade.

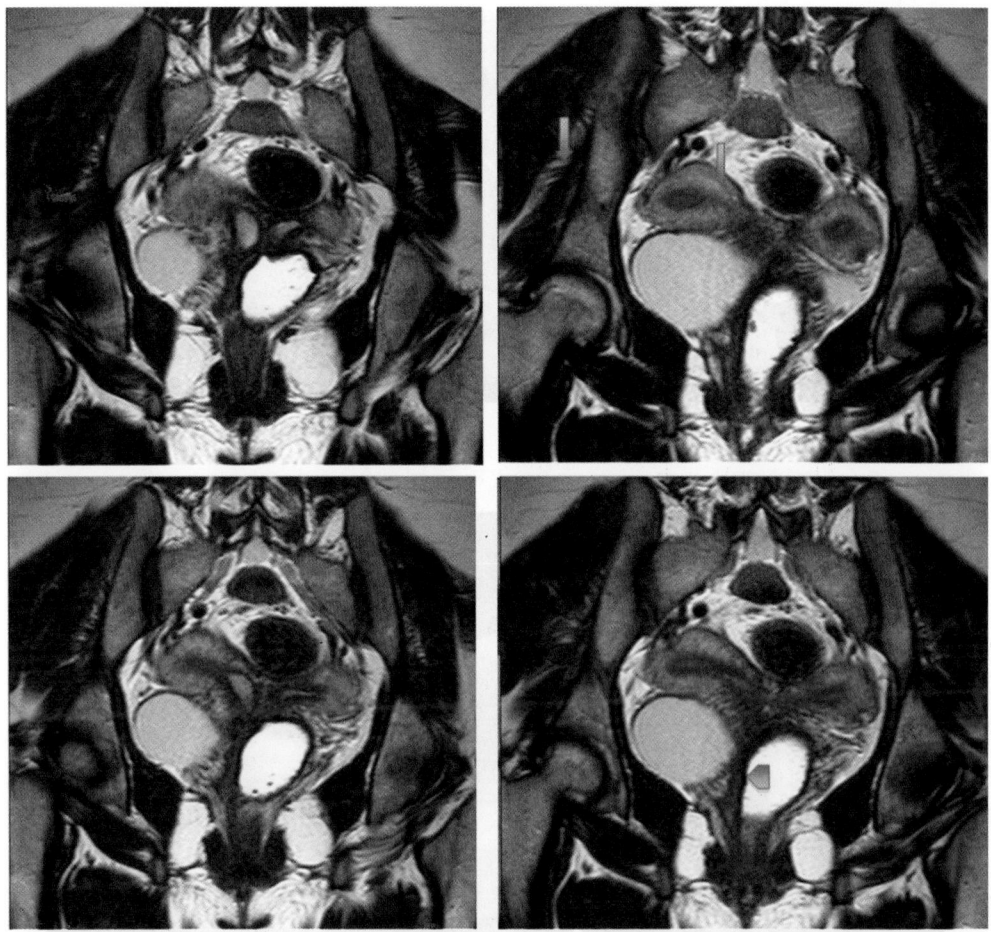

Figura 136.8 Ressonância magnética ponderada em T2 no plano coronal, mostrando útero didelfo com septo vaginal longitudinal (cabeça de seta), evidenciado por dois cornos uterinos totalmente não fundidos (seta) e vagina septada.

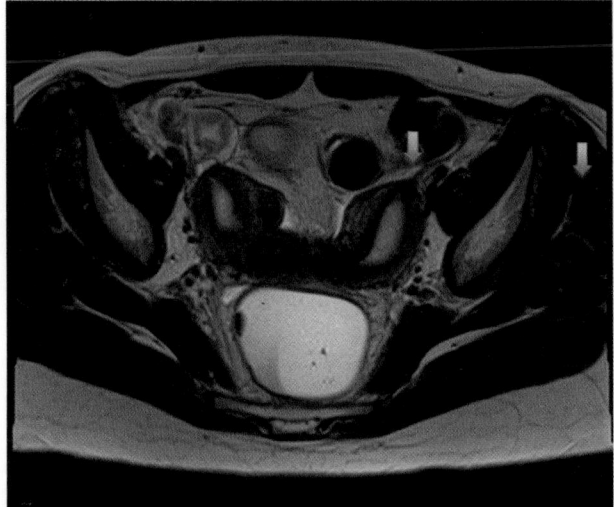

Figura 136.9 Ressonância magnética ponderada em T2 no plano axial mostrando útero didelfo, evidenciado por dois cornos uterinos totalmente não fundidos (setas).

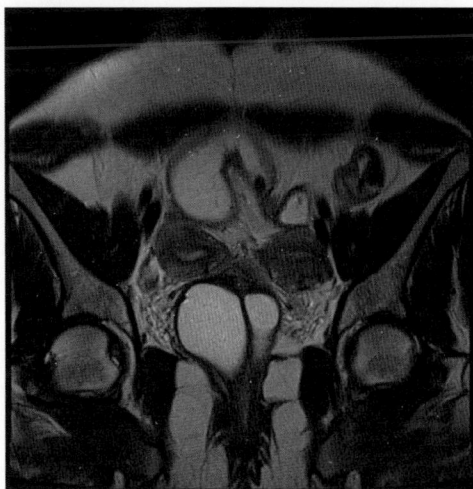

Figura 136.10 Ressonância magnética ponderada em T2 no plano coronal, mostrando útero didelfo, evidenciado por dois cornos uterinos totalmente não fundidos com septação longitudinal vaginal.

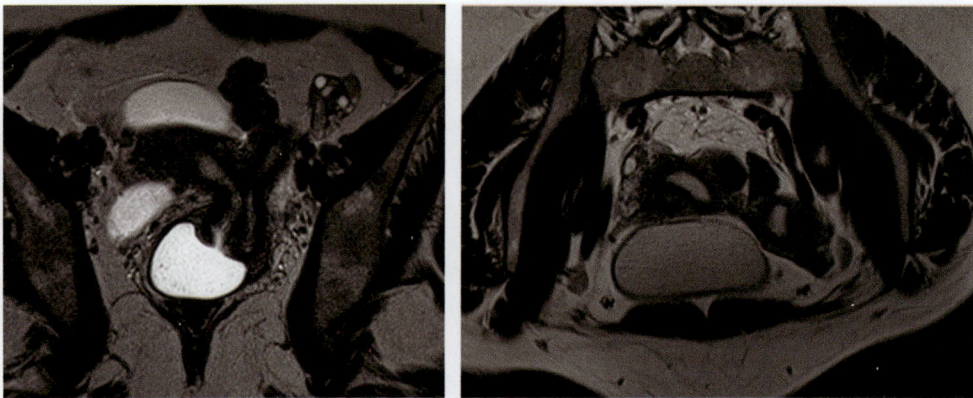

Figura 136.11   Útero didelfo.

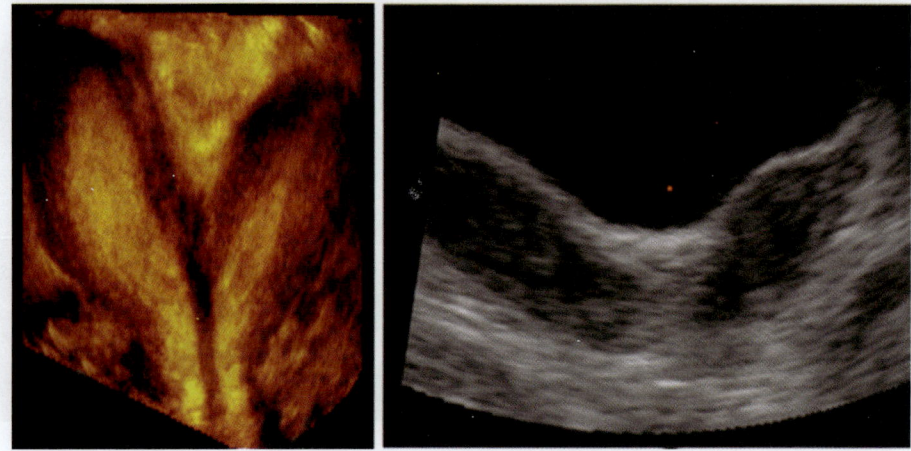

Figura 136.12   Ultrassonografia tridimensional mostrando útero bicorno. As cavidades distintas são separadas por fenda identificada na região fúndica, evidenciando a não fusão total dos ductos mullerianos durante a embriogênese.

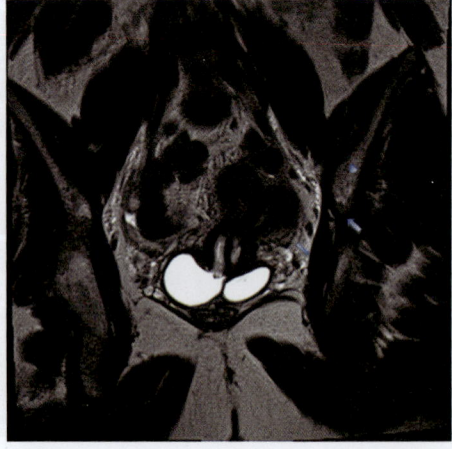

Figura 136.13   Ressonância magnética da sequência ponderada em T2 – útero bicorno – demonstrando duplicidade da cavidade endometrial (seta) com fenda na região fúndica (cabeça de seta) e distância intercornual superior a 4,0 cm.

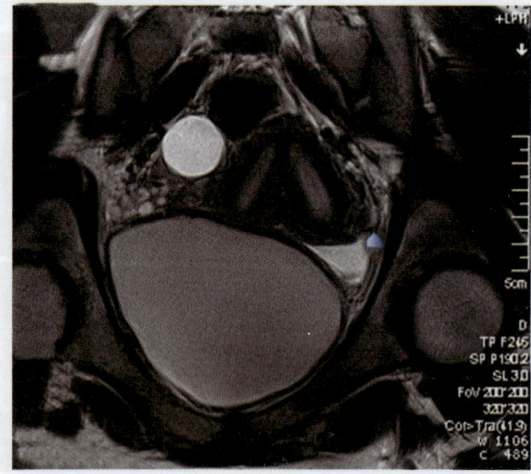

Figura 136.14   Ressonância magnética ponderada em T2, mostrando útero bicorno, evidenciado por fenda na região fúndica (seta) e distância intercornual superior a 4,0 cm.

Classe V – Útero septado

Acontece quando há falha na reabsorção do septo entre dois cornos uterinos. Essa falha pode ser parcial ou completa, nesse último caso observa-se a persistência do septo até o orifício interno do canal cervical. Esse septo pode ser composto histologicamente de tecido miometrial ou fibroso. O fundo uterino em geral é convexo, mas algumas vezes pode ser plano ou levemente côncavo, desde que a fenda no fundo tenha menos que 1,0 cm de profundidade; entretanto, é a presença de tecido separando as duas cavidades que facilita seu diagnóstico. A mais alta taxa de complicações reprodutivas acontece nas mulheres com essa anormalidade, e é essencial o diagnóstico correto para que se faça o manejo cirúrgico adequado (Figura 136.15 a 137.20).

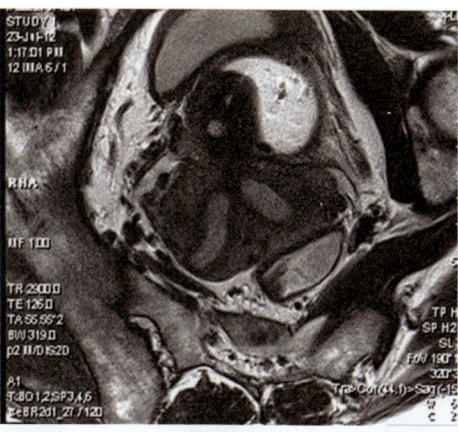

Figura 136.17 RM, sequência ponderada em T2, mostrando útero septado. O que separa as duas cavidades é a presença de tecido.

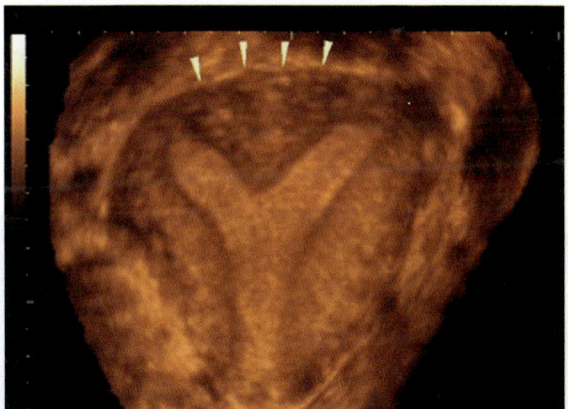

Figura 136.15 Ultrassonografia tridimensional evidenciando útero septado. O que separa as duas cavidades é o septo que pode ser constituído de miométrio ou tecido fibroso. Os contornos fúndicos estão íntegros e são convexos.

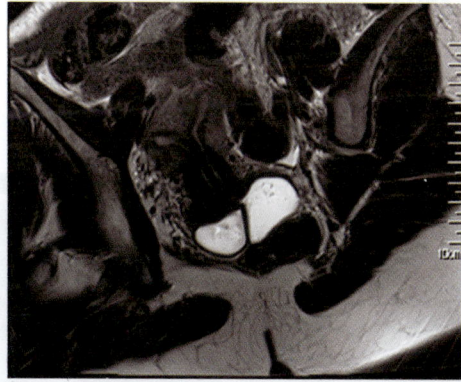

Figura 136.18 Ressonância magnética da sequência ponderada em T2 mostrando útero septado. O que separa as duas cavidades é a presença de tecido. Há ainda septo vaginal longitudinal associado.

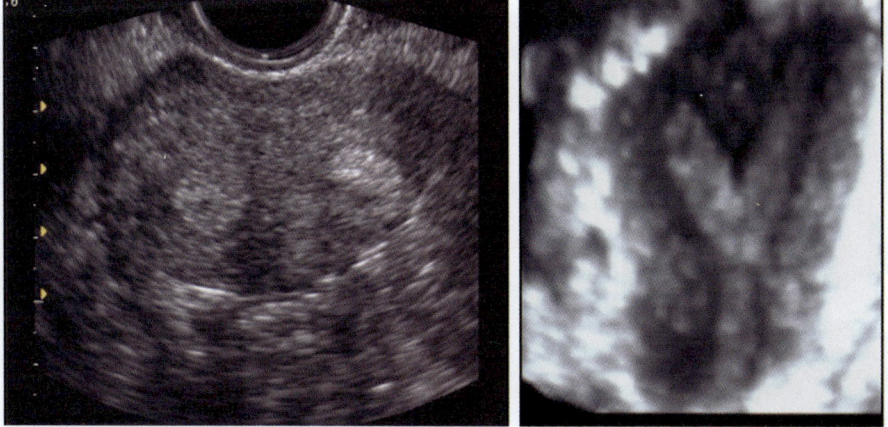

Figura 136.16 Ultrassonografia tridimensional evidenciando útero septado. O que separa as duas cavidades é o septo. Os contornos fúndicos estão íntegros e são convexos.

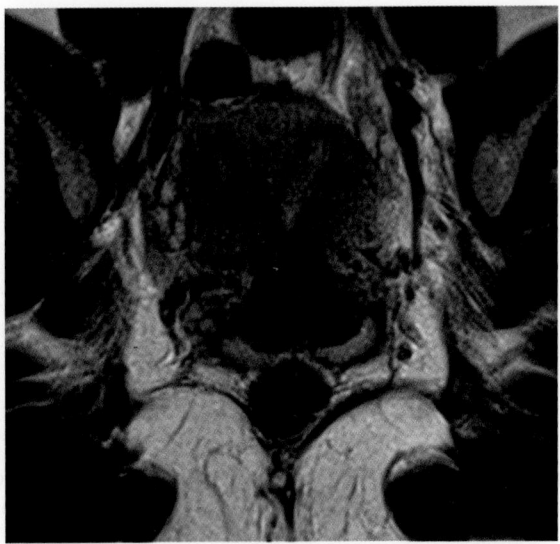

Figura 136.19 Ressonância magnética da sequência ponderada em T2, mostrando útero septado. O que separa as duas cavidades é a presença de tecido.

Classe VI – Útero arqueado

São consideradas variantes da normalidade e não mudam significativamente o desfecho clínico das pacientes em termos de fertilidade e ou complicações gestacionais. Nesses casos, há uma única cavidade uterina, com a região fúndica de morfologia convexa ou plana, destacando-se pequena impressão maior que 1,5 cm (Figuras 136.21 e 136.22).

Classe VII – Útero do dietilestilbestrol

Essa anomalia ocorreu em milhões de mulheres que foram tratadas com esse análogo do estrogênio, utilizado dos anos 1940 aos 1970 para a prevenção de abortos espontâneos. Essa droga possui efeitos teratogênicos nos órgãos reprodutivos de ambos os sexos, acometendo até 15% das mulheres expostas a ela durante a gestação. Causa inúmeras variedades de anormalidades com aspecto de imagem patognomônico, entre elas hipoplasia e cavidade uterinas com aspecto em "T", estenose cervical e adenose da vagina, aumentando o risco para o surgimento de carcinoma de células claras (Figura 136.23).[15]

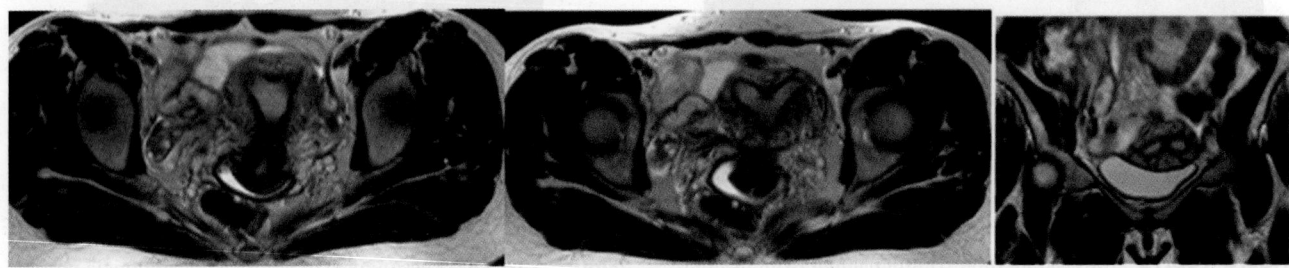

Figura 136.20 Cortes multiplanares de ressonância magnética em T2 mostrando útero septado parcial. O que separa as duas cavidades é o septo, que não se estende até o canal endocervical.

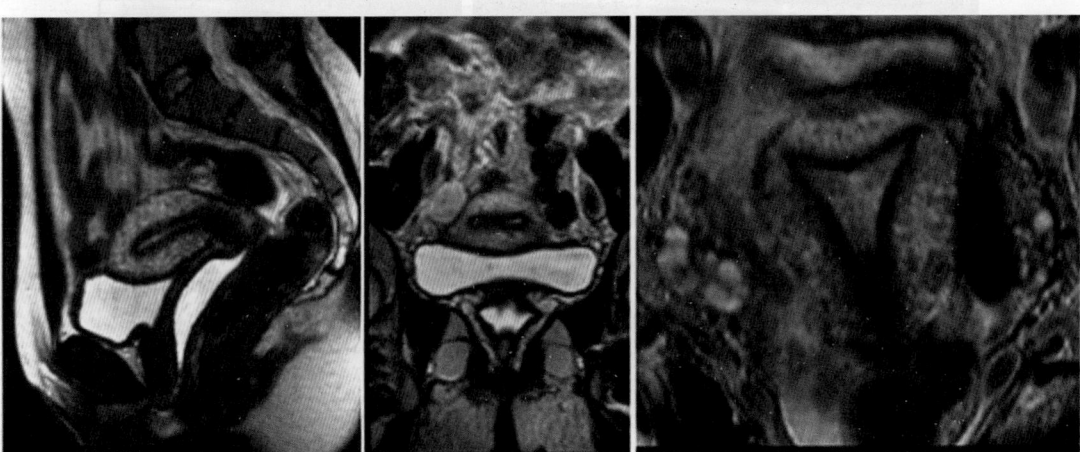

Figura 136.21 Cores multiplanares de ressonância magnética em T2 evidenciando útero arqueado, caracterizado por pequena impressão na região fúndica da cavidade, sem constituir duplicidade da cavidade.

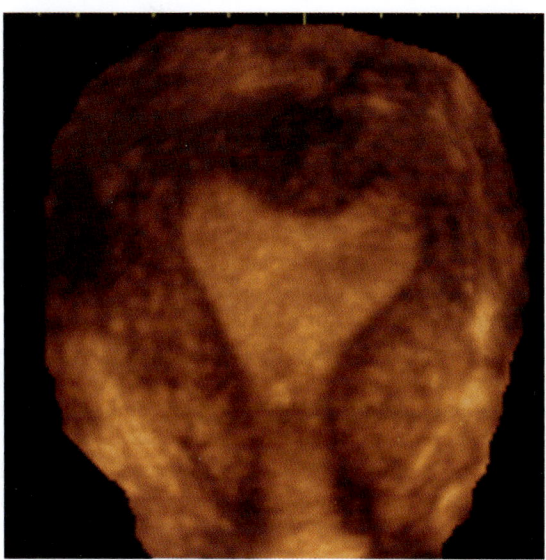

Figura 136.22 Ultrassonografia tridimensional mostrando útero septado, caracterizado por pequena impressão na região fúndica, sem estabelecer duplicidade da cavidade.

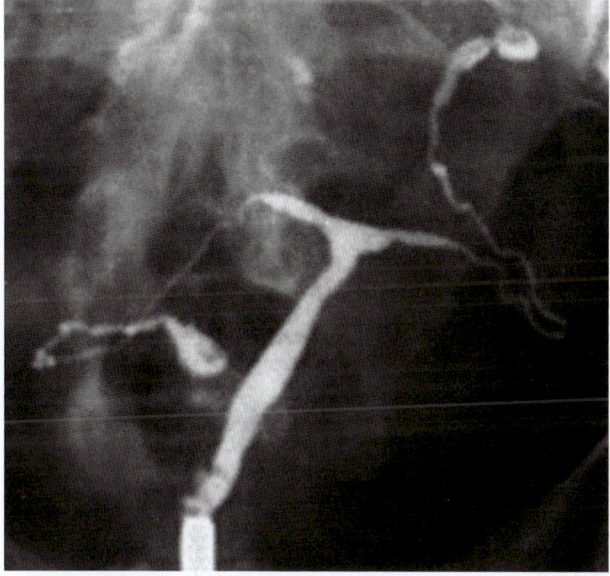

Figura 136.23 Histerossalpingografia mostrando útero em forma de "T".

■ ALTERAÇÕES ASSOCIADAS

As anomalias mullerianas podem vir associadas à obstrução por septo vaginal, que se origina de defeitos da fusão vertical ou lateral. Os defeitos da fusão vertical incluem a presença de septo vaginal transverso, que pode ocorrer em qualquer local da vagina, sendo mais frequente na junção dos terços superior e médio.

Esse septo consiste numa membrana de tecido fibroso conectivo com componentes musculares e vasculares. As pacientes que possuem endométrio funcionante evoluem com acentuada distensão da vagina.

Todas as anomalias mullerianas podem estar associadas a septo vaginal, apesar de esse ser mais frequente no útero didelfo e septado.

O hímen imperfurado pode simular a presença de septo transverso baixo, entretanto ele não é uma anomalia mulleriana e, por isso, deve ser diferenciado do septo vaginal.

Os defeitos de fusão lateral podem originar septos longitudinais e estão mais associados às anomalias com septo ou de duplicação. Quando há obstrução vaginal, geralmente ela é unilateral.[16-19]

■ CONCLUSÃO

As alterações mullerianas envolvem um complexo espectro de anomalias do desenvolvimento, que podem se manifestar de diversas maneiras.

Seu diagnóstico pode ser aventado por uma simples ultrassonografia de rotina ou uma histerossalpingografia na propedêutica da infertilidade; entretanto, para correta classificação, é imprescindível a avaliação pela RM. Também é importante ter em mente que as malformações associadas devem ser ativamente pesquisadas, em especial as renais e ósseas.

Com o avanço das técnicas de imagem por RM, permitindo maior resolução das imagens, menor tempo de exame e aparelhos com maior largura, ela se torna cada vez mais reconhecida por ser o padrão-ouro na análise não invasiva da pelve feminina, dentre outros motivos já citados, por ser um método com menos variação interobservadores do que a ultrassonografia.

As técnicas de imagem atual estão à disposição dos ginecologistas para ajudá-los no diagnóstico e manejo de suas pacientes. É fundamental que todos conheçam as diferenças entre os vários exames, permitindo que aproveitem ao máximo o diagnóstico por imagem.

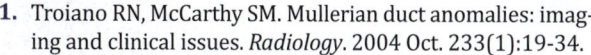

REFERÊNCIAS BIBLIOGRÁFICAS

1. Troiano RN, McCarthy SM. Mullerian duct anomalies: imaging and clinical issues. *Radiology*. 2004 Oct. 233(1):19-34.
2. Kato H, Hayama M, Furuya S, Kobayashi S, Islam AM, Nishizawa O. Anatomical and histological studies of so-called Müllerian duct cyst. *Int J Urol*. 2005 May. 12(5):465-8.
3. Shulman LP. Müllerian anomalies. *Clin Obstet Gynecol*. 2008 Jun. 51(2):214-22.
4. Nichols JL, Bieber EJ, Gell JS. Case of sisters with complete androgen insensitivity syndrome and discordant Müllerian remnants. *Fertil Steril*. 2009 Mar. 91(3):932.e15-8.

5. Olpin JD, Heilbrun M. Imaging of Müllerian duct anomalies. *Clin Obstet Gynecol*. 2009 Mar. 52(1):40-56.

6. Ravel C, Lorenço D, Dessolle L, Mandelbaum J, McElreavey K, Darai E, et al. Mutational analysis of the WNT gene family in women with Mayer-Rokitansky-Kuster-Hauser syndrome. *Fertil Steril*. 2009 Apr. 91(4 Suppl):1604-7.

7. Shirota K, Fukuoka M, Tsujioka H, Inoue Y, Kawarabayashi T. A normal uterus communicating with a double cervix and the vagina: a müllerian anomaly without any present classification. *Fertil Steril*. 2009 Mar. 91(3):935.e1-3.

8. Soh E, Eleti A, Jimenez-Linan M, Arends MJ, Latimer J, Sala E. Magnetic resonance imaging findings of tamoxifen-associated uterine Müllerian adenosarcoma: a case report. *Acta Radiol*. 2008 Sep. 49(7):848-51.

9. Acién P, Acién M, Sánchez-Ferrer ML. Müllerian anomalies "without a classification": from the didelphys-unicollis uterus to the bicervical uterus with or without septate vagina. *Fertil Steril*. 2009 Jun. 91(6):2369-75.

10. Govindarajan M, Rajan RS, Kalyanpur A, Ravikumar. Magnetic resonance imaging diagnosis of Mayer-Rokitansky-Kuster-Hauser syndrome. *J Hum Reprod Sci*. 2008 Jul. 1(2):83-5.

11. Li S, Qayyum A, Coakley FV, Hricak H. Association of renal agenesis and mullerian duct anomalies. J Comput Assist Tomogr 2000;24(6):829–834.

12. Pittock ST, Babovic-Vuksanovic D, Lteif A. Mayer-Rokitansky-Küster-Hauser anomaly and its associated malformations. *Am J Med Genet A*. 2005 Jun 15. 135(3):314-6.

13. Reichman D, Laufer MR, Robinson BK. Pregnancy outcomes in unicornuate uteri: a review. *Fertil Steril*. 2009 May. 91(5):1886-94.

14. García González P, Meana Morís AR, Gracía Chapullé A, Matesanz Pérez JL. [The role of MRI in congenital cystic lesions in the pelvis: A case of uterus didelphys with double vagina, hematocolpos, and ipsilateral renal agenesis.]. *Radiologia*. 2009 Mar-Apr. 51(2):194-7.

15. Mor E, Landay M, Paulson RJ. Endometrial receptivity is preserved in Diethylstilbestrol-associated and other Müllerian anomalies: evidence from tubal embryo transfer. *J Assist Reprod Genet*. 2009 Jan. 26(1):65-8.

16. Blask AR, Sanders RC, Rock JA. Obstructed uterovaginal anomalies: dem- onstration with sonography. II. Teenagers. Radiology 1991; 179:84-88.

17. Rock JA. Anomalous development of the vagina. Semin Reprod Endocrinol 1986; 4:13–31.

18. Ghi T, Casadio P, Kuleva M, Perrone AM, Savelli L, Giunchi S, et al. Accuracy of three-dimensional ultrasound in diagnosis and classification of congenital uterine anomalies. *Fertil Steril*. 2009 Aug. 92(2):808-13.

19. Marcal L, Nothaft MA, Coelho F, Volpato R, Iyer R. Mullerian duct anomalies: MR imaging. *Abdom Imaging*. 2011 Jan 5.

Capítulo 137

■ Caroline Ferreira do Nascimento Neri ■ Christine Plöger Schor ■ Liliana Stüpp

Papel da Fisioterapia nas Malformações Genitais

■ INTRODUÇÃO

As diferentes malformações genitais podem causar diversos sintomas clínicos, impacto na qualidade de vida e função sexual. A sexualidade é objeto de vários estudos e, de acordo com a revisão da literatura de Bean *et al.*, essa abordagem está presente em 91% dos estudos relacionados à agenesia vaginal. O objetivo primário do tratamento, seja ele cirúrgico ou conservador, está voltado para o sucesso anatômico da criação da neovagina, que permita à paciente realizar o ato sexual de forma saudável.

Por conta dos inúmeros conflitos fisiológicos e psicológicos na função sexual feminina dessas mulheres, parece haver clara concordância na literatura quanto à necessidade do envolvimento de uma equipe multidisciplinar na dinâmica assistencial. Os profissionais frequentemente citados são médicos, enfermeiros, psicólogos, psiquiatras, pediatras e terapeutas sexuais.

Atualmente, a fisioterapia ginecológica é fortemente recomendada para o tratamento de disfunções sexuais, como na hiperatividade do levantador do ânus, dor pélvica, vaginismo, anorgasmia, desejo sexual hipoativo, vulvodinia e dispareunia. Muitas dessas queixas estão usualmente presentes no processo de criação da neovagina. Os recursos de tratamento incluem aspectos educacionais – informações anatômicas e funcionais, tratamento comportamental e técnicas de reabilitação –, treinamento dos músculos do assoalho pélvico (MAP), equipamentos de biofeedback manométrico e eletromiográfico, eletroestimulação e técnicas de terapia manual.

Entretanto, até o momento, esses profissionais não estão envolvidos nessa visão multidisciplinar. Neste capítulo, analisaremos, com base teórica, algumas correlações que podem ser um ponto inicial a respeito da contribuição da fisioterapia nos casos de malformações genitais com queixas de disfunção sexual.

■ INTERVENÇÃO FISIOTERAPÊUTICA EM MULHERES COM AGENESIA VAGINAL

Até o momento, não foram encontrados estudos randomizados e controlados que incluam a fisioterapia no tratamento cirúrgico e conservador da agenesia vaginal. Há apenas um estudo de caso que aborda essa intervenção. McVearry e Warner incluíram uma paciente de 36 anos que optou pelo tratamento conservador com dilatadores vaginais e recebeu tratamento fisioterapêutico. O tratamento incluiu técnicas manuais, aplicação de calor, ultrassom terapêutico no períneo, orientações ao parceiro e quanto ao uso dos dilatadores vaginais. Resultados clínicos foram encontrados: após quatro semanas do uso diário do dilatador de forma domiciliar, a paciente não apresentou queixas quanto a dor e relatou apenas sensação de estiramento. Após seis semanas de tratamento, a paciente tolerou a penetração peniana e, a partir da nona semana, esteve apta a ter relações sexuais com maior frequência e sem dor. Os resultados parecem ter sido atingidos mais rapidamente quando comparados a outros estudos sem intervenção fisioterapêutica. De acordo com revisão sistemática de McQuillan e Grover, o tempo requisitado para o sucesso na criação da neovagina com dilatadores varia de dois a 11 meses, com a média na maioria dos estudos de cinco a seis meses. Quanto ao impacto na função sexual mensurada pelo questionário FSFI (*Female Sexual Function Index*), ao completar o tratamento, a paciente obteve escore de 31,9 (sendo o escore máximo de 36), o que indicou alto nível de função sexual. De acordo com a análise subjetiva de satisfação, a paciente e seu parceiro relataram estar muito satisfeitos com a abordagem de tratamento, especificamente pela direção e pelo encorajamento recebidos na fisioterapia.

Mulheres com agenesia vaginal comumente enfrentam diversos obstáculos – desde a descoberta da doença, durante o processo de criação da neovagina e, após, com a adaptação ao novo órgão. Apesar das altas taxas de sucesso do tratamento médico, essas mulheres podem sofrer baixa autoestima, problemas na autoimagem corporal e sentir relação sexual dolorosa, o que afeta negativamente essa função e a qualidade de vida. Muitas dessas condições negativas são usualmente tratadas na fisioterapia ginecológica.

Conforme descrito anteriormente, até o momento, há escassez de estudos que avaliaram a intervenção fisioterapêutica em mulheres com agenesia vaginal. Dessa forma, elaborou-se este capítulo com base em correlações entre estudos publicados de fisioterapia e disfunção sexual, a fim de estabelecer possíveis hipóteses e mecanismos que possam sugerir a inclusão da fisioterapia no tratamento dessas mulheres. Essas hipóteses incluem: (I) avaliação detalhada dos músculos do assoalho pélvico – especificamente do tônus, força e *endurance* – como primeiro passo na intervenção, a fim de auxiliar na prevenção e/ou tratamento de possíveis queixas sexuais nas pacientes com neovagina; (II) técnicas de relaxamento com foco nos MAP, e músculos com proximidade anatômica podem reduzir a dor e auxiliar no uso de dilatadores vaginais; (III) técnicas proprioceptivas, de conscientização da contração muscular e treinamento muscular do assoalho pélvico podem melhorar a imagem corporal, a autopercepção da contração muscular e auxiliar nas disfunções sexuais. Essas intervenções podem contribuir para o sucesso da principal meta de tratamento da agenesia vaginal: o intercurso sexual satisfatório.

Avaliação fisioterapêutica

A avaliação fisioterapêutica dos MAP inclui a análise da capacidade de contrair e relaxar esses músculos de forma adequada, a qualidade da contração muscular, o tônus, o grau de força, a habilidade de manter a contração muscular (*endurance*), a fadiga e a habilidade de relaxamento completo. Os métodos suportados pela Sociedade Internacional de Continência (*International Continence Society* – ICS) incluem inspeção visual, palpação digital, manometria e eletromiografia. Esses métodos avaliativos são utilizados exclusivamente por fisioterapeutas; dessa forma, acreditamos que o acesso a essas informações possa ser útil para prevenir e/ou tratar possíveis sintomas e queixas e disfunções de longo prazo nos casos de neovagina.

Dilatadores vaginais e disfunção sexual

O tratamento conservador com dilatadores vaginais tem altas taxas de sucesso, que variam entre 43% e 94,5% (McQuillan, Grover). Entretanto, esse índice reflete principalmente o comprimento vaginal alcançado, e não necessariamente a função sexual como critério de sucesso no tratamento. Algumas dificuldades podem ser encontradas, como baixa adesão, insatisfação e descrição do regime como desconfortável e doloroso.

As evidências atuais da abordagem fisioterapêutica em mulheres com inabilidade ou dor no intercurso sexual não são fortes, porém são encorajadoras. É documentado na literatura que disfunções musculoesqueléticas, especificamente dor muscular e hiperatividade dos MAP, estão diretamente relacionadas com dispareunia e vaginismo.[6] A hiperatividade do levantador do ânus é uma condição na qual esses músculos não relaxam completamente ou ocorre contração muscular quando o relaxamento é funcionalmente exigido. Nesses casos, há presença de dor, o que pode desenvolver espasmos musculares e impedir ou dificultar a penetração na relação sexual.[4,3]

Enquanto os dilatadores são utilizados para prevenção de aderência no canal vaginal e para evitar a oclusão da neovagina durante a estratificação da mucosa, a fisioterapia os utiliza para dessensibilizar o tecido vaginal, promover relaxamento muscular, diminuir a ansiedade frente à penetração e aliviar sintomas de dispareunia. O sucesso dessa técnica em combinação com psicoterapia tem sido descrito na literatura.[6-8] As principais metas do tratamento são melhorar a dor pela redução da hiperatividade dos MAP, melhorar o controle dessa musculatura e aumentar a tolerância ao estiramento.

Rosembaum e Owens avaliaram os efeitos das técnicas de terapia manual. A utilização de alongamento passivo e liberação miofascial pode melhorar a mobilidade pélvica e vulvar, aumentar o espaço de abertura vaginal e dessensibilizar regiões dolorosas. As técnicas miofasciais podem reduzir a tensão dos MAP e ser efetivas para o tratamento da dispareunia e outras disfunções pélvicas associadas à hiperatividade dos MAP.

Apesar de não haver informações na literatura com relação ao comportamento dos MAP em mulheres com agenesia vaginal e neovagina, com base nessas conexões, acreditamos ser razoável a sugestão de futuros estudos que avaliem a utilização dessas técnicas na prevenção e/ou no tratamento das disfunções sexuais nessas mulheres.

Técnicas proprioceptivas, conscientização e treinamento dos músculos do assoalho pélvico

Recentes estudos randomizados e controlados têm incluído técnicas proprioceptivas como primeiro passo para tratar disfunções do assoalho pélvico.[13-15] A abordagem inclui aspectos educacionais e aprendizagem da contração muscular, para maximizar o controle consciente e involuntário. Dois estudos sugerem relação entre a fisioterapia dos MAP e a melhora da autopercepção corporal.[16,17]

A falta de conhecimento corporal pode levar mulheres com agenesia vaginal a terem penetração vaginal com sérias consequências, como lesão uretral, infecções e incontinência. Um contato precoce com o fisioterapeuta poderia auxiliar na prevenção desses episódios.

O assoalho pélvico é um complexo sistema de estruturas, composto principalmente por músculos, ligamentos, fáscias e aponeuroses. Seus músculos são distribuídos em duas camadas: a superficial, constituída pelos músculos bulboesponjoso, isquiocavernoso, transverso superficial e profundo, e pelos esfíncteres uretral e anal; e a profunda, constituída pelo músculo levantador do ânus (pubococcígeo, puborretal, pubovaginal e iliococcígeo) e o coccígeo.[20] Os MAP são compostos principalmente por fibras do tipo I – tônicas –, com propriedades de elasticidade, contratilidade, excitabilidade e extensibilidade; e, em menor porcentagem, pelas fibras do tipo II – fásicas – responsáveis pela contração muscular rápida.

Esses músculos possuem comprovado potencial de hipertrofia. Os efeitos do treinamento muscular incluem melhora do suporte dos órgãos pélvicos, continência urinária e fecal, além de importante ação na resposta sexual.[21]

Acredita-se na relação entre os MAP e a quantidade de sensação percebida pela mulher durante a penetração vaginal. Em particular, os músculos pubococcígeo e iliococcígeo parecem ter participação no orgasmo feminino, por meio de contrações involuntárias rítmicas.[20] Sugere-se, também, que mulheres anorgásmicas podem apresentar menor força de compressão durante contração do músculo pubococcígeo, quando comparadas às mulheres orgásmicas. Esses fatores podem destacar a relevância da ação muscular para uma função sexual satisfatória.

De acordo com Bo, 30% das mulheres com disfunções dos MAP são incapazes de contraí-los ao primeiro comando.[23] Essa inabilidade relaciona-se diretamente com a falta do autoconhecimento ou presença de disfunção muscular. Lowenstein *et al.* avaliaram a contração dos MAP em mulheres com disfunção sexual. Nesse estudo, as mulheres que apresentavam melhor desempenho dos MAP apresentaram maiores escores nos domínios orgasmo e excitação, quando comparadas às mulheres com fraqueza dos MAP.

Alguns estudos demonstram que o treinamento dos MAP pode melhorar o desempenho dos músculos que se inserem no corpo cavernoso do clitóris, o que promove resposta do reflexo sensório-motor (contração involuntária dos MAP durante o orgasmo) e auxilia na excitação e no orgasmo. Adicionalmente, o aumento do fluxo sanguíneo pélvico, da mobilidade pélvica e da sensibilidade clitoridiana após o treinamento dos MAP pode poten-

cializar não só a excitação mas também a lubrificação, vaginal e o orgasmo.[22,33]

Com base nesses fatores, a inclusão de técnicas proprioceptivas e do treinamento muscular em mulheres com agenesia vaginal pode ser importante na melhora da imagem corporal e da autopercepção, além de facilitar o desejo e orgasmo e prevenir complicações de longo termo. Dessa forma, essa nova abordagem pode auxiliar a criação da neovagina não com uma passagem para a penetração, mas para promover qualidade no intercurso sexual e cuidado com a saúde dessas mulheres. Contudo, estudos são necessários para avaliar a confiabilidade dessas correlações.

■ CONSIDERAÇÕES FINAIS

De acordo com as hipóteses apresentadas, a fisioterapia pode contribuir de diversas formas no tratamento da neovagina. Entretanto, essas hipóteses foram feitas com base estritamente teórica, por meio da correlação de estudos publicados para o tratamento de disfunções sexuais em outro tipo de população. Em conclusão, destacamos a necessidade de estudos clínicos específicos em mulheres com agenesia vaginal com alta qualidade metodológica, a fim de investigar esses possíveis benefícios e auxiliar na formação de evidências.

■ REFERÊNCIAS BIBLIOGRÁFICAS

1. Bean EJ, et al. Mayer-Rokitansky-Küster-Hauser syndrome: sexuality, psychological effects, and quality of life. J Pediatr Adolesc Gynecol 2009;22(6):339-46.

2. McVearry M, al. Use of physical therapy to augment dilator treatment for vaginal agenesis. Female Pelvic Med Reconstr Surg 2011;17(3):153-6.

3. McQuillan SK, et al. Systematic review of sexual function and satisfaction following the management of vaginal agenesis. Int Urogynecol J 2014;25(10):1313-8.

4. Messelink B, et al. Standardization of terminology of pelvic floor muscle function and dysfunction: report from the pelvic floor clinical assessment group of the International Continence Society. Neurourol Urodyn 2005;24(4):374-80.

5. Prendergast SA, et al. Screening for musculoskeletal causes of pelvic pain. Clin Obstet Gynecol 2003;46(4):773-82.

6. Schnyder U. Therapy for vaginismus: in vivo versus in vitro desensitization. Can J Psychiatry. 1998;43(9):941-4.

7. Reissing ED, et al. Does vaginismus exist? A critical review of the literature. J Nerv Ment Dis. 1999;187(5):261-74.

8. Fisher K. Management of dyspareunia and associated levator Ani Muscle Overactivity. Phys Ther 2007;87(7):935-41.

9. Rosenbaum TY, et al. The role of pelvic floor physical therapy in the treatment of pelvic and genital pain-related sexual dysfunction. J Sex Med 2008;5(3):513-23.

10. Weiss JM. Pelvic floor myofascial trigger points: manual therapy for interstitial cystitis and the urgency-frequency syndrome. J Urology 2001;166(6):2226-31.

11. FitzGerald MP, et al. Rehabilitation of the short pelvic floor II: treatment of the patient with the short pelvic floor.Intl Urogynecol J Pelvic Floor Dysfunct 2003;14(4):269-75.

12. Oyama IA, et al. Modified Thiele massage as therapeutic intervention for female patients with interstitial cystitis and high-tone pelvic floor dysfunction. J Urol 2004;64(5):862-5.

13. Stüpp L. Pelvic floor muscle training for treatment of pelvic organ prolapse: an assessor-blinded randomized controlled trial. Int Urogynecol J 2011;22(10):1233-9.

14. Brækken, et al. Morphological changes after pelvic floor muscle training measured by 3-dimensional ultrasonography. Obstet Gynecol 2010;115(2 Pt 1):317-24.

15. Sherburn, M, et al. Incontinence Improves in OlderWomen After Intensive Pelvic Floor Muscle Training: An Assessor-Blinded Randomized Controlled Trial. Neurourol Urodyn 2011;30(3): 317-24.

16. Beji NK, et al. The effect of pelvic floor training on sexual function of treated patients. Int Urogynecol J Pelvic Floor Dysfunct 2003;14(4):234-8.

17. Lowenstein L, et al. Changes in sexual function after treatment for prolapse are related to the improvement in body image perception. J Sex Med 2010;7(2 Pt 2):1023-8.

18. Devreese A. Clinical evaluation of pelvic floor muscle function in continent and incontinent women. Neurourol Urodyn 2004;23(3):190-7.

19. Bø K, et al. Evaluation of female pelvic-floor muscle function and strength. Phys Ther 2005; 85(3):269-82.

20. Kinsey A, et al. Sexual behavior in the human female. Philadelphia: W.B. Saunders; 1998.

21. Bo K. Pelvic floor muscle training in treatment of female stress urinary incontinence, pelvic organ prolapse and sexual dysfunction. World J Urol 2012;30(4):437-42.

22. Shafik A. The role of the levator ani muscle in evacuation, sexual performance, and pelvic floor disorders. Int Urogynecol J Pelvic Floor Dysfunct 2000;11(6):361-7.

23. Ma Y, et al. Pelvic floor muscle exercises may improve female sexual function. Med Hypotheses 2009;72(2):223.

Capítulo **138**

■ **Rosemary Aparecida Villela de Freitas**

Aspectos Psicológicos das Mulheres com Malformações Genitais

■ INTRODUÇÃO

Este capítulo tem por finalidade abordar os aspectos psicológicos das mulheres com malformações genitais e o impacto que essas anomalias podem gerar na vida dessas mulheres, além do papel da família. Família que é núcleo central de socialização e desenvolvimento humano, que continua na sociedade mais ampla por meio do processo de escolarização. Refletimos também sobre a "constituição da autoestima" desse ser atravessado por múltiplas vertentes resultantes de ordem física, cromossômica, hormonal e emocional, que está inserido num contexto social.

Consideramos, logo de início, as dimensões cultural (valores morais e costumes), emocional (estrutura psicológica) e política (autonomia, emancipação, engajamento ideológico etc.), e como é para uma família receber um recém-nascido com malformação; nesse caso, o intersexo para psicologia ou genitália ambígua para a medicina.

Na sequência, trataremos das demais malformações genitais que vêm à tona na adolescência, período esse que, por si só, já traz angústia, questionamentos, cobranças internas e externas. As malformações genitais são geradas por alterações nos ductos mullerianos, que podem criar várias anomalias congênitas do trato genital, podendo ocorrer distúrbio total ou parcial de útero, vagina e vulva. Embora não sejam frequentes e não causem risco de vida, essas malformações precisam de cuidados específicos, pois podem afetar as vidas sexual e reprodutiva dessas mulheres.[1,2]

Nas anomalias da vulva, há também a genitália ambígua, conhecida como intersexo. Tomamos a liberdade de chamar malformações visíveis àquelas vistas a olhos nus e invisíveis, que só vêm à tona com a puberdade, fase em que ocorre o desenvolvimento dos caracteres sexuais secundários em função do desenvolvimento hormonal; é exatamente nesse período que o sintoma aparece, e falaremos mais adiante sobre isso.

Os problemas de que estamos tratando começam na gestação; então, lancemos nosso olhar sobre esses nascituros, considerando o processo formador de modo integral, buscando interpretar a síndrome como desdobramento da unidade da vida, bem como as dimensões física, vital, biológica, cultural e psíquica, cerne da necessidade deste capítulo: complementar a visão médica, na qual predomina o foco nos planos físico e biológico dos organismos.

■ A CHEGADA DE UM RECÉM-NASCIDO COM MALFORMAÇÃO VISÍVEL

Quando pensamos numa malformação, devemos incluir toda a família, pois essa é a principal fonte de apoio estável para o desenvolvimento e a manutenção da autoestima positiva de uma criança, representando uma unidade funcional, que servirá de espelho para a construção do ser humano, desde o momento da sua concepção e ao longo da sua vida.

Quando um casal tem o desejo de engravidar, surgem várias expectativas com relação ao futuro nascituro, e inicia-se o processo de laços e vinculação, por meio da representação psíquica.[3]

Gerar um filho vai além da concepção; podem haver motivações conscientes e inconscientes do amor eterno entre o casal, de perpetuar a espécie e manter a linhagem familiar. Para a criança esperada, os pais projetam que essa seja sua semelhança, com comportamentos e projetos parecidos, estendendo assim o seu narcisismo.[4]

A representação mental que a mãe faz de seu bebê e de si mesma durante a gestação é importante para determinar a relação posterior de mãe com o filho.[5]

Durante a gestação, existem dois recém-nascidos para os pais: o imaginário e o real.

O *imaginário* é aquele que corresponde a todos os padrões de perfeição, é o filho dos sonhos, projetado muitas vezes pelo mundo interno dos pais, baseado nas necessidades conscientes, inconscientes e experiências passadas. Essas representações podem ser intensificadas com o decorrer da gestação, pelos movimentos do feto, da imaginação do sexo e do aspecto do nascituro e da própria função materna. Já na gestação, muitas mães começam a atribuir características ao filho, tais como sexo, aparência e personalidade, a partir dos ritmos e das reações do concepto no útero,[6] por vezes confrontando com o medo de que ele tenha algum problema.[7]

O filho real é aquele que vem à tona no momento do parto; algumas malformações já são visíveis durante o pré-natal através da ultrassonografia, antecipando a frustração dos pais com relação ao filho idealizado, sinalizando o final de um sonho, gerando sensação de incapacidade, morte e destruição. Nesse momento, os pais entram no período de luto, precisam encarar o luto do filho idealizado para o real com malformação.[8]

Nessa perspectiva, o luto do filho imaginário é dividido pelas seguintes fases.[9,10]

Choque

Quando os pais recebem a notícia de que seu filho tem malformação, acentuando-se de acordo com a forma que é comunicada a malformação, podendo gerar sentimento de rejeição logo que o bebê nasce, dificultando o vínculo afetivo.

Negação

Os pais negam a realidade, ficam atordoados, entorpecidos, como se nada disso estivesse acontecendo, procurando por opiniões de outros médicos. Esse mecanismo de defesa serve como um amortecedor para diminuir a dor interna, e a intensidade desse processo varia de acordo as condições de resiliência que esses pais têm. A negação costuma não demorar muito a passar, sendo substituída posteriormente por sentimentos mais amenos.

Tristeza e raiva

Período em que começa a adaptação à realidade; surgem sentimentos de dor e frustração, às vezes a mãe tem raiva dela mesma por não ter gerado um filho "saudável". Esta fase do processo de luto é uma das mais difíceis, pois a raiva é direcionada a todas as pessoas, ao vizinho, ao cônjuge e aos profissionais que estão cuidando do caso, às vezes até dificultando o processo, pois os profissionais não estão preparados para serem alvos de agressividade e geralmente não conhecem os estágios do luto, podendo reagir de forma que dificulte a aceitação desses pais e consequentemente o tratamento.

Culpa/equilíbrio

Os pais sentem-se culpados pela malformação, não têm mais a quem direcionar a raiva; nesse momento, começam a entender e aceitar a situação, buscando informação e tratamento adequado.

Reorganização/adaptação

Os pais chegam a esse estágio quando conseguiram ultrapassar todos os outros, quando superaram as angústias e ansiedades ligadas à malformação. Emocionalmente, aumenta a capacidade para lidar com a situação; o nascituro é visto dentro de sua realidade e não mais como uma ameaça à integridade ou imagem de perfeição dos pais.

Assim que o filho nasce com a genitália ambígua ou intersexo, a primeira pergunta que os pais fazem – "é menino ou menina?" –, nem o médico no momento poderá responder. Isso gera angústia e certa urgência pela definição, pois essa criança precisa ser registrada e ter um nome.

Ao longo dos anos, a conduta com relação à intersexualidade passou por várias reflexões e questionamentos; a teoria da neutralidade psicossexual prega que os indivíduos são psicossexualmente neutros ao nascimento. Essa teoria sugere que a designação sexual seja feita o mais breve possível, antes dos 24 meses, pois o desenvolvimento psicológico e sexual saudável depende da aparência da genitália. Sendo assim, as influências do ambiente social definiriam o gênero do indivíduo.[11]

Vários outros aspectos começaram a ser considerados a partir da década de 1990. Passou-se a entender que as questões éticas, a exposição fetal aos androgênios, os fatores culturais e ambientais e, mais recentemente, do cérebro como órgão endócrino e a forma como o indivíduo conduz seu comportamento sexual na sociedade vão definir sua identidade masculina e feminina, bem como sua orientação sexual. Adiar a cirurgia corretiva possibilita que o sujeito tenha qualidade de vida nas etapas de seu desenvolvimento.[12] Nesse caso, manter a genitália diferente do "normal" requer atenção especial na educação dessa criança, com informações e linguagem adequada para sua idade, para que ela possa, mesmo com uma genitália diferenciada, sentir-se pertencente a um gênero, dessa forma possibilitando ao sujeito o que é melhor para si. Propor intervenções gradativas ao longo do desenvolvimento, em associação com a evolução global do sujeito, permitindo os ajustes necessários, pode constituir um cuidado ético.[13]

A cirurgia de designação sexual é muito importante, mas discute-se o momento ideal para ocorrer. Para adequação, levam-se em consideração o gênero e os aspectos éticos envolvidos. Atualmente, mesmo com os trabalhos em equipe multidisciplinar com as famílias, que buscam oferecer uma orientação psicossocial adequada para os pacientes com intersexualidade, ainda não se tem garantia de atingir o objetivo.[14]

■ MALFORMAÇÕES INVISÍVEIS

No caso das demais malformações genitais, chamadas invisíveis, por só virem à tona quando a menina entra na puberdade, temos outros aspectos a serem observados, agora do ponto de vista da portadora, embora a família tenha um peso fundamental para a aceitação e superação.

Como essa malformação vem a ser diagnosticada na adolescência, vejamos mais de perto esse universo.

A adolescência

Puberdade é a fase que chega junto com a adolescência, gerando transformação no corpo e nas emoções. Nela, ocorre uma ebulição hormonal, grandes mudanças no corpo e nas emoções. A menina, em torno dos 10 anos, começa a desenvolver seios e nascem os pelos pubianos e axilares, acompanhados pelo desenvolvimento das glândulas sudoríparas que trazem o odor característico do adulto; a cintura afina e o quadril alarga.

As malformações mullerianas são assintomáticas durante a infância e, na sua maioria, detectadas na adolescência, com média de idade entre os 15 e os 18 anos,[15] motivo que leva ao diagnóstico tardio dessas anomalias congênitas. A maioria dessas encontra-se associada a ovários funcionantes e, portanto, a um desenvolvimento adequado dos caracteres sexuais secundários, assim como dos genitais externos. Esse fato mascara anomalias do aparelho genital feminino interno; sendo assim, a maioria delas apenas é diagnosticada com o início da puberdade, quando as adolescentes/jovens adultas recorrem ao especialista por distúrbios menstruais – amenorreia primária, intercorrências sexuais ou infertilidade.[16]

Nos casos em que há útero que não impede de engravidar, a malformação torna-se algo mais aceitável, embora ocorra o estresse de se ter que passar pelas cirurgias de correção. Nos casos de agenesia uterina, com a Síndrome Mayer-Rokitansky-Küster-Hauser (SMRKH), o quadro é mais perturbador do ponto de vista psicológico, pois além de essas meninas descobrirem que têm uma "síndrome", sabem que essa as impede de gerar filhos e impacta bastante sua vida e de suas famílias, pois o útero tem um papel simbólico, representa a feminilidade associada ao papel de ser mãe, de procriar.

O período da adolescência é uma fase, para muitas meninas, muito conturbada; é um período de aprendizagem de regras novas. Além de toda bagagem que a menina já carrega desde a sua concepção, esse momento, dependendo do contexto social, cultural, emocional, econômico e político em que se vive, é o que vai determinar seu desenvolvimento e suas aspirações futuras. Ao mesmo tempo que os interesses do adolescente estão mudando, suas capacidades mentais estão se desenvolvendo. As relações interpessoais favoráveis com familiares e amigos vão contribuir para o aumento da autoconfiança e de um funcionamento psicológico adequado, principalmente após o diagnóstico.

Chega-se nessa fase e as amigas começam a menstruar, a falar do assunto; e a menina que sofre da SMRKH começa a sentir-se fora do padrão tão esperado; inicia-se a busca por informação, médicos e exames, e logo vem o diagnóstico. Nesse momento, instala-se novamente o processo de frustração não só dos pais mas da menina também, o desejo de ficar "mocinha", de ser mãe e de dar netos para os pais gera angústia na menina e na família. O útero tem função simbólica muito importante, é um órgão comumente investido de grande carga afetiva e vinculado à fertilidade e sexualidade, sendo considerado importante representante da feminilidade. A falta do útero pode desencadear fortes mudanças refletidas no corpo, no psiquismo e no social.[17]

Os papéis femininos são estabelecidos desde a infância, pelas brincadeiras de mãe e dona de casa. A maternidade é tida como um percurso natural a ser alcançado pelas meninas.

Ter útero e não querer ter filho é uma escolha; ser mulher e nascer sem útero é uma fatalidade que as leva à condição infértil, trazendo tristeza, sensação de incompletude, frustração, cobrança dos outros, solidão e inferioridade perante às outras mulheres.[18]

A intervenção cirúrgica ou dilatação com cones deverão ser realizadas quando a menina tiver estrutura emocional e estiver pronta para ter relações sexuais.

Alguns estudos apontam a busca pela neovaginoplastia cada dia mais cedo, antes de se alcançar a maioridade, o que espelha a precocidade na iniciação sexual.[19]

Um estudo realizado com 28 pacientes com SMRKH aponta que o resultado cirúrgico permitiu a relação sexual com penetração. Na avaliação funcional com 20 neovaginoplastias, 80% apresentaram ato sexual com penetração satisfatória para ambos os cônjuges, e 20% tiveram dificuldade com a penetração, apresentando dispareunia.[20] Com esses dados, faz-se necessário um acompanhamento ainda mais cuidadoso, pois o sucesso da cirurgia não depende única e exclusivamente de coitos regulares, e sim da utilização adequada dos moldes. Para que haja manutenção neovaginal adequada, necessita-se fazer acompanhamento ambulatorial e orientação no pré e pós-cirúrgico a respeito da resposta sexual humana.[20]

Algumas queixas disfuncionais com relação à resposta sexual aparecem como consequência da insegurança com o órgão novo, medo de sentir dor e de não dar prazer ao parceiro. Embora a dispareunia seja um achado nas pesquisas, o acompanhamento pós-cirúrgico demonstra uma melhora da satisfação sexual de, no mínimo, dois meses a quatro anos.[20]

Estudo com 54 pacientes mostrou que as reações emocionais com o diagnóstico e o tratamento variaram com a idade e o relacionamento com os pais. Logo após o diagnóstico, algumas meninas demonstraram-se deprimidas, questionando-se sobre a feminilidade e seu futuro como mães e esposas. Essas pacientes foram monitoradas psicologicamente ao longo do processo, impactando positivamente o resultado da cirurgia.[21]

Com relação ao impacto psicológico na mulher com a SMRKH, foram realizados dois estudos randomizados. No primeiro,[22] estudou-se o impacto psicológico nas mulheres que sofrem com a síndrome e como elas conceitualizam e convivem com sua afecção. Foram selecionadas por idade e tipo de síndrome (simples ou associada a outras malformações), e 39 mulheres foram randomizadas para um grupo de tratamento cognitivo comportamental especialmente desenvolvido para esses casos (n = 19) ou para a lista de espera (n = 20). Os resultados foram comparados em sete semanas e após três meses, por meio do *Symptom Check-List* (SCL-90-R). Foram analisados também o impacto do evento, a autoestima e as relações interpessoais. No SCL-90-R, as pacientes do grupo de tratamento cognitivo-comportamental apresentaram redução significativa dos sintomas psicológicos e tiveram diminuição não significativa em todas as outras consequências secundárias; as pacientes que estavam na lista de espera permaneceram inalteradas. Os autores concluíram que a intervenção cognitivo-comportamental melhora os sintomas psicológicos das mulheres com SMRKH, e que esse tratamento poderia e deveria ser aplicado em outras malformações uterinas.

No outro estudo,[23] avaliou-se o impacto psicológico da SMRKH em um grupo de 66 mulheres com malformações, comparadas com 31 mulheres-controles sem a síndrome e verificou-se que aquelas com agenesia uterovaginal apresentavam maiores índices de ansiedade fóbica, psicotismo (alienação interpessoal), depressão e ansiedade. Os autores concluíram que a agenesia uterovaginal tem impacto negativo no estresse psicológico e na autoestima dessas mulheres.

O impacto do diagnóstico e as reações emocionais variam muito com a idade e o tipo de apoio que essas pacientes têm de seus pais. Mesmo tendo a questão do intercurso sexual como algo muito importante para a qualidade de vida dessas pacientes, a incapacidade de engravidar é o aspecto mais difícil de aceitar. O acompanhamento psicológico deverá ser parte integrante do tratamento desses casos.[24,25]

Apenas um adendo, para falar da complexidade dessa fase da adolescência. Enquanto escrevíamos este capítulo, o *The Times of India* noticiou, em 5 de dezembro de 2015, que uma menina de 17 anos se suicidou quando teve o diagnóstico da síndrome: "após descobrir que não tinha um rim, o útero e que não poderia engravidar, entrou em depressão e ateou fogo em seu corpo...".[26] Notícia triste e que choca, pensar nessa possibilidade como algo real, embora a cultura de cada sociedade possa corroborar para que algo dessa natureza possa acontecer.

Mas, devemos ficar atentos com a questão da depressão na adolescência e com a ideação suicida, que engloba desejos, atitudes ou planos que o indivíduo tenha de se matar, e o suicídio propriamente dito, pois vem aumentando o índice nesse público; essa é a terceira causa de morte em termos mundiais.[27]

A própria fase já traz características de desajustes e adaptações; sendo assim, devemos ter clareza sobre os aspectos que podem ser patológicos na adolescência. O que se sabe é que o jovem que pensa, ameaça, tenta ou concretiza o suicídio está revelando, na verdade, um colapso em seus mecanismos adaptativos, como uma tentativa de alívio de sua dor e seu sofrimento.[27]

O acompanhamento multiprofissional se faz de extrema importância nos casos de malformação, para que o suicídio não se torne um fator de risco nessa população, que se encontra em estado fragilizado pela fase e pelo diagnóstico, e para que se avalie o seu impacto na vida dessas pacientes.

■ O VISÍVEL E INVISÍVEL, PROCURANDO ALÉM DO "NORMAL ESTATÍSTICO"

As pesquisas sobre as malformações genitais vieram em resposta à experiência no atendimento e acompanhamento das meninas com SMRKH, que levaram ao questionamento sobre os procedimentos e as maneiras usuais de conduzir os casos; percebendo limites (principalmente ligados às profundas mudanças de comportamento) e intuindo alguns caminhos para avançar.

Pensando nos padrões psicossociais vigentes de sexualidade, trata-se das pacientes que demandam soluções para o complexo de problemas apresentados.

No caso da SMRKH, a menina chega à adolescência e não menstrua, e começa a busca para saber o que acontece; descobre-se que sofre daquela síndrome, e a decisão é a reconstrução vaginal para que ela possa ter relações com penetração; aliás, a penetração é uma das condutas terapêuticas indicadas. No caso de não se manter relações sexuais, a paciente deverá utilizar as próteses para assegurar o canal aberto.

Algumas perguntas devem ser feitas para estabelecer e qualificar o acompanhamento, de fato, interdisciplinar das pacientes. A principal delas: será que essas meninas querem de fato receber pênis em suas vaginas?

Os desdobramentos desta questão nos levam para um novo patamar de enfrentamento dos problemas. Assim, percebemos que o modelo criado é de uma heteronormatividade, ou seja, as pesquisas sempre colocam a questão das parcerias heterossexuais, em vez de considerar as diversas possibilidades de incorporação recente nos registros da saúde do indivíduo inteiro, isto é, como uma unidade física, social e até mesmo espiritual (corpo e mente). O corpo deve ser visto como produto de seu tempo; é bem mais que unidade anatomofisiológica, pois os valores morais e o espírito ou essência da cultura na qual está inserido também o conformam.

As pesquisas apresentam como bom resultado cirúrgico o intercurso sexual satisfatório desta forma: "as pacientes com parceiros do sexo masculino ficam satisfeitas com intercurso sexual". Perguntamos: e as meninas lésbicas?

Não se está questionando a criação do canal vaginal, mas sim da visão que se tem do sexo normativo baseado no modelo heterossexual; insuficiente, conforme evidências históricas.

Já nos casos da genitália ambígua, a situação se torna mais preocupante, pois, como podemos nós, profissionais de saúde, e até mesmo os pais, decidirmos sobre o destino de alguém que naquele momento passa a não ter nenhum poder de escolha? E o agravante das decisões sobre a sexualidade sem experiências afetivas na vida "dessas" crianças, antes mesmo da identificação do outro?

A cirurgia de redesignação, ou de criação de uma vagina, apenas muda um órgão ou adapta ao que é imputado como "normal", mas não cria uma identidade de gênero, ou seja, como a pessoa se reconhece e sente a que gênero pertence, masculino ou feminino.

Embora as estatísticas sejam importantes para as pesquisas, devemos sempre levar em consideração a subjetividade de cada indivíduo como mais uma lanterna para guiar o profissional da saúde com coragem para acompanhar as mudanças e sair da zona de conforto das soluções consolidadas, normalmente aceitas.

■ CONSIDERAÇÕES FINAIS

A malformação genital leva não apenas o sujeito mas toda a família a uma situação de crise, proporcionando uma ruptura dos equilíbrios físico e psicológico de todos os envolvidos.

Para um bom prognóstico, é fundamental que os pais tenham acesso ao conhecimento das malformações, sejam orientados e acolhidos para que possam desenvolver habilidades e repertórios comportamentais adequados para criar uma dinâmica familiar voltada ao afeto e, dessa forma, contribuir com o desenvolvimento e a autoestima positiva de seus filhos.

A necessidade de hospitalização e de intervenção cirúrgica potencializa as ameaças pelas quais o sujeito passa, fazendo-o atravessar um momento de ansiedade que interfere no curso do seu tratamento e na sua recuperação. Atrelado a esse quadro, soma-se a falta de informação que, frequentemente, intensifica essa angústia.

É muito importante o apoio de uma equipe ao menos multidisciplinar em todas as fases do tratamento. O acompanhamento pré e pós-operatório pelo psicólogo apresenta-se como grande aliado no enfrentamento do diagnóstico e facilita a recuperação. É fundamental que fiquemos atentos também aos distúrbios psicopatológicos, como depressão e ansiedade graves, que possam surgir ao longo do processo. O acolhimento e a escuta devem ser sempre pautados na realidade de cada sujeito em tratamento, devendo a paciente ser informada de todo o processo para poder confiar na equipe e enfrentar a malformação.

■ REFERÊNCIAS BIBLIOGRÁFICAS

1. Takano CC, et al. Afecções congênitas, conceito, epidemiologia, classificação, diagnóstico e tratamento. In: Girão MJBC, organizador. Tratado de uroginecologia e disfunções do assoalho pélvico. Barueri (SP): Manole; 2015. p.467.

2. Martins M, et al. Mal formações genitais. In: Ginecologia. São Paulo: Medsi; 1999.

3. Bayle F. A parentalidade. In: Leal I, editor. Psicologia da gravidez e da parentalidade. Lisboa: Fim de Século; 2005. p.317-43.

4. Sousa S. A saúde do feto. In: Sá E, editor. Psicologia do feto e do bebê. Lisboa: Fim de século; 2003. p.39-66.

5. Stern DN. The parents' representational enacted. In: The motherhood constellation: a unified view of parent-infant psychotherapy. New York: Basic Books; 1995. p.41-58.

6. Raphael-Leff J. Gravidez: a história interior. Porto Alegre: Artes Médicas; 1997.

7. Piccinini C, et al. O bebê imaginário e as expectativas quanto ao futuro do filho em gestantes adolescentes e adultas. Interacções 2003;8(16):81-108.

8. Setúbal MS, et al. Reacções psicológicas diante da gravidez complicada por uma malformação fetal. Campinas: Programa de Medicina Fetal; Departamento de Tocoginecologia da Faculdade de Ciências Médicas; 2004. p.1-12.

9. Setúbal M, et al. Interrupção legal em gestação de fetos com patologias letais: aspectos epidemiológicos e emocionais. Campinas: Serviço de Medicina Fetal do Centro de Atenção Integral à Saúde da Mulher. 2003.

10. Klaus MH, et al. La relación madre-hijo. Buenos Aires: Panamericana; 1993.

11. Money J, et al. An examination of some basic concepts: the evidence of human hermaphroditism. Bulletin Johns Hopkins Hospital 1955;97(4):301-19.

12. Santos MM, et al. Identidade de gênero em crianças com diagnóstico de intersexo. Rev Depart Psicol UFF 2001; 13(1):101-9.

13. Santos MM, et al. Intersexo: o desafio da construção da identidade de gênero. Rev SBPH, Rio de Janeiro 2004;7(1):1-11.

14. Spinola-Castro MA. A importância dos aspectos éticos e psicológicos na abordagem do intersexo. Arq Bras Endocrinol Metabol 2005;49(1):46-59.

15. Barbosa GV. Adolescente con síndrome de Mayer-von Rokitansky-Kuster-Hauser: la importancia de un manejo integral multidisciplinario. Rev Columb Obstet Ginecol 2006; 57:305-9.

16. El Khamlichi AN, et al. Typicalformof Mayer-Rokitansky--Küster-Hauser syndrome and ectopic kidney. A rare association. Gynecol Obstet Fertil. 2011;39(2):e40-3.

17. Melo MC, et al. Histerectomia e simbolismo do útero: possíveis repercussões na sexualidade feminina. Rev SBPH, Rio de Janeiro 2009;12(2):1-9.

18. Trindade Z A, et al. Triste e Incompleta: uma visão feminina da mulher infértil. Psicol USP 2002;13(2):151-82.

19. Abramovay M, et al. Juventude e sexualidade. Brasília: Unesco; 2004.

20. Carvalho BR, et al. Neovaginoplastia com membrana amniótica na síndrome de Mayer-Rokitansky-Küster Hauser. Rev Bras Ginecol Obstet 2007; 29(12):619-21.

21. Poland M L E T. Psychologicaspectsof vaginal agenesis. J ReprodMed1985;30:340

22. Heller-Boersma JG, et al. A randomized controlled trial of a cognitive-behavioural group intervention versus waiting-list control for women with uterovaginal agenesis (Mayer-Rokitansky-Küster-Hauser syndrome: MRKH). Hum Reprod 2007;22(8):2296-101.

23. Heller-Boersma JG, et al. Psychological distress in women with uterovaginal agenesis (Mayer-Rokitansky-Kuster--Hauser Syndrome, MRKH). Psychosomatics 2009;50(3): 277-83.

24. Folch MP, et al. Müllerian a genesis: etiology, diagnosis and management. Obstet Gynecol Surv. 2000;55(10):644-9.

25. Morcel KC, et al. Mayer-Rokitansky-Kuster-Hauser (MRKH) syndrome. Orphanet J Rare Dis. 2007;2:13. Review.

26. Born Without Kidney, Uterus, UP teen sets self afire. The Times of India 5 de dezembro 2015 disponível em http://timesofindia.indiatimes.com/city/bareilly/Born--without-kidney-uterus-UP-teen-sets-self-afire/articleshow/50058464.cms em 14 de dezembro de 2015.

27. Bertolote J M, Fleischman, A. Suicídio e doença mental: uma perspectiva global. In: Botega NJ, et al. Comportamento suicida. Porto Alegre: ArtMed; 2004. p. 35-44.

Infecções Genitais

- **Maria Augusta Tezzeli Bortolini**
- **Roberto Zamith**

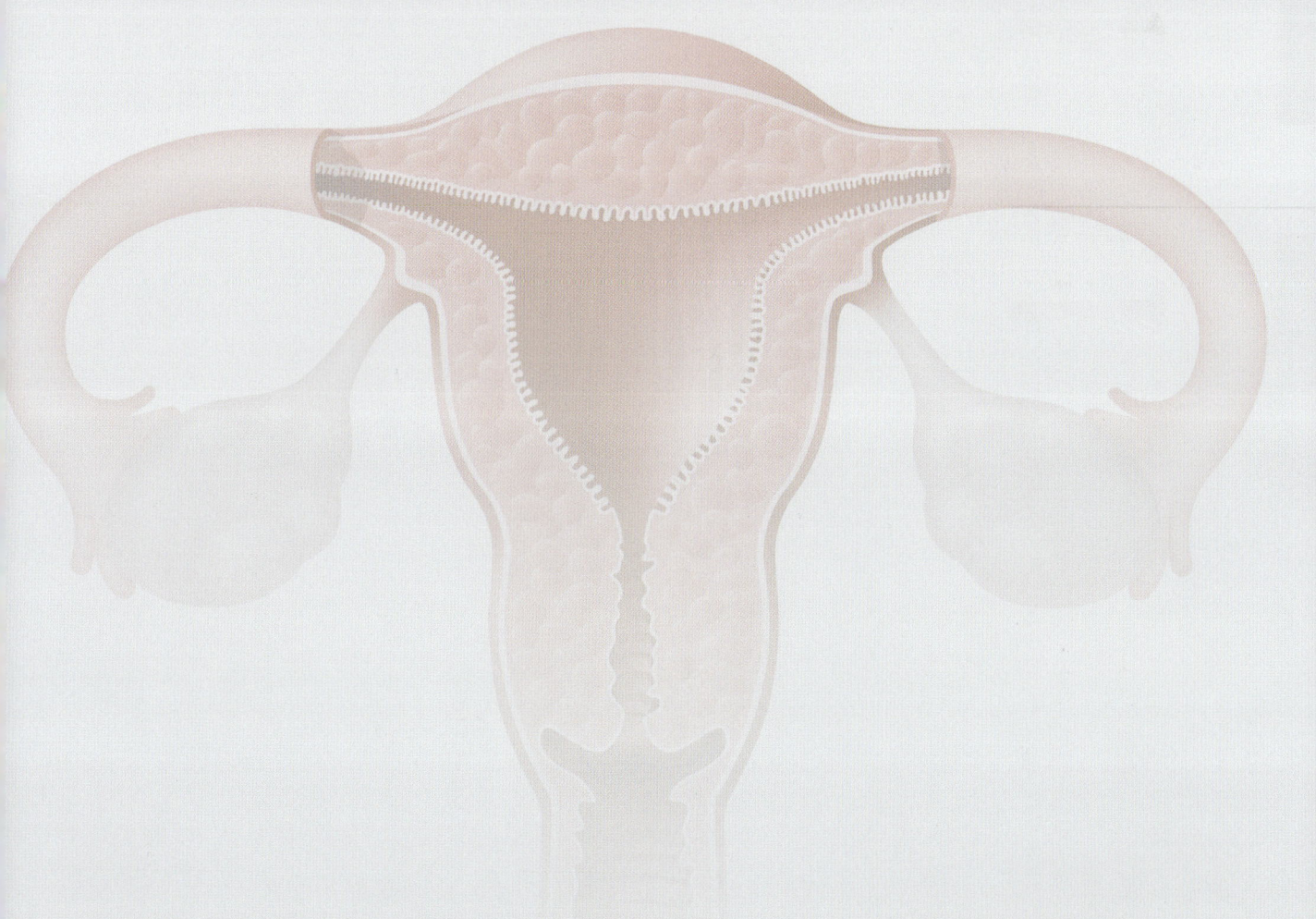

Capítulo **139**

■ **Iara Moreno Linhares** ■ **Renata Robial** ■ **Edmund Chada Baracat**

Imunologia do Trato Genital Inferior: Mecanismos de Defesa Vaginais

■ INTRODUÇÃO

O termo imunidade é derivado do latim *immunitas*, que significava isenção de encargos, referindo-se aos deveres e direitos dos senadores romanos. Cita-se que Tucídides, em Atenas (século V a.C.), foi pioneiro ao relacionar a imunidade às "pestes". Portanto, o conceito de imunidade tem suas raízes na Antiguidade e mantém seus segredos na ciência até hoje, desafiando os pesquisadores.[1]

A resposta imune é a forma mais efetiva para evitar que uma infecção se estabeleça; constitui-se na somatória de todos os mecanismos de defesa do indivíduo. Tais mecanismos envolvem desde a ação protetora das barreiras físicas até a ação de potentes substâncias bioquímicas, com diferentes e complexas atividades.[2]

De maneira geral, a imunidade pode ser subdividida em dois braços: inata (ou natural) e adquirida (ou adaptativa). A imunidade inata é não-específica, seus fatores constituintes encontram-se presentes no organismo desde o nascimento e estão sempre alertas para as defesas em níveis basais. Sua atuação é imediata e representa o combate inicial à infecção; evita que os patógenos invasores se estabeleçam no hospedeiro.[3,4] Contrariamente, a imunidade adquirida ou específica, como o próprio nome diz, é adaptada ao encontrar um patógeno específico, o que significa resistência a uma infecção já estabelecida; necessita de diversas horas para iniciar sua ação. De maneira simplificada, entende-se que a imunidade adquirida se desenvolve quando a inata já exerceu sua ação inicial e o organismo passou a necessitar de uma resposta imune induzida ou adaptativa, por meio do desenvolvimento de anticorpos (imunidade humoral) ou da resposta celular (imunidade celular).[5]

A imunidade inata é constituída por barreiras anatômicas (pele, membranas mucosas e muco); mecanismos de eliminação, como a fagocitose; variáveis fisiológicas, como pH local e temperatura; proteínas ligadoras de ferro; proteínas enzimáticas, como proteases, sistema do complemento e lisozimas; defesas químicas, como óxido nítrico e superóxido; peptídeos antimicrobianos, como defensinas; lectina ligadora de manose e efetores celulares da imunidade natural, como neutrófilos, macrófagos, monócitos e células *natural killer*, dentre outros elementos.[6] A imunidade adquirida, por sua vez, é subdividida em humoral e celular. A humoral envolve a ativação dos linfócitos B com produção de anticorpos (imunoglobulinas solúveis encontradas no soro e nas secreções corporais), que reconhecem e eliminam patógenos que sobrevivem e se multiplicam nos espaços extracelulares, e utilizam o espaço extracelular para se disseminar nos tecidos do hospedeiro.[7] A imunidade celular envolve a diferenciação e ativação dos linfócitos T frente a um patógeno ou substância estranha, por meio de seus receptores de superfície denominados receptores de células T. Estas não possuem a habilidade de atacar os antígenos a longas distâncias; exercem seu efeito protetor pelo contato direto com o alvo ou influenciando a atividade de outras células do sistema imune.[8]

■ IMUNIDADE DAS MUCOSAS

As mucosas do organismo (tratos digestivo, respiratório e urogenital) compreendem uma área de superfície total de 300 a 400 metros quadrados, que é aproximadamente 200 vezes mais extensa do que a superfície da pele. Para muitos patógenos, a porta de entrada nos organismos são as mucosas, daí a importância dos mecanismos de defesa locais. O sistema imune das mucosas é constituído tanto pelos mecanismos inatos (imunidade inata) como pelos adquiridos (imunidade adquirida), pelos quais exerce seu papel de defesa contra os patógenos invasores. Como esse é o primeiro local de contato entre o hospedeiro e o agente infeccioso, a resposta imune da mucosa é fundamental para o combate à infecção.[9]

■ SISTEMA IMUNE VAGINAL

No trato genital feminino, o sistema imune das mucosas também funciona como importante linha de defesa. A invasão da vagina por uma multidão de micro-organismos é, sem dúvida, uma ocorrência diária. A atividade sexual (relações sexuais, sexo oral receptivo, sexo anal, masturbação), o toque não sexual, a contaminação pelo reto e as exposições ambientais resultam na deposição de vários micro-organismos no epitélio vaginal. Concomitantemente, níveis subpatogênicos de um número elevado de diferentes micróbios colonizam a vagina de mulheres saudáveis. Adicionalmente, estudos sobre o microbioma vaginal têm demonstrado que as populações de bactérias colonizantes são, na verdade, muito maiores do que as anteriormente consideradas. Assim, tais populações microbianas facilmente levariam a estados infecciosos do trato genital, o que não ocorre na grande maioria dos casos pela presença de fatores protetores locais. Tais fatores são representados pelas barreiras epiteliais, pelo ecossistema microbiano endógeno normal e pelo sistema imune local.[10]

As barreiras anatômicas são constituídas pela conformação estrutural dos grandes e pequenos lábios, fechando o introito vaginal; pela camada queratinizada, que recobre os genitais externos; pela integridade das mucosas da vulva e vagina; pelas ações mecânicas do muco cervical; pela secreção das glândulas vestibulares e pela transudação da mucosa vaginal. Lembrar que o muco cervical, além da ação mecânica sequestrando os micro-organismos e evitando o seu contato com as células vaginais, também possui em sua composição diversos elementos com ação antimicrobiana (imunoglobulinas, lactoferrina, lisozima e eletrólitos).

O ecossistema vaginal fisiológico certamente desempenha importante papel nas defesas vaginais. A produção de ácido lático, que ocorre pela metabolização do glicogênio das células epiteliais vaginais descamadas e também pela secreção ativa pelas mesmas células, com posterior excreção para o meio vaginal, tem sido cada vez mais tema de pesquisas. Estudos recentes têm demonstrado que o ácido lático, mantendo o meio ambiente ácido e, portanto, inibindo a proliferação de patógenos, também possui propriedades imunes e influencia a resposta imunológica.[11,12]

O sistema imune local na vagina também atua em duas frentes: a imunidade inata e a adquirida. Como anteriormente mencionado, o sistema imune inato fornece uma defesa inicial e imediata contra os micro-organismos. Esse sistema reconhece moléculas comuns a muitos e diversos micróbios e não é, portanto, específico para um dado micro-organismo, e não tem que ser "aprendido". Componentes das células epiteliais vaginais, bem como fagócitos, células *natural killer* e secreções genitais, constituem esse sistema inato. Contrariamente, o sistema imune adquirido (específico) é caracterizado por uma resposta tardia, após vários dias, e é unicamente específico para um único antígeno microbiano ou outro antígeno. A resposta imune inata envia sinais que alertam as células do sistema imune específico, os linfócitos T e B, para se tornarem ativadas e desenvolverem a imunidade mediada por células ou produzida por anticorpos com um micróbio específico.[10]

■ IMUNIDADE DAS CÉLULAS EPITELIAIS VAGINAIS

As células epiteliais da vagina são importantes componentes da defesa imunológica contra patógenos. Constituem a superfície inicial com que os micro-organismos exógenos entram em contato ao penetrarem na vagina, já que, em mulheres saudáveis, as células do sistema imunológico normalmente não estão presentes no lúmen vaginal em concentrações significativas.[13]

A superfície das células epiteliais da vagina contém moléculas chamadas receptores *Toll-like* (TLRs) que funcionam no reconhecimento de micro-organismos específicos, ligando-se a moléculas de sua superfície.[14] Até o momento, já foram identificados 11 TLRs, que reconhecem os chamados padrões moleculares associados aos patógenos, ou seja, as estruturas específicas presentes apenas em micro-organismos unicelulares. Por exemplo, o TLR2, em associação tanto com TLR1 ou TLR6, reconhece lipoproteínas e peptidoglicano de bactérias Gram-positivas, assim como manose da parede celular de leveduras; o TLR3 reconhece a cadeia dupla de RNA dos vírus; o TLR4 reconhece o lipopolissacarídeo de bactérias Gram-negativas; o TLR5 reconhece a flagelina bacteriana; o TLR9 reconhece o dinucleotídeo citosina-guanina não metilado (CpG), presente apenas em bactérias e no DNA de diversos vírus; o TLR11 reconhece uropatógenos. O contato e a subsequente ligação do TLR ao micro-organismo ativa fatores de transcrição que induzem a atuação dos genes que codificam citocinas pró-inflamatórias e quimiocinas, as quais são os mediadores do sistema imune e fazem a comunicação entre os seus diversos elementos. A subsequente liberação dessas citocinas desencadeia a ativação de células imunológicas da lâmina própria vaginal, que migram para o lúmen da vagina.[15]

Um segundo componente da imunidade inata das células epiteliais é a proteína secretora inibidora da protease dos leucócitos (SLPI). Tal proteína, que é produzida pelas células epiteliais da vagina e do útero de mulheres em idade reprodutiva, exerce ação bactericida contra bactérias Gram-positivas e negativas. Também foi demonstrado que a SLPI interfere com a entrada do vírus da imunodeficiência humana (HIV) nas células-alvo suscetíveis.

As células epiteliais também liberam peptídeos que são capazes de rapidamente destruir um amplo espectro de bactérias, fungos e vírus, quando em contato com esses. Defensinas são peptídeos antimicrobianos que possuem carga catiônica, a qual se liga a moléculas carregadas com carga aniônica na superfície de micro-organismos; isso acarreta em disrupção na membrana com consequente lise da célula afetada. Mesmo os micro-organismos que desenvolveram resistência aos antibióticos permanecem sensíveis às defensinas. Já foram identificadas pelo menos oito defensinas em seres humanos.[16,17]

A lectina ligadora de manose (*mannose-binding lectin* – MBL) é um componente do sistema imune inato, presente na circulação e nas secreções vaginais. Liga-se à manose, N-acetilglicosamina e resíduos de fucose nas superfícies microbianas. Isso resulta na destruição dos micróbios mediada pelo complemento e/ou opsonização pelos receptores de MBL nos fagócitos.[18] A deficiência de MBL devido a um polimorfismo no gene responsável pela sua produção tem sido associada com a candidíase vulvovaginal recorrente.[19,20]

Outros dois produtos antimicrobianos produzidos por células epiteliais na vagina são a lisozima e a lactoferrina. A lisozima atua primariamente nas membranas celulares de bactérias Gram-positivas e também pode inibir o crescimento de *C. albicans*. A lactoferrina, uma glicoproteína ligadora de ferro, sequestra o ferro não complexo dos fluidos biológicos, dessa forma impede a utilização do metal por micro-organismos, já que o ferro estimula a sua proliferação. A lactoferrina inibe o crescimento de ampla variedade de bactérias, fungos e alguns vírus (citomegalovírus, adenovírus, HIV e vírus da hepatite C).

■ SINALIZAÇÃO DE "PERIGO" PELAS PROTEÍNAS DE CHOQUE TÉRMICO

Proteínas de choque térmico ou de estresse compreendem uma série de famílias de proteínas que são essenciais à vida e estão presentes em todos os organismos vivos conhecidos, incluindo bactérias, plantas e seres humanos. Quando uma célula se encontra sob condições de estresse não fisiológico, tais como elevação de temperatura (choque térmico) ou invasão por micro-organismos, a biossíntese de proteínas de choque térmico é intensamente aumentada. A liberação de proteínas de choque térmico pelas células infectadas funciona como um alerta inicial para o sistema imune, sinalizando que tais células estão em perigo e, portanto, os seus elementos devem migrar e se concentrar na região onde as proteínas de choque térmico estão sendo liberadas.[21] Diversos membros da família de proteínas de choque térmico ligam-se a receptores específicos na superfície das células que exercem a fagocitose. Isso resulta na liberação de citocinas e quimiocinas a partir dessas células, estimulando a maior ativação do sistema imune. O sistema de complemento também é ativado por proteínas de choque térmico, e a deposição de componentes ativados desse sistema sobre a superfície das células bacterianas resulta em lise celular ou em fagocitose por células que possuem receptores de complemento. Já foram identificadas proteínas de choque térmico extracelulares no lúmen vaginal de mulheres com história de candidíase vulvovaginal recorrente.[22]

■ FAGÓCITOS E CÉLULAS *NATURAL KILLER*

Os componentes do sistema imune inato estão presentes em uma variedade de células do sistema imune, principalmente naquelas com funções fagocíticas ou líticas. Macrófagos, células dendríticas, neutrófilos, células *natural killer*, mastócitos e eosinófilos, todos possuem funções na imunidade inata.[14]

As células *natural killer* são capazes de reconhecer e destruir células que estão infectadas por patógenos microbianos. Essa atividade não é aprendida e não é específica a determinado micro-organismo e, portanto, é parte da defesa imune inata. Sob condições fisiológicas, as células *natural killer* encontram-se inibidas por receptores específicos localizados em sua superfície. Entretanto, em presença de infecção, tal processo inibitório é acentuadamente reduzido; as células *natural killer* passam a atuar, ocorrendo a lise do micro-organismo. Tais células *natural killer* também possuem a propriedade de liberar citocinas (como o interferon gama), que, por sua vez, ativam a imunidade adquirida.[23]

■ INTERFACE ENTRE A IMUNIDADE INATA E A ADQUIRIDA: CÉLULAS DENDRÍTICAS

As células dendríticas, também conhecidas como de Langerhans, são provavelmente os elementos de ligação mais importantes entre a imunidade inata a adquirida, no trato genital feminino. Essas células são potentes apresentadoras de antígenos e têm sido identificadas no epitélio vaginal, no epitélio cervical escamoso e na epiderme vulvar; são derivadas da medula óssea e migram-se para a pele.[14] A superfície das células dendríticas contém altos níveis de diferentes TLR. Os padrões de reconhecimento e de ligação desses receptores a antígenos da superfície ou DNA bacteriano rapidamente induzem a maturação das células dendríticas. Essas adquirem a capacidade de englobar patógenos microbianos de maneira muito eficiente, processando os antígenos específicos e transportando-os para sua superfície celular. A maturação também envolve a reorganização do citoesqueleto das células dendríticas, o que facilita a sua migração através da linfa até os gânglios linfáticos regionais; as células dendríticas então entram em contato íntimo com os linfócitos T, induzindo-os a reconhecer especificamente os antígenos microbianos que foram anteriormente processados. As células dendríticas maduras também produzem citocinas pró-inflamatórias e interferon alfa para estimular ainda mais a ativação do sistema imune.[23]

■ IMUNIDADE ADQUIRIDA

A imunidade adquirida (humoral e celular), em contraste com a inata, necessita de vários dias para se desenvolver e resulta no reconhecimento de um único antígeno presente em apenas um patógeno microbiano (sendo, portanto, específica). Os componentes proteicos do patógeno, que foram anteriormente englobados e degradados em pequenos peptídeos pelas células dendríticas e pelos macrófagos, e posteriormente transportados para a superfície de tais células, são apresentados aos linfonodos. Nestes, tais antígenos microbianos entram em contato com os linfócitos ainda não ativados (*naive*), iniciando o processo de ativação desses, que se tornam células efetoras do braço humoral ou do braço celular da imunidade.[23]

Existem tipos distintos de linfócitos humanos que, embora sejam semelhantes morfologicamente, desempenham diferentes funções. Com base em suas funções biológicas e na presença de determinadas proteínas em sua membrana celular, podem ser divididos em três categorias: linfócitos B, linfócitos T e células *natural killer* (já mencionadas devido à sua ação na imunidade inata). Essas proteínas de membrana servem como marcadores fenotípicos, identificando-os e atuando também como receptores na orientação da resposta imune a determinado antígeno.

Os linfócitos B *naives* migram da medula para os linfonodos e, quando ativados, produzem anticorpos IgG, IgA, IgM, IgD, IgE e IgA secretor (que é característico das mucosas). Os linfócitos T são subdivididos em linfócitos T *helper* ou auxiliares (a maioria dos quais expressa uma proteína de membrana denominada CD4) e linfócitos T citotóxicos (cuja proteína de membrana é denominada CD8). Os linfócitos TCD4 desempenham papel importante na imunidade celular, mas também auxiliam a imunidade humoral. A população de células TCD4 é

heterogênea, sendo dividida em duas subpopulações: TH1 e TH2. As células efetoras TH1, quando ativadas, produzem a citocina interferon gama (IF-γ), que estimula a resposta celular para a defesa contra protozoários, bactérias intracelulares e vírus; além disso, o interferon gama estimula a ação dos macrófagos, aumentando sua eficiência para englobar e processar micro-organismos, estimulando assim a imunidade inata. Por sua vez, as células efetoras TH2 produzem as citocinas IL-4 e IL-5, dentre outras, que auxiliam os linfócitos B na produção de anticorpos; a resposta TH2 é mais efetiva contra helmintos e bactérias extracelulares. Os linfócitos TCD8, por sua vez, lisam células infectadas por vírus e outros micro-organismos intracelulares.[24]

É importante lembrar que tanto a ativação dos linfócitos B quanto dos linfócitos T resulta em um processo de memória, ou seja, capacidade de reconhecimento de um micro-organismo específico, caso ele esteja novamente presente na vagina; tal presença rapidamente ativará a memória imune para uma resposta mediada por células e/ou por anticorpos, para evitar a proliferação do micro-organismo invasor e sua capacidade de causar doença.[10]

■ PRODUÇÃO DE ANTICORPOS NO TRATO GENITAL INFERIOR

O trato genital feminino contém linfócitos B capazes de produzir tanto anticorpos IgG como IgA. A maioria dessas células produtoras de anticorpos estão localizadas na endocérvice, mas também podem ser encontradas na vagina, embora em menores quantidades.[25] O lúmen vaginal contém uma mistura de anticorpos IgA e IgG. A maioria dos anticorpos IgG provavelmente não são induzidos em resposta a patógenos do trato genital, mas sim introduzidos na vagina por transdução da circulação sistêmica. Contrariamente, é provável que a maioria dos anticorpos IgA tenha sua origem nos linfócitos B originários da endocérvice. A maior parte do IgA vaginal é polimérica e contém um elemento secretor (sendo, portanto, denominado IgA secretor), diferente do IgA sistêmico, que é monomérico. O IgA secretor polimérico é um produto do sistema imune mucoso. Os linfócitos B na cérvice, assim como em outros sítios mucosos do organismo, produzem anticorpos com diferentes especificidades daqueles encontrados no sangue. Assim, é importante ressaltar que os anticorpos IgA contra micro-organismos vaginais podem estar presentes no fluido vaginal e ausentes da circulação periférica.[10]

■ RELAÇÕES SEXUAIS E IMUNIDADE VAGINAL

Os componentes específicos do esperma não são produzidos em mulheres e, portanto, os espermatozoides são tidos como "invasores estranhos" pelo sistema imune feminino. Entretanto, o desenvolvimento de imunidade para os espermatozoides logicamente não é desejável, pois não permitiria a continuidade do processo reprodutivo na espécie humana. Quando tais anticorpos estão presentes, ocorre infertilidade. Embora a deposição do sêmen na vagina humana resulte em influxo de leucócitos polimorfonucleares, macrófagos e linfócitos T, na grande maioria das mulheres sexualmente ativas, a imunidade aos espermatozoides não é induzida, provavelmente pela ação do fluido seminal. O sêmen é o fluido do corpo com maior concentração de prostaglandina E2, que é um potente inibidor da ativação de linfócitos T. Além disso, o fluido seminal inibe a produção de interferon gama, principal indutor da ativação de macrófagos. Finalmente, o fluido seminal estimula a síntese de IL-10, citocina anti-inflamatória que inibe a indução de imunidade mediada por células.[10] Não há dúvida de que a potente inibição da imunidade da vagina pelo fluido seminal é benéfica para a manutenção da fecundidade. Entretanto, essa inibição da imunidade local, mesmo que transitória, implica em redução das defesas locais contra os micro-organismos patogênicos que possam estar presentes no ejaculado. Assim, é de indiscutível importância a orientação das pacientes para a utilização de métodos protetores contra as doenças sexualmente transmissíveis ou Aids nas relações sexuais.

■ CONSIDERAÇÕES FINAIS

O sistema imune do trato genital feminino, com suas características peculiares, tem evoluído para lidar de maneira satisfatória com diferentes situações biológicas: a proteção contra as infecções bacterianas e virais adquiridas pelo contato sexual, a tolerância aos espermatozoides para que ocorra a reprodução da espécie humana e ainda a tolerância ao desenvolvimento do feto, certamente elemento estranho ao organismo feminino. A falha do sistema imune no combate aos patógenos, na tolerância ao sêmen e/ou ao concepto certamente trará consequências severas à saúde reprodutiva da mulher. Embora diversos estudos tenham avaliado as funções imunes de outros órgãos e sistemas, o estudo da imunidade do trato genital, particularmente dos mecanismos inatos, permanece como um desafio aos pesquisadores, existindo ainda importantes lacunas no conhecimento. Outro aspecto que merece ser melhor elucidado é o papel dos hormônios sexuais endógenos e exógenos sobre a imunidade.

Como os demais elementos do organismo, os componentes do sistema imune, incluindo os do trato genital, dependem da ativação dos genes responsáveis pela sua síntese e atuação. A capacidade genética de cada mulher de produzir níveis baixos ou elevados de fatores imunológicos representa importante variável que influencia a composição da flora microbiana vaginal e a resposta aos micro-organismos patogênicos. A presença de diferentes polimorfismos genéticos, que variam entre variados grupos étnico-raciais, certamente interfere na capacidade de defesa do trato genital de cada mulher, individualmente. Pode-se pressupor que, para uma mesma quantidade de micro-organismos patogênicos, mulheres diferentes apresentem respostas imunes vaginais diversas. Assim, a perspectiva de abordagem terapêutica individualizada, que considere não apenas o agente infeccioso, mas também a capacidade de resposta imune de cada mulher, certamente representará um importante avanço na abordagem terapêutica das infecções genitais femininas.

REFERÊNCIAS BIBLIOGRÁFICAS

1. Abbas AK, et al. Propriedade gerais das respostas imunes. In: Imunologia cellular e molecular. 3a ed. Rio de Janeiro:Revinter;2000 p.4

2. Tosi MF. Innate immune responses to infection. Allergy Clin Immunol. 2005;166:241

3. Pellis V, et al. Mannose binding lectin and C3 act as a recognition molecules for infectious agents in the vagina. Clin Exp Immunol. 2005;139:120

4. Witkin SS. Immunological defense mechanisms in the female genital tract. In: Monif GR & Barker DA Infectious diseases in obstetrics and gynecology. 1a ed New York: Pathernon Publishing Group; 2008, p.4-7

5. Yates K, Lyczak JB. Overview of immunity. In: Pier GB, Lyczak JB, Wetzler LM. Immunology, Infection and Immunity. 1a ed Washington: ASM Press; 2004 p.3

6. Wojitani MDCH, et AL. Association between mannose-binding lectin and interleukin-1 receptor antagonista gene polymorphism and recurrent vulvovaginal candidiasis. Arch Gynecol Obstet 2012 ; 285(1):149.

7. Corley RB. Antibodies. In: Pier GB, Lyczak JB, Wetzler LM. Immunology, Infection and Immunity. 1a ed Washington:ASM Press; 2004 p.113.

8. Parslow TG. Lymphocytes & lymphoid tissues. In: Stites DP, Teer AI, Parslow TG. Basic and clinical immunology. 7ed Connecticut: Appleton & Lange, Connecticut; 1994, p.22.

9. Simpson S, Wetzler LM. Mucosal immunity. In: Pier GB, Lyczak JB, Wetzler LM. Immunology, infection and immunity. 1a ed Washington: ASM Press; 2004 p399.

10. Ledger JW , Witkin SSW. Vaginal Immunology In: Vulvovaginal Infections. 1a ed. London :Manson Publishing Ltda; 2010. p.12.

11. Linhares IM, et al. Contemporary perspectives on vaginal pH and Lactobacilli. Am J Obstet Gynecol 2010,204:120. e1-120.e5.

12. Mossop H, et al. Effect of lactic acid on vaginal EMMPRIN production:implications for altered vaginal microbiota–related pathology. Reprod Sci 2012,19 Supl:395A

13. Quayle AJ. The innate and early immune response to pathogen challenge in the female genital tract and the pivitol role of epithelial cels. J Repro Immunol 2002;57:61.

14. Janeway CA, Medzhitov R. Innate immune recognition. Ann Rev Immunol 2002;20:197

15. Zhang D, et al, Greenblat MB, Bussey C, Flawell RH, Ghosh S. A toll-like receptor that prevents infection by uropathogenic bacteria. Science 2004;303:1522

16. Cole AM, Ganz T. Human antimicrobial peptides: analysis and application. Biotechniques 2000;29:822.

17. Hancok REW. Cationic peptides: effectors in innate immunity and novel antimicrobials. Lancet Infect Dis 2001;1:156.

18. Babovic-Vuksanovic D, et al. Mannose binding lectin (MBL) deficiency;variant alleles in a Midwestern populaionof the united States. Ann Alergy Asthma immunol 1999;82:134.

19. Babula O, et al. Relation between recurrent vulvovaginal candidiasis, vaginal concentrations of mannose binding lectin, and a mannose binding lectin gen polymorphism in Latvian women. Clin Infect Dis 2003; 37:733.

20. Linhares IM, et al, Gonçalves AKS, Giraldo HPD. Candidíase vulvovaginal recorrente: fisiopatogênese, diagnóstico e tratamento. Rev Cienc Med 2005,14:373

21. Wallin RPA, et al, Kiessling R, Ljunggren HG. Heat shock protein as activators of the innate immune system. Trends Immunol 2002;23:130.

22. Giraldo PC. A resposta imune vaginal em mulheres com vulvovaginite recorrente durante a fase assintomática da doença. (tese livre-docência). Campinas, Universidade Estadual de Campinas, Faculdade de Ciências Médicas. 2000

23. Wira CR, et al, Pioli PA, Shen L. Innate and adaptative immunity in female genital tract: celular response and interactions. Immunol Rev 205; 206:306.

24. Stanley M. Potential mechanisms for HPV vaccine-induced long term protection. Gynecol Oncol 2010,118(1Suppl):S2

25. Mestecky J, Russel MW. Induction of mucosal immune responses in the human genital tract. FEMS Immunol Med Microbiol 2000;27:351.

Candidíase

▪ INTRODUÇÃO

Os fungos têm sido relacionados a doenças há cerca de dois mil anos. Sua presença no trato genital, com ação patogênica, foi inicialmente demonstrada em 1849, por Wilkinson, embora anteriormente Frank, em 1772, já tivesse realizado a descrição da infecção fúngica oral e vaginal.

As leveduras mais frequentes em ginecologia pertencem ao gênero *Candida*, sendo que esses organismos são autóctones em praticamente todos os seres humanos e em muitos animais. A vulvovaginite por cândida certamente é um dos diagnósticos mais frequentes no dia a dia dos ginecologistas, representando a segunda causa mais comum de corrimento genital de origem infecciosa. Aceita-se que aproximadamente 75% das mulheres terão um episódio de candidíase durante sua vida reprodutiva e que em torno de 40% a 50% delas terão um segundo episódio. Além disso, pelo menos 5% delas terão infecção recidivante, caracterizada por inúmeros episódios da moléstia, a qual pode se manifestar até mensalmente.[1]

▪ CONCEITO

Candidíase vulvovaginal é uma infecção comum que ocorre quando há um crescimento da população de fungos do gênero *Candida*. Caracteriza-se por processo descamativo e transudativo, que acomete o epitélio vulvovaginal, causado pela presença da cândida, associado a quadro inflamatório local de intensidade variável.

▪ MICROBIOLOGIA

A *Candida sp.* é um fungo gram-positivo de formato ovalado (saprófita) que se reproduz por brotamento e, sob determinadas condições, pode assumir a forma tubular ou de hifa. Pertence à classe dos *Ascomycetes*, subclasse *Hemiascomycetes*, ordem *Moniliaes* e família *Criptococcaceae*. A forma de micélio habitualmente é observada quando há parasitismo instalado.

A cândida é responsável por 20% a 25% dos corrimentos genitais de natureza infecciosa. Na maioria das vezes, a espécie *C. Albicans* está envolvida. Contudo, em 15% a 20% dos casos, outras espécies (não *albicans*), como a *C. Glabrata, C. Tropicalis, C. Parapsilosis, C. Pseudo-tropicalis, C. Krusei, C. Lusitaniae* e *C. rugosa* podem produzir idênticas manifestações clínicas.[2]

▪ FISIOPATOLOGIA

É amplamente conhecido que o trato genital inferior representa um ecossistema complexo. Dessa forma, a simples presença da cândida não significa doença. Estudos de prevalência mostraram que 10% a 50% das mulheres em idade reprodutiva e assintomáticas podem albergar uma ou mais espécies de cândida, sendo que os valores médios encontram-se em torno de 20%.[3]

Apesar de a cândida apresentar significativa prevalência como constituinte da flora vaginal, provavelmente o principal reservatório do organismo seja o trato gastrintestinal, pois a *Candida albicans* pode ser recuperada em 65% das amostras de fezes da população. Pacientes com colonização vaginal invariavelmente são portadoras do mesmo organismo no trato gastrintestinal. Ainda no tocante a adultos normais, detecta-se a *C. albicans* na orofaringe de 30% dos indivíduos.[4]

Os fatores que fazem com que o agente passe de saprófita para patógeno ativo, mesmo sendo comuns, ainda não estão completamente elucidados.

A transmissão da cândida é endógena na maioria dos casos, porém, a transmissão sexual também ocorre. A cavidade oral da mulher seria a fonte para a colonização do homem e subsequente reintrodução do organismo na flora vaginal.

Outro aspecto epidemiológico de interesse é a pequena frequência com que se diagnostica a doença na pré-menarca e na pós menopausa, o que sugere a dependência hormonal dessa infecção.

Os micro-organismos do gênero *Candida* que chegam à vagina são, habitualmente, provenientes do ânus e da região perianal. Para que ocorra a colonização da mucosa vaginal, o primeiro requisito é que o fungo consiga aderir ao epitélio. Apenas a *C. albicans* tem facilidade em aderir ao epitélio, daí o porquê das outras espécies de cândida apresentarem prevalência menor. Há evidências da existência de um glicolípide da membrana celular que a cândida reconheceria como receptor específico, enquanto a adesina fúngica parece residir em uma nanoproteína de superfície. A *C. albicans* produz proteases ácidas, enzimas que agridem as imunoglobulinas presentes na mucosa vaginal e podem inibir a capacidade de fagocitose dos macrófagos. Facilitam, assim, o ataque desse agente, pois conferem à cândida maior capacidade de aderência ao epitélio vaginal.[5]

A germinação do fungo acentua a colonização e facilita a invasão tecidual. Já foi demonstrado *in vivo* que uma cepa mutante de *C. albicans* que não germina não é capaz de produzir vaginite experimental. Assim, fatores que inibam a germinação poderiam prevenir o desenvolvimento de doença naquelas mulheres assintomáticas, portadoras do fungo.

O ponto crucial para a compreensão da patogenia dessa doença é o modo pelo qual a cândida deixa de ser um comensal da vagina e passa a causar doença sintomática. Fatores do hospedeiro que afetam o meio vaginal, diminuindo os mecanismos de defesa ou acentuando a virulência da cândida, provavelmente são os facilitadores da doença, embora nem sempre seja possível a sua identificação. Dentre os vários fatores relacionados com a candidíase vaginal, merecem destaque: gravidez, diabetes *mellitus*, antibióticos de largo espectro, obesidade, duchas vaginais higiênicas, desodorantes íntimos, vestuário inadequado, anticoncepcionais orais de elevada dosagem ou de estrogênios exógenos e imunodepressores (quimioterápicos, corticoides). Piscinas, praias (roupas de banho) e calças *jeans* favorecem a infecção; alimentação rica em carboidratos e clima quente (verão), idem. Deficiência de ferro e de zinco também é descrita como um dos fatores.[6]

Na gravidez, a elevação dos níveis hormonais propicia aumento do conteúdo de glicogênio celular, favorecendo o crescimento e a germinação da cândida. As condições locais de aumento de calor e umidade, aliadas à imunomodulação que se instala, contribuem para o incremento do número de casos observados, principalmente no terceiro trimestre de gestação.

Mulheres diabéticas apresentam mais frequentemente colonização vaginal pela *Candida sp.*, sendo que a doença descontrolada predispõe à forma sintomática.

A candidíase crônica sintomática ocorre com mais frequência ao final ou logo após a utilização de antibióticos sistêmicos de largo espectro, como as cefalosporinas.

Vários outros elementos em contato com o ambiente vaginal, tais como peças de vestuário, desodorantes, absorventes e materiais de higiene íntima, podem ocasionar reação alérgica local e favorecer o desenvolvimento de vulvovaginite crônica.

Certas condições patogênicas realçam a importância da imunidade celular na resistência à *C. albicans*. A candidíase cutânea ou sistêmica desenvolve-se mais amiúde em indivíduos com malformações congênitas do timo. Existem famílias com determinados defeitos genéticos na imunidade celular que exibem exagerada susceptibilidade à cândida. Até o momento, os dados de Witkin são os que mais nitidamente mostraram a relação do sistema imune na gênese da afecção. De acordo com esse autor, há deficiência antígeno-específica na função dos linfócitos T, ou seja, esses linfócitos apresentariam redução de sua reatividade aos antígenos da cândida. Essa menor reatividade seria decorrente da produção de prostaglandina E_2 (Pg E_2) pelos macrófagos, as quais bloqueariam a proliferação linfocitária, provavelmente pela inibição da síntese de interleucina-2. A função anormal desses macrófagos seria resultante da ação de anticorpos Ig E anticândida ou de algum outro fator sérico não identificado. Assim, o próprio sistema imune humoral acabaria agindo como inibidor da resposta citotóxica celular.

Coitos repetitivos também podem contribuir com o surgimento da infecção porque, além do traumatismo, há aumento da PGE2 (contido no sêmen, que suprime a interleucina 2 e o interferon gama que inibe a indução da imunidade celular).[7]

■ QUADRO CLÍNICO

O quadro clínico típico caracteriza-se por prurido, ardor, disúria externa, dispareunia e corrimento esbranquiçado; ao exame físico, vê-se eritema e escoriações na região vulvar. Às vezes, só há rágades na vulva e, mais ocasionalmente, úlceras. Observa-se, com certa frequência, forma ulcerativa difusa que se acompanha de muito ardor, em particular à micção. Essa forma clínica pode levar à confusão com lesão herpética. Ao exame especular, evidencia-se conteúdo anormal, tipo leite talhado ou queijo *cottage* associado à colpite difusa. A proteinase ácida da cândida desencadeia o quadro clínico. Não é incomum a paciente de nada se queixar tendo conteúdo vaginal com cândida ou essa aparecer somente no exame citológico. É frequente o prurido só ocorrer na fase pré-menstrual (por alguns dias) e desaparecer com o fluxo. Parece que a progesterona aumenta a PGE2, que, por sua vez, acelera a esporulação e faz cair também os linfócitos T. É importante não confundir com vaginose citolítica (por excesso de bacilos láticos), comum na fase pré-menstrual, cujo tratamento é diferente.[8]

DIAGNÓSTICO

A falta de especificidade impede o correto diagnóstico baseando-se apenas na história e no exame físico, sendo necessária a complementação pela microscopia do conteúdo vaginal. Também a simples identificação do fungo no material vaginal não faz o diagnóstico, podendo tratar-se apenas de colonização. Portanto, para o correto diagnóstico, é necessário comprovar a presença da cândida na paciente sintomática.

O exame do conteúdo vaginal pode ser corado (Gram, Papanicolaou, Shorr, lugol ou azul brilhante de cresil a 1%) ou a fresco. No exame a fresco, o material é colhido da vagina com espátula de Ayre e colocado diretamente sobre uma lâmina, onde é diluído com uma gota de solução salina, visando obter-se um esfregaço mais fino. Essa preparação é então observada, inicialmente, em pequeno aumento e, a seguir, em grande aumento. Os principais achados são os filamentos ramificados (pseudo-hifas) e seus brotamentos (esporos), indicando infecção ativa e não saprófita. Ao fundo, se observa nítido predomínio de bacilos de Doderlein e pequeno número de polimorfonucleares. Esse exame também tem utilidade no diagnóstico diferencial das vulvovaginites, podendo excluir a presença de *Trichomonas vaginalis* e "células-alvo" (vaginose).[9-10]

O exame do material colhido da vagina pode ser facilitado pela mistura com solução de NaOH ou KOH a 10%. Com isso, clarifica-se o esfregaço, pois os leucócitos e as hemácias sofrem lise; as células epiteliais que contêm queratina tornam-se translúcidas ou transparentes, mas por algum tempo ainda é possível visibilizar o seu contorno, como se fossem "células fantasmas". Os esporos e as hifas, que são resistentes aos álcalis, passam a ser notados com muito mais nitidez. É interessante ressaltar que nas infecções causadas por leveduras não *albicans* não se encontram as hifas. Essas formas estão aumentando de frequência e correspondem a 10% a 20% das leveduroses.

O pH vaginal é ácido (3,5 a 4,5) na candidíase vaginal. Registra-se pH maior ou igual a 5,0, em geral, na tricomoníase, na vaginose bacteriana ou na infecção mista.

Embora não seja o ideal, caso não se encontre o agente (indisponibilidade de microscópio) é aceitável estabelecer-se o diagnóstico baseando-se no quadro clínico e na medida do pH vaginal, obtendo-se especificidade acima de 90%.

A cultura constitui-se de recurso semiótico de exceção, mas deve-se solicitá-la diante de recidivas frequentes para descobrir o real agente. Se a cultura for negativa, descartar a vulvite de contato provocada por diversos fatores. Nesses casos, deve-se sempre afastar os fatores predisponentes. Outrossim, o parceiro sexual pode estar infectado ou haver outras espécies de cândida envolvidas e que não respondem adequadamente aos antifúngicos habituais. Finalmente, a reinfecção pelo reservatório gastrintestinal vem sendo apontada como fator relevante. Indagar sobre coito anal.

CLASSIFICAÇÃO

A candidíase vulvovaginal pode ser classificada por critérios variados, tais como a severidade dos sintomas, a cronicidade, a etiologia, entre outros. É relevante a classificação em simples ou complicada, pois implica em manejo terapêutico diferenciado.

- **Não complicada (simples):** ocorre fora da gravidez em mulheres sadias que apresentam episódios isolados e manifestações clínicas leves ou moderadas e associadas à *C. albicans*.
- **Complicada:** engloba a candidíase vulvovaginal recorrente (quatro ou mais episódios no período de 12 meses). Há episódios com manifestações clínicas severas e outras espécies que não a *C. albicans* ou candidíase na presença de alguma alteração como diabetes, imunodepressão ou gravidez. Aqui pode existir uma alteração de lecitina ligadora de manose, proteína que estimula a imunidade local.[11]

TRATAMENTO

A cândida, por ser um micro-organismo que pode ser comensal ou patógeno verdadeiro no ambiente vaginal, causa uma infecção que pode apresentar várias gradações e nuances de acordo com as características do hospedeiro e do agente infeccioso. Assim, o tratamento mais adequado é aquele que leva em consideração esses fatores, baseando-se em uma classificação dessa doença como a que foi citada anteriormente, a qual diferencia os episódios infecciosos em complicados e simples.

Além de classificar o tipo de infecção por cândida, também deve-se considerar ainda que para o tratamento podem se dispor de medidas gerais (coadjuvantes) e medidas específicas.[12-13]

Medidas gerais

- Usar vestuário geral e íntimo adequados, evitando-se roupas justas ou sintéticas;
- hábito higiênico adequado, evitando-se duchas vaginais ou desodorantes íntimos;

- identificar e corrigir fatores predisponentes, como o diabetes *mellitus* e hábitos alimentares inconvenientes (dieta com excesso de açúcares, suco de *cranberry*, derivados lácteos e pobre em zinco);

- para amenizar os sintomas, alcalinizar do meio vaginal com bicarbonato de sódio: 30 a 60 g dissolvidas em 1 L de água;

- embrocação vulvovaginal com violeta de genciana a 1% (permite rápido alívio sintomático).

Tratamento específico[12-14]

Para o tratamento mais adequado da candidíase, é importante levar em consideração a classificação da doença. Com essa finalidade, a Figura 140.1, a seguir, descortina um algoritmo do tratamento.

Sobre esse algoritmo de tratamento, é oportuno comentar que para os casos de candidíase simples todos os esquemas terapêuticos são altamente eficazes. Dentre as opções disponíveis, destaca-se o fluconazol (Zoltec®) 150 mg VO em dose única ou itraconazol (Sporanox®) VO 200 mg a cada 12 horas por um dia. O tratamento por via vaginal, de eficácia um pouco menor, pode ser empregado em esquemas de dose única, como é o caso do fenticonazol 600 mg (Fentizol® – óvulo), isoconazol 600 mg (Gyno-Icaden® óvulo), tioconazol 300 mg (Gino-Tralen®), butoconazol 100 mg (Gynazole-1®), sertaconazol 500 mg (Gyno-Zalain®)

ou clotrimazol 500 mg (Gino-Canesten 1® – comprimido vaginal) ou por período mais prolongado, com aplicação diária (usar ao deitar para dormir) por período de três a dez dias de cremes vaginais ou óvulos: clotrimazol 2% (Gino-Canesten 3®) por três dias, clotrimazol 1% (Gino-Canesten 6®) por seis dias, terconazol 0,8% (Gyno-Fungix®) por cinco dias, miconazol 2% (Gyno-Dactarin®) por sete dias, isoconazol 1% (Gyno-Icaden®) por sete dias, ciclopirox olamina 1% (Gino-Loprox®) por seis dias, sertaconazol 2% (Gyno-Zalain®) por sete dias etc. Pode-se também combinar a via oral com a local, por exemplo, utilizando-se uma associação contendo nistatina, dexametasona e ácido bórico (Trivagel-N®), pois o corticoide auxilia no combate dos sintomas. Quanto mais curto o período de tratamento, maior a aderência da paciente e melhores serão os resultados.

Os medicamentos mais utilizados no tratamento da candidíase podem ser divididos em dois grandes grupos: os poliênicos (nistatina e anfotericina B) e os azóis, que por sua vez subdividem-se em imidazólicos (clotrimazol, miconazol, isoconazol, cetoconazol etc.) e triazólicos (fluconazol, itraconazol e terconazol). Os azóis são um grupo de agentes fungistáticos sintéticos com amplo espectro de atividade, baseados nos núcleos imidazol ou triazol. O principal efeito deles é a inibição da lanosina 14 alfa-desmetilase, um sistema enzimático microssomal dependente do ci-

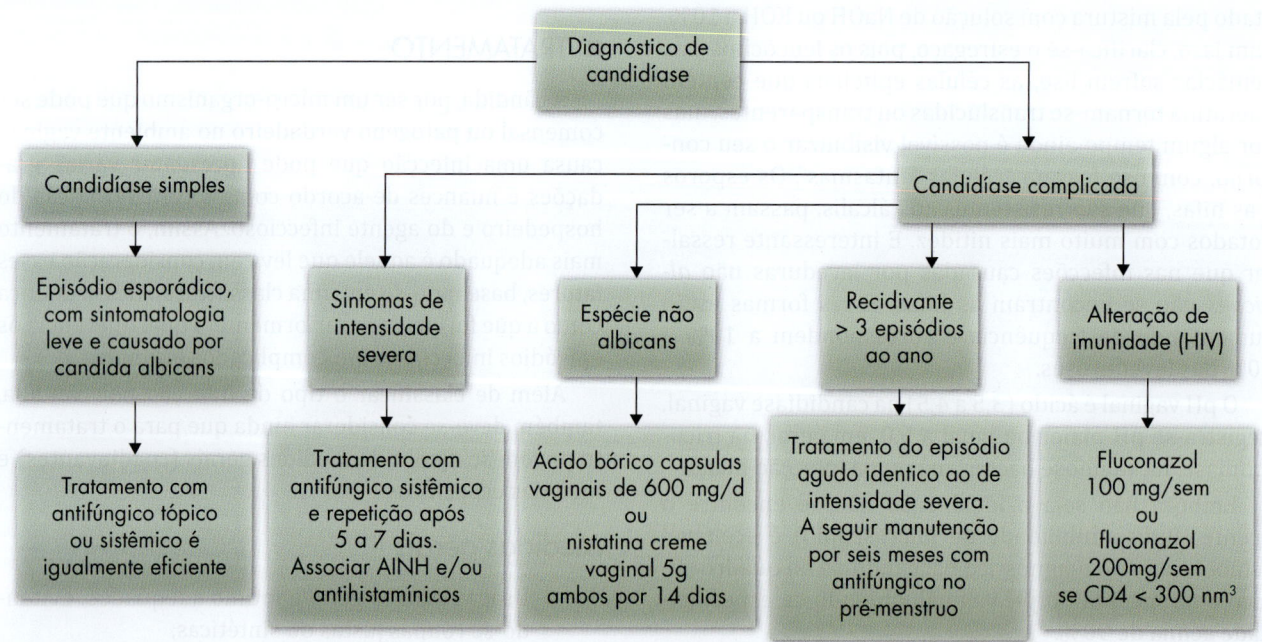

Figura 140.1 Algoritmo do tratamento da candidíase.

tocromo P450, responsável pela conversão de lanosterol em ergosterol, o principal esterol da membrana celular fúngica. A redução de ergosterol altera a fluidez da membrana, e isso interfere na ação das enzimas associadas. O principal efeito dessas alterações é a inibição da replicação. Os azóis também inibem a transformação das células de levedura de cândida em hifa e também bloqueiam a síntese das proteinases ácidas. De modo geral, os imidazólicos apresentam melhor eficácia que os poliênicos (85%-90% contra 70%-80%); todavia, não é possível estabelecer a vantagem de um imidazólico sobre outro.

Quanto aos casos de candidíase complicada devido à intensidade da sintomatologia, deve-se considerar que, quando há comprometimento vulvar grave, os agentes azólicos tópicos podem exacerbar os sintomas de queimação e prurido, que quando muito intensos melhoram com a aplicação local de chá de camomila frio. Opta-se preferencialmente pela via sistêmica, evitando-se os tratamentos em dose única. Utilizam-se o fluconazol 150 mg VO em dose única ou itraconazol VO 200 mg a cada 12 horas por um dia e repete-se essa prescrição após cinco a sete dias. Nessa situação, é conveniente a associação com anti-inflamatórios não hormonais e/ou anti-histamínicos, pois além do alívio na sintomatologia, melhoram a resposta imune do hospedeiro contra os antígenos da cândida. Além das medidas adjuvantes já citadas anteriormente, a utilização de corticosteroides tópicos de baixa potência pode propiciar alívio mais rápido da sintomatologia. Já os corticosteroides tópicos de maior potência devem ser evitados, pois podem piorar o ardor vulvovaginal. Quando se quiser utilizar o tratamento tópico, os melhores resultados imediatos são obtidos com o emprego de nistatina 100.000 UI por 14 noites, associada à alcalinização vaginal.

Nos casos recorrentes, na fase aguda o tratamento tem como finalidade garantir a remissão clínica e micológica da doença. Utiliza-se o mesmo esquema de tratamento de infecção fúngica com comprometimento vulvar grave. Na etapa seguinte, visando o período de recorrências, o tratamento supressivo deve perdurar por seis meses. Se a opção for pela via tópica, a escolha recai sobre o clotrimazol em comprimidos vaginais de 500 mg/semana. Se a opção for pela via sistêmica, pode ser utilizado fluconazol 150 mg/semana ou itraconazol 50 a 100 mg/dia. Quando é nítida a ocorrência das recidivas no período pré-menstrual, pode-se optar por fazer o tratamento de manutenção com fluconazol 150 mg em dose única ou itraconazol 200 mg de 12 em 12 horas, por um dia (preferencialmente no 16º dia do ciclo) por seis meses. Aqui é muito importante ter certeza diagnóstica para não confundir com o prurido provocado pelo bacilo lático (vaginite citolítica), cujo tratamento se faz com alcalinização vaginal com bicarbonato de sódio. Nessa fase de manutenção, deve-se identificar e excluir fatores alergênicos (alimentares, vaginais ou provenientes do parceiro), além de associar o uso de preservativo se necessário ou indicado. E o mais importante e também mais difícil de obter: regularizar a imunidade e estimular a autoestima da paciente.

Rotineiramente, não se trata o parceiro, a não ser que apresente sintomas, situação na qual ele passa a ser considerado como paciente. Todavia, diante de recidivas frequentes, recomenda-se dar ao parceiro a mesma dose que se dá para a mulher, porém só por um dia. É oportuno lembrar que a frequência maior de coitos é fator que facilita a forma recorrente da doença porque o sêmen contém PGE2, uma prostaglandina imunossupressora. Daí ser conveniente recomendar o uso de preservativo ou coito interrompido, pelo menos por algum tempo.

Durante a gravidez, após o primeiro trimestre, há a possibilidade de se utilizar quaisquer das formulações tópicas em esquema de longa duração. Um aspecto que deve ser considerado na escolha do fármaco durante a gestação é a absorção vaginal. Sabe-se que essa é ausente, com a nistatina; desprezível, com clotrimazol e tioconazol; de 1%, com o miconazol; de 5%, com butoconazol; e de 5% a 16%, com o terconazol.

REFERÊNCIAS BIBLIOGRÁFICAS

1. Giraldo PC, et al. Candidíase e vaginose citolítica. In: Martins NV, et al. Patologia do trato genital inferior. São Paulo: Roca; 2005. p.148.

2. Ozcan SK, et al. Prevalence, susceptibility profile and proteinase production of yeasts causing vulvovaginitis in Turkish women. APMIS 2006; 114(2):139-45.

3. Giraldo PC, et al. Diagnóstico etiológico das vulvovaginites em mulheres não grávidas: uma revisão sistemática e metanálise. Recomendações SOGESP, 2014. p.7.

4. Silva JO, et al. Presença de leveduras em mucosas e fezes de indivíduos aparentemente saudáveis e de pessoas com sintomas de infecções fungicas. Rev Inst Adolfo Lutz 2002; 61(2):113-9.

5. Linhares IM, et al. Infecções do trato genital inferior. In: Baracat EC, et a. Investigação clínica e molecular em ginecologia. São Paulo: Atheneu; 2014. p.207.

6. Meyer H, et al. Stress as a cause of chronic recurrent vulvovaginal candidosis and the effectiveness of the conventional antimycotic therapy. Mycoses 2006; 49(3):202-7.

7. Mardh PA, et al. Facts and myths on recurrent vulvovaginal candidosis-a review on epidemiology, clinical manifestations, diagnosis, pathogenesis and therapy. Int J STD AIDS 2002; 13(8):522-39.

8. Boatto HF, et al. Correlação entre os resultados laboratoriais e os sinais e sintomas clínicos das pacientes com candidíase vulvovaginal e relevância dos parceiros sexuais na manutenção da infecçào em São Paulo, Brasil. Rev Bras Ginecol Obstet 2007; 29(2)80-6.

9. Gonçalves AK, et al. O papel da abordagem sindrômica e do exame de Papanicolaou para o diagnóstico do corrimento vaginal de causa infecciosa. Rev Bras Genitosc 2007;1(4):10-20.

10. Dan M, et al. Performance of a rapid yeast test in detecting Candida SPP in the vagina. Diagn Microbiol Infec Dis 2010; 7(1):52-5.

11. Zamith R, et al. Doenças sexualmente transmissiveis. In: Rodrigues de Lima G. Ginecologia clínica. São Paulo: Atheneu; 2015. p. 268.

12. MMWR Recommendations and Reports: Past Volume (2010). Morb Mortal Weekly Rep 2010;59(12):59.

13. 2015 Sexually transmitted disease treatment guidelines. Diseases characterized by vaginal discharge (Acessado em 08/02/16).

14. De Seta F, et al. Antifungal mechanisms supporting boric acid therapy of Candida vaginitis. J Antimicrob Chemother 2009;63(2):325-8.

Capítulo 141

■ Mayara Karla Figueiredo Facundo ■ Marair Gracio Ferreira Sartori

Tricomoníase

■ INTRODUÇÃO

A incidência e prevalência das infecções sexualmente transmissíveis (IST) variam consideravelmente entre as diferentes regiões e populações ao redor do mundo. As principais IST curáveis são as causadas pelos micro-organismos: *Chlamydia trachomatis*, *Neisseria gonorrhoeae*, *Treponema pallidum* e *Trichomonas vaginalis* (TV). Cerca de 276,4 milhões de novos casos de tricomoníase foram estimados pela Organização Mundial da Saúde (OMS) em 2008. Em adultos com idades entre 15 e 49 anos, ocupa o primeiro lugar, seguida daquelas causadas por *N. gonorrhoeae* (106,1 milhões), *C. trachomatis* (105,7 milhões) e sífilis (10,6 milhões).

Houve aumento de 11,2% das infecções por TV no período de três anos (2005 a 2008), atribuído à prevalência ascendente em homens e mulheres na região das Américas.[1] A incidência ultrapassa 100 casos/1.000 pessoas/ano na África subsaariana[2] e, em mulheres positivas para o vírus da imunodeficiência humana (HIV), varia de 6,1% a 52,6%.[3]

Três são as espécies de *Trichomonas* que podem estar presentes no ser humano: TV, *T. tenax*, comensal da cavidade oral e *T. hominis*, própria do tubo digestivo, não claramente patogênica.[4]

■ *TRICHOMONAS VAGINALIS*

Parasita da família *Trichomonadidae* e do gênero *Trichomonas*, descoberto em 1836 pelo médico Alfred Donné, esse protozoário unicelular flagelado é causador da mais comum IST não viral, constituindo um problema de saúde pública. É responsável por cerca de 15% dos corrimentos vaginais. Pode ser transmitido por contato heterossexual ou homossexual, ou por parto via vaginal de mulher infectada. Tem período de incubação entre quatro e 28 dias.[5]

Esse parasita não parece ter forma cística e não sobrevive bem em ambiente externo, mas pode sobreviver fora do corpo humano em ambiente úmido por cerca de três horas. Por isso, apesar de raro, o contágio não sexual por fômites ou água é também aventado.

Possui formato piriforme, apresentando quatro flagelos na sua porção anterior e um na porção posterior, os quais promovem movimentos de translação e rotação característicos. Reproduz-se por cissiparidade ou fissão binária, usando carboidratos como fonte de energia via metabolismo fermentativo, sob condições aeróbicas e anaeróbicas. Fagocita bactérias, células epiteliais vaginais e eritrócitos, e é ingerido por macrófagos.[6]

Existem dois tipos de estruturas populacionais de TV: 1 e 2. A diferença entre os dois consiste no índice de como eles abrigam o vírus do *Trichomonas* (um vírus dsRNA implicado na patogenicidade do parasita) e no grau de sensibilidade e resistência ao metronidazol. Além de estrutura genética distinta, os dois grupos de *Trichomonas* apresentam, então, diferenças fenotípicas.

O tipo 1, no qual foram detectados 73% dos dsRNA, é mais facilmente diagnosticável pelo exame microscópico a fresco e pode representar as mulheres sintomáticas com maior carga do parasita. O tipo 2, em que apenas 2,5% do dsRNA foram isolados, pode estar relacionado à resistência ao metronidazol, pois evidenciou-se que a concentração mínima letal necessária para matar o parasita precisa ser maior, comparada ao tipo 1.

Há uma diversidade na distribuição genética global do TV, que se apresenta estável de região para região no mundo. No que diz respeito às características clínicas dos dois tipos genéticos, não foram observadas diferenças entre os exames de pH vaginal e o teste das aminas.[7]

Patogênese

Há dois mecanismos de patogenicidade do TV, dependentes e independentes do contato com a célula epitelial. No primeiro, há união do parasita à célula, mediada por proteínas AP120, AP65, AP51, AP33 e AP23.

Adotando uma forma ameboide que aumenta seu contato, o *Trichomonas* se une à laminina e fibronectina do epitélio vaginal.[4] Essa adesão do parasita pode provocar intensa resposta inflamatória, sintomas genitais, dano tecidual e várias sequelas reprodutivas, como as salpingites agudas em até 30% das pacientes com TV.[8]

O segundo mecanismo dá-se pelo fator de desprendimento celular que atua na célula epitelial. Há desgarramento celular, e a sintomatologia é mais exacerbada.

O TV compete com os lactobacilos presentes no ambiente vaginal, ocorrendo sua fagocitose. Portanto, há menos produção de ácido lático, podendo elevar o pH vaginal, facilitar a colonização por bactérias patogênicas e favorecer a multiplicação do protozoário.

Não é rara a associação *Trichomonas-Neisseria* e bactérias anaeróbias. Todos esses agentes crescem e se proliferam facilmente em ambientes vaginais com pH maior que 5. A alcalinidade da vagina, então, é ideal para que o parasita promova a infecção, e o sêmen, também alcalino, favorece a sua transmissão.[9]

Fatores de risco

As mulheres negras com histórico de IST e baixos índices de uso de contraceptivos têm tricomoníase mais frequentemente. Outros fatores associados com a infecção são: paridade, história de IST, corrimento vaginal, pH elevado (maior que 4,5) e gonorreia concomitante, que exacerba o risco em três vezes.[10]

Acomete predominantemente mulheres durante a vida reprodutiva, principalmente com 40 anos ou mais,[11] não sendo usual antes da puberdade ou após a menopausa.[12]

Entre adolescentes, a prevalência pode variar de 10% a 26%.[13] É recomendada avaliação diagnóstica para TV em adolescentes com sintomas urinários. Já em crianças, o achado de TV deve levar à suspeita de abuso sexual e à pesquisa de outras vias não usuais de transmissão.[14]

A tricomoníase aumenta em duas a três vezes a transmissão do HIV. Isso é decorrente do intenso processo inflamatório epitelial, que causa agressiva resposta imune celular. Acontece infiltração de leucócitos, incluindo células-alvo do HIV, como linfócitos T e macrófagos. Causa também pontos hemorrágicos nas paredes vaginais e no colo do útero, facilitando o acesso do HIV à corrente sanguínea.[9,15-17]

Da mesma forma que homens circuncidados adquirem menos HIV, herpes simples vírus (HSV) e papilomavírus humano (HPV), as mulheres que se relacionam com homens circuncidados têm redução de vaginose bacteriana em 40% e da infecção por TV em 48%.[18]

Durante a infecção por *Trichomonas*, há facilidade de se transmitir e adquirir o HPV, favorecendo alterações epiteliais compatíveis com lesões de baixo ou de alto grau e, portanto, o câncer de colo do útero.[19]

Em gestantes, há associação de duas a três vezes maior de risco de prematuridade, além de outros eventos como amniorrexe prematura, baixo peso ao nascer, natimortalidade e endometrite pós-parto, essa última em até 16% delas.[20]

Usar de modo consistente e correto o preservativo nas relações sexuais, bem como evitar duchas vaginais, previne a tricomoníase e outras IST.

Não existem evidências de que o reto seja reservatório de *Trichomonas* ou de que nesse local ou na cavidade oral exista infecção por ele causada.[21]

Diagnóstico clínico

Uma das principais queixas referentes à vulvovaginite por tricomoníase é o corrimento vaginal (42% a 75%), em quantidade abundante, de cor amarelada ou esverdeada, odor fétido (10% a 50%), acompanhado de ardor e prurido local (50%), além de dispareunia (50%). Pode ser a parasitose confundida com a vaginose bacteriana.[10]

Cerca de 80% das mulheres com achado ocasional de *Trichomonas* no conteúdo vaginal são assintomáticas.[22] Mesmo sem provocar sintomas, a presença do protozoário deve ser valorizada, e o tratamento, realizado para impedir sua transmissão. Cerca de 50% das mulheres assintomáticas com infecção pelo TV desenvolverão doença sintomática em seis meses. Já em outras, a infecção pode persistir por vários anos, e daí a cronicidade.[23,24]

A dor pélvica e disúria são achados decorrentes da intensa inflamação vaginal. Os casos com dor abdominal devem ser considerados como sinal de alerta, e a avaliação minuciosa deve aventar e descartar a possibilidade de infecção do trato urogenital superior, como doença inflamatória pélvica, cistite ou pielonefrite.[25,26]

O prurido e o ardor vulvar, às vezes existentes, decorrem do processo inflamatório da pele. Nem sempre é comum o acometimento externo, porém as pacientes apresentam hiperemia, fissuras e edema de pequenos lábios. Pode ocorrer bartolinite aguda pelo parasita.

Também podem ocorrer hiperemia e edema vaginal (22% a 37%). A colpite macular, ou colo uterino "em morango ou framboesa" (Figura 141.1), caracteriza-se por micro-hemorragias puntiformes, facilmente sangrantes, porém em apenas 2% a 5% dos casos. Se a mulher for submetida à colposcopia com a solução iodo-iodetada de lugol, o colo adquire um padrão "tigroide" (Figura 141.2), pela captação irregular do iodo devido ao processo inflamatório na superfície cervical, podendo aumentar o diagnóstico de colpite macular para cerca de 50%.

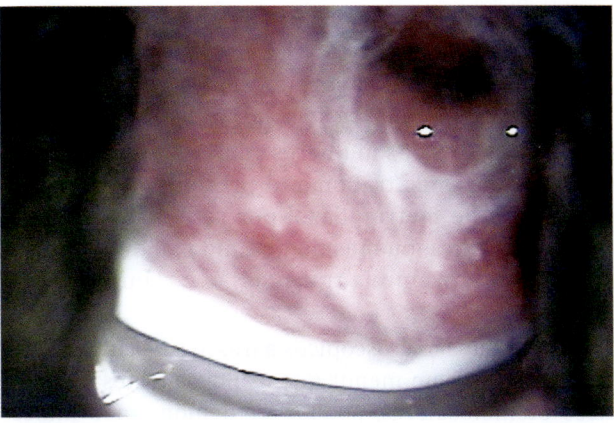

Figura 141.1 Colo em "morango ou framboesa".

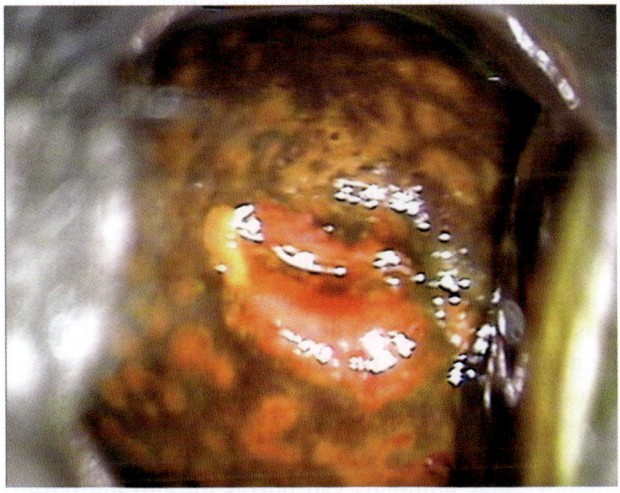

Figura 141.2 Colo tigroide.

Os homens, geralmente assintomáticos em até 77% dos casos, podem apresentar uretrites; daí a secreção uretral e disúria. Apenas 25% queixam-se de sintomas.[22,27]

Diagnóstico laboratorial

Pelas recomendações do último consenso do Centro de Controle de Doenças (CDC) dos Estados Unidos, publicado em 2015, não é mandatório o rastreamento de rotina do TV na população geral, porém deve ser realizado nas mulheres assintomáticas HIV soropositivas, naquelas em áreas de alta prevalência de IST e nas assintomáticas com alto risco de infecção, como aquelas com múltiplos parceiros sexuais, profissionais do sexo, usuárias de drogas ilícitas e com história de IST.[21]

O método diagnóstico mais comum para detecção dos parasitas é o microscópico a fresco, em que eles são visualizados em preparação salina do conteúdo vaginal.

Na lâmina preparada, são vistos movimentos ativos e aleatórios do protozoário, além de células inflamatórias amiúde. É exame barato e rápido, mas possui sensibilidade baixa, variando entre 60% e 70%, estando reduzida a apenas 20% se a leitura da lâmina for efetuada após 10 minutos.[3] Se comparado à cultura, possui sensibilidade de 42%, e comparando-se ao PCR (reação em cadeia de polimerase), apenas 36%.[7] O pequeno número de micro-organismos supostamente encontrado nas amostras vaginais de mulheres assintomáticas talvez seja o motivo dessa diferença.

O pH vaginal é maior do que 4,5 na maioria dos casos, e o teste de Whiff é variável. Nesse, quando positivo, há liberação de aminas biovoláteis devido ao contato do conteúdo vaginal com o hidróxido de potássio a 10%, sugerindo presença de anaeróbios.

A cultura do conteúdo vaginal continua sendo o padrão-ouro no Brasil para o diagnóstico do protozoário em mulheres, sendo usado o meio específico modificado de Diamond. Seu resultado é disponível em dois a cinco dias. Tem sensibilidade de 75% a 96% e especificidade de até 100%. Deve ser avaliada em espécimes vaginais nas mulheres e nos homens, em espécimes da uretra, urina e/ou no sêmen.

A citologia cervicovaginal com coloração de Papanicolaou também apresenta sensibilidade muito baixa comparada à cultura, de aproximadamente 60%. Porém, se positiva, não requer outro teste confirmatório. Sua especificidade é em torno de 95%.[25] Não é considerada teste diagnóstico para tricomoníase, apenas incidental, pois podem haver resultados falso-positivos e falso-negativos. A citologia em base líquida parece ter melhor sensibilidade (61% e 91%) do que a convencional, assim como melhor especificidade (99%).[28]

Apesar de apresentarem maior sensibilidade em relação aos outros métodos diagnósticos, os testes biomoleculares ainda não são uma realidade na maioria das clínicas ou laboratórios. Detectam de três a cinco vezes mais TV do que o exame microscópico a fresco.

Com sensibilidade de 95,3% a 100% e especificidade de 95,2% a 100%, o ensaio Aptima® detecta TV em espécimes na vagina, endocérvice e urina, por meio de detecção de RNA por amplificação mediada por transcrição.

Outro teste, o BD Probe Tec TV Q^x, por amplificação do DNA, é aprovado para detecção do TV em região endocervical, vaginal ou na urina, com sensibilidade de 98,3% e especificidade de 99%.[29]

Outras técnicas envolvem a imunocromatografia capilar, como o teste rápido de TV ou *OSOM test*, e a hibridização do DNA ou *Affirm VP* III®. Esse último avalia TV, *Gardnerella vaginalis* e *Candida albicans*, e o resultado está disponível em até 45 minutos. Sua sensibilidade em relação à cultura é de 63%. O resultado do *OSOM test* está disponível em cerca de 10 minutos, com sensibilidade de 82% a 95% e especificidade de 97% a 100%.[3,21]

Tratamento

A prevenção primária consiste em evitar os fatores associados à tricomoníase, como sexo não seguro, história de múltiplos parceiros e IST anterior. Dessa forma, o uso consistente e correto de preservativo protege a mulher contra essa infecção.

O tratamento medicamentoso deve ser praticado com nitroimidazólicos para a mulher e o seu parceiro sexual. As medicações de escolha são o metronidazol ou o tinidazol, na dose de 2 g, via oral, dose única. Como regime alternativo, pode ser prescrito o metronidazol 500 mg, via oral, duas vezes ao dia, por sete dias. Os índices de cura são de 84% a 98% para o metronidazol e de 92% a 100% para o tinidazol.

A vida média do tinidazol é de aproximadamente 12,5 horas, e a do metronidazol, 7,3 horas. Os níveis séricos de tinidazol são 1,4 a 2 vezes maiores do que os níveis de metronidazol, com menos efeitos colaterais gastrointestinais.

O consumo de álcool deve ser evitado durante o tratamento com nitroimidazólicos, devido ao efeito *dissulfiram-like*. A abstinência alcoólica deve ser mantida por 24 a 72 horas após se completar o tratamento com metronidazol e tinidazol, respectivamente.

O gel vaginal de metronidazol é menos eficaz do que a apresentação oral, não sendo recomendado para o tratamento da tricomoníase.

Os dados de eficácia de tinidazol e metronidazol em homens são escassos; apesar disso, são os fármacos recomendados.

Não esquecer da pesquisa de outras IST nas mulheres com infecção pelo protozoário, como teste de HIV. A abstinência sexual durante o tratamento da paciente e do parceiro é imprescindível.

Nas infecções por tricomoníase resistentes aos nitroimidazólicos, ou seja, metronidazol 2 g ou tinidazol dose única, deve-se cogitar sempre, primeiramente, da reinfecção. Essa resistência ao metronidazol ocorre em 4% a 10%, e ao tinidazol, em 1% dos casos. Há poucas alternativas de tratamento quando realmente a resistência é constatada, e a reinfecção, descartada. Não se deve prescrever novamente a terapia em dose única, e o regime mais apropriado é com metronidazol 500 mg, duas vezes ao dia, por sete dias. Se mesmo assim falhar, a recomendação é de tinidazol ou metronidazol 2 g, via oral, por cinco a sete dias.

Nos casos de nova falha de tratamento, mesmo com os regimes estendidos, e excluindo-se novamente reinfecção ou não adesão à medicação, testar a suscetibilidade e resistência do *Trichomonas vapinallis*.

Os parceiros das mulheres com falha de tratamento devem receber tratamento presuntivo com doses estendidas de metronidazol por sete dias, evitando-se a dose única, ou mesmo de tinidazol oral em dose única. Isso prevenirá a transmissão e reinfecção pelo parasita.

Os métodos microscópicos a fresco e de cultura, com sensibilidade bem menor que os novos testes diagnósticos biomoleculares, podem ter demonstrado índices falso-negativos de cura da tricomoníase em estudos anteriores, o que preocupa em relação à real eficácia do metronidazol.

O controle de cura é feito em três meses para todas as mulheres sexualmente ativas, tendo sido ou não o da amplificação de ácido nucleico (NAAT); após duas semanas de tratamento, já se pode rastreá-lo novamente.[21]

Mulheres HIV-soropositivas

A interação entre HIV e TV é sinérgica, ou seja, naquelas mulheres com a infecção conjunta, a carga viral na vagina é maior e, naquelas após tratamento da tricomoníase, o RNA de HIV mostra-se reduzido. Além disso, existe associação de risco 1,5 a 1,7 vezes maior de aquisição do HIV por aquelas mulheres com infecção por TV. Isso decorre da diminuição da integridade estrutural do epitélio e consequente alteração das barreiras de defesa contra a invasão viral. As micro-hemorragias epiteliais são portas de entrada para o HIV. Nas soropositivas, até 53% das mulheres são infectadas por TV.

Por esse motivo, o rastreamento periódico e o subsequente tratamento de mulheres com maior risco para tricomoníase diminuiria potencialmente as infecções do trato genital superior. Como de maior risco podem ser também consideradas aquelas com novos ou múltiplos parceiros, com histórico de IST, profissionais do sexo e usuárias de drogas injetáveis.

O rastreamento é sugerido na primeira consulta da mulher soropositiva, assim como anualmente para as HIV sexualmente ativas, ou em intervalos menores para as HIV assintomáticas de maior risco.

O tratamento recomendado continua sendo igual ao das imunocompetentes; mas, há tendência a se considerá-lo mais estendido, já que os índices de cura com o tratamento mais curto são inferiores.

Pelo CDC de 2015, o tratamento recomendado é com metronidazol, 500 mg, via oral, duas vezes ao dia, por sete dias.

Nessas mulheres, os índices de falha comparam-se aos das HIV soronegativas, e os índices de cura não dependem do estado da infecção pelo vírus. Porém, o risco de doença inflamatória pélvica nas soropositivas infectadas pelo TV é quase o dobro, seja isoladamente ou como coinfecção em *N. gonorrhoeae, C. trachomatis* ou pelas bactérias da vaginose.

Os índices de persistência e/ou recidiva podem estar relacionados à terapia única ou à falha de tratamento do parceiro.

O controle de cura faz-se três meses após o tratamento inicial.

Grávidas

No Brasil, o índice de prevalência de TV em grávidas é de cerca de 7,7%, com maior risco às usuárias de drogas ilícitas e aquelas com história prévia de IST e sem atendimento pré-natal, o que torna importante o rastreamento do patógeno.[30]

Não se sabe se a virulência do TV ou mesmo a resposta inflamatória do hospedeiro promovem maior incidência de rotura prematura de membranas e parto prematuro.

As sintomáticas, independentemente da idade da gravidez, devem ser rastreadas e tratadas. Porém, em relação às assintomáticas, o benefício do rastreamento de rotina ainda não está estabelecido, a não ser nas HIV soropositivas.

O controle de cura é feito após 3 meses da terapêutica.

O tratamento na grávida se faz com metronidazol 2 g, via oral, dose única. Dados sugerem baixo risco desse fármaco na gravidez, sem aumento de teratogenicidade ou efeitos mutagênicos. O tinidazol deve ser evitado.

Há poucas informações de que o recém-nascido pode se infectar com o TV e sobre a prevalência dessa infecção nesse grupo.[8,21]

Alergias

São incomuns reações alérgicas ou adversas aos imidazólicos, mas o recomendado seria dessensibilização ou consulta com alergologista ou imunologista antes de um novo tratamento.[3,21]

Com o advento de novas técnicas diagnósticas, como amplificação de ácidos nucleicos, a tricomoníase mostra sua verdadeira incidência e prevalência crescentes no mundo. As infecções assintomáticas, maioria dos casos, fazem merecer especial atenção, a fim de que diagnósticos e tratamentos sejam feitos mais eficazmente, e sequelas sejam evitadas.

REFERÊNCIAS BIBLIOGRÁFICAS

1. World Health Organization W. Global incidence and prevalence of selected curable sexually transmitted infections. 2008. ISBN 978 92 4 150383 9

2. Kenyon C, et al. Classification of incidence and prevalence of certain sexually transmitted infections by world regions. Int J Infect Dis, 2014; 18: 73

3. Bachmann LH, et al. *Trichomonas vaginalis* genital infections: progress and challenges. Clin Infect Dis, 2011; 53 (S3): S160

4. Diéguez IS. Tricomoniasis: una visión amplia. Iatreia, 2014; 27(2):198

5. Van Der Pol B. *Trichomonas vaginalis* infection: the most prevalent nonviral sexually transmitted infection receives the least public health attention. Clin Infect Dis, 2007;44(1): 23

6. Kissinger P. Epidemiology and treatment of tricomoniasis. Curr Infect Dis Rep, 2015; 17:31

7. Conrad MD, et al. Extensive genetic diversity, unique population structure and evidence of genetic exchange in the sexually transmitted parasite *Trichomonas vaginalis*. PloS Negl Trop Dis, 2012; 6(3):e1573 doi:10.1371/journal.pntd.0001573

8. Coleman JS, et al. *Trichomonas vaginalis* vaginitis in obstetrics and gynecology practice: new concepts and controversies. Obstet Gynecol Surv, 2013; 68(1): 43

9. Maciel GP, et al. Clinical features, pathogenesis and diagnosis of *Trichomonas vaginalis*. J Bras Patol Med Lab. 2004; 40(3):152

10. Lazenby GB, et al. Correlation of leukorrhea and *Trichomonas vaginalis* infection. J Clin Microbiol, 2013; 51(7): 2323

11. Ginocchio CC, et al. Prevalence of *Trichomonas vaginalis* and coinfection with *Chlamydia trachomatis* and *Neisseria gonorrhoeae* in the United States as determined by the Aptima *Trichomonas vaginalis* nucleic acid amplification assay. J Clin Microbiol, 2012; 50(8): 2601

12. Petrin D, et al. Clinical and microbiological aspects of *Trichomonas vaginalis*. Clin Microbiol Rev, 1998;11: 300-17

13. Huppert JS. Trichomoniasis in tens: an update. Curr Opin Ob Gynecol, 2009; 21: 371

14. Hammerschlag MR, Gaydos CA. Guidelines for the use of molecular biological methods to detect sexually transmitted pathogens in cases of suspected sexual abuse in children. Methods Mol Biol. 2012;903:307-17. doi: 10.1007/978-1-61779-937-2_21.

15. Sood S, Kapil A. An update on *Trichomonas vaginalis*. Indian J Sex Dis, 2008; 29: 7

16. McClelland RS, et al. Infection with *Trichomonas vaginalis* increases the risk of HIV-1 acquisition. J Infect Dis, 2007; 195(5), 698

17. Sorvillo F, et al. *Trichomonas vaginalis*, HIV and African-americans. Emerg Infect Dis, 2001; 7: 927

18. Tobian AAR, et al. Male circuncision for the prevention of acquisition and transmission of sexually transmitted infections. Arch Ped Adolesc Med, 2010; 164(1): 78

19. Donders GG, et al. Association of *Trichomonas vaginalis* and cytological abnormalities of the cervix in low risk women. PLoS One, 2013; 30;8(12): e86266

20. Cotch, MF, et al. *Trichomonas vaginalis* associated with low birth weight and preterm delivery. The Vaginal Infections and Prematurity Study Group. Sex Trans Dis, 1997; 24: 353

21. Workowski KA, Bolan GA. Sexually transmitted diseases treatment guidelines, 2015. MMWR Recomm Rep 2015; 64(3); 1-137

22. Vieira PB, et al. Natural and synthetic compound anti--*Trichomonas vaginalis*: an update review. Parasitol Res, 2015; 114: 1249

23. López LB, et al. Strategies by which some pathogenic--trichomonads integrate diverse signals in the decision--making process. An Acad Bras, 2000; 72: 173

24. Peterman TA, et al. Persistent, undetected *Trichomonas vaginalis* infections? Clin Infect Dis, 2009; 48(2), 259

25. Schwebke JR, Burgess D. Trichomoniasis. Clin Microbiol Rev, 2004; 17(4): 794

26. Moodley P, et al. *Trichomonas vaginalis* is associated with pelvic inflammatory disease in women infected with human immunodeficiency virus. Clin Infect Dis 2002; 34: 519

27. Swygard H, et al. Trichomoniasis: clinical manifestations, diagnosis and management. Sex Transm Infect, 2004; 80: 91

28. Aslan DL, et al. The diagnosis of *Trichomonas vaginalis* in liquid-based Pap tests: correlation with PCR. Diagn Cytopathol, 2005; 32(6): 341

29. Van Der Pol B, et al. Detection of *Trichomonas vaginalis* DNA by use of self-obtained vaginal swabs with the BD ProbeTec Q^x assay on the BD viper system. J Clin Microbiol, 2014; 52 (3): 885

30. Miranda AE, et al. *Trichomonas vaginalis* infection among young pregnant women in Brazil. Braz J Infect Dis, 2014; 18(6): 669

Capítulo **142**

- Paulo Cesar Giraldo ■ José Eleutério Jr.
- Ana Katherine Gonçalves ■ Joziani Beghini Junqueira de Carvalho Ferreira

Vulvovaginites de Repetição

■ VULVOVAGINITE RECORRENTE (VVR)

Conceito

Vulvovaginite recorrente (VVR) ou de repetição caracteriza-se por quadro clínico de vulvovaginite aguda que se repete três ou mais vezes no período de 12 meses. Para caracterizar essa situação, é necessário que os episódios agudos sejam devidamente diagnosticados microbiologicamente e tratados adequadamente, atingindo a cura completa.

Não se pode confundir VVR com corrimento vaginal persistente ou frequente. A VVR se apresenta como sendo sempre pelo mesmo agente infeccioso (*Candida sp*) ou pelo mesmo tipo de disbiose vaginal (vaginose bacteriana). Por outro lado, o corrimento vaginal persistente pode ser causado por mucorreia (ectrópio), erros diagnósticos motivando tratamentos inadequados e, mais raramente, por micro-organismos resistentes ao tratamento padrão (antifúngicos ou antibióticos).

Não se pode confundir também a VVR com quadros de vulvovaginites com remissão temporária. Na VVR, a cura é completa, com desaparecimento dos sinais/sintomas e reorganização do ecossistema vaginal. Nos quadros de remissão temporária, há melhora nos sinais/sintomas, mas o ecossistema vaginal continua alterado. Não houve a "cura microbiológica". Isso é muito comum de acontecer nos tratamentos de vaginose bacteriana.

Etiologia

O corrimento vaginal mantém-se como a principal causa de procura ao ginecologista, constituindo-se, muitas vezes, num desafio à medida que ele torna-se recorrente.[1,2]

As principais causas das infecções vaginais recorrentes são: a infecção fúngica e a vaginose bacteriana. Muitas mulheres procuram o ginecologista com essa queixa, mas na verdade apresentam corrimento vaginal por diferentes causas, quase sempre não infecciosas, fato que confunde o correto diagnóstico, resultando em tratamentos inadequados. Portanto, o sucesso terapêutico costuma ser baixo. Infelizmente, o ginecologista costuma valer-se apenas da anamnese para fazer o diagnóstico do corrimento vaginal e, por consequência, erra frequentemente em seu julgamento. Mesmo naqueles casos em que inclui-se o exame especular e/ou o teste de Papanicolaou, a acurácia diagnóstica é pequena. Vários trabalhos científicos mostram claramente a baixa eficácia desses meios para resolver o problema do corrimento vaginal, induzindo a prática de caracterizar a mulher como portadora de VVR, sem que isso seja verdade.[1-5]

Quadros como os de vaginose citolítica, vaginite aeróbica, vaginite inflamatória descamativa e tricomoníase contribuem para esses erros frequentes. O corrimento vaginal de origem no colo uterino (cervicite e mucorreia por ectopia das glândulas endocervicais), além de causas alérgicas, virais e fisiológicas, também confundem o diagnóstico. As práticas inapropriadas de higiene íntima, como as duchas vaginais e o coito traumático, também podem contribuir para o corrimento vaginal persistente ou recorrente, diminuindo substancialmente o sucesso das terapias anti-infecciosas. Várias situações (hipoestrogenismo, vulvites alérgicas, líquen escleroso, distúrbios do ecossistema vaginal etc.) podem acarretar sintomas que mimetizam vulvovaginites; no entanto, sua abordagem deveria enfocar outros tipos de tratamento que não incluem os antibióticos e antifúngicos.[1,6,7]

Sabe-se também que as principais vulvovaginites (candidíase vaginal, vaginose bacteriana e a tricomoníase vaginal), mesmo sendo bem conhecidas, podem apresentar um quadro clínico atípico, muito diferente daquele descrito nos livros. As associações de diferentes vulvovaginites e endocervicites deveriam ser mais uma preocupação do ginecologista que pretende tratar uma mulher com o quadro de VVR.[3,6]

Tratamentos múltiplos e não direcionados, além de não resolverem o problema, podem induzir um processo de seleção natural de cepas agravando os sintomas e, também, ocultar doenças de maior gravidade, principalmente as endocervicites. Não se pode esquecer que as frequentes vulvovaginites podem aumentar a suscetibilidade das mulheres em adquirir infecções mais graves (HIV – vírus da imunodeficiência humana; HPV – papilomavírus humano; e vírus do herpes), além de poder predispor à doença inflamatória pélvica, infertilidade e complicações da gravidez.[1]

Outro dado importante é que as recorrências das vulvovaginites estão significativamente associadas ao incremento de custos financeiros, uma vez que predispõem à automedicação e à compra de medicamentos de venda livre, tais como antifúngicos.[1]

O diagnóstico etiológico das vulvovaginites se impõe nos quadros recorrentes não só pelas diversas questões discutidas anteriormente, mas especialmente pelo desarranjo emocional que se origina a partir desses quadros, culminando frequentemente em desajustes conjugais.[1,2,6-8]

Principais causas de VVR:

- Candidíase vaginal;
- Vaginose bacteriana.

Principais diagnósticos diferenciais de VVR:

- Vaginose citolítica;
- Vaginite aeróbica;
- Vaginite inflamatória descamativa;
- Mucorreia (com ou sem endocervicite);
- Tricomoníase;
- Vaginites alérgicas;
- Transudação vaginal fisiológica exacerbada.

■ CANDIDÍASE VULVOVAGINAL RECORRENTE

A candidíase vulvovaginal recorrente (CVVR) é uma causa frequente de morbidade em milhões de mulheres em todo o mundo. Em décadas passadas, a ocorrência de CVVR era limitada à fase reprodutiva das mulheres; entretanto, o uso generalizado de reposição hormonal ampliou o período de risco da CVVR.[9,10]

Etiologia

Um progresso considerável foi feito em relação à individualização dos fatores de risco que determinam maior suscetibilidade às recorrências da candidíase, particularmente fatores genéticos, hormonais e imunológicos.[1,10]

Sabe-se que a colonização é reforçada pela ação estrogênica, com acréscimo na menacme e decréscimo na menopausa. Em mulheres saudáveis não propensas à CVVR, a colonização assintomática pode persistir por meses e anos, com leveduras vivendo em simbiose com a microbiota vaginal. A candidíase vaginal aguda sintomática ocorre após a quebra desse equilíbrio, implicando em crescimento acelerado da cândida ou alteração nos mecanismos de defesa do hospedeiro.[1,10] Esse desequilíbrio pode ter causas genéticas, biológicas ou comportamentais, como mostrado na Figura 142.1.

Patogenia

Polimorfismos no nucleotídeo de alguns genes do hospedeiro estão associados ao aumento da suscetibilidade à candidíase. Nos últimos anos, tornou-se claro que a regulação e equilíbrio de algumas citocinas, tais como interferon-gama e interleucinas (IL-23, IL-17, IL-22, IL-1/Th17), são fundamentais para a proteção contra a infecção por cândida nas mucosas.[11-15]

Define-se como CVVR de natureza idiopática quando os fatores desencadeantes não são aparentes, o que amiúde acontece com os fatores genéticos que costumam passar despercebidos, mesmo quando esses são determinantes. Frequentemente, os episódios de CVVR parecem estar associados a fatores secundários identificados na anamnese, uma vez que os fatores genéticos não são identificados. A possibilidade de fatores genéticos envolvidos deve ser considerada quando existem relatos familiares de candidíase vaginal recorrente.[1]

Estudos sugerem uma associação entre polimorfismos genéticos e manifestação de candidíase mucocutânea crônica, o que poderia ser aplicado à CVVR. O polimorfismo mais conhecido associado à CVVR ocorre pela substituição do aminoácido prolina por histidina na membrana celular epitelial. Uma teoria comum sugere que a regulação das citocinas pró-inflamatórias na mucosa estão alteradas, o que leva a uma resposta inflamatória exacerbada, que seria responsável pelos sintomas.[16-18]

Estudos experimentais em animais[11-15] sugerem que inflamassoma e IL-17 são essenciais na discriminação entre a colonização e a invasão pela *C. albicans* na mucosa. A cada ano, novos genes emergem como responsáveis pelo desequilíbrio das citocinas; mais recentemente, descobriu-se que a IL-22 parece predispor à CVVR.[19]

Outro polimorfismo observado em mulheres com CVVR refere-se a *mannose-binding lectin* (MBL), que costuma se ligar à cândida favorecendo a opsonização,

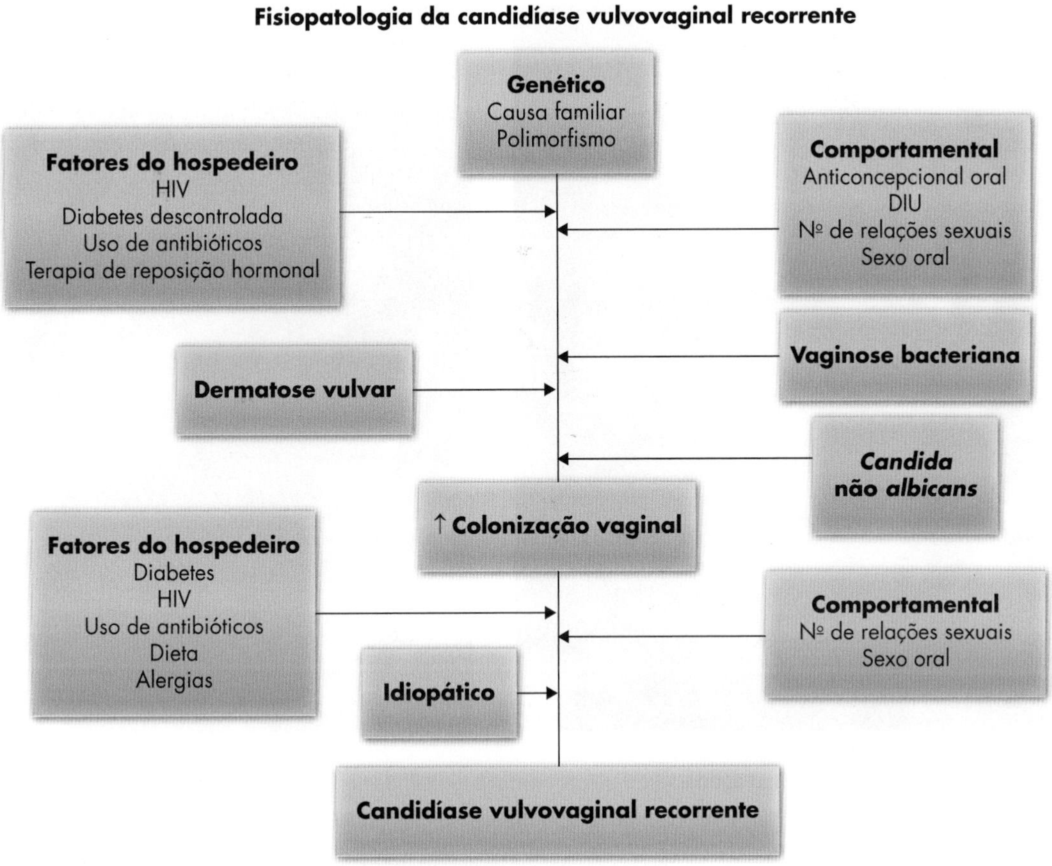

Fisiopatologia da candidíase vulvovaginal recorrente

Figura 142.1 Fatores de risco para candidíase vulvovaginal recorrente.
Adaptada do: Sobel (2016).

ativando o sistema complemento, o que pode reduzir a colonização vaginal pelo fungo.[20-23] Alguns pesquisadores afirmam que reduzidas concentrações vaginais de MBL prejudicariam o *toll-like receptor* (TLR), reduzindo a ação dos mecanismos de defesa e assim favorecendo a CVVR; entretanto, essa hipótese gera controvérsias e não é aceita por todos os pesquisadores.[24]

Quadro clínico

Os principais sintomas incluem prurido vulvovaginal, irritação, dor, dispareunia e corrimento vaginal esbranquiçado e sem cheiro característico. Ao exame clínico, observam-se edema/eritema vulvar, escoriações e fissuras (Figura 142.2A e B). Adicionalmente, em virtude das frequentes recorrências que comprometem significativamente a qualidade de vida, as mulheres atingidas pelo problema apresentam ainda quadros de depressão e ansiedade. O diagnóstico nunca deve ser baseado em achados clínicos isolados, dado a sua falta de especificidade.[1,25,26]

Propedêutica

O pH vaginal é quase sempre normal; um pH mais elevado sugere uma infecção mista. Os testes laboratoriais tradicionais incluem inicialmente a microscopia a fresco com solução salina a 10% e KOH, e a coloração pelo Gram. Como esses métodos podem ter baixa sensibilidade em pacientes que apresentam sintomas e com o pH vaginal normal, recomenda-se a cultura específica para fungos. O meio de cultura Ágar-Sabouraud parece ser o mais indicado.[9]

A despeito da alta sensibilidade e especificidade dos exames de biologia molecular (PCR), infelizmente esses não se encontram disponíveis para utilização na prática diária.[1,27,28]

Condições em que existem apenas blastósporos do fungo no conteúdo vaginal, sem a presença de pseudo-hifas, porém acompanhados de lesão tecidual, também deveriam ser consideradas como uma vulvovaginite fúngica.[9]

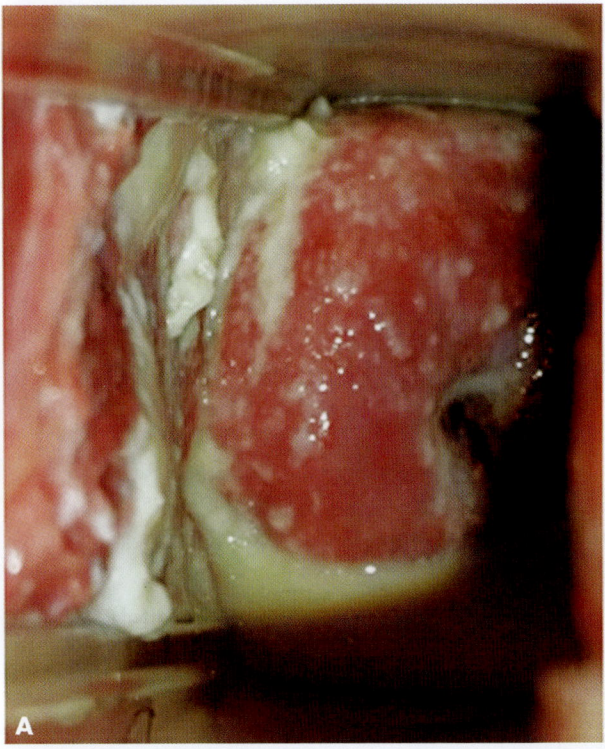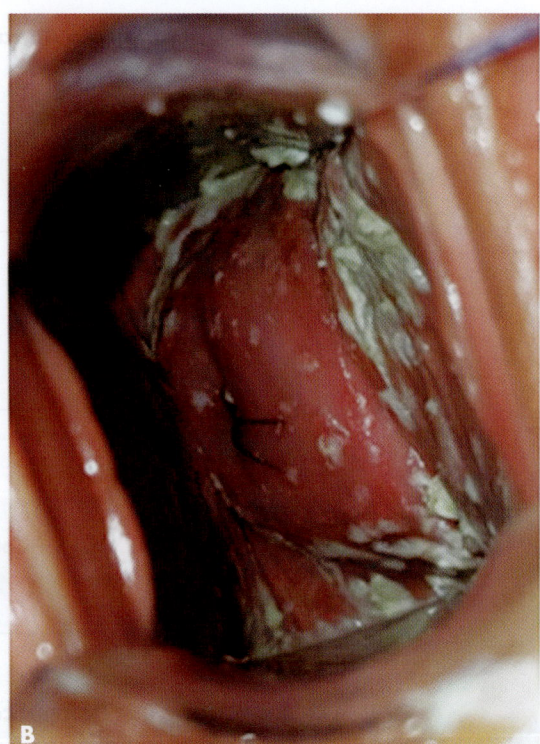

Figura 142.2 **(A e B)** Candidíase vaginal aguda.
Fotos do arquivo pessoal.

Mulheres com corrimento vaginal, presença de fungos no conteúdo vaginal, porém sem quaisquer queixa genital, também deveriam ser consideradas portadoras de vulvovaginites fúngicas na forma assintomática, pois apresentam lesão tecidual, mesmo sem sintomas.[9]

Tratamento

Conforme proposto por Sobel, são muitas as opções para o tratamento da VVRC (Tabela 142.1). Obviamente, não deve se restringir à questão puramente medicamentosa, uma vez que assume aspectos muito mais complexos (resposta imune de cada indivíduo, hábitos de higiene, alimentação, aspectos psíquicos, coinfecções, doenças crônicas/degenerativas etc.) e que deverão ser levados em consideração ao se tratar a mulher portadora da VVRC.[10]

Devemos ressaltar ainda que a mulher que tenha uma VVRC deve ser encarada como portadora de uma doença de evolução crônica e, portanto, o tratamento deverá ir além das fases agudas da doença. O tratamento da fase aguda deve ser encarado como a fase de ataque da doença, sendo necessário o tratamento da fase de manutenção ou preventiva que deve se estender, por no mínimo, seis meses.[9]

■ VAGINOSE BACTERIANA RECORRENTE

Conceito

A vaginose bacteriana recorrente (VBR) caracteriza-se pelo aparecimento de três ou mais episódios anuais agudos de desequilíbrio da flora vaginal normal, em que há substituição dos lactobacilos produtores de ácido lático por uma flora polimicrobiana facultativa e uma ampla gama de bactérias anaeróbias. Os mecanismos fisiopatológicos da VB foram bem menos estudados que os da CVV, e sua prevalência parece ser mais frequente do que se imagina, porém, muitos dos casos considerados VBR são, na verdade, vaginose bacteriana com remissão temporária. É comum acontecer a melhora dos sinais e sintomas, sem, contudo, haver cura microbiológica. Esta só se estabelece quando a microflora vaginal se reconstitui com lactobacilos. Acredita-se que as taxas de recorrência podem chegar a 50% no período de três meses e até 80% em um ano, provavelmente por erro de diagnóstico de cura.[1,29,30]

Etiologia

A etiologia da VB ainda é tema de pesquisas e muitas discussões, contudo, algumas novas teorias têm surgido.

Tabela 142.1 Tratamento medicamentoso da candidíase vulvovaginal recorrente.
1. Regimes para *Candida albicans, C. tropicalis, C. parapsilosis*

A. Oral:
 	
1) **Indução** – Fluconazol 150 mg a cada 72 horas, três doses
   Manutenção – Fluconazol 150 mg semanal, por seis meses
2) **Indução** – Itraconazol 200 mg, duas vezes ao dia, por três dias
   Manutenção – Itraconazol 100-200 mg ao dia, por seis meses
 	
OU
 	
B. Tópico:
 	
Indução
■ Butoconazole 2% – creme vaginal de dose única
■ Clotrimazol 1% – creme vaginal por sete noites
■ Clotrimazol 2% – creme vaginal por três noites
■ Miconazole 2% – creme vaginal por sete noites
■ Miconazole 4% – creme vaginal por três noites
■ Tioconazole 6,5% – pomada para uma noite
■ Terconazole 0,4% – creme vaginal por sete noites
■ Terconazole 89 mg – supositório vaginal durante três noites
 	
Manutenção
Miconazole 1.200 mg – supositório vaginal, uma vez por semana por seis meses

2. Regimes para *C. glabrata*

1) **Indução** – ácido bórico, supositório vaginal / cápsula 600 mg, uma vez ao dia, durante 14 dias
   Se necessário, manutenção do regime
2) **Indução** – nistatina 100.000-U, supositório vaginal por 14 dias
   Regime de manutenção com a mesma dose deve ser considerado

3. *C. krusei* – considerar os regimes anteriores, com exceção do fluconazol
4. Espécies de *Candida* resistentes aos azólicos
Ácido bórico (veja acima) Nistatina (veja acima) Anfotericina B – creme vaginal / supositórios 5%-10% por 14 dias Flucitosina 17% – creme vaginal, à noite, durante 14 dias Combinação de anfotericina B / flucitosina – creme

Adaptada de Sobel (2016).

Acredita-se que ocorra o desenvolvimento de um biofilme vaginal contendo vários micro-organismos, que criam um campo de difícil penetração para os antibióticos. A presença desse biofilme resistente a antibióticos poderia justificar as dificuldades em se obter a cura microbiológica completa, justificando a remissão temporária ou a recorrência.[1,31]

Além disso, sabe-se que a presença de alguns micro-organismos recentemente identificados por técnicas de biologia molecular, como o *Atopobium vaginae*, poderia ser o motivo de falhas terapêuticas da VB, uma vez que são bactérias resistentes ao Metronidazol. A resistência de alguns micro-organismos – mas não todos – aos antibióticos, em especial o Metronidazol e a Clindamicina, pode ser um dos motivos das recidivas.[1,32,33]

A prevalência e a recorrência da VB são mais elevadas entre usuárias de dispositivo intrauterino, mulheres que fazem uso rotineiro de duchas vaginais, tabagistas, mulheres da raça negra e as que possuem diminuição dos lactobacilos na vagina. As recorrências da VB também têm sido fortemente associadas com a atividade sexual. Mulheres com múltiplos parceiros sexuais, com alta frequência de relações sexuais, com parceiro novo e até mesmo o homossexualismo feminino são fatores predisponentes para VB.[1,2,29,32,34-38]

Dados recentes mostraram que parceiros de mulheres com VB que não usam preservativos, geralmente, compartilham o mesmo biofilme (*Gardnerela vaginalis*, *Atopobium vaginae*, *Mobiluncus*, *Bacteroides*, *Corynebacterium*, *Prevotella* e *Streptococcus*) das mulheres com recorrências.[1,29,31,39] Schwebke e Desmond referem maior probabilidade de cura da VB em mulheres que se abstiveram de sexo ou usaram o preservativo frequentemente.[40] Por outro lado, estudos anteriores randomizados e controlados não documentaram nenhum benefício significativo em se tratar o parceiro de mulheres com VB.[39,41]

Patogenia

Os mecanismos imunes que desencadeiam a redução dos lactobacilos e multiplicação das bactérias anaeróbicas específicas da VB, que também são consideradas comensais da flora vaginal, ainda precisam ser melhor esclarecidos. Nos casos recorrentes, já foi descrito que polimorfismos no gene da MBL se associam à VBR. Outros polimorfismos genéticos, como TLR-4, também se correlacionam à recorrência, por restringir a resposta imune desencadeada pelo receptor. Todas as alterações do ecossistema vaginal de mulheres com VB parecem criar uma condição especial caracterizada por imunossupressão local. Destaca-se a redução nos níveis do isômero levogiro do ácido lático que, atualmente, já é considerado importante mediador da resposta imune local; a redução de substâncias antimicrobianas e dos fatores de quimiotaxia leucocitária no fluido vaginal. Acredita-se que essas alterações facilitariam a ocorrência de infecções concomitantes e aumentariam o risco de eventos adversos que são comuns na VB.[42]

A VB se associa a uma variedade de eventos adversos, incluindo infertilidade, aborto espontâneo, parto prematuro por ruptura de membranas, infecção do líquido amniótico e baixo peso ao nascer. Pode aumentar também o risco de as mulheres virem a sofrer de doença inflamatória pélvica, embora a evidência sobre essa possível associação ainda seja inconsistente. A VB aumenta o risco das mulheres para doenças sexuais transmissíveis, incluindo gonorreia, infecção clamidiana, tricomoníase, herpes, HPV e HIV.[1,43,44]

Quadro clínico

A queixa mais frequentemente encontrada é a de odor desagradável, que piora após o coito e no período perimenstrual. Essa exacerbação ocorre pela volatilização de aminas aromáticas, na presença de sêmen e do sangue menstrual devido à alcalinização da vagina, que reage com substâncias produzidas pelos anaeróbios, liberando as aminas voláteis (putrescina e cadaverina) com odor semelhante a "peixe podre". O corrimento vaginal, entretanto, costuma ser discreto, homogêneo e escasso, podendo ainda apresentar colorações variadas: esbranquiçado, acinzentado ou amarelado. A VB isolada não é causa comum de disúria, dispareunia, prurido ou inflamação vaginal (edema, eritema).[29,32]

Propedêutica

Diagnosticar a VB com precisão é fundamental. Faz-se necessário diferenciar a recorrência de recrudescência e de resistência. Para se falar em recorrência, existe a necessidade de que a flora tenha se recomposto em uma flora microbiana lactobacilar num período de 30 a 40 dias após o tratamento. Na prática, na grande maioria das vezes, os ginecologistas consideram apenas a cura clínica, sem levar em conta a cura microbiológica. Contudo, dizer que o corrimento e o mau cheiro desapareceram não significa que a flora tenha se reconstituído. Sendo assim, podemos estar diante de uma recrudescência ou, até mesmo, dos casos de resistência ao antibiótico. Portanto, mais uma vez, ressalta-se a importância dos exames complementares para avaliação do ecossistema vaginal, no intuito de diagnosticar corretamente os casos recorrentes.

Para a homogeneização dos diagnósticos, foram propostos alguns critérios que incluem dados clínicos e laboratoriais ou apenas dados microbiológicos. Os critérios mais conhecidos e divulgados são os de Amsel e os de Nugent.[45,46] A maioria dos investigadores usa uma definição clínica para VB baseada nos critérios propostos por Amsel *et al.*, que requerem três dos quatro seguintes sinais: (1) a presença de *clue cells* (células epiteliais superficiais recobertas por cocobacilos Gram-lábeis) na bacterioscopia; (2) corrimento vaginal branco-acinzentado homogêneo que adere às paredes vaginais; (3) pH do conteúdo vaginal > 4,5; e (4) odor de "peixe podre" do corrimento vaginal antes ou após a adição de KOH a 10% (teste das aminas ou de Whiff positivo).[45]

Nos critérios de Nugent, é realizado um escore baseado na coloração pelo Gram. Acredita-se que os critérios de Amsel são mais específicos, enquanto a pontuação Nugent é mais sensível, e ambos os testes concordam entre si em 80% a 90% dos casos. Uma vantagem do escore de Nugent é que a confiabilidade e reprodutibilidade intra e interobservador são altas.[46]

A presença de *clue cells* na bacterioscopia, observada por microscopista experiente, parece ser o critério isolado de maior confiabilidade para predição de VB. Testes comerciais foram desenvolvidos para auxiliar o diagnóstico em ambientes clínicos e de pesquisa, alguns dos quais têm se comparado favoravelmente aos critérios de Amsel e coloração de Gram. *O Osom BV Blue Test®* (Gryphus Diagnostics, AL, EUA) é aprovado pelo *US Food and Drug Administration* (FDA) e detecta a atividade elevada da enzima sialidase. Apresenta sensibilidade entre 88% e 97%, e especificidade entre 95% e 97,5% em relação ao Gram, com resultados semelhantes aos critérios de Amsel.[47]

O BD Affirm™ VP III (BD Diagnostic Systems, NJ, EUA) *Gardnerella vaginalis* é um teste de hibridização de DNA que detecta altas concentrações de *G. vaginalis*, juntamente com certas espécies de *Candida* e *Trichomonas vaginalis*. Embora este ensaio possa ser colhido ambulatorialmente, são necessários equipamento e laboratório especializados, o que pode torná-lo oneroso.[47]

A despeito das novas tecnologias emergentes permitirem maior aprofundamento sobre o complexo microbioma das mulheres com VBR, os testes laboratoriais, em virtude de alto custo, ainda têm se limitado à pesquisa clínica.[1,47]

Tratamento

O Centro de Controle de Doenças Sexualmente Transmissíveis (CDC) recomenda os seguintes esquemas para a VB:[41]

- Metronidazol 500 mg via oral, duas vezes ao dia, por sete dias, ou
- Metronidazol gel vaginal a 0,75%, um aplicador (5 g) intravaginal durante cinco dias, ou
- Fosfato de clindamicina creme vaginal a 2%, um aplicador (5 g) intravaginal por sete dias.

Regimes alternativos de tratamento:

- Tinidazol 2 g via oral, uma vez ao dia, por dois dias, ou
- Tinidazol 1 g via oral, uma vez ao dia, por cinco dias, ou
- Clindamicina 300 mg via oral, duas vezes por dia, por sete dias, ou
- Clindamicina óvulos 100 mg intravaginal, durante três dias.

O CDC não aconselha o tratamento de parceiros sexuais de mulheres com VBR, uma vez que essa conduta não melhora as taxas de cura ou diminui os episódios de recorrência nas mulheres.[41]

TRATAMENTO SUPRESSIVO DA VAGINOSE BACTERIANA RECORRENTE

Nos primeiros episódios de recidiva, pode-se optar por outro esquema entre os descritos anteriormente. Porém, para os casos de VB recorrentes ou persistentes confirmados, os dados na literatura ainda são limitados quanto ao manejo ideal. Nessas mulheres, o CDC recomenda, após o tratamento padrão, iniciar um regime de manutenção com metronidazol gel vaginal a 0,75%, duas vezes por semana, por quatro a seis meses, na tentativa de reduzir as recorrências. Porém, o benefício da supressão parece não ser persistente quando a terapia é descontinuada.[41]

Um tratamento opcional seria metronidazol ou tinidazol 500 mg, via oral, duas vezes ao dia, por sete dias, seguido de ácido bórico 600 mg intravaginal diariamente, por 21 dias e, então, para as mulheres em remissão, iniciaria-se o tratamento supresssivo com metronidazol gel vaginal a 0,75%, duas vezes por semana, por quatro a seis meses.[41]

Outro regime já avaliado que reduziu a incidência da BV promovendo colonização com microbiota lactobacilar foi o metronidazol 2 g em associação com fluconazol 150 mg, utilizado como terapia supressiva mensal.[41]

Na prática clínica do Ambulatório de Infecções Genitais Femininas (AIGF) da Universidade Estadual de Campinas, realizamos o tratamento da fase aguda com metronidazol por sete a 10 dias nos casos em que a bacterioscopia do conteúdo vaginal não evidenciou morfotipos sugestivos de *Mobiluncus sp* (Figura 142.3). Para os casos com *Mobiluncus sp* (bacilos curvos Gram-negativos ou Gram variável), damos preferência ao fosfato de clindamicina por via vaginal durante sete a 10 dias (Figura 142.4). Para o tratamento de manutenção,

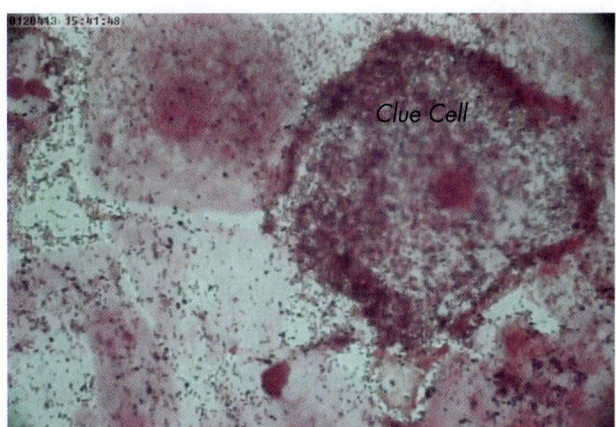

Figura 142.3 Caso de vaginose bacteriana sem *Mobiluncus sp* – exame bacterioscópico do conteúdo vaginal corado pelo Gram.

Arquivo do Ambulatório de Infecções Genitais Femininas da Universidade Estadual de Campinas.

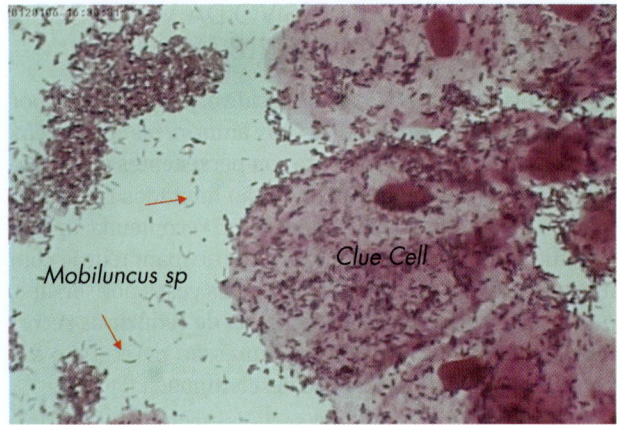

Figura 142.4 Caso de vaginose bacteriana – exame bacterioscópico do conteúdo vaginal corado pelo Gram com presença de *Mobiluncus sp.*

Arquivo do Ambulatório de Infecções Genitais Femininas da Universidade Estadual de Campinas.

acidificamos o meio vaginal com ácido bórico 600 mg 2%, utilizado duas a três vezes por semana, por dois a três meses (dados não publicados).

O objetivo primordial do tratamento para VBR deveria ser, portanto, a restauração do ecossistema vaginal normal, promovendo o crescimento das espécies de lactobacilos e a diminuição das bactérias anaeróbicas. O uso de probióticos para alcançar esse objetivo faz sentido, mas os estudos atuais têm sido bastante limitados e envolvem diversas formulações que ainda não estão disponíveis comercialmente. Além disso, dados sobre o uso vaginal de probióticos ainda são controversos, e existem poucos estudos com alto nível de evidência para recomendá-los rotineiramente.

Prognóstico

O diagnóstico etiológico da VB é essencial para instauração do tratamento adequado e prevenção das recorrências. A avaliação das pacientes com recorrências necessitará considerar aspectos clínicos e microbiológicos, devendo a flora vaginal estar recomposta no período aproximado de 30 dias. Impõe-se, portanto, a avaliação da sintomatologia, do pH vaginal, do teste das aminas e da recolonização do epitélio vaginal pelos lactobacilos no exame bacterioscópico.

■ DIAGNÓSTICOS DIFERENCIAIS COMUNS EM CASOS DE VULVOVAGINITES RECORRENTES

Sabe-se que a maioria dos casos de vulvovaginites intituladas "recorrentes" são, na verdade, casos incorretamente diagnosticados. Nem todos os casos de vulvova-

ginite recorrente por cândida ou por vaginose bacteriana realmente o são. Muitas vezes, são casos de vaginite aeróbica, vaginose citolítica, vaginite inflamatória descamativa ou mesmo tricomoníase vaginal.

Como a prática dos consultórios de ginecologia é, via de regra, desprovida de avaliação microbiológica do conteúdo vaginal, simultânea ou subsequente ao exame especular, a interpretação diagnóstica é inadequada e leva o ginecologista a diagnósticos equivocados.

Portanto, faz-se necessário apresentar outros tipos de vaginites e vaginoses menos comuns, porém muito importantes para o contexto das vulvovaginites recorrentes, além de apresentar a propedêutica adequada para o diagnóstico.

■ TRICOMONÍASE VAGINAL

Conceito

A tricomoníase é uma vulvovaginite exsudativa causada pelo *Trichomonas vaginalis* e que, na grande maioria das vezes, é transmitida por via sexual. É considerada uma doença sexualmente transmissível (DST) clássica e curável.[48]

Etiologia

O *Trichomonas vaginalis* é um protozoário ovoide flagelado de grande mobilidade. Nos países industrializados, a tricomoníase é a infecção por protozoário patogênico mais frequente.[49] Acredita-se que a tricomoníase afete, em média, 3,7 milhões de pessoas nos Estados Unidos.[50] A estimativa mundial é de 276,4 milhões de casos ao ano.[51] Aproximadamente 55% das pacientes são assintomáticas e, portanto, não recebem tratamento.[49] Existe um risco de duas a três vezes maior de se adquirir HIV na vigência da tricomoníase, e mulheres HIV positivo com infecção por *Trichomonas* apresentam risco aumentado para DIP.[52,53]

Patogenia

Acredita-se que o *Trichomonas* utilize diversos artifícios visando interações citoquímicas com o hospedeiro. A adesão à parede celular é um desses mecanismos e acontece pela liberação de enzimas proteolíticas (proteases) que facilitam a aderência do micro-organismo à célula epitelial vaginal. Além disso, a indução à hemólise e excreção de fatores solúveis possibilitam o aproveitamento dos nutrientes celulares pelos *Trichomonas*. A ação fagocitária sobre os lactobacilos e a alcalinização vaginal levam ao desenvolvimento de bactérias anaeróbicas e predisposição à vaginose bacteriana, condição frequentemente associada à tricomoníase. Além disso, o *Trichomonas* também atua sobre as células epiteliais vaginais mediante contato direto, provocando a lise celular, e aproveita-se disso para obter materiais nutrientes.[54-56]

Quadro clínico

Aproximadamente metade das mulheres infectadas com *Trichomonas* não apresentará sintomas ou será oligossintomática, o que dificulta o diagnóstico. A queixa mais comum entre as mulheres sintomáticas é o corrimento vaginal de cor amarelo-esverdeada, profuso, que pode ter odor desagradável quando em associação com a VB. De acordo com a intensidade do processo inflamatório, essas mulheres podem referir ardor, prurido vulvovaginal, dispareunia e disúria terminal. Os sintomas podem ser cíclicos e se acentuam durante o período menstrual.[57]

Nos casos mais sintomáticos, ao exame ginecológico, notam-se sinais de irritação vulvar com edema e hiperemia, podendo ou não existir escoriações e/ou erosões. Ao exame especular, observa-se a parede vaginal e a ectocérvice eritematosa com pontos hemorrágicos. Essas petéquias no colo uterino são denominadas colpite em framboesa (Figura 142.5) e, após aplicação de solução de lugol, se traduz como Schiller malhado.[57] O corrimento vaginal clássico é amarelo-esverdeado, abundante e com bolhas (Figura 142.5), mas nem sempre possui essas características, o que pode confundir o diagnóstico.[3]

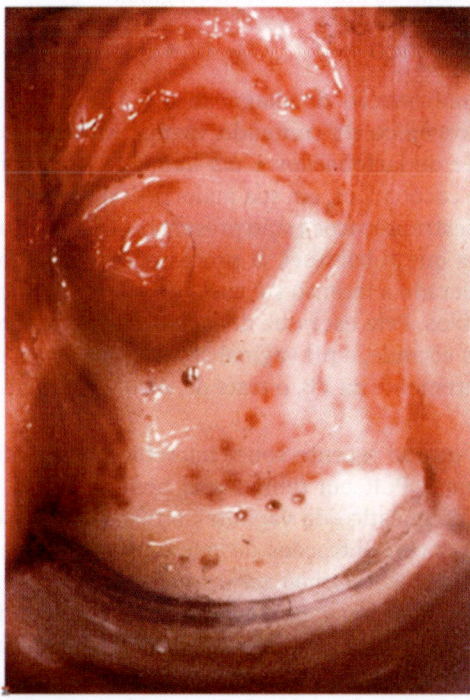

Figura 142.5 Tricomoníase. Corrimento abundante com bolhas e colpite em framboesa.

Propedêutica

O diagnóstico baseado apenas na anamnese e no exame especular tem baixa especificidade.[3] Na tricomoníase, a confirmação é feita, usualmente, pela observação do parasita em movimento no exame a fresco do conteúdo vaginal. Coleta-se uma amostra do conteúdo vaginal em lâmina de vidro, adicionando-se uma gota de solução salina e cobrindo-se com lamínula para observação imediata ao microscópio óptico. A taxa de exames falso-negativos, quando realizados em "Tempo real" (a fresco), é de 30%; contudo, por serem exames baratos e de fácil realização, ainda são muito utilizados em ambulatórios e consultórios. A sensibilidade do teste gira em torno de 51% a 65% e varia de acordo com a concentração de *Trichomonas* no material coletado, a diluição da secreção e a experiência do examinador. A leitura deve ser feita imediatamente após a coleta do material, pois a sensibilidade do teste pode reduzir 20% em até uma hora.[41,48]

A citologia oncótica convencional, ou em base líquida ,não é considerada um teste para diagnóstico. Embora o *T. vaginalis* possa ser achado de modo incidental, falsos-positivos e falsos-negativos podem ocorrer. A cultura em meio de Diamond já foi considerada padrão-ouro para o diagnóstico, antes da implementação dos métodos de biologia molecular. Sua sensibilidade gira em torno de 75% a 96%, sendo mais alta para material proveniente da cavidade vaginal. A especificidade do teste pode chegar a 100%.[41] O CDC recomenda testes com alta sensibilidade e especificidade para detecção do *T. vaginalis*. O *APTIMA T. Vaginalis Assay* (Hologic Gen-Probe, San Diego, CA, EUA) é um teste de amplificação de RNA mediado por transcrição. Está indicado para identificação do patógeno em amostras vaginais, endocervicais ou urinárias e possui uma sensibilidade de 95,3% a 100% e especificidade de 95,2% a 100%. O *OSOM Trichomonas Rapid Test* (Sekisui Diagnostics, Framingham, MA, EUA) é um teste de detecção de antígeno por imunocromatografia, em que o resultado está disponível em aproximadamente 10 minutos, pois pode ser realizado no local de coleta da amostra. Apenas está liberado para teste de amostras provenientes da secreção vaginal. Sua sensibilidade gira em torno de 82% a 95%, e a especificidade, em torno de 97% a 100%. Já se estuda a possibilidade de que possa ser realizado pela própria paciente em casa. O *Affirm VP III* (Becton Dickinson, Sparks, MD, EUA) é um teste de hibridização de DNA cujos resultados são liberados em 45 minutos. A sensibilidade é de 63%, e a especificidade, de 99,9%; a sensibilidade parece ser maior em mulheres sintomáticas. Esse teste é capaz de detectar *T. vaginalis*, *Gardnerela vaginalis* e *Candida albicans* em amostras do conteúdo vaginal. O *BD Probe Tec TV Qx Amplified DNA Assay* (Becton Dickinson, Franklin Lakes, New Jersey, EUA) detecta o *T. vaginalis* em amostras endocervicais, vaginais ou urinárias e pode ser realizado no mesmo espécime utilizado para rastreio de *Chlamydia* e *Gonorrhea*.[41]

Tratamento

O regime de tratamento recomendado para tricomoníase é:[41,58]

- Metronidazol 2 g via oral em dose única, ou
- Secnidazol 2 g via oral em dose única, ou
- Tinidazol 2 g via oral em dose única, ou
- Metronidazol 500 mg via oral de 12/12 horas, por sete dias.

Orientações adicionais:[41,58]

- Não consumir álcool durante o tratamento devido à possibilidade de efeito *disulfiram-like*, evitando-o por até 24 horas após terminar o metronidazol ou 72 horas após terminar o tinidazol.
- Evitar o contato sexual até que os parceiros sejam tratados e estejam assintomáticos.
- Aconselhar a paciente sobre DSTs e disponibilizar testes para outras DSTs.

Prognóstico

Cerca de 17% das mulheres tratadas para tricomoníase apresenta recorrência dentro de três meses,[86] portanto é recomendado ao final desse período reavaliação da paciente, de preferência por meio do teste de amplificação de ácidos nucleicos.[41]

Embora a maioria dos casos recorrentes se deva à reinfecção, a resistência ao metronidazol foi descrita em 4% a 10% dos casos tratados, e a resistência ao tinidazol, em 1% deles.[691] Portanto, faz-se necessário diferenciar os casos de reinfecção por um parceiro não tratado dos casos de persistência da infecção por resistência antimicrobiana.[41]

■ VAGINITE AERÓBICA

Conceito

Vulvovaginite caracterizada por uma depleção dos lactobacilos com aumento de uma microflora aeróbica, composta principalmente por micro-organismos Gram-positivos, como estafilococos e estreptococos. Contrariamente à VB, a vaginite aeróbica desencadeia resposta inflamatória na mucosa e seus sintomas associados. Apesar de ainda pouco estudada, vem sendo sistematicamente associada aos mesmos resultados maternofetais adversos encontrados na VB.[59]

Etiologia e patogênese

Não se sabe ao certo quais os fatores determinantes da alteração da microflora vaginal na vaginite aeróbica. Sabe-se que existe um aumento de bactérias aeróbicas entéricas comensais como *Staphylococcus spp* (*S. aureus*), *Streptococcus spp* (*S. agalactiae* ou estrepto do grupo B), *Enterococcus spp* e *Enterobacteriacea* (*Escherichia coli*) em substituição aos lactobacilos. Nessa condição, existe um aumento de citocinas pró-inflamatórias, como as interleucinas (IL), IL-1β, IL-6 e IL-8, apresentando concentrações inversamente proporcionais ao número de lactobacilos.[60-62] Estes possuem propriedades anti-inflamatórias modulando citocinas pré e pró-inflamatórias, atividade celular e níveis de anticorpos,[63] e o aumento de aeróbios estimula a inflamação da mucosa com migração de leucócitos para a cavidade vaginal. Portanto, ocorre importante estímulo inflamatório, que juntamente com a infecção bacteriana parece estar associado com os efeitos adversos da vaginite aeróbica, tais como: abortamento, infecção intra-amniótica, corioamnionite, ruptura prematura de membranas e parto prematuro.[59]

Quadro clínico

Corrimento amarelado, ardor e dispareunia são queixas frequentes. A sintomatologia varia conforme a magnitude do processo inflamatório da mucosa. Ao exame ginecológico, observa-se descarga vaginal amarelada com eritema da mucosa cervicovaginal.[24]

Propedêutica

A confirmação do diagnóstico é feita pelo exame bacterioscópico do conteúdo vaginal. Observa-se uma escassez de lactobacilos e um aumento do número de cocos e cocobacilos, em sua maioria Gram-positivos. Estafilo e estreptococos estão presentes em concentrações maiores que o habitual. O processo inflamatório varia de moderado a intenso e à custa de polimorfonucleares neutrófilos. Pela escassez de lactobacilos e predomínio de flora cocoide, o pH vaginal se encontra acima de 4,5. Diferentemente da VB, o teste de Whiff costuma ser negativo.

Um estudo recente sobre microbioma vaginal mostrou que a PCR em tempo real pode ser uma opção para o diagnóstico da vaginite aeróbica. Nos casos positivos, as concentrações de micro-organismos aeróbicos, entre eles *Enterobacteriacea*, *Staphylococcus spp.*, e *Streptococcus spp.*, *Enterococcus spp.*, são identificados em concentrações 10 vezes maiores que o habitual, independentemente da intensidade da vaginite aeróbica (severa, moderada ou leve). Ao contrário, as concentrações de lactobacilos são mil vezes mais baixas nos casos positivos. *Streptococcus spp.* estão comumente presentes na maioria dos casos de vaginite aeróbica (86,4% das amostras examinadas).[64]

Tratamento

Ainda existem muitas discussões acerca de qual seria o tratamento ideal para vaginite aeróbica. Metronidazol, clindamicina, amoxacilina, moxifloxacino e canamicina podem ser utilizados. Os regimes mais aceitos são metronidazol 500 mg de 12 em 12 horas via oral por sete dias ou o fosfato de clindamicina creme (2%), usado por via intravaginal por sete noites.[59,65,66] Apesar de não haver um consenso, tanto na gestação quanto em mulheres não grávidas, prefere-se a clindamicina ao metronidazol.[59]

Um ensaio clínico recente, duplo-cego, placebocontrolado avaliou os probióticos no tratamento da vaginite aeróbica. Utilizou-se o tratamento padrão com metronidazol associado a uma preparação de probiótico (prOVag®) que contém três cepas de lactobacilos ou ao placebo, e constatou-se que o probiótico oral prolongou a remissão em pacientes com recorrência e melhorou os parâmetros clínicos e microbiológicos.[67]

Prognóstico

Por ser uma entidade ainda pouco conhecida, não se conhece muito a respeito do prognóstico da vaginite aeróbica. Diversos questionamentos persistem. A que se devem os resultados maternofetais adversos comuns dessa condição? Por que o tratamento não reduz as taxas de parto prematuro? A utilização de probióticos para manutenção de um ecossistema vaginal saudável realmente reduziria as recorrências? Até mesmo o diagnóstico da vaginite aeróbica ainda gera algumas discussões. Alguns autores acreditam que a vaginite aeróbica, quando se manifesta num grau grave, seria o que outros autores afirmam ser uma condição denominada vaginite inflamatória descamativa.

■ VAGINITE INFLAMATÓRIA DESCAMATIVA

Conceito

Primeiramente descrita por Gray e Barnes em 1965 e, posteriormente, refinada por Gardner em 1968, a vaginite inflamatória descamativa (VID) é uma síndrome clínica rara caracterizada por uma vaginite purulenta severa e crônica que se manifesta com corrimento profuso e sinais de cervicocolpite.[68,69]

Etiologia e patogênese

A etiologia e patogenia da VID ainda são desconhecidas. As diferentes etiologias já sugeridas nos últimos 60 anos são: deficiência estrogênica, infecção bacteriana, deficiência de vitamina D, ação das peptidases relacionadas à calicreína e autoimunidade ou imunidade induzida. Como não há melhora clínica com a utilização de certos antibióticos e com a reposição estrogênica ou de vitamina D, algumas teorias têm caído por terra. Por outro lado, o fato de essa condição responder favoravelmente aos agentes anti-inflamatórios hormonais (corticosteroides) sugere que a etiologia mais provável seja imune-mediada.[69]

Quadro clínico

Pacientes referem história de corrimento vaginal abundante de longa data, já tendo visitado inúmeros ginecologistas e tentado diversos tratamentos sem sucesso. É comum a queixa de dor vulvar, dispareunia, ardor e até mesmo prurido. Ao exame ginecológico, observa-se descarga vaginal exsudativa moderada à profusa, com aspecto esfoliativo difuso do epitélio. A mucosa cervicovaginal apresenta-se eritematosa pela esfoliação e inflamação, mandatória nessa condição. A presença de petéquias na mucosa acontece em 30% a 70% dos casos. O aspecto do colo em framboesa (colpite macular) com Schiller onçoide (Figura 142.6) confunde e dificulta o diagnóstico, por ser um achado frequente na tricomoníase.[69,70] O vestíbulo vulvar frequentemente mostra sinais de eritema focal ou difuso (Figura 142.7). A presença de sinéquias e estenose fala a favor de líquen plano erosivo.[71] Por outro lado, o eritema da mucosa sem aspecto esfoliativo e sem pontos petequiais sugere vaginite aeróbica.

Propedêutica

O subdiagnóstico da VID, até com profissionais experientes, acontece pela sua raridade e também pela apresentação clínica e laboratorial semelhante a outras doenças inflamatórias vulvovaginais.[70]

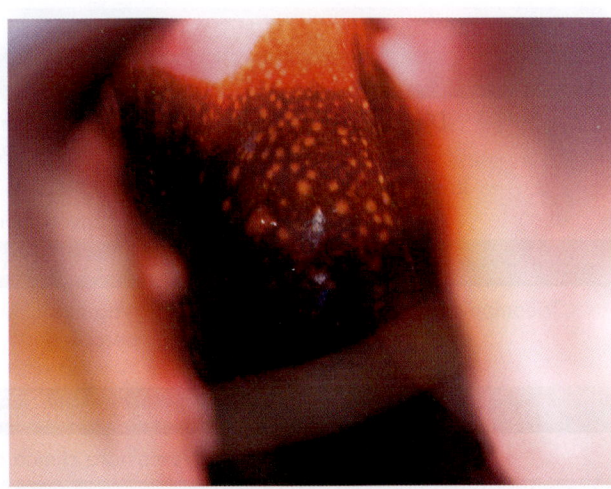

Figura 142.6 Teste de Schiller onçoide em caso de vaginite inflamatória descamativa.

Foto do arquivo pessoal - Prof. Paulo César Giraldo.

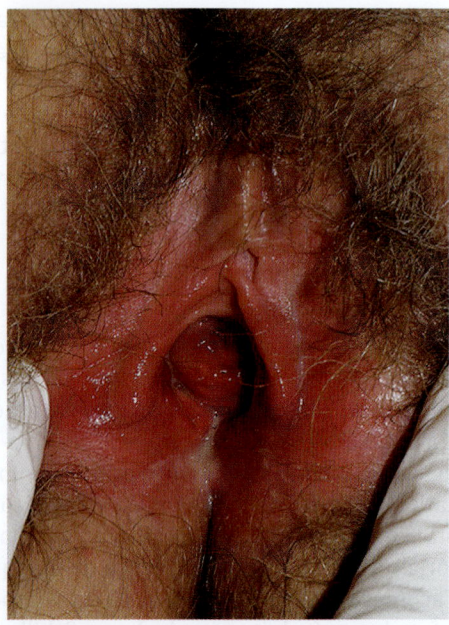

Figura 142.7 Caso de vaginite inflamatória descamativa, vestíbulo vulvar com eritema difuso.

Foto do arquivo pessoal - Paulo César Giraldo.

O exame do esfregaço vaginal mostra-se repleto de células inflamatórias na proporção de mais que um leucócito por célula epitelial (maior que 1:1), com predomínio de leucócitos polimorfonucleares. Pela descamação do epitélio, as células epiteliais superficiais e intermediárias são escassas ou ausentes no esfregaço, predominando as células parabasais (epitélio escamoso imaturo). Com a perda das células epiteliais ricas em glicogênio,

principal suprimento dos lactobacilos, observa-se sua depleção, e a flora é substituída por cocos e cocobacilos, porém não se observam *clue cells* (Figura 142.8). O pH se eleva acima de 5,5. Não é incomum a identificação de estafilos e estreptos na lâmina.[69,72]

Os principais diagnósticos diferenciais são: tricomoníase, vaginite atrófica, vaginite aeróbica, doenças erosivas da mucosa (líquen plano erosivo e doenças penfigoides) e candidíase. Como os critérios para definição da VID não são específicos, considera-se necessária para conclusão diagnóstica a exclusão de outras causas de vaginite purulenta (Figura 142.9).[69]

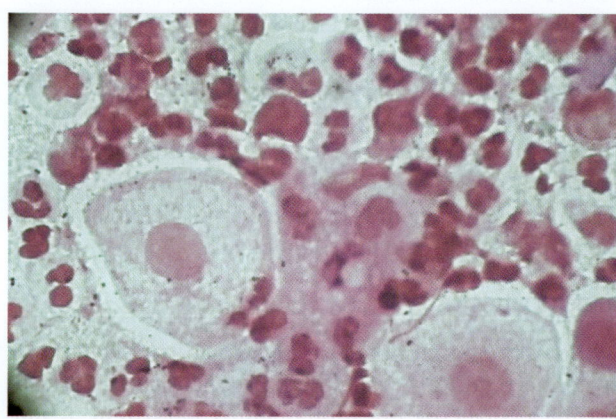

Figura 142.8 Caso de vaginite inflamatória descamativa. No exame bacterioscópico do conteúdo vaginal corado pelo Gram, observam-se células parabasais, processo inflamatório intenso e flora do tipo 3.

Arquivo do Ambulatório de Infecções Genitais Femininas da Universidade Estadual de Campinas.

Vaginite purulenta		
Sintomas	Sinais	Microscopia e Ph
Dispareunia Corrimento Irritação vaginal	Eritema vaginal Petéquias Conteúdo purulento Envolvimento vulvar mínimo	↑ Leucócitos ↑ Células parabasais ↑ pH Presença de flora anormal
Descartar outros diagnósticos		

Tricomoníase	Candidíase	Vaginite aeróbica	Deficiência estrogênica	Dermatite alérgica ou irritativa (contato)	Doenças erosivas da mucosa

Tratar com clindamicina ou esteroide local
A melhora clínica confirma o diagnóstico:
Vaginite inflamatória descamativa

Figura 142.9 Algoritmo para diagnóstico da vaginite inflamatória descamativa.

Adaptado de Reichman e Sobel (2014).

Tratamento

Inicialmente, acreditava-se que a VID fosse uma condição infecciosa por responder muito bem à terapia com clidamicina tópica a 2%.[73] Estudos posteriores mostraram resposta semelhante ao utilizar hidrocortisona tópica a 10%, o que leva a crer que a melhora clínica observada com a clindamicina seja pelo seu efeito anti-inflamatório e não antibiótico.[72] Por outro lado, uma boa resposta à estrogenioterapia indica vaginite atrófica, enquanto a melhora clínica com determinados antibióticos que não a clindamicina indica infecções bacterianas, como vaginite aeróbica, tricomoníase ou VB, o que exclui o diagnóstico de VID.[69] Os tratamentos atualmente recomendados para a VID são:

- Fosfato de clindamicina creme vaginal a 2%, 5 g – inserir via vaginal à noite por três semanas, considerar manutenção da terapia duas vezes por semana, por dois meses.
- Hidrocortisona 25 mg óvulos ou creme – inserir via vaginal duas vezes ao dia, por três semanas; considerar manutenção da terapia três vezes por semana, por dois meses.

No Ambulatório de Infecções Genitais Femininas (AIGF) da Universidade Estadual de Campinas, costumamos usar prednisona 20 mg via oral por sete dias, reavaliar a paciente e reduzir a dose gradativamente para 10 mg por 15 dias e, a seguir, 5 mg por pelo menos mais um mês. De acordo com os sintomas e aspectos microbiológicos, definimos o tempo de manutenção da terapia (dados não publicados).

Prognóstico

Por ser uma condição crônica, o tratamento de manutenção em longo prazo da VID deve ser considerado, pois tratamentos curtos levam a recidivas frequentes.[69,70]

■ VAGINOSE CITOLÍTICA

Conceito

A vaginose citolítica (VC), antigamente conhecida como citólise de Doderlein, foi descrita por Cibley e Cibley, em 1991, como um aumento expressivo do número de lactobacilos, levando à lise intensa das células epiteliais vaginais e causando irritação local.[74]

Etiologia

Na VC, à semelhança da VB, existe uma proliferação microbiana exagerada; todavia, enquanto na VB ocorre o aumento de cocos e cocobacilos, na VC são os lactobacilos que se multiplicam.[74]

Patogenia

Os mecanismos que incitam a proliferação excessiva de bactérias comensais ainda precisam ser elucidados. Desde sua descrição em 1991, pouco foi acrescido à fisiopatogênese dessa entidade.

Beghini *et al.*, estudando o ambiente vaginal de mulheres com diferentes desordens vaginais, notaram que a concentração do isômero levogiro (L) do ácido lático é maior em pacientes com vaginose citolítica, e que a concentração do isômero dextrogiro (D) não se altera. Considerando que o ácido lático-L é produzido por diversas cepas de lactobacilos e pela célula epitelial, enquanto o ácido lático D é produzido principalmente pelo *Lactobacillus crispatus*, bactéria que coloniza em 70% a vagina de mulheres saudáveis, aventou-se a hipótese de que a vaginose citolítica seria causada por outras espécies de lactobacilos que se proliferaram ou por alguma alteração nos mecanismos de produção de ácido lático na célula epitelial vaginal. Sabendo-se que o excesso de ácido lático-L dentro da célula leva à lise celular por acidose, o aumento nas concentrações do ácido lático-L na vaginose citolítica poderia ser a causa da citólise observada nessa condição.[75]

Quadro clínico

Os sintomas irritativos na VC acontecem em decorrência da maior acidez, e são comumente confundidos com candidíase vaginal. As pacientes referem corrimento vaginal branco com prurido e ardor que piora após urinar, além de dispareunia de penetração. Os sintomas, geralmente, iniciam-se na fase lútea do ciclo menstrual e melhoram após a menstruação.[74,76] Estudos mostram uma prevalência de 5% a 7%; frequentemente, essas pacientes vinham sendo tratadas para candidíase sem sucesso.[76,77]

Propedêutica

O diagnóstico correto necessita, primeiramente, de alta suspeição. A descarga vaginal é frusta, branca ou pastosa, e o pH varia entre 3,5 e 4,5. O exame bacterioscópico a fresco do conteúdo vaginal esclarece o diagnóstico, ao se observar aumento do número de lactobacilos, evidência de citólise (núcleos de células epiteliais desnudos) e ausência de outros patógenos que poderiam causar lise, como *Trichomonas* ou *Candida*. Além disso, existe escassez ou ausência de leucócitos no esfregaço, o que denota que os sintomas não são inflamatórios, mas sim ocorrendo pela maior acidez (Figura 142.10).[74,76] Apesar de não estar associada a consequências graves, a VC merece atenção pelo desconforto que frequentemente causa às pacientes.

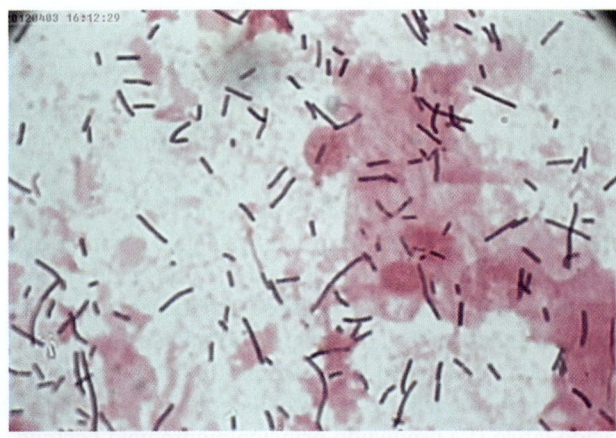

Figura 142.10 Caso de vaginose citolítica. No exame bacterioscópico do conteúdo vaginal, evidenciam-se lise das células epiteliais, ausência de leucócitos e aumento do número de lactobacilos.

Arquivo do Ambulatório de Infecções Genitais Femininas da Universidade Estadual de Campinas.

Tratamento

O tratamento visa à alcalinização do ambiente vaginal. Orienta-se à paciente que dissolva uma colher de sopa de bicarbonato de sódio em um litro de água filtrada e faça duchas vaginais, com seringas plásticas ou duchas vaginais descartáveis, por 10 dias. Outra opção seria manipular óvulos de borato de sódio 600 mg a 2% por via vaginal também por 10 dias.

Prognóstico

Por tratar-se de uma disbiose do conteúdo vaginal, e não de uma infecção, é muito provável que a vaginose citolítica possa recrudescer após o tratamento, fato que deve ser avisado à paciente. Tratamentos por períodos curtos tendem a aumentar a recorrência dos sintomas.

REFERÊNCIAS BIBLIOGRÁFICAS

1. Powell AM, et al. Recurrent vulvovaginitis. Best Pract Res Clin Obstet Gynaecol. 2014;28(7):967-9.
2. Nyirjesy P, et al. Causes of chronic vaginitis: analysis of a prospective database of affected women. Obstet Gynecol 2006;108(5):1185-92.
3. Giraldo PC, et al. Dificuldades na interpretação clínica das vulvovaginites. Bol Inform Union 1994; 19(76):12-16.
4. Allen-Davis JT, et al. Assessment of vulvovaginal complaints: agreement between phone and office management. Prim Care Update Ob Gyns 1998;5(4):152-7.
5. George R, et al. Genital syndromes and syndromic management of vaginal discharge in a community setting. Int J STD AIDS. 2004;15(6):367-70.
6. Giraldo PC, et al. Corrimento genital. Diagnóstico clínico e laboratorial. In: Martins NV, et al. Patologia do trato genital inferior. São Paulo: Roca; 2005. p.123-9.
7. Stewart DE, et al. Psychosocial aspects of chronic, clinically unconfirmed vulvovaginitis. Obstet Gynecol. 1990;76(5 Pt 1):852-6.
8. Duarte G. Vulvovaginites: aspectos epidemiológicos. J Bras Doenças Sex Transm 1998;10(5):4-14.
9. Giraldo PC, et al. Candidíase vaginal e vaginose citolítica. In: Martins NV, et al. Patologia do trato genital inferior. São Paulo: Roca; 2005. p.148-65.
10. Sobel JD. Recurrent vulvovaginal candidiasis. Am J Obstet Gynecol. 2016;214(1):15-21.
11. Conti HR, et al. Oral-resident natural Th17 cells and gammadelta T cells control opportunistic Candida albicans infections. J Exp Med 2014;211(10):2075-84.
12. Gladiator A, et al. Cutting edge: IL-17-secreting innate lymphoid cells are essential for host defense against fungal infection. J Immunol 2013;190(2):521-5.
13. Netea MG, et al. An integrated model of the recognition of Candida albicans by the innate immune system. Nat Rev Microbiol 2008;6(1):67-78.
14. De Luca A, et al. IL-22 and IDO1 affect immunity and tolerance to murine and human vaginal candidiasis. PLoS Pathog. 2013;9(7):e1003486.
15. Pietrella D, et al. Th17 cells and IL-17 in protective immunity to vaginal candidiasis. PLoS One. 2011;6(7):e22770-7.
16. Ferwerda B, et al. Human dectin-1 deficiency and mucocutaneous fungal infections. N Engl J Med. 2009; 361 (18):1760-7.
17. van de Veerdonk FL, et al. STAT1 mutations in autosomal dominant chronic mucocutaneous candidiasis. N Engl J Med 2011;365(1):54-61.
18. Usluogullari B, et al. The role of human Dectin-1 Y238X gene Polymorphism in recurrent vulvovaginal candidiasis infections. Mol Biol Rep 2014;41(10):6763-8.
19. Rosentul DC, et al. Gene polymorphisms in pattern recognition receptors and susceptibility to idiopathic recurrent vulvovaginal candidiasis. Front Microbiol. 2014;5:483.
20. Babula O, et al. Relation between recurrent vulvovaginal candidiasis, vaginal concentrations of mannose-binding lectin, and a mannose-binding lectin gene polymorphism in Latvian women. Clin Infect Dis 2003;37(5):733-7.
21. Wang M, et al. Mannan-binding lectin inhibits Candida albicans-induced cellular responses in PMA-activated THP-1 cells through Toll-like receptor 2 and Toll-like receptor 4. PLoS One 2013;8(12):e83517-21.
22. Babula O, et al. Frequency of interleukin-4 (IL-4) -589 gene polymorphism and vaginal concentrations of IL-4, nitric oxide, and mannose-binding lectin in women with recurrent vulvovaginal candidiasis. Clin Infect Dis 2005;40(9):1258-62.
23. Liu F, et al. Mannose-binding lectin and vulvovaginal candidiasis. Int J Gynaecol Obstet 2006; 92(1):43-7.
24. Donders GG, et al. Mannose-binding lectin gene polymorphism and resistance to therapy in women with recurrent vulvovaginal candidiasis. BJOG 2008;115(10):1225-31.

25. Anderson MR, et al. Evaluation of vaginal complaints. JAMA 2004;291(11):1368-79.

26. Aballea S, et al. Subjective health status and health-related quality of life among women with Recurrent Vulvovaginal Candidosis (RVVC) in Europe and the USA. Health Qual Life Outcomes 2013;11:169.

27. Lowe NK, et al. Accuracy of the clinical diagnosis of vaginitis compared with a DNA probe laboratory standard. Obstet Gynecol 2009;113(1):89-95.

28. Sobel JD, et al. The Role of PCR in the Diagnosis of Candida Vulvovaginitis-a New Gold Standard? Curr Infect Dis Rep. 2015;17(6):488-92.

29. Verstraelen H, et al. Bacterial vaginosis: an update on diagnosis and treatment. Expert Rev Anti Infect Ther 2009;7(9):1109-24.

30. Hay P. Recurrent bacterial vaginosis. Curr Opin Infect Dis. 2009;22(1):82-6.

31. Verstraelen H, et al. The biofilm in bacterial vaginosis: implications for epidemiology, diagnosis and treatment. Curr Opin Infect Dis 2013;26(1):86-9.

32. Sobel JD. Bacterial vaginosis. Annu Rev Med. 2000; 51:349-56.

33. Nagaraja P. Antibiotic resistance of Gardnerella vaginalis in recurrent bacterial vaginosis. Indian J Med Microbiol. 2008;26(2):155-7.

34. Shoubnikova M, et al. Contraceptive use in women with bacterial vaginosis. Contraception 1997;55(6):355-8.

35. Culhane JF, et al. Exposure to chronic stress and ethnic differences in rates of bacterial vaginosis among pregnant women. Am J Obstet Gynecol 2002;187(5):1272-6.

36. Ness RB, et al. Can known risk factors explain racial differences in the occurrence of bacterial vaginosis? J Natl Med Assoc 2003;95(3):201-12.

37. Smart S, et al. Social and sexual risk factors for bacterial vaginosis. Sex Transm Infect 2004;80(1):58-62.

38. Schwebke JR, et al. Risk factors for bacterial vaginosis in women at high risk for sexually transmitted diseases. Sex Transm Dis 2005;32(11):654-8.

39. Mehta SD. Systematic review of randomized trials of treatment of male sexual partners for improved bacteria vaginosis outcomes in women. Sex Transm Dis 2012;39(10):822-30.

40. Schwebke JR, et al. A randomized trial of the duration of therapy with metronidazole plus or minus azithromycin for treatment of symptomatic bacterial vaginosis. Clin Infect Dis 2007;44(2):213-9.

41. Workowski KA. Centers for Disease Control and Prevention Sexually Transmitted Diseases Treatment Guidelines. Clin Infect Dis. 2015;61(Suppl 8):S759-62.

42. Beghini J. Concentrações vaginais dos isômeros do ácido lático e dos mediadores bioquímicos da resposta imune nas vulvovaginites. Tese [Doutorado]. São Paulo: Universidade Estadual de Campinas, 2015.

43. Donders G. Diagnosis and management of bacterial vaginosis and other types of abnormal vaginal bacterial flora: a review. Obstet Gynecol Surv 2010;65(7):462-73.

44. Marrazzo JM. Interpreting the epidemiology and natural history of bacterial vaginosis: are we still confused? Anaerobe 2011;17(4):186-90.

45. Amsel R, et al. Nonspecific vaginitis. Diagnostic criteria and microbial and epidemiologic associations. Am J Med 1983;74(1):14-22.

46. Nugent RP, et al. Reliability of diagnosing bacterial vaginosis is improved by a standardized method of gram stain interpretation. J Clin Microbiol 1991;29(2):297-301.

47. Bradshaw CS, et al. Evaluation of a point-of-care test, BVBlue, and clinical and laboratory criteria for diagnosis of bacterial vaginosis. J Clin Microbiol 2005;43(3):1304-8.

48. Meites E. Trichomoniasis: the "neglected" sexually transmitted disease. Infect Dis Clin North Am. 2013;27(4):755-64.

49. Gonçalves AK et al. Tricomoníase. In: Martins NV, Ribalta JCL editor. Patologia do Trato Genital Inferior. São Paulo: Roca; 2005. p.130-8.

50. Satterwhite CL, et al. Sexually transmitted infections among US women and men: prevalence and incidence estimates, 2008. Sex Transm Dis 2013;40(3):187-93.

51. WHO. Global incidence and prevalence of selected curable sexually transmitted infections – 2008. Geneva, Switzerland: World Health Organization; 2012.

52. Kissinger P, et al. Trichomoniasis and HIV interactions: a review. Sex Transm Infect 2013;89(6):426-33.

53. Moodley P, et al. Trichomonas vaginalis is associated with pelvic inflammatory disease in women infected with human immunodeficiency virus. Clin Infect Dis 2002;34(4):519-22.

54. Rendon-Maldonado JG, et al. Trichomonas vaginalis: in vitro phagocytosis of lactobacilli, vaginal epithelial cells, leukocytes, and erythrocytes. Exp Parasitol 1998;89(2):241-50.

55. Singh BN, et al. Adhesion of Tritrichomonas foetus to bovine vaginal epithelial cells. Infect Immun 1999;67(8):3847-54.

56. Gilbert RO, et al. Cytopathogenic effect of Trichomonas vaginalis on human vaginal epithelial cells cultured in vitro. Infect Immun 2000;68(7):4200-6.

57. Muzny CA et al. The clinical spectrum of Trichomonas vaginalis infection and challenges to management. Sex Transm Infect 2013;89(6):423-5.

58. Ministério da Saúde. Secretaria de Vigilância em Saúde. Programa Nacional de DST e Aids. Manual de Bolso das Doenças Sexualmente Transmissíveis / Ministério da Saúde, Secretaria de Vigilância em Saúde, Programa Nacional de DST e Aids. Brasília: Ministério da Saúde; 2005.

59. Donders G, et al. Aerobic vaginitis in pregnancy. BJOG 2011;118(10):1163-70.

60. Donders GG, et al. Pathogenesis of abnormal vaginal bacterial flora. Am J Obstet Gynecol 2000;182(4):872-8.

61. Donders GG, et al. Definition of a type of abnormal vaginal flora that is distinct from bacterial vaginosis: aerobic vaginitis. BJOG 2002;109(1):34-43.

62. Donders GG, et al. Vaginal cytokines in normal pregnancy. Am J Obstet Gynecol 2003;189(5):1433-8.

63. Giraldo PC et al. Probióticos, prebióticos e simbióticos: Aplicações na ginecologia e obstetrícia. In: Urbanetz AA, et al. Federação Brasileira das Associações de Ginecologia e Obstetrícia PROAGO Programa de Atualização em Ginecologia e Obstetrícia: Ciclo 11. Porto Alegre: Artmed Panamericana; 2014. p. 9-43.

64. Rumyantseva TA, et al. Diagnosis of aerobic vaginitis by quantitative real-time PCR. Arch Gynecol Obstet 2016; 294(1):109-14.

65. Tempera G, et al. Topical kanamycin: an effective therapeutic option in aerobic vaginitis. J Chemother 2006;18(4):409-14.

66. Wang C, et al. Efficacy of oral moxifloxacin for aerobic vaginitis. Eur J Clin Microbiol Infect Dis 2016;35(1):95-101.

67. Heczko PB, et al. Supplementation of standard antibiotic therapy with oral probiotics for bacterial vaginosis and aerobic vaginitis: a randomised, double-blind, placebo-controlled trial. BMC Womens Health 2015;15:115.

68. Gardner HL. Desquamative inflammatory vaginitis: a newly defined entity. Am J Obstet Gynecol 1968;102(8):1102-5.

69. Reichman O, et al. Desquamative inflammatory vaginitis. Best Pract Res Clin Obstet Gynaecol. 2014;28(7):1042-50.

70. Stockdale CK. Clinical spectrum of desquamative inflammatory vaginitis. Curr Infect Dis Rep 2010; 12(6):479-83.

71. Edwards L. Dermatologic causes of vaginitis: a clinical review. Dermatol Clin 2010;28(4):727-35.

72. Sobel JD, et al. Prognosis and treatment of desquamative inflammatory vaginitis. Obstet Gynecol 2011;117(4):850-5.

73. Sobel JD. Desquamative inflammatory vaginitis: a new subgroup of purulent vaginitis responsive to topical 2% clindamycin therapy. Am J Obstet Gynecol 1994;171(5):1215-20.

74. Cibley LJ, et al. Cytolytic vaginosis. Am J Obstet Gynecol 1991;165(4 Pt 2):1245-9.

75. Beghini J, et al. Differential expression of lactic acid isomers, extracellular matrix metalloproteinase inducer, and matrix metalloproteinase-8 in vaginal fluid from women with vaginal disorders. BJOG 2015;122(12):1580-5.

76. Suresh A, et al. Cytolytic vaginosis: A review. Indian J Sex Transm Dis 2009;30(1):48-50.

77. Cerikcioglu N, et al. Cytolytic vaginosis: misdiagnosed as candidal vaginitis. Infect Dis Obstet Gynecol 2004;12(1):13-6.

Clamídia

▪ CLAMIDIA TRACHOMATIS

Conceito

Trata-se de bactéria Gram-negativa intracelular obrigatória, revestida por uma parede celular que é inábil em sintetizar nutrientes essenciais, utilizando-se, para esse fim, de maquinaria celular do hospedeiro. As espécies que infectam seres humanos são *Chlamydia trachomatis* e *Chlamydia pneumonia*. Por meio da principal proteína de membrana externa (*major outer membrane protein* [MOMP]) da *C. trachomatis*, são identificados 19 sorotipos. Os tipos A, B e C estão associados ao tracoma ocular, enquanto os tipos D a K infectam tecido urogenital e os tipos L causam o linfogranuloma venéreo.[1]

▪ EPIDEMIOLOGIA

A *Chlamydia trachomatis* é a bactéria de transmissão sexual mais comum em todo o mundo. Nos Estados Unidos, segundo dados do Centro de Controle de Doenças dos Estados Unidos (CDC), em 2010, foram 1.307.893 casos notificados, com maior prevalência nas adolescentes e adultas jovens.[2]

Um estudo multicêntrico realizado em cinco países – China, Índia, Peru, Rússia e Zimbábue – mostrou taxas de 9,3%, 0,9%, 4,8%, 4,9% e 3,8%, respectivamente, com altos índices de reinfecção.[3]

Segundo dados da Organização Mundial da Saúde, a incidência dessa infecção sexualmente transmissível (IST) aumentou entre 2001 e 2008 em diversos países, entre eles a Suécia e o Reino Unido. Nesse último, contudo, houve redução de 10,4% na incidência de doença inflamatória pélvica (DIP) de 2000 a 2008,[4] mostrando que o diagnóstico precoce e o tratamento das infecções assintomáticas levam à diminuição das sequelas da infecção.

Na América Latina, onde os países não possuem um programa sistemático de rastreio, os dados são poucos e esporádicos. A prevalência da *Chlamydia* em estudos na Argentina variou de 16,3% a 26,4%;[5] no Peru, 7,6%;[6] e no Chile, de 4,7% a 6,9%.[7,8]

No Brasil, estudos mostram uma variação entre os estados e regiões brasileiras, dependendo da população estudada (maior entre adolescentes) e do método empregado para o diagnóstico, entre 4,5% e 31%.[9,10-12]

Com relação aos fatores de risco, aqueles usualmente relacionados às demais ISTs também parecem estar associados à infecção por clamídia, tais como início precoce da vida sexual e multiplicidade de parceiros. Sabe-se, contudo, que o principal fator de risco é a idade. Quanto mais jovem, maior é a suscetibilidade.[6,13] As razões pelas quais isso acontece não estão bem claras. Pode ser que, nessa fase da vida, as mulheres tenham comportamento sexual de maior risco, mas possam também apresentar importantes diferenças biológicas e imunológicas que aumentem a suscetibilidade.[13]

Patogenia

Há duas formas da *Chlamydia* em seu ciclo de desenvolvimento. Os corpúsculos elementares, que são infecciosos, não replicantes e extracelulares; e os reticulares, que são não infecciosos, replicantes e intracelulares. Corpúsculos elementares entram em contato com a membrana epitelial celular e sofrem endocitose. Dentro dos vacúolos, há transformação para os corpúsculos não infectantes (reticulares), que são metabolicamente ativos e induzem ativação de síntese proteica. Após um período de crescimento logarítmico, as inclusões se expandem. De novo, há uma transformação dos corpúsculos, agora em elementares, que serão expulsos das células infectadas para manter o ciclo infeccioso.[1]

A primeira linha de defesa contra a infecção por *Chlamydia* é a barreira mucosa do trato genital. Ultrapassando essa barreira, o agente infeccioso estimula uma segunda linha de defesa associada à indução de produção de citocinas pró-inflamatórias, tais como interleucina 1 (IL-1), IL-6 e fator de necrose tumoral alfa (TNF-alfa). Além disso, a secreção de IL-8 pelas células infectadas pode recrutar células *natural killer* (NK) e dendríticas. A NK e os neutrófilos são as primeiras células a serem recrutadas ao sítio da infecção. Esse agente é capaz de produzir potenciais ligantes que ativam os componentes da imunidade inata, em especial os *toll-like receptors* (TLR), importantes na resposta imune natural. Estes são encontrados na superfície celular e em membranas intracelulares de diversas células, como macrófagos, dendríticas, neutrófilos, células epiteliais mucosas e células endoteliais. Quando o ligante se acopla a esses receptores, eles geram uma cascata de sinalização que leva à produção de citocinas inflamatórias. Dentre os 10 TLR reconhecidos em humanos, os tipos 2 e 4 estão muito associados a mecanismos lesionais induzidos pela *Chlamydia*. Dentre os diversos TLR encontrados no organismo, os que mais podem ser implicados nas complicações tubárias pela infecção por CT são os TLR2 e TLR4.[14]

Sabe-se que a imunidade do hospedeiro está diretamente ligada a sua suscetibilidade às infecções genitais. O mesmo micro-organismo pode causar consequências diferentes entre os indivíduos.[15] Tem sido sugerido que a suscetibilidade pode estar associada a polimorfismo de determinados genes associados à resposta imunológica.[16]

A resposta imune celular tem importante atuação contra esse micro-organismo intracelular.[17] Os linfócitos T CD4 e CD8 têm efeitos protetores contra a infecção, através da resposta TH1 e da secreção de IFN-Y.[18] Entretanto, mecanismos imunes múltiplos atuam de forma integrada. Embora a resposta humoral também pareça ter participação, não tem sido associada à proteção efetiva contra a doença.[17]

Dentro dessa complexa relação patógeno-hospedeiro, há uma proteína que exerce papel crucial nos mecanismos de patogenicidade. Trata-se das *Heat Shock Proteins* (HSP), que são proteínas presentes em todos os organismos vivos, cuja síntese é aumentada rapidamente em situações de estresse não fisiológico, tais como infecção por micro-organismos.[17] A *Chlamydia* produz sua própria HSP, conhecida como CHSP60, capaz de estimular a produção de anticorpos no hospedeiro.[19] A CHSP60 é reconhecida pelo organismo do hospedeiro como proteína estranha, levando à formação de anticorpos persistentes. Considera-se que as HSP60 humanas sejam 50% homólogas às da *Chlamydia trachomatis*. Assim, em situações como a gestação, em que o embrião produz suas próprias HSPs e no caso de a mãe já ter tido infecção por esse agente, de forma que já desenvolveu anticorpos, o sistema imune reconhece a HSP60 do embrião como proteína estranha, levando à formação do complexo antígeno-anticorpo, que pode levar ao abortamento.[17]

Quadro clínico

Cerca de 75% das mulheres e 50% dos homens são assintomáticos. As manifestações na mulher podem ser: síndrome uretral aguda, bartholinite, cervicite, DIP, endometrite, peri-hepatite e artrite reativa. Ainda, a infecção se associa à dor pélvica crônica, infertilidade, maior risco de prenhez ectópica e abortamento.[1] No último caso, tem sido identificada como fator causal importante em abortos de repetição.[20]

Quando presentes, os sintomas são discretos e inespecíficos.[21] Algumas vezes, pode haver queixa de corrimento genital, associado ou não a ardor e prurido vulvar, associado ou não a sinusorragia e sangramento transvaginal intermitente,[22] dor pélvica e dispareunia.[21] Não é incomum a queixa de disúria discreta.

Os achados de exame ginecológico são inespecíficos. Geisler *et al.* mostraram que o exame pélvico anormal em pacientes assintomáticas infectadas por clamídia foi menor que 6%. Ectopia cervical foi observada apenas em 3,6% das infectadas; mucopus endocervical, em 2,3%; colo de sangramento fácil, em 2,3%; e desconforto à mobilização do colo ou dos anexos, em 1,4% e 0,7%, respectivamente. Pode ocorrer infecção concomitante dos ductos de Bartholin, levando a quadro de bartholinite.[21]

Quadros clínicos típicos de endocervicite e skeenite são mostrados nas Figuras 143.1 e 143.2; contudo, temos que ressaltar que a grande maioria dos casos de infecção endocervical nas glândulas de Bartholin e de Skeene são oligossintomáticos e apresentam aspecto clínico frusto. Essa falta de sintomas e achados clínicos pobres impõe a necessidade do rastreio sistemático da infecção genital por *Chlamydia trachomatis*, para que se evitem todas as complicações inerentes ao não diagnóstico e consequente falta de tratamento.

Diagnóstico

A citologia oncótica pelo método de Papanicolaou, realizada sistematicamente para prevenção de câncer do colo de útero, pode apresentar alterações celulares causadas pela *C. trachomatis*, tais como inclusões eosinofílicas em células metaplásicas ou cervicite folicular, porém que mostra baixa sensibilidade.[23]

A cultura, embora por muito tempo considerada padrão-ouro, tem entrado em desuso por suas dificuldades técnicas e custos.[24]

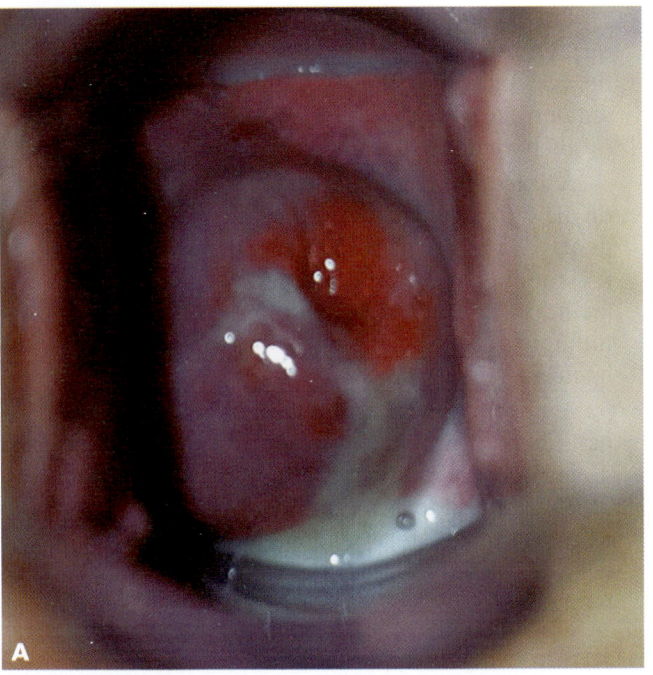
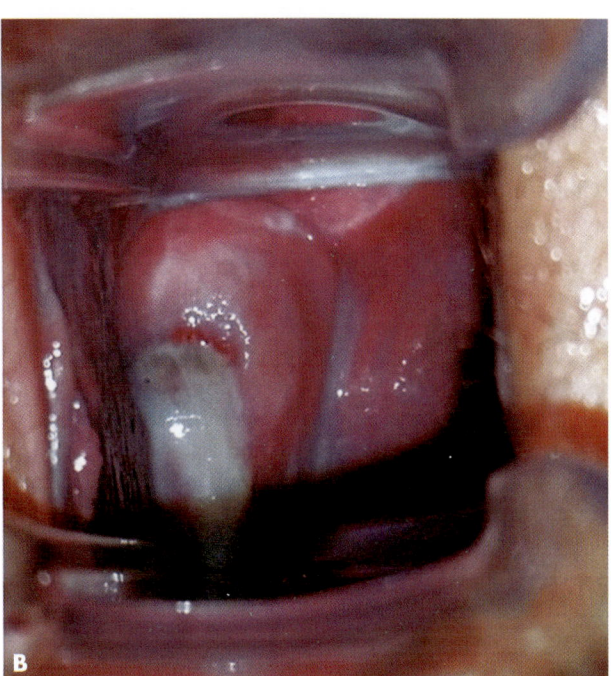

Figura 143.1 **(A e B)** Casos de endocervicite por *Chlamydia trachomatis*.
Fotos do arquivo pessoal – Prof. Paulo César Giraldo.

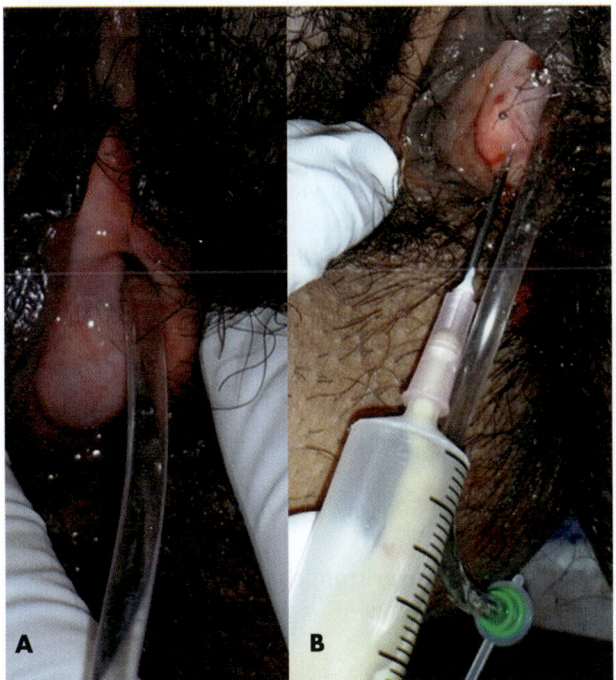

Figura 143.2 Skeenite por *Chlamydia trachomatis*. **(A)** Tumoração na glândula Skeene; **(B)** Punção com saída de pus.
Fotos do arquivo pessoal – Prof. Paulo César Giraldo.

O teste de fluorescência direta é boa opção diagnóstica, pois faz identificação rápida de corpos elementares nos esfregaços com anticorpos conjugados à fluoresceína-isotiocinato (FITC-Mab) com MOMP ou LPS específica. Apesar de considerado um teste de alta sensibilidade e especificidade, o exame microscópico e a interpretação dos resultados requerem *expertise* e só se prestam a laboratórios com pouco volume desse exame.[25]

ELISA é uma alternativa para detecção de *C. trachomatis*. A maioria dos testes disponíveis detecta LPS. No entanto, estudos têm demonstrado que esse teste é inferior à imunofluorescência direta.[26] Há os chamados POC (*point of care*), que são testes rápidos imunoenzimáticos, que podem ser realizados nos consultórios e ambulatórios e têm o resultado em cerca de 30 minutos. Os resultados são qualitativos. Esses testes são menos sensíveis que os testes imunoenzimáticos clássicos realizados em laboratório. Por outro lado, resultados positivos devem ser confirmados laboratorialmente.[25]

A sorologia para pesquisa de anticorpos contra *C. trachomatis* envolve testes que não ajudam no diagnóstico da infecção, com exceção da suspeita de linfogranuloma venéreo.

Técnicas biomoleculares são consideradas como os mais sensíveis e específicos métodos para rastreio em massa.

As técnicas de amplificação de ácido nucleico (NAAT) são altamente sensíveis e específicas. Os testes de amplificação de ácidos nucleicos (NAATs) incluem os que utilizam sondas de RNA (captura híbrida) e os de amplificação de DNA, que são a PCR, a LCR e a TMA (*transcription-mediated amplification assay*).

O sistema de captura híbrida 2 (HC2) ou *Digene HC2 CT DNA test* é composto por um tubo contendo solução hibridizadora e uma escova para coleta do espécime cervical.[27]

A PCR não depende de ter agente vivo intacto para detecção, uma vez que o alvo é o gene do patógeno. A técnica consiste na amplificação enzimática de uma sequência específica de DNA, visando a obtenção de milhares de cópias dessa sequência a partir de *primers* (iniciadores) de uma sequência de DNA-alvo. Os *primers* definem as regiões de DNA a serem amplificadas e a especificidade da técnica.[28,29] A PCR em tempo real ainda traz maior segurança pela automatização do processo, afastando a possibilidade de falso-positivo.

A Tabela 143.1 mostra a sensibilidade e a especificidade dos principais métodos de detecção de clamídia.[30]

Tabela 143.1 Sensibilidade e especificidade dos métodos de detecção de clamídia com relação à reação de cadeia de polimerase (PCR).[30]

Método	Sensibilidade (%)	Especificidade (%)
Cultura	70 – 85	100
Imunofluorescência direta	80 – 90	98 – 99
ELISA	62 – 86	86 – 99
POC	31 – 53	95 – 99
Captura híbrida	97	99

Complicações

Considera-se ainda que até 70% dos casos de infertilidade tubária e 30% das prenhezes ectópicas estão associadas à infecção por *Chlamydia trachomatis*.[1]

A infecção durante a gravidez também está associada a trabalho de parto prematuro, amniorrexe prematura, baixo peso ao nascer, morte neonatal e endometrite pós-parto. Além disso, pode haver transmissão ao neonato, com risco estimado para a mulher com infecção ativa de 50% a 75%. Assim, 30% a 50% dos conceptos podem ter conjuntivite, e metade desses, infecção nasofaringeana, que pode se complicar com pneumonia em um terço desses casos.[1]

Em estudo de metanálise, Silva *et al.*[31] observaram que, entre mulheres com infecção, houve risco relativo de 1,51 para trabalho de parto prematuro, 1,13 para amniorrexe prematura, 1,52 para baixo peso ao nascer e 1,84 para morte perinatal.

A infecção por *Chlamydia* facilita a transmissão do HIV. Os agentes têm uma inter-relação independente dos fatores associados à transmissão sexual.[32] A clamídia parece produzir dano celular epitelial que facilita a infecção pelo HIV; por outro lado, o dano imunológico associado ao HIV agrava a infecção pela bactéria.[25]

A possibilidade de a clamídia estar associada a mais fácil infecção e persistência de HPV e maior risco de lesão intraepitelial escamosa de alto grau no colo uterino tem sido levantada.[33,34] Além disso, estudos apontam que determinados cânceres ovarianos poderiam ter na infecção por clamídia um importante fator.[35,36]

Tratamento

O tratamento recomendado pelo CDC em 2015[37] é:

1. Azitromician 1 g por via oral em dose única, ou
2. Doxiciclina 100 mg via oral duas vezes ao dia, por sete dias,

Alternativamente, pode ser feito:

1. Eritromicina 500 mg via oral a cada seis horas, por sete dias, ou
2. Levofloxacina 500 mg via oral uma vez ao dia, por sete dias, ou
3. Ofloxacina 300 mg via oral duas vezes ao dia, por sete dias,

Na gestação, as opções são:

1. Azitromicina 1 g por via oral em dose única, ou
2. Amoxicilina 500 mg via oral de 8/8 horas, por sete dias, ou
3. Eritromicina 500 mg via oral de 6/6 horas, por 14 dias, ou
4. Etilsuccinato de eritromicina 800 mg via oral de 6/6 horas, por sete dias,

Prevenção

Rastreio

Atualmente, a melhor forma de prevenir as consequências da infecção por clamídia é o rastreio. Apesar da prevalência da infecção na população e de todos os estudos sugerirem rastreio de clamídia como custo-

-efetivo, infelizmente grande número de médicos não adere às recomendações de rastreio. Intervenções para melhorar o rastreio devem ter como alvo médicos, em prática privada ou rural, apontando para os benefícios da estratégia. O rastreio contínuo com alta taxa de cobertura pode reduzir significativamente a prevalência da clamídia em poucos anos.[38]

O CDC dos Estados Unidos recomenda rastreio anual para todas as mulheres sexualmente ativas com 25 anos ou menos, ou mulheres mais velhas com fatores de risco (novo parceiro ou múltiplos parceiros).[2] NAATs liberados pelo FDA podem ser feitos em espécimes colhidos de vagina, inclusive sendo aceitável por autocoleta.[37]

Vacina

Até o momento, não há vacina contra *C. trachomatis*. No entanto, um grupo da *Harvard Medical School* nos Estados Unidos recentemente apresentou um estudo promissor nesse sentido, utilizando clamídia inativada por raios ultravioletas conjugada a adjuvante sintético em nanopartículas.[39]

REFERÊNCIAS BIBLIOGRÁFICAS

1. Redgrove KA, et al. The role of the immune response in chlamydia trachomatis infection of the male genital tract: a double-edged sword. Front Immunol. 2014; 5:534.

2. Center for Disease Control and Prevention. Sexually transmitted disease surveillance, 2010. Atlanta, GA: US Department of Health and Human Services; novembro 2011. [Disponivel em http://www.cdc.gov/std/stats10/surv2010.pdf.]

3. Detels R, et al. The incidence and correlates of symptomatic and asymptomatic Chlamydia trachomatis and Neisseria gonorrhoeae infections in selected populations in five countries. Sex Transm Diseas 2011; 38(6):503-9.

4. French CE, et al. Estimation of the rate of pelvic inflammatory disease diagnosis: Trends in England, 2000-2008. Sex Transm Diseas 2011; 38(3):158-62.

5. Deluca DG, et al. A. Chlamydia trachomatis as a probable cofactor in human papillomavirus infection in aboriginal women from northeastern Argentina. Braz J Infect Diseas 2011;15(6): 567-72.

6. Paul KJ, et al. Generation C: prevalence of and risk factors for Chlamydia trachomatis among adolescents and Young women in Lima, Peru. J Women's Health 2009; 18(9):1419-24.

7. Martinez TM, et al. Prevalence of cervical infection by Chlamydia trachomatis among Chilean women living in the Metropolitan Region. Rev Méd Chile 2008; 136(10):1294-300.

8. Huneeus A, et al. Prevalencia de Chlamydiatrachomatis y Neisseria gonorrhoea en adolescents chilenas. Revr Méd Chile 2009;137:1569-74.

9. Miranda AE, et al. Prevalence and risk behaviors for chlamydial infection in a population-based study of female adolescents in Brazil. Sex Transm Dis 2004; 31(9):542-6.

10. Oliveira FA, et al. Sexually transmitted infections, bacterial vaginosis, and candidiasis in women of reproductive age in rural Northeast Brazil: a population-based study. Mem Inst Oswaldo Cruz 2007; 102(6):751-6.

11. Jalil EM, et al. Prevalence of Chlamydia and Neisseria gonorrhoeae infections in pregnant women in six Brazilian cities. Rev Bras Ginecol Obstet 2008 30(12):614-9.

12. Marconi C, et al. Chlamydial infection in a high risk population: association with vaginal flora patterns. Arc Gynecol Obstet 2012; 285(4):1013-8.

13. Bearinger LH, et al. Global perspectives on the sexual and reproductive health of adolescents: patterns, prevention, and potential. Lancet 2007; 369(9568):1220-31.

14. Teles RA, et al. Qual o papel do toll-like receptor (TLR) na indução de lesão de tuba uterina nas infecções por Chlamydiatrachomatis? DST – J Bras Doen Sex Transm 2012;24(3):189-92.

15. Witkin SS, et al. Individual immunity and susceptibility to female genital tract infection. Am J Obstet Gynecol 2000; 183(1):252-6.

16. Eleutério J Jr, et al. Interferon-gamma gene polymorphism influences the frequency of a Chlamydia trachomatis cervical infection in young women. Int J STD AIDS. 2015; 26(13):960-4.

17. Linhares IM, et al. Resposta imune às infecções genitais. Rev Bras Patol Trato Genl Inf 2012;2:12-6.

18. Loomis WP, et al. Cell responses to Chlamydia trachomatis. Cur Op Microbiol 2002; 5(1):87-91. Review.

19. Giraldo PC, et al. Doença inflamatória pélvica. In: Doenças sexualmente transmissíveis. São Paulo: Atheneu; 2009.

20. Eleutério J Jr, et al. Qual deve ser o rastreamento de doenças infecciosas em casos de perda gestacional recorrente? FEMINA 2010;38(10):539-45.

21. Geisler WM, et al. Infecções genitais por Clamídia. In: Klausner JD, et al. Doenças sexualmente transmissíveis: current diagnóstico e tratamento. Rio de Janeiro: Revinter; 2011. p.75.

22. Zamith R, et al. Clamídias e micoplasmas. In: Martins NV. Patologia do trato genital inferior. São Paulo: Roca; 2005.

23. Eleutério Junior, J. Noções básicas de citologia ginecológica. São Paulo: Editora Santos; 2003.

24. Ward ME, et al. Topley and Wilsons microbiology and microbial infection. 9th ed. New York: Oxford University Press; 1999. p.1331.

25. Malhotra M, et al. Genital Chlamydia trachomatis: an update. Indian J Med Res. 2013; 138(3):303-16. Review.

26. Mukherjee A, et al. The role of a commercial enzyme immuno assay antigen detection system for diagnosis of C. trachomatis in genital swab samples. Indian J Med Microbiol 2011; 29(4):411-3.

27. Van Der Pol B, et al. Evaluation of the Digene Hybrid Capture II assay with the Rapid Capture System for detection of Chlamydia trachomatis and Neisseria gonorrhoae. J Clin Microbiol 2002; 40(10):3558-64.

28. Michelon J, et al. Diagnóstico da infecção urogenital por Chlamydiatrachomatis. Scienta Medica 2005;2(15):97-102.

29. Otero Guerra L, et al. Utility of molecular biology techniques in the diagnosis of sexually transmitted diseases and genital infections. Enferm Infecc Microbiol Clin 2008;26(Suppl 9):42-9.

30. Thejls H, et al. Expanded gold standard in the diagnosis of Chlamydia trachomatis in a low prevalence population: diagnostic efficacy of tissue culture, direct immunofluorescence, enzyme immunoassay, PCR and serology. Genitourin Med 1994; 70(5):300-3.

31. Silva MJPMA, et al. Perinatal morbidity and mortality associated with Chlamydial infection: a meta-analysis study. Br J Infect Dis 2011; 15(6):533-9.

32. Joyee AG, et al. Need for specific and routine strategy for the diagnosis of genital chlamydial infection among patients with sexually transmitted disease in India. Indian J Med Res 2003; 118:152-7.

33. Jensen KE, et al. Chlamydia trachomatis and risk of cervical intraepithelial neoplasia grade 3 or worse in women with persistent human papillomavirus infection: a cohort study. Sex Transm Infect 2014;90(7):550-5.

34. Tavares MC, et al. Chlamydia trachomatis infection and human papillomavirus in women with cervical neoplasia in Pernambuco-Brazil. Mol Biol Rep 2014; 41(2): 865-74.

35. Medeiros F, et al. The tubal fimbria is a preferred site for early adenocarcinoma in women with familial ovarian cancer syndrome. Am J Surg Pathol 2006;30(2):230-6.

36. Carvalho JP, et al. Is chlamydial-infected tubal fimbria the origin of ovarian cancer? Med Hypot 2008;71(5):690-3.

37. Workowski KA. Centers for Disease Control and Prevention Sexually Transmitted Diseases Treatment Guidelines. Clin Infect Dis 2015; 61(Suppl 8):S759-62

38. Cook RL, et al. Barriers to screening sexually active adolescent women for chlamydia: a survey of primary care physicians. J Adolesc Health 2001; 28(3):204-10.

39. Stary G, et al. VACCINES. A mucosal vaccine against Chlamydia trachomatis generates two waves of protective memory T cells. Science 2015 ;348(6241):aaa8205.

Capítulo **144**

■ Roberto Zamith ■ Manoel João Batista Castello Girão

Infecção do Trato Genital Superior

■ INTRODUÇÃO

O trato genital feminino é sede de numerosos processos infecciosos, que podem ser de etiologia viral, bacteriana, fúngica ou até mesmo protozoária. Essa diversidade de agentes infecciosos deve-se a algumas peculiaridades desse trato: a proximidade com o ânus, a umidade habitual, a comunicação da cavidade abdominal com o meio exterior e, principalmente, o fato de ser o local da cópula. Entende-se, assim, o porquê da maior parte das infecções dessa área ser sexualmente transmissível.

Podemos classificar as infecções genitais pela etiologia ou topografia. Particularmente, julgamos mais útil a classificação topográfica, em que temos inicialmente dois grandes grupos:

I. infecções genitais baixas;
II. infecções genitais altas.

Considera-se o óstio interno do útero como o limite anatômico entre os dois grupos. No primeiro grupo das infecções baixas, podemos ter acometimento da vulva, da vagina ou do colo (isoladamente ou simultaneamente). No segundo grupo das infecções altas, podemos ter endometrites, salpingites, ooforites, parametrites e pelviperitonites, que podem ocorrer isoladamente ou em qualquer tipo de combinação.

Habitualmente, é utilizado o termo doença inflamatória pélvica (DIP) para se referir ao amplo espectro das desordens inflamatórias que acometem o trato genital alto. Conceitua-se DIP como sendo uma síndrome clínica decorrente da disseminação de micro-organismos que ascendem da vagina e da cérvice uterina às tubas e/ou a estruturas contíguas, não estando relacionada ao ciclo grávido puerperal ou a cirurgias ginecológicas. Assim, a tuberculose genital, pelas suas peculiaridades clinicopatológicas, não deve ser considerada como uma variedade dessa doença. Sustentou-se no passado que as infecções ocorriam somente na forma aguda. No início da década de 1980, porém, constatou-se que a *Chlamydia trachomatis* e os micoplasmas (*Mycoplasma hominis, Ureaplasma urealyticum* e o *Mycoplasma genitalium*) podem infectar cronicamente o trato genital superior, de modo que o termo "doença aguda" deve ser suprimido.

Modernamente, a DIP é considerada uma doença sexualmente transmissível, desvelando-se instigante problema de Saúde Pública, pelas suas múltiplas localizações, à diversidade de agentes etiológicos, às várias formas evolutivas, ao polimorfismo do quadro clínico e às graves sequelas que pode ocasionar, tais como a infertilidade, a gravidez ectópica e a algia inflamatória pélvica crônica.

A atividade sexual é a principal forma de aquisição da doença. Outra forma de desencadeá-la é a manipulação inadequada do trato genital, levando mecanicamente micro-organismos do trato inferior ao superior, sendo esse o mecanismo responsável por 12% a 14% das infecções pélvicas, que aparecem de três a seis semanas após a manipulação.

Quanto à propagação de germes ao trato superior, a principal forma é por continuidade (propagação planimétrica ascendente). É o mecanismo segundo o qual ocorre a disseminação da clamídia e do gonococo. Mais raramente, os germes da endocérvice e do endométrio podem propagar-se por via linfática, como se verifica com o *Actinomices israelli* e algumas cepas de estreptococos. É interessante a teoria que explica a ascensão de bactérias ao trato genital superior via espermatozoides (só no meio do ciclo, quando o muco é receptivo).

Os micro-organismos que primeiramente atingem o trato genital superior são denominados agentes primários, pois facilitam a colonização a seguir por outros micro-organismos, que por isso são denominados agentes secundários.

Entre os agentes primários, além da clamídia e dos micoplasmas, merece destaque a *Neisseria gonorrhoeae*. Os agentes primários ocasionam alterações imunológicas e bioquímicas, como menor produção de radicais livres e diminuição do potencial de oxirredução e do pH, que favorecem a chegada, a instalação e a manutenção dos agentes secundários, que alteram ainda mais o meio ambiente, tornando-o hostil para o agente primário, causando assim o seu desaparecimento.

Os agentes secundários são *Gardnerella vaginalis*, *Haemophilus influenzae*, bacilos Gram-negativos entéricos e *Streptococcus agalactiae*, constituintes da flora vaginal ou provenientes do meio externo.[1] Assim, conclui-se que a DIP é de etiologia polimicrobiana.

QUADRO CLÍNICO

A sintomatologia apresentada varia enormemente, desde casos oligossintomáticos, com queixas inespecíficas como sangramento, dispareunia e corrimento genital, até situações em que há franca peritonite com dores excruciantes. Assim, deve-se suspeitar de DIP em toda mulher sexualmente ativa que apresente dor abdominal baixa e de início recente. Também devem ser valorizadas outras queixas, tais como: irregularidade menstrual, dispareunia ou secreção vaginal intensa, que embora não específicas, alertam para a possibilidade de DIP.

Registram-se manifestações gerais e locais. Incluem-se, entre as primeiras, temperatura elevada, taquicardia não vinculada à hipertermia, dissociação entre a temperatura retal e a axilar, calafrios, adinamia, anorexia, náuseas e vômitos, entre outras. Desvela-se, entre as manifestações locais, a dor pélvica, que constitui o principal sintoma. A dor, porém, é inespecífica tanto em sua natureza quanto em sua localização. Habitualmente, tem caráter de cólica, podendo ser também do tipo "peso", "queimação" ou "punhalada". A localização mais comum é no hipogástrio e em ambas as fossas ilíacas, podendo ser, contudo, unilateral em cerca de 20% dos casos. Além da dor localizada no andar inferior do abdome, pode haver, concomitantemente, no hipocôndrio direito e esquerdo, caracterizando a síndrome de Fitz-Hugh e Curtis, a denotar peri-hepatite e/ou periesplenite, respectivamente. A intensidade da dor é variável, desde casos que impossibilitem o adequado exame ginecológico até casos leves ou sem algia (frequentes na infecção por clamídia).

A dor costuma se exacerbar com a movimentação, evacuação e atividade sexual. É comum a associação do início da sintomatologia e o catamênio. A doença causada por gonococo, caracteristicamente, ocorre logo após a menstruação; já a que advém da infecção por clamídia é mais difusa, tendo o seu aparecimento quatro a sete dias

após o fluxo. É plausível que a ascensão dessas bactérias seja por meio dos espermatozoides, que, no meio do ciclo, atravessam o muco cervical, atingem as tubas e, sete a 10 dias depois, desencadeiam o processo inflamatório.

De uma maneira geral, nas salpingites por clamídia, o quadro clínico é menos intenso do que nas causadas por outros agentes, podendo, inclusive, ser assintomáticas. As pacientes, habitualmente, apresentam história anterior de síndrome de Krettek (sangramento no meio do ciclo, mesmo na vigência de contraceptivos hormonais, e que responde à terapia com doxiciclina ou azitromicina). Esse sangramento genital anormal é, com frequência, causado por endometrite. Algumas delas podem ter o sangramento genital anormal como a única manifestação da doença.

A propedêutica abdominal pode revelar sinais de irritação peritoneal, caracterizando quadro de abdome agudo inflamatório.

Ao exame da genitália, depara-se, em boa parte dos casos, com corrimento genital amarelado ou amarelo-esverdeado, de aspecto purulento, que se exterioriza pela cérvice. É comum notar cervicite erosiva, que sangra facilmente ao toque e ao coito.

Podem-se detectar, ao exame pélvico, massa anexial palpável e dolorosa, fórnice vaginal posterior abaulado (quando há coleção pélvica) e bastante doloroso à palpação ou, principalmente, dor à mobilização do colo uterino.

Sintomas urinários, como disúria e polaciúria, também podem ser encontrados; traduzem infecção concomitante do trato urinário baixo, principalmente da uretra. É, pois, fundamental, durante o exame, a expressão uretral.

É importante salientar que o quadro clínico é deveras polimorfo, sendo raro o encontro de todos os sinais e sintomas.

DIAGNÓSTICO

Para o diagnóstico, de acordo com as orientações do Centro de Controle de Doenças dos Estados Unidos (CDC), empregam-se os seguintes parâmetros:

1. Parâmetro mínimo para suspeição de DIP:
   - desconforto no exame pélvico ao mobilizar o colo uterino, o útero ou os anexos uterinos.
2. Se um dos seguintes parâmetros complementares está presente, a especificidade do diagnóstico aumenta:
   - temperatura oral acima de 38,3 ºC;
   - corrimento cervical ou vaginal mucopurulento ou purulento;
   - aumento de leucócitos no esfregaço cervical;
   - elevação das provas de atividade inflamatória (velocidade de hemossedimentação ou proteína C reativa);

- identificação de infecção cervical por *Neisseria gonorrhoeae* ou *Chlamydia trachomatis*.

3. Critérios específicos:
   - sinais de endometrite na avaliação histomorfológica de amostra endometrial;
   - exames de imagem (ressonância magnética - RM, tomografia computadorizada - TC ou ultrassonografia - US transvaginal) mostrando espessamento tubário ou achado de piossalpinge, com ou sem líquido livre na cavidade ou presença de abscesso tubo-ovariano;
   - alterações nos padrões de circulação sanguínea sugestivas de infecção pélvica, analisadas pela ultrassonografia pélvica com Doppler;
   - observação por laparoscopia de alterações tubárias compatíveis com DIP.

É importante reiterar que, com base apenas nos achados clínicos, o valor preditivo positivo para o diagnóstico varia entre 65% e 90%. Entre os critérios mais específicos, dois são invasivos (coleta de amostra de endométrio e laparoscopia) e os demais dependem de aparelhos de imagem de alto custo. Via de regra, esses critérios demandam especialistas na área de diagnóstico de imagem, mas, muitas vezes, esses recursos ou profissionais não estão disponíveis.

A laparoscopia, que é considerada o subsídio mais acurado para o diagnóstico de salpingite, além de ser a forma de obter um diagnóstico bacteriológico mais completo, também mostra limitações. Primeiramente, não é um procedimento diagnóstico prontamente disponível na maioria dos serviços e dificilmente é justificado para sintomas vagos ou leves. Além disso, a laparoscopia não detecta endometrite e inflamações sutis das tubas. Assim sendo, as mulheres que forem submetidas à laparoscopia para o diagnóstico de DIP, e não evidenciarem alterações compatíveis com a doença, deverão ser submetidas à biópsia endometrial.

Atenção: quanto mais precocemente o diagnóstico for feito e iniciado o tratamento, menores serão as sequelas da DIP, e este é o ponto crucial: os profissionais de saúde devem basear-se em critérios mínimos para o estabelecimento do diagnóstico. E mais ainda, devem ser valorizados sinais e sintomas inespecíficos como sangramentos anormais, dispareunia e corrimentos vaginais.

Tratamento

Atualmente, a mortalidade por DIP é extremamente baixa, porém, as sequelas da infecção podem remeter às aderências pélvicas que, por sua vez, podem levar a morbidades crônicas de difícil resolução, como dor pélvica crônica, infertilidade ou gestação ectópica. Nesse contexto, a fim de prevenir ou ao menos mitigar essas

afecções, o tratamento deve ser instituído precocemente, embora, muitas vezes, a terapêutica seja retardada pela dificuldade em consolidar o diagnóstico. A postergação do início da terapêutica deve-se, em grande parte, ao fato de o quadro clínico compreender largo espectro de sintomas e assemelhar-se com outras afecções que demandariam conduta cirúrgica em vez de clínica, como, por exemplo, a apendicite aguda.

O tratamento da DIP tem objetivos de curto e longo prazo. A curto prazo, procuram-se eliminar sinais e sintomas de infecção e erradicar os agentes patogênicos; a longo prazo, busca-se minimizar a lesão tubária.

Pela grande dificuldade em estabelecer a sua etiologia, preconizam-se as associações medicamentosas, de modo a obter, rotineiramente, proteção contra *Neisseria gonorrhoeae*, *Chlamydia trachomatis* e várias outras bactérias anaeróbias e aeróbias.

De acordo com a intensidade do processo infeccioso, emprega-se terapêutica ambulatorial ou hospitalar.

Indica-se a conduta ambulatorial nas pacientes com quadros leves, sem complicações, que tolerem a terapêutica por via oral e que tenham a possibilidade de serem reavaliadas após três dias. Além da antibioticoterapia, incluem-se medidas gerais como repouso, abstinência sexual, antitérmicos e anti-inflamatórios não hormonais.

Para o tratamento ambulatorial, podem ser utilizados os seguintes esquemas, mostrados no Quadro 144.1.[2]

Quadro 144.1 Tratamento ambulatorial da doença inflamatória pélvica.

Esquema 1:

Ceftriaxona 250 mg, via intramuscular, dose única, ou cefoxitina 2 g, via intramuscular, dose única e 1 g de probenecide via oral concomitantemente
Ou outra cefalosporina de terceira geração por via parenteral (por exemplo, ceftizoxima ou cefotaxima) +
Doxiciclina 100 mg, via oral, a cada 12 horas, por 14 dias,
+ (opcionalmente)
Metronidazol 500 mg, via oral, a cada 12 horas, por 14 dias.

Esquema 2:

Levofloxacina 500 mg, via oral, a cada 24 horas, por 14 dias
ou ofloxacina 400 mg, via oral, a cada 12 horas, por 14 dias
+ azitromicina 2,0 g via oral, em dose única
+ (opcionalmente)
Metronidazol 500 mg, via oral, a cada 12 horas, por 14 dias.

Nesses esquemas, atualmente, o metronidazol não é mais considerado como obrigatório nos casos leves, permanecendo como medicação opcional. Esse é um ponto controverso no tratamento da DIP: a necessidade de cobertura de anaeróbios. No entanto, considerando-se que agentes anaeróbios foram isolados em torno de 27% dos casos e que possuem a capacidade de danificar o epitélio das tubas, consideramos conveniente a cobertura contra esses agentes. Além disso, utilizando-se o metronidazol, também trata-se a vaginose bacteriana, que frequentemente está associada com a DIP.[3]

Deve-se lembrar ainda que, em algumas regiões, começa a haver incremento na prevalência de resistência da *Neisseria* às quinolonas; por esse motivo, os esquemas terapêuticos que utilizavam esses fármacos não são mais recomendados. Excepcionalmente, quando há contraindicação às cefalosporinas, o uso de fluoroquinolonas (Levofloxacino 500 mg, via oral, uma vez ao dia, ou Ofloxacino 400 mg a cada 12 horas, por 14 dias) está indicado,[4] associado ou não ao metronidazol. Nessa situação, preconiza-se a adição de azitromicina 2,0 g, via oral, em dose única.

Apesar de ainda não terem sido oficializadas pelo CDC, algumas evidências apontaram melhor eficácia da azitromicina em comparação à doxiciclina, e soma-se, ainda, a posologia muito mais simples, ou seja, 1 g por semana, durante duas semanas.

As seguintes condições implicam em internação hospitalar:

- impossibilidade de excluir emergências cirúrgicas (por exemplo, a apendicite);
- gravidez;
- náuseas e vômitos incoercíveis;
- suspeita ou confirmação de abscesso tubo-ovariano;
- pacientes sem condições de seguimento após três dias do início da terapia;
- resposta inadequada à terapia ambulatorial (em até 72 horas não apresentaram melhora significante);
- intolerância às alternativas de medicações orais;
- pacientes imunodeficientes ou outros quadros debilitantes.

Em nosso meio, acrescentamos como indicação de internação hospitalar a incapacidade de a paciente adquirir os medicamentos necessários ao tratamento.

No tocante às alternativas parenterais, temos as opções apresentadas no Quadro 144.2.[2]

Quadro 144.2 Tratamento hospitalar da doença inflamatória pélvica

Esquema 1

Cefoxitina 2 g, via endovenosa, a cada seis horas
+
Doxiciclina 100 mg, via oral ou endovenosa, a cada 12 horas

Esquema 2

Clindamicina 900 mg, via endovenosa, a cada oito horas
+
Gentamicina com dose de ataque de 2 mg/kg de peso e manutenção com 1,5 mg/kg de peso, a cada 8 horas; via intramuscular ou endovenosa (ou, alternativamente, dose diária de 3 a 5 mg/kg)

Esquema 3 (alternativo)

Ampicilina/Sulbactam 3,0 g, via endovenosa, a cada seis horas
+
Doxiciclina 100 mg, via oral ou endovenosa, a cada 12 horas.

Devido à dor associada à infusão de doxiciclina, deve-se dar preferência à via oral, se possível, mesmo em pacientes internados; a biodisponibilidade é similar em ambas as vias.

Embora o uso de dose única diária de gentamicina não tenha sido avaliado para o tratamento da DIP, esse regime mostra-se eficaz em situações análogas.

A terapêutica parenteral deve ser mantida por pelo menos 24 a 48 horas, após observar a melhora clínica. A seguir, institui-se o tratamento oral até completar 14 dias de tratamento no total. Por via oral, utiliza-se a doxiciclina 100 mg, 12/12 horas. Quando há abscesso tubo-ovariano ou a suspeição de bactérias anaeróbias presentes no processo, ao invés da doxiciclina isolada, prefere-se associá-la à clindamicina ou ao metronidazol para oferecer melhor cobertura contra anaeróbios.

Uma outra possibilidade, bastante simples de ser aplicada, é, por ocasião da alta hospitalar, a administração de azitromicina 1 g, via oral, e prescrição da tomada de outra dose de 1 g após sete dias, bem como a utilização de Metronidazol 500 mg, via oral, 12/12 horas por 10 dias.[5]

Existe também um estudo[6] que mostra elevadas taxas de cura clínica a curto prazo, utilizando-se a azitromicina como monoterapia por uma semana (500 mg, via endovenosa, ao dia por um ou dois dias seguidos de 250 mg, via oral, ao dia por cinco a seis dias, até completar uma semana) ou combinada com metronidazol por 12 dias.

A resposta ao tratamento é variada e, portanto, a reavaliação deve ser feita após 48 a 72 horas do início da antibioticoterapia. Sintomas e sinais, como desconforto hipogástrico, dor à mobilização do colo uterino e febre, devem desaparecer ou, pelo menos, melhorar significativamente. Nas pacientes em que não ocorrer melhora clínica, indica-se a revisão do diagnóstico e, se ainda não foi procedida, segue-se a investigação com laparoscopia – que, como já foi citado, além de propiciar maior acuidade diagnóstica, permite a realização de intervenções cirúrgicas. A troca de esquema de antibioticoterapia deve ser evitada previamente ao procedimento.

Quanto às usuárias de DIU, devemos lembrar que o risco de DIP está confinado às três primeiras semanas após sua inserção, e é incomum após esse período. Não há evidências que comprovem a necessidade de retirada do DIU em mulheres diagnosticadas com DIP.[7] Quando se opta pela permanência do DIU, o acompanhamento deve ser rigoroso.

Atenção: como a DIP é considerada uma doença adquirida por contato sexual, o parceiro ou parceiros com quem a paciente teve contato nos 60 dias que antecederam o diagnóstico deve(m) receber cobertura antibiótica para clamídia e gonococo. Por esse mesmo motivo, outras doenças sexualmente transmissíveis devem ser investigadas, enfatizando-se as hepatites B e C, o lues e o HIV.

No que tange ao prognóstico, salienta-se que as principais complicações da salpingite são as recidivas, a formação de abscesso tubo-ovariano, a esterilidade, a gravidez ectópica e a algia pélvica crônica. Dados da literatura revelam que novo episódio de salpingite ocorre em cerca de 30% dos casos após o primeiro episódio; após dois episódios, passa a ser de 40% a 50% e, quando acontecem três ou mais, a taxa eleva-se para 70%.

No aspecto referente à oclusão tubária documentada laparoscopicamente, é relatado que, após o primeiro episódio, a incidência é de 11,4%; após o segundo, 23,1%; e, após o terceiro, 54,3%.

O risco de gravidez ectópica também aumenta com o número de episódios de DIP. Após o primeiro episódio, é de 1:24 e, quando há mais de um, passa a ser de 1:8.[8]

■ REVISÃO

DIP é considerada uma doença sexualmente transmissível, desvelando-se um instigante problema de Saúde Pública, devido às suas múltiplas localizações, à diversidade de agentes etiológicos, às várias formas evolutivas, ao polimorfismo do quadro clínico e às graves sequelas que pode ocasionar, tais como a infertilidade, a gravidez ectópica e a algia pélvica crônica.

O principal enfoque da terapêutica é o início o mais precoce possível, visando evitar danos irreversíveis aos anexos uterinos.

Atualmente, não há medicação isolada que forneça cobertura a todos os micro-organismos envolvidos; assim, devem ser utilizadas associações medicamentosas que cubram *Neisseria gonorrhoeae*, *Chlamydia trachomatis* e várias outras bactérias anaeróbias e aeróbias.

Por ser uma doença sexualmente transmissível, o parceiro não deve ser olvidado.

■ REFERÊNCIAS BIBLIOGRÁFICAS

1. Saini S, et al. Role of anaerobes in acute pelvic inflammatory disease. Indian J Med Microbiol 2003;21(3):189-92.

2. Centers for Disease Control and Prevention. Morbidity & Mortality Weekly Report 2010;59(12): 63-7.

3. Ness RB, et al. Bacterial vaginosis and risk of pelvic inflammatory disease. Obstet Gynecol 2004;104(4):761-9.

4. Savaris RF, et al. Comparing ceftriaxone plus azithromycin or doxycycline for pelvic inflammatory disease: a randomized controlled trial. Obstet Gynecol 2007;110(1):53-60.

5. Rowland K, et al. Azithromycin for PID beats doxycycline on all counts. J Fam Pract 2007; 56(12):1006-9.

6. Bevan CD, et al. Efficacy and safety of azithromycin as monotherapy or combined with metronidazole compared with two standard multidrugs regimens for the treatment of acute pelvic inflammatory disease. J Int Med Res 2003; 31(1):45-54.

7. Viberga I, et al. Microbiology profile in women with pelvic inflammatory disease in relation to IUD use.Infect Dis Obstet Gynecol 2005; 13(4):183-90.

8. Mardh PA. Tubal factor infertility, with special regard to chlamydial salpingitis. Curr Opin Infect Dis 2004; 17(1):49-52.

Pele e Afecções Ginecológicas

Marisa Teresinha Patriarca

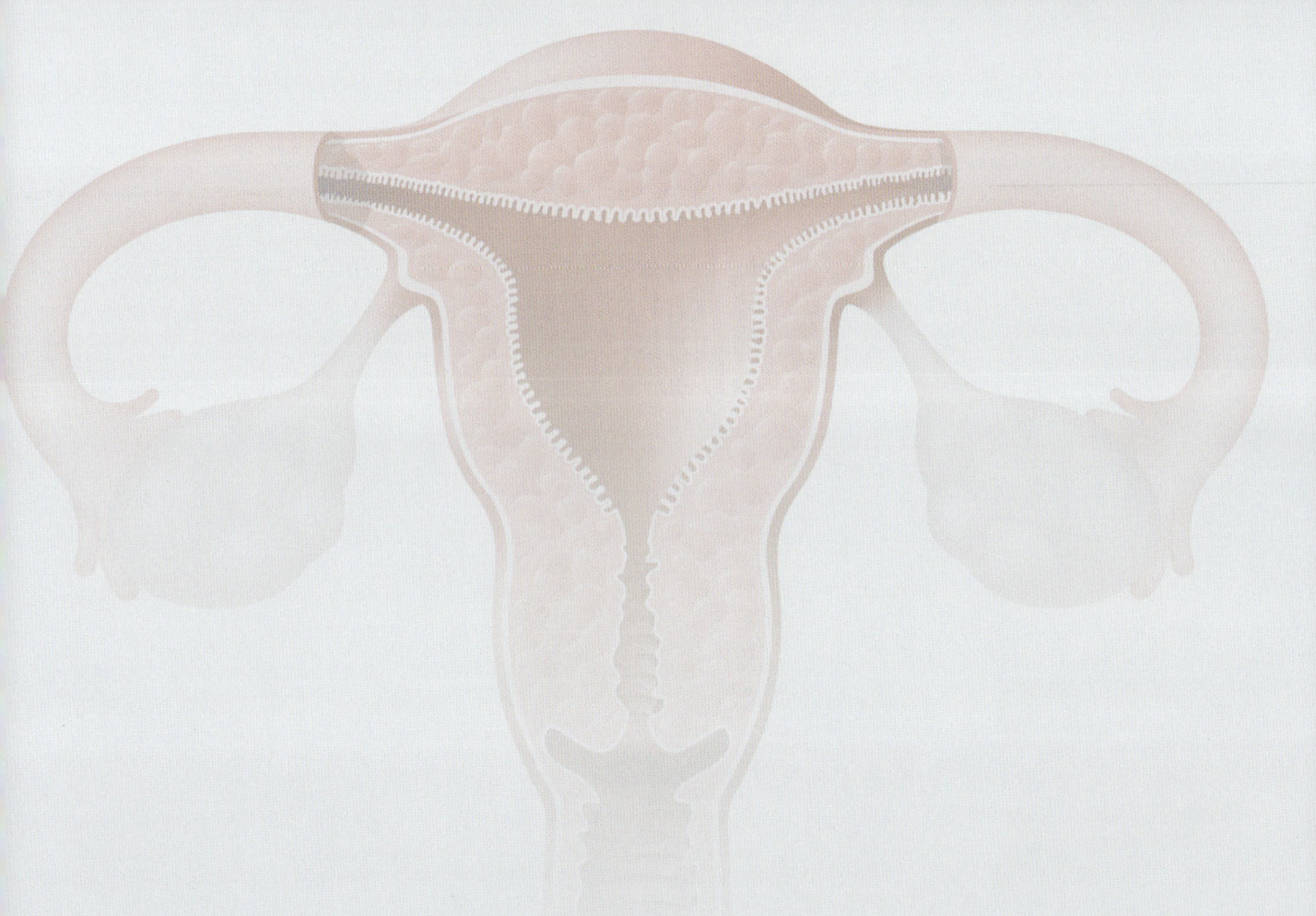

Capítulo 145

■ Silmara da Costa Pereira Cestari

Cuidados com a Pele na Menacme e na Pós-Menopausa

■ INTRODUÇÃO

A pele está situada na interface entre o organismo e o mundo exterior, sendo um órgão com importantes funções:[1,2]

- **Sensorial:** possui receptores capazes de detectar calor, frio, tato, pressão e dor;
- **Imunológica:** reconhecimento de antígenos pelas células de Langerhans e outras células imunes;
- **Homeostática:** regulação da temperatura;
- **Protetora:** impede perdas insensíveis de água e funciona como barreira mecânica contra traumatismos e entrada de micro-organismos;
- **Síntese de vitamina D:** quando exposta à luz ultravioleta (UV);

- **Excretora:** pequenas quantidades de produtos de excreção.

A pele é formada por duas camadas principais de tecido, a derme e a epiderme, que assentam uma terceira camada, a hipoderme, tecido celular subcutâneo que une a pele aos ossos e músculos subjacentes e lhes fornece vasos sanguíneos e nervos (Figura 145.1).[1,2]

Na epiderme, as células estão em constante processo de proliferação e diferenciação, renovando-se aproximadamente a cada 30 dias. Um ciclo celular completo começa com a divisão celular na camada basal, continua com a ceratinização e termina quando a célula se perde por descamação.[1]

O estrato córneo, camada mais superficial da epiderme, é formado por uma fina camada de células mortas,

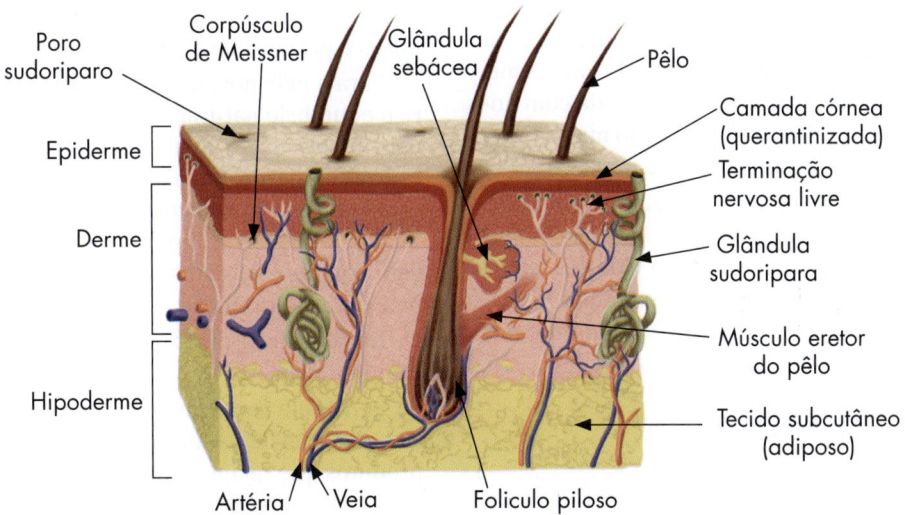

Figura 145.1 Esquema de corte de pele.

Fonte: Cestari (2012).

os corneócitos, que são constituídos por cerca de 70% a 80% de ceratina, 20% de lipídeos (ceramidas, triglicérides e ácidos graxos essenciais) e 15% de água. Esse estrato funciona como uma barreira cutânea e regula a hidratação da pele.[1,2]

A barreira cutânea é também formada pelo filme hidrolipídico, que cobre a camada córnea e ajuda a proteger a desidratação da pele.[1] Para a composição do filme hidrolipídico, além dos compostos presentes no estrato córneo, também contribuem o sebo secretado pelas glândulas sebáceas (fase oleosa) e o suor secretado pelas glândulas écrinas (fase aquosa). Essa emulsão natural varia de acordo com os tipos de pele e a faixa etária.[2]

A pele possui ainda anexos como os pelos, as glândulas sebáceas e sudoríparas (écrinas e apócrinas) e as unhas.[1]

De acordo com a produção de sebo, a pele pode ser classificada em normal, oleosa, seca ou mista. A produção de sebo pode ser influenciada por vários fatores como: idade (puberdade, menopausa), estado de saúde (fadiga física, perturbações endócrinas), situação geográfica (vento, sol, umidade relativa do ar) e etnia.[2]

A pele normal tem uma fisiologia que se processa corretamente, sem excessos de água nem de sebo. Tem aspecto mate (pouco brilho), é flexível e firme.

Ao longo da vida, a pele passa por modificações anatômicas e funcionais, que determinam variações nos níveis de hidratação, perda de água transepidérmica (TEWL), pH, produção de sebo, proliferação e descamação das células.[3]

Na adolescência, pelas alterações hormonais, há excesso de secreção sebácea. Com o envelhecimento, a pele tem tendência a tornar-se mais seca e desidratada.[2,3]

■ MENACMA

A adolescência é um período caracterizado por grandes mudanças, que fazem a passagem da infância para a idade adulta, caracterizando o início da menacme. É uma fase de adaptação profunda, relacionada com novas funções biológicas, sendo a pele o órgão mais visível e um dos que mais demonstra essas mudanças.[3,4]

Assim sendo, chegada a adolescência, os cuidados com a pele são diferentes daqules da infância. A estimulação hormonal que ocorre nesta fase da vida influencia a quantidade de sebo produzida, determinanda necessidade de cuidados específicos, que são fundamentais para o controle da acne (Figura 145.2).[5,6]

■ CUIDADOS COM A PELE JOVEM

Higiene

O primeiro passo para manter a pele bonita e saudável é a limpeza. A pele renova-se de modo permanente, e este

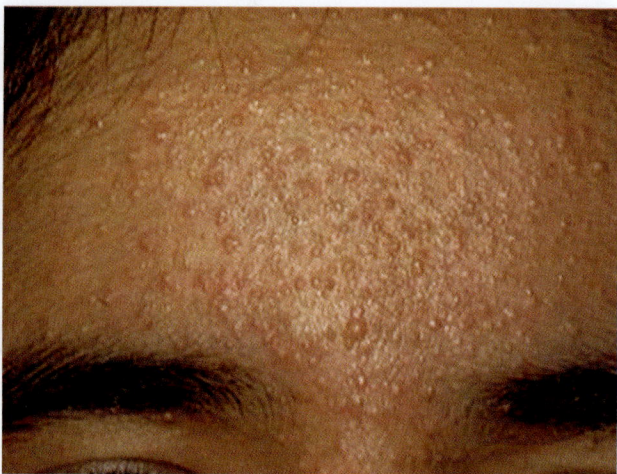

Figura 145.2 Acne – Oleosidade intensa, comedões e pápulas.

processo confere-lhe um mecanismo de autolimpeza. No entanto, esse processo, por si só, não é suficiente. Vários produtos de limpeza podem ser utilizados: sabões naturais, *syndets*, gel, esfoliantes, loções apropriadas, lenços de limpeza e produtos de higiene corporal.[7,8]

A orientação do produto adequado para a limpeza cutânea depende do tipo, das alterações e das necessidades da pele. Os produtos de limpeza devem estar adaptados às necessidades da pele. Dependendo do tipo de pele de cada indivíduo, o produto de limpeza mais adequado deverá estar enriquecido com princípios ativos correspondentes: pele seca com produtos mais hidratantes; pele oleosa com seborreguladores; e calmantes para a pele sensível. Os produtos utilizados na limpeza diária do rosto e dos olhos geralmente são emulsões ou soluções com tensoativos não iônicos, com pH fisiológico e não irritantes.[7,8] A limpeza deve ser feita duas vezes ao dia, com a finalidade de desobstruir os poros e permitir a respiração da pele.

Para a pele normal, basta uma limpeza que não altere o equilíbrio natural. Os agentes de limpeza utilizados devem ser suaves e hidratantes. Os tônicos podem ser utilizados, desde que não contenham álcool na composição. Tônicos são soluções sem poder detergente, com a finalidade de reequilibrar o pH cutâneo e ajudar a remover resíduos existentes depois da limpeza, preparando a pele para a hidratação.

Na pele mista, esses produtos não devem conter constituintes oleosos.

Já na pele seca, deve-se evitar sabões/sabonetes, assim como gel de banho à base de tensoativos aniônicos e produtos que sejam demasiado desengordurantes. Deve-se utilizar preferencialmente *syndets* contendo ácidos graxos essenciais (AGE), glicerol e óleo, agentes de limpeza de origem vegetal (aveia coloidal) ou ainda óleos de banho.[7,8] Loções tônicas devem ser evitadas por ter ação desengordurante e poder ser irritante para a pele seca. Na limpeza da pele, a água deve ser morna ou fria, nunca quente, pois a água quente fará com que a pele se torne ainda mais seca. Deve-se aconselhar o aumento do consumo de água e evitar os ambientes secos (ar-condicionado e aquecimento).

A limpeza da pele oleosa é fundamental, devendo ser feita diariamente, duas vezes ao dia. Os produtos de limpeza utilizados devem ser *oil free*.[4] Pode-se também utilizar esfoliantes, que são emulsões de limpeza mecânica, pois removem sujidade e esfoliação química, usando produtos que contenham α-hidroxiácidos. Contudo, a esfoliação deve ser feita apenas de uma a duas vezes por semana, conforme a necessidade da pele.[7,8]

Deve-se usar produtos que sejam suaves e delicados para a pele e contenham ativos não comedogênicos. Após a limpeza, é muito importante hidratar a pele, pois, caso contrário, ela pode produzir mais sebo para compensar a retirada feita pela limpeza.[7,8]

Para pele sensível, estão indicados produtos com quantidade muito baixa de conservantes e sem tensoativos. Os sabonetes devem ser evitados, assim como a esfoliação.[5]

É importante que a limpeza da pele seja feita de forma adequada e de acordo com as suas características. Quando agressiva, altera o filme hidrolipídico e o pH da pele, fazendo com que ocorram alterações cutâneas.[5]

Hidratação

Uma das principais funções da pele é ser uma barreira de proteção ao organismo. Esta função depende do grau de hidratação cutânea.[4]

A hidratação da pele depende do seu teor de água, de fatores de hidratação natural e de fatores hormonais relacionados com a secreção sebácea. Se esta estiver diminuída, há perda maior de água através da pele. Fatores externos como clima seco, lavagens muito frequentes com sabões, radiação UV e ingestão insuficiente de líquidos também podem contribuir para a desidratação cutânea.[4,6]

A correção da hidratação cutânea deve ser feita com cremes ou loções cremosas destinadas a esse fim, aplicadas mais de uma vez ao dia, após a limpeza da pele. Os produtos destinados à hidratação da pele seca contêm lipídeos, agentes hidratantes, emolientes e umectantes. Na pele oleosa, devem ser aplicados preferencialmente produtos em loções cremosas de fase externa aquosa, para não exacerbar o nível de oleosidade, e com efeito matificante, para suavizar o brilho característico deste tipo de pele. Na pele sensível, o uso de hidratantes também é muito importante, pois, além de melhorar a

hidratação, restaura a integridade do estrato córneo, reduzindo a suscetibilidade à irritação. São recomendáveis produtos específicos para este tipo de pele, com poucos ingredientes, textura suave e sem fragrâncias. No caso de a aplicação de produtos cosméticos causar desconforto e/ou ardor, o seu uso deverá ser interrompido imediatamente.[4]

Proteção solar

Durante a adolescência e a juventude, é muito comum o culto ao bronzeado, sendo, por vezes, esquecida a importância da proteção solar e dos riscos que a exposição irresponsável ao sol pode causar.[9,10]

Os perigos do sol e as medidas que devem ser tomadas para a exposição solar consciente devem ser relembrados e informados.[9,10] A proteção adequada não se baseia apenas no uso de filtros solares, é importante adotar medidas como: evitar exposição ao sol entre às 10 e 16 horas; usar vestuário adequado e óculos escuros; aplicar o filtro solar 30 minutos antes da exposição ao sol e repetir a aplicação a cada duas horas; usar a quantidade correta e aplicar o filtro solar em toda superfície corpórea exposta aos raios ultravioleta. O filtro solar deve ser prescrito, levando-se em conta o horário e a duração da exposição, o fototipo e o tipo de pele. Já existem no mercado filtros solares hipoalergênicos, não comedogênicos e *oil-free*. Dar preferência aos protetores solares que contenham filtro UVA e UVB.[11,12]

■ CUIDADOS COM A PELE DURANTE A GRAVIDEZ

Durante o período gestacional, o organismo sofre mudanças internas e externas. As alterações cutâneas manifestam-se geralmente no início da gravidez, e ocorrem em grande parte por fatores hormonais, imunológicos e metabólicos.[13,14]

Higiene e hidratação

Cuidados especiais da pele devem ser orientados durante a gravidez:[14,15]

- Evitar banhos de imersão, preferindo a ducha, principalmente nas últimas seis semanas de gestação: os banhos de imersão podem proporcionar desequilíbrio da flora saprófita vaginal, com maior possibilidade de desenvolver infecções;
- A temperatura da água do banho deve ser morna: a água fria provoca vasoconstrição e a água quente, vasodilatação excessiva, com aumento de sobrecarga cardíaca;

- Os produtos para limpeza e higienização da pele devem ter pH neutro: importante para a manutenção da integridade da barreira cutânea;
- Os produtos utilizados para a higiene íntima devem ter o pH ácido (entre 3,8 e 4,2);
- A hidratação deve ser feita com cremes hidratantes adequados de acordo com o tipo de pele, aplicados logo após o banho;
- Evitar produtos com corantes e perfumes: podem causar alergias e/ou irritações.

ESTRIAS

Durante a gestação, há aumento da secreção de aldosterona, favorecendo a retenção de líquidos, com edema principalmente nas mãos e nos pés. A elevada concentração de estrogênios e progesterona também causa aumento de água e sódio nos tecidos. As mudanças hormonais ocasionam espessamento da derme e da epiderme, fazendo com que haja turgescência da pele durante a gestação (Figura 145.3).[13]

O aumento de peso característico desta fase contribui não só para as mudanças na estética, mas também para as mudanças histológicas e funcionais da pele.[13,14]

Pelas alterações nas fibras elásticas da derme ocorrem estrias. Essa lesão dérmica não é apenas característica da gravidez, podendo acontecer durante o crescimento, em situações em que a pele não tem elasticidade suficiente, como por exemplo durante a adolescência, assim como quando há mudanças bruscas de peso ou o uso de fármacos como os corticosteroides.[13,15] O sexo feminino é afetado cerca de 2,5 vezes mais do que o masculino.

As estrias são comuns durante o período de gestação, pelo estiramento e pela distensão da pele. A etiologia é desconhecida, mas vários fatores podem ter influência: fatores genéticos, hormonais, mecânicos e bioquímicos.[14,15]

A elevada tensão mecânica sobre a pele e também as mudanças hormonais que ocorrem nesse período ocasionam rotura das fibras elásticas e de colágeno, com formação das estrias. Localizam-se principalmente nos seios, abdome, quadris e coxas.[13,14]

As estrias podem ser classificadas em três grupos:

- Rosadas ou iniciais;
- Atróficas;
- Nacaradas.

As estrias rosadas ou iniciais apresentam-se sob a forma de cicatrizes de alguns milímetros, de cor vermelha ou violeta, pela elevada distensão das fibras. São de caráter inflamatório e, em alguns casos, podem surgir prurido e pápulas edematosas. Quando são tratadas nessa fase, têm elevado potencial de atenuação.[13,14]

As estrias atróficas têm aspecto cicatricial. A hipocromia ocorre pelo rompimento das fibras elásticas, ficando apenas o tecido de sustentação sem melanócitos. O colágeno e os anexos encontram-se desorganizados. Nesta fase, já não é possível obter tão bons resultados com o tratamento como é esperado nas estrias iniciais, sendo consideradas irreversíveis.[13,14]

As estrias nacaradas apresentam tecido fibroso esbranquiçado e aparecem geralmente após dois anos da ocorrência das lesões iniciais. Apresentam aspecto de cicatriz profunda e espessa, sendo que quanto maior tiver sido o estiramento, mais largas e profundas serão as estrias. Nessa fase, o tratamento tem baixo poder de atenuação das lesões.[15]

É importante a conscientização de que o melhor tratamento para estrias é mesmo a prevenção. Até o momento, não existe tratamento que consiga eliminar totalmente as estrias. Os tratamentos atuais apenas conseguem diminuir o tamanho e "disfarçar" o aspecto das estrias.

Os produtos disponíveis para tratamento das estrias têm, na realidade, o objetivo de melhorar a flexibilidade das fibras elásticas, atuando essencialmente na prevenção. Devem ser aplicados com massagem para aumentar a microcirculação local. Dessa forma, é possível diminuir a probabilidade de se formarem novas estrias.[15]

Os seguintes aspectos devem ser enfatizados:[14,15]

- Hidratação intensa com cremes e loções hidratantes diariamente;
- Beber pelo menos dois litros de água por dia;
- Evitar variações bruscas de peso;
- Praticar exercício físico regularmente, evitando exercícios muito vigorosos para não haver aumento brusco da massa muscular;

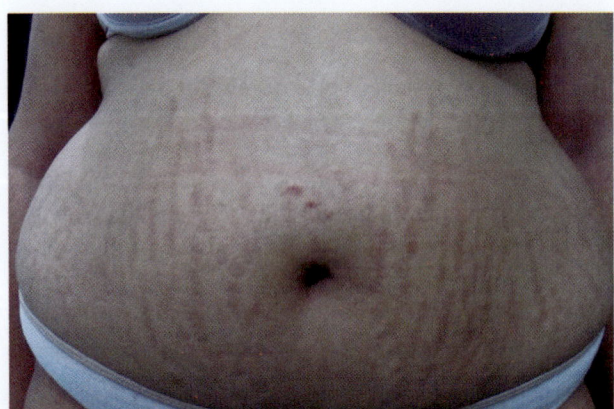

Figura 145.3 Estrias atróficas no abdome.

- Não fumar;
- Ingerir alimentos ricos em vitamina C (laranjas, tomates), que ajudam na renovação celular.

HIPERPIGMENTAÇÃO

A hiperpigmentação é uma alteração fisiológica de ocorrência frequente durante a gestação (90% dos casos, principalmente nas mulheres de pele escura). Esta alteração é um dos primeiros sinais a aparecer em algumas áreas da pele.[13,14]

A etiologia exata é desconhecida. Acredita-se que esteja relacionada ao aumento dos níveis de estrogênio e dos hormônios que estimulam os melanócitos. Os níveis de progesterona também podem influenciar.[13,14]

Geralmente, as zonas em que ocorre a hiperpigmentação são já normalmente pigmentadas como: mamilos, aréolas, órgãos genitais externos, axilas, parte interna das coxas e pele periumbilical.[14]

MELASMA OU CLOASMA

É uma hiperpigmentação na face que ocorre pelas alterações hormonais. Manifesta-se principalmente em mulheres morenas, caracteriza-se pelo aparecimento de manchas de cor castanho escuras, geralmente simétricas, na região centro facial, testa, bochechas, lábio superior e queixo. É possível que desapareça depois do parto, embora seja pouco provável que isso ocorra (Figura 145.4).[16]

A exposição solar é fator agravante e deve ser evitada. Desse modo, a gestante deve utilizar sempre protetor solar, com proteção UVA e UVB e um FPS 50+, para evitar, ou pelo menos minimizar, o aparecimento dessas manchas. O filtro solar deve ser usado diariamente, e sempre que

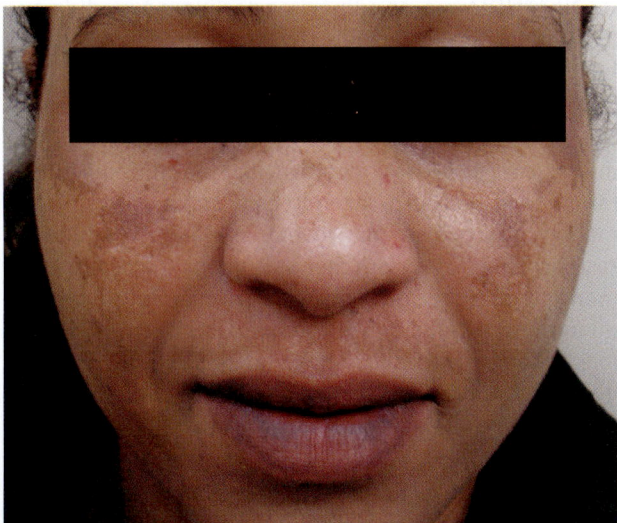

Figura 145.4 Melasma – localização típica na face.

possível a exposição ao sol deve ser evitada, principalmente nas horas de maior radiação solar.[16,17]

Durante a gravidez, os tratamentos despigmentantes estão desaconselhados, pois os princípios ativos que são utilizados nessas formulações podem ter caráter teratogênico. Assim sendo, o tratamento do melasma só é possível após o período de amamentação.[15]

HIGIENE E HIDRATAÇÃO PÓS-PARTO

O pós-parto é uma fase em que várias modificações físicas ocorrem num curto espaço de tempo. Os cuidados pós-parto apenas vêm completar os cuidados já indicados desde o início da gravidez.[15]

Após o parto, a mulher deve retomar os seus hábitos de higiene diários. Durante as primeiras semanas de amamentação, podem surgir fissuras nos mamilos, que causam dor no momento da amamentação. Nesses casos, deve-se evitar sabões nos mamilos e nas aréolas durante o banho para não piorar o ressecamento e a irritação.[14,15] Depois do banho, é importante hidratar a pele com emulsões, cremes e óleos, que possuam substâncias com propriedades cicatrizantes.[1]

PÓS-MENOPAUSA

Como todos os outros órgãos, a pele, com o aumento da idade, sofre mudanças fisiológicas e morfológicas, assim como alterações celulares que afetam as suas funções. É geralmente a partir dos 30 anos que a pele começa a mudar: a troca de oxigênio diminui, tornando-se cada vez mais uma pele seca e com menos elasticidade. No entanto, é só a partir dos 40 anos que os sinais de envelhecimento cutâneo vão se tornando mais evidentes.[18,19]

Como já foi referido, os hormônios têm um papel importante no envelhecimento.

Sendo a pós-menopausa caracterizada pela diminuição dos níveis de estrógeno, este fato pode acelerar o processo de envelhecimento.[20]

O envelhecimento cutâneo é um processo biológico complexo. Os fatores que o influenciam encontram-se tradicionalmente divididos em intrínsecos e extrínsecos (Figura 145.5).[10,18,19]

- **Envelhecimento intrínseco:** os fatores intrínsecos estão relacionados com a passagem do tempo e são determinados principalmente pela genética, pelas mudanças que podem ocorrer no genoma e pelas alterações hormonais que vão acontecendo durante o envelhecimento.[18,19]

Existem várias teorias, como: senescência celular, diminuição da capacidade de reparação do DNA, encurtamento e perda dos telômeros,

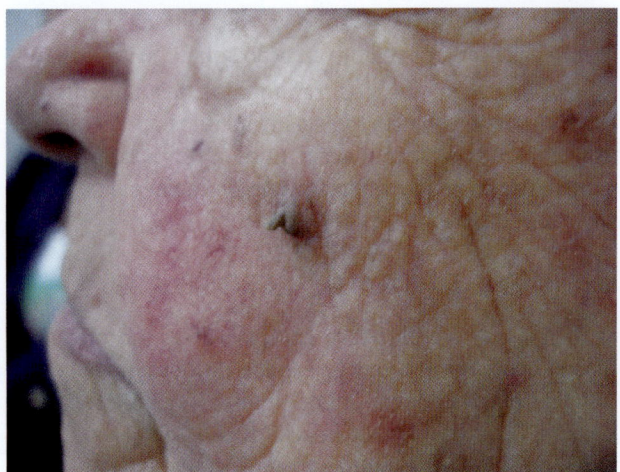

Figura 145.5 Envelhecimento cronológico mais fotoenvelhecimento.

aumento da frequência de anomalias cromossômicas, estresse oxidativo e regulação hormonal (diminuição dos androgênios e estrogênios, por exemplo, que estão relacionados com a concentração de elastina e a distribuição da gordura corporal, respectivamente).[18,19]

■ **Envelhecimento extrínseco:** influenciado especialmente por fatores ambientais e comportamentais, é processo que se sobrepõe ao envelhecimento intrínseco, sendo causado principalmente pela exposição solar. O envelhecimento é consequência da radiação ultravioleta, que é responsável por 90% dos casos cutâneos.[21,22] A radiação UV é responsável por reações moleculares que se fazem nas células, como o excesso de estimulação e regulação das metaloproteínas que destroem a matriz celular. A radiação UVA é responsável pelo aumento de radicais livres, que alteram a replicação celular, e a UVB, pela produção de mutações no DNA, que pode provocar carcinogênese cutânea.[21,22] O envelhecimento extrínseco afeta principalmente as zonas mais expostas ao sol: face, região cervical, braços e mãos.

Outros fatores também contribuem para o envelhecimento, como: maus hábitos de vida, consumo de álcool e de tabaco, estresse, fadiga, medicamentos, poluição e agressões climáticas.[22]

A pele pode ser considerada um sistema estável, no entanto, à medida que vai envelhecendo, vão ocorrendo modificações fisiológicas e estruturais nas diferentes camadas. À medida que o tempo passa, a epiderme vai se tornando mais fina, sendo que, entre os 30 e os 50 anos, diminui de espessura aproximadamente em 10% a 50%.

Esta diminuição de espessura é superior nas áreas expostas como a face, pescoço, braços e mãos, pois há uma taxa mais lenta de renovação das células epidérmicas. Esta atrofia afeta principalmente o estrato espinhoso (camada de Malpighi). A biossíntese de lipídeos do estrato córneo, como ceramidas, triglicérides e ácidos graxos, encontra-se alterada, o que promove diminuição da coesão celular e aumento da camada córnea. Isto pode levar a aumento da perda de água transepidérmica, provocando alterações de permeabilidade na barreira cutânea. Ocorre também redução na formação de filagrina, que reduz o fator de hidratação natural (FHN) do estrato córneo, comprometendo a hidratação da pele. A epiderme envelhecida apresenta também menor número de melanócitos e de células de Langerhans, fazendo com que haja pigmentação irregular e alteração da imunidade. Há também um achatamento da membrana dermoepidérmica e, consequentemente, uma diminuição da transferência de nutrientes e oxigênio entre as duas camadas, tornando a pele mais frágil e suscetível. Desse modo, com o envelhecimento, a pele tende a tornar-se seca, com textura irregular, rugas e manchas. Nas zonas que foram mais expostas ao sol, começam a aparecer manchas hiperpigmentadas.[21-23]

Na derme, tal como acontece com a epiderme, ocorre diminuição de espessura com o envelhecimento. O número de fibroblastos diminui, assim como sua atividade. A microcirculação também se encontra alterada. O número de mastócitos também é menor. A produção de colágeno, elastina, ácido hialurônico e glicosaminoglicanos também se encontra diminuída, o que vai contribuir para o desenvolvimento de rugas e perda de elasticidade da pele. Todas essas modificações contribuem para uma pele flácida, com diminuição de elasticidade e sem brilho.[21,22,23]

Na hipoderme, os adipócitos declinam à medida que a idade avança, causando rugas e fazendo com que a pele "ceda" mais facilmente.[21,22]

Os anexos também sofrem modificações. As glândulas sebáceas, embora apresentem número mais ou menos constante ao longo da vida, têm diminuição do tamanho e, secreção, fazendo com que a pele se torne mais seca do que em uma jovem. As glândulas sudoríparas passam a existir em menor número e a produzirem menor quantidade de suor. No couro cabeludo, há queda do número de folículos pilosos e aparecimento de cabelo grisalho. As unhas tornam-se menos espessas, exibindo aspecto opaco e estriado, a coloração varia em tons de amarelo e cinza e elas se tornam quebradiças.[22,23]

Pelo conjunto de todas as mudanças que ocorrem no envelhecimento, as funções da pele encontram-se alteradas e em declínio, tal como a função de barreira, cicatrização, percepção, termorregulação, resposta imunológica, renovação celular, produção sudorípara, sebácea e de vitamina D.

Na maioria das vezes, as alterações associadas a uma aparência envelhecida estão mais relacionadas com o fotoenvelhecimento do que com o envelhecimento cronológico.

O fotoenvelhecimento tem características diferentes daquele intrínseco, como aparecimento de pigmentação irregular e alterações morfológicas dos ceratinócitos, que não ocorrem neste último. Há também aumento das fibras elásticas, que origina uma massa amorfa e compacta na derme. A quantidade de colágeno diminui significativamente, sendo que sua degradação está aumentada. Os fibroblastos passam a existir em maior número e atividade. Aparecem telangiectasias, pois os vasos sanguíneos encontram-se dilatados e há aumento da espessura de suas paredes. Ocorre também espessamento da camada córnea. Desse modo, a pele fica com textura irregular, seca e rugas profundas, havendo perda significativa de elasticidade. É importante salientar que o fotoenvelhecimento é proporcional à exposição solar, e que indivíduos com a pele mais clara são mais suscetíveis aos danos causados pela radiação UV do que indivíduos com a pele mais escura.[21-23]

No envelhecimento intrínseco, a epiderme é fina e funcional, a derme também é mais delgada, os fibroblastos existem em menor número e atividade, as fibras elásticas ficam desorganizadas e o colágeno é mais disperso e mais denso. Há menor microvascularização cutânea. A pele exibe textura suave e uniforme e aprofundamento das rugas de expressão.

A pele encontra-se "equipada" com antioxidantes endógenos, tanto enzimáticos (superóxido dismutase, catalase e glutationa peroxidase), como não enzimáticos (vitamina E, coenzima Q10, ascorbato e carotenoides). Com o envelhecimento intrínseco e principalmente extrínseco (radiação ultravioleta), os antioxidantes endógenos se esgotam, levando a um estado de estresse oxidativo.[24]

Os radicais livres são moléculas altamente reativas produzidas no organismo por meio de algumas reações biológicas normais; no entanto, fatores externos como radiação UV, fumo, álcool e fármacos levam também à produção de espécies reativas de oxigênio. Estes radicais livres podem desencadear inúmeras reações em cadeia, produzindo efeito em cascata e dando origem a mais radicais livres, que vão causar inflamação, alteração do metabolismo do colágeno, desorganização e destruição do colágeno, redução da síntese de pró-colágeno tipo I e VII, inativação dos inibidores das metaloproteinases (TIMPS) e ativação das metaloproteases (MMPs), com consequente envelhecimento cutâneo.

CUIDADOS COM A PELE ENVELHECIDA

No envelhecimento cutâneo, deve-se atuar não apenas no tratamento, mas também na prevenção. Hábitos de vida saudável permitem retardar o envelhecimento cutâneo: alimentação regrada com todos os macro e micronutrientes necessários, prática assídua de atividade física, cuidados diários com a pele e fotoproteção adequada.

Na pós-menopausa, a terapia hormonal de substituição, com estrogênios e/ou progesterona, pode resultar em uma aparência mais jovem, trazendo também benefícios para a saúde.[24,25]

Higiene

A limpeza adequada elimina as impurezas e as células mortas.

Os produtos de higiene não devem conter álcool, devem ter tensoativos suaves e pH que respeite a acidez da pele, para preservar a integridade do filme hidrolipídico.

Sabonetes neutros e alcalinos devem ser evitados, preferindo-se os *syndets*, que têm pH mais próximo ao da pele, que é de 5,5.

A esfoliação elimina as células excedentes e dinamiza o *turnover* epidérmico das camadas mais profundas, permitindo que a pele se torne mais suave e luminosa, e que os produtos aplicados posteriormente nela penetrem com mais facilidade.[24,25]

A hidratação diária e a proteção solar devem ser efetuadas com produtos adequados ao tipo de pele.

Hidratação

Com o envelhecimento, a pele torna-se cada vez mais seca, sendo necessária a utilização de cremes hidratantes com agentes umectantes e oclusivos. Os agentes umectantes mais utilizados são: glicerina, ureia, ácido hialurônico, propilenoglicol e sorbitol. Os agentes oclusivos podem ser: silicone, óleos vegetais, esteróis e ácidos graxos. Muitas vitaminas possuem capacidade antioxidante, e algumas (vitaminas C e E) parecem ter importante papel na reparação da pele e fazem parte de uma grande variedade de produtos de limpeza e cremes hidratantes.

Proteção solar

A proteção solar adequada é a primeira ação preventiva que deve ser aconselhada. Devem ser tomados cuidados com o sol, tais como: evitar as horas de maior calor entre às 10 e 16 horas; devem ser usadas roupas que protejam do sol, assim como chapéus e óculos. Os protetores solares poderão ser químicos ou inorgânicos, devendo ter preferencialmente proteção UVA e UVB, sendo adequados a cada tipo de pele.[24,25]

■ CONCLUSÃO

Os cuidados com a aparência já remontam há alguns séculos, não é dos dias de hoje que o homem se preocupa com a sua imagem. A pele reflete o envelhecimento; deste modo, a melhora e a manutenção da qualidade da pele ganharam particular atenção e interesse das pessoas para manterem aspecto jovem, o que levou à explosão de procedimentos para o rejuvenescimento. Porém, quando se consideram terapias contra o envelhecimento, deve-se ter em conta não só o aspecto cosmético, mas também a qualidade de vida e a morbidade associada às pessoas que procuram aconselhamento para a pele envelhecida.

É desejável que o envelhecimento seja encarado como mais uma etapa da vida, e, como tal, esta etapa deve ser bem-sucedida, com boa saúde física, mental e funcionamento psicossocial adaptativo e de satisfação com a vida.

■ REFERÊNCIAS BIBLIOGRÁFICAS

1. CestariSCP. Noções de embriologia, anatomia e fisiologia da pele. In:Cestari SC, editora. Dermatologia pediátrica. São Paulo: Atheneu; 2012. p. 3-22.

2. Venus M, et al. Basic physiology of the skin. Sugery 2011;29:471-4.

3. Machado M, et al. The relationship between transpidermal water loss and skin permeability. Int J Pharm 2010;384(1-2):73-7.

4. Ibargüen SM. Hidratación. El Farmacéutico 450:54-58.

5. Taberner JE, et al. Sensitive skin: a complex syndrome. Actas Dermo-Sifiliográficas 2011;102(8):563-71.

6. Velasco ML, et al. Climatic change and skin: diagnostic and therapeutic challenges. Actas Dermosifiliog 2010; 101(5):401-10.

7. Marcoux D. Cosmetics, skin care, and appearance in teenagers. Semin Cutan Med Surg 1999;18(3):244-9.

8. Barel AO, et al. Hand book of Cosmetic science and technology. 3rd ed. New York: Informa Healthcare; 2009. p.3:1.

9. Joul PC, et al. UV protection and sunscreens: what to tell patients. Cleve Clin J Med 2012;79(6):427-36.

10. Heckman CJ, et al. Correlates of sunscreen use among high school students: a cross-sectional survey. BMC Public Health 2011;11:679.

11. Wilson DB, et al. Comprehensive review of ultraviolet radiation and the current status on sunscreens. J Clin Aesthet Dermatol 2012;5(9):18-23.

12. Moyal D. The development of efficient sunscreens. Indian J Dermatol Venereol Leprol 2012;78(Suppl 1):S31-4.

13. Muallem MM, et al. Physiological and biological skin changes inpregnancy. Clin Dermatol 2006;24(2):80-3.

14. Lewis VJ. Skin problems in pregnancy. Dermatol Gen Health 2014;32:36-37.

15. Juvé J, et al. Cosmética de la embarazada: conceptos generales. Farmacia Prática 2005; 24:155.

16. Sheth VM, et al. Melasma: a comprehensive update. Part II. J Am Acad Dermatol 2011;65(4): 699-714.

17. Gupta AK, et al. The treatment of melasma: a review of clinical trials. J Am Acad Dermatol 2006;55(6):1048-65.

18. Zouboulis CC, et al. Clinical aspects and molecular diagnostics of skin aging. Clin Dermatol. 2011 Jan-Feb;29(1):3-14.

19. Longo C, et al. Skin aging: in vivo microscopic assessment of epidermal and dermal changes by means of confocal microscopy. J Am Acad Dermatol 2013;68(3):e73-82.

20. Makrantonaki E. Skin and brain age together: the role of hormones in the ageing process. Exp Gerontol 2010;45(10):801-13.

21. Rittié L, et al. UV-light-induced signal cascades and skin aging. Ageing Res Rev 2002;1(4):705-20.

22. Benedetto AV. The environment and skin aging. Clin Dermatol 1998;16(1):129-39.

23. Wlaschek M, et al Photoaging as a consequence of natural and therapeutic ultraviolet irradiation-studies on PUVA-induced senescence-like growth arrest of human dermal fibroblasts. Exp Gerontol. 2003 Nov-Dec;38(11-12):1265-70.

24. Rabe JH, et al. Photoaging: mechanisms and repair. J Am Acad Dermatol. 2006 Jul;55(1):1-19.

25. Robinson DM, et al. Cosmetic concerns and management strategies to combat aging. Maturitas. 2011 Nov;70(3):256-60.

Capítulo 146

- Marisa Teresinha Patriarca ■ Ediléia Bagatin
- Anamaria da Silva Facina ■ Claudio Emilio Bonduki

Hiperandrogenismo Cutâneo

■ ACNE

A acne é doença inflamatória, crônica, imunomediada e multifatorial que acomete o folículo pilossebáceo, com quadro clínico polimorfo e gravidade variável.[1] É dermatose frequente, com prevalência global de 9,4%.[2] Na faixa etária de 12 a 25 anos, sua prevalência pode chegar entre 85% e 90% de 25 a 34 anos, 8% e, de 35 a 44 anos, 3%. Recentes estudos concluíram que, em 30% das mulheres, a acne pode persistir durante todo o seu período fértil.[3]

Embora não curse com mortalidade, o impacto psicossocioeconômico é inegável, sendo uma das principais doenças causadoras de dismorfofobia que pode levar, inclusive, ao isolamento social. Em alguns casos, recomenda-se, além do tratamento antiacne específico, o acompanhamento psicológico.[4]

■ ETIOPATOGENIA

A patogênese da acne envolve, de forma simplificada, a inter-relação de quatro fatores: imunidade inata e inflamação, alteração folicular em relação ao crescimento e diferenciação dos sebócitos (hiperqueratinização infundibular), colonização bacteriana infundibular, hiperatividade e hiperplasia da glândula sebácea sob estímulo dos androgênios.[5]

Nos últimos anos alguns, estudos relatam mudanças no paradigma da sequência evolutiva da patogenia da acne, que classicamente era descrita como tendo um evento inicial representado pela formação dos comedões decorrentes da hiperqueratinização folicular, seguida pela colonização pelo *Propionibacterium acnes (P. acnes)* e inflamação. A sequência etiológica segundo outros pesquisadores seria a desregulação imunológica seguida da colonização pela *P. acnes*, formando um biofilme e a formação dos comedões. Argumentações a esse favor são decorrentes da inflamação em todos os estágios da doença, inclusive na fase inicial, mesmo antes da formação dos comedões.[6,7]

A evolução do conhecimento sobre a patogênese, nos últimos anos, demonstrou o envolvimento dos receptores *toll-like* (TLRs) e das metaloproteinases (MMPs), assim como alguma influência alimentar, particularmente a dieta hiperglicêmica.[8]

Os queratinócitos elaboram fatores solúveis, tais como peptídeos antimicrobianos, citocinas, quimiocinas, e expressam os receptores chamados "receptores de reconhecimento de padrões de proteínas" do sistema imune inato (PRRs), que identificam os padrões moleculares associados aos patógenos microbiológicos (PAMPs). Os TLRs são um subtipo de PRR, que regulam a resposta imune por meio dos queratinócitos, neutrófilos, monócitos/macrófagos, células *natural killer* (NK) e células dendríticas (incluindo as células de Langerhans).

Os subtipos de TLRs que parecem estar mais envolvidos na patogênese da acne são o TLR2 e o TLR4. Ligantes microbianos (como o *P. acnes*) podem ativar diversas vias que irão convergir para ativação do fator de transcrição nuclear, fator nuclear κB (NF-κB), nos monócitos e queratinócitos. Após a liberação das interleucinas (IL1, IL6, IL8, IL10, IL12) e do fator de necrose tumoral alfa (TNF-α), ocorre a mediação do patógeno para as células efetoras. A ativação do TLR também leva à liberação de peptídeos antimicrobianos (β defensinas 1 e 2), que têm importante papel na defesa do sistema imune inato. Os TLRs também ativam a via nuclear AP1 que induz a produção das metaloproteinases as quais desempenham importante função na inflamação, degradação dérmica e formação de cicatrizes.

A IL-1 é essencialmente uma citocina pró-inflamatória que possui múltiplas propriedades e afeta quase todas as células. Como mediador de fase aguda, induz a expressão de moléculas de adesão endotelial, que infiltram o tecido acometido. É fortemente expressa nos monócitos, macrófagos teciduais e células dendríticas, mas também é produzida pelos linfócitos B, células NK e epiteliais. Tanto a IL-1α como a IL-1β exercem suas atividades se ligando e estimulando o receptor de IL-1 (IL-1R1), expresso em quase todos os tipos de células. A transdução de ambas as IL-1s necessita do recrutamento de proteína assessória de IL-R1 (Il-1RAcP), e vai desencadear uma série de eventos de fosforilação e ubiquitinação, ainda pouco compreendidos, que resultam na ativação da via nuclear NF-κB e sinalização das vias c--Jun-N-terminal Kinase (JNK) e P38 MAPK (proteína quinase ativada por mitógeno), ativando a via da caspase 1 que vai sinalizar a IL-1β e, posteriormente, a pro-IL-18. Parece existir envolvimento do inflamassoma por meio de mecanismos desconhecidos das catepsinas. As espécies reativas de oxigênio (ROS), por sua vez, ativam o inflamassoma por via mitocondrial. O inflamassoma via caspase 1 pode não só levar à apoptose, mas também causar lise celular através de piroptose, que acarreta a morte celular em resposta à inflamação. Recentemente, têm sido evidenciadas algumas mutações proteicas ligadas ao inflamassoma em doenças autoinflamatórias relacionadas à IL-1. A inflamação inicia-se e propaga-se pela produção da IL1. Acredita-se que esta poderia estimular a produção de sebo, levando à maior proliferação de queratinócitos e reduzindo a síntese de ácido linoleico, que contribui para o defeito da barreira cutânea presente na acne. Outros fatores podem acentuar a expressão da IL-1, dentre eles a via NF-κB, estimulada pela oxidação do esqualeno e que induz a produção de citocinas pró-inflamatórias. O P. acnes ativa os TLR1 e TLR2 dos queratinócitos que secretam IL-1 e os lipopolissacárides (LPS) de bactérias Gram-negativas ativam o TLR-4. Estudos demonstraram que o bloqueio do receptor de IL-1α inibe a queratinizaçao do folículo, demonstrando o papel desta interleucina na etiopatogenia da acne.[9] A IL-1α estimula os tecidos perivasculares a elaborarem mais mediadores inflamatórios. Sugere-se que sua liberação ocorra na porção infundibular de queratinócitos, em resposta ao P. acnes que induz a atividade dos TLRs, e ainda contribua para a criação de um ambiente rico em citocinas. Foi demonstrado que sua expressão, nos comedões abertos, precede a queratinização anormal. Estes têm aparência enegrecida pela oxidação do sebo em contato com o oxigênio. A evolução para queratinização anormal, denominada hiperqueratose folicular, leva à distensão da porção inferior do infundíbulo folicular (comedão aberto), que progride para obstrução (comedão fechado) e, posteriormente, para lesões inflamatórias (pápulas e pústulas).[10,11]

Outro fator presente na inter-relação entre a produção de sebo e sua composição lipídica é o P. acnes, que tem papel na hidrolizacão de triglicérides, produzindo ácidos graxos irritantes que aumentam a queratinização. O P. acnes, bactéria Gram-positiva anaeróbica, é parte da flora normal da pele e está envolvido em doenças inflamatórias, tais como acne vulgar, endocardite e hepatite granulomatosa. O biofilme produzido pelo P. acnes também contribui para a formação do comedão, pois limita a descamação dos queratinócitos ductais, além da bactéria secretar lipases, que digerem os triglicérides, produzindo ácidos graxos livres. Esses estimulam os peptídeos antimicrobianos (β defensinas humanas 1 e 2, catelicidinas e granulosinas), proteases e hidrolases que contribuem para a inflamação e degradação tecidual. O P. acnes mostrou ser hiper-regulador da caspase 1 e ativador de IL-1β pela via de ativação da família do receptor NOD Like, que contém domino 3 pyrine (NLRP3). Sua interação deficiente poderia também levar à inflamação. A eficácia do antagonista de receptor de IL-1 anakinra no tratamento das síndromes inflamatórias, como PAPA (síndrome com presença de artrite estéril piogênica, pioderma gangrenoso e acne), que atua no inflamassoma NLRP3, parece indicar nova perspectiva terapêutica para acne.[11]

O P. acnes também se liga aos TLR 2 e 4 nos queratinócitos e nas células inflamatórias que produzem citocinas e quimiocinas (IL1, IL6, IL 8 e TNFα) que recrutam neutrófilos, por meio da IL8, e macrófagos para o folículo. Os macrófagos liberam mais IL8, para recrutamento dos neutrófilos, e IL12, para resposta da célula T-helper 1. Os TLRs, ao mediar a produção de citocinas, também estimulam a via ativador de proteína 1 (AP-1) que induz a síntese das MMPs e podem estimular a de peptídeos antimicrobianos.[12]

O P. acnes promove hiperqueratinização folicular por induzir integrinas, que são proteínas de adesão celular, e filagrinas, encontradas em altas concentrações no ducto sebáceo e infundíbulo propensos à acne. O biofilme, formado por polissacárideos lineares produzidos pelo P. acnes e que envolvem os micro-organismos, promove maior aderência folicular, além da hiperqueratinização, aumentando a resistência aos antibióticos. As glândulas sebáceas e seus lipídeos determinam ambiente favorável à proliferação do P. acnes.[13]

A atividade biológica das glândulas sebáceas se dá pela ação coordenada nos receptores hormonais, sendo os principais os de estrogênios, androgênios, proteínas ativadoras de proliferação de peroxissomos (PPARs), receptores X do fígado, receptores de neuropeptídeos (Y, calcitonina, substância P, que usualmente se ligam aos receptores presentes em vasopeptídeos intestinais), retinoides e vitamina D. Quando são ativados os complexos ligados aos receptores, coordenam a sinalização para proliferação, diferenciação, lipogênese, liberação de citocinas, quimiocinas e hormônios. Com

10 a 12 semanas de vida fetal, evidencia-se o estrato córneo e surge a lanugem que prolifera para derme; entre 13 e 15 semanas, nestes folículos pilosos, surgem as glândulas sebáceas. A partir de 15 semanas, o ACTH regula a atividade de esteroidogênese da zona do córtex da suprarrenal fetal, principal fonte de sulfato de DHEA. A glândula sebácea atinge o pico de atividade no terceiro trimestre, e sua secreção constitui uma parte do vérnix caseoso. O pico de excreção sebácea se dá na primeira semana de vida, após o nascimento e, nesta fase, ocorre diferença no nível de secreção sebácea, que nos meninos é maior do que nas meninas. Após seis meses, ambos permanecem com baixas concentrações até a puberdade. O ácido araquidônico leva ao acúmulo de lipídeos e à apoptose celular, aos aumentos das IL6 e IL8 nos sebócitos. A histamina 1 aumenta a secreção de esqualeno e os anti-histamínicos a reduzem.[13,14]

Os androgênios são produzidos em grande quantidade pelas suprarrenais e gônadas, também. A unidade pilossebácea pode sintetizar vários hormônios, com envolvimento de inúmeras enzimas e ações nas vias parácrina, autócrina e intrácrina. Esses podem ser derivados de aminoácidos, polipeptídeos, glicoproteínas, lipídios, fosfolipídios e retinoides e, ainda, recebem informações de outros órgãos pelos receptores hormonais do folículo pilossebáceo, no qual promovem a proliferação de queratinócitos e sebócitos. A testosterona (T), que compreende a maior quantidade de androgênios circulantes, pode, pela ação da enzima 5-α-redutase, ser convertida a 5-α-di-hidrotestosterona (DHT), que é o hormônio androgênico (RA) mais potente, e tem maior afinidade pelo receptor do que a T. Esta é mais importante na regulação da produção do sebo. Existem três enzimas esteroidogênicas do tipo 5-α-redutase: a **tipo 1** está expressa nos sebócitos, queratinócitos e fibroblastos dérmicos; a **tipo 2** está presente na pele genital do adulto e folículo piloso e, recentemente, foi descoberta a enzima **tipo 3**, que pode ter papel importante na regulação da produção do sebo.[14,15]

Os RA são localizados na camada basal nas glândulas sebáceas, mas também estão presentes nas glândulas sudoríparas, células da papila dérmica, fibroblastos, queratinócitos, células endoteliais e melanócitos genitais. São codificados pelo cromossomo X e, como todos os receptores nucleares, são moléculas solúveis com regulação transcricional. À semelhança de outros receptores esteroides, o RA é compartimentalizado no citoplasma, onde existe um complexo polimérico que inclui as proteínas de choque térmico 90, 70 e 56.[16] O aumento da secreção glandular também é influenciado pela elevação da produção dos androgênios, biodisponibilidade, diminuição da proteína carreadora dos hormônios sexuais (SHBG), maior resposta do órgão-alvo (glândula sebácea) e aumento da atividade da enzima 5-alfa-redutase. A puberdade precoce, quando associada à acne vulgar, pode estar clinicamente presente em pacientes com síndrome dos ovários policísticos, hiperplasia adrenal congênita e tumores androgenizantes. Apresenta acne mais grave, mas, em contrapartida, pacientes com deficiências de androgênio ou insensibilidade dos receptores específicos não desenvolvem acne. Os androgênios também promovem comedogênese, por meio da regulação dos fatores de crescimento e IL-1α.[15]

Os receptores de estrogênio nos queratinócitos, ERα e ERβ, se ligam ao estradiol com afinidade similar. Os ERβ são predominantes no núcleo e possuem níveis de mRNA mais altos que os ERα. Enquanto o etinilestradiol é eficaz para o tratamento oral de acne, pouco se sabe sobre o papel estrogênico na patogênese da acne. Por sua vez, a progesterona possui efeito antimineralocorticoide, e o acetato de ciproterona tem ação antiandrogênica, assim como a espironolactona.[16]

A produção de sebo é necessária, mas não é suficiente para a patogênese da acne. Produtos da peroxidação lipídica aumentam as citocinas inflamatórias (incluindo a IL-1α) e ativam os PPARs, particularmente o PPARα. A oxidação do esqualeno também hiper-regula a lipoxigenase-5, que promove a conversão de ácido araquidônico a leucotrieno B-4 e, subsequentemente, recruta células inflamatórias via PPARα. Os PPARs ativam células T pelas vias AP-1 e NF-κB, mediando a regulação transcricional.[17]

Os PPARs são fatores de transcrição nucleares que se dimerizam com os receptores do ácido retinoico (RAR) e passam a regular a produção do sebo e diferenciação dos queratinócitos. Achados sugerem que a glândula sebácea também está envolvida na função neuroendócrina e resposta ao estresse. Por exemplo, a melanocortina e o hormônio liberador de corticotrofina (CRH) ligam-se aos receptores específicos presentes na glândula sebácea e estimulam a produção de sebo. O fator de crescimento insulina-símile-1 (IGF-1) pode induzir resposta do esterol ligando-se à proteína-1, que estimula a lipogênese na glândula sebácea.

Fatores como estresse promovem a liberação do ACTH, acarretando aumento dos níveis de mRNA para 3-β-HSD, sugerindo que o estresse e a inflamação poderiam aumentar a androgênese nos sebócitos. Acredita-se que não há relação entre a atividade da 5α-redutase ou 17-β-HSD na glândula sebácea, e a presença ou não de acne em ambos os gêneros.[16] A defesa primária contra o estresse se dá na pele, com a ativação do eixo hipotálamo-pituitário–suprarrenal, o que envolve a produção e liberação de ACTH, seguido da secreção do peptídeo propiomelanocortina (POMC), embora o mais importante seja o ACTH, levando a suprarrenal a liberar o hormônio anti-inflamatório, cortisol, que inibe o sistema imune e aumenta a liberação de IL1, IL6 e TNF.

O hormônio liberador de corticotropina (CRH) pode induzir a síntese de lipídeos e a esteroidogênese, além de ter capacidade de estimular o braço TH2 da resposta imune, hiper-regulando a IL4 (TH2) e hiporregulando a produção de IFN-γ (TH1) e IL10 (Treg). Alguns fatores liberadores de CRH incluem ultravioleta B, *peelings* químicos e lipopolissacárides que estimulam a produção de IL-1β, IL-6, e TNF-α. O CRH também tem a capacidade de interagir com a T e o hormônio de crescimento.[18]

Para a mulher moderna, as cobranças sociais são muito intensas, pois além de ter bom desempenho no trabalho e cuidar da família, precisa ter boa aparência. Isso causa aumento do estresse, que por sua vez eleva a substância P (SP), a qual estimula a atividade da IL1 e TNF-α na produção de mediadores inflamatórios. Após um período longo de privação do sono, demonstrou-se aumento da produção de IL17, calicreína 5 e 7 e de citocinas inflamatórias, como as IL1-β, IL6 e IL12. Ocorre ainda diminuição de IL10.[19]

Outro fator que parece ter importância, em algumas situações, é a alimentação. Dietas à base de carboidratos refinados, leite e outros alimentos possuem a capacidade de elevar o índice glicêmico, levando à liberação de insulina e IGF-1 que, através do micro RNA (miR21), estimulam a proteína-alvo da rapamicina em mamíferos (mTORC1) e bloqueiam a FOX01 (*Forkheadbox*). A FOX01 (fator de transcrição metabólico) bloqueia os AR, PPARγ, LXRα, SREBP1 (elemento ligado à proteína reguladora de esterol). Esses fatores aumentam a secreção sebácea e acabam estimulando o TH17 pela IL1β, causando mais inflamação e comedogênese. O mTORC1 se eleva, não só por efeito do IGF-1 mas também pelas gorduras saturada e causa aumento de SREBP1.[8]

■ ACNE NA ADOLESCÊNCIA OU VULGAR

A menarca é o melhor delimitador entre o período da pré-adolescência e adolescência.

A acne vulgar se manifesta com presença de comedões abertos e fechados, pápulas, pústulas e nódulos. A localização preferencial é a chamada zona "T" (região frontal, nariz e mento), tronco anterior e posterior, em suas porções superiores, e na parte superior dos braços, especialmente no ombro. Pode se iniciar com quadro não inflamatório. Com a evolução do processo para acne inflamatória, pode ocorrer hiperpigmentação pós-inflamatória e cicatrizes, por vezes desfigurantes.

A intensidade das lesões varia de acne comedoniana, pápulo-pustulosa leve, moderada e grave, com a presença de nódulos cistos. As acnes conglobata e *fulminans* são consideradas formas especiais.[1]

A secreção sebácea pode decorrer do aumento de hormônios androgênicos na circulação ou pela ação periférica. A esteroidogênese cutânea transforma a T em DHT, forma biologicamente ativa da T

O controle da glândula sebácea é hormonal. A secreção nos primeiros seis meses de vida é elevada, e subsequentemente, abaixa, e assim se mantém na infância até que na adrenarca ocorre novo aumento. Este evento costuma preceder a menarca em um ano.

No nosso meio, observam-se duas faixas etárias de prevalência da acne, com características diferentes: acne vulgar ou da adolescência e acne da mulher adulta. Existem dois picos modais, ao redor dos 15 e dos 27 anos. No primeiro grupo, o início pode ocorrer em torno de 10 anos e se estender até 25 anos. A partir dos 25 anos, considera-se acne do adulto, com grande predomínio nas mulheres. Vale ressaltar que isso pode mudar de acordo com as alterações geográficas ou culturais. Observa-se, ainda, a existência de um terceiro tipo, que apresenta continuidade e que é chamada acne persistente, ou seja, a acne da adolescência parece perdurar na vida adulta como entidade única. Os autores questionam se as alterações funcionais poderiam modificar o padrão clínico da doença ou se estaríamos diante de duas condições clínicas distintas.[20]

A acne pode ser classificada, segundo o tipo de lesões, gravidade e presença de lesões inflamatórias contáveis, em leve, moderada, grave e muito grave. Outros autores classificam somente em leve, moderada e grave, sem quantificação precisa. Descrevem a presença de pápulas, pústulas e nódulos. Outros ainda incluem pseudocistos nestas classificações.[21] Os europeus dividem a doença em acne comedoniana, pápulo-pustulosa leve, moderada ou grave (esta com nódulos e cistos). A classificação norteia o tratamento.[22] Uma classificação recente foi proposta pelo Grupo Ibero-Latino-Americano de Estudos da Acne, de acordo com as faixas etárias (neonatal, infantil, pré-adolescente, vulgar ou do adolescente, do adulto), tipo de lesões (acne comedoniana e inflamatória – pápulas, pústulas e nódulos) e gravidade (leve, moderada e grave).[23]

■ ACNE DA MULHER ADULTA

Diferentemente do que ocorre na adolescência, em que há predominância das lesões na região da zona T; na acne da mulher adulta, a distribuição é em U, ou seja, regiões mandibulares, mentoniana, malares e pescoço.

Normalmente, tem início a partir dos 25 anos (acne tardia), mas também existe a forma que se inicia na adolescência e avança após os 25 anos (acne persistente).

Em geral, estas formas apresentam gravidade leve a moderadas. A forma clínica que tem início aos 25 anos pode ainda ser dividida em duas subformas: inflamatória, com pápulas, pústulas e nódulos profundos, associada ou não à seborreia, e a forma retencional com numerosos comedões e microcistos, pequeno número de lesões inflamatórias que afetam a face como um todo. Esta forma é comum em mulheres fumantes. Em ambas, ocorre piora na fase pré-menstrual, em cerca de 78% das mulheres.[24,25] A síndrome dos ovários policísticos (SOP) é encontrada entre adolescentes e mulheres jovens, e sua prevalência pode chegar a 15%. Os critérios diagnósticos podem variar, mas em geral incluem: irregularidade menstrual (amenorreia, oligomenorreia), indicativos de hiperandrogenismo (hirsutismo ou acne), evidências bioquímicas de hiperandrogenismo, ultrassonografia transvaginal com presença de ovários policísticos (SOP), além de características da síndrome metabólica. A etiologia não está totalmente esclarecida. Pode envolver alteração primária do ovário, do eixo do hipotálamo e da hipófise, produzindo hipersecreção de T. A hipersecreção de insulina motivada pela resistência periférica pode interferir na secreção dos androgênios, tanto ovarianos como das suprarrenais, e ainda causar a síndrome plurimetabólica.[26]

Diagnóstico

Em geral, a acne não é secundária às doenças sistêmicas, mas é fundamental conhecer o seu padrão clínico e a faixa etária para então estabelecer os diagnósticos diferenciais. O exame físico deve se concentrar no tipo e na distribuição das lesões, padrão e curva de crescimento da paciente, possíveis alterações de pressão arterial e sinais de virilização precoce. A importância de um diagnóstico clínico bem fundamentado auxilia na diferenciação das principais dermatoses acneiformes (Quadro 146.1). Pode ocorrer secundariamente a tumores suprarrenais, hiperplasia suprarrenal congênita, síndrome de Cushing, tumores gonadais, tumores ovarianos, SOP, hidrocarbonetos aromáticos clorados, como a dioxina (cloracne), esteroides anabolizantes e outras medicações (ouro, isoniazida, lítio, fenitoína, e progesterona), além da adrenarca precoce, puberdade precoce verdadeira, e a mais recentemente descrita PRIDE – síndrome secundária a inibidores de quinases.[1,5] A rosácea não apresenta comedões, nódulos, cistos ou cicatrizes e normalmente cursa com a presença de aumento de pequenos vasos na face, acompanhado de eritema e acometimento ocular. Esta forma e suas complicações devem ter especial atenção quanto ao diagnóstico precoce, pois podem evoluir com lesão de córnea e necessitar de transplante.[27]

Quadro 146.1 Principais dermatoses acneiformes.

Diagnósticos diferenciais	Aspectos que diferenciam da acne
Acne induzida por corticoides	Ausência de comedões, presença de pústulas e inflamação
Acne venenata	Secundária ao uso de produtos à base de óleo
Dermatite seborreica	Presença de escamas esbranquiçadas associadas ao eritema
Dermatite perioral	Pápulas na região nasolabial, eritema
Foliculite	Aparece na região da barba e tronco e pode ser causada por *Pityrosporum*, *Staphylococcus* e bactérias Gram-negativas
Impetigo	Presença de pústulas de caráter mais superficial, mais frequente em crianças
Lesões virais	Verrugas planas, molusco contagioso, principalmente em imunocomprometidos
Nevo comedoniano	Presença de comedões em região bem definida
Queratose pilar	Pápulas foliculares nos braços e, às vezes, no tronco e pernas, de caráter familiar
PRIDE	Acne secundária a inibidores de quinases
Psoríase pustulosa	Pústulas associadas às placas eritemato-descamativas
Rosácea	Início ao redor dos 35 anos, presença de telangiectasias na face, eritema, ausência de comedões ou cicatrizes
Síndrome SAPHO	Acompanhada de outros sinais (sinovite, osteíte)
Tumores benignos	Angiofibromas (esclerose tuberosa), adenoma sebáceo, siringomas

Tratamento

O tratamento da acne é sempre prolongado, por meses ou anos. Portanto, para uma boa adesão, é necessário esclarecer e orientar a paciente sobre a doença, os objetivos e a duração do tratamento.

Como princípio geral, a decisão terapêutica deve ser dirigida ao controle dos fatores etiopatogênicos, desencadeantes e agravantes. A escolha do tratamento depende de extensão e gravidade da doença, aspectos psicológicos, história familiar, presença de cicatrizes, custo *vs.* benefício e escolha da paciente. A orientação para reduzir a ingestão de alimentos de alto índice glicêmico pode ser útil em alguns casos, particularmente pacientes obesas ou com tendência à obesidade.[8]

Em linhas gerais, para acne leve e moderada, pode ser feito apenas o tratamento tópico. Os medicamentos tópicos mais utilizados, de preferência combinados, são: peróxido de benzoíla (PB) em concentrações de 2,5%, 5% e 10%, retinoides (adapaleno e tretinoína), antibióticos (clindamicina ou eritromicina, em concentrações de 1% a 4%) e ácido azelaico.[22] A acne grave necessita de tratamento sistêmico, associado ou não ao tópico. Mais recentemente, terapias físicas, com *laser*, luzes e radiofrequência têm sido relatadas, para reduzir mais rapidamente a inflamação, embora ainda não existam evidências de eficácia em longo prazo.[28]

Os retinoides tópicos são indicados para todas as formas de acne e podem ser usados isoladamente quando só existem comedões e/ou poucas pápulas inflamatórias. Pela ligação aos receptores nucleares de ácido retinoico (RARs), normalizam a diferenciação e coesão dos queratinócitos, promovendo comedólise e inibindo a comedogênese. A tretinoína se liga fortemente aos três RARs (α, β e γ) e o adapaleno se liga preferencialmente aos receptores RAR- β, γ. Além disso, os retinoides regulam a via da lipoxigenase 5, reduzem a produção de leucotrienos e a ativação do fator de transcrição AP-1, inibindo a síntese das MMPs que têm papel na formação das cicatrizes, inibem a expressão do TLR2 nos monócitos e reduzem a liberação de ROS pelos neutrófilos. O adapaleno ainda age como anti-inflamatório, inibindo a quimiotaxia de neutrófilos. Os retinoides tópicos aumentam a penetração percutânea do PB e antibióticos em combinações fixas. Podem ser utilizados como monoterapia ou em associação com outros tópicos ou tratamento sistêmico. As concentrações da tretinoína são 0,025%, 0,05% e 0,1%. Os efeitos colaterais são de natureza irritativa, tais como: ressecamento, descamação, queimação e ardor. Para melhorar a tolerabilidade, é recomendável a associação de hidratantes, e o uso de protetor solar é igualmente útil.[29]

Formulações com tretinoína e adapaleno são categoria C pelo *Food and Drug Administration* (FDA), ou seja, estudos em animais mostraram efeitos adversos. Porém, como não existem estudos adequados em humanos,

persiste a recomendação de não usar na gestação ou em mulheres com potencial para engravidar que não estiverem usando método de contracepção eficaz, muito mais por implicações legais do que médicas.[30]

Os antibióticos tópicos como clindamicina e eritromicina podem ser usados, mas nunca como monoterapia. Atuam contra o *Staphylococcus aureus* e *P. acnes*, ligando-se à unidade 50S do ribossomo e inibindo a síntese proteica. Devem sempre ser usados em combinações, particularmente com o PB, o que contribui para reduzir o risco de resistência bacteriana, uma vez que o PB é bactericida, por causar oxidação que interfere no crescimento bacteriano. A dermatite de contato pelo PB ocorre em 1 para 500 casos, mas deve ser lembrada em pacientes com queixas de prurido e/ou edema palpebral.[5]

Os antibióticos sistêmicos mais utilizados são as ciclinas (tetraciclina, doxaciclina, minociclina e limeciclina), que se ligam à subunidade 30S do ribossomo das bactérias, embora sua eficácia na acne seja atribuída muito mais à atividade anti-inflamatória. São contraindicadas em menores de oito anos, gestantes e durante a lactação. Preconizam-se doses baixas de tetraciclina para minimizar o risco de resistência, 500 mg duas vezes ao dia, em jejum ou com o estômago vazio (30 a 60 minutos antes das refeições). Como eventos adversos, além da gastralgia, podem ocorrer erupção fixa e alterações dentárias. A doxaciclina e a minociclina são utilizadas na dose de 100 mg/dia, devendo ser ingeridas durante ou após a refeição. A limeciclina é usada na dose de 300 mg/dia, também durante a refeição. Os macrolídeos, como eritromicina e azitromicina, também podem ser empregados. Suprimem a proliferação do *P. acnes* no folículo. No entanto, a eritromicina é o antibiótico tópico e sistêmico mais associado à resistência bacteriana. Constituem drogas de segunda linha, cada vez menos recomendados. Embora rara, a síndrome de hipersensibilidade à droga (DHS) e a síndrome de Stevens-Johnson podem ocorrer com administração da minociclina. Os sinais e sintomas são: febre, mal-estar, eritema, edema facial, adenopatia, elevação das enzimas hepáticas, poliartralgias e presença de autoanticorpos (p-ANCA, anti-histona). A associação de trimetropina e sulfametoxazol também pode ser utilizada como tratamento de segunda linha, apesar dos eventos adversos, tais como: erupções cutâneas, anemia, neutropenia e trombocitopenia. Os antibióticos orais são indicados apenas para a acne inflamatória moderada ou grave, refratária aos tratamentos tópicos, nunca em monoterapia ou associados aos antibióticos tópicos. A duração da antibioticoterapia deve ser, no máximo, de seis a 12 semanas.

A terapia hormonal pode beneficiar mulheres com ou sem sinais de hiperandrogenismo. Os anticonceptivos orais (ACO) inibem a produção de androgênios pelas suprarrenais e ovários. O componente estrogênico dos ACO leva ao aumento da síntese da proteína ligadora dos hormônios sexuais (SHBG) no fígado, resultando em mais ligação dos androgênios e diminuição da fração de T livre. Com relação aos efeitos colaterais, o mais temido é o tromboembolismo, que é raro e pode ocorrer em dois a três casos a cada 10.000.[31] O uso de combinação oral de estrogênio e progestagênio bloqueia a produção de androgênio pelos ovários, e progestagênios com ação antiandrogênica como o acetato de ciproterona, a drospirenona e a clormadinona, minimizam o efeito androgênico na glândula sebácea. Quando existe hiperandrogenismo acentuado pode-se associar o acetato de ciproterona em altas doses ao contraceptivo (12,5 a 100 mg/dia nos 10 primeiros dias do CHO). Tal opção exige o monitoramento da função hepática.[3]

Nos pacientes com hiperplasia suprarrenal congênita, baixas doses de corticoides suprimem a produção dos androgênios pela suprarrenal. A terapia hormonal combinada aos outros tratamentos é útil e representa tratamento de primeira linha para as mulheres com acne.[5]

A espironolactona na dose matinal de 50 a 200 mg/dia bloqueia o receptor androgênico e inibe a enzima 5 alfa-redutase, podendo reduzir a produção de sebo e melhorar a acne.[3]

Enfatize-se que o uso de fármacos com ação antiandrogênica no período reprodutivo impõe a associação de contraceptivo eficaz, visando evitar, nos casos de gravidez não programada, a feminilização de fetos masculinos.

A isotretinoína ou 13-cis ácido retinoico é indicada na acne nódulo-cística, acne resistente aos outros tratamentos, inclusive com alguns ciclos de antibiótico oral associado ao PB ou retinoides tópicos ou ácido azelaico, tendência evidente para cicatrizes e repercussão psicossocial importante. A isotretinoína pode modificar a sinalização de receptores de androgênios[14] e in vitro exerce efeito antiandrogênico pela inibição da atividade da 3α-hidroxiesteroide desidrogenase do retinol. Apresenta fraca afinidade pelos receptores RAR e X retinoide (RXR), atuando via conversão para all-trans ácido retinoico ou através de seus metabólitos. Os RAR-RXR heterodímeros se ligam aos receptores dos retinoides e seus metabólitos se ligam a estes receptores transcricionais, regulando a expressão de genes envolvidos na inflamação, diferenciação dos queratinócitos foliculares, e atividade da glândula sebácea. RAR-RXR pode também antagonizar AP-1, limitando a atividade das MMPs que causa degradação tecidual, especialmente a MMP-9 e MMP-13. A isotretinoína exerce efeitos antisseborreico, através de um único receptor, não retinoico, por mecanismo que recruta neutrófilos que produzem a gelatinase associada à lipocalina (NGAL), induzindo apoptose do sebócito. A isotretinoína já foi associada à redução da expressão de defensinas, lactoferrina psoriasina, catelicidina e peptídeos antimicrobianos (granulisina, perforina, dermicina). Recentemente, foi demonstrado que a isotretinoína também modula a atividade dos TLRs.[32]

A doença tratada com isotretinoína pode sofrer recorrência de 20% a 30% no período de um ano, o que está relacionado ao início precoce da acne, história familiar de acne grave e dose. As doses baixas têm sido associadas à maior taxa de recorrência, particularmente na acne grave.[1]

Os efeitos colaterais comuns, previsíveis e controláveis são os muco-cutâneos: ressecamento das mucosas com queilite, sangramento nasal e olhos secos. Podem ocorrer aumento das enzimas hepáticas, triglicérides e colesterol, assim como leucopenia e até pancitopenia, mais raramente. Assim, o monitoramento laboratorial é imprescindível.[5] A teratogenicidade é, sem dúvida, o maior problema com a medicação, pois existe um risco ao redor de 28% de malformações fetais graves.[33] As alterações ósseas como fraturas ou hiperostoses só ocorrem quando qualquer retinoide oral for usado em dose muito alta e por tempo prolongado.[34]

A associação da isotretinoína com alterações de humor, risco de depressão, ideação suicida e suicídios não foi comprovada em vários estudos populacionais. Porém, como existem relatos de caso, essas condições devem ser monitoradas e tratadas. No entanto, não há contraindicação psiquiátrica para o uso dessa droga, uma vez que existem muito mais relatos de melhora da depressão após o tratamento e cura da acne.[35,36]

A acne é sabidamente causa de depressão, baixa autoestima, ansiedade, prejuízo social e ideação suicida.[37]

O desencadeamento de doença inflamatória intestinal associado à isotretinoína não foi comprovado.[38,39] Sabe-se que a acne e o uso prévio dos antibióticos, particularmente as ciclinas, podem ser fatores confundidores para essa suposta associação.[40] Um guia de conduta europeu, recentemente publicado, apresenta uma divisão didática do grau de recomendação (forte, moderado e fraco) das diferentes opções terapêuticas para acne (Tabela 146.1).

Os tratamentos das cicatrizes de acne são muito difíceis pois, em geral, um mesmo indivíduo apresenta diferentes tipos de lesões cicatriciais. O ideal é o enfoque preventivo, ou seja, é fundamental o tratamento precoce e efetivo. É necessária a avaliação da profundidade e tipo de lesões cicatriciais para a escolha do método de correção. Inicia-se pelos tratamentos mais simples, como os peelings químicos, que também são indicados na acne ativa, visando acelerar o controle da doença.

Tabela 146.1   Resumo modificado das recomendações terapêuticas do Guia de Conduta Europeu – 2012 para tratamento de acne.[22]

	Acne comedoniana	Acne leve a moderada pápulo-pustulosa	Acne pápulo-pustulosa moderada/ grave e nodular	Acne nodular/grave e conglobata
Forte recomendação	—	Adapaleno ou PB ou clindamicina + PB	Isotretinoína oral	Isotretinoína oral
Força média de recomendação	Retinoide tópico	Ácido azelaico, BP ou retinoide tópico ou ATS + adapaleno	ATS + adapaleno ou ATS + ácido azelaico ou ATS + adapaleno + PB	ATS + ácido azelaico
Baixa força de recomendação	Ácido azelaico ou PB	Luz azul ou zinco, por via oral, ou eritromicina tópica + isotretinoína ou eritromicina tópica + tretinoína ou ATS + ácido azelaico ou ATS + adapaleno + PB	ATS + PB ou ATS + adapaleno ou ATS + adapaleno + PB	ATS + PB ou ATS + ácido azelaico ou ATS + adapaleno + PB
Alternativas para pacientes do sexo feminino			Antiandrógenos hormonais + tratamento tópico ou antiandrogênios hormonais + ATS	Antiandrógenos hormonais + ATS

PB: peróxido de benzoíla; ATS: antibiótico sistêmico.

Os peelings muito superficiais visam a remoção do estrato córneo pelo uso de agentes, tais como: ácido glicólico (AG) de 30% a 50%, solução de Jessner, ácido tricloracético (ATA) 10% e ácido salicílico de 20% a 30%. Os superficiais atingem o estrato granuloso e os agentes são: AG 50% a 70%, solução de Jessner em várias passadas e ATA de 10% a 30%. O peeling médio atinge a derme papilar e pode ser realizado com o uso de AG a 70% ou solução de Jessner, seguidos pela aplicação de ATA a 35%. O ácido pirúvico também é um agente eficaz como antimicrobiano e sebostático, e é usado de 40% a 70%. Deve ser neutralizado, e causa ardor. A dermoabrasão remove completamente a epiderme e pode melhorar as cicatrizes do tipo ice pick, entre outras. O tratamento a laser pode ser ablativo ou não ablativo. Os ablativos são o CO_2 e o Érbium. O laser de CO_2 promove ablação dos tecidos, resultando em zonas de necrose tecidual, seguida por repitelização. O Érbium tem maior afinidade pela água e causa ablação mais superficial. As complicações do tratamento com laser de CO_2 podem causar cicatrizes hiper ou hipopigmentadas. Os lasers não ablativos (NdYag e diodo) têm como objetivo poupar a epiderme e estimular a derme a produzir colágeno. As técnicas que utilizam punch para remover ou elevar cicatrizes têm indicações bem precisas, assim como o uso de preenchedores e a subincisão, que apresentam resultados variáveis. Mas, sem dúvida, devido à variedade de tipos de cicatrizes da acne, muitas vezes cada lesão deve ser avaliada em separado. Inicia-se o tratamento com métodos mais abrangentes e depois individualiza-se as cicatrizes remanescentes. Outros tratamentos como a radiofrequência e o microagulhamento têm sido relatados recentemente, porém existem poucos estudos a respeito.[41] Concluindo, o método a ser escolhido dependerá da experiência do médico, do tipo de cicatriz, local e tipo de cicatrização esperada para a área a ser tratada.

■ HIRSUTISMO – TRATAMENTO COSMÉTICO

A terapia sistêmica do hirsutismo deve ser complementada com técnicas de remoção mecânica dos pelos remanescentes, uma vez que nenhuma das formas de tratamento, isoladamente, garante resolução completa. Entre elas, incluem-se a camuflagem (descoloração), a remoção temporária (raspagem e depilação), a remoção permanente (eletrólise e epilação com *laser*), além da aplicação dos agentes tópicos como a eflornitina e o licorice.[42]

Antes de iniciar qualquer forma de tratamento, é muito importante esclarecer que a remoção total raramente é possível e que poderá haver repilação de intensidade variável de acordo com a técnica e a resposta individual de cada paciente. Diminuir a expectativa é de extrema importância na medida em que aumenta a adesão ao tratamento, diminui a ansiedade e o estresse, condições muito frequentes e geralmente negligenciadas, que podem comprometer o resultado.

Métodos de camuflagem

Promovem a despigmentação do pelo por meio de agentes clareadores contendo peróxido de hidrogênio. Dentre as desvantagens do método, citamos a dermatite de contato irritativa ou alérgica, bastante frequente, além da maior visualização do pelo em peles escuras ou bronzeadas.

Remoção temporária

Pode ser realizada por meio de raspagem ou depilação com pinças, lâminas cortantes, ceras ou cremes depilatórios. Embora sejam métodos eficazes e de fácil aplicabilidade, podem se complicar com foliculite, pseudofoliculite, dermatite de contato irritativa ou alérgica e hiperpigmentação. Para diminuir a incidência de alguns desses efeitos colaterais, recomenda-se, no dia seguinte ao procedimento, aplicação de cremes com substâncias queratolíticas (ácido salicílico ou resorcina a 3%), anti-inflamatórios hormonais (hidrocortisona a 1%), além de hidratantes suaves e reparadores da barreira cutânea. A exposição solar precoce deve ser evitada. Existe a crença popular que a raspagem engrossa os pelos, porém, o que de fato ocorre é que quando o pelo é raspado, é cortado na sua porção mais espessa. Já o tracionamento desde o bulbo capilar, ao contrário, faz com que o afloramento na superfície da pele se dê pela porção mais afilada, dando, portanto, no início de seu crescimento, uma sensação mais suave ao toque. Na verdade, o padrão de resposta à depilação é individual e imprevisível. Alguns folículos permitem o crescimento de pelos mais finos, e pode haver destruição mecânica do bulbo capilar, ao passo que outros podem transformar pelos *velus* em pelos terminais.

Remoção permanente: eletroepilação e epilação com *laser* ou luz pulsada

A eletroepilação (eletrólise) é um método pouco utilizado após o advento do *laser*. Consiste na inserção de agulha no óstio folicular em profundidade suficiente para conduzir corrente elétrica até o bulbo germinativo e destruí-lo. É importante raspar os pelos na área a ser tratada entre um a cinco dias antes da eletrólise, pois garante que somente os pelos na fase anágena (em crescimento) sejam tratados, já que os que estão na fase telógena não respondem ao tratamento e proporcionam repilação importante.

Os efeitos colaterais da técnica envolvem dor, bem tolerada com o uso prévio de anestésicos locais (EMLA®, Dermomax®), além de edema, eritema, infecção local, recidivas de infecções herpéticas em portadoras do vírus (considerar, nesses casos, a profilaxia antiviral), hiper ou hipopigmentação pós-inflamatória e possível formação de queloides ou cicatrizes hipertróficas em pacientes suscetíveis. O aparecimento desses efeitos indesejáveis depende do tipo e da intensidade da corrente utilizada, além, é claro, dos cuidados e do aprimoramento técnico do profissional.

Embora a eletrólise possa ser realizada em qualquer área do corpo, em todos os tipos de pele e em todas cores de pelos, é um método muito demorado e doloroso, o que torna sua prática não recomendável para áreas extensas.

A utilização do L.A.S.E.R (*Light Amplification by the Stimulated Emission of Radiation*) tem sido bastante estudada nos últimos anos, e vem se mostrando vantajosa em relação aos métodos tradicionais depilatórios, por apresentar menos efeitos indesejáveis, principalmente pseudofoliculite, irritação da pele, manchas e queimaduras. O mecanismo de ação se baseia na emissão de uma onda de energia luminosa que atinge a melanina encontrada na haste e bulbo do pelo, dissipando-se em parte em energia térmica, que é difundida ao redor da haste pilosa, incluindo o epitélio folicular.

Para que haja redução permanente no crescimento dos pelos, são necessários vários tratamentos que variam de três a seis sessões, com intervalos variáveis de acordo com o ciclo de crescimento do pelo de cada área a ser tratada. Dessa forma, recomendam-se intervalos para retratamento de seis a dez semanas para a face, axila e virilha e de oito a 12 semanas para as pernas e dorso.[1]

Não existem evidências suficientes até o momento que permitam a epilação com *laser* em gestantes. As melhores respostas são conseguidas em pacientes de pele clara e com pelos escuros; ou seja, os ruivos e louros respondem insatisfatoriamente ao tratamento, uma vez que apresentam menos melanina e os pelos brancos não respondem.

A utilização de aparelhos com maior comprimento de onda, como por exemplo o de diodo (Lightsheer®) e o YAG-*laser*, tornou-se o procedimento mais seguro até para peles mais escuras, pois atingem diretamente regiões mais profundas da derme – a papila dérmica do pelo – poupando a epiderme.[43] As complicações da técnica são mínimas e, na maioria das vezes, transitórias.[43,44] Entre elas, podemos citar a dor, que dependerá do liminar individual de cada paciente, o eritema e o edema que regridem rapidamente, além da hipopigmentação, reversível e mais comum em pacientes de pele escura ou bronzeada. As hipercromias, embora pouco comuns em mãos experientes, podem ser tratadas com a utilização de agentes despigmentantes. Já o aparecimento de bolhas, crostas e foliculite é mais raro. São descritos menos efeitos colaterais do YAG-*laser*, porém os estudos mostram que é menos efetivo na remoção dos pelos.[45]

Estudos mostram que com a utilização do *laser* de diodo, cerca de 90% dos pacientes apresenta significativa redução dos pelos até 12 meses após o tratamento e os remanescentes geralmente são mais finos, mais claros e demoram muito mais para crescer.[46]

Os aparelhos que, emitem luz pulsada são menos efetivos para a remoção dos pelos, porém, de menor custo. Em contraste com o *laser*, não têm comprimento de onda fixo e podem ser manipulados de acordo com o comprimento de onda desejado. Têm sido relatados casos de hipertricose paradoxal em regiões próximas às áreas tratadas após a utilização da luz pulsada e, mais recentemente, casos semelhantes foram descritos após a aplicação do *laser* de alexandrita e de diodo, particularmente quando são utilizadas fluências muito baixas.[43]

A utilização de substâncias tópicas para o tratamento do hirsutismo facial tem mostrado resultados satisfatórios, como a eflornitina (Vaniqa®), um inibidor da L-ornitina descarboxilase, enzima primordial para o crescimento do pelo. Embora não haja remoção dos pelos, seu crescimento se torna geralmente mais lento e de forma miniaturizada, deixando-o menos perceptível. A melhora é observada em cerca de oito semanas em aproximadamente 60% das pacientes, com a aplicação de duas a três vezes ao dia; caso não se observe resposta satisfatória em quatro meses, a terapia deve ser considerada ineficaz e, portanto, descontinuada. Os efeitos colaterais são mínimos e incluem irritação e eritema cutâneo.[47]

Para o tratamento do hirsutismo facial, a associação do *laser* com a eflornitina parece melhorar os resultados.[48]

Algumas pesquisas têm mostrado que o licorice, fitoterápico derivado da *Glycyrrhiza glabra*, exerce discreto efeito no metabolismo dos androgênios, por meio do bloqueio da atividade da 5α redutase e estímulo da aromatase.[49,50] Parece que o uso tópico de licorice a 15% mostra ação complementar quando associado ao *laser*.[50]

Medidas cosméticas concomitantes ao tratamento sistêmico e eventualmente psicoterápico são necessárias para garantir o sucesso, porém, mesmo quando se adotam técnicas definitivas, os resultados são variáveis e o tratamento deve ser repetido algumas vezes para que se consiga a remoção permanente dos pelos, embora raramente se consiga a alopecia total.

■ ALOPECIA ANDROGENÉTICA: DIAGNÓSTICO DIFERENCIAL E TRATAMENTO

A alopecia androgenética feminina (AAGF) é a forma mais comum de queda de cabelo, seguida pelo eflúvio telógeno.[51,52] Acomete cerca de 20% das mulheres em diferentes faixas etárias, com maior prevalência na peri e pós-menopausa, relacionando-se em particular aos estados hiperandrogênicos, ao ciclo gravídico-puerperal e ao climatério. Constitui entidade clínica de interesse relevante, com grande impacto na qualidade de vida das mulheres.[53,54]

Alguns autores preferem o termo queda de cabelo padrão feminino (do inglês: *female pattern hair loss* – FPHL). Esta terminologia tornou-se bastante aceita, pois permite distinguir o aspecto de apresentação no sexo feminino, geralmente menos evidente quando comparado ao sexo oposto; além da ausência, em muitos casos, de estados hiperandrogênicos, ou seja, hiperandrogenemia.[51,54]

Assim como ocorre no homem, AAGF é a expressão fenotípica de alterações ocorridas no ciclo capilar, que pode, segundo alguns autores, ser causada por pelo menos três mecanismos distintos:[51,54,55]

- Herança hereditária androgênio-dependente como ocorre na alopecia androgenética padrão masculino;
- Condição relacionada ao envelhecimento, que pode ter ou não um componente hereditário, e associação com alterações hormonais próprias desse envelhecimento, como menopausa, andropausa ou somatopausa;
- Alteração androgênica não hereditária que pode ocorrer em qualquer idade.

Embora de etiologia controversa, a maioria dos autores acredita que trata-se de condição hereditária com transmissão poligênica, autossômica dominante, de baixa penetrância no sexo feminino.[53,55] Estudos recentes sugerem que polimorfismos no gene do receptor androgênico, do receptor ectodisplasina A2 e no gene da aromatase possam estar envolvidos na etiologia da doença.[51,54]

A patogênese envolve a miniaturização gradual e progressiva dos folículos pilosos nas áreas afetadas por meio de vias gênicas, hormonais e metabólicas, muitas ainda em investigação. O processo de miniaturização capilar consiste na transformação dos folículos terminais em folículos tipo *velus*.[51,54] Após ciclos foliculares sucessivos, ocorre a diminuição da duração da fase anágena (fase de crescimento capilar) e do tamanho da matriz folicular, com consequente aumento dos folículos telógenos que se desprenderão do couro cabeludo em cerca de três meses. Alguns pesquisadores sinalizam que a diminuição de fatores estimulantes, como o fator de crescimento endotelial vascular (VEGF) e o aumento de citocinas, poderiam corroborar com a diminuição da fase anágena e consequente aumento progressivo da fase telógena (fase de quiescência).[54,56]

O afinamento dos folículos ocorre na região fronto-temporal e vertex (áreas androgênio-dependentes) do couro cabeludo, possivelmente como resultado da ação da dihidrotestosterona (DHT), forma biologicamente ativa da T.[57,58,59]

A sensibilidade aos androgênios é geneticamente determinada e dependente da produção de DHT pela enzima 5α-redutase, subdividida em tipo I e tipo II.[1] A primeira é encontrada no tecido cutâneo e glândulas sebáceas, e a segunda na bainha externa e interna do folículo piloso e trato urogenital.[57,58]

Acredita-se que mulheres geneticamente predispostas para alopecia androgenética apresentem maior atividade da 5α-redutase no folículo piloso. A DHT, forma biologicamente ativa da T, por meio de receptores específicos, penetra no interior do núcleo e altera o DNA. O RNAm, por sua vez, modifica a síntese de proteínas nas células da matriz e altera o metabolismo do folículo piloso, levando à miniaturização progressiva dos cabelos.[58,60]

Quando ocorre hiperandrogenismo cutâneo, a quantidade de T livre, ou seja, não ligada à (SHBG), pode estar aumentada e então exercer de forma mais intensa o efeito androgênico indesejável. Outras vezes, ocorre uma maior sensibilidade dos tecidos-alvo a concentrações séricas normais de androgênios.[51,54,59]

As mulheres apresentam cerca de quatro vezes mais aromatase no couro cabeludo, quando comparadas aos homens. Essa enzima transforma a testosterona e a androstenediona em estradiol e estrona, respectivamente, o que explica a manifestação mais discreta da alopecia androgenética na mulher, que normalmente mantém a linha frontal com rarefação, porém, sem recesso.[57,59,60]

A classificação mais utilizada é a de Ludwig, realizada em 1977, que caracteriza a AAG pelo afinamento progressivo dos folículos na parte central do couro cabeludo, sem retração da linha de implante na região frontal. Pode ser de três tipos evolutivos: I- forma leve com afinamento da porção mediana; II- forma moderada; III- forma severa (Figura 146.1).[61]

Clinicamente ocorre uma rarefação folicular gradual e difusa, com padrão de acometimento mais acentuado na região frontoparietal preservando a linha de implante na região frontal.[60,61]

Na maioria dos casos, o quadro é insidioso e começa logo após a puberdade, apesar das alterações clínicas só serem evidentes após muitos anos, em geral após a terceira década, ocasião em que já houve perda de 30% dos folículos.[51,54] Mulheres com antecedente familiar de alopecia, principalmente aquelas com anovulação crônica, com ou sem sinais de androgenismo, devem ser investigadas na procura de miniaturização capilar, pois somente o diagnóstico e o tratamento precoce podem atenuar a evolução e a gravidade da alopecia; o que enfatiza a importância do ginecologista na contenção da doença.

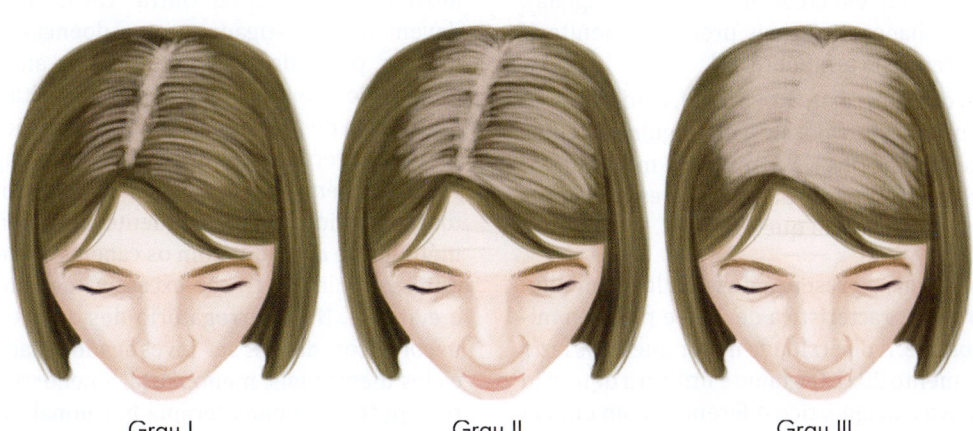

Grau I   Grau II   Grau III

Figura 146.1 Classificação de Ludwig.

Após a menopausa, nas mulheres com predisposição genética, a calvície poderá acentuar-se devido ao hiperandrogenismo relativo imposto pela insuficiência estrogênica, característica desta fase da vida.[51,54]

A AAG pode ocorrer isoladamente ou acompanhada de outros sinais cutâneos que compõem a síndrome SAHA (seborreia, acne, hirsutismo e alopecia).[62]

O diagnóstico é essencialmente clínico, com base na história, no padrão da alopecia e nos antecedentes familiares. Os testes disponíveis para avaliar o padrão e o grau da calvície são:

- **Teste do puxamento leve (*pull test*):** não apresenta padronização. Deve-se segurar cerca de 50 fios de cabelo, na área afetada, com o polegar e indicador, e puxar sem tração (levemente). O exame será negativo quando o número de fios variar entre zero e dois; duvidoso, entre dois e cinco; e positivo, quando for maior do que cinco.[2] Testes positivos também podem ser vistos no eflúvio telógeno, principalmente quando positivo de forma difusa;[51]

- **Espessura do folículo:** os fios devem ser colocados sobre cartolina (branca ou preta) que contraste com a cor do cabelo, para observar se a espessura está homogênea ou não. Este teste auxilia no diagnóstico da AAG, situação em que são encontrados folículos miniaturizados e terminais no mesmo local.[63] A dermatoscopia é o método mais eficaz, porém requer dermatoscópio e normalmente é realizada por dermatologistas;

- **Tricograma:** avalia a proporção entre fios anágenos, catágenos e telógenos;

- **Trichoscan®:** sistema que combina microscopia com avaliação digital do couro cabeludo, que permite avaliar a densidade dos fios, após 48 a 72 horas da depilação de pequena área capilar, distinguindo os fios terminais dos *velus* – bem como os fios que estão em crescimento (fase anágena). Possibilita diagnóstico mais preciso e monitorização da resposta terapêutica;[54]

- **Biópsia:** com um corte transversal, medindo-se o diâmetro da haste, é possível distinguir entre fios *velus* e terminais (8:1). Na AAG, pela miniaturização dos fios (terminais para *velus*), essa proporção torna-se menor do que 4:1.[63]

Na dermatoscopia, a presença de folículos com diferentes diâmetros é característica de AAG e reflete a miniaturização dos fios. A diversidade maior que 20% faz o diagnóstico (aumento 20x). O exame é útil para detecção precoce da doença e diagnóstico diferencial com eflúvio telógeno. O grau de alopecia pode ser medido usando uma escala fotográfica (diâmetro e densidade).[63,64]

O sinal mais característico é a presença de um halo castanho de 1 mm de diâmetro no óstio folicular, ao redor da saída da haste do pelo. Encontram-se também atriquia focal, pequenas áreas com folículos vazios e pigmentação do couro cabeludo, consequente à exposição solar com padrão de pigmentação folicular.[63-65]

Na histopatologia, observa-se diminuição do tamanho folicular associado ao aumento progressivo na porcentagem de folículos telógenos, tanto de padrão em clava normal quanto com folículos diminutos ou restos epiteliais telógenos persistentes. A diminuição dos folículos leva ao aumento no número de bainhas foliculares vazias na derme mais profunda e no tecido subcutâneo.[65]

O diagnóstico diferencial se faz com alopecias não cicatriciais difusas do couro cabeludo (alopecia areata, eflúvio telógeno, sífilis secundária, lúpus eritematoso sistêmico, deficiência de ferro, tricotilomania, dermatite seborreica), alopecia difusa de causa endócrina (hipotireoidismo, hipertireoidismo, diabetes, gravidez, anticoncepcionais, hipopituitarismo), alopecia de origem química (provocada pelo uso de tálio, substâncias antitireoidianas, anticoagulantes, agentes citostáticos, hipervitaminose A, lítio, etretinato, anabolizantes ou outros fármacos com ação androgênica), alopecia de causa nutricional ou metabólica e doenças crônicas graves.[51,54,65]

Na pós-menopausa, outra forma de eflúvio a ser considerada é a alopecia fibrosante frontal, caracterizada pela destruição folicular por infiltração inflamatória de linfócitos, que determina regressão simétrica dos cabelos da região frontal e temporal e perda parcial ou total das sobrancelhas. A etiologia é desconhecida, e embora não existam evidências de causa hormonal, é descrita melhora da alopecia com fármacos de ação antiandrogênica.[66]

A anamnese deve incluir história familiar, geralmente presente, embora a negativa não exclua a doença. Antecedente familiar de alopecia areata ou hirsutismo auxilia no diagnóstico. Outras causas de perda capilar devem ser investigadas, como doenças atuais ou pregressas, podendo ser de até um ano anterior à queixa, bem como uso dos medicamentos já citados. Infecções, deficiência de ingestão de ferro, disfunções tireoidianas, dietas exageradas com perda de peso rápida e importante também podem determinar eflúvio difuso. Hábitos cosméticos, principalmente alisamentos e outros métodos de cuidados com os cabelos que envolvam produtos químicos e tração excessiva devem ser excluídos e evitados. No interrogatório dos antecedentes tocoginecológicos, devem ser investigados idade da menarca, ciclos menstruais, menopausa, amenorreia, uso de contracepção hormonal, terapia hormonal, tratamentos de infertilidade, gestações, abortamentos. Na presença de hirsutismo, verificar o tempo do início e a velocidade da progressão da manifestação androgênica, para descartar tumor produtor de androgênios.[51,54,66]

Durante o exame físico geral e ginecológico, atentar para outros sinais de hiperandrogenismo. Embora a alteração das unhas não seja frequente na alopecia feminina, anormalidades na sua apresentação podem sinalizar outras causas de queda de cabelo, como alopecia areata difusa, deficiência importante de ferro ou líquen plano.[51,67] A avaliação do couro cabeludo, na procura de miniaturização capilar, é essencial, já que sua presença sela o diagnóstico.

Após anamnese e exame físico rigorosos, exames laboratoriais podem auxiliar no diagnóstico diferencial, tais como: hormônio tireoestimulante (TSH), avaliação do metabolismo de carboidratos e ferritina sérica, principalmente quando o eflúvio é difuso.[5,68]

A avaliação sérica da vitamina D pode ser considerada, uma vez que alguns autores mostram baixos níveis dessa vitamina em pacientes com alopecia quando comparados aos controles, porém, ainda sem evidência científica.[68]

Quando a história e/ou exame clínico sugerir estados hiperandrogênicos e/ou anovulação crônica, a investigação de possível endocrinopatia deve ser encaminhada para diagnóstico e tratamento, o que certamente poderá prevenir evolução mais desfavorável da doença. A pesquisa da resistência à insulina faz-se necessária, sobretudo nas anovuladoras crônicas. Nas pacientes que apresentam a doença em idade precoce, recomenda-se investigação da síndrome metabólica, acompanhada do exame ultrassonográfico das artérias carótidas, para avaliar o risco de doença cardiovascular.[51,69]

A complexidade na fisiopatogenia da AAGF parece ser a maior responsável pela heterogenicidade na resposta às opções terapêuticas disponíveis. O tratamento pode ser realizado de forma tópica, sistêmica ou cirúrgica (implante capilar). Algumas medidas gerais podem otimizar o tratamento. Orienta-se higienizar o couro cabeludo, adequar a temperatura da água, usar xampus neutros em veículos com detergência reduzida, além de seguir cuidados com secador, alisamentos e controle da seborreia.

A terapêutica tópica inclui soluções contendo estrogênios, como o 17α e o 17β-estradiol e o minoxidil, que prolongam a fase anágena do ciclo do cabelo e previnem a queda prematura.[70]

A solução de 17α-estradiol parece agir inibindo a enzima 5α-redutase no folículo piloso, utilizada em aplicações locais diárias, apresentando importante valor terapêutico em longo prazo.[70]

O minoxidil com concentração de 2% ou 5% deve ser usado em duas aplicações diárias, com os cabelos secos, apresentando resultados terapêuticos a partir do terceiro mês.[66,70] Seu mecanismo de ação ainda é desconhecido, porém sabe-se que a droga evita a progressão para folículos telógenos, mantendo-os anágenos. Os resultados são melhores em mulheres com menos de 40 anos, com até 10 anos de duração da doença e até 10 centímetros de área acometida. Uma vez interrompido o tratamento, os cabelos voltam a cair. A medicação é bem tolerada, apresentando raramente efeitos colaterais como dermatite de contato irritativa e hipertricose facial. Revisão sistemática recente concluiu que o minoxidil é a droga de escolha para o tratamento (nível A de evidência).[71]

O tratamento sistêmico baseia-se em medicações antiandrogênicas, cuja eficácia ainda não está bem estabelecida.[70,71] No período reprodutivo, impõe-se o uso de método contraceptivo eficaz, para evitar feminilização de feto masculino.

Antiandrogênios sistêmicos, como a espironolactona de 200 mg/dia e, o acetato de ciproterona de 25 a 100 mg/dia, mostram bons resultados, principalmente nos casos de hiperandrogenismo. Causam os seguintes efeitos colaterais: depressão, distúrbios menstruais, redução da libido e mastodínea.[72] A administração de flutamida deve ser evitada em decorrência dos seus efeitos hepatotóxicos.

A finasterida inibe a 5α-redutase tipo II e, assim, a conversão da testosterona em DHT, o que resulta em menores níveis de DHT séricos e no couro cabeludo. Em mulheres menopausadas, a dose de 2,5 mg/dia ou mais mostrou resultados promissores.[18] Deve ser usada com cautela em pacientes em idade fértil, pois o efeito inibitório da 5α-redutase pode causar feminilização de fetos masculinos.[70] Tal fato impõe contracepção efetiva. Embora metabolizada pelo fígado, não existem evidências de interações com outras drogas metabolizadas pelo sistema do citocromo P450. A droga é bem tolerada, e os efeitos adversos mais comuns são diminuição da libido, dor e aumento da mama. Recentemente, alguns estudos mostram que a terapia com finasterida é bem tolerada e pode ser efetiva em mulheres na pré e pós-menopausa, com ou sem sinais de hiperandrogenismo.[72,73]

A dutasterida, um inibidor da 5α-redutase tipos I e II, é mais potente do que a finasterida, e utilizada na dose diária de 0,25 a 0,5 mg tem se mostrado uma alternativa promissora no tratamento da alopecia androgenética, com resultados satisfatórios, sobretudo em pacientes na pós-menopausa com alopecia fibrosante frontal.[66,74]

Estudos recentes têm mostrado que a aplicação de *laser*, com comprimento de onda entre 650 e 900 nm e 5 Mw (HairMax Laser Comb®), pode ser efetiva no tratamento da alopecia androgenética como monoterapia ou associada ao minoxidil e à finasterida.[75]

A AAG acarreta grande impacto psicossocial, por comprometer a autoestima e a qualidade de vida das pacientes, dada a importância dos cabelos para a harmonia da face. Os tratamentos disponíveis até o momento fornecem resultados ainda desalentadores, portanto, são necessárias pesquisas para melhor entendimento da fisiopatologia da doença na busca de novas perspectivas terapêuticas.

Mulheres com antecedente familiar de alopecia, principalmente aquelas com anovulação crônica, com ou sem sinais de androgenismo, devem ser investigadas na procura de miniaturização capilar, uma vez que o diagnóstico e o tratamento precoce podem atenuar a evolução da doença.

REFERÊNCIAS BIBLIOGRÁFICAS

1. Gollnick HP, et al. Not all acne is acne vulgaris. Dtsch Arztebl Int 2014;111(17):301-5.
2. Tan JK, et al. A global perspective on the epidemiology of acne. Br J Dermatol. 2015;172(Suppl 1):3-5.
3. Sinha P, et al. New perspectives on antiacne plant drugs: contribution to modern therapeutics. Biomed Res Int 2014;2014:301304.
4. Behnam B, et al. Psychological impairments in the patients with acne. Indian J Dermatol 2013;58(1):26-9.
5. Eichenfield LF, et al. Evidence-based recommendations for the diagnosis and treatment of pediatric acne. Pediatrics 2013;131(Suppl 3):S163-8.
6. Metiko B, et al. Is the current model for acne pathogenesis backwards? J Am Acad Dermatol 72(6):e167-9.
7. Rocha MA, et al. Acne vulgaris: an inflammatory disease even before the onset of clinical lesions. Inflamm Allergy Drug Targets 2014;13(3):162-7.
8. Melnik BC. Linking diet to acne metabolomics, inflammation, and comedogenesis: an update. Clin Cosmet Investig Dermatol. 2015;8:371-88.
9. Contassot E, et al. Interleukin-1, inflammasomes, autoinflammation and the skin. Swiss Med Wkly 2012;142:w13590.
10. Selway JL, et al. Toll-like receptor 2 activation and comedogenesis: implications for the pathogenesis of acne. BMC Dermatol. 2013;13:10.
11. Rosen J. Inflammatory acne: new developments in pathogenesis and treatment. Cutis 2014;94(6):266-71.
12. Yaykasli KO, et al. Polymorphisms in the promoters of MMP-2 and TIMP-2 genes in patients with acne vulgaris. Int J Clin Exp Med 2013;6(10):967-78.
13. Zouboulis CC. The sebaceous gland. Hautarzt 2010;61(6):467-8.
14. Lai JJ, et al. The role of androgen and androgen receptor in skin-related disorders. Arch Dermatol Res. 2012;304(7):499-105.
15. Chen WC, et al. Hormones and the pilosebaceous unit. Dermatoendocrinol. 2009;1(2):81-6.
16. Zouboulis CC, et al. Sexual hormones in human skin. Horm Metab Res. 2007;39(2):85-9.
17. Zouboulis CC. Acne vulgaris. The role of hormones. Hautarzt 2010;61(2):107-8.
18. Slominski AT, et al. Key role of CRF in the skin stress response system. Endocrine Reviews. 2013;34(6):827-32.
19. Albuquerque RG, et al. Could adult female acne be associated with modern life? Arch Dermatol Res 2014;306(8):683-7.
20. Schmitt JV, et al. Padrões clínicos de acne em mulheres de diferentes faixas etárias. An Bras Dermatol 2009;84:349-54.
21. Goh CL, et al. South-East Asia study alliance guidelines on the management of acne vulgaris in South-East Asian patients. J Dermatol 2015;42(10):945-9.
22. Nast A, et al. European evidence-based (S3) guidelines for the treatment of acne. J Eur Acad Dermatol Venereol 2012;26(Suppl):1:1-9.
23. Kaminsky A, et al. Classification of acne: an Ibero-Latin American consensus, 2014. Med Cutan Iber Lat Am 2015;43(1):6-10.
24. Preneau S, et al. Female acne--a different subtype of teenager acne? J Eur Acad Dermatol Venereol 2012;26(3):277-81.
25. Dréno B, et al. Adult female acne: a new paradigm. J Eur Acad Dermatol Venereol 2013;27(9):1063-8.
26. Al Khalifah RA, et al. The effectiveness and safety of treatments used for polycystic ovarian syndrome management in adolescents: a systematic review and network meta-analysis protocol. Syst Rev 2015;4(1):125-9.
27. Archer CB, et al. Guidance on the diagnosis and clinical management of acne. Clin Exp Dermatol 2012;37(Suppl 1): 1-9.
28. Das S, et al. Recent advances in acne pathogenesis: implications for therapy. Am J Clin Dermatol 2014;15(6):479-95.
29. Draelos ZD, et al. Facilitating facial retinization through barrier improvement. Cutis. 2006;78(4):275-81.
30. Kaplan YC, et al. Pregnancy outcomes following first-trimester exposure to topical retinoids: a systematic review and meta-analysis. Br J Dermatol. 2015;173(5):1132-41.
31. Brynhildsen J. Combined hormonal contraceptives: prescribing patterns, compliance, and benefits versus risks. Ther Adv Drug Saf. 2014;5(5):201-13.
32. Dispenza MC, et al. Systemic isotretinoin therapy normalizes exaggerated TLR-2-mediated innate immune responses in acne patients. J Invest Dermatol 2012;132(9):2198-209.
33. Sladden MJ, et al. Chance of a normal pregnancy in a woman whose fetus has been exposed to isotretinoin? Arch Dermatol 2007;143(9):1187-94.
34. Tekin NS, et al. Bone mineral density and bone turnover markers in patients receiving a single course of isotretinoin for nodulocystic acne. Int J Dermatol 2008;47(6):622-8.
35. Cohen J, et al. No association found between patients receiving isotretinoin for acne and the development of depression in a Canadian prospective cohort. Can J Clin Pharmacol 2007;14(2): e227-33.

36. Sundström A, et al. Association of suicide attempts with acne and treatment with isotretinoin: retrospective Swedish cohort study. BMJ 2010;341:c5812.

37. Halvorsen JA. Suicidal ideation, mental health problems, and social impairment are increased in adolescents with acne: a population-based study. J Invest Dermatol 2011;131(2):363-8.

38. Bernstein CN, et al. Isotretinoin is not associated with inflammatory bowel disease: a population-based case-control study. Am J Gastroenterol 2009;104(11):2774-9.

39. Alhusayen RO, et al. Isotretinoin use and the risk of inflammatory bowel disease: a population-based cohort study. J Invest Dermatol 2013;133(4):907-9.

40. Margolis DJ, et al. Potential association between the oral tetracycline class of antimicrobials used to treat acne and inflammatory bowel disease. Am J Gastroenterol 2010;105(12):2610-21.

41. Gozali MV. Effective treatments of atrophic acne scars. J Clin Aesthet Dermatol. 2015;8(5):33-7.

42. Kede MP et al. Hipertricose e hirsutismo. In: Dermatologia estética. São Paulo: Ateneu; 2003. p.209-26.

43. Lim SP, et al. A review of the adverse effects of laser hair removal. Lasers Med Sci.2006; 1(3):121-5.

44. Lou WW, et al. Prospective study of hair reduction by diode laser (800 nm) with long term follow-up. Dermatol Surg.2000; 26(5):428-32.

45. Puri N. Comparative study of diode laser versus neodymium-yttrium aluminium: Garnet laser versus intense pulsed light for the treatment of hirsutism. J Cutan Aesthet Surg 2015; 8(2):97101.

46. Campos UB. Hair removal with na 800-nm pulsed diode laser. Dermatol Cosmet 1999; 43(3):442-7.

47. Azziz R. The evaluation and management of Hirsutism. Obstet Gynecol. 2003; 101(5 Pt 1):995-1007. Review.

48. Smith SR, et al. Eflornitine cream combined with laser therapy in the management of unwanted facial hair growth in women: a randomized trial. Dermatol Surg 2006;32(10):1237-42.

49. Takahashi K, et al. Effect of a traditional herbal medicine (Shakuyaku-Kanzo-To) on testosterone secretion in patients with polycystic ovary syndrome detected by ultrasound. Acta Obstet Gynaecol Japon 1988; 40(6):789-93.

50. Faghihi G, et al. Complementary therapies for idiopathic hirsutism: topical licorice as promising option. Evid Based Complement Alternat Med.2015;2015:659041.

51. Vujovic A, et al. The famale pattern hair loss: review of ethiopathogenesis and diagnosis. Biomed Res Int 2014;2014:767628

52. Tosti A, et al. Androgenetic alopecia. Int J Dermatol 1999;38(Suppl 1):1-7. Review.

53. Machado, RB.; et al, C.: Desmistificando questões de eficácia e segurança no tratamento da alopecia androgenética na mulher. Femina 2007;35(2):95-102.

54. Ramos PM, et al. Female pattern hair loss: a clinical and pathophysiological review. An Bras Dermatol 2015;90(4):529-35.

55. Olsen EA. Female pattern hair loss and its relationship to permanent/cicatricial alopecia: a new perspective. J Investig Dermatol. Symp Proc 2005;10(3):217-25.

56. Goldman CK, et al. Loss of vascular endothelial growth factor in human alopecia hair follicles. J Invest Dermatol.1995;104(5 Suppl):18S-20.

57. Rebora A. Pathogenesis of androgenetic alopecia. J Am Acad Dermatol 2004;50(5):777-9.

58. Vierhapper H, et al. Prodution rates of testosterone and dihydrotestosterone in Female Pattern Hair Loss. Metabolism, 2003, 52 (7): 927-34.

59. Price VH. Androgenetic alopecia in women. J.Investig Dermatol Symp Proc 2003;1(8):25-9.

60. Bergfeld WF. Androgenic alopecia: an autossomal dominant disorder. Am J Med 1995;98(1 Suppl A): S95-8.

61. Ludwig E. Classification of the types of androgenetic alopecia(common baldness) accurring in the female sex. Br J Dermatol1977; 97(3):247-54.

62. Sawaya, ME, et al. Androgen receptor polymorphismis (CAG repeat lengths) in androgenic alopecia hirsutism and acne.J Cutan Med Surg 1998;3(1):9-15.

63. Tosti A. Dermoscopy of hair and scalp disorders. London: Informa UK; 2007. p.15-25.

64. Ramos LD, et al. Dermoscopic findings in female androgenetic alopecia. An Bras Dermatol. 2012;87(5):691-4.

65. Fitzpatrick TB. Dermatologia: atlas e texto. 5 ed. Rio de Janeiro: 2006.

66. Praya, NA. Dermatosis associated with menopause. J midlife Health 2014;5(4):168-74.

67. Blume-Peytavi U, et al. Guideline for diagnostic evaluation in androgenetic alopecia in men, women and adolescents. Brist J Dermatol 2011;164(1):5-11.

68. Rasheed H, et al. Serum ferritin and vitamin D in female hair loss: do they play a role? Skin Pharmacol Physiol 2013; 26(2):101-7.

69. Arias-Santiago S, et al. Androgenetic alopecia and cardiovascular risk factors in men and women: a comparative study. J Am Acad Dermatol 2010;63(3):420-9.

70. Filippo AA. Alopecia androgenética feminina. In: Kede MP, et al. Dermatologia estética. São Paulo, Atheneu; 2003. p.181.

71. Varothai S, et al. Androgenetic alopecia: an evidence-basead treatment update. Am J Clin Dermatol 2014;15(3):217-22.

72. Iorizzo M, et al Finasteride treatment of female pattern hair loss. Arch Dermatol 2006; 142(3):298-302.

73. Check JH, et al. An update on the treatment of female alopecia and the introduction of a potencial novel therapy. Clin Exp Obstet Gynecol 2015;42(4):411-20.

74. Georgala S, et al. Treatment of postmenopausal frontal fibrosing alopecia with oral dutasteride. J Am Acad Dermatol 2009; 61(1):157-8.

75. Munck A, et al Use of low level Laser therapy as monotherapy or concomitant therapy of male and female androgenetic alopecia. Int J Trichology 2014;6(2):45-9.

Capítulo 147

■ Anamaria da Silva Facina ■ Valéria Petri

Dermatoses Vulvares

■ INTRODUÇÃO

Dermatoses vulvares são ocorrências comuns que podem ser estritamente localizadas (por exemplo: líquen simples crônico) ou estarem associadas a doenças sistêmicas (por exemplo: diabetes *mellitus*).

A anamnese consiste em abordar sintomas e sinais específicos (ardor, prurido e alterações visíveis), tempo de evolução (início, duração, frequência), lesões extragenitais (por exemplo: unhas, mucosa oral), antecedentes pessoais e familiares de doenças sistêmicas, estilo de vida, uso de produtos tópicos, histórico sexual e eventuais doenças associadas à vida sexual ativa.[1,2]

O exame clínico requer verificação da vulva e região perianal, em que são observados os sinais: eritema, edema, pápulas, liquenificação, descamação, úlceras, fissuras, escoriações, corrimento vaginal e odor peculiar. O exame anatomopatológico pode ser conclusivo, dependendo da afecção (Quadro 147.1).

Costumam ser causas de dor local persistente nas doenças inflamatórias como líquen escleroso e líquen plano, e nas doenças imunobolhosas.[4]

■ LÍQUEN ESCLEROSO

Definição

Dermatose vulvar inflamatória imunomediada frequentemente afeta pele e mucosas, e tem pico de incidência na pós-menopausa e na pré-adolescência. Também está associada a fatores genéticos e autoimunes – mulheres com esclerodermia têm maior risco de desenvolver líquen escleroso.[1] Potencialmente, esta dermatose é capaz de originar lesão irreversível, obliterar estruturas anatômicas normais, encobrir o clitóris e induzir à estenose do introito vaginal. É rara a regressão total. Pode ocorrer transformação maligna em 5% dos casos.[5] Pode estar associada com antecedentes familiares e pessoais de doenças autoimunes e/ou autoanticorpos IgG contra matriz extracelular. As doenças autoimunes mais habitualmente associadas são: alopecia *areata* (9%), anemia perniciosa (2%), vitiligo (6%), tireoidopatias (12%), borreliose de Lyme, morfeia e fenômeno de *Koebner*. Somente 6% das lesões são isoladas fora da região genital. Lesão na mucosa oral foi raramente descrita.[6]

Quadro 147.1 Padrões histopatológicos das dermatoses vulvares.[3]	
Padrão	**Correspondente a**
Espongiótico	Dermatite atópica e/ou de contato, alérgica ou irritativa
Acantótico, com hiperplasia escamosa	Psoríase, líquen simples crônico
Liquenoide	Líquen escleroso, líquen plano
Vesicobolhoso	Penfigoide cicatricial, doença por IgA linear
Acantótico	Doença de Hailey-Hailey, doença de Darier, acantose papulosa genitocrural
Granulomatoso	Síndrome de Melkersson-Rosenthal
Vasculopático	Úlcera atrófica, doença de Behçet, vulvite de células plasmáticas

Quadro clínico

Placas atróficas esbranquiçadas, brilhantes, simétricas, com erosões localizadas nos pequenos e grandes lábios, observa-se comumente a lesão formando "figura em 8", ao redor dos orifícios da vulva e região perianal, às vezes com fissuras. Eventualmente, o líquen é assintomático, mas o mais comum é provocar prurido, ardor e dor. Nas crianças, é mais frequente em meninas do que em meninos. Pode se apresentar como placas atróficas, hiperqueratósicas e/ou com áreas hemorrágicas, que muitas vezes podem levar a cogitar-se abuso.[4]

Diagnóstico

Geralmente é clínico, mas o quadro histopatológico é conclusivo. Observam-se atrofia e retificação da epiderme, linfócitos na camada basal, banda subepidérmica com esclerose e infiltrado linfocitário liquenoide abaixo da esclerose. Devem ser solicitados também testes de função tireoideana, anticorpos antitireoide, ELISA e *Western-blot* para doença de Lyme.

Diagnóstico diferencial: vitiligo, hipopigmentação pós-inflamatória, psoríase, líquen plano, morfeia, esclerodermia, doença de Paget extramamária, líquen simples crônico, penfigoide cicatricial, abuso sexual, dermatite de contato, carcinoma espinocelular e micose fungoide.[7]

Tratamento

1. Restrição de produtos potencialmente irritantes de uso local, recomenda-se usar sabonetes líquidos menos alcalinos e evitar contato prolongado com urina. São recomendados hidratantes e emolientes simples (óleos mineral e vegetal, vaselina);
2. Tratamento de infecções associadas;
3. Aplicação de propionato de clobetasol a 0,05% ou 0,1% (manipulado) por até três meses (uma aplicação diária, inicialmente, depois em dias alternados e até duas vezes por semana, enquanto houver sintomas);
4. Aplicação de inibidores de calcineurina tópica: tacrolimo 0,1% em creme (a cada 12 horas) por até seis meses ou pimecrolimus; também pode ser utilizado para crianças abaixo de dois anos;
5. Anti-histamínicos orais;
6. Outras terapias: PUVA com doses de 44,2 J/cm², UVA A1, UVB, terapia fotodinâmica, *laser*, crioterapia e cirurgia excisional.[6]

▪ LÍQUEN PLANO

Definição

Dermatose inflamatória pruriginosa relacionada às células T CD8+ que atacam os queratinócitos basais e se dispõem de forma liquenoide, ao longo da junção dermo-epidérmica. No Sul da Europa e Japão, houve correlação com a hepatite C, fato que ainda não se estabeleceu para o Norte da Europa.[1] Metade dos casos de líquen plano (LP) oral está acompanhado de lesões vulvares. A síndrome vulvogengival diz respeito à tríade vulva-vagina-gengiva.

Quadro clínico

O líquen plano é polimorfo, mas costuma se apresentar como eritema violáceo intenso, afetando o introito vaginal e a vagina, com estrias esbranquiçadas com desenho rendilhado ou arboriforme. As ulcerações ou erosões são bem definidas (líquen plano erosivo), dolorosas, pruriginosas, associadas à disúria, dispareunia e ao sangramento pós-coito. Podem ocorrer sequelas de cicatrizes e sinéquias com encobrimento do clitóris e estreitamento do introito, envolvendo a vagina, com ou sem vaginite descamativa, e/ou envolvimento das mucosas retal ou esofágica. A associação com carcinoma escamoso pode dar-se em cerca de 3% dos casos.[8]

Diagnóstico

Erosão, dor e eritema devem fazer suspeitar de líquen plano. A biópsia é conclusiva na maioria dos casos. São achados característicos: infiltrado inflamatório linfocitário em banda na derme, degeneração hidrópica da camada basal e queratinócitos disqueratósicos (corpos de Civatte).[8] Devem ser cumpridos pelo menos três dos nove critérios para diagnóstico, conforme consenso:

1. Erosões bem demarcadas e/ou áreas eritematosas no introito vaginal;
2. Lesões com borda hiperqueratósica e/ou estrias de Wickham;
3. Dor e/ou ardor;
4. Cicatriz e/ou perda da arquitetura normal;
5. Inflamação vaginal;
6. Envolvimento de outras superfícies mucosas;
7. Banda inflamatória bem definida na junção dermoepidérmica;
8. Banda inflamatória constituída predominantemente de linfócitos;
9. Sinais de degeneração da camada basal.[9]

Disúria e dispareunia são comuns ao líquen plano e líquen escleroso. As estrias reticuladas de Wickham e o fenômeno de Koebner podem auxiliar na distinção entre líquen plano e líquen escleroso.[1]

Diagnóstico diferencial

Líquen escleroso, erupção liquenoide por drogas, vulvite de células plasmáticas, bolhosas como penfigoide das mucosas, pênfigo vulgar, erupção medicamentosa fixa e eritema multiforme.

Tratamento

O líquen plano tende a ser resistente ao tratamento. Clobetasol tópico pode promover alguma resposta, assim como os inibidores da calcineurina, mas podem ambos ser insuficientes. O tratamento sistêmico varia, assim como os resultados: corticosteroides, hidroxicloroquina, metotrexato, ciclosporina, retinoides, ciclofosfamida, azatioprina, etanercept e infliximab. Supositórios de corticoide intravaginais podem ser combinados com fluconazol oral (150 mg/semana) quando há associação com candidíase. A cirurgia é indicada quando houver estenose e sinéquias. O acompanhamento é prolongado.[1,8]

■ PRURIDO VULVAR CRÔNICO E LÍQUEN SIMPLES CRÔNICO

Prurido vulvar crônico

Definição

É condição comum e angustiante que afeta quase todas as mulheres em algum momento de suas vidas. Muitas são as causas, e as mais comuns são candidíase, tricomoníase, dermatite de contato, líquen simples crônico e líquen escleroso.

Quadro clínico

A leucorreia pode ser identificada de imediato por suas características típicas. O prurido pode ser peculiar: prazeroso, irritante ou doloroso, em queimação ou em "picadas". Calor, umidade e fricção costumam acentuar os sintomas, que se agravam com a dermatite de contato irritativa por produtos tópicos (veículos e ativos) e pelo uso de corticosteroides.[10]

Diagnóstico

É clínico e orientado pela anamnese. A dermatite atópica pode ser responsável pelo prurido crônico e agravar-se com facilidade pelas tentativas de tratamento. Não raro os casos de prurido crônico estão associados a doenças como cólon irritável, fibromialgia, cistite intersticial ou síndrome da fadiga crônica. O prurido pode se acentuar no período pré-menstrual. São achados comuns liquenificação, hipo ou hiperpigmentação localizadas.[10]

Diagnóstico laboratorial

Sempre é necessária a pesquisa da secreção vaginal (exame direto e cultura) para identificação de fungos e outros agentes infecciosos (*Trichomonas*, *Chlamydia*).[10]

Diagnóstico diferencial

Outras causas de prurido vulvar agudo ou crônico, primário ou secundário (produzido por infecções ou infestações, substâncias irritantes, alterações hormonais, medicamentos, neoplasias ou outras doenças sistêmicas).[10]

Tratamento

Anti-histamínico oral, identificação das causas e condições subjacentes para as providências pertinentes. Deve ser evitado o uso prolongado de corticosteroide tópico de alta potência (clobetasol), embora esse agente possa ter utilidade eventual. A hiperceratose localizada, esperada para o prurido persistente, pode ser tratada com aplicação única, pelo médico, de ácido tricloroacético a 30% ou 50%; recomenda-se a lubrificação local regular com óleo mineral ou vegetal para restauração da barreira cutânea.[10]

Líquen simples crônico vulvar (neurodermite circunscrita)

Definição

Erupção do grupo das dermatoses autoinflingidas (distúrbios criados e perpetuados pela manipulação persistente, consciente ou inconsciente). O prurido intenso costuma ser motivado, na fase inicial, por leucorreia de causas variadas, tinha ínguino-crural, secreção normal (suor, sangue menstrual ou líquido vaginal) sobre pele irritável, atrito com a roupa, contato com substância vesicante (por exemplo: incontinência urinária), higienização excessiva e/ou estímulo psicogênico exclusivo.[11]

Quadro clínico

Espessamento localizado (liquenificação), com ou sem escoriações, acentuação dos sulcos originais da pele e tonalidade acinzentada. Prurido persistente, quase sempre vespertino ou noturno, gerando coçagem intensiva e prazerosa ("prurido apaixonante"), formando o circuito vicioso do coçar-espessar-coçar, não raro com ferimentos e fissuras.

Diagnóstico

Geralmente é clínico. Pode ser necessária biópsia para distingui-lo das demais dermatoses. Como regra, o ginecologista deve afastar as causas usuais de leucorreia.[12]

Diagnóstico diferencial

Prurido vulvar crônico da atopia, líquen escleroso, doença de Paget extramamária (vulvar), líquen plano vulvar, psoríase vulvar, tínea, psoríase, líquen plano, candidíase e outras raras condições (por exemplo: neoplasias).

Tratamento

Costuma ser bem-sucedida a redução do espessamento com a aplicação, pelo médico, do ácido tricloroacético de 30% a 50% (de acordo com o grau de espessamento da pele) mensalmente, até a resolução total. Nos dias subsequentes à aplicação de ácido, devem ser usados lubrificantes (óleo mineral ou vegetal). Anti-histamínicos são úteis até cessar o prurido (loratadina 10 mg duas vezes ao dia ou fexofenadina 180 mg à noite). Esteroides tópicos não são recomendáveis porque desenvolvem dependência, causam efeito rebote, são absorvidos a ponto de produzir modificações teciduais locais e favorecer o desenvolvimento de fungos e bactérias.[10] A troca da qualidade da vestimenta interna pode ajudar a melhorar.[13]

■ DOENÇAS ECZEMATOSAS

Definição

São estados em que ocorre exacerbação do processo inflamatório, que pode ser agudo (eritema, edema, vesiculação, secreção), subagudo (eritema, vesiculação e secreção moderados, com escamas e crostas, hiper ou hipopigmentação) e crônico. Neste grupo, encontram-se as dermatites atópica e de contato.

Quadro clínico

Histórico de atopia (rinite, sinusite, bronquite alérgicas), pele seca nas pernas e braços, eventualmente no tronco e outros estigmas da atopia (prega de Dennie--Morgan); histórico de contato com agente irritante ou alérgeno, produzindo sinais de eczema agudo, subagudo ou crônico.[14]

Diagnóstico

Clínico, associado à anamnese. Podem ser indicados testes de contato, mas estes não reproduzem necessariamente as alterações observadas na vulva. Ao exame anatomopatológico, observam-se espongiose, acantose, paraqueratose e infiltrado inflamatório dérmico como principais características de dermatite de contato vulvar.[14]

Diagnóstico diferencial

Candidíase vulvovaginal, infecção estreptocócica, psoríase, líquen escleroso e doença de Paget extramamária.[14]

Tratamento

Erradicação dos agentes suspeitos de provocar dermatite de contato irritativa ou sensibilizante, mudança dos hábitos de higiene (excesso de produtos higienizantes e banhos de assento), uso de lubrificantes (óleo mineral ou vegetal) e anti-histamínicos (loratadina, fexofenadina, doxepina).[14]

■ DERMATOSES PAPULOESCAMOSAS

Definição

São condições que se caracterizam predominantemente pela associação de pápulas e escamas, e são representadas por duas afecções comuns: dermatite seborreica e psoríase.

Quadro clínico

Placas eritematodescamativas untuosas (dermatite seborreica) ou revestidas por escamas nacaradas, brilhantes (psoríase). A primeira costuma afetar áreas de maior densidade de glândulas sebáceas e a segunda ocorre em qualquer parte do corpo, comprometendo, inclusive, unhas e articulações. A psoríase, por sua vez, pode comprometer a mucosa genital. São vistas placas de tonalidade rósea, bem demarcadas, que podem se estender às regiões perineal e perianal. Regiões intertriginosas e úmidas não têm descamação. Há placas psoriasiformes em outras áreas do corpo (couro cabeludo, cotovelos, joelhos, fenda glútea) e alterações nas unhas (unha "em dedal", "manchas de óleo", onicólise, espessamento e deformidades).[15]

Diagnóstico

Normalmente, é clínico. Mas o exame anatomopatológico da psoríase é conclusivo: acantose regular (espessamento da epiderme), paraqueratose, hipogranulose, afinamento da camada suprapapilar, alongamento das cristas interpapilares, capilares dilatados nas papilas dérmicas e neutrófilos na camada córnea. A forma pustular da psoríase é marcada pelas pústulas subcórneas.[15]

Diagnóstico diferencial

Infecções fúngicas, doenças sexualmente transmissíveis, líquen plano, líquen escleroso e doença de Paget extramamária.[16]

Tratamento

Os corticosteroides tópicos devem ter uso restrito: hidrocortisona de 1% a 2,5%, desonida ou triancinolona de 0,1% em pomada. O uso crônico do corticosteroide tópico é potencializado pela oclusão das dobras, ocasionando atrofia, estrias, telangiectasias e hematomas. Análogos da vitamina D (calcipotrieno 0,005%) ou inibidores de calcineurina (tacrolimo 0,1%) podem ser alternativas aos corticosteroides tópicos para o controle da dermatose vulvar papuloescamosa.[15]

■ ÚLCERAS (NÃO DOENÇAS SEXUALMENTE TRANSMISSÍVEIS)

Definição

São condições em que se dá a ruptura da integridade da pele, com perda completa das camadas epidérmica e dérmica, em decorrência de agressões externas, estados patológicos locais ou sistêmicos. Podem ser de origem infecciosa ou não infecciosa (Quadro 147.2).

Anamnese

Idade, início e duração, frequência, padrão de recorrência, episódios prévios, fenômenos associados (febre, mal-estar), elementos de investigação prévia, tratamento anterior e/ou atual, doenças pregressas e atuais. Estado imunológico, história familiar relevante, dermatoses associadas a doenças sistêmicas, uso de medicamentos e histórico sexual.[17]

■ ÚLCERAS (NÃO DOENÇAS SEXUALMENTE TRANSMISSÍVEIS) NA PRÉ-MENARCA, DE CAUSA INDEFINIDA

Definição

Condições raras, problemáticas em meninas sem sinais e sintomas de doença sistêmica (por exemplo: doença de Crohn e de Behçet, infecção por EBV). Podem corresponder à manifestação local a ser identificada, com possibilidade de mediação de fatores hormonais.

■ ÚLCERAS VULVARES POR CITOMEGALOVIROSE

Definição

Ocorrem no contexto da infecção primária pelo citomegalovírus, regridem em menos de duas semanas

Quadro 147.2	Classificação das úlceras vulvares, segundo os agentes causais e doenças. Modificado de Pipkin.[18]		
Classificação	**Agentes e doenças**		
Infecciosas e parasitárias	Bacterianos	Sífilis, tuberculose vulvar (rara), infecções estafilocócicas, síndrome da pele escaldada estafilocócica, infecção estreptocócica, cancroide, linfogranuloma venéreo, infecção por *Pseudomonas*, *Chlamydia* ou *Mycoplasma*	
	Virais	Herpes *simplex* (HSV1, HSV2), varicela-zoster (VZV), citomegalovirose, HIV-infecção, infecção por EBV, influenza	
	Fúngicos	Candidíase, criptococose, histoplasmose, esporotricose, paracoccidioidomicose	
	Outros	Amebíase, leishmaniose	
Não Infecciosas	Bolhosas	Autoimunes	penfigoide bolhoso, penfigoide cicatricial, pênfigo vegetante, doença IgA linear, epidermólise bolhosa adquirida
		Não autoimunes	eritema multiforme, síndrome de Stevens-Johnson, necrólise epidérmica tóxica, pênfigo familiar benigno (Hailey-Hailey), dermatite de contato aguda, pênfigo paraneoplásico epidermólise bolhosa hereditária
	Não bolhosas	Líquen escleroso, líquen plano erosivo, doença de Behçet, aftose orogenital recorrente, doença de Crohn, pioderma gangrenoso, lúpus eritematoso, doença enxerto *vs.* hospedeiro, acrodermatite enteropática, eritema migratório necrolítico, hidradenite supurativa, úlcera de Lipschutz, histiocitose de células de Langerhans, amiloidose, sarcoidose, endometriose	
	Pré-malignas e malignas	Neoplasia vulvar intraepitelial, carcinoma espinocelular, doença de Paget extramamária, carcinoma verrucoso, linfoma cutâneo, leucemia	
Traumáticas	Físicas	Cirúrgicas, dano por irradiação, autoinflingidas, escoriações traumáticas do prurido intenso persistente, abuso sexual, mutilação genital feminina (dano cultural)	
	Químicas	Por irritantes primários, antissépticos, terapia tópica agressiva, 5-fluorouracil, podofilina, ácido tricloroacético, outros medicamentos	

sem sequelas ou recorrência. Devem ser consideradas entre os demais diagnósticos possíveis de úlceras vulvares agudas. A citomegalovirose deve ser sempre considerada entre os diagnósticos possíveis de úlceras vulvares agudas.

Quadro clínico

Úlceras vulvares agudas dolorosas, com sintomas correspondentes ao da infecção por vírus de inclusão citomegálica (CMV).

Exames complementares

Provas sorológicas para exclusão das doenças sexualmente transmissíveis (DST) e comprovação da infecção por CMV. Pode ser solicitado exame anatomopatológico para exclusão de outras causas prováveis de ulceração genital.[19-21]

Tratamento

Em pacientes imunocomprometidos: ganciclovir, foscarnet, cidofovir.[22]

■ ÚLCERAS DE LIPCHÜTZ

Definição

Úlceras genitais agudas autolimitadas que aparecem em mulheres jovens, não associadas a relações sexuais. Entidade rara e subdiagnosticada, de causa desconhecida, que tem sido associada ao vírus Epstein-Barr (primoinfecção). Autolimitada, tende à cura espontânea.

Quadro clínico

Início com síndrome febril, seguida de odinofagia, astenia, mialgia, linfonodopatia ou cefaleia. Em seguida, surgem as lesões vulvares ulceradas que podem ser múltiplas, profundas e dolorosas, nos lábios menores e maiores, com ou sem linfonodopatia inguinal.

Diagnóstico

Por exclusão, após descartar DST, doenças autoimunes, reações medicamentosas, doença inflamatória intestinal, linfoma, febre tifoide e paratifoide, penfigoide vulvar, aftose idiopática recidivante e traumatismos. As provas laboratoriais e o quadro histopatológico são inconclusivos.

Tratamento

Cura espontânea ou depois da administração de antibiótico de amplo espectro, nas primeiras duas a quatro semanas.[23,24]

■ AFTOSE VULVAR

Definição

São lesões ulceradas dolorosas recorrentes e autolimitadas, mais comuns entre mulheres nas segunda e terceira décadas de vida. De origem multifatorial, podem ser desencadeadas por trauma, precário estado nutricional, infecção ou flutuação hormonal.

Tratamento

Corticoterapia tópica ou sistêmica, dapsona, colchicina, talidomida.[19]

■ LÍQUEN PLANO EROSIVO VULVAR

Definição

Causa comum de dermatose descamativa e erosiva da vulva e vagina. Ocorre na sexta ou sétima décadas de vida. Está relacionada a fatores endógenos (genéticos e autoimunes) e exógenos (ambientais), possivelmente ao uso de certos fármacos, à doença hepática, reação enxerto *vs.* hospedeiro e estresse oxidativo.

Quadro clínico

Dor vulvar crônica, prurido, disfunção sexual, dispareunia, queimação, hemorragia, queixas urinárias, exsudato vaginal irritativo, exacerbações recorrentes, sequelas cicatriciais. Sangramento vaginal, epitélio vaginal friável. Áreas erosivas, inflamatórias e com produção aumentada de exsudato seropurulento e pseudomembranas. Aderências, sinéquias e estenose podem ser consequências nos casos graves.[25]

■ PIODERMA GANGRENOSO

Definição

Doença ulcerativa rara, autoimune, processo inflamatório agudo asséptico neutrofílico, que se desenvolve rápida e dramaticamente de forma espontânea ou após trauma mínimo (patergia). Pode estar associado à doença inflamatória intestinal, neoplasia maligna interna, artrite reumatoide ou doença hematológica. Pode se desenvolver após cirurgia, associar-se à artrite piogênica, acne e hepatite C.

Quadro clínico

O processo tem início com pústula, progride rapidamente para ulceração profunda fagedênica ("fagedenismo geométrico"), com bordas subminadas e fundo fibrinoso e purulento. Qualquer área da superfície cutânea pode ser afetada. A lesão vulvar é rara e ocorre também em crianças. É característica a cicatrização cribiforme ("em peneira").

Quadro histopatológico

Nem sempre é conclusivo, e devem ser excluídas as demais causas de doença ulcerosa.

Diagnóstico diferencial

Úlcera factícia (autoinflingida) e demais causas infecciosas (DST) e não infecciosas de doença ulcerosa.

Tratamento

Corticoterapia oral (40 a 60 mg de prednisona/dia), dapsona (100-300 mg/dia), ciclosporina (3 a 5 mg/kg/dia).[26]

■ ÚLCERA VULVAR DA ENDOMETRIOSE

Definição

Lesão vulvar ulcerativa rara produzida por depósito de células endometriais na vulva; tais células respondem de modo similar às da cavidade uterina sob influência das alterações hormonais.

Quadro clínico

Dispareunia, dismenorreia, úlcera dolorosa que se agrava no período menstrual. Ocorre mais comumente em mulheres inférteis. Pode ser vista também no períneo e é mais comum na cicatriz de episiotomia. É rara lesão ulcerada por endometriose apenas na vulva.

Quadro laboratorial

Imunofluorescência negativa para IgG, IgA, IgM, C3 e fibrina. Culturas virais negativas. Cd10 positivo condensado no estroma endometrial ao redor das glândulas.

Tratamento

Medicamentoso (sintomáticos e hormonais) ou cirúrgico.[27,28]

■ DOENÇA DE CROHN

Definição

Condição rara que pode ser isolada ou preceder o envolvimento intestinal, e costuma ocorrer como resultado direto da extensão da inflamação original que pode afetar a pele com ou sem envolvimento intestinal.

Quadro clínico

Edema, pápulas, placas eritematosas ou nódulos com ou sem ulceração, fissuras, fístulas, lesões hipertróficas.

Lesões orais podem ser vistas também, inclusive como pioestomatite vegetante.

Diagnóstico

Ao exame histológico, observa-se dermatite granulomatosa consistente com doença cutânea de Crohn. Devem ser solicitados colonoscopia e ressonância da pelve (fístulas perivaginais e perirretais).

Diagnóstico diferencial

Linfogranuloma venéreo, granuloma inguinal, hidradenite supurativa, sífilis, doença de Behçet, micose profunda e tuberculose.[10]

Tratamento

Antibioticoterapia, corticoterapia, imunossupressores, talidomida, metronidazol, sulfassalazina, azatioprina, infliximab e adalimumab.[29]

■ DOENÇA DE PAGET VULVAR

Definição

Adenocarcinoma intraepidérmico localizado na vulva, região perianal, escrotal, peniana ou axilar. Pode estar associado a tumores da vulva, vagina, colo e corpo uterino, bexiga, ovário, vesícula biliar, fígado, mama, cólon e reto.

Clínica

Placa eritematosa de crescimento indolente, com bordas bem definidas, descamação fina, escoriações, liquenificação e exulcerações.

Diagnóstico

O exame histopatológico confirma o diagnóstico.

Diagnósticos diferenciais

Candidíase, psoríase, líquen simples crônico, líquen plano, melanoma, doença de Bowen, doença de Hailey-Hailey, papulose bowenoide.

Tratamento

Excisão cirúrgica e cirurgia micrográfica estão indicadas, embora sejam frequentes as recidivas.[30]

■ CARCINOMA BASOCELULAR VULVAR

Definição

Rara neoplasia nas áreas não expostas, como as genitais e perianais, pode passar sem diagnóstico por vários anos e pode ser invasivo. Representa cerca de 3% de todas as neoplasias malignas da região vulvar.

Diagnóstico

Lesão nodular, ulcerada ou atrófica, sangrante ou não, com bordas infiltrativas irregulares.

Diagnóstico diferencial

Doença de Paget extramamária, doença de Bowen, líquen escleroso, líquen plano ulcerado e doença de Hailey-Hailey.[31,32]

Tratamento

Cirúrgico, cirurgia de Mohs, imiquimod, 5 fluorouracil.

■ CARCINOMA ESPINOCELULAR DA VULVA *IN SITU* (DOENÇA DE BOWEN)

Definição

Doença ulcerativa com potencial de transformação para carcinoma espinocelular invasivo, especialmente em mulheres com mais de 45 anos. Pode estar associado a hábitos sexuais entre mulheres com 20 e 50 anos. Associa-se a infecções por HPV 16, 18, 31 ou 33. Outros fatores de risco são: início da atividade sexual precoce com múltiplos parceiros; imunossupressão; imunodeficiência e tabagismo.

Quadro clínico

Placas eritematosas circunscritas de crescimento lento que podem afetar a pele, a mucosa e os grandes lábios, a vagina, a mucosa anal e o colo uterino.

Quadro histológico

Hiperplasia epidérmica com desorganização da arquitetura da epiderme, células atípicas hipercromáticas vacuolizadas com aumento do número de mitoses. A lesão não invade a derme e conserva intacta a membrana basal. Infiltrado mononuclear denso.

Tratamento

Crioterapia, radioterapia, 5 fluorouracil tópico, imiquimod, *laser* ablativo, excisão cirúrgica, cirurgia de Mohs e terapia fotodinâmica.[33]

■ VULVITE PLASMOCELULAR ULCERATIVA CIRCUNSCRITA (VULVITE DE ZOON)

Definição

Dermatose inflamatória rara, crônica, benigna e idiopática, caracterizada pelo infiltrado plasmocitário, que pode ocorrer em qualquer faixa etária.

Quadro clínico

Placas eritematosas bem delimitadas, com bordas irregulares, em geral bilaterais e simétricas, úmidas e com fundo alaranjado, eventualmente com erosões, nas mucosas dos pequenos e grandes lábios, clitóris, fúrcula, meato urinário e orifício vaginal. O quadro pode ser assintomático ou haver queixa de dor, ardor, dispareunia, disúria ou prurido, à semelhança do líquen escleroso.

Quadro histológico

Infiltrado inflamatório liquenoide mononuclear com predomínio de plasmócitos nas dermes média e superficial. Proliferação vascular, dilatação dos capilares e espessamento mural. Extravasamento de hemácias e depósito de hemossiderina.

Diagnóstico diferencial

Candidíase, líquen escleroso, doença de Paget extramamária, farmacodermia (eritema pigmentar fixo), líquen plano erosivo, psoríase, sífilis primária.

Tratamento

Corticoterapia tópica, imiquimod, crioterapia, tetraciclina oral, ciclosporina e excisão cirúrgica.[34]

■ LEUCEMIA AGUDA VULVAR

Definição

Lesões múltiplas, superficiais, bem definidas, que raramente são indícios de leucemia aguda.[35]

Diagnóstico

Sangramento na região genital, perda de peso, febre. Imuno-histoquímica usualmente é diagnóstica. O sarcoma mieloide, manifestação inicial de leucemia aguda, pode anteceder em meses seu aparecimento.[36,37]

Diagnóstico diferencial

Linfoma não Hodgkin.

Tratamento

Cirurgia, radioterapia, quimioterapia e mais recentemente agentes hipometilantes – Decitabina de 20 mg/m^2 por cinco dias, em intervalos de cinco dias por quatro ciclos.

■ LINFOMA CUTÂNEO

Linfomas cutâneos de células T ou B da vulva são raros, agressivos e frequentemente propensos a erros de diagnóstico.

Diagnóstico

No diagnóstico, são importantes o exame clínico e a palpação da cadeia de linfonodos. Tomografias de tórax, abdome e pelve, quando da confirmação do diagnóstico. O achado clínico pode variar de máculas a placas eritematosas, às vezes nódulos. O anatomopatológico pode mostrar infiltrado inflamatório de células linfoides com núcleos de morfologia variada.[38]

Tratamento

Cirurgia, radioterapia, UVB *narrowband*, interferon, quimioterapia e anti-CD20.[39,40]

■ PENFIGOIDE BENIGNO DAS MUCOSAS (DOENÇA DE LORTAT-JACOB)

Definição

Dermatose bolhosa crônica autoimune que afeta idosos, causada pela produção de autoanticorpos contra proteínas da membrana basal. Produz lesões oculares, orais (inclusive descamação gengival) e genitais.

Quadro clínico

Bolhas flácidas com erosões orogenitais e descamação gengival dolorosa. As lesões se assemelham às do penfigoide bolhoso. Cicatrização com sinéquias, acentuação de danos cicatriciais, fusão dos lábios e estreitamento do introito vaginal.[41]

■ PÊNFIGO FAMILIAR BENIGNO (DOENÇA DE HAILEY-HAILEY)

Definição

Genodermatose autossômica dominante decorrente de mutações no gene ATP2C1 que regula a permuta de cálcio no aparelho de Golgi dos queratinócitos. Como consequência, ocorre defeito de adesão nos queratinócitos e aparece acantólise. A doença tem início entre a segunda e quarta décadas de vida.

Quadro clínico

Vesiculação e erosões recorrentes, cujo espectro de gravidade varia desde lesões mínimas até estados graves. Afeta tipicamente as dobras laterais do pescoço, axilares, inguinais e perianal. Menos comuns são as lesões no couro cabeludo, fossas antecubital e poplítea. As mucosas conjuntival, bucal e vaginal são raramente comprometidas, e as ulcerações vulvares são, às vezes, a única expressão da doença. São fatores desencadeantes superinfecções bacteriana e fúngica, traumas físicos, gestação, menstruação, oclusão, sudorese, calor e radiação ultravioleta. A doença pode ser exacerbada por produtos tópicos irritantes, *patch-tests*, escabiose e uso de anti-inflamatórios não esteroides. Eczema herpético também é uma das intercorrências. As lesões se resolvem sem formar cicatrizes.

Quadro histológico

Bolha intraepidérmica, extensa acantólise (aparência de "parede de tijolos quebrados"), ceratinócitos disceratósicos e infiltrado linfocitário com raros eosinófilos, na derme superficial.

Diagnóstico diferencial

Intertrigo, candidíase, doença de Darier, disceratose acantolítica da vulva, doença de Paget extramamária, impetido, herpes simples, líquen simples crônico, pênfigos (vulgar, vegetante), psoríase invertida, tinha crural.

Tratamento

Corticoterapia tópica e sistêmica, antibioticoterapia, antimicótico oral, laserterapia, terapia fotodinâmica, crioterapia e dermoabrasão.[42]

■ DOENÇA DE BEHÇET

Definição

Doença inflamatória crônica sistêmica imunomediada dependente de predisposição genética, que afeta pessoas com idades entre 20 e 30 anos. Parece favorecida por processos infecciosos.

Quadro clínico

Surtos de inflamação ocular, ulcerações aftoides orais e genitais, lesões nodulares semelhantes às do eritema nodoso, patergia, artralgia, uveíte anterior ou posterior, úlcera aftosa oral recorrente ao menos três vezes, em um período de 12 meses. As aftas dolorosas regridem sem deixar sequelas em um período de sete a 10 dias.

Quadro laboratorial

Pesquisa de anticorpos antinucleares, dosagens de ferro, vitamina B12 e folatos, exame oftalmológico, velocidade de hemossedimentação e proteína C reativa.

Diagnóstico diferencial

Artrite reativa, deficiências de ferro, vitamina B12, tiamina, riboflavina, piridoxina e zinco, doença intestinal inflamatória, líquen plano erosivo, lúpus eritematoso, pênfigo vulgar, síndrome de Stevens-Johnson, herpes simples, estomatite aftosa recorrente, DST e úlcera factícia.[43,44]

Tratamento

Corticoterapia, colchicina.[45]

REFERÊNCIAS BIBLIOGRÁFICAS

1. Peckruhn M, et al. Vulvar diseases. Hautarzt 2015; 66 (1): 38-44.
2. Chan MP, et al. Vulvar dermatoses: a histopathologic review and classification of 183 cases. J Cutan Pathol 2015;42(8):510-21.
3. Lynch PJ, et al. 2011 ISSVD Terminology and classification of vulvar dermatological disorders: an approach to clinical diagnosis. J Low Genit Tract Dis 2012;16(4):339-43.
4. Jensen LS, et al. Childhood lichen sclerosus is a rare but important diagnosis. Dan Med J 2012;59(5):A4424-8.
5. Lee A, et al. Long-term management of adult vulvar lichen sclerosus: A prospective cohort study of 507 women. JAMA Dermatology 2015;151(10):1061-7.
6. Fistarol SK, et al. Diagnosis and treatment of lichen sclerosus: an update. Am J Clin Dermatol 2013;14(1):27-35.
7. Weyers W. Hypertrophic lichen sclerosus sine sclerosis: clues to histopathologic diagnosis when presenting as psoriasiform lichenoid dermatitis. J Cutan Pathol 2015;42(2):118-23.
8. Barchino-Ortiz L, et al. Vulvar inflammatory dermatoses. Actas Dermosifiliogr 2012;103(4):260-7.
9. Simpson RC, et al. Diagnostic criteria for erosive lichen planus affecting the vulva: an international electronic-Delphi consensus exercise. Brit J Dermatol 2013;169(2):337-43.
10. Stewart KM. Clinical care of vulvar pruritus, with emphasis on one common cause, lichen simplex chronicus. Dermatol Clinics 2010;28(4):669-76.
11. Martín-Brufau R, et al. Personality differences between patients with lichen simplex chronicus and normal population: a study of pruritus. Eur J Dermatol 2010;20(3):359-64-8.
12. Lynch PJ. Lichen simplex chronicus (atopic/neurodermatitis) of the anogenital region. Dermatol Ther 2004;17(1):8-15.
13. Corazza M, et al. Effectiveness of silk fabric underwear as an adjuvant tool in the management of vulvar lichen simplex chronicus: results of a double-blind randomized controlled trial. Menopause 2015;22(8):850-7.
14. Moyal-Barracco M, et al. Vulvar dermatosis. Best Pract Res Clin Obstet Gynaecol 2014; 28(7):946-58.
15. Guerrero AB, et al. Inflammatory vulvar dermatoses. Clin Obstet Gynaecol 2015;58(3):464-9.
16. Guglielmetti A, et al. Inverse psoriasis involving genital skin folds: successful therapy with dapsone. Dermatol Ther 2012;2(1):15-21.
17. Wagner G, et al. Perianal and rectal ulcers due to abuse of paracetamol-codeine suppositories. Hautarzt 2015; 66 (3): 199-204.
18. Pipkin C. Erosive diseases of the vulva. Dermatol Clin 2010;28(4):737-42.
19. Huppert JS, et al. Vulvar ulcers in young females: a manifestation of aphthosis. J Pediatr Adoles Gynecol 2006;19(3):195-102.
20. Svedman C, et al. Ulcus vulvae acutum, a rare diagnosis to keep in mind. Eur J Obstet Gynecol Reprod Biol 2004;115(1):104-9.
21. Sárdy M, et al. Genital ulcers associated with Epstein-Barr virus infection (ulcus vulvae acutum). Acta Derm Venereol 2011;91(1):55-60.
22. Abou M, et al. Acute cervicitis and vulvovaginitis may be associated with Cytomegalovirus. BMJ Case Rep. 2013;2013. pii: bcr2013008884.
23. Vieira-Baptista P, et al J. Lipschütz ulcers: should we rethink this? An analysis of 33 cases. Eur J Obstet Gynecol Reprod Biol 2015;198:149-52.
24. Brinca A, et al. Lipschütz ulcer (ulcus vulvae acutum): a rare cause of genital lesion. An Bras Dermatol 2012;87(4):622-9.
25. Lewis FM. An overview of vulvar ulceration. Clin Obstet Gynecol 2005;48(4):824-9.
26. Chen JR, et al. Rapid recovery of vulvar pyoderma gangrenosum in response to aggressive surgery and steroid treatment. Taiwan J Obstet Gynecol 2014;53(1):97-101.
27. Li J, et al. Diagnosis and treatment of perineal endometriosis: review of 17 cases. Arch Gynecol Obstet 2015;292(6):1295-9.
28. Eyvazzadeh AD, et al. A rare case of vulvar endometriosis in an adolescent girl. Fertil Steril 2009;91(3):929.e9.
29. Duan D. Cutaneous Crohn's disease of the vulva. BMJ Case Rep. 2014;2014.
30. Lopes LL, et al. Mammary and extramammary Paget's disease(). An Bras Dermatol 2015;90(2):225-9.
31. DeAmbrosis K, et al. Basal cell carcinoma of the vulva: A report of four cases. Aust J Dermatol 2008;49(4):213-8.
32. Feakins RM, et al. Basal cell carcinoma of the vulva a clinicopathologic study of 45 cases. Int J Gynecol Pathol 1997;16(4):319-24.
33. Chokoeva AA, et al. Vulvar cancer: a review for dermatologists. Wien Med Wochenschr. 2015;165(7-8):164-9.
34. Virgili A, et al. Symptoms in plasma cell vulvitis: first observational cohort study on type, frequency and severity. Dermatology 2015;230(2):113-21.
35. Gupta S, et al. Acute leukaemia presenting as vulvar ulcers in an adolescent girl. Aust N Z J Obstet Gynaecol 2005;45(6):536-9.
36. Modi G, et al. Primary vaginal myeloid sarcoma: a rare case report and review of the literature. Case Rep Obstet Gynecol 2015;2015:957490.
37. Hu SC, et al. Myeloid sarcoma of the vulva as the initial presentation of acute myeloid leukaemia. Br J Dermatol 2016;174(1):234-6.
38. Buras AL, et al. Primary mycosis fungoides of the vulva: The first reported case. Gynecol Oncol Rep 2015;12:7-8.
39. Bakar Ö, et al. Tumor-stage mycosis fungoides of the vulva successfully treated with local low-dose radiotherapy. Dermatol Ther 2015;28(1):36-41.

40. Fernández-Guarino M, et al. Rituximab in the treatment of primary cutaneous B-cell lymphoma: a review. Actas Dermosifiliogr 2014;105(5):438-44.

41. Murrell DF, et al. Definitions and outcome measures for mucous membrane pemphigoid: Recommendations of an international panel of experts. J Am Acad Dermatol 2015;72(1):168-74.

42. Engin B, et al. Hailey-Hailey disease: a fold (intertriginous) dermatosis. Clin Dermatol 2015; 33(4):452-9.

43. Torgerson RR, et al. Oral and vulvar changes in pregnancy. Clin Dermatol 2006;24(2):122-9.

44. Bohl TG. Vulvar ulcers and erosions--a dermatologist's viewpoint. Dermatol Ther 2004;17(1):55-9.

45. Maia S, et al. Genital ulcers: do not forget Behçet disease. Dermatol Ther 2004;17(1):55-67. Review.

Índice Remissivo